AJCC癌症分期指南
AJCC Cancer Staging Manual

第 8 版

主编　Mahul B. Amin

主译　陆嘉德

人民卫生出版社

·北 京·

AJCC癌症分期指南
AJCC Cancer Staging Manual

第 8 版

主　　编　Mahul B. Amin

主　　译　陆嘉德

译　　者（按姓氏笔画排序）

于鹏程　马　奔　王　征　王　锋　王玉龙　王备合
王理伟　王铭河　王晰程　毛　颖　石　燕　史　潇
冯　征　朱　俊　庄荣源　刘　丹　许　赪　孙元珏
孙丽斌　李　明　李　洁　李思明　李晓琦　杨　婧
杨云杰　肖建如　吴俊龙　吴德庆　邱　红　邱献新
沈坤炜　张　莉　张　睿　张小田　张峻瑜　陆　明
陆骁霖　陆嘉德　陈　虹　陈荣荣　陈晓锋　林　城
周宇红　郑桐森　赵维莅　胡集祎　胡微煦　俞文成
施文寅　姜　铨　莫　淼　贾慧珣　夏玲芳　徐伟博
高　晶　郭天安　郭巧娟　黄清廷　曹彦硕　章　青
梁山辉　梁宪斌　彭　亮　斯　璐　蒋马伟　韩啸天
傅航成　温　灏　楼　芳　雷博文　虞永峰　蔡文杰
薛　蔚　薛俊丽　魏晓婷

审　　校（按姓氏笔画排序）

王　宇　王理伟　王铭河　毛　颖　孔　琳　叶定伟
杨　弘　肖建如　吴小华　沈　琳　陆　舜　陆维祺
陆嘉德　陈佳艺　周宇红　郑　莹　赵维莅　施文寅
姚　阳　顾　晋　徐　烨　郭　军　盛锡楠　蒋马伟
蒋国梁　潘建基　薛　蔚

主译秘书（按姓氏笔画排序）

王晰程　邱献新　张小田　蔡　琼　蔡文杰

人民卫生出版社

·北　京·

First published in English under the title
AJCC Cancer Staging Manual (8h Ed.)
edited by Mahul B. Amin, Stephen Edge, Frederick Greene, David R. Byrd, Robert K. Brookland, Mary Kay Washington, Jeffrey E. Gershenwald, Carolyn C. Compton, Kenneth R. Hess, Daniel C. Sullivan, J. Milburn Jessup, James D. Brierley, Lauri E. Gaspar, Richard L. Schilsky, Charles M. Balch, David P. Winchester, Elliot A. Asare, Martin Madera, Donna M. Gress and Laura R. Meyer

图书在版编目（CIP）数据

AJCC 癌症分期指南/(美) 马休尔·阿明（Mahul B. Amin）主编；陆嘉德主译. —北京：人民卫生出版社，2021.3
ISBN 978-7-117-30569-3

Ⅰ.①A… Ⅱ.①马…②陆… Ⅲ.①癌-分期-指南 Ⅳ.①R73-62

中国版本图书馆 CIP 数据核字(2020)第 186094 号

人卫智网	www.ipmph.com	医学教育、学术、考试、健康，购书智慧智能综合服务平台
人卫官网	www.pmph.com	人卫官方资讯发布平台

图字:01-2019-5976 号

AJCC 癌症分期指南
AJCC Aizheng Fenqi Zhinan

主　　译：陆嘉德
出版发行：人民卫生出版社（中继线 010-59780011）
地　　址：北京市朝阳区潘家园南里 19 号
邮　　编：100021
E - mail：pmph @ pmph.com
购书热线：010-59787592　010-59787584　010-65264830
印　　刷：北京顶佳世纪印刷有限公司
经　　销：新华书店
开　　本：889×1194　1/16　**印张**：55
字　　数：1704 千字
版　　次：2021 年 3 月第 1 版
印　　次：2021 年 3 月第 1 次印刷
标准书号：ISBN 978-7-117-30569-3
定　　价：529.00 元
打击盗版举报电话：010-59787491　E-mail：WQ @ pmph.com
质量问题联系电话：010-59787234　E-mail：zhiliang @ pmph.com

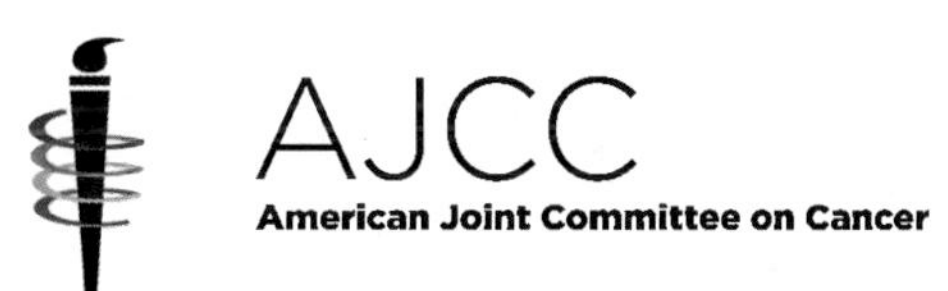

美国癌症联合委员会
(American Joint Committee on Cancer, AJCC)

ADMINISTRATIVE SPONSOR
American College of Surgeons

FOUNDING ORGANIZATIONS
American Cancer Society
American College of Physicians
American College of Radiology
American College of Surgeons
College of American Pathologists
National Cancer Institute

SUSTAINING MEMBER ORGANIZATIONS
American Cancer Society
American College of Surgeons
American Society of Clinical Oncology
Centers for Disease Control and Prevention
College of American Pathologists

ADDITIONAL MEMBER ORGANIZATIONS
American Association of Pathologists' Assistants
American College of Physicians
American College of Radiology
American Head and Neck Society
American Society of Colon and Rectal Surgeons
American Society for Radiation Oncology
American Urological Association
Canadian Partnership Against Cancer
International Collaboration on Cancer Reporting
National Cancer Institute
National Cancer Registrars Association
National Comprehensive Cancer Network
North American Association of Central Cancer Registries
Society of Gynecologic Oncology
Society of Surgical Oncology
Society of Urologic Oncology

EXECUTIVE OFFICE
American Joint Committee on Cancer
633 North Saint Clair Street
Chicago, IL 60611-3211
PHONE: 312-202-5205
www.cancerstaging.org
ajcc@facs.org

《AJCC 癌症分期指南》第 8 版编委会

译者序

肿瘤分期是肿瘤诊治及研究中最主要的指导及预后判断因素。1959 年成立的美国癌症联合委员会(American Joint Commission on Cancer,AJCC)自创建以来,即努力领导着肿瘤分期系统的建立、更新和改进这一永无止境的工作。AJCC 于 1977 年发布了第 1 版肿瘤分期指南,"旨在提供一种方法,通过这种方式,可在不同时间点将肿瘤状态的信息传达给他人以协助治疗,并成为判断预后的因素。最终,提供一种机制以比较相似和不同的病例组,特别是在不同治疗方法的结果方面。"自 20 世纪 80 年代起,AJCC 同国际抗癌联盟(Union for International Cancer Control,UICC)通力合作并达成一致,同时发布了"AJCC 肿瘤分期"和"UICC 恶性肿瘤 TNM 分期"标准,其后定期出版基于 TNM 分期系统的《AJCC 癌症分期指南》(《指南》)。目前《指南》已经成为美国乃至全球肿瘤诊疗及研究中必不可少的工具。

《指南》第一篇详细阐述了肿瘤分期的原则、相关流行病学和统计学的具体知识。具体肿瘤相关的各个章节,不仅包括了肿瘤的 TNM 分期和基于当前治疗手段的各分期患者的生存结果,还包括了解剖结构、临床检查与诊断、影像学与病理学、分子分型、各类生存率的数据等基本知识。这些知识涵盖了普通肿瘤学基础教育的大部分内容,是所有肿瘤学专科及亚专科学习中必须掌握的基础。因此,《指南》不仅是肿瘤专业从业者在临床实践和研究中用于患者分期的参考工具,还是更好更精确分期系统后续开发的最主要的工具。此外,长久以来《指南》还一直是美国住院医师培训的基本教学书籍,是肿瘤专科医师的培训和继续教育所必备的最基本的教材。

在本版《指南》翻译出版之前,负责 AJCC 癌症分期系统制订的美国癌症联合委员会及近年来出版发行《指南》和《AJCC 癌症分期手册》(《手册》)的 Springer-Nature 出版集团,均未授权中文版《指南》或《手册》的翻译和出版。2014 年,Springer 出版集团医学部时任总编 Uta Heilmenn 博士即多次同本人沟通,希望能主持第 7 版《指南》官方中文版的翻译出版工作。因考虑到第 7 版 AJCC 分期系统早在 2010 年即正式出版并投入使用,而系统每 5~7 年即需更新,并预期新版分期系统和《指南》均会有较大的更新和改动,为确保首部中文版的时效性得以保障,当时即决定《指南》的中文版,从第 8 版开始首次正式授权出版。

长久以来被沿用的 TNM 分期法的一个主要挑战,在于肿瘤生物学的快速发展及相较于解剖学分期可更准确预测临床结果和治疗效果的生物学因素的发现、发展和应用。正如我们所期盼的,第 8 版《指南》的修订从基于"群体"分析的分类系统,逐渐向基于"个体化"的分类系统发展。鉴于近年来肿瘤"个体化"诊疗相关的研究成果和进展,第 8 版《指南》希望在两个不同层次的分类系统的演变中起到承上启下的作用,且对两种分类皆有效。因此,在仍然忠于解剖学基础的 TNM 分期这一重要预后关键的前提下,对部分类型肿瘤,新增了具有临床证据支持的新型生物学标志物等因素,并在"预后因素"部分提供了详细介绍。例如提供了预后因素的详细列表(分为指导分期分组、推荐临床治疗及潜在的预后因素);对部分常见肿瘤类型,AJCC 的"精准医疗核心工作组"根据已发布的统计预测模型的指南,对部分通过评估的肿瘤类型(前列腺、肺、结直肠、乳腺和软组织部位的肿瘤)提供了可用于临床实践的风险评估模型和预测工具。这是迈向精准医学的具有里程碑意义的举措;此外,每个章节均列出了对临床试验分层分析具有重要意义的因素。

第 8 版《指南》的新特点，还包括了为分期系统修订提供的证据级别并提供了翔实的影像学检查的实践标准；删除、分拆、合并和新增了多个病种的分期标准（参见第 2 章“AJCC 癌症分期指南的结构”）；对于部分因尚无足够临床数据判断预后并确定分期分组的肿瘤类型，新版还提供了以数据收集为目的的分期标准。值得关注的是，本版分期系统中，纳入了部分由中国专家完成的研究成果。比如，由中华医学会鼻咽癌专业委员会前主席潘建基教授主导的中国鼻咽癌分期系统的研究成果，经 AJCC 专家组采纳并在第 8 版分期系统中新建了鼻咽癌分期。我们也期待着将来会有更多基于中国的临床数据和经验，被用于国际癌症分期系统和治疗规范的创建和更新。

鉴于第 8 版的重大更新，原版部分章节中存在着些许错误和表达不规范，章节之间在语言表达上也存在较严重的不一致性。为了尽可能地确保中文版的规范性和准确性，我们对原稿中存在的明显错误，在同原制订者沟通后在中文版翻译中直接予以更正。对于原稿中各章节间的表达和用词不规范不一致，在确保正确和尽量忠于原文的基础上，力求达到“信”“达”的要求，使中文版的各个章节尽量做到统一。因第 8 版《指南》是 AJCC 分期系统建立至今内容最多且同前一版相比更新和修改最大的一个版本，新知识、新内容较多且无先前版本可用于借鉴，翻译工作工程较大。因此，在第 8 版《指南》开始翻译之前，即组织了由中国各肿瘤学专科领域临床一线的顶级专家，组成了中文版编委会。翻译及审校者也均为一线专家，专业涵盖了肿瘤学的各个专科。高度的专业性确保了《指南》中文版内容的准确。为确保《指南》全书表达的统一性和阅读的流畅，由主译在完成翻译及排版后，先后完成了两次统稿。然而，囿于本次中文版翻译和校对工程较大但时间和精力上的限制，错误在所难免，故在此敬请广大读者不吝批评指正。

前几版《指南》在出版时，均同步出版了基于 TNM 分类及分期分组表格的《手册》。《手册》中癌症分期相关的基础知识及临床证据内容较《指南》相对精简，便于临床医护人员携带和参考。但第 8 版至今仅出版了完整的指南而未同时出版分期手册。目前，《指南》编译团队正在同 Springer-Nature 出版集团商讨协调关于中文版《手册》的编译工作。

Springer-Nature 授权的首部《指南》中文版的翻译和审校专家们，在整个项目的实施过程中花费了大量的时间和精力。对于专家们只求奉献不求回报的精神，在此表达由衷钦佩和感激！

陆嘉德

2021 年 2 月 24 日

献　辞

《AJCC 癌症分期指南》第 8 版向所有肿瘤登记员及其所作的贡献致谢：

- 对记录、维护数据的相关培训和积极投入，这些数据对肿瘤患者的医护极其重要
- 为收集对维持地方、州和国家肿瘤登记机构十分重要因素的专业工作
- 对信息分类的贡献，这些工作对肿瘤研究至关重要
- 对肿瘤分期原则的领导、支持和宣传
- 以及他们对肿瘤患者预后的积极影响

8 版肿瘤登记员名单

SEVENTH EDITION
Dedicated to Irvin D. Fleming, MD

SIXTH EDITION
Dedicated to Robert V. P. Hutter, MD

FIFTH EDITION
Dedicated to Oliver Howard Beahrs, MD

FOURTH EDITION
Dedicated to the memory of Harvey Baker, MD

THIRD EDITION
Dedicated to the memory of W. A. D. Anderson, MD
Marvin Pollard, MD
Paul Sherlock, MD

SECOND EDITION
Dedicated to the memory of Murray M. Copeland, MD

前言

《AJCC 癌症分期指南》第 8 版：持续建立从基于“群体”到趋于“个性化”研究方法的桥梁

肿瘤分期在对抗肿瘤的事业中发挥着关键的作用。首先，肿瘤分期为患者与医师提供判断预后的关键基础和标准，辅助判断肿瘤确诊后控制的可能性以及确定疾病的最佳治疗方法。肿瘤分期也为对理解人群肿瘤发病率变化、症状初始时疾病程度及改善治疗的总体影响奠定了基础。肿瘤分期是肿瘤患者最为重要的分类工具，对临床试验的入组和临床研究数据的分析具有决定作用。对于从事肿瘤诊疗的临床医师和研究者而言，肿瘤分期提供了一致的命名方法，对于研究肿瘤的生物学行为、临床表现及综合管理至关重要。

改进分期系统的标准是一项永无止境的工作。为此，自 1959 年以来，美国癌症联合委员会（American Joint Committee on Cancer，AJCC）一直努力地领导着这一方面的工作。AJCC 也和国际抗癌联盟（Union for International Cancer Control，UICC）协作以维护这一全球广泛使用的分期系统。该系统主要根据原发肿瘤范围相关的解剖信息、区域淋巴结状态和远处转移存在与否（TNM 分类）对疾病程度进行分类。这种分类的基础由法国的 Pierre Denoix 于 20 世纪 40 年代提出，并在 20 世纪 50 年代经 UICC 成立的临床阶段分类和应用统计委员会正式确定。1959 年成立了 AJCC 以完善这项工作。

AJCC 于 1977 年发布了第 1 版癌症分期指南。自 20 世纪 80 年代以来，AJCC 同 UICC 就相关工作进行了协调，就肿瘤分期的定义达成一致，并同时发布了 AJCC 癌症分期指南和 UICC 恶性肿瘤 TNM 分类。指南的修订周期为 6～8 年，这个时间框架可兼顾对肿瘤诊疗进展的收集及维持肿瘤登记系统的稳定运作。新版《AJCC 癌症分期指南》对 2017 年 1 月 1 日或之后诊断的所有病例均有效。

AJCC 所进行的工作，是通过成百上千名专业卫生从业人员（包括医师、人口学家、统计学家、癌症登记员、后勤人员和其他工作人员）持续不断的志愿奉献而完成的。在更新分期指南时，代表相关学科的志愿者参与组成了由临床医师主持的专家小组。这些专家小组根据现有证据并补充以专家共识，为分期系统的更新更改提出建议（参见第 2 章“AJCC 癌症分期指南的结构”）。多年来，通过这些努力，TNM 分期系统已成为国际上收集、交流和交换肿瘤信息的全球标准，并被临床医师、肿瘤监测机构、登记员、研究人员、医疗行业、患者权益协会及患者广泛使用。

每一新版本《AJCC 癌症分期指南》的审查和修订过程变得日趋严格。每一后续版本都会为各部位疾病的分期系统或相关章节指定一个研究团队或“专家小组”进行编写。专家小组成员包括来自所有相关医学学科（外科、内科、放疗科、病理科和放射科等）的专家、肿瘤登记员、人口学家、统计学家及其他专业人士。AJCC 专家小组的成员构成是国际性的，每个小组至少包含一个 UICC 代表人员。专家小组负责对当前分期系统下临床实践的数据进行重审、重组、验证和研究，当前系统的数据也是建立在该项工作的基础上。专家小组对分期系统进行的适当修改都反映在这一新版本中。AJCC 也第一次选建了七个核心组，每一核心组都有多学科成员参与，具有明确的角色和专业的知识。这些核心组为所有 18 个疾病的专家小组提供服务，包括精准医学核心组、循证医学/统计学核心组、内容协调核心组、数据收集核心组、专业组织和协作核心组及管理核心组。对于这个新版本，编辑委员会致力于提高文档水平以解释变更原因和支持每项变更的循证等级。循证医学/统计学核心组建立了一个系统用于量化支持各主要分期建议的证据等级（参见第2章）。支持分期系统的循证等级及其在下一版的持续改进因不同部位疾病而异。

对于某些疾病，特别是少见的肿瘤或首次提出分期系统的肿瘤，与预后相关的数据可能很少。在第8版中，至少提出了12个新的分期系统，这些系统基于单中心、大型国际队列研究的经验或其他有限的数据并补充以专家共识。虽然可能存在不完善处，新的不断发展的分类方案对于收集标准化数据以支持临床治疗及未来评估和改进相关分期系统至关重要。虽然各分期系统的科学结论各不相同，但这些系统仍然是新的随访数据和研究的基础，可为未来的系统提供信息。在整个第8版分期系统中，当分期定义发生变化或提供新的定义时，AJCC遵循透明原则，提供支持相关变化的循证等级（参见第2章“AJCC癌症分期指南的结构”，了解更多关于循证等级的信息）。

AJCC的专家小组越来越多地使用现有数据或建立必要的关系来开发新的大型数据库以提供支持分期系统变化的高等级证据。比如，关于黑色素瘤的相关工作所引发的第7版的变化及第8版的改进，使用美国国家癌症数据库及监测、流行病学和结果（SEER）数据库评估结直肠分期系统，以及在胃癌中应用来自美国、欧洲和亚洲的现有数据库。目前也已建立其他小组以收集大的国际数据库以改进分期。第8版中改进分期的最佳实例，是国际间协作收集黑色素瘤的临床结果和分期数据、国际肺癌研究协会（IASLC）、全球食管癌协作组织（WECC）和眼肿瘤网络全球眼肿瘤数据库项目。

TNM分期的一个主要挑战是肿瘤生物学知识的快速发展以及相较于解剖学分期可更准确预测临床结局和治疗反应的生物学因素的发现和发展。这些进展使一些肿瘤专家认为，TNM已经过时，至少在临床实践中已不甚相关了。尽管这类观点具误导性，但现实情况是，疾病的解剖学范围仅仅是许多肿瘤的部分信息。将非解剖学预后因素纳入分期的前景引发了关于分期目的和结构的激烈争论。《AJCC癌症分期指南》第1版中描述TNM系统分期的理念时指出：“它旨在提供一种方法，通过这种方式，可以在不同时间点将肿瘤状态的信息传达给其他人以协助治疗决策，并成为判断预后的因素。最终，它提供了用以比较相似和不同病例组的一种机制，特别是针对不同治疗方法的结果方面。”从一些人的角度来看，TNM分期的目的是判断预后并判断在人口水平上改进治疗技术对预后的整体影响。毋庸置疑，实际上，AJCC分期系统起到了分类患者的作用，并开始推动对不同肿瘤患者分层以行对应的治疗。随着时间的推移，这成为每个患者临床决策的重要因素。由于非解剖因素，特别是分子标记物在当前的基因组学和精确医学时代的相关性愈加显著，关于是否将其纳入预后（判断结果）和预测因素（预测对特定治疗的反应）以使分期系统在个体水平而不仅仅是群体水平的相关性更高的争论仍在继续。

从《AJCC癌症分期指南》第6版始，非解剖因素已被添加至判断分期分组的指标。相关标志物对临床医师制订治疗方案具有重要作用，已逐步被纳入分期系统中。如胃肠道间质瘤分期系统中的核分裂率和前列腺癌分期系统中前列腺特异性抗原和Gleason评分（第6版和第7版）。这种不再依靠单纯解剖学信息的转变在当前版本仍有延续。在所有章节中，增加了一些包含非解剖因素的新内容，例如预后因素的详细列表、认可的风险评估模型（对某些肿瘤）以及临床试验分层的重要因素。整体方法的详细介绍见第2章“AJCC癌症分期指南的结构”，第8版AJCC

TNM 编辑委员会将这一版本视为继续建立从“基于人群”的研究方法到更“个性化”研究方法的重要桥梁。

另需明确说明的是,保持肿瘤分期的解剖学基础至关重要。在大多数疾病中,疾病的解剖学范围仍是预后的关键因素,也是最强的预后相关性因素。此外,有必要联系过去的数据,以评估肿瘤发病率的变化趋势以及筛查/治疗进展引起的相关影响,并在全球范围内对尚无法收集或未收集非解剖因素的机构运用与比较相关分期系统。因此,本版《AJCC 癌症分期指南》就非解剖因素的算法仅将其用作传统基于解剖学 TNM 分期的辅助修饰,以得到预后分期组。这些非解剖因素不用于对 T、N、M 的分类。

《AJCC 癌症分期指南》第 8 版的工作涉及临床和诊断肿瘤学、肿瘤登记、人口监测和统计学机构等各领域的许多专业人员。大部分工作是没有报酬的奉献,我们非常感激并意识到,若没有无数个人及专业团队在癌症护理、奉献精神、专业精神和时间承诺方面的协同,这项工作是无法实现的。我们感谢各疾病专家小组和核心组主席和副主席的领导和支持。我们还要特别感谢卓有能力、敬业和高效的 AJCC 行政人员:负责整个项目行政监督的《AJCC 癌症分期指南》第 8 版项目经理兼执行编辑的 Laura Meyer Vega;负责审查第 8 版开发过程中的分期规则和数据收集流程建议的 AJCC 技术专家兼技术编辑 Donna Gress;AJCC 电子制作管理员、负责协调插图和 SharePoint 设施的 Ashley Yannello;负责规划癌症分期系统的教育和推广工作的 AJCC 教育和产品开发管理员 Chantel Ellis;负责协调电话/网络会议和面对面会议的 AJCC 协调员 Judy Janes 与负责协调所有行政人员职能的 AJCC 经理 Martin Madera。

我们相信这个经过修订、更新、扩展的第 8 版分期指南,通过新型的电子和书面的传播途径,将成为患者和医师们在对抗肿瘤中的强大资源。我们已在精确/个性化分子肿瘤学时代取得了进一步的进展,因此我们希望本版《AJCC 癌症分期指南》能够为未来的肿瘤分期提供概念框架和基础。

主编:Mahul B. Amin

编辑委员会成员:Stephen B. Edge、Frederick L. Greene、Richard L. Schilsky、Laurie E. Gaspar、Mary Kay Washington、Daniel C. Sullivan、James D. Brierley、Charles M. Balch、Carolyn C. Compton. Kenneth R. Hess、Jeffrey E. Gershenwald、J. Milburn Jessup、Martin Madera、Elliot A. Asare、Donna M. Gress、Laura Meyer Vega、David R Winchester、Robert K. Brookland、David R. Byrd

(译者 邱献新 审校 陆嘉德)

AJCC 发展简史

《AJCC 癌症分期指南》第 8 版是目前对临床上最重要的解剖部位成人肿瘤分期的所有相关信息的汇编，由美国癌症联合委员会（AJCC）与国际抗癌联盟（UICC）的 TNM 委员会合作所著。尽管各自的肿瘤分期系统仍存在些许差异，但上述两个组织在各个层面上通过紧密协作，创建了一项可达成基本共识的肿瘤分期系统。得益于 AJCC 和 UICC 工作人员的辛勤付出和相互尊重，方使全球范围内达成一致的肿瘤分期成为可能。

肿瘤的分类和分期便于医生对患者进行区分以更好地开展临床诊疗工作；亦使肿瘤登记员可通过统一的方式收集重要的肿瘤数据进行数据整合和分析；并促进可支持临床研究和开发肿瘤治疗新策略的通用术语的发展。肿瘤分期被广泛用于患者的个体化诊疗，不仅可用于预后的判断，亦可用于治疗方案的决策。采用通用的肿瘤分期术语，是协调全球范围内医疗人员和诸多机构贡献和分享资料的必要条件。对于统一命名的需求，促使国际联盟卫生组织（The League of Nations Health Organization）于 1929 年、其后由 UICC 及其 TNM 委员会制订了肿瘤的临床分类。

AJCC 的前身为于 1959 年 1 月 9 日成立的美国癌症分期和最终结果报告联合委员会（AJC），在 1980 年后发展为美国癌症联合委员会（AJCC）。该组织成立的宗旨为建立一种可被美国医学界广泛接受的肿瘤分期系统。为实现这一共同目标的创始组织成员包括美国外科医师协会、美国病理学会、美国内科医师协会、美国放射学会、美国临床肿瘤学会和美国国立癌症研究所。AJCC 的管理由创始组织的指定人员及其他赞助和支持机构（包括美国临床肿瘤学会和疾病控制与预防中心）的代表进行监督。由美国外科学会肿瘤委员会（CoC）的医学主任担任 AJCC 的执行主任。AJCC 的工作由专注于特定解剖部位肿瘤的志愿工作委员会（称为专家小组）推动。每一新版本的《AJCC 癌症分期指南》的准备，均专门组建专家小组并作为共识小组针对肿瘤分期相关的学术材料进行审核，并就肿瘤分期分类的潜在变化向 AJCC 提出建议。《AJCC 癌症分期指南》第 8 版编写工作中添加了额外的专家资源以组建七个跨领域核心组，每一组均由具备相关领域专业知识的数名成员组成。分期系统的核心成员向各疾病专家小组所有成员提供相关资料的输入，并确保对各个主题领域（如影像、统计、证据水平和预测模型）采用统一且知情的方法进行分析。

在过去 50 年内与 AJCC 有关的活动中，有一大批顾问和组织成员代表与 AJCC 的领导层一同努力。除来自 AJCC 创始组织和赞助组织的代表外，还有美国病理学家助理协会、美国放射学会、美国头颈外科学会、美国结肠和直肠外科医师协会、美国放射肿瘤协会、美国泌尿外科学会、加拿大抗癌合作协会、国立癌症研究所、国家癌症注册协会、美国癌症综合网、北美中央癌症注册机构协会、妇科肿瘤协会、外科学会肿瘤委员会、泌尿外科肿瘤协会等组织指定的代表们参与了工作。

AJCC 历任主席为 Murray Copeland, MD（1959—1968）；WAD Anderson, MD（1969—1974）；Oliver H. Beahrs, MD（1974—1979）；David T. Carr, MD（1979—1982）；Harvey W. Baker, MD（1982—1985）；Robert VP Hutter, MD（1985—1990）；Donald E. Henson, MD（1990—1995）；Irvin D. Fleming, MD（1995—2000）；Frederick L. Greene, MD（2000—2004）；David L. Page, MD（2004—2005）；Stephen B. Edge,

MD(2005—2008)和 Carolyn C. Compton,MD、PhD(2008—2013)。现任主席为美国外科医师协会院士 David R. Byrd,MD。

肿瘤临床分类的初步工作是由国际联盟卫生组织(1929)、国际放射学大会分期和结果呈现国际委员会(ICPR)(1953)、国际抗癌联盟(UICC)开展。UICC 于 1954 年通过建立临床分期分类和应用统计委员会,成为在肿瘤分期领域最活跃的组织。上述委员会后又称为 UICC TNM 委员会,现由 AJCC 的代表和《AJCC 癌症分期指南》的现任总编辑组成,并得到了疾病控制与预防中心的资助。1969 年 11 月,在 AJC 和 UICC 的联席会议上,两个组织商定将在发布各自系统内的分类方案之前也进行讨论。1970 年,AJC 采用“AJC 的目标、规则和规定”的主张,促进了肿瘤分类系统的制定和公布。自成立以来,AJCC 一直采用 TNM 分期系统并以此为基础描述初诊时和确诊前的肿瘤解剖范围;此外,肿瘤分期的分类也被 AJCC 用于治疗、预后以及肿瘤诊疗结果比较的参考指南。AJCC 赞助了 1976 年的全美肿瘤分类和分期会议,这次会议的审议内容直接促使了《AJCC 癌症分期指南》第 1 版于 1977 年出版,并扩大了 AJCC 的视角,使其获得了在美国医师和登记员进行肿瘤分期工作中的领导作用。《AJCC 癌症分期指南》第 2 版于 1983 年出版,该版本更新和增加了早期版本的内容。这一版本还强化了与 UICC 的 TNM 委员会所使用的肿瘤分期的一致性。美国联合委员会(AJC)在各种肿瘤分类中的作用逐渐扩大,表明了原始名称已不再适用,故于 1980 年 6 月更名为美国癌症联合委员会(AJCC)。自 20 世纪 80 年代初以来,AJCC 和 UICC 之间的密切合作已达成所有解剖部位的肿瘤定义和分期分组基本一致且几乎完全相同,因此通用的肿瘤分期系统具备了可行性。在 1987 年于伦敦举行的外科肿瘤学会和英国外科肿瘤学会联合会议上的主席演讲中,Robert VP Hutter 博士表达了对这个全球性的肿瘤分期系统的热烈拥护。此后不久,《AJCC 癌症分期指南》第 3 版于 1988 年出版。

在 20 世纪 90 年代,美国强制性要求 CoC 认证的医疗机构使用 AJCC TNM 系统作为肿瘤报告的主要方法,该措施提高了 TNM 分期在肿瘤领域的重要性。该项要求促进了对所有医生和肿瘤登记员使用 TNM 分期系统的教育,CoC 的认证计划亦对此高度认可。《AJCC 癌症分期指南》第 4 版和第 5 版分别于 1992 年和 1997 年出版。

在《AJCC 癌症分期指南》第 1 版中,编辑们敏锐地指出,肿瘤的分期并非一门精确的科学。随着有关病因学、各种诊断和治疗方法的新信息的层出不穷,癌症的分类和分期将不断改变。本指南将定期进行修订,以反映最新研究水平,但仅会在合理的时机更新肿瘤分期内容。《AJCC 癌症分期指南》第 2 版的编辑曾发表另一篇博学评论:“目前肿瘤的解剖学范围是分期的主要基础;在某些情况下,肿瘤的分化程度、患者的年龄也是影响分期的因素,将来生物标志物和其他因素也可能会起到作用”。

在《AJCC 癌症分期指南》第 1 版发布约 20 年后的 2002 年,《AJCC 癌症分期指南》第 6 版认识到纳入非解剖因素作为肿瘤分期流程作为补充的重要性,并明智地添加了非解剖因素以修改分期组别。于 2010 年出版的《AJCC 癌症分期指南》第 7 版将相关非解剖标记物扩展至分期组别,因这些非解剖因素被认为对提高肿瘤分期系统在预后和帮助制定治疗决策的适用性发挥至关重要的作用。《AJCC 癌症分期指南》第 7 版使用“解剖阶段和预后分组”的标题代替“解剖分期”标题以指定这种稍加修改的方法,以便根据分期组别表格确定肿瘤的期别。

在保持疾病的解剖学范围作为肿瘤分期基础的同时,《AJCC 癌症分期指南》第 8 版作出了具体尝试,继续在传统的“基于人群”的方法到当代的“个体化”方法之间架起桥梁。这种尝试不仅可以作为基于人群分析的可靠分类系统,而且在肿瘤患者个体化临床实践方面同样有效。为此,在第 8 版的疾病部位一章内容中添加了一些预后因素的累积作用及其在风险评估和临床试验中的特定步骤和新功能(参见第 2 章"AJCC 癌症分期指南的结构")。重要的是,第 8 版将第 7 版使用的"解剖分期和预后组"改为"预后分期分组"予以表达,并用于确定特定肿瘤的期别。

通过第 8 版的修订,AJCC 认识到对医学生、住院医师、执业医师和肿瘤登记员的教育至关重要。进入 21 世纪后,新的教育方法将对第 8 版内容形成了有效补充,并将确保所有那些参与肿瘤患者诊疗、开展研究改善肿瘤患者生活质量的工作人员接受肿瘤分期术语的培训。

AJCC 还乐于通过首次使用其他方法和格式提供 AJCC 癌症分期指南的内容,以提高访问和使用的便利性,同时确保内容的一致性和准确性。AJCC 对可输入第 8 版内容的"导入组件内容管理系统(CCMS)"进行了重大投资,从而使分期内容可在总部进行集中组织和管理,并可通过 AJCC 的应用程序编程接口(API)实施电子发布。电子病历及健康档案系统(EHR)软件供应商,肿瘤登记软件供应商和电子应用程序开发人员可在被授权访问 API 时将内容直接整合到其产品中,进而从此结构化数字内容中获益。选择将 API 集成到其软件产品中的供应商将获得 AJCC 肿瘤分期规则的最高真实性和准确性。

不断细化标准并提供最佳的肿瘤分期的系统性指南是一项永无止境的工作。本版分期系统将持续建立从更基于人群的方法过渡到更个体化方法的重要桥梁,发布肿瘤分期流程的更新,并提供新颖的电子和印刷新产品功能,为肿瘤分期的未来奠定基础。在这个精准个体化的分子肿瘤学时代,我们将取得更大的进步。

美国癌症联合委员会
2016 年 10 月
(译者 邱献新 审校 陆嘉德)

目录

第一篇

关于肿瘤分期和结果报告的总体说明

第1章　癌症分期的原则

引言与概述

肿瘤确诊时的侵犯程度或分期是判断预后的关键因素，也是基于既往具相似分期患者的治疗经验选择合适治疗手段和方法的依据。此外，肿瘤分期通常也是临床试验纳入、排除及分层分析标准的关键组成。准确的分期系统对于治疗疗效和临床试验结果的评估，对于促进跨癌症治疗中心及癌症登记数据库之间的信息交流和数据比较是十分必要的。准确的分期系统还可作为临床和转化型癌症研究的基础。在国家和国际交流层面，癌症分期和分类法的一致性也便于临床诊疗检验的相互交流。

癌症治疗需评估其侵犯程度、生物学行为及患者相关因素。被广泛应用的几种癌症分期系统的差异，源于临床医学和人口监测用户的需求和目标。临床上应用最为广泛的分期系统，即 AJCC TNM 分期系统，由美国癌症联合委员会（American Joint Committee on Cancer，AJCC）与国际抗癌联盟（Union for International Cancer Control，UICC）合作修订而成。该分期系统根据原发肿瘤的大小和侵犯范围（T）、区域淋巴结受侵程度（N）以及有无远处转移（M）对癌症进行分期，近年来，通过基于循证医学证据的预后和预测因素基础上的不断修订和完善，对除儿科肿瘤外的每个解剖部位和组织学的几乎所有癌症，都已有了相应的 TNM 分期法。

TNM 分期系统的修订理念

AJCC 和 UICC 根据最新获得的临床和病理数据定期修订和完善 AJCC TNM 分期系统，可更好地分析癌症生物学行为和影响预后的其他因素。基于循证医学证据及定期修订分期系统是 AJCC TNM 分期系统的重要特征，使该分期系统在临床上最具有适用性，并在全球范围内被广泛接受和应用。然而，由于分期系统的定期修订和改变会造成患者治疗结果对比上的困难，因此采用循证依据对分期系统进行修订的过程也尤为谨慎。

通常 AJCC TNM 分期系统的修订周期为 5～7 年。该周期时长为实施临床管理和癌症登记、支持分期修订的相关数据的检查和探讨提供了充分的时间。表 1.1 显示了通过当前《AJCC 癌症分期指南》第 8 版，可看到每个 AJCC TNM 分期系统修订版本的公布年份。2010 年 1 月 1 日或之后确诊的癌症患者采用《AJCC 癌症分期指南》第 7 版。本手册中公布的第 8 版分期系统用于 2017 年 1 月 1 日或之后确诊的癌症患者。AJCC 认识到高速发展的循证医学证据在将来可能要求 AJCC TNM 分期系统更为频繁地更新，随着经验证的临床证据的推陈出新，也期望为各癌症类型的分期提供更频繁的更新。

表 1.1　《AJCC 癌症分期指南》版本

版本	发布时间	有效时间
第 1 版	1977 年	1978—1983 年
第 2 版	1983 年	1984—1988 年
第 3 版	1988 年	1989—1992 年
第 4 版	1992 年	1993—1997 年
第 5 版	1997 年	1998—2002 年
第 6 版	2002 年	2003—2009 年
第 7 版	2009 年	2010—2016 年
第 8 版	2016 年	2017 年—

另外，AJCC 还认识到，持续发展中临床癌症诊疗技术经常需纳入诸多不用于确定分期的因素。这些因素通过特定的治疗手段与新型且经验证临床工具，提供治疗结果及预期获益的数据，并有利于准确地帮助临床医师使用这些重要数据以提高临床诊治水平（参见解剖分期和非解剖因素使用的演变）。

分期规则与命名的综合分析

2012 年 1 月，AJCC 和 UICC 对分期命名法进行了全面分析，并启动了 AJCC-UICC 词库工程。这项工作的重点是国际标准将两种分期分类标准及术语协调一致。AJCC 和 UICC 确定，术语应分为四大类：①解剖学分期——疾病程度和时间/分类；②肿瘤特征（如生物标志物、病毒载量）；③患者基本情况——年龄、性别、种族、健康状况；④环境——治疗的可及性和影像学检查的质量。该联合项目迄今包括两个工作组——解剖学分期组和肿瘤特征组，并将全面审核现有的命名法和标准定义。患者基本情况和环境类别将在今后的工作中解决。

"内容协调核心"小组（the Content Harmonization Core，CHC）是AJCC七个核心小组之一，致力于使《AJCC癌症分期指南》第8版修订更为统一。2014年8月，CHC召开了第一次会议。在AJCC-UICC词库工程项目基础上审核和更新通用的分期规则和命名法（在《AJCC癌症分期指南》第7版第1章发表），同时制订更为准确的癌症相关术语，以提高分期系统的准确性。该项工作的目标是标准化相关术语和概念，以及不一致的术语和用法。一旦确定了修订的关键问题，CHC就会同有关专家（意见领袖）和组织合作，尽可能地阐明和确保分期定义及规则的准确性和标准化；然而，对于某些术语和概念，无法给出明确的阐述（在本章中予以说明）。本章阐述了CHC的具体工作成果，并提供适用于所有部位肿瘤分期的总则。在多数情况下，分期规则与先前版本相同，同时尽可能明确含糊之处。通常，这些规则适用于所有部位的肿瘤，但对一些特殊部位的肿瘤，如何应用该分期标准也有一些例外，这将在本章和不同部位肿瘤章节中予以阐述。

分期的确定：主诊医师的角色

癌症分期需主诊医师、病理科医师、放射科医师、肿瘤登记专员等在内的专业人员的共同努力。其中，病理科医师发挥着核心作用，精确的镜下诊断对于癌症的评估和治疗至关重要。病理科医师还需要准确报告肿瘤的解剖学、组织学、形态学及重要的生物学特征。病理报告应尽量通过使用结构化报告中的标准命名法完成，例如美国病理学会（College of American Pathologists，CAP）制订的概要报告或癌症报告规范。另外，对于某些癌症，其他因素包括肿瘤或正常组织的生化、分子、遗传、免疫学或功能特征的检测，已成为修订肿瘤分类的重要或必要因素。某些新增的技术可作为重要补充来支持标准组织学评估，包括免疫组织化学（IHC）、细胞遗传学分析和突变分析形式的基因诊断，用于鉴别肿瘤特征、其潜在生物学行为和对治疗的反应。同样，影像专科医师亦须在一系列影像检查基础上提供精确、简明的诊断报告。

虽然病理科医师和放射科医师在分期上提供了重要的T、N、M分类的信息，但分期的最终确定仍需通过对患者的问诊和体检，辅助以相关的影像学和病理检查结果而确定。因明确分期需要从体格检查、影像学检查、组织活检、诊断流程、术中发现及病理报告中获取所有相关信息，因此仅临床医师才能对最终确定患者的癌症分期。

帮助分期的相关出版物

为了提高治疗的有效性、促进癌症研究的国际合作及不同临床研究间的数据比较，AJCC也使用了其他组织和出版物的信息以促进分期系统的更新和发展。包括：

- 《世界卫生组织肿瘤学、病理学和遗传学分类》。自1958年以来，世界卫生组织（WHO）开展了一项旨在制订肿瘤组织学分类国际公认标准的计划。该系列包括了肿瘤类型和相关命名法的定义、描述和说明（WHO：World Health Organization Classification of Tumours. Various editions. Lyon，France：IARC Press，2000—2016）。
- 《WHO国际肿瘤分类（ICD-O）》第3版。ICD-O是基于身体部位和形态学的数字分类和编码系统（WHO：ICD-O-3 International Classification of Diseases for Oncology. 3rd ed. Geneva，Switzerland：WHO，2000）。
- 《美国放射学适宜性标准》®。美国放射学院（ACR）为癌症诊疗提供了影像学和介入放射学程序的指南和标准。这包括用于诊断评估数种癌症类型的原发肿瘤、淋巴结和远处转移的影像学推荐。ACR适用性标准®定期更新（http://www.acr.org/ac）。
- 《CAP癌症协议》。美国病理学会（CAP）发布了针对所有癌症类型和癌症切除标本类型的病理报告标准，规定了病理专科医师需要报告癌症标本的疾病程度和特征的必要要素（http://www.cap.org）。
- 美国《美国癌症综合网肿瘤学临床实践指南》（《NCCN指南》®）。NCCN为大多数类型的癌症提供实践指南。这些指南至少每年更新一次。它们包括对原发肿瘤及远处转移评估诊断的影像学选择建议，有利于指导分期（http://www.nccn.org）。
- 《美国临床肿瘤学会（ASCO）指南》。ASCO为一系列临床问题和检测方法制订指南和技术指导，包括疾病的检测方法、形态特异性指南和工具评估，例如生物标志物在某些癌症中的应用。（指南可参阅ASCO网站http://www.asco.org）。

解剖学分期和非解剖学因素使用的演变

以往的癌症分期仅基于癌症侵犯的解剖学范围,《AJCC 癌症分期指南》第 8 版的方法仍主要依据解剖学基础。然而,越来越多的癌症与宿主相关的非解剖学因素可提供影响预后的信息,并可用于预测特定治疗方法的获益。影响患者治疗结果和/或治疗反应的因素包括:癌症临床和病理上的解剖学侵犯范围、症状存在的时长、性别、年龄、一般情况、肿瘤类型和分级、癌症和宿主的特异性生物学特性。临床医师通常仅根据癌症解剖学侵犯范围决定治疗方式,但许多情况下会采用 TNM 分期以外其他因素来为患者提供具体的治疗建议。随着越来越多的这类因素被接受,在临床中如何有效应用也日趋复杂。因此,有必要研发经临床验证的预后分析工具,并投入实践,以加强患者管理和临床决策的制订。理想情况下,能同时保持基于解剖学结构的分期系统。这种整合方法可通过采纳快速发展的癌症生物学知识,从而降低基于解剖学为基础的 TNM 分期系统被淘汰的可能性。风险评估模型及了解有关 AJCC 研发的临床验证工具的更多信息请参阅第 4 章。

如本章所述并贯穿本癌症分期指南,在许多修订的 AJCC 分期法中,预后因素已被纳入特定部位肿瘤的分期分组中。开始使用上述方法的分期系统版本对该方法的阐述有限。目前大多数已经验证并使用于几种特定类型癌症的预后因素,均基于解剖学分期的分层分析(如早期前列腺癌中的 Gleason 评分和淋巴结阴性乳腺癌女性患者的基因组谱)。但需认识到,即使有上述进展,癌症解剖学侵犯范围仍是判断预后的关键因素,而且还能比较目前与以往具有类似情况的患者的治疗方案,以及比较因成本、可用专业技术、报告系统和其他问题而无法获得新的预后因素的患者群体。

AJCC TNM 分期系统:划分、分类和分期原则

每种癌症的 AJCC TNM 分期均基于原发肿瘤(T)、淋巴结(N)、远处转移(M)及一些非解剖学因素而制订。每一 T、N、M 分类均包括由数字定义(如 T1、N2)的一组类别。解剖学因素的描述对每个部位的肿瘤都具特异性。这些 TNM 的描述和命名在以往的《AJCC 癌症分期指南》的许多版本中,由每种癌症的专业人员和收集每种癌症类型信息的癌症登记人员探讨和重新定义,然后将每种癌症类型的一系列因素整合成预后分期组别(称为“分期分组”)。

尤为重要的是,“分期”这一专用术语仅可被用于描述由 T、N 和 M 分类及其他相关癌症的预后因素整合而成的最终的分期划分。“分期”往往被错误的用于表述 T、N、M 的分类(如“T 分期”为错误的表述)。再次强调,“分期”不应用于描述 T、N 或 M 分类的表述。本章将描述划分 T、N 和 M 分类需要遵循的总则,这些规则几乎适用于所有部位的癌症,鲜有例外。这些例外在特定癌症的章节中予以描述。上述重要规则在本章不同部分根据参考需要多次重申。在描述 T、N 和 M 分类和分期分组前,明确分类及分期的时间节点至关重要。

TNM 分期分组的划分:临床、病理、治疗后、复发及尸检

分期可在癌症患者诊疗期间的不同时间点定义。要正确划分癌症患者的分期,确定患者治疗的时间点至关重要。分期划分基于评估和监测癌症变化的连续过程中的时间点。然后,通过在相关时间范围内获得的信息(有时称为分期窗口)将 T、N 和 M 划分为特定组别(临床、病理、治疗后、复发和/或尸检)。这些分期窗口对于每个特定划分都是唯一的,并在下表中明确说明。然后通过 T,N 和 M 组别划分成预后分期分组,有时还应用位点特异性预后和预测因素。

在上述分期中,最主要的两类分期为临床分期(治疗前)和病理分期(术后)。

临床分期(cTNM)

临床分期划分基于患者病史、体格检查及治疗前的所有影像学检查。临床分期划分需要参考影像学,但临床分期可基于可获得的所有信息构成。所有癌症类型的临床分期均未要求特定的影像学诊断方法。当在该框架内进行时,临床分期划分可依据包括区域淋巴结和/或转移病灶的活检结果。

通过体格检查进行的临床评估通常低估了癌症严重程度。虽然影像学检查并非分期划分依据中的必要依据,但临床影像学诊断的作用已变得越来越重要。对多种实体肿瘤而言,影像学诊断对正确分期至关重要。影像学检查可用以评估肿瘤大小、位置、与正常解剖结构的邻近关系、转移淋巴结和/或远处转移性灶。虽然正电子发射断层扫描[PET,经常与计算机断层扫描(CT)结合]、超声和放

射平片在不同临床情况中具重要作用,但 CT 和磁共振(MR)成像是最常用的影像学诊断方法。因此,本版《AJCC 癌症分期指南》在不同癌症章节中增加了一个新的部分,以提供特定的影像学诊断的要求。为了确保详尽地提供诊断信息,放射科医师应使用标准化的命名方式和结构化报告格式,例如采用北美放射学会(RSNA)推荐的报告格式(http://www.rsna.org/Reporting Initiative.aspx)。除了提供用于划分 T、N 和 M 的诊断信息外,临床影像学对于指导活组织检查和手术切除也极为重要。在治疗的后期,影像学在监测患者对治疗的反应也起重要作用。

病理分期(pTNM)

病理分期划分基于临床分期的信息结合术中发现和术后病理评估的信息。病理分期适用于辅助放疗或者系统性治疗前完成手术的病例。

治疗后或新辅助治疗后分期(ycTNM 和 ypTNM)

患者接受系统性治疗或单纯放射治疗等初治手段或术前新辅助治疗后的分期,称为治疗后分期或新辅助治疗后分期。

复发或再治疗分期(rTNM)

在复发或疾病进展再治疗前的分期,称为复发分期或再治疗分期。

尸检分期(aTNM)

在尸检时确定的癌症分期称为尸检分期。

定义 T、N、M 和预后因素类别

T、N、M 为分期中的类别。肿瘤的解剖学侵犯范围的分类标准,对各解剖学位置形的肿瘤或源自相似解剖学位置但不同组织学类型的肿瘤具特异性。例如,肿瘤大小是乳腺癌的重要预后因素,但对结直肠癌的预后并无影响,而浸润的深度或范围是结直肠癌的主要预后因素。总之,T、N、M 标准对每种肿瘤和组织学类型具有特异性。

除了基于解剖学的 T、N、M 分期外,AJCC 还建议收集特定部位癌症的其他重要预后因素(见每个部位章节),在某些情况下可应用于 T、N、M 分类标准和/或应用于划分分期和/或有助于指导患者的治疗并确保研究和报告环境的一致性。

AJCC 分期系统还包括了各部位的癌症分期中具重要意义的其他预后因素。若有效且适用,这些预后因素可用于改变仅根据 TNM 确定的预后分期分组。这些预后因素亦参与不同部位癌症的分期划分,例如乳腺癌和前列腺癌。

对于某些类型的肿瘤,例如霍奇金和其他类型的淋巴瘤,需采用特定方式描述疾病程度和预后的不同分期系统。在这些情况下,应用适用于淋巴瘤分期的其他类别替代 T、N、M 分类。本章介绍了总的分期原则,每种癌症的分期标准在相应的章节中具体详细说明。

AJCC 预后分期分组

为制表及分析具相似预后患者的治疗,将 T、N、M 划分为不同的预后分期组别,通常称为分期分组。如前所述,分期分组依据由原发肿瘤(T)、区域淋巴结(N)、远处转移(M)及某些癌症类型的预后因素整合而成。分期分组主要基于解剖学信息,一些特定部位癌症还参考了预后相关的补充因素。临床分期和病理分期均有分期分组。

癌症分期在病历中的记录

在所有分期分类中,尤其是临床和病理分期,应于病历中予以记录。记录应包括分期类别(如临床或病理分期)、TNM 分类、相关的预后因素类与分期分组。临床分期通常应用于初治时。基于 TNM 的临床分期非常重要,因为它可能是某个解剖学部位和组织学类型肿瘤的唯一共同特征。例如无法手术的肺癌、晚期胃肠道肿瘤、头颈部癌症,以及某些因肿瘤较为局限而不采用手术切除的疾病,例如前列腺癌。在这种情况下,无法对仅具有临床分期的患者与接受手术且完成病理分期的患者进行比较。2008 年美国外科医师协会委员会对临床分期的重要性再次强调,要求病历中应记录所有癌症患者的临床分期,并在其癌症诊治标准中将此作为治疗选择的重要决定因素。病理分期应用于更精确的预后评估,并作为其他治疗方案选择的依据。

病历记录中存在许多关于分期的数据资料,包括初治时的临床评估、医嘱、手术记录、影像学检查报告、病理报告、出院小结和随访记录。应鼓励临床医师在临床事件处理中尽可能地在所有的病历记录中记录患者的分期。医疗记录中可采用纸质或电子分期表格,以及促进肿瘤登记机构的分期数据的更新。本《AJCC 癌症分期指南》将在 www.cancerstaging.org 上为每种癌症提供记录癌症分期数据的表格。

T、N 与 M 分类的数据及不同部位癌症的特异性预后因素的数据应包括于病理报告中。病理专科医师应采用由《CAP 癌症协议》规定的 AJCC 分期相关的数据指标。然而,分期的确定通常需要整合多方面数据,包括临床数据、影像报告及病理报告。由于病理医师可能无法获得以上所有信息，最终的 T、N 与 M 分类和分期分组无法由病理专家确定，故应由临床医师确定。

TNM 分期和预后分期分组表

每一章节中的 TNM 信息对患者的 T、N、M 及分期类别（如临床分期、病理分期）提供精确的标准和原则。基于 T、N、M 类别的划分（某些特定部位的癌症特异性预后因素）的原则可适用于分期分组。

TNM 分期表要素	描　述
划分	前缀的小写字母用于表示划分肿瘤分期的时间节点 包括： • c：临床分期 • p：病理分期 • yc：新辅助治疗（放疗或系统治疗）后临床分期 • yp：新辅助治疗（放疗或系统治疗）后病理分期 • r：复发或再治疗分期 • a：尸检分期
分类	T、N、M 分类相关数据分别用于评估肿瘤 T、N、M 分类。通常，T、N、M 的分类越高，疾病范围越广，预后越差 注：T、N、M 分类也可表示肿瘤的特殊性质，这类性质并非预示更差的预后，比如，结肠癌 N1c 并非表示淋巴结受累程度比 N1a 或 N1b 重，而是表示特定部位的淋巴结
亚分类	某些部位疾病的分类可进一步行亚分类分组，以便提供更详尽的信息和特异性更高的预后信息 例如： • 乳腺癌：T1mi、T1a、T1b、T1c • 乳腺癌：N2a、N2b • 前列腺癌：M1a、M1b、M1c 注：若存在不确定性，则无需评估亚分类。如乳腺癌报告肿瘤大小<2cm，无其他详尽信息，应划为 T1，无需分成 T1a、T1b 或 T1c 若评估亚分类时存在依据不明确或信息不完善，但可能影响分期分组或治疗策略时，则亚分类的评估仍是必要的。这种情况下，需使用肿瘤总分类、治疗组分类或次级亚分类以评估肿瘤
AJCC 预后分期分组	AJCC 预后分期分组根据疾病的 TNM 分类、预后和/或治疗方法相似的患者的相关预后因素制订而成。对将预后因素应用于分期分组的各肿瘤，可能需要单独根据解剖学分类评估预后分期分组，以比较纳入预后因素的预后分期分组

TNM 分期和预后因素分类标准

分期的三个要素-T、N 与 M-以及与预后因素相结合，基本可描述肿瘤的侵犯程度，包括局部扩散、区域淋巴结受侵和远处转移。需强调，分期中的每一组成（T、N 和 M）被称为“分类”或“类别”而非“分期”。只有当 T、N 和 M 与不同癌症特异性预后因素相结合时，方可采用“分期”这一概念。针对不同解剖学位置和/或不同组织学类型的癌症，分别定义 T、N、M 分类的标准。

分类	定　义
T	原发肿瘤大小和/或者邻近侵及范围 注：肿瘤大小和侵犯范围应根据癌种发生部位定义
N	各癌种区域淋巴结定义，包括： • 有无区域淋巴结，和/或 • 阳性区域淋巴结数目，和/或 • 特定的区域淋巴结分组受累，和/或 • 转移淋巴结大小或通过区域淋巴管转移受累程度，和/或 • 移行转移和卫星转移，属于非淋巴结节点的区域淋巴管转移的独特表现，通常可被发现于原发肿瘤和淋巴结引流区之间的区域 注：对恶性黑色素瘤和梅克尔细胞癌而言，非淋巴结节的区域转移，比如移行转移和卫星转移，应划为 N 分类（见第 46、第 47 和第 64 章）。对结肠癌而言，无残留淋巴结构的肠系膜肿瘤，应划为 N 分类
M	表示为各癌肿中存在于局部肿瘤区域和区域淋巴结以外的部位和/或器官的肿瘤灶。对一些肿瘤而言，还应包含远处转移的位置、体积及肿瘤负荷等信息
分期分组所需的预后因素	分期所需的预后因素与预后具有强相关性，应纳入 AJCC 预后分期分组表中。癌症登记处和数据库应收集这些因素以分析其对预后的影响

原发肿瘤（T）类别

原发肿瘤具有描述肿瘤的位置、大小或侵犯范围的特定命名。

原发肿瘤分类	分类依据
TX	无原发肿瘤分类信息或无法评估 注：应尽可能少用 TX 分类
T0	无原发肿瘤的证据
Tis	原位癌 例外：Tis 表示皮肤原位黑色素瘤、睾丸原位生殖细胞瘤、结直肠癌中的高级别不典型增生
T1、T2、T3、T4	原发肿瘤分类的分级越高通常表示： • 肿瘤大小更大 • 局部侵犯程度更广，或 • 上述两者皆有

区域淋巴结(N)类别

区域淋巴结的分类划分取决于其位置和程度。

区域淋巴结分类	分类依据
NX	无区域淋巴结分类信息或无法评估 注:应尽可能少用NX分期
N0	无区域淋巴结受累和无非节点性淋巴结区域受累(对某些肿瘤)
N1、N2、N3	伴区域淋巴结癌转移证据,包括: • 数目增加,和/或 • 区域淋巴结组受累,和/或 • 转移性淋巴结大小 • 恶性黑色素瘤、梅克尔细胞癌、结直肠癌中的非节点性淋巴结区域受累

远处转移(M)类别

远处转移的类别指定是否存在远处转移。

远处转移分类	分类依据
M0	无远处转移证据
M1	伴远处转移

远处转移:部分转移部位

M1类别中可进一步明确远处转移的部位。

转移部位	简写	转移部位	简写
肺	PUL	胸膜	PLE
骨	OSS	腹膜	PER
肝	HEP	肾上腺	ADR
脑	BRA	远处皮肤	SKI
远处淋巴结	LYM	其他	OTH
骨髓	MAR		

未知的标示:X

如果特定T或N分期的信息未知,则使用X指定;这种情况通常无法明确分期。因此,只有在绝对必要时方可使用TX和NX。需注意,没有MX类别。

例外:TX

在TNM分期分组划分时,任何的T或N分类(包括TX和NX),当合并M1时,应划分为Ⅳ期。举例如下:

- TXNXM1或
- TXN3M1

在TNM分期分组划分时,任何的T或N分类,当合并M0时,需划分具体分期。举例如下:

- 黑色素瘤临床分期为TXN1M0分期分组为Ⅲ期
- 胰腺癌分期为T4NXM0为分期分组Ⅲ期

MX非有效M类别

自《AJCC癌症分期指南》第6版起,MX类别已从AJCC/UICC TNM分期系统中取消。除非存在远处转移的确切临床或病理证据,否则将患者分期归为临床M0并表示为cM0。cM0可通过和体格检查确定,而无必要通过任何影像学诊断或侵袭性诊断方法明确。M必须予以分期,并划分到分期分组中。

除非有适用于评估的标本,否则病理医师不应提供M分类的报告。CAP癌症协议中要求只有当提供给病理科医师的样本中存在转移灶,远处转移记录方可记录为pM1。若病理科医师未检查或报告转移标本,或对可能的远处转移灶进行了活检但活检病理检查未显示癌,则病理报告中不应提及M分期信息,或标注为"不适用"。

临床医师应将可能存在远处转移部位活检但病理检查未显示癌的患者归类为cM0;分期中并无pM0的定义。仅临床医师在参考体格检查、影像学诊断并结合其他诊断方式后方可定义cM0。

AJCC预后分期分组

划分分期分组旨在制订可重复且易于交流的分期信息。分期表通常对具有相似预后的患者进行分组,分期分组之间具有显著统计学差异。虽然具同一分期的患肿瘤负荷可能不同,但同一肿瘤分期的患者治疗后通常具相似的预后结果。例外的情况在每一章中均予以具体注明。例如,在黑色素瘤中,为保留基于解剖学和TNM的分期系统,ⅡC期和ⅢA期的黑素瘤患者的预后允许存在部分重叠;许多ⅢA期患者的预后可能较ⅡC期患者。分期分组由Ⅰ~Ⅳ的罗马数字表示,随着分期越晚,病情程度越重,总体预后越差。Ⅰ期通常表示肿瘤较小或较少的局部侵犯且无区域淋巴结累及,Ⅱ期和Ⅲ期表示肿瘤或淋巴结受累更为严重,Ⅳ期通常表示在诊断时患者即存在远处转移。

0期表示原位癌(或皮肤黑色素瘤的原位癌或

睾丸生殖细胞肿瘤的原位癌)且通常被认为没有转移风险。0期通过原发肿瘤的显微镜下检查确定。

根据癌症部位阶段分组定义,Ⅰ~Ⅳ分期的亚分期采用大写字母表示,例如A、B或C,在主要分期分组基础上提供更精确的预后信息。

分期分组所需的预后因素

对于某些癌症类型,除T、N、M分期类别外,分期划分还需参考其他预后因素。例如,肿瘤分级、年龄、组织学类型、核分裂率、血清肿瘤标志物、激素受体、遗传因素、前列腺特异性抗原和Gleason评分。具体而言,癌症特异性预后因素为非解剖学因素类别,在特殊的癌症发生部位需有相应明确的预后因素。

这些预后因素结合TNM分期共同划分预后分期分组。在某些情况下,当一些分期分组所需要的预后因素无法获得,临床医师会采用X类别。通常,当无预后因素或者X类别作为分期标准时,由临床医师采用最低的费雷(即最好的分类或分期)指导分期。

相反,若预后因素未知或无法获得,肿瘤登记数据收集应记录X或未知,而非采用最低类别,以确保数据分析的准确性。

分期的一般原则

分期的一般原则适用于所有解剖部位和分类的T、N和M类别。

内容	原　则
镜检证实	• 镜检证实对于TNM分类必要的,包括:临床分类(除很少的例外情况外) • 确诊癌症的情况下,即使无病理活检或细胞学证实,亦予以分期,但该情况较少见。在无组织学证实的情况下,生存分析与组织学证实的分期队列分别进行。如果临床证据可确诊癌症,无需要单独生存分析 **例如**:仅通过CT扫描诊断而无病理活检证实的肺癌
评判临床分期的时间节点/分期窗口	收集肿瘤侵袭程度的信息是临床分类工作的一部分: • 从确诊到初始治疗开始(或确定采用观察或支持治疗)期间收集,并基于以下两个时间点中的较短者: 　○ 确诊后4个月内;或 　○ 若肿瘤在4个月窗口期内出现进展,则采用进展的时间;肿瘤的分期根据所观察到的进展前的严重程度
评判病理分期的时间节点/分期窗口	信息包括临床分期数据、手术切除信息、切除样本检验信息(从确诊起,手术是在放疗或全身治疗之前进行) • 确诊后4个月内;或 • 若肿瘤在4个月窗口期内出现进展,则采用进展的时间;肿瘤的分期根据所观察到的进展前的严重程度 • 并包括通过完成根治性手术而获得的肿瘤严重程度的任何信息(手术在诊断后4个月之后进行,及肿瘤在窗口期内未出现明显的进展) 注:对在手术之前接受放疗和/或系统治疗(诱导治疗)的患者,不行病理学分类或分期,而主要根据诱导治疗后的标准进行分类或分期
新辅助治疗后或治疗后分期的时间节点/分期窗口	患者在进行新辅助治疗后,应划为: • yc:新辅助治疗后临床分期 患者在进行新辅助治疗及手术治疗后,应划为: • yp:新辅助治疗后病理分期 评估分期的时间节点应在新辅助治疗后,这部分内容在癌种特定章节和相关指南中予以说明。 注:应在新辅助治疗前判断临床分期
疾病进展	若治疗前或手术前有记录肿瘤发生进展,仅有肿瘤进展前获得的信息可用于评估临床和病理分期 肿瘤进展不包括诊断检查时间内的肿瘤增长,而是在临床状态上发生重大变化 肿瘤进展是根据医师的判断,并可能引起治疗计划的变化

续表

内容	原　　则
T、N、M分类和/或分期分组的不确定性:制订临床决策原则	如在评估分类、亚分类、分期分组时存在不确定性,应将肿瘤分到较低的分类、亚分类、分组中: • T、N、M • 预后分期分组/分期分组 分期分组主要基于数据以指导患者治疗决策和判断预后。若存在分期相关信息的不确定性或未明确性,医师仍需作出治疗决策 注:若T、N、M分类或分期分组信息未知或丢失,则不可将肿瘤分到较低的分类、亚分类、分期分组中
不确定性原则不适用于癌症登记处数据记录	若癌症登记处收集的亚分类信息不完善,应予评估主要分类(如乳腺癌肿瘤大小<2cm,应划为T1,而非取T1a、T1b或T1c) 若癌症登记处收集的分期分组信息(包括亚分类、预后因素分类)不完善,不予评估分期分组,应记录成未知
无有效的预后因素分类信息	若预后因素类别信息不完善,评估分期分组应采用如下分类: • X,或 • 若预后因素不明确,可基于临床判断,评估解剖学分期
组织学分级	每个癌种和/或癌症类型的组织学分级系统,应在每个章节中予以阐述,且病理医师应根据该系统评估组织学等级 肿瘤登记处根据相关章节的分级编码记录特定癌种的组织学分级
单个器官同时多原发肿瘤:(m)后缀标示	若在单个器官上多原发同一组织学类型的肿瘤: • 肿瘤T分类应分为最高级分类 • 应用(m)后缀,如pT3(m)N0M0 • 若同时多发的肿瘤数目很重要,可标示如下:pT3(4)N0M0,表示有4个同时发生的原发肿瘤 注:(m)后缀应用于多发浸润性癌,不可用于描述多发性原位癌或原位癌/浸润性癌混合癌中
成对器官同时多原发肿瘤	在成对器官中同时多原发肿瘤应单独评估分期,包括乳腺、肺、肾。也存在例外 **例如**:甲状腺、肝脏、卵巢肿瘤,多重性是T分类标准,因此同时多原发肿瘤不予单独评估分期
异时原发肿瘤	在同一器官或不同器官且在分期窗口时间范围外发生的第二原发或多原发肿瘤称为异时原发肿瘤,应予单独分期,且无需应用(y)前缀
原发肿瘤不明或无证据支持	若原发肿瘤不明或无证据支持,临床上可按高度怀疑的原发肿瘤器官进行分期,并分为T0。T0的评估原则在相关疾病章节中详细说明 **例如**:腋窝淋巴结转移女性患者,淋巴结病理示腺癌,临床上可疑乳腺来源,应分为T0N1(N2或N3)M0Ⅱ(或Ⅲ)期 **例外**:头颈部鳞癌不采用T0,原发不明的颈部淋巴结转移患者采用头颈部原发不明的颈部淋巴结转移分期系统(T0在HPV相关口咽癌和EBV相关鼻咽癌中仍是有效分类)
诊断日期	记录确诊日期有助于生存分析和分期。确诊日期是指临床医师确认患者罹患肿瘤的日期,由临床医师根据病理活检、镜检或影像学确定。这个原则在不同部位肿瘤有所差异,但与前面讨论的镜检确诊具共同点

分期分类

分期分类根据患者诊治相关的时间点确定。五个分期分类包括临床分期、病理分期、治疗后/新辅助治疗后分期、复发/再治疗分期和活检分期。

分类	名称	描　述
临床分期	cTNM 或 TNM	标准:该分期标准适用于确诊癌症的初治患者。该标准由第一次治疗前诊断检查信息组成,包括: • 临床病史及症状 • 体格检查 • 影像学检查 • 内镜 • 原发部位病理活检 • 单个区域或前哨淋巴结的活检或切除、临床 T 分类的局部取样 • 远处转移部位活检 • 手术探查 • 其他相关检查 注:也存在例外,如黑色素瘤原发肿瘤的完整性切除
病理分期	pTNM	标准:该分期标准适用于首选根治性手术治疗的癌症患者。该标准由以下信息组成: • 临床分期信息(在治疗前获得),并由以下补充/修改 • 术中发现 • 切除标本的病理评估
治疗后或新辅助治疗后分期	ycTNM 和 ypTNM	新辅助治疗指术前接受的系统性治疗或放疗;初始和/或系统性治疗指未接受后续手术的根治性治疗 yc yc 分期适用于未接受后续手术的全身系统性治疗和/或放射治疗后,或新辅助治疗后但在预先安排的手术治疗前的患者 标准:初始治疗方式为全身治疗和/或放射治疗 yp yp 分期适用于完成新辅助治疗继以手术治疗的患者 标准:初治手段为术前全身治疗或放疗,继以手术治疗
复发或再治疗分期	rTNM	该分期标准适用于确诊复发或进展到再治疗的患者 标准:无瘤情况下肿瘤的复发或进展 • 无瘤生存下肿瘤的复发 • 进展(未存在无瘤生存) rc 临床复发分期标志为 rc rp 病理分期按 rTNM 分期标准评估 该分期的评估是在原有分期的基础,无法取代原有的临床分期、病理分期、治疗后或新辅助治疗后分期,且原有分期不予以修改
尸检分期	aTNM	该分期标准适用于尸检时偶然发现的癌症,且死亡前未被怀疑或诊断为癌症的患者 标准:死亡前未确诊癌症 临床分期和病理分期信息有助于尸检分期

临床分期

在诊断期间 T、N、M 的分类使用小写 c 做前缀:cT、cN、cM0、cM1 或 pM1,或不使用前缀:T、N、M。

所有患者均应记录临床分期,因为:

- 临床分期是指导初治患者治疗方案的基础;
- 临床分期对于手术患者及非手术患者队列研究的比较至关重要。

临床分期可能是唯一可用于比较所有患者的分期类别,因为并非所有患者在其他治疗前完成手术治疗,而且不同患者对治疗的反应也各不相同。如果患者间的比较基于病理分期,初治方法的差异将使得患者间的比较困难重重。例如，对初治接受手术治疗的患者与未接受手术或新辅助治疗的化疗或放疗的患者的比较极为困难。

时间范围　临床分期从确诊到初始治疗开始（或确定采用观察或支持治疗）期间所收集到肿瘤严重程度的信息，并基于以下两个时间点中的较短者：

- 确诊后 4 个月内；或
- 若肿瘤在 4 个月窗口期内出现进展，则采用进展的时间；肿瘤的分期根据所观察到的进展前的严重程度。

标准　所有治疗前明确诊断的患者。

临床分期基于：

- 临床病史和症状
- 体格检查
- 影像学检查
- 不包括切除的内镜检查或手术探查
- 原发部位的组织活检、单个区域或前哨淋巴结的活检或切除、临床 T 分类的局部取样或远处转移部位的活检

临床分期基于从初诊到初治时收集到的支持证据。初治的手段包括根治性手术、放疗、系统性治疗及新辅助放疗或化疗。重要的是，如果没有指导临床分期分组的最低限度的必要信息，则无法针对部分肿瘤进行临床分期。虽然上述情况非常少见，但可能会发生。例如，在手术切除前无法检查淋巴结累及的情况，或在因其他疾病的手术中偶然发现并切除的癌症。

临床分期组成	描　述
由临床医师评估的分期	临床医师（通常是手术医师或临床肿瘤医师）综合对不同来源临床信息并评估临床分期。如前所述，病理学信息也可能是评估临床分期的依据
明确或可疑的肿瘤	肿瘤需是明确或可疑的，且有诊断检查（至少包括组织学检查和体格检查中的一项）支持以评估临床分期。手术中偶然发现的肿瘤不适合行回顾性评估临床分期
影像学检查	影像学检查对临床分期具有重要意义，但并非临床分期的必需 各肿瘤诊断评估指南见下列： • 美国放射学院（ACR）推荐标准 http://www.acr.org/ac • NCCN 指南 http://www.nccn.org
补充信息的影响	临床分期不应因以下信息而更改： • 切除组织病理学检查获得的补充信息 • 根治性治疗开始后获得的补充信息

临床 T 分类（T 或 cT）

cT 分类的确定需要对原发肿瘤的予以评估。

cT 分类要素	描　述
肿瘤大小和侵犯程度	基于体格检查、影像学检查、内镜检查、原发部位病理活检、术中探查或其他相关检查。某些方法可能高估肿瘤大小，因此需使用最准确的指标以描述肿瘤大小，但肿瘤最大范围可能并不是最准确的指标。需选择准确的影像学检查用以测量肿瘤大小，这部分内容在相关章节中予以说明。医师应记录最准确的肿瘤大小用于分期
评估 T 分类时，肿瘤大小精确到毫米及取近似数	测量原发肿瘤大小最准确的方法，如下： • 肿瘤大小精确到毫米整数，除非特定疾病部位有特定更小的测量单位 • 取近似数评估合适的 T 分类 　○ 测量尾数在 1~4 之间，应去掉尾数 　○ 测量尾数在 5~9 之间，则进一位 **例如：** • 肿瘤大小 2.2mm，应记录 2mm • 肿瘤大小 1.7mm，应记录 2mm • 肿瘤大小 2.04cm，应记录 20mm，且应分为≤2cm，而非>2cm **例外（不完全）：** • 黑色素瘤：原发肿瘤大小应精确到 0.1mm • 乳腺癌：原发肿瘤大小在 1~1.4mm，应取近似数至 2mm（如此可避免将>1.0mm 肿瘤分为“微侵袭”）

续表

cT 分类要素	描　述
手术探查	手术探查及探查时原发肿瘤的活检结果应参与临床分期 **例外：**若该活检组织学结果与最高级 T 分类的癌症类型一致，且符合分期分组的其他标准，手术探查结果可作为评估病理分期 T 分类的依据
单个器官同时多发肿瘤：(m)后缀标示	单个器官多原发肿瘤，T 分类应分为最高级分类，可如下标示： • (m)后缀：pT3(m)N0M0 • 若同时多发的肿瘤数目很重要，可如下标示：pT3(4)N0M0，表示有 4 个同时发生的原发肿瘤 注：(m)后缀应用于多发浸润性癌，不用于多发原位癌或原位癌/浸润性癌混合癌中
直接侵犯器官	原发灶肿瘤直接侵犯邻近器官，应按 T 分类评估，而非 M 分类 **例如：**原发结肠癌直接侵犯肝脏，应按 T 分类评估
最高级 T 分类的镜检评估	原发部位或区域组织的镜下评估为最高级 T 分类者，应： • 记为 cT 分类，和 • 镜下证实为最高级 pN 分类，可记为 pT 分类 在无原发肿瘤切除情况下，镜下证实为最高级 T 分类和 N 分类，该结果可作为病理分期分组的依据
原发肿瘤不明或无证据支持	若原发肿瘤不明或无证据支持，临床上可按高度怀疑的原发肿瘤器官进行分类，分为 T0。T0 的评估原则在相关疾病章节中予以说明 **例如：**发现腋窝淋巴结转移的女性患者，淋巴结病理示腺癌，临床上可疑乳腺来源，分为 T0N1(N2 或 N3)M0 Ⅱ(或Ⅲ)期 例外：头颈部鳞癌不采用 T0 分类，原发不明的颈部淋巴结转移患者采用头颈部原发不明的颈部淋巴结转移分期系统(T0 在 HPV 相关口咽癌和 EBV 相关鼻咽癌中仍是有效分类)
Tis	诊断期间切取活检示原位瘤变，可分为 Tis
任何 T	任何 T 包括除 Tis 之外的所有 T 分类，包括 TX 和 T0

临床 N 分期(N 或 cN)

cN 分类的确定需要对区域淋巴结予以评估。

cN 分类要素	描　述
淋巴结评估	临床上区域淋巴结评估可基于体格检查及影像学检查。cN0 可仅基于体格检查判断。影像学检查并非临床分期评估区域淋巴结之必需
无需评估淋巴结罕见情况	对于某些肿瘤，淋巴结受累较罕见，无淋巴结阳性证据应划为 cN0。这些情况在相关疾病章节予以说明。NX 分类不予列出 **例如：**骨和软组织肉瘤可在临床分期时使用 cN0，即 cT1cN0cM0
cN 分类镜检评估	诊断期间区域淋巴结镜检结果应作为评估 cN 分类的依据，镜检评估方法，如下： • 细针穿刺(FNA) • 针芯活检 • 切取活检 • 切除活检 • 前哨淋巴结活检 若患者首选手术治疗，该病理结果也应纳入病理分期中 **例如：**乳腺癌新辅助治疗前行前哨淋巴结活检结果应作为 cN 分类的依据
前哨淋巴结(SLN)	SLN 是直接接受原发肿瘤引流的区域淋巴结(如乳腺癌、恶性黑色素瘤)。在多数实体性肿瘤中 SLN 活检可以鉴别是否存在转移。多个 SLN 可组成区域淋巴结组，一些原发肿瘤(如恶性黑色素瘤)可存在多个淋巴结组。淋巴结常集中在原发肿瘤或受累器官附近，前哨淋巴结可通过注射胶体物质显现淋巴示位图确定。SLN 活检最常用的试剂是特异性染色剂，如异硫凡蓝和/或放射性示踪剂及锝-99 硫胶体 在一些情况下，术中若发现明显异常区域淋巴结，临床医师可标记为 SLN。在淋巴结切除术中，若有淋巴结无法吸取胶体物质，则不能被视为 SLN。这类淋巴结的切除不能被视为独立的淋巴结清扫术

续表

cN 分类要素	描　述
SLN 细针穿刺(FNA)或针芯活检(f)	在体格检查和影像学检查发现的淋巴结中通过活检、细针穿刺、针芯活检鉴别前哨淋巴结,描述 cN 分类时用如下后缀标示: • 若诊断检查包括 SLN 活检,cN 分类应用以 sn 后缀标示,如 cN1(sn) • 若诊断检查包括细针穿刺、中心活检,cN 分类应用以 f 后缀表示,如 cN1(f)
孤立肿瘤细胞(ITC):(i+)标示	ITC 包括单个肿瘤细胞或最大直径<0.2mm 的小簇细胞团,通常淋巴结内无基质反应。这种细胞通常见于淋巴结包膜下髓窦中,但也可见于淋巴结实质。因 ITC 可能表示不在淋巴结内扩散的移行转移肿瘤细胞,因此仅有 ITC 的淋巴结应划为 N0,用 N0(i+)标示 关于这一分期原则的概念还在不断修订,需要进行进一步的研究。同时,分期原则可保持记录信息、医师的临床判断的一致性 **例外**:在恶性黑色素瘤和梅克尔细胞癌中,发现 ITC 的淋巴结为阳性淋巴结,应划为 N1 或更高类别 注:各瘤种符合已采用相关命名用以区分含 ITC 的淋巴结,比如乳腺癌和妇科肿瘤中的 N0(i+)表示仅有 ITC 的淋巴结
ITC 或微转移病理技术检测	在淋巴结中鉴别 ITC 或淋巴结微转移,可采用 HE 染色或特殊病理检测技术,如应用 IHC 检测肿瘤细胞角蛋白 常规淋巴结检查不采用特殊病理检测技术,如 IHC 或分子检测 关于这一分期原则的概念还在不断修订,需要进行进一步的研究
鉴别 ITC 非形态学技术:(mol)标示	非形态学技术包括流式细胞学和反转录酶聚合酶链反应,可用以明确淋巴结中癌细胞最小沉积。 在临床上,将癌细胞最小沉积的淋巴结划为阴性淋巴结,并用符号(mol)标示,比如 cN0(mol+) 关于这一分期原则的概念还在不断修订,需要进行进一步的研究
微转移:mi 标示	淋巴结微转移指肿瘤沉积>0.2mm,且≤2.0mm。在某些癌种中,淋巴结微转移采用 mi 标示,比如 cN1mi。需要进一步研究明确更多癌种中淋巴结微转移的意义 关于这一分期原则的概念还在不断修订,需要进行进一步的研究
淋巴结外侵犯	淋巴结外侵犯(ENE)指淋巴结转移的癌细胞突破淋巴结囊而侵犯其周围组织。淋巴结外侵犯是首选术语,亦可使用淋巴结外扩散、包膜外侵犯、淋巴囊外扩散
转移性区域淋巴结侵犯远处器官归属 ENE	转移性区域淋巴结侵犯远处结构或器官,应归属 ENE,而非转移
转移性区域淋巴结侵犯多个器官或结构	在少数情况下,肿瘤可累及多个器官或结构,区域淋巴结包括所有受累结构的淋巴结,即使原发部位区域淋巴结并未受累 **例如**:若原发性横结肠肿瘤侵犯胃,应将胃区域淋巴结划为横结肠肿瘤的区域淋巴结,即使结肠区域淋巴结未受累
区域淋巴结镜检评估划分最高 N 分类	区域淋巴结镜检评估为最高级 N 分类时,应: • 划为 cN,和 • 仅当在镜检证实为最高 pN 分类时,亦可用于划分 pT 分类 若无原发肿瘤切除情况下,需有镜下证据支持最高 T 分类和最高 N 分类以行病理分期分组
任何 N	任何 N 包括所有 N 分类,如 NX 和 N0

临床 M 分期(cM 和 pM)

用于临床分期的 M 分类可包括 cM0、cM1 或 pM1。M 分类基于临床 pM1、临床病史、体格检查、任何影像学结果,以及在诊断检查期间是否存在远处转移的显微镜下确诊。在 TNM 分期系统中,pM0 和 MX 并非有效类别。

cM 分类要素	描　述
无远处转移	cM0 无远处转移症状或体征,应划为 cM0。评估方法如下: • 病史和体格检查 • 影像学检查 注意:划分 M 分类时要求影像学检查,cM0 划分时无需

续表

cM 分类要素	描　述
证实远处转移所需的临床证据	cM1 体格检查、影像学或侵袭性检查证实，但无镜检证实的远处转移，应划为临床分期 M1(cM1)。评估方法如下： • 体格检查 • 影像学检查 • 手术探查和/或内镜检查
证实远处转移的镜检证据	pM1 镜检证实的远处转移，应划为病理分期 M1(pM1)。镜下证据包括： • FNA 细胞学 • 芯针活检 • 切取活检 • 切除活检 • 切除
多发远处转移：pM1 标示	pM1 对存在多发远处转移的患者，若其对应癌症类型的 M 分类可区分一个或多个转移部位，有必要对其中一个部位进行镜检以划分更高的 pM 亚类 通常，癌转移至成对器官时，按一个转移部位(如双肺转移应指肺转移) 若存在远处转移的临床证据但镜检未证实或无法确认，则应划为 cM1
pM1 期划为Ⅳ期(临床和病理分期)	pM1 具有以下情况的患者，其临床和病理分期皆为Ⅳ期： • 在诊断时已镜检证实远处转移，且划为 pM1，和 • T、N 分类仅用临床分类 **例如：**cT3cN1pM1 临床分期Ⅳ期和 cT3cN1pM1 病理分期Ⅳ期
循环肿瘤细胞或播散肿瘤细胞：划为 cM0(i+)类	cM0(i+) 以下情况，应划为 cM0(i+)： • 血液中存在循环肿瘤细胞，或 • 通过 IHC 或分子病理检测器官中存在播散肿瘤细胞和骨髓微转移灶 cM0(i+)类指这些结果具有不确定性的预后意义 关于这一分期原则的概念还在不断发展，需要进行进一步的研究
临床可疑但病理未证实的远处转移	临床可疑但病理未证实远处转移应划为 cM0 或者 cM1。无 TNM pM0 命名方式 注：pM0 是无效分类，如果远处转移的临床证据存在但显微镜下未见或无法确认，则应划为 cM1
远处转移未知	无 MX 分类 若无临床或病理证据支持远处转移，应划为 cM0
直接侵犯邻近器官不归属为远处转移	原发肿瘤或淋巴结直接侵犯邻近器官，应划为 T 或者 N 分类，不划为 M 分类 **例如：**结肠癌直接侵犯肝脏，应划为 pT4 和 cM0
转移时间的定义	转移指原发肿瘤确诊分期的同时发现远处转移，应划为 cM1 或 pM1；在原发肿瘤确诊分期后发现远处转移，应考虑为肿瘤复发

病理分期

术后 T、N、M 分类以小写的 p 前缀标示：pT、pN、cM0、cM1 或 pM1。

时间范围：从诊断日期到手术切除，且无癌症进展

标准：手术是初始的治疗方式

病理分期基于：

- 临床分期信息(在治疗前获得)，并由以下补充/修改
- 术中发现
- 切除标本的病理评估

初治方式为手术治疗的患者可使用分病理分期。每一癌症部位的病理分期所需的手术切除方

式均需明确，手术范围从肿瘤切除到器官的完整切除，通常还包括部分区域淋巴结的切除。

病理分病理分期的目的是提供精确和客观的数据：

- 预判预后和结果
- 指导后续治疗

病理分期划分标准

病理分期要素	描　述
由临床医师评估的病理分期	临床医师（如肿瘤外科、放疗科、内科医师）根据临床和病理检查结果评估的病理分期
病理分期（原发肿瘤切除术后）	手术切除肿瘤标准应满足病理分期划分需要。原发肿瘤切除范围： • 原发肿瘤切除 • 原发肿瘤所在器官的完整切除 • 包括一些区域淋巴结的切除 注：手术切除标准应基于决定患者辅助治疗和判断预后所需的相关信息（如原发肿瘤（T）和区域淋巴结（N））
病理分期基本依据	病理分期依据包括： • 临床分期 • 术中发现 • 切除样本病理结果
评估病理分期的影像学检查	在评估分期的时间节点内，病理分期依据亦应基于术后影像学检查
病理分期（不可切除肿瘤）	若镜下证实为最高级的 T、N、M1 分类，即使原发肿瘤不可切除，病理分期标准亦被认为是合适的 注：最高级 T、N 分类无需相应病灶完全切除后的镜检结果支持，可仅通过活检或 FNA 结果支持 **例如**：炎性乳癌伴锁骨上淋巴结转移的诊断，可通过乳腺针芯穿刺发现的炎性癌细胞和 FNA 发现锁骨上淋巴结受累确诊

病理 T 分类（pT）

原发肿瘤的病理评估通常基于原发肿瘤的手术切除。

pT 分类要素	描　述
肿瘤大小与侵犯程度	主要基于切除样本的大小及其局部侵犯范围 病理医师基于切除样本提供评估 pT 的依据，临床医师需结合临床分期依据及术中发现最后判断 pT 分类
评估 T 分类时，肿瘤大小精确到毫米及取近似数	测量原发肿瘤大小最准确的方法，如下： • 肿瘤大小精确到毫米整数，除非特定疾病部位有特定更小的测量单位 • 取近似数评估合适的 T 分类 　○ 测量尾数在 1~4 之间，应去掉尾数 　○ 测量尾数在 5~9 之间，则进一位 比如： • 肿瘤大小 2. 2mm，应记录 2mm • 肿瘤大小 1. 7mm，应记录 2mm • 肿瘤大小 2. 04cm，应记录 20mm，且应划到≤2cm，而非>2cm 例外（非完全）： • 黑色素瘤：原发肿瘤大小应精确到 0. 1mm • 乳腺癌：原发肿瘤大小在 1~1. 4mm，应取近似数至 2mm（如此可避免将>1. 0mm 肿瘤划分为“微侵袭”）
切除样本在评估 pT 分类的作用	pT 分类的评估是基于切除的单个标本。若是同时或分开切除的几个标本中，应合理评估肿瘤大小和侵犯范围。多样本的评估要基于大体病理联合镜检结果，可能包括需要放射科和外科医师协助下的肿瘤重建。可详见 CAP 指南

续表

pT 分类要素	描　述
切缘阳性在 pT 分类中的影响	镜检证实切缘阳性不影响 pT 分类的评估，pT 分类的评估应基于切除样本病理结果和术中发现。若外科医师行非治疗性切除时残留肉眼可见的肿瘤的情况下，T 分类应基于所有可用的临床和病理依据
肿瘤大小基于评估方法变化	肿瘤的大小在不固定或固定的标本上测量会发生变化。肿瘤大小常在固定标本上测量，肿瘤大小可根据镜检结果进行调整。病理科医师应注意因固定引起的肿瘤大小测量变化是否会影响分期
单个器官同时多发肿瘤：(m)后缀标示	单个器官多发肿瘤，T 分类应划为最高级分类，如下标示： • (m)后缀：pT3(m)N0M0 • 若同时发生的肿瘤数目很重要，可如下标示：pT3(4)N0M0，表示有 4 个同时发生的肿瘤 注：(m)后缀应用于多发浸润性癌，不予用于多发原位癌或原位癌/浸润性癌混合癌中
直接侵犯区域淋巴结	若原发肿瘤直接侵犯区域淋巴结： • 应作为阳性淋巴结按 N 分类评估 • 不按 T 分类评估
淋巴结区域的肿瘤结节不按 T 分类评估	区域淋巴结引流区中圆形肿瘤结节，通常是淋巴结完全被肿瘤所取代，应归为淋巴结，除非有明确证据表明残留的血管壁可作为累及血管的依据。不按 T 分类评估
直接侵犯邻近器官	原发肿瘤直接侵犯邻近器官，应按 T 分类评估，而非 M 分类 例如：结肠癌直接侵犯肝脏，应划为 T4
不可切除肿瘤和最高级 T 分类	若满足以下条件，则无需手术切除即可评估 pT 分类： • 活检病理结果支持为最高级 pT 分类 需满足其他标准，如镜检证实为最高 pN 分类，以评估病理分期
特殊原则	一些疾病需要特殊原则划分 pT 分类，详见相关疾病章节
原发肿瘤不明或无证据支持	若原发肿瘤不明或无证据支持，临床上可按高度怀疑的原发肿瘤器官进行分期，划为 T0。T0 的评估原则在相关疾病章节中详细说明 例如：腋窝淋巴结转移女性患者，淋巴结病理示腺癌，临床上可疑乳腺来源，分为 T0N1(N2 或 N3)M0 Ⅱ(或Ⅲ)期 **例外：**头颈部鳞癌不采用 T0，因原发不明的颈部淋巴结转移患者采用头颈部原发不明的颈部淋巴结转移分期系统(T0 在 HPV 相关口咽癌和 EBV 相关鼻咽癌中仍是有效分类)
Tis 和手术切除标准	根据疾病部位病理标准，手术切除后证实原位癌应划为 pTis 在诊断工作中镜检发现原位癌，且患者进行了手术切除，未发现肿瘤残余，亦应划为 pTis
任何 T	任何 T 分类包括除 Tis 之外的所有 T 分类，包括 TX 和 T0

病理 N 分类(pN)

区域淋巴结受累(pN)须通过病理评估。

pN 分类要素	描　述
pN 分类镜检评估	pN 分类镜检评估，包括： • 细针穿刺活检学 • 针芯活检 • 切取活检 • 切除活检 • 前哨淋巴结活检 • 区域淋巴结切除
pN 分类评估要求	pN 分类评估要求： • 是否存在至少一个淋巴结病理记录，和 • 原发肿瘤的病理评估(pT)，除原发肿瘤不明情况外(T0) 注：评估 pN 分类时，无需病理证实最高级 N 分类。若原发肿瘤可切除，镜检评估淋巴结结果可作为评估 pN 分类的依据。例如，乳腺癌腋窝淋巴结转移即可按 pN 分类评估，无需镜检评估锁骨上淋巴结状态。对于淋巴结清扫过程中需要切除的淋巴结的最少数量，不同疾病都有特定的建议，以提供最佳的预后信息。然而，pN 分类仍然适用于切除淋巴结数低于推荐值的情况(如结肠癌切除样本中 4 个淋巴结阴性，应划为 pN0)。淋巴结的细针穿刺或针芯活检穿刺活检均满足至少一个区域淋巴结进行镜检的要求

续表

pN 分类要素	描　述
N 分类	pN 分类应根据疾病相关原则划分： ● 数目，和/或 ● 阳性区域淋巴结位置，和/或 ● 淋巴结内最大肿瘤细胞沉积大小
转移性区域淋巴结大小	转移性区域淋巴结大小在相关疾病章节中予以阐述，也可根据： ● 淋巴结内肿瘤转移大小 ● 淋巴结大小，或 ● 结节团块大小，结节团块可能是融合淋巴结 对于某些疾病，区域淋巴结内肿瘤转移的大小是评估 N 分类的标准。若区域淋巴结内肿瘤转移大小未知，可根据受累淋巴结大小评估。任何肿块的大小，从单个淋巴结到簇状团块，可用于评估某些疾病的 N 分类，如头颈部 注：应参考疾病相关章节中转移性区域淋巴结大小标准
直接侵犯区域淋巴结划为 N 分类	若原发肿瘤直接侵犯区域淋巴结，应： ● 作为阳性淋巴结评估 N 分类依据 ● 不作为 T 分类评估标准
淋巴区域的肿瘤结节不划为 T 分类	区域淋巴结引流区圆形肿瘤结节，通常是淋巴结完全被肿瘤所取代，应划为淋巴结，除非有残余血管壁可作为血管受累的明确证据，不应划为 T 分类标准
SLN 或区域淋巴结切除	无原发肿瘤切除的区域淋巴结镜检应划为 cN 分类。有原发肿瘤切除的区域淋巴结镜检应划为 pN 分类 **例如：**黑色素瘤广泛切除时行前哨淋巴结活检，应划为 pN 分类
SLN	SLN 是直接接受原发肿瘤引流的区域淋巴结（如乳腺癌、恶性黑色素瘤）。在多数实体性肿瘤中 SLN 活检可以鉴别是否存在转移。多个 SLN 可组成区域淋巴结组，一些原发肿瘤（如恶性黑色素瘤）可存在多个淋巴结组。淋巴结常集中在原发肿瘤或受累器官附近，SLN 可通过注射胶体物质显现淋巴示位图确定。SLN 活检最常用的试剂是特异性染色剂，如异硫凡蓝和/或放射性示踪剂及锝-99 硫胶体 一些情况下，术中若发现明显异常区域淋巴结，临床医师可标记为 SLN。在淋巴结切除术中，若有淋巴结无法吸取胶体物质，则不能被视为 SLN。这类淋巴结的切除不能被视为独立的淋巴结清扫术
前哨淋巴结（sn）细针穿刺或针芯活检（f）	若在未行淋巴结全清扫术情况下行 SLN 活检： ● N 分类应以 sn 后缀标示，如 pN0（sn） 在体格检查和影像学检查发现的淋巴结中通过活检、细针穿刺、中心活检若在未行淋巴结全清扫术情况下行前哨淋巴结活检： ● N 分类应以 f 后缀标示，如 pN0（f） 注：这种标示方法可区别于淋巴结全清扫术，淋巴结全清扫术的 pN 评估不用 sn 或 f 后缀标示
孤立肿瘤细胞（ITC）：（i+）标示	ITC 包括单个肿瘤细胞或最大直径<0.2mm 的小簇细胞团，通常淋巴结内无基质反应。这种细胞通常见于淋巴结包膜下髓窦中，但也可见于淋巴结实质。因 ITC 可能表示不在淋巴结内扩散的移行转移肿瘤细胞，因此仅有 ITC 的淋巴结应划为 N0，用 N0（i+）标示 关于这一分期原则的概念还在不断修订，需要进行进一步的研究。同时，分期原则可保持记录和医师的临床判断的一致性 **例外：**在恶性黑色素瘤和梅克尔细胞癌中，发现 ITC 的淋巴结为阳性淋巴结，应划为 N1 或更高类别 注：各瘤种符合已采用相关命名用以区分含 ITC 的淋巴结 **例如：**乳腺癌和妇科肿瘤中的 N0（i+）表示仅有 ITC 的淋巴结
ITC 或微转移病理技术检测	在淋巴结中鉴别 ITC 或淋巴结微转移，可采用 HE 染色或特殊病理检测技术，如应用 IHC 检测肿瘤细胞角蛋白 常规淋巴结检查不采用特殊病理检测技术，如 IHC 或分子检测 关于这一分期原则的概念还在不断修订，需要进行进一步的研究

续表

pN 分类要素	描　述
鉴别 ITC 非形态学技术:用(mol+)表示	非形态学技术包括流式细胞学和反转录酶聚合酶链反应,可用以明确淋巴结中癌细胞最小沉积。在临床上,将该淋巴结划分为阴性淋巴结,并用符号(mol)标示,比如:cN0(mol+) 关于这一分期原则的概念还在不断修订,需要进行进一步的研究
微转移:用 mi 表示	淋巴结微转移指肿瘤沉积>0.2mm,且≤2.0mm。在某些癌种中,淋巴结微转移采用 mi 表示,比如 cN1mi。需要进一步研究明确更多癌种中淋巴结微转移的意义 关于这一分期原则的概念还在不断修订,需要进行进一步的研究
淋巴结外侵犯	淋巴结外侵犯(ENE)指淋巴结转移的癌细胞突破淋巴结囊而侵犯其周围组织。淋巴结外侵犯是首选术语,亦可使用淋巴结外扩散、包膜外侵犯、淋巴囊外扩散
转移性区域淋巴结侵犯远处器官归属 ENE	转移性区域淋巴结侵及远处结构或器官,应划为 ENE,而非转移
淋巴结转移最小数目推荐	可详见第 8 版及之前版本的《AJCC 癌症分期指南》。几种疾病章节中都包含了手术切除及病理分析最少淋巴结数目的推荐建议。这些建议可作为评估手术切除范围和病理结果分析的评估指标。如果未达到推荐的淋巴结数目,这些最低标准不应作为再次手术切除或辅助治疗的唯一指标 若切除的淋巴结少于推荐的数目,应根据报告的淋巴结数目,评估 pN 分类和病理分期。若切除淋巴结的数目未达最佳标准,可能需手术医师和病理医师共同讨论以进一步检测含淋巴结组织样本(如脂肪清除术)以验证是否达到对全部切除淋巴结的最彻底评估。但上述讨论并非 pN 分类所必需
无需评估淋巴结状态(罕见情况)	对于某些肿瘤,淋巴结受累较罕见,若无支持阳性淋巴结的证据,则应将划为 cN0。这些情况在相关疾病章节予以阐述。NX 分类不予列出 cN0 的划分为确保其不与镜检证实不含肿瘤的淋巴结(即 pN0)相混淆 **例如:**对骨和软组织肉瘤而言,cN0 可用于评估病理分期,即 pT1cN0cM0 对恶性黑色素瘤而言,cN 可用于评估 T1 肿瘤的病理分期
转移性区域淋巴结侵犯远处器官归属 ENE	转移性区域淋巴结侵犯远处结构或器官,应归属 ENE,而非转移
转移性区域淋巴结侵犯多个器官或结构	在少数情况下,肿瘤可累及多个器官或结构,区域淋巴结包括所有受累结构的淋巴结,即使原发部位区域淋巴结并未受累 **例如:**若原发性横结肠肿瘤侵犯胃,应将胃区域淋巴结划为横结肠肿瘤的区域淋巴结,即使结肠区域淋巴结未受累
不可切除肿瘤和最高 N 分类	若无法切除原发肿瘤和/或区域淋巴结,则可根据以下标准评估病理分期: • 镜检证实为最高级 pT 分类,和 • 镜检证实单个或多个淋巴结为最高级 pN 分类 注:可仅用活检或细针穿刺评估镜检证实的最高 T 分类和 N 分类
任何 N	任何 N 包括所有 N 分类,如 NX 和 N0

病理 M 分类(cM 和 pM)

M 分类中的任何一个(cM0,cM1 或 pM1)可用以指导病理分期分组。pM0 和 MX 并非 TNM 分期系统中的有效类别。

病理分期 M 分类要素	描　述
无远处转移	cM0 无远处转移症状或体征,应归为 M0(cM0)。评估方法如下: • 病史和体格检查 • 影像学检查 注:评判 cM0 时无需要求影像学检查

续表

病理分期 M 分类要素	描述
远处转移的临床证据	**cM1** 体格检查、影像学或侵袭性检查证实，但无显微镜下证实的远处转移，应归为临床分类 M1（cM1）。评估方法如下： • 体格检查 • 影像学检查 • 手术探查或内镜检查
远处转移的镜检证据	**pM1** 镜检证实的远处转移，应归为病理分期 M1（pM1）。镜检证据包括： • FNA 细胞学 • 芯针活检 • 切取活检 • 切除活检 • 切除
远处多发转移：pM1 标示	**pM1** 对存在多发远处转移的患者，若其对应癌症类型的 M 分类可区分一个或多个转移部位，有必要对其中一个部位进行镜检以划分更高的 pM 亚类 通常，癌转移至成对器官时，按一个转移部位（如双肺转移应指肺转移） 若存在远处转移的临床证据但镜检未证实或无法确认，则应归为 cM1
pM1 期划为Ⅳ期（临床和病理分期）	具有以下情况的患者，其临床和病理分期皆为Ⅳ期： • 在诊断时已镜检证实远处转移，且划为 pM1，和 • T、N 分类仅用临床分类 **例如：**cT3cN1pM1 临床分期Ⅳ期和 cT3cN1pM1 病理分期Ⅳ期
循环肿瘤细胞（CTC）或播散肿瘤细胞（DTC）：划为 cM0（i+）分类	**cM0（i+）** 以下情况，应划为 cM0（i+）： • 血液中存在循环肿瘤细胞，或 • 通过 IHC 或分子病理检测器官中存在播散肿瘤细胞和骨髓微转移灶 cM0（i+）类指这些结果具有不确定性的预后意义 关于这一分期原则的概念还在不断发展，需要进行进一步的研究
临床可疑但病理未证实远处转移	临床可疑但病理未证实远处转移应划为 cM0 或者 cM1。无 TNM pM0 命名方式 **注：pM0 是无效分类** 若远处转移的临床证据存在但显微镜下未见或无法确认，则应归为 cM1
远处转移未知	**无 MX 分类** 若无临床或病理证据支持远处转移，应划为 cM0
直接侵犯邻近器官不归为远处转移	原发肿瘤或淋巴结直接侵犯邻近器官，应归为 T 或 N 分类，不予划为 M 分类 **例如：**结肠癌直接侵犯肝脏，应归为 pT4 和 cM0

治疗后或新辅助治疗后分期

新辅助治疗指术前接受的系统性治疗或放疗。

根治性放疗或系统性治疗后，或新辅助治疗继以手术患者的 T、N、M 分类，分别用小写的 yc 或 yp 表示，如 ycT、ycN、c/pM 和 ypT、ypN、c/pM。c/pM 分类可包括 cM0、cM1 或 pM1。

治疗后或新辅助治疗后的临床（yc）分期

时间范围：未接受后续手术的全身系统性治疗和/或放射治疗后，或前新辅助治疗后但在预先安排的手术治疗前。

标准：初始治疗方式为全身治疗和/或放射治疗。

y-临床（yc）分期基于：

• 临床病史和体格检查

- 任何影像学检查,若使用

注:虽然临床上可常规应用影像学诊断的结果用于 yc 分期,但影像学检查并非 yc 临床分期的必要条件。

治疗后或新辅助治疗后的病理(yp)分期

时间范围:完成新辅助治疗继以手术治疗的患者肿瘤分期采用 y-病理(yp)分期。分期的时间范围需根据疾病的具体情况所确定的(新辅助治疗后的)手术后的一定时间内。具体时间在特定的章节及相关指南中予以说明。

标准:初治手段为术前全身治疗或放疗。

yp 分期基于:

- 治疗后或新辅助治疗后的临床分期信息,并根据下述因素补充/修改
- 术中发现,及
- 切除标本的病理评估

临床分期与治疗后分期之间所观察到的差异可让临床医师了解治疗反应。治疗后临床上所观察到的反应可指导计划性手术的范围,临床上和病理检查观察到治疗反应可体现预后及指导后续辅助放疗和/或全身治疗。

不同癌症的新辅助治疗方法可从以下资源中找到,例如《NCCN 指南》、《ASCO 指南》或其他治疗指南。全身治疗包括化疗、内分泌治疗与免疫治疗。临床中患者接受的治疗方法并非都符合新辅助治疗的标准(如乳腺癌或前列腺癌的非常规短程内分泌治疗,不应归为新辅助治疗)。

分期的时间范围需根据疾病的具体情况所确定的(新辅助治疗后的)手术后的一定时间内。具体时间在特定的章节及相关指南中予以说明。

新辅助治疗后的 T 和 N 分类(yTNM)有其特定标准。相反,新辅助治疗后的 M 分类与临床分期中保持一致(如若患者对治疗完全缓解应划分为 cM1,M1 仍被用于最后的 yc 和 pc 的 M 分类)。

治疗后分期要素	描　述
由临床医师评估的分期	治疗后或新辅助治疗后分期的评估应基于临床证据和病理证据,且由临床医师执行,如肿瘤外科、肿瘤放射治疗科、肿瘤内科医师 病理科医师基于送检样本提供 T、N、M 分类依据,协助临床医师判断最终分期 放射科医师基于影像学检查提供 T、N、M 分类依据,协助临床医师判断最终分期
yTNM	采用 yTNM 分期时,疾病程度应在以下时间节点划分: • 以系统性治疗和/或放射治疗为主要治疗方式,和 • 系统性治疗和/或放射治疗继以手术治疗后
y 前缀	y 前缀需与联合临床分期或病理分期前缀联合使用,如下标示:ycTNM 或 ypTNM
评估 yc 和 yp 分类的时间节点	• ycTNM 评估依据结合了临床分期原则和方法: ○ 新辅助系统性治疗或放疗后 ○ 术前或未行手术 • ypTNM 评估依据结合了病理分期原则和方法: ○ 新辅助系统性治疗和/或放疗后 ○ 术后 例如: • ycT ycN cM 或 pM • ypT ypN cM 或 pM
远处转移	在新辅助放疗和/或系统性治疗开始前评估临床分期时,若存在远处转移应按 M 分类评估,以 cM 或 pM 标示 注:一旦证实远处转移,即使在新辅助治疗后无转移证据,仍应保留 M 分类。yc 和 yp 分期应维持原 M1 分类
病理完全缓解	若治疗后病理完全缓解,ypTNM 分期应划为 ypT0ypN0cM0,但不予以分期分组 注:这种情况通常不划为 0 期(通常指原位瘤变),然而 T、N、M 分类应记录为 T0、N0、M0 病理完全缓解应采用治疗后反应的方式标示
新辅助治疗后反应	应记录新辅助治疗后反应,详见于各疾病章节评估体系,比如包括:完全缓解、部分缓解、无缓解,而其他评估系统包括数字评分系统或回归分数。若随后需要进行手术,也需要评估 ypT 和 ypN 分类来分析新辅助治疗后反应
肿瘤残余评估不包括黏液蛋白、坏死等炎性变化	残余肿瘤的组织学证实需要鉴别非坏死性的肿瘤细胞。发现黏液蛋白池、坏死和其他退行性和炎性改变,而未发现可存活的肿瘤细胞并不足以诊断残余癌。黏液蛋白池和坏死并非评估 ypT 和 ypN 分类的依据

复发或再治疗分期(rTNM)

复发或再治疗的 T、N、M 分类通常使用小写 r 前缀标示:rcT、rcN、rc/rpM 和 rpT、rpN、rc/rpM。rc/rpM 可包括 rcM0、rcM1 或 rpM1。

时间范围:从诊断复发或进展到再治疗起始。

标准:无瘤情况下肿瘤的复发或进展。

患者在无瘤生存后出现的复发或进展,采用复发或再治疗分期。

复发和再治疗的评估遵循特定标准。

复发/再治疗分期评估标准

复发/再治疗分期要素	描 述
原分期不受复发影响	若肿瘤复发或进展,原临床分期或病理分期无需改变
r 前缀	评估复发/再治疗分期时,应使用 r 前缀
r 分类	所有用于确诊复发或再治疗的依据,亦应用于划分 rTNM 分期,包括:临床和病理依据。 注意:无需病理活检结果作为依据,但若临床可行,应予活检证实 rc rc 类别应基于: • 病史和体格检查,和 • 影像学检查 注:影像学检查是标准评估方法,但划分 rc 分类时无需 rp rp 类别应基于: • rc 分期,和 • 术中发现 • 切除样本的病理评估

尸检分期(aTNM)

尸检 T、N 与 M 分类采用小写字母 a 标示:aT、aN 及 aM。

时间范围:死亡时。

标准:尸检时偶然发现的癌症;死亡前未被怀疑或诊断为癌症(即如果在死亡前已知患有癌症,则不适用尸检分期)。

尸检评估具特定的标准。

尸检分期要素	描 述
尸检时诊断	尸检时确诊癌症。死亡前无可疑癌症或证据确诊癌症
依据	包括所有临床和病理证据,且: • 死亡时 • 通过尸检发现

AJCC 预后的分期分组

具相似预后的患者分期应参照预后分期分组表。每个患者应适当选择临床分期和病理分期的类别。分期组别由以下类别组成:

- cT、cN 和 cM 或 pM
- pT、pN 和 cM 或 pM
- 若适用,两者皆可的预后因素

分期分组应遵循特定分期原则。

预后分期分组评估原则

预后分期分组要素	原 则
预后分期分组	预后分期分组以 T、N、M 分类和相关预后因素为基础,以确定预后相似的患者组、判断预后和指导治疗,同时,在不同机构之间和不同的时间内皆可比较分析预后相似的患者组
分类和亚分类	当一分类(如 T1)确定纳入分期分组表中,它应包括所有亚分类(如 T1,可能划分为 T1mi、T1a、T1b 等)。但当这些亚分类(T1a、T1b、T1mi)等被单独列出时,分期分组表中应仅显示该亚分类

续表

预后分期分组评估原则	
预后分期分组要素	**原　　则**
未知 T 分类或 N 分类	若 T 分类或 N 分类未知，则无法评估分期。若预后因素未知，分期的评估基于 T、N、M 分类信息 例外： Ⅳ期评估依据： • 证实远处转移，即使 T 分类或 N 分类未知 分期分组若包括 TXM0 或 NXM0，亦可能评估分期，例如： • 恶性黑色素瘤 cTXN1M0 Ⅲ期 • 胰腺癌 T4NXM0 Ⅲ期
病历记录分期信息	患者病历中应记录任何可用于分期的信息，包括： • 临床分期 • 病理分期 • 治疗后或者新辅助治疗后分期 • 复发或再治疗后分期 • 尸检分期 根据评估原则和时间节点，分期判断后不可更改
信息不全时的分期评估	治疗医师/管理团队可使用假定分期有助于患者管理，该分期不属于 TNM 正式分期系统，仅适用于指导患者治疗，癌症登记处不予以记录 诊断时，医师应根据已知信息评估假定分期，再根据诊断结果回报后予以更新分期。这种情况通常适用于癌症会议（肿瘤委员会）和其他医学对话。待最终分期判断结束，不再采用该暂定分期。在诊断工作期间临时划分的分期称为假定分期 若部分病理分类中相关信息可用，管理医师应适当结合临床和病理的 T 和 N 类信息评估分期，指导患者治疗 虽然该策略可用于指导治疗和判断预后，但并不属于正式的 TNM 分期，因此不纳入评估分期分组标准
未知预后因素	若必要的预后因素未知，亦可评估分期分组： • 分组应包含预后因素 X 类 • 解剖学分期（根据临床判断）
pM1	若镜检证实远处转移（pM1），无论临床或病理 T、N 分类为何级，临床和病理分期应划为Ⅳ期 **例如**：pM1、cT、cN 患者应划入： • 临床分期分组 • 病理分期分组 注：该原则不适用于临床判断远处转移情况，仅适用于镜检证实。临床判断远处转移应划入临床分期分组
cM 或 pM 分类	cM0、cM1 或 pM1 分类可适用于如下分期分组： • 临床分期分组 • 病理分期分组 • 新辅助治疗后或治疗后临床分期分组 • 新辅助治疗后病理分期分组 • 复发或再治疗分期分组
病理分期（镜检证实）	若镜检证实为最高级 T、N 分类，病理分期标准是可行的。这常发生在原发肿瘤无法切除，但在未完全切除原发肿瘤的情况下，仍符合病理分期标准的情况 注：镜检证实的最高级 T、N 分类无需切除原发肿瘤支持，可能仅需活检或 FNA 结果支持。具体指南请参考相关疾病章节
原位瘤变（临床分期 0 期）	镜检证实原位癌，应划为 cT0N0M0 0 期

续表

预后分期分组评估原则	
预后分期分组要素	**原 则**
原位瘤变(病理分期0期,无需评估淋巴结)	原位癌是病理分期指南的一个特殊情况,否则需要评估区域淋巴结。根据定义,原位瘤变不累及原发器官中任何允许肿瘤细胞扩散到区域淋巴结或者远转的结构 为确定病理分期0期,需符合原发肿瘤病理分期的手术切除标准 原位瘤变(病理分期0期),无需镜检评估淋巴结 例如 pTis cN0 cM0 0期 注: • 原位瘤变包括原位癌和其他原位瘤变 • 0期通常分为两组,0is期和0a期
非浸润性,0a期	Ta适用于肾盂、输尿管、膀胱和尿道的非浸润性乳头状癌,0a期。该划分原则同样适用于原位瘤变 诊断期间镜检证实非浸润性乳头状癌,应划为 cTa cN0cM0 0a期 手术切除证实的非侵袭性乳头状癌,且符合病理分期标准,应划为 pTa cN0 cM0 0a期
TisN1~3	在少数情况下,病理无法证实浸润性癌,仅表现原为位瘤变(Tis)及淋巴结受累,由医师根据N分类确定分期分组指导治疗。癌症登记处应记录Tis及N分类,无需记录分期分组 组织学证实原位瘤变的黑素瘤患者只可能发生局部转移。生物学上,这种情况表示黑色素瘤转移与原发肿瘤退行性有关,其可能与Tis病变有关,也可能是肿瘤完全退行(如原发肿瘤不明)。由临床医师根据N分类判断分期组别(Tis N1~3M0)指导治疗 注:术后病理证实原位瘤变的患者很少发生区域淋巴结转移,在乳腺癌(导管内原位癌)可能出现,但仍属少见。常见的理论是该淋巴结转移源自未证实隐匿性浸润性癌。为使得注册记录更加清晰,及以便今后对这些患者进行研究,这些病例应该分类如下: • TisN1(N2或N3) • 癌症登记数据无需记录其分期分组 临床医生处理这类患者时应谨慎判断
分期分组不确定性	若评估分期分组存在不确定性,在最可能的两组中取较低组别 注:该原则不适用于评估分期依据不足的情况,如TX或NX
完全病理缓解	若发生完全病理缓解,ypTNM分期应分为 ypT0 ypN0 cM0,无需评估分期分组 注:这类情况不划为0期(0期代表原位瘤变),但T、N、M分类应予以记录,即T0,N0,M0

其他的分期描述和指南

后缀N:前哨淋巴结后缀(sn)和细针穿刺(FNA)或芯针穿刺组织活检(f)

淋巴结分类后缀用于表示检查评估的方法,可能对病理检查的完整性具相关意义。

N后缀要素	描 述
前哨淋巴结(sn)	若仅通过前哨淋巴结活检证实区域淋巴结转移,且淋巴结清扫术尚未进行,评估N分类应使用(sn)后缀标示,如 cN1(sn)或 pN1(sn)
cN(sn)和 pN(sn)的评估时间节点	若前哨淋巴结检查属于: • 根治性手术前诊断性检查,应划为 cN1~3(sn) • 原发肿瘤术后病理检查,应划为 pN1~3(sn) 注:若患者在接受原发肿瘤切除术后,继以淋巴结清扫术做补充,则不使用后缀(sn)
(sn)后缀(临床与病理分期)	若前哨淋巴结活检属于: • 诊断性检查,应划为 cN1(sn) • 原发肿瘤手术范围,且无继以淋巴结清扫术,应划为 pN1(sn) • 原发肿瘤手术范围,且继以淋巴结清扫术,应划为 pN1 • 诊断性检查,临床分期应划为 cN1(sn),若原发肿瘤手术同时行淋巴结清扫术,病理分期应划为 pN1

续表

N 后缀要素	描　述
FNA 或针芯活检(f)	仅细针穿刺(FNA)或芯针穿刺活检应以(f)后缀表示 FNA 或芯针穿刺活检符合一个淋巴结的 pN 分类镜检判定标准
(f)后缀使用时间节点	若细针穿刺(FNA)或芯针穿刺活检,属于: • 根治性手术前诊断性检查,应划为 cN1~3(f) • 原发肿瘤术后病理检查,应划为 pN1~3(f) 注:若患者在接受原发肿瘤术后,继以淋巴结清扫术做补充,则不使用后缀(f)
(f)后缀(临床与病理分期)	若区域淋巴结的细针穿刺(FNA)或芯针穿刺活检属于: • 根治性手术前诊断性检查,应划为 cN1(f) • 原发肿瘤手术范围,且无继以淋巴结清扫术,应划为 pN1(f) • 原发肿瘤手术范围,且继以淋巴结清扫术,应划为 pN1 • 诊断性检查,临床分期应划为 cN1(f),若原发肿瘤手术同时行淋巴结清扫术,病理分期应划为 pN1

原发肿瘤分类指南

多原发肿瘤

多原发肿瘤可在同一器官中发生,可于同时或不同时间被诊断。分期中采用以下定义:

同时原发肿瘤

同时原发肿瘤要素	描　述
确诊同时原发肿瘤时间	在同一器官(包括成对器官)同时原发肿瘤诊断日期间隔应≤4 个月,即以原发肿瘤第一次手术时间起计算
同时多原发肿瘤	同时多原发肿瘤 • 同一种组织学类型 • 发生在单个器官
单个器官的同时原发肿瘤	单个器官的同时多原发肿瘤,T 分类应划为最高分类,如下标示: • m 后缀:如 pT3(m)N0M0 若记录多原发肿瘤数目,可如下标示: • 肿瘤数目:如 pT3(4)N0M0 注:(m)后缀适用于多发浸润性癌,不适用于多发原位癌或原位癌/浸润性癌的混合性癌
成对器官的同时原发肿瘤	在成对器官同时原发肿瘤,应予单独分期,如乳腺、肺、肾脏 **例外**:对于甲状腺、肝脏和卵巢肿瘤,多重性是划分 T 分类的一个标准,不予独立分期

同时多原发肿瘤,使用(m)后缀

(m)后缀要素	描　述
单个器官同时原发肿瘤:(m)后缀	单个器官的同时多原发肿瘤,T 分类应划为最高分类,如下表示: • m 后缀:如 pT3(m)N0M0 若记录多原发肿瘤数目,可如下表示: • 肿瘤数目:如 pT3(4)N0M0 注:(m)后缀适用于多发浸润性癌,不适用于多发原位癌或原位癌与浸润性癌的混合性癌

异时原发癌

异时原发肿瘤要素	描　述
异时原发肿瘤时间节点	相同器官系统再次发生原发肿瘤诊断日期间隔应>4 个月,即以原发肿瘤第一次手术时间起
异时原发肿瘤	异时原发肿瘤: • 在相同或不同器官不同时间发生原发肿瘤
分期	异时原发肿瘤应采用合适的 TNM 分期系统重新评估分期
发生肿瘤器官的前期治疗	在首次原发肿瘤治疗后发生的同个器官的第二原发肿瘤应予以重新分期,且不使用 y 前缀评估分期

原发不明的肿瘤

原发肿瘤部位不明,但具解剖学位置倾向。

T0 要素	描　述
T0	临床可疑原发肿瘤，且证实区域或远处转移，评估 T0 分类应遵守以下原则： • 无证据证实原发肿瘤，或 • 原发肿瘤不明 **例如：** • 腋窝淋巴结病理证实转移性腺癌，与乳腺癌病理一致，但乳腺无原发肿瘤病灶或其他原发肿瘤灶，应划为 T0N1M0 • 淋巴结证实转移性黑色素瘤，且无明显皮肤病变 注：头颈部鳞癌不采用 T0 分类，但在 HPV 相关口咽癌和 EBV 相关鼻咽癌中仍为有效分类
cT0 和 pT0	cT0 若体格检查、影像学检查、内镜及其他诊断性检查无法证实原发肿瘤部位： • T 分类应划为 cT0 pT0 可疑原发肿瘤手术切除后仍无法证实，且既往亦无活检证实： • T 分类应划为 pT0
原发肿瘤不明	T0 分类不适用于原发肿瘤来源不明的情况 **例如：**低分化癌，其组织学特征无特定原发性的，也无明确的发病部位。这种情况肿瘤来源不明，无法进行分期

组织学和标本的描述

组织学类型

根据在显微镜下肿瘤组织或细胞与正常组织类型或细胞类型的相似程度，确定组织学类型（如肝细胞或胆管细胞癌、骨肉瘤、鳞状细胞癌）

组织学记录要素	描　述
来源	世界卫生组织肿瘤分类发表了多个特定解剖部位肿瘤分类的版本，是使用最普遍的是组织病理分型
用于分期的组织学编码	《AJCC 癌症分期指南》里每一章节都包括 WHO 组织学分类和 ICD-O-3 组织病理学编码。若有特定组织学分类未予以列出，则不按 AJCC 分期原则评估分期

组织学分级（G）

癌症分级是肿瘤分化程度定量评估，能反映出肿瘤与正常组织相似程度。肿瘤分级可体现肿瘤的转移风险及预后。

分级要素	描　述
组织学分级分层	历史上，实体瘤分层包括癌症整体组织学分化的评估。最常见的分级模式是从分化程度最高或分化程度最好（1 级）到分化程度最低（3 级或 4 级）的数字分级。该分级系统在一些癌症类型中仍有使用，尽管特定部位分级系统更为常用
特定疾病部位的组织学分级分层	每种癌症类型的推荐分级系统在每一章节予以说明，且由病理医师根据分级系统予以评估，癌症登记处予以记录。对于许多癌症类型而言，已经发展出比标准系统更精确和可重复的分级系统，该系统可能包括基于更具体和更客观的标准（基于癌症的单一或多种特征）。这些因素包括镜下证实的核级，核分裂的数量（有丝分裂计数）和组织学分化的测量（如在乳腺癌小管形成）等。对于某些癌症类型，这些系统在全球已得到充分验证和广泛实施，如前列腺癌的 Gleason 评分系统和分级分组、乳腺癌的 Scarff-Bloom-Richardson（Nottingham）分级系统
组织学分级	若活检和切除病理结果均采用推荐的分级系统，证实肿瘤含有不只一种分级或不同分化水平，应记录最高分级
肿瘤登记记录	肿瘤登记应根据每个疾病章节分级原则记录肿瘤分级

淋巴脉管浸润

淋巴脉管浸润（lymphovascular invasion，LVI）指病理报告中是否记录镜下病理检查中肿瘤组织是否存在 LVI。LVI 包括淋巴管浸润、血管浸润和淋巴脉管浸润。LVI 是《AJCC 癌症分期指南》第 8 版中首次采用的内容。

淋巴脉管浸润类别	描　述
0	无淋巴脉管浸润或无法证实
1	证实淋巴脉管浸润，非特指
2	仅淋巴管和小血管浸润（L）
3	仅静脉（大血管）浸润（V）
4	淋巴管、小血管、静脉（大血管）浸润
9	未知有无淋巴脉管浸润

肿瘤残余和手术切缘

治疗后的肿瘤残余与否可用大写 R 表示。采用

cTNM 和 pTNM 分期表达癌症严重程度时通常未考虑到治疗，因此治疗后的肿瘤残余与否可补充 cTNM 及 pTNM 分期来表示肿瘤治疗后的残余情况。

需注意，肿瘤残余（R）并未纳入 TNM 分期作为预后因素。然而，肿瘤残余与否和切缘情况皆能影响后续治疗和预后，应记录于病史并纳入肿瘤登记。

治疗后原发肿瘤部位的肿瘤是否伴有残余病灶使用大写 R 表示。原发肿瘤部位的 R 分类如下：

R	R 定义
RX	无法评估肿瘤是否残余
R0	无肿瘤残余
R1	伴镜检证实肿瘤残余
R2	伴原发肿瘤部位或区域淋巴结肉眼可见肿瘤残余（不适用于已证实转移，仅手术探查而未切除肿瘤的情况）

肿瘤残余和切缘要素	描　述
肿瘤残余原因	在一些接受手术和/或新辅助治疗的患者中，若肿瘤切除不完全（肿瘤可能超出切除的范围或能力），肿瘤残余可能发生在原发肿瘤部位或区域部位
肿瘤残余的含意	肿瘤残余的含意： • 反映疗效 • 影响后续治疗 • 预后指标
风险指标	切缘是否阳性是评估复发的风险指标 若切缘阳性，可能说明肿瘤 T 分类或 N 分类应划为更高的分类
手术切缘	手术切缘情况应根据术后病理报告，应按如下原则分类： • 切缘阴性（手术切缘无肿瘤） • 镜检证实切缘阳性（对于罕见肿瘤发生部位，切缘阳性的定义可能会有所不同，在有关章节中予详细说明。） • 肉眼可见切缘阳性 • 切缘未评估

新辅助治疗后反应的评估

特定的指南有助于指导病理科医师评估新辅助治疗后的反应。具体疾病类型相关的对新辅助治疗后反应分别在各章节中说明。

治疗后反应要素	描　述
新辅助治疗后反应	应记录新辅助治疗后反应，详见各疾病章节评估体系。比如包括：完全缓解、部分缓解、无缓解，而其他评估系统包括数字评分系统或回归分数。若随后需要进行手术，也需要评估 ypT 和 ypN 分类来分析新辅助治疗后反应
肿瘤残余评估不包括黏液蛋白、坏死等炎性改变	残余肿瘤的组织学证实需要鉴别非坏死性的肿瘤细胞。发现黏液蛋白池、坏死和其他退行性和炎性改变，而未发现可存活的肿瘤细胞并不足以诊断残余癌。黏液蛋白池和坏死并非评估 ypT 和 ypN 分类的依据

（译者 黄清廷　审校 陆嘉德）

第2章　AJCC癌症分期指南的结构

《AJCC癌症分期指南》第8版的愿景

自2010年《AJCC癌症分期指南》第7版发布以来，随着肿瘤外科、内科和放射治疗学在癌症治疗手段发展中的日趋精细化，对癌症分子领域的了解也发生了巨大变化。美国联邦政府所资助的项目，如癌症基因组图谱（TCGA）和其他科学研究项目，已使肿瘤发生、进展、耐药及分型等相关肿瘤分子生物学成果实现了在临床诊疗上的实际应用。当前普遍认为，新的分子分型将对长期沿用的传统分类（如分期、组织学分型和分级）起到有效的补充。这些发展引领了精准/个体化医疗时代的发展，伴随着高通量测试应用如突变分析（测序）与微阵列（RNA、微小RNA、单核苷酸多态性）的普及，以及生物信息学和计算生物学的发展，对癌症诊疗产生了积极的影响。鉴于上述技术在癌症预测及预后因素评估中起到作用，有必要在分期分类法中纳入持续发现中的新型临床相关标志物，而且需要基于当前的分期方法对这些标志物开展进一步的探索。

《AJCC癌症分期指南》编委会认为，本版修订，将在基于"群体"分析的分类系统发展为更基于"个体化"的分类系统的过程中起到承上启下的作用，且对两种分类皆为有效。为实现这一目标，第8版在不同肿瘤分期内容的阐述中采用了以下具体的步骤：各章新增了包含新型预后因素的相关部分，例如预后因素的详细列表（分为指导分期分组、推荐临床治疗及潜在的预后因素）。

此外，对部分肿瘤类型，我们提供了风险评估模型和预测工具。经反复研讨，AJCC通过其"精准医疗核心工作组"制订了评估已发布的统计预测模型的指南，用以评估风险评估模型的有效性并交付临床应用。这是迈向精准医学的具里程碑意义的举措。然而，因该指南最近方得以出版，故仅少数部位的肿瘤，包括前列腺、肺、结直肠、乳腺和软组织部位的肿瘤具有可通过评估的具体预测模型。我们期望未来大多数（若非所有）的肿瘤类型均可具备通过AJCC严格审议评估的肿瘤风险评估模型并可用于常规临床诊疗。最后，每个章节均列出了对临床试验分层分析具重要意义的因素，并将在www.cancerstaging.org定期更新。

《AJCC癌症分期指南》第8版修订计划制订

《AJCC癌症分期指南》第8版的修订工作在第7版出版后即着手开展。为向专家小组提供建议，AJCC多个工作组持续收集和分析数据。AJCC启动了数项针对用户的研究，以评估癌症分期指南的适用性及传播途径，以便癌症分期的知识和信息在所有治疗节点均可被准确且容易地使用。

2010年，AJCC开始探索不同的内容和资料传输方法，包括用于所有章节和分期表的中央"内容管理系统（component content management system，CCMS）"和用于从单一来源提供内容的"应用程序编程接口（application programming interface，API）"，用以维持AJCC癌症分期内容的真实性及其最终应用的准确性。这项工作不仅可使确保所有章节的内容具一致性，并可促进将AJCC癌症分期内容标准化地纳入医疗软件和其他出版物。该系统的组建围绕了三个原则：适用性、应用性和可维护性。

国际抗癌联盟（Union for International Cancer Control，UICC）的预后因素工作组继续负责对与分期相关的文献进行年度评审。2012年成立了《AJCC癌症分期指南》第8版教育和促进委员会工作组以规划修订工作，并通过对先前版本撰写的参与者的调查，细化了新版的工作基础。2013年在美国全国范围内开始遴选主编，其后成立了编委会。与先前的版本相比，第8版的编委会更具规模并策略性地包括了由外科肿瘤学、肿瘤放射治疗学、肿瘤内科学、解剖病理学、分子病理学、影像学、生物统计学、人口科学、肿瘤登记及主要行政人员等组成的多学科专家团队。AJCC还设立了七个核心工作组，每个小组由多位具有明确职能和专业知识的成员组成：精准医疗核心工作组、循证医学与统计学核心工作组、影像学核心工作组、内容协调核心工作组、数据收集核心工作组、专业组织和团队关系核心工作组以及行政工作核心工作组。

所有的肿瘤部位被重新划分至 18 个专家小组。专家小组主席和副主席均经过认真遴选,以确保各多学科专业知识的平衡。《AJCC 癌症分期指南》第 8 版还首次公开招募了参与者。这一创举获得了 416 名专科医师的积极响应,其中 174 名入选。公开招募之外的参与者由各专家小组主席和副主席提名,并确保了全面且平衡地覆盖了所有肿瘤学科及美国各地的癌症临床及研究学术机构,但必要时也适时包括了部分国际专家。18 个专家小组和 7 个核心小组的所有成员均获编辑委员会批准。最终,来自六大洲 22 个国家 181 个机构的约 420 名参与者为《AJCC 癌症分期指南》第 8 版的修订做出了巨大努力。

2014 年和 2015 年召集了癌症专家小组审查数据和可用证据,通过会议和具体审议,提出了 AJCC 癌症分期系统的修订建议。GoToMeeting 和 SharePoint 等电子会议工具支持了频繁的网络视频会议、数据共享、文献汇总、会议记录和电话会议记录,以及所有部位的癌症分期章节的编写。2014 年底开始了实际章节的编撰,并于 2016 年春季完成。在每一部位癌症分期系统的修订和编辑过程均由指定的该部位的专业编委会成员进行监督和指导。所有重大变更均经 AJCC 编委会和 UICC 批准。本版《AJCC 癌症分期指南》的修订建议适用于 2017 年 1 月 1 日或之后诊断的病例。

AJCC 癌症分期系统内容的架构

《AJCC 癌症分期指南》提供了数个重要的介绍性章节,具体内容根据相似癌症类型或疾病部位(如头颈部、胃肠)组成。一般而言,解剖部位根据世界卫生组织(WHO)国际肿瘤学分类,本《AJCC 癌症分期指南》中癌症的解剖部位按主要部位代码编号列出。所阐述的每个疾病部位或区域由区域代码表示。分期分组在单独的章节中阐述。

《AJCC 癌症分期指南》的每一章均包括针对该癌症类型分期相关信息、支持分期系统的数据及分期更新具体原因的讨论。另外,每一章节还包括了重要预后因素的定义,其中包括指导分期分组、临床治疗和推荐的肿瘤登记需收集的预后因素。每章均以 T、N、M 各类别的定义、解剖学分期和预后分期分组的具体内容收尾(表 2.1)。

表 2.1　《AJCC 癌症分期指南》第 8 版章节大纲

本章摘要	更新要点和适应病种的总结 • 应用此分期系统分期的癌症种类 • 未应用此分期系统分期的癌症种类 • 更新内容总结 • ICD-O-3 区域代码 • WHO 组织学代码
概述	疾病部位的一般情况,例如背景、趋势、最新发现
解剖学	• 原发部位 • 区域淋巴结 • 转移部位
分类原则	• 临床分期 ○ 影像学检查 • 病理分期
预后因素	每个癌症种类的非 TNM 分期预后因素的明确及探讨 • 指导分期分组的预后因素 • 指导临床治疗的其他因素 • 新的用于临床诊治的因素
风险评估模型	在精准医学个体化诊断实践中经过 AJCC 分期入组标准验证的预后和预测模型 • 可在 www.cancerstaging.org. 中查找
临床试验分层建议	筛选患者入组临床试验的推荐因素
AJCC TNM 定义	• 原发肿瘤的定义(T) • 区域淋巴结的定义(N) • 远处转移的定义(M)
AJCC 预后分期分组	TNM 分类的组织,及其他因素内容
肿瘤登记所需收集的变量	癌症登记预后数据(变量)收集的建议
组织学分级(G)	采用的组织学分级标准
组织学类型	组织学类型的讨论或列表
生存数据	生存数据是解剖学分期和预后分组的基础
图示	疾病侵犯部位的解剖学附加图片
参考文献	章节的参考文献

本版《AJCC 癌症分期指南》的更新内容

本版《AJCC 癌症分期指南》有几项新增内容和

特点，包括一个新的组织架构以确保所有章节内容的一致性和协同性，新的分期方法和分期范例，新增章节，以及根据重组的结构拆分了数个章节(完整列表见表 2.2)。

表 2.2 《AJCC 癌症分期指南》第 8 版更新要点

修订后的组织结构

- 18 个专家小组和 7 个核心小组(420 名参与者来自六大洲 22 个国家的 181 个机构)
- 核心：精准医疗、循证医疗、统计学、影像学、内容协调、专业组织与团队关系、数据收集、行政工作
- 扩大后的编委会及主编

更新要点

- 总分期原则(见第 1 章)
- 数个章节的分期系统
- 组织学分类和分级系统
- 组织代码
- 更多的图示

新标准

- 人乳头瘤病毒(HPV)：基于 HPV 因素的口咽癌分期系统
- 患者(食管癌和胃癌)新辅助治疗的独立分期系统
- 骨和软组织肉瘤(基于解剖部位的独立分期系统)
- 视网膜母细胞瘤的 AJCC 分期分组中引入 H 分类(TNMH)作为遗传性癌症的特征

新特征

- 为分期系统修订提供的证据级别
- 影像学检查部分
- 选择癌症位点的风险评估模型
- 临床试验分层建议
- 预后因素
  - 指导预后分期分组
  - 指导临床中治疗
  - 新因素

新章节/新分期系统

- 风险评估模型
- 头颈部原发不明肿瘤和颈部转移淋巴结
- HPV 介导的口咽癌(p16+)
- 胸腺
- 骨：四肢骨骼、躯干、头骨、脸、骨盆和脊柱
- 头颈部软组织肉瘤
- 躯干和四肢软组织肉瘤
- 腹部和胸腔脏器软组织肉瘤
- 腹膜后软组织肉瘤
- 罕见组织学和部位的软组织肉瘤
- 甲状旁腺
- 白血病

章节拆分

- 口咽癌(p16-)和下咽癌(原属于咽部癌症)
- 鼻咽癌(原属于咽部癌症)
- 胰腺癌-外分泌型(原属于胰腺内分泌/外分泌癌)
- 胰腺神经内分泌肿瘤(原属于胰腺内分泌/外分泌癌)
- 胃神经内分泌肿瘤
- 十二指肠和肝胰管壶腹神经内分泌肿瘤
- 空肠和回肠神经内分泌肿瘤
- 阑尾神经内分泌肿瘤
- 结肠和直肠的神经内分泌肿瘤
- 甲状腺分化和未分化癌
- 甲状腺髓样癌
- 肾上腺皮质癌
- 肾上腺神经内分泌肿瘤

合并的章节

- 卵巢、输卵管、原发性腹膜癌

删除章节

- 皮肤鳞状细胞癌和其他所有部位的皮肤癌
  - 专为头颈部皮肤癌设置章节

未来更新要点可登录 www.cancerstaging.org 查询

- 第 8 版内容可以通过 API 提供给电子健康记录供应商、注册软件供应商和其他用户
- 提供癌症分期数据表
- 持续更新
  - 指导临床治疗的新因素
  - 其他癌症的风险评估模型

分期修订的循证证据级别

2013 年成立了由统计学、研究方法学家和临床医学专家组成的核心团队，即《AJCC 癌症分期指南》第 8 版循证医学和统计核心团队，以确定分期系统任何变更的循证证据级别。由 AJCC 编委员会批准的这些证据级别的文件将用于建立一个基线原则，用于衡量并体现临床证据在 AJCC 分期系统未来版本中如何演变，病史专家组的决策更为透明。

AJCC 证据级别

Ⅰ. 可采用的临床证据包括针对合适的患者群体进行的多项设计和开展良好的大型全国或国际多中心研究所获得的一致性结果，该研究具有适当的研究终点和治疗方法。前瞻性研究和基于人群登记的回顾性研究均应根据方法学而非时间先后予以评估，且均可被接受。

Ⅱ. 所采用的临床证据来源至少包括一项针对合适的患者群体进行的设计且开展良好的大型临床研究。该研究需具有恰当的研究终点并经过外

部验证。

Ⅲ. 因一个或多个因素导致临床证据存有疑义。例如,研究的数量不足,个别研究的样本量不足或质量较差,各研究之间结果不一致,在一项或多项研究中纳入的患者人群的缺乏适当性,或一项或多项研究所获结果的不确切性。

Ⅳ. 可用证据不足,尚未完成适当的研究。

通过对其质量评估,完成了分期系统内容更新修订所基于的临床证据级别。若可能,对《AJCC 癌症分期指南》第 7 版各章节中每一被修订的内容所基于的已发表的研究,均指定了证据级别(Ⅰ、Ⅱ、Ⅲ或Ⅳ)。证据级别由各专家组负责评估认定,并根据需要咨询了循证医学和统计核心小组的观点。证据级别使用的目的,在于评估支持内容修订所基于的临床证据的质量,并非限制修订(如即使支持证据较弱)。相反,其目的是评估个别更新及所有更新内容对定分期系统的总体影响。证据级别适用于 AJCC 的各 T、N、M 分类与预后分期分组的更新,以及根据分期分组所推荐指导临床治疗。然而,未根据分级为Ⅳ级的证据改变任何分类或分期的定义。

就某些肿瘤尤其是较为罕见或《AJCC 癌症分期指南》第 8 版首次提出的新分期系统的肿瘤类型而言,可采用的临床结果相关数据较少。《AJCC 癌症分期指南》第 8 版至少新增了 12 个新的分期系统。这些分期仅基于单个较大型国际队列研究经验或其他有限的数据,故经常还需部分基于专家共识的。虽然这些分期系统尚不完善,但新增且不断完善发展的分期系统,对以指导临床诊疗为目的的标准化数据收集以及未来对分期系统的评估和进一步改善至关重要。尽管不同分期系统所面临的情况各异,但这些系统仍是新的随访数据和研究的基础,并为将来分期的进一步修订完善提供信息。

影像学检查

本版《AJCC 癌症分期指南》每一实体肿瘤章节中包括了最适用该肿瘤的影像评估信息。影像学检查部分内容阐述了最适用于评估癌症的分期信息(如肿瘤大小、淋巴结受累、转移)的影像学诊断方式、进行影像学检查的时间顺序,以及从影像学检查中读取的特定的 T、N、M 分期信息。若临床上已建立了癌症的影像学检查结构化报告格式,在各章节中也提供了总结性描述可。结构化报告的一般格式如下:

1. 原发肿瘤:位置、大小,特征(若适用)
2. 局部侵犯范围:侵及的结构
3. 区域淋巴结(若可评估)
4. 远处转移
5. 其他与分期或治疗相关的发现

指南针对影像学分期信息的具体问题、缺陷、注意事项和备注也予以了阐述(若适用),也提供了专业学术机构或学会指南的链接或参考文献。部分章节还提及了目前尚无可靠的临床证据支持的新型的影像学检测方法或影像学生物标志物。

影像学检查尤其是计算机断层(CT)扫描和磁共振(MR)成像的横断面影像学检查,对于评估大多数实体肿瘤必不可少。虽然 CT 是评估实体肿瘤的主要影像诊断方式,但 MR 成像越来越多地应用于癌症的诊断及对 CT 碘化造影剂过敏或担心电离辐射而拒绝 CT 扫描者。超声检查是某些肿瘤(如甲状腺癌)的主要影像学诊断手段。采用氟-18(^{18}F)-氟脱氧葡萄糖(FDG)的正电子发射断层(PET)扫描通常用于鉴别诊断在 CT 或 MR 上看到的可疑肿物,以及用于全身远处转移的筛查。目前的 PET 扫描设备通常已与 CT 扫描设备集成为 PET/CT 影像装置。X 线平片(如胸部 X 线片)适用于部分患者的评估,例如用于筛查四肢软组织肉瘤患者的肺转移情况。

影像学检查中所测得的肿瘤最长径是界定 T 分类的最主要因素。虽然影像诊断模式下的测量结果通常可被接受用于分期,但其测量结果的准确性和精确度(可重复性)并不稳定。即使肿瘤大小未发生实际变化,采用两种不同的影响学诊断方式或在两个不同时间点测量的同一肿瘤的结果可能不仅不同。因此,无法判断何种影像学或测量方式最为正确。检查结果可能取决于设备的校准度,或在某种程度上取决于测量人员的专业技能。在界定肿瘤 T 分类时,若影像测量出的肿瘤测量值不一致,则应采用最长的测量结果。

除肿瘤大小和侵犯范围的基线值外,手术切除范围或术后残余肿瘤的大小是许多癌症的重要预后因素。影像学检查是其重要的评估手段。一般而言,基线检查中最佳影像学评估手段,既可能用于界定术前 T 分类的检查,也应用于评估肿瘤的术后状态。因此,术前和术后扫描的图像采集参数应尽可能保持一致,以便在一系列影像学检查中能可靠地比较测量值和其他肿瘤特征。

在肿瘤成像的横断面评估转移性淋巴结并非易事。采用淋巴结大小作为评判肿瘤累及与否的唯一标准的局限性已被多次报道。通常的，最大短径为 1cm 被认为是正常淋巴结的上限。然而，全身不同部位或特殊肿瘤类型的肿瘤，可能存在该上限阈值以外的情况。肿瘤累及的淋巴结可能小于界定的阈值，而反应性的淋巴结可能更大。然而，对于大多数解剖部位而言，大小标准仍是衡量的最佳方法。此外，判断恶性淋巴结受累的次要标准包括淋巴结形状（肾形 vs 圆形）、淋巴结边缘（轮廓规则 vs 不规则）、淋巴结密度（同质 vs 异质）及聚集的且不对称的小淋巴结。可采用 PET/CT 扫描或细针活检以降低不确定性并协助诊断。

影像学诊断报告中应谨慎使用模棱两可的用语。目前学术界正致力于确定用于病史记录和肿瘤登记的影像诊断报告的通用术语的工作，其中包括“癌症诊治机构肿瘤登记的数据标准指南”委员会于 2016 年完成的更新。

影像报告应尽可能遵循结构化格式。北美放射学会（RSNA）（http://www.rsna.org/Reporting_Initiative.aspx）为诸多（但非全部）癌症类型创建了一个清晰且统一的报告模板库（http://www.radreport.org/specialty/oi）。这些模板可整合影像采集过程中所收集的资料，包括临床数据、编码术语、技术参数、测量结果、注释和重要图像。这些模板是免费的，不经授权即可反复使用。

预后因素

本版《AJCC 癌症分期指南》中，AJCC 分期分组中增加了非解剖结构相关的预后因素以及生物标志物的使用。AJCC 一贯强调旨在改善临床决策和/或提高患者分层分析预测准确性的更新和发展。每章均包括了描述影响患者预后的“预后因素”部分。那些与预后具较强的相关性的因素被应用于界定最终分期分组。其他因素可能影响医疗决策的制订，但并不影响分期分组。还有部分因素虽不影响医疗决策的制订，但已有足够证据支持其在治疗计划中被考虑使用。

影响分期分组的预后因素

影响分期分组的预后因素部分描述了与预后相关性强，必须在分期表中被用于决定分期分组的因素。指南为这些因素也提供了循证证据的级别。在肿瘤登记和数据库中收集这些因素以检查其对预后的影响至关重要。例如，前列腺癌的前列腺特异性抗原（PSA）和组织学分级，睾丸癌的血清标志物水平，以及甲状腺癌的组织学类型何患者年龄。囿于全球各地在癌症诊断具体实践中的差异，包括当地临床实践和资源上的差异，并非在所有地区均可获得同分期分组相关的所有预后因素。为顾及全球各地均可采用统一的癌症分期系统以便对结果进行交流比较，也需建立一个仅基于解剖学信息的预后分期分组的方法。

其他重要临床预后因素

本《AJCC 癌症分期指南》各章中“其他重要临床预后因素”部分包括了具重要临床意义但未包括于分期分组表中的因素。这些因素具较强级别的证据基础，各章也已提供了循证证据的界别。在肿瘤登记和数据库中收集这些因素以检查其对预后的影响极为重要。事实上，其中一些因素对于预后、预测模型的构建、临床工具的研制和验证至关重要。例如，记录结肠癌的癌胚抗原（CEA）水平、第Ⅳ期结直肠癌的 KRAS 突变状态、黑素瘤的核分裂率等。

新的因素：仅限网络

指导临床治疗的新的因素部分描述了尚无足够显著证据支持的因素。一些科研机构和美国国家癌症数据库摘录了这些数据。随着证据级别的提高，将来计划对这些因素进行重新评估。

风险评估模型

全球各地的研究机构针对多种肿瘤研制了不同的基于分期和/或其他预后信息的风险评估模型，以便提供患者及肿瘤专家预后相关及预测治疗后潜在疗效的信息。为了指导这些模型同 TNM 分期的联合应用，AJCC 建立了“AJCC 精准医疗核心工作组”。该工作组为已经过验证且将来可能被 AJCC 认可的临床工具制订了评估方案。方案包括了严格的收入和排除标准，用于评估风险预测模型。这些标准及其适用范围详见第 4 章。本版《AJCC 癌症分期指南》中，部分肿瘤类型的章节包含了具体的风险评估模型，包括肺癌、前列腺癌、黑色素瘤、乳腺癌和结肠直肠癌。

临床试验分层建议：仅限网络

每个专家小组都被要求在临床试验中明确与患者分层相关的关键因素。本部分的目的在于指导设计关于特定疾病的临床试验（无论是学术研究还是商业研究）时应将最重要的预后因素纳入研究的分层标准中。单中心和多单位合作开展的临床试验通常应纳入基于预后特征的分层因素。AJCC

的一项持续目标是通过明确引用这些预后因素作为特定疾病领域研究需考虑的因素以全面支持临床试验的发展。AJCC 还计划反复审查这些肿瘤部位特异性相关因素，以维持其在当代临床试验决策中的相关性。

癌症分期数据表

癌症分期网站（www. cancerstaging. org）为每个癌种提供了记录癌症分期数据的表格。医师可用其记录包括 T、N 和 M 分期、预后分期组别、附加预后因素、癌症分级和其他重要信息及数据。该表格有助于病史记录及医师与肿瘤登记部门的信息交流。

分期表格可在患者治疗不同的节点和治疗过程中记录癌症分期，包括治疗前、术后、分期评估完成后或癌症复发时。建议在患者治疗过程的不同节点分别单独使用该分期表格。

癌症分期表是患者的记录，不可替代病史、体格检查、分期评估、治疗计划或随访的记录。本版《AJCC 癌症分期指南》及提供的数据表格限个人使用。任何其他用途，诸如对表格的更改或将这些表格整合到医疗机构的电子记录系统等，均须获得 AJCC 的书面许可。

（译者 黄清廷　审校 陆嘉德）

第3章　癌症生存分析

简介

对于评估癌症治疗方案、监测区域及美国癌症控制规划的进展而言，分析癌症生存数据及其相关结果是至关重要的。合理使用癌症相关数据和分析结果，需正确地理解基于数据来源所适用的定量工具的适宜性、分析方法的局限性，抽样误差，以及数据记录的质量和完整性。本章将介绍最常见的生存分析方法，包括基本定义和基本概念，并重点讨论应用生存分析来描述肿瘤数据，而非来源于临床试验的数据。本章有关统计原理和方法的讨论有限，对统计学基础或研究应用感兴趣的读者可进一步参阅相关资料[1~5]。

基本概念

生存率是一个统计指标，代表患者在特定时间点的生存率。生存曲线总结性地展现了生存率随着时间推移的模式，即描述其生存过程。例如，对于特定的患者，他们在特定的时间间隔(如5年)结束时可能存活的百分率。生存率越大，预示着这类患者的死亡风险就越低。如果测量从诊断到死亡的时间长度或记录上一次随访时每个患者的状态，则可以将该组的生存率描述为在调查结束时的存活比例。这种简单的处理只有在所有患者观察时间相同的情况下才能提供可靠的信息。然而，生存分析确比简单生存率复杂。

多数实际情况下，并非所有的患者都会被观察相同的时间。研究结束时，就诊时间较晚的患者在最后一次随访时仍活着的概率更大，虽然晚就诊的患者比早就诊的患者随访时间更短，但他们的生存时间可能同样长或更长。即使我们不知道这些受试者的完整的生存时间，但是我们知道最短生存时间(从就诊到最后一次随访时间)，这个信息在评估生存时仍然有用。类似的，一开始不可能知道所有患者的结局状态。由于许多原因而失访：搬迁、改名、更换其他治疗医生等。其中有些人可能已经去世，而另一些人仍可能存活。因此，如果生存率是用来描述整个群体的生存情况时，就必须用一些手段来处理这样的实际情况。群体中不同的人观察时间不同，而对于另一些人来说，他们的最终状态在分析时仍为未知。在生存分析中，观察到终点(如复发或死亡)的受试者被称为未删失病例，生存时间超过末次随访时间或是在中途失访的受试者被称为删失病例。

寿命表法和Kaplan-Meier法是分析同时具有删失数据和未删失数据资料的两种基本生存分析方法[6,7]。寿命表法是首个用以描述癌症患者生存率的方法，由于与保险行业的精算师所做的分析方法类似，寿命表法被认为是一种精算的方法。当要求在指定的时间间隔计算生存率时(如每年)，寿命表法最佳。当获得每个个体的生存数据时，Kaplan-Meier法则更可取。在研究报告中，应明确使用了哪个分析方法，以避免不精确的表述。

本章阐述了生存分析的概念。数据来源为公开发表的美国国立癌症研究所“监测、流行病学与最终结果(SEER)数据库”。按选定的中心、每个诊断年份随机抽取1%的病例，这些患者的随访终止时间为1999年底，对于最早诊断的患者，可能会有多达16年的随访，但对于研究结束时确诊的患者，可能只有1年的随访。之所以使用该数据库，因为它们既是真实世界的数据，也在一个肿瘤数据库中汇集了大量病例，时间跨度长且有可比性。对1975—2012年的SEER数据库结果的更详细的描述见相关出版物[8]。本文旨在以此为例，说明生存分析的方法和概念，但不能用来作为美国乳腺癌和肺癌生存模式的分析结果。

寿命表法

生存率即某一特定的观察对象在观察期内活过某时点的概率。寿命表法是指以一定的时间间隔(通常是几个月或几年)来划分某一特定人群的观察期。每个观察期结束时的存活比例为已知的、在区间内经历终点事件(如死亡)的数除以在区间开始时估计处于危险中的数量。对于每个随后的时间段，可以计算累积生存值，评估生存率。累计生存率估计值是存活到最近时间段的概率，乘以所有先前时间间隔的存活概率。因此，如果第一个时间段存活的患者百分比为 90%，第二次和第三次间隔内也同样是 90% 的概率的话，则累计存活率为 72.9%（0.9×0.9×0.9＝0.729）。

用寿命表法计算的乳腺癌生存率结果见图 3.1。该例子展示了在 1999 年年底随访终止时间的时候，1983—1998 年间诊断的 2 819 例患者的生存情况。根据诊断后每年的寿命表法计算，1 年生存率估计为 95.6%，5 年累积生存率为 76.8%，10 年累积生存率为 61.0%。

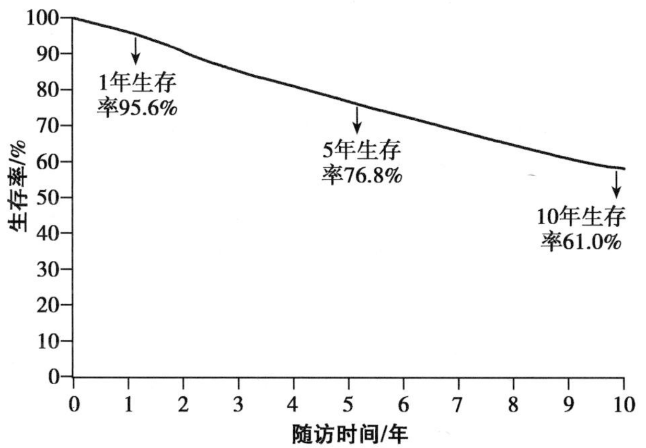

图 3.1　基于寿命表法计算的 1983—1998 年 SEER 数据库中 2 819 名乳腺癌患者的生存率

肺癌的生存模式完全不同于乳腺癌（图 3.2），1 年的生存率仅有 41.8%，5 年累积生存率骤降到 12.0%，仅 6.8%的患者估计会存活到 10 年。肺癌的中位生存时间是 10 个月，中位生存时间是指当 50%的患者发生死亡时，所对应的时间点。如乳腺癌所例，如果生存曲线未下降至 50%，则无法估计中位生存时间。

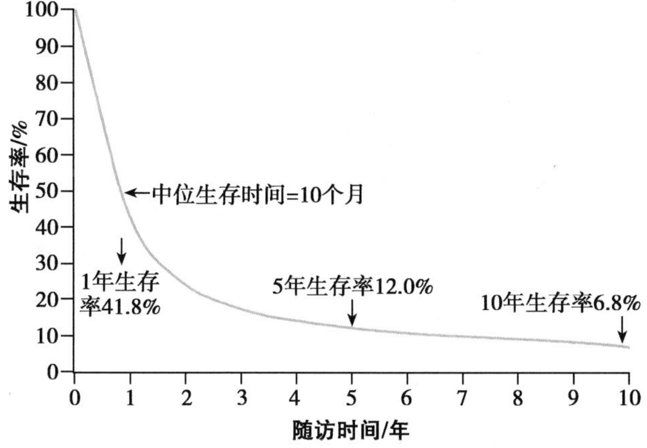

图 3.2　基于寿命表法计算的 1983—1998 年 SEER 数据库中 2 347 名肺癌患者的生存率

在乳腺癌的例子中，10 年的生存率估计非常重要，因为大量的患者生存超过 5 年。但 10 年生存率估计对于肺癌患者的意义有限，因为大多数患者的死亡发生在诊断后较短的时间内。

这些生存分析方法的一个重要的假设就是，删失病例和未删失病例在其他可能会影响生存的方面应该是同质的。举个例子，如图 3.1，后期诊治的乳腺癌患者，与前期诊治的乳腺癌患者相比，存活的可能性更高，因有更多比例的早期患者，或因更多的机会接受更好的治疗，这种情况则不满足前面的同质假设，估计出的总生存率也不能代表总体。因此，当应用寿命表法做生存分析时，要有一定的把握确认删失和未删失数据的差异是与生存无关的。

KAPLAN-MEIER 方法

当获得了患者的个案数据，可以采用 KAPLAN-MEIER 方法进行生存分析[7]。这种方法与寿命表法类似，但在计算时可以在每一例死亡发生时都估计一个累积生存率，而不像寿命表法要指定一个特定的区间。

在用 Kaplan-Meier 方法计算的生存曲线时，相比寿命表法，累积生存的增量变化看起来更频繁且更不规则。在个案数据可用的情况下，KAPLAN-MEIER 方法提供了更为精确的生存曲线估计。

按患者、疾病、治疗分类的生存

虽然用全部人群计算的总体生存率样本量大，但是当人群中存在不同的肿瘤、不同的治疗时，用总体计算的生存率无法代表所有的人。比如图 3.1，就会产生误导。这是一个抽样的乳腺癌数据计算的生存率，但如果抽样的人群中有更高比例的晚期乳腺癌患者，则估计的生存率必然比总体乳腺癌患者的生存差。最简单的解决方式是进行分层，比如按患者、疾病或者治疗方式等可能影响预后的因素将人群进行分层。在多数癌症中，会按照疾病分期进行划分。图 3.3 将之前的乳腺癌数据按诊断时的分期进行了分组，分别绘制生存曲线。

在描述生存率时可以按任何的因素分层，但有些因素的分层显然更有意义。比如，按疾病诊断的季节（如春、夏、秋、冬）进行分层绘制生存曲线，很明显，诊断时的季节与乳腺癌患者的生存时间长短在生物学上没有关联。但如果按照种族和年龄分

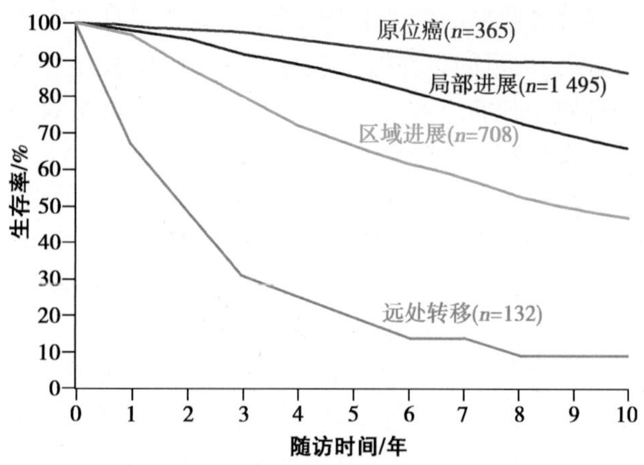

图 3.3　1983—1998 年 SEER 数据库中 2 819 名乳腺癌患者的分期生存率(注:去掉未知分期的 119 名患者,SEER 使用的是 EOD 疾病分期)

层,发现这两个因素与乳腺癌的生存相关,图 3.4 显示白人的生存率较高,而非裔美国人的生存率较差。图 3.5 显示 70 岁以上的患者预后较差,这种情况下,考虑其他死亡原因对老年患者生存率的影

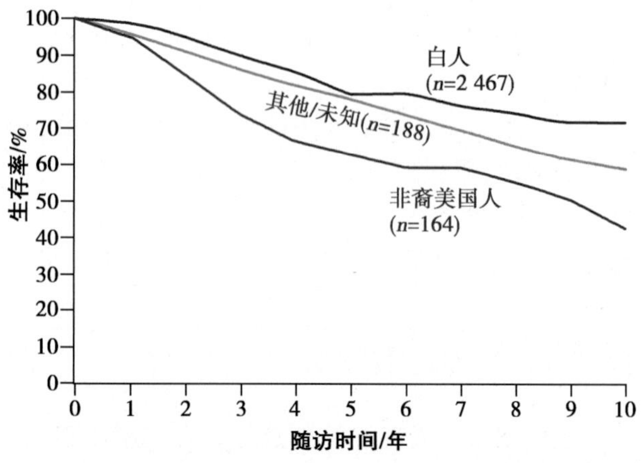

图 3.4　1983—1998 年 SEER 数据库中 2 819 名乳腺癌患者的按人种的生存率

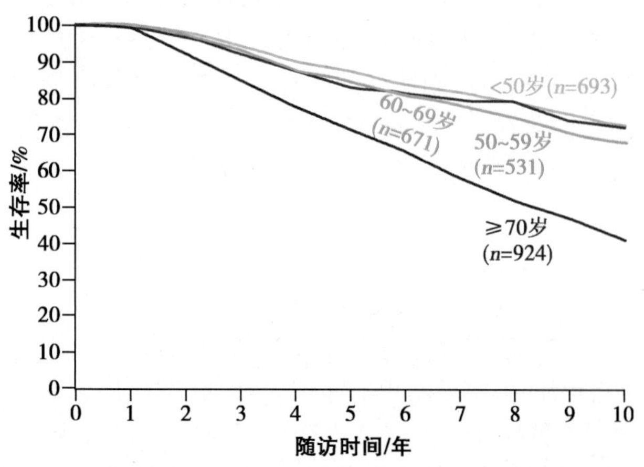

图 3.5　1983—1998 年 SEER 数据库中 2 819 名乳腺癌患者的按年龄别的生存率

响,调整以后加以描述会更为有用。

对每种癌症来说,影响预后的因素可能是特异的,但是分期、年龄、种族这些基本信息通常是通用的,所以要在基线描述时说明。治疗方式也是一个重要的影响预后的因素,需注意,治疗方式往往同一些其他影响预后的因素相关,比如,治疗方式的选择往往依赖于患者的疾病分期。所以,按治疗方式分层讨论的生存曲线通常出现在严格限定的临床试验数据之中。

死因调整生存率原因别生存率

描述生存率时,仅将死亡作为生存终点,而不区分死亡原因,称之为观察生存率。尽管观察生存率真实地反映了人群的全部死亡信息,但往往临床上更感兴趣的是所观察疾病的死亡。以往,我们称其为死因调整生存率,仅将该疾病(如癌症)的死亡作为终点事件,而将死于其他原因的患者作为删失数据处理。在做死因调整生存率分析时,要在研究时对死亡原因有明确的记录,并校正其他原因死亡的终点,具体做法是将其他原因死亡的终点事件视为删失数据。

竞争风险/累积发生率

将其他原因死亡作为删失数据处理是一个有争议的做法,因为生存分析的统计方法的前提假设为删失值是独立的结局数据。这就意味着如果某一个体被随访的时间足够长,那必然会观察到终点事件。或者对于那些中途失访的患者,若我们将其固定在某个地点,则最终我们也一定会观察到他的终点事件。但是,如果一个患者死于其他原因,我们将没有机会观察到他死于癌症的终点事件。先前提到的死因调整生存率的估计,无法把那些在末次随访时间仍存活的人与死于其他原因的人区分开来,我们将死于其他原因的事件称之为竞争风险事件。

当竞争风险事件存在时,可以采用累积发生率的方法。这个方法类似于 KAPLAN-MEIER 方法,当没有竞争风险事件存在的情况下,它等同于 KAPLAN-MEIER 方法,但是,当有竞争风险存在时,其他死因的终点时间将会采用不同的方式处理[9~10]。

相对生存率

死因的信息有时缺失或不可靠,在这种情况

下，是无法计算死因调整生存率的。然而，调整所研究疾病以外的其他原因死亡风险而非研究疾病的死亡风险的差异是可能的。可以通过计算相对生存率来实现。相对生存率是观察生存率与该病患相同性别或年龄层的正常人的期望生存率的比值。相对生存率的计算过程请参考 Ederer 等[11] 的文章。

相对生存率代表了患者在确诊后某段时间内死于与观察的肿瘤无关的其他原因的风险。所以对于同一组患者来说，相对生存率通常比观察生存率估计值要高。如果观察对象样本足够大，比如可以粗略的代表整个国家人群（包括种族，性别和年龄），则相对生存率能为所研究的疾病提供更准确的生存率。但是，当死因信息明确，尤其当观察的人数较少或者患者主要集中在某一社会阶层时，肯定用死因调整生存率估计更好。寿命表法或 KAPLAN-MEIER 方法的结果可以用来估计相对生存率。

生存率标准误的估计

抽样误差是样本与总体之间的差异，而非两样本间的差异。生存分析通常用样本数据估计出的生存率来代表总体人群。真实值来自群体，而我们做的研究中估计的值仅是依据总体中的一个样本所获得的。但当从总体中再抽出一组人来研究，估计出的生存率肯定不会完全相同。两个样本生存率之间的差异被称为抽样变异或抽样误差。标准误是用来衡量抽样误差对生存分析影响大小的指标。在同一条件下，进行重复抽样，真实的人群生存率值会有 95% 的概率落在两个标准误之间。这个区间叫做 95% 可信区间。

比较不同组别的生存率

比较两组人群的生存率以及观察到的生存差异是否具有统计学意义，通常令研究者关注。关键问题是，这种差异是偶然、一次抽样得到的小概率事件的可能性有多大。生存率的标准误估计在一定程度上也可以简单解决这个问题，如两组生存率的 95% 可信区间没有交集，则可以认为不太可能是偶然发生的，两组人群的生存率存在统计学差异。上述结论大多数情况下反映了真实情况，即使两个可信区间发生重叠，正式的统计学检验也有可能做出有显著的差异的结果。更进一步，在任何时间点做生存率的比较必须谨慎。比如一个确定的时间段（如 5 年），在计划研究方案时，就拟定对这个时间段进行观察，这样所作的比较才是有效的。但是，在生存曲线上，选择在某一时点差异最大的两个生存率去做比较则是没有意义的。

当然，在随访过程中也很可能出现比较各时间点生存率没有统计学差异，但当整体考虑生存曲线时，个别没有统计学差异的点会形成两条具有显著差异的曲线。检验两条生存曲线的常用统计学方法称为 log-rank 检验[12]。这种检验方法在大多数情况下适用，它将整个随访的过程中终点事件的发生视为是等比例风险的。其他的检验方法的假设前提可能会认为整个随访的过程中终点事件的发生是非等比例风险的，即在随访的各个时间点发生死亡的风险是不同的。

对于统计学结果的解读必须谨慎。比如，按治疗方式区分的两组人群，如果他们的病情构成不一致，那么两组间生存率的统计学差异很可能并不是治疗方式导致的，而是病情不同导致的。所以此时需要随机分组的临床试验来保证两组患者的病情构成的可比性。

回归分析方法

如果既考虑疾病分类又考虑治疗方式来评估生存率时，按疾病分类和治疗方式一起划分不同的亚组进行生存分析是很常见的方法。然而，亚组分析仅限于患者样本量足够大可相对均衡分组。当同时考虑更多对患者生存率产生影响的因素，如年龄、阳性淋巴结、肿瘤大小、实验室检查结果等，则会导致每个亚组人群样本量过小。此外，如果因素的水平过多时，会产生多重比较的问题，而导致无法解释这些因素的影响。

传统的多因素分析方法通常以单一的结局来考量多个变量联合在一起产生的效应，却无法处理含有删失数据的情况。所以，需要能同时分析多个协变量对生存时间影响的模型。鉴于此，对于带有删失数据的生存资料，Cox 比例风险模型是最佳分析方法[13]。此模型能够估计多个协变量对生存率的影响程度。协变量为所研究的、与生存率相关的因素。在 Cox 比例风险模型中，协变量既可以是分类变量，如种族，也可以是连续变量，如年龄或实验室检查指标。

具体算法复杂，超出本章讨论范围。但目前已有很多计算机程序可用于运算。尽管可以从多因素分析中获取很多有价值的信息,这些模型也要满足一定的前提假设,符合生存率相关的协变量效应的特性。在应用这些模型之前,需注意判断数据是否符合前提假设。

定义观察起点

观察起点的选择依赖于研究的目的。比如,要研究的是某一特定肿瘤的生存分析,通常以首次确诊时间作为生存分析时间起点。在估计生存率时,会有各种观察起点的定义。包括:①诊断日期;②首次就诊时间;③入院时间;④治疗开始时间;⑤临床试验中随机的时间;⑥其他。但这个起点定义一定要清晰地记录在每个报告中。此外,在进行各因素分层的生存分析时,明确起始时间点也同样非常重要。

终点事件

在任何时间点上,终点状态不外乎 3 种情况:生存、死亡或者未知(如失访)。研究中终点状态的定义也有很多种:①指定的终点事件,比如死亡;②研究终止;③失访。每种情况下,都是用终点状态的时间或研究终止时间或末次随访时间与观察起点的差值作为观察的生存时间。可以根据不同的随访目的定义患者的终点事件,例如:

- 生存;无瘤;无复发
- 生存;伴复发或转移
- 死亡;无瘤;无复发
- 死亡;伴第二原发肿瘤,复发或转移
- 未知;失访

完全随访在生存研究中至关重要,哪怕仅有一小部分患者发生失访同样会导致不准确或有偏的估计结果。如果将失访者的生存时间全部定义为存活至研究结束,则是最大生存率的有偏估计。如果将失访者都定义为死亡,则是最小生存率的有偏估计。真实生存率介于两者之间。

时间间隔

随访时间间隔可以按年、月或天数划分,生存曲线展示的是按给定时间间隔的生存情况的动态变化趋势。随访时间间隔的划分需要考虑疾病的自然病程。对那些生存期较长的疾病,比如生存时间可以长达 5 年~20 年的,随访间隔时间通常选 6~12 个月比较合适。对那些生存期较短的疾病(如食管癌、胰腺癌),总生存时间平均仅为 2~3 年,随访时间间隔不宜过长,最好在 1~3 个月之间选取。在对生存估计进行解释时,通常需考虑进入某一段随访间隔里有多少人数(这同时也反映生存率的标准误的大小)。

总结

本章总结了生存分析的入门知识,主要应用于肿瘤录入数据和临床试验数据。更复杂的分析需掌握更多的专业知识和技能,故在本章中没有涉及。目前,很多录入数据的生存分析数据管理和统计分析程序都可对个人用户开放,并鼓励访问用户从不同的角度对肿瘤录入数据进行生存分析,从而理解数据的局限性,以及患者队列的特征、数据的质量和完整性对分析的有效性所产生的影响。

(译者 贾慧珣 审校 郑莹)

参考文献

1. Cox DR, Oakes D. *Analysis of survival data.* Vol 21: CRC Press; 1984.
2. Collett D. *Modelling survival data in medical research.* 3rd Edition. CRC press; 2015.
3. Kalbfleisch JD, Prentice RL. Relative risk (Cox) regression models. *The Statistical Analysis of Failure Time Data, Second Edition.* 2002:95–147.
4. Klein JP, Moeschberger ML. *Survival analysis: techniques for censored and truncated data.* Springer Science & Business Media; 2005.
5. Kleinbaum DG, Klein JP. *Survival Analysis: A Self-Learning Text, Third Edition.* 3 ed: Springer-Verlag New York; 2012.
6. Berkson J, Gage RP. Calculation of survival rates for cancer. *Proceedings of the staff meetings. Mayo Clinic.* May 24 1950;25(11):270–286.
7. Kaplan EL, Meier P. Nonparametric estimation from incomplete observations. *Journal of the American statistical association.* 1958;53(282):457–481.
8. Howlader N, Noone AM, Krapcho M, et al. SEER Cancer Statistics Review, 1975-2012 National Cancer Institute. Bethesda, MD. http://seer.cancer.gov/csr/1975_2012/. based on November 2014 SEER data submission, posted to the SEER web site, April 2015. Accessed 2/19/16.
9. Pintilie M. *Competing risks: a practical perspective.* John Wiley & Sons; 2006.
10. Gooley TA, Leisenring W, Crowley J, Storer BE. Estimation of failure probabilities in the presence of competing risks: new representations of old estimators. *Statistics in medicine.* Mar 30 1999;18(6):695–706.
11. Ederer F, Axtell LM, Cutler SJ. The relative survival rate: a statistical methodology. *Natl Cancer Inst Monogr.* Sep 1961;6: 101–121.
12. Mantel N. Evaluation of survival data and two new rank order statistics arising in its consideration. *Cancer Chemother Rep.* Mar 1966;50(3):163–170.
13. Cox DR. Regression models and life tables. *Journal of the Royal Statistical Society*, B. 1972;74:187–220.

第 4 章　精准肿瘤学实践中的个体预后风险模型

背景

美国癌症联合委员会（AJCC）自成立伊始，其核心任务一直是维护与发展符合当前科学发展现状的肿瘤疾病解剖学分期系统，也是该项任务在全球的领导者[1]。AJCC TNM 分期系统基于疾病的解剖学范围进行编排，长期以来是用于实体恶性肿瘤预后预测最准确的工具，也是应用最为广泛的患者分类方法。然而，基于 AJCC TNM 分期的生存预测是以人群数据为基础进行计算的，代表的是某分期亚组人群的总生存率（overall survival，OS）范围。因此，仅靠 AJCC TNM 分期无法实现对于肿瘤患者个体的精准生存预测。

AJCC 认识到，不局限于疾病解剖学范围，而是包含更多预后因素的更准确的、基于概率的个体预后预测是当前不断增长的需求。这些因素可能来自患者的临床信息或肿瘤相关的病理信息。近年来，精准医学的理念使人们对于改善癌症患者预后预测的需求更为迫切，让更准确的基于患者特异的诊疗决策可以应用于临床管理和研究。

自 2002 年以来（《AJCC 癌症分期指南》第 6 版），非解剖学因素被审慎地引入用于修正某些部位肿瘤的分期系统，以改善预后的预测[2]。然而，AJCC TNM 分期所基于的非弹性数学本模型本身限制了更多预后因素加入的可能性。研究者已经意识到，新的预后模型计算方法非常必要，可以纳入有重要意义且经验证的更多因素，提高预测准确性。

为解决该需求，助力肿瘤学界，2008 年 AJCC 召集了一群专家成立分子建模工作组，回顾和明确了现有的分期加上多种预后因素用于预测癌症患者临床结局的预测工具，这些工具覆盖到五类主要的癌种：肺癌、结直肠癌、恶性黑色素瘤、乳腺癌和前列腺癌。通过对科技文献和在线资源的集中检索，共发现 176 项预后预测工具，形式包括方程、方程与危险评分、方程与计算器、列线图、危险评分及其他。文献回顾发现，这些预后预测工具的质量和内容范围均存在广泛的差异。然而，整体评价过程不甚清楚，主要集中于某些工具之间特定特征的比较。2016 年 3 月发表了关于肺癌和皮肤黑色素瘤的预后预测工具详细评价结果[3,4]，截止至发稿时期，关于结直肠癌、乳腺癌和前列腺癌的预后预测工具评价结果都在准备中。

这些工作为《AJCC 癌症分期指南》第 8 版的精准医学核心（PMC）奠定了基础。由特定疾病领域以及生物统计和肿瘤预测模型领域的专家组成的 PMC 工作组，已经迈出了新的步伐，在第 8 版编辑过程中更新预后预测工具列表，并评估用于上述 5 类肿瘤以及专家组提出建议的其他肿瘤的所有预后预测工具（如模型、计算器、算法等）的质量和可及性。PMC 工作组的目标是为肿瘤领域识别出所有满足特定质量要求、且包含非解剖学预后因素的可用的临床结局概率模型。有理由相信，这样的模型将为符合某个 AJCC TNM 分期的患者提供更多个性化的预后信息，扩展了基于解剖学分期的预后预测效能。

绝大多数的预后预测工具是基于多样化的患者和肿瘤特征（预测因素）的结合来估计其特定时期内经历特定事件（临床结果）的可能性[5]。这些模型大部分以构建数学方程的多因素回归分析为基础，基于预测因素取值的加权平均值为个体患者预测临床结局概率[6]。然而，越来越多的预后预测模型是基于机器学习预测分析方法[7,8]。

相比那些提供个体化的风险概率估计的预后预测模型（如风险计算器），某些预后预测模型直接或根据个体预测概率不同界值将患者划分为有序的多个风险组。TNM 分期系统即是这种分类工具的一个例子，以最少颗粒水平形成预后依次变差的有序分类（Ⅰ、Ⅱ、Ⅲ、Ⅳ）。尽管这样的分层是有用的，但也是有局限性的，原因在于层数被限制在可控的范围内、将多个预测因素的复杂组合转换为了显而易见的非连续的有序分类，以及将患者预后因素的内在变异固定在了给定的风险分层中。在第 8 版的改进中，AJCC PMC 工作组把关注的重点放在了预后预测模型而不只是预后分类，相信个性化的预测将为临床决策提供更准确和更有用的信息。

预后预测工具的检索方法

临床预后预测工具及其有效性信息的检索主要通过两种机制：一是同行评阅发表文献的检索，包括系统综述和被引文献的检索；一是在线科研资料的检索。预后预测工具被定义为任何列线图、风险分类系统、方程、风险评分、电子计算器，或其他基于统计回归模型的临床实践中以预测至死亡时间的工具。

文献检索由不同人员独立完成，以识别用于以下肿瘤的临床预测工具：结直肠癌、肺癌、恶性黑色素瘤、乳腺癌和前列腺癌。采用对纳入文章的被引文献进行补充检索的检索策略（见下文），以保证检索的完整性。按各个肿瘤部位进行在线科研资料检索，以识别在线可用工具（见下文）。

检索 Medline、Embase、HealthStar 等文献库，时间范围是 1996-2015 年。在线科研资料检索通过在 Google 搜索关键词“肿瘤临床预测工具”“肿瘤在线计算”“肿瘤列线图”等完成。初步入选研究若符合以下任意一条排除标准则予以排除：①评价单个预后因素的影响；②不适合的分析目的（如不以预后预测为目的的多因素建模、新的统计方法研究）；③不是专门针对乳腺癌、结直肠癌、肺癌、恶性黑色素瘤或前列腺癌患者的研究；④非原始的数据或研究（如述评、回顾等）；⑤非生存结局。合格的生存终点包括所有的至死亡时间分析（如总生存率、死因别生存率），以及重要的状态分析（如确诊 5 年时的死亡率）。

评价过程

检索出的引文首先通过标题或摘要进行评价，然后由一位审评者进行全文评价，再由第二位审评者进行独立盲评。总体而言，两位审评者之间的一致性较好。所有合适的工具随后根据事先达成共识的 AJCC PMC 工作组建立和发表、AJCC 认可的一系列纳入/排除标准进行对应评价。在评价过程中，与个体纳入标准或总体认可推荐相关的不一致情况通过协商解决。

最终经 PMC 工作组确定和评价后纳入第 8 版的预后预测工具数目如下：乳腺癌 27 个，结直肠癌 37 个，前列腺癌 16 个，肺癌 27 个，恶性黑色素瘤 7 个，头颈部肿瘤 4 个，软组织肉瘤 4 个，特定的血液恶性肿瘤 19 个。可预见的是，PMC 工作组对于其他肿瘤类型/部位预后预测工具的确定和评价都将继续进行，新的发现将在 www. cancerstaging. org 网站持续更新。

建立预后预测模型的认可标准

考虑到风险模型的质量和可及性评价比较复杂，PMC 工作组认为有必要制订一套明确定义的预后预测工具质量标准。大家一致认为，这样的标准应当反映预测模型科学的现状，满足数据质量的最高标准，并且临床有效性得以证实。2015 年 1 月 23～24 日，AJCC PMC 工作组在美国亚利桑那州菲尼克斯市开会探讨高质量统计模型的评价方法：既要满足上述要求，又要在肿瘤学界（包括肿瘤患者）均有效且可用，还应在解剖学分期基础上补充包含肿瘤相关及患者相关的预后因素。PMC 工作组预见到，以后将逐步构建覆盖疾病所有分期的各个肿瘤类型/部位的预测系统，形成一种复杂的网络工具，可能基于现有模型或从特定分期的高质量模型发展成为多模块形式。

对 PMC 工作组来说，无论是现有的还是将要构建的模型，关键问题是确定针对任何概率或风险模型的精确的认可标准，这体现了 AJCC 对于质量和可信度所承担的责任。经验证的风险计算工具或模型的预测准确性是至高无上的，这是 PMC 工作组的信念。他们也意识到验证[9] 和推广[10] 的复杂性，两者都具有广泛的异质性，因此需要通过不同时间和地点的多样化的数据集对其真实性进行验证。

PMC 工作组独立建立和发布了标准，用以评判现有风险模型或提出对将来新建模型的要求[11]。最终形成了 AJCC 认可某个风险模型必须满足的审核清单 16 条——13 条纳入标准和 3 条排除标准。全体一致决议，所有纳入标准必须保证全部满足，任何符合排除标准的模型将予以排除。审核重点集中在性能指标、实施透明度和临床实用性。必须承认，高质量的个体化预测概率计算工具将给癌症医疗和研究带来巨大希望，这些标准也有望促进和加速其发展。

与 AJCC 标准相符的预后预测模型认可标准

PMC 工作组假设，任何已发表的预测或风险模型都有可能被 AJCC 认可合格。评价的第一步是从以下几个方面简要概括某个预测模型。

模型描述

1. 用于建模的患者所患肿瘤（如临床局部前列腺癌）和模型应用的纳入/排除标准（如无癌症史、未经治疗的前列腺癌）

2. 用于定义基线期或观察起点的诊断或治疗，即预后预测对于将来的患者是从什么时间点开始计算（如手术前、潜在治疗前、治疗开始时）

3. 基线期检查的预测因素指标及其检查方法［如由 Hybritech 检测的 PSA（ng/ml）、基于《AJCC 癌症分期指南》第6版的 TNM 分期］

4. 观察期终点指标：总生存率（OS）或疾病特异生存率（DSS）

5. 观察期；基线开始后多长时间（如10年生存率）

6. 预测在临床实践中的预期影响。例如，解答患者的疑问（患者经常在选择某种治疗前询问其结局），或提供决策支持（如果预测概率小于X，将不推荐该治疗）

PMC 工作组接下来对截至2015年12月在公共领域已有的关于预后预测工具的评估进行了密集的评价和判定，以确定在第8版发表时 AJCC 认可的工具。在每个特定部位相关的疾病章节中包含了相应工具的文献回顾过程的简要概述。满足 AJCC 标准的工具，连同其网址和每个模型所需的特定预后因素明细列表，都有详细说明。PMC 工作组评阅的所有模型列表，连同根据 AJCC 标准具体确定的排除或偏离标准，将随第8版的补充在线材料一并提供。PMC 工作组代表 AJCC 和肿瘤学界，考虑将预后预测工具评价工作持续至未来。委员会也期望进一步与那些初始未能满足 AJCC 标准的工具的作者/发起者进行交流，以重新评估工具，如果所提问题得以解决那些工具也可能被认可。

纳入标准

一个被认可的模型必须符合以下所有特征：

1. 预测临床结局指标必须是 OS 或 DSS。OS（包括任何原因引起的死亡）是与 AJCC 前期工作相符合且最少涉及方法学问题的研究终点。尽管临床医生和患者可能对于 DSS 更感兴趣，但准确归类死亡原因的潜在困难使得 DSS 变成了可信度不如 OS。DSS 的计算可通过将死于其他原因的患者按删失处理或采用基于竞争风险的替代方法实现[12,13]。目前 AJCC 标准排除了无进展生存率（PFS）、无病生存率（DFS）或无复发生存率（RFS）等研究终点只是一个狭义的观点，将来可能需要重新考虑，但那时也将引入更多复杂问题，比如进展的定义和评价的频率。

2. 模型必须能回答临床上重要的问题——对医生和患者都实用的预测。这是一个有点主观的标准，最好由具有疾病管理专业技能的临床医生进行评价。与本条标准有关的考虑事项举例如下：由预测模型推断治疗是否切合当前理念？模型设定的纳入和排除标准能否代表临床医生感兴趣的患者人群？预测的研究终点是否足够重要且具有实际意义？

3. 从表面来看，模型必须包括肿瘤结局的重要预测因素，或解释不包括某些重要因素的理由。若一个预后模型缺少某种情况下大部分临床医生期望看到的预测因素，AJCC 将不予认可。当然，如果这个缺失的预测因素是由建模工作组进行评价后认为无法提升预测能力而被剔除的，这种情形是可接受的，不构成不被认可的理由。最终，这个审核过程最好由具有疾病管理专业技能的临床医师予以判断。

4. 模型验证研究必须明确指出，哪些患者用于评价模型，验证数据库的患者是基于怎样的纳入/排除标准。对已认可的预测模型，最终的使用者需要知道，该模型是否适用于他/她的患者。因此，最终使用者必须非常了解验证数据库是如何选择患者的，这是他决定他的患者是否符合验证研究条件的唯一途径。

5. 模型必须进行普适性评价和外部验证。风险模型被认可的关键问题在于对将来的患者是否真实有效。由于验证首先必须经历患者随访和数据分析，所以不能随时进行即时验证，而要依靠现成可用的研究和数据。这些研究的可重复性（如简单的新患者）与可移植性（如与训练集在某个或某些方面不同的患者）应当区别对待[10]。总体而言，真实性验证评价可能需要随着时间发展的反复研究。在此期间，推荐最新的内部验证、内部-外部有效性验证[14]。

6. 模型必须合理定义观察起点（如从什么事件/观察现象开始计算观察时间?）。预测从患者病程中某个确切的时间起点开始计算。这个时间起点必须对任何模型都是可观察且明确的。例如，确诊后立刻开始，某种治疗开始前，或某种治疗后立即开始。

7. 所有预测因素必须是开始时间前已知、被充分定义且可被其他用户准确使用的。最终的使用者必须准确了解在风险模型中输入哪些因素，以及使用哪个测量单位（若适用）。

8. 必须充分提供模型应用所需的详细信息（如方程本身是必要的，不能是衍生版本或简单的未验证分数），或必须是作者允许免费使用的模型。如果一个预测模型是待认可的候选模型，AJCC 一般还要求提供其背后的方程/公式。当然，如果开发者在发表的方程/公式同时公开了免费的在线风险模型则不在此列。值得注意的是，可用性或使用权都指被验证的实际模型，如果在线模型或计算工具是已发表验证模型的修正版，开发者必须向 AJCC 报告。

9. 必须报告模型的预测精度。通常以一致性指数[15] 来表示，且要求在验证数据集里也进行评价。

10. 必须进行局部校正（基于外部验证数据集）并提供结果。局部校正是进行预测概率与观察比例的比较。目的是证明观察到的死亡比例非常近似于通过囊括众多预测因素的外部验证集得到的预测概率。

11. 模型验证必须经历一定时间，并切合当前诊疗患者的实践环境。验证集要能反映当前被评价的患者。用于验证集的治疗策略应与当前现状相似，验证集所反映的疾病应与临床医生当前诊疗的疾病很像，会令他/她感觉舒服。此外，进行验证的背景条件与当前临床医生感兴趣的背景条件应当是相似的。

12. 应当明确进行了何种初始治疗以及治疗频率，如果有的话。初始治疗不必作为特定的预测因素，模型也不用局限于单一的治疗。换句话说，预测模型不要求包含治疗类型作为预测因素，但也可这样做。另一重要的要求是必须知晓验证集中的患者治疗的方法（如每种治疗形式的比例，如果数据集中包含了接受过不同种类初始治疗的患者）。辅助治疗也应当进行描述，但在模型中不作为预测因子。

13. 预测模型的开发和验证必须通过同行评议的杂志文章报道。必须提供模型发表的参考文献。

排除标准

符合以下任何一种情况的模型将不予考虑：

1. 数据集中大部分患者几乎没有随访（如随访完全缺失、任意截断或删失）。这个标准是有意主观的。值得关注的是，若因结局缺失而剔除许多患者可能将引入选择偏倚，这些剔除的患者可能与留在模型中的患者存在显著不同。随访缺失的患者必须与留下来的患者进行比较。

2. 验证集中缺失情况的数量不可知。实际上，任何数据集都将存在缺失值。如果一个数据集没有任何变量存在任何缺失值，这种情况很可能是分析前先剔除了有缺失值的观测。这将引起潜在的偏倚。因此，为了评估这个问题，纳入验证集的患者的真实时间范围必须公开透明。

3. 验证集中事件数不足。目前几乎没有相关文献提供“不足”的明确定义，但 100 例事件数可能是最低要求[16]。

关于预后模型应用的思考

AJCC PMC 审核清单的目标是为在线风险模型或计算工具建立认可标准。满足了审核清单，并不意味着确定了何时或如何使用风险模型。审核清单是风险模型的最低的质量和可用性标准，为 AJCC 将要开发的可用于所有 TNM 分期疾病的综合预后工具提供应用的可能性。AJCC 审核清单不能用于风险模型之间的比较，因为所有模型都要求必须满足所有标准（即根据这些标准，所有认可的风险模型可认为是相当的）。

AJCC 认为，以 TNM 分期为基础并进行扩展的个体化预后预测对于精准医学实践以及指导肿瘤医学实践的临床研究都是非常必要的。AJCC 致力于支持整体预测模型的理念和高质量预后预测工具的开发。作为对患者和肿瘤学界的一种服务，AJCC 计划继续对新发展的、可用的预后预测工具进行评价，同时对以前认可的模型在当前的实用性进行复评。AJCC 可能考虑建立新模型和/或在必要时与模型开发者合作，基于目前已认可的预后预测工具目录，再进一步完善。所有被认可的模型都将在 AJCC 网站和第 8 版及以后的在线资源中予以提供。

值得一提的是，AJCC 纳入/排除标准与最近发表的个体预后或诊断多因素预测模型公开报告（TRIPOD）文件[17] 相互补充。TRIPOD 申明详细阐明了报告“一个预测模型是如何被研究、开发或验证的”所必需的细节要求。AJCC 审核清单的各项内容反映了这些要求，但目的仅在于定义最终使用者认可的肿瘤预后预测模型的最低要求。

致谢

谨对 Donna M. Gress，RHIT，CTR 和 Laura R. Meyer，CAPM 等对于 AJCC 精准医疗核心组的工作以及 2015 年 1 月在美国亚利桑那州菲尼克斯召开的 AJCC 个性化医疗核心委员会会议的支持深表感谢。

（译者 莫淼 审校 郑莹）

参考文献

1. Gospodarowicz M, Benedet L, Hutter RV, Fleming I, Henson DE, Sobin LH. History and international developments in cancer staging. *Cancer prevention & control : CPC = Prevention & controle en cancerologie : PCC.* Dec 1998;2(6):262-268.
2. Greene FL, Page DL, Fleming ID, et al. *AJCC Cancer Staging Manual.* 6th ed. New York, NY: Springer; 2011.
3. Mahar AL, Compton C, Halabi S, Gershenwald J, Scolyer RA, Groome PA. Critical assessment of clinical prognostic tools in melanoma. *Annals of surgical oncology.* 2016;(in press).
4. Mahar AL, Compton C, McShane LM, et al. Refining Prognosis in Lung Cancer: A Report on the Quality and Relevance of Clinical Prognostic Tools. *J Thorac Oncol.* Nov 2015;10(11):1576-1589.
5. Steyerberg EW, Moons KG, van der Windt DA, et al. Prognosis Research Strategy (PROGRESS) 3: prognostic model research. *PLoS medicine.* 2013;10(2):e1001381.
6. Harrell FE, Jr., Lee KL, Mark DB. Multivariable prognostic models: issues in developing models, evaluating assumptions and adequacy, and measuring and reducing errors. *Statistics in medicine.* Feb 28 1996;15(4):361-387.
7. Kourou K, Exarchos TP, Exarchos KP, Karamouzis MV, Fotiadis DI. Machine learning applications in cancer prognosis and prediction. *Comput Struct Biotechnol J.* 2015;13:8-17.
8. Cruz JA, Wishart DS. Applications of machine learning in cancer prediction and prognosis. *Cancer informatics.* 2006;2.
9. Reilly BM, Evans AT. Translating clinical research into clinical practice: impact of using prediction rules to make decisions. *Annals of internal medicine.* 2006;144(3):201-209.
10. Justice AC, Covinsky KE, Berlin JA. Assessing the generalizability of prognostic information. *Annals of internal medicine.* Mar 16 1999;130(6):515-524.
11. Kattan MW, Hess KR, Amin MB, et al. American Joint Committee on Cancer acceptance criteria for inclusion of risk models for individualized prognosis in the practice of precision medicine. *CA: a cancer journal for clinicians.* Jan 19 2016.
12. Austin PC, Lee DS, Fine JP. Introduction to the Analysis of Survival Data in the Presence of Competing Risks. *Circulation.* Feb 9 2016;133(6):601-609.
13. Koller MT, Raatz H, Steyerberg EW, Wolbers M. Competing risks and the clinical community: irrelevance or ignorance? *Statistics in medicine.* May 20 2012;31(11-12):1089-1097.
14. Steyerberg EW, Harrell FE, Jr. Prediction models need appropriate internal, internal-external, and external validation. *Journal of clinical epidemiology.* Jan 2016;69:245-247.
15. Harrell FE, Jr., Califf RM, Pryor DB, Lee KL, Rosati RA. Evaluating the yield of medical tests. *JAMA.* May 14 1982;247(18):2543-2546.
16. Collins GS, Ogundimu EO, Altman DG. Sample size considerations for the external validation of a multivariable prognostic model: a resampling study. *Statistics in medicine.* Jan 30 2016;35(2):214-226.
17. Moons KG, Altman DG, Reitsma JB, et al. Transparent Reporting of a multivariable prediction model for Individual Prognosis or Diagnosis (TRIPOD): explanation and elaboration. *Annals of internal medicine.* Jan 6 2015;162(1):W1-73.

4

第二篇
头颈部

专家组成员

Members of the Head and Neck Expert Panel

Robert J. Baatenburg deJong, MD, PhD
Margaret Brandwein-Gensler, MD
David M. Brizel, MD
Joseph A. Califano, MD
Amy Y. Chen, MD, MPH, FACS
A. Dimitrios Colevas, MD
Stephen B. Edge, MD, FACS – Editorial Board Liaison
Matthew Fury, MD, PhD
Ronald A. Ghossein, MD
Christine M. Glastonbury, MBBS
Robert Haddad, MD
Bruce H. Haughey, MBChB, FACS, FRACS
Dennis H. Kraus, MD, FACS
Quynh Thu X. Le, MD
Anne W.M. Lee, MD
William M. Lydiatt, MD – Vice Chair
Suresh K. Mukherji, MD, FACR
Kishwer S. Nehal, MD
Brian O'Sullivan, MD, FRCPC – UICC Representative
Snehal G. Patel, MD
John A. Ridge, MD, PhD, FACS
Simon N. Rogers, MD, FRCS
Chrysalyne Schmults, MD, MSCE
Raja R. Seethala, MD – CAP Representative
Jatin P. Shah, MD, PhD(Hon), FACS, FRCS(Hon) – Chair
Erich M. Sturgis, MD, MPH, FACS
Randal Scott Weber, MD
Bruce M. Wenig, MD

第5章 头颈部癌分期

概述与重点概念介绍

头颈部癌可起源于上呼吸道和消化道黏膜表面的任何部位。美国癌症联合委员会(AJCC)《AJCC癌症分期指南》第8版介绍了一系列重要更新内容,其中包括:人类乳头瘤病毒相关癌症的独立分期流程;重新调整了头颈部特定上皮恶性肿瘤的章节;将咽部分期系统分为三个部分;改变了原发肿瘤(T)分类,增加了浸润深度作为口腔癌(oral cancer)T分类的一个因素;淋巴结(N)分类增加了淋巴结包膜外侵犯。

维持风险识别、风险一致性、满意的疗效传播、疗效预测与尽可能高的依从性之间的平衡最为重要[1]。随着个性化医疗时代的来临,个性化地预测风险与疗效的需求将增大,终将影响用于分期中的传统癌症分组。不可否认,确定个体风险、预后和治疗获益极为复杂,但有可能通过在现代社会广泛使用的手持设备中安装用户友好界面的计算机算法来解决[2],比如基于关键解剖部位、生物学和临床因素的列线图算法。然而,治疗前分期(即临床TNM)仍然是确定患者治疗策略和评估疗效的可行方法。因此,第8版考虑到高度准确、复杂系统的低依从性和预测能力较低的简单系统的高依从性的特点,并在两者之间进行了折中处理。

癌症分期已经在世界各地资源水平不同的国家中广泛应用,其重要目标是保证AJCC和国际抗癌联盟(UICC)分期系统的一致性,正是由于UICC头颈委员会成员的智慧、共同协作精神和使命感才使这项工作得以达成。我们也特别感谢AJCC头颈专家组成员以及各病种和亚专业委员会所做的大量伦理工作以及对细节的关注。这两个组织在制订分期时,既考虑到该分期系统应用于全球的需求,也考虑到系统需要不断改进。

头颈部癌症分期的主要更新

由于头颈部肿瘤学的进展,第8版头颈部癌症分期亦做了相应的更新。本节重点介绍在绝大多数头颈部癌症分期中更新的和新增的内容。各病种具体更新的内容将在相应章节详细介绍。

新增与重新调整的章节

为了满足头颈部肿瘤学家对头颈部皮肤恶性肿瘤分期日益增加的需要,第8版增加了头颈部皮肤恶性肿瘤章节。

由于咽部肿瘤具有不同的特点,故按解剖区域分成三个独立的章节。

- 鼻咽有着独特的生物学和病因学特点,因而自成一章
- HPV阴性的口咽和下咽癌具有类似的生物学行为和典型的危险因素,故仍然合在一章
- 新增加人类乳头瘤病毒(HPV)相关口咽癌(OPC)分期

高危型HPV(HR-HPV)相关扁桃体和舌根癌发病率的迅速增加,给诊断、治疗策略和疗效报告带来巨大挑战[3]。《AJCC癌症分期指南》第7版OPC肿瘤TNM分期中,在风险差别、风险一致性和预测疗效方面都有所欠缺。HR-HPV相关癌症更常见于少量或无烟草暴露的年轻、较健康的患者中。HPV16/18是检测到的最常见HR-HPV亚型。在《AJCC癌症分期指南》第7版标准中,对这一新兴疾病并没有准确分期和定义其生物学特点。目前,免疫组化检测到p16过表达已经成为HPV介导致癌的重要替代标志物,并且是独立的阳性预后因子[4]。与检测p16过表达相比,因直接检测HPV的可行性差、费用问题,以及并不更优的预测能力,而没有将其作为决定性因素。相对于其他HPV标志物,p16过表达作为最佳标志物,有着成本低、应用广泛、容易解读的优点。然而,需要提醒临床医师的是,p16过表达仅适用于口咽中的扁桃体和舌根区肿瘤,确定p16过度表达需按照特定标准评估为明显染色[4]。为了提高分期效力及对这个肿瘤的新认识,新分期系统把p16+与p16-患者分开描述。p16表达弱或局限(<75%细胞)的OPC将采用p16-口咽癌分期指南。

第8版HPV相关口咽癌TNM分期系统可以更好地区分不同分期。T分类中,p16+口咽癌的无Tis和T4b,而p16-口咽癌与其他非HPV相关头颈部癌

则无 T0,其他 T 分类在 p16+和 p16-中维持不变。

p16+临床 TNM 适用于包括手术和非手术治疗的所有患者。病理分类仅限于手术治疗病例(手术切除标本病理检查后,与其他所有病理分期肿瘤一样)

HPV+病理分期,有一个独特而令人困惑的特征是,在这个数据集中,pN3 分类为Ⅰ期,而 pN2 分类为Ⅱ期。这个结果是前所未有的,只有在将来进行前瞻性收集数据后,才能澄清这个明显的悖论[5]。

分类原则

基于病理确认的淋巴结阳性数目,与基于临床表现的对侧淋巴结转移以及淋巴结大于 6cm 者的疗效存在根本性差异,因此,对这两种临床情况采用了两种系统。病理 TNM(pTNM)分期仅适用于接受手术治疗的患者,基于术后组织病理学检查,根据原发肿瘤的病理特点以及阳性淋巴结数目进行分期。而临床 TNM(cTNM)分期则基于病史、体格检查以及各种影像学检查的信息。很明显地,全世界采用的治疗前临床分期都不可能准确评估临床受累淋巴结;该参数仅限于 pTNM。建议治疗前收集所有患者的临床分期数据,以利于世界各地不同治疗中心之间病例比较,以及指导制订治疗策略(术后治疗选择、预后判断)。

原发肿瘤(T)的更新

在头颈部肿瘤中,原发肿瘤(T)分类(原发肿瘤的大小和范围)大致同前,而皮肤、鼻咽和口腔肿瘤有所更新。除鼻咽和 HPV+口咽以外,其他部位删除了 T0 分类,是对 TNM 系统先前版本的重大更新。具体更新包括以下内容:

- 皮肤癌的 T 分类考虑到浸润深度超出 6mm 和周围神经浸润的重要性,两者的分期都上调为 T3。在鼻咽癌中,用软组织受累的具体描述取代了以前 T4 标准中的“咀嚼肌间隙”和“颞下窝”,以避免歧义。邻近肌肉受累(包括翼内肌、翼外肌和椎前肌)被定义为 T2。
- 在应用改良 DOI 时,如有疑问或歧义,临床医师应该采用 TNM 分期不确定的一般原则,采用较低的分类(在这种情况下是较低的 DOI 分类)。T 分类改变最大的是口腔癌。改良 T 分类增加了浸润深度(DOI)以区分浅表或外生肿瘤以及那些浸润更深者。临床医师早已认识到不同病变类型之间完全不同的生物学行为,现在通过更新 T 分类得到了承认,DOI 每增加 5mm 为一级,将 T 分类分成三类:小于或等于 5mm;大于 5mm 但不大于 10mm;和大于 10mm。认识肿瘤厚度与真实 DOI 的区别是很重要的。20 世纪 80 年代中期,Spiro 和他的同事在前期工作中就已经认识到,与皮肤恶性肿瘤一样,口腔癌患者中肿瘤生长较厚者预后较差[6]。从《AJCC 癌症分期指南》第 6 版开始就在某种程度上对口腔癌的 DOI 进行了更精细的记录。经验丰富的头颈部癌症临床医师对评价扁桃体或腭部复杂病变的最大范围有着多年的经验,这些专家单纯通过临床检查就能轻易地鉴别浅表和浸润少(≤5mm)与中等深度(>5mm 和≤10mm)或深度浸润性癌(>10mm)患者。在应用改良 DOI 时,如有疑问或歧义,临床医师应该应用 TNM 不确定分期的一般原则,采用较低的分类(在这种情况下是较低的 DOI 分类)。
- 因为口腔癌外部肌肉受侵难以评估(包括临床和病理),不再作为定义 T4 分期的标准,代之以浸润深度。
- 另一个改变是在所有口腔、皮肤、喉、涎腺、HPV-口咽、下咽和鼻窦癌分期中删除了 T0 分类。这个改变将影响那些虽然经过病史体检和影像学检查仍无法找到原发肿瘤的颈部淋巴结转移性鳞状细胞癌病例。确定这些病例来源于哪个特定的头颈部肿瘤是不可能的。以前的 TNM 分期版本将这种情况纳入这些病种的 T0 分类。然而 T0 分类很少用,而且这些癌症也不能指定到某个分期组。因而专家组在《AJCC 癌症分期指南》第 8 版中删除了头颈部分期系统的 T0 分类。本章为这些颈部淋巴结受累而原发肿瘤未知的病例新增了一个独立的分期系统,命名为颈部淋巴结和头颈部原发未明。这些病例应根据本章节的原发未明癌症 TNM 规则进行分类。
- HPV 相关癌症和 EB 病毒(EBV)相关癌症是两个例外的病种,仍继续使用 T0 作为 T 分类。颈部淋巴结 HPV 相关癌症(定义为 p16 阳性)病例采用 p16 阳性口咽癌分期系统,继续保留 T0 分类。无明显原发灶的颈部淋巴结 EBV 阳性癌症的分期采用 EBV 相关鼻咽癌系统,该系统保留 T0 分类。

区域淋巴结(N)分类:介绍淋巴结包膜外侵犯

第 8 版介绍了颈部淋巴结转移性癌症“N”分类

中淋巴结包膜外侵犯(ENE)的应用。除了 HR-HPV 癌症外,ENE 对头颈部癌症预后有重大影响[7]。纳入这个重要预后特征对改进分期很关键。

大多数支持 ENE 作为不利预后因素的证据是基于组织病理学 ENE 特征,尤其是镜下和肉眼可见 ENE 之间的区别。只有临床分期时,应采用临床检查和放射学证据支持的确切 ENE。按照癌症分期的标准规则,如果对 T、N 或 M 进行分类时存在不确定性或模棱两可,则选用较低的类别。

必须符合严格的临床检查标准才能诊断为 ENE,而当前的影像模式在准确定义 ENE 能力方面具有明显的局限性[8]。这意味着仅仅依靠放射性证据是不够的。强大放射影像学证据支持下的临床检查肉眼可见 ENE(+)的确切证据(如侵及皮肤,肌肉组织浸润或与邻近结构固定,伴功能障碍的脑神经、臂丛、交感干或膈神经受侵)是临床诊断 ENE(+)所必需的。

病理性 ENE 必须明确界定为转移性肿瘤外侵(受累淋巴结范围内,肿瘤已透过淋巴结包膜累及周围结缔组织,无论伴随相关间质反应与否)。再次说明,当报告中有疑问或含糊不清时,应该采用较小或较低的分期级别,在这种情况下为 ENE(-)。

分期原则

基于初次治疗开始前病变范围的最确切估计,本节介绍的所有分期系统都是临床分期。临床检查已足以确定临床分期,但是可以使用计算机断层成像(CT)、磁共振(MR)成像,正电子发射断层扫描(PET)和超声影像技术。影像学检查提高晚期肿瘤分期中原发肿瘤(T)和淋巴结(N)分类的准确性,尤其是鼻咽和鼻窦原发灶,以及区域淋巴结。在适当的时候可能需要在麻醉下对原发肿瘤进行内镜检查评估以获得准确 T 分类。穿刺活检[通常是细针穿刺活检(FNAB)]可能是这些检查的补充,用于确认肿瘤的存在及其病理性质,同时应认识到活检阴性不能排除肿瘤存在。如果在资源缺乏的地区,无法进行或无法获得影像学检查时,临床分期主要根据详细的病史、体格检查和/或内镜。

所有病例均应报告临床分期,如果有手术还应报告病理分期。任何有利于提高治疗前评估总体准确性的诊断信息在临床分期和治疗计划时就应该考虑。如果头颈部癌症进行了手术治疗,可以采用来自临床评估、外科医师术中所见以及切除标本病理检查的所有信息进行病理分期(pTNM)。

除了 p16+的 OPC 外(一种近期才从本质上认识的疾病),不推荐对分期分组部分进行重大更新。当前分期分组反映了最近的实践、临床相关性和现代数据。T4 肿瘤进一步分成中晚期(T4a)和非常晚期(4B)类别。Ⅳ期患者分为中晚期、局部/区域疾病(ⅣA 期),非常晚期的局部/区域疾病(ⅣB 期)和远处转移性疾病(ⅣC 期)。

以下各章介绍了 9 个主要头颈部解剖部位和病种的分期分类:

- 唇和口腔
- 大涎腺
- 鼻咽
- HPV 介导(p16+)的口咽癌
- 口咽(p16-)和下咽
- 鼻腔和鼻窦
- 喉
- 头颈部黏膜恶性黑色素瘤
- 头颈部皮肤鳞状细胞癌
- 新增一章阐述了颈部淋巴结和头颈部原发未明肿瘤

收集患者及肿瘤的关键因素

癌症登记机构应继续收录各章节提出的与预后相关的各种特异性因素,并将此类数据用于进一步验证和提升未来新版分期系统的预测能力。需要收集的关键领域信息如下:

- 并发症:除了上文提到的 TNM 因素重要性外,患者总体健康和存在并发症情况对结果有影响。并发症可以采用经验证的标准工具通过回顾医疗记录评估及半定量分析[9]。在患者的医疗记录中准确地报告所有重要疾病很重要。总体状况评分有助于预测患者的生存。
- 行为状态:AJCC 强烈建议临床医师在采用标准的肿瘤分期同时,采用美国东部肿瘤协作组(ECOG)、Zubrod 或卡氏(Karnofsky)评分标准报告行为状态。
- 生活方式:吸烟与酗酒等不良生活方式对患者生存具负面影响。对吸烟(包-年)和饮酒(周饮酒天数和日饮酒数量)量的准确记录,可为进一步分析提供重要依据。然而如何将这些准确地整合到分期中仍不明确。虽然吸烟为明确的不良预后因素,但目前缺乏足够证据将其整合到分期系统。吸烟史必须作为人口学特征的一个重要组成部分进行收集,可能用于将来“预后分组”。临床实践至少应将吸烟史根据“从未吸烟”,“≤10 包年”,“>10 但≤20 包年”及“>20 包年”予以分类和记录。

- 营养:作为总体营养状态的间接评估,3 个月内体重减轻>10%是重要的不良预后因素[10]。
- 抑郁:抑郁对生活质量和生存同样具负面影响[11~12],故患者病历中应记录抑郁相关的诊断或既往史。

区域淋巴结

头颈部癌症区域淋巴结状态对预后十分重要,每个癌症患者都必须评估颈淋巴结。为了简化描叙,淋巴结被重新细分为特定的 7 组解剖学亚部位。(图 5.1,表 5.1 和表 5.2)

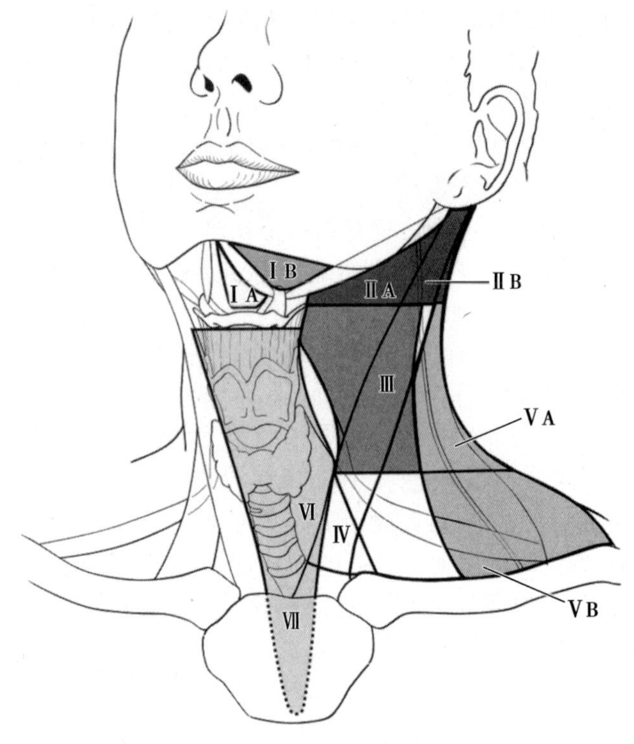

图 5.1　表 5.1 描述的头颈部各淋巴结区位置示意图

表 5.1　颈部淋巴结分区的解剖结构

水平/边界	上界	下界	前界(内侧)	后界(外侧)
ⅠA	下颌联合	舌骨体	对侧二腹肌前腹	同侧二腹肌前腹
ⅠB	下颌骨体	二腹肌后腹	二腹肌前腹	茎突舌骨肌
ⅡA	颅底	舌骨体下缘	茎突舌骨肌	脊副神经垂直平面
ⅡB	颅底	舌骨体下缘	脊副神经垂直平面	胸锁乳突肌外侧缘
Ⅲ	舌骨体下缘	环状软骨下缘	胸骨舌骨肌外侧缘	胸锁乳突肌或颈丛感觉支外侧缘
Ⅳ	环状软骨下缘	锁骨	胸骨舌骨肌外侧	胸锁乳突肌或颈丛感觉支外侧缘
VA	胸锁乳突肌与斜方肌汇聚的尖部	环状软骨下缘水平	胸锁乳突肌后缘或颈丛感觉支	斜方肌前缘
VB	环状软骨下缘水平	锁骨	胸锁乳突肌后缘	斜方肌前缘
Ⅵ	舌骨	胸骨上切迹	颈总动脉	颈总动脉
Ⅶ	胸骨上切迹	无名动脉	胸骨	气管食管和椎前筋膜

修改自 Robbins KT,Clayman G,Levine PA 等[13],并获得美国医学会许可。

表 5.2　颈部淋巴结的 7 个分区及其亚区

淋巴结群	描　述
颏下(ⅠA 亚区)	位于二腹肌前腹和舌骨形成的三角区内的淋巴结。来自口底、舌前部、下颌前部牙槽嵴和下唇的癌症易转移至此
下颌下(ⅠB 亚区)	位于二腹肌前腹与后腹、茎突舌骨肌和下颌骨体范围内的淋巴结。包括腺体前、后淋巴结和血管前、后淋巴结。当清除三角内的淋巴结时,颌下腺包括在内。来自口腔、鼻腔前部、皮肤和面部中线的软组织以及颌下腺的癌症易转移至此

续表

淋巴结群	描　述
上颈（ⅡA和ⅡB亚区）	位于颈内静脉上1/3周围和邻近脊副神经的淋巴结，上起颅底水平下至舌骨下缘水平。前（内侧）界是茎突舌骨肌（放射影像学对应的是颌下腺后表面的垂直平面），后（外侧）界是胸锁乳突肌后缘。ⅡA亚区淋巴结位于脊副神经垂直平面的后外侧（放射影像学CT增强扫描上对应的是颈内血管外侧缘）。来自口腔、鼻腔、鼻咽、口咽、下咽、喉和腮腺的癌症易转移至此
中颈（Ⅲ区）	位于颈内静脉中1/3周围的淋巴结，上起舌骨下缘，下至环状软骨下缘水平。前（内侧）界是胸骨舌骨肌外侧缘，后（外侧）界是胸锁乳突肌后缘。来自口腔、鼻咽、口咽、下咽和喉的癌症易转移至此
下颈（Ⅳ区）	位于颈内静脉下1/3周围的淋巴结，上起环状软骨下缘到锁骨下缘。前（内侧）界是胸骨舌骨肌外侧缘，后（外侧）界是胸锁乳突肌后缘。来自下咽、甲状腺、颈段食管和喉的癌症易转移至此
颈后三角（ⅤA和ⅤB亚区）	主要包括沿着脊副神经下半部和颈横动脉分布的淋巴结。锁骨上淋巴结也属于颈后三角群。上界为胸锁乳突肌与斜方肌汇合的尖部，下界为锁骨。前（内侧）界是胸锁乳突肌的后缘；后（外）界是斜方肌的前缘。ⅤA亚区包括脊副淋巴结，而ⅤB亚区与颈横血管伴行的淋巴结和锁骨上淋巴结。但需除外属于Ⅳ区的Virchow淋巴结。来自鼻咽、口咽和头皮后部和颈部皮肤结构的癌症易转移至此
前间隙（Ⅵ区）	包括气管前和气管周淋巴结、环状软骨前（Delphian）淋巴结和甲状腺周围淋巴结，以及与喉返神经伴行的淋巴结。上界为舌骨，下界为胸骨上切迹，外侧界为颈总动脉。来自甲状腺、喉声门区和声门下区、梨状窝和颈段食管癌易转移至此
上纵隔（Ⅶ区）	包括气管前、气管旁和食管沟淋巴结，从头侧的胸骨上切迹水平到尾侧的无名动脉。来自甲状腺癌和食管癌易转移至此

修改自Robbins KT、Clayman G、Levine PA等[13]，并获得美国医学会许可。

除了表5.2和表5.1所列的标准淋巴结分区外，其他淋巴结群按特定的解剖位置定义。淋巴结数量作为N分类依据，它们采用下列名称分别列出。

- 枕骨下
- 咽后
- 咽旁
- 颊肌（面）
- 耳前
- 腮腺周和腮腺内

其他评估区域淋巴结的一般规则

组织病理学检查对于排除淋巴结中的肿瘤以行病理分类（pN0）是必要的。目前尚无影像学研究能鉴定出区域性淋巴结内的微观肿瘤灶或区分小的反应性淋巴结和小的恶性淋巴结。

一旦检出淋巴结增大，就应该记录淋巴结肿块的准确大小（测量任何方向的最大直径）。通过病理学检测，从部位或淋巴结水平以及转移淋巴结数目三个方面明确肿瘤范围。根据是否有病理ENE分成ENE（+）或ENE（-）。

区域淋巴结（N）定义

临床N（cN）

N分类	N标准
NX	区域淋巴结无法评估
N0	无区域淋巴结转移
N1	单个同侧淋巴结转移，最大径≤3cm且ENE（-）
N2	单个同侧淋巴结转移，最大径>3cm而≤6cm且ENE（-） 或多个同侧淋巴结转移，最大径均≤6cm且ENE（-） 或双侧/对侧淋巴结转移，最大径均≤6cm且ENE（-）
N2a	单个同侧淋巴结转移，最大径>3cm而≤6cm且ENE（-）
N2b	多个同侧淋巴结转移，最大径均≤6cm且ENE（-）
N2c	双侧/对侧淋巴结转移，最大径均≤6cm且ENE（-）
N3	转移淋巴结最大径>6cm且ENE（-） 或任何转移淋巴结伴明显的临床ENE（+）
N3a	转移淋巴结最大径>6cm且ENE（-）
N3b	任何转移淋巴结伴明显的临床ENE（ENEc）

注：任何N分类均应用标注“U”或“L”以显示转移淋巴结位于环状软骨下缘以上（U）或位于环状软骨下缘下方（L）。

临床或病理ENE应该记录为ENE（-）或ENE（+）。

病理 N(pN)

N 分类	N 标准
NX	区域淋巴结无法评估
N0	无区域淋巴结转移
N1	单个同侧淋巴结转移,最大径≤3cm 且 ENE(-)
N2	单个同侧淋巴结转移,最大径≤3cm 且 ENE(+) 或最大径大于 3cm 而≤6cm 且 ENE(-) 或多个同侧淋巴结转移,最大径均≤6cm 且 ENE(-) 或双侧/对侧淋巴结转移,最大径均≤6cm 且 ENE(-)
N2a	单个同侧或对侧淋巴结转移,最大径≤3cm 且 ENE(+) 或单个同侧淋巴结转移,最大径>3cm 而不大于 6cm 且 ENE(-)
N2b	多个同侧淋巴结转移,最大径均≤6cm 且 ENE(-)
N2c	双侧/对侧淋巴结转移,最大径均≤6cm 且 ENE(-)
N3	转移淋巴结最大径>6cm 且 ENE(-) 或单个同侧淋巴结转移,最大径>3cm 且 ENE(+) 或多个同侧、对侧或双侧淋巴结转移,伴任一个 ENE(+)
N3a	转移淋巴结最大径>6cm 且 ENE(-)
N3b	单个同侧淋巴结转移,最大径>3cm 且 ENE(+) 或多个同侧、对侧或双侧淋巴结转移,伴任一个 ENE(+)

注:任何 N 分类均应用标注"U"或"L"以显示转移淋巴结位于环状软骨下缘以上(U)或位于环状软骨下缘下方(L)。

临床或病理 ENE 应该记录为 ENE(-)或 ENE(+)。

远处转移

最常见的远处播散部位是肺和骨;肝和脑转移比较少见。除了头侧至无名动脉的Ⅶ区淋巴结外,纵隔淋巴结定义为远处转移。

生存数据

尚无大型数据登记系统收集到能证实 ENE 与长期生存之间关系的充足证据。但是有充足的数据能支持它具有不良预后效应[7]。根据这些数据采用 ENE 定义 N 分类,必要时可以在将来进一步验证和修订。

按照第 3 版国际疾病分类肿瘤部分(ICD-O-3)对头颈部癌症的解剖学部位和组织学类型进行编码。每个分析数据包括的亚部位选自《AJCC 癌症分期指南》第 5 版。

治疗参数影响用于预后和分期的数据类型和质量。以非手术模式治疗为主的癌症(如鼻咽癌)明显没有与手术治疗癌症(如口腔癌)相媲美的病理学数据。因此,这些部位的头颈部癌症患者在相当大程度上无法评价需要进行病理检查的参数,如受累淋巴结数量或镜下 ENE。

在数量相对较多能获取组织病理学数据的病种中,口腔癌是最常见的,该解剖部位的 T 分类做了重大修订。此外,口腔癌的数据对所有部位的 N 分类有着深远影响。对北美两个三级癌症中心采用共同的分期和治疗策略的口腔癌患者治疗结果的大型数据集进行分析(表 5.3)[14]。因为无法获得相似的口腔癌登记数据集,所以这些根据单中心数据所做的修订还没有在大样本人群中得到验证。下文描述了口腔癌分期的修订过程,生动地说明了收集高度真实数据的重要性,以及未来再次更新分期系统时,具有可比性的癌症登记数据的必要性。

表 5.3 口腔癌患者特征[14]

	总计	MSKCC	PMH
患者总数	1 788	1 119	669
随访时间/月:中位数(范围)	44.23(0.03~307.75)	51.02(0.13~307.75)	37.11(0.03~197.61)
治疗年份	1985—2012	1985—2012	1993—2011
年龄:中位数(范围)	60(15~96)	60(16~96)	61(15~89)
性别:男性数/%	1 063(59%)	642(57%)	421(63%)

MSKCC=纽约纪念医院斯隆-凯特琳癌症中心,纽约;PMH=多伦多玛格丽特公主医院。

长期以来 DOI 被认为是预后的重要预测因子,口腔癌患者的 T 分类标准是根据原发灶的 DOI 进行了修订。这一修改是根据头颈部癌症疗效研究国际联合会报告进行的[14]。根据修订后 T 标准的分析结果显示在图 5.2 和表 5.4 中。

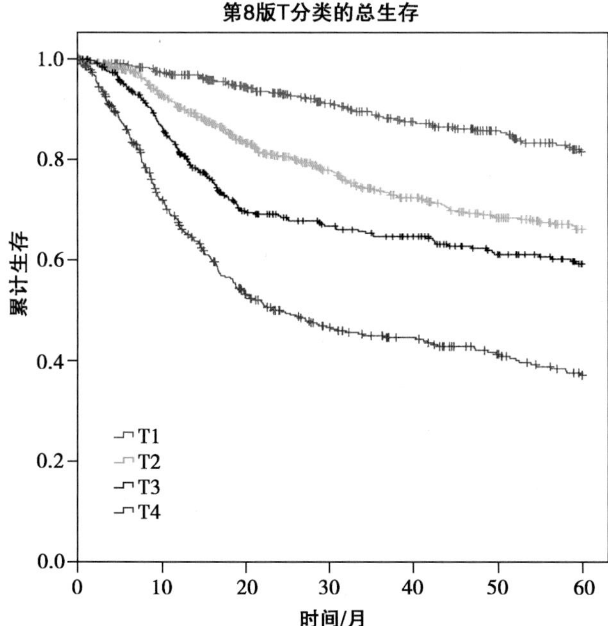

图 5.2 根据第 8 版 T 分类标准的总生存。来源于 MSKCC 和 PMH 的口腔癌患者,应用 Kaplan Meier 法以总生存为终点分析癌症特异性总生存

表 5.4 根据第 8 版 T 分类标准的总生存（MSKCC-PMH 数据）

分类	0 个月	12 个月	24 个月	36 个月	48 个月	60 个月
T1	429	376	313	262	222	179
T2	563	459	344	275	232	190
T3	376	285	205	179	150	120
T4	420	255	165	132	107	83

第 8 版 N 分类标准也进行了修改,整合了 ENE 对预后的影响。对美国国家癌症数据库(NCDB)中 2010—2011 年治疗的患者数据集进行 ENE 与预后关系的初步分析。其他来源的 ENE 数据也以机构数据集形式广泛发布并支持纳入第 8 版(图 5.3)。

采用纽约纪念医院 Memorial Sloan-Kettering 癌症中心/玛格丽特公主医院(MSKCC-PMH)的数据集对这些新 N 标准进行验证(图 5.4 和表 5.5)[15]。

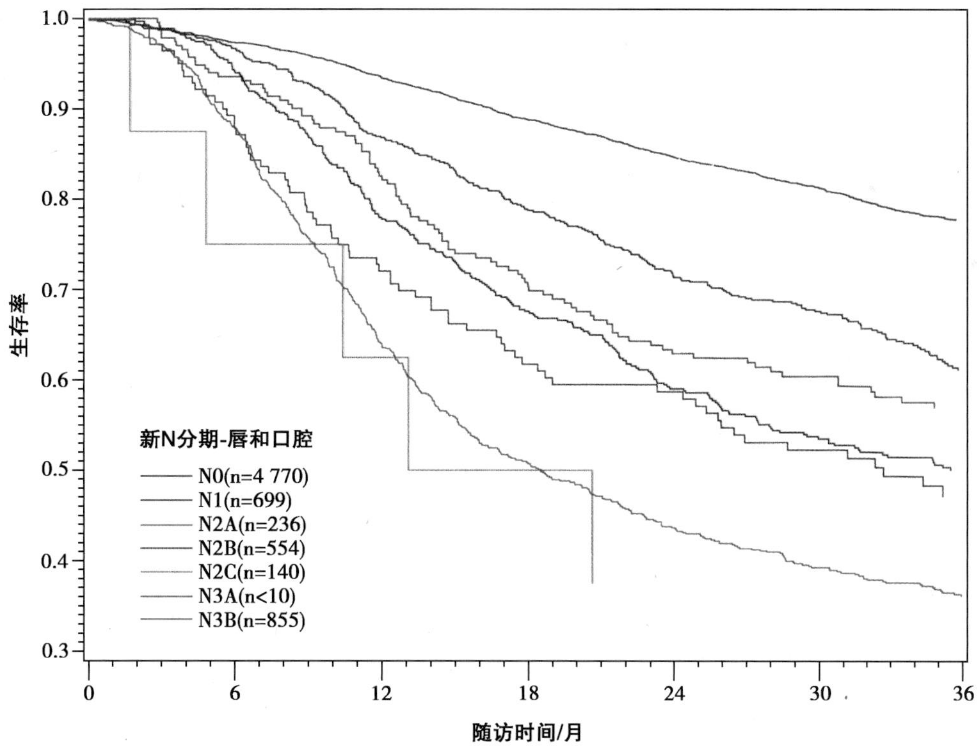

图 5.3 根据整合 ENE 作为预后因子的第 8 版 N 分类标准的总生存。来源于 NCDB 的唇和口腔癌患者,应用 Kaplan Meier 法以总生存为终点分析癌症特异性总生存[14]

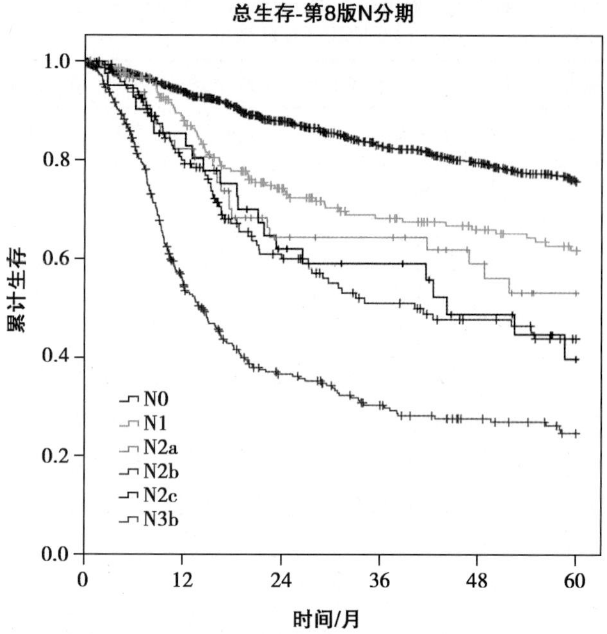

图 5.4 根据整合 ENE 作为预后因子的第 8 版 N 分类标准的总生存。来源于 MSKCC 和 PMH 的口腔癌患者,应用 Kaplan Meier 法以总生存为终点分析癌症特异性总生存

表 5.5 根据第 8 版 N 分类标准的总生存(MSKCC-PMH 数据)

分类	0 个月	12 个月	24 个月	36 个月	48 个月	60 个月
N0	1 018	870	710	596	513	421
N1	211	168	119	97	82	70
N2a	66	50	30	28	21	13
N2b	148	107	65	49	39	29
N2c	42	34	22	19	12	8
N3b	303	146	81	59	43	31

验证 N 标准后,下一步工作是检验这些新 T 和 N 标准对分期分组的相互影响。因为缺乏原发肿瘤浸润深度的信息,NCDB 数据不能用于此目的。所以 MSKCC-PMH 数据集采用第 7 版 AJCC/UICC 标准进行分期分组分析(图 5.5 和表 5.6)[15]。

表 5.6 根据 AJCC/UICC 第 7 版分期组和第 8 版 T 和 N 标准的总生存

分类	0 个月	12 个月	24 个月	36 个月	48 个月	60 个月
Ⅰ	338	295	252	215	184	147
Ⅱ	349	303	240	191	161	137
Ⅲ	346	288	224	195	173	145
ⅣA	452	343	230	188	150	112
ⅣB	303	146	81	59	43	31

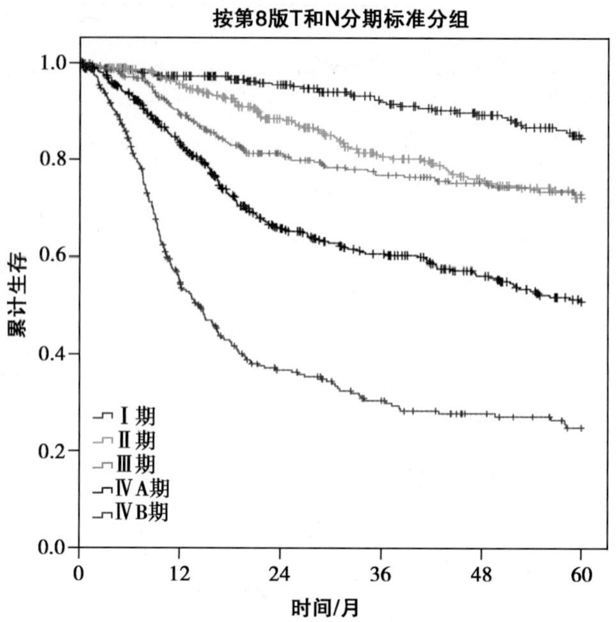

图 5.5 根据 AJCC/UICC 第 7 版分期分组和第 8 版 T 和 N 标准的总生存。来源于 MSKCC 和 PMH 的口腔癌患者,应用 Kaplan Meier 法以总生存为终点分析癌症特异性总生存[15]

如图 5.5 所示,《AJCC 癌症分期指南》第 7 版分组无法区分Ⅱ期和Ⅲ期,加入 DOI 引起的预后权重再分布可能有极大的影响,尤其是加入辅助治疗的患者,小体积淋巴结转移有着相对较低的预后影响。认识到这些新预后因素的作用后,经过适当校正,对 MSKCC-PMH 数据进行了重新分析,各分期组的差别有了更好的结果(图 5.6 和表 5.7)。

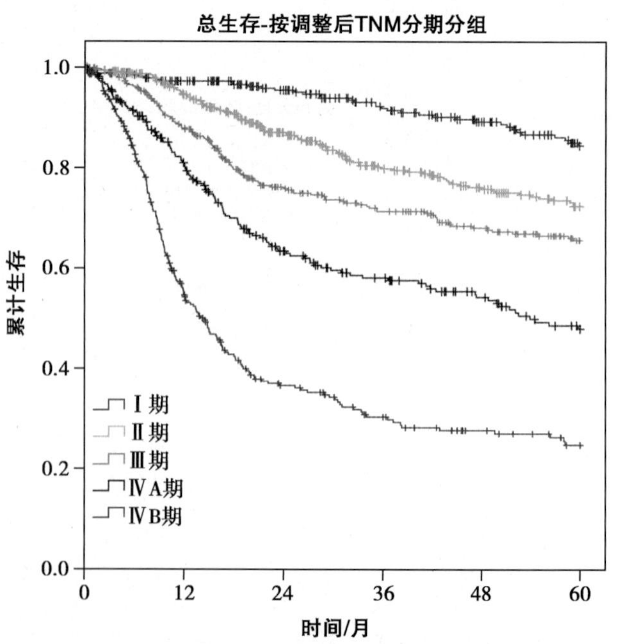

图 5.6 来源于 MSKCC 和 PMH 的口腔癌患者,应用 Kaplan Meier 法以总生存为终点分析癌症特异性总生存

表 5.7　口腔癌患者调整分期组后的总生存（MSKCC-PMH 数据）

分类	0 个月	12 个月	24 个月	36 个月	48 个月	60 个月
Ⅰ期	338	295	252	215	184	147
Ⅱ期	462	398	309	250	210	182
Ⅲ期	414	339	247	211	179	141
ⅣA 期	271	197	138	113	92	71
ⅣB 期	303	146	81	59	43	31

然而，因为第 7 版 AJCC/UICC 没有记录原发肿瘤 DOI 和 ENE 的类似数据，这些分期组不可能在癌症登记数据中得到验证。因此，虽然存在支持重建口腔癌分期组的机构数据，但在未得到验证之前，分期组将保持不变。

（译者 蔡文杰　审校 孔琳）

参考文献

1. Lydiatt WM, Shah JP, Hoffman HT. AJCC stage groupings for head and neck cancer: should we look at alternatives? A report of the Head and Neck Sites Task Force. *Head & neck.* 2001;23(8):607-612.
2. Patel SG, Lydiatt WM. Staging of head and neck cancers: is it time to change the balance between the ideal and the practical? *Journal of surgical oncology.* 2008;97(8):653-657.
3. Mehanna H, Jones TM, Gregoire V, Ang KK. Oropharyngeal carcinoma related to human papillomavirus. *Bmj.* 2010;340:c1439.
4. El-Naggar AK, Westra WH. p16 expression as a surrogate marker for HPV-related oropharyngeal carcinoma: A guide for interpretative relevance and consistency. *Head & neck.* 2012;34(4):459-461.
5. Haughey BH. Personal Communication. In: Lydiatt W, Shah JP, eds2015.
6. Spiro RH, Huvos AG, Wong GY, Spiro JD, Gnecco CA, Strong EW. Predictive value of tumor thickness in squamous carcinoma confined to the tongue and floor of the mouth. *American journal of surgery.* Oct 1986;152(4):345-350.
7. Wreesmann VB, Katabi N, Palmer FL, et al. Influence of extracapsular nodal spread extent on prognosis of oral squamous cell carcinoma. *Head & neck.* Oct 30 2015.
8. Prabhu RS, Magliocca KR, Hanasoge S, et al. Accuracy of computed tomography for predicting pathologic nodal extracapsular extension in patients with head-and-neck cancer undergoing initial surgical resection. *International journal of radiation oncology, biology, physics.* Jan 1 2014;88(1):122-129.
9. Piccirillo JF. Inclusion of comorbidity in a staging system for head and neck cancer. *Oncology (Williston Park).* Sep 1995;9(9):831-836; discussion 841, 845-838.
10. Couch ME, Dittus K, Toth MJ, et al. Cancer cachexia update in head and neck cancer: Pathophysiology and treatment. *Head & neck.* Jul 2015;37(7):1057-1072.
11. Lazure KE, Lydiatt WM, Denman D, Burke WJ. Association between depression and survival or disease recurrence in patients with head and neck cancer enrolled in a depression prevention trial. *Head & neck.* 2009;31(7):888-892.
12. Lydiatt WM, Bessette D, Schmid KK, Sayles H, Burke WJ. Prevention of depression with escitalopram in patients undergoing treatment for head and neck cancer: randomized, double-blind, placebo-controlled clinical trial. *JAMA otolaryngology– head & neck surgery.* Jul 2013;139(7):678-686.
13. Robbins KT, Clayman G, Levine PA, et al. Neck dissection classification update: revisions proposed by the American Head and Neck Society and the American Academy of Otolaryngology-Head and Neck Surgery. *Archives of otolaryngology–head & neck surgery.* Jul 2002;128(7):751-758.
14. International Consortium for Outcome Research in Head and Neck Cancer, Ebrahimi A, Gil Z, et al. Primary tumor staging for oral cancer and a proposed modification incorporating depth of invasion: an international multicenter retrospective study. *JAMA otolaryngology– head & neck surgery.* Dec 2014;140(12):1138-1148.
15. Patel S. Personal Communication. In: Lydiatt W, Shah JP, eds2015.

5

第6章　颈部淋巴结和头颈部原发未明肿瘤

本章摘要

适用本分期系统的肿瘤种类

本分期系统适用于除了 HPV 相关口咽癌、鼻咽癌、恶性黑素瘤、甲状腺癌和肉瘤外，头颈部所有鳞状细胞癌和涎腺癌。包括原发肿瘤未明、非 EBV 相关和非 HPV 相关转移性颈部淋巴结患者的分期。

不适用本分期系统的肿瘤种类

肿瘤类型	按何种类型分类	适用章节
鼻咽癌	鼻咽	9
HPV 相关口咽癌	HPV 介导(p16+)口咽癌	10
恶性黑色素瘤	皮肤恶性黑色素瘤	47
黏膜恶性黑色素瘤	头颈部黏膜恶性黑色素瘤	14
甲状腺肿瘤	甲状腺肿瘤	73~74
软组织肉瘤	头颈部软组织肉瘤	40
眼睑	眼睑肿瘤	64

更新要点

更新	更新细节	证据级别
区域淋巴结(N)定义	分别描述 HPV 相关和非 HPV 相关癌症的 N 分期	Ⅱ[1,2]
区域淋巴结(N)定义	分别描述未经颈部淋巴结清扫(临床 N)和经过颈部淋巴结清扫(病理 N)患者的 N 分类方法	Ⅱ[1,2]
HPV 阴性癌症的 ENE	仅临床或影像学伴明显淋巴结包膜外侵犯[ENE(+)]才需用于 cN	Ⅱ[1]
HPV 阴性癌症的 ENE	任何病理学检测出 ENE 均考虑 ENE(+)并用于 pN	Ⅱ[1]
HPV 阴性癌症的 ENE	出现 ENE 时，单个同侧淋巴结≤3cm 定义为 pN2a，而其他所有情况为 pN3b	Ⅱ[1]
ENE 分类	临床明显的 ENE 界定为 ENE 且 cN 中考虑为 ENE(+)	Ⅲ[3]
ENE 分类	病理检测的 ENE，无论 ENEmi(≤2mm)或 ENEma(>2mm)均只为收集数据，而两者 pN 皆定义为 ENE(+)	Ⅲ[3]
原发未明肿瘤	ENE 分类：	Ⅳ

ICD-O-3 形态学编码

编码	描　　述	编码	描　　述
C00.0	外上唇	C08.0	颌下腺
C00.1	外下唇	C08.1	舌下腺
C00.2	外唇，非特指	C08.8	大涎腺交搭跨越病灶
C00.3	上唇黏膜	C08.9	大涎腺，非特指
C00.4	下唇黏膜	C09.0	扁桃体窝
C00.5	唇黏膜，非特指	C09.1	扁桃体弓
C00.6	唇联合	C09.8	扁桃体交搭跨越病灶
C00.8	唇交搭跨越病灶	C09.9	扁桃体，非特指
C00.9	唇，非特指	C10.0	会厌谷
C01.9	舌根，非特指	C10.1	会厌前面
C02.0	舌背表面，非特指	C10.2	口咽侧壁
C02.1	舌缘	C10.3	口咽后壁
C02.2	舌腹表面，非特指	C10.4	鳃裂
C02.3	舌前 2/3，非特指	C10.8	口咽交搭跨越病灶
C02.4	舌扁桃体	C10.9	口咽，非特指
C02.8	舌交搭跨越病灶	C12.9	梨状窝
C02.9	舌，非特指	C13.0	环后区
C03.0	上牙龈	C13.1	杓会厌襞下咽面
C03.1	下牙龈	C13.2	下咽后壁
C03.9	牙龈，非特指	C13.8	下咽交搭跨越病灶
C04.0	前口底	C13.9	下咽，非特指
C04.1	外侧口底	C14.0	咽，非特指
C04.8	口底交搭跨越病灶	C14.2	韦氏环
C04.9	口底，非特指	C14.8	唇、口腔和咽交搭跨越病灶
C05.0	硬腭	C30.0	鼻腔
C05.1	软腭，非特指	C30.1	中耳
C05.2	悬雍垂	C31.0	上颌窦
C05.8	腭交搭跨越病灶	C31.1	筛窦
C05.9	腭，非特指	C31.2	额窦
C06.0	颊黏膜	C31.3	蝶窦
C06.1	口腔前庭	C31.8	鼻窦交搭跨越病灶
C06.2	磨牙后区	C31.9	鼻窦，非特指
C06.8	口腔其他或非特指部位的交搭跨越病灶	C32.0	声门
C06.9	口腔，非特指	C32.1	声门上
C07.9	腮腺	C32.2	声门下

6

续表

编码	描 述	编码	描 述
C32.3	喉软骨	C44.3	面部其他或非特殊部位皮肤
C32.8	喉交搭跨越病灶	C44.4	头皮和颈部皮肤
C32.9	喉,非特指	C44.8	皮肤交搭跨越病灶
C44.0	唇皮肤,非特指	C80.9	原发部位未明
C44.2	外耳		

WHO 肿瘤分类

编码	描 述	编码	描 述
8051	疣状癌,非特指	8082	淋巴上皮样癌
8051	湿疣癌	8082	淋巴上皮瘤样癌
8051	疣状鳞状细胞癌	8082	淋巴上皮瘤样癌
8051	疣状表皮样癌	8082	施明克瘤(C11._)
8051	疣状癌	8083	基底细胞样鳞状细胞癌
8052	乳头状鳞状细胞癌	8084	鳞状细胞癌,透明细胞型
8052	乳头状表皮样癌	8121	施奈德瘤(C30.0,C31._)
8070	鳞状细胞癌,非特指	8121	柱状细胞癌(C30.0,C31._)
8070	表皮样癌,非特指	8147	基底细胞腺癌
8070	鳞状细胞癌	8200	腺样囊性癌
8070	鳞状上皮癌	8200	腺样囊性癌
8071	鳞状细胞癌,角化型,非特指	8200	柱状瘤,非特指(除外皮肤柱瘤 M8200/0)
8071	鳞状细胞癌,大细胞型,角化型	8200	腺癌,柱状
8071	表皮样癌,角化型	8430	黏液表皮样癌
8072	鳞状细胞癌,大细胞型,非角化型,非特指	8450	乳头状囊腺癌
8072	鳞状细胞癌,非角化型,非特指	8525	多形性低级别腺癌
8072	表皮样癌,大细胞,非角化	8550	腺泡细胞癌
8073	鳞状细胞癌,小细胞,非角化	8562	上皮-肌上皮癌
8073	表皮样癌,小细胞,非角化	8310	透明细胞腺癌,非特指
8074	鳞状细胞癌,梭形细胞	8480	黏液腺癌
8074	表皮样癌,梭形细胞	8140	腺癌,非特指
8074	鳞状细胞癌,肉瘤样	8941	多形性腺癌

Barnes L,Eveson JW,Reichart P,Sidransky D,eds. World Health Organization Classification of tumors. Pathology and genetics of Head and Neck Tumours Lyon:IARC;2005。

概述

颈部淋巴结转移是绝大多数头颈部癌症患者最重要的不良预后特征。然而,其对预后的影响程度还取决于患者和肿瘤的特点,如口咽癌患者中人类乳头瘤病毒与吸烟史,以及在绝大多数其他部位癌症的淋巴结包膜外侵犯(ENE)。因 EB 病毒相关鼻咽癌(EBV 相关)和 HPV 相关口咽癌的颈部转移淋巴结的自然病程和治疗反应对预后的影响均有不同，所以需要单独的 N 分类方案。这种差异也决定了 T0 分类(原发肿瘤未明)需要根据颈部转移淋巴结的 EBV 和 HPV 状态重新分类。根据对大样本多中心口腔癌数据集的分析，对其他淋巴结特征如最大转移淋巴结大小、转移淋巴结数量和位于哪一侧有了更进一步的理解。《AJCC 癌症分期指南》第 8 版整合了这些数据并在复杂性和实用性之间取得了平衡。

第 8 版颈部淋巴结转移分期有两个主要更新：

1. 首次提出区域淋巴结转移的临床和病理不同 N 分类，从而改变了头颈部癌症分期的传统，这在其他部位肿瘤(如乳腺癌)已经实施了临床和病理的不同分类。临床 TNM(cTNM)和病理 TNM 分期(pTNM)有不同用途。包括接受过手术的所有患者都需进行 cTNM 分类。pTNM 分期提供更多的信息，但仅适用于手术治疗的患者；根据组织病理学检查获得的信息(如原发肿瘤的高危特征、ENE、偏侧和转移淋巴结体积)可指导辅助治疗的应用。

2. 第二个主要更新是在颈部淋巴结转移性癌症中引入了 ENE。除了 HPV 相关肿瘤外，ENE 是其他头颈部癌症的重要预后因子。大多数支持 ENE 作为不利预后因素的证据是基于组织病理学 ENE 特征，尤其是镜下和肉眼可见 ENE 之间的区别。只有放射学证据支持的确切 ENE 才能用于临床分期。如果存在不确定性，应该分到较低的属性(ENE 阴性)以避免分期迁移。根据不确定原则，只要存在疑问就应选择较低的分期。当前的影像模式在准确定义临床 ENE 时存在已知的局限性，如果颈部转移癌患者未经手术治疗，临床 ENE 需要符合先前确认的临床诊断 ENE 的严格标准。然而，明显的放射影像证据支持下的临床检查肉眼可见 ENE 确切证据(如侵及皮肤，肌肉组织浸润或与邻近结构固定，伴功能障碍的脑神经、臂丛、交感干或膈神经受侵)可被诊断为 cENE。病理性 ENE 必须明确界定为转移性肿瘤外侵(受累淋巴结范围内，肿瘤已透过淋巴结包膜累及周围结缔组织，无论伴随相关间质反应与否)。再次说明，当有疑问时，应考虑不确定原则与分期。

解剖学

区域淋巴结

为了便于描述，颈部淋巴结细分成特殊解剖亚区并分成 7 个水平(图 6.1，表 6.1 和表 6.2)

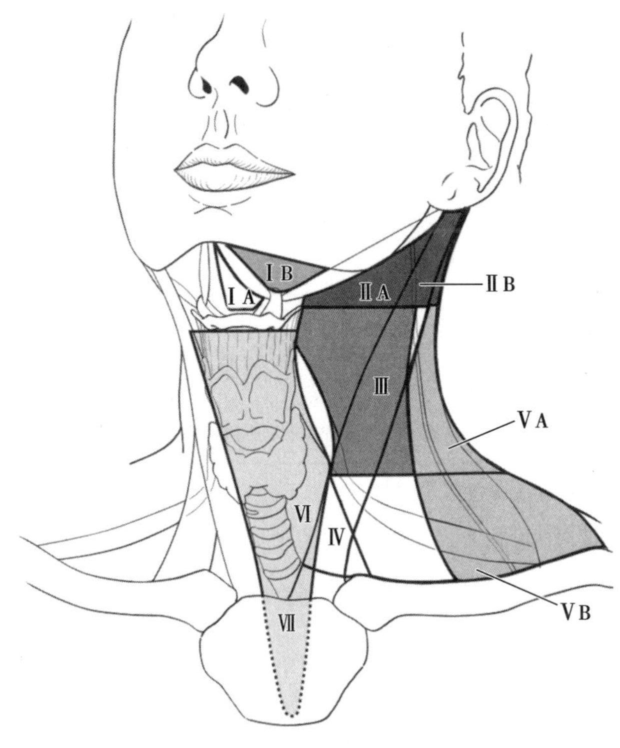

图 6.1　表 6.1 描述的头颈部各淋巴结区位置示意图

表 6.1　颈部淋巴结分区的解剖结构

水平/边界	上界	下界	前界(内侧)	后界(外侧)
ⅠA	下颌联合	舌骨体	对侧二腹肌前腹	同侧二腹肌前腹
ⅠB	下颌骨体	二腹肌后腹	二腹肌前腹	茎突舌骨肌
ⅡA	颅底	舌骨体下缘	茎突舌骨肌	脊副神经垂直平面
ⅡB	颅底	舌骨体下缘	脊副神经垂直平面	胸锁乳突肌外侧缘
Ⅲ	舌骨体下缘	环状软骨下缘	胸骨舌骨肌外侧缘	胸锁乳突肌或颈丛感觉支外侧缘
Ⅳ	环状软骨下缘	锁骨	胸骨舌骨肌外侧	胸锁乳突肌或颈丛感觉支外侧缘
ⅤA	胸锁乳突肌与斜方肌汇聚的尖部	环状软骨下缘水平	胸锁乳突肌后缘或颈丛感觉支	斜方肌前缘
ⅤB	环状软骨下缘水平	锁骨	胸锁乳突肌后缘	斜方肌前缘
Ⅵ	舌骨	胸骨上切迹	颈总动脉	颈总动脉
Ⅶ	胸骨上切迹	无名动脉	胸骨	气管食管和椎前筋膜

修改自 Robbins KT、Clayman G、Levine PA 等[4]，并获得美国医学会许可。

表6.2 颈部淋巴结的7个分区及其亚区

淋巴结群	描述
颏下(ⅠA亚区)	位于二腹肌前腹和舌骨形成的三角区内的淋巴结。来自口底、舌前部、下颌前部牙槽嵴和下唇的癌症易转移至此
下颌下(ⅠB亚区)	位于二腹肌前腹与后腹、茎突舌骨肌和下颌骨体范围内的淋巴结。包括腺体前、后淋巴结和血管前、后淋巴结。当清除三角内的淋巴结时,颌下腺包括在内。来自口腔、鼻腔前部、皮肤和面部中线的软组织以及颌下腺的癌症易转移至此
上颈(ⅡA和ⅡB亚区)	位于颈内静脉上1/3周围和邻近脊副神经的淋巴结,上起颅底水平下至舌骨下缘水平。前(内侧)界是茎突舌骨肌(放射影像学对应的是颌下腺后表面的垂直平面),后(外侧)界是胸锁乳突肌后缘。ⅡA亚区淋巴结位于脊副神经垂直平面的后外侧(放射影像学CT增强扫描上对应的是颈内血管外侧缘)。来自口腔、鼻腔、鼻咽、口咽、下咽、喉和腮腺的癌症易转移至此
中颈(Ⅲ区)	位于颈内静脉中1/3周围的淋巴结,上起舌骨下缘,下至环状软骨下缘水平。前(内侧)界是胸骨舌骨肌外侧缘,后(外侧)界是胸锁乳突肌后缘。来自口腔、鼻咽、口咽、下咽和喉的癌症易转移至此
下颈(Ⅳ区)	位于颈内静脉下1/3周围的淋巴结,上起环状软骨下缘到锁骨下缘。前(内侧)界是胸骨舌骨肌外侧缘,后(外侧)界是胸锁乳突肌后缘。来自下咽、甲状腺、颈段食管和喉的癌症易转移至此
颈后三角(ⅤA和ⅤB亚区)	主要包括沿着脊副神经下半部和颈横动脉分布的淋巴结。锁骨上淋巴结也属于颈后三角群。上界为胸锁乳突肌与斜方肌汇合的尖部,下界为锁骨。前(内侧)界是胸锁乳突肌的后缘;后(外)界是斜方肌的前缘。ⅤA亚区包括脊副淋巴结,而ⅤB亚区与颈横血管伴行的淋巴结和锁骨上淋巴结。但需除外属于Ⅳ区的Virchow淋巴结。来自鼻咽、口咽和头皮后部和颈部皮肤结构的癌症易转移至此
前间隙(Ⅵ区)	包括气管前和气管周淋巴结、环状软骨前(Delphian)淋巴结和甲状腺周围淋巴结,以及与喉返神经伴行的淋巴结。上界为舌骨,下界为胸骨上切迹,外侧界为颈总动脉。来自甲状腺、喉声门区和声门下区、梨状窝和颈段食管癌易转移至此
上纵隔(Ⅶ区)	包括气管前、气管旁和食管沟淋巴结,从头侧的胸骨上切迹水平到尾侧的无名动脉。来自甲状腺癌和食管癌易转移至此

修改自Robbins KT、Clayman G、Levine PA等[4],并获得美国医学会许可。

这些水平不包括的淋巴结群是:

- 枕骨下
- 咽后
- 咽旁
- 颊肌(面)
- 耳前
- 腮腺周和腮腺内

分类原则

临床分期

一旦检出淋巴结增大,就应测量淋巴结肿块的大小及分区以记录它们的位置(表6.1和表6.2)。根据皮肤受侵、与邻近软组织固定或脑神经、臂丛、交感链或膈神经受侵等临床表现来确定ENE。存在临床证据的肉眼ENE定义为cENE(+)。

通过细针穿刺、粗针穿刺活检、淋巴结切除活检或前哨淋巴结活检确定的病理学转移应定义为cN。

原发未明肿瘤(T0)

头颈部癌症在实体瘤分期中具有独特性,原发肿瘤解剖部位决定采用不同的分期。《AJCC癌症分期指南》第7版中,头颈部癌症T分类包括T0(原发部位无法确定)。这一概念与解剖部位分期不一致,当临床检查和现有放射影像技术无法确定原发肿瘤时,这个问题就彰显出来。随着对肿瘤发生的进一步理解,以及鉴别EBV相关肿瘤(主要起源于鼻咽)和HPV相关肿瘤(主要起源于口咽)的细胞学和组织学方法的具备,该问题已经得到部分解决。尽管有了现代技术,在那些临床和放射影像学无法诊断原发肿瘤部位,且EVB和HPV阴性的颈部淋巴结转移癌,其原发肿瘤的起源仍然未知。此外,根据淋巴结组织学诊断,原发于涎腺癌症仍保留T0分类。

采用三种方法对原发肿瘤未明的患者进行分

期,根据 EBV 和 HPV 状态对应的解剖部位肿瘤定义原发肿瘤 T 分类为 T0 和相应 N 分类:①EBV 相关颈部淋巴结病变按第 9 章分期(鼻咽);②HPV 相关颈部淋巴结病变按第 10 章分期[HPV 介导的口咽癌(p16+)];③其他非 EBV 和非 HPV 相关颈部淋巴结病变按本章描述的 N 分类分期。这些肿瘤原发未明(T0)的特定患者分期组考虑了不同部位转移性淋巴结的多种预后影响。EBV 相关鼻咽癌和 HPV 相关口咽癌的分期组分别在相应章节中描述。非 EBV 相关和非 HPV 相关原发肿瘤未明患者的 AJCC 预后分期组则在本章描述。

影像学检查

采用标准影像分类,根据颈部受累区域描述异常淋巴结(表 6.1)。

超声影像(US)是一种方便而常用的颈部评估方法,但其结果的判断受观察者以及特定区域影响,比如咽后淋巴结和纵隔淋巴结无法采用 US 评估。目前可应用于评估 ENE。计算机断层影像(CT)或磁共振(MR)成像可用于评估所有区域的淋巴结转移,尤其原发肿瘤的淋巴结引流模式。氟脱氧葡萄糖(FDG)正电子发射断层扫描(PET)在淋巴结检测的敏感性和特异性方面可能优于单纯断层影像,但是小淋巴结和囊性淋巴结可能出现假阴性而反应性淋巴结可能出现假阳性。

短轴直径大于 10mm 为异常淋巴结,但该标准的假阴性率高。单一采用大小作为诊断标准并不可靠,对小淋巴结应谨慎判断,尤其是位于原发部位的引流区淋巴结。要注意那些正常卵圆形轮廓消失和/或脂肪门消失的增大或圆形淋巴结,以及局灶性不均匀结节提示坏死或囊性改变的淋巴结。

断层影像(CT 或 MR 影像)检测 ENE 的敏感性低(65%~80%)而特异性高(86%~93%)。US 评估 ENE 的准确性低于 CT 和 MR 影像,其应用价值正在评估中。高分辨率 US 影像显示淋巴结轮廓中断或不清提示 ENE。一些 CT 或 MRI 影像特征提示 ENE:如淋巴结边界不清,淋巴结包膜不规则增强等,支持 ENE 临床诊断的最有力影像特征是邻近脂肪或肌肉明显受侵及(图 6.2 和图 6.3)。当前技术的局限性,使 ENE 的非手术诊断仅限于具有上述明显临床表现的患者。如前所述,具有明显临床特征才定义为 ENEc。

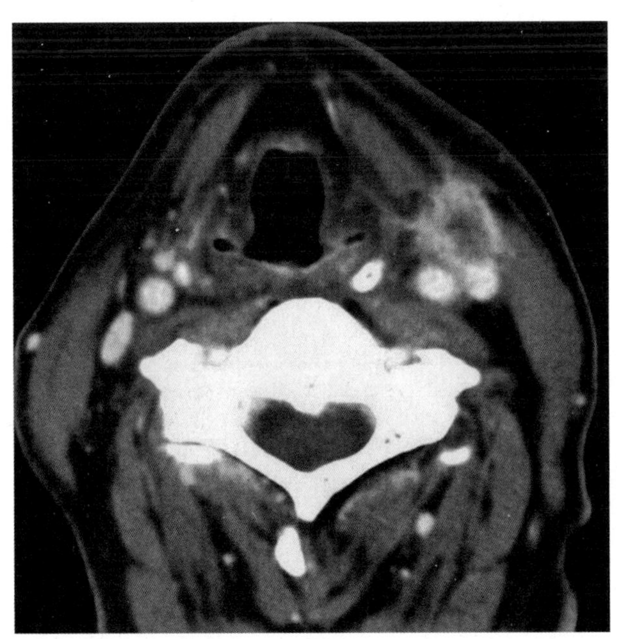

图 6.2　轴位增强 CT 影像,患者左侧Ⅲ区淋巴结增大,不均质,边界不清并侵入邻近脂肪和胸锁乳突肌

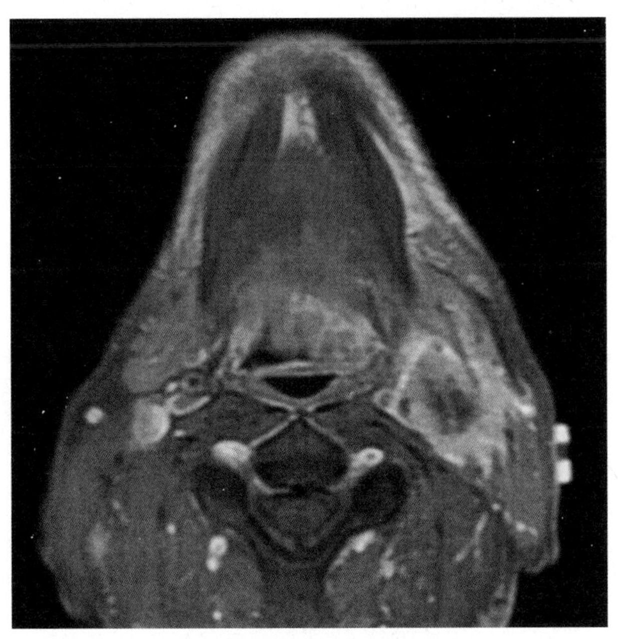

图 6.3　轴位 T1 增强脂肪抑制 MR 影像,左侧Ⅱ区肿块,明显强化,不均质,边界不清,并侵入邻近脂肪和胸锁乳突肌。本图像同时显示左舌根原发鳞状细胞癌

病理学分期

组织病理学检查仍然是排除淋巴结中存在肿瘤的必要手段,现有的影像学检查尚不足以准确界定区域淋巴结是否存在微肿瘤灶,或区分小淋巴结是反应性还是恶性。当组织病理确定淋巴结受累时,应根据转移结节的最大径(而不是整个淋巴结)进行 pN 分类。

淋巴结切取活检不能完全符合 pN 分类评价条件,应按 cN 分类。

记录肿瘤侵犯范围需经病理学检测，包括淋巴结受累部位或区域、转移淋巴结数目、有无 ENE 及 ENE 程度等方面。

颈部清扫的最少淋巴结数

对初治患者 pN 评估时，颈部淋巴结清扫需至少 15 个淋巴结。颈部清扫标本中检查到少于这个标准的无肿瘤淋巴结仍然定义为 pN0。

前哨淋巴结

前哨淋巴结（SLN）指的是从原发肿瘤直接引流淋巴液的第一个淋巴结。SLN 活检用于原发于某些部位的、临床颈部淋巴结阴性的患者的分期检查，如口腔癌。当前哨淋巴结活检作为诊断的一部分，且应用于符合其他病理学分期标准（如原发肿瘤切除）患者的病理学分类（pN0）时，SLN 组织病理学检查阴性则进一步证实为 cN0 分类。尽管 SLN 阳性患者通常行淋巴结切除术，此时 pN 的评估基于颈清扫标本，但是前哨淋巴结阳性者仍可分类为 pN1。

微转移

微转移是指在组织病理检查中检测到单个或多个淋巴结≤2mm 的癌症病灶，分为 pN1（mi）、pN2b（mi）或 pN2c（mi），在定义 pN 时考虑为阳性淋巴结。虽然该分类不影响分期，但仍建议收集数据以便将来分析这些偶然发现的微转移对结果的影响。

病变扩展到淋巴结外的命名

虽然包膜外播散（ECS）、包膜外扩展（ECE）或包膜外受侵（ECE）等名词都曾被用于表示肿瘤扩展到转移淋巴结外，但淋巴结包膜外侵犯（ENE）更加合适。

定义 ENE 及描述其范围

所有被切除的转移淋巴结均应检测是否伴 ENE 及其范围。不同的时期，ENE 的定义并不相同。美国病理学会将 ENE 定义为在受累淋巴结范围内，肿瘤已穿透淋巴结包膜累及周围结缔组织，无论伴随相关间质反应与否。

临床检查证实的肉眼 ENE 根据 cN 定义按 ENEc 分类为 ENE（+）。组织病理学检测到的 ENE 分为 ENEmi［镜下微小（microscopic）ENE，≤2mm］或 ENEma［大体（major）ENE，>2mm］。pN 分期中将 ENEmi 和 ENEma 均定义为 ENE（+）。当前 pN 分期标准并未要求对上述 ENE 细节予以描述，但鉴于数据收集的标准化及进一步分析之需，建议对 ENE 的具体数据予以记录。

原发肿瘤淋巴引流区内的癌结节未发现淋巴结组织存在的组织学证据，说明淋巴结完全被转移肿瘤取代，该结节记录为阳性淋巴结 ENE（+）

ENE 范围定义为正常淋巴结包膜到受侵的淋巴结外组织最远点之间的距离（以 mm 表示）。图 6.4 说明了测量 ENE 范围的方法。

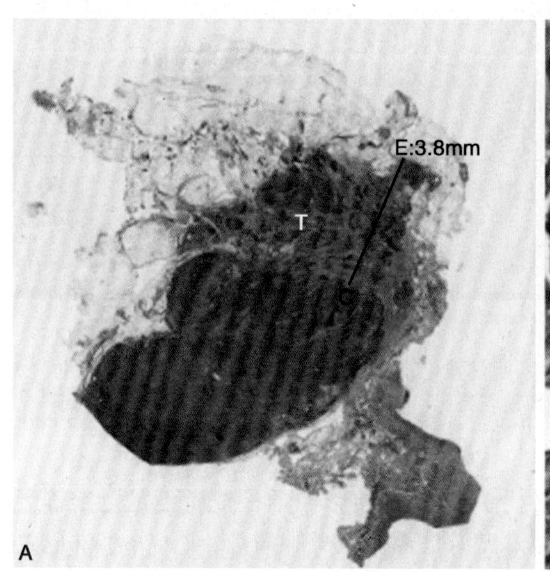

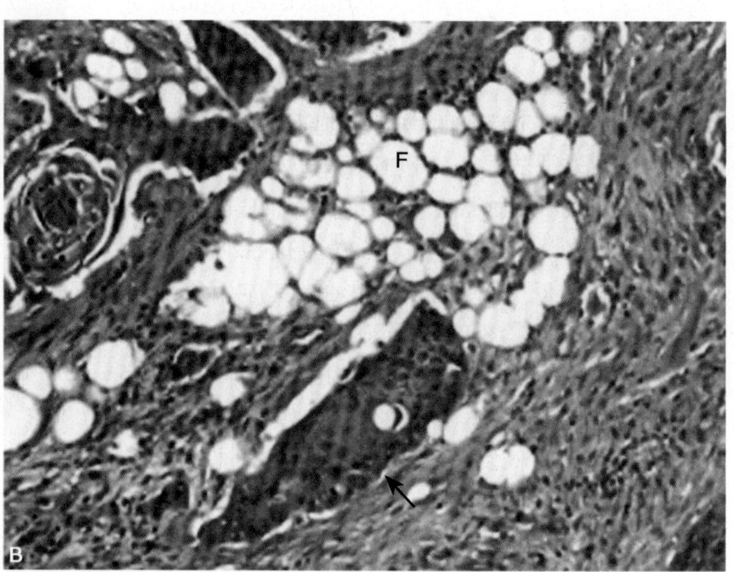

图 6.4 大体淋巴结包膜外侵犯（ENE）的组织学表现。（A）转移性淋巴结（T）侵及周围脂肪。ENE 范围（3.8mm）应测量（实性线条）淋巴结包膜（C）外表面到淋巴结周围受侵最远点（E）。（B）高倍镜下放大显示鳞状细胞癌（箭头）侵入脂肪细胞（F）之间。得到 Wreesmann VB 等人授权使用[3]

AJCC TNM 定义

区域淋巴结(N)定义

临床 N(cN)

适用于无颈部淋巴结清扫的非手术初治患者

N 分类	N 标准
NX	区域淋巴结无法评估
N0	无区域淋巴结转移
N1	单个同侧淋巴结转移,最大径≤3cm 且 ENE(-)
N2	单个同侧淋巴结转移,最大径>3cm 而≤6cm 且 ENE(-) 或多个同侧淋巴结转移,最大径均≤6cm 且 ENE(-) 或双侧/对侧淋巴结转移,最大径均≤6cm 且 ENE(-)
N2a	单个同侧淋巴结转移,最大径>3cm 而≤6cm 且 ENE(-)
N2b	多个同侧淋巴结转移,最大径均≤6cm 且 ENE(-)
N2c	双侧/对侧淋巴结转移,最大径均≤6cm 且 ENE(-)
N3	转移淋巴结最大径>6cm 且 ENE(-) 或任何转移淋巴结伴明显的临床 ENE(+)
N3a	转移淋巴结最大径>6cm 且 ENE(-)
N3b	任何转移淋巴结伴明显的临床 ENE(ENEc)

注:1. 中线淋巴结作为同侧淋巴结。
2. ENEc 定义为侵及皮肤、肌肉组织浸润、环形强化或邻近结构固定,伴功能障碍的脑神经、臂丛、交感干或膈神经受侵
注:任何 N 分类均应用标注“U”或“L”以显示转移淋巴结位于环状软骨下缘以上(U)或位于环状软骨下缘下方(L)。
临床或病理 ENE 应该记录为 ENE(-)或 ENE(+)。

病理 N(pN)

适用于颈部淋巴结清扫术后患者

N 分类	N 标准
NX	区域淋巴结无法评估
N0	无区域淋巴结转移
N1	单个同侧淋巴结转移,最大径≤3cm 且 ENE(-)
N2	单个同侧淋巴结转移,最大径≤3cm 且 ENE(+) 或最大径>3cm 而≤6cm 且 ENE(-) 或多个同侧淋巴结转移,最大径均≤6cm 且 ENE(-) 或双侧/对侧淋巴结转移,最大径均≤6cm 且 ENE(-)
N2a	单个同侧或对侧淋巴结转移,最大径≤3cm 且 ENE(+) 或单个同侧淋巴结转移,最大径>3cm 而≤6cm 且 ENE(-)
N2b	多个同侧淋巴结转移,最大径均≤6cm 且 ENE(-)
N2c	双侧/对侧淋巴结转移,最大径均≤6cm 且 ENE(-)
N3	转移淋巴结最大径>6cm 且 ENE(-) 或单个同侧淋巴结转移,最大径>3cm 且 ENE(+) 或多个同侧、对侧或双侧淋巴结转移,伴任一个 ENE(+)
N3a	转移淋巴结最大径>6cm 且 ENE(-)
N3b	单个同侧淋巴结转移,最大径>3cm 且 ENE(+) 或多个同侧、对侧或双侧淋巴结转移,伴任一个 ENE(+)

注:1. 中线淋巴结作为同侧淋巴结。
2. 组织病理学检测到的 ENE 分为 ENEmi[镜下微小(microscopic)ENE≤2mm]或 ENEma[大体(major)ENE>2mm]
pN 分期中将 ENEmi 和 ENEma 均定义为 ENE(+)。
注:任何 N 分类均应用标注“U”或“L”以显示转移淋巴结位于环状软骨下缘以上(U)或位于环状软骨下缘下方(L)。
临床或病理 ENE 应该记录为 ENE(-)或 ENE(+)。

6

AJCC 预后分期分组

除 EBV 相关和 HPV 相关肿瘤外，颈部转移性淋巴结病变且原发肿瘤未明患者的预后分期组。

T	N	M	分期分组
T0	N1	M0	Ⅲ
T0	N2	M0	ⅣA
T0	N3	M0	ⅣB
T0	任意 N	M1	ⅣC

肿瘤登记需收集的变量

1. 除 HPV 相关口咽癌、鼻咽癌、恶性黑色素瘤、肉瘤和甲状腺癌外，所有解剖部位的淋巴结包膜外侵犯
2. 最大转移淋巴结的大小
3. 转移淋巴结数量
4. 转移淋巴结位于哪一侧，注意中线淋巴结认定为同侧淋巴结
5. 受累淋巴结水平
6. 临床 ENE(±)
7. 病理 ENE(±)

生存数据

来自头颈部癌症患者颈部清扫术后标本的组织病理学检查数据支持将 ENE 纳入分期系统。本次更新根据美国国家癌症数据库(NCDB)大数据集分析结果，纳入除了 HPV 相关口咽癌和鼻咽癌外的头颈部鳞状细胞癌患者(图 6.5)。新的 N 分类经过另一个协作大数据集验证，这些数据来自纽约纪念医院斯隆-凯特琳癌症中心和多伦多玛格丽特公主医院(MSKCC-PMH)的口腔癌手术治疗患者(图 6.6 和表 6.3)。当前放射影像技术在检测镜下或小于肉眼 ENE 方面的敏感性不足，导致非手术治疗模式 ENE 数据缺乏。因而，患者采用非手术治疗时，只有明显的临床 ENE 才用于定义 cN。缺乏淋巴结清扫标本病理学检查时，当前鉴别微小或镜下 ENE 的技术并不可靠，这是颈部分期方式分成 cN 和 pN 两部分的基础。未行颈清扫术的患者，如果临床明确有 ENE(ENEc)，无论其他淋巴结特征如何，均分为 cN3b。

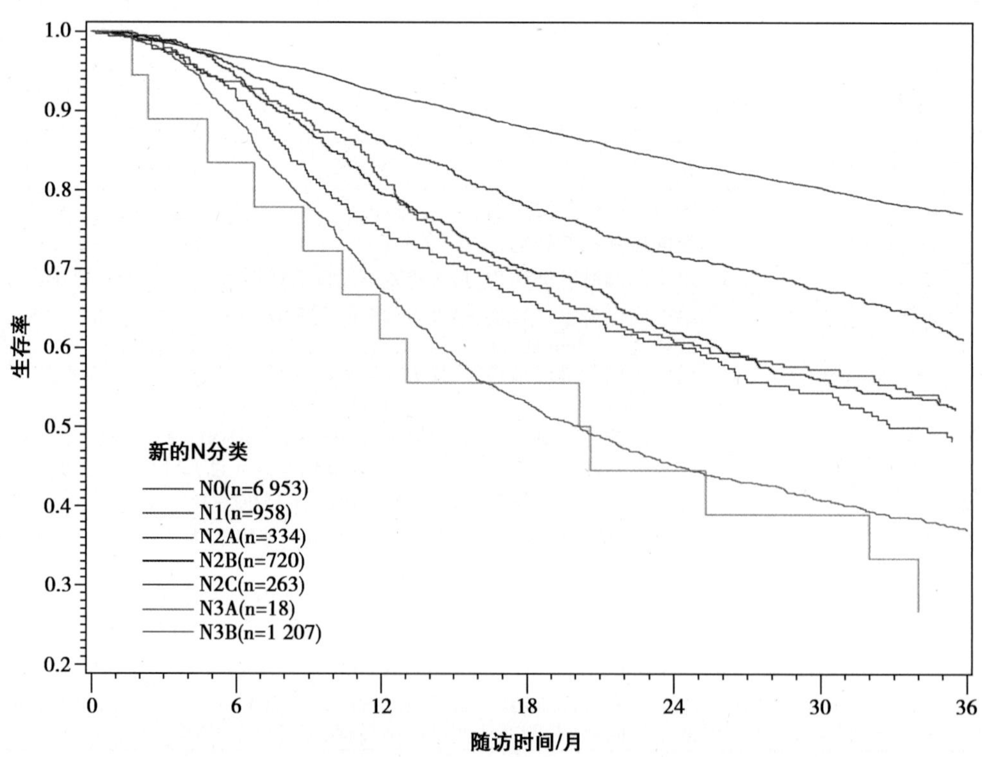

图 6.5 结合 ENE 为预后因素的第 8 版 N 分类标准分析的头颈部鳞状细胞癌总生存。来自 NCDB 的唇癌和口腔癌患者人群的癌症特异性总生存采用 Kaplan-Meier 法分析

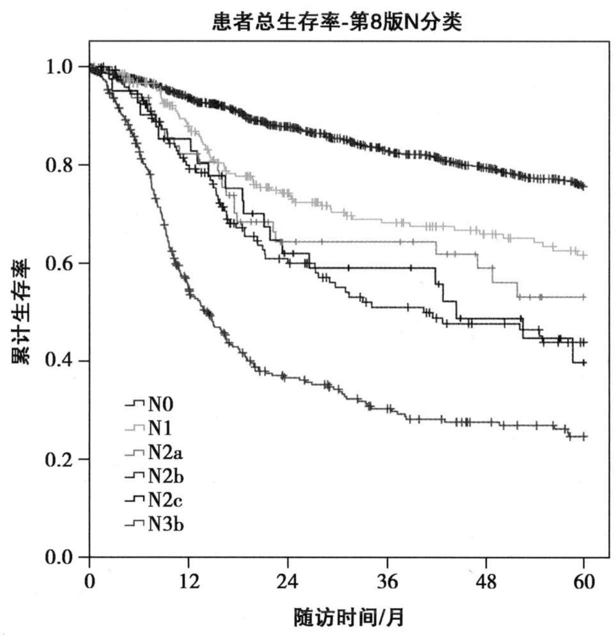

图 6.6 ENE 作为预后因素的第 8 版 N 分类标准的总生存。来自 MSKCC 和 PMH 的唇/口腔癌患者人群的癌症特异性总生存，采用 Kaplan-Meier 法分析

表 6.3 按第 8 版 N 分类标准的总生存（MSKCC-PMH 数据）

患者数	0 个月	12 个月	24 个月	36 个月	48 个月	60 个月
N0	1 018	870	710	596	513	421
N1	211	168	119	97	82	70
N2a	66	50	30	28	21	13
N2b	148	107	65	49	39	29
N2c	42	34	22	19	12	8
N3b	303	146	81	59	43	31

颈清扫标本病理学确认的 ENE（ENEmi 或 ENEma）将结合淋巴结大小和病变位于哪一侧等因素进行 pN 分类：组织病理学确认的单个同侧 ENE 或对侧转移淋巴结最大直径小于或等于 3cm 使患者分期上升至 pN2a，而所有其他组织病理学检测出的 ENE 分类为 pN3b。

因为 ENE 刚引入淋巴结分期系统，所以目前仍无新的 N 分类标准对结果影响的癌症登记数据。尽管数据很少，我们仍有来源于 2010—2011 年 NCDB 治疗的除鼻咽癌和 HPV 相关口咽癌以外其他部位鳞状细胞癌患者（图 6.5）的数据，应用北美两个三级癌症治疗中心接受治疗的口腔癌患者大型数据集对新提出 N 分类进行了验证。（图 6.6 和表 6.3）

（译者 蔡文杰 审校 孔琳）

参考文献

1. O'Sullivan B, Huang SH, Su J, et al. Development and validation of a staging system for HPV-related oropharyngeal cancer by the International Collaboration on Oropharyngeal cancer Network for Staging (ICON-S): a multicentre cohort study. *The lancet oncology.* Feb 26 2016
2. Patel S. Personal Communication. In: Lydiatt W, Shah JP, eds.2015
3. Wreesmann VB, Katabi N, Palmer FL, et al. Influence of extracapsular nodal spread extent on prognosis of oral squamous cell carcinoma. *Head & neck.* Oct 30 2015
4. Robbins KT, Clayman G, Levine PA, et al. Neck dissection classification update: revisions proposed by the American Head and Neck Society and the American Academy of Otolaryngology-Head and Neck Surgery. *Archives of otolaryngology–head & neck surgery.* Jul 2002;128(7):751–758.
5. Agrawal A, Civantos FJ, Brumund KT, et al. [99mTc] Tilmanocept Accurately Detects Sentinel Lymph Nodes and Predicts Node Pathology Status in Patients with Oral Squamous Cell Carcinoma of the Head and Neck: Results of a Phase III Multi-institutional Trial. *Annals of surgical oncology.* 2015:1–8
6. Alkureishi LW, Ross GL, Shoaib T, et al. Sentinel node biopsy in

head and neck squamous cell cancer: 5-year follow-up of a European multicenter trial. *Annals of surgical oncology.* Sep 2010;17(9):2459–2464.

7. Civantos FJ, Zitsch RP, Schuller DE, et al. Sentinel lymph node biopsy accurately stages the regional lymph nodes for T1-T2 oral squamous cell carcinomas: results of a prospective multi-institutional trial. *J Clin Oncol.* Mar 10 2010;28(8):1395–1400.
8. Curtin HD, Ishwaran H, Mancuso AA, Dalley RW, Caudry DJ, McNeil BJ. Comparison of CT and MR imaging in staging of neck metastases. *Radiology.* Apr 1998;207(1):123–130.
9. de Juan J, Garcia J, Lopez M, et al. Inclusion of extracapsular spread in the pTNM classification system: a proposal for patients with head and neck carcinoma. *JAMA otolaryngology– head & neck surgery.* May 2013;139(5):483–488.
10. Ebrahimi A, Gil Z, Amit M, et al. The prognosis of N2b and N2c lymph node disease in oral squamous cell carcinoma is determined by the number of metastatic lymph nodes rather than laterality: evidence to support a revision of the American Joint Committee on Cancer staging system. *Cancer.* 2014;120(13):1968–1974.
11. Ebrahimi A GZ, Amit M, Yen TC, Liao CT, Chatturvedi P, Agarwal J, Kowalski L, Kreppel M, Cernea C, Brandao J, Bachar G, Villaret AB, Fliss D, Fridman E, Robbins KT, Shah J, Patel S, Clark J; International Consortium for Outcome Research (ICOR) in Head and Neck Cancer. Comparison of the American Joint Committee on Cancer N1 versus N2a nodal categories for predicting survival and recurrence in patients with oral cancer: Time to acknowledge an arbitrary distinction and modify the system. *Head and neck pathology.* 2014
12. Gregoire V, Ang K, Budach W, et al. Delineation of the neck node levels for head and neck tumors: a 2013 update. DAHANCA, EORTC, HKNPCSG, NCIC CTG, NCRI, RTOG, TROG consensus guidelines. *Radiotherapy and oncology : journal of the European Society for Therapeutic Radiology and Oncology.* Jan 2014;110(1):172–181.
13. Hoang JK, Vanka J, Ludwig BJ, Glastonbury CM. Evaluation of cervical lymph nodes in head and neck cancer with CT and MRI: tips, traps, and a systematic approach. *AJR. American journal of roentgenology.* Jan 2013;200(1):W17–25.
14. Jones A, Roland N, Field J, Phillips D. The level of cervical lymph node metastases: their prognostic relevance and relationship with head and neck squamous carcinoma primary sites. *Clinical Otolaryngology & Allied Sciences.* 1994;19(1):63–69.
15. Jose J, Moor JW, Coatesworth AP, Johnston C, MacLennan K. Soft tissue deposits in neck dissections of patients with head and neck squamous cell carcinoma: prospective analysis of prevalence, survival, and its implications. *Archives of otolaryngology–head & neck surgery.* Feb 2004;130(2):157–160.
16. King AD, Tse GM, Yuen EH, et al. Comparison of CT and MR imaging for the detection of extranodal neoplastic spread in metastatic neck nodes. *Eur J Radiol.* Dec 2004;52(3):264–270.
17. Kyzas PA, Evangelou E, Denaxa-Kyza D, Ioannidis JP. 18 F-fluorodeoxyglucose positron emission tomography to evaluate cervical node metastases in patients with head and neck squamous cell carcinoma: a meta-analysis. *Journal of the National Cancer Institute.* May 21 2008;100(10):712–720.
18. Lodder WL, Lange CA, van Velthuysen M-LF, et al. Can extranodal spread in head and neck cancer be detected on MR imaging. *Oral oncology.* 2013;49(6):626–633.
19. Medina JE. A rational classification of neck dissections. *Otolaryngology–head and neck surgery: official journal of American Academy of Otolaryngology-Head and Neck Surgery.* Mar 1989;100(3):169–176.
20. Patel SG, Amit M, Yen TC, et al. Lymph node density in oral cavity cancer: results of the International Consortium for Outcomes Research. *Br J Cancer.* Oct 15 2013;109(8):2087–2095.
21. Prabhu RS, Magliocca KR, Hanasoge S, et al. Accuracy of computed tomography for predicting pathologic nodal extracapsular extension in patients with head-and-neck cancer undergoing initial surgical resection. *International journal of radiation oncology, biology, physics.* Jan 1 2014;88(1):122–129.
22. Saindane AM. Pitfalls in the staging of cervical lymph node metastasis. *Neuroimaging Clin N Am.* Feb 2013;23(1):147–166.
23. Shah JP. Patterns of cervical lymph node metastasis from squamous carcinomas of the upper aerodigestive tract. *American journal of surgery.* Oct 1990;160(4):405–409.
24. Shah JP, Medina JE, Shaha AR, Schantz SP, Marti JR. Cervical lymph node metastasis. *Curr Probl Surg.* Mar 1993;30(3):1–335.
25. Som PM, Curtin HD, Mancuso AA. An imaging-based classification for the cervical nodes designed as an adjunct to recent clinically based nodal classifications. *Archives of Otolaryngology–Head & Neck Surgery.* 1999;125(4):388–396.
26. Url C, Schartinger VH, Riechelmann H, et al. Radiological detection of extracapsular spread in head and neck squamous cell carcinoma (HNSCC) cervical metastases. *Eur J Radiol.* Oct 2013;82(10):1783–1787.
27. van den Brekel MW, Lodder WL, Stel HV, Bloemena E, Leemans CR, van der Waal I. Observer variation in the histopathologic assessment of extranodal tumor spread in lymph node metastases in the neck. *Head & neck.* Jun 2012;34(6):840–845.

第7章 唇和口腔

本章摘要

适用本分期系统的肿瘤种类

唇或口腔上皮和小涎腺癌症。

不适用本分期系统的肿瘤种类

肿瘤类型	按何种类型分类	适用章节
淋巴组织非上皮肿瘤	血液恶性肿瘤	78~83
软组织非上皮肿瘤	头颈部软组织肉瘤	40
骨和软骨非上皮肿瘤	骨	38
黏膜恶性黑色素瘤	头颈部黏膜恶性黑色素瘤	14
唇红皮肤鳞状细胞癌	头颈部皮肤鳞状细胞癌	15

更新要点

更新	更新细节	证据级别
解剖-原发部位	原发未明肿瘤:本章不包括非 EBV 相关和非 HPV 相关颈部转移淋巴结患者分期	Ⅳ
原发肿瘤(T)定义	现在采用临床和病理浸润深度(DOI)以改进 T 分类	Ⅲ
原发肿瘤(T)定义	舌外肌受侵不再用于 T4 分类,仅用于浸润深度的评估	Ⅲ
区域淋巴结(N)定义	分别描述 HPV 相关和非 HPV 相关癌症的 N 分类	Ⅱ[1,2]
区域淋巴结(N)定义	分别描述未经颈部淋巴结清扫(临床 N)和经过颈部淋巴结清扫(病理 N)患者的 N 分类	Ⅱ[1,2]
区域淋巴结(N)定义	所有非 HPV 相关癌症中引入淋巴结包膜外侵犯(ENE)描述	Ⅱ[2]
区域淋巴结(N)定义	HPV 阴性患者的 ENE:仅临床或影像学伴明显淋巴结包膜外侵犯[ENE(+)]才用于 cN	Ⅱ[2]
区域淋巴结(N)定义	HPV 阴性患者的 ENE:任何病理学检测出 ENE 均考虑 ENE(+)并用于 pN	Ⅱ[2]
区域淋巴结(N)定义	HPV 阴性患者的 ENE:出现 ENE 时,单个同侧淋巴结≤3cm 定义为 pN2a,而其他所有情况为 pN3b	Ⅱ[2]
区域淋巴结(N)定义	ENE 分类:临床明显的 ENE 界定为 ENE 且 cN 中考虑为 ENE(+)	Ⅲ[3]
区域淋巴结(N)定义	ENE 分类:病理检测的 ENE,无论 ENEmi(≤2mm)或 ENEma(>2mm)均只为收集数据,而两者 pN 皆定义为 ENE(+)	Ⅲ[3]

ICD-O-3 形态学编码

编码	描述
C00. 0	外上唇
C00. 1	外下唇
C00. 2	外唇,非特指
C00. 3	上唇黏膜
C00. 4	下唇黏膜
C00. 5	唇黏膜,非特指
C00. 6	唇联合
C00. 8	唇交搭跨越病灶
C00. 9	唇,非特指
C02. 0	舌背面,非特指
C02. 1	舌缘
C02. 2	舌腹面,非特指
C02. 3	舌前 2/3,非特指
C02. 8	舌交搭跨越病灶
C02. 9	舌,非特指
C03. 0	上牙龈
C03. 1	下牙龈
C03. 9	牙龈,非特指
C04. 0	口底前部
C04. 1	口底侧部
C04. 8	口底交搭跨越病灶
C04. 9	口底,非特指
C05. 0	硬腭
C05. 8	腭交搭跨越病灶
C05. 9	腭,非特指
C06. 0	颊黏膜
C06. 1	口腔前庭
C06. 2	磨牙后区
C06. 8	口腔的其他和未特指部位交搭跨越病灶
C06. 9	口腔,非特指

WHO 肿瘤分类

编码	描述
8070	鳞状细胞癌,经典
8075	棘层松解鳞状细胞癌
8560	腺鳞癌
8083	基底细胞样鳞状细胞癌
8051	隧道型癌
8052	乳头样鳞状细胞癌
8074	梭形细胞鳞癌
8051	疣状癌
8082	淋巴上皮样癌
8550	腺泡细胞癌
8430	黏液表皮样癌
8200	腺样囊性癌
8525	多形性腺癌
8147	基底细胞样腺癌
8562	表皮肌上皮癌
8310	透明细胞癌
8480	黏液腺癌
8290	嗜酸性细胞腺癌
8500	涎腺导管癌
8982	肌上皮癌

Barnes L, Eveson JW, Reichart P, Sidransky D, eds. World Health Organization Classification of tumors. Pathology and genetics of Head and Neck Tumours Lyon:IARC;2005。

概述

口腔癌长久以来全球范围内广泛存在的重要健康问题。基于对这类恶性肿瘤行为的深入理解,《AJCC 癌症分期指南》第 8 版包含了两项重要更新。

第一个更新是 T 分类整合了浸润深度(depth of invasion,DOI)。认识肿瘤厚度与真实浸润深度之间的差别至关重要。本章详细描述了如何测量浸润深度。20 世纪 80 年代中期,Spiro 等[4,5] 在前期的工作中即已认识到,与皮肤恶性肿瘤一样,口腔癌患者的肿瘤生长较厚者预后较差。从《AJCC 癌症分期指南》第 6 版就开始对口腔癌的浸润深度进行了更详细的记录。因舌外肌的浸润难以评估(临床和病理),故不再作为 T4 分类标准用于浸润深度评估。具多年评估扁桃体或腭部复杂病变最大范围的头颈部专家，仅通过临床检查就可区分病灶浸润较浅表和轻度浸润（≤5mm）与中等深度（>5mm 和 ≤10mm）或深度浸润性癌（>10mm）的区别。若对浸润深度存有疑问或歧义，应依据第 1 章中秒速的 AJCC/UICC TNM 不确定原则，采用较低的预后属性（即浸润较小的深度）并采用较低的分类，以减少分期改变。

第二个重要更新是在颈部淋巴结转移癌中应用 ENE 分类。除 HPV 相关肿瘤外，ENE 是其他头颈部癌症的重要预后因子[5]。大多数支持 ENE 作为预后不良因素的证据是基于组织病理学 ENE 特征，尤其是镜下和肉眼可见 ENE 之间的差异[6~8]。仅被确诊的 ENE 才可用于临床分期（见上文的不确定原则）。因现有的影像学技术无法确诊 ENE，故 ENE 的临床诊断须采用严格的标准。然而，在具有明确支持 ENE 的临床检查结果（如侵及皮肤，肌肉组织浸润/与邻近结构固定，伴功能障碍的脑神经、臂丛、交感干或膈神经受侵）及明确支持 ENE 诊断的影像学证据的情况下，可诊断为 ENE（+）。病理性 ENE 须明确界定为转移性肿瘤外侵（受累淋巴结范围内，肿瘤已穿透淋巴结包膜累及周围结缔组织，无论伴相关间质反应与否）。须强调，若临床上认为 ENE 的诊断可能具不确定性，则该病例应定性为 ENE（-）。

分期系统的更新应考虑新的预后信息并对其有所回应。但为了在全球范围应用，必需对分期系统的复杂性和依从性（易于采用）作适当平衡。口腔癌的 TNM 系统多年来为临床提供了可靠的预后预测，并在全球范围内已获广泛应用。口腔浸润深度和 ENE 两个新参数的引入，更适合于大型数据集的预后建模。但需均衡评估设定指标，使其能从不同环境中执业的头颈部肿瘤临床医生那里获取准确信息。因此，本章将对 ENE 和浸润深度进行详细阐述。

肿瘤浸润深度每增加 5mm（直到大于等于 10mm），T 分类上升 1。若病理 ENE 为阳性则淋巴结（N）分类上升 1。

解剖学

原发部位

口腔的解剖范围上至软硬腭上方的皮肤与唇红交界，下至舌轮廓乳头线，外侧达扁桃体前柱。并分为下列具体区域（图 7.1~图 7.4）。

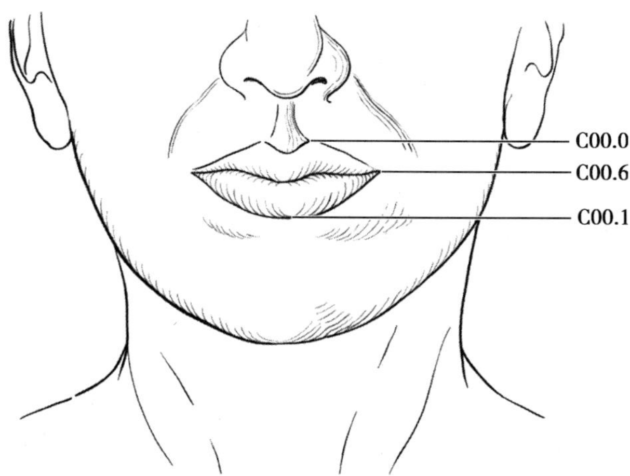

图 7.1　唇的解剖亚区

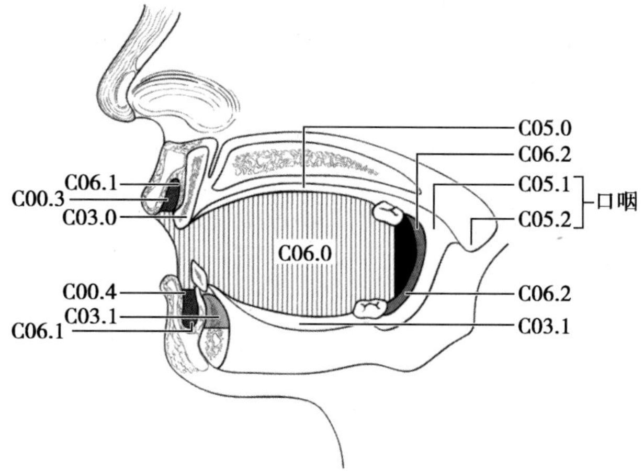

图 7.2　口腔的解剖与亚区

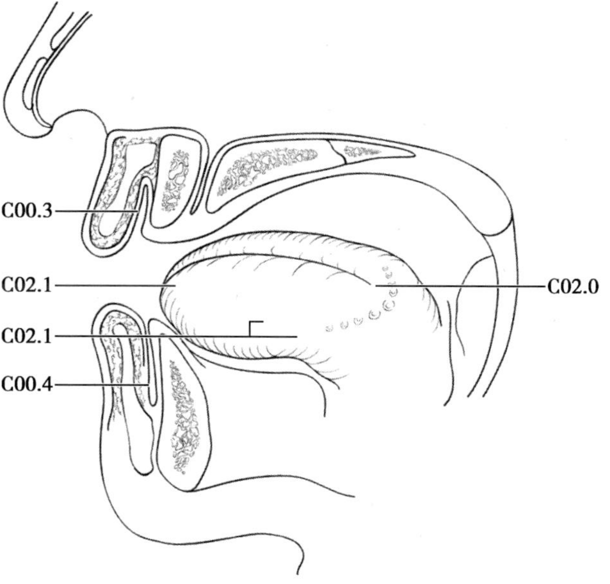

图 7.3　口腔的解剖与亚区

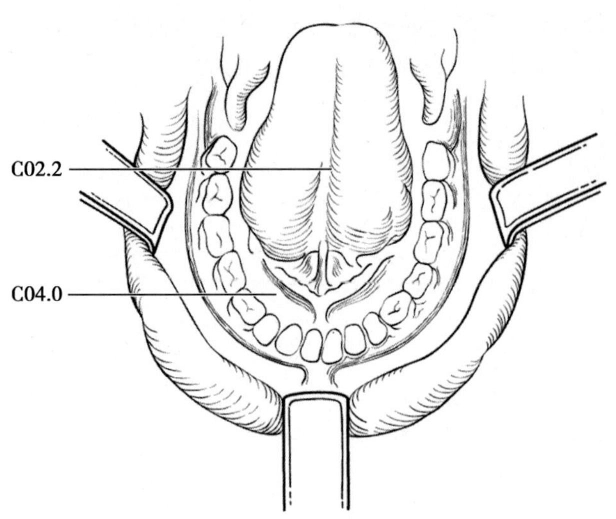

图 7.4 口腔的解剖与亚区

黏膜唇部

唇起始于唇红缘与皮肤连接处,仅包括唇面或口角,其余部分的唇红建议采用皮肤章节进行分期(见第 47 章),唇分为上、下唇,并在口角处汇合。

颊黏膜

颊黏膜包括颊内侧表面、上下唇交界线至牙槽嵴黏膜附着线(包括上部和下部)以及翼下颌皱襞的所有黏膜。

下牙槽嵴

下牙槽嵴指覆盖下颌牙槽突的黏膜,介于下龈颊沟黏膜附着线与口底游离黏膜线之间,后界至下颌升支。

上牙槽嵴

上牙槽嵴指覆盖上颌牙槽突的黏膜,介于上龈颊沟黏膜附着线与硬腭交界处之间,后界为翼腭弓上末端。

磨牙后区牙龈(磨牙后三角)

磨牙后区牙龈(磨牙后三角),指覆盖下颌升支的黏膜,从最后下磨牙后表面水平起始,其尖端向上与上颌结节连接。

口底

口底指覆盖下颌舌骨肌和舌骨舌肌的半月形间隙,介于下牙槽嵴内面至舌腹下面,后界为扁桃体前柱的基底,由系带分为左右两侧,含有颌下腺和舌下腺开口。

硬腭

硬腭是上颌牙槽嵴之间的半月形区与覆盖上颌腭骨腭突的黏膜。介于上牙槽嵴内面至腭骨后缘。

舌前 2/3(舌口腔部)

舌前 2/3 是舌的自由活动部分,介于轮廓乳头之前至舌腹面与口底移行处之间。由 4 部分组成:舌尖、舌侧缘、舌背和舌腹面(舌的无舌乳头腹面)。世界卫生组织(WHO)分类将舌腹面作为一独立的分区。

区域淋巴结

区域转移的危险通常与 T 分类相关。通常,原发病灶位于的口腔的肿瘤的颈部淋巴结转移具有一定顺序和规律:从原发灶向上颈、中颈至下颈淋巴结转移。任何前期的颈部治疗如手术或放疗都可能改变正常淋巴引流模式,并导致颈部淋巴结的异常播散。唇癌转移风险低,最先累及邻近颏下淋巴结和颌下淋巴结,至颈淋巴结。同样,硬腭癌转移风险也较低,最先累及颊淋巴结、(血管前)面淋巴结、颌下淋巴结、颈淋巴结,偶尔至咽后淋巴结。其他部位的口腔癌主要累及颌下淋巴结和颈淋巴结,很少累及颈后三角/锁骨上淋巴结。舌前(口腔部)癌偶尔可直接转移至下颈淋巴结。原发病灶越靠近中线,双侧颈部淋巴结转移的危险越高。尽管区域淋巴结转移模式通常有序且有规律,但口腔前部的肿瘤可能直接转移到双侧或中颈淋巴结。

转移部位

最常见的远处转移部位为肺,而骨骼和肝脏转移相对较少。除了Ⅶ区(无名动脉头侧的前上纵隔淋巴结)以外的纵隔淋巴结转移被归为远处转移。

分类原则

临床分期

唇癌和口腔癌的临床分期很大程度上依赖病史与体格检查。确诊需活检病理支持,通常取原发病灶活检。若具有适应证,也可对转移淋巴结细针吸活检。临床分期可包括原发肿瘤、区域淋巴结和远处转移灶的诊断性活检结果。

病灶最大径通常通过唇和口腔视诊获取,尽管触诊对评估浸润深度和黏膜下浸润范围至关重要。病灶的黏膜侵袭范围通常反映其真实的长径。肿瘤周围炎症通常导致癌周硬结。浸润深度(DOI)与肿瘤厚度属不同概念,是根据周围正常黏膜平面以下浸润深度判定的。虽然肿瘤所有外生性特征都应记录，但分期仅取决于黏膜表面（由邻近正常黏膜确定）的或深入浸润的部分。应注意观察骨质破坏的临床证据，并估计其深度（如侵及皮质与侵透皮质进入骨髓腔的差别）。较厚病灶深度通常采用计算机断层（CT）扫描或磁共振（MR）成像确定，但必须观察肿瘤厚度和浸润深度间的差异。邻近中线的病变比偏侧明显的病变更常转移到对侧颈部淋巴结。吞咽困难提示肿瘤侵犯口腔结构并足以造成功能障碍。肿瘤浸润深度较小时很少出现吞咽困难。同样，流涎或无法吞咽流质则明确提示肿瘤存在严重浸润深度。非疼痛导致的牙关紧闭，反映了肿瘤病灶的深度浸润。唇和/或牙齿麻木通常与神经侵犯相关。例如临床上可能难以区分 4mm 和 6mm 浸润深度，因此，差异非常明显时才能根据浸润深度提高分期。

应全面检查脑神经是否出现功能障碍（检测感觉和运动支配）并检查皮肤是否被皮下淋巴结所侵犯。触诊颈部淋巴结时应考虑其位置（颈部的水平）、大小、数目，特征（光滑或不规则）、与其他淋巴结粘连和活动度。无法向各个方向活动的淋巴结可能侵犯了邻近结构。胸锁乳突肌和/或脑神经受侵导致淋巴结横向活动时在纵轴方向移动受限。虽然对Ⅱ区活动受限的较小淋巴结不应过度怀疑，但是淋巴结完全固定（头部不移动时）时可能已出现 ENE。ENE 的判定基本完全依赖于体格检查，而非影像检查。除淋巴结大小和数量外，肉眼确定的 ENE 可使 N 分类升级，这种情况在当前的影像条件下可能会被过度评估。

淋巴结包膜外侵犯的临床或影像学评估

伴 ENE 的淋巴结转移者的预后更差。ENE 可根据淋巴结融合成团块，表面粗糙、侵及皮肤及邻近软组织，脑神经、臂丛、交感干或膈神经受侵等临床表现予以诊断。计算机断层（CT）扫描或磁共振（MR）成像等断层影像检查鉴别 ENE 的敏感性低（65%～80%）但特异性较高（86%～93%）。若影像学检查显示受累淋巴结呈现边缘不清，不规则的边缘强化或侵犯周围脂肪及肌肉组织（尤其是后者）则明确提示淋巴结包膜外侵犯。超声影像的准确性明显低于 CT 和 MR 影像，但淋巴结轮廓在高分辨率超声影像中呈现为不规则或模糊时则提示 ENE。临床/放射诊断学 ENE 存在与否以 ENE（-）或 ENE（+）表示。

影像学检查

根据设备条件、患者对影像检查的耐受性、造影剂过敏情况和检查费用选择 CT 或 MRI 等口腔断层影像。无论采用哪种技术，MR 直接成像或薄层 CT 获取的轴位图像重建的冠状位图像均可用于评估口底情况[9]。CT 在评估骨质受侵时优于 MR，而 MR 在检测肿瘤侵及骨髓时有更高的敏感性但特异性低[10~11]。MR 影像评估神经旁浸润优于 CT，体现在评估口腔肿瘤易沿下牙槽神经（CN V3）、腭大神经和腭小神经（CN V2）侵袭。除非曾出现检查的不良反应或肾功能非常差，否则均推荐钆造影。除非有专门的颈部 CT 影像作为前后对比，淋巴结分期或怀疑远处转移时首选正电子发射断层扫描（PET）/CT。超声检查无法充分评估口腔原发病灶，但它可以作为其他影像学检查的补充。

因临床上可见的较小黏膜肿瘤在影像上可能难以察觉，故结合临床记录审阅影像学检查是极为重要的。评估 T1、T2 和 T3 肿瘤时仅依据肿瘤大小和浸润深度。前者首选通过临床检查确定，而放射影像测量可作为影像报告的一部分。在肿瘤分期中，放射专科医生在确定深部组织受累和评估淋巴结和/或远处转移中的角色更为重要。T4 涉及深部组织的浸润，可因肿瘤处于口腔的具体部位而不同。对于牙槽嵴、口底、磨牙后三角、硬腭、唇部大肿瘤，应注意相邻的上颌骨或下颌骨皮质和骨髓腔的情况，若受侵则提示为 T4a。《AJCC 癌症分期指南》第 7 版中，舌肿瘤侵及舌外肌和/或口底时定义为 T4a，在第 8 版中以浸润深度（DOI）取代了肌肉受侵。通常在冠状位和/或矢状位上可更好地评估浸润深度。若肿瘤继续向后播散，如颊肿瘤侵犯到咀嚼肌或浸润到翼板或向上侵及颅底，则意味着 T4b。此外，肿瘤向后外侧扩散包绕颈内动脉也定义为 T4b。

CT 和 MR 成像均可评估淋巴结形态，以判断可能存在的肿瘤受累。ⅠA、ⅠB 和ⅡA 区是最常受累的区域，应该关注位于这些区域，特别是圆形，不均质病变包括囊性变或坏死性改变、肿大和边缘不明确的淋巴结。需认识到，淋巴结扩散可能是双侧的，尤其是口腔前部和/或中线部位的肿瘤容易出现双侧淋巴结转移。舌侧肿瘤的跳跃式淋巴结转移（无Ⅲ区受累时的Ⅳ区转移）较为罕见。如前所述，PET/CT 还可以通过增加生理学信息提高预测淋巴结转移的作用，而超声可作为性质不确定的淋巴结的额外评估工具。PET/CT 是唯一可以对远处转移进行全身评估的手段，任何用于分期的颈部 CT 或 MR 影像，都应始终将上肺和骨作为潜在的转移部位进行仔细检查。

淋巴结转移状态较原发肿瘤的情况与远处转移风险更为相关。除淋巴结大小、数目及是否存在ENE外,还应该描述受累区域淋巴结所处的颈部水平。口腔癌颈部淋巴结转移水平与预后相关(位置低的淋巴结转移预后更差),存在ENE与否也具同样预后意义。中线淋巴结视为同侧淋巴结。影像学检查显示受累淋巴结边缘呈不规则毛刺样改变,或因淋巴结间脂肪组织受侵造成淋巴结不再呈现正常的卵圆或圆形状态,强烈提示淋巴结包膜外侵犯;但ENE须经病理学检查结果证实。至今仍无法通过影像学检查分辨区域淋巴结的微病灶,也无法鉴别是反应性小淋巴结或伴微小转移灶的小结节(无淋巴结中央质地不均)。

病理学分期

对完全切除的原发灶和/或清扫区域淋巴结的标本进行病理检查后,可使用pT和或pN分类。对放疗或化疗后切除的标本,应额外标注。因甲醛溶液固定后的手术切除标本的软组织收缩程度可高达30%,故pT应测量手术标本未固定前的肿瘤实际大小。病理分期提供了额外但非常重要的信息,应包含于分期中,但不应在原发灶分期中替代临床分期。

影像学发现的转移为cM1。活检证实的转移为pM1。

ENE的病理评估

对所有被切除的转移淋巴结均应检测是否伴淋巴结包膜外侵犯(ENE)并明确其范围。ENEmi定义为镜下微小ENE,≤2mm。大体ENE(ENEma)定义为手术切除时裸眼可见淋巴结包膜外侵犯或显微镜下淋巴结包膜外侵犯>2mm。仅ENEma才可用于定义病理淋巴结的ENE(+)状态。

针对pN分类,选择性颈部淋巴结清扫术一般须清扫10个或以上的淋巴结,根治性或颈部淋巴结改良根治性清扫通常需清扫15个或以上的淋巴结。然而,少于该数目的淋巴结病理检查若为阴性仍属于pN0。

预后因素

分期所需的预后因素

除用于界定T、N与M分类的因素外,各分期组无需其他预后因素。

其他重要临床预后因素

淋巴结包膜外侵犯(ENE)

淋巴结包膜外侵犯(ENE)定义为在受累淋巴结范围内,肿瘤已穿透淋巴结包膜并累及周围结缔组织,无论是否伴随相关间质反应。ENE的组织病理学指定如下:

- ENEn(无)
- ENEmi(镜下微小ENE,≤2mm)
- ENEma(ENE>2mm或肉眼体ENE)

仅ENEma可能用于定义病理ENE淋巴结状态(图7.5)。ENEn与ENEmi并不影响当前淋巴结分类,但鉴于数据收集的标准化及进一步分析之需,建议对ENE的具体数据予以记录。

浸润深度

浸润深度(DOI)不考虑任何外生性部分,仅评估癌症深部侵袭情况。首先应确定邻近鳞状黏膜的基底膜并将其作为测量的"基线"(图7.6)。自该基线到肿瘤侵犯最深处的垂线即为浸润深度。浸润深度以毫米为单位记录。借助打印的醋酸膜标尺可以轻松地达到毫米级测量,该标尺可以覆盖在玻片上。图7.7举例说明了溃疡型癌的浸润深度。

手术切缘

理想的术中边界评估方式是"基于标本的方法"[12,13]。外科和病理学专科医师在标本交接时直接讨论可校正解剖定位并识别因撕裂或切割所致的任何术中非切缘组织。病理学医师对标本进行标志,不同的切缘平面涂以不同的颜色,并记录名称。有非切缘组织撕裂时,这些非切缘应首先涂上独特的颜色(如使用黄色)。这避免了颜料流动的问题。其后病理学医师沿垂直于手术面每隔5~10mm进行多次切割。肉眼评估的初步信息极为重要。其后对目标切缘进行有针对性的镜检。切缘层面应垂直于手术切面。报告癌与切缘之间的距离应以毫米为单位(图7.8)。

最差侵袭模式

口腔鳞状细胞癌患者的多变量分析证实最差侵袭模式(worst pattern of invasion,WPOI)是疗效的预测因素[14~16]。为简化预测并提高接受度,建议将评估是否存在WPOI-5作为唯一的分界点。WPOI-5定义为肿瘤卫星灶间的肿瘤播散大于

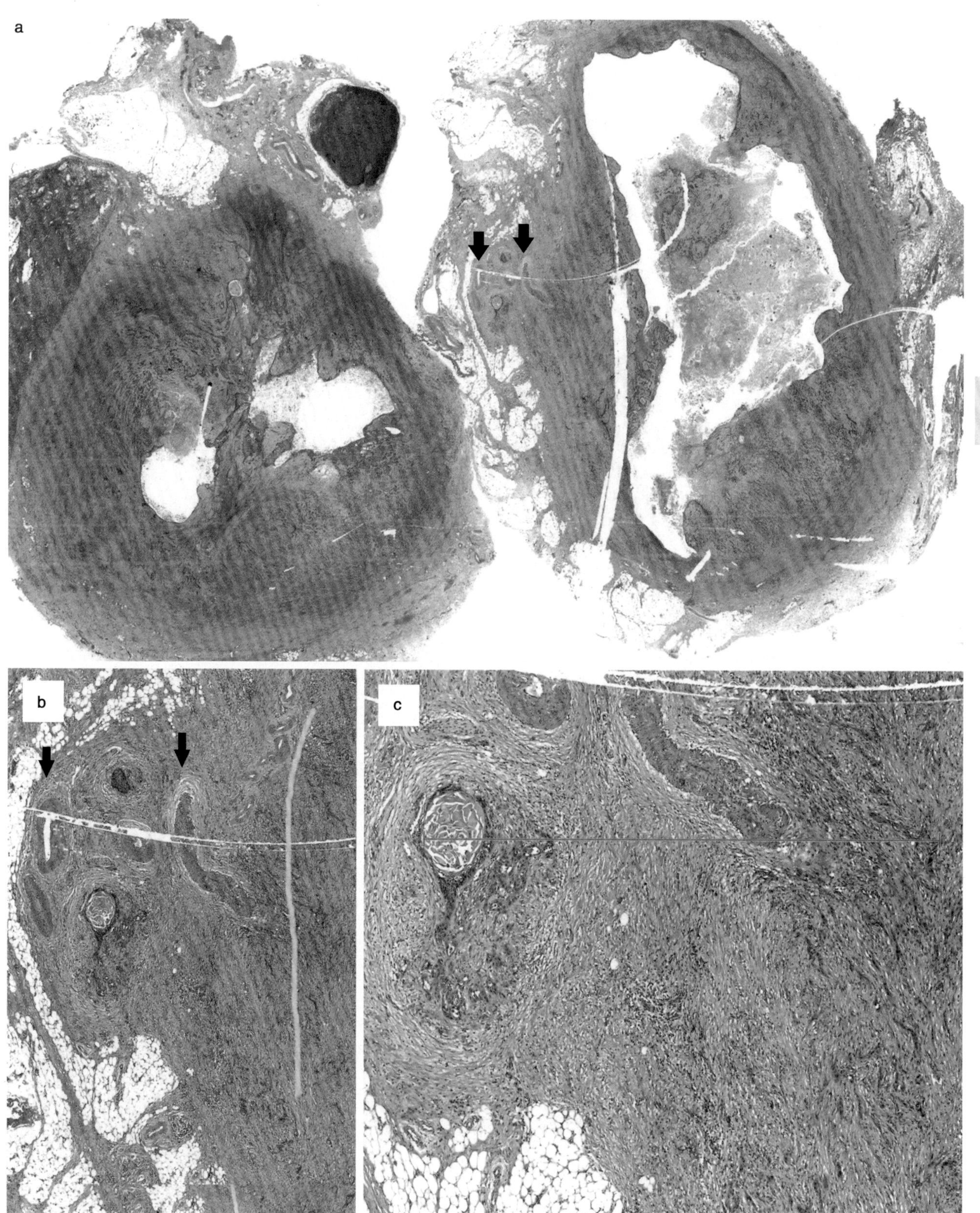

图 7.5　(a)转移癌的淋巴结包膜外受侵，低倍。定位在淋巴结外的大血管（黑色箭头）(b)胶原的走行和血管定位指导对淋巴结自然边界的估计（黄线）(c)癌组织侵犯到淋巴结估计边界（绿线）外>2mm，应分类为 ENEma

7

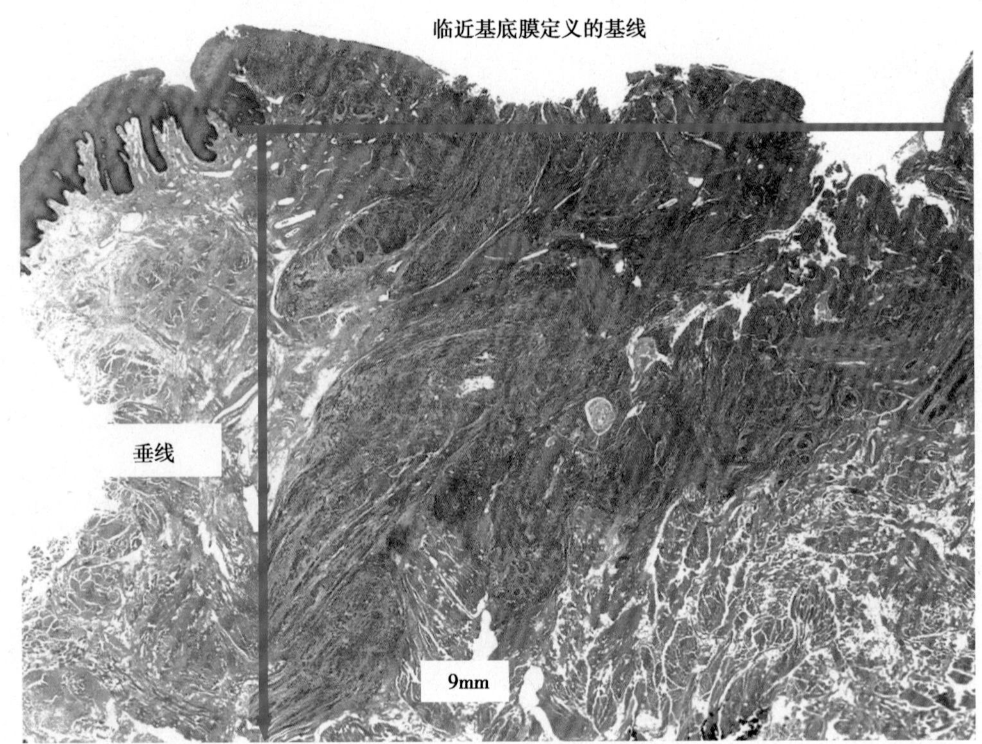

图 7.6 浸润深度(浸润深度)。最靠近的未受侵鳞状上皮基底膜确定的基线。从基线作垂线测量最大浸润深度

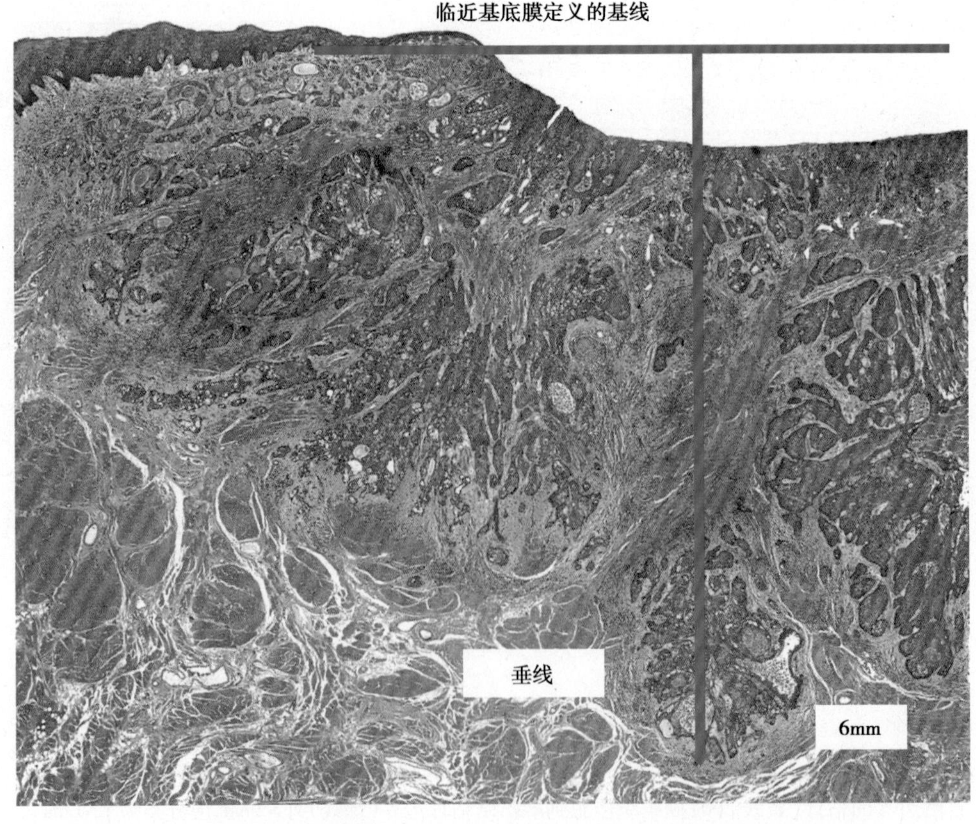

图 7.7 溃疡型癌的浸润深度(DOI)。注意为何“肿瘤厚度”会比虚拟浸润深度小

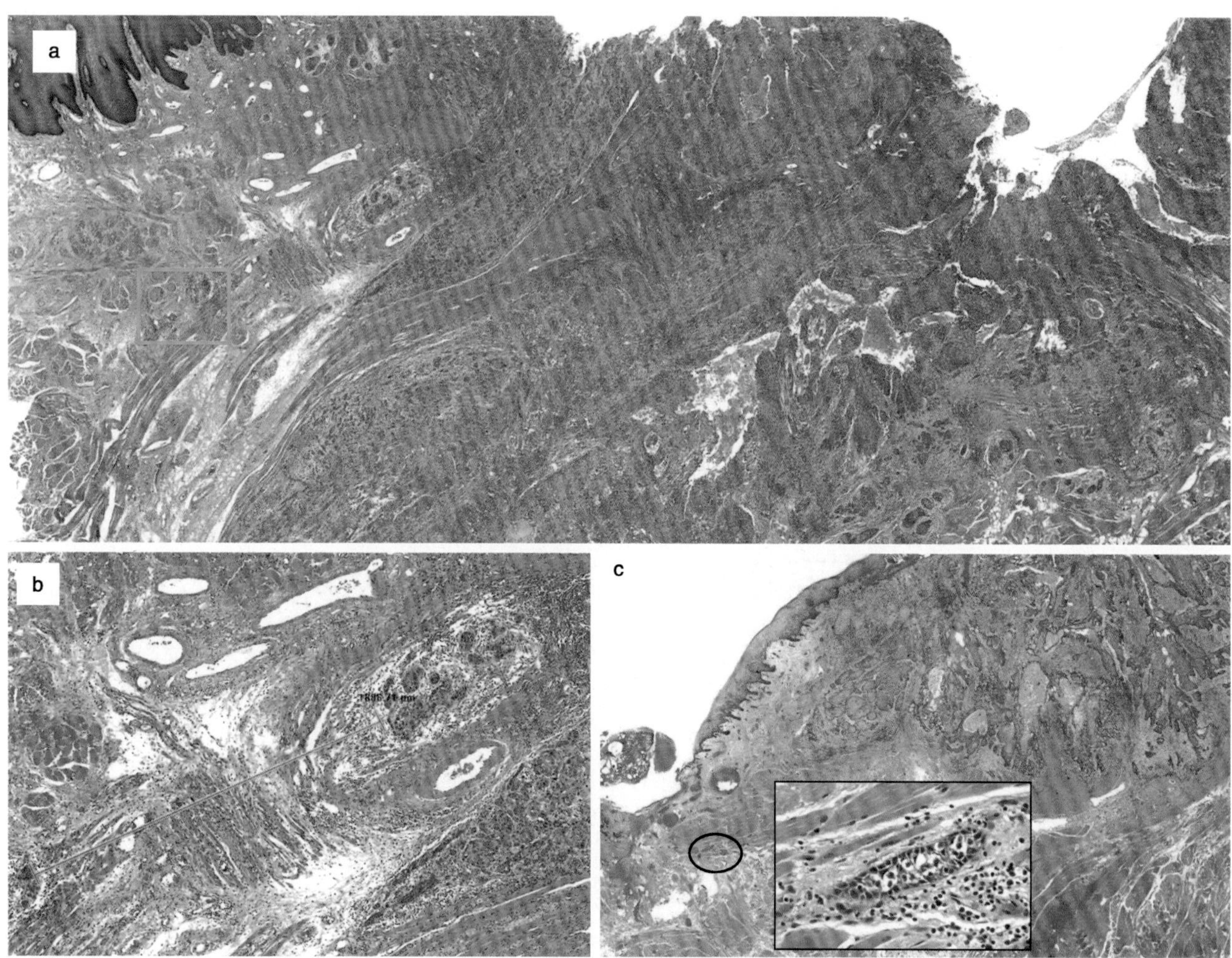

图7.8 “WPOI-5”描述了一个可显著预测最坏结果的分散性肿瘤浸润模式。当肿瘤卫星灶与邻近卫星灶距离>1mm时,可归为WPOI-5。(a)低倍镜下观证实了广泛肿瘤分散背景。从肿瘤边缘测量肿瘤分散。绿色框内显示的是肿瘤卫星灶。(b)下缘。绿线测量了分离接近2mm。(c)该肿瘤仅少数分散卫星灶满足标准,可能因瘤外淋巴管栓塞所致

1mm。就浸润深度>4mm的低分期口腔鳞状细胞癌而言,存在WPOI-5可有效预测局部复发和疾病特异性生存(分别为$P=0.0008$,$HR=2.55$,95% CI [1.48,4.41],和$P=0.0001$,$HR=6.34$,95% CI [2.50,16.09]),出现局部复发的概率接近42%。图7.8和图7.9列举了WPOI-5的病例,在肿瘤扩展边缘评估肿瘤播散。最常见的WPOI-5表型是肿瘤通过软组织扩散。瘤外神经周围浸润或瘤外淋巴管浸润同样可分类为WPOI-5。

神经周围浸润

神经周围浸润(PNI)应根据位置细分为瘤内或瘤外(图7.10)。应重点报告是否累及被明确命名的神经[17]。PNI应细分为局灶性或多灶性。广泛多灶性PNI通常是瘤外的且经常与“链样”肿瘤表型相关。对于多灶性、瘤外PNI应该报告最大神经直径。

淋巴管受侵

若伴淋巴管受侵,应该报告侵及部位处于瘤内或瘤外,以及局灶性或多灶性。

总体健康状况

除上述T、N、M分类的重要性外,患者的总体健康状况可明显影响预后(证据水平:Ⅲ)。使用肿瘤和非肿瘤相关因素以更好地评估预后的研究在持续进行。肿瘤登记机构将持续性地收录与预后相关的各种具特异性的因素,并将此类数据用于进一步验证和提升未来新版分期系统对预后的预测能力。

并发症

并发症可通过相应的医疗检测进行分类[8]。在患者的医疗记录中准确地报告所有疾病对评估这些参数极为重要。总体健康状态的评估有助于预测患者的生存。AJCC建议临床医师在采用标准的

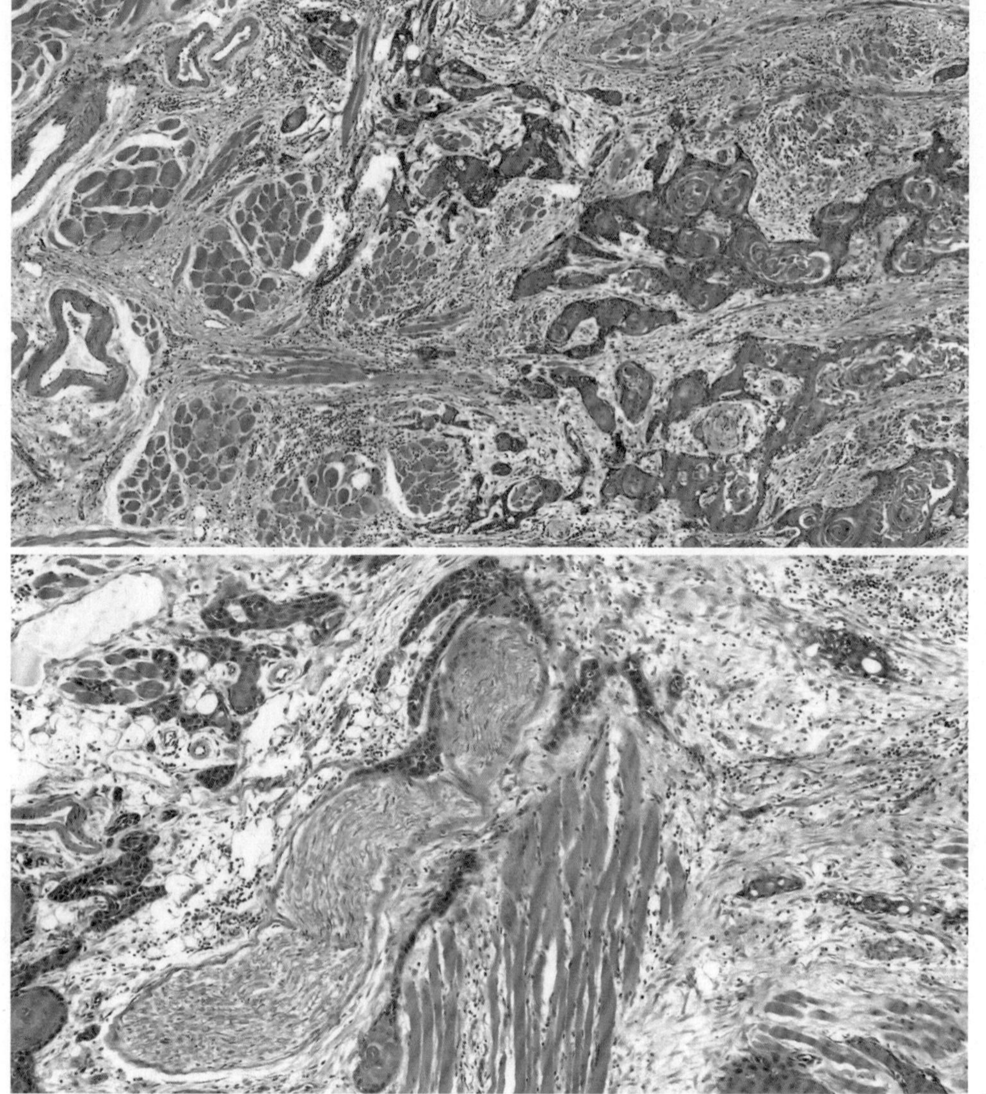

图 7.9 上图:低倍镜下观察到骨骼肌分隔的"链样"模式常归类为 WPOI-5。下图:链样模式通常也同神经周围侵袭相关

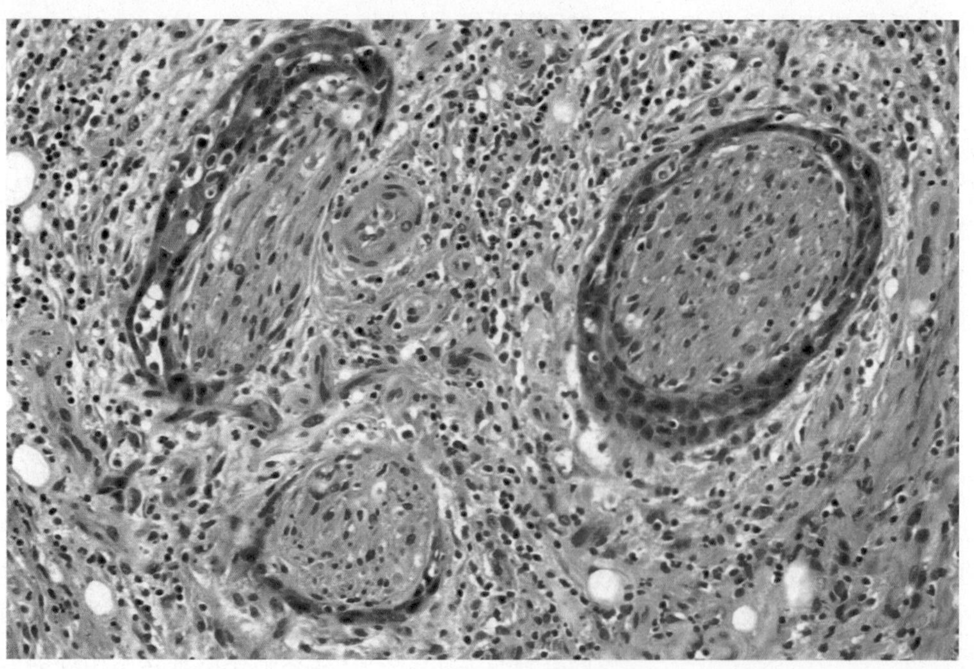

图 7.10 应证实癌组织与神经的特定关系,如包绕神经可以归类为神经周围浸润(PNI)。仅仅"接触"神经不应构成 PNI

肿瘤分期同时，采用美国东部肿瘤协作组（ECOG）、Zubrod或卡氏（Karnofsky）评分标准报告患者的总体健康状态。各常用的总体健康状态评估标准间具相关性。AJCC证据级别：Ⅱ级。

Zubrod/ECOG行为评分	
0	活动能力完全正常，与发病前活动能力无差异（卡氏评分90~100）
1	可自由走动且可从事轻体力活动（含一般家务或办公室工作），但无法从事较重的体力活动（卡氏评分70~80）
2	可自由走动且生活自理，但已丧失工作能力，日间不少于一半时间可以起床活动（卡氏评分50~60）
3	生活仅能部分自理，日间一半以上时间卧床或坐轮椅（卡氏评分30~40）
4	卧床不起，生活无法自理（卡氏评分10~20）
5	死亡（卡氏评分0）

生活方式

吸烟与酗酒等不良生活方式对患者生存具负面影响。对吸烟（包-年）和饮酒（周饮酒天数和日饮酒数量）量的准确记录，可为进一步分析提供重要依据。作为总体营养状态的间接评估，诊断前6个月内体重减轻>5%是重要的不良预后因素[19]。抑郁对生活质量和生存同样具负面影响，故患者病历中应记录抑郁相关的诊断或既往史[20]。AJCC证据级别：Ⅲ级。

吸烟史

吸烟对预后的负面影响已非常明确。然而，如何将其纳入分期系统尚未明朗。吸烟史必须作为人口学特征的一个重要组成部分进行收集，可能用于将来“预后分组”。临床实践至少应将吸烟史根据“从未吸烟”，“≤10包年”，“>10但≤20包年”及“>20包年”予以分类和记录。

风险评估模型

为支持各类预测模型在临床实践中的应用，AJCC的“精准医疗核心工作组”近期发布了用于评判各类统计学预测模型的评估指南[21]。然而，目前已发表的或已被用于临床的唇与口腔癌相关的任何预测模型，均尚未通过该指南的评估。AJCC未来将会对符合AJCC评估指南的唇与口腔癌风险预测模型予以认可。

AJCC TNM定义

原发肿瘤（T）定义

T分类	T标准
TX	原发肿瘤无法评估
Tis	原位癌
T1	肿瘤≤2cm，浸润深度（浸润深度）≤5mm 浸润深度不是肿瘤厚度而是浸润深度
T2	肿瘤≤2cm，浸润深度>5mm且≤10mm 或肿瘤>2cm但≤4cm，且浸润深度≤10mm
T3	肿瘤>4cm或任何肿瘤浸润深度>10mm
T4	中晚期或非常晚期
T4a	局部中晚期疾病 （唇）肿瘤浸透骨皮质、下牙槽神经、口底或面部皮肤（即颏或鼻） （口腔）肿瘤只侵及邻近结构（如浸透下颌骨或上颌骨的骨皮质或侵及上颌窦、面部皮肤） 注：牙龈原发肿瘤侵及骨/牙槽（单一）的浅表部分不可归为T4
T4b	局部非常晚期疾病 肿瘤侵犯咀嚼肌间隙、翼板或颅底和/或包绕颈内动脉

区域淋巴结（N）定义

临床N（cN）

N分类	N标准
NX	区域淋巴结无法评估
N0	无区域淋巴结转移
N1	伴单个同侧淋巴结转移，最大径≤3cm且ENE（-）
N2	伴单个同侧淋巴结转移，最大径>3cm但≤6cm且ENE（-） 或多个同侧淋巴结转移，最大径均≤6cm且ENE（-） 或双侧/对侧淋巴结转移，最大径均≤6cm且ENE（-）
N2a	伴单个同侧淋巴结转移，最大径>3cm但≤6cm且ENE（-）
N2b	伴多个同侧淋巴结转移，最大径均≤6cm且ENE（-）
N2c	伴双侧/对侧淋巴结转移，最大径均≤6cm且ENE（-）
N3	转移淋巴结最大径>6cm且ENE（-） 或任何转移淋巴结伴明显的临床ENE（+）
N3a	转移淋巴结最大径>6cm且ENE（-）
N3b	任何转移淋巴结伴明显的临床ENE（ENEc）

注：任何N分类均应用标注“U”或“L”以显示转移淋巴结位于环状软骨下缘以上（U）或位于环状软骨下缘下方（L）。临床或病理ENE应该记录为ENE（-）或ENE（+）。

病理 N(pN)

N 分类	N 标准
NX	区域淋巴结无法评估
N0	无区域淋巴结转移
N1	伴单个同侧淋巴结转移,最大径≤3cm 且 ENE(-)
N2	伴单个同侧淋巴结转移,最大径≤3cm 且 ENE(+) 或最大径>3cm 但≤6cm 且 ENE(-) 或多个同侧淋巴结转移,最大径均≤6cm 且 ENE(-) 或双侧/对侧淋巴结转移,最大径均≤6cm 且 ENE(-)
N2a	伴单个同侧或对侧淋巴结转移,最大径≤3cm 且 ENE(+) 或单个同侧淋巴结转移,最大径>3cm 但≤6cm 且 ENE(-)
N2b	伴多个同侧淋巴结转移,最大径均≤6cm 且 ENE(-)
N2c	伴双侧/对侧淋巴结转移,最大径均≤6cm 且 ENE(-)
N3	转移淋巴结最大径>6cm 且 ENE(-) 或单个同侧淋巴结转移,最大径>3cm 且 ENE(+) 或多个同侧、对侧或双侧淋巴结转移,伴任一个 ENE(+)
N3a	转移淋巴结最大径>6cm 且 ENE(-)
N3b	单个同侧淋巴结转移,最大径>3cm 且 ENE(+) 或多个同侧、对侧或双侧淋巴结转移,伴任一个 ENE(+)

注:任何 N 分类均应用标注“U”或“L”以显示转移淋巴结位于环状软骨下缘以上(U)或位于环状软骨下缘下方(L)。

临床或病理 ENE 应该记录为 ENE(-)或 ENE(+)。

远处转移(M)定义

M 分类	M 标准
M0	无远处转移
M1	伴远处转移

AJCC 预后分期分组

T	N	M	分期分组
T1	N0	M0	Ⅰ
T2	N0	M0	Ⅱ
T3	N0	M0	Ⅲ
T1,T2,T3	N1	M0	Ⅲ
T4a	N0,N1	M0	ⅣA
T1,T2,T3,T4a	N2	M0	ⅣA
任何 T	N3	M0	ⅣB
T4b	任何 N	M0	ⅣB
任何 T	任何 N	M1	ⅣC

肿瘤登记需收集的变量

1. 唇部位(外唇或唇红缘)
2. 临床 ENE 状态:ENE(-)或 ENE(+)
3. 病理 ENE 状态:ENE(-)或 ENE(+)
4. 镜下 ENE 外侵(从淋巴结包膜外扩至该淋巴结外组织受侵的最远点距离)
5. 神经周围受侵
6. 淋巴管受侵
7. P16/HPV 状态
8. 行为状态
9. 吸烟(包-年)
10. 酗酒
11. 抑郁
12. 浸润深度(mm)
13. 切缘状态(肉眼受侵,镜下受侵)
14. 肿瘤(或中/重度不典型增生)与最近切缘之间的距离
15. WPOI-5

组织学分级(G)

G	G 定义
GX	分级无法评估
G1	高分化
G2	中分化
G3	低分化

组织病理学类型

- 鳞状细胞癌(经典型,变异型)
- 小涎腺癌(腺泡细胞、腺样囊性、腺癌、非特指型、基底细胞腺癌、多形性腺瘤内癌、癌症类型无法确定、癌肉瘤、透明细胞腺癌、囊腺癌、上皮-肌上皮癌、乳腺样分泌癌、黏液表皮样癌、黏液癌、肌上皮癌、嗜酸细胞癌、多形性低级别腺癌、腮腺导管癌)
- 非涎腺腺癌
- 神经内分泌癌(典型类癌、不典型类癌、大细胞、小细胞、复合小细胞-其他类型)
- 黏膜恶性黑色素瘤
- 类型无法确定的癌症

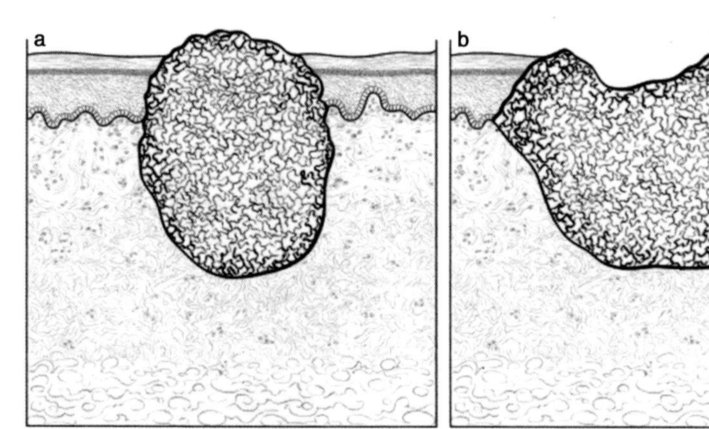

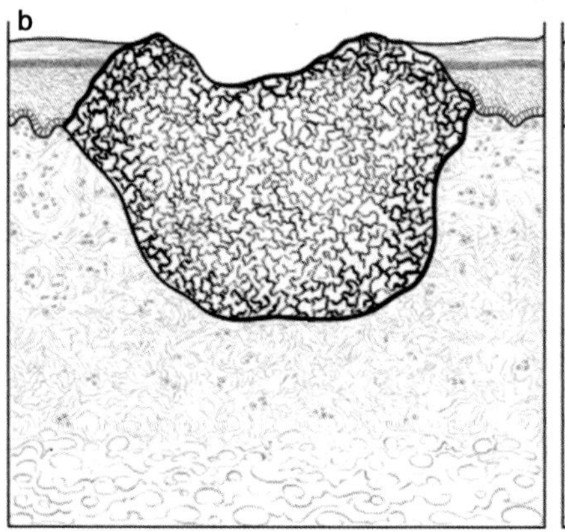

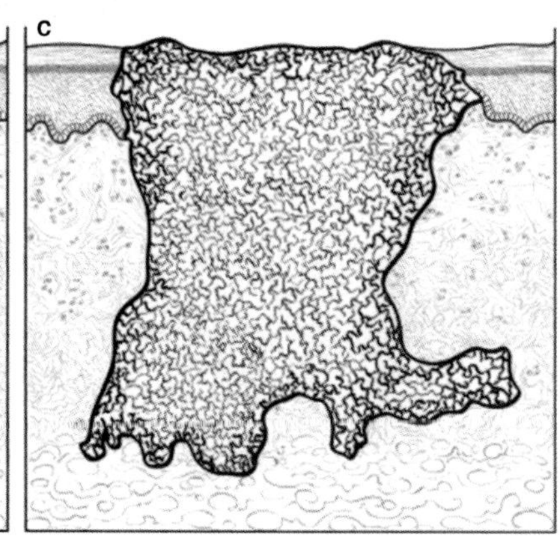

图 7.11　唇和口腔肿瘤特征。(a)外生型(b)溃疡型(c)内生型

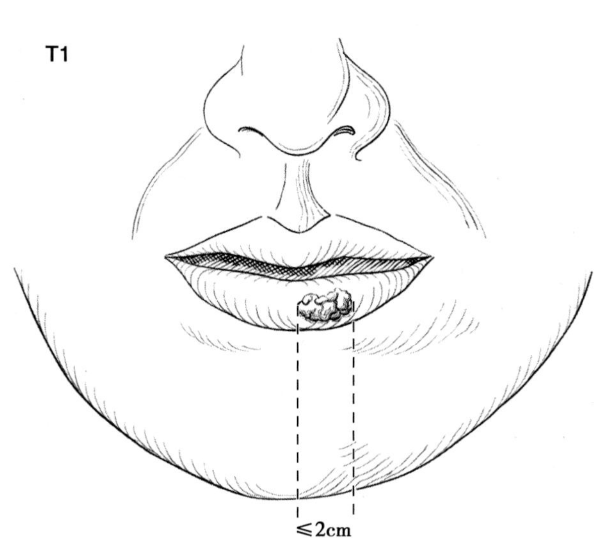

图 7.12　T1 定义为肿瘤最大径≤2cm

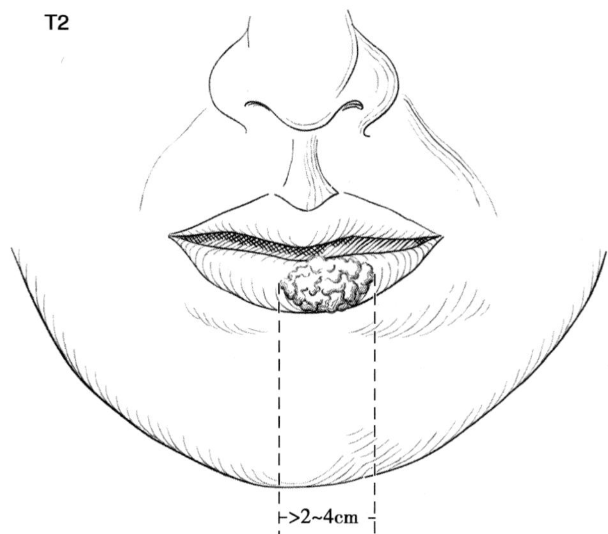

图 7.13　T2 定义为肿瘤最大径>2cm 但≤4cm

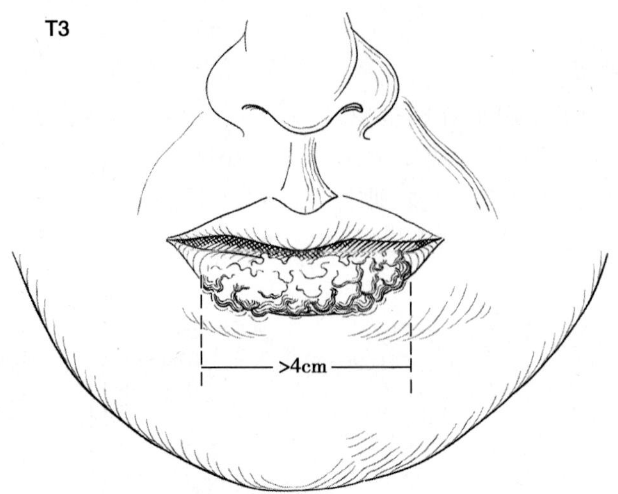

图 7.14 T3 定义为肿瘤最大径>4cm

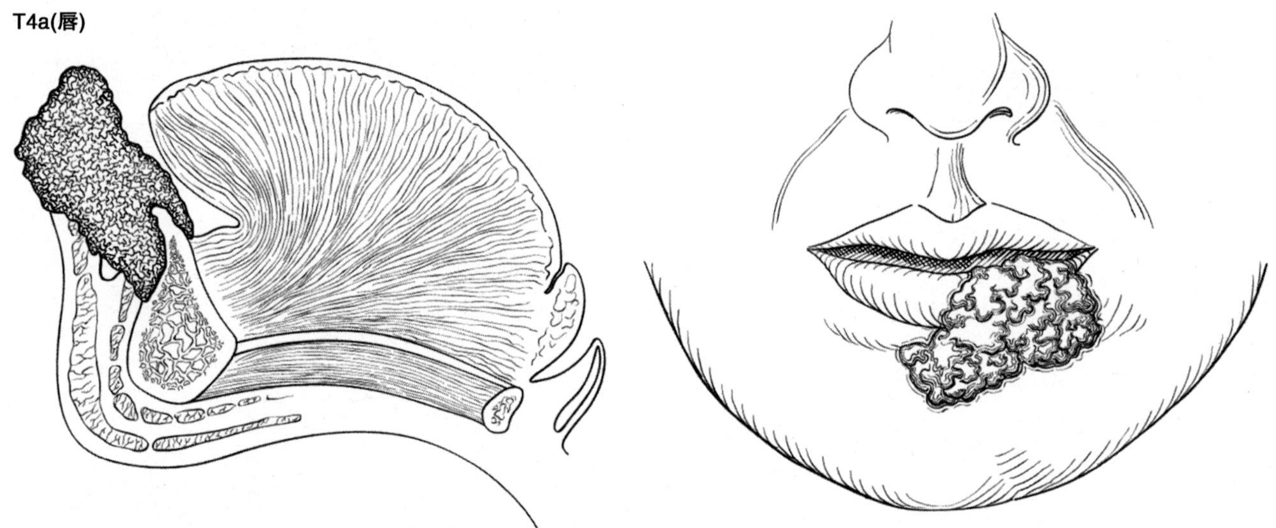

图 7.15 T4a 定义为局部中晚期疾病,肿瘤侵透骨皮质、下牙槽神经、口底或面部皮肤,即颏或鼻(图所示)

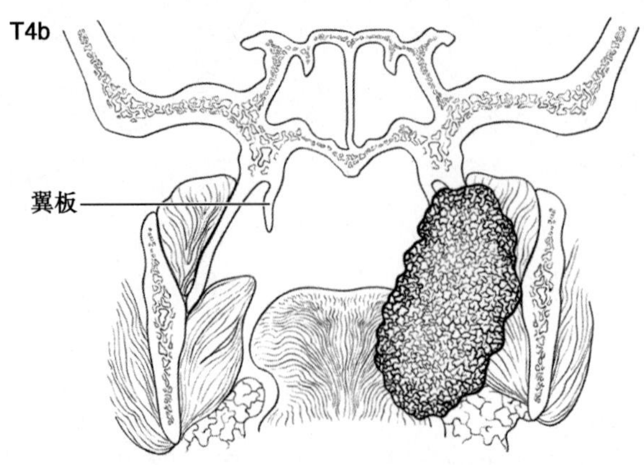

图 7.16 T4b 定义为局部非常晚期疾病,肿瘤侵犯咀嚼肌间隙、翼板(图所示)或颅底和/或包绕颈内动脉

(译者 蔡文杰 审校 陆嘉德)

参考文献

1. O'Sullivan B, Huang SH, Su J, et al. Development and validation of a staging system for HPV-related oropharyngeal cancer by the International Collaboration on Oropharyngeal cancer Network for Staging (ICON-S): a multicentre cohort study. *The lancet oncology.* Feb 26 2016.
2. Patel S. Personal Communication. In: Lydiatt W, Shah JP, eds2015.
3. Wreesmann VB, Katabi N, Palmer FL, et al. Influence of extracapsular nodal spread extent on prognosis of oral squamous cell carcinoma. *Head & neck.* Oct 30 2015.
4. Spiro RH, Huvos AG, Wong GY, Spiro JD, Gnecco CA, Strong EW. Predictive value of tumor thickness in squamous carcinoma confined to the tongue and floor of the mouth. *American journal of surgery.* Oct 1986;152(4):345–350.
5. Ebrahimi A, Gil Z, Amit M. International Consortium for Outcome Research (ICOR) in Head and Neck Cancer. Primary tumor staging for oral cancer and a proposed modification incorporating depth of invasion: an international multicenter retrospective study. *JAMA otolaryngology– head & neck surgery.* 2014;140(12):1138–1148.
6. Ebrahimi A, Clark JR, Amit M, et al. Minimum nodal yield in oral squamous cell carcinoma: defining the standard of care in a multicenter international pooled validation study. *Annals of surgical oncology.* Sep 2014;21(9):3049–3055.
7. Prabhu RS, Hanasoge S, Magliocca KR, et al. Extent of pathologic extracapsular extension and outcomes in patients with nonoropharyngeal head and neck cancer treated with initial surgical resection. *Cancer.* May 15 2014;120(10):1499–1506.
8. Dunne AA, Muller HH, Eisele DW, Kessel K, Moll R, Werner JA. Meta-analysis of the prognostic significance of perinodal spread in head and neck squamous cell carcinomas (HNSCC) patients. *European journal of cancer.* Aug 2006;42(12):1863–1868.
9. Landry D, Glastonbury CM. Squamous cell carcinoma of the upper aerodigestive tract: a review. *Radiol Clin North Am.* Jan 2015; 53(1):81-97.
10. Li C, Yang W, Men Y, Wu F, Pan J, Li L. Magnetic resonance imaging for diagnosis of mandibular involvement from head and neck cancers: a systematic review and meta-analysis. *PloS one.* 2014;9(11):e112267.
11. Gu DH, Yoon DY, Park CH, et al. CT, MR, 18F-FDG PET/CT, and their combined use for the assessment of mandibular invasion by squamous cell carcinomas of the oral cavity. *Acta Radiologica.* 2010;51(10):1111–1119.
12. Maxwell JH, Thompson LD, Brandwein-Gensler MS, et al. Early Oral Tongue Squamous Cell Carcinoma: Sampling of Margins From Tumor Bed and Worse Local Control. *JAMA otolaryngology– head & neck surgery.* Dec 1 2015;141(12):1104–1110.
13. Hinni ML, Ferlito A, Brandwein-Gensler MS, et al. Surgical margins in head and neck cancer: a contemporary review. *Head & neck.* Sep 2013;35(9):1362–1370.
14. Brandwein-Gensler M, Smith RV, Wang B, et al. Validation of the histologic risk model in a new cohort of patients with head and neck squamous cell carcinoma. *The American journal of surgical pathology.* May 2010;34(5):676–688.
15. Brandwein-Gensler M, Teixeira MS, Lewis CM, et al. Oral squamous cell carcinoma: histologic risk assessment, but not margin status, is strongly predictive of local disease-free and overall survival. *The American journal of surgical pathology.* Feb 2005;29(2):167–178.
16. Li Y, Bai S, Carroll W, et al. Validation of the risk model: high-risk classification and tumor pattern of invasion predict outcome for patients with low-stage oral cavity squamous cell carcinoma. *Head and neck pathology.* Sep 2013;7(3):211–223.
17. Chinn SB, Spector ME, Bellile EL, et al. Impact of perineural invasion in the pathologically N0 neck in oral cavity squamous cell carcinoma. *Otolaryngology–head and neck surgery : official journal of American Academy of Otolaryngology-Head and Neck Surgery.* Dec 2013;149(6):893–899.
18. Piccirillo JF. Inclusion of comorbidity in a staging system for head and neck cancer. *Oncology (Williston Park).* Sep 1995;9(9):831–836; discussion 841, 845–838.
19. Marion E. Couch MD P, MBA1,*, Kim Dittus MD, PhD2, Michael J. Toth PhD3, Monte S. Willis MD, PhD4, Denis C. Guttridge PhD5, Jonathan R. George MD6, Eric Y. Chang7, Christine G. Gourin MD8 andHirak Der-Torossian MD, MPH1 Cancer cachexia update in head and neck cancer: Pathophysiology and treatment *Head & neck surgery.* 2015;37(7):1057–1072.
20. Lazure KE, Lydiatt WM, Denman D, Burke WJ. Association between depression and survival or disease recurrence in patients with head and neck cancer enrolled in a depression prevention trial. *Head & neck.* 2009;31(7):888–892.
21. Kattan MW, Hess KR, Amin MB, et al. American Joint Committee on Cancer acceptance criteria for inclusion of risk models for individualized prognosis in the practice of precision medicine. *CA: a cancer journal for clinicians.* Jan 19 2016.
22. Chai RL, Rath TJ, Johnson JT, et al. Accuracy of computed tomography in the prediction of extracapsular spread of lymph node metastases in squamous cell carcinoma of the head and neck. *JAMA otolaryngology– head & neck surgery.* Nov 2013;139(11):1187–1194.
23. Dillon JK, Glastonbury CM, Jabeen F, Schmidt BL. Gauze padding: a simple technique to delineate small oral cavity tumors. *AJNR. American journal of neuroradiology.* May 2011;32(5):934–937.
24. Feng Z, Li JN, Niu LX, Guo CB. Supraomohyoid neck dissection in the management of oral squamous cell carcinoma: special consideration for skip metastases at level IV or V. *Journal of Oral and Maxillofacial Surgery.* 2014;72(6):1203–1211.
25. Henrot P, Blum A, Toussaint B, Troufleau P, Stines J, Roland J. Dynamic maneuvers in local staging of head and neck malignancies with current imaging techniques: principles and clinical applications. *Radiographics : a review publication of the Radiological Society of North America, Inc.* Sep-Oct 2003;23(5): 1201–1213.
26. Hoang JK, Glastonbury CM, Chen LF, Salvatore JK, Eastwood JD. CT mucosal window settings: a novel approach to evaluating early T-stage head and neck carcinoma. *AJR. American journal of roentgenology.* Oct 2010;195(4):1002–1006.
27. Kann BH, Buckstein M, Carpenter TJ, et al. Radiographic extracapsular extension and treatment outcomes in locally advanced oropharyngeal carcinoma. *Head & neck.* Dec 2014;36(12):1689–1694.
28. Katayama I, Sasaki M, Kimura Y, et al. Comparison between ultrasonography and MR imaging for discriminating squamous cell carcinoma nodes with extranodal spread in the neck. *European journal of radiology.* 2012;81(11):3326–3331.
29. Kimura Y, Sumi M, Sakihama N, Tanaka F, Takahashi H, Nakamura T. MR imaging criteria for the prediction of extranodal spread of metastatic cancer in the neck. *AJNR. American journal of neuroradiology.* Aug 2008;29(7):1355–1359.
30. King AD, Tse GM, Yuen EH, et al. Comparison of CT and MR imaging for the detection of extranodal neoplastic spread in metastatic neck nodes. *Eur J Radiol.* Dec 2004;52(3):264–270.
31. Lodder WL, Lange CA, van Velthuysen M-LF, et al. Can extranodal spread in head and neck cancer be detected on MR imaging. *Oral oncology.* 2013;49(6):626–633.
32. Prabhu RS, Magliocca KR, Hanasoge S, et al. Accuracy of computed tomography for predicting pathologic nodal extracapsular extension in patients with head-and-neck cancer undergoing initial surgical resection. *International journal of radiation oncology, biology, physics.* Jan 1 2014;88(1):122–129.
33. Randall DR, Lysack JT, Hudon ME, et al. Diagnostic utility of central node necrosis in predicting extracapsular spread among oral cavity squamous cell carcinoma. *Head & neck.* 2015;37(1):92–96.
34. Weissman JL, Carrau RL. "Puffed-cheek" CT improves evaluation of the oral cavity. *AJNR. American journal of neuroradiology.* Apr 2001;22(4):741–744.

第8章　大　涎　腺

本章摘要

适用本分期系统的肿瘤种类

所有大涎腺起源的恶性肿瘤均适用本章的分期原则。

不适用本分期系统的肿瘤种类

肿瘤类型	按何种类型分类	适用章节
淋巴瘤	霍奇金和非霍奇金淋巴瘤	79
小涎腺肿瘤	参考原发部位的鳞状细胞癌分期	无

更新要点

更新	更新细节	证据级别
区域淋巴结(N)定义	分别描述 HPV 相关和非 HPV 相关癌症的 N 分类	Ⅱ[1,2]
区域淋巴结(N)定义	分别描述未经颈部淋巴结清扫(临床 N)和经过颈部淋巴结清扫(病理 N)患者的 N 分类方法	Ⅱ[1,2]
区域淋巴结(N)定义	所有非 HPV 相关癌症中引入淋巴结包膜外侵犯(ENE)描述	Ⅱ[2]
区域淋巴结(N)定义	HPV 阴性患者的 ENE:仅临床或影像学伴明显淋巴结包膜外侵犯[ENE(+)]才需用于 cN	Ⅱ[2]
区域淋巴结(N)定义	HPV 阴性患者的 ENE:任何病理学检测出 ENE 均考虑 ENE(+)并用于 pN	Ⅱ[2]
区域淋巴结(N)定义	HPV 阴性患者的 ENE:出现 ENE 时,单个同侧淋巴结≤3cm 定义为 pN2a,而其他所有情况为 pN3b	Ⅱ[2]
区域淋巴结(N)定义	ENE 分类:临床明显的 ENE 界定为 ENE_C 且 cN 中考虑为 ENE(+)	Ⅲ[3]
区域淋巴结(N)定义	ENE 分类:病理检测的 ENE,无论 ENEmi(≤2mm)或 ENEma(>2mm)均只为收集数据,而两者 pN 皆定义为 ENE(+)	Ⅲ[3]

ICD-O-3 形态学编码

编码	描述	编码	描述
C07.9	腮腺	C08.8	大涎腺交搭跨越病灶
C08.0	颌下腺	C08.9	大涎腺,非特指
C08.1	舌下腺		

WHO 肿瘤分类

编码	描述
8550	腺泡细胞癌
8430	黏液表皮样癌
8200	腺样囊性癌
8525	多形性腺癌
8562	上皮-肌上皮癌
8310	透明细胞癌
8147	基底细胞腺癌
8410	皮脂腺癌
8140	腺癌
8500	涎腺导管癌
8982	肌上皮癌
8941	多形性腺瘤内癌
8980	癌肉瘤
8041	小细胞癌
8012	大细胞癌
8082	淋巴上皮样癌
8070	鳞状细胞瘤
8290	嗜酸性细胞癌
8974	涎腺母细胞瘤

Barnes L, Eveson JW, Reichart P, Sidransky D, eds. World Health Organization Classification of tumors. Pathology and genetics of Head and Neck Tumours Lyon:IARC;2005。

概述

涎腺恶性肿瘤包含一系列组织学类型。本章介绍了大涎腺恶性肿瘤的分期。小涎腺肿瘤的分期与其原发部位的鳞状细胞癌分期相似(如口腔、咽、鼻窦等)。

大涎腺恶性肿瘤的分期对确定其自然病程和预测预后具重要意义。除分期外,组织学类型也是确定治疗方案时应考虑的主要预后因素[4]。因涎腺肿瘤相对较为罕见且组织学类型多样,故采用了分期的通用原则-包括肿瘤大小,面神经受累,皮肤或感觉神经受累等影响肿瘤局部控制和生存的不良因素。同其他头颈部肿瘤一样,淋巴结受累也是重要的不良预后因素。

分期系统应关注新的预后信息并对其有所回应。但为了在全球范围应用,必需对其复杂性和依从性(易于采用)作适当平衡。TNM 分期系统多年来提供了可靠的预后预测,并在全世界广泛应用。新参数"淋巴结包膜外侵犯(ENE)"的引入可更好地收集数据为预后建模。但需均衡评估设定指标,使其能从不同环境中执业的头颈部肿瘤临床医生那里获取准确信息。本章对 ENE 进行了详细描述。ENE 的引入增加了一项淋巴结分类的评估标准(如"定义 AJCC TNM"部分所述)。虽然涎腺的数据尚不完整,但回顾性的研究已表明 ENE 是一个不良因素,故外推应用到涎腺是正确的。

解剖学

原发部位

大涎腺包括腮腺、颌下腺和舌下腺(图 8.1)。小涎腺(上呼吸消化道黏膜面的黏液分泌腺)来源的肿瘤按原发灶解剖部位进行分期(如口腔、鼻窦等)[4]。

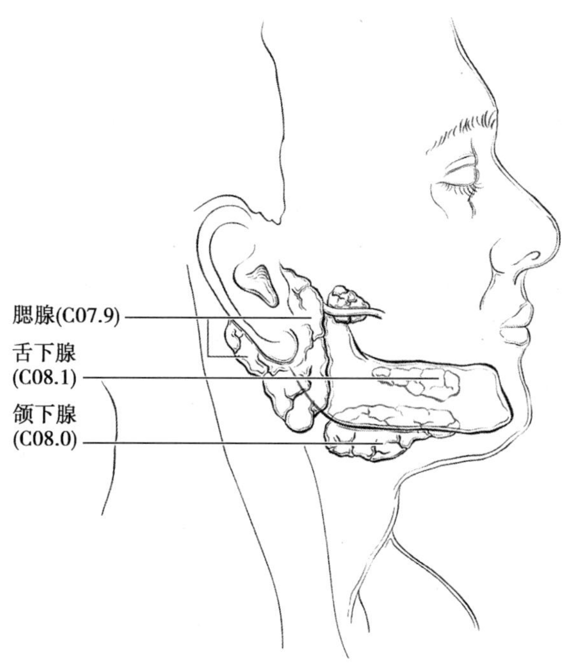

图 8.1　大涎腺包括腮腺、颌下腺和舌下腺

大涎腺肿瘤大多为腮腺肿瘤。腮腺为成对的腺体,占涎腺组织的绝大部分,故绝大多数涎腺肿瘤位于腮腺。腮腺肿瘤大多属于良性肿瘤。颌下腺同样为成对腺体,其前方为下颌舌骨肌,后方为舌骨舌肌。起源于颌下腺的恶性肿瘤比率高于腮腺。舌下腺癌较为罕见且难以与口底前部的原发小涎腺肿瘤相鉴别。

区域淋巴结

涎腺癌的区域淋巴结转移因原发肿瘤的组织学类型和大小而异。多数淋巴结在首次临床评估时就很明显。低级别肿瘤不易发生区域淋巴结转移,而高级别肿瘤区域淋巴结转移风险较高。区域淋巴结的播散具一定规律:自腺体内向邻近淋巴结

（腮腺周围、颌下腺），然后到上颈和中颈淋巴结、颈后三角的顶部（ⅤA 区）淋巴结，偶尔出现咽后淋巴结转移。双侧淋巴结转移较罕见。

转移部位

远处转移最常见的部位为肺。

分类原则

临床分期

大涎腺肿瘤的评估包括病史（疼痛、张口困难等）、视诊、触诊及脑神经检查。评估基于涎腺、皮肤和颈部淋巴结的视诊和触诊。肿瘤活检的方式通常采用细针穿刺或手术切除。活检结果可作为临床分期的一部分。临床检查中应注意评估肿瘤固定情况和张口困难。所有脑神经均应进行检查，但需特别注意面神经的检查，仔细评估皮肤疼痛和感觉减退至关重要。

临床评估中应测量所有淋巴结肿块的最大径。受累淋巴结的三种临床分类包括 N1、N2 和 N3。中线淋巴结视为同侧淋巴结。上纵隔淋巴结（Ⅶ区）归为区域淋巴结。除了 N 分类外，还应明确受累淋巴结所在的颈部淋巴结分组区域，提供肿瘤累及区域淋巴结和淋巴结群的文字描述或图示。定义临床 ENE（+）须确切的临床证据：侵及皮肤，肌肉组织浸润/与邻近结构固定，伴功能障碍的脑神经、臂丛、交感干或膈神经受侵。区域淋巴结的诊断性活检结果也应用于临床分期中。

伴 ENE 的淋巴结转移预后更差[3,5~8]。计算机断层（CT）或磁共振（MR）成像等断层影像检查鉴别 ENE 的敏感性低（65%～80%）但特异性高（86%～93%）。若影像学检查显示受累淋巴结呈现边缘不清，不规则的边缘强化或侵犯周围脂肪及肌肉组织（尤其是后者）则明确提示淋巴结包膜外侵犯。超声影像的准确性明显低于 CT 和 MR 影像，但淋巴结轮廓在高分辨率超声影像中呈现为不规则或模糊时则提示 ENE。临床/放射诊断学 ENE 存在与否以 ENE（-）或 ENE（+）表示。

仅被确诊的 ENE 才可被用于临床分期。根据 AJCC/UICC 分期的“不确定原则”（即对不确定的病例采用较低分期级别），若无确切临床证据确诊 ENE，均定性为 ENE（-）。因现有的影像学技术无法确诊 ENE，故 ENE 的临床诊断须采用严格的标准[9]。然而，在具有明确支持 ENE 的临床检查结果（如侵及皮肤，肌肉组织浸润/与邻近结构固定，伴功能障碍的脑神经、臂丛、交感干或膈神经受侵）及明确支持 ENE 诊断的影像学证据的情况下，可诊断为 ENE（+）。本章对病理 ENE 也作出了明确定义。必须强调的是，若临床上认为 ENE 的诊断可能具不确定性，则该病例应定性为 ENE（-）。

影像学检查

CT 和 MR 影像均有利于大涎腺肿瘤的分期并互为补充。MR 影像对软组织特征显现优于 CT，可以更准确地区分多形性腺瘤或腺泡细胞癌。正电子发射断层-CT 或其他核医学检查在涎腺恶性肿瘤的初始评估中无确切作用。文献报道，高锝酸盐检查有利于确诊 Warthin 瘤，但如果考虑可进行活检时，该检查的临床获益仍有争议。

两种影像均可用于测量病灶且有助于评估肿瘤大小及范围。那些临床检查无法充分评估的病灶、局部晚期疾病或伴症状的患者均可获益于影像学检查。在确定肿瘤穿透涎腺周围包膜进入实质外组织和评估颈动脉包绕方面，两种影像均可选用。MR 影像评估神经旁浸润优于 CT。在评估沿着面神经或通过茎乳孔逆行性神经旁浸润方面，MR 检查优于 CT。CT 在早期颅底骨皮质受侵优于 MR，但 MR 对诊断骨髓受侵优于 CT。第 6 章（颈部淋巴结和头颈部原发未明肿瘤）讨论了影像学检查在评估淋巴结转移中的作用。

放射影像报告应包括以下信息：

1. 原发肿瘤：原发部位和局部浸润情况，尤其注意区用来分 T4a 或 T4b 的结构
2. 淋巴结转移状态
3. 是否存在远处转移

病理学分期

对完全切除的原发灶和/或清扫区域淋巴结的标本进行病理检查后，可使用 pT 和或 pN 分类。对放疗或化疗后切除的标本，用 yp 代替 p 标注。pT 应测量手术标本未固定前的肿瘤实际大小，因为甲醛溶液固定后的手术切除标本，其软组织收缩程度可高达 30%。病理分期提供了额外但非常重要的信息，应包含于分期中，但不应在原发灶分期中替代临床分期。

对于 pN 分类，选择性颈部淋巴结清扫术一般须清扫 10 个或以上的淋巴结，根治性或颈部淋巴结改良根治性清扫通常需清扫 15 个或以上淋巴结。然而，少

于该数目的淋巴结病理检查若为阴性仍属于 pN0。

定义 EVE 及描述其范围

所有被切除的转移淋巴结均应检测是否伴淋巴结包膜外侵犯(ENE)并明确其范围。目前美国病理学会将 ENE 定义为在受累淋巴结范围内,肿瘤已透过淋巴结包膜累及周围结缔组织,无论是否伴有相关间质反应。肉眼 ENE(Eg)定义为肉眼可见肿瘤侵出淋巴结包膜外。镜下 ECS(Em)定义为在受累淋巴结范围内,肿瘤已穿透淋巴结包膜累及周围结缔组织,无论是否伴有相关间质反应与否。仅肉眼 ENE 可用于定义病理 ENE(+)淋巴结状态。

组织病理学检测到的 ENE 分为 ENEmi[镜下微小(microscopic)ENE,≤2mm]或 ENEma[大体(major)ENE,>2mm]。pN 分期中将 ENEmi 和 ENEma 均定义为 ENE(+)。当前 pN 分期标准并未要求对上述 ENE 细节予以描述,但鉴于数据收集的标准化及进一步分析之需,建议对 ENE 的具体数据予以记录。

预后因素

分期所需的预后因素

除用于界定 T、N 与 M 分类的因素外,各分期组无需其他预后因素。

其他重要临床预后因素

淋巴结包膜外侵犯(ENE)

淋巴结包膜外侵犯(ENE)定义为在受累淋巴结范围内,肿瘤已穿透淋巴结包膜并累及周围结缔组织,无论是否伴随相关间质反应。临床上可根据明确的临床可见 ENE 证据(如皮肤受侵、临床检查发现肌肉浸润/与临近结构固定、伴功能障碍的脑神经、臂丛、交感干或膈神经受侵)确诊 ENE(+)。AJCC 证据级别:Ⅲ级。

总体健康状况

除上述 T、N、M 分类的重要性外,患者的总体健康状况可明显影响预后。肿瘤登记机构将持续性地收录与预后相关的各种具特异性的因素,并将此类数据用于进一步验证和提升未来新版分期系统对预后的预测能力。

并发症

并发症可以通过其他相应的诊疗检测进行分类[9]。在患者的医疗记录中准确地报告所有疾病对评估这些参数极为重要。总体健康状况的评估有助于预测患者的生存。AJCC 建议临床医师在采用标准的肿瘤分期同时,采用美国东部肿瘤协作组(ECOG)、Zubrod 或卡氏(Karnofsky)评分标准报告患者的总体健康状态。各种常用的总体健康状态评估标准间具相关性。AJCC 证据级别:Ⅲ级。

Zubrod/ECOG 行为评分	
0	活动能力完全正常,与发病前活动能力无差异(卡氏评分 90~100)
1	可自由走动且可从事轻体力活动(含一般家务或办公室工作),但无法从事较重的体力活动(卡氏评分 70~80)
2	可自由走动且生活自理,但已丧失工作能力,日间不少于一半时间可以起床活动(卡氏评分 50~60)
3	生活仅能部分自理,日间一半以上时间卧床或坐轮椅(卡氏评分 30~40)
4	卧床不起,生活无法自理(卡氏评分 10~20)
5	死亡(卡氏评分 0)

生活方式

吸烟与酗酒等不良生活方式对患者生存具负面影响。对吸烟(包-年)和饮酒(周饮酒天数和日饮酒数量)量的准确记录,可为进一步分析提供重要依据。作为总体营养状态的间接评估,诊断前 6 个月内体重减轻>5%是重要的不良预后因素[9]。抑郁对生活质量和生存同样具负面影响,故患者病历中应记录抑郁相关的诊断或既往史[10]。AJCC 证据级别:Ⅲ级。

吸烟史

吸烟作为预后负面影响因素已经非常明确。然而,如何将其纳入分期系统尚不清楚。抽烟是不良的预后因素,但是将其准确的应用于分期系统仍比较困难。AJCC 证据级别:Ⅲ级。

吸烟史必须作为人口学特征的一个重要组成部分进行收集,可能用于将来“预后分组”。临床实践至少应将吸烟史根据“从未吸烟”,“≤10 包年”,“>10 但≤20 包年”及“>20 包年”予以分类和记录。

风险评估模型

为支持各类预测模型在临床实践中的应用,AJCC 的“精准医疗核心工作组”近期发布了用于评判各类统计学预测模型的评估指南[13]。然而,目前已发表的或已被用于临床的大涎腺癌相关的任何预测模型,均尚未通过该指南的评估。AJCC 未来将会对符合 AJCC 评估指南的鼻腔鼻窦癌风险预测

8

模型予以认可。

AJCC TNM 定义

原发肿瘤(T)定义

T 分类	T 标准
TX	原发肿瘤无法评估
Tis	原位癌
T1	肿瘤最大径≤2cm,无实质外浸润*
T2	肿瘤最大径>2cm,但≤4cm,无实质外浸润*
T3	肿瘤>4cm,和/或伴实质外浸润*
T4	局部中晚期或非常晚期
T4a	局部中晚期疾病 肿瘤侵犯皮肤、下颌骨、耳道和/或面神经
T4b	局部非常晚期疾病 肿瘤侵犯颅底和/或翼板和/或包绕颈动脉。

*实质外浸润指的是临床或肉眼可见软组织受侵证据。以分类为目的时,单纯镜下证据不能支持实质外浸润

区域淋巴结(N)定义

临床 N(cN)

N 分类	N 标准
NX	区域淋巴结无法评估
N0	无区域淋巴结转移
N1	伴单个同侧淋巴结转移,最大径≤3cm 且 ENE(-)
N2	伴单个同侧淋巴结转移,最大径>3cm 且≤6cm 且 ENE(-) 或伴多个同侧淋巴结转移,最大径均≤6cm 且 ENE(-) 或伴双侧/对侧淋巴结转移,最大径均≤6cm 且 ENE(-)
N2a	伴单个同侧淋巴结转移,最大径>3cm 且≤6cm 且 ENE(-)
N2b	伴多个同侧淋巴结转移,最大径均≤6cm 且 ENE(-)
N2c	伴双侧/对侧淋巴结转移,最大径均≤6cm 且 ENE(-)
N3	转移淋巴结最大径>6cm 且 ENE(-) 或任何转移淋巴结伴明显的临床 ENE(+)
N3a	转移淋巴结最大径>6cm 且 ENE(-)
N3b	任何转移淋巴结伴明显的临床 ENE(+)

注:任何 N 分类均应用标注“U”或“L”以显示转移淋巴结位于环状软骨下缘以上(U)或位于环状软骨下缘下方(L)。

临床或病理 ENE 应该记录为 ENE(-)或 ENE(+)。

病理 N(pN)

N 分类	N 标准
NX	区域淋巴结无法评估
N0	无区域淋巴结转移
N1	伴单个同侧淋巴结转移,最大径≤3cm 且 ENE(-)
N2	伴单个同侧淋巴结转移,最大径≤3cm 且 ENE(+) 或伴最大径>3cm 而≤6cm 且 ENE(-) 或伴多个同侧淋巴结转移,最大径均≤6cm 且 ENE(-) 或双侧/对侧淋巴结转移,最大径均≤6cm 且 ENE(-)
N2a	伴单个同侧或对侧淋巴结转移,最大径≤3cm 且 ENE(+) 或伴单个同侧淋巴结转移,最大径>3cm 且≤6cm 且 ENE(-)
N2b	伴多个同侧淋巴结转移,最大径均≤6cm 且 ENE(-)
N2c	伴双侧/对侧淋巴结转移,最大径均≤6cm 且 ENE(-)
N3	转移淋巴结最大径>6cm 且 ENE(-) 或伴单个同侧淋巴结转移,最大径>3cm 且 ENE(+) 或伴多个同侧、对侧或双侧淋巴结转移,伴任一个 ENE(+)
N3a	转移淋巴结最大径>6cm 且 ENE(-)
N3b	伴单个同侧淋巴结转移,最大径>3cm 且 ENE(+) 或伴多个同侧、对侧或双侧淋巴结转移,伴任一个 ENE(+)

注:任何 N 分类均应用标注“U”或“L”以显示转移淋巴结位于环状软骨下缘以上(U)或位于环状软骨下缘下方(L)。

临床或病理 ENE 应该记录为 ENE(-)或 ENE(+)。

远处转移(M)定义

M 分类	M 标准
M0	无远处转移
M1	伴远处转移

AJCC 预后分期分组

T	N	M	分期分组
Tis	N0	M0	0
T1	N0	M0	Ⅰ
T2	N0	M0	Ⅱ
T3	N0	M0	Ⅲ
T0,T1,T2,T3	N1	M0	Ⅲ
T4a	N0N1	M0	ⅣA
T0,T1,T2,T3,T4a	N2	M0	ⅣA
任何 T	N3	M0	ⅣB
T4b	任何 N	M0	ⅣB
任何 T	任何 N	M1	ⅣC

肿瘤登记需收集的变量

1. 临床 ENE 状态:ENE(-)或 ENE(+)
2. 病理 ENE 状态:ENE(-)或 ENE(+)
3. 镜下 ENE 外侵(从淋巴结包膜外扩至该淋巴结外组织受侵的最远点距离)
4. 神经周围受侵
5. 淋巴管受侵
6. p16/HPV 状态
7. 行为状态
8. 吸烟(包/年)
9. 嗜酒
10. 抑郁诊断

组织学分级(G)

涎腺无统一的分级系统。

组织病理学类型

由于表现型的重叠,尤其在资料有限时,涎腺癌的准确分级具有挑战性[14]。本章表格中的组织类型对应 2017 年世界卫生组织的腮腺恶性肿瘤分类。有些肿瘤常规应用三级模式,有些应用二级模式,有些应用"去分化"或不连贯的高级别转化,而有些不分级。导管癌依据是否存在侵袭结合分级进行调整。多形性腺瘤内癌的调整为"微浸润"。

(译者 蔡文杰　审校 孔琳)

参考文献

1. O'Sullivan B, Huang SH, Su J, et al. Development and validation of a staging system for HPV-related oropharyngeal cancer by the International Collaboration on Oropharyngeal cancer Network for Staging (ICON-S): a multicentre cohort study. *The lancet oncology.* Feb 26 2016.
2. Patel S. Personal Communication. In: Lydiatt W, Shah JP, eds2015.
3. Wreesmann VB, Katabi N, Palmer FL, et al. Influence of extracapsular nodal spread extent on prognosis of oral squamous cell carcinoma. *Head & neck.* Oct 30 2015.
4. Boukheris H, Curtis RE, Land CE, Dores GM. Incidence of carcinoma of the major salivary glands according to the WHO classification, 1992 to 2006: a population-based study in the United States. *Cancer epidemiology, biomarkers & prevention : a publication of the American Association for Cancer Research, cosponsored by the American Society of Preventive Oncology.* Nov 2009;18(11): 2899–2906.
5. Ebrahimi A GZ AM, Yen TC, Liao CT, Chatturvedi P, Agarwal J, Kowalski L, Kreppel M, Cernea C, Brandao J, Bachar G, Villaret AB, Fliss D, Fridman E, Robbins KT, Shah J, Patel S, Clark J; . International Consortium for Outcome Research (ICOR) in Head and Neck Cancer. Comparison of the American Joint Committee on Cancer N1 versus N2a nodal categories for predicting survival and recurrence in patients with oral cancer: Time to acknowledge an arbitrary distinction and modify the system. *Head and neck pathology.* 2014.
6. de Juan J, Garcia J, Lopez M, et al. Inclusion of extracapsular spread in the pTNM classification system: a proposal for patients with head and neck carcinoma. *JAMA otolaryngology– head & neck surgery.* May 2013;139(5):483–488.
7. Prabhu RS, Hanasoge S, Magliocca KR, et al. Extent of pathologic extracapsular extension and outcomes in patients with nonoropharyngeal head and neck cancer treated with initial surgical resection. *Cancer.* May 15 2014;120(10):1499–1506.
8. Dunne AA, Muller HH, Eisele DW, Kessel K, Moll R, Werner JA. Meta-analysis of the prognostic significance of perinodal spread in head and neck squamous cell carcinomas (HNSCC) patients. *European journal of cancer.* Aug 2006;42(12):1863–1868.
9. Prabhu RS, Magliocca KR, Hanasoge S, et al. Accuracy of computed tomography for predicting pathologic nodal extracapsular extension in patients with head-and-neck cancer undergoing initial surgical resection. *International journal of radiation oncology, biology, physics.* Jan 1 2014;88(1):122–129.
10. Piccirillo JF. Inclusion of comorbidity in a staging system for head and neck cancer. *Oncology (Williston Park).* Sep 1995;9(9):831–836; discussion 841, 845–838.
11. Couch ME, Dittus K, Toth MJ, et al. Cancer cachexia update in head and neck cancer: Pathophysiology and treatment. *Head & neck.* Jul 2015;37(7):1057–1072.
12. Lazure KE, Lydiatt WM, Denman D, Burke WJ. Association between depression and survival or disease recurrence in patients with head and neck cancer enrolled in a depression prevention trial. *Head & neck.* 2009;31(7):888–892.
13. Kattan MW, Hess KR, Amin MB, et al. American Joint Committee on Cancer acceptance criteria for inclusion of risk models for individualized prognosis in the practice of precision medicine. *CA: a cancer journal for clinicians.* Jan 19 2016
14. Nagao T. "Dedifferentiation" and high-grade transformation in salivary gland carcinomas. *Head and neck pathology.* Jul 2013;7 Suppl 1:S37–47.

8

第 9 章　鼻　　咽

本章摘要

适用本分期系统的肿瘤种类

鼻咽上皮肿瘤。

不适用本分期系统的肿瘤种类

肿瘤类型	按何种类型分类	适用章节
黏膜黑色素瘤	头颈部黏膜黑色素瘤	14
淋巴瘤	霍奇金、非霍奇金淋巴瘤	79
软组织肉瘤	头颈部软组织肉瘤	40
骨和软骨肉瘤	骨	38

更新要点

更新	更新细节	证据级别
原发肿瘤(T)定义	增加 T0 期,定义为 EBV 阳性的原发灶不明颈部淋巴结累及的患者,该期的界定方式与 T1 或 TX 相同	Ⅲ
原发肿瘤(T)定义	将邻近肌肉侵犯(包括:翼内肌,翼外肌,椎前肌)归为 T2 类	Ⅱ
原发肿瘤(T)定义	用软组织侵犯的具体描述取代原第 7 版所规定 T4 类的“咀嚼肌间隙”和“颞下窝”侵犯,避免混淆	Ⅱ
区域淋巴结(N)定义	将下颈部淋巴结转移(低于环状软骨下缘)取代第 7 版规定的锁骨上窝淋巴结转移,归为 N3b	Ⅱ
区域淋巴结(N)定义	将 N3a 和 N3b 合并为 N3,定义为:单侧或者双侧淋巴结转移,且最大径>6cm 和/或颈部转移淋巴结低于环状软骨下缘水平	Ⅱ
AJCC 预后分期组	将原来的ⅣA 期(T4,N0~2,M0)和ⅣB 期(任意 T,N3,M0)合并为ⅣA 期	Ⅱ
AJCC 预后分期组	将原来的ⅣC 期(任意 T,任意 N,M1)上调为ⅣB 期	Ⅱ

ICD-O-3 形态学编码

编码	描述	编码	描述
C11.0	鼻咽顶壁	C11.3	鼻咽前壁
C11.1	鼻咽后壁	C11.8	鼻咽交搭跨越病灶
C11.2	鼻咽侧壁	C11.9	鼻咽,未特指

WHO 肿瘤分类

编码	描述
8070	原位鳞状细胞癌,非特指
8010	癌,非特指
8020	未分化型癌,非特指
8071	角化性鳞状细胞癌,非特指
8072	大细胞非角化性鳞状细胞癌,非特指
8073	小细胞非角化性鳞状细胞癌
8083	基底样鳞状细胞癌

Barnes L, Eveson JW, Reichart P, Sidransky D, eds. World Health Organization Classification of tumors. Pathology and genetics of Head and Neck Tumours Lyon: IARC; 2005。

概述

准确的分期系统是判断预后、指导治疗以及学术交流的基础。随着治疗方法和技术的发展,分期的标准也在不断的修订中。因此,评价分期系统对保证其具有一贯的合理性以及进一步完善至关重要。

本章着重介绍鼻咽上皮恶性肿瘤的 TNM 分期。非上皮恶性肿瘤,例如黏膜黑色素瘤、淋巴瘤、软组织肉瘤、骨和软骨肉瘤等不包括在内。鼻咽癌(nasopharyngeal carcinoma, NPC)具有显著的地理和种族分布差异,全球 80%的鼻咽癌发生在亚洲。鼻咽癌的生物学行为和治疗策略与其他头颈部癌不同。第 5 版 AJCC/UICC 分期专门为鼻咽癌量身定做了一个分期系统,而具有里程碑式的意义[1,2],该分期标准是将第 4 版 AJCC/UICC 分期和中国香港特别行政区 Ho 分期融合而成[3,4]。该分期在国际上获得广泛认可,来自鼻咽癌高发区和非高发区的研究都证实其优于之前的分期。除中国外几乎所有的美国均采用该分期系统。

第 6 版 AJCC/UICC 分期系统[5,6]变化不大,只是将咀嚼肌间隙取代颞下窝(T4 类标准之一),因为虽然分期手册描述了咀嚼肌间隙的概念,但并不能描述得非常清楚,也没有得到公认。现行的第 7 版 AJCC/UICC 分期系统中[7,8],仍将咀嚼肌间隙和颞下窝均归为 T4 类,咀嚼肌间隙采用了经典解剖学教科书上的定义,而不用颞下窝来划分。另外,将肿瘤侵犯鼻腔和/或口咽,但无咽旁侵犯(原为 T2a)降为 T1[9],并明确定义将单侧或双侧咽后淋巴结侵犯归为 N1[10]。

过去近 20 年来,鼻咽癌的诊治策略经历了革命性的变化。更加精准的影像学检查方法的应用使得鼻咽癌周围结构侵犯范围的界定越来越准确,并且能够早期发现隐匿性转移。放射治疗技术的进步提高了肿瘤靶区的适形性,同时能保护周围正常组织。而且化疗的联合应用也进一步改善了肿瘤控制率和治愈率,尤其是局部晚期鼻咽癌。因此,新分期标准的修订必须基于运用现代诊断与治疗方法得出的病例数据。

大量文献分析显示,目前主要存在以下 4 个问题有待完善:①咀嚼肌间隙侵犯的意义存在争议[11~16];②椎前肌侵犯的意义不明确[17~19];③用解剖学淋巴结分区取代锁骨上窝的可能性[20~25];④简化标准,取消不确定的亚组[25~26]。在国际多学科专家达成共识之前,来自中国香港特别行政区和福建的两大癌症中心的鼻咽癌大样本数据研究结果验证了上述建议[27],这些病例均采用磁共振(MRI)分期、调强放疗技术(IMRT)联合或不联合化疗治疗。第 8 版 AJCC/UICC 分期标准是整合了《AJCC 癌症分期指南》第 7 版和 2008 中国分期的优势修订而成的[23~24]。

解剖学

原发部位

咽部分为三部分:鼻咽、口咽、喉咽(图 9.1)。本节描述鼻咽和区域淋巴引流的特殊解剖位置。

鼻咽起于后鼻孔的前部,沿着气道直至软腭的游离缘。鼻咽腔分为顶壁、后壁和两侧壁,两侧壁包括咽隐窝及覆盖咽鼓管圆枕的黏膜,后者构成咽鼓管口。鼻咽底是软腭的上表面,后鼻孔和鼻中隔的后缘也属于鼻咽腔范畴。

鼻咽肿瘤侵犯鼻腔或口咽而无咽旁间隙累及,与肿瘤局限于鼻咽腔相比,预后不会更差。咽旁间隙侵犯定义为鼻咽肿瘤侵犯范围突破咽颅底筋膜到达咽外侧的三角区。

区域淋巴结

鼻咽癌多表现为早期沿淋巴转移至咽后淋巴结和颈淋巴结(沿颈静脉和副神经链),通常呈双侧累及。鼻咽癌淋巴结转移有规律可循,即遵循从上

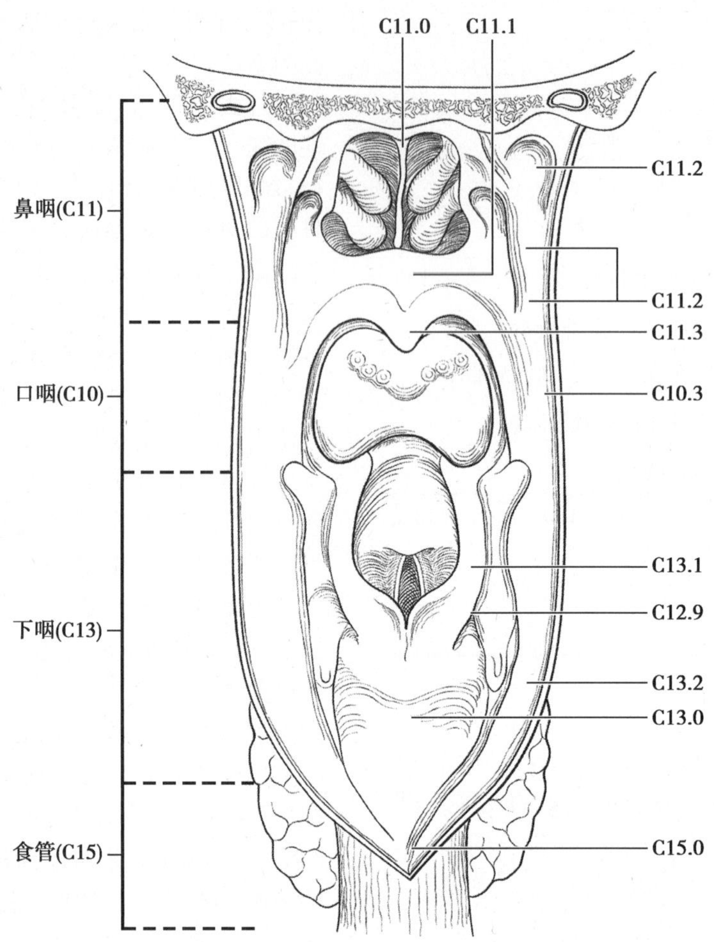

图 9.1 鼻咽、口咽、喉咽及食管的解剖及亚解剖位置示意图。

颈到下颈逐站淋巴结转移的规律,颈淋巴结跳跃转移较罕见[21,28]。

在临床评估中,需要了解肿大淋巴结的最大径(任意方向)、单双侧及淋巴结转移的最低层面。通常情况下认为中线淋巴结归属同侧的淋巴结。淋巴结最大径>6cm 和/或环状软骨下缘以下淋巴结转移与患者的预后不良密切相关。

转移部位

鼻咽癌具有很高的远处转移风险。最常见的远处转移部位包括肺、骨、肝和远处淋巴结。远处淋巴结转移定义为锁骨以下的淋巴结转移(纵隔、锁骨下区域、腋窝和腹股沟)。

分类原则

临床分期

鼻咽癌采用临床分期,分期评估主要基于全面的病史询问、体格检查、直接或间接内镜检查及影像学检查。体格检查应包括所有脑神经的神经功能检查、颈部淋巴结触诊(淋巴结最大径、单双侧、分区位置、淋巴结转移的最低层面),并注意排除远处转移引起的全身征象。直接或间接内镜检查能判断肿瘤向前侵犯鼻腔和向下侵犯口咽、下咽的范围。必须行组织病理活检以明确鼻咽癌的诊断。常规的检查包括全血象、肾脏和肝脏功能(包括碱性磷酸酶)。

影像学检查

鼻咽部、颈部的横断面影像对于鼻咽癌临床分期是必要的。MR 成像因其多平面成像、高软组织对比度、颅底和颅内肿瘤侵犯评估高敏感性而成为检查的首选。横断面和冠状面薄层 CT 增强扫描也是另外一种替代选择。区域淋巴结情况(淋巴结的最大径、单双侧、分区位置、淋巴结转移的最低层面)都应该进行评估。转移性淋巴结的最大直径测量不能单纯局限于轴向断面。

对那些淋巴结阳性、局部晚期(T3~4)或症状、体征和/或生化检查提示远处转移的患者推荐行全身检查。目前,全身^{18}F-脱氧葡萄糖正电子发射计算机断层显像(^{18}FDG-PET/CT)的应用越来越广,该技术在发现远处转移和第二原发肿瘤的敏感性上有明显优势,并且能对 MRI 检查淋巴结情况进行补充[29],其标准摄取值(standard uptake value,SUV)还可作为独立的预后因素[30,31]。也可进行胸部、上腹部 CT(或胸部 X 线和腹部 B 超)、骨扫描等检查作为其替代。

病理学分期

与其他头颈部肿瘤不同,鼻咽癌主要的治疗方法是放射治疗,联合或不联合化疗,无须手术切除原发肿瘤。因此,其病理分型与治疗方法在很大程度是不相关的。手术仅适用于原发病灶或颈部淋巴结复发。

预后因素

分期所需的预后因素

虽然其他的预后因素可能有助于重新定义预后,但目前仍没有达到证据等级和被一致性认可的临界值,而被整合到分期标准中。

其他重要临床预后因素

总体健康状况

除了 TNM 分期,患者的整体健康也明显影响着生存情况。目前,一个将肿瘤因素和非肿瘤相关因素综合起来评估预后的计划正在实施中。此外,恶性肿瘤的登记工作也将继续进行,以此获得与预后相关的重要信息。这些数据将会进一步夯实的新修订的分期系统的预后评估能力。AJCC 证据级别:Ⅱ级。

并发症

并发症可通过相应的其他医疗检测手段予以分类。在患者的医疗记录中准确地记录所有合并疾病对并发症相关参数的评估极为重要。患者的一般体能评分有助于预测患者的生存时间。AJCC 强烈推荐临床医师在报告标准肿瘤分期的同时,采用美国东部肿瘤协作组(ECOG)、Zubrod 或者卡氏(Karnofsky)评分标准评估患者的体能状态。上述各项体能状态评分标准具相关性。AJCC 证据级别:Ⅱ级。

Zubrod/ECOG 行为评分	
0	活动能力完全正常,与发病前活动能力无差异(卡氏评分 90~100)
1	可自由走动且可从事轻体力活动(含一般家务或办公室工作),但无法从事较重的体力活动(卡氏评分 70~80)
2	可自由走动且生活自理,但已丧失工作能力,日间不少于一半时间可以起床活动(卡氏评分 50~60)
3	生活仅能部分自理,日间一半以上时间卧床或坐轮椅(卡氏评分 30~40)
4	卧床不起,生活无法自理(卡氏评分 10~20)
5	死亡(卡氏评分 0)

生活方式

患者的生活方式也影响其生存时间,例如抽烟、酗酒具有负面影响。对吸烟(包年)和饮酒(周饮酒天数和日饮酒数量)量的准确记录,可为进一步分析提供重要依据。营养状况对于预后评估也非常重要,目前主要通过间接的方式,即体重减轻是否大于 10%来衡量。抑郁也影响生活质量和生存时间。应记录抑郁相关的诊断或既往史。AJCC 证据级别:Ⅲ级。

吸烟作为预后负面影响因素已经非常明确。然而,如何将其纳入分期系统尚不清楚。众所周知,抽烟是不良的预后因素,但是将其准确的应用于分期系统仍比较困难。吸烟史必须作为人口学特征的一个重要组成部分进行收集,可能用于将来“预后分组”。临床实践至少应将吸烟史根据“从未吸烟”,“≤10 包年”,“>10 但≤20 包年”及“>20 包年”予以分类和记录。

风险评估模型

为了支持各类预测模型在临床实践中的应用,AJCC 的“精准医疗核心工作组”近期发布了用于评判各类统计学预测模型的评估指南[32]。然而,目前已发表的或已被用于临床的鼻咽癌相关的任何预测模型,均尚未通过该指南的评估。AJCC 未来将会对符合 AJCC 评估指南的鼻腔鼻窦癌风险预测模型予以认可。

9

AJCC TNM 定义

原发肿瘤(T)定义

T 分类	T 标准
TX	原发肿瘤无法评估
T0	未发现肿瘤，但 EBV 阳性且有颈部转移淋巴结
T1	肿瘤局限于鼻咽，或侵犯口咽和/或鼻腔，无咽旁间隙侵犯
T2	肿瘤侵犯咽旁间隙，和/或邻近软组织侵犯(翼内肌、翼外肌、椎前肌)
T3	肿瘤侵犯颅底骨质结构、颈椎、蝶骨大翼，和/或鼻窦
T4	肿瘤侵犯至颅内，累及脑神经、下咽、眼眶、腮腺，和/或有超过翼外肌外侧缘的广泛软组织侵犯

区域淋巴结(N)定义

N 分类	N 标准
NX	区域淋巴结无法评估
N0	无区域淋巴结转移
N1	伴单侧颈淋巴结和/或咽后淋巴结(不论侧数)转移：最大径≤6cm，位于环状软骨下缘以上区域
N2	伴双侧颈淋巴结转移，最大径≤6cm，环状软骨下缘以上区域淋巴结转移
N3	伴单或双侧颈淋巴结转移，最大径>6cm，和/或环状软骨下缘以下区域淋巴结转移

远处转移(M)定义

M 分类	M 标准
M0	无远处转移
M1	远处转移

AJCC 预后分期分组

T	N	M	分期分组
Tis	N0	M0	0
T1	N0	M0	Ⅰ
T1，T0	N1	M0	Ⅱ
T2	N0	M0	Ⅱ
T2	N1	M0	Ⅱ
T1，T0	N2	M0	Ⅲ
T2	N2	M0	Ⅲ
T3	N0	M0	Ⅲ
T3	N1	M0	Ⅲ
T3	N2	M0	Ⅲ
T4	N0	M0	ⅣA
T4	N1	M0	ⅣA
T4	N2	M0	ⅣA
任何 T	N3	M0	ⅣA
任何 T	任何 N	M1	ⅣB

肿瘤登记需收集的变量

无。

组织学分级(G)

不适用于鼻咽癌。

组织病理学类型

目前推荐 WHO 分类系统用于鼻咽癌组织病理分型[33]。下述组织病理学类型都包含于分期系统中(表 9.1)。

表 9.1　NPC 病理学分类

WHO 分类	前期术语
角化性鳞状细胞癌	WHO Ⅰ型(鳞状细胞癌)
非角化性癌	
分化型	WHO Ⅱ型(移行细胞癌)
未分化型	WHO Ⅲ型(淋巴上皮样癌)
基底细胞样鳞状细胞癌	无同义分类存在(近期描述)

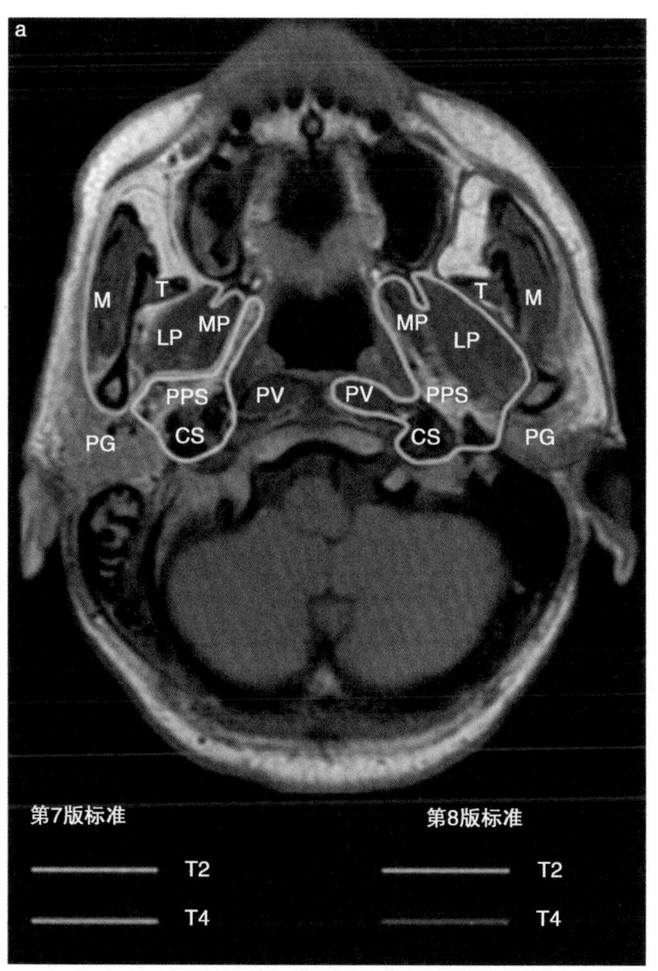

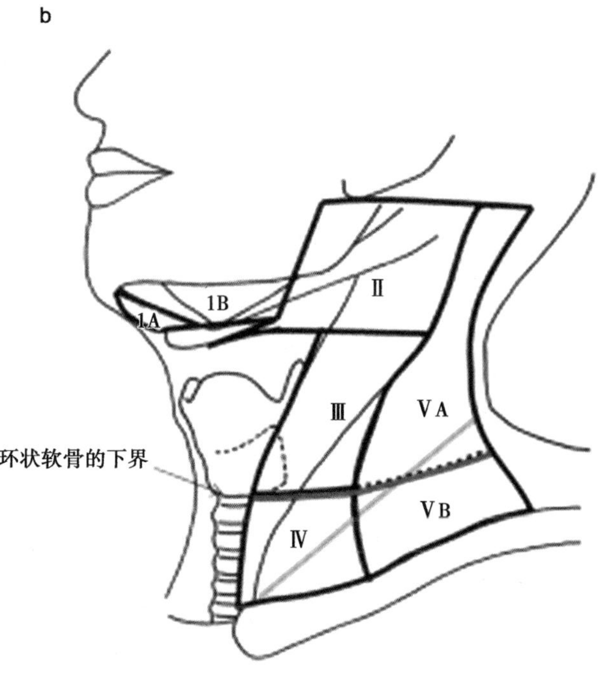

图 9.2　第 7 版和第 8 版 NPC 分期的不同标准：(a) 更改了 T2、T4 类软组织侵犯标准。缩写词：CS＝颈动脉间隙，LP＝翼外肌，M＝咬肌，MP＝翼内肌，PG＝腮腺，PPS＝翼腭窝间隙，PV＝椎前肌，T＝颞肌。(b) 用下颈部代替锁骨上窝（蓝线），比如，环状软骨下缘以下（红线）的颈部淋巴结转移定义为 N3 类。

生存数据

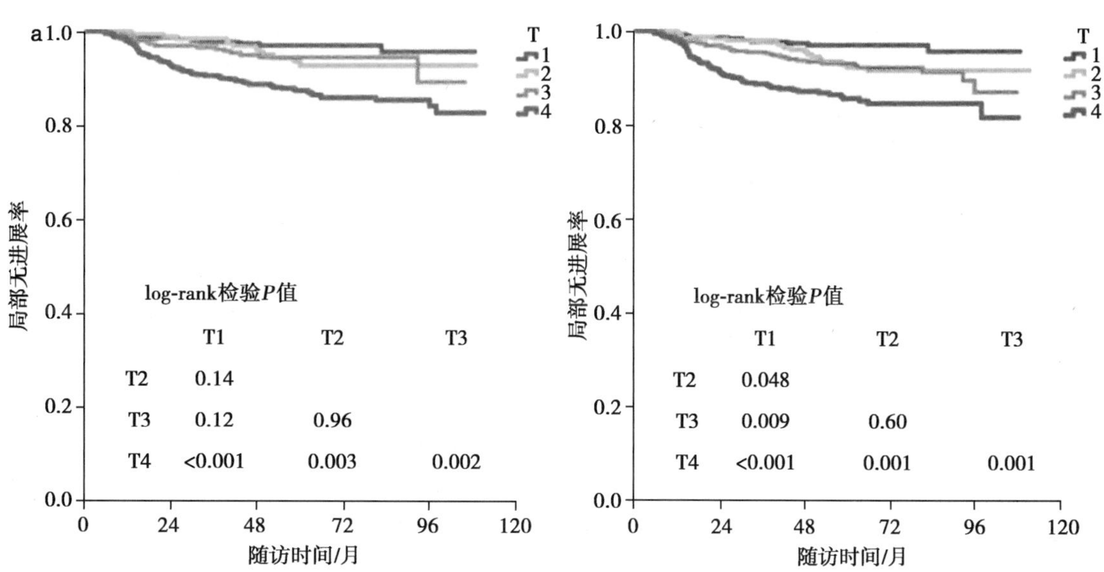

图 9.3　第 7 版（左）和第 8 版（右）鼻咽癌分期系统在不同 (a) T 分类、(b) N 分类、(c) 分期分组情况下的生存曲线。引自 Pan 等[27]，获授权使用

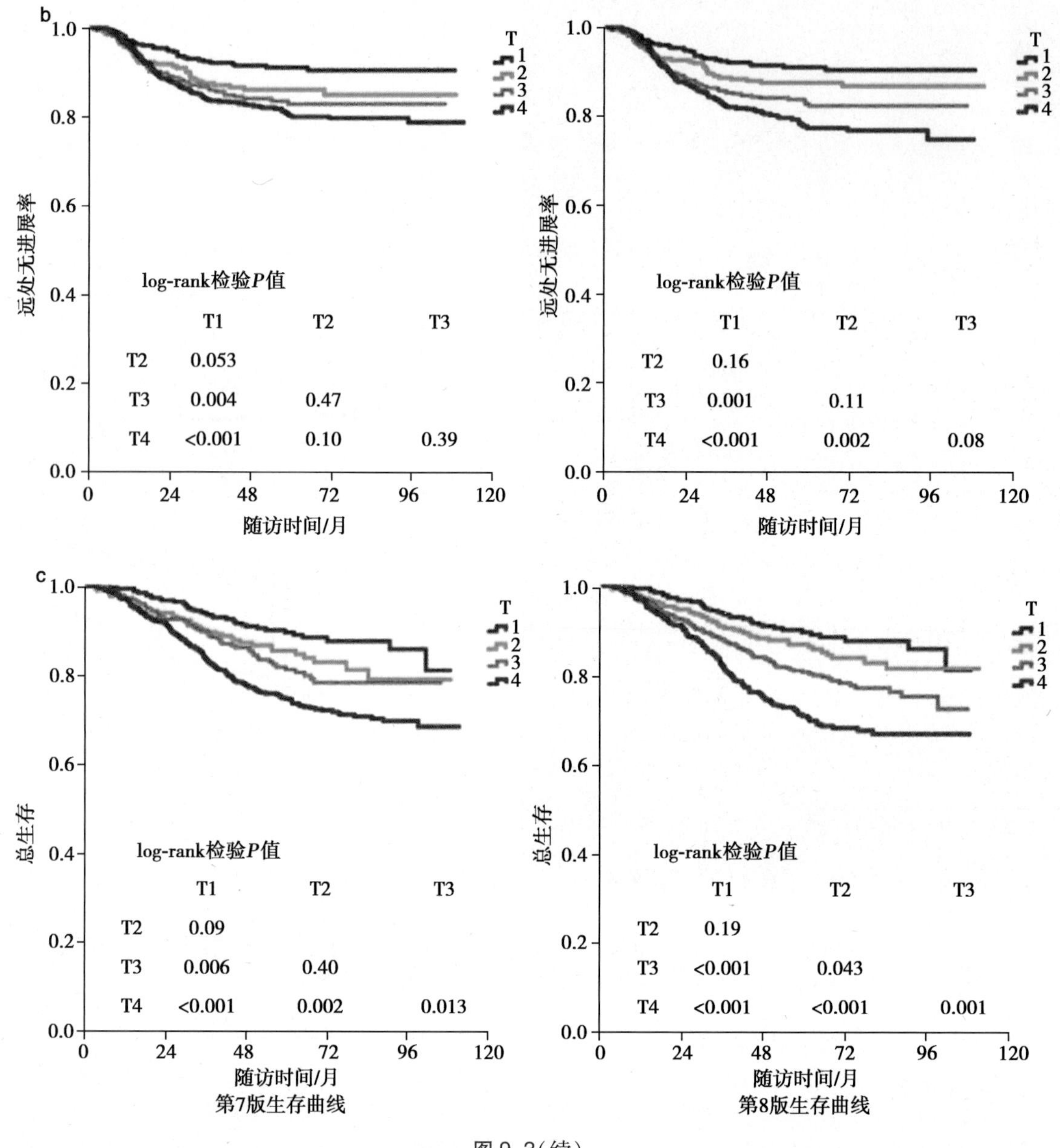

图 9.3(续)

（译者 郭巧娟 林城 审校 潘建基）

参考文献

1. Fleming I, Cooper J, Henson D, et al. American Joint Committee on Cancer. AJCC cancer staging manual. 5. Lippincott-Raven, Philadelphia; 1997.
2. Sobin LH, Fleming ID. TNM Classification of Malignant Tumors, fifth edition (1997). Union Internationale Contre le Cancer and the American Joint Committee on Cancer. *Cancer.* Nov 1 1997;80(9):1803-1804.
3. Ho J. Stage classification of nasopharyngeal carcinoma: a review. *IARC scientific publications.* 1977(20):99-113.
4. Lee AW, Foo W, Law SC, et al. Staging of nasopharyngeal carcinoma: from Ho's to the new UICC system. *Int J Cancer.* Apr 20 1999;84(2):179-187.
5. Greene FL. *AJCC cancer staging manual.* Vol 1: Springer Science & Business Media; 2002.
6. Sobin LH WC. TNM classification of malignant tumours. *International Union Against Cancer (UICC): 6th edition. New York: Wiley-Liss; 2002.* 2002.
7. Edge SB, Byrd DR, Compton CC, Fritz AG, Greene FL, Trotti A. *AJCC cancer staging manual.* Vol 649: Springer New York; 2010.
8. Sobin L, Gospodarowicz M, Wittekind C. TNM classification of malignant tumors. Hoboken, NJ: Wiley-Blackwell; 2009.
9. Lee AW, Au JS, Teo PM, et al. Staging of nasopharyngeal carcinoma: suggestions for improving the current UICC/AJCC Staging System. *Clinical oncology.* Jun 2004;16(4):269-276.
10. Tang L, Li L, Mao Y, et al. Retropharyngeal lymph node metastasis in nasopharyngeal carcinoma detected by magnetic resonance imaging: prognostic value and staging categories. *Cancer.* Jul 15 2008;113(2):347-354.
11. Tang LL, Li WF, Chen L, et al. Prognostic value and staging categories of anatomic masticator space involvement in nasopharyngeal carcinoma: a study of 924 cases with MR imaging. *Radiology.* Oct 2010;257(1):151-157.
12. Chen L, Liu L-Z, Chen M, et al. Prognostic value of subclassification using MRI in the t4 classification nasopharyngeal carcinoma intensity-modulated radiotherapy treatment. *International Journal*

of Radiation Oncology Biology* Physics*. 2012;84(1):196-202.
13. Luo DH, Yang J, Qiu HZ, et al. A new T classification based on masticator space involvement in nasopharyngeal carcinoma: a study of 742 cases with magnetic resonance imaging. *BMC cancer.* 2014;14(1):653.
14. Zhang GY, Huang Y, Cai XY, et al. Prognostic value of grading masticator space involvement in nasopharyngeal carcinoma according to MR imaging findings. *Radiology.* Oct 2014;273(1): 136-143.
15. Sze H, Chan LL, Ng W, et al. Should all nasopharyngeal carcinoma with masticator space involvement be staged as T4? *Oral oncology.* 2014;50(12):1188-1195.
16. Xiao Y, Pan J, Chen Y, et al. The prognosis of nasopharyngeal carcinoma involving masticatory muscles: a retrospective analysis for revising T subclassifications. *Medicine (Baltimore).* Jan 2015;94(4):e420.
17. Feng AC, Wu MC, Tsai SY, et al. Prevertebral muscle involvement in nasopharyngeal carcinoma. *International journal of radiation oncology, biology, physics.* Jul 15 2006;65(4):1026-1035.
18. Lee CC, Chu ST, Chou P, Lee CC, Chen LF. The prognostic influence of prevertebral space involvement in nasopharyngeal carcinoma. *Clin Otolaryngol.* Oct 2008;33(5):442-449.
19. Zhou GQ, Mao YP, Chen L, et al. Prognostic value of prevertebral space involvement in nasopharyngeal carcinoma based on intensity-modulated radiotherapy. *International journal of radiation oncology, biology, physics.* Mar 1 2012;82(3):1090-1097.
20. Som PM, Curtin HD, Mancuso AA. Imaging-based nodal classification for evaluation of neck metastatic adenopathy. *AJR. American journal of roentgenology.* Mar 2000;174(3):837-844.
21. Ng WT, Lee AW, Kan WK, et al. N-staging by magnetic resonance imaging for patients with nasopharyngeal carcinoma: pattern of nodal involvement by radiological levels. *Radiotherapy and oncology : journal of the European Society for Therapeutic Radiology and Oncology.* Jan 2007;82(1):70-75.
22. Li W-F, Sun Y, Mao Y-P, et al. Proposed lymph node staging system using the International Consensus Guidelines for lymph node levels is predictive for nasopharyngeal carcinoma patients from endemic areas treated with intensity modulated radiation therapy. *International Journal of Radiation Oncology* Biology* Physics.* 2013;86(2):249-256.
23. Pan J XY, Qiu S, et al. A Comparison Between the Chinese 2008 and the 7th Edition AJCC Staging Systems for Nasopharyngeal Carcinoma. *American journal of clinical oncology.* 2013;23:192-198.
24. OuYang PY, Su Z, Ma XH, Mao YP, Liu MZ, Xie FY. Comparison of TNM staging systems for nasopharyngeal carcinoma, and proposal of a new staging system. *Br J Cancer.* Dec 10 2013;109(12):2987-2997.
25. Yue D, Xu Y-F, Zhang F, et al. Is replacement of the supraclavicular fossa with the lower level classification based on magnetic resonance imaging beneficial in nasopharyngeal carcinoma? *Radiotherapy and Oncology.* 2014;113(1):108-114.
26. Lee AW, Ng WT, Chan LK, et al. The strength/weakness of the AJCC/UICC staging system (7th edition) for nasopharyngeal cancer and suggestions for future improvement. *Oral oncology.* Oct 2012;48(10):1007-1013.
27. Pan JJ, Ng WT, Zong JF, et al. Proposal for the 8th edition of the AJCC/UICC staging system for nasopharyngeal cancer in the era of intensity-modulated radiotherapy. *Cancer.* Nov 20 2015.
28. Ho FC, Tham IW, Earnest A, Lee KM, Lu JJ. Patterns of regional lymph node metastasis of nasopharyngeal carcinoma: a meta-analysis of clinical evidence. *BMC cancer.* 2012;12(1):98.
29. Ng SH, Chan SC, Yen TC, et al. Staging of untreated nasopharyngeal carcinoma with PET/CT: comparison with conventional imaging work-up. *European journal of nuclear medicine and molecular imaging.* Jan 2009;36(1):12-22.
30. Lee S-w, Nam SY, Im KC, et al. Prediction of prognosis using standardized uptake value of 2-[18F] fluoro-2-deoxy-d-glucose positron emission tomography for nasopharyngeal carcinomas. *Radiotherapy and Oncology.* 2008;87(2):211-216.
31. Liu WS, Wu MF, Tseng HC, et al. The role of pretreatment FDG-PET in nasopharyngeal carcinoma treated with intensity-modulated radiotherapy. *International journal of radiation oncology, biology, physics.* Feb 1 2012;82(2):561-566.
32. Kattan MW, Hess KR, Amin MB, et al. American Joint Committee on Cancer acceptance criteria for inclusion of risk models for individualized prognosis in the practice of precision medicine. *CA: a cancer journal for clinicians.* Jan 19 2016.
33. Chan JKC PB, Kuo TT, Wenig BM, Lee AWM. Tumours of the nasopharynx. In: Eveson BL, JW RP, Sidransky D, editors. World Health Organization classification of tumour, pathology and genetics. Head and neck tumours. *Lyon: IARC Press;.* 2005: 815–897.

第 10 章 HPV 介导的(p16+)口咽癌

本章摘要

适用本分期系统的肿瘤种类

人类乳头瘤病毒(HPV)相关口咽鳞状细胞癌(HPV-OPSCC)。

不适用本分期系统的肿瘤种类

肿瘤类型	按何种类型分类	适用章节
p16-的口咽癌	口咽(p16-)和下咽	11

更新要点

本章节是《AJCC 癌症分期指南》的新增分类(第 8 版)。

ICD-O-3 形态学编码

编码	描述
C01.9	舌根,非特指
C02.4	舌扁桃体
C05.1	软腭,非特指
C05.2	悬雍垂
C09.0	扁桃体窝
C09.1	扁桃体弓
C09.8	扁桃体交搭跨越病灶
C09.9	扁桃体,非特指
C10.0	会厌谷
C10.2	口咽外侧壁
C10.3	喉外侧壁
C10.8	口咽交搭跨越病灶
C10.9	口咽,非特指
C11.1	喉扁桃体

WHO 肿瘤分类

编码	描述
8070	鳞状细胞癌,非角化型
8070	HPV 介导的鳞癌
8070	P16+鳞癌
8083	基底细胞样鳞癌

Barnes L, Eveson JW, Reichart P, Sidransky D, eds. World Health Organization Classification of tumors. Pathology and genetics of Head and Neck Tumours Lyon:IARC;2005。

概述

高危 HPV(HR-HPV)相关扁桃体癌和舌根癌发病率的急速上升给诊断、治疗策略和疗效报告带来了诸多挑战[1]。由于其独特的生物学行为,《AJCC 癌症分期指南》第 7 版建立的分期标准和分期系统,不足以准确定义该病的自然病程[2]。这种疾病更常见于相对更年轻、更健康的人群,很少或没有烟草暴露,预后优于该部位经典的非 HPV 相关癌症。HPV16/18 是最常检测到的、具有转录活性 HR-HPV 类型。免疫组化检测 p16 过表达成为实用的 HR-HPV 介导癌症的替代标志物[3]。作为检测 HPV DNA 的替代标志物是因为它能检测 p16 细胞周期依赖性激酶抑制剂,当 HPV16(和小部分 HPV18)肿瘤蛋白降解 p53 和 pRB 时,p16 上调。p16 过表达被用作 HPV 相关癌症的替代标志。所有口咽癌患者均应检测 p16。无 p16 过表达或 p16 未检测者均采用第 11 章的分期系统,即 p16 阴性口咽癌分期章节。

人类乳头瘤病毒(HPV)相关口咽鳞状细胞癌(HPV-0PSCC,表 10.1)由 HR-HPV 所致,起源于舌隐窝和腭扁桃体被覆的网状上皮。该病在流行病学、病理学和临床学均与头颈部鳞状细胞癌不同。

表 10.1 HPV 介导口咽癌的同义词

HPV 介导口咽癌的同义词
HPV 阳性口咽鳞状细胞癌
P16 阳性口咽鳞状细胞癌
非角化型口咽鳞状细胞癌

原发未明颈部Ⅱ/Ⅲ区淋巴结转移癌,p16 阳性且组织学与 HPV 介导口咽癌(OPC)一致,应采用本系统分期。推荐采用原位杂交法检测 HR-HPV 和 EB 病毒编码的小 RNA(EBER)以确认 HPV 介导,并排除 EB 病毒起源的鼻咽癌。多数头颈部鳞癌已删除"T0"分类,原发灶未明的颈部淋巴结转移采用颈部淋巴结分期系统,但无明显原发灶的 HPV 相关(p16 阳性癌症)颈部淋巴结转移患者是个例外,这些患者采用本章定义的分期系统且仍然应用"T0"分类。

当前,因 HPV 相关 OPC 肿瘤独特的疾病属性,其 TNM 分期并无差别。为了更准确反映这类疾病的生物学行为并充分利用分期,OPC 分期将 p16 过表达(p16+)或 p16 阴性(p16-)的口咽癌分开描述。通常 p16+呈弥漫、强阳性或完全阴性。免疫组化法确定 p16+的界值是核表达强度>+2/+3 且分布>75%(图 10.1)。胞质染色常见但对 p16 状态的确认并无影响。P16 弱表达或分布局限的口咽癌应该采用 p16-的 OPC 指南分期(见第 11 章)。此外,p16+只适用于口咽癌,其他部位 p16+的意义仍不明确。直接检测 HPV 不作为影响因子,原因是其难以在全球广泛实施、费用高以及没有类似于 p16 过表达对生存数据分层的作用。

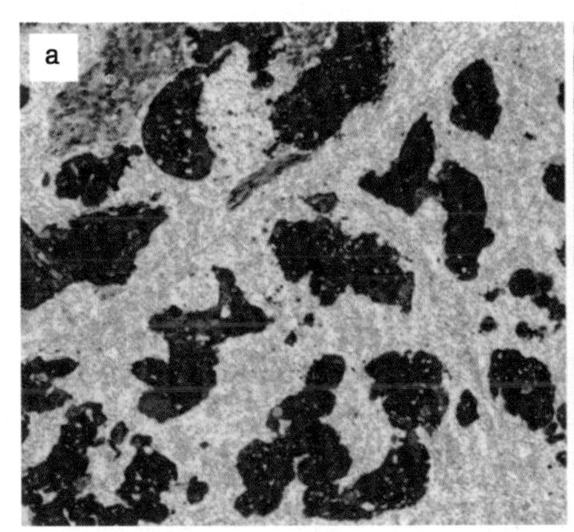

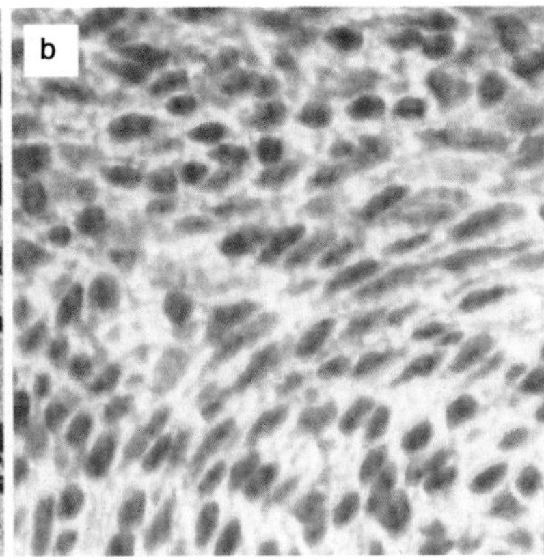

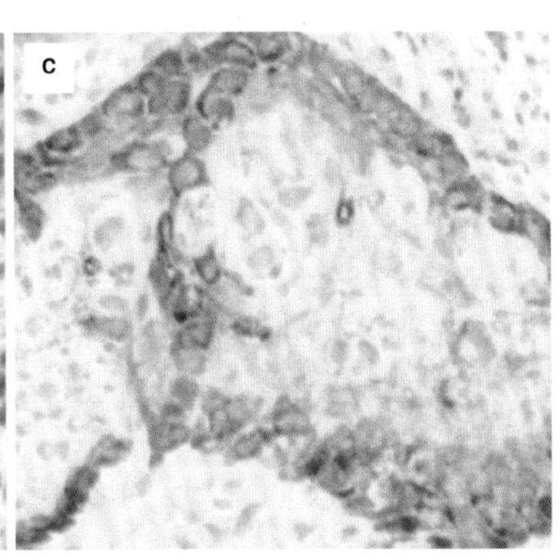

图 10.1　口咽癌患者,作为 HR-HPV 替代标志的 p16 过表达的最佳阈值是>75%区域核染色(胞质染色±)强度>2+/3[4]。(a)p16 过表达典型表现,超过设定阈值。细胞核与细胞质可见弥散性强表达。(b)p16 过表达少见表现,仅局限于细胞核。(c)非特异性细胞质 P16 表达表现为局限性染色。具有这种染色模式的癌不属于本章节

HPV 相关口咽癌发病率上升需要制订分期系统,以便在不同分期中更好区分。除了 p16+不包括 Tis 分类以及 T4 中无 T4b 外,p16+和 p16-OPC 与经典 OPC 的 T 分类相同。

和其他所有采用病理学分期的肿瘤一样,所有 p16+患者在治疗前(手术或非手术治疗患者)也需要临床 TNM 分期。而病理学分类适用于手术治疗后对原发肿瘤和颈部清扫标本进行检查的患者。

解剖学

原发部位

口咽是指咽部从软腭上表面到舌骨(或会厌谷)上表面之间的连续性部分。包括舌根、舌扁桃体、软腭及悬雍垂的上(前)表面、扁桃体前后弓和腭扁桃体、舌扁桃体沟、咽外侧壁与后壁。(图 10.2)

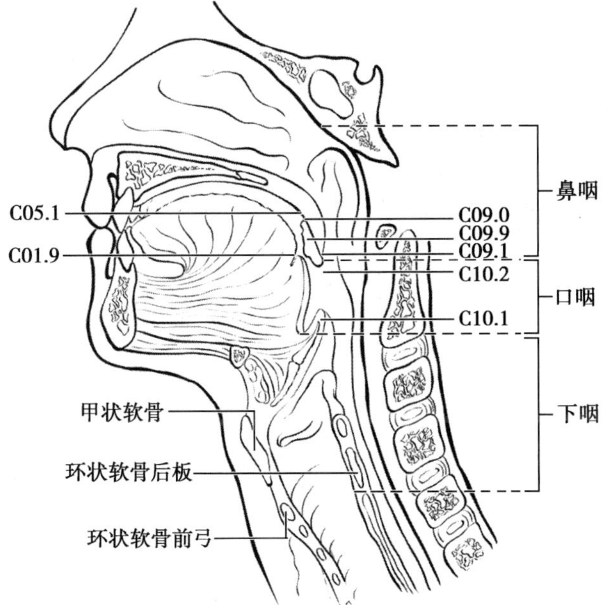

图 10.2　面颈部矢状位观,描述咽部分区

HPV 介导的癌症最常起源于腭与舌扁桃体的淋巴组织,也可起源于咽部的任何区域。

区域淋巴结

口咽癌通常累及上颈和中颈淋巴结，以及（较少）累及颏下/颌下淋巴结。舌根癌通常表现为双侧淋巴引流。

原发灶未明（T0）的阳性淋巴结，如果淋巴结p16+且原发灶位置无法确定应该采用本分期。

转移部位

远处转移好发于肺，其次是骨转移。

分类原则

临床分期

根据来源于国际口咽癌分期网络协作组（ICON-S）、包括5个北美和2个欧洲的中心的大数据集进行临床分期，ICON-S报告验证了玛格利特公主医院的报告，纳入近3 000例患者，其中大约2 000例HPV+患者[5]。

该研究显示T1和T2分类中传统分期中N0-N2b淋巴结的治疗结果相同（列为Ⅰ期）。N2c和T3是居中（Ⅱ期），而T4和N3是最差组（Ⅲ期）。有远处转移仍为Ⅳ期。临床和病理T分类相同。

临床分期通常用于咽部鳞癌，首先根据直接或间接内镜视诊评估并结合影像学检查。病灶（如果可行）和颈部淋巴结触诊很重要。对原发灶和/或远处转移灶和颈部淋巴结诊断性活检是临床分期的一部分。还需要对所有脑神经进行神经病学评价。

临床评估时，任何结节均应测量其最大径。口咽癌淋巴结临床受累分为三类：N1、N2和N3。中线淋巴结归为同侧淋巴结。上纵隔淋巴结归属于区域淋巴结（Ⅶ区）。除了描述N分类所必需的信息外，还应描述受累淋巴结所在的颈部淋巴结分组区域。提供肿瘤累及区域淋巴结和淋巴结群的文字描述或图示。淋巴结包膜外受侵在p16+口咽癌中的意义不明显，故不作为分期因素。

影像学检查

通常计算机断层（CT）增强扫描是检测新发颈部可疑肿物或转移淋巴结或口咽原发肿瘤的首选影像学检查，磁共振（MR）成像作为断层影像的替代方法，可用于初始分期、治疗后评估或随访，两者都能可靠地评估原发口咽肿瘤和区域引流淋巴结。正电子发射断层（PET）/CT也用得较多，用于分期、治疗评估和随访，其优势在于可以检测隐匿的其他原发肿瘤和鉴别放化疗后残存淋巴结是否存在有活性的肿瘤。

已确诊口咽肿瘤的影像学分期需要对原发肿瘤、淋巴结引流区域和影像学潜在播散进行全面回顾。以此为目的，结构化报告可以帮助放射影像医师保证不遗漏关键信息。

原发肿瘤

口咽分为各个亚区（腭/舌扁桃体、扁桃体弓、咽后壁、软腭）。测量原发肿瘤的最大长径以确定T1（≤2cm），T2（>2cm且≤4cm）或T3（>4cm）。影像学可能难以分清舌根肿瘤沿着会厌舌面的黏膜表面蔓延（也是T3）还是外生性肿瘤贴近这个表面。在这种情况下，临床直接观察很重要。T4肿瘤由侵袭范围决定：①向前达口底的舌外肌或从软腭向前侵及硬腭；②向外达翼肌或下颌骨；③向下侵及喉；④向上侵及颅底或更大范围。颅底受侵还需要仔细评估肿瘤神经和颅内播散。描述T4分期的这些特殊受侵范围对放疗计划很重要，需要在报告中清楚描述。

尽管CT和MR只扫描到小范围的肺，而且MR影像对肺的敏感性低，但是两者仍可以观察到部分肺转移。完整的分期报告应包括对肺尖潜在转移以及颅骨和颈椎转移灶的评估。PET/CT可以更准确、全面地评价远处转移病灶，HPV相关鳞状细胞癌（SCCa）最常见的转移部位是肺、骨和肝。

影像相关缺陷与所使用的影像方式及肿瘤受累的定义有关。采用CT或MRI检测淋巴结转移时需要认真评估多种形态特征：大小、形状、密度（MR影像强度）、坏死和肿瘤淋巴结包膜外受侵。应注重所有跟诊断标准相关的特征，而不能只关注淋巴结的大小，同时结合肿瘤预期淋巴引流途径。如上文所述，口咽肿瘤最常引流到上颈和中颈淋巴结（即Ⅱ区和Ⅲ区），通常是双侧引流。应该仔细检查这些部位淋巴结的形状、大小、轮廓和结构异常。咽后淋巴结（RPN）也应进行评估，特别是存在咽后壁肿瘤时。除非囊变或坏死，RPN在CT影像中通常与相邻椎前肌的密度相同，因而容易漏诊。

PET/CT评估HPV相关SCCa的常见缺陷是囊性淋巴结通常无氟脱氧葡萄糖（FDG）摄取增高，这类淋巴结中显示FDG活性增高的实性组织太少，因此应仔细评估囊性（低密度）淋巴结分期检查的CT。因此，头颈部恶性肿瘤的PET/CT检查最好结合增强CT检查，首选专用小野（FOV）颈部影像。

如果 PET/CT 没有结合碘增强,就难以评估特定部位受累,这将使肿瘤分期上调。例如,大 FOV 非增强 CT 结合 FDG-PET 摄取难以判断扁桃体癌是否累及翼内肌或翼外肌(均为 T4)。

需要确认一些与肿瘤分期相关的细微浸润。腭舌肌形成扁桃体前弓的肌肉部分,即使是较小的扁桃体或扁桃体弓肿瘤也可能侵犯该结构。腭舌肌虽然是舌外肌,但是口咽癌中该肌肉受累并不意味着患者预后较差且不改变 T 类。最后一个需要考虑的影像学缺陷是原发灶未明癌症(CUP)的影像学评估。原发小肿瘤最常出现在同侧喉或舌扁桃体,特别是 HPV 相关肿瘤,病灶可能细微而容易被忽视。认真评估 CT 或 MR 影像中不对称的同侧扁桃体组织和不均匀的扁桃体强化是很重要的。如果 CT 或 MR 影像上无法发现病灶,可以采用的另一种方式是 PET/CT,该检查最好在口咽活检前进行,以免 FDG 摄取假阳性。

PET/MR 是一种新兴的影像模式,目前只有少数机构拥有这种临床影像,它能同时获取原发肿瘤和淋巴结的 MR 影像并测量其 FDG 活性,从而得到融合的 PET/MR 图像。目前头颈部肿瘤 PET/MR 影像的文献很少见,也没有证实 PET/MR 在头颈部肿瘤的分期、随访或监测等方面的准确性优于 PET/CT。与 PET/CT 相比,PET/MR 可减少患者所受的电离辐射。

病理学分期

临床 T 分类与病理学 T 分类相同,但根据华盛顿大学医学院的数据提出了 p16+OPC 特有的病理学 N 分类[6~8]。p16+口咽癌手术切除后的关键预后因素是转移淋巴结数目,而不是包膜外受侵、侧数或淋巴结大小[7]。

在这个手术治疗的患者数据集里发现一个有趣的结果,N3 与 N1 患者预后一样好,故在 pN 分类中删除 N3,而临床数据集中的 N3 未出现这样的良好结果。与其他部位头颈癌不同,假如按常规实践进行辅助治疗,淋巴结包膜外受侵(ENE)并不具有相同的预后作用。此外,N0 与 N1 也无法区分,为了数据采集和历史原因,保留了颈部 N0 分类。

原发肿瘤需要切除后才能进行病理分期,切除方式包括经口腔入路或常规入路。因经口腔入路可明显减少并发症,当前得到极力推崇。对于 pN,选择性颈清扫通常需要 10 个或以上淋巴结,根治性或改良根治性颈部淋巴结清扫通常需要 15 个或 15 个以上淋巴结。颈部清扫标本中检查到少于这个标准的阴性病理学检查仍然定义为 pN0。

组织病理学

描述 HPV 介导的 p16+口咽癌时,采用标准命名是差强人意的。根据高核/质比描述的“低分化”与已知的预后不一致。因而,应该避免“低分化口咽癌”等肿瘤分类。“基底样鳞状细胞癌”在疾病分类学中指的是栅栏样肿瘤细胞、基底膜沉积和筛状的形态,这些也不是典型 HPV 介导 p16+口咽癌的表型。推荐命名为“口咽鳞状细胞癌,非角化型”,“非角化”为低倍镜描述,在高倍镜下观察到细胞角化及肿瘤成熟非常普遍与“非角化”不冲突。这种情况与病理分级不相关。

HPV 介导 p16+口咽癌的病理学有其特点且容易识别。癌细胞形成癌巢呈岛状或带状,肿瘤细胞胞质有限(“基底细胞样”)、中等量胞质(上皮样)或个别细胞角化。如果是带状模式(移行模式),可以看到肿瘤成熟和扁平角化细胞。Frank 肿瘤存在角化和角化珠通常预示与 HPV 介导致癌或 p16 过表达不相关。如果角化型肿瘤确实有 p16 过表达,应该采用本章的分期。

“自内向外”(inside-out)的生长模式是该肿瘤的另一特征:成熟的角化肿瘤细胞位于肿瘤周围,增殖中的肿瘤细胞位于肿瘤中央(图 10.3),这与非 HPV 介导的角化型鳞癌常见成熟模式相反。多核或核异型的间变肿瘤细胞可见于 HPV 介导 p16+口咽癌,都是预后不良因素[8]。

原发未明的颈部Ⅱ/Ⅲ区转移淋巴结若证实 p16 过表达且组织学与 HPV 介导的癌症一致,也应采用本章分期。这些转移癌大多呈囊性以及上述其他表现。(图 10.4),转移性鳞癌可以出现“正常化”或达到类似良性囊肿的成熟程度,因此不能诊断为“鳃裂囊肿恶性转化”,这种情况推荐增加病毒原位杂交检测(HR-HPV,EBER),HPV 介导的囊性原发和转移癌都可以观察到纤毛鳞癌细胞,这也可能导致难以诊断[9]。

最后,肿瘤浸润的非侵袭模式与非侵袭性癌症也可能混淆。韦氏环的上皮隐窝被覆特殊的网状上皮,比复层鳞状上皮薄,以含有丰富的上皮内淋巴细胞和单核细胞为特征。这个区域的基底膜含有不连续的细纤维,可以运输淋巴细胞。由于缺乏完整、界限清楚的基底膜,这些隐窝内的原位癌概念是不恰当[10,11]。HPV 介导口咽癌最常表现出非侵

10

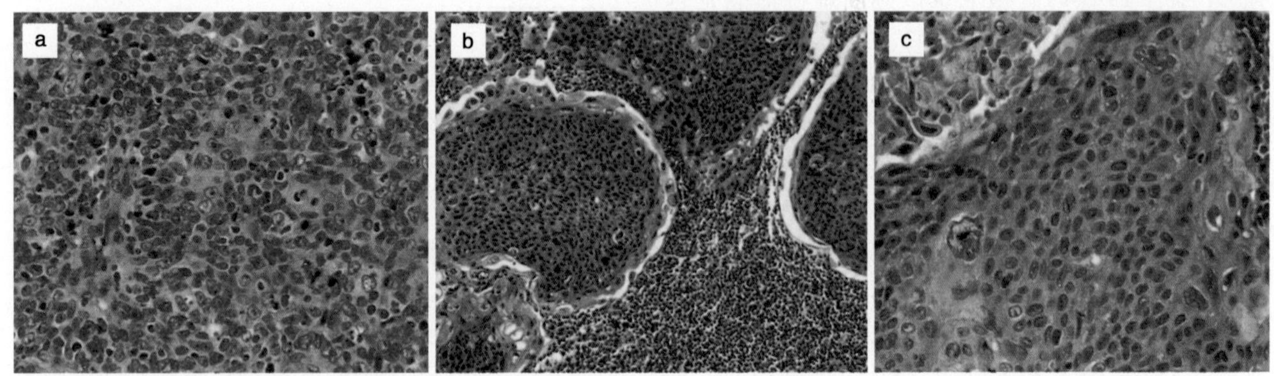

图 10.3 口咽癌患者中,这些组织学表现预示着 HR-HPV 介导和 p16 过表达[4]。(a)典型表现是:由含少量细胞质的基底细胞样肿瘤细胞组成,高倍镜下可见个别细胞角化;然而,低倍镜下通常看不到明显的角化。(b)“由内而外”的成熟模式,肿瘤岛周边由扁平的角化细胞构成,而更成熟的增殖细胞位于中央。这不同于常见非 HPV 介导的角化型鳞状细胞癌,中央明显角化和增殖的肿瘤细胞位于肿瘤岛的周边。(c)这些肿瘤中可见间变性肿瘤细胞和多核肿瘤细胞

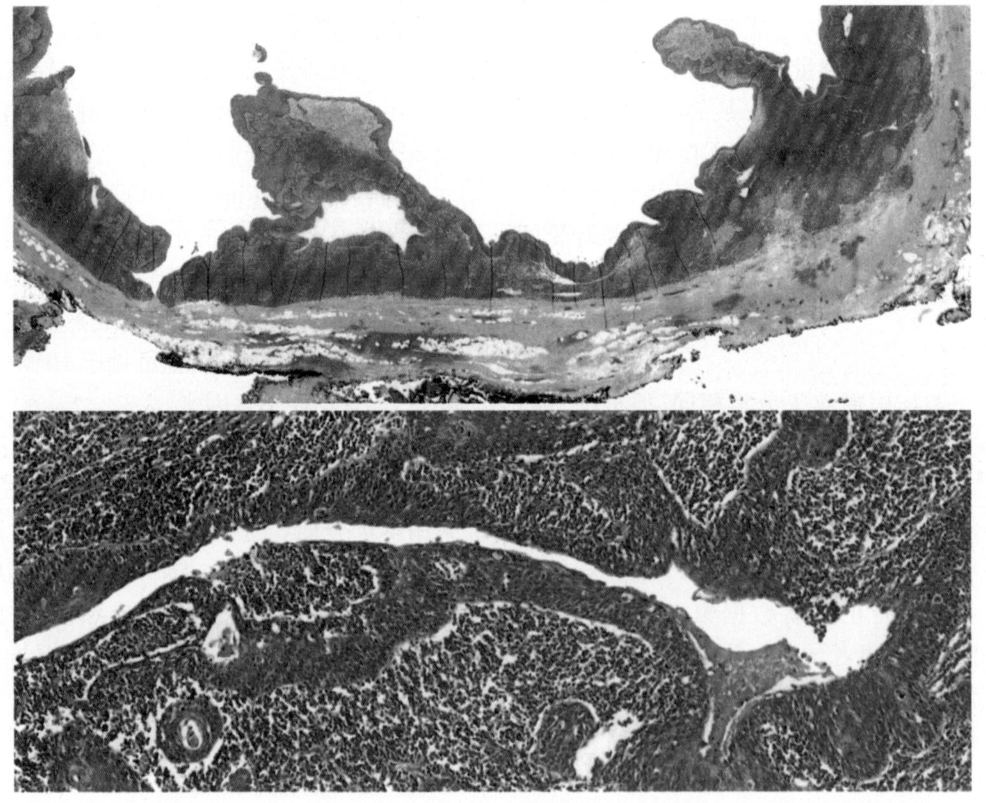

图 10.4 HR-HPV 介导的口咽癌可形成囊性颈部转移淋巴结,而原发癌通常是实质性的[4]。这种情况不需要确定淋巴结包膜外侵犯。这种表型和 p16 过度表达,对于原发未明肿瘤有特别意义。(上图)单房囊性转移灶。(下图)转移癌形成带状(移行)模式伴多种肿瘤成熟形式,表现为扁平角化细胞

袭模式(如移行模式,常见于膀胱癌)。这种模式的轮廓光滑而且呈带状,而且缺乏结缔组织增生反应,病理学家可能将其误诊为原位癌(图 10.4)。

预后因素

分期所需的预后因素

P16 检测

应用本 HPV 相关癌症分期系统应强制进行 p16 免疫检测,可以用原位杂交(ISH)检测 HPV 替代。未行 p16 检测或 ISH 检测 HPV 的口咽癌患者应采用 p16 阴性分期系统(见第 11 章)。

其他重要临床预后因素

总体健康状况

除了 TNM 分期,患者的整体健康也明显影响着生存情况。目前,一个将肿瘤因素和非肿瘤相关因素综合起来评估预后的计划正在实施中。恶性肿瘤的登记工作也将继续进行,以此获得与预后相关的重要信息。这些数据将会进一步夯实的新修订的分期系统的预后评估能力。AJCC 证据级别:Ⅲ级。

并发症

并发症可通过相应的其他医疗检测手段予以分类[12]。在患者的医疗记录中准确地记录所有合并疾病对并发症相关参数的评估极为重要。患者的一般体能评分有助于预测患者的生存时间。AJCC 强烈推荐临床医师在报告标准肿瘤分期的同时,采用美国东部肿瘤协作组(ECOG)、Zubrod 或者卡氏(Karnofsky)评分标准评估患者的体能状态。上述各项体能状态评分标准具相关性。AJCC 证据级别:Ⅱ级。

Zubrod/ECOG 行为评分	
0	活动能力完全正常,与发病前活动能力无差异(卡氏评分 90~100)
1	可自由走动且可从事轻体力活动(含一般家务或办公室工作),但无法从事较重的体力活动(卡氏评分 70~80)
2	可自由走动且生活自理,但已丧失工作能力,日间不少于一半时间可以起床活动(卡氏评分 50~60)
3	生活仅能部分自理,日间一半以上时间卧床或坐轮椅(卡氏评分 30~40)
4	卧床不起,生活无法自理(卡氏评分 10~20)
5	死亡(卡氏评分 0)

生活方式

吸烟与酗酒等不良生活方式对患者生存具负面影响。对吸烟(包-年)和饮酒(周饮酒天数和日饮酒数量)量的准确记录,可为进一步分析提供重要依据。

作为总体营养状态的间接评估,诊断前 6 个月内体重减轻>5%是重要的不良预后因素[13]。抑郁对生活质量和生存同样具负面影响,故患者病历中应记录抑郁相关的诊断或既往史[14]。AJCC 证据级别:Ⅲ级。

吸烟史

吸烟作为预后负面影响因素已经非常明确。然而,如何将其纳入分期系统尚不清楚。抽烟是不良的预后因素,但是将其准确的应用于分期系统仍比较困难。AJCC 证据级别:Ⅲ级。

吸烟史必须作为人口学特征的一个重要组成部分进行收集,可能用于将来“预后分组”。临床实践至少应将吸烟史根据“从未吸烟”,“≤10 包年”,“>10 但≤20 包年”及“>20 包年”予以分类和记录。

风险评估模型

为了支持各类预测模型在临床实践中的应用,AJCC 的“精准医疗核心工作组”近期发布了用于评判各类统计学预测模型的评估指南[15]。然而,目前已发表的或已被用于本类型癌症的任何预测模型,均尚未通过该指南的评估。AJCC 未来将会对符合 AJCC 评估指南的风险预测模型予以认可。

AJCC TNM 定义

原发肿瘤(T)定义

T 分类	T 标准
T0	确定无原发灶
T1	肿瘤最大径≤2cm
T2	肿瘤最大径>2cm,但≤4cm
T3	肿瘤>4cm 或侵及会厌舌面
T4	局部中晚期病变 肿瘤侵犯喉、舌外肌、翼内肌、硬腭或下颌骨或此范围之外*

* 舌根和会厌谷的原发肿瘤侵及会厌舌面黏膜不构成喉受侵。

10

区域淋巴结(N)定义

临床 N(cN)

N 分类	N 标准
NX	区域淋巴结无法评估
N0	无区域淋巴结转移
N1	伴单个或多个同侧淋巴结转移,最大径不超过 6cm
N2	伴对侧或双侧淋巴结转移,最大径不超过 6cm
N3	转移淋巴结大于 6cm

病理 N(pN)

N 分类	N 标准
NX	区域淋巴结无法评估
pN0	无区域淋巴结转移
pN1	伴≤4 个转移淋巴结
pN2	伴>4 个转移淋巴结

远处转移(M)定义

M 分类	M 标准
M0	无远处转移
M1	伴远处转移

AJCC 预后分期分组

临床

T	N	M	分期分组
T0、T1 或 T2	N0 或 N1	M0	Ⅰ
T0、T1 或 T2	N2	M0	Ⅱ
T3	N0、N1 或 N2	M0	Ⅲ
T0、T1、T2、T3 或 T4	N3	M0	Ⅲ
T4	N0、N1、N2 或 N3	M0	Ⅲ
任何 T	任何 N	M1	Ⅳ

病理

T	N	M	分期分组
T0、T1 或 T2	N0、N1	M0	Ⅰ
T0、T1 或 T2	N2	M0	Ⅱ
T3 或 T4	N0、N1	M0	Ⅱ
T3 或 T4	N2	M0	Ⅲ
任何 T	任何 N	M1	Ⅳ

肿瘤登记需收集的变量

1. 肿瘤位置(鼻咽后壁或咽扁桃体)
2. 淋巴结大小与数目
3. 神经周围受侵
4. 肉眼>2cm 或镜下淋巴结包膜外受侵
5. 吸烟(包-年)

组织学分级(G)

HPV 介导的口咽肿瘤尚无组织学分级系统。

组织病理学类型

HPV 介导 p16+口咽癌的组织病理学具有特征性且容易识别。

(译者 蔡文杰 审校 孔琳)

参考文献

1. Mehanna H, Jones TM, Gregoire V, Ang KK. Oropharyngeal carcinoma related to human papillomavirus. *Bmj.* 2010;340:c1439.
2. Straetmans JM, Olthof N, Mooren JJ, de Jong J, Speel EJ, Kremer B. Human papillomavirus reduces the prognostic value of nodal involvement in tonsillar squamous cell carcinomas. *The Laryngoscope.* Oct 2009;119(10):1951-1957.
3. El-Naggar AK, Westra WH. p16 expression as a surrogate marker for HPV-related oropharyngeal carcinoma: A guide for interpretative relevance and consistency. *Head & neck.* 2012;34(4):459-461.
4. Schlecht NF, Brandwein-Gensler M, Nuovo GJ, et al. A comparison of clinically utilized human papillomavirus detection methods in head and neck cancer. *Modern pathology : an official journal of the United States and Canadian Academy of Pathology, Inc.* Oct 2011;24(10):1295-1305.
5. O'Sullivan B, Huang SH, Su J, et al. Development and validation of a staging system for HPV-related oropharyngeal cancer by the International Collaboration on Oropharyngeal cancer Network for Staging (ICON-S): a multicentre cohort study. *The lancet oncology.* Feb 26 2016.
6. Sinha P, Kallogjeri D, Gay H, et al. High metastatic node number, not extracapsular spread or N-classification is a node-related prog-

nosticator in transorally-resected, neck-dissected p16-positive oropharynx cancer. *Oral oncology.* May 2015;51(5):514-520.
7. Haughey BH. Personal Communication. In: Lydiatt W, Shah JP, eds2015.
8. Lewis Jr JS, Scantlebury JB, Luo J, Thorstad WL. Tumor cell anaplasia and multinucleation are predictors of disease recurrence in oropharyngeal squamous cell carcinoma, including among just the human papillomavirus-related cancers. *The American journal of surgical pathology.* 2012;36(7):1036.
9. Bishop JA, Westra WH. Ciliated HPV-related Carcinoma: A Well-differentiated Form of Head and Neck Carcinoma That Can Be Mistaken for a Benign Cyst. *The American journal of surgical pathology.* Nov 2015;39(11):1591-1595.
10. Gloghini A, Colombatti A, Bressan G, Carbone A. Basement membrane components in lymphoid follicles: immunohistochemical demonstration and relationship to the follicular dendritic cell network. *Human pathology.* Oct 1989;20(10):1001-1007.
11. Perry ME. The specialised structure of crypt epithelium in the human palatine tonsil and its functional significance. *J Anat.* Aug 1994;185(Pt 1):111-127.
12. Piccirillo JF. Inclusion of comorbidity in a staging system for head and neck cancer. *Oncology (Williston Park).* Sep 1995;9(9):831-836; discussion 841, 845-838.
13. Couch ME, Dittus K, Toth MJ, et al. Cancer cachexia update in head and neck cancer: Pathophysiology and treatment. *Head & neck.* Jul 2015;37(7):1057-1072.
14. Lazure KE, Lydiatt WM, Denman D, Burke WJ. Association between depression and survival or disease recurrence in patients with head and neck cancer enrolled in a depression prevention trial. *Head & neck.* 2009;31(7):888-892.
15. Kattan MW, Hess KR, Amin MB, et al. American Joint Committee on Cancer acceptance criteria for inclusion of risk models for individualized prognosis in the practice of precision medicine. *CA: a cancer journal for clinicians.* Jan 19 2016.

第 11 章　口咽(p16-)和下咽

本章摘要

适用本分期系统的肿瘤种类

p16 阴性的(p16-)口咽鳞癌;未检测 p16 免疫染色的口咽癌;所有下咽癌;口咽和下咽小涎腺癌和神经内分泌癌。仅鳞癌需要评估 p16。通常 p16 阴性鳞癌为角化型癌。

不适用本分期系统的肿瘤种类

肿瘤类型	按何种类型分类	适用章节
P16 阳性(P16+)口咽癌	人类乳头瘤病毒(HPV)介导(P16+)的口咽癌	10
鼻咽癌	鼻咽	9

更新要点

更新	更新细节	证据级别
解剖-原发部位	原发灶未明肿瘤:本章不含非 EBV 相关和非 HPV 相关颈部淋巴结转移患者的分期	Ⅳ
区域淋巴结(N)定义	分别描述 HPV 相关和非 HPV 相关癌症的 N 分期	Ⅱ[1,2]
区域淋巴结(N)定义	分别描述未经颈部淋巴结清扫(临床 N)和经过颈部淋巴结清扫(病理 N)患者的 N 分类	Ⅱ[2]
区域淋巴结(N)定义	对所有非 HPV 相关癌引入淋巴结包膜外侵犯(ENE)描述	Ⅱ[1]
区域淋巴结(N)定义	HPV 阴性患者的 ENE:只有临床或影像学伴明显淋巴结包膜外侵犯[ENE(+)]才用于 cN 分类	Ⅱ[1]
区域淋巴结(N)定义	HPV 阴性患者的 ENE:任何病理学检测出 ENE 均考虑 ENE(+)并用于 pN 分类	Ⅱ[1]
区域淋巴结(N)定义	HPV 阴性患者的 ENE:具有 ENE 时,单个同侧淋巴结≤3cm 定义为 pN2a,而其他所有情况均为 pN3b	Ⅱ[1]
区域淋巴结(N)定义	ENE 分类:临床 ENE 界定为 ENEc,且考虑为 ENE(+)用于 cN 中	Ⅲ[3]
区域淋巴结(N)定义	ENE 分类:对病理检测的 ENE 区分为 ENEmi(≤2mm)或 ENEma(>2mm)仅为收集数据,皆定义为 ENE(+)用于 pN 分类	Ⅲ[3]

ICD-O-3 形态学编码

编码	描述	编码	描述
C12.9	梨状窝	C09.0	扁桃体窝
C13.0	环后区	C09.1	扁桃体弓
C13.1	杓状会厌襞咽下面	C09.8	扁桃体交搭跨越病灶
C13.2	下咽后壁	C09.9	扁桃体,非特指
C13.8	下咽交搭跨越病灶	C10.0	会厌谷
C13.9	下咽,非特指	C10.2	口咽后壁
C01.9	舌根,非特指	C10.3	咽后壁
C02.4	舌扁桃体	C10.8	口咽交搭跨越病灶
C05.1	软腭,非特指	C10.9	口咽,非特指
C05.2	悬雍垂	C11.1	咽扁桃体

WHO 肿瘤分类

编码	描述
8070	鳞状细胞癌，经典型
8075	棘层松解性鳞状细胞癌
8560	腺鳞癌
8083	基底细胞样鳞状细胞癌
8051	隧道型癌 Carcinoma cuniculatum
8052	乳头样鳞状细胞癌
8074	梭形细胞癌
8051	疣状癌
8082	淋巴上皮样癌（非鼻咽）

Barnes L, Eveson JW, Reichart P, Sidransky D, eds. World Health Organization Classification of tumors. Pathology and genetics of Head and Neck Tumours Lyon：IARC；2005。

概述

HPV 介导口咽癌的流行病学及其迥然不同的生物学行为和自然病程决定了需要为口咽癌制订两套不同的分期系统：一套用于 HPV 阳性癌症，另一套用于 HPV 阴性癌症[4,5]。在以前的分期中，咽部包含在同一章节内，但在《AJCC 癌症分期指南》第 8 版中，由于认识到鼻咽和口咽病变是两种不同的病毒介导，故而将该章节分成三个章节。本章对应着 p16-口咽癌和所有下咽黏膜来源癌症。除了 N 分类与删除 T0 外，这两个部位的分期与《AJCC 癌症分期指南》第 7 版相似。T0 仅适用于：淋巴结 p16+，即 HPV 相关口咽癌章节；EBV 相关，即鼻咽癌章节分期；或采用颈部淋巴结章节。ENE 对结果有重要影响，因而被整合到 N 分类中[6]。

在非 HPV 头颈部癌症中，ENE 对预后的影响重大，故修订分期标准时考虑了该项重要预后因素。ENE 能将淋巴结病理分类提高一级（见“AJCC TNM 定义”）。

绝大多数临床证据支持 ENE 作为不良预后因素是基于组织病理学 ENE，尤其是区分镜下和肉眼可见 ENE 的研究结果[3,7,8]。因而，只有明确的 ENE 才可用于临床分期。根据 AJCC/UICC 分期的“不确定原则”，即对不确定的病例采用较低分期级别，若无确切临床证据确诊 ENE，均定性为 ENE（-）。因现有的影像学技术不能确诊 ENE，故 ENE 的临床诊断须采用严格的标准[9]。然而，临床检查征象（如侵及皮肤，肌肉组织浸润/与邻近结构固定，伴功能障碍的脑神经、臂丛、交感干或膈神经受侵）明确提示 ENE 并有强有力的影像学证据的情况下，可诊断为 ENE（+）。本章对病理 ENE 也作出了明确定义。再次强调，若对 ENE 的诊断存在疑虑或不确定性，则该病例应定性为 ENE（-）。

非 HPV 相关口咽癌和下咽癌的 TNM 分期对理解它们的自然病程很重要。对临床医师及患者个体来说，分期提供了有价值的预后分层。在本节分期中不纳入 p16+，即 HPV 介导的癌症可以提高其实用性和准确性。

解剖学

原发部位

癌症起源于口咽及下咽黏膜（图 11.1），当疾病进展时侵及邻近结构。

口咽

口咽是咽部从软腭上表面到舌骨上表面（或会厌谷）之间的连续性部分，包括舌根，软腭的下（前）表面和悬雍垂，扁桃体的前弓和后弓，舌扁桃体沟，咽扁桃体以及咽侧壁和咽后壁。

下咽

下咽是指咽部从舌骨上缘平面（或会厌谷）延伸到环状软骨下缘所对应的平面，包括梨状窝（左和右）、下咽外侧壁和后壁和环后区。环后区从杓状软骨水平到环状软骨下缘水平，连接双侧梨状隐窝，形成下咽前壁。梨状窝从咽会厌皱褶延伸到环状软骨下缘的食管上端，外界为咽侧壁，内界为杓会厌皱襞、杓状软骨和环状软骨。咽后壁从舌骨上缘水平（或会厌谷）梨状窝尖开始，向下延伸至环状软骨下缘。

区域淋巴结

咽部癌症区域淋巴结转移的危险性高。口咽癌通常累及上颈和中颈淋巴结以及颏下/下颌下淋巴结（较少见），舌根癌通常表现为双侧淋巴引流。下咽癌播散到邻近的咽旁、气管旁以及中、下颈淋巴结，双侧淋巴结引流常见。

临床评价时应测量淋巴结的最大径。中线淋巴结归为同侧淋巴结。上纵隔淋巴结是区域淋巴结（Ⅶ区）。除了描述 N 分类所需要的信息，还应描述受累颈部淋巴结所在区域。

11

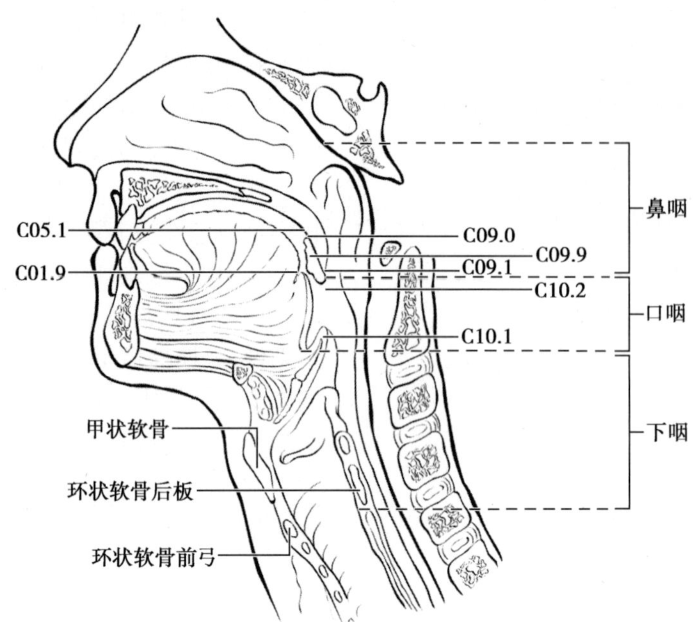

图 11.1 面颈部矢状位观，描绘咽部分区

转移部位

远处转移好发于肺，其次骨或肝转移。除了Ⅶ区淋巴结以外，纵隔淋巴结属于远处转移。

分类原则

临床分期

临床分期主要用于口咽和下咽鳞状细胞癌。依据视诊、间接内镜或直接内镜评估原发肿瘤。原发灶（如果可行）和颈淋巴结的触诊非常重要。所有的脑神经都需要进行神经病学评价。其他分期检查后，通常在全麻下进行详细的内镜检查，以准确评估肿瘤的表面范围并以触诊评估肌肉浸润深度，而且便于活检。因为可能同时存在多发独立原发肿瘤，必需认真检查上呼吸消化道。

临床评估时，任何结节均应测量其最大径。口咽癌淋巴结临床受累分为三类：N1、N2 和 N3。中线淋巴结归为同侧淋巴结。上纵隔淋巴结归属于区域淋巴结（Ⅶ区）。除了描述 N 分类所必需的信息外，还应描述受累淋巴结所在的颈部淋巴结分组区域。提供肿瘤累及区域淋巴结和淋巴结群的文字描述或图示。诊断临床 ENE（ENEc）必须有充分的临床证据（如侵及皮肤，肌肉组织浸润/与邻近结构固定，伴功能障碍的脑神经、臂丛、交感干或膈神经受侵），并定义为 cN 的 ENE（+）。应该检查脑神经功能障碍的证据（检测感觉和运动支配）并检查是否存在皮下淋巴结侵犯皮肤的证据。触诊颈部淋巴结应考虑其位置（颈部的水平）、大小、数目，特征（光滑或不规则）、与其他淋巴结粘连和活动度。不能向各个方向活动的淋巴结可能侵犯了邻近结构。胸锁乳突肌和/或脑神经受侵导致转头与淋巴结纵轴方向移动受限。虽然Ⅱ区活动受限的较小淋巴结怀疑 ENE 应该得到纠正，但是淋巴结完全固定（不移动头部）可能是 ENE。ENE 分类基本完全依赖于体格检查，而不是影像检查；根据淋巴结大小和数量以外的肉眼 ENE 可以使分期升级，这种情况在当前的影像条件下可能会被过度评估。

已知放射影像学无法准确定义 ENE，提示在临床基础上确定 ENE 需要严格的标准。若影像学检查显示受累淋巴结呈现不规则毛刺样边缘，或因淋巴结间脂肪受累造成淋巴结失去正常的卵圆形而呈圆形，则提示肿瘤淋巴结包膜外侵犯，但体格检查无相应证据时仍不足于诊断。需要病理学检查证实疾病范围。若影像学检查上未见淋巴结存在中央不均匀性，目前的影像学技术尚无法区分区域淋巴结中的亚临床（镜下）病灶、受累及的微小淋巴结与反应性小淋巴结。

影像学检查

计算机断层扫描（CT）增强和磁共振（MR）成像都可以很好地评估口咽或下咽肿瘤原发灶以及淋巴结引流区域。正电子发射断层（PET）/CT 很大程度上用于分期、治疗评估和随访。另外，该检查手段在检测临床隐匿性原发肿瘤方面存在优势。

对已确诊口咽或下咽肿瘤的影像学分期需要系统回顾原发肿瘤、淋巴结引流区域和影像学的潜在播散。以此为目的,结构性报告可能为放射影像医师确认未遗漏关键信息提供帮助。

原发肿瘤

口咽分为各个亚区(腭/舌扁桃体、扁桃体弓、咽后壁、软腭)。测量原发肿瘤的最大长径以确定 T1(≤2cm),T2(>2cm 且≤4cm)或 T3(>4cm)。影像学可能难以分清舌根肿瘤沿着会厌舌面的黏膜表面蔓延(也是 T3)还是外生性肿瘤贴近这个表面。在这种情况下,临床直接观察很重要。T4 肿瘤取决于侵袭范围,向前达口底的舌外肌或从软腭向前侵及硬腭,或向外达翼肌或下颌骨;向下侵及喉;向上侵及颅底或更大范围。颅底受侵还需要仔细评估肿瘤神经和颅内播散。下咽癌推荐断层影像检查以确定原发肿瘤的范围,特别期深面侵犯的范围与邻近结构(如喉、环状软骨和甲状软骨、颈椎以及颈动脉鞘)的关系。CT 比 MR 的运动伪影少,因而首选 CT。

尽管 CT 和 MR 只扫描到小范围的肺,而且 MR 影像对肺的敏感性低,但是两者仍可以观察到部分肺转移。完整的分期报告应包括对肺尖潜在转移以及颅骨和颈椎转移灶的评估。PET/CT 可以更准确、全面地评价远处转移病灶,最常见的转移部位是肺、骨和肝。

影像相关缺陷与所使用的影像方式及肿瘤受累的定义有关。采用 CT 或 MR 成检测淋巴结转移时需要认真评估多种形态特征:大小、形状、密度(MR 影像强度)、坏死和肿瘤淋巴结包膜外受侵。应注重所有跟诊断标准相关的特征,而不能只关注淋巴结的大小,同时结合肿瘤预期淋巴引流途径。如上文所述,口咽肿瘤最常引流到上颈和中颈淋巴结(即Ⅱ区和Ⅲ区),通常是双侧引流。应该仔细检查这些部位淋巴结的形状、大小、轮廓和结构异常。咽后淋巴结(RPN)也应进行评估,特别是存在咽后壁肿瘤时。除非囊变或坏死,RPN 在 CT 影像中通常与相邻椎前肌的密度相同,因而容易漏诊。

若影像学检查显示受累淋巴结呈现不规则毛刺样边缘,或因淋巴结间脂肪受累造成淋巴结失去正常的卵圆形而呈圆形,则提示肿瘤淋巴结包膜外侵犯,但体格检查无相应证据时仍不足于诊断 ENE(+)。

头颈部恶性肿瘤的 PET/CT 检查最好结合增强 CT 检查,首选专用小野(FOV)颈部影像。如果 PET/CT 没有结合碘增强,就难以评估特定部位受累,这将使肿瘤分期上调。例如,大 FOV 非增强 CT 结合 FDG-PET 摄取难以判断扁桃体癌是否累及翼内肌或翼外肌(均为 T4)。

需要确认一些与肿瘤分期相关的细微浸润。腭舌肌形成扁桃体前弓的肌肉部分,即使是较小的扁桃体或扁桃体弓肿瘤也可能侵犯该结构。腭舌肌虽然是舌外肌,但是口咽癌中该肌肉受累并不意味着患者预后较差且不改变 T 分类。

病理学分期

完全切除原发灶和/或清扫区域淋巴结,对切除标本进行病理检查后,可以进行 pT 和或 pN 分期。放疗或化疗后切除的标本,应该考虑这个背景,用 yp 代替 p 分期。应测量手术标本未固定前的肿瘤实际大小来确定 pT,需要提醒的是,甲醛溶液固定后的手术切除标本,其软组织收缩可高达 30%。病理分期提供额外且重要的信息,肿瘤分期中应当包含病理分期,但不能在初始分期时取代临床分期。

对于 pN,选择性颈清扫通常需要 10 个或更多的淋巴结。根治性或改良根治性颈部淋巴结清扫通常需要 15 个或以上淋巴结。颈部清扫标本中检查到少于这个标准的阴性病理学检查仍然定义为 pN0。

定义 ENE 及描述其范围

所有被切除的转移淋巴结均应检测是否伴 ENE 及其范围。不同的时期,ENE 的定义并不相同。美国病理学会将 ENE 定义为在受累淋巴结范围内,肿瘤已穿透淋巴结包膜累及周围结缔组织,无论伴随相关间质反应与否。

组织病理学检测到的 ENE 分为 ENEmi[镜下微小(microscopic)ENE,≤2mm]或 ENEma[大体(major)ENE,>2mm]。pN 分期中将 ENEmi 和 ENEma 均定义为 ENE(+)。当前 pN 分期标准并未要求对上述 ENE 细节予以描述,但鉴于数据收集的标准化及进一步分析之需,建议对 ENE 的具体数据予以记录。

预后因素

分期所需的预后因素

p16 免疫检测

所有口咽鳞癌都必须检测 p16,而下咽癌不要求。未行 p16 检测的患者应按本系统 p16-癌症分期。AJCC 证据级别：Ⅱ级。

其他重要临床预后因素

淋巴结包膜外侵犯(ENE)

ENE 定义为在受累淋巴结范围内，肿瘤已穿透淋巴结包膜累及周围结缔组织，无论伴随相关间质反应与否。诊断临床 ENE(ENEc)必须有充分的临床证据(如侵及皮肤，肌肉组织浸润/与邻近结构固定，伴功能障碍的脑神经、臂丛、交感干或膈神经受侵)。AJCC 证据级别：Ⅲ级。

总体健康状况

除了 TNM 分期，患者的整体健康也明显影响着生存情况。目前，一个将肿瘤因素和非肿瘤相关因素综合起来评估预后的计划正在实施中。恶性肿瘤的登记工作也将继续进行，以此获得与预后相关的重要信息。这些数据将会进一步夯实的新修订的分期系统的预后评估能力。AJCC 证据级别：Ⅱ级。

并发症

并发症可通过相应的其他医疗检测手段予以分类[10]。在患者的医疗记录中准确地记录所有合并疾病对并发症相关参数的评估极为重要。患者的一般体能评分有助于预测患者的生存时间。AJCC 强烈推荐临床医师在报告标准肿瘤分期的同时，采用美国东部肿瘤协作组(ECOG)、Zubrod 或者卡氏(Karnofsky)评分标准评估患者的体能状态。上述各项体能状态评分标准具相关性。AJCC 证据级别：Ⅱ级。

Zubrod/ECOG 行为评分	
0	活动能力完全正常，与发病前活动能力无差异(卡氏评分 90~100)
1	可自由走动且可从事轻体力活动(含一般家务或办公室工作)，但无法从事较重的体力活动(卡氏评分 70~80)
2	可自由走动且生活自理，但已丧失工作能力，日间不少于一半时间可以起床活动(卡氏评分 50~60)
3	生活仅能部分自理，日间一半以上时间卧床或坐轮椅(卡氏评分 30~40)
4	卧床不起，生活无法自理(卡氏评分 10~20)
5	死亡(卡氏评分 0)

生活方式

吸烟与酗酒等不良生活方式对患者生存具负面影响。对吸烟(包-年)和饮酒(周饮酒天数和日饮酒数量)量的准确记录，可为进一步分析提供重要依据。作为总体营养状态的间接评估，诊断前 6 个月内体重减轻>5%是重要的不良预后因素[11]。抑郁对生活质量和生存同样具负面影响，故患者病历中应记录抑郁相关的诊断或既往史[12]。AJCC 证据级别：Ⅲ级。

吸烟史

吸烟作为预后负面影响因素已经非常明确。然而，如何将其纳入分期系统尚不清楚。抽烟是不良的预后因素，但是将其准确的应用于分期系统仍比较困难。AJCC 证据级别：Ⅲ级。

吸烟史必须作为人口学特征的一个重要组成部分进行收集，可能用于将来“预后分组”。临床实践至少应将吸烟史根据“从未吸烟”，“≤10 包年”，“>10 但≤20 包年”及“>20 包年”予以分类和记录。

风险评估模型

为了支持各类预测模型在临床实践中的应用，AJCC 的“精准医疗核心工作组”近期发布了用于评判各类统计学预测模型的评估指南[13]。然而，目前已发表的或已被用于临床的(p16-)口咽和下咽癌相关的任何预测模型，均尚未通过该指南的评估。AJCC 未来将会对符合 AJCC 评估指南的鼻腔鼻窦癌风险预测模型予以认可。

AJCC TNM 定义

原发肿瘤(T)定义

口咽癌(p16-)

T 分类	T 标准
TX	原发肿瘤无法评估
Tis	原位癌
T1	肿瘤最大径≤2cm
T2	肿瘤最大径>2cm，但≤4cm 病变
T3	肿瘤>4cm 或侵及会厌舌面
T4	局部中晚期或非常晚期病变
T4a	局部中晚期病变 肿瘤侵犯喉、舌外肌、翼内肌、硬腭或下颌骨*
T4b	局部非常晚期病变 肿瘤侵犯翼外肌、翼板、鼻咽外侧、颅底或包绕颈动脉

*注：舌根和会厌谷的原发肿瘤侵及会厌舌面黏膜不属于喉受侵。

下咽癌

T 分类	T 标准
TX	原发肿瘤无法评估
Tis	原位癌
T1	肿瘤局限于下咽的一个亚区和/或最大径≤2cm
T2	肿瘤侵犯下咽超过一个亚区或一个邻近部位，或最大径>2cm，但≤4cm 不伴有半喉固定
T3	肿瘤最大径>4cm，或伴有半喉固定，或侵及食管
T4	局部中晚期或非常晚期病变
T4a	局部中晚期病变 肿瘤侵犯甲状软骨/环状软骨、舌骨、甲状腺或中央区软组织*
T4b	局部非常晚期病变 肿瘤侵犯椎前筋膜、包绕颈动脉，或侵及纵隔结构

*注：中央区软组织指喉前带状肌和皮下脂肪。

区域淋巴结(N)定义

临床 N(cN)——口咽(p16-)和下咽

N 分类	N 标准
NX	区域淋巴结无法评估
N0	无区域淋巴结转移
N1	伴单个同侧淋巴结转移，最大径≤3cm 且 ENE(-)
N2	伴单个同侧淋巴结转移，最大径>3cm 而≤6cm 且 ENE(-) 或多个同侧淋巴结转移，最大径均≤6cm 且 ENE(-) 或双侧/对侧淋巴结转移，最大径均≤6cm 且 ENE(-)
N2a	伴单个同侧淋巴结转移，最大径>3cm 而≤6cm 且 ENE(-)
N2b	伴多个同侧淋巴结转移，最大径均≤6cm 且 ENE(-)
N2c	伴双侧/对侧淋巴结转移，最大径均≤6cm 且 ENE(-)
N3	转移淋巴结最大径>6cm 且 ENE(-) 或任何转移淋巴结伴明显的临床 ENE(+)
N3a	转移淋巴结最大径>6cm 且 ENE(-)
N3b	任何转移淋巴结伴明显的临床 ENE(+)

注：任何 N 分类均应用标注“U”或“L”以显示转移淋巴结位于环状软骨下缘以上(U)或位于环状软骨下缘下方(L)。

临床或病理 ENE 应该记录为 ENE(-)或 ENE(+)。

病理 N(pN)——口咽(p16-)和下咽

N 分类	N 标准
NX	区域淋巴结无法评估
N0	无区域淋巴结转移
N1	伴单个同侧淋巴结转移，最大径≤3cm 且 ENE(-)
N2	伴单个同侧淋巴结转移，最大径≤3cm 且 ENE(+) 或最大径>3cm 而≤6cm 且 ENE(-) 或多个同侧淋巴结转移，最大径均≤6cm 且 ENE(-) 或双侧/对侧淋巴结转移，最大径均≤6cm 且 ENE(-)
N2a	伴单个同侧或对侧淋巴结转移，最大径≤3cm 且 ENE(+) 或单个同侧淋巴结转移，最大径>3cm 而≤6cm 且 ENE(-)
N2b	伴多个同侧淋巴结转移，最大径均≤6cm 且 ENE(-)
N2c	伴双侧/对侧淋巴结转移，最大径均≤6cm 且 ENE(-)
N3	转移淋巴结最大径>6cm 且 ENE(-) 或单个同侧淋巴结转移，最大径>3cm 且 ENE(+) 或多个同侧、对侧或双侧淋巴结转移，伴任一个 ENE(+)
N3a	转移淋巴结最大径>6cm 且 ENE(-)
N3b	单个同侧淋巴结转移，最大径>3cm 且 ENE(+) 或多个同侧、对侧或双侧淋巴结转移，伴任一个 ENE(+)

注：任何 N 分类均应用标注“U”或“L”以显示转移淋巴结位于环状软骨下缘以上(U)或位于环状软骨下缘下方(L)。

临床或病理 ENE 应该记录为 ENE(-)或 ENE(+)。

远处转移(M)定义

口咽(p16-)和下咽

M 分类	M 标准
M0	无远处转移
M1	伴远处转移

11

AJCC 预后分期分组

T	N	M	分期分组
Tis	N0	M0	0
T1	N0	M0	Ⅰ
T2	N0	M0	Ⅱ
T3	N0	M0	Ⅲ
T1,T2,T3	N1	M0	Ⅲ
T4a	N0、N1	M0	ⅣA
T1,T2,T3,T4a	N2	M0	ⅣA
任何 T	N3	M0	ⅣB
T4b	任何 N	M0	ⅣB
任何 T	任何 N	M1	ⅣC

肿瘤登记需收集的变量

1. 临床 ENE 状态:ENE(-)或 ENE(+)
2. 病理 ENE 状态:ENE(-)或 ENE(+)
3. 镜下 ENE 外侵(从淋巴结包膜至该淋巴结外受侵组织的最远点距离)
4. 神经周围受侵
5. 淋巴管受侵
6. P16/HPV 状态
7. 行为状态
8. 吸烟(包-年)
9. 酗酒
10. 抑郁诊断

组织学分级(G)

G	G 定义
GX	分级无法评估
G1	高分化
G2	中分化
G3	低分化
G4	未分化

组织病理学类型

常见癌症是鳞状细胞癌。本分期指南适用于所有癌症种类,包括起源于小涎腺者,但不包括淋巴组织、软组织、骨和软骨等非上皮来源肿瘤(如淋巴瘤和肉瘤)。确诊须经组织学确认。推荐进行鳞状细胞癌的组织病理学分级。组织学分级是主观评判手段,采用描述和量化形式(如高分化、中分化和低分化),根据接近或者偏离正常黏膜组织鳞状上皮的程度予以分级。

虽然分期系统未包括肿瘤分化级别,但仍应予以记录。若可行,建议对原发肿瘤的浸润深度予以测量与记录,并记录血管和神经受侵状态。任何淋巴结切除标本的病理学描述都应包括其大小、数目、受累淋巴结的部位及有无淋巴结外的侵犯。

图示

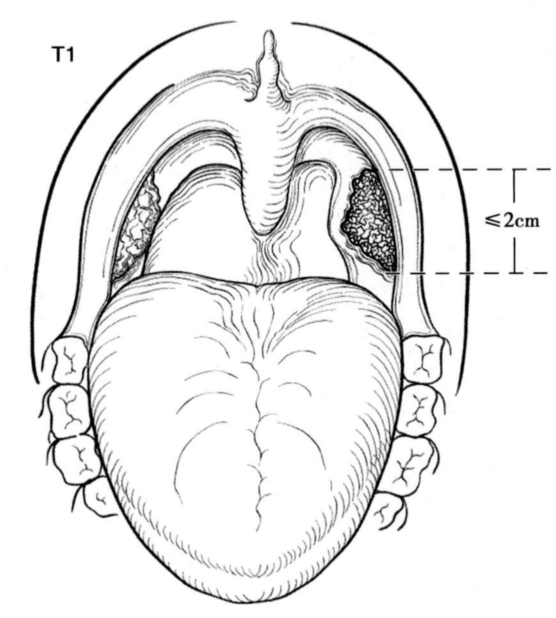

图 11.2 T1 口咽肿瘤最大径≤2cm

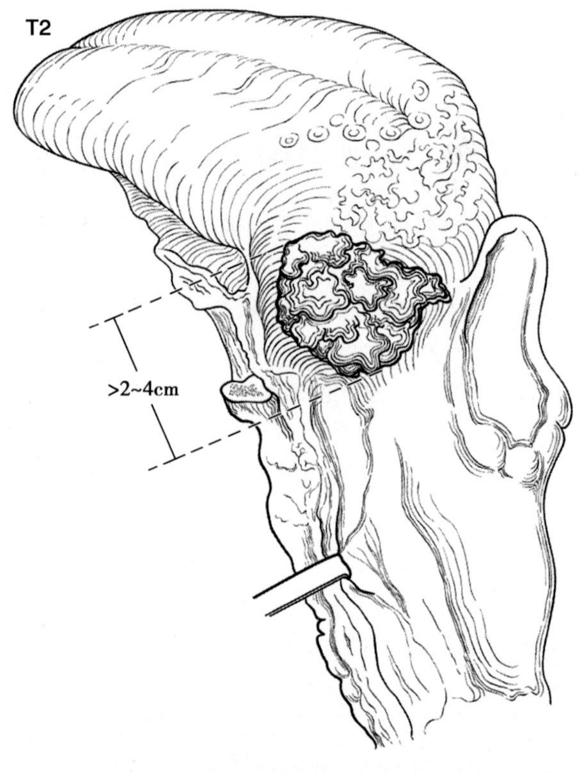

图 11.3 T2 口咽肿瘤最大径大于 2cm 但不大于 4cm

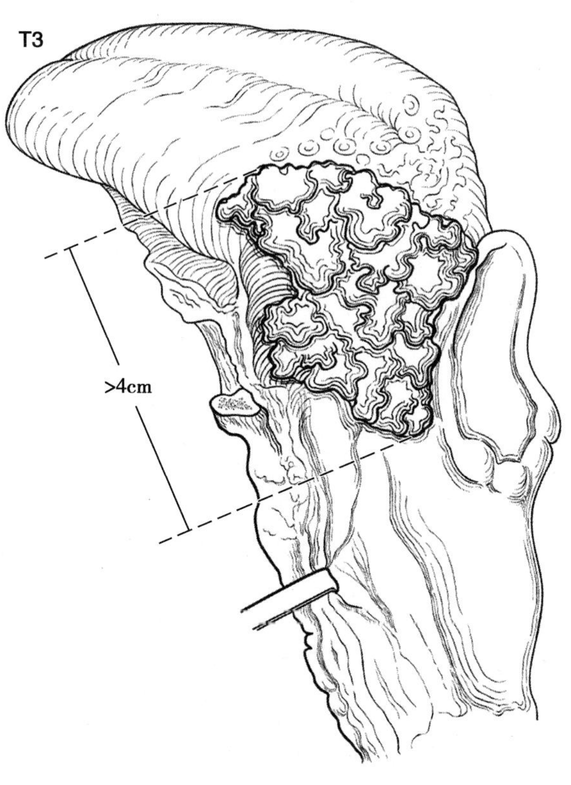

图 11.4　T3 口咽肿瘤最大径>4cm 或侵及会厌舌面

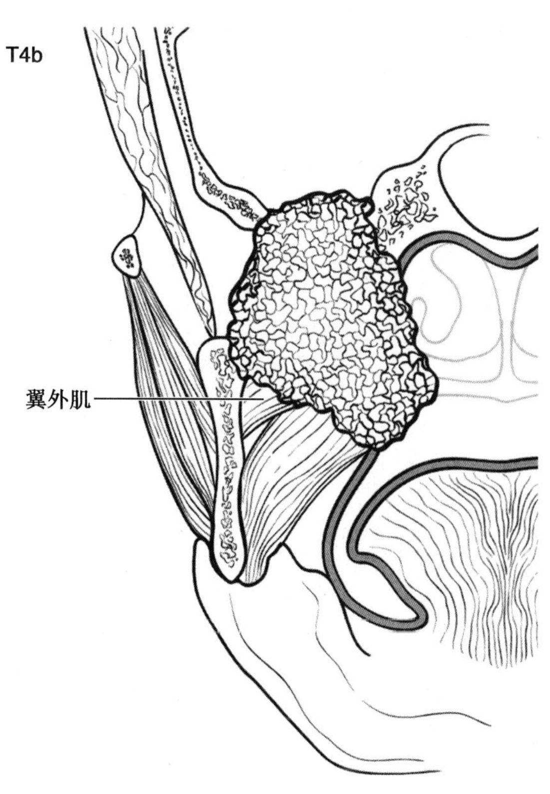

图 11.6　T4b 口咽肿瘤，局部非常晚期病变，肿瘤侵犯翼外肌、翼板、鼻咽外侧、颅底或包绕颈动脉

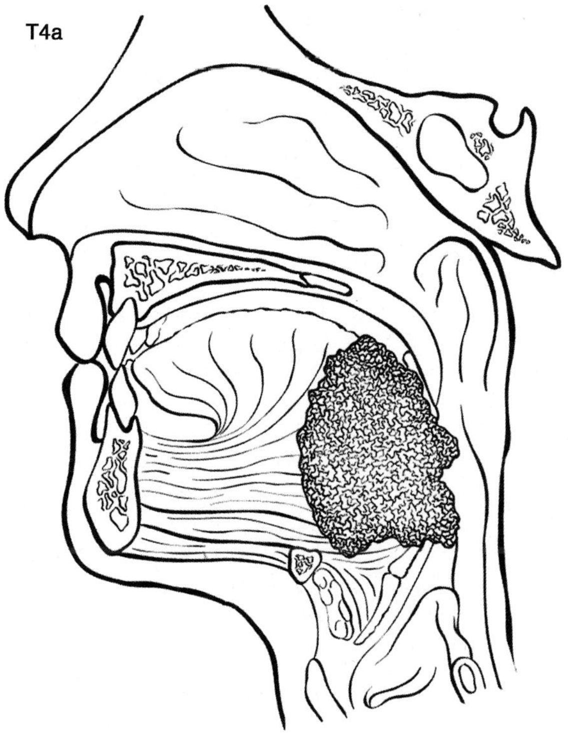

图 11.5　T4a 口咽肿瘤，局部中晚期病变，肿瘤侵犯喉、舌外肌、翼内肌、硬腭或下颌骨

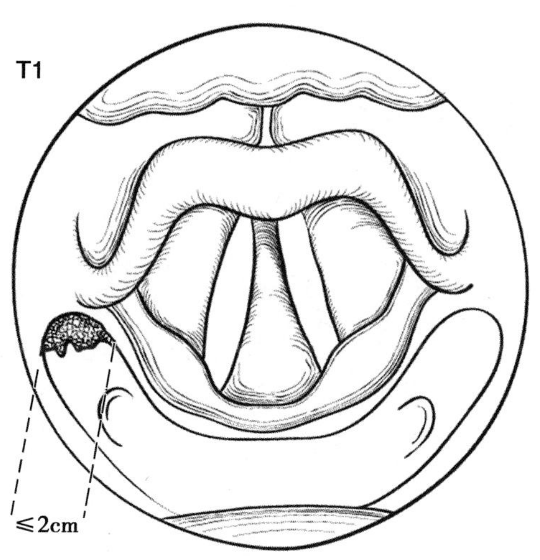

图 11.7　T1 下咽肿瘤累及梨状窝

11

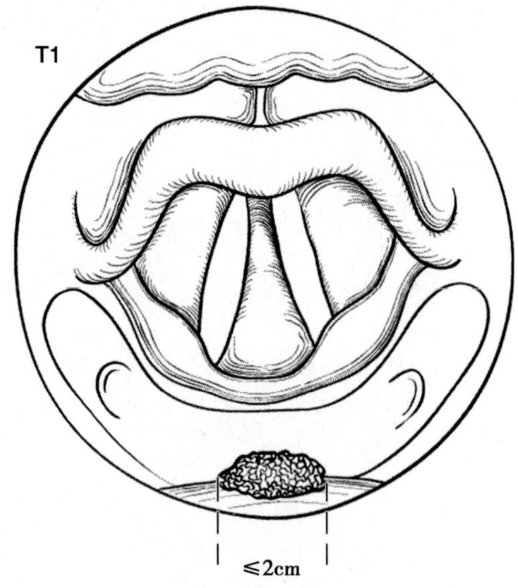

图 11.8 T1 下咽肿瘤累及后壁

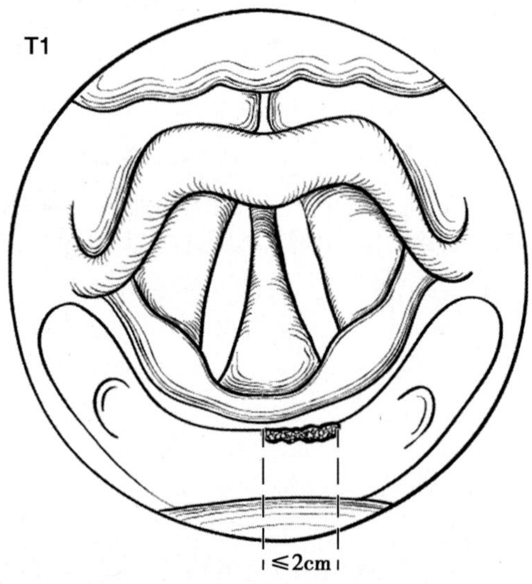

图 11.9 T1 下咽肿瘤累及环后区

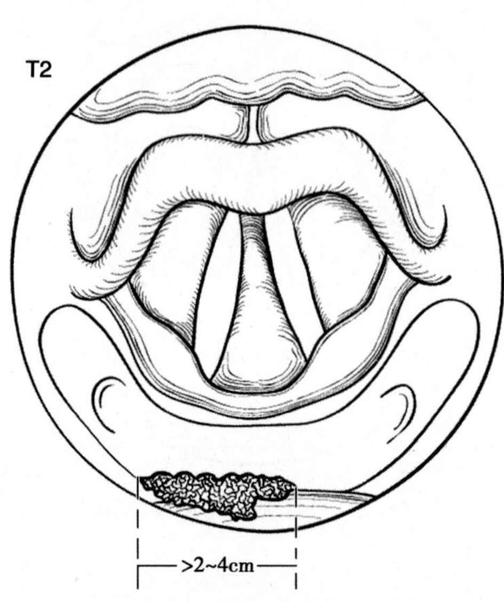

图 11.10 T2 下咽肿瘤累及下咽后壁

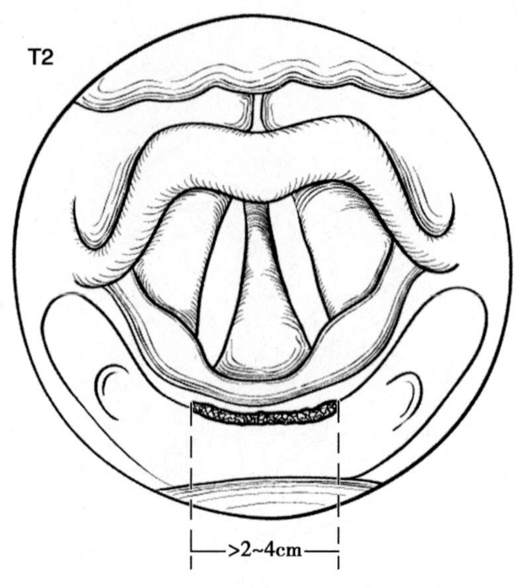

图 11.11 T2 下咽肿瘤累及环后区

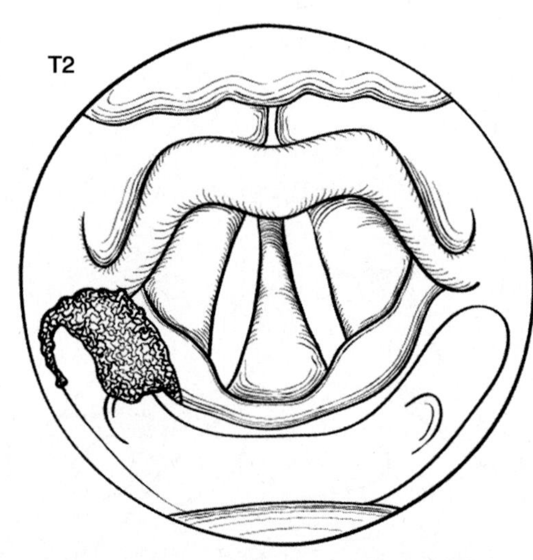

图 11.12 T2 下咽肿瘤累及梨状窝和杓会厌皱襞

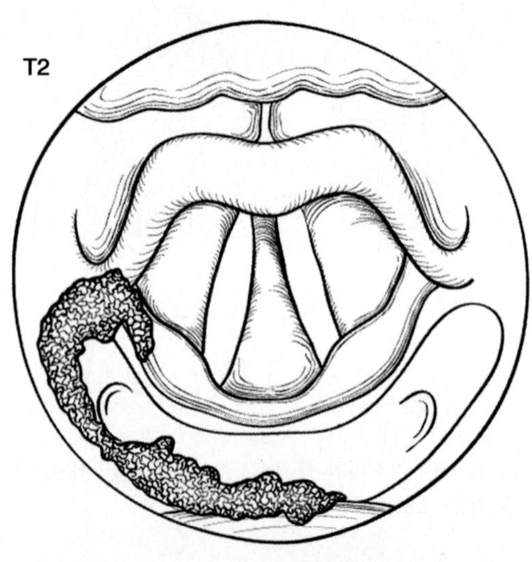

图 11.13 T2 下咽肿瘤累及梨状窝和后壁

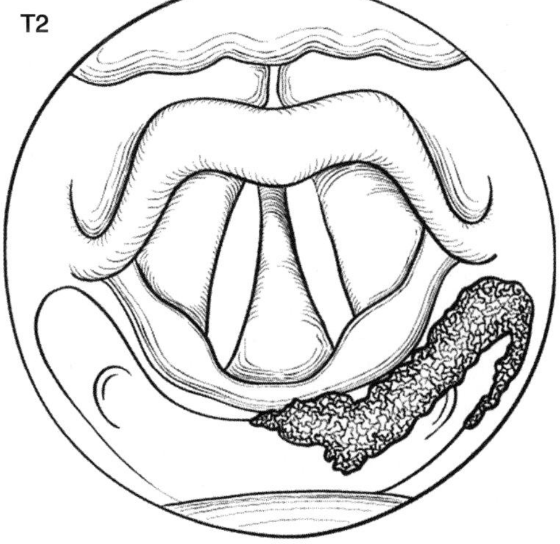

图 11.14　T2 下咽肿瘤累及梨状窝和环后区

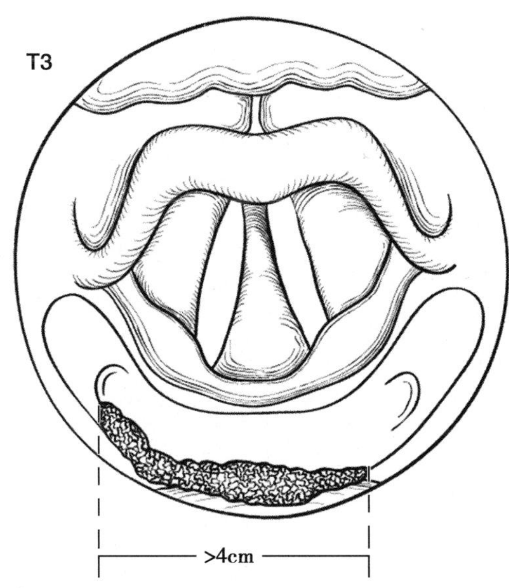

图 11.15　T3 下咽肿瘤直径大于 4cm 且累及后壁

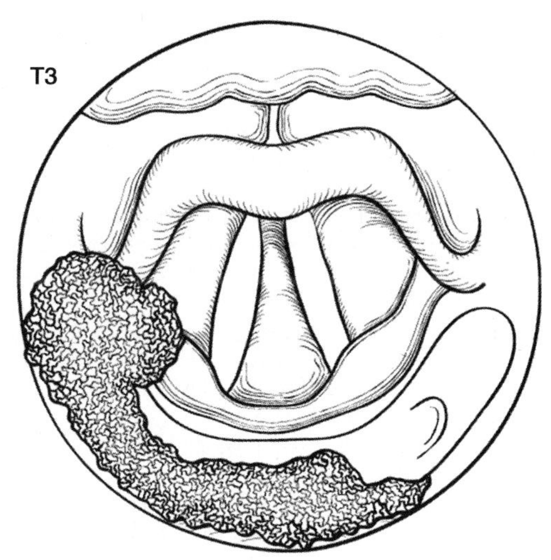

图 11.16　T3 下咽肿瘤，半喉固定且侵及梨状窝、杓会厌皱襞和后壁

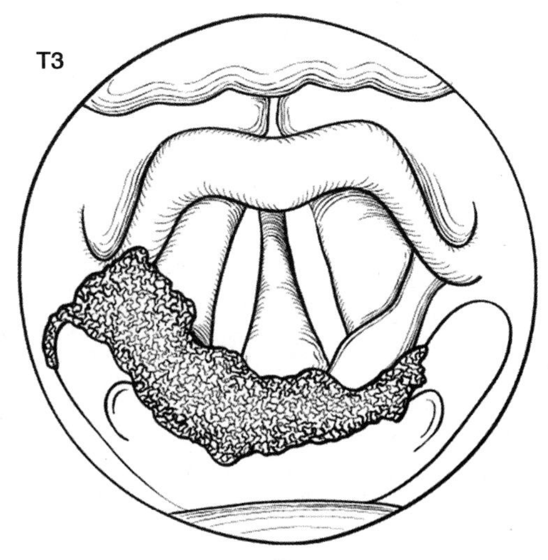

图 11.17　T3 下咽肿瘤，半喉固定且侵及梨状窝和环后区

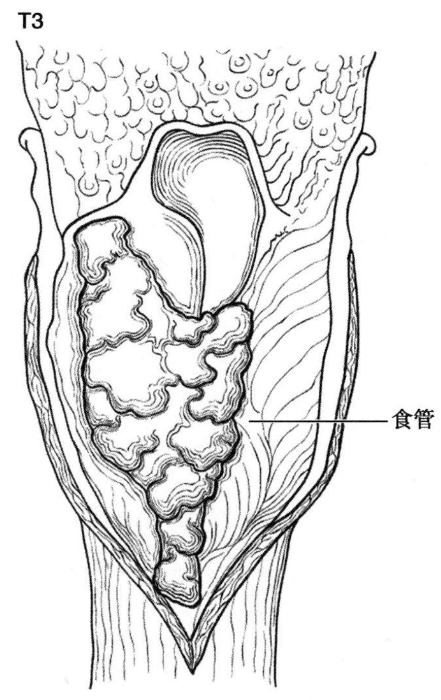

图 11.18　T3 下咽肿瘤侵及食管

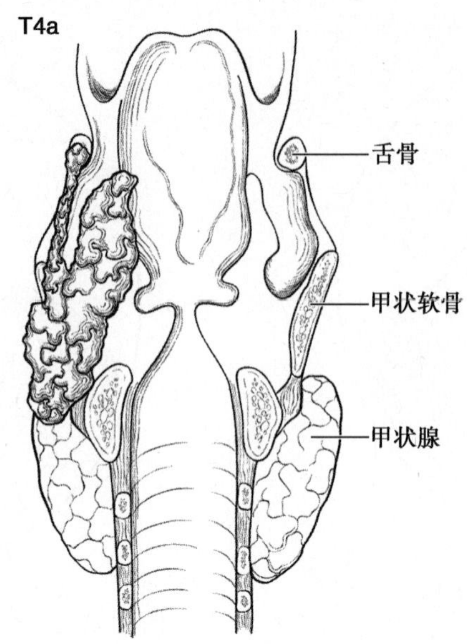

图 11.19 T4a 下咽肿瘤，中晚期病变，侵及舌骨、甲状软骨/环状软骨、甲状腺或中央区软组织

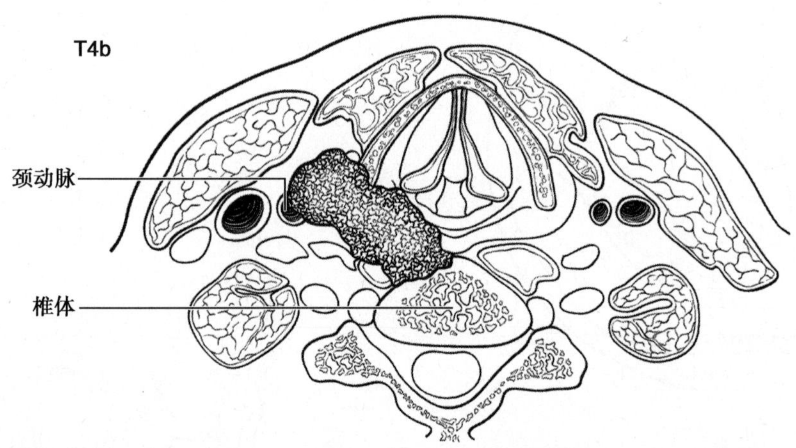

图 11.20 T4b 下咽肿瘤，非常晚期病变，侵及椎前筋膜、包绕颈动脉或累及纵隔结构

（译者 蔡文杰 审校 孔琳）

参考文献

1. Patel S. Personal Communication. In: Lydiatt W, Shah JP, eds2015.
2. O'Sullivan B, Huang SH, Su J, et al. Development and validation of a staging system for HPV-related oropharyngeal cancer by the International Collaboration on Oropharyngeal cancer Network for Staging (ICON-S): a multicentre cohort study. *The lancet oncology.* Feb 26 2016.
3. Wreesmann VB, Katabi N, Palmer FL, et al. Influence of extracapsular nodal spread extent on prognosis of oral squamous cell carcinoma. *Head & neck.* Oct 30 2015.
4. Ang KK, Harris J, Wheeler R, et al. Human papillomavirus and survival of patients with oropharyngeal cancer. *N Engl J Med.* Jul 1 2010;363(1):24-35.
5. Ebrahimi A GZ, Amit M, Yen TC, Liao CT, Chatturvedi P, Agarwal J, Kowalski L, Kreppel M, Cernea C, Brandao J, Bachar G, Villaret AB, Fliss D, Fridman E, Robbins KT, Shah J, Patel S, Clark J; International Consortium for Outcome Research (ICOR) in Head and Neck Cancer. Comparison of the American Joint Committee on Cancer N1 versus N2a nodal categories for predicting survival and recurrence in patients with oral cancer: Time to acknowledge an arbitrary distinction and modify the system. . *Head and neck pathology.* 2014.
6. de Juan J, Garcia J, Lopez M, et al. Inclusion of extracapsular spread in the pTNM classification system: a proposal for patients with head and neck carcinoma. *JAMA otolaryngology– head & neck surgery.* May 2013;139(5):483-488.
7. Prabhu RS, Hanasoge S, Magliocca KR, et al. Extent of pathologic extracapsular extension and outcomes in patients with nonoropharyngeal head and neck cancer treated with initial surgical resection. *Cancer.* May 15 2014;120(10):1499-1506.
8. Dunne AA, Muller HH, Eisele DW, Kessel K, Moll R, Werner JA. Meta-analysis of the prognostic significance of perinodal spread in head and neck squamous cell carcinomas (HNSCC) patients. *European journal of cancer.* Aug 2006;42(12):1863-1868.
9. Prabhu RS, Magliocca KR, Hanasoge S, et al. Accuracy of computed tomography for predicting pathologic nodal extracapsular extension in patients with head-and-neck cancer undergoing initial

surgical resection. *International journal of radiation oncology, biology, physics.* Jan 1 2014;88(1):122-129.

10. Piccirillo JF. Inclusion of comorbidity in a staging system for head and neck cancer. *Oncology (Williston Park).* Sep 1995;9(9):831-836; discussion 841, 845-838.
11. Couch ME, Dittus K, Toth MJ, et al. Cancer cachexia update in head and neck cancer: Pathophysiology and treatment. *Head & neck.* Jul 2015;37(7):1057-1072.
12. Lazure KE, Lydiatt WM, Denman D, Burke WJ. Association between depression and survival or disease recurrence in patients with head and neck cancer enrolled in a depression prevention trial. *Head & neck.* 2009;31(7):888-892.
13. Kattan MW, Hess KR, Amin MB, et al. American Joint Committee on Cancer acceptance criteria for inclusion of risk models for individualized prognosis in the practice of precision medicine. *CA: a cancer journal for clinicians.* Jan 19 2016.

第12章 鼻腔鼻窦

本章摘要

适用本分期系统的肿瘤种类

除了淋巴瘤和肉瘤外,起源于鼻窦和鼻腔上皮的恶性肿瘤。

不适用本分期系统的肿瘤种类

肿瘤类型	按何种类型分类	适用章节
鼻腔鼻窦黏膜黑色素瘤	头颈部黏膜黑色素瘤	14

更新要点

更新	更新细节	证据级别
解剖-原发部位	原发灶未明肿瘤:本章不含非 EBV 相关和非 HPV 相关颈部淋巴结转移患者的分期	Ⅳ
区域淋巴结(N)定义	分别描述 HPV 相关和非 HPV 相关癌症的 N 分期	Ⅱ[1,2]
区域淋巴结(N)定义	分别描述未经颈部淋巴结清扫(临床 N)和经过颈部淋巴结清扫(病理 N)患者的 N 分类方法	Ⅱ[2]
区域淋巴结(N)定义	所有非 HPV 相关癌症中引入淋巴结包膜外侵犯(ENE)描述	Ⅱ[1]
区域淋巴结(N)定义	HPV 阴性患者的 ENE:仅临床或影像学伴明显淋巴结包膜外侵犯[ENE(+)]才需用于 cN	Ⅱ[1]
区域淋巴结(N)定义	HPV 阴性患者的 ENE:任何病理学检测出 ENE 均考虑 ENE(+)并用于 pN	Ⅱ[1]
区域淋巴结(N)定义	HPV 阴性患者的 ENE:出现 ENE 时,单个同侧淋巴结<3cm 定义为 pN2a,而其他所有情况为 pN3b	Ⅱ[1]
区域淋巴结(N)定义	ENE 分类:临床明显的 ENE 界定为 ENE 且 cN 中考虑为 ENE(+)	Ⅲ[3]
区域淋巴结(N)定义	ENE 分类:病理检测的 ENE,无论 ENEmi(≤2mm)或 ENEma(>2mm)均只为收集数据,而两者 pN 皆定义为 ENE(+)	Ⅲ[3]

ICD-O-3 形态学编码

编码	描述
C30.0	鼻腔
C31.0	上颌窦
C31.1	筛窦

WHO 肿瘤分类

编码	描述
8070	鳞状细胞癌
8075	棘层松解性鳞状细胞癌
8560	腺鳞癌
8083	基底细胞样鳞状细胞癌
8052	乳头状鳞状细胞癌
8074	梭形细胞鳞癌
8051	疣状癌
8082	淋巴上皮样癌(非鼻咽)
8020	鼻窦未分化癌
8144	肠型腺癌
8140	非肠型腺癌
8200	腺样囊性癌
8430	黏液表皮样癌
8562	上皮-肌上皮癌
8310	透明细胞癌
8982	肌上皮癌
8941	恶性多形性腺瘤
8525	多形性腺癌
8240	典型类癌
8429	非典型类癌
8041	小细胞癌,神经内分泌型

Barnes L, Eveson JW, Reichart P, Sidransky D, eds. World Health Organization Classification of tumors. Pathology and genetics of Head and Neck Tumours Lyon:IARC;2005。

概述

除淋巴瘤和肉瘤外,源于鼻窦和鼻腔上皮的恶性肿瘤,均可按本系统分期。源于鼻窦和鼻腔上皮的恶性肿瘤存在多种组织学亚型,并且是预后的决定性因素[4]。T 分类与《AJCC 癌症分期指南》第 7 版一致。同其他头颈部肿瘤一样,N 分类中整合了淋巴结包膜外侵犯(ENE)[5]。

ENE 对头颈部癌症患者的预后影响十分明确,绝大多数基于组织病理学鉴定 ENE 的临床证据,尤其是区分镜下和肉眼可见 ENE 的研究结果,均支持 ENE 为不良预后因素[3,6,7],故修订分期标准时考虑了该项重要预后因素。根据 AJCC/UICC 分期的"不确定原则"(即对不确定的病例采用较低分期级别),若无确切临床证据确诊 ENE,均定性为 ENE(-)。因现有的影像学技术无法确诊 ENE,故 ENE 的临床诊断须采用严格的标准[8]。然而,在具有明确指示 ENE 的临床检查结果(如侵及皮肤,肌肉组织浸润/与邻近结构固定,伴功能障碍的脑神经、臂丛、交感干或膈神经受侵)及明确支持 ENE 诊断的影像学证据的情况下,可诊断为 ENE(+)。本章对病理 ENE 也作出了明确定义。必须强调的是,若临床上认为 ENE 的诊断可能具不确定性,则该病例应定性为 ENE(-)。

上颌窦癌是最常见的鼻窦恶性肿瘤。筛窦和鼻腔肿瘤发病率相当但明显少于上颌窦癌。蝶窦和额窦肿瘤较为罕见。

解剖学

原发部位

病灶在上颌窦黏膜的位置和范围具重要的预后价值。长久以来,临床上以 Ohngren 线(眼内眦和下颌骨角的连线)将上颌窦区分为预后较好的前下部(下部)和预后较差的上后部(上部)(图 12.1)。上颌窦后上部肿瘤的不良预后反映了肿瘤早期就可能侵犯重要的组织结构,如眼眶、颅底、翼板和颞下窝。

12

鼻-筛复合体根据分期需要划分为两个亚部位:鼻腔和筛窦。筛窦由鼻中隔(筛骨垂直板)又分为左筛窦和右筛窦。鼻腔则划分为 4 个亚部位:中隔、底、侧壁和前庭。

部位	亚部位
上颌窦	左侧/右侧
鼻腔	中隔
	底
	侧壁
	前庭
筛窦	左侧
	右侧

区域淋巴结

鼻腔和鼻窦肿瘤的区域淋巴结转移相对少见。局部晚期上颌窦癌尤其当侵及窦壁外临近结构(如颊部软组织、上牙槽、腭和颊黏膜或覆盖的皮肤)时,可能累及颊部淋巴结、血管前面部淋巴结、颌下

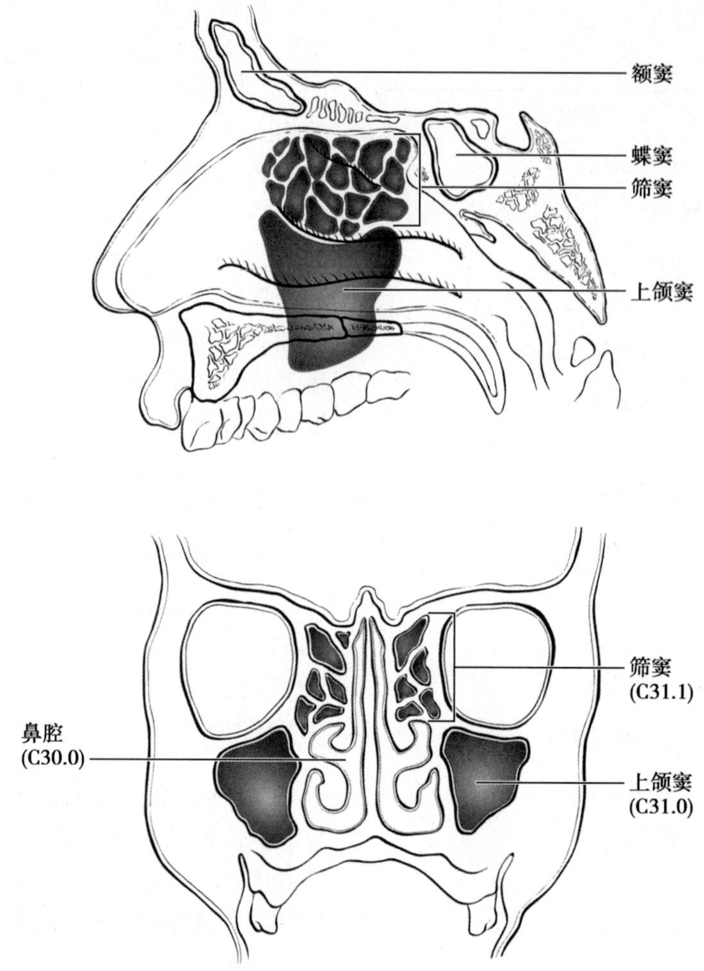

图 12.1 鼻窦癌原发灶部位

淋巴结、上颈部淋巴结和咽后淋巴结(偶见)。筛窦癌不易出现区域淋巴结转移。仅累及一侧颈部淋巴结时,应考虑为同侧病变。局部晚期原发肿瘤尤其当原发灶侵及中线或对侧时,较易出现双侧颈部淋巴结转移。

转移部位

远处转移好发于肺,但偶尔见于骨。

分类原则

临床分期

对上颌窦、鼻腔、筛窦的肿瘤原发灶的评估,需通过对眼眶、鼻、口腔的视诊与触诊,以及对脑神经的检查评估。检查与活检建议采用硬镜或纤维鼻内镜。

颈部淋巴结以触诊评估。任何结节均应测量并记录其最大径。若具活检的适应证,应选择细针活检而非开放活检,活检结果纳入临床分期。鼻腔鼻窦癌临床淋巴结受累分为三类:N1、N2 和 N3。中线淋巴结归为同侧淋巴结。上纵隔淋巴结归为区域淋巴结(Ⅶ区)。除了 N 分类外,还应明确受累淋巴结所在的颈部淋巴结分组区域,并提供相应淋巴累及部位的文字描述或图示。定义临床 ENE(+)须确切的临床证据(如侵及皮肤,肌肉组织浸润/与邻近结构固定,伴功能障碍的脑神经、臂丛、交感干或膈神经受侵)。确定和排除远处转移的检查包括合适的影像、血生化、血细胞计数和其他具适应证的常规检查。虽然对转移病灶的活检通常需衡量活检的危险/受益比,但转移病灶通常需活检确诊,活检结果呈检阳性定义为病理分期 pM1。

若影像学检查显示受累淋巴结呈现不规则毛刺样边缘,或因淋巴结间脂肪受累造成淋巴结失去正常的卵圆形而呈圆形,则明确提示淋巴结包膜外侵犯。若影像学检查上未见淋巴结存在中央不均匀性,目前的影像学技术尚无法区分区域淋巴结中的亚临床(镜下)病灶、受累及的微小淋巴结与反应性小淋巴结。

影像学检查

临床检查无法充分评估的病灶、局部晚期疾病或伴症状的患者均可获益于影像学检查。计算机断层(CT)和磁共振(MR)成像是鼻腔鼻窦癌患者分期中互补的影像学手段。平片或正电子发射影像(PET)/CT 不适合用于原发灶分期,但 PET/CT 可能有助于评估淋巴结转移。淋巴结分期见第 6 章。

在确定鼻窦壁或间隔的骨质破坏和确定硬腭受累与否方面,CT 优于 MR 成像。肿瘤自鼻腔和/或鼻窦外侵并累及邻近结构(包括眶尖,T4b)应行 CT 或 MR。MR 成像尤其是 T2 加权相,有助于肿瘤定位和区分肿瘤外侵与阻塞性炎症。肿瘤可能阻塞额隐窝或蝶筛隐窝,并分别导致额窦或蝶窦阻塞。MR 影像中肿瘤外侵与阻塞性蛋白质分泌物的差别最为明显,故有利于确定 T4a 肿瘤。CT 和 MR 成像皆可用于评估向翼腭窝的侵犯。在评估沿着 V3 或通过圆孔的 V2 逆行性神经旁浸润方面,MR 成像优于 CT。比较而言,CT 在早期骨皮质受侵更具优势,而 MR 成像在诊断骨髓受侵、硬脑膜或其他类型的颅内受侵(T4b)方面更具优势。

病理学分期

完全切除原发灶和/或清扫区域淋巴结,对切除标本进行病理检查后,可以应用 pT 和或 pN 分期。放疗或化疗后切除的标本,应该考虑这个背景,用 yp 代替 p 分期。pT 根据骨、眼眶、硬脑膜受侵和出现多发病灶而定。病理分期提供了额外且重要的信息,应该包括在分期中,但不能在原发灶分期中替代临床分期。

对于 pN 分期,选择性颈部淋巴结清扫术一般须清扫 10 个或以上的淋巴结,根治性或颈部淋巴结改良根治性清扫一般须清扫 15 个或以上淋巴结。然少于该数目的淋巴结病理检查阴性同样支持 pN0 分期。

定义 ENE 及描述其范围

所有被切除的转移淋巴结均应检测是否伴 ENE 及其范围。目前美国病理学会将 ENE 定义为在受累淋巴结范围内,肿瘤已透过淋巴结包膜累及周围结缔组织,无论伴随相关间质反应与否。

组织病理学检测到的 ENE 分为 ENEmi[镜下微小(microscopic)ENE,≤2mm]或 ENEma[大体(major)ENE,>2mm]。pN 分期中将 ENEmi 和 ENEma 均定义为 ENE(+)。当前 pN 分期标准并未要求对上述 ENE 细节予以描述,但鉴于数据收集的标准化及进一步分析之需,建议对 ENE 的具体数据予以记录。

预后因素

分期所需的预后因素

除用于界定 T、N 与 M 分类的因素外,分期分组无需其他预后因素。

其他重要临床预后因素

淋巴结包膜外侵犯(ENE)

ENE 的定义是在受累淋巴结范围内,肿瘤已透过淋巴结包膜累及周围结缔组织,无论伴随相关间质反应与否。临床上可根据明确的临床可见 ENE 证据(如皮肤受侵、临床检查发现肌肉浸润/与临近结构固定、伴功能障碍的脑神经、臂丛、交感干或膈神经受侵)确诊 ENE(+)。AJCC 证据级别:Ⅲ级。

总体健康状况

除上述 T、N、M 分类的重要性外,患者的总体健康状况可明显影响预后。癌症登记机构将持续性地收录与预后相关的各种具特异性的因素,并将此类数据用于进一步验证和提升未来新版分期系统对预后的预测能力。

并发症

并发症可以通过相应额外的医疗检测进行分类[9]。在患者的医疗记录中准确地报告所有疾病对评估这些参数极为重要。总体健康状态的评估有助于预测患者的生存。AJCC 建议临床医师在采用标准的肿瘤分期同时,采用美国东部肿瘤协作组(ECOG)、Zubrod 或卡氏(Karnofsky)评分标准报告患者的总体健康状态。各种常用的总体健康状态评估标准间具相关性。AJCC 证据级别:Ⅲ级。

Zubrod/ECOG 行为评分	
0	活动能力完全正常,与发病前活动能力无差异(卡氏评分 90~100)
1	可自由走动且可从事轻体力活动(含一般家务或办公室工作),但无法从事较重的体力活动(卡氏评分 70~80)
2	可自由走动且生活自理,但已丧失工作能力,日间不少于一半时间可以起床活动(卡氏评分 50~60)
3	生活仅能部分自理,日间一半以上时间卧床或坐轮椅(卡氏评分 30~40)
4	卧床不起,生活无法自理(卡氏评分 10~20)
5	死亡(卡氏评分 0)

12

生活方式

吸烟与酗酒等不良生活方式对患者生存具负面影响。对吸烟(包·年)和饮酒(周饮酒天数和日饮酒数量)量的准确记录,可为进一步分析提供重要依据。

虽然吸烟为明确的不良预后因素,但目前尚无法将其整合并应用于分期系统。吸烟应作为重要患者一般特征予以记录,未来可能会被用于预后评估。临床实践至少应将吸烟史根据“从未吸烟”,“≤10 包-年”,“>10 但≤20 包-年”及“>20 包-年”予以分类。

作为总体营养状态的间接评估,诊断前 6 个月内体重减轻>5%是重要的不良预后因素[10]。抑郁对生活质量和生存同样具负面影响,故患者病历中应记录抑郁相关的诊断或既往史[11]。AJCC 证据级别:Ⅲ级。

风险评估模型

为支持各类预测模型在临床实践中的应用,AJCC 近期发布了用于评判各类统计学预测模型的评估指南[12]。然而,目前已发表的或已被用于临床的鼻腔鼻窦癌相关的任何预测模型,均尚未由“AJCC 精准医疗核心工作组”通过该指南予以评估。AJCC 未来将会对符合 AJCC 评估指南的鼻腔鼻窦癌风险预测模型予以认可。

AJCC TNM 定义

原发肿瘤(T)定义

上颌窦癌

T 分类	T 标准
TX	原发肿瘤无法评估
Tis	原位癌
T1	肿瘤局限于上颌窦黏膜,无侵犯或破坏骨组织
T2	肿瘤导致骨侵蚀或破坏,包括扩展到硬腭和/或中鼻道,不包括向后扩展到上颌窦的后壁和翼板
T3	肿瘤侵犯以下任一结构:上颌窦后壁骨质、皮下组织、眼眶底部或内侧壁、翼窝、筛窦
T4	局部中晚期或非常晚期
T4a	局部中晚期疾病 肿瘤侵犯前部眼眶内容物、颊部皮肤、翼板、颞下窝、筛板、蝶窦和额窦
T4b	局部非常晚期疾病 肿瘤侵犯以下任一结构:眶尖、硬脑膜、脑组织、中颅窝、除上颌神经(V_2)外的其他脑神经、鼻咽或斜坡

鼻腔和筛窦

T 分类	T 标准
TX	原发肿瘤无法评估
Tis	原位癌
T1	肿瘤仅限于一个亚部位,伴或不伴骨侵犯
T2	肿瘤侵及单个部位的两个亚区或扩展到鼻-筛复合体内的相邻区域,伴或不伴骨侵犯
T3	肿瘤侵及眼眶内侧壁或底、上颌窦、腭或筛状板
T4	局部中晚期或非常晚期
T4a	局部中晚期疾病 肿瘤侵犯以下任一部位:眼眶前部内容物、鼻或颊部皮肤、前颅窝的微小侵犯、翼板、蝶窦或额窦
T4b	局部非常晚期疾病 肿瘤侵犯以下任一部位:眶尖、硬脑膜、脑组织、中颅窝、除 V_2 以外的其他脑神经、鼻咽或斜坡

区域淋巴结(N)定义

临床 N(cN)

N 分类	N 标准
NX	区域淋巴结无法评估
N0	无区域淋巴结转移
N1	伴单个同侧淋巴结转移,最大径≤3cm 且 ENE(-)
N2	伴单个同侧淋巴结转移,最大径>3cm 而≤6cm 且 ENE(-);或伴多个同侧淋巴结转移,最大径均≤6cm 且 ENE(-);或伴双侧/对侧淋巴结转移,最大径均≤6cm 且 ENE(-)
N2a	伴单个同侧淋巴结转移,最大径>3cm 而≤6cm 且 ENE(-)
N2b	伴多个同侧淋巴结转移,最大径均≤6cm 且 ENE(-)
N2c	伴双侧/对侧淋巴结转移,最大径均≤6cm 且 ENE(-)
N3	伴转移淋巴结最大径>6cm 且 ENE(-);或任何转移淋巴结伴明显的临床 ENE(+)
N3a	转移淋巴结最大径>6cm 且 ENE(-)
N3b	任何转移淋巴结伴明显的临床 ENE(ENEc)

注:任何 N 分类均应用标注“U”或“L”以显示转移淋巴结位于环状软骨下缘以上(U)或位于环状软骨下缘下方(L)。

临床或病理 ENE 应该记录为 ENE(-)或 ENE(+)。

病理 N(pN)

N 分类	N 标准
NX	区域淋巴结无法评估
N0	无区域淋巴结转移
N1	单个同侧淋巴结转移,最大径≤3cm 且 ENE(-)
N2	单个同侧淋巴结转移,最大径≤3cm 且 ENE(+) 或最大径>3cm 而≤6cm 且 ENE(-) 或多个同侧淋巴结转移,最大径均≤6cm 且 ENE(-) 或双侧/对侧淋巴结转移,最大径均≤6cm 且 ENE(-)
N2a	单个同侧或对侧淋巴结转移,最大径≤3cm 且 ENE(+) 或单个同侧淋巴结转移,最大径>3cm 而≤6cm 且 ENE(-)
N2b	多个同侧淋巴结转移,最大径均≤6cm 且 ENE(-)
N2c	双侧/对侧淋巴结转移,最大径均≤6cm 且 ENE(-)
N3	转移淋巴结最大径>6cm 且 ENE(-) 或单个同侧淋巴结转移,最大径>3cm 且 ENE(+) 或多个同侧、对侧或双侧淋巴结转移,伴任一个 ENE(+)
N3a	转移淋巴结最大径>6cm 且 ENE(-)
N3b	单个同侧淋巴结转移,最大径>3cm 且 ENE(+) 或多个同侧、对侧或双侧淋巴结转移,伴任一个 ENE(+)

注:任何 N 分类均应用标注"U"或"L"以显示转移淋巴结位于环状软骨下缘以上(U)或位于环状软骨下缘下方(L)。

临床或病理 ENE 应该记录为 ENE(-)或 ENE(+)。

远处转移(M)定义

M 分类	M 标准
M0	无远处转移(无病理 M0;应用临床 M 以完成分期)
M1	伴远处转移

AJCC 预后分期分组

T	N	M	分期分组
Tis	N0	M0	0
T1	N0	M0	Ⅰ
T2	N0	M0	Ⅱ
T3	N0	M0	Ⅲ
T1,T2,T3	N1	M0	Ⅲ
T4a	N0,N1	M0	ⅣA
T1,T2,T3,T4a	N2	M0	ⅣA
任何 T	N3	M0	ⅣB
T4b	任何 N	M0	ⅣB
任何 T	任何 N	M1	ⅣC

肿瘤登记需收集的变量

1. 临床 ENE 状态:ENE(-)或 ENE(+)
2. 病理 ENE 状态:ENE(-)或 ENE(+)
3. 镜下 ENE 外侵(从淋巴结包膜外扩至该淋巴结外组织受侵的最远点距离)
4. 周围神经受侵
5. 淋巴管受侵
6. 行为状态
7. 吸烟
8. 酗酒
9. 抑郁诊断

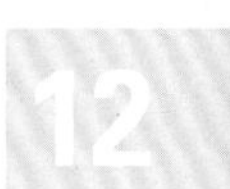

组织学分级(G)

G	G 定义
GX	分级无法评估
G1	高分化
G2	中分化
G3	低分化

组织病理学类型

本分期指南适用于所有起源于鼻腔鼻窦的癌症种类(含小涎腺),但不包括淋巴组织、软组织、骨和软骨等非上皮来源肿瘤（如淋巴瘤和肉瘤）。确诊须经组织学确认。鼻腔鼻窦癌中鳞状细胞癌多见，推荐进行鳞状细胞癌的组织病理学分级。根据接近或者偏离正常黏膜组织鳞状上皮的程度予以分级。组织学分级是以描述和量化形式（如高分化、中分化和低分化）的主观评判手段。虽然分期系统未包括肿瘤分化级别，但是仍应予以记录。若可行，建议对原发肿瘤的浸润深度予以测量与记录，并记录血管和神经受侵状态。任何淋巴结切除标本的病理学描述都应包括其大小、数目、受累淋巴结的部位及有无淋巴结外的侵犯。

图示

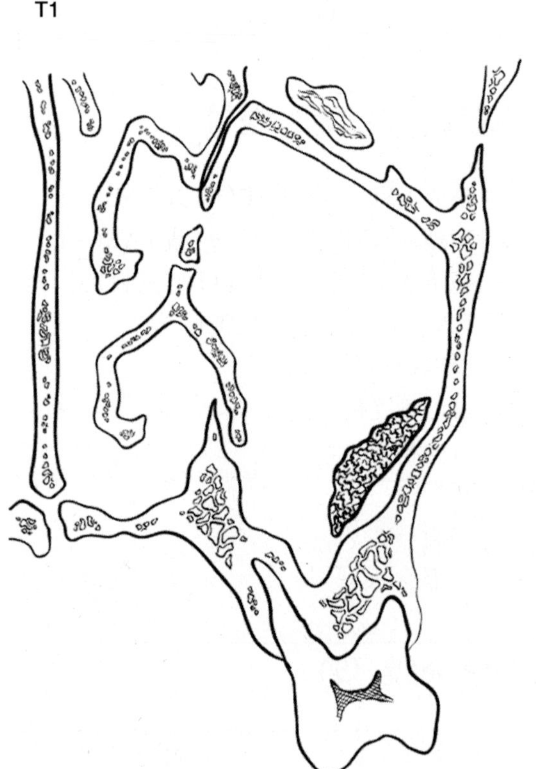

图 12.2　上颌窦癌 T1 局限于上颌窦黏膜，无骨质侵蚀或破坏

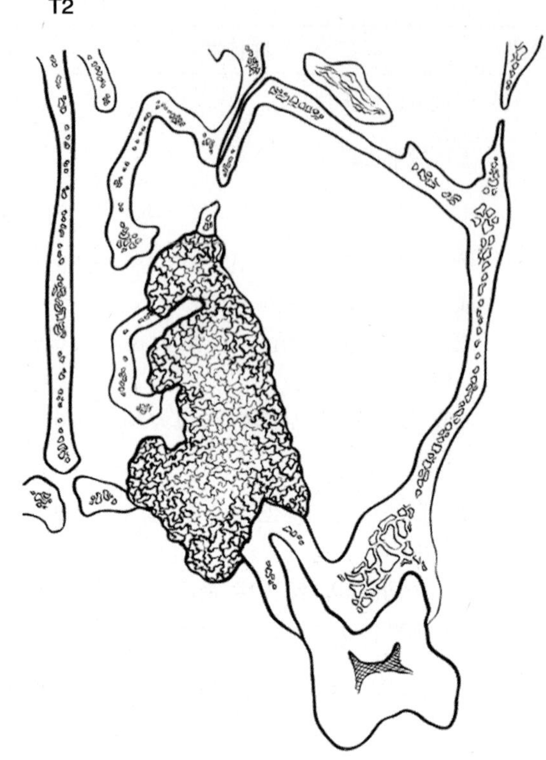

图 12.3　上颌窦癌 T2 导致骨质侵蚀或破坏，包括扩展到硬腭和/或中鼻道，不包括向后扩展到上颌窦的后壁和翼板

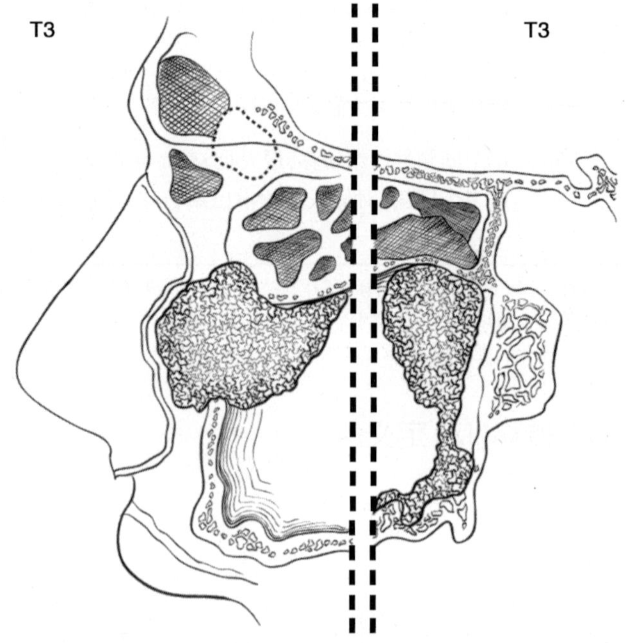

图 12.4　上颌窦癌 T3 的两个方向观，肿瘤侵犯以下任一结构：上颌窦后壁骨质、皮下组织、眼眶底部或内侧壁、翼窝、筛窦

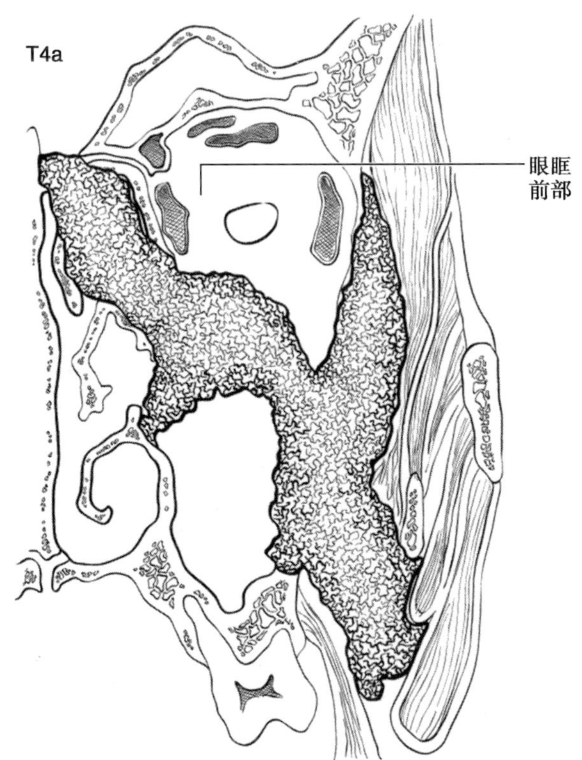

图 12.5 上颌窦癌 T4a 是局部中晚期疾病，显示了肿瘤侵犯前部眼眶内容物

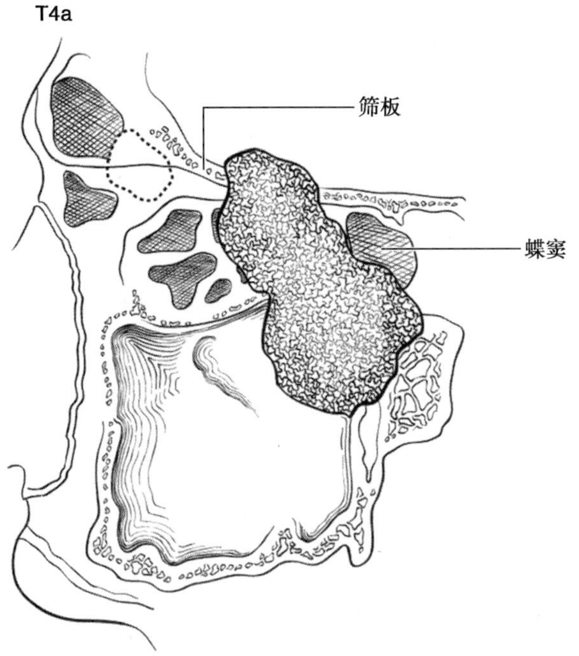

图 12.6 上颌窦癌 T4a 是局部中晚期疾病，显示了肿瘤侵犯蝶窦和筛板

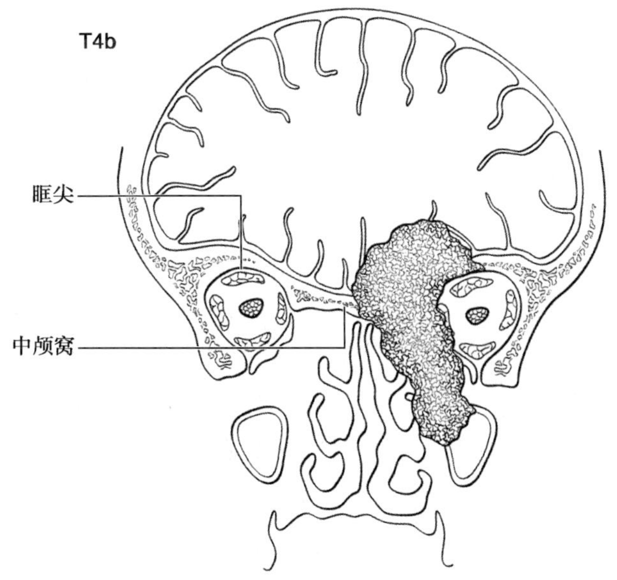

图 12.7 上颌窦癌 T4a 冠状位观，局部非常晚期病灶，显示肿瘤侵及眶尖

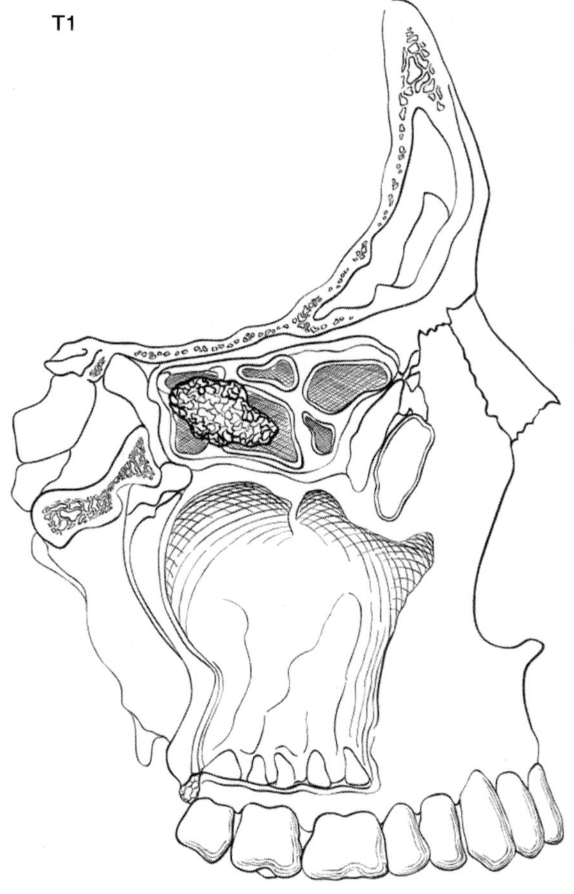

图 12.8 鼻腔筛窦癌，T1 定义为肿瘤限制在一个亚部位，伴或不伴骨侵犯

12

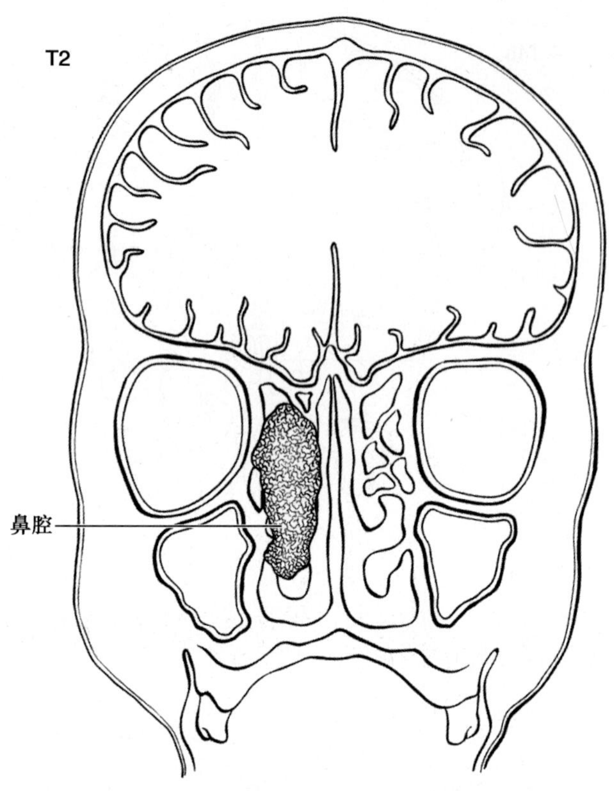

图 12.9 鼻腔筛窦癌 T2 定义为侵犯单个部位的两个亚区或扩展到鼻-筛复合体内的相邻区域，本图显示的是鼻腔，伴或不伴骨侵犯

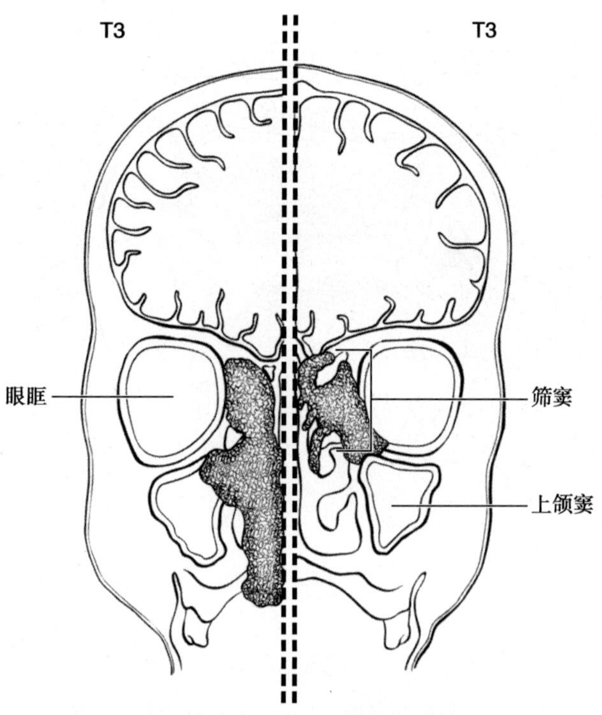

图 12.10 鼻腔和筛窦癌 T3 的两个方向观，显示肿瘤侵及上颌窦和硬腭(左)并扩展至眼眶底(右)

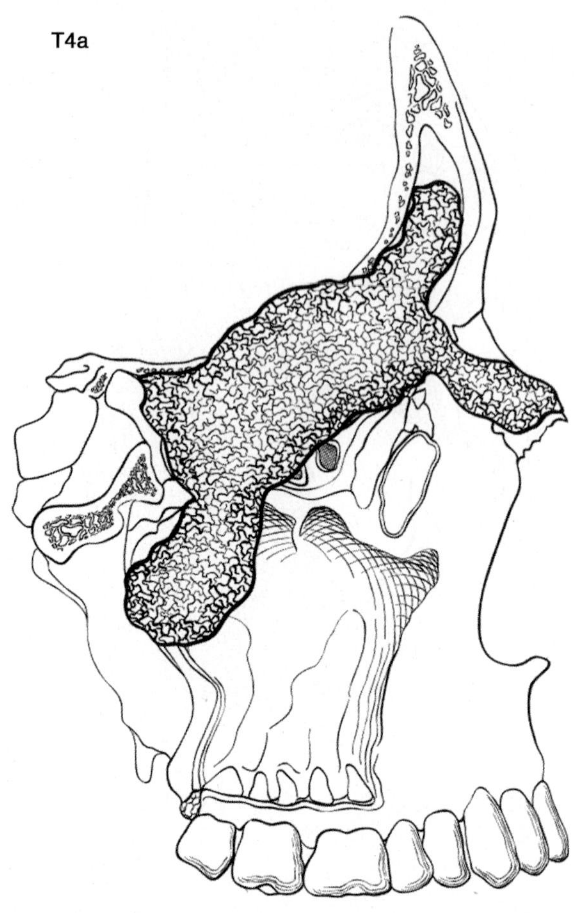

图 12.11 鼻腔和筛窦癌 T4a 是局部中晚期疾病，侵犯以下任一部位：眼眶前部内容物、鼻或颊部皮肤、前颅窝的微小侵犯、翼板、蝶窦或额窦

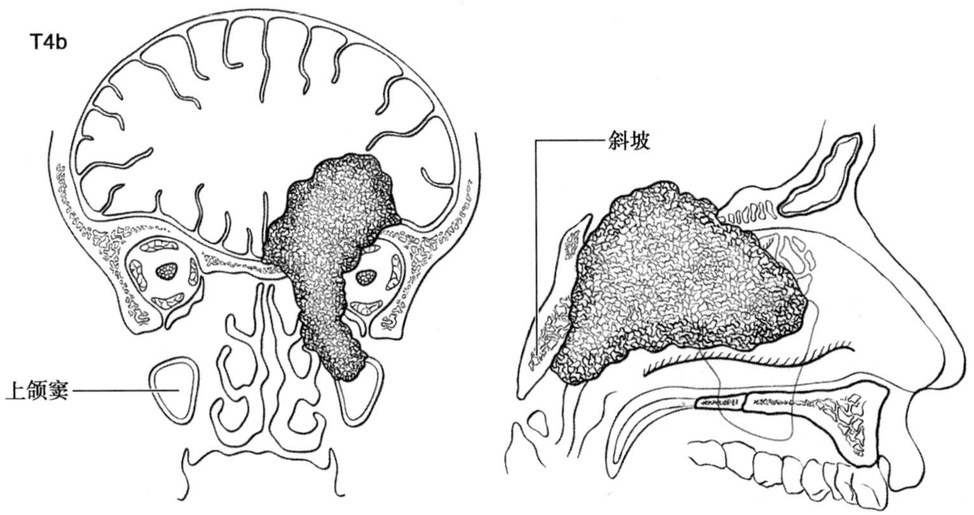

图 12.12　鼻腔和筛窦癌 T4b 的两个方向观，这是局部非常晚期疾病，左图的冠状位观显示侵及眶尖和脑。右图肿瘤侵及斜坡

（译者 蔡文杰　审校 孔琳）

参考文献

1. Patel S. Personal Communication. In: Lydiatt W, Shah JP, eds2015.
2. O'Sullivan B, Huang SH, Su J, et al. Development and validation of a staging system for HPV-related oropharyngeal cancer by the International Collaboration on Oropharyngeal cancer Network for Staging (ICON-S): a multicentre cohort study. *The lancet oncology.* Feb 26 2016.
3. Wreesmann VB, Katabi N, Palmer FL, et al. Influence of extracapsular nodal spread extent on prognosis of oral squamous cell carcinoma. *Head & neck.* Oct 30 2015.
4. Harbo G, Grau C, Bundgaard T, et al. Cancer of the nasal cavity and paranasal sinuses. A clinico-pathological study of 277 patients. *Acta oncologica.* 1997;36(1):45-50.
5. de Juan J, Garcia J, Lopez M, et al. Inclusion of extracapsular spread in the pTNM classification system: a proposal for patients with head and neck carcinoma. *JAMA otolaryngology– head & neck surgery.* May 2013;139(5):483-488.
6. Dunne AA, Muller HH, Eisele DW, Kessel K, Moll R, Werner JA. Meta-analysis of the prognostic significance of perinodal spread in head and neck squamous cell carcinomas (HNSCC) patients. *European journal of cancer.* Aug 2006;42(12):1863-1868.
7. Prabhu RS, Hanasoge S, Magliocca KR, et al. Extent of pathologic extracapsular extension and outcomes in patients with nonoropharyngeal head and neck cancer treated with initial surgical resection. *Cancer.* May 15 2014;120(10):1499-1506.
8. Prabhu RS, Magliocca KR, Hanasoge S, et al. Accuracy of computed tomography for predicting pathologic nodal extracapsular extension in patients with head-and-neck cancer undergoing initial surgical resection. *International journal of radiation oncology, biology, physics.* Jan 1 2014;88(1):122-129.
9. Piccirillo JF. Inclusion of comorbidity in a staging system for head and neck cancer. *Oncology (Williston Park).* Sep 1995;9(9):831-836; discussion 841, 845-838.
10. Couch ME, Dittus K, Toth MJ, et al. Cancer cachexia update in head and neck cancer: Pathophysiology and treatment. *Head & neck.* Jul 2015;37(7):1057-1072.
11. Lazure KE, Lydiatt WM, Denman D, Burke WJ. Association between depression and survival or disease recurrence in patients with head and neck cancer enrolled in a depression prevention trial. *Head & neck.* 2009;31(7):888-892.
12. Kattan MW, Hess KR, Amin MB, et al. American Joint Committee on Cancer acceptance criteria for inclusion of risk models for individualized prognosis in the practice of precision medicine. *CA: a cancer journal for clinicians.* Jan 19 2016.

第 13 章　喉

本章摘要

适用本分期系统的肿瘤种类

声门上、声门和声门下癌应采用本分期系统。

不适用本分期系统的肿瘤种类

肿瘤类型	按何种类型分类	适用章节
淋巴组织非小皮肿瘤	血液恶性肿瘤	78~83
软组织非上皮肿瘤	头颈部软组织肉瘤	40
骨和软骨非上皮肿瘤	骨	38
唇和口腔黏膜黑色素瘤	头颈部黏膜黑色素瘤	14

更新要点

更新	更新细节	证据级别
解剖-原发部位	原发灶未明肿瘤：本章不含非 EBV 相关和非 HPV 相关颈部淋巴结转移患者的分期	Ⅳ
区域淋巴结(N)定义	分别描述 HPV 相关和非 HPV 相关癌症的 N 分期	Ⅱ[1,2]
区域淋巴结(N)定义	分别描述未经颈部淋巴结清扫(临床 N)和经过颈部淋巴结清扫(病理 N)患者的 N 分类方法	Ⅱ[1,2]
区域淋巴结(N)定义	所有非 HPV 相关癌症中引入淋巴结包膜外侵犯(ENE)描述	Ⅱ[2]
区域淋巴结(N)定义	HPV 阴性患者的 ENE：仅临床或影像学伴明显淋巴结包膜外侵犯[ENE(+)]才用于 cN	Ⅱ[2]
区域淋巴结(N)定义	HPV 阴性患者的 ENE：任何病理学检测出 ENE 均考虑 ENE(+)并用于 pN	Ⅱ[2]
区域淋巴结(N)定义	HPV 阴性患者的 ENE：具有 ENE 时，单个同侧淋巴结≤3cm 定义为 pN2a，而其他所有情况为 pN3b	Ⅱ[2]
区域淋巴结(N)定义	ENE 分类：临床 ENE 界定为 ENEc，且考虑为 ENE(+)用于 cN 中	Ⅲ[3]
区域淋巴结(N)定义	ENE 分类：对病理检测的 ENE 区分为 ENEmi(≤2mm)或 ENEma(>2mm)仅为收集数据，皆定义为 ENE(+)用于 pN 分类	Ⅲ[3]

ICD-O-3 形态学编码

编码	描述
C10.1	会厌前(舌)面
C32.0	声门
C32.1	声门上(喉面)
C32.2	声门下
C32.8	喉交搭跨越病灶*
C32.9	喉,非特指*

*根据肿瘤主体或中心位置分期。

WHO 肿瘤分类

编码	描述
8070	鳞状细胞癌
8075	棘层松解性鳞状细胞癌
8560	腺鳞癌
8083	基底细胞样鳞状细胞癌
8052	乳头状鳞状细胞癌
8074	梭形细胞鳞癌
8051	疣状癌
8082	淋巴上皮样癌(非鼻咽)
8430	黏液表皮样癌
8200	腺样囊性癌
8240	典型类癌
8249	非典型类癌
8241	小细胞癌,神经内分泌型
8045	复合性小细胞癌,神经内分泌型

Barnes L, Eveson JW, Reichart P, Sidransky D, eds. World Health Organization Classification of tumors. Pathology and genetics of Head and Neck Tumours Lyon: IARC; 2005。

概述

喉癌采用 TNM 系统分期。T 分类与《AJCC 癌症分期指南》第 7 版一致。但颈部淋巴结转移癌分类(N 分类)包含淋巴结包膜外侵犯(ENE)。ENE 对非人类乳头瘤病毒(HPV)所致头颈部癌症患者的预后有重要影响[4],故修订分期标准时考虑了该项重要预后因素。绝大多数临床证据支持 ENE 作为不良预后因素是基于组织病理学 ENE,尤其是区分镜下和肉眼可见 ENE 的研究结果[3,5,6]。因而,只有明确的 ENE 才可用于临床分期。因现有的影像学技术不能确诊 ENE,故 ENE 的临床诊断须采用严格的标准。然而,临床检查征象(如侵及皮肤,肌肉组织浸润/与邻近结构固定,伴功能障碍的脑神经、臂丛、交感干或膈神经受侵)明确提示 ENE 并有强有力的影像学证据的情况下,可诊断为 N3b。本章对病理 ENE 也作出了明确定义。根据 AJCC/UICC 分期的"不确定原则",即对不确定的病例采用较低分期级别,若无确切临床证据确诊 ENE,均定性为 ENE(-)。

分期系统应反映影响患者预后的新信息。为便全球采用,必须在复杂性和依从性(易用性)之间进行适当平衡。多年来,TNM 系统对预后有很强的预测作用,并在世界范围内得到应用。新参数 ENE 的引入,更契合人型数据集的预后建模。然而,它必须均衡不同情况下头颈部癌的临床医生获得准确信息的能力。ENE 的详细定义见本章节"ENE 定义和侵犯范围描述"部分,包括 ENE 的定义以及描述其范围。病理 ENE(+)使淋巴结分类增加 1 级(示例见本章)。

解剖学

原发部位

根据喉的解剖学定义,在此范围内的黏膜起源的癌症采用本分类,但不包括起源于咽侧壁或后壁、梨状窝、环后区或舌根的癌症。

喉的前界由舌骨上会厌的舌面或前面、甲状舌骨膜、前联合以及声门下区前壁(由甲状软骨、环甲膜和环状软骨前弓组成)构成。

后界和侧界包括杓会厌皱襞的喉面、杓状软骨区、杓状软骨间隙和覆盖于环状软骨表面的黏膜形成的声门下区后表面。

上外侧界由会厌尖和会厌外侧缘组成。下界是环状软骨下缘平面。

以临床分期为目的,将喉分为 3 个区:声门上、声门和声门下(图 13.1)。声门上区是由会厌(舌面和喉面)、杓会厌皱襞(喉面)、杓状软骨和室带(假声带)组成(图 13.2)。为了便于分期,以舌骨平面将会厌分成了舌骨上段和舌骨下段。声门上区的

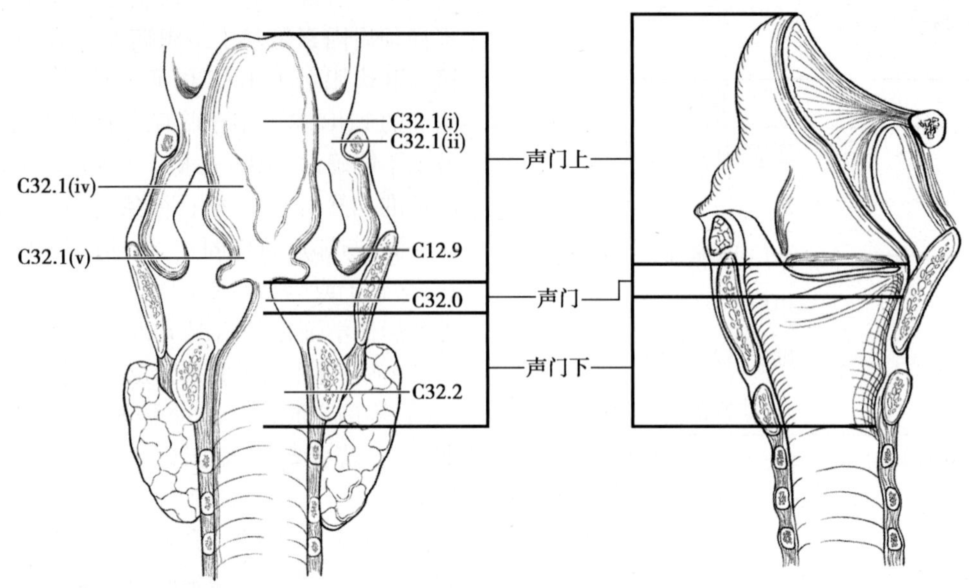

图 13.1　喉的解剖部位和三个亚区:声门上、声门和声门下。声门上亚区(C32.1)包括舌骨上会厌(i)、杓会厌皱襞、喉面(ii)、舌骨下会厌(iV)和室带或假声带(V)

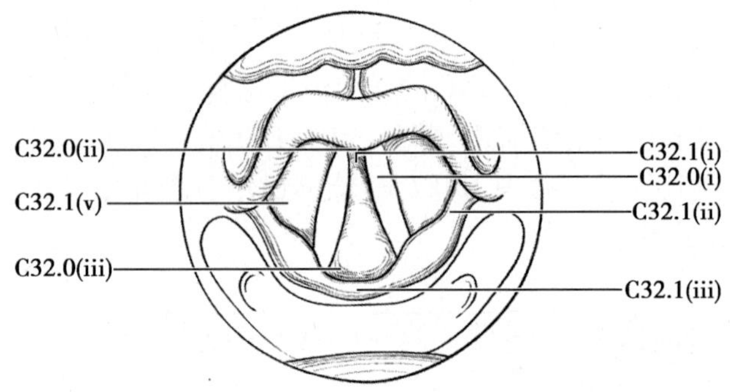

图 13.2　声门上和声门的解剖和亚区。声门上(C32.1)亚区包括舌骨上会厌(i)、杓会厌皱襞、喉面(ii)、杓状软骨(iii)和室带或假声带(V)。声门(C32.0)亚区包括声带(i)、前联合(ii)和后联合(iii)

下界是喉室侧缘与声带上表面连接处的平面。声门区是由真声带的上下表面组成,包括前联合和后联合(图 13.2),是喉室侧缘向下延伸的一个厚度为1cm 的平面。声门下区是从声门下缘到环状软骨下缘之间的区域。

喉的分区见下表:

部位	亚部位
声门上	舌骨上会厌 舌骨下会厌 杓会厌褶襞(喉面);杓状软骨 室带(假声带)
声门	真声带,包括前联合与后联合
声门下	声门下

区域淋巴结

区域淋巴结转移的风险通常与 T 分类相关。喉癌颈部淋巴结转移率和分布因原发肿瘤部位和 T 分类而异。真声带几乎没有淋巴管,单纯局限于声门的肿瘤罕见区域淋巴结转移。与此相反,声门上区的淋巴管网丰富且双侧交互连接,所以声门上区原发肿瘤通常伴随着区域淋巴结转移。晚期声门癌可能直接播散到周围软组织、喉前、气管前、喉旁和气管旁淋巴结,以及上、中、下颈部淋巴结。声门上区肿瘤通常播散至上颈和中颈淋巴结,很少向颏下或颌下淋巴结转移,偶尔转移至咽后淋巴结。声门下原发肿瘤罕见,首先播散至临近软组织和喉前、气管前、喉旁、气管旁淋巴结,然后到中颈和下颈淋巴结。对侧淋巴结转移常见。包括手术和放疗在内的任何既往颈部治疗,都可能改变正常淋巴引流模式,导致颈部区域淋巴结转移的异常分布。

转移部位

远处转移只有在区域巨大淋巴结转移时常见。如果出现远处转移,最常见于肺,其次是骨或肝转移。除Ⅶ区淋巴结(位于前上纵隔、无名动脉头侧)以外的纵隔淋巴结转移属于远处转移。

分类原则

临床分期

喉鳞癌的临床分期至关重要。首先通过喉部直接和间接内镜视诊评估，原发灶（如果可行）和颈部淋巴结触诊很重要，还需要对所有脑神经进行神经病学评价。其他分期检查完成后，通常需在全麻下进行全面的内镜检查以准确评估肿瘤浅表侵犯范围、声带活动度，并使活检容易进行。由于可能同时存在多发原发肿瘤，必须认真检查上呼吸消化道以发现其他原发肿瘤。

声门上癌原发灶的临床分期是以累及声门上喉邻近区域的不同亚区和声带活动度作为依据。影像学检查可能有助于确定隐匿性黏膜下跨声门浸润。T3 病灶的影像学标准是侵及会厌前间隙（喉旁脂肪）或肿瘤侵及甲状软骨的内侧皮质。肿瘤侵及甲状软骨的外侧皮质则为 T4a。

临床评估颈部淋巴结时，应对所有肿大淋巴结测量其最大径。喉癌的临床淋巴结受累分为三类：N1、N2 和 N3。中线淋巴结归为同侧淋巴结。上纵隔淋巴结归属于区域淋巴结（Ⅶ区）。除了描述 N 分类所必需的信息外，还应描述受累淋巴结所在的颈部淋巴结分组区域，提供肿瘤累及区域淋巴结和淋巴结群的文字描述或图示。诊断临床 ENE（ENEc）必须有充分的临床证据（如侵及皮肤，肌肉组织浸润/与邻近结构固定，伴功能障碍的脑神经、臂丛、交感干或膈神经受侵），并定义为 cN 的 ENE（+）。

已知现有的放射影像学技术尚不足以确诊 ENE，故 ENE 的临床诊断须采用严格的标准。影像学检查显示受累淋巴结呈现不规则毛刺样边缘，或因淋巴结间脂肪受累造成淋巴结失去正常的卵圆形而呈圆形，提示淋巴结包膜外侵犯，但如果没有得到相应的体格检查证据支持，仍不足于诊断 ENE。对这种病变侵犯范围，病理学检查很有必要，因现有的影像学技术尚无法区分区域淋巴结中的亚临床（镜下）病灶、受累及的微小淋巴结与反应性小淋巴结（除非存在中央不均匀影像）。

影像学检查

计算机断层（CT）增强影像和磁共振（MR）影像都可以很好地评估原发肿瘤和淋巴结引流部位[7]。正电子发射断层（PET）/CT 越来越常用于分期、治疗评估和随访。它可能在诊断其他临床隐匿性原发肿瘤方面存在优势。

对于 T1 和 T2 声门型喉癌，断层影像可能用于判定临床诊断早期病变的正确性。影像学检查可以作为鉴别黏膜下浸润的重要辅助手段，尤其在前联合，病变可向前沿着 Broyle 韧带蔓延侵及甲状软骨内侧皮质。影像学也可以识别存在隐匿性跨声门或声门下播散的声门癌。由于侧方的甲杓肌紧贴着甲状软骨内侧皮质，常规方法往往难以在真声带水平检测正常声门旁间隙。肿瘤浸润局限于甲状软骨内侧皮质者为 T3 病变，而侵及甲状软骨外侧皮质者定义 T4a。单纯根据临床检查难以确定 T4 肿瘤（a 和 b），因为绝大多数诊断 T4 的标准无法通过内镜检查和触诊评估获得。

病理学分期

病埋分期需要利用临床分期和手术切除标本组织学检查获取的所有信息。对无法切除的肉眼残存肿瘤，外科医生的评价也必须包括在内。

完全切除原发灶和/或清扫区域淋巴结，对切除标本进行病理检查后，可以进行 pT 和或 pN 分期。放疗或化疗后切除的标本，应该考虑这个背景，用 yp 代替 p 分期。应测量手术标本未固定前的肿瘤实际大小来确定 pT，需要提醒的是，甲醛溶液固定后的手术切除标本，其软组织收缩可高达 30%。病理分期提供额外且重要的信息，肿瘤分期中应当包含病理分期，但不能在初始分期时取代临床分期。

推荐进行鳞状细胞癌的组织病理学分级，这种分级是主观性的，根据接近或者偏离正常黏膜组织鳞状上皮的程度，采用描述性和量化的形式（如高分化、中分化和低分化）予以分级。若可行，建议对原发肿瘤的浸润深度予以测量与记录，并记录血管和神经受侵状态。虽然分期系统未包括肿瘤分化级别，但是仍应予以记录。

任何淋巴结切除标本的病理学描述都应包括其大小、数目、受累淋巴结的部位及有无 ENE。对于 pN，选择性颈清扫通常需要 10 个或更多的淋巴结。根治性或改良根治性颈部淋巴结清扫通常需要 15 个或以上淋巴结。颈部清扫标本中检查到少于这个标准的阴性病理学检查仍然定义为 pN0。

定义 ENE 及描述其范围

所有被切除的转移淋巴结均应检测是否伴 ENE 及其范围。不同的时期，ENE 的定义并不相同。美国病理学会将 ENE 定义为在受累淋巴结范围内,肿瘤已穿透淋巴结包膜累及周围结缔组织,无论伴随相关间质反应与否。

组织病理学检测到的 ENE 分为 ENEmi[镜下微小(microscopic)ENE,≤2mm]或 ENEma[大体(major)ENE,>2mm]。pN 分期中将 ENEmi 和 ENEma 均定义为 ENE(+)。当前 pN 分期标准并未要求对上述 ENE 细节予以描述,但鉴于数据收集的标准化及进一步分析之需,建议对 ENE 的具体数据予以记录。

预后因素

分期所需的预后因素

除用于界定 T、N 与 M 分类的因素外,分期分组无需其他预后因素。

其他重要临床预后因素

除 TNM 分期外,患者的整体健康也明显影响着生存情况。目前,一个将肿瘤因素和非肿瘤相关因素综合起来评估预后的计划正在实施中。恶性肿瘤的登记工作也将继续进行,以此获得与预后相关的重要信息。这些数据将会进一步夯实的新修订的分期系统的预后评估能力。AJCC 证据级别:Ⅱ级。

淋巴结包膜外侵犯(ENE)

ENE 定义为在受累淋巴结范围内,肿瘤已穿透淋巴结包膜累及周围结缔组织,无论伴随相关间质反应与否。诊断临床 ENE(ENEc)必须有充分的临床证据(如侵及皮肤,肌肉组织浸润/与邻近结构固定,伴功能障碍的脑神经、臂丛、交感干或膈神经受侵)。AJCC 证据级别:Ⅲ级。

并发症

并发症可通过相应的其他医疗检测手段予以分类。在患者的医疗记录中准确地记录所有合并疾病对并发症相关参数的评估极为重要。患者的一般体能评分有助于预测患者的生存时间。AJCC 强烈推荐临床医师在报告标准肿瘤分期的同时,采用美国东部肿瘤协作组(ECOG)、Zubrod 或者卡氏(Karnofsky)评分标准评估患者的体能状态。上述各项体能状态评分标准具相关性。AJCC 证据级别:Ⅱ[8]

Zubrod/ECOG 行为评分	
0	活动能力完全正常,与发病前活动能力无差异(卡氏评分 90~100)
1	可自由走动且可从事轻体力活动(含一般家务或办公室工作),但无法从事较重的体力活动(卡氏评分 70~80)
2	可自由走动且生活自理,但已丧失工作能力,日间不少于一半时间可以起床活动(卡氏评分 50~60)
3	生活仅能部分自理,日间一半以上时间卧床或坐轮椅(卡氏评分 30~40)
4	卧床不起,生活无法自理(卡氏评分 10~20)
5	死亡(卡氏评分 0)

生活方式

吸烟与酗酒等不良生活方式对患者生存具负面影响。对吸烟(包-年)和饮酒(周饮酒天数和日饮酒数量)量的准确记录,可为进一步分析提供重要依据。作为总体营养状态的间接评估,诊断前 6 个月内体重减轻>5%是重要的不良预后因素[9]。抑郁对生活质量和生存同样具负面影响,故患者病历中应记录抑郁相关的诊断或既往史[10]。AJCC 证据级别:Ⅲ级。

吸烟史

吸烟作为预后负面影响因素已经非常明确。然而,如何将其纳入分期系统尚不清楚。抽烟是不良的预后因素,但是将其准确的应用于分期系统仍比较困难。AJCC 证据级别:Ⅲ级。

吸烟史必须作为人口学特征的一个重要组成部分进行收集,可能用于将来"预后分组"。临床实践至少应将吸烟史根据"从未吸烟","≤10 包年",">10 但≤20 包年"及">20 包年"予以分类和记录。

风险评估模型

为了支持各类预测模型在临床实践中的应用,AJCC 的"精准医疗核心工作组"近期发布了用于评判各类统计学预测模型的评估指南[11]。然而,目前已发表的或已被用于临床的喉癌相关的任何预测模型,均尚未通过该指南的评估。AJCC 未来将会对符合 AJCC 评估指南的鼻腔鼻窦癌风险预测模型予以认可。

AJCC TNM 定义

原发肿瘤(T)定义

声门上癌

T 分类	T 标准
TX	原发肿瘤无法评估
Tis	原位癌
T1	肿瘤局限于声门上的一个亚区,声带活动正常
T2	肿瘤侵及声门上的一个以上邻近亚区或声门或声门上以外区域的黏膜(如舌根、悬雍垂、梨状窝内侧壁黏膜),不伴有喉固定。
T3	肿瘤局限于喉伴声带固定和/或侵犯以下任一结构:环后区、会厌前间隙、声门旁间隙和/或甲状软骨内侧皮质
T4	中晚期或非常晚期
T4a	局部中晚期病变 肿瘤侵透甲状软骨外侧皮质和/或喉以外的组织(如气管、颈部软组织,包括深部舌外肌、带状肌、甲状腺或食管)
T4b	局部非常晚期病变 肿瘤侵犯椎前间隙、颈动脉鞘或侵及纵隔结构

声门癌

T 分类	T 标准
TX	原发肿瘤无法评估
Tis	原位癌
T1	肿瘤仅限于声带(可能累及前联合或后联合),声带活动正常
T1a	肿瘤局限于一侧声带
T1b	肿瘤累及双侧声带
T2	肿瘤侵及声门上和/或声门下,和/或声带活动度受损
T3	肿瘤局限于喉伴声带固定和/或侵及声门旁间隙和/或甲状软骨内侧皮质
T4	中晚期或非常晚期
T4a	局部中晚期病变 肿瘤侵透甲状软骨外侧皮质和/或喉以外的组织(如气管、甲状软骨、颈部软组织,包括深部舌外肌、带状肌、甲状腺或食管)
T4b	局部非常晚期病变 肿瘤侵犯椎前间隙、颈动脉鞘或侵及纵隔结构

声门下癌

T 分类	T 标准
TX	原发肿瘤无法评估
Tis	原位癌
T1	肿瘤仅限于声门下
T2	肿瘤侵及声带,声带正常或活动度受损
T3	肿瘤局限于喉伴声带固定和/或侵及声门旁间隙和/或甲状软骨内侧皮质
T4	中晚期或非常晚期
T4a	局部中晚期病变 肿瘤侵及环状或甲状软骨和/或喉以外的组织(如气管、颈部软组织,包括深部舌外肌、带状肌、甲状腺或食管)
T4b	局部非常晚期病变 肿瘤侵犯椎前间隙、颈动脉鞘或侵及纵隔结构

区域淋巴结(N)定义

临床 N(cN)

N 分类	N 标准
NX	区域淋巴结无法评估
N0	无区域淋巴结转移
N1	伴单个同侧淋巴结转移,最大径≤3cm 且 ENE(-)
N2	伴单个同侧淋巴结转移,最大径>3cm 但≤6cm 且 ENE(-) 或多个同侧淋巴结转移,最大径均≤6cm 且 ENE(-) 或双侧/对侧淋巴结转移,最大径均≤6cm 且 ENE(-)
N2a	伴单个同侧淋巴结转移,最大径>3cm 而≤6cm 且 ENE(-)
N2b	伴多个同侧淋巴结转移,最大径均≤6cm 且 ENE(-)
N2c	伴双侧/对侧淋巴结转移,最大径均≤6cm 且 ENE(-)
N3	转移淋巴结最大径>6cm 且 ENE(-) 或任何转移淋巴结伴明显的临床 ENE(+)
N3a	转移淋巴结最大径>6cm 且 ENE(-)
N3b	任何转移淋巴结伴明显的临床 ENE(ENEc)

注:任何 N 分类均应用标注"U"或"L"以显示转移淋巴结位于环状软骨下缘以上(U)或位于环状软骨下缘下方(L)。

临床或病理 ENE 应该记录为 ENE(-)或 ENE(+)。

13

病理 N(pN)

N 分类	N 标准
NX	区域淋巴结无法评估
N0	无区域淋巴结转移
N1	伴单个同侧淋巴结转移，最大径≤3cm 且 ENE(-)
N2	伴单个同侧淋巴结转移，最大径≤3cm 且 ENE(+) 或最大径>3cm 而≤6cm 且 ENE(-) 或多个同侧淋巴结转移，最大径均≤6cm 且 ENE(-) 或双侧/对侧淋巴结转移，最大径均≤6cm 且 ENE(-)
N2a	伴单个同侧或对侧淋巴结转移，最大径≤3cm 且 ENE(+) 或单个同侧淋巴结转移，最大径>3cm 而≤6cm 且 ENE(-)
N2b	伴多个同侧淋巴结转移，最大径均≤6cm 且 ENE(-)
N2c	伴双侧/对侧淋巴结转移，最大径均≤6cm 且 ENE(-)
N3	转移淋巴结最大径>6cm 且 ENE(-) 或单个同侧淋巴结转移，最大径>3cm 且 ENE(+) 或多个同侧、对侧或双侧淋巴结转移，伴任一个 ENE(+)
N3a	转移淋巴结最大径>6cm 且 ENE(-)
N3b	单个同侧淋巴结转移，最大径>3cm 且 ENE(+) 或多个同侧、对侧或双侧淋巴结转移，伴任一个 ENE(+)

注：任何 N 分类均应用标注“U”或“L”以显示转移淋巴结位于环状软骨下缘以上(U)或位于环状软骨下缘下方(L)。

临床或病理 ENE 应该记录为 ENE(-)或 ENE(+)。

远处转移(M)定义

M 分类	M 标准
M0	无远处转移
M1	伴远处转移

AJCC 预后分期分组

T	N	M	分期分组
Tis	N0	M0	0
T1	N0	M0	Ⅰ
T2	N0	M0	Ⅱ
T3	N0	M0	Ⅲ
T1,T2,T3	N1	M0	Ⅲ
T4a	N0,N1	M0	ⅣA
T1,T2,T3,T4a	N2	M0	ⅣA
任何 T	N3	M0	ⅣB
T4b	任何 N	M0	ⅣB
任何 T	任何 N	M1	ⅣC

肿瘤登记需收集的变量

1. 是否存在临床 ENE
2. 是否存在病理 ENE
3. 镜下 ENE 外侵(从淋巴结包膜外扩至该淋巴结外组织受侵的最远点距离)
4. 神经周围受侵
5. 淋巴管受侵
6. 行为状态
7. 吸烟(包-年)
8. 酗酒
9. 抑郁诊断

组织学分级(G)

G	G 定义
GX	分级无法评估
G1	高分化
G2	中分化
G3	低分化

组织病理学类型

鳞状细胞癌多见。本分期指南适用于所有类型的上皮癌症，包括起源于小涎腺者，但不包括淋巴组织、软组织、骨和软骨等非上皮来源肿瘤(如淋巴瘤和肉瘤)。确诊须经组织学确认。

图示

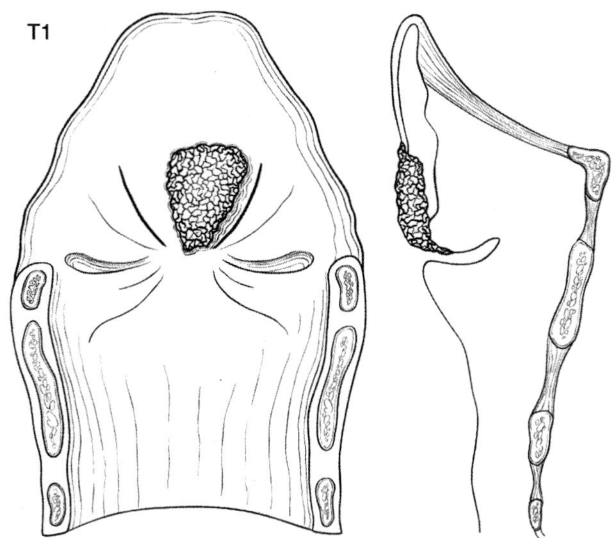

图 13.3　T1 声门上癌定义为肿瘤局限于声门上一个亚区(图中显示侵及会厌),声带活动正常

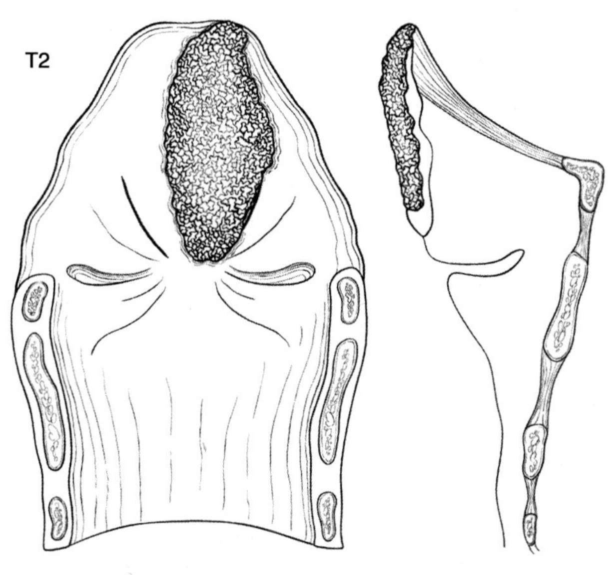

图 13.5　T2 声门上癌定义为肿瘤侵及一个以上声门上邻近亚区或声门或声门上以外区域的黏膜(如舌根、悬雍垂、梨状窝内侧壁黏膜),不伴有喉固定(图中所示肿瘤累及舌骨上和舌骨下会厌黏膜)

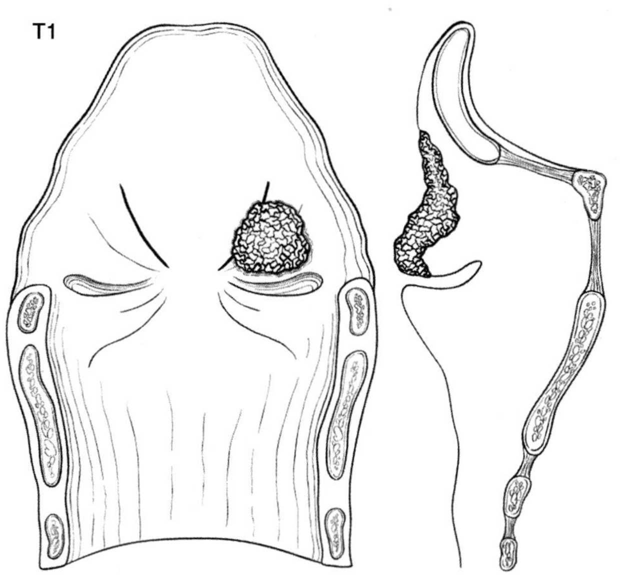

图 13.4　T1 声门上癌定义为肿瘤局限于声门上一个亚区(图中显示侵及室带),声带活动正常

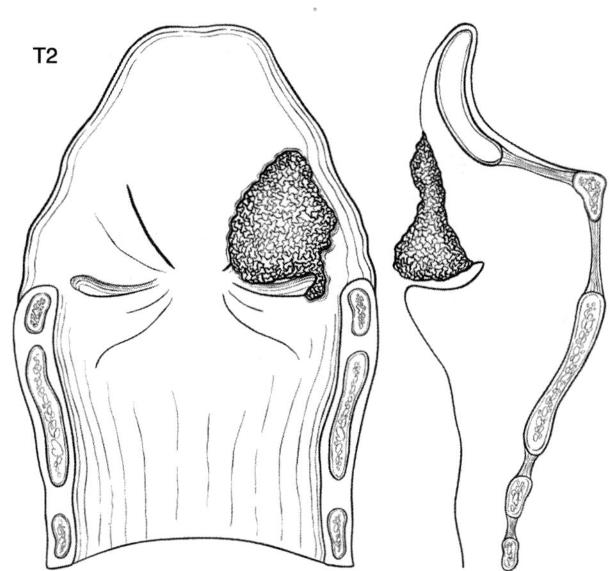

图 13.6　T2 声门上癌,侵及室带和(假声带)和会厌

13

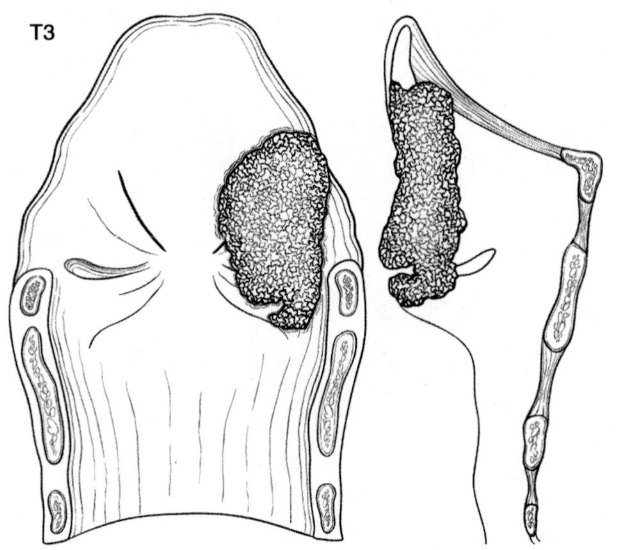

图 13.7 T3 声门上癌定义为肿瘤局限于喉伴声带固定和/或侵犯以下任一结构：环后区、会厌前间隙、声门旁间隙和/或甲状软骨内侧皮质(图中所示肿瘤累及声门上和声带伴声带固定)

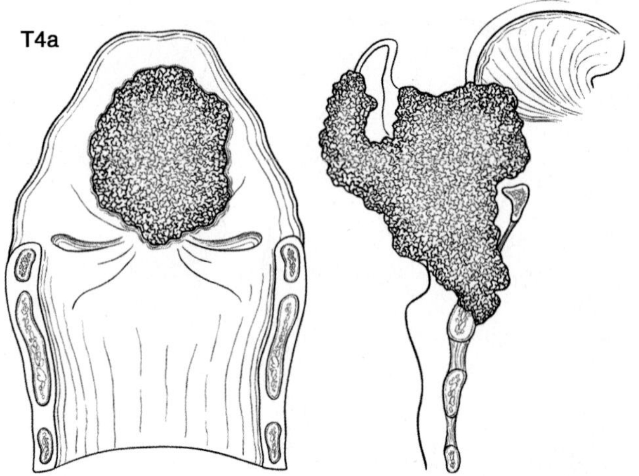

图 13.9 T4a 声门上癌定义中晚期病灶，肿瘤侵透甲状软骨和/或喉以外的组织(如气管、颈部软组织，包括深部舌外肌、带状肌、甲状腺或食管)。图中肿瘤侵及喉外的悬雍垂和舌根，以及颈部软组织

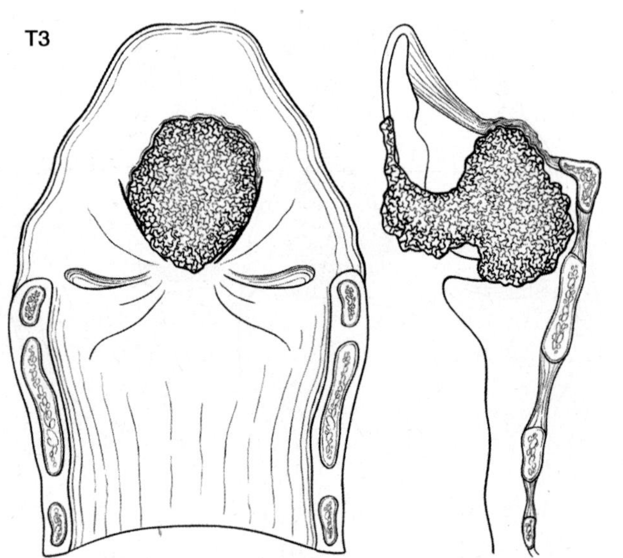

图 13.8 T3 声门上癌侵及会厌前组织伴声带固定

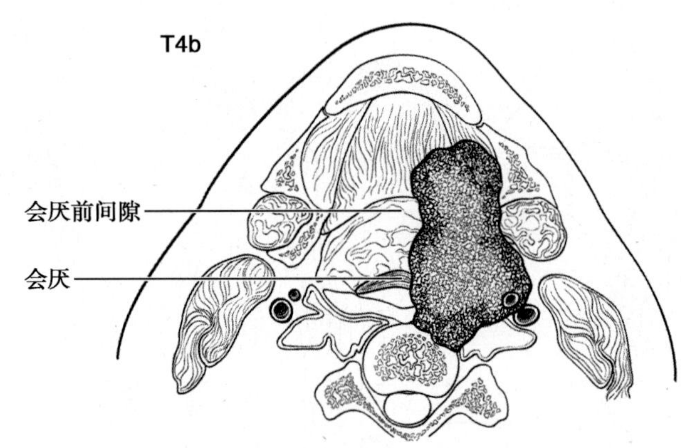

图 13.10 T4b 声门上癌的断层图例，定义为局部非常晚期疾病，肿瘤侵犯椎前间隙、颈动脉鞘(图中所示)或侵及纵隔结构

T1

T1a

T1b

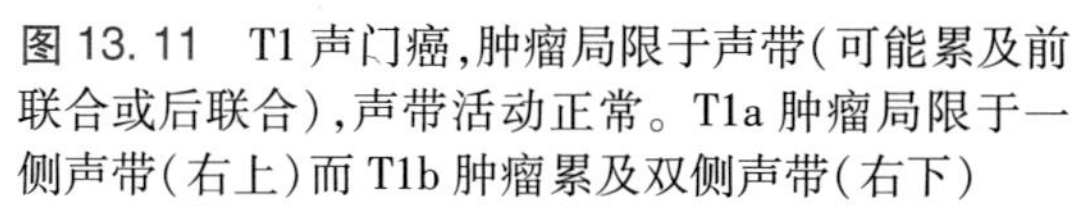

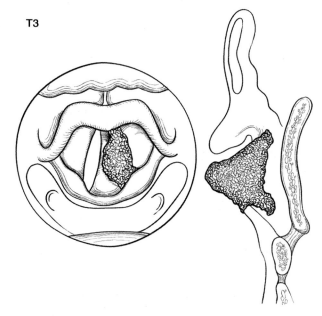

图 13. 11　T1 声门癌，肿瘤局限于声带（可能累及前联合或后联合），声带活动正常。T1a 肿瘤局限于一侧声带（右上）而 T1b 肿瘤累及双侧声带（右下）

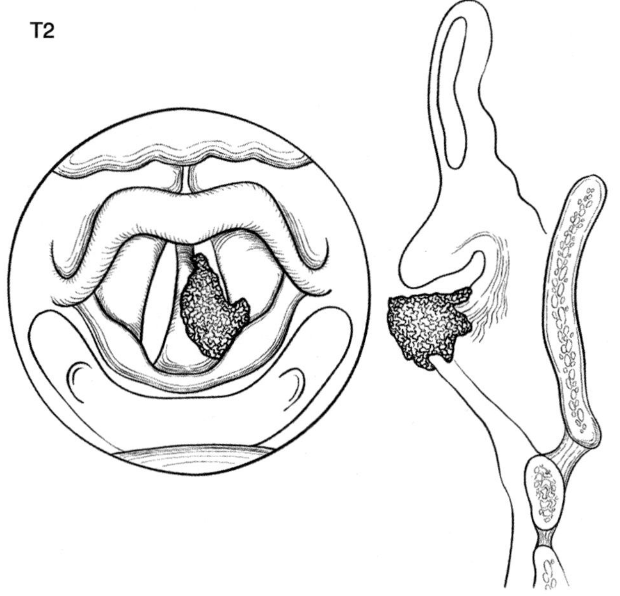

图 13. 12　T2 声门癌，肿瘤侵及声门上和/或声门下，和/或声带活动度受损

T3

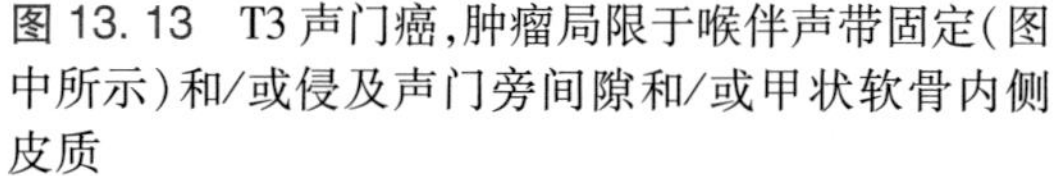

图 13. 13　T3 声门癌，肿瘤局限于喉伴声带固定（图中所示）和/或侵及声门旁间隙和/或甲状软骨内侧皮质

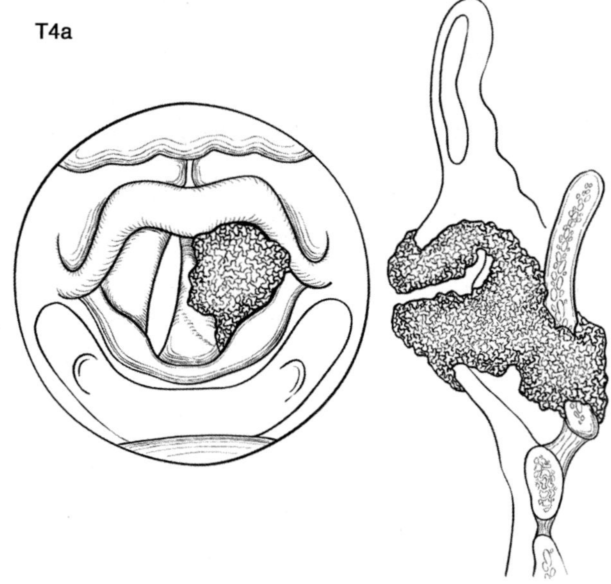

图 13. 14　T4a 声门癌是局部中晚期疾病，侵透甲状软骨外侧皮质和/或喉以外的组织（如气管、甲状软骨、颈部软组织，包括深部舌外肌、带状肌、甲状腺或食管）

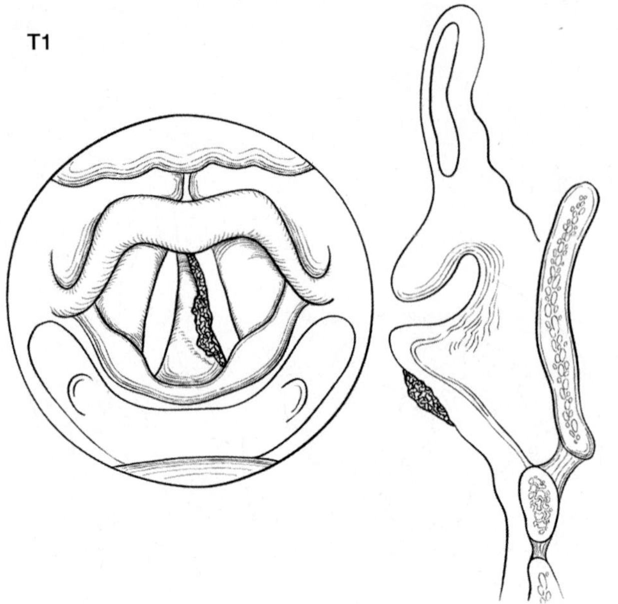

图 13.15　T1 声门下癌，局限于声门下

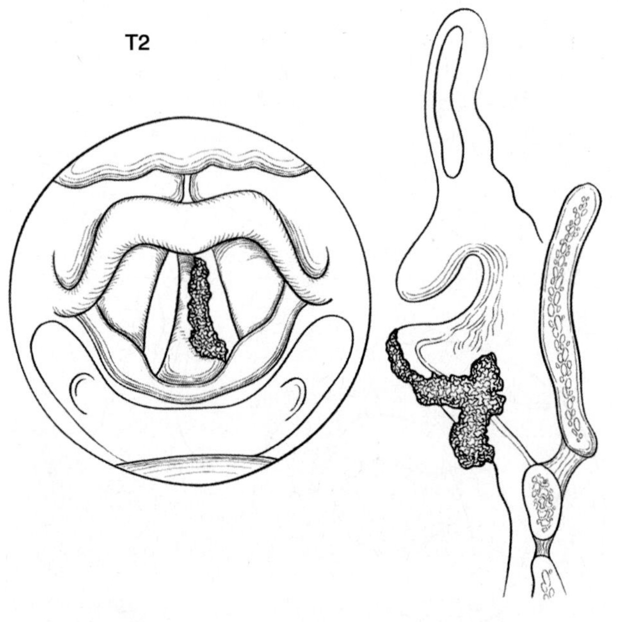

图 13.16　T2 声门下癌，肿瘤侵及声带，声带正常或活动度受损

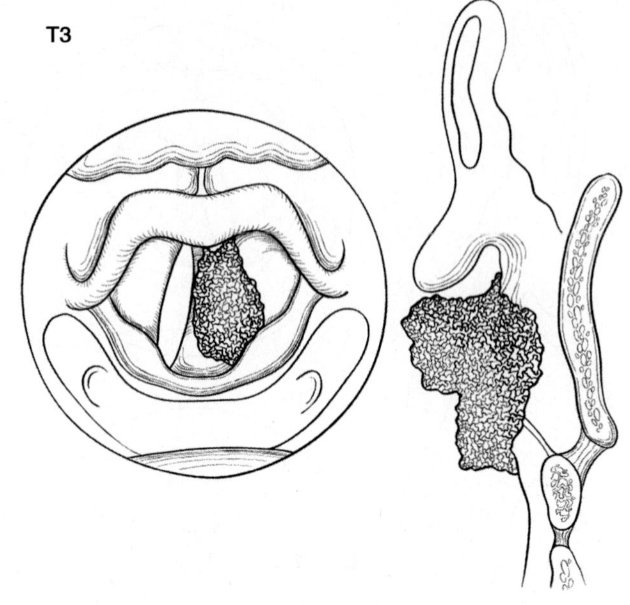

图 13.17　T3 声门下癌，肿瘤局限于喉伴声带固定

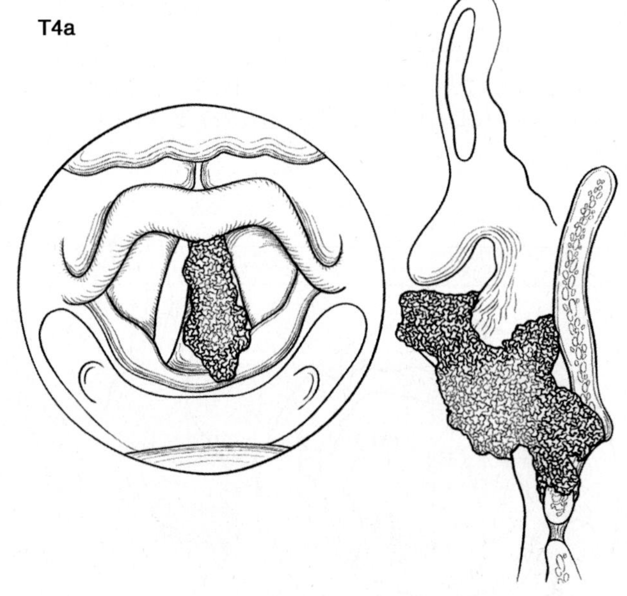

图 13.18　T4a 声门下癌是局部晚期病变，肿瘤侵及环状或甲状软骨和/或喉以外的组织（如气管、颈部软组织，包括深部舌外肌、带状肌、甲状腺或食管）

（译者 蔡文杰　审校 孔琳）

参考文献

1. O'Sullivan B, Huang SH, Su J, et al. Development and validation of a staging system for HPV-related oropharyngeal cancer by the International Collaboration on Oropharyngeal cancer Network for Staging (ICON-S): a multicentre cohort study. *The lancet oncology.* Feb 26 2016.
2. Patel S. Personal Communication. In: Lydiatt W, Shah JP, eds. 2015.
3. Wreesmann VB, Katabi N, Palmer FL, et al. Influence of extracapsular nodal spread extent on prognosis of oral squamous cell carcinoma. *Head & neck.* Oct 30 2015.
4. de Juan J, Garcia J, Lopez M, et al. Inclusion of extracapsular spread in the pTNM classification system: a proposal for patients with head and neck carcinoma. *JAMA otolaryngology– head & neck surgery.* May 2013;139(5):483-488.
5. Prabhu RS, Hanasoge S, Magliocca KR, et al. Extent of pathologic extracapsular extension and outcomes in patients with nonoropharyngeal head and neck cancer treated with initial surgical resection. *Cancer.* May 15 2014;120(10):1499-1506.
6. Dunne AA, Muller HH, Eisele DW, Kessel K, Moll R, Werner JA. Meta-analysis of the prognostic significance of perinodal spread in head and neck squamous cell carcinomas (HNSCC) patients. *European journal of cancer.* Aug 2006;42(12):1863-1868.
7. Prabhu RS, Magliocca KR, Hanasoge S, et al. Accuracy of computed tomography for predicting pathologic nodal extracapsular extension in patients with head-and-neck cancer undergoing initial surgical resection. *International journal of radiation oncology, biology, physics.* Jan 1 2014;88(1):122-129.
8. Piccirillo JF. Inclusion of comorbidity in a staging system for head and neck cancer. *Oncology (Williston Park).* Sep 1995;9(9):831-836; discussion 841, 845-838.
9. Marion E. Couch MD P, MBA1,*, Kim Dittus MD, PhD2, Michael J. Toth PhD3, Monte S. Willis MD, PhD4, Denis C. Guttridge PhD5, Jonathan R. George MD6, Eric Y. Chang7, Christine G. Gourin MD8 andHirak Der-Torossian MD, MPH1 Cancer cachexia update in head and neck cancer: Pathophysiology and treatment *Head & neck surgery.* 2015;37(7):1057–1072.
10. Lazure KE, Lydiatt WM, Denman D, Burke WJ. Association between depression and survival or disease recurrence in patients with head and neck cancer enrolled in a depression prevention trial. *Head & neck.* 2009;31(7):888-892.
11. Kattan MW, Hess KR, Amin MB, et al. American Joint Committee on Cancer acceptance criteria for inclusion of risk models for individualized prognosis in the practice of precision medicine. *CA: a cancer journal for clinicians.* Jan 19 2016.

第 14 章　头颈部黏膜黑色素瘤

本章摘要

适用本分期系统的肿瘤种类

起源于鼻腔、鼻窦、口腔、口咽、鼻咽、喉和下咽的黏膜黑色素瘤(MM)均适用本章。

更新要点

本分期系统无更新。

ICD-O-3 形态学编码

编码	描述	编码	描述
C00.0	外上唇	C05.2	悬雍垂
C00.1	外下唇	C05.8	腭交搭跨越病灶
C00.2	外唇,非特指	C05.9	腭,非特指
C00.3	上唇黏膜	C06.0	颊黏膜
C00.4	下唇黏膜	C06.1	口腔前庭
C00.5	唇黏膜,非特指	C06.2	磨牙后区
C00.6	口角	C06.8	其他和口腔非特殊部分交搭跨越病灶
C00.8	唇交搭跨越病灶	C06.9	口腔,非特指
C00.9	唇,非特指	C09.0	扁桃体窝
C01.9	舌根,非特指	C09.1	扁桃体弓
C02.0	舌背面,非特指	C09.8	扁桃体交搭跨越病灶
C02.1	舌缘	C09.9	扁桃体,非特指
C02.2	舌腹面,非特指	C10.0	会厌谷
C02.3	舌前 2/3,非特指	C10.1	会厌前(舌)面
C02.4	舌扁桃体	C10.2	口咽侧壁
C02.8	舌交搭跨越病灶	C10.3	咽后壁
C02.9	舌,非特指	C10.8	口咽交搭跨越病灶
C03.0	上牙龈	C10.9	口咽,非特指
C03.1	下牙龈	C11.0	鼻咽顶壁
C03.9	牙龈,非特指	C11.1	鼻咽后壁
C04.0	前口底	C11.2	鼻咽侧壁
C04.1	外侧口底	C11.3	鼻咽前壁
C04.8	口底交搭跨越病灶	C11.8	鼻咽交搭跨越病灶
C04.9	口底,非特指	C11.9	鼻咽,非特指
C05.0	硬腭	C12.9	梨状窝
C05.1	软腭,非特指	C13.0	环后区

续表

编码	描述	编码	描述
C13.1	杓会厌褶襞下咽面	C31.0	上颌窦
C13.2	下咽后壁	C31.1	筛窦
C13.8	下咽交搭跨越病灶	C32.0	声门
C13.9	下咽，非特指	C32.1	声门上（喉表面）
C14.0	咽，非特指	C32.2	声门下
C14.2	韦氏环	C32.8	喉交搭跨越病灶
C14.8	唇、口腔和咽交搭跨越病灶	C32.9	喉，非特指
C30.0	鼻腔		

WHO 肿瘤分类

编码	描述
8720	黑色素瘤，非特指
8722	气球样细胞黑色素瘤
8770	混合性上皮样和梭形细胞黑色素瘤
8771	上皮样细胞黑色素瘤
8772	梭形细胞黑色素瘤

Barnes L, Eveson JW, Reichart P, Sidransky D, eds. World Health Organization Classification of tumors. Pathology and genetics of Head and Neck Tumours Lyon：IARC；2005。

概述

约 55%的黏膜黑色素瘤（MMs）起源于头颈部，头颈部黏膜黑色素瘤在所有黑色素瘤中所占比例不足 1%[1]。相对于其他鼻窦和头颈部恶性肿瘤，MM 是一种独特的侵袭性肿瘤，亦不同于皮肤黑色素瘤。约 2/3 起源于鼻腔和鼻窦，1/4 起源于口腔，头颈部其他部位黏膜散发。

MM 是一种侵袭性肿瘤，《AJCC 癌症分期指南》第 7 版将其从其他黏膜病灶独立出来，这种新的分期系统已经得到应用和确认[2~5]。

MM 第一个专用的分期系统是 Ballantyne 分期系统，并具有实用价值[6]。鼻窦癌 TNM 系统不适用于 MM，无法区分不同分期的 MM 的预后差异，也无法为起源于头颈其他可能部位的 MM 提供分期系统。因此，《AJCC 癌症分期指南》第 7 版和国际抗癌联盟（UICC）采用了一种新的 MM 分期系统，仅采用 T3，T4a 和 T4b 分类定义病灶的范围，由于转移淋巴结的数量和大小与结果没有明显的相关性，故采用二分类法分为 N0 和 N+。MM 的 4 个分期为Ⅲ、ⅣA、ⅣB 和ⅣC。已证实即使小而表浅的病灶其总体预后也很差，系统删除了 T1 和 T2 分类。这些分期有助于临床医生的治疗决策。对于Ⅲ期疾病，放疗的作用尚未完全明确，但是美国癌症综合网（NCCN）强烈推荐放疗；对于ⅣA 期患者，局部放疗很重要并有生存获益[7]。

ⅣB 期意味着局部广泛受侵，通常采用局部姑息性非手术治疗；ⅣC 期意味着远处转移疾病[7]。患者可以根据这些分期了解预后，在全世界范围内收集与分析数据始于该分期的采用。MM 患者的 BRAF 等关键遗传学突变罕见，因而采用靶向药物的系统治疗就成为了难点[1]。

解剖学

原发部位

整个上呼吸消化道黏膜均可能发生 MM。解剖学描述时，推荐按黏膜恶性黑色素瘤所在解剖部位选择相对应的章节（如鼻窦和口腔）。

MM 来源于黏膜内良性黑色素细胞，该细胞存在于上呼吸消化道（鼻窦、口腔、咽和喉）的黏膜中。

原发未明的黑色素瘤更可能出现在皮肤，而不太可能来自黏膜表面，所以 MM 没有 T0 分类。

区域淋巴结

颈部淋巴结是淋巴引流的第一站，转移危险区域与肿瘤起源的解剖部位相对应。由于淋巴结转移罕见，其作用仅限于有（N+）或无（N0）淋巴结转移。当前，淋巴结包膜外侵犯（ENE）的作用未知，其他章节在这个方面的修订不纳入 MM 系统。

转移部位

远处转移常见于病程中的某些时刻，好发于肺和肝[8]。

分类原则

临床分期

与皮肤黑色素瘤相比，老年患者更容易患 MM。头颈部任何部位的黏膜表面都可以发生 MM。大多数发生于鼻窦和鼻腔，其次为口腔。肿瘤原发部位决定相应症状。鼻塞、出血和息肉样肿块是最常见的症状。硬腭或牙槽无痛性色素性肿块通常是口腔 MM 的典型表现[1]。不超过 40% 的头颈部 MM 可能是无黑色素的。口腔 MM 患者淋巴结转移发生率不超过 15%。

通过临床检查、适当的影像学和组织学确诊完成 MM 的临床分期。手术切除后进行病理分期。即使是小 MM 也具有较强的侵袭性、高复发率和死亡率。即使浅表的 MM 表现为侵袭性，故在 MM 分期系统中没有 T1 或 T2 分类。因而，局限于黏膜及黏膜下软组织的原发肿瘤也分为 T3 病变，晚期 MM 分为 T4a 和 T4b。下文将定义中晚期（T4a）和非常晚期（T4b）病变的解剖范围标准。原位 MM 极其罕见，未包括在本分期中。

影像学检查

用于 MM 的影像学检查与其他头颈部癌症不同。T3 定义为病变位于黏膜和紧邻的软组织。黏膜病变通常是浅表的，可以很容易地通过直视和触诊或内镜评估。表浅的黏膜病变容易评估而且可信，可以不需要任何影像学。计算机断层扫描（CT）和磁共振（MR）成像可以对肿瘤进行扫描或重建与之正交的图像，评估肿瘤浸润深度。

影像学可用于临床检查不能充分评估的病灶、局部晚期或有症状的患者。CT 或 MR 都可以用来确定软组织受累（T4a）情况。CT 鉴别早期骨皮质受累的能力优于 MR，但鉴别骨髓侵犯方面 MR 优于 CT，CT 和 MR 成像都可用于评估肿瘤播散到咀嚼肌、颈动脉或椎前间隙（T4b）。但 MR 成像在确定颅底、脑膜受累，或其他类型的颅内受侵（T4b）优于 CT。MR 成像评价“有命名”的神经周围播散也优于 CT，这种神经周围播散应与镜下“神经周围浸润”区别。使用 2-脱氧-2[^{18}F]-氟-D-葡萄糖（FDG）正电子发射断层扫描（PET）在评价原发灶或局部扩散方面并不是很有用，但有助于筛查局部晚期患者的远处转移。第 6 章《颈部淋巴结和头颈部原发未明肿瘤》讨论了影像学检查在评估淋巴结转移中的作用。

放射影像报告应包括以下信息：

- 原发肿瘤：原发部位和可能改变分期为 T4a 或 T4b 的局部播散结构
- 淋巴结转移状况
- 远处播散

病理学分期

外科切除术后进行病理分期。应记录骨、软骨、硬脑膜和其他切除组织的切缘状态和受侵情况。如果进行淋巴结清扫，应记录切除淋巴结的数目、阳性淋巴结的大小和数目以及是否存在软组织受侵。

预后因素

分期所需的预后因素

除用于界定 T、N 与 M 分类的因素外，分期分组无需其他预后因素。

其他重要临床预后因素

与所有癌症一样，对患者的整体状况和并发症是决定预后的重要因素。已经明确的 MM 疾病特异性预后因素很少，头颈部起源部位是唯一明确的预后因素，口腔 MM 的淋巴结转移率高于鼻窦 MM。鼻腔、口腔和鼻窦 MM 的 5 年总生存分别为 15%～30%、12% 和 0%～5%[9-11]，其他部位的结果稍好，但生存率仍然是鼻腔最好、鼻窦最差。

Prasad 团队[12] 提出了 MM 的镜下分期系统。他们发现血管侵犯，肿瘤多形性和坏死意味着预后较差，但未在其他研究中得到证实，其他研究提示有丝分裂指数高和其他因素更有预后价值。目前，虽然 MM 有许多可能的预后因素，但似乎没有明确的预后因素；收集这些数据有利为将来版本的更新。

除了 TNM 分期，患者的整体健康也明显影响着生存情况。目前，一个将肿瘤因素和非肿瘤相关因素综合起来评估预后的计划正在实施中。恶性肿瘤的登记工作也将继续进行，以此获得与预后相关的重要信息。这些数据将会进一步夯实的新修订的分期系统的预后评估能力。

并发症

并发症可通过相应的其他医疗检测手段予以分类。在患者的医疗记录中准确地记录所有合并疾病对并发症相关参数的评估极为重要。患者的一般体能评分有助于预测患者的生存时间。AJCC 强烈推荐临床医师在报告标准肿瘤分期的同时，采用美国东部肿瘤协作组（ECOG）、Zubrod 或者卡氏（Karnofsky）评分标准评估患者的体能状态。各种常用的总体健康状态评估标准间具相关性。AJCC 证据级别：Ⅱ级[13]

Zubrod/ECOG 行为评分	
0	活动能力完全正常，与发病前活动能力无差异（卡氏评分 90~100）
1	可自由走动且可从事轻体力活动（含一般家务或办公室工作），但无法从事较重的体力活动（卡氏评分 70~80）
2	可自由走动且生活自理，但已丧失工作能力，日间不少于一半时间可以起床活动（卡氏评分 50~60）
3	生活仅能部分自理，日间一半以上时间卧床或坐轮椅（卡氏评分 30~40）
4	卧床不起，生活无法自理（卡氏评分 10~20）
5	死亡（卡氏评分 0）

生活方式

吸烟与酗酒等不良生活方式对患者生存具负面影响。对吸烟（包-年）和饮酒（周饮酒天数和日饮酒数量）量的准确记录，可为进一步分析提供重要依据。

作为总体营养状态的间接评估，诊断前 6 个月内体重减轻>5%是重要的不良预后因素[14]。抑郁对生活质量和生存同样具负面影响，故患者病历中应记录抑郁相关的诊断或既往史[15]。AJCC 证据级别：Ⅲ级。

吸烟史

吸烟作为预后负面影响因素已经非常明确。然而，如何将其纳入分期系统尚不清楚。抽烟是不良的预后因素，但是将其准确的应用于分期系统仍比较困难。AJCC 证据级别：Ⅲ级。

吸烟史必须作为人口学特征的一个重要组成部分进行收集，可能用于将来“预后分组”。临床实践至少应将吸烟史根据“从未吸烟”，“≤10 包年”，“>10 但≤20 包年”及“>20 包年”予以分类和记录。

风险评估模型

为支持各类预测模型在临床实践中的应用，AJCC 的“精准医疗核心工作组”近期发布了用于评判各类统计学预测模型的评估指南[15]。然而，目前已发表的或已被用于 MM 的任何预测模型，均尚未通过该指南的评估。AJCC 未来将会对符合 AJCC 评估指南的 MM 风险预测模型予以认可。

AJCC TNM 定义

原发肿瘤（T）定义

T 分类	T 标准
T3	肿瘤局限于黏膜和紧邻黏膜下软组织，无论厚度或最大径。例如，息肉样鼻病灶，口腔、咽或喉色素性或非色素性病灶
T4	中晚期或非常晚期
T4a	中晚期疾病 肿瘤累及深部软组织、软骨、骨或被覆的皮肤
T4b	非常晚期疾病 肿瘤侵及脑、硬脑膜、颅底、后组脑神经（Ⅸ、Ⅹ、Ⅺ、Ⅻ）、咀嚼肌间隙、颈动脉、椎前间隙或纵隔结构

区域淋巴结（N）定义

N 分类	N 标准
NX	区域淋巴结无法评估
N0	无区域淋巴结转移
N1	伴区域淋巴结转移

远处转移（M）定义

M 分类	M 标准
M0	无远处转移
M1	伴远处转移

AJCC 预后分期分组

目前尚无预后分期分组。

肿瘤登记需收集的变量

1. 淋巴结大小
2. 头颈部淋巴结包膜外侵犯
3. 头颈部Ⅰ～Ⅲ区淋巴结
4. 头颈部Ⅳ～Ⅴ区淋巴结
5. 头颈部Ⅵ～Ⅶ区淋巴结
6. 其他区域淋巴结
7. 颈部淋巴结的临床位置
8. 临床 ENE
9. 淋巴结病理 ENE
10. 肿瘤厚度

组织学分级(G)

目前无组织学分级系统

组织病理学类型

当前根据组织学差异无法明确决定预后。

生存数据

图 14.1 显示头颈部、唇、口腔、咽、喉、鼻咽和鼻窦 MM 患者(年龄大于 18 岁)采用《AJCC 癌症分期指南》第 7 版分期随访 24 个月的生存数据，患者确诊于 2010—2012 年。生存曲线显示生存风险和分布合理，具有良好的预后判别。

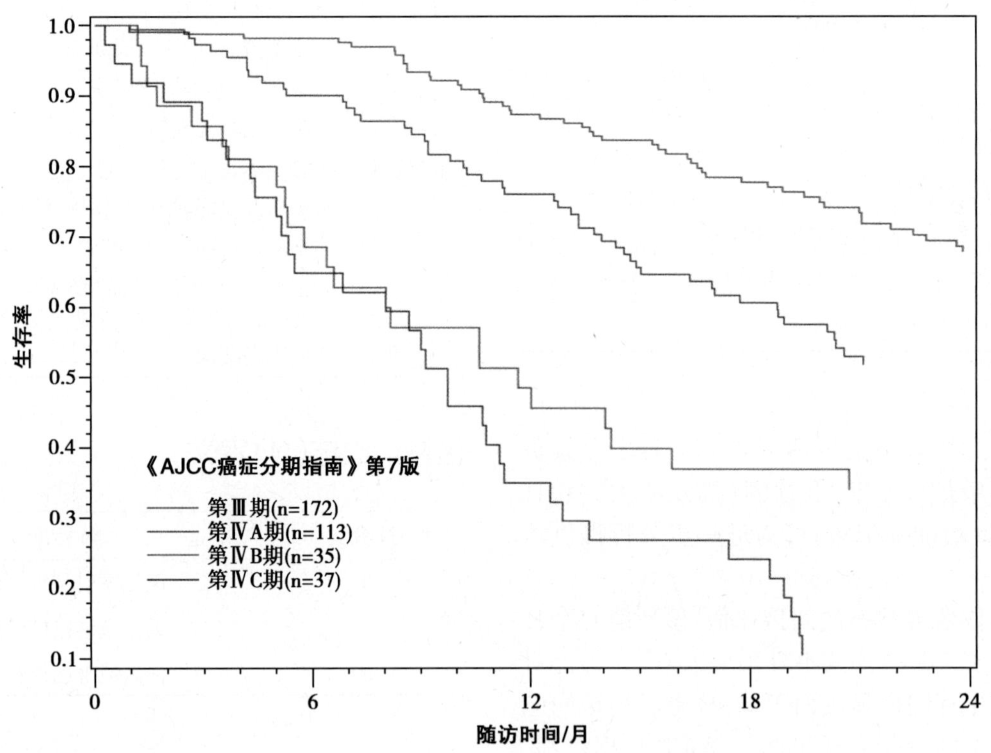

图 14.1　头颈部、唇、口腔、咽、喉、鼻咽和鼻窦 MM 患者(年龄大于 18 岁)采用《AJCC 癌症分期指南》第 7 版分期随访 24 个月的生存数据，患者确诊于 2010—2012 年

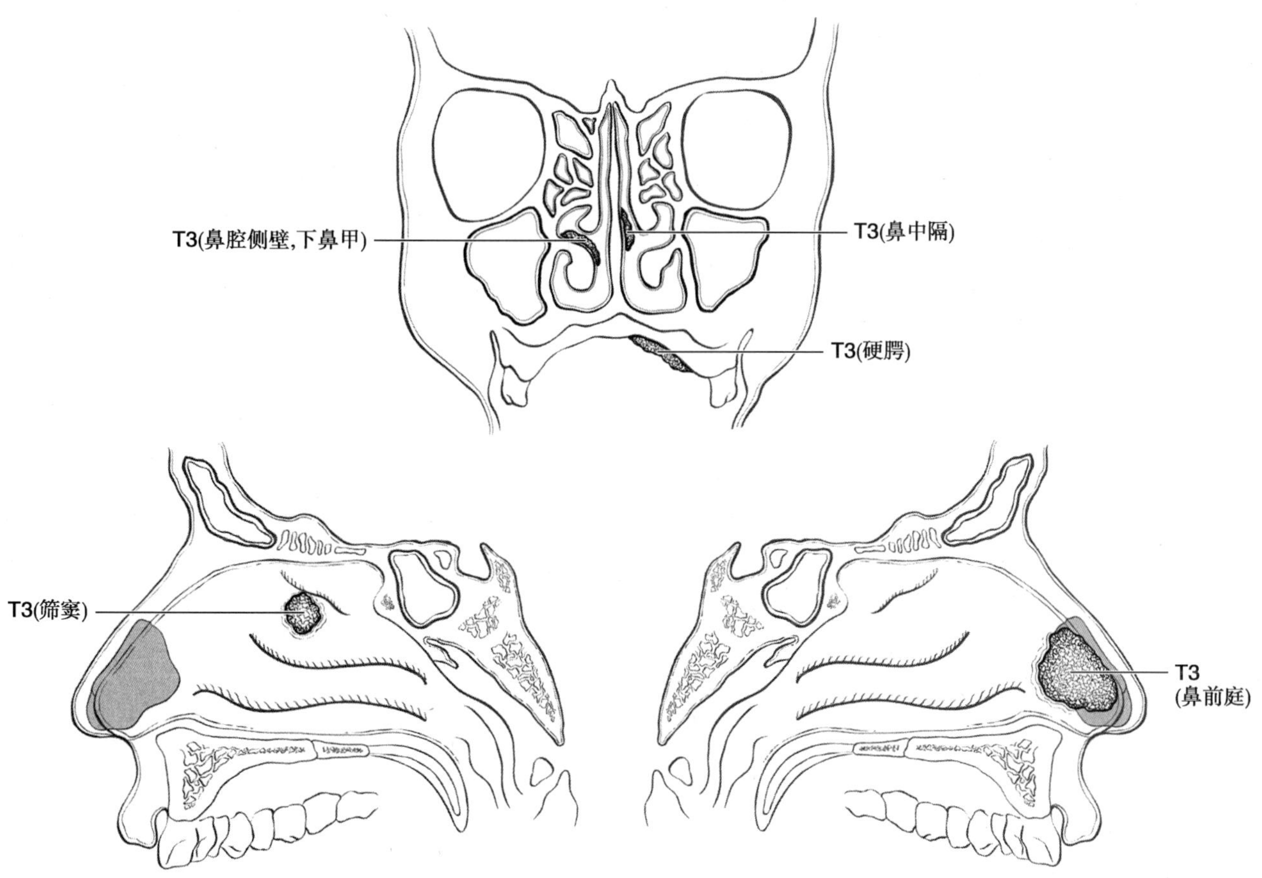

图 14.2　T3 定义为黏膜病变。图示肿瘤累及鼻腔侧壁,下鼻甲以及鼻中隔、硬腭、筛窦,鼻前庭

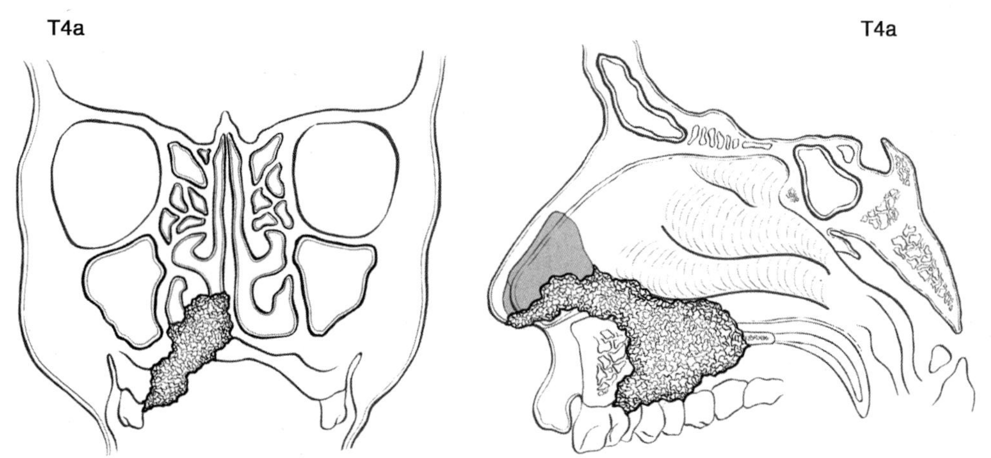

图 14.3　T4a 定义为中晚期疾病。图示肿瘤累及深部软组织、软骨、骨或皮肤

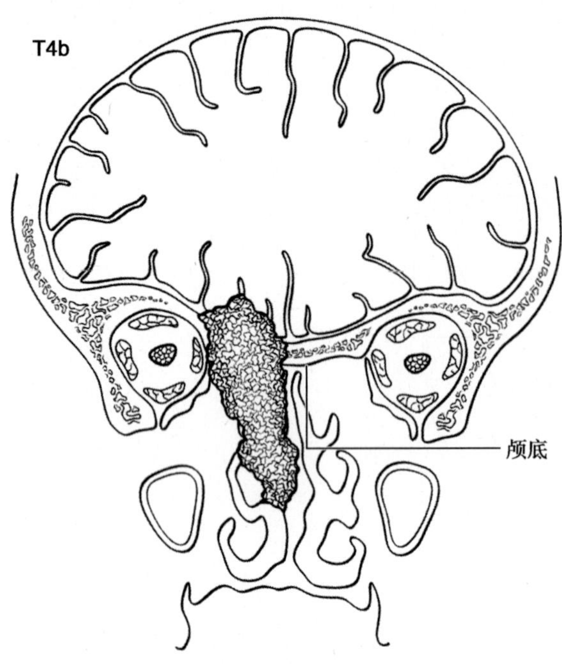

图 14.4 T4b 定义为非常晚期疾病。图示肿瘤累及脑、硬脑膜、后组脑神经(Ⅸ、Ⅹ、Ⅺ、Ⅻ),咀嚼肌间隙、颈动脉、椎前间隙或纵隔结构

(译者 斯璐 楼芳 审校 郭军)

参考文献

1. Carvajal RD, Spencer SA, Lydiatt W. Mucosal melanoma: a clinically and biologically unique disease entity. *Journal of the National Comprehensive Cancer Network : JNCCN.* Mar 2012;10(3):345-356.
2. Edge SB, Compton CC. The American Joint Committee on Cancer: the 7th edition of the AJCC cancer staging manual and the future of TNM. *Annals of surgical oncology.* Jun 2010;17(6):1471-1474.
3. Sobin L GM, Wittekind C, eds. . International Union Against Cancer (UICC). TNM Classification of Malignant Tumors. 7th edition. West Sussex, UK: Wiley-Blackwell;. *UICC.* 2009.
4. Koivunen P, Back L, Pukkila M, et al. Accuracy of the current TNM classification in predicting survival in patients with sinonasal mucosal melanoma. *The Laryngoscope.* Aug 2012;122(8): 1734-1738.
5. Shuman AG, Light E, Olsen SH, et al. Mucosal melanoma of the head and neck: predictors of prognosis. *Archives of otolaryngology–head & neck surgery.* Apr 2011;137(4):331-337.
6. Ballantyne AJ. Malignant melanoma of the skin of the head and neck. An analysis of 405 cases. *American journal of surgery.* Oct 1970;120(4):425-431.
7. National Comprehensive Cancer Network. NCCN Clinical Practice Guidelines in Oncology (NCCN Guidelines) Head and Neck Cancers (Version I.2015). http://www.nccn.org/professionals/physician_gls/pdf/head-and-neck.pdf. Accessed January 20, 2016.
8. O'Regan K, Breen M, Ramaiya N, et al. Metastatic mucosal melanoma: imaging patterns of metastasis and recurrence. *Cancer Imaging.* 2013;13(4):626-632.
9. Patel SG, Prasad ML, Escrig M, et al. Primary mucosal malignant melanoma of the head and neck. *Head & neck.* Mar 2002;24(3): 247-257.
10. Benlyazid A, Thariat J, Temam S, et al. Postoperative radiotherapy in head and neck mucosal melanoma: a GETTEC study. *Archives of otolaryngology–head & neck surgery.* Dec 2010;136(12):1219-1225.
11. Wu AJ, Gomez J, Zhung JE, et al. Radiotherapy after surgical resection for head and neck mucosal melanoma. *American journal of clinical oncology.* Jun 2010;33(3):281-285.
12. Prasad ML, Patel S, Hoshaw-Woodard S, et al. Prognostic factors for malignant melanoma of the squamous mucosa of the head and neck. *The American journal of surgical pathology.* Jul 2002;26(7): 883-892.
13. Piccirillo JF. Inclusion of comorbidity in a staging system for head and neck cancer. *Oncology (Williston Park).* Sep 1995;9(9):831-836; discussion 841, 845-838.
14. Marion E. Couch MD P, MBA1,*, Kim Dittus MD, PhD2, Michael J. Toth PhD3, Monte S. Willis MD, PhD4, Denis C. Guttridge PhD5, Jonathan R. George MD6, Eric Y. Chang7, Christine G. Gourin MD8 andHirak Der-Torossian MD, MPH1 Cancer cachexia update in head and neck cancer: Pathophysiology and treatment *Head & neck surgery.* 2015;37(7):1057–1072.
15. Lazure KE, Lydiatt WM, Denman D, Burke WJ. Association between depression and survival or disease recurrence in patients with head and neck cancer enrolled in a depression prevention trial. *Head & neck.* 2009;31(7):888-892.
16. Kattan MW, Hess KR, Amin MB, et al. American Joint Committee on Cancer acceptance criteria for inclusion of risk models for individualized prognosis in the practice of precision medicine. *CA: a cancer journal for clinicians.* Jan 19 2016.

第 15 章　头颈部皮肤鳞状细胞癌

本章摘要

适用本分期系统的肿瘤种类

头颈部皮肤鳞状细胞癌和所有其他非黑色素瘤皮肤癌[除梅克尔细胞(Merkel cell)癌外]。包括解剖位置位于唇红缘的肿瘤(口腔癌除外),因其病因与其他非黑色素瘤皮肤癌类似,主要为紫外线暴露。

不适用本分期系统的肿瘤种类

肿瘤类型	按何种类型分类	适用章节
眼睑癌	眼睑癌	64
外阴癌	外阴	50
阴茎癌	阴茎	57
肛周癌	肛门	21
头颈部以外的皮肤鳞状细胞癌和基底细胞癌	无 AJCC 分期系统	N/A

更新要点

本章为涵盖头颈部非黑色素瘤皮肤癌的新章节。

ICD-O-3 形态学编码

编码	描述
C00.0	上唇红缘(排除外上唇)
C00.1	上唇红缘(排除外下唇)
C00.2	唇红缘,非特指(排除唇外部,非特指)
C44.0	唇部皮肤,非特指
C44.2	外耳
C44.3	其他和未特指的面部皮肤
C44.4	头皮及颈部皮肤
C44.8	交搭跨越病灶

WHO 肿瘤分类

编码	描述
8070	鳞状细胞癌
8211	导管癌
8407	微囊性付附属器癌
8409	汗孔癌
8403	螺旋腺癌
8940	恶性多形性腺瘤
8400	顶泌汗腺癌
8480	黏液癌
8408	指趾乳头状癌
8200	腺样囊性癌
8401	顶分泌腺癌
8540	乳腺佩吉特病(Paget disease)
8542	乳腺外佩吉特病
8110	毛母质癌
8103	增生性毛外根鞘瘤
8410	皮脂腺癌
8982	肌上皮癌

LeBoit PE, Burg G, Weedon D, Sarasin A, eds. World Health Organization Classification of Tumours. Pathology and Genetics of Skin Tumours. Lyon: IARC Press; 2006。

概述

本章延续美国癌症联合委员会(AJCC)从《AJCC 癌症分期指南》第 7 版开始的多学科合作,为非恶性黑色素瘤皮肤癌的分期提供依据。共同合作完成本章的七个专科学科包括皮肤病学、头颈外科学、肿瘤外科学、皮肤病理学、肿瘤学、放射肿瘤学和整形外科学。本章标题反映了本章内容主要集中在皮肤鳞状细胞癌的分期及其依据。因其普遍性及后续无法随访跟踪所有病例而导致的非黑色素瘤皮肤癌肿瘤登记数据缺失,所以 T 分类主要基于多因素研究中被证实的不良预后的独立危险因素（如局部复发、区域淋巴结转移、远处转移、肿瘤相关死亡率等）。自《AJCC 癌症分期指南》第 7 版发布以来，已发表了数项类似的研究。肿瘤侵及或侵蚀骨骼、颅底周围神经或孔隙侵犯，或存在≥4 个上述危险因素归为 T4。N 分类则依据已发表的循证数据作了较大修改和更新，随着淋巴结大小及数目增加，生存率下降。大多数的皮肤鳞状细胞癌发生在头颈部，因此皮肤鳞状细胞癌和其他病理类型皮肤癌的《AJCC 癌症分期指南》第 8 版由 AJCC 头颈部专家组负责完成。本分期系统适用头颈部皮肤癌。

非黑色素瘤皮肤癌（NMSC）包括了约 82 类预后不同的恶性肿瘤，从通常预后较差者如梅克尔细胞癌（Merkel cell cancer，MCC）（其独立的分期系统见第 46 章）到临床较常见且预后较好的基底细胞癌（BBC）和皮肤鳞状细胞癌（CSCC）。尽管本章讨论主要聚焦在皮肤鳞状细胞癌，但本分期系统适用于除梅克尔细胞癌以外的所有的头颈部非黑色素瘤皮肤癌。本分期以近期发表的预后因素研究数据为修订基础。

皮肤鳞状细胞癌和其他类型皮肤癌的发病率在全球各不相同，总体认为自 20 世纪 60 年代起其发病率每年增长 3%～8%[1]。在美国，非黑色素瘤皮肤癌是最常见的癌症类型[2]。尽绝大多数非黑素瘤皮肤癌患者为Ⅰ～Ⅱ期，皮肤鳞状细胞癌是非黑色素瘤皮肤癌死亡的主要原因[3]，约占所有皮肤癌相关死亡的 20%[4]。因登记数据的缺失，死于皮肤鳞状细胞癌的患者的准确数目尚未确定，美国估计约 3 900～8 800 人/年[5]。日光暴露和紫外线的诱变效应被认为是皮肤鳞状细胞癌和基底细胞癌高发病率的主因[6]。皮肤鳞状细胞癌和基底细胞癌多见于浅肤色人群（如 Fitzpatrick Ⅰ～Ⅲ型，较易晒伤人群），典型者主要位于日光暴露的解剖区域如头颈部或肢端。地理纬度和区域大气层臭氧含量不同，其发病率不一，如澳大利亚、新西兰等地区高发[1,7～14]。其他非黑色素瘤皮肤癌的高危因素包括高龄、先天性或获得性免疫抑制、器官移植后[15～17]、确诊并治疗的白血病[18,19]或淋巴瘤患者（特别是慢性淋巴细胞白血病）。男性是皮肤鳞状细胞癌的危险因素也已有详细报道[6]。

本章主要描述新修订的分期系统，并明确定义了 T，N，M 分类。本分期系统主要基于已发表的关于增加复发或死亡风险的临床病理特征的研究数据。本修订版的皮肤鳞状细胞癌分期可以更准确地反映皮肤鳞状细胞癌的预后和自然病史，将更适用于皮肤癌治疗计划的制订和临床实验的设计。因大多数非黑色素瘤皮肤癌好发于头颈部，故本分期系统由头颈部肿瘤分期专家组进行修订。本章节名为“皮肤鳞状细胞癌与其他类型皮肤癌”，与《AJCC 癌症分期指南》第 7 版的不同点均在“其他重要临床预后因素”部分中进行总结。

解剖学

原发部位

皮肤鳞状细胞癌和其他类型皮肤癌可发生于皮肤的任何部位。皮肤鳞状细胞癌和基底细胞癌好发于日光暴露的解剖部位。皮肤鳞状细胞癌也可发生于烧伤和慢性溃疡（或慢性炎症）引起的陈旧性瘢痕或溃疡。所有的皮肤成分（表皮、真皮、附属结构）均可发生恶性肿瘤。

非侵袭性的非黑色素瘤皮肤癌，如基底细胞癌，通常单纯地沿水平和垂直方向在局部蔓延生长。持续的局部蔓延可能侵及深部结构，包括脂肪组织、软骨、肌肉和骨骼。沿神经周围蔓延是一种特别隐匿的蔓延方式，通常没有临床表现。尽管是非侵袭性的非黑色素瘤皮肤癌，被忽视一定时间后可出现淋巴结转移。

侵袭性非黑色素瘤皮肤癌包括皮肤鳞状细胞癌、皮脂腺和汗腺肿瘤的一些类型，在早期亦沿水平和垂直方向蔓延。一旦向更深部蔓延，肿瘤生长可能演变为非连续性，导致更深部的局部蔓延、转移灶及淋巴结转移。在更晚期的病例中，皮肤鳞状细胞癌和其他类型皮肤癌可沿颅底孔隙蔓延进入颅顶。非常见的非黑色素瘤皮肤癌（NMSC）类型则在转移倾向方面各不相同。

区域淋巴结

当出现深部侵袭和转移时，局部和区域淋巴结转移最为常见。淋巴结转移通常是有序的，起初常局限于单个淋巴结，不断增大，最后累及多个淋巴结。进展时可转移至下一组淋巴结，包括对侧淋巴结。未累及前哨淋巴结而发生的跳跃性转移罕见。

转移部位

非侵袭性非黑色素瘤皮肤癌发生局部直接浸润的概率高于远处转移。皮肤鳞状细胞癌发生淋巴结转移后可转移至内脏，包括肺。与多数的其他类型肿瘤不同的是，皮肤鳞状细胞癌患者多数(81%)死于未控制的局部复发，而非远处转移[20]。

分类原则

临床分期

皮肤癌临床分期主要基于受累部位和区域淋巴结的检查和触诊。对临床怀疑伴淋巴结转移或骨侵犯的皮肤鳞状细胞癌而言，影像学检查至关重要。原发肿瘤、淋巴结和远处转移的活检结果可纳入临床分期。

原位皮肤鳞状细胞癌归为原位癌 Tis。原发肿瘤不明确或无法评估定义为 TX。原发肿瘤<2cm 且无高危因素的为 T1，≥2cm 且<4cm 的为 T2。存在临床高危因素为 T3，包括：①浸润深度(DOI)超过皮下脂肪或≥6mm(从邻近的正常表皮颗粒层测量至肿瘤底部)；②神经侵犯：定义为存在受累神经的临床或影像学表现，而无颅底侵犯，或真皮以下神经鞘内存在肿瘤细胞，或测量肿瘤直径≥0.1mm；③轻微的骨侵犯。肿瘤侵及骨皮质及骨髓为 T4a；颅底侵犯和/或颅底孔隙受累为 T4b。

局部和区域转移最常表现为区域淋巴结转移。为明确分期，应行临床体检或影像学检查评估淋巴结转移情况，病理检查应报告淋巴结转移情况、转移的淋巴结数及总淋巴结数。淋巴结无法评估为 Nx。单个腮腺或区域淋巴结转移，且最大径≤3cm 为 N1。临床评估应测量淋巴结肿块的最大径。临床淋巴结受累分为三类：N1、N2 和 N3。中线淋巴结归为同侧淋巴结。

若影像学检查显示受累淋巴结呈现不规则毛刺样边缘，或因淋巴结间脂肪受累造成淋巴结失去正常的卵圆形而呈圆形，则明确提示淋巴结包膜外侵犯，但仍需病理检查证实。若影像学检查上未见淋巴结存在中央不均匀性，目前的影像学技术尚无法区分区域淋巴结中的亚临床(镜下)病灶、受累及的微小淋巴结与反应性小淋巴结。

淋巴结包膜外侵犯(ENE)对头颈部癌症患者的预后影响十分明确。故修订分期标准时考虑了该项重要预后因素。绝大多数基于组织病理学鉴定 ENE 的临床证据，尤其是区分镜下和肉眼可见 ENE 的研究结果，均支持 ENE 为不良预后因素。根据 AJCC/UICC 分期的“不确定原则”(即对不确定的病例采用较低分期级别)，若无确切临床证据确诊 ENE，均定性为 ENE(-)。因现有的影像学技术无法确诊 ENE，故 ENE 的临床诊断须采用严格的标准[8]。然而，在具有明确指示 ENE 的临床检查结果(如侵及皮肤，肌肉组织浸润/与邻近结构固定，伴功能障碍的脑神经、臂丛、交感干或膈神经受侵)及明确支持 ENE 诊断的影像学证据的情况下，可诊断为 ENE(+)。本章对病理 ENE 也作出了明确定义。必须强调的是，若临床上认为 ENE 的诊断可能具不确定性，则该病例应定性为 ENE(-)。

根据是否存在远处器官或区域淋巴结以外淋巴结转移分为 M1 和 M0。

影像学检查

原发的头颈部皮肤鳞状细胞癌好发于日光暴露的皮肤区域。通常可以通过临床体检直观评估肿瘤大小而无需影像学检查。T1、T2 类罕有淋巴结转移，主要依据临床休检进行分期，不需要更多的影像学检查。然而，原发肿瘤切除术后存在的不良预后因素，包括术后 T 类的升期，通常指示肿瘤的侵袭性，需更多的影像学检查评估隐匿的淋巴结转移，包括颈部计算机断层(CT)和/或增强磁共振(MR)成像或其他影像检查。Ⅲ~Ⅳ期患者治疗前应常规行颈部的增强 CT 和/或 MR 或其他影像学检查，如正电子发射断层扫描(PET)/CT。临床Ⅲ~Ⅳ期患者可行胸部 X 线片、胸部 CT 或 PET/CT 评估远处转移情况。

影像学检查可以获得肿瘤的大小、浸润深度(DOI)及神经侵犯情况(MR 影像中可发现神经受累)等有助于确定 T 分类。此外，增强的颈部 CT、MR 或 PET/CT 可以清晰显示是否存在颈部淋巴转移及淋巴结的大小、数目、是否存在淋巴结包膜外侵犯(ENE)。建议影像报告采用以下格式记录：

- 原发肿瘤：部位，大小，特征(若相关)
- 局部浸润程度：侵及的结构
- 神经侵犯情况
- 受累淋巴结的水平及解剖部位(若可评估)
- 是否存在淋巴结包膜外侵犯
- 远处转移情况
- 与分期或者治疗有关的发现

病理学分期

原发灶的完整切除对准确的病理分期和肿瘤治疗至关重要。当淋巴结怀疑受侵时需手术切除。病理科医师需报告肿瘤的重要病理特征，尤其是浸

15

润深度、分化级别及神经侵犯情况。低级别肿瘤表现为细胞分化程度高，细胞大小均匀，罕见核分裂象及核不规则，细胞间桥完整。高级别肿瘤表现为细胞分化程度低，梭形细胞特征，坏死，高分裂活性及深部浸润。皮肤鳞状细胞癌浸润深度的评估包括 Breslow 毫米深度（从邻近的正常表皮颗粒层测量至肿瘤底部，也就是除去外生性部分）和组织层次深度（与转移潜力相关）[21]。

对于 pN 分期，选择性颈部淋巴结清扫术一般须清扫 10 个或以上的淋巴结，根治性或改良根治性颈部淋巴结清扫一般须清扫 15 个或以上淋巴结。清扫淋巴结个数少于上述要求但均无肿瘤浸润时同样支持 pN0 分期。

外科切除的转移淋巴结应注意检查是否存在包膜外侵犯及侵犯程度。组织病理学检测到的 ENE 分为 ENEmi［镜下微小（microscopic）ENE，≤2mm］或 ENEma［大体（major）ENE，>2mm］。pN 分期中将 ENEmi 和 ENEma 均定义为 ENE（+）。

预后因素

分期所需的预后因素

除用于界定 T、N 与 M 分类的因素外，分期分组无需其他预后因素。

其他重要临床预后因素

大多数早期皮肤鳞状细胞癌的研究本质上均为回顾性研究，属于Ⅱ级证据。而近期的几项多因素分析研究中包括了一项前瞻性研究（Ⅰ级证据）[21]。皮肤鳞状细胞癌Ⅰ、Ⅱ、Ⅲ期的分期修订主要基于皮肤鳞状细胞癌专家组的共识。解剖部位、肿瘤直径、分化不良、神经侵犯及浸润深度等因素已被证实与复发、转移的不良预后相关。这些预后因素已被详细讨论，主要应用于皮肤鳞状细胞癌及侵袭性非黑色素瘤皮肤癌，但极少用于基底细胞癌。下列是这些因素应用于 T 和 N 分类的理论依据。

淋巴结包膜外侵犯（ENE）

N 分类需评估是否存在淋巴结包膜外侵犯（ENE）。ENE 的定义是在受累淋巴结范围内，肿瘤已透过淋巴结包膜累及周围结缔组织，无论伴随相关间质反应与否[22~25]。临床上可根据明确的临床可见 ENE 证据（如皮肤受侵、临床检查发现肌肉浸润/与临近结构固定、伴功能障碍的脑神经、臂丛、交感干或膈神经受侵）确诊 ENE（+）。AJCC 证据级别：Ⅲ级。

肿瘤直径

肿瘤直径指皮肤鳞状细胞癌病灶的最大径（根据术前的体检）。肿瘤最大径>2cm 使 T 分期变为 T2。多项多因素研究证实肿瘤最大径与肿瘤的生物侵袭性（包括复发和转移）呈相关性[20,21,26~29]。其中两项研究指出当肿瘤最大径>2cm 时发生淋巴结转移的可能性更大[20,21]。前瞻性地回顾 615 例皮肤鳞状细胞癌患者的预后不良因素发现，当肿瘤最大径>2cm 时，淋巴结转移风险增加 2.1 倍。另一项纳入 985 例皮肤鳞状细胞癌患者的研究表明，当肿瘤最大径≥2cm 时，局部复发风险增加 5.6 倍，淋巴结转移风险增加 7 倍，死于皮肤鳞状细胞癌的风险增加 15.9 倍。因目前发表的数据证实肿瘤最大径>2cm 与预后不良密切相关，故以 2cm 作为 T2 的界值。而且这个界值能使皮肤鳞状细胞癌与头颈部肿瘤分期保持一致。取另一界值（4cm）作为 T3 分类的界值是由于一项研究显示它可预测更差的预后。最大径≥4cm，肿瘤相关死亡风险增加 4.5 倍[28]。

尽管 2cm 是公认的重要截点，但肿瘤直径<2cm 者也可发生转移，其转移潜能不容忽视。多项研究已经证实了其他几个与复发、转移及死亡率呈正相关的独立预后因素。这些预后因素与直径≥2cm 同等重要，目前这些因素的重要程度并无明确的差别。

肿瘤浸润深度

近期研究表明肿瘤厚度（以毫米计）和浸润的组织层次均是皮肤鳞状细胞癌预后的重要影响因素。前瞻性研究发现随着肿瘤厚度及浸润深度的增加，转移的风险升高[21,30]。其中一项研究显示当原发肿瘤的浸润深度<2mm 时均未出现转移。然而，当肿瘤浸润深度>6mm 时，有 16%的患者存在转移。该研究通过多因素分析还发现肿瘤浸润深度>6mm 时，局部复发和淋巴结转移的风险增加 6 倍[21]。另一项研究报道，随着肿瘤浸润层次的进展，从真皮、皮下脂肪组织到肌肉或骨，转移率不断增加，分别为 0%、4.1%和 12.5%[30]。据报道，肿瘤的厚度每增加 1mm，淋巴结转移的风险增加 5%~20%[27,31]。

传统的 Breslow 深度是从表皮颗粒层测量至肿瘤底部。而在皮肤鳞状细胞癌中，当颗粒层消失时，单纯从肿瘤表面测量至肿瘤底部可能会高估其预后影响，因为死亡细胞构成的表面角化层对预后影响极小。一些外生性的皮肤鳞状细胞癌如角化棘皮瘤，其转移风险就较低。因此作者推荐肿瘤浸润深度从邻近的正常表皮颗粒层测量至肿瘤底部以避免将这些角化组织测量在内。本分期系统赞成这种测量方法。

两项研究通过多因素分析显示肿瘤浸润深度超出皮下脂肪组织者预后较差[20,29]。当浸润深度超出皮下脂肪组织时，淋巴结转移风险增加 9. 3 倍，死于皮肤鳞状细胞癌的风险增加 13 倍。另一项纳入 256 例高危皮肤鳞状细胞癌患者的研究发现浸润深度超出皮下脂肪组织，淋巴结转移风险增加 7. 2 倍，死于皮肤鳞状细胞癌的风险增加 4. 1 倍。（高危皮肤鳞状细胞癌患者定义为存在以下高危因素之一：神经或淋巴管侵犯；组织分化不良；肿瘤最大径≥2cm；浸润深度超出皮下脂肪组织；肿瘤位于耳或唇红缘）[29]。

综上所述，《AJCC 癌症分期指南》第 8 版将深部浸润纳入 T 分类因素之一（深部浸润定义为浸润深度>6mm 或侵犯超出皮下脂肪组织至筋膜、肌肉、软骨膜、骨膜等）。浸润的毫米深度与组织层次对预后影响的差别有待进一步研究。

解剖位置

多因素研究证实肿瘤位于特殊的解剖位置包括唇（唇红缘部及毛发覆盖部）、耳、颞部和颊部，其局部复发风险和转移可能性明显增加，因此本分期系统将其归为高危因素[20,21,26]。因目前对位置如何分类的研究尚未达成共识，解剖部位不纳入 T 分类。一项纳入约 9 000 例皮肤鳞状细胞癌患者的大型回顾性研究显示，肿瘤位于耳/颊部和唇的淋巴结转移率分别是其他解剖位置的 3. 0 倍和 4. 8 倍[26]。一项前瞻性研究也发现类似结果，肿瘤位于耳部，其淋巴结转移率增加 3. 6 倍[21]。另一项研究发现肿瘤位于耳或颞部是增加局部复发、淋巴结转移和皮肤鳞状细胞癌相关死亡风险的独立因素[20]。

神经周围侵犯

四项研究显示神经周围侵犯（PNI，定义为肿瘤细胞侵入神经鞘膜内）是皮肤鳞状细胞癌预后不良的独立因素[20,21,28,32]。而另两项研究发现微小神经侵犯（侵入神经的直径<0. 1mm）与预后不良没有独立相关性，这提示单纯的真皮内神经纤维微小侵犯可能对预后没有显著的影响[33,34]。在一项纳入 114 例伴有神经侵犯的皮肤鳞状细胞癌患者的研究中发现，大直径神经侵犯患者的淋巴结转移率明显高于微小侵犯者[33]，两者的淋巴结转移率分别为 17% 和 4%[34]。另一项研究显示，大直径神经侵犯患者的淋巴结转移率和皮肤鳞状细胞癌相关死亡率分别为 18%和 22%。因此，《AJCC 癌症分期指南》第 8 版将大直径（>0. 1mm）神经侵犯列为一个高危因素。真皮深面的神经直径几乎均>0. 1mm，因此神经侵犯超出真皮质也是一个高危因素。

组织学分级或分化和结缔组织增生

早期研究证实皮肤鳞状细胞癌的组织学分级或分化程度影响预后，分化越好，其侵袭性越低[35,36]。1978 年 Mohs 在“microscopically controlled surgery”这篇综述中报道，分化良好的肿瘤治愈率明显高于分化不良者，两者的治愈率分别为 99. 4%和 42. 1%[37]。近期三项研究也证实了分化不良是皮肤鳞状细胞癌复发、转移和死亡的独立预后因素[20,26,29]。分化不良的皮肤鳞状细胞癌患者的局部复发率和淋巴结转移率较分化良好者分别高 2. 5~3 倍[20,29] 和 3~6 倍[20,26,29]，癌症相关死亡率也增加 4. 1~6. 7 倍[20,29]。

其他研究已经发现结缔组织增生与预后不良相关[21,38,39]。结缔组织增生、单细胞播散、分化不良或肉瘤样分化通常同时出现，这些均是肿瘤侵袭性的征象。因此，第 8 版皮肤鳞状细胞癌分期继续将侵袭性组织特征（分化不良）作为数个高危因素之一，并将其定义扩大包括结缔组织增生和肉瘤样分化。这些组织学类型是否独立于其他高危因素之外尚未明确，因此不包括在 T 分类决定因素里。

骨骼侵犯

《AJCC 癌症分期指南》第 6 版将“侵及皮肤以外结构”归为 T4。骨骼侵犯和通过神经周围侵犯蔓延至颅底是皮肤鳞状细胞癌最常侵犯的深部解剖结构。数项头颈部肿瘤的研究数据也提示，伴颅底侵犯的皮肤鳞状细胞癌预后与晚期淋巴结转移的预后同样较差[9~12,40~42]，因此《AJCC 癌症分期指南》第 7 版将这些局部晚期表现归为 T3 和 T4。而随后的队列研究发现尽管这些表现（骨和颅底侵犯）与预后不良相关，但在原发皮肤鳞状细胞癌中却很罕见，因此根据《AJCC 癌症分期指南》第 7 版归为 T3 和 T4 的病例极少，这导致预后差的病例均集中在《AJCC 癌症分期指南》第 7 版 T2 类[29,34]。为改进这一点，《AJCC 癌症分期指南》第 8 版专家组将骨和颅底侵犯均归为 T4 类，因其预后相似且均较差。

淋巴结转移

自《AJCC 癌症分期指南》第 6 版起，多项研究已经验证了皮肤鳞状细胞癌合并区域淋巴结转移患者的预后[10,12,40~41]。研究显示，转移淋巴结的数目和大小与预后不良密切相关。

基于 O'Brien 等的研究数据[9]，非黑色素瘤皮肤癌专家组决定根据现有充足的证据对淋巴结转移的程度进行分期。尽管现有初步数据显示，颈部淋巴结转移患者的预后可能较腮腺淋巴结转移者差，但目前的数据尚不足以支持将两者进行分类。将面神经侵犯或颅底侵犯（现归为 T4）与腮腺侵犯细分归类于不同期别有利于进一步区分患者的预后。

免疫抑制与晚期疾病

目前已知免疫抑制患者易患恶性肿瘤，特别是皮肤鳞状细胞癌。器官移植受体组发生鳞状细胞癌的概率比年龄匹配对照组高 65 倍[43,44]。免疫系统受损者的皮肤鳞状细胞癌非常常见，且复发和转移的概率更高[15,16,45~51]。据报道，免疫系统受损的患者发生局部复发的风险升高 7.2 倍，发生任何部位复发的风险升高 5.3 倍[52]。皮肤癌相关死亡率也明显升高，是肾移植患者的第四常见死因[53]。移植受体发生皮肤鳞状细胞癌较免疫功能正常者早 10～30 年[3,4]。因此，强烈建议将免疫抑制作为皮肤癌的高危因素。然而，在多个多因素研究中，仅有一项研究显示免疫抑制是独立预后不良因素[21]，可能由于免疫抑制是一类程度不同的免疫功能障碍，不同程度的免疫抑制对预后的影响不同，故不将其纳入分期系统。肿瘤登记调查者应将该因素（包括免疫抑制类型或病因）作为潜在重要的预后因素予以收集。各研究中心可以采用罗马数字“Ⅰ”在相关研究和数据收集时表示免疫抑制程度。

总体健康状况

除上述 T、N、M 分类的重要性外，患者的总体健康状况可明显影响预后。肿瘤登记机构将持续性地收录与预后相关的各种具特异性的因素，并将此类数据用于进一步验证和提升未来新版分期系统对预后的预测能力。AJCC 证据级别：Ⅲ级。

并发症

并发症可通过相应额外的医疗检测进行分类[54]。在患者的医疗记录中准确报告所有疾病对评估这些参数极为重要。总体健康状态的评估有助于预测患者的生存。AJCC 建议临床医师在使用标准的肿瘤分期同时，采用美国东部肿瘤协作组（ECOG）、Zubrod 或卡氏（Karnofsky）评分标准报告患者的总体健康状态。各种常用的总体健康状态评估标准间具相关性。AJCC 证据级别：Ⅱ级。

Zubrod/ECOG 行为评分	
0	活动能力完全正常，与发病前活动能力无差异（卡氏评分 90～100）
1	可自由走动且可从事轻体力活动（含一般家务或办公室工作），但无法从事较重的体力活动（卡氏评分 70～80）
2	可自由走动且生活自理，但已丧失工作能力，日间不少于一半时间可以起床活动（卡氏评分 50～60）
3	生活仅能部分自理，日间一半以上时间卧床或坐轮椅（卡氏评分 30～40）
4	卧床不起，生活无法自理（卡氏评分 10～20）
5	死亡（卡氏评分 0）

生活方式

吸烟与酗酒等不良生活方式对患者生存具负面影响。对吸烟（包-年）和饮酒（周饮酒天数和日饮酒数量）量的准确记录，可进一步为将来研究分析提供重要依据。作为总体营养状态的间接评估，诊断前 6 个月内体重减轻>5%是重要的不良预后因素[55]。抑郁对生活质量和生存同样具负面影响，故患者病历中应记录抑郁相关的诊断或既往史[56]。AJCC 证据级别：Ⅲ级。

吸烟史

虽然吸烟为明确的不良预后因素，但目前尚无法将其整合并应用于分期系统。吸烟应作为重要患者一般特征予以记录，未来可能会被用于预后评估。临床实践至少应将吸烟史按照“从未吸烟”“≤10 包-年”“>10 但≤20 包-年”及“>20 包-年”予以分类。

风险评估模型

为支持各类预测模型在临床实践中的应用，AJCC 的“精准医疗核心工作组”近期发布了用于评判各类统计学预测模型的评估指南[57]。然而，目前已发表的或已被用于临床的皮肤鳞状细胞癌相关的任何预测模型，均尚未通过该指南的评估。AJCC 未来将会对符合 AJCC 评估指南的皮肤鳞状细胞癌风险预测模型予以认可。

AJCC TNM 定义

原发肿瘤(T)定义

T 分类	T 标准
TX	原发肿瘤无法评估
Tis	原位癌
T1	肿瘤最大径<2cm
T2	肿瘤最大径≥2cm,且<4cm
T3	肿瘤最大径≥4cm,或微小骨侵犯;或神经周围侵犯;或深部浸润
T4	肿瘤侵及骨皮质/骨髓、颅底或颅底孔隙
T4a	肿瘤侵及骨皮质/骨髓
T4b	肿瘤侵及颅底或颅底孔隙

(深部浸润定义为侵犯超过皮下脂肪组织或浸润深度>6mm(从邻近的正常表皮颗粒层测量至肿瘤底部);归为 T3 类的神经侵犯定义为真皮以下神经鞘内肿瘤细胞浸润或肿瘤浸润直径≥0.1mm,或存在受侵犯神经的临床或影像学表现而无颅底侵犯。)

区域淋巴结(N)定义

临床 N(cN)

N 分类	N 标准
NX	区域淋巴结无法评估
N0	无区域淋巴结转移
N1	伴单个同侧淋巴结转移,最大径≤3cm 且 ENE(-)
N2	伴单个同侧淋巴结转移,最大径>3cm 而≤6cm 且 ENE(-) 或伴多个同侧淋巴结转移,最大径均≤6cm 且 ENE(-) 或伴双侧/对侧淋巴结转移,最大径均≤6cm 且 ENE(-)
N2a	伴单个同侧淋巴结转移,最大径>3cm 而≤6cm 且 ENE(-)
N2b	伴多个同侧淋巴结转移,最大径均≤6cm 且 ENE(-)
N2c	伴双侧/对侧淋巴结转移,最大径均≤6cm 且 ENE(-)
N3	转移淋巴结最大径>6cm 且 ENE(-) 或任何转移淋巴结伴明显的临床 ENE(+)
N3a	转移淋巴结最大径>6cm 且 ENE(-)
N3b	任何转移淋巴结伴明显的临床 ENE(ENEc)

注:任何 N 分类均应用标注"U"或"L"以显示转移淋巴结位于环状软骨下缘以上(U)或位于环状软骨下缘下方(L)。

临床或病理 ENE 应该记录为 ENE(-)或 ENE(+)。

病理 N(pN)

N 分类	N 标准
NX	区域淋巴结无法评估
N0	无区域淋巴结转移
N1	单个同侧淋巴结转移,最大径≤3cm 且 ENE(-)
N2	单个同侧淋巴结转移,最大径≤3cm 且 ENE(+) 或最大径>3cm 而≤6cm 且 ENE(-) 或多个同侧淋巴结转移,最大径均≤6cm 且 ENE(-) 或双侧/对侧淋巴结转移,最大径均≤6cm 且 ENE(-)
N2a	单个同侧或对侧淋巴结转移,最大径≤3cm 且 ENE(+) 或单个同侧淋巴结转移,最大径>3cm 而≤6cm 且 ENE(-)
N2b	多个同侧淋巴结转移,最大径均≤6cm 且 ENE(-)
N2c	双侧/对侧淋巴结转移,最大径均≤6cm 且 ENE(-)
N3	转移淋巴结最大径>6cm 且 ENE(-) 或单个同侧淋巴结转移,最大径>3cm 且 ENE(+) 或多个同侧、对侧或双侧淋巴结转移,伴任一个 ENE(+)
N3a	转移淋巴结最大径>6cm 且 ENE(-)
N3b	单个同侧淋巴结转移,最大径>3cm 且 ENE(+) 或多个同侧、对侧或双侧淋巴结转移,伴任一个 ENE(+)

注:任何 N 分类均应用标注"U"或"L"以显示转移淋巴结位于环状软骨下缘以上(U)或位于环状软骨下缘下方(L)。

临床或病理 ENE 应该记录为 ENE(-)或 ENE(+)。

远处转移(M)定义

M 分类	M 标准
M0	无远处转移
M1	伴远处转移

15

AJCC 预后分期分组

T	N	M	分期分组
Tis	N0	M0	0
T1	N0	M0	Ⅰ
T2	N0	M0	Ⅱ
T3	N0	M0	Ⅲ
T1	N1	M0	Ⅲ
T2	N1	M0	Ⅲ
T3	N1	M0	Ⅲ
T1	N2	M0	Ⅳ
T2	N2	M0	Ⅳ
T3	N2	M0	Ⅳ
任何 T	N3	M0	Ⅳ
T4	任何 N	M0	Ⅳ
任何 T	任何 N	M1	Ⅳ

肿瘤登记需收集的变量

1. 肿瘤位于唇部(唇红缘或唇外部)
2. 临床 ENE 状态:ENE(-)或 ENE(+)
3. 病理 ENE 状态:ENE(-)或 ENE(+)
4. 术前肿瘤直径
5. 以 mm 为单位的肿瘤浸润深度(从邻近的正常表皮颗粒层测量至肿瘤底部)和/或肿瘤浸润层次
6. 神经周围侵犯
7. 原发肿瘤位于耳、颞部、唇(包括唇红缘及毛发覆盖部)或颊部
8. 高危病理特征(分化不良,结缔组织增生,肉瘤样分化,未分化)
9. 免疫状态(是否存在免疫抑制)和免疫抑制的原因(如果存在)
10. 抑郁诊断
11. 并发症

组织学分级(G)

G	G 定义
GX	分级无法评估
G1	高分化
G2	中分化
G3	低分化

组织病理学类型

本分期系统仅适用于皮肤癌,主要包括皮肤鳞状细胞癌和其他病理类型皮肤癌,也适用于外分泌腺及皮脂腺来源的腺癌和梭形细胞变异的皮肤鳞状细胞癌。组织学类型分组需通过显微镜检查确认。局限于原发部位的皮肤鳞状细胞癌或局限于表皮的皮肤鳞状细胞癌通常被称为鲍恩病(Bowen disease),应归为原位癌。

(译者 蔡文杰 审校 陆嘉德)

参考文献

1. Diepgen TL, Mahler V. The epidemiology of skin cancer. *Br J Dermatol.* Apr 2002;146 Suppl 61(s61):1-6.
2. Housman TS, Feldman SR, Williford PM, et al. Skin cancer is among the most costly of all cancers to treat for the Medicare population. *Journal of the American Academy of Dermatology.* 2003;48(3):425-429.
3. Alam M, Ratner D. Cutaneous squamous-cell carcinoma. *N Engl J Med.* Mar 29 2001;344(13):975-983.
4. Rowe DE, Carroll RJ, Day CL, Jr. Prognostic factors for local recurrence, metastasis, and survival rates in squamous cell carcinoma of the skin, ear, and lip. Implications for treatment modality selection. *Journal of the American Academy of Dermatology.* Jun 1992;26(6):976-990.
5. Karia PS, Han J, Schmults CD. Cutaneous squamous cell carcinoma: estimated incidence of disease, nodal metastasis, and deaths from disease in the United States, 2012. *Journal of the American Academy of Dermatology.* Jun 2013;68(6):957-966.
6. Preston DS, Stern RS. Nonmelanoma cancers of the skin. *N Engl J Med.* Dec 3 1992;327(23):1649-1662.
7. Zak-Prelich M, Narbutt J, Sysa-Jedrzejowska A. Environmental risk factors predisposing to the development of basal cell carcinoma. *Dermatologic surgery : official publication for American Society for Dermatologic Surgery [et al.].* Feb 2004;30(2 Pt 2):248-252.
8. Nolan RC, Chan MT, Heenan PJ. A clinicopathologic review of lethal nonmelanoma skin cancers in Western Australia. *Journal of the American Academy of Dermatology.* Jan 2005;52(1):101-108.
9. O'Brien CJ, McNeil EB, McMahon JD, Pathak I, Lauer CS, Jackson MA. Significance of clinical stage, extent of surgery, and pathologic findings in metastatic cutaneous squamous carcinoma of the parotid gland. *Head & neck.* May 2002;24(5):417-422.
10. Palme CE, O'Brien CJ, Veness MJ, McNeil EB, Bron LP, Morgan GJ. Extent of parotid disease influences outcome in patients with metastatic cutaneous squamous cell carcinoma. *Archives of otolaryngology–head & neck surgery.* Jul 2003;129(7):750-753.
11. Veness MJ, Palme CE, Smith M, Cakir B, Morgan GJ, Kalnins I. Cutaneous head and neck squamous cell carcinoma metastatic to cervical lymph nodes (nonparotid): a better outcome with surgery and adjuvant radiotherapy. *The Laryngoscope.* Oct 2003;113(10): 1827-1833.
12. Andruchow JL, Veness MJ, Morgan GJ, et al. Implications for clinical staging of metastatic cutaneous squamous carcinoma of the head and neck based on a multicenter study of treatment outcomes. *Cancer.* Mar 1 2006;106(5):1078-1083.
13. Veness MJ, Palme CE, Morgan GJ. High-risk cutaneous squamous cell carcinoma of the head and neck: results from 266 treated patients with metastatic lymph node disease. *Cancer.* Jun 1 2006;106(11):2389-2396.
14. Veness MJ, Ong C, Cakir B, Morgan G. Squamous cell carcinoma of the lip. Patterns of relapse and outcome: Reporting the Westmead Hospital experience, 1980-1997. *Australasian radiology.* May 2001;45(2):195-199.

15. Ulrich C, Schmook T, Sachse MM, Sterry W, Stockfleth E. Comparative epidemiology and pathogenic factors for nonmelanoma skin cancer in organ transplant patients. *Dermatologic surgery : official publication for American Society for Dermatologic Surgery [et al.].* Apr 2004;30(4 Pt 2):622-627.
16. Ramsay HM, Fryer AA, Hawley CM, Smith AG, Nicol DL, Harden PN. Factors associated with nonmelanoma skin cancer following renal transplantation in Queensland, Australia. *Journal of the American Academy of Dermatology.* Sep 2003;49(3):397-406.
17. Veness MJ, Quinn DI, Ong CS, et al. Aggressive cutaneous malignancies following cardiothoracic transplantation: the Australian experience. *Cancer.* Apr 15 1999;85(8):1758-1764.
18. Mehrany K, Weenig RH, Lee KK, Pittelkow MR, Otley CC. Increased metastasis and mortality from cutaneous squamous cell carcinoma in patients with chronic lymphocytic leukemia. *Journal of the American Academy of Dermatology.* Dec 2005;53(6): 1067-1071.
19. Velez NF, Karia PS, Vartanov AR, Davids MS, Brown JR, Schmults CD. Association of advanced leukemic stage and skin cancer tumor stage with poor skin cancer outcomes in patients with chronic lymphocytic leukemia. *JAMA dermatology.* Mar 2014;150(3): 280-287
20. Schmults CD, Karia PS, Carter JB, Han J, Qureshi AA. Factors predictive of recurrence and death from cutaneous squamous cell carcinoma: a 10-year, single-institution cohort study. *JAMA dermatology.* May 2013;149(5):541-547.
21. Brantsch KD, Meisner C, Schonfisch B, et al. Analysis of risk factors determining prognosis of cutaneous squamous-cell carcinoma: a prospective study. *The lancet oncology.* Aug 2008;9(8):713-720.
22. Prabhu RS, Hanasoge S, Magliocca KR, et al. Extent of pathologic extracapsular extension and outcomes in patients with nonoropharyngeal head and neck cancer treated with initial surgical resection. *Cancer.* May 15 2014;120(10):1499-1506.
23. Dunne AA, Muller HH, Eisele DW, Kessel K, Moll R, Werner JA. Meta-analysis of the prognostic significance of perinodal spread in head and neck squamous cell carcinomas (HNSCC) patients. *European journal of cancer.* Aug 2006;42(12):1863-1868.
24. Wreesmann VB, Katabi N, Palmer FL, et al. Influence of extracapsular nodal spread extent on prognosis of oral squamous cell carcinoma. *Head & neck.* Oct 30 2015.
25. Prabhu RS, Magliocca KR, Hanasoge S, et al. Accuracy of computed tomography for predicting pathologic nodal extracapsular extension in patients with head-and-neck cancer undergoing initial surgical resection. *International journal of radiation oncology, biology, physics.* Jan 1 2014;88(1):122-129.
26. Brougham ND, Dennett ER, Cameron R, Tan ST. The incidence of metastasis from cutaneous squamous cell carcinoma and the impact of its risk factors. *Journal of surgical oncology.* Dec 2012;106(7):811-815.
27. Roozeboom MH, Lohman BG, Westers-Attema A, et al. Clinical and histological prognostic factors for local recurrence and metastasis of cutaneous squamous cell carcinoma: analysis of a defined population. *Acta dermato-venereologica.* Jul 6 2013;93(4):417-421.
28. Clayman GL, Lee JJ, Holsinger FC, et al. Mortality risk from squamous cell skin cancer. *J Clin Oncol.* Feb 1 2005;23(4):759-765.
29. Jambusaria-Pahlajani A, Kanetsky PA, Karia PS, et al. Evaluation of AJCC tumor staging for cutaneous squamous cell carcinoma and a proposed alternative tumor staging system. *JAMA dermatology.* Apr 2013;149(4):402-410.
30. Breuninger H, Black B, Rassner G. Microstaging of squamous cell carcinomas. *Am J Clin Pathol.* Nov 1990;94(5):624-627.
31. Moore BA, Weber RS, Prieto V, et al. Lymph node metastases from cutaneous squamous cell carcinoma of the head and neck. *The Laryngoscope.* Sep 2005;115(9):1561-1567.
32. Kyrgidis A, Tzellos TG, Kechagias N, et al. Cutaneous squamous cell carcinoma (SCC) of the head and neck: risk factors of overall and recurrence-free survival. *European journal of cancer.* Jun 2010;46(9):1563-1572.
33. Carter JB, Johnson MM, Chua TL, Karia PS, Schmults CD. Outcomes of primary cutaneous squamous cell carcinoma with perineural invasion: an 11-year cohort study. *JAMA dermatology.* Jan 2013;149(1):35-41.
34. Karia PS, Jambusaria-Pahlajani A, Harrington DP, Murphy GF, Qureshi AA, Schmults CD. Evaluation of American Joint Committee on Cancer, International Union Against Cancer, and Brigham and Women's Hospital tumor staging for cutaneous squamous cell carcinoma. *J Clin Oncol.* Feb 1 2014;32(4):327-334.
35. Broders AC. Squamous-Cell Epithelioma of the Skin: A Study of 256 Cases. *Annals of surgery.* Feb 1921;73(2):141-160.
36. Eroğlu A, Berberoğlu U, Berreroğlu S. Risk factors related to locoregional recurrence in squamous cell carcinoma of the skin. *Journal of surgical oncology.* 1996;61(2):124-130.
37. F. M. Chemosurgery: microscopically controlled surgery for skin cancer. Springfield IL: Charles C. Thomas; . 1978.
38. Breuninger H, Schaumburg-Lever G, Holzschuh J, Horny HP. Desmoplastic squamous cell carcinoma of skin and vermilion surface: a highly malignant subtype of skin cancer. *Cancer.* Mar 1 1997;79(5):915-919.
39. Quaedvlieg PJ, Creytens DH, Epping GG, et al. Histopathological characteristics of metastasizing squamous cell carcinoma of the skin and lips. *Histopathology.* Sep 2006;49(3):256-264.
40. Audet N, Palme CE, Gullane PJ, et al. Cutaneous metastatic squamous cell carcinoma to the parotid gland: analysis and outcome. *Head & neck.* Aug 2004;26(8):727-732.
41. Ch'ng S, Maitra A, Allison RS, et al. Parotid and cervical nodal status predict prognosis for patients with head and neck metastatic cutaneous squamous cell carcinoma. *Journal of surgical oncology.* Aug 1 2008;98(2):101-105.
42. Garcia-Serra A, Hinerman RW, Mendenhall WM, et al. Carcinoma of the skin with perineural invasion. *Head & neck.* Dec 2003; 25(12):1027-1033.
43. Jensen P, Hansen S, Møller B, Leivestad T, Pfeffer P, Fauchald P. Are renal transplant recipients on CsA-based immunosuppressive regimens more likely to develop skin cancer than those on azathioprine and prednisolone? Paper presented at: Transplantation proceedings1999.
44. Jensen P, Hansen S, Moller B, et al. Skin cancer in kidney and heart transplant recipients and different long-term immunosuppressive therapy regimens. *Journal of the American Academy of Dermatology.* Feb 1999;40(2 Pt 1):177-186.
45. Berg D, Otley CC. Skin cancer in organ transplant recipients: Epidemiology, pathogenesis, and management. *Journal of the American Academy of Dermatology.* Jul 2002;47(1):1-17; quiz 18-20.
46. Bordea C, Wojnarowska F, Millard P, Doll H, Welsh K, Morris P. Skin cancers in renal-transplant recipients occur more frequently than previously recognized in a temperate climate. *Transplantation.* 2004;77(4):574-579.
47. Fortina AB, Piaserico S, Caforio AL, et al. Immunosuppressive level and other risk factors for basal cell carcinoma and squamous cell carcinoma in heart transplant recipients. *Arch Dermatol.* Sep 2004;140(9):1079-1085.
48. Herrero JI EA, Quiroga J, et al. Nonmelanoma skin cancer after liver transplantation. Study of risk factors. Liver Transplant. 2005;11:1100-1106.
49. Jemec GB, Holm EA. Nonmelanoma skin cancer in organ transplant patients. *Transplantation.* Feb 15 2003;75(3):253-257.
50. Moloney FJ, Comber H, O'Lorcain P, O'Kelly P, Conlon PJ, Murphy GM. A population-based study of skin cancer incidence and prevalence in renal transplant recipients. *Br J Dermatol.* Mar 2006;154(3):498-504.
51. Patel MJ, Liegeois NJ. Skin cancer and the solid organ transplant recipient. *Current treatment options in oncology.* Dec 2008;9(4-6): 251-258.
52. Southwell KE, Chaplin JM, Eisenberg RL, McIvor NP, Morton RP. Effect of immunocompromise on metastatic cutaneous squamous cell carcinoma in the parotid and neck. *Head & neck.* Mar 2006;28(3):244-248.
53. Marcen R, Pascual J, Tato A, et al. Influence of immunosuppression on the prevalence of cancer after kidney transplantation. Paper presented at: Transplantation proceedings2003.
54. Piccirillo JF. Inclusion of comorbidity in a staging system for head and neck cancer. *Oncology (Williston Park).* Sep 1995;9(9):831-836; discussion 841, 845-838.
55. Couch ME, Dittus K, Toth MJ, et al. Cancer cachexia update in head and neck cancer: Pathophysiology and treatment. *Head & neck.* Jul 2015;37(7):1057-1072.

56. Lazure KE, Lydiatt WM, Denman D, Burke WJ. Association between depression and survival or disease recurrence in patients with head and neck cancer enrolled in a depression prevention trial. *Head & neck.* 2009;31(7):888-892.

57. Kattan MW, Hess KR, Amin MB, et al. American Joint Committee on Cancer acceptance criteria for inclusion of risk models for individualized prognosis in the practice of precision medicine. *CA: a cancer journal for clinicians.* Jan 19 2016.

第三篇 上消化道

专家组成员

Members of the Upper Gastrointestinal Tract Expert Panel

Jaffer A. Ajani, MD
Adam J. Bass, MD
Shanda H. Blackmon, MD, MPH, FACS
Arthur W. Blackstock Jr., MD
Eugene H. Blackstone, MD
James D. Brierley, BSc, MB, FRCP, FRCR, FRCP(C) – UICC Representative
Björn L.D.M. Brücher, MD, PhD, FRCS, FACS
Daniel G. Coit, MD, FACS
Jeremy J. Erasmus, MD
Mark K. Ferguson, MD, FACS
Laurie E. Gaspar, MD, FASTRO, FACR, MBA – Editorial Board Liaison
Hans Gerdes, MD
John Goldblum, MD
Wayne L. Hofstetter, MD – Chair
Haejin In, MD, MBA, MPH
Hemant Ishwaran, PhD
David Kelsen, MD – Vice Chair
Richard A. Malthaner, MD
Paul F. Mansfield, MD
Bruce D. Minsky, MD
Robert D. Odze, MD
Deepa T. Patil, MD
Thomas William Rice, MD
Cathy Rimmer, BA, MDIV, CTR – Data Collection Core Representative
Takeshi Sano, MD, PhD
Roderich E. Schwarz, MD, PhD, FACS
Laura H. Tang, MD, PhD – CAP Representative
Christian W. Wittekind, MD – UICC Representative

第 16 章　食管和食管胃结合部

本章摘要

适用本分期系统的肿瘤种类

鳞状细胞癌、腺癌、腺鳞癌、未分化癌、神经内分泌癌和具有神经内分泌特征的腺癌在内的上皮癌。

不适用本分期系统的肿瘤种类

肿瘤类型	按何种类型分类	适用章节
肉瘤,非上皮癌	躯干和四肢软组织肉瘤	41
胃肠道间质瘤	胃肠道间质瘤	43

更新要点

鳞状细胞癌

更新	更新细节	证据级别
解剖——原发部位	食管和胃的解剖边界:中心在胃侧距贲门不超过 2cm 的累及食管胃结合部(EGJ)的肿瘤按照食管癌分期;中心在胃侧距贲门超过 2cm,即使 EGJ 受累及,也按照胃癌分期	Ⅲ
预后分期组	增加了 pT1a 和 pT1b	Ⅱ
预后分期组	在临床分期Ⅰ~Ⅲ中将 pT2~pT3 分解为 pT2 和 pT3	Ⅱ
预后分期组	由临床决定 TNM 的 cTNM 分期	Ⅱ
预后分期组	基于接受术前治疗和手术切除的患者 ypTNM 预后分期	Ⅱ

腺癌

更新	更新细节	证据级别
解剖——原发部位	食管和胃的解剖边界:中心在胃侧距贲门不超过 2cm 的累及食管胃结合部(EGJ)的肿瘤按照食管癌分期;中心在胃侧距贲门超过 2cm,即使 EGJ 受累及,也按照胃癌分期	Ⅲ
预后分期组	增加了 pT1a 和 pT1b	Ⅱ
预后分期组	由临床决定 TNM 的 cTNM 分期	Ⅱ
预后分期组	基于接受术前治疗和手术切除的患者 ypTNM 预后分期	Ⅱ

ICD-O-3 编码

编码	描述
C15.0	食管颈段
C15.1	食管胸段
C15.2	食管腹段
C15.3	食管上 1/3
C15.4	食管中 1/3
C15.5	食管下 1/3
C15.8	食管交搭跨越病灶
C15.9	食管,非特指
C16.0	贲门,胃食管交界处

EGJ 肿瘤中心在胃侧距贲门 2cm 以内按食管癌进行分期

WHO 肿瘤分类

编码	描述
	鳞癌
8077	鳞状上皮内瘤变(异常增生),高级别
8070	鳞状细胞癌

续表

编码	描述
8083	基底细胞样鳞状细胞癌
8560	腺鳞癌
8074	梭形细胞(鳞)癌
8051	疣状(鳞)癌
8020	**伴有鳞状上皮成分的未分化癌**(一旦发现鳞状成分则使用鳞状癌症分期系统)
	腺癌
8148	腺体异型增生(上皮内瘤变),高级别
8140	腺癌
8200	腺样囊性癌
8430	黏液表皮样癌
8244	混合性腺神经内分泌癌
8020	**伴有腺体成分的未分化癌**(如果没有鳞状成分而伴有任意腺体成分,使用腺癌分期系统)
	其他组织学类型(使用 TNM 分类,但不使用分期分组进行预后判断)
8240	神经内分泌肿瘤(NET)GI(类癌)
8249	NET G2
8246	神经内分泌癌
8013	大细胞 NEC
8041	小细胞 NEC

BosmanFT, CarneiroF, HrubanRH, TheiseND, eds. World Health Organization Classification of Tumours of the Digestive System. Lyon: IARC; 2010

概述

与《AJCC 癌症分期指南》第 7 版相比,第 8 版食管癌分期数据有所更新,明显增加了样本量和风险调整变量。通过使用风险调整随机生存森林分析,整理了横跨六大洲 33 个食管中心的 22 654 例患者的数据以确定分期分组。我们使用了全因死亡率这样的一个硬性终点事件,因为在调整风险因子后,食管癌仍是死亡的主要原因[1~6]。

《AJCC 癌症分期指南》第 8 版中分期并非基于有序增加的 T 分类继以转移淋巴结的数量。食管独特的淋巴解剖结构导致了即使原发灶较为表浅(T1)的患者也易出现区域淋巴转移。因此,伴局部淋巴结转移(pN+)的原发灶较为表浅者,预后与肿瘤侵袭更深(大于 pT1)但无淋巴结转移(pN0)者的预后类似。类似地,具数目较少的阳性淋巴结而原发灶侵袭更深的(大于 pT1)患者的预后可能与有较多阳性淋巴结而原发灶较为表浅(pT1)的患者的预后相似。组织学分级(G)可能反映食管癌基因改变情况,分化良好(G1)而侵袭更深的癌症患者的预后与低分化(G2 ~ G3)浅表性癌症的预后相似。《AJCC 癌症分期指南》第 7 版将部分早期癌症的组织病理学类型分离出来。而第 8 版数据更多,故可更好地划分鳞状细胞癌和腺癌的分期。从最近完成的生存分析中可明确发现:除晚期癌症外,分期相近的鳞癌患者的生存较腺癌患者差。与前几个分期比较,这些多重权衡似乎使 TNM 分期分组内和分组间的关系看似混乱,但就这些重要的预后因素相互作用的角度而言,新分期系统在生物学上作用明确。

《AJCC 癌症分期指南》第 7 版完全基于仅接受食管切除术(无术前或术后化疗和/或放化疗)治疗的患者,为了克服第 7 版的限制,第 8 版 TNM 分期的数据集包括接受术前诱导治疗(新辅助治疗)和/或术后辅助治疗的患者。使用这些数据能明确定义 cTNM 和 ypTNM 队列和分期[1,3,5~6]。这些数据反映了食管癌临床分期的复杂情况以及当前偏好使用新辅助疗法治疗局部晚期食管癌的临床现状。与之前的版本相比,当接受新辅助治疗和仅接受手术的处于相同分期患者比较时,这个大数据集的分析显示两者结果具显著性差异。因此,有必要单独构建 ypTNM 分期分组[5~6]。

目前可用于治疗前分期的临床模式通常并不准确,经常出现分期不足或过度分期的情况,最终可能导致食管癌患者无法获得最佳治疗。若对基于临床和病理分期的同一分期的生存率进行比较,所获得的预后明显不同[1~4]。临床分期的早期患者预后更差,提示与 pTNM 分期相比,cTNM 分期低估了病情。相反,cTNM 分期晚期的患者预后略好于相同 pTNM 分期的患者,其原因可能部分源于对早期癌症的分期估计过高,部分是由于新辅助和辅助治疗对晚期癌症的随机效应。第 8 版 TNM 分期系统体现了被广泛应用的新辅助治疗,尽管这种方法在未来可能会发生变化。

用于构建本版本的 cTNM 队列和临床分期的数据具一定的局限性。用于治疗前判定临床分期的确切模式无法用于分析。未进行手术的患者,无法手术的患者,或无法食管切除只能进行探查手术的患者的数据较少。此外,仅接受手术的 pT4 和/或 M1 类的患者代表了特定的人群;因此,为了给这类预后较差的患者分期,可能需将其融合归类,或运用共识进行分期。

解剖学

原发部位

食管跨越三个部位：颈部，胸部和腹部。胸段食管又分为上、中、下三段（表 16.1）。然而，相较于肿瘤所在食管中的位置，食管癌原发灶与其邻近结构的解剖关系更具临床意义（图 16.1）。

食管壁分为三层：黏膜，黏膜下层和固有肌层

表 16.1　食管癌原发部位（以肿瘤近侧缘算）

解剖名称	ICD-O-3	食管部位		解剖边界	典型内镜下位置（距门齿）/cm
		ICD-O-3	名称		
颈部	C15.0	C15.3	上段	下咽至胸骨切迹	15 至<20
胸部	C15.1	C15.3	上段	胸骨切迹至奇静脉弓	20 至<25
		C15.4	中段	奇静脉弓下缘至下肺静脉	25 至<30
		C15.5	下段	下肺静脉下缘至 EGJ	30 至<40
腹部	C15.2	C15.5	下段	EGJ 至 EGJ 下 2cm	40~45
		C16.0	EGJ/贲门	EGJ 至 EGJ 下 2cm	40~45

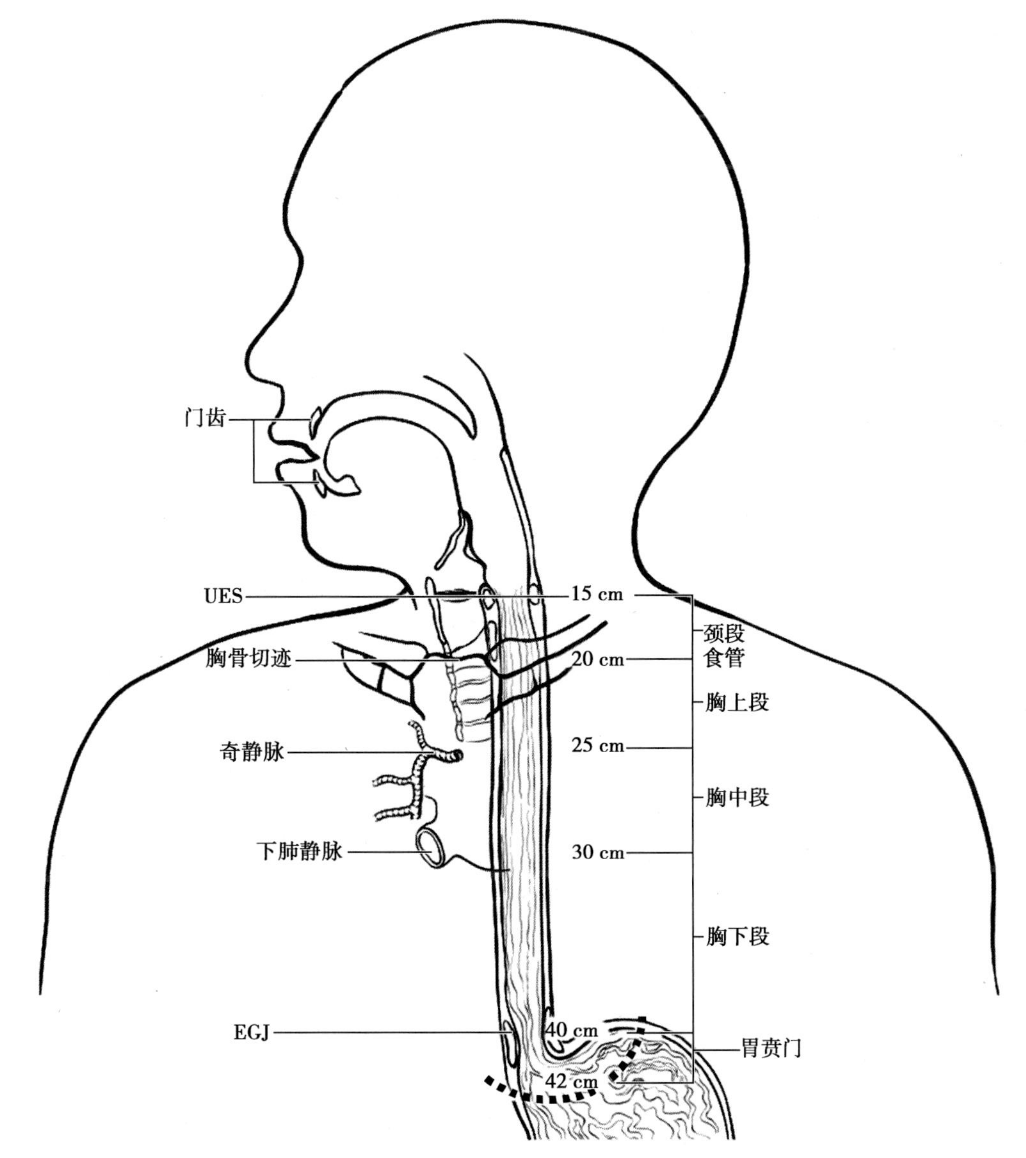

图 16.1　食管癌原发部位的解剖结构，包括从门牙测量的各个区域长度，精确的测量取决于身体比例和身高。原发肿瘤部位的位置由肿瘤中心决定。EGJ，食管胃交界处；UES，上食管括约肌

（图 16.2）。黏膜由上皮、固有层和黏膜肌层组成。基底膜将上皮与食管壁的其他部分隔开。在柱状内膜食管中，黏膜肌层可以是双层（重复）结构。这种重复结构的临床意义尚未确定[7,8]，外层是真正的边界。黏膜可以分为 m1（上皮），m2（固有层）或 m3（肌层黏膜）[9]。黏膜下层无分层标志，但可分为内（sm1）、中（sm2）和外（sm3）1/3[9]。固有肌层肌肉走向内侧为横向，外侧为纵向。食管没有浆膜层，外膜（食管周围结缔组织）直接附着于固有肌层上。

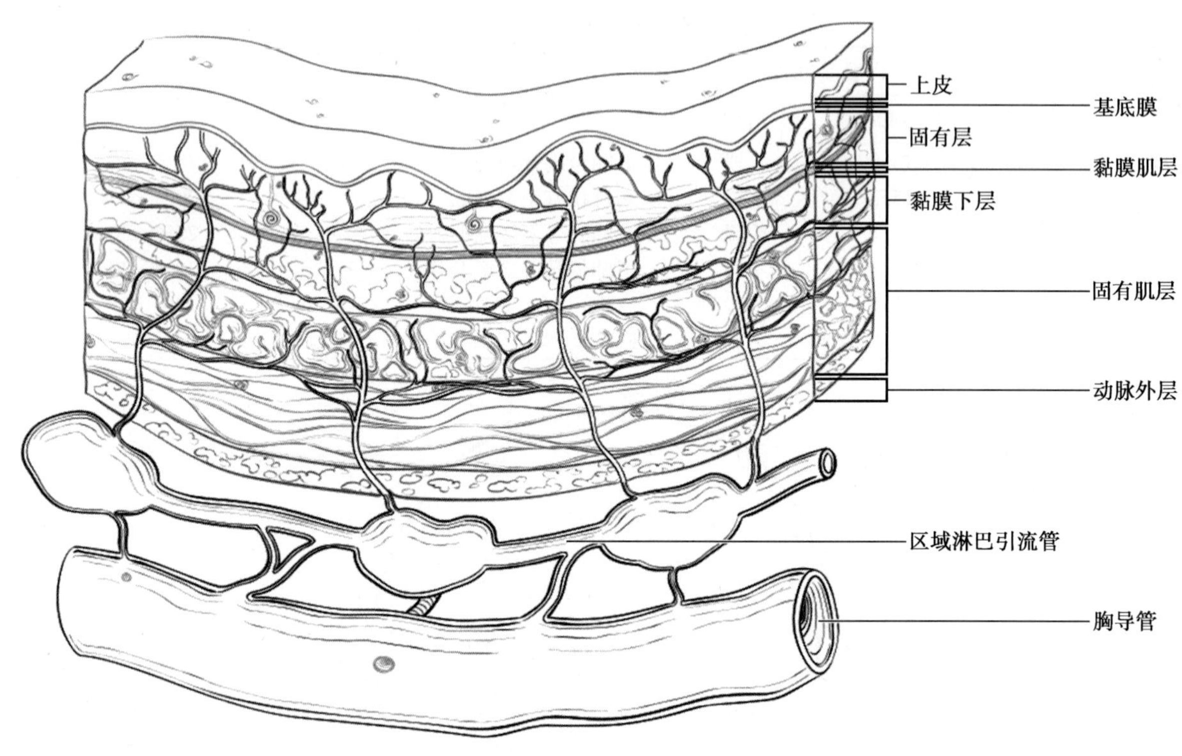

图 16.2 食管壁

位置

食管颈段

位于食管颈段的癌症被归类为胸上段食管癌，而非头颈部癌症。

食管颈段解剖上位于颈部，上界为下咽，下界为胸骨切迹水平处的胸廓入口，被气管，颈动脉鞘和椎骨包绕。虽然食管长度随体型，性别和年龄而有所不同，但典型的内镜下食管颈段距门齿的距离为 15 至<20cm（图 16.1）。若食管镜不可用，可通过计算机断层扫描（CT）评估位置。若肿瘤中心位于胸骨切迹上方，即可定义为食管颈段肿瘤。

食管胸上段

食管胸上段上界为胸廓入口，下界为奇静脉弓下缘。前面和侧面被气管，主动脉弓和大血管包围，后面被椎骨包围。典型的内镜下食管胸上段距门齿的距离为 20 至<25cm（图 16.1）。在 CT 上，胸上段癌的中心位于胸骨切迹与奇静脉之间。

食管胸中段

食管胸中段的上界为由奇静脉弓下缘，下界为下肺静脉下缘。前方为肺门，左侧为降主动脉位，后方为椎骨；右侧为胸膜。典型的内镜下食管胸中段距门齿的距离为 25 至<30cm（图 16.1）。在 CT 上，食管胸中段癌的中心位于奇静脉与下肺静脉之间。

食管胸下段/食管胃交界处（EGJ）

食管胸下段上界为下肺静脉下缘，下界为胃。前方为心包，后方为椎骨，左侧为降主动脉。通常穿过膈肌到达胃，存在一个可能变化的腹内段，而有食管裂孔疝时，该部分可能不存在。典型的内镜下食管胸下段/EGJ 距门齿的距离为约 30～40cm（图 16.1）。在 CT 上，食管胸下段/EGJ 癌的中心位于下肺静脉之下。食管腹内段包括在食管胸下段中。EGJ 癌症，其中心位于贲门胃侧 2cm 内（Siewert Ⅰ/Ⅱ型）为食管癌。其癌中心位于贲门胃侧>2cm，即使累及 EGJ，仍按照胃癌（见第 17 章）进行分期。

区域淋巴结

食管淋巴呈壁内纵向引流。食管内的淋巴网络主要集中于黏膜下层，同时也存在于固有层中。该结构导致食管癌早期易出现淋巴转移[10]。固有肌层的淋巴引流不丰富，但淋巴管可穿透该层直接排入局部淋巴管道和食管周围脂肪组织中的淋巴结。高达43%的尸检显示黏膜下淋巴丛直接引流至胸导管，促进肿瘤远处转移[11~13]。黏膜下层淋巴丛的纵向引流性质使得淋巴方向垂直于肿瘤侵袭纵深[14]。淋巴纵向引流的性质还提示肿瘤所在部位和接受其淋巴引流的淋巴结位置可能并不相同（图 16.3）。

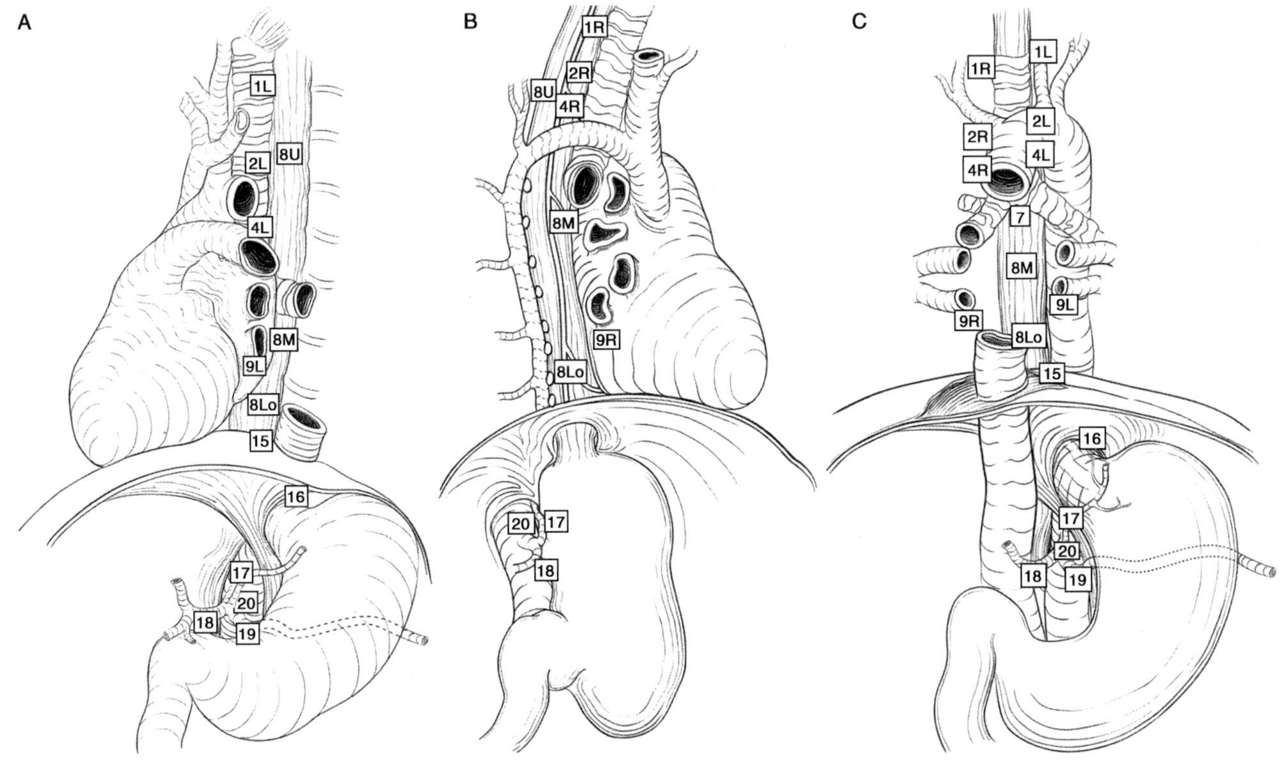

图 16.3　（A~C）食管癌的淋巴结图。食管癌淋巴结分区：左侧（A）右侧（B）前面（C）。1R：右侧下颈段气管旁淋巴结，位于锁骨上气管旁区域与肺尖之间。1L：左侧下颈段气管旁淋巴结，位于锁骨上气管旁区域与肺尖之间。2R：右上气管旁淋巴结：位于头臂干尾缘与气管的交叉点和肺尖之间。2L：左上气管旁淋巴结，位于主动脉弓顶与肺尖之间。4R：右下气管旁淋巴结，位于头臂干尾缘与气管的交叉点与奇静脉的头端之间。4L：左下气管旁淋巴结，位于主动脉弓顶与隆突之间。7：隆突下淋巴结，气管隆突下方。8U：上胸段食管旁淋巴结，自肺尖至气管分叉。8M：中胸段食管旁淋巴结，自气管分叉处至下肺静脉边缘。8Lo：下胸段食管旁淋巴结，自下肺静脉下缘至食管胃交界区。9R：右下肺韧带淋巴结，在右下肺韧带内。9L：左下肺韧带淋巴结，在左下肺韧带内。15：膈肌淋巴结，位于膈穹窿及膈脚后面或连接处。16：贲门旁淋巴结，与胃食管交界区直接相邻。17：胃左淋巴结，位于胃左动脉走行区。18：肝总动脉淋巴结，直接位于肝总动脉走行区的近端。19：脾淋巴结，直接位于脾动脉走行区的近端。20：腹腔淋巴结，位于腹主动脉旁

本章提及的食管区域淋巴结包括食管周围的颈部淋巴结至腹腔淋巴结（图 16.3 和图 16.4）。胸部和腹部区域淋巴结的命名列于图 16.3。颈部淋巴结的命名遵循头颈部章节（见第 6 章），位于食管周围Ⅵ区和Ⅶ区。与食管相连续的淋巴结属于区域淋巴结。

具体的区域淋巴结分布如下：

1. 右侧下颈段气管旁淋巴结，位于锁骨上气管旁区域与肺尖之间

2. 左侧下颈段气管旁淋巴结，位于锁骨上气管旁区域与肺尖之间

3. 右上气管旁淋巴结：位于头臂干尾缘与气管的交叉点和肺尖之间

4. 左上气管旁淋巴结，位于主动脉弓顶与肺尖之间

5. 右下气管旁淋巴结，位于头臂干尾缘与气管的交叉点与奇静脉的头端之间

6. 左下气管旁淋巴结，位于主动脉弓顶与隆突之间

7. 隆突下淋巴结，气管隆突下方

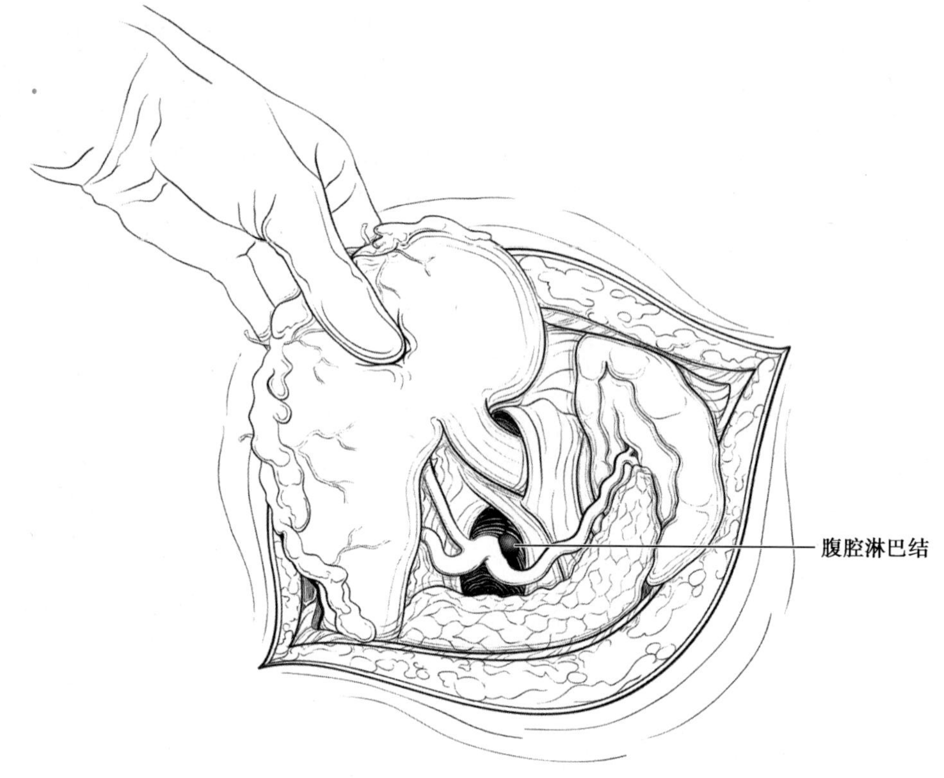

图 16.4 腹腔淋巴结

8. 上胸段食管旁淋巴结,自肺尖至气管分叉
9. 中胸段食管旁淋巴结,自气管分叉处至下肺静脉下缘
10. 下胸段食管旁淋巴结,自下肺静脉下缘至食管胃交界区
11. 右下肺韧带淋巴结,在右下肺韧带内
12. 左下肺韧带淋巴结,在左下肺韧带内
13. 膈肌淋巴结,位于膈穹窿及膈脚后面或连接处
14. 贲门旁淋巴结,与胃食管交界区直接相邻
15. 胃左淋巴结,位于胃左动脉走行区
16. 肝总动脉淋巴结,紧靠肝总动脉走行区近端
17. 脾淋巴结,紧靠脾动脉走行区近端
18. 腹腔淋巴结,位于腹主动脉底部
19. 颈部食管旁Ⅵ区淋巴结(见第 6 章)
20. 颈部食管旁Ⅶ区淋巴结(见第 6 章)

转移部位

远处转移灶指与食管无直接接触的累及部位,包括非区域淋巴结(M1)。

分类原则

T 分类

肿瘤局限于食管上皮为 Tis(高级别不典型增生)。局限于黏膜层为 T1a(黏膜内),超出黏膜层,但局限于黏膜下层为 T1b(黏膜下层)。局限于固有肌层为 T2。侵犯外膜为 T3。侵犯相邻结构为 T4,并细分为 T4a 和 T4b(图 16.5)。

N 分类

本章所基于的数据证实转移淋巴结(阳性淋巴结)的数目是重要的预后因素。在 N 分类中,按阳性淋巴结数目粗略分类(0,1~2,3~6,7 以上)。1~2 个阳性淋巴结为 N1,3~6 个为 N2,7 个以上为 N3(图 16.5)。每增加一个阳性淋巴结均会降低生存,但并无严格的截点。数据显示可通过临床方法诊断阳性淋巴结并与生存相关[15~17]。

M 分类

无远处转移证据的归类为 M0,反之为 M1(图 16.5)。

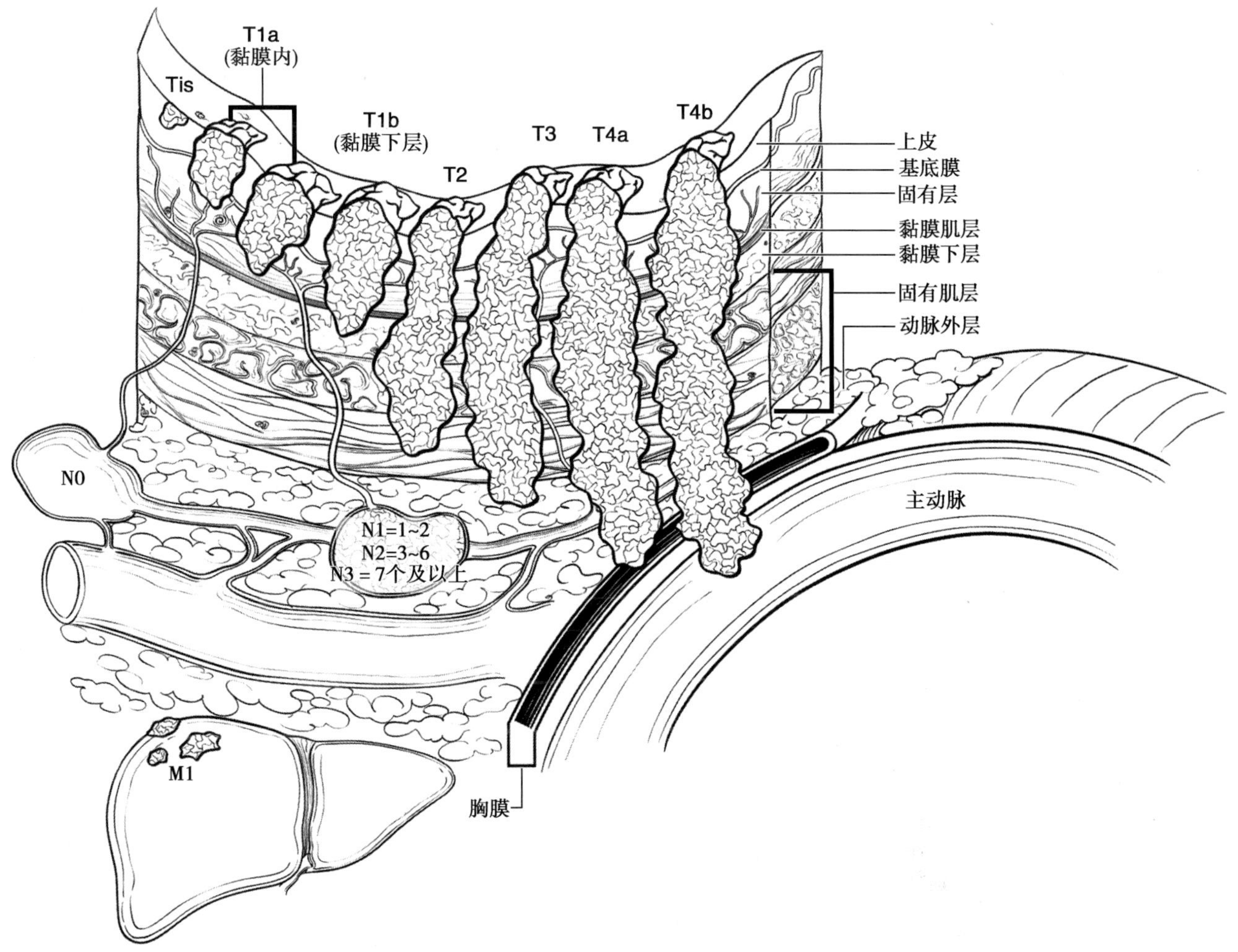

图16.5　T,N,M分类。原发肿瘤(T)按肿瘤浸润深度分类。区域淋巴结根据转移负荷决定。远处转移被定义为M1

分期

本分期系统适用于食管和EGJ的鳞癌和腺癌及。临床分期(cTNM)推荐用于未接受任何治疗的患者,无新辅助治疗直接手术的患者采用病理分期(pTNM),接受过手术前治疗的患者采用ypTNM。

临床分期(c,yc)

从病史和体格检查开始临床评价。近期发生的吞咽困难和体重下降常预示局部晚期疾病。体格检查的异常发现,如可触及的淋巴结肿大或皮下结节,提示可能为远处转移,需尽快通过影像学,穿刺活检学、病理学或其他方法确诊。

影像学和内镜是目前确定临床分期的重要方法。本部分对目前推荐的界定T、N、M的方法进行介绍。血检和肿瘤基因组分析尚无法作为确定的生物标志物用于临床分期。

影像学(cN、cM)

现用的临床分期和病理分期之间的预后判断结果,往往存在较大差异,因此需要更精确的临床分期方法。医生在病历中明确记录判断临床分期的诊断方法是至关重要的(如联合或不联合活检的内镜检查,内镜下切除,CT,[18]F-DG-PET/CT,联合或不联合细针穿刺的超声内镜)。这些数据可为将来的临床分期系统提供有用的信息。

采用口服或静脉造影剂的胸腹部CT通常作为判断肿瘤对周围组织的局部侵犯、淋巴结(N)和远处转移(M)的初始影像学诊断方法。FDG-PET/CT可用于进一步诊断原发病灶以外的淋巴结转移(cN),且其诊断远处转移(cM)的敏感性也高于CT[18~26]。一些研究认为FDG-PET/CT可用于判断低位EGJ肿瘤的胃部侵犯范围,尤其在有食管梗阻的情况下(图16.1)。

采用口服或静脉造影的胸腹部CT和FDG-PET/CT用于判断原发肿瘤的位置(颈段,胸上段,胸中段，胸下段，腹部食管）和对邻近结构的侵犯。确定邻近结构的局部侵犯对制订治疗计划非常重要。但胸腹CT和FDG-PET/CT对原发肿瘤T分类的诊断作用较为局限。在决定T分类时，CT难以区分T1至T3肿瘤，并且对诊断邻近结构侵犯（cT4）也存在局限性。虽然FDG摄取值与T分类相关，但相关性较差[18,27,28]。

采用口服或静脉造影剂的胸腹部CT和FDG-PET/CT可用于局部区域淋巴结诊断。但由于准确性较差，并不是理想的诊断方法[18,19,21~23,26]。临床实践中，如果淋巴结呈圆形，和/或短径大于10mm，通常怀疑为有肿瘤转移。但门静脉淋巴结例外，因为这一区域淋巴结表现为横径长前后径短的细长外形，而仅依靠单独测量该结节，经常会出现假阳性。此外，由于早期肿瘤（pT1）的区域淋巴结和远处转移的发生率较低，而FDG-PET/CT上假阳性率较高，因此PET对早期肿瘤分期的作用非常局限[27,29]。目前在同行评议的文献中，并无严格定义N分期的标准，所以需要综合评估异常淋巴结的大小，外观和数目以确定淋巴结分期。因为我们力求保证临床分期的准确性，所以通过内镜技术（气管内超声内镜，超声内镜引导细针穿刺）取得组织学标本也是必要的。

采用口服或静脉造影剂的胸腹部CT和FDG-PET/CT能较好地发现远处转移病灶（cM）。在传统诊断基础上加上FDG-PET/CT，有助于发现在胸腹CT上不可见的或易遗漏的转移病灶。然而，如果PET/CT的CT部分未做静脉造影的话，PET/CT容易漏诊肝转移灶，这种情况常常容易被忽视。另外，PET较高的假阳性率也会导致不必要的额外检查[23,25~27,29,30]。在确定临床分期时，若能进行全面的检查，包括胸腔、腹腔和盆腔CT，EUS，颈部超声，则FDG-PET/CT的作用较为局限。

近年来磁共振（MR）成像技术的发展使MR的质量得到了提高，也提高了MR对临床T和N分类诊断的作用[31~33]。此外，全身MR检查，加或不加弥散加权也可用于M分类诊断。但因在食管癌中MR检查并非分期的常规检查手段，可供研究的病例较少，故MR在分期中的最终作用尚未确定。

内镜检查（cT、cN、c/pM、G、L）

食管镜检查的同时行多点活检可确定肿瘤的具体位置（L），并获取组织确定病理类型和组织学分级（G）。为了选择正确的分期和诊断方法，EGJ肿瘤的原发肿瘤位置应常规予以准确记录。跳跃式病灶（多发且不连续的病灶）也应被记录，并计入肿瘤的总长度。记录时需添加m后缀：T(m)。

临床采用EUS或EUS-FNA评估肿瘤浸润深度，淋巴结转移以及部分区域的远处转移非常方便。判断食管癌临床分期最好选用市面上带多频（5、7.5、10和12MHz）径向变频器的超声内镜。

超声检查时将超声内镜进至幽门后逐步回撤，同时进行检查。沿矢状轴定位图像可更仔细观察到与肿瘤、淋巴结及周围器官定位相关的解剖标志。消化道壁各分层在超声内镜检查图像上显示为明暗交替的信号，肿瘤侵犯至哪一层可据此确定。根据体外研究显示，前两层（从腔内起始的一明一暗两层）对应声学界面和黏膜层，第三层（明）对应黏膜下层，第四层（暗）对应固有肌层，第五层（明）对应外膜[35]。超声内镜可分辨每一层厚度的改变，有助于确定肿瘤浸润深度（cT）。

超声内镜中食管占位的诊断多表现为低回声肿块或一至多层的增厚暗信号，或正常食管壁结构的超声模式消失[34,35]。第一明亮层是声学过渡层，几乎不会缺失或增厚。第二层增厚或内部暗区提示cT1病变。虽然使用高频（10或者12MHz）超声内镜可以分辨出局限于黏膜（cT1a）和侵犯黏膜下（cT1b）的肿瘤，但多数研究显示这一诊断准确性较低[36~39]。累及第2、3层（黏膜和黏膜下）但未达到第4层（固有肌层）的暗性增厚提示为T1b肿瘤。暗性增厚达到第4层，并伴有光滑完整外边界则为cT2肿瘤。

内镜发现的可疑结节或表浅的恶性病变可采用内镜下切除，且是测量早期肿瘤浸润深度的最佳方法。经内镜手术完全切除（病理证实切缘阴性）的肿瘤应作为病理T分类（pT）。曾接受过内镜手术的患者，随后接受食管切除术并进行病理分期时，需要将所有病理结果考虑在内，并采用最深的侵犯深度作为最终pT分类。

全层缺失并伴有不规则的外层表面，提示肿瘤侵透固有肌层，定为食管cT3肿瘤。如果暗性增厚扩展至胸膜，心包，奇静脉，膈肌或腹膜，归为cT4a肿瘤。肿瘤穿透固有肌层，伴随食管与周围结构（如主动脉，心脏，肺实质或其他邻近结构）之间回声带的缺失，归为cT4b肿瘤。

常规检查的淋巴结引流区域分为区域淋巴结和非区域淋巴结（cN、cM），包括肿瘤周围，气管旁，隆突下，膈脚，腹腔干，脾静脉，门静脉，肝胃韧带等区域。在这些区域内发现圆形，边界清楚的低回声结节考虑诊断为恶性淋巴结[34,36,37]。强烈推荐采用 EUS-FNA 对淋巴结(cN)进行组织学诊断[39,40]。从《AJCC 癌症分期指南》第 7 版就开始要求进行区域淋巴结分类时，需要记录可疑淋巴结的数目和位置。推荐报告中记录 EUS 检查发现的可疑淋巴结的位置和数目，及根据 AJCC 淋巴结分类标准所确定的分类。具体分为 N0：无可疑淋巴结，N1：1～2 个可疑淋巴结，N2：3～6 个可疑淋巴结，N3：可疑淋巴结大于等于 7 个。

超声内镜置于胃窦，并沿着小弯至贲门，可以较容易看到部分肝脏，从而辨别肝转移(M1)。同样的，胃旁腹水在排除其他原因后可高度怀疑为腹膜转移[41,42]。但这些目前尚不作为诊断 M1 的可靠指标。由影像学和 EUS 发现的转移病灶如未经病理证实，则标记为临床检查发现的转移(cM1)。对于经活检(强烈推荐)病理确诊的转移灶，在记录分类时标记为 pM1。

病理分期(p，yp)

对比单纯手术病理(pTNM)和新辅助治疗后手术病理(ypTNM)结果发现，两者对患者生存预后的预测结果不尽相同[2,4~6]。接受新辅助治疗的患者，若手术标本的淋巴结检查为阴性(ypN0)，其生存期不及分期相同的淋巴结阴性(pN0)的接受单纯手术者；同样的，新辅助治疗后，淋巴结阳性(ypN+)的患者的生存不优于分期相同、淋巴结阳性(pN+)的单纯手术患者，有的甚至更差。所以，为了对采用不同治疗策略的患者进行更准确的预后分期，需要对单纯手术者和新辅助治疗后手术者制订单独的分期标准。

为获得准确的病理分期，需要对大体标本进行仔细检查，包括肿瘤大小、形状、结构、位置、切缘距离(近端，远端，径向/环周)以及淋巴结清扫数目。对于术前接受内镜切除的患者，综合分析所有的临床检查数据对于判断手术前病灶长度或者最终病灶浸润深度也非常必要。判断新辅助治疗后病理分期(ypTNM)需沿用治疗前临床分期所判定的转移(cM)，表示为 ypTypNcM，但如果治疗前未发现转移灶(cM0)，治疗后发现转移灶并经病理证实，则需以 pM1 替代 cM0。

邻近结构

食管与胸膜、腹膜、心包、奇静脉和膈肌紧密相邻。肿瘤侵犯以上结构，可细分为 T4a。虽然主动脉，主动脉弓，气道，椎体也邻近食管，但肿瘤侵犯这些结构，被归为 T4b。

区域淋巴结评价

临床上已证实，总体上手术切除的淋巴结数目越多，患者预后越好。其原因可能因淋巴结切除数目增多，提高了 N 分类的准确性；或淋巴结切除确实具治疗效果。根据全球范围内的数据，判断 N 分类的所需的切除淋巴结数目由 T 分类决定。对于 pT1 患者，需切除约 10 个淋巴结以判定 N 分类并达最佳生存；以此类推，pT2 需切除约 20 个，pT3/pT4 需切除约 30 个或更多[44]。另外一些研究采用了不同的数据，并使用了不同的分析方法——着眼于最大的敏感性，提示切除 12～23 个淋巴结就可称为合格的淋巴结清扫术[45,46]。但自相矛盾的是，为准确进行 N 分类，越早期的患者需要淋巴结清扫的数目越多[47]。总之，在不增加根治性淋巴结清扫术的并发症同时，应尽可能切除较多的区域淋巴结，以获得准确 pN 分类和最佳生存。

最佳淋巴结的获得和分类，除了依靠手术医生切除数目外，病理取材人员也至关重要。食管周围软组织应被切开并仔细检查获取淋巴结。手术送检淋巴结应单独计数，并在病理报告中记录。若送检淋巴结表现为多个碎片组织，则难以获得准确的淋巴结计数，需在病理报告中予以记录。在这一情况下，外科医师应记录送检淋巴结碎片组织的数目。

接受了新辅助治疗的患者，因淋巴结萎缩故肉眼难以发现，因此扩大淋巴结清扫后的 pTNM 分期难以准确预测生存[4,5]。在这一情况下，尽可能多的对食管周围软组织进行病理检查，对获得难以触及的淋巴结有所助益。

新辅助治疗后，淋巴结实质内可表现为纤维化，淋巴组织缺失和无细胞黏液。出现以上结构的变化并不包含肿瘤细胞的淋巴结属于无转移的阴性淋巴结。细胞因子 AE1/AE3 免疫组化染色有助于发现残存的少量肿瘤细胞。但该检查存在假阳性，故需结合形态学分析共同判断。

转移性疾病

病理分期中的远处转移可归为 cM0、cM1 和 pM1。cM0 的确定无需过度的影像学检查。影像学或者术中发现但未经病理证实的远处转移病灶定义为 cM1。组织学证实的远处转移灶归类 pM1。

新辅助治疗后分期(yp)中的远处转移灶沿用新辅助治疗前的临床分期，不可因治疗结果而改变，但若发现新的经病理证实的转移病灶，分类则从 cM0L 至 pM1。

预后因素

分期所需的预后因素

食管癌的所有分期系统中,病理类型均为关键的预后因子。最近完成的基因组改变分析证实,胃食管腺癌可根据不同的分子标志划分为不同亚型,且食管和EGJ的鳞癌与腺癌是完全不同的基因类型[48]。大量数据分析显示,同一分期的腺癌和鳞癌的生存预后明显不同,因此两种病理类型的肿瘤需各自独立的分期系统。这将在以下分布分描述。

鳞状细胞癌

由食管鳞状上皮起源,穿透上皮基底膜,浸润黏膜固有层及更深层的食管壁的鳞状上皮新生物为鳞状细胞癌。鳞状细胞癌以不同程度的角化为特点,镜下可见浓稠的嗜酸性不透明细胞质。高级别病变表现为细胞异型性增加,角化减少。

鳞状细胞癌分期由组织类型和肿瘤位置共同确定。

组织学分级(G)

鳞状细胞癌组织类型见下表。

G	G 定义
G1	高分化鳞状细胞癌。主要由角化型鳞状细胞和少量非角化型基底细胞组成。角化成分表现为角化珠,与非肿瘤鳞状上皮类似(正常食管鳞状上皮无角化)。癌细胞片状排列,与中、低分化肿瘤相比,核分裂象计数低[49]
G2	中分化鳞状细胞癌。是最常见的病理类型。组织特征多样,从不全角化到角化缺失。通常无角化珠形成。因中分化鳞状细胞癌的诊断标准尚未确立,故不同的病理学专家之间的判断可能存在差异
G3	低分化鳞状细胞癌。由基底样细胞组成的大小癌巢构成,内部多存在坏死。癌巢由肿瘤细胞片状或线性排列组成,偶尔穿插少量角化不全细胞或角化细胞。需注意,临床上应尽量避免“未分化癌”的诊断,若无法判断,则定为G3鳞状细胞癌

对肿瘤活检标本进行分级,需根据前述切除标本指南进行操作。尽可能对术前肿瘤标本进行病理分级,这可能是决定cTNM、pTNM、ypTNM的唯一标本来源。最终病理分级由标本内最高分级决定。

对于治疗后患者,治疗所致的改变经常降低肿瘤分期的准确性。这一问题在食管壁的残存的肿瘤细胞分散成单个、不典型细胞时尤为明显。此时,肿瘤有可能被错误的归为低分化肿瘤[50]。

若无法获得病理分级,则以GX表示。根据AJCC预后分组指南将GX和病理分期结合。AJCC证据级别:Ⅱ级。

位置(L)

见本章的原发肿瘤解剖部分,区分为颈段、胸上段、胸中段和胸下段/EGJ。AJCC证据级别:Ⅱ级。

腺癌

腺癌是指非典型腺体的上皮细胞突破基底膜和黏膜肌层(黏膜内腺癌)。浸润性腺癌指肿瘤细胞侵及黏膜下或食管壁更深组织学层级。AJCC证据级别:Ⅰ级。

食管腺癌的分期必须考虑病理分级。

病理分级(G)

食管腺癌的病理分级基于肿瘤细胞的分化程度[51]。

G	G 病理分级的定义
G1	高分化腺癌:肿瘤细胞中>95%为分化好的腺体细胞
G2	中分化腺癌:肿瘤细胞中50%~95%为分化好的腺体细胞,大部分的腺癌均属于中分化腺癌
G3	低分化腺癌:肿瘤大部分由癌巢和片状分化细胞组成,仅<50%分化好的腺体细胞

分化良好的肿瘤活检标本,往往很难被确诊为浸润性病灶。手术切除标本需根据前述切除标本指南进行操作。肿瘤标本总体的病理分级应基于标本中最高的分级。

需注意,病理分级应尽量避免“未分化癌”的诊断,若确实无法判断,则定为G3鳞状细胞癌。AJCC证据级别:Ⅱ级。

腺鳞癌

腺鳞癌指肿瘤细胞中包含腺癌细胞和鳞癌细胞,且两者都可被清晰明辨。腺鳞癌的分期与鳞癌相同。AJCC证据级别:Ⅰ级。

其他重要临床预后因素

肿瘤长度

对早期或中期食管癌而言,肿瘤的长度往往预示肿瘤的淋巴结转移情况。若食管肿瘤是跳跃式的(多发的不连续病变),则肿瘤的长度应为最上一个病灶的顶部至最下一个病灶底部的总长度。此时以后缀 m-T(m)为标记。AJCC 证据级别:Ⅱ级。

脉管浸润

脉管浸润指肿瘤细胞浸润至内皮细胞为内壁的血管或者淋巴管中,与肿瘤的转移能力相关,为非常重要的预后因素。手术标本或是术前活检标本中是否出现脉管浸润,均需要标明。若可能,浸润的淋巴管要和浸润的血管区分开来,因两者的预后不同。AJCC 证据级别:Ⅱ级。

病理评估

新辅助治疗会引起食管正常组织和癌组织的病理改变。残留的肿瘤细胞常表现为小的巢状病灶或食管壁内散在的癌细胞。残留的肿瘤与纤维灶混合在一起。纤维化模糊了组织学边缘,会妨碍对肿瘤浸润深度的评估[50]。

Mandard[52] 曾描述肿瘤退化的分级系统,这是目前应用最为广泛的疗效评估系统[53]。AJCC 证据级别:Ⅱ级。

手术切缘:R 分级

手术切缘的评估(R 分级)仅适用于手术标本。标本的近端和远端边界,径向和环周边界决定了肿瘤是否被完整切除。手术边界的确定是基于术中外科医生的评估和病理科医生对切除标本的判断。美国病理学会(CAP)定义:R0 指无残留肿瘤病灶,R1 指显微镜下切缘阳性;然而,英国皇家病理医师协会(RCP)则定义 R1 为边界 1mm 内可见肿瘤细胞。切缘肉眼可见肿瘤属于 R2。按照 CAP 原则,径向边缘可见肿瘤细胞归为切缘阳性。

采用内镜下肿瘤切除术的标本,应以最深边界为准(垂直方向)。内镜下分次切除术的标本中,横向边界是没有价值的,不应作为 R 分类的依据。而内镜黏膜剥离术中的横向边界至关重要,也属于完整切除的标本。AJCC 证据级别:Ⅰ级。

淋巴结外侵犯

淋巴结外侵犯,或淋巴结包膜外侵犯,是指肿瘤细胞侵犯到淋巴结包膜外,侵及淋巴结周围软组织。淋巴结阳性的腺癌患者较淋巴结阳性的鳞癌患者更易出现淋巴结外侵犯[54]。AJCC 证据级别:Ⅱ级。

HER2(仅适用于腺癌)

晚期或无法手术切除的食管腺癌中 HER2 的过表达或扩增直接影响到全身治疗方案的选择,但不作为预后指标。AJCC 证据级别:Ⅱ级。

同时,对鳞癌患者,目前尚无可指导分期或治疗的血清生物学指标。

风险评估模型

为支持各类预测模型在临床实践中的应用,AJCC 的“精准医疗核心工作组”近期发布了用于评判各类统计学预测模型的评估指南[55]。然而,目前已发表的或已被用于临床的食管癌相关的任何预测模型,均尚未通过该指南的评估。AJCC 未来将会对符合 AJCC 评估指南的食管癌风险预测模型予以认可。

AJCC TNM 定义

原发肿瘤(T)定义

鳞癌和腺癌

T 分类	T 标准
TX	原发肿瘤无法评估
T0	无原发肿瘤的证据
Tis	高度不典型增生,定义为肿瘤局限于食管上皮,未突破基底膜
T1	肿瘤侵及固有层、黏膜肌层或黏膜下层
T1a	肿瘤侵及固有层或黏膜肌层
T1b	肿瘤侵及黏膜下层
T2	肿瘤侵及固有肌层
T3	肿瘤侵及外膜
T4	肿瘤侵及邻近结构
T4a	肿瘤侵及胸膜、心包、奇静脉、膈肌或腹膜
T4b	肿瘤侵及邻近结构,如主动脉、椎体、气道等

16

区域淋巴结(N)定义

鳞癌和腺癌

N 分类	N 标准
NX	区域淋巴结无法评估
N0	无区域淋巴结转移
N1	伴 1~2 个区域淋巴结转移

续表

N 分类	N 标准
N2	伴 3~6 个区域淋巴结转移
N3	伴≥7 个区域淋巴结转移

远处转移(M)定义

鳞癌和腺癌

M 分类	M 标准
M0	无远处转移
M1	伴远处转移

组织学分级的定义(G)

鳞癌和腺癌

G	G 定义
GX	分级无法评估
G1	高分化
G2	中分化
G3	低分化

部位的定义(L)

鳞状细胞癌

肿瘤部位在鳞状细胞癌的分期中有意义。

部位	定义
X	部位不明
上段	颈段食管至奇静脉的下界
中段	奇静脉的下界至下肺静脉的下界
下段	下肺静脉的下界至胃,含胃食管交界处

注意:肿瘤部位指的是食管肿瘤的中心所在位置。

AJCC 预后分期分组

鳞状细胞癌

除了肿瘤侵犯的深度、淋巴结转移情况及远处转移情况(见 AJCC TNM 分期),还有其他预后因素,包括分级(G)和位置(L)。

临床分期(cTNM)(图 16.6)

cT	cN	M	临床分期分组
Tis	N0	M0	0
T1	N0~1	M0	Ⅰ
T2	N0~1	M0	Ⅱ
T3	N0	M0	Ⅱ
T3	N1	M0	Ⅲ
T1~3	N2	M0	Ⅲ
T4	N0~2	M0	ⅣA
任何 T	N3	M0	ⅣA
任何 T	任何 N	M1	ⅣB

病理分期(pTNM)(图 16.7)

pT	pN	M	G	部位	病理分期分组
Tis	N0	M0	N/A	任何	0
T1a	N0	M0	G1	任何	ⅠA
T1a	N0	M0	G2~3	任何	ⅠB
T1a	N0	M0	GX	任何	ⅠA
T1b	N0	M0	G1~3	任何	ⅠB
T1b	N0	M0	GX	任何	ⅠB
T2	N0	M0	G1	任何	ⅠB
T2	N0	M0	G2~3	任何	ⅡA
T2	N0	M0	GX	任何	ⅡA
T3	N0	M0	任何	下段	ⅡA
T3	N0	M0	G1	上/中段	ⅡA
T3	N0	M0	G2~3	上/中段	ⅡB
T3	N0	M0	GX	任何	ⅡB
T3	N0	M0	任何	不明(X)	ⅡB
T1	N1	M0	任何	任何	ⅡB
T1	N2	M0	任何	任何	ⅢA
T2	N1	M0	任何	任何	ⅢA
T2	N2	M0	任何	任何	ⅢB
T3	N1~2	M0	任何	任何	ⅢB
T4a	N0~1	M0	任何	任何	ⅢB
T4a	N2	M0	任何	任何	ⅣA
T4b	N0~2	M0	任何	任何	ⅣA
任何 T	N3	M0	任何	任何	ⅣA
任何 T	任何 N	M1	任何	任何	ⅣB

新辅助治疗后分期(ypTNM)(图 16.8)

ypT	ypN	M	新辅助治疗后分期分组
T0～2	N0	M0	Ⅰ
T3	N0	M0	Ⅱ
T0～2	N1	M0	ⅢA
T3	N1	M0	ⅢB
T0～3	N2	M0	ⅢB
T4a	N0	M0	ⅢB
T4a	N1～2	M0	ⅣA
T4a	Nx	M0	ⅣA
T4b	N0～2	M0	ⅣA
任何 T	N3	M0	ⅣA
任何 T	任何 N	M1	ⅣB

腺癌

食管腺癌的分期原则与鳞状细胞癌相似,主要依据原发病灶分类、淋巴结分类及远处转移情况(见 AJCC TNM 分期和鳞状细胞癌的 G 分类)。对腺癌而言,肿瘤部位并不是预后因素,病理分级则会显著影响预后和分期。

临床分期(cTNM)(图 16.9)

cT	cN	M	临床分期分组
Tis	N0	M0	0
T1	N0	M0	Ⅰ
T1	N1	M0	ⅡA
T2	N0	M0	ⅡB
T2	N1	M0	Ⅲ
T3	N0～1	M0	Ⅲ
T4a	N0～1	M0	Ⅲ
T1～4a	N2	M0	ⅣA
T4b	N0～2	M0	ⅣA
任何 T	N3	M0	ⅣA
任何 T	任何 N	M1	ⅣB

病理分期(pTNM)(图 16.10)

pT	pN	M	G	病理分期分组
Tis	N0	M0	N/A	0
T1a	N0	M0	G1	ⅠA
T1a	N0	M0	GX	ⅠA
T1a	N0	M0	G2	ⅠB
T1b	N0	M0	G1～2	ⅠB
T1b	N0	M0	GX	ⅠB
T1	N0	M0	G3	ⅠC
T2	N0	M0	G1～2	ⅠC
T2	N0	M0	G3	ⅡA
T2	N0	M0	GX	ⅡA
T1	N1	M0	任何	ⅡB
T3	N0	M0	任何	ⅡB
T1	N2	M0	任何	ⅢA
T2	N1	M0	任何	ⅢA
T2	N2	M0	任何	ⅢB
T3	N1～2	M0	任何	ⅢB
T4a	N0～1	M0	任何	ⅢB
T4a	N2	M0	任何	ⅣA
T4b	N0～2	M0	任何	ⅣA
任何 T	N3	M0	任何	ⅣA
任何 T	任何 N	M1	任何	ⅣB

肿瘤登记需收集的变量

鳞癌

1. 临床分期检查手段(内镜检查和活检,超声内镜,超声内镜-细针穿刺活检,CT,PET/CT)
2. 肿瘤长度
3. 浸润深度
4. 临床判断淋巴结受侵数目
5. 病理诊断淋巴结受侵数目
6. 临床判断病灶部位
7. 病理诊断病灶部位
8. 转移部位(若有转移)

16

9. 食管跳跃性病灶:T(m)
10. 嗜神经浸润
11. 脉管浸润(淋巴管、血管、两者)
12. 淋巴结外侵犯
13. 手术方式
14. 化疗
15. 放化疗(针对 ypTNM)
16. 手术切缘(阴性,镜下残留,肉眼残留)

腺癌

1. 临床分期检查手段(内镜检查和活检,超声内镜,超声内镜-细针穿刺活检,CT,PET/CT)
2. 肿瘤长度
3. 浸润深度
4. 临床判断淋巴结受侵数目
5. 病理诊断淋巴结受侵数目
6. 临床判断病灶部位
7. 病理诊断病灶部位
8. 转移部位(如果有转移)
9. 食管跳跃性病灶:T(m)
10. 嗜神经浸润
11. 脉管浸润(淋巴管、血管、两者)
12. 淋巴结外侵犯
13. HER2 状态(阳性或阴性)
14. 手术方式
15. 化疗
16. 放化疗(针对 ypTNM)
17. 手术边界(阴性,镜下残留,肉眼残留)

生存数据

肿瘤分期的目的是将肿瘤特征,尤其是 TNM 状态与预后相联系。本章提供的分期相关生存数据来源于 WECC 学会收集的 6 大洲 33 个中心的 22 654 例食管癌和食管胃上皮癌症患者[1,2,6]。将患者的人口学特征、并发症、所在地区、医疗机构通过随机生存森林分析获得的风险调整后的全因死亡率是最可靠、最有力的指标,它将剩余的死亡均归因于癌症[3~5]。

通常,生存数据分析提示临床分期(cTNM)、病理分期(pTNM)和新辅助治疗分期(ypTNM)之间的生存数据无法通用[3~5]。生存分析也证实除了新辅助治疗外,对待鳞状细胞癌和腺癌需有不同的分组。

对于鳞状细胞癌,临床分期分组中除 c0 和 c1 的划分是依据共识区分外,其他生存曲线之间有统计学差异(图 16.6)。病理分期则依据生存谱较临床分期更为详尽地划分了早期食管癌(图 16.7)。pⅣA 和 pⅣB 依据共识区分。早期食管癌新辅助治疗后的病理分期与单纯手术的病理分期相比有所降低(图 16.8)。新辅助治疗后的 ypⅣA 和 ypⅣB 是依据共识来区分的。

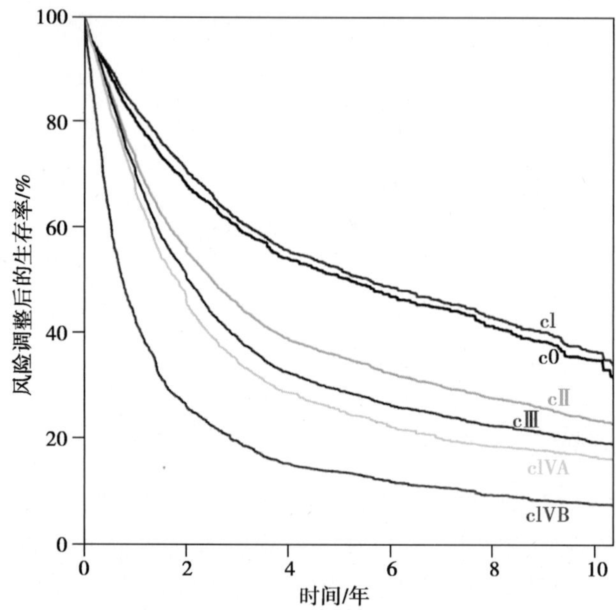

图 16.6 风险调整后的治疗后食管鳞状细胞癌的各临床(c)分期生存曲线,数据源自全球食管癌合作组(WECC)

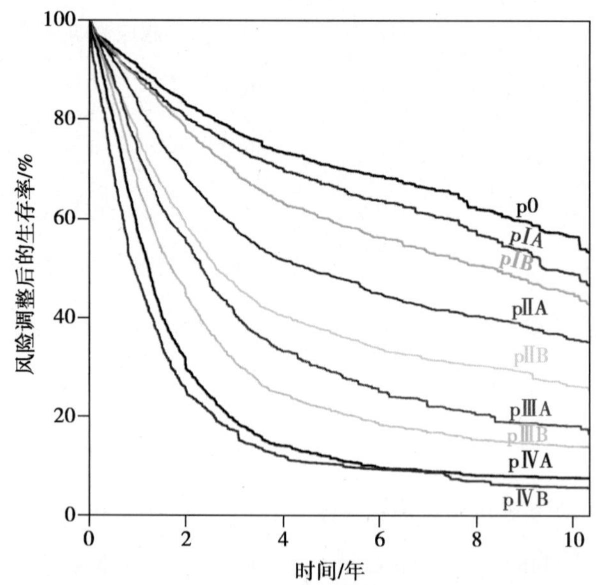

图 16.7 风险调整后的治疗后食管鳞状细胞癌的各病理(p)分期生存曲线,数据源自全球食管癌合作组(WECC)

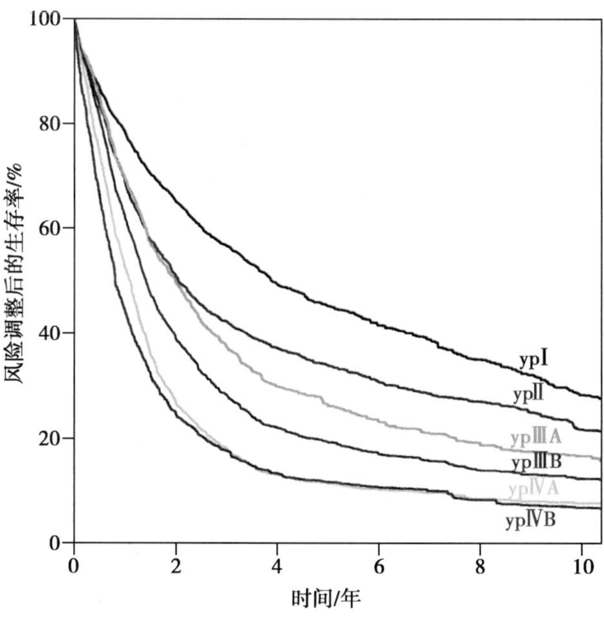

图 16.8　风险调整后的治疗后食管鳞状细胞癌新辅助治疗后各病理(yp)分期生存曲线,数据源自全球食管癌合作组(WECC)

对于腺癌,临床分期(图 16.9)、病理分期(图 16.10)和新辅助治疗后的病理分期(图 16.11)的生存时间都显示较鳞状细胞癌更长。病理分期分组中除 p0 和 p1 的划分依据共识区分外,其他生存曲线之间有统计学差异。所有的ⅣA 和ⅣB 均依据共识区分。

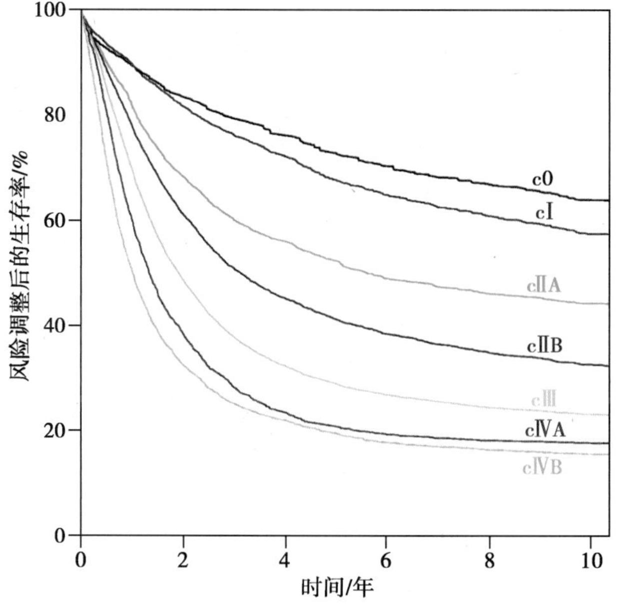

图 16.9　风险调整后的治疗后食管腺癌的各临床(c)分期生存曲线,数据源自全球食管癌合作组(WECC)

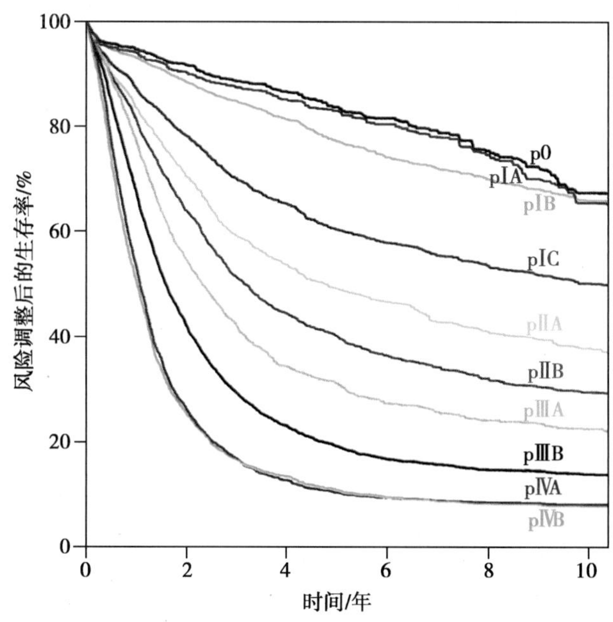

图 16.10　风险调整后的治疗后食管腺癌的各病理(p)分期生存曲线,数据源自全球食管癌合作组(WECC)

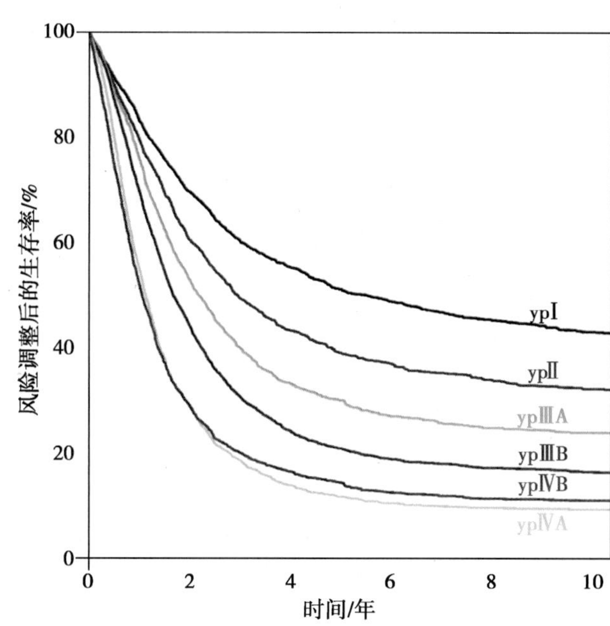

图 16.11　风险调整后的治疗后食管腺癌新辅助治疗后各病理(yp)分期生存曲线,数据源自全球食管癌合作组(WECC)

(译者　邱红　张莉　审校　杨弘)

参考文献

1. Rice TW, Apperson-Hansen C, DiPaola LM, et al. Worldwide Esophageal Cancer Collaboration: clinical staging data. *Dis Esophagus* (in press).
2. Rice TW, Chen L-Q, Hofstetter WL, et al. Worldwide Esophageal Cancer Collaboration: pathologic staging data. *Dis Esophagus* (in press).

16

3. Rice TW, Ishwaran H, Blackstone EH, et al. Recommendations for clinical staging (cTNM) of cancer of the esophagus and esophagogastric junction for the 8th edition AJCC/UICC staging manuals. *Dis Esophagus* (in press).
4. Rice TW, Ishwaran H, Hofstetter WL, et al. Recommendations for pathologic staging (pTNM) of cancer of the esophagus and esophagogastric junction for the 8th edition AJCC/UICC staging manuals. *Dis Esophagus* (in press).
5. Rice TW, Ishwaran H, Kelsen DP, et al. Recommendations for neoadjuvant stage grouping (ypTNM) of cancer of the esophagus and esophagogastric junction for the 8th edition AJCC/UICC staging manuals. *Dis Esophagus* (in press).
6. Rice TW, Lerut TEMR, Orringer MB, et al. Worldwide Esophageal Cancer Collaboration: neoadjuvant staging data. *Dis Esophagus* (in press).
7. Abraham SC, Krasinskas AM, Correa AM, et al. Duplication of the muscularis mucosae in Barrett esophagus: an underrecognized feature and its implication for staging of adenocarcinoma. *Am J Surg Pathol.* 2007;31(11):1719–1725.
8. Kaneshiro DK, Post JC, Rybicki L, Rice TW, Goldblum JR. Clinical significance of the duplicated muscularis mucosae in Barrett esophagus-related superficial adenocarcinoma. *Am J Surg Pathol.* 2011;35(5):697–700.
9. Kodama M, Kakegawa T. Treatment of superficial cancer of the esophagus: a summary of responses to a questionnaire on superficial cancer of the esophagus in Japan. *Surgery.* 1998; 123(4):432-439.
10. Rice TW, Blackstone EH, Goldblum JR, et al. Superficial adenocarcinoma of the esophagus. *J Thorac Cardiovasc Surg.* 2001; 122(6):1077–1090.
11. Riquet M, Saab M, Le Pimpec Barthes F, Hidden G. Lymphatic drainage of the esophagus in the adult. *Surg Radiol Anat.* 1993;15(3):209–211.
12. Murakami G, Sato I, Shimada K, Dong C, Kato Y, Imazeki T. Direct lymphatic drainage from the esophagus into the thoracic duct. *Surg Radiol Anat.* 1994;16(4):399–407.
13. Kuge K, Murakami G, Mizobuchi S, Hata Y, Aikou T, Sasaguri S. Submucosal territory of the direct lymphatic drainage system to the thoracic duct in the human esophagus. *J Thorac Cardiovasc Surg.* 2003;125(6):1343–1349.
14. Akiyama H, Tsurumaru M, Kawamura T, Ono Y. Principles of surgical treatment for carcinoma of the esophagus: analysis of lymph node involvement. *Ann Surg.* 1981;194(4):438–446.
15. Natsugoe S, Yoshinaka H, Shimada M, et al. Number of lymph node metastases determined by presurgical ultrasound and endoscopic ultrasound is related to prognosis in patients with esophageal carcinoma. *Ann Surg.* 2001;234(5):613–618.
16. Chen J, Xu R, Hunt GC, Krinsky ML, Savides TJ. Influence of the number of malignant regional lymph nodes detected by endoscopic ultrasonography on survival stratification in esophageal adenocarcinoma. *Clin Gastroenterol Hepatol.* 2006;4(5):573–579.
17. Twine CP, Roberts SA, Rawlinson CE, et al. Prognostic significance of the endoscopic ultrasound defined lymph node metastasis count in esophageal cancer. *Dis Esophagus.* 2010;23(8): 652–659.
18. Kato H, Kuwano H, Nakajima M, et al. Comparison between positron emission tomography and computed tomography in the use of the assessment of esophageal carcinoma. *Cancer.* 2002;94(4): 921–928.
19. Lowe VJ, Booya F, Fletcher JG, et al. Comparison of positron emission tomography, computed tomography, and endoscopic ultrasound in the initial staging of patients with esophageal cancer. *Mol Imaging Bio.* 2005;7(6):422–430.
20. van Westreenen HL, Heeren PA, van Dullemen HM, et al. Positron emission tomography with F-18-fluorodeoxyglucose in a combined staging strategy of esophageal cancer prevents unnecessary surgical explorations. *J Gastrointest Surg.* 2005;9(1):54–61.
21. Takizawa K, Matsuda T, Kozu T, et al. Lymph node staging in esophageal squamous cell carcinoma: a comparative study of endoscopic ultrasonography versus computed tomography. *J Gastroenterol Hepatol.* 2009;24(10):1687–1691.
22. Choi J, Kim SG, Kim JS, Jung HC, Song IS. Comparison of endoscopic ultrasonography (EUS), positron emission tomography (PET), and computed tomography (CT) in the preoperative locoregional staging of resectable esophageal cancer. *Surg Endosc.* 2010;24(6):1380–1386.
23. Walker AJ, Spier BJ, Perlman SB, et al. Integrated PET/CT fusion imaging and endoscopic ultrasound in the pre-operative staging and evaluation of esophageal cancer. *Mol Imaging Biology.* 2011;13(1):166–171.
24. You JJ, Wong RK, Darling G, Gulenchyn K, Urbain JL, Evans WK. Clinical utility of 18 F-fluorodeoxyglucose positron emission tomography/computed tomography in the staging of patients with potentially resectable esophageal cancer. *J Thorac Oncol.* 2013;8(12):1563–1569.
25. Purandare NC, Pramesh CS, Karimundackal G, et al. Incremental value of 18 F-FDG PET/CT in therapeutic decision-making of potentially curable esophageal adenocarcinoma. *Nucl Med Commun.* 2014;35(8):864–869.
26. Findlay JM, Bradley KM, Maile EJ, et al. Pragmatic staging of oesophageal cancer using decision theory involving selective endoscopic ultrasonography, PET and laparoscopy. *Br J Surg.* 2015;102(12):1488–1499.
27. Cuellar SL, Carter BW, Macapinlac HA, et al. Clinical staging of patients with early esophageal adenocarcinoma: does FDG–PET/CT have a role? *J Thorac Oncol.* 2014;9(8):1202–1206.
28. Omloo JM, Sloof GW, Boellaard R, et al. Importance of fluorodeoxyglucose-positron emission tomography (FDG-PET) and endoscopic ultrasonography parameters in predicting survival following surgery for esophageal cancer. *Endoscopy.* 2008;40(6):464–471.
29. Little SG, Rice TW, Bybel B, et al. Is FDG-PET indicated for superficial esophageal cancer? *Eur J Cardio-thorac Surg.* 2007;31(5):791–796.
30. Adams HL, Jaunoo SS. Clinical significance of incidental findings on staging positron emission tomography for oesophagogastric malignancies. *Ann R Coll Surg Engl.* 2014;96(3):207–210.
31. Malik V, Harmon M, Johnston C, et al. Whole body MRI in the staging of esophageal cancer - a prospective comparison with whole body 18 F-FDG PET-CT. *Dig Surg.* 2015;32(5):397–408.
32. Yamada I, Miyasaka N, Hikishima K, et al. Ultra-high-resolution MR imaging of esophageal carcinoma at ultra-high field strength (7.0 T) ex vivo: correlation with histopathologic findings. *Magn Reson Imaging.* 2015;33(4):413–419.
33. Yamada I, Hikishima K, Miyasaka N, et al. Esophageal carcinoma: evaluation with q-space diffusion-weighted MR imaging ex vivo. *Magn Reson Med.* 2015;73(6):2262–2273.
34. Botet JF, Lightdale CJ, Zauber AG, Gerdes H, Urmacher C, Brennan MF. Preoperative staging of esophageal cancer: comparison of endoscopic US and dynamic CT. *Radiology.* 1991;181(2):419–425.
35. Kimmey MB, Martin RW, Haggitt RC, Wang KY, Franklin DW, Silverstein FE. Histologic correlates of gastrointestinal ultrasound images. *Gastroenterology.* 1989;96(2 Pt 1):433–441.
36. Barbour AP, Rizk NP, Gerdes H, et al. Endoscopic ultrasound predicts outcomes for patients with adenocarcinoma of the gastroesophageal junction. *J Am Coll Surg.* 2007;205(4):593–601.
37. Blackshaw G, Lewis WG, Hopper AN, et al. Prospective comparison of endosonography, computed tomography, and histopathological stage of junctional oesophagogastric cancer. *Clin Radiol.* 2008;63(10):1092–1098.
38. Murata Y, Napoleon B, Odegaard S. High-frequency endoscopic ultrasonography in the evaluation of superficial esophageal cancer. *Endoscopy.* 2003;35(5):429–435; discussion 436.
39. Puli SR, Reddy JB, Bechtold ML, Antillon D, Ibdah JA, Antillon MR. Staging accuracy of esophageal cancer by endoscopic ultrasound: a meta-analysis and systematic review. *World J Gastroenterol.* 2008;14(10):1479–1490.
40. Eloubeidi MA, Wallace MB, Reed CE, et al. The utility of EUS and EUS-guided fine needle aspiration in detecting celiac lymph node metastasis in patients with esophageal cancer: a single-center experience. *Gastrointest Endosc.* 2001;54(6):714–719.
41. Lee YT, Ng EK, Hung LC, et al. Accuracy of endoscopic ultrasonography in diagnosing ascites and predicting peritoneal metastases in gastric cancer patients. *Gut.* 2005;54(11):1541–1545.

42. Sultan J, Robinson S, Hayes N, Griffin SM, Richardson DL, Preston SR. Endoscopic ultrasonography-detected low-volume ascites as a predictor of inoperability for oesophagogastric cancer. *Br J Surg.* 2008;95(9):1127–1130.
43. tenBerge J, Hoffman BJ, Hawes RH, et al. EUS-guided fine needle aspiration of the liver: indications, yield, and safety based on an international survey of 167 cases. *Gastrointest Endosc.* 2002;55(7):859–862.
44. Rizk NP, Ishwaran H, Rice TW, et al. Optimum lymphadenectomy for esophageal cancer. *Ann Surg.* 2010;251(1):46–50.
45. Chen YJ, Schultheiss TE, Wong JY, Kernstine KH. Impact of the number of resected and involved lymph nodes on esophageal cancer survival. *J Surg Oncol.* 2009;100(2):127–132.
46. Peyre CG, Hagen JA, DeMeester SR, et al. The number of lymph nodes removed predicts survival in esophageal cancer: an international study on the impact of extent of surgical resection. *Ann Surg.* 2008;248(4):549–556.
47. Rice TW, Ishwaran H, Hofstetter WL, et al. Esophageal cancer: association with pN+. *Ann Surg (in press).*
48. Cancer Genome Atlas Research Network. Comprehensive molecular characterization of gastric adenocarcinoma. *Nature.* 2014;513(7517):202–209.
49. Montgomery E, Field JK, Boffetta P, et al. Squamous cell carcinoma of the oesophagus. In: Bosman FT, Carneiro F, Hruban RH, and Theise ND, eds. *WHO Classification of Tumors of the Digestive System. 4th ed.* Lyon, France: International Agency for Research and Cancer (IARC) 2010:18–24.
50. Chang F, Deere H, Mahadeva U, George S. Histopathologic examination and reporting of esophageal carcinomas following preoperative neoadjuvant therapy: practical guidelines and current issues. *Am J Clin Pathol.* 2008;129(2):252–262.
51. Fléjou J, Odze R, Montgomery E, et al. Adenocarcinoma of the oesophagus. In: Bosman FT, Carneiro F, Hruban RH, and Theise ND, eds. *WHO Classification of Tumors of the Digestive System. 4th ed.* Lyon, France: International Agency for Research and Cancer (IARC) 2010:25–31.
52. Mandard AM, Dalibard F, Mandard JC, et al. Pathologic assessment of tumor regression after preoperative chemoradiotherapy of esophageal carcinoma. Clinicopathologic correlations. *Cancer.* 1994;73(11):2680–2686.
53. Ryan R, Gibbons D, Hyland JM, et al. Pathological response following long-course neoadjuvant chemoradiotherapy for locally advanced rectal cancer. *Histopathology.* 2005;47(2):141–146.
54. Nafteux PR, Lerut AM, Moons J, et al. International multicenter study on the impact of extracapsular lymph node involvement in primary surgery adenocarcinoma of the esophagus on overall survival and staging systems. *Ann Surg.* 2015;262(5):809–815; discussion 815–806.
55. Kattan MW, Hess KR, Amin MB, et al. American Joint Committee on Cancer acceptance criteria for inclusion of risk models for individualized prognosis in the practice of precision medicine. *CA Cancer J Clin.* Jan 19 2016 [Epub ahead of print].

16

第17章 胃

本章摘要

适用本分期系统的肿瘤种类

所有的胃原发肿瘤，腺癌是最常见的组织类型，其他组织类型较少见。

不适用本分期系统的肿瘤种类

肿瘤类型	按何种类型分类	适用章节
胃肠道间质瘤	胃肠道间质瘤	43
其他肉瘤	胸腹脏器的软组织肉瘤	42
淋巴瘤	霍奇金和非霍奇金淋巴瘤	79
中、高分化神经内分泌肿瘤（G1 和 G2）	胃神经内分泌肿瘤	29

更新要点

更新	更新细节	证据级别
原发肿瘤（T）定义	食管和胃的解剖界限：累及食管胃结合部（EGJ）的肿瘤且肿瘤中心离近端胃不足 2cm，按食管癌分期；EGJ 肿瘤中心离位于近端胃超过 2cm，按胃癌分期。不累及胃食管结合线的贲门癌按胃癌分期	Ⅲ
区域淋巴结（N）定义	N3 被细分为 N3a 和 N3b 两个亚组	Ⅱ
预后分期分组	cTNM：cTNM 的分期分组有别于 pTNM，新版体现了新的 cTNM 分组及相应预后信息	Ⅲ
预后分期分组	ypTNM：分期与 pTNM 相同，但仅在Ⅰ期至Ⅳ期的主要分期中提供预后信息	Ⅲ
预后分期分组	在病理分期（pTNM）中，T4aN2 和 T4bN0 被归为ⅢA 期	Ⅱ

ICD-O-3 形态学编码

编码	描述
C16.0	贲门，食管胃结合部*
C16.1	胃底
C16.2	胃体
C16.3	胃窦
C16.4	幽门
C16.5	胃小弯，非特指
C16.6	胃大弯，非特指
C16.8	胃部分交搭跨越病灶
C16.9	胃，非特指

* 累及食管胃结合部，中心位于近端胃内超过 2cm 的肿瘤按照胃癌分期。

WHO 肿瘤分类

编码	描述
8148	上皮内瘤变（发育异常），高级别
8140	腺癌，未特指
8144	腺癌，肠型
8145	癌，弥漫型
8260	乳头状腺癌
8211	管状腺癌
8480	黏液腺癌
8214	壁细胞癌
8490	印戒细胞癌
8490	低黏附性癌
8255	混合性腺癌
8560	腺鳞癌
8512	伴淋巴间质癌
8576	肝样腺癌
8070	鳞状细胞癌，非特指
8082	淋巴上皮样癌
8510	髓样癌，非特指
8020	未分化癌
8246	神经内分泌癌

续表

编码	描述
8013	大细胞神经内分泌癌
8041	小细胞神经内分泌癌
8244	混合腺神经内分泌癌

概述

全球胃癌肆虐，大多数胃癌患者于确诊时多病至晚期[1]。早期（Ⅰ期或者更早）胃癌可通过内镜或者手术治疗，但中期（Ⅱ、Ⅲ期）胃癌需多学科综合治疗[2]。Ⅳ期胃癌通常无法治愈，治疗仅为姑息治疗。目前胃癌的治疗已获得一些进展，其中包括腹腔镜手术，更有效的内镜切除早期肿瘤的技术，术后辅助治疗的确定，对分子亚型的更好的理解，以及对肿瘤发生和预防理解的加深。

《AJCC 癌症分期指南》第 8 版胃癌分期较第 7 版提供了更多的资源。当患者被确诊为胃癌时，通常会接受各种诊断/分期检查以明确"临床分期"。这些临床资料可帮助医师选择初始治疗的方法。过去因缺乏正式官方的临床分期，故临床分期一直以来仅采用 AJCC 先前版本推荐的病理分期（pStage）。但 pStage 作为临床分期尚未被验证。此外，给予患者的治疗方案经常具不确定性（如患者可能不适合接受手术，可能需术前治疗，或可能在初始评估的几周内很快进展，出现远处转移）。因此，病理分期在这部分患者中显然有局限性，并可能导致不正确的治疗的选择。为避免继续将 pTNM 分类用于临床分期，我们基于两个数据库的资料分析增加了临床分期的标准。这两个数据库分别为美国国家癌症数据库（NCDB，提供在美国诊断的患者手术和非手术的资料）和静冈（Shizuoka）癌症中心数据库（提供了日本接受手术的患者资料）。两个数据库共有 4 091 例病例。临床分期不同于病理分期和新辅助治疗后的病理分期。尤其是 T4bNXM0 的患者预后极差，预示了临床上其分期可能被低估，因此，目前在临床分期中 T4bNXM0 被定为Ⅳ期。

胃癌病理分期的标准和预后信息源自国际胃癌学会（IGCA）的数据库，包括过 25 000 例胃癌病例（含亚洲和西方患者），均接受了胃癌手术、充分的淋巴结清除和病理评估，但未包括接受术前新辅助化疗和放疗的患者[3]。所有患者至少被随访了 5 年[3]。

近几年完成的研究结果显示，局部进展期胃癌患者可从术前治疗中获益[4]。因此，越来越多的患者接受了术前（新辅助）治疗。之前因无专门针对新辅助治疗后肿瘤的分期标准，这一类患者过去一直采用 pTNM 分类，但这一方法的有效性未经验证。所以，《AJCC 癌症分期指南》第 8 版提供了有意义的预后数据，用于接受术前治疗者（见本章节生存数据）。由于该分析可参考的病例数有限（仅约 700 例），故仅建立了笼统的分期标准用以提供预后信息。该 ypTNM 分类系统填补了临床应用的空白。

本版分期系统中对位于食管胃结合部（EGJ）和贲门肿瘤的分期有所修改。若肿瘤累及食管胃结合部且中心离近端胃内不足 2cm（即距 EGJ ≤ 2cm），推荐采用食管癌分期方法。肿瘤累及 EGJ，且其中心离近端胃内超过 2cm 者（即距 EGJ 端> 2cm）则采用胃癌分期原则。未侵犯胃食管结合线的贲门癌，应采用胃癌分期原则。所以，确定 EGJ 的确切位置及是否受累对于评估这一区域肿瘤至关重要。

由此可见，目前的分类系统提供了适用于不同情况的更为全面的胃癌分期方法（包括 cTNM、ypTNM、pTNM）。三种分期方法满足了临床实际需要，较之前的对各种情况仅应用一种分期方法更为实用。本版分期仍有一些不足，如初始临床分期评估缺乏一致性（包括非标准化的放射影像学报告和内镜评价/描述），手术方式欠统一（尤其在美国）及对 yp 分类的病理评估。对上述不足将来会加以改善，并不断以新的数据评定其临床价值，以便进一步修订胃癌分期体系。

解剖学

原发部位

胃癌是腹部消化道的第一部分，起始于胃食管结合部（EGJ），延伸至幽门。近端胃位于紧邻横膈膜下方，被称为贲门。其余部分为胃底和胃体，胃的远端部分称为胃窦。幽门是一个肌肉环，控制摄入物从胃流向十二指肠的第一部分。胃的内外侧弯曲被称为小弯和大弯。组织学上，胃壁分为五层，分别为黏膜层、黏膜下层、肌层、浆膜下层和浆膜层。

在《AJCC 癌症分期指南》第 8 版中，我们将累及食管胃结合部，并且中心离近端胃内不足 2cm 的肿瘤归至食管癌章节，而累及食管胃结合部且中心离近端胃内 2~5cm 的肿瘤按照胃癌处理。没有累及食管胃结合部的所有胃内肿瘤归为胃癌章节（图 17.1 和图 17.2）。

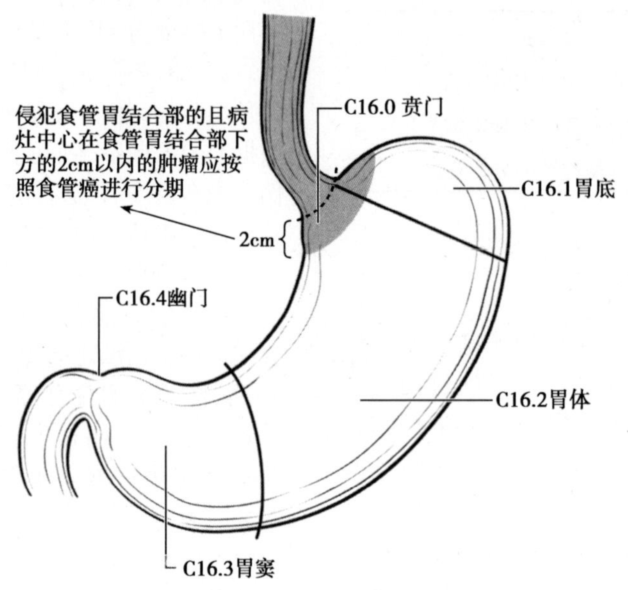

图 17.1 胃的解剖学结构

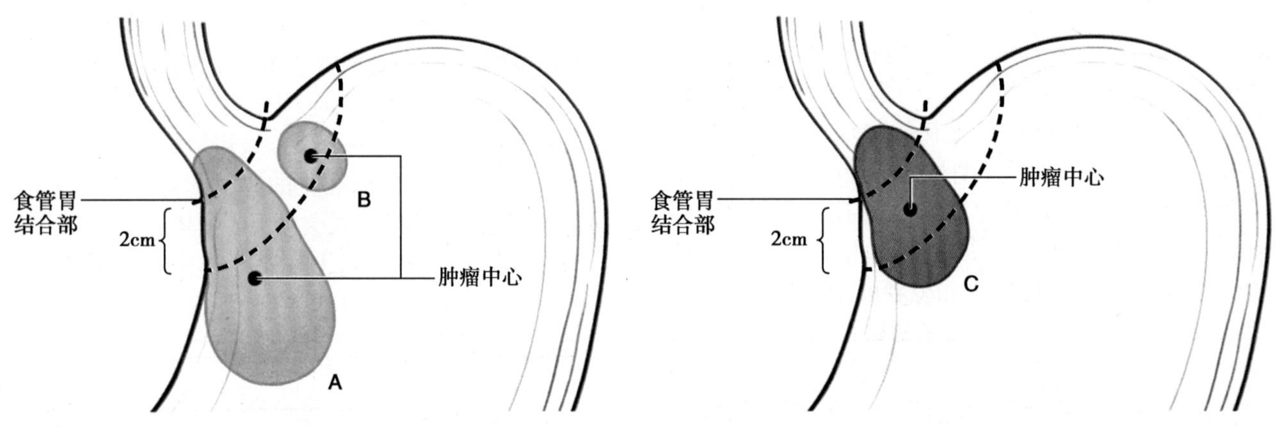

肿瘤中心位于食管胃结合部2cm以外的区域(A),或肿瘤位于食管胃结合部2cm以内区域(B)但为累及食管胃结合部,归类为胃癌

肿瘤中心位于食管胃结合部2cm以内的区域且累及食管胃结合部(C),归类为食管癌

图 17.2 (A)若食管胃结合部肿瘤的病灶中心位于近端胃 2cm 以上按照胃癌分期。(B)未累及食管胃结合部的贲门癌按照胃癌分期。(C)若食管胃结合部肿瘤的病灶中心位于近端胃 2cm 以内按照食管癌分期

区域淋巴结

胃壁引流至几组不同的区域淋巴结。沿胃大小弯侧可见胃周淋巴结(图 17.3)。其他主要的淋巴结区主要伴行于腹腔动脉及其分支和门静脉及其分支的区域。对这些淋巴结区域的充分清扫对准确评估 N 分类(ypN 或 pN)至关重要[5]。虽然病理上建议清扫/评估的区域淋巴结数量为至少 16 个,但若可清楚/评估更多的淋巴结(≥30),可能更为有效[2]。

具体的区域淋巴结分布如下:

- 沿大弯侧胃周淋巴结(包括胃大弯,大网膜)
- 沿小弯侧胃周淋巴结(包括胃小弯,小网膜)
- 左右贲门淋巴结(贲门食管)
- 幽门上淋巴结(包括胃十二指肠)
- 幽门下淋巴结(包括胃网膜)
- 胃左动脉
- 腹腔动脉
- 肝总动脉
- 肝十二指肠(沿肝固有动脉,包括门静脉)
- 脾动脉
- 脾门

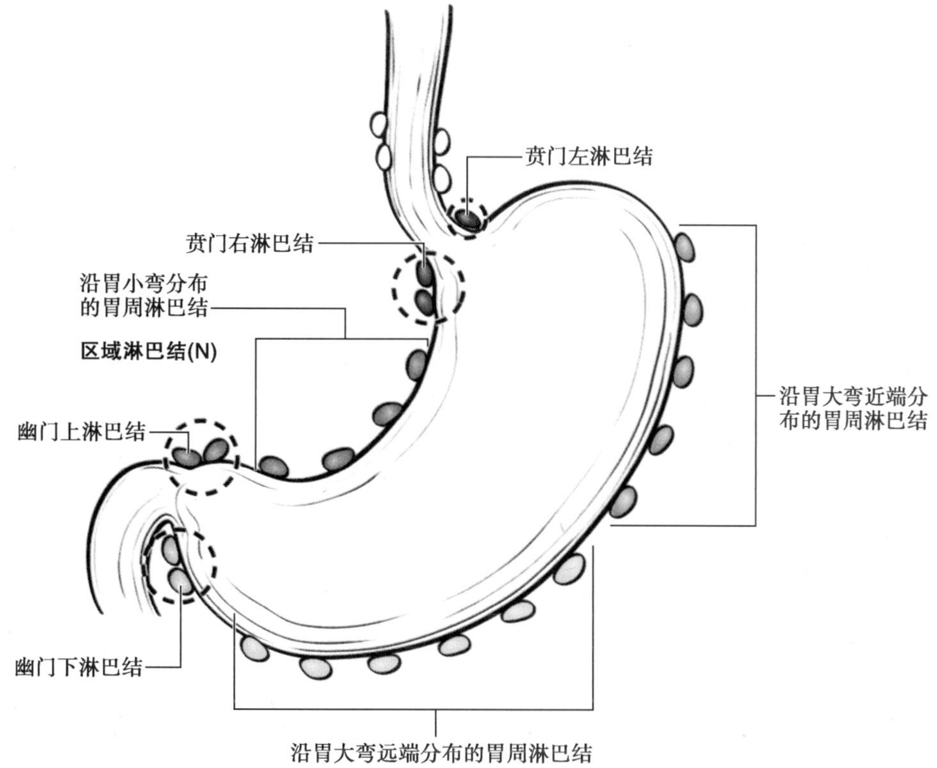

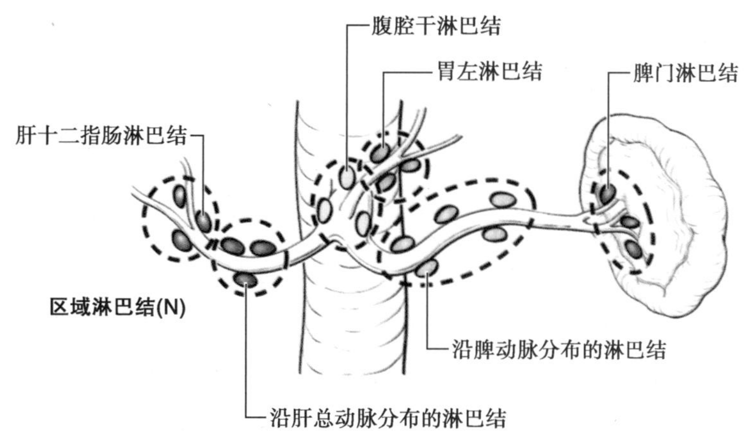

图 17.3　胃的区域淋巴结

转移部位

胃癌最常见的转移部位是肝脏、腹膜表面及非区域/远处淋巴结。中枢神经系统和肺转移的发生率较低。胃癌患者在上述部位出现肿瘤病灶即视为远处转移(M1)。相反,因肿瘤体积较大,直接侵及肝脏、横结肠、胰腺和伴有或单纯横膈膜下表面侵犯,视为肿瘤侵及邻近组织/器官(T4b)而非转移。腹腔细胞学检测呈阳性归为远处转移(M1)。

远处淋巴结:其他(非区域)腹腔内淋巴结,如胰头后、胰十二指肠、胰周、肠系膜上动脉、结肠中动脉、腹主动脉旁或腹膜后淋巴结的累及,均视为远处转移(M1)。

分类原则

临床分期

临床分期基于治疗前疾病所呈现的严重程度,以 cTNM 表示。临床分期需通过体格检查、实验室、影像学和内镜[包括超声内镜(EUS)和细针穿刺

(FNA)的细胞学评估]检查及活检(组织学)后确定。此外,还可能需要诊断性腹腔镜检查伴随腹腔灌洗液的细胞/组织学评估。

临床 T 分类

原发性胃癌的分期基于原发肿瘤的浸润深度。T1 可细分为 T1a(侵犯固有层或黏膜肌层)和 T1b(侵犯黏膜下层);侵犯固有肌层为 T2;T3 为侵犯浆膜下层结缔组织,但未累及相邻结构和浆膜(脏腹膜);T4 为肿瘤穿透浆膜层(T4a)或侵犯邻近结构/器官(T4b)。EUS 对决定 cT 分类至关重要。对于靠近邻近结构的肿瘤,影像学和 EUS 联合应用有助于确定邻近解剖结构是否受侵(cT4a 或 cT4b)。

临床 N 分类

影像报告应记录肿大淋巴结(伴恶性特征)的数量,在多学科讨论时还应重新阅片,以记录发现的恶性淋巴结的数量(见下一节临床分期方法)。EUS 也有助于临床分期中确定肿大或恶性表型淋巴结,并可辅助 FNA 或活检进行细胞学评估。

临床 M 分类

影像学发现的器官转移(包括腹膜)判定为临床转移(cM1)。临床转移可用组织学诊断确认,之后 pM1 可用于临床分期。临床分期诊断检查中,采用诊断性腹腔镜手术或腹腔灌洗液检查确定的腹膜转移也被判定为转移。需要特别指出的是,腹腔镜探查可见转移结节,分期定为 cTcNcM1,而腹腔镜探查未见转移灶,但腹腔灌洗液阳性,分期定为 cTcNpM1,一个是临床Ⅳ期,一个是病理Ⅳ期。细节在第 1 章中讨论。

内镜检查和影像学

EUS 与胸、腹、盆腔的增强 CT 是初步确定临床分期(cT、cN、cM)的检查方法。^{18}F-脱氧葡萄糖(^{18}F-FDG)PET/CT 和 MR 成像可进一步明确局部进展期疾病的 cN 和 cM 分类。

内镜评估

临床上可采用 EUS 超声内镜评估肿瘤浸润深度、淋巴结受累及部分脏器的远处转移。胃癌临床分期所使用的超声内镜最好选用带多频(5、7. 5、10 和 12MHz)径向变频器的品牌。超声内镜检查从幽门开始在逐步回撤过程中进行评估。沿矢状轴定位图像可更仔细观察到与肿瘤、淋巴结及周围器官定位相关的解剖标志。

通过超声显像所示明暗相间的层数对胃肠壁中肿瘤浸润深度予以判断。体外研究结果显示,前两层(从腔内起始的一亮一暗)表示黏膜浅层和深层,第三层(亮)是黏膜下层,第四层(暗)是固有肌层,第五层(亮)是外膜或浆膜[6]。

超声内镜可清楚区分每一层厚度的改变并确定肿瘤侵犯深度且重复性好。胃癌占位的超声显示多为低回声肿块或一至多层的暗性增厚,也可表现为正常消化道壁超声模式结构消失[7]。第一层亮层为过渡层,几乎不会缺失或增厚。第二层增厚或内部暗区提示 T1 病变。虽然使用高频(10 或者 13MHz)超声内镜可以分辨出局限于黏膜(T1a)或侵犯黏膜下(T1b)的肿瘤,但 T1 诊断的精确性也受到部分研究的质疑[8~11]。累及第 2、3 层(黏膜和黏膜下)但未达到第 4 层(固有肌层)的暗性增厚为 T1b 肿瘤。达到但未完全穿透第 4 层,超声内镜下可见第 4 层外回声边界光滑完整,这样的暗性增厚归为 T2 肿瘤。全层缺失仅有代表浆膜表面的光滑白色外层存在,提示肿瘤侵透固有肌层至浆膜下脂肪,定为胃 T3 肿瘤。若暗性增厚扩大,伴浆膜回声条纹缺失,提示为 T4a 肿瘤。超声内镜下区分 T3 和 T4a 较为困难,因浆膜下脂肪厚度差异较大,浆膜层很薄,难以在超声内镜下清楚分辨。肿瘤穿透胃壁全层,伴随胃和周围结构(如主动脉、胰腺、肝脏或其他邻近结构)之间间隔的回声带的缺失,归为 T4b 肿瘤。

常规检查的淋巴结引流区域包括下段食管周围、左右贲门、胃小弯(肝胃韧带)、胃大弯、幽门上下及伴行大血管的区域(包括腹腔干、脾动脉、肝动脉、门脉和脾门)。恶性诊断的具体标准差异较大。在超声内镜下,直径超过 10mm 且边界清楚的圆形低回声结节考虑为恶性淋巴结[12]。若可疑淋巴结位置适合,超声内镜引导下细针穿刺(FNA)时不会穿过胃壁原发灶肿瘤区域,建议行 FNA 活检及组织病理诊断[13]。虽然淋巴结数量并非目前预后分期所需,但在预后评价中仍有重要价值,因此鼓励超声内镜医师在描述临床 T 分类时,仔细记录可疑恶性淋巴结的数量。

超声内镜置于胃窦,并沿着小弯退至贲门,可容易观察到部分肝脏,可辨别肝内转移(M1),并可通过超声内镜细针穿刺明确诊断[14]。同样的,在排除其他原因后,胃旁腹水通常被高度怀疑为腹膜转移,但目前胃旁腹水尚非诊断 M1 的可靠指标。

影像学检查

原发肿瘤（cT）

超声内镜是确定原发肿瘤（T 分类）的理想手段。随着多层螺旋 CT 技术、口服造影剂、动态增强静脉造影剂、图像多平面重建技术的应用与胃充盈的改善，cT 分类的准确性得到了有效提高[17~19]。因此，胸、腹、盆腔的增强 CT（使用口服和静脉造影剂）可用于描述原发肿瘤的位置和侵犯程度。然而，CT 在诊断 cT 分类中仍具有一定局限性，尤其是 cT1、cT2 和 cT3 肿瘤。除非可见肿瘤明确侵犯至周围脏器，CT 在判断 cT4b 时也存在局限[20,12]。因胃黏膜摄取 FDG 的本底较高，且印戒细胞和/或低分化腺癌普遍缺乏 FDG 摄取，故 FDG-PET/CT 通常不用于胃癌的 cT 分类[22~24]。虽然一些小样本研究发现 MR 成像的对比分辨率较 CT 高，但总体而言 MR 成像用于 cT 分类的作用仍有待证实。

区域淋巴结（cN）

胸腹部增强 CT（使用口服和静脉造影剂）和 FDG-PET/CT 成像可用于明确局部淋巴结是否受累及。临床实践中，若淋巴结呈圆形和/或短径大于 10mm，通常怀疑为肿瘤累及。因门腔静脉区域淋巴结表现为横径长前后径短的细长外形，而仅依靠单独测量该结节，通常会出现假阳性，故上述标准不适用于门腔静脉淋巴结。CT 和 FDG-PET/CT 并非检测区域淋巴结转移的最佳方法[25~30]。而且，因区域淋巴结和远处转移的发生率较低而 PET 的假阳性率较高，FDG-PET/CT 在诊断早期 T 分类（pT）的患者时价值有限[31,32]。因迄今的文献报道中并无严格的 cN 分类标准的定义，故目前 cN 分类需综合评估异常淋巴结的大小、外观和数量以确定 cN 分类。因为 PET 无法检测出显微镜下的微小病灶，且印戒细胞和/或低分化腺癌 FDG 摄取较差，故 PET 的假阴性率较高。所以 FDG-PET/CT 用于排除淋巴结转移的诊断价值较为局限。

远处转移（cM）

胸、腹和盆腔的增强 CT 可用于诊断远处转移（cM1）。因晚期胃癌易出现腹膜、卵巢和直肠隐窝转移，故盆腔 CT 成像对诊断 cM 分类有效。同 CT 相比，MR 成像较少用于排除远处转移的主要影像学手段。在传统临床分期诊断基础上加上 FDG-PET/CT，可发现在胸、腹和盆腔 CT 不可见的遗漏转移灶。

诊断性腹腔镜探查和腹腔灌洗液的评价

用于腹膜分期的诊断性腹腔镜探查可用于确认影像学检查（或超声内镜）未发现的隐匿性转移病灶，推荐所有伴 cT3 及以上肿瘤或存在临床可疑阳性淋巴结且影像学检查（CT 或 PET/CT）未发现远处转移的患者接受腹腔镜探查。该检查通常作为单独的外科手术进行，且可发现腹膜表面和内脏器官的实体转移灶，也可帮助诊断腹腔灌洗液中发现恶性细胞的患者的腹腔内实体转移灶。临床研究结果显示，阳性腹腔细胞学是独立预后因素[33,34]，可视为 pM1 并应用于临床和病理的 M 分类，属于临床Ⅳ期和病理Ⅳ期。

腹腔灌洗使用约 200ml 生理盐水灌注至腹腔不同象限。轻柔转动身体使液体分散，然后经不同部位吸出。通常的置管位置为左右膈下和子宫直肠陷窝（道格拉斯陷凹）。理想情况下，应回收大于 50ml 灌洗液进行细胞病理学检查。

残留疾病（R 分类）

R 分类的评估仅适用于手术切除的标本。除了近端和远端切缘之外，还需评估切除的径向或环周切缘的状态确定肿瘤是否被完全切除。R 分类基于手术医师的术中评估结合切除标本病理评估。R0 为无残余肿瘤证据。美国病理学会（CAP）定义 R1 为显微镜下发现手术切缘残留，而英国皇家病理学会（RCP）定义 R1 为切缘 1mm 内见肿瘤残留。切缘有肉眼可见肿瘤定义为 R2。根据 CAP 标准，在墨染的径向切缘上存在肿瘤细胞为阳性切缘。

通过内镜黏膜下切除或内镜下黏膜切除的早期恶性病变需评估浸润深度与侧边缘以确定 pT 分类。病理诊断还需包括是否存在脉管和/或神经侵犯、肿瘤最大径和组织学分级（包括是否存在高度不典型增生）。上述信息有助于制订进一步治疗的策略及随访计划。

病理学分期

病理分期取决于临床数据及后续手术探查与切除组织（标本）的结果。符合用于病理分期的手术切除方式包括全胃切除术、近全胃切除术、次全胃切除术、胃部分切除术、近端胃切除术、远端胃切除术以及胃窦切除术。

原发肿瘤（pT）

肿瘤的浸润深度应依据对术后标本的检查。

应记录肿瘤距最近切缘的距离或侵及切缘。根据CAP指南，还需记录组织学分类和分级以及是否出现淋巴管血管或神经侵犯，同时也应检测标本是否存在幽门螺旋杆菌感染。

区域淋巴结（pN）

区域淋巴结的病理评估必需包括所有切除的淋巴结的组织学检查结果。应记录被切除的淋巴结的数量、受肿瘤累及的淋巴结数量及比例。

原发灶相邻的浆膜下脂肪中的肿瘤结节，即使无残留淋巴结组织证据，在胃癌分期中仍被归为区域淋巴结转移。癌结节的定义为，在原发肿瘤的淋巴引流区域内的散在的肿瘤结节，没有可辨别的淋巴结组织或可辨别的血管或神经结构。这些概念不考虑癌结节的形状、轮廓和大小。

远处转移（pM）

从定义为胃癌局部或区域之外的部位获取的，经病理学证实的转移性组织视为pM1。这一概念包括了在手术切除标本中远处淋巴结站点确认的肿瘤，和从包括腹膜在内的其他器官获取的组织标本（腹膜盥洗液或腹膜种植病灶）中显示有恶性细胞。

当记录病理分期时，临床M分类（cM）可用于最终的病理分期Ⅳ期，如pTpNcM0～1。

新辅助治疗后的分类

尽管目前尚缺乏对胃癌治疗后缓解程度的分级系统，但应采用新辅助治疗后的分类分期系统记录肿瘤对术前治疗（即新辅助治疗）的缓解程度。新辅助治疗病理学缓解的评估需包括对手术切除标本的肉眼观察和显微镜下检查。显微镜水平的检查中，恶性上皮的消除并被致密的纤维化或炎性纤维化取代，被视为阳性的治疗反应。病理缓解的评估取决于总体病变中残存癌组织与纤维化或炎性纤维化的比例。该比例关系以反比形式表示，即100%的治疗缓解的表现为总体病变中全部呈现纤维化或炎性纤维化，而0%的治疗缓解（即肿瘤对治疗无效）则表现为未见任何纤维化或炎性纤维化。存在残留肿瘤细胞提示不完全缓解。未发现细胞但见黏液属阳性治疗反应，而非肿瘤残留。残留肿瘤的ypT分类的依据是存在于胃壁最深部位的残留恶性上皮。阳性淋巴结定义为淋巴结中至少有一处残留肿瘤细胞[35]。病理报告中需根据手术标本检查结果描述ypT和ypN分类。若新辅助治疗后未行进一步（病理）诊断检查，M的定义应采用cM，反之ypM应反映新的检查结果。从胃癌原发灶局部或区域之外获取的转移组织经病理学确认后，以ypM1表示。

预后因素

分期所需的预后因素

除用于界定T、N与M分类的因素外，分期分组无需其他预后因素。

其他重要临床预后因素

癌胚抗原

目前尚未证实癌胚抗原（CEA）是否具独立预后价值，故治疗决策不应取决于基线CEA值。在随访期间监测CEA水平可能有助于判断肿瘤缓解或排除肿瘤进展。AJCC证据级别：Ⅲ级。

癌抗原19-9

目前尚未证实癌抗原（CA）19-9是否具独立预后价值，故治疗决策不应取决于基线CA19-9值。在随访期间监测CA19-9水平可能有助于判断肿瘤缓解或排除肿瘤进展。AJCC证据级别：Ⅲ级。

HER2

在肿瘤组织中直接检测生物标志物HER2。该生物标志物预后价值相关的报道较多，但目前尚未证实其独立的预后价值。若肿瘤呈HER2阳性，应考虑针对HER2的治疗。AJCC证据级别：Ⅲ级。

微卫星不稳定

在肿瘤组织中直接检测微卫星（又称短串联重复序列）的不稳定（MSI）。该检测的有效性仅基于有限的样本量故证据级别较低。具高度微卫星不稳定（MSI-H）的患者往往总体预后更佳。然而，目前尚未确定MSI-H是否具独立预后价值。AJCC证据级别：Ⅲ级。

风险评估模型

为支持各类预测模型在临床实践中的应用，AJCC近期发布了用于评判各类统计学预测模型的评估指南[36]。然而，目前已发表的或已被用于临床的任何预测模型，均尚未由“AJCC精准医疗核心工作组”通过该指南予以评估。AJCC未来将会对符合AJCC评估指南的本病种的风险预测模型予以认可。

AJCC TNM 定义

原发肿瘤(T)定义

T 分类	T 标准
TX	原发肿瘤无法评估
T0	无原发肿瘤的证据
Tis	原位癌:上皮内肿瘤,未侵及固有层,高度不典型增生
T1	肿瘤侵及固有层,黏膜肌层或黏膜下层
T1a	肿瘤侵及固有层或黏膜肌层
T1b	肿瘤侵及黏膜下层
T2	肿瘤侵及固有肌层*
T3	肿瘤穿透浆膜下结缔组织,而尚未侵犯脏腹膜或邻近结构**,***
T4	肿瘤侵及浆膜(脏腹膜)或邻近结构**,***
T4a	肿瘤侵及浆膜(脏腹膜)
T4b	肿瘤侵及邻近结构

* 肿瘤可穿透固有肌层达胃结肠韧带或肝胃韧带或大小网膜,但未穿透覆盖这些结构的脏腹膜。在这种情况下,原发肿瘤的分期为 T3。若穿透覆盖胃韧带或网膜的脏腹膜,则应当被分为 T4。

** 胃的邻近结构包括脾、横结肠、肝脏、膈肌、胰腺、腹壁、肾上腺、肾脏、小肠以及后腹膜。

*** 经胃壁内扩展至十二指肠或食管的肿瘤不考虑为侵及邻近结构,而应采用这些结构中最大的肿瘤浸润深度予以区分。

区域淋巴结(N)定义

N 分类	N 标准
NX	区域淋巴结无法评估
N0	无区域淋巴结转移
N1	伴 1~2 个区域淋巴结转移
N2	伴 3~6 个区域淋巴结转移
N3	伴≥7 个区域淋巴结转移
N3a	伴 7~15 个区域淋巴结转移
N3b	伴≥16 个区域淋巴结转移

远处转移(M)定义

M 分类	M 标准
M0	无远处转移
M1	伴远处转移

AJCC 预后分期分组

临床分期(cTNM)

T	N	M	分期分组
Tis	N0	M0	0
T1	N0	M0	Ⅰ
T2	N0	M0	Ⅰ
T1	N1,N2 或 N3	M0	ⅡA
T2	N1,N2 或 N3	M0	ⅡA
T3	N0	M0	ⅡB
T4a	N0	M0	ⅡB
T3	N1,N2 或 N3	M0	Ⅲ
T4a	N1,N2 或 N3	M0	Ⅲ
T4b	任何 N	M0	ⅣA
任何 T	任何 N	M1	ⅣB

病理分期(pTNM)

T	N	M	分期分组
Tis	N0	M0	0
T1	N0	M0	ⅠA
T1	N1	M0	ⅠB
T2	N0	M0	ⅠB
T1	N2	M0	ⅡA
T2	N1	M0	ⅡA
T3	N0	M0	ⅡA
T1	N3a	M0	ⅡB
T2	N2	M0	ⅡB
T3	N1	M0	ⅡB
T4a	N0	M0	ⅡB
T2	N3a	M0	ⅢA
T3	N2	M0	ⅢA
T4a	N1	M0	ⅢA
T4a	N2	M0	ⅢA
T4b	N0	M0	ⅢA
T1	N3b	M0	ⅢB
T2	N3b	M0	ⅢB
T3	N3a	M0	ⅢB

17

续表

T	N	M	分期分组
T4a	N3a	M0	ⅢB
T4b	N1	M0	ⅢB
T4b	N2	M0	ⅢB
T3	N3b	M0	ⅢC
T4a	N3b	M0	ⅢC
T4b	N3a	M0	ⅢC
T4b	N3b	M0	ⅢC
任何 T	任何 N	M1	Ⅳ

新辅助治疗后分期(ypTNM)

T	N	M	分期分组
T1	N0	M0	Ⅰ
T2	N0	M0	Ⅰ
T1	N1	M0	Ⅰ
T3	N0	M0	Ⅱ
T2	N1	M0	Ⅱ
T1	N2	M0	Ⅱ
T4a	N0	M0	Ⅱ
T3	N1	M0	Ⅱ
T2	N2	M0	Ⅱ
T1	N3	M0	Ⅱ
T4a	N1	M0	Ⅲ
T3	N2	M0	Ⅲ
T2	N3	M0	Ⅲ
T4b	N0	M0	Ⅲ
T4b	N1	M0	Ⅲ
T4a	N2	M0	Ⅲ
T3	N3	M0	Ⅲ
T4b	N2	M0	Ⅲ
T4b	N3	M0	Ⅲ
T4a	N3	M0	Ⅲ
任何 T	任何 N	M1	Ⅳ

肿瘤登记需收集的变量

1. 肿瘤位置(必须注明,因为 C16.0 既是贲门也是食管胃结合部)
2. 血清 CEA
3. 血清 CA19-9
4. 临床分期检查手段(内镜和活检、EUS、EUS-FNA、CT、PET/CT)
5. 肿瘤长径
6. 浸润深度
7. 基线影像学可疑恶性淋巴结数目
8. EUS 评估可疑恶性淋巴结数目
9. 可疑淋巴结位置(临床)
10. 恶性淋巴结位置(病理)
11. 癌淋巴结数量
12. 淋巴血管侵犯
13. 神经侵犯
14. 淋巴结外侵犯
15. HER2 状态(阳性或阴性)
16. 微卫星不稳定性
17. 手术切缘(阴性、镜下残留、肉眼残留)
18. 转移部位(若适用)
19. 手术方式

组织学分级(G)

G	G 定义
GX	分级无法评估
G1	高分化
G2	中分化
G3	低分化,未分化

组织病理学类型

本分期系统适用于所有发生在胃的原发癌,但不包括肉瘤、淋巴瘤和神经内分泌肿瘤。腺癌是最常见的组织学类型,其他组织学类型较为少见。

腺癌可根据常规分型原则区分亚型。此外,也可应用组织学术语肠型、弥漫型和混合型。混合的腺/神经内分泌癌应采用本章描述的分期系统予以分期,而非使用胃的高分化神经内分泌瘤的分期系统。

生存数据

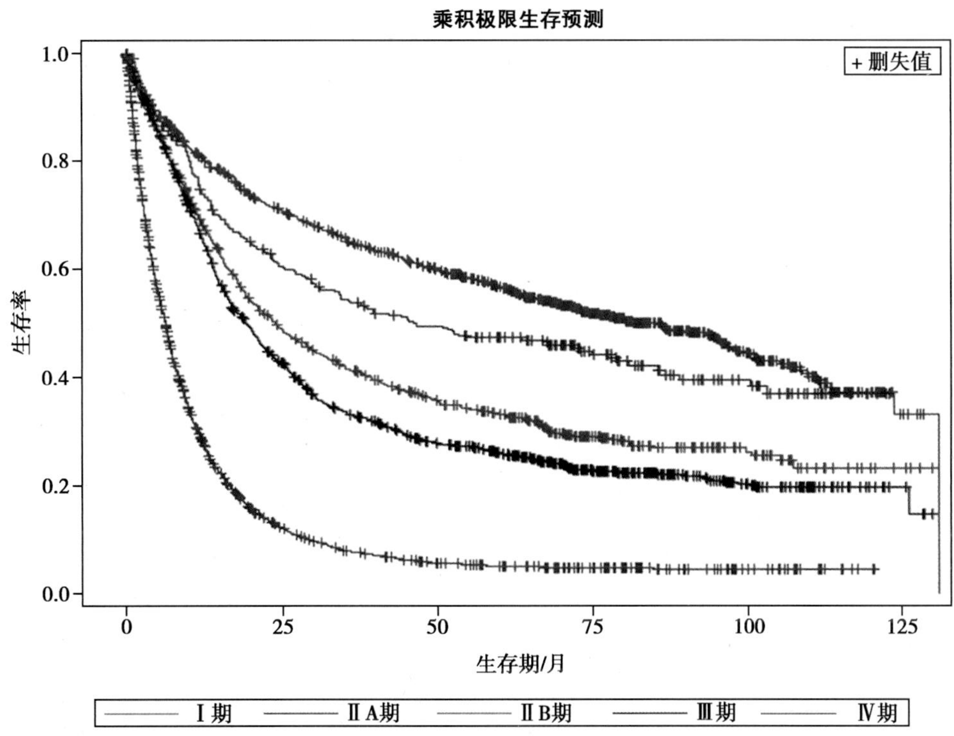

图 17.4　确诊胃癌患者的临床分期(cTNM)和总生存期。按临床分期分组,基于 NCDB 数据(2004—2008;中位随访时间为 12 个月;n=7 306)

表 17.1　确诊胃癌患者的临床分期与 1 年、3 年和 5 年生存率及中位生存期。按临床分期分组,基于 NCDB 数据

临床分期分组	患者总数	1 年生存率/%	3 年生存率/%	5 年生存率/%	中位生存期/月
Ⅰ(T1/2,N0)	1 418	80.6	64.9	56.7	84.93
ⅡA(T1/2,N+)	296	74.2	53.7	47.3	46.06
ⅡB(T3/T4a,N0)	783	68.9	41.4	33.1	23.82
Ⅲ(T3/T4a,N+)	1 427	66.4	33.1	25.9	19.12
Ⅳ(T4b &M+)	3 382	28.3	7.8	5.0	6.24

表 17.2　接受根治性或姑息性手术的胃癌患者的临床分期与 1 年、3 年和 5 年生存率及中位生存期。按临床分期分组,基于 Shizuoka 癌症中心的数据

临床分期分组	患者总数	1 年生存率/%	3 年生存率/%	5 年生存率/%	中位生存期
Ⅰ(T1/2,N0)	2 318	98.9	95.0	90.2	未到达
ⅡA(T1/2,N+)	161	96.8	83.6	75.2	未到达
ⅡB(T3/T4a,N0)	566	87.8	67.7	59.3	98.73 个月
Ⅲ(T3/T4a,N+)	758	82.9	55.1	43.4	45.07 个月
Ⅳ(T4b &M+)	288	51.7	22.1	14.1	13.3 个月

17

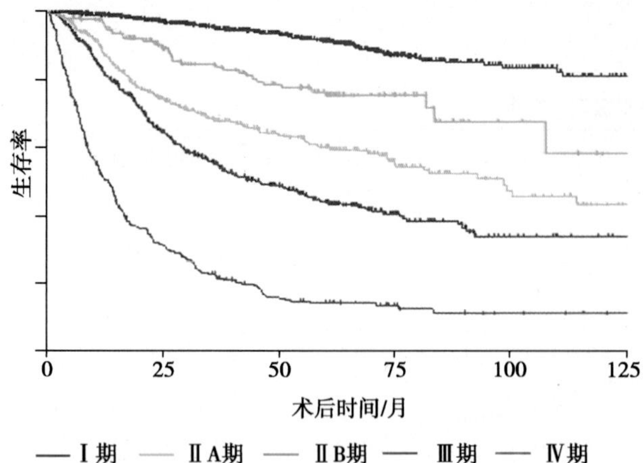

图 17.5 接受根治性或姑息性手术的胃癌患者的临床分期(cTNM)及总生存期。按临床分期分组,基于 Shizuoka 癌症中心的数据(2002—2015;中位随访时间为 47 个月;n=4 091)

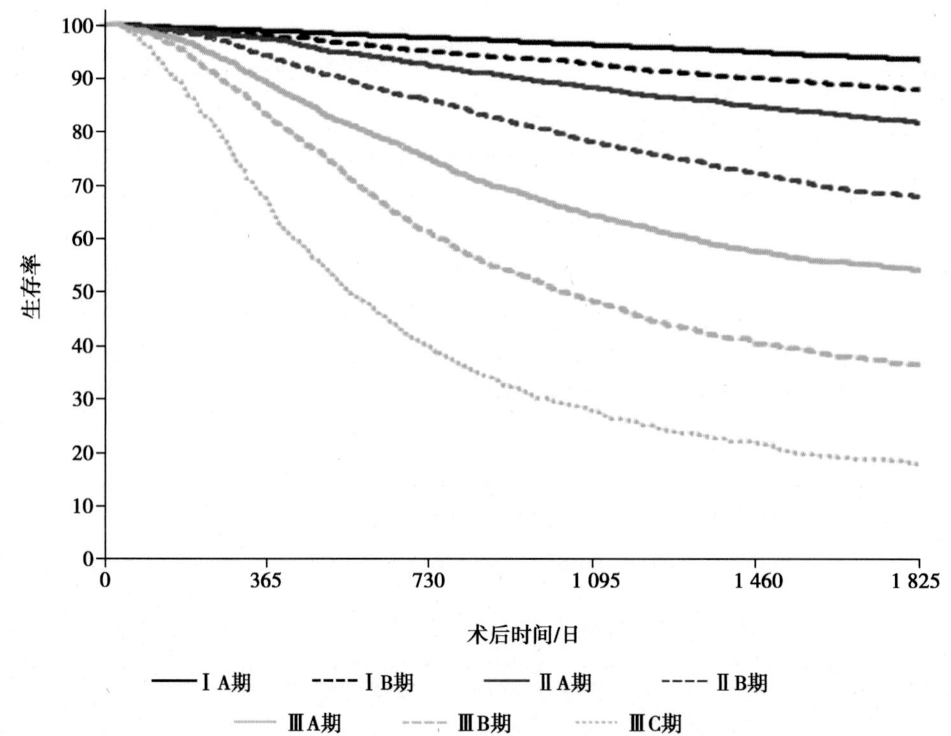

图 17.6 接受充分淋巴结清扫的手术切除的胃癌患者的病理分期(pTNM)及总生存期(术前未接受新辅助化、放疗)。按病理分期分组,基于 IGCA 数据(2000—2004;仅包括了完成 5 年随访者;n=25 411)

表 17.3 接受根治性手术的胃癌患者的病理分期与 1 年、3 年和 5 年生存率及中位生存期。按病理分期分组,基于 IGCA 数据[3]

病理分期分组	患者总数	1 年生存率/%	3 年生存率/%	5 年生存率/%	中位生存期
ⅠA	10 606	99	93.30	93.60	未到达
ⅠB	2 606	98	92.80	88	未到达
ⅡA	2 291	97.40	88.30	82.80	未到达
ⅡB	2 481	94.30	78.20	68	未到达
ⅢA	3 044	89	64.40	54.20	未到达
ⅢB	2 218	83.10	48.20	36.20	32.8 个月
ⅢC	1 350	66.80	27.70	17.90	18.5 个月

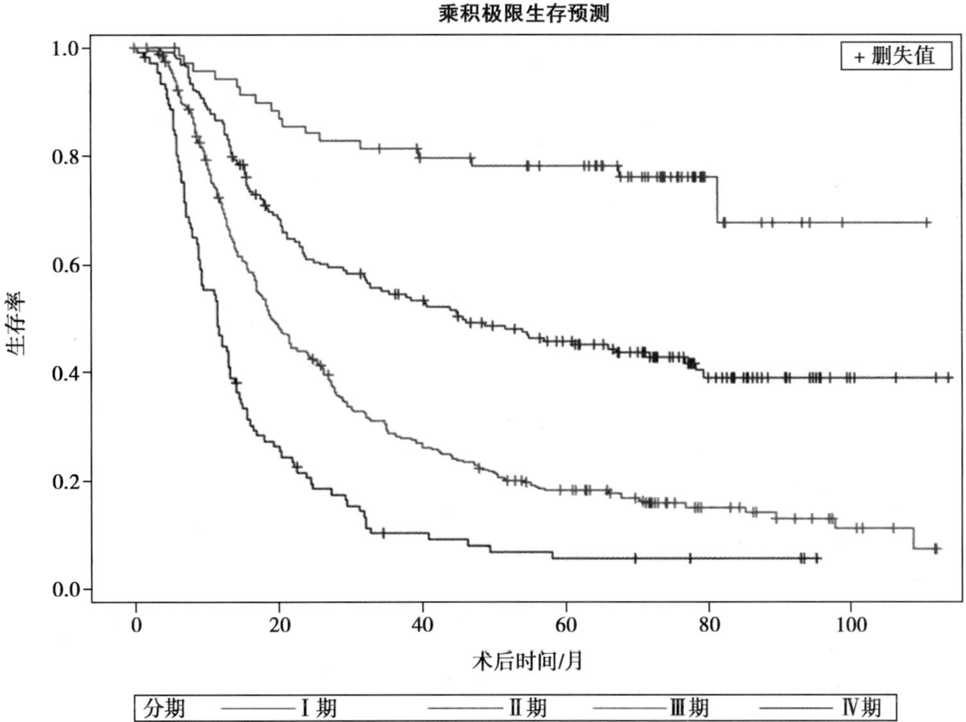

图 17.7　患者接受手术切除且术前接受新辅助化疗和/或放疗后的分期(ypTNM)及总生存期。按 yp 分期分组,基于 NCDB 数据(2004—2008;中位随访时间为 23 个月;$n=683$)

表 17.4　胃癌患者的新辅助治疗后分期(ypTNM)与 1 年、3 年和 5 年生存率及中位生存期。按 yp 分期分组,基于 NCDB 数据

治疗后分期分组	患者总数	1 年生存率/%	3 年生存率/%	5 年生存率/%	中位生存期/月
Ⅰ	70	94.3	81.4	76.5	117.8
Ⅱ	195	86.7	54.8	46.3	46.0
Ⅲ	301	71.7	28.8	18.3	19.2
Ⅳ	117	46.7	10.2	5.7	11.6

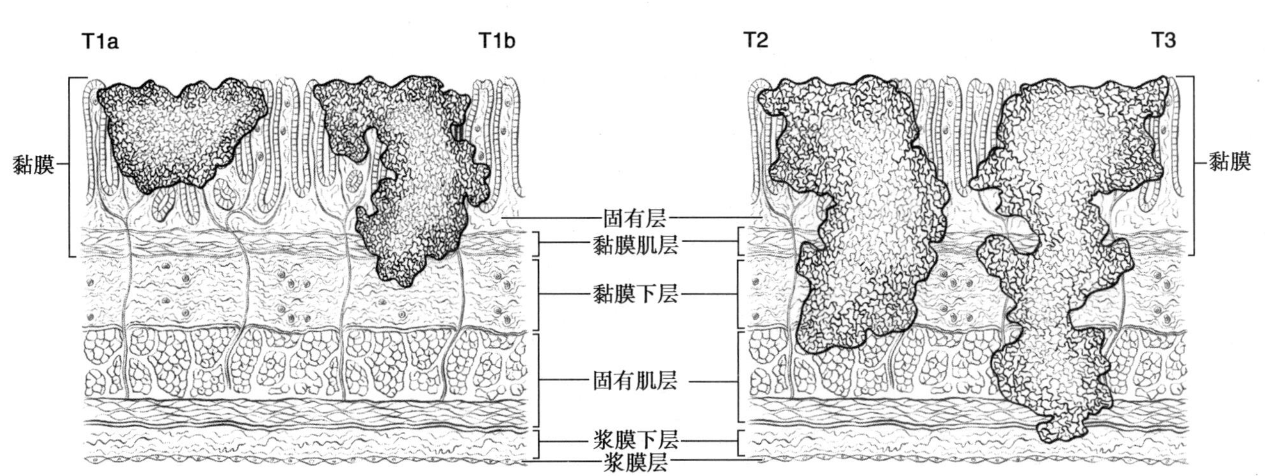

图 17.8　T1a 定义为肿瘤侵犯固有层。T1b 定义为肿瘤侵犯黏膜下层。T2 定义为肿瘤侵犯固有肌层,而 T3 定义为肿瘤穿过固有肌层达浆膜下组织

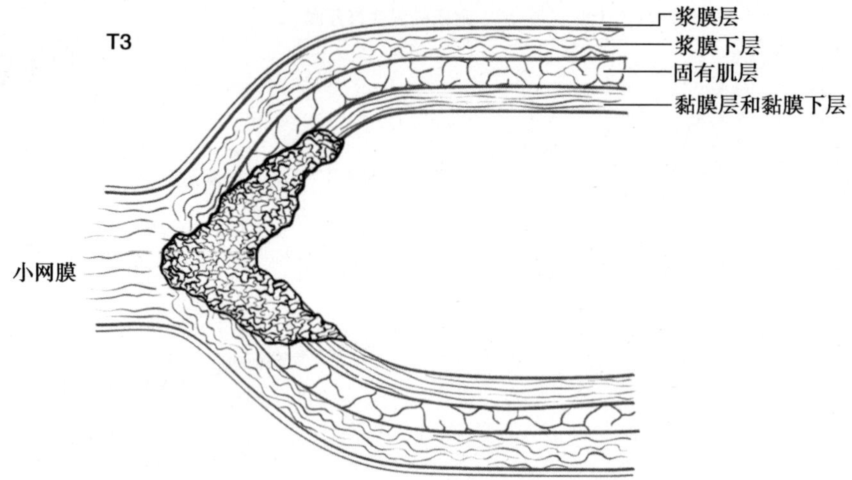

图 17.9 T3 定义为肿瘤侵及浆膜下层，这里展现的是侵及小网膜但未达浆膜层（脏腹膜）

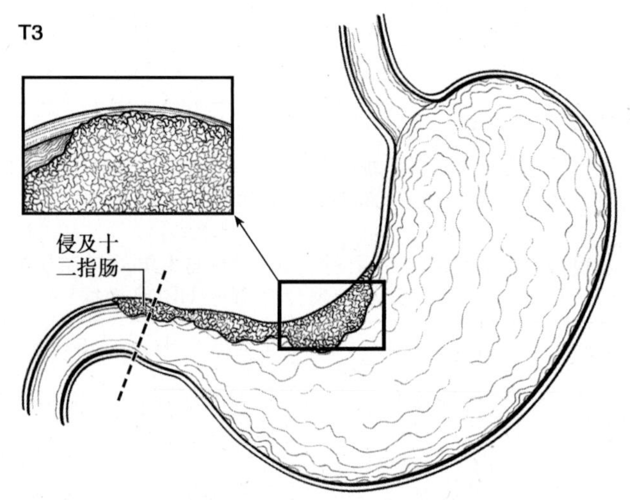

图 17.10 肿瘤远端侵及十二指肠不影响 T3 分类

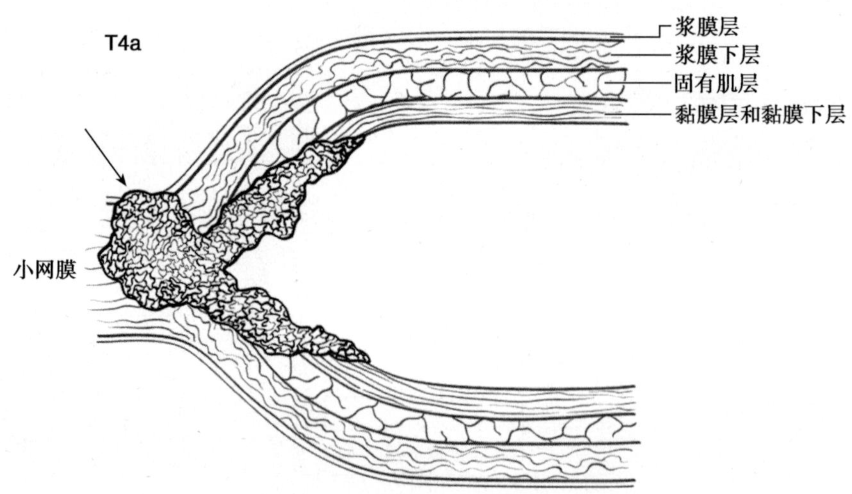

图 17.11 T4a 定义为肿瘤穿透浆膜层（脏腹膜），而尚未侵及邻近结构

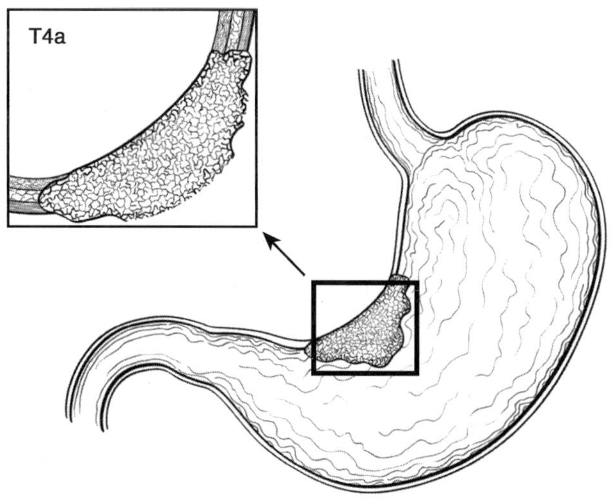

图 17.12　T4a 定义为肿瘤穿透浆膜层（脏腹膜），而尚未侵及邻近结构

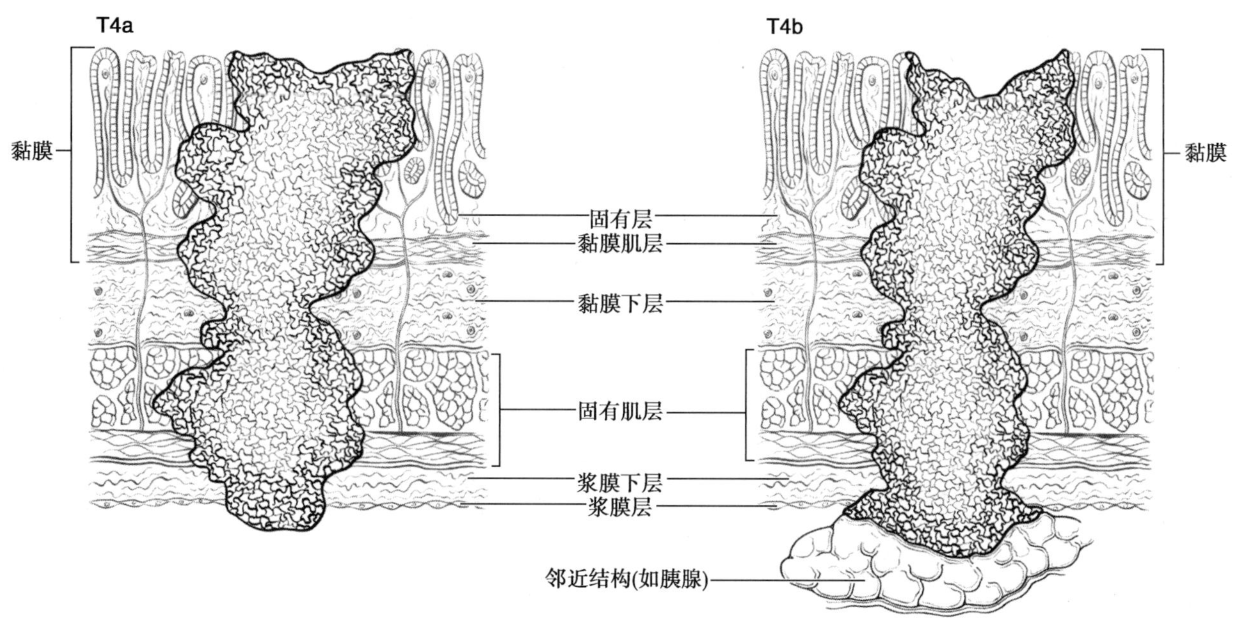

图 17.13　T4a 定义为肿瘤穿透浆膜层（脏腹膜），尚未侵犯邻近结构，而 T4b 定义为肿瘤径向侵犯邻近结构，这里展现侵及胰腺

（译者 石燕　张小田　审校 沈琳）

参考文献

1. Torre LA, Bray F, Siegel RL, Ferlay J, Lortet-Tieulent J, Jemal A. Global cancer statistics, 2012. *CA: a cancer journal for clinicians.* Mar 2015;65(2):87–108.
2. Ajani JA, Bentrem DJ, Besh S, et al. Gastric cancer, version 2.2013: featured updates to the NCCN Guidelines. *Journal of the National Comprehensive Cancer Network : JNCCN.* May 1 2013;11(5):531–546.
3. Sano T, Coit DG, Kim HH, et al. Proposal of a new stage grouping of gastric cancer for TNM classification: International Gastric Cancer Association staging project. *Gastric cancer : official journal of the International Gastric Cancer Association and the Japanese Gastric Cancer Association.* Feb 20 2016.
4. Choi AH, Kim J, Chao J. Perioperative chemotherapy for resectable gastric cancer: MAGIC and beyond. *World journal of gastroenterology : WJG.* Jun 28 2015;21(24):7343–7348.
5. Association JGC. Japanese gastric cancer treatment guidelines 2010 (ver. 3). *Gastric cancer : official journal of the International Gastric Cancer Association and the Japanese Gastric Cancer Association.* 2011;14(2):113–123.
6. Kimmey MB, Martin RW, Haggitt RC, Wang KY, Franklin DW, Silverstein FE. Histologic correlates of gastrointestinal ultrasound images. *Gastroenterology.* Feb 1989;96(2 Pt 1):433–441.
7. Botet JF, Lightdale CJ, Zauber AG, et al. Preoperative staging of gastric cancer: comparison of endoscopic US and dynamic CT. *Radiology.* Nov 1991;181(2):426–432.
8. Barbour AP, Rizk NP, Gerdes H, et al. Endoscopic ultrasound predicts outcomes for patients with adenocarcinoma of the gastroesophageal junction. *Journal of the American College of Surgeons.* Oct 2007;205(4):593–601.

9. Blackshaw G, Lewis WG, Hopper AN, et al. Prospective comparison of endosonography, computed tomography, and histopathological stage of junctional oesophagogastric cancer. *Clin Radiol.* Oct 2008;63(10):1092–1098.
10. Murata Y, Napoleon B, Odegaard S. High-frequency endoscopic ultrasonography in the evaluation of superficial esophageal cancer. *Endoscopy.* May 2003;35(5):429–435; discussion 436.
11. Mocellin S, Pasquali S. Diagnostic accuracy of endoscopic ultrasonography (EUS) for the preoperative locoregional staging of primary gastric cancer. *Cochrane Database Syst Rev.* 2015;2:CD009944.
12. Catalano MF, Sivak MV, Jr., Rice T, Gragg LA, Van Dam J. Endosonographic features predictive of lymph node metastasis. *Gastrointestinal endoscopy.* Jul-Aug 1994;40(4):442–446.
13. Puli SR, Reddy JB, Bechtold ML, Antillon D, Ibdah JA, Antillon MR. Staging accuracy of esophageal cancer by endoscopic ultrasound: a meta-analysis and systematic review. *World journal of gastroenterology : WJG.* Mar 14 2008;14(10):1479–1490.
14. tenBerge J, Hoffman BJ, Hawes RH, et al. EUS-guided fine needle aspiration of the liver: indications, yield, and safety based on an international survey of 167 cases. *Gastrointestinal endoscopy.* Jun 2002;55(7):859–862.
15. Lee YT, Ng EK, Hung LC, et al. Accuracy of endoscopic ultrasonography in diagnosing ascites and predicting peritoneal metastases in gastric cancer patients. *Gut.* Nov 2005;54(11):1541–1545.
16. Sultan J, Robinson S, Hayes N, Griffin SM, Richardson DL, Preston SR. Endoscopic ultrasonography-detected low-volume ascites as a predictor of inoperability for oesophagogastric cancer. *The British journal of surgery.* Sep 2008;95(9):1127–1130.
17. Chen CY, Hsu JS, Wu DC, et al. Gastric cancer: preoperative local staging with 3D multi-detector row CT–correlation with surgical and histopathologic results. *Radiology.* Feb 2007;242(2):472–482.
18. Park HS, Lee JM, Kim SH, et al. Three-dimensional MDCT for preoperative local staging of gastric cancer using gas and water distention methods: a retrospective cohort study. *AJR. American journal of roentgenology.* Dec 2010;195(6):1316–1323.
19. Anzidei M, Napoli A, Zaccagna F, et al. Diagnostic performance of 64-MDCT and 1.5-T MRI with high-resolution sequences in the T staging of gastric cancer: a comparative analysis with histopathology. *Radiol Med.* Oct 2009;114(7):1065–1079.
20. Kim YH, Lee KH, Park SH, et al. Staging of T3 and T4 gastric carcinoma with multidetector CT: added value of multiplanar reformations for prediction of adjacent organ invasion. *Radiology.* Mar 2009;250(3):767–775.
21. Fujikawa H, Yoshikawa T, Hasegawa S, et al. Diagnostic value of computed tomography for staging of clinical T1 gastric cancer. *Annals of surgical oncology.* Sep 2014;21(9):3002–3007.
22. Yun M, Lim JS, Noh SH, et al. Lymph node staging of gastric cancer using (18)F-FDG PET: a comparison study with CT. *Journal of nuclear medicine : official publication, Society of Nuclear Medicine.* Oct 2005;46(10):1582–1588.
23. Chen J, Cheong JH, Yun MJ, et al. Improvement in preoperative staging of gastric adenocarcinoma with positron emission tomography. *Cancer.* Jun 1 2005;103(11):2383–2390.
24. Namikawa T, Okabayshi T, Nogami M, Ogawa Y, Kobayashi M, Hanazaki K. Assessment of (18)F-fluorodeoxyglucose positron emission tomography combined with computed tomography in the preoperative management of patients with gastric cancer. *International journal of clinical oncology.* Aug 2014;19(4):649–655.
25. Kato H, Kuwano H, Nakajima M, et al. Comparison between positron emission tomography and computed tomography in the use of the assessment of esophageal carcinoma. *Cancer.* Feb 15 2002;94(4):921–928.
26. Lowe VJ, Booya F, Fletcher JG, et al. Comparison of positron emission tomography, computed tomography, and endoscopic ultrasound in the initial staging of patients with esophageal cancer. *Molecular imaging and biology : MIB : the official publication of the Academy of Molecular Imaging.* Nov-Dec 2005;7(6):422–430.
27. Takizawa K, Matsuda T, Kozu T, et al. Lymph node staging in esophageal squamous cell carcinoma: a comparative study of endoscopic ultrasonography versus computed tomography. *J Gastroenterol Hepatol.* Oct 2009;24(10):1687–1691.
28. Choi J, Kim SG, Kim JS, Jung HC, Song IS. Comparison of endoscopic ultrasonography (EUS), positron emission tomography (PET), and computed tomography (CT) in the preoperative locoregional staging of resectable esophageal cancer. *Surg Endosc.* Jun 2010;24(6):1380–1386.
29. Walker AJ, Spier BJ, Perlman SB, et al. Integrated PET/CT fusion imaging and endoscopic ultrasound in the pre-operative staging and evaluation of esophageal cancer. *Molecular imaging and biology : MIB : the official publication of the Academy of Molecular Imaging.* Feb 2011;13(1):166–171.
30. Findlay JM, Bradley KM, Maile EJ, et al. Pragmatic staging of oesophageal cancer using decision theory involving selective endoscopic ultrasonography, PET and laparoscopy. *The British journal of surgery.* Nov 2015;102(12):1488–1499.
31. Cuellar SL, Carter BW, Macapinlac HA, et al. Clinical staging of patients with early esophageal adenocarcinoma: does FDG-PET/CT have a role? *J Thorac Oncol.* Aug 2014;9(8):1202–1206.
32. Little SG, Rice TW, Bybel B, et al. Is FDG-PET indicated for superficial esophageal cancer? *European journal of cardio-thoracic surgery : official journal of the European Association for Cardio-thoracic Surgery.* May 2007;31(5):791–796.
33. Shiozaki H, Elimova E, Slack RS, et al. Prognosis of gastric adenocarcinoma patients with various burdens of peritoneal metastases. *Journal of surgical oncology.* 2016;113(1):29–35.
34. Mezhir JJ, Shah MA, Jacks LM, Brennan MF, Coit DG, Strong VE. Positive peritoneal cytology in patients with gastric cancer: natural history and outcome of 291 patients. *Annals of surgical oncology.* Dec 2010;17(12):3173–3180.
35. Mansour JC, Tang L, Shah M, et al. Does graded histologic response after neoadjuvant chemotherapy predict survival for completely resected gastric cancer? *Annals of surgical oncology.* 2007;14(12):3412–3418.
36. Kattan MW, Hess KR, Amin MB, et al. American Joint Committee on Cancer acceptance criteria for inclusion of risk models for individualized prognosis in the practice of precision medicine. *CA: a cancer journal for clinicians.* Jan 19 2016.

第 18 章 小 肠

本章摘要

适用本分期系统的肿瘤种类

仅包括位于十二指肠（非壶腹癌）、空肠和回肠的腺癌。

不适用本分期系统的肿瘤种类

肿瘤类型	按何种类型分类	适用章节
分化良好的神经内分泌肿瘤（类癌）	十二指肠和 Vater 壶腹神经内分泌肿瘤	30
分化良好的神经内分泌肿瘤（类癌）	空肠、回肠神经内分泌肿瘤	31
内脏肉瘤	腹腔和胸腔内脏器官的软组织肉瘤	42
胃肠间质瘤	胃肠间质瘤	43
淋巴瘤	霍奇金和非霍奇金淋巴瘤	79

更新要点

更新	更新细节	证据级别
原发肿瘤（T）定义	针对 T3 和 T4 肿瘤，删除了对腹膜后的浸润程度的描述，病理评估也不依赖该因素。腹膜后的浸润程度并非有效预后因素	Ⅳ
区域淋巴结（N）定义	N1 定义为伴有 1～2 枚区域淋巴结侵犯 N2 定义为伴有>2 枚区域淋巴结侵犯 更新统一了小肠癌 N1 同其他上消化道肿瘤的 N1 分类；根据美国国家癌症数据库的数据分析，该更新对不同 N 分类可予以更有效的区分	Ⅲ
预后分期分组	所有组织学类型的肿瘤均可根据 TNM 分类，但预后分期分组仅适用于腺癌	Ⅲ

ICD-O-3 形态学编码

编码	描述
C17.0	十二指肠
C17.1	空肠
C17.2	回肠
C17.8	小肠交搭跨越病灶
C17.9	小肠，非特指

WHO 肿瘤分类

编码	描述
	腺癌
8140	腺癌，非特指
8480	黏液腺癌
8481	分泌黏液的腺癌
8210	腺瘤样息肉内腺癌
8261	绒毛状腺瘤内腺癌
8263	管状绒毛状腺瘤内腺癌
8490	印戒细胞癌
8010	癌，非特指
	其他
8560	腺鳞癌
8070	鳞状细胞癌
8013	大细胞神经内分泌癌
8041	小细胞神经内分泌癌
8244	混合性腺神经内分泌癌
8020	未分化癌
8148	高级别不典型增生（上皮内瘤变）
8510	多形性腺癌

Bosman FT, Carneiro F, Hruban RH, Theise ND, eds. World Health Organization Classification of Tumors of the Digestive System. Lyon: IARC; 2010。

概述

虽然小肠是人体内所占表面积最大的器官之一，但也是消化系统中最不易发生肿瘤的器官之一。小肠癌的发病率不足所有消化道肿瘤的3%[1]。2016年美国约10 090名患者被确诊为小肠恶性肿瘤，约1 330名患者将因小肠肿瘤死亡，男女比例基本相同[2]。小肠肿瘤的病理类型呈多样性，约25%~50%的原发小肠的恶性肿瘤为腺癌。小肠腺癌的自然病程目前已基本明确[3~15]。超过60%的小肠肿瘤发生于十二指肠，其次为空肠（20%）和回肠（15%）。罹患原发小肠腺癌患者具更高的第二原发恶性肿瘤发生率，该现象与遗传性非息肉性结肠癌、家族性腺瘤样息肉病、Peutz-Jeghers综合征患者恶性肿瘤发生率明显升高部分相关[1,16~18]。克罗恩病和乳糜泻也同小肠腺癌和淋巴瘤发生风险升高相关[19~21]。

小肠腺癌的局部、区域和远处转移的模式与消化道其他部位相同病理类型的肿瘤基本相似。最常见的转移部位包括区域淋巴结、腹膜和肝脏。

本章涉及的分类和分期系统适用于小肠腺癌的临床和病理学分期，但不适用于其他类型的小肠恶性肿瘤。

本分期系统基于美国国家癌症数据库（NCDB）中1998—2008年接受治疗的3 141例非壶腹部十二指肠腺癌和3 807例非十二指肠小肠腺癌的数据分析结果。

解剖学

原发部位

本分期系统适用于发生于十二指肠、空肠和回肠的腺癌，不适用于发生于回盲瓣和Meckel憩室的恶性肿瘤。源自十二指肠壶腹部的肿瘤根据第27章所描述的分期系统进行分期。

十二指肠

十二指肠长约25cm（10英寸），自胃幽门括约肌始至空肠，解剖学常分为四部分。胆总管和胰管并开口于第二部分的Vater壶腹（图18.1）。

空肠和回肠

空肠（长约8英尺/240cm）和回肠（长约12英尺/360cm）自十二指肠近端起始至回盲瓣远端。空肠和回肠的分界尚不明确。通常情况下，除外十二指肠，近段约40%小肠为空肠，远段约60%小肠为回肠（图18.1）。

解剖学通识

包含丰富的血供、区域淋巴结和肠系膜的腹

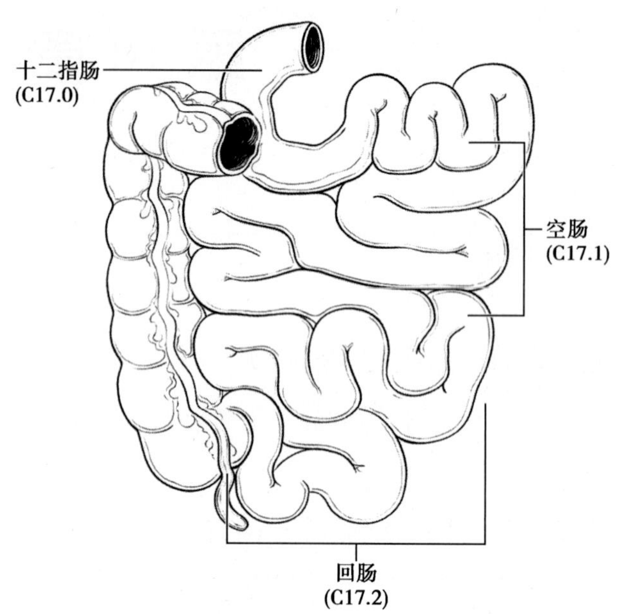

图18.1　小肠解剖部位

膜，为空肠和回肠部分提供支持。十二指肠作为小肠最短的部分，无完整的肠系膜，仅前部有腹膜覆盖。非十二指肠段小肠壁包括五层，即黏膜层、黏膜下层、肌层、浆膜下层和浆膜层。黏膜肌层是一层很薄的平滑肌细胞，分隔黏膜层和黏膜下层。除了与肠系膜相连的部分狭窄肠管和腹膜后部分的十二指肠外，小肠是腹膜内位器官。

区域淋巴结

非壶腹部十二指肠的区域淋巴结包括以下各组胰腺、十二指肠周围淋巴结（图18.2和图18.3）：

- 胰腺后淋巴结
- 肝动脉淋巴结
- 胰-十二指肠下淋巴结
- 肠系膜上淋巴结

非十二指肠的小肠肿瘤的区域淋巴结沿肠系膜血管分布，延伸至肠系膜根部的各组淋巴结（图18.4）：

- 盲肠淋巴结（仅适用于回肠末端）
- 回结肠淋巴结（仅适用于回肠末端）
- 肠系膜上淋巴结
- 肠系膜淋巴结，非特指

转移部位

小肠腺癌常见转移部位包括区域淋巴结、肝和腹膜腔，但可转移至任何器官。肿瘤侵犯临近结构较为常见。在十二指肠、空肠和回肠腺癌中，非区域内的腹腔和主动脉旁淋巴结侵犯被视为远处转移（M1）。

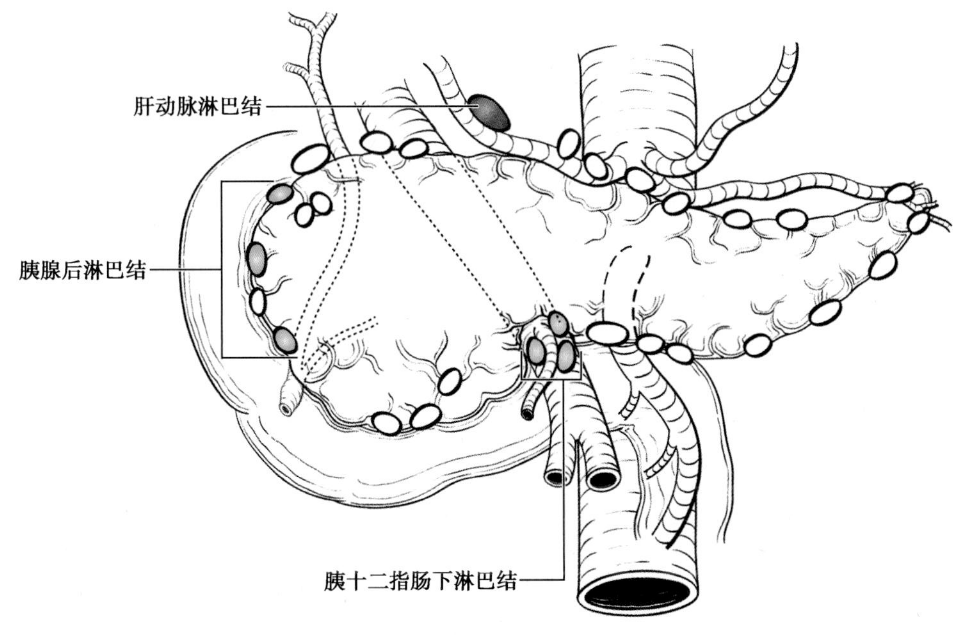

图 18.2　十二指肠区域淋巴结

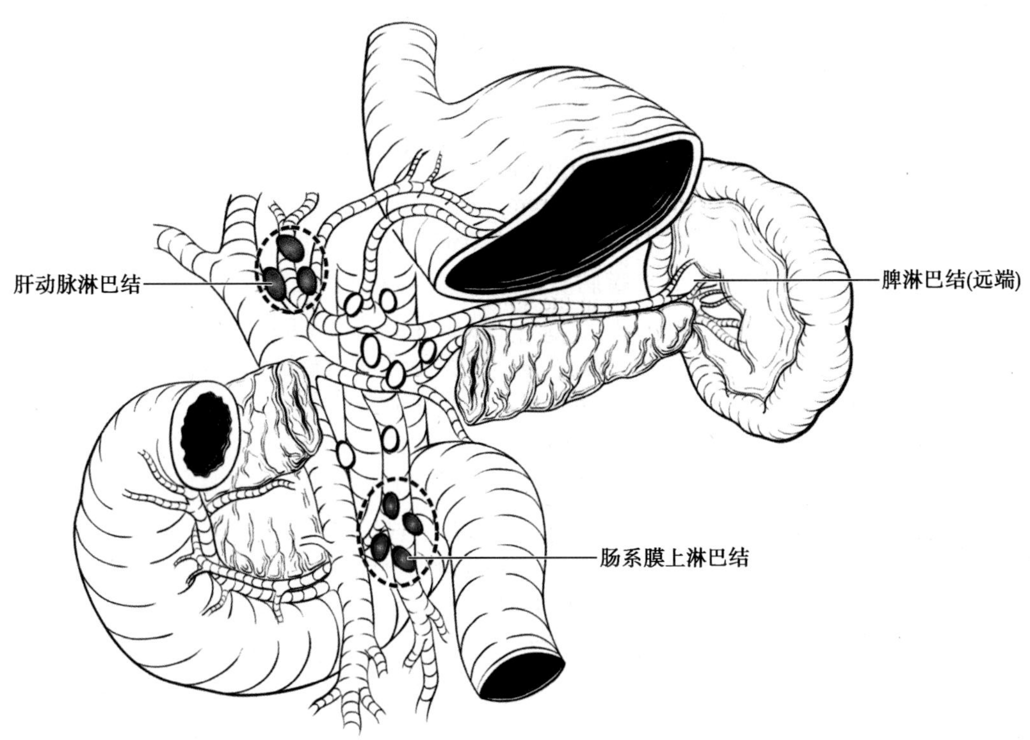

图 18.3　十二指肠区域淋巴结

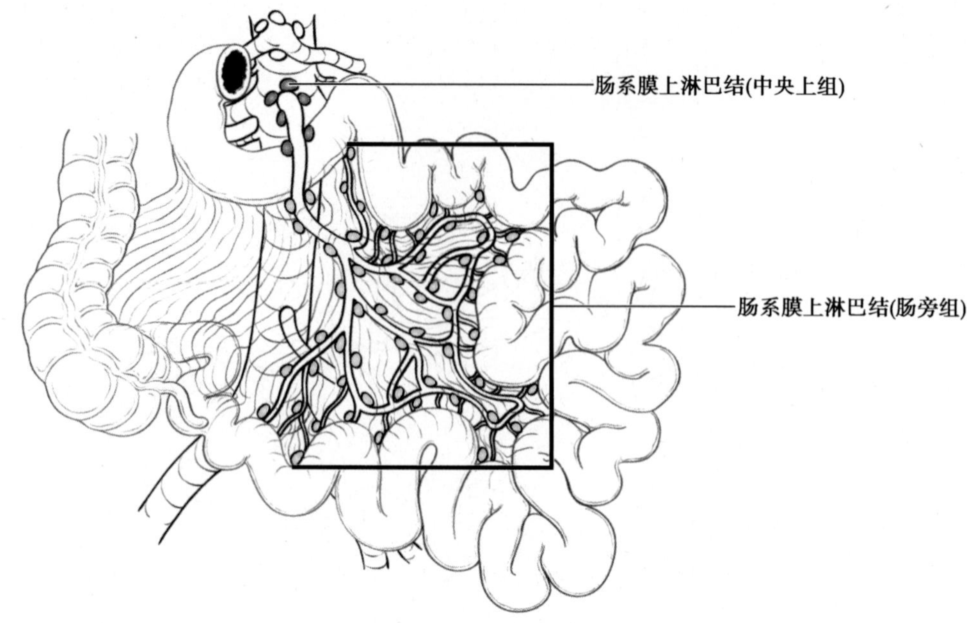

图 18.4 回肠及空肠的区域淋巴结

分类原则

临床分期

临床分期用于明确治疗前的危险因素评估。非壶腹部十二指肠腺癌的诊断常在初始治疗之前；而非十二指肠腺癌的确诊常在初始有症状的患者治疗之后，特别是对于可切除的患者。因此，临床分期在非壶腹部十二指肠腺癌中的应用更为常见。临床分期通常基于病理活检、横断面影像学检查和必要时的超声内镜(EUS)检查。

影像学检查

以下内容总结并阐明了非壶腹部十二指肠腺癌和非十二指肠小肠癌的影像学在患者临床分期中的应用。因小肠癌属罕见肿瘤，故现有的影像学分期的依据均源自小样本的回顾性研究(这些研究的时间跨度较大，通常达数十年，而该时间跨度内影像学检查技术却日新月异)，或者从更为常见的消化道肿瘤的研究数据中推断而来。除了一小样本文献提供了用于诊断、分类和定位小肠肿瘤的横断面影像学检查的经验外，几乎没有数据支持不同影像学手段在准确判断非壶腹部十二指肠腺癌或者非十二指肠小肠腺癌的分期中的地位。

横断面影像学检查

使用口服和静脉造影剂的胸部、腹部和盆腔增强计算机断层扫描(CT)是用于判断非壶腹部十二指肠腺癌或者非十二指肠小肠腺癌的临床分期的重要影像学手段[22~24]。^{18}F-FDG-PET/CT 或许可进一步确定 cN 分期及评价局部进展期肿瘤患者 cM 分期[25]。

使用口服和静脉造影剂的腹部 CT 或许是发现小肠原发肿瘤的位置有效手段[26]。使用水或口服造影剂灌肠的 CT 肠道造影对于区分小肠恶性肿瘤的类型和位置较常规 CT 检查更为有效[27,28]。然而，因无法判断具体的 T 分类，腹部 CT 在评估临床 T(cT)分类中的作用有限。

使用口服和静脉造影剂的腹盆 CT 或许可用于描述临床 N 分类(cN)[22]。虽然尚无前瞻性数据确定 CT 显示的淋巴结大小与恶性表现间的关系，与其他消化道肿瘤相同，在原发肿瘤附近圆形或平均直径≥10mm 的区域淋巴结通常被认为恶性淋巴结。在 cN 分类中发现的阳性肝门淋巴结更倾向为假阳性。这些淋巴结正常的表现即为横径长而前后径短，且仅凭测量可能会导致假阳性。在 CT 上发现的不确定的结节可能需要 PET/CT 进一步区分。

使用口服和静脉造影剂的胸部、腹部和盆腔增强 CT 以及 PET/CT 可能是发现远处转移(cM)的最重要手段。转移部位包括肝、远处淋巴结、典型的网膜或腹膜转移。腹水可能是腹膜转移的间接影像学表现。

使用或不使用钆造影剂的磁共振(MR)影像可能是判断增强 CT 上无法明确性质的肝内病灶性质的重要手段。有报道提示，MR 肠道造影有助于明确小肠恶性肿瘤位置和类型[29,30]，但在肿瘤分期方面作用有限。

PET/CT 对进一步准确判断 cT 分类并无帮助。虽然目前缺乏前瞻性证据支持患者接受增强 CT 检查后，PET/CT 可进一步更准确地判断 cN 或 cM 分类，但其有助于确定 CT 检查中病灶的性质。使用 PET/CT 时需警惕其在发现低负荷转移灶的局限性（假阳性）和高假阳性率可能导致后续不必要的检查。

EUS

不同于 EUS 在胃和食管胃结合部肿瘤诊断中的地位，EUS 在非壶腹部十二指肠腺癌中作用相对有限，且在非十二指肠小肠腺癌中没有价值。所有针对 EUS 在非壶腹部十二指肠腺癌分期的相关数据均源于回顾性研究[31~35]。超声内镜的长度仅能达到首段、第二段和第三段十二指肠，对超过以上部分的十二指肠肿瘤无法观察。EUS 可评估原发肿瘤的浸润深度、局部淋巴结侵犯情况和部分靠近原发肿瘤的远处转移病灶。临床分期所使用的超声内镜最好选用带多频（5、7.5、10 和 12MHz）径向变频器的品牌。

胃肠壁各层的侵犯程度可通过超声检查下各层明、暗变化来判断，其方法与食管和食管胃结合部肿瘤的类似。

EUS 可以常规观察和区分十二指肠周围、肠系膜、腹膜后、腹腔动脉、脾静脉、门静脉和肝-胃韧带淋巴引流区。位于这些区域内表现为低回声、圆形、边界清楚的病灶均被认为是恶性结节。若临床需要，可通过 EUS 引导下的细针穿刺活检明确结节的组织学性质。这些部位的结节的临床分类，需仔细检查并报告可疑结节的数量。

将 EUS 置于近段十二指肠、胃窦、胃小弯和胃底可直接观察部分肝脏，有助于发现肝转移（M1）。同样，EUS 和横断面影像学可见的腹水提示可疑腹膜转移，并提示需要进一步行诊断性（影像学引导）穿刺或腹腔镜下活检。

胶囊内镜

对于表现为隐性胃肠道失血和上、下消化道内镜检查阴性的患者，胶囊内镜或许可帮助判断非梗阻性小肠恶性病变的位置。胶囊内镜对特异性诊断和原发肿瘤分期评估并无助益。

病理学分期

病理学分期是初次手术治疗后的对风险评估。与临床分期类似，病理学分期包含了影像学和外科医生的评估信息。对未接受术前新辅助治疗的患者，该分期称为 p 分期；对接受新辅助治疗者，该分期称为 yp 分期。

原发肿瘤（T）的分类是依据肿瘤浸润或穿透肠壁的深度和侵犯临近组织的情况。十二指肠、空肠和回肠的径向播散情况不纳入该分期。大多数非壶腹部十二指肠腺癌和非十二指肠小肠腺癌的发生均与癌前病变相关，如管状或管状绒毛腺瘤、与克罗恩病或乳糜泻相关的扁平上皮异型增生。若进行活检取样，这些浸润前病变被划分为低级别上皮内瘤变或高级别上皮内瘤变（包括原位癌）。侵及黏膜固有层或黏膜肌层的肿瘤被定义为早期浸润性癌或黏膜内癌（T1a）。若肿瘤完整切除后进行多次切片取材，肿瘤的侵犯深度决定 T 分类。此外，为了帮助判断内镜下息肉切除术后是否需进一步手术干预，提供肿瘤的分化程度、脉管侵犯情况和切缘情况也十分重要。

虽然小肠癌和结肠癌的分期系统类似，但需要注意两者间的区别，尤其对于早期肿瘤。在结肠癌中，pTis 适用于上皮内瘤变、黏膜内病变（肿瘤侵犯黏膜固有层或黏膜肌层）和原位癌。在小肠癌中，侵及黏膜固有层或黏膜肌层的黏膜内病变分期为 pT1a 而非 pTis。因此，小肠癌的 pT1 定义与胃腺癌一致。侵犯和穿透小肠壁的病变分期与结肠癌一致。

当手术切除原发灶后，区域淋巴结转移的分期由被切除的淋巴结中受累及的淋巴结数目决定。强烈建议记录淋巴结转移数量和所有切除/检出淋巴结的总数。

不与原发灶连续的非区域淋巴结、腹膜或血道转移均视为 M1。

术后病理学的最终分期包括 T、N、M 这三个主要因素，即肿瘤浸润程度、阳性淋巴结数量和被认为是潜在转移灶的非连续肿瘤结节或种植结节。另外，还需报告其他与疾病处理和预后相关的因素（肿瘤位置、大小、亚型、分化程度、清扫淋巴结数量、脉管侵犯情况、大血管侵犯情况和切缘状态）的情况。

对于节段性小肠切除，切缘评价应该包括近端切缘、远端切缘和肠系膜切缘。除了腹膜后十二指肠段未被腹膜包裹，其肠系膜切缘仅为局部切缘以外，所有小肠段均部分或完全被腹膜包裹（图 18.4）。对于行胰-十二指肠切除术的十二指肠癌标本，无腹膜覆盖的表面形成局部（无腹膜覆盖的软组织）深切缘。

若肿瘤可被切除，原发肿瘤的肠壁局部浸润或穿透程度和区域淋巴结的转移情况是判断预后的两项最重要的因素。肿瘤无法完全切除或无法行肿瘤切除术的情况通常与肿瘤远处转移相关，这类患者的预后较差。

预后因素

分组所需的预后因素

除用于界定 T、N 与 M 分类的因素外，分期分组无需其他预后因素。

其他重要临床预后因素

原发病灶位置(十二指肠 vs 非十二指肠)

对临床分期的本次更新回顾了 NCDB 的数据,该数据库中包含了 3 141 名非壶腹部十二指肠腺癌的患者和 3 807 名非十二指肠小肠腺癌的患者,在相同分期情况下,非壶腹部十二指肠腺癌患者的生存期较非十二指肠小肠腺癌短。虽然其他的研究者也发现这一现象[36],但最近一篇源自美国监测、流行病学与最终结果(SEER)数据库的 2 772 例患者的综述分析发现:壶腹部十二指肠腺癌患者的生存期与非十二指肠小肠腺癌类似[36]。AJCC 证据级别:Ⅱ级。

检出淋巴结数量

虽然因临床数据有限,尚无法确定最佳的、用于小肠腺癌的准确淋巴结分期的淋巴结检出/报告数量,但近期两项 SEER 数据分析表明,为准确的进行淋巴结分期,非壶腹部十二指肠腺癌至少需检出 5 枚淋巴结,小肠腺癌则至少需检出 9 枚淋巴结[37,38]。Overman 等[39] 通过分析了一组 SEER 数据中的十二指肠和小肠腺癌的患者后发现,至少需检出 8 枚淋巴结才可较准确地分期。若检出的淋巴结均为阴性,但检出淋巴结总数不足,分期仍为 pN0。因 SEER 数据分析结果提示阳性淋巴结与总淋巴结的比值也同预后密切相关,因此检出淋巴结数目和阳性淋巴结数目均需记录。AJCC 证据级别:Ⅲ级。

术前癌胚抗原

该肿瘤标志物对预后影响的作用尚未明朗,但有理由相信其价值与其在他消化道腺癌的作用类似,故建议记录治疗前的癌胚抗原(CEA)水平。AJCC 证据级别:Ⅲ级。

淋巴血管浸润

淋巴血管浸润(LVI)对其他消化道腺癌而言是重要的独立预后因素。现有的数据尚不足以支持 LVI 在小肠腺癌预后判断中的重要性,因此鼓励前瞻性地收集该数据。AJCC 证据级别:Ⅲ级。

微卫星不稳定性

在年轻患者和形态学特征预示微卫星不稳定(如上皮内淋巴细胞数目增加、髓样癌和表现为肿瘤异质性)的患者中,可进行关于错配修复蛋白的相关补充检测。微卫星不稳定在其他部位的消化道肿瘤中具预测和预后价值故建议记录,并可能有助于明确其在小肠腺癌中的意义。AJCC 证据级别:Ⅳ级。

肿瘤组织学分级(G)

因多项多因素分析结果不一,组织学分级是否为有效的预后因素目前尚未明确。随着罕见肿瘤相关数据的质量提升,前瞻性收集的原发灶肿瘤分级的数据或有助于明确其在小肠腺癌中的预后意义。AJCC 证据级别:Ⅲ级。

克罗恩病

可能因克罗恩病与小肠癌的相关症状和影像学表现类似,导致了伴克罗恩病的小肠腺癌患者难以于早期被确诊,因此,患克罗恩病的小肠腺癌患者预后较差。AJCC 证据级别:Ⅳ级。

个人或家族性消化道恶性肿瘤病史(家族性腺瘤样息肉病、林奇综合征、P-J 综合征)

基因易感性对小肠腺癌患者生存的影响目前尚未明朗。前瞻性收集的相关数据将有助于确定该因素的意义。AJCC 证据级别:Ⅳ级。

风险评估模型

为支持各类预测模型在临床实践中的应用,AJCC 近期发布了用于评判各类统计学预测模型的评估指南[40]。然而,目前已发表的或已被用于临床的任何小肠癌相关的预测模型,均尚未由"AJCC 精准医疗核心工作组"通过该指南予以评估。AJCC 未来将会对符合 AJCC 评估指南的本病种的风险预测模型予以认可。

AJCC TNM 定义

原发肿瘤(T)定义

T 分类	T 标准
TX	原发肿瘤无法评估
T0	无原发肿瘤证据
Tis	高级别上皮内瘤变/原位癌
T1	肿瘤侵及固有层或黏膜下层
T1a	肿瘤侵及固有层
T1b	肿瘤侵及黏膜下层
T2	肿瘤侵及肌层
T3	肿瘤穿透肌层至浆膜下层,或侵犯至无腹膜覆盖的肌肉周围组织(肠系膜或腹膜后),未穿透浆膜*
T4	肿瘤穿透脏腹膜或直接侵及周围其他器官或结构(如其他节段小肠、相邻结肠的肠系膜、浆膜附近腹壁、仅限于十二指肠:侵及胰腺或胆管)

*注:对于 T3 肿瘤,非腹膜包裹的肌肉周围组织为部分肠系膜(对于空肠和回肠)和部分与胰腺的交界组织(对于缺乏浆膜的十二指肠)(图 18.5)

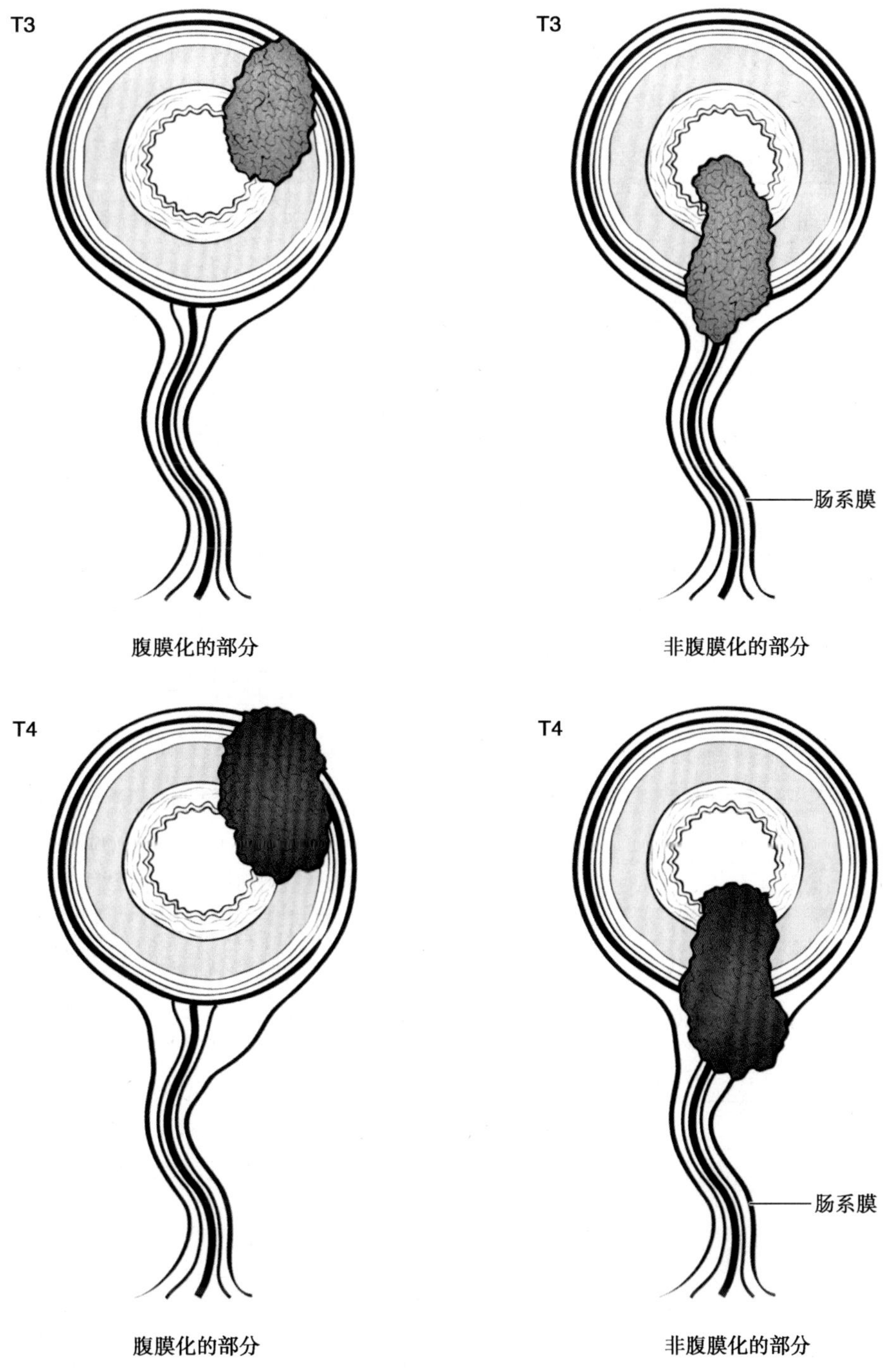

图 18.5　T3 定义为肿瘤侵透肌层达到浆膜下；T4 定义为肿瘤侵透脏腹膜。T3 定义为肿瘤侵及非腹膜包裹的肌肉周围组织（肠系膜或后腹膜）而未穿透浆膜；而 T4 定义为肿瘤直接侵犯其他器官或组织结构（包括：其他节段小肠、肠系膜、浆膜周围腹壁；对于十二指肠还包括侵犯胰腺和胆管）

18

区域淋巴结(N)定义

N 分类	N 标准
NX	区域淋巴结无法评价
N0	无区域淋巴结转移
N1	伴 1~2 枚区域淋巴结转移
N2	伴 3 枚或 3 枚以上区域淋巴结转移

远处转移(M)定义

M 分类	M 标准
M0	无远处转移
M1	伴远处转移

AJCC 预后分期分组

腺癌

T	N	M	分期分组
Tis	N0	M0	0
T1-2	N0	M0	Ⅰ
T3	N0	M0	ⅡA
T4	N0	M0	ⅡB
任何 T	N1	M0	ⅢA
任何 T	N2	M0	ⅢB
任何 T	任何 N	M1	Ⅳ

肿瘤登记需收集的变量

1. 原发灶位置(十二指肠、空肠、回肠)
2. 检出淋巴结数量
3. 术前 CEA 水平
4. 淋巴血管浸润(LVI)
5. 微卫星不稳定性
6. 肿瘤分级
7. 疾病表现
8. 个人或家族消化道恶性肿瘤病史(家族性腺瘤样息肉、林奇综合征、P-J 综合征)

组织学分级(G)

G	G 定义
GX	分级无法评估
G1	高分化
G2	中分化
G3	低分化
G4	未分化

组织病理学类型

本分期系统仅用于非壶腹部十二指肠腺癌和非十二指肠小肠腺癌。发生于小肠的非腺癌也应行 TNM 分期,但不采用本分期系统。

淋巴瘤、分化好的神经内分泌肿瘤(类癌)和内脏肉瘤不适用于本分期系统。原发小肠的淋巴瘤按结外淋巴瘤相关标准进行分期。分化良好的小肠神经内分泌肿瘤(类癌)按第 30 章(十二指肠)、第 31 章(空肠和回肠)的分期系统进行分期。其他更为少见的小肠恶性肿瘤包括胃肠道间质瘤(GIST)、血管肉瘤、平滑肌肉瘤和转移性肿瘤。胃肠间质瘤分期详见第 43 章。

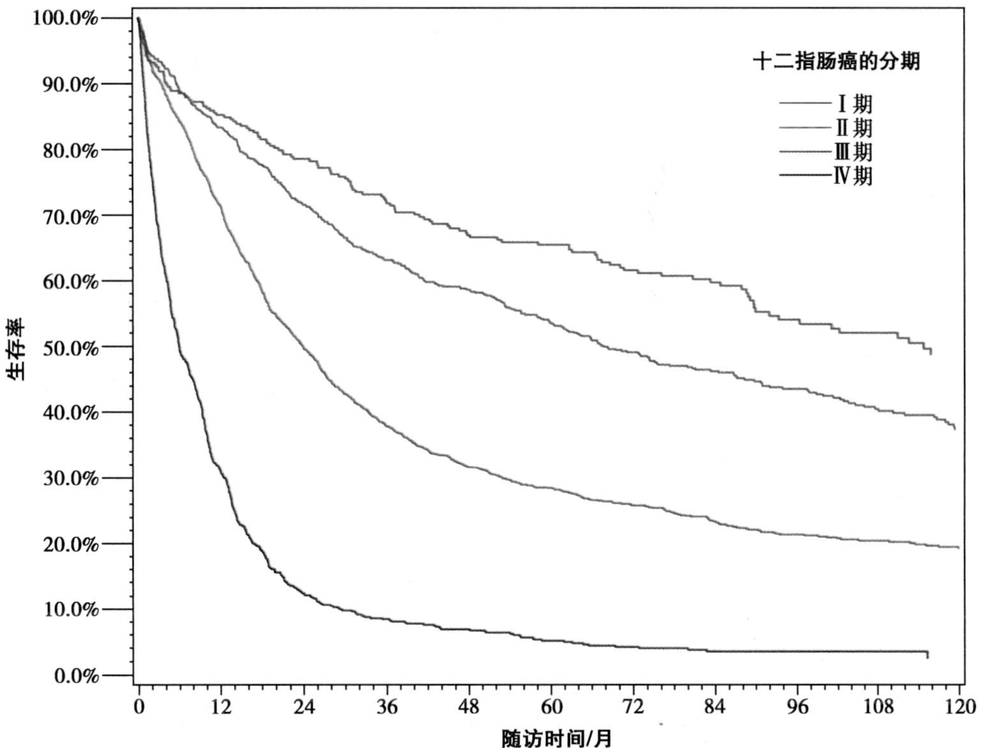

图 18.6　1998—2008 年诊断的小肠-十二指肠癌的各期生存情况（非壶腹部十二指肠腺癌。总生存，按病理分期：Ⅰ期 $n=309$、ⅡA 期 $n=443$、ⅡB 期 $n=307$、ⅢA 期 $n=804$、ⅢB 期 $n=606$、Ⅳ期 $n=672$）

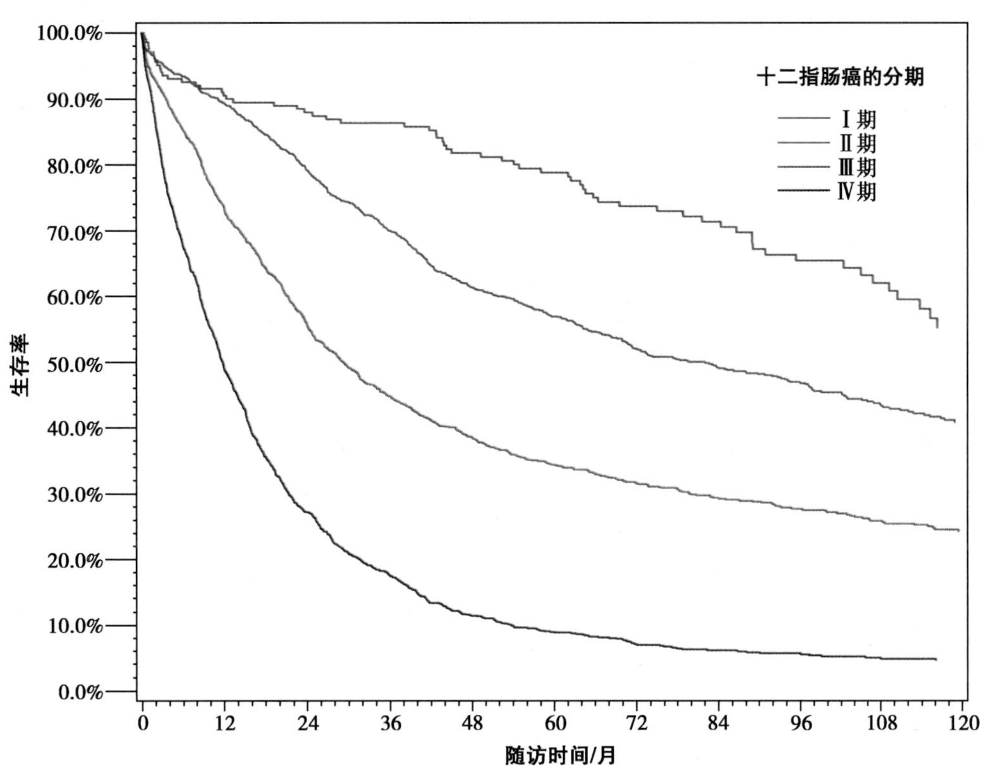

图 18.7　1998—2008 年诊断的小肠-十二指肠癌的各期生存情况（非十二指肠小肠腺癌。总生存，按病理分期：Ⅰ期 $n=210$、ⅡA 期 $n=850$、ⅡB 期 $n=286$、ⅢA 期 $n=676$、ⅢB 期 $n=562$、Ⅳ期 $n=1\ 223$）

18

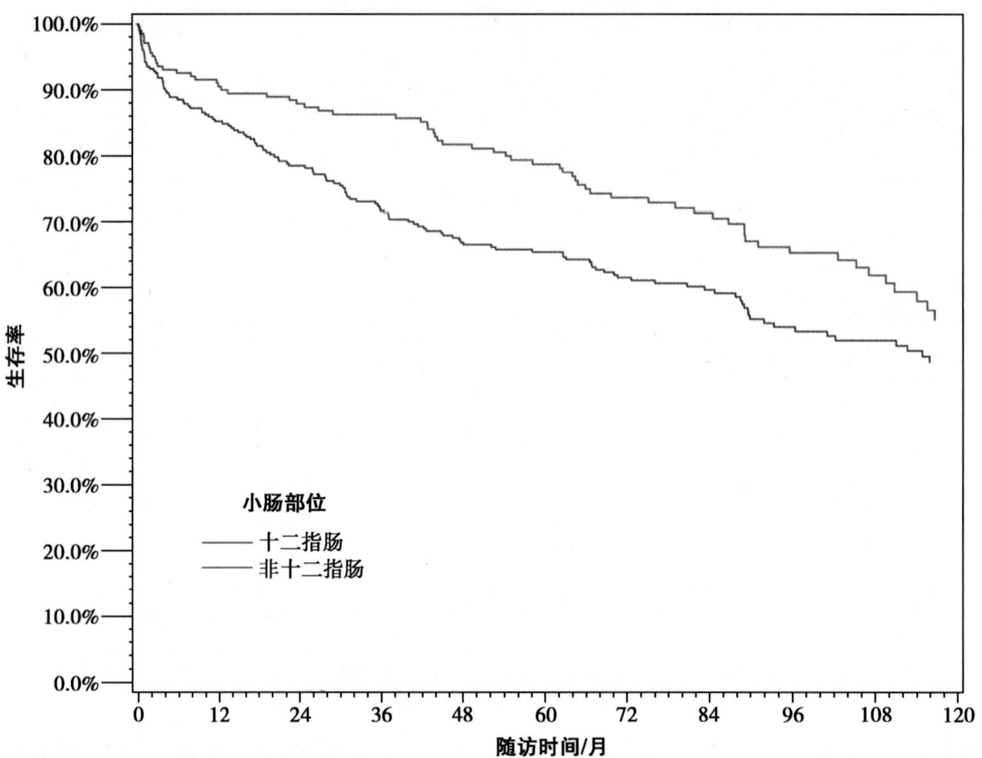

图 18.8 1998—2008 年诊断的Ⅰ期小肠癌的生存情况。总生存，十二指肠 vs 非十二指肠（十二指肠 n=309、非十二指肠 n=210，P=0.01）

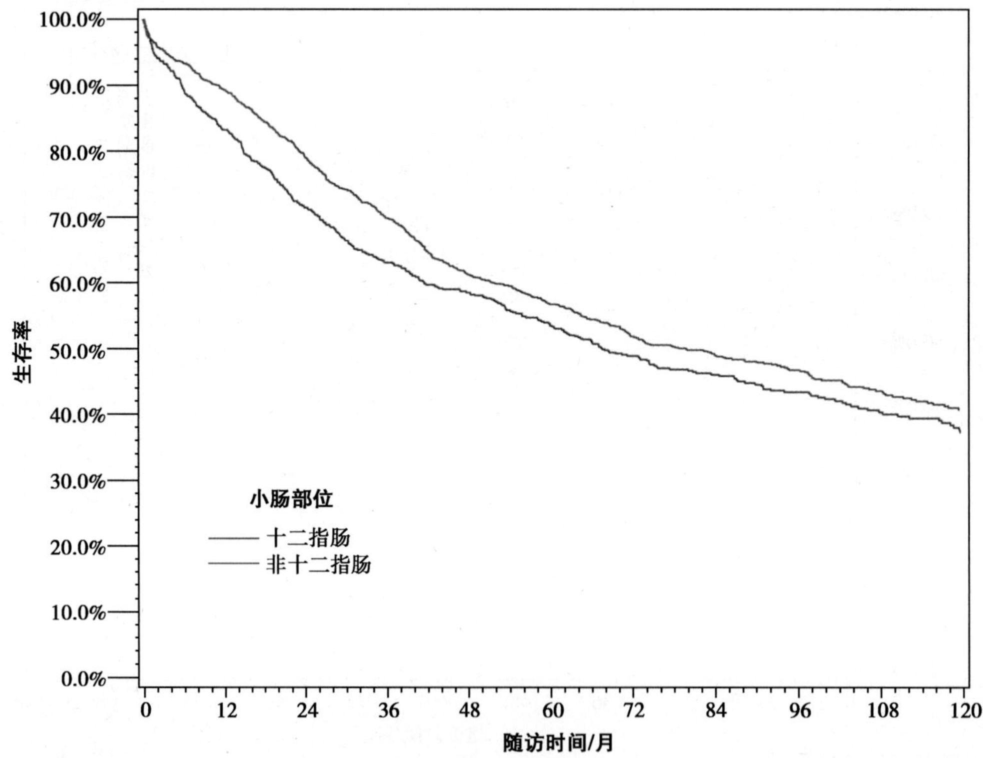

图 18.9 1998—2008 年诊断的Ⅱ期小肠癌的生存情况。总生存，十二指肠 vs 非十二指肠（十二指肠 n=750、非十二指肠 n=1 136，P=0.04）

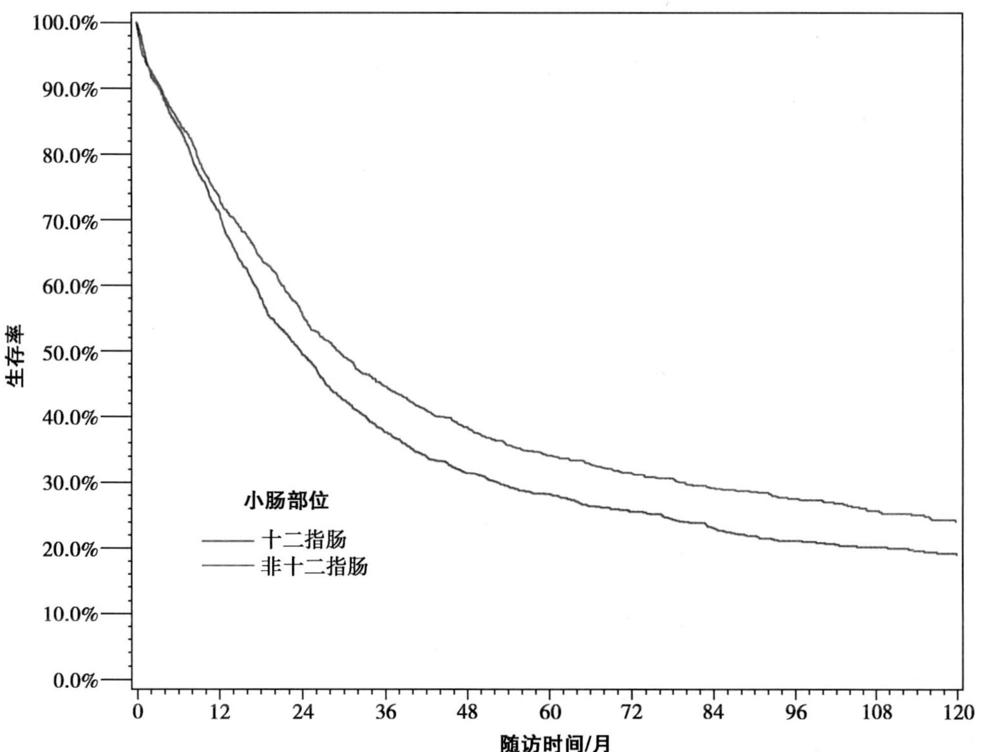

图 18.10　1998—2008 年诊断的Ⅲ期小肠癌的生存情况。总生存，十二指肠 vs 非十二指肠（十二指肠 $n=1\ 410$、非十二指肠 $n=1\ 238$，$P=0.000\ 3$）

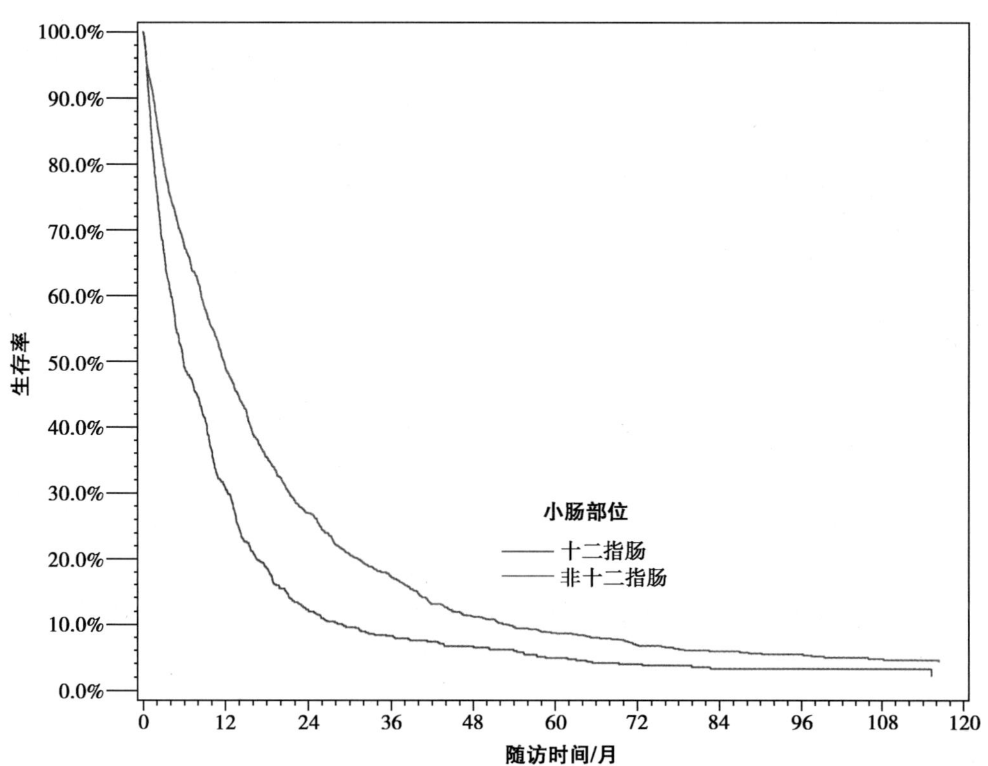

图 18.11　1998—2008 年诊断的Ⅳ期小肠癌的生存情况。总生存，十二指肠 vs 非十二指肠（十二指肠 $n=672$、非十二指肠 $n=1\ 223$，$P<0.000\ 1$）

（译者 刘丹　曹彦硕　审校 沈琳）

参考文献

1. Chamberlain RS, Mahendraraj K, Shah SA. Cancer of the small bowel. In: DeVita VT, Lawrence TS, Rosenberg SA, eds. *Principles and Practice of Oncology*. 10th ed. Philadelphia, PA: Wolters Kluwer; 2015:734–744.
2. Siegel RL, Miller KD, Jemal A. Cancer statistics, 2016. *CA: a cancer journal for clinicians*. Jan 2016;66(1):7–30.
3. Bilimoria KY, Bentrem DJ, Wayne JD, Ko CY, Bennett CL, Talamonti MS. Small bowel cancer in the United States: changes in epidemiology, treatment, and survival over the last 20 years. *Annals of surgery*. Jan 2009;249(1):63–71.
4. Howe JR, Karnell LH, Menck HR, Scott-Conner C. The American College of Surgeons Commission on Cancer and the American Cancer Society. Adenocarcinoma of the small bowel: review of the National Cancer Data Base, 1985-1995. *Cancer*. Dec 15 1999; 86(12):2693–2706.
5. Halfdanarson TR, McWilliams RR, Donohue JH, Quevedo JF. A single-institution experience with 491 cases of small bowel adenocarcinoma. *American journal of surgery*. Jun 2010;199(6): 797–803.
6. Hatzaras I, Palesty JA, Abir F, et al. Small-bowel tumors: epidemiologic and clinical characteristics of 1260 cases from the connecticut tumor registry. *Archives of surgery*. Mar 2007;142(3): 229–235.
7. Overman MJ, Hu C-Y, Kopetz S, Abbruzzese JL, Wolff RA, Chang GJ. A population-based comparison of adenocarcinoma of the large and small intestine: insights into a rare disease. *Annals of surgical oncology*. 2012;19(5):1439–1445.
8. Raghav K, Overman MJ. Small bowel adenocarcinomas [mdash] existing evidence and evolving paradigms. *Nature Reviews Clinical Oncology*. 2013;10(9):534–544.
9. Dabaja BS, Suki D, Pro B, Bonnen M, Ajani J. Adenocarcinoma of the small bowel: presentation, prognostic factors, and outcome of 217 patients. *Cancer*. Aug 1 2004;101(3):518–526.
10. Ugurlu MM, Asoglu O, Potter DD, Barnes SA, Harmsen WS, Donohue JH. Adenocarcinomas of the jejunum and ileum: a 25-year experience. *Journal of gastrointestinal surgery : official journal of the Society for Surgery of the Alimentary Tract*. Nov 2005;9(8): 1182–1188.
11. Verma D, Stroehlein JR. Adenocarcinoma of the small bowel: a 60-yr perspective derived from MD Anderson Cancer Center Tumor Registry. *The American journal of gastroenterology*. 2006;101(7):1647–1654.
12. Young JI, Mongoue-Tchokote S, Wieghard N, et al. Treatment and Survival of Small-bowel Adenocarcinoma in the United States: A Comparison With Colon Cancer. *Diseases of the colon and rectum*. Apr 2016;59(4):306–315.
13. Zouhairi ME, Venner A, Charabaty A, Pishvaian MJ. Small bowel adenocarcinoma. *Current treatment options in oncology*. Dec 2008;9(4-6):388–399.
14. Hutchins RR, Bani Hani A, Kojodjojo P, Ho R, Snooks SJ. Adenocarcinoma of the small bowel. *ANZ journal of surgery*. Jul 2001;71(7):428–437.
15. Aparicio T, Zaanan A, Svrcek M, et al. Small bowel adenocarcinoma: epidemiology, risk factors, diagnosis and treatment. *Dig Liver Dis*. Feb 2014;46(2):97–104.
16. Bonadona V, Bonaiti B, Olschwang S, et al. Cancer risks associated with germline mutations in MLH1, MSH2, and MSH6 genes in Lynch syndrome. *JAMA*. Jun 8 2011;305(22):2304–2310.
17. Schulmann K, Brasch FE, Kunstmann E, et al. HNPCC-associated small bowel cancer: clinical and molecular characteristics. *Gastroenterology*. Mar 2005;128(3):590–599.
18. Giardiello FM, Brensinger JD, Tersmette AC, et al. Very high risk of cancer in familial Peutz–Jeghers syndrome. *Gastroenterology*. 2000;119(6):1447–1453.
19. Jess T, Loftus EV, Jr., Velayos FS, et al. Risk of intestinal cancer in inflammatory bowel disease: a population-based study from olmsted county, Minnesota. *Gastroenterology*. Apr 2006;130(4): 1039–1046.
20. Shaukat A, Virnig DJ, Howard D, Sitaraman SV, Liff JM, Lederle FA. Crohn's disease and small bowel adenocarcinoma: a population-based case-control study. *Cancer epidemiology, biomarkers & prevention : a publication of the American Association for Cancer Research, cosponsored by the American Society of Preventive Oncology*. Jun 2011;20(6):1120–1123.
21. Weber NK, Fletcher JG, Fidler JL, et al. Clinical characteristics and imaging features of small bowel adenocarcinomas in Crohn's disease. *Abdom Imaging*. Jun 2015;40(5):1060–1067.
22. Buckley JA, Siegelman SS, Jones B, Fishman EK. The accuracy of CT staging of small bowel adenocarcinoma: CT/pathologic correlation. *Journal of computer assisted tomography*. Nov-Dec 1997; 21(6):986–991.
23. Sailer J, Zacherl J, Schima W. MDCT of small bowel tumours. *Cancer Imaging*. 2007;7:224–233.
24. Horton KM, Fishman EK. The current status of multidetector row CT and three-dimensional imaging of the small bowel. *Radiol Clin North Am*. Mar 2003;41(2):199–212.
25. Das CJ, Manchanda S, Panda A, Sharma A, Gupta AK. Recent Advances in Imaging of Small and Large Bowel. *PET clinics*. Jan 2016;11(1):21–37.
26. Anzidei M, Napoli A, Zini C, Kirchin M, Catalano C, Passariello R. Malignant tumours of the small intestine: a review of histopathology, multidetector CT and MRI aspects. *The British journal of radiology*. 2014.
27. Pilleul F, Penigaud M, Milot L, Saurin JC, Chayvialle JA, Valette PJ. Possible small-bowel neoplasms: contrast-enhanced and water-enhanced multidetector CT enteroclysis. *Radiology*. Dec 2006; 241(3):796–801.
28. Paulsen SR, Huprich JE, Fletcher JG, et al. CT enterography as a diagnostic tool in evaluating small bowel disorders: review of clinical experience with over 700 cases 1. *Radiographics : a review publication of the Radiological Society of North America, Inc*. 2006;26(3):641–657.
29. Masselli G, Polettini E, Casciani E, Bertini L, Vecchioli A, Gualdi G. Small-bowel neoplasms: prospective evaluation of MR enteroclysis. *Radiology*. Jun 2009;251(3):743–750.
30. Wiarda BM, Kuipers EJ, Houdijk LP, Tuynman HA. MR enteroclysis: imaging technique of choice in diagnosis of small bowel diseases. *Digestive diseases and sciences*. Jun 2005;50(6):1036–1040.
31. Trikudanathan G, Njei B, Attam R, Arain M, Shaukat A. Staging accuracy of ampullary tumors by endoscopic ultrasound: meta-analysis and systematic review. *Digestive endoscopy : official journal of the Japan Gastroenterological Endoscopy Society*. Sep 2014;26(5):617–626.
32. Chen CH, Yang CC, Yeh YH, Chou DA, Nien CK. Reappraisal of endosonography of ampullary tumors: correlation with transabdominal sonography, CT, and MRI. *Journal of clinical ultrasound : JCU*. Jan 2009;37(1):18–25.
33. Skordilis P, Mouzas IA, Dimoulios PD, Alexandrakis G, Moschandrea J, Kouroumalis E. Is endosonography an effective method for detection and local staging of the ampullary carcinoma? A prospective study. *BMC surgery*. 2002;2(1):1.
34. Ridtitid W, Schmidt SE, Al-Haddad MA, et al. Performance characteristics of EUS for locoregional evaluation of ampullary lesions. *Gastrointestinal endoscopy*. Feb 2015;81(2):380–388.
35. Artifon EL, Couto D, Jr., Sakai P, da Silveira EB. Prospective evaluation of EUS versus CT scan for staging of ampullary cancer. *Gastrointestinal endoscopy*. Aug 2009;70(2):290–296.
36. Bakaeen FG, Murr MM, Sarr MG, et al. What prognostic factors are important in duodenal adenocarcinoma? *Archives of surgery*. 2000;135(6):635–642.
37. Tran TB, Qadan M, Dua MM, Norton JA, Poultsides GA, Visser BC. Prognostic relevance of lymph node ratio and total lymph node count for small bowel adenocarcinoma. *Surgery*. Aug 2015;158(2): 486–493.
38. Wilhelm A, Müller SA, Steffen T, Schmied BM, Beutner U, Warschkow R. Patients with Adenocarcinoma of the Small Intestine with 9 or More Regional Lymph Nodes Retrieved Have a Higher Rate of Positive Lymph Nodes and Improved Survival. *Journal of Gastrointestinal Surgery*. 2016;20(2): 401–410.

39. Overman MJ, Hu CY, Wolff RA, Chang GJ. Prognostic value of lymph node evaluation in small bowel adenocarcinoma: analysis of the surveillance, epidemiology, and end results database. *Cancer.* Dec 1 2010;116(23):5374–5382.

40. Kattan MW, Hess KR, Amin MB, et al. American Joint Committee on Cancer acceptance criteria for inclusion of risk models for individualized prognosis in the practice of precision medicine. *CA: a cancer journal for clinicians.* Jan 19 2016.

第四篇 下消化道

专家组成员

Members of the Lower Gastrointestinal Tract Expert Panel

Elliot A. Asare, MD
Al B. Benson III, MD, FACP, FASCO
James D. Brierley, BSc, MB, FRCP, FRCR, FRCP(C) – UICC Representative
Vivien W. Chen, PhD – Data Collection Core Representative
Robert Coffey, MD
Carolyn C. Compton, MD, PhD, FCAP
Paola De Nardi, MD
Richard M. Goldberg, MD – Vice Chair
Karyn A. Goodman, MD
Leonard L. Gunderson, MD, MS
Stanley R. Hamilton, MD, FCAP, AGAF
Nader N. Hanna, MD, FACS
J. Milburn Jessup, MD – Chair
Sanjay Kakar, MD – CAP Representative
Lauren A. Kosinski, MD, FASCRS
Shuji Ogino, MD, PhD, MS
Michael J. Overman, MD
Philip Quirke, BM, PhD, FRCPath
Eric Rohren, MD, PhD
Daniel J. Sargent, PhD – Precision Medicine Core Representative
Lynne T. Schumacher-Penberthy, MD, MPH
David Shibata, MD, FACS, FASCRS
Scott R. Steele, MD, FACS
Alexander Stojadinovic, MD, FACS
Sabine Tejpar, MD, PhD
Mary Kay Washington, MD, PhD – Editorial Board Liaison
Martin R. Weiser, MD – Precision Medicine Core Representative
Mark Lane Welton, MD, MHCM, FACS, FASCRS

第 19 章　阑尾-癌

本章摘要

适用本分期系统的肿瘤种类

阑尾癌，包括高级别神经内分泌癌、混合性腺神经内分泌癌和杯状细胞类癌。

不适用本分期系统的肿瘤种类

肿瘤类型	按何种类型分类	适用章节
高分化神经内分泌肿瘤（类癌）	阑尾神经内分泌肿瘤	32

更新要点

更新	更新细节	证据级别
概述	为阐明阑尾癌生物行为的异质性，对概述进行了修订	Ⅲ
原发肿瘤（T）定义	Tis(LAMN)范畴：低级别阑尾黏液性肿瘤(LAMN)的T分类范畴表示侵及或"推挤式"进入固有肌层。这个更新使T分类适用于以前归为TX或未分期的病灶	Ⅲ
原发肿瘤（T）定义	T4新定义：从T4范畴中删除右下腹	Ⅲ
远处转移（M）定义	M1分类：腹膜内无细胞黏蛋白被定义为M1a。《AJCC癌症分期指南》第7版中的M1a和M1b分别对应现在的M1b和M1c	Ⅲ
远处转移（M）定义	M1定义：腹膜假性黏液瘤是一种临床综合征，现将它从M1a分类定义中删除，并在文中讨论	Ⅲ
病理分期	这个部分的更新以阐明T和M分类的改变。淋巴结分期的描述与结直肠癌章节一致	Ⅲ
AJCC预后分期分组	0期：LAMN的Tis(LAMN)范畴被归为0期。无细胞黏蛋白和LAMN被纳入分期系统	Ⅲ
AJCC预后分期分组	Ⅳ期：黏液性肿瘤低级和高级分层被三级分层方案（高、中和低分化）取代	Ⅱ
AJCC预后分期分组	Ⅳa期被修订为无细胞黏蛋白腹膜受累(M1a)和腹膜内(M1b)G1肿瘤	Ⅱ

ICD-O-3 形态学编码

编码	描述
C18.1	阑尾

WHO 肿瘤分类

编码	描述
8148	异型增生（上皮内瘤变），高级别
8480	低级别阑尾黏液性肿瘤
8140	腺癌
8480	黏液腺癌（>50%细胞外黏蛋白）
8490	印戒细胞癌（>50%印戒细胞）
8073	鳞状细胞癌
8560	腺鳞癌
8510	髓样癌
8020	未分化癌
8243	杯状细胞类癌
8243	混合性杯状细胞类癌-腺癌（非杯状细胞类癌的腺癌）
8246	神经内分泌癌
8013	大细胞神经内分泌癌
8041	小细胞神经内分泌癌
8244	混合性腺神经内分泌癌

Bosman FT, Carnerio F, Hruban RH, Thesise ND eds. World Health Organization Classification of Tumors of the Digest Ⅳ e System. Lyon: IARC; 2010

概述

阑尾腺癌代表了一类异质性肿瘤，其预后结果高度依赖分期、组织学分级和组织学亚型（黏液、非黏液或印戒细胞；图 19.3）[1~4]。黏液腺癌较为常见，占阑尾腺癌的近 50%，但仅占结肠腺癌的 10%。

黏液与非黏液腺癌两种不同组织学类型的第Ⅳ期阑尾肿瘤患者的预后差异显著（图 19.3）[1,5]。特别对于阑尾低分级黏液腺癌腹膜受累，由于腹膜腔中积累了大量的细胞外黏液，体现出独特的病理特征，与腹膜假性黏液瘤的临床特征相似[6,7]。经减瘤手术后这类患者 5 年生存率约为 50%~70%，而非黏液性阑尾腺癌患者的 5 年生存率不及 10%[1,8,9]。上述显著的临床差异提示，Ⅳ期肿瘤应根据分级和黏液组织类型进行进一步分类，ⅣA 期主要包括高分化黏液腺癌，且腹膜为其唯一转移部位。

阑尾黏液性肿瘤目前可采用多种分期与分级系统，凸显了高黏液性成分的肿瘤因瘤体内有限的肿瘤细胞成分而难以对其精准分级。若腹腔为阑尾肿瘤唯一转移部位，可用“腹腔播散性黏液腺瘤（DPAM）”和“低级别阑尾黏液性肿瘤（LAMN）版腹腔侵犯”等术语描述。上述状况被定义为高分化阑尾腺癌（G1），ⅣA 期[6,10~12]。

杯状细胞类癌可表现为内分泌和外分泌分化。因杯状细胞类癌的生物学行为更接近于腺癌，与阑尾类癌（高分化神经内分泌肿瘤）不同，这类肿瘤分级更应使用腺癌分级系统[3,13,14]。

阑尾的低分级神经内分泌肿瘤（类癌）的分期应依照低分化神经内分泌肿瘤 TNM 分期（见第 32 章）。

解剖学

原发部位

阑尾是起始于盲肠基部的管状结构（图 19.1），其长度约 10cm，通过阑尾系膜连接至回肠系膜，血供源自回肠动脉。

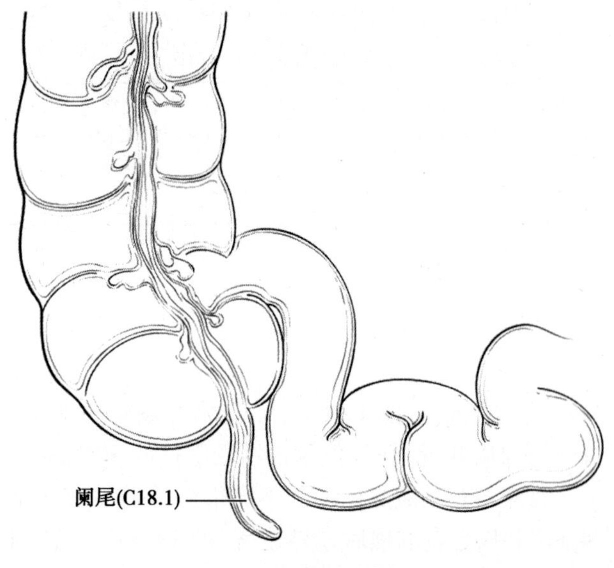

图 19.1　阑尾的解剖位置

区域淋巴结

淋巴引流至回结肠淋巴结（图 19.2）。高分化黏液腺癌通常表现为无淋巴结转移的腹腔/腹膜转移[1,4,15,16]。相反，低分化黏液腺癌与非黏液性阑尾腺癌转移扩散时通常伴有淋巴结转移[1,4]。

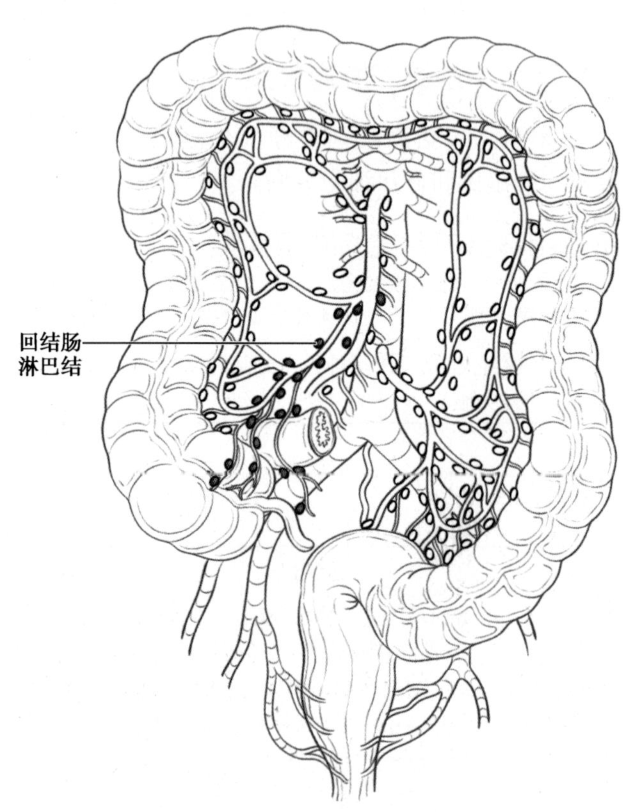

图 19.2　阑尾的区域淋巴结

转移部位

所有阑尾腺癌均易于发生腹腔转移，即使转移性低分化或印戒细胞癌也同样可出现腹腔内播散[17]。与阑尾腺癌类似，杯状细胞类癌也易发生腹腔转移[14]。

分类原则

临床分期

临床评估基于临床病史、实验室检查、体格检查和影像学检查。因转移腹腔腹膜转移的普遍性，建议行开腹探查术时仔细检查腹膜腔转移的情况。为防止黏液癌的腹膜转移，建议对不同可疑部位进行病理评估。

腹膜假性黏液瘤并非组织学术语，故不用于阑尾肿瘤的分期。该名称通常用于描述阑尾黏液肿瘤侵犯腹膜的临床综合征。

影像学检查

横断面影像主要用于临床分期中确定区域淋巴结的转移情况，更重要的是评估腹腔和腹腔外的转移情况。影像学检查可采用计算机断层扫描（CT；腹部、盆腔、胸部）、磁共振（MR）成像和正电子发射断层扫描（PET）或融合 PET/CT 扫描。因较高的假阴性结果，PET/CT 通常不用于评估高度黏液肿瘤[18]。另外，采用 CT 评估腹膜腔病灶时应采用口服和静脉造影剂。胸片可用于评估胸腔情况。

病理学分期

完整的病理分期包括对阑尾原发性肿瘤和相关区域淋巴结的检查和评价。除阑尾标本外，也可从盲肠和腹膜取样检查。

重度异型增生指肿瘤细胞局限于隐窝且未侵及固有层的癌前病变。黏膜内腺癌（IMC）指肿瘤侵及固有（层伴或不伴外侵）但未侵透黏膜层。IMC 属阑尾癌前病变的一种，与结直肠癌前病变情况相似，以 Tis 表示。T1、T2 和 T3 分别代表侵及黏膜下层、穿透黏膜下层但未穿透固有肌层及穿透固有肌层。这类 T 分类适用于阑尾浸润性癌，包括非黏液腺癌、黏液腺癌、印戒细胞癌和杯状细胞类癌。

LAMN 是阑尾黏液癌的一种独特的组织学亚型[19]。典型的腺癌表现为侵入阑尾壁，浸润性生长，滤泡形成，结缔组织破坏性侵入和或细胞外黏蛋白中漂浮的肿瘤细胞。相比之下，LAMN 侵入或有时穿过阑尾壁，但没有表现出明显的侵袭性特征，如粘连形成。根据定义，LAMN 与黏膜肌层的闭塞相关；局限于黏膜具完整的黏膜肌层的 LAMN 归为阑尾腺瘤[19]。LAMN 通常不具有浸润性生长模式，破坏性侵袭或基质促肿瘤反应，且淋巴结受累极为罕见。对于局限于阑尾的 LAMN，阑尾壁受累深度并非影响局部复发的重要因素[19]。因此，尚未侵犯固有肌层的 LAMN 目前归属于新制订的 Tis（LAMN）范畴。与其他浸润性癌相同，侵犯和浸润超过黏膜下层分别定义为 T3 和 T4。在偶然情况下，具有 LAMN 特征的肿瘤可能具有高度分级细胞学特征。这些被指定为高级别阑尾黏液性肿瘤（HAMN）或无浸润的黏液腺癌。尽管这些肿瘤预后的相关数据有限，但因 HAMN 复发风险较高，故应采用侵袭性腺癌的分期系统[19]。

肿瘤（包括无细胞黏蛋白）侵犯浆膜表面（脏腹膜）或直接侵犯邻近器官或结构属于 T4 范畴。T4a 肿瘤的特征在于通过无细胞黏蛋白或细胞瘤在原发肿瘤区域中浆膜表面（内脏腹膜）的局部受累。无细胞黏蛋白对阑尾的浆膜侵犯的情况通过局部手术切除后即可获良好的预后[6,20]。鉴于复发的风险较小，这种局限性累及与阑尾黏液细胞侵犯浆膜归类为 T4a。因肿瘤穿孔造成的肿瘤细胞或无细胞/细胞黏蛋白经炎症反应延续至浆膜表面也属于 T4a。

直接侵犯其他器官或结构的肿瘤被归类为 T4b。然而，相邻的肠道腔内或壁侵犯（如阑尾肿瘤通过腔或壁延伸到盲肠内）不属于 T4b，应依据最深的侵犯部位分期。通过浆膜直接侵入结直肠的其他部分（如侵犯邻近回肠）属于 T4b。与其他器官或结构严重黏附的肿瘤属于 cT4b。然而，若无肿瘤黏附的病理学证据，则根据显微镜检查中观察到的侵犯深度（通常为 pT1～3）判断 T 分类。

淋巴结（N）分类根据受累淋巴结的数目分为 N1 或 N2。累及 1～3 个淋巴结为 pN1，累及 4 个或以上的淋巴结为 pN2。对一右半结肠标本的病理检查通常可见 12 个或以上的淋巴结。若少于 12 个淋巴结但均未被累及，则 N 分类仍应定为 pN0。按照分期的一般规则，淋巴结或肿瘤沉积物中存在无细胞黏蛋不被认为是累及，应归为 pN0。

肿瘤沉积（tumor deposits）被定义为在原发性癌的淋巴引流区域内不连续的肿瘤结节，不伴可识别的淋巴结组织或血管神经结构。肿瘤沉积的定义不考虑形状、轮廓和大小。若血管壁或其残留物在苏木精、曙红、弹性蛋白或任何其他染色剂中可识别，则病变应归类为淋巴血管侵犯（LVI）。LVI 可进一步细分为小血管浸润（“L”表示淋巴或小静脉受累）或静脉浸润（“V”内皮细胞间隙内的红细胞或周围平滑肌受累）。这些定义与《AJCC 癌症分期指南》第 6 版第 122 页的大血管侵犯相似[21]，若肿瘤组织伴可识别的神经结构，属于神经周围浸润。对不涉及原发癌淋巴引流区内的淋巴、静脉或神经结构的一至四个或五个或以上的肿瘤沉积物应予明确记录。

虽然肿瘤沉积对阑尾腺癌的预后相关性还未获证实，但肿瘤沉积对于结直肠腺癌而言是一个确定的不良预后因素，并且有必要作为单独的数据收集。在肿瘤沉积但未发现淋巴结转移的情况下，N1c 适用于所有 T 类别。肿瘤沉积物的存在不改变原发肿瘤的 T 分类，但若区域淋巴结均未受肿瘤累

19

及，淋巴结分级（N）分类改变为 N1c。若一个或多个淋巴结中伴肿瘤细胞，则肿瘤沉积物的数目不加计在阳性淋巴结的数目上。

Ⅳ期的正确定义需采用组织病理学参数如黏液组织学和分级。腹腔腹膜扩散在阑尾肿瘤中较为常见，局限于腹腔的播散归为 M1b。若出现盆腹器官（如小肠或大肠浆膜以及卵巢、肝脏或脾脏）种植灶，即使未发生累及器官的侵犯而仅为表面累及，仍归为 M1b。非腹腔腹膜转移（如肺转移）较为罕见，若出现应归为 M1c（ⅣC 期）。

高分化腺癌（G1）引起的腹腔腹膜受累而无其他器官转移者归为ⅣA。这一类别可包括很多专业术语，例如伴腹腔侵犯的 LAMN、DPAM 和低级别黏液性腺癌[6,10~12]。在部分情况下，腹腔病灶仅包括无细胞性黏蛋白。虽然对于腹腔播散而言，无细胞比细胞性黏蛋白的预后更好，且并非所有患者均需接受手术切除，但部分伴腹腔无细胞黏蛋白病灶的患者仍可能出现疾病进展[6,11,12]。鉴于这一特有的生物学表现，无细胞黏蛋白的腹膜受累归入新的 M1a 类并被定义为ⅣA 期。

pTNM 病理分期

pT、pN 及 c/pM 分类参照 T、N 及 c/pM 类别。

新辅助治疗后的分期

新辅助治疗后在肿瘤分期前应加用 y（ypTNM）。

疾病缓解后重新分期

r 前缀用于无疾病间期后的复发性阑尾癌的状态（rTNM）。

预后因素

分期所需的预后因素

组织学分级

组织学分级具明确的预后意义，是区分ⅣA 或ⅣB 期肿瘤的依据。高分化黏液性阑尾腺癌伴转移者（ⅣA）的预后较佳（图 19.3）。低分化黏液性或印戒细胞腺癌（定义为具有超过 50%的印戒细胞）（G3），若已转移至腹腔，则预后较差，类似于非黏液性阑尾腺癌[1,17,23]。考虑到高分化黏液性阑尾腺癌的腹腔外扩散率极低，且肿瘤进展缓慢的生物学特征，减瘤术应被考虑作为ⅣA 期患者的初始治疗方式[24,25,26]。减瘤术在中度或低度分化的黏液性阑尾腺癌中的作用目前尚缺乏临床结果的支持。然而，根据监测流行病学和最终结果（SEER）数据库和美国国家癌症数据库（NCDB）的数据分析结果，中度分化的黏液性阑尾腺癌与高分化黏液性阑尾腺癌类似，较低分化黏液性阑尾腺癌自然病程更长[1,4]。AJCC 证据级别：Ⅰ级。

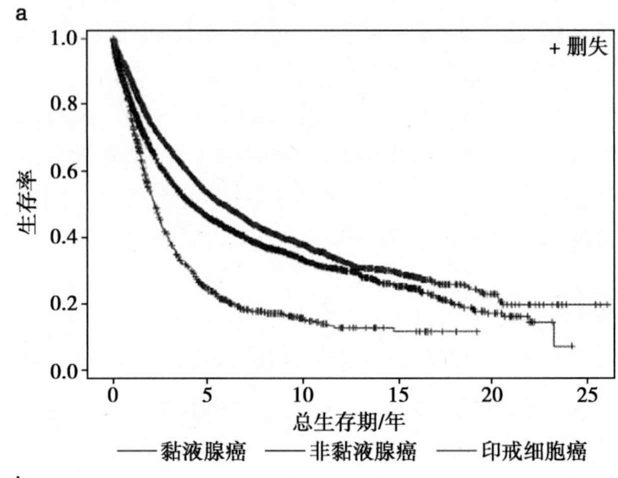

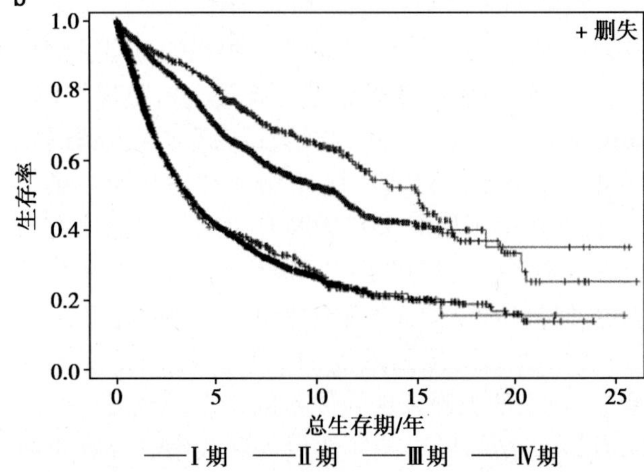

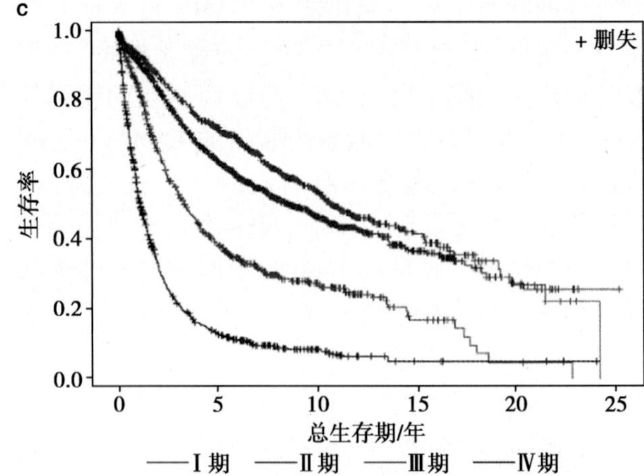

图 19.3 来源于国家癌症数据库（NCDB）的肿瘤总生存期：不同组织学类型（上），不同分期的黏液性癌（中）和不同分期的非黏液性癌（下）。使用 Kaplan-Meier 方法进行生存期的计算（数据来源于 Asare 等[4]）

黏液腺癌的分级

虽然部分研究采用了黏液性阑尾肿瘤的双层分级系统(低级和高级)[7,10,12,27~29],但其他研究已经证明了三级分级方案对预后的意义[1,5,30~32]。NCDB 的数据也支持将黏液性阑尾癌分为三级:高、中和低分化[4]。因传统的基于腺体的分级方案难以应用于黏液性肿瘤,故推荐基于细胞学特征、肿瘤细胞结构和印戒细胞构成的三级分级方案[31,32]。阑尾和腹膜肿瘤的分级在大多数情况下是一致的,但部分病例在阑尾和腹膜可能显示不一致分级的现象[10~12]。

高分化(G1)黏液性肿瘤常由高柱状细胞组成,呈低度异质细胞,不含印戒细胞。在阑尾中,这些肿瘤缺乏典型的侵袭特征,通常被归类为 LAMN。如果这些肿瘤累及腹腔内组织,则表现为无细胞黏蛋白或低细胞性(典型<20%),并且未侵透腹膜或其他器官[32]。高分化肿瘤导致的无粘连形成的压迫性累及不是真正肿瘤侵犯。通常不产生诸如神经周围浸润和淋巴血管侵犯的侵袭性特征。伴腹腔腹膜受累的黏液性 G1 肿瘤可以被分类为腹膜受累的 LAMN,并且根据疾病的程度和腹膜黏蛋白沉积物中肿瘤细胞的情况分类为 T4a, M1a 或 M1b。

中度分化的(G2)黏液性肿瘤呈低、高度细胞学异型性或弥漫性高度细胞学异型性混合,但无印戒细胞成分[31,32]。在阑尾中,大部分肿瘤显示出侵袭特征(至少在病灶处)。极少数无侵袭情况存在的肿瘤被称为高级别黏液性阑尾肿瘤或非侵袭性的黏液腺癌[10,11,32]。若这些肿瘤侵及腹腔内组织,它们通常显示出更高的细胞比例(通常>20%)[32]。可能存在腹膜或其他器官、神经周和淋巴血管的浸润[32]。

低分化(G3)的黏液性肿瘤为高度侵袭性肿瘤,通常伴印戒细胞成分[31,32]。腹腔腹膜受累通常伴有高细胞比例(通常>20%),且可能存在其他不良的组织学特征,包括侵及腹膜或其他器官,以及神经周和淋巴血管浸润[32]。

腹腔受累的大多数 G1 黏液性肿瘤对应腹腔累及的 LAMN、低度恶性腹腔黏液癌和 DPAM 等名词。腹腔受累的大多数 G2 和 G3 黏液性肿瘤与高级别腹腔黏液癌和腹膜黏液腺癌相对应。

非黏液腺癌的分级

与结直肠癌的分级类似,这些肿瘤的组织学分级包括:高分化(G1,>95%腺体),中分化(G2,50%~95%腺体)和低分化(G3,<50%腺体)。

其他重要临床预后因素

黏液亚型

腹腔内扩散的阑尾黏液腺癌(50%以上的肿瘤体为细胞外黏蛋白)的预后明显优于非黏液肿瘤[1,3]。尽管局限性(Ⅰ,Ⅱ,Ⅲ期)黏液性和非黏液性阑尾腺癌的预后相似,但Ⅳ期病变的预后有显著差异(图 19.4)[1,4]。ⅣA 和ⅣB 期肿瘤需要从组织学上区分黏液性与非黏液性肿瘤。AJCC 证据级别:Ⅰ级。

a

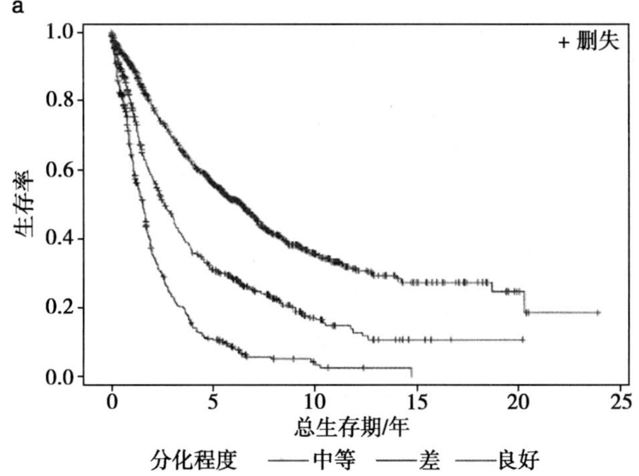

b

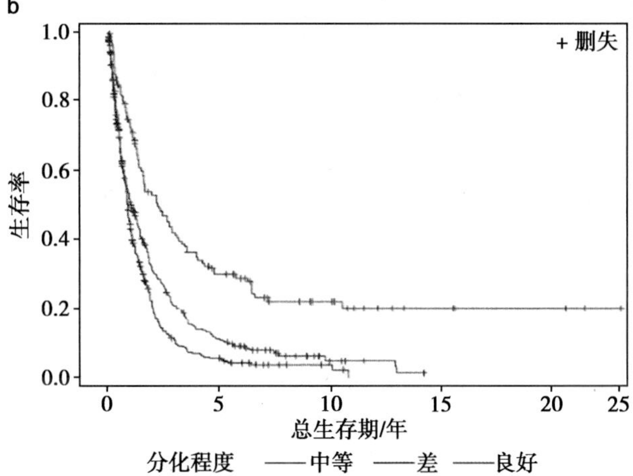

图 19.4　来源于 NCDB 的不同分化程度的Ⅳ期肿瘤生存期:黏液性癌(上)和非黏液性癌(下)。使用 Kaplan-Meier 方法进行生存期的计算(数据来源于 Asare 等[4])

19

其他因素

目前尚无研究结果证明其他预后因素可有效预估阑尾肿瘤的预后，因此临床上仅借鉴了结直肠癌的诊疗中使用的数个因素。这些相关因素的信息可参考结直肠癌章节。这些因素包括：

- 术前/治疗前的肿瘤标志物：癌胚抗原（CEA），CA19-9 或 CA 125
- 肿瘤沉积（tumor deposits）
- 淋巴血管浸润
- 神经浸润
- 微卫星不稳定性

风险评估模型

为支持各类预测模型在临床实践中的应用，AJCC 的"精准医疗核心工作组"近期发布了用于评判各类统计学预测模型的评估指南[33]。然而，目前已发表的或已被用于临床的阑尾癌相关的任何预测模型，均尚未通过该指南的评估。AJCC 未来将会对符合 AJCC 评估指南的阑尾癌风险预测模型予以认可。

AJCC TNM 定义

原发肿瘤（T）定义

T 分类	T 标准
TX	原发肿瘤无法评估
T0	无原发肿瘤证据
Tis	原位癌黏膜下癌（即黏膜内癌；含侵犯固有层或侵及但未穿透黏膜肌层）
Tis（LAMN）	低分化阑尾黏液癌侵及但限于固有肌层，无细胞黏蛋白或黏液上皮可能侵犯固有肌层
	T1 和 T2 不适用于 LAMN。无细胞黏蛋白或黏液上皮细胞侵犯浆膜下层或浆膜层应分别归为 T3 或 T4a
T1	肿瘤侵及黏膜下层（穿透黏膜肌层但未侵及固有肌层）
T2	肿瘤侵及固有肌层
T3	肿瘤穿透固有肌层，侵及浆膜下层或阑尾系膜
T4	肿瘤侵犯腹膜脏层，包括无细胞黏蛋白或黏液上皮细胞侵及阑尾浆膜层或阑尾系膜，和/或直接侵及邻近器官或结构
T4a	肿瘤穿透腹膜脏层，包括无细胞黏蛋白或黏液上皮细胞侵及阑尾浆膜层或阑尾系膜
T4b	肿瘤直接侵犯或粘连于邻近器官或结构

区域淋巴结（N）定义

N 分类	N 标准
NX	区域淋巴结无法评估
N0	无区域淋巴结转移
N1	伴 1～3 个区域淋巴结转移（测量淋巴结肿瘤大小≥0.2mm），或无可识别的淋巴结转移但伴有任何数量的肿瘤种植转移
N1a	伴 1 个区域淋巴结转移
N1b	伴 2～3 个区域淋巴结转移
N1c	无区域淋巴结转移，但伴浆膜下或系膜有肿瘤种植转移
N2	伴≥4 个区域淋巴结转移

远处转移（M）定义

M 分类	M 标准
M0	无远处转移
M1	伴远处转移
M1a	伴腹膜内无细胞黏蛋白，在腹膜黏液种植灶中没有可识别的肿瘤细胞
M1b	仅伴腹膜内转移，含腹膜种植灶中含肿瘤细胞
M1c	转移至腹膜其他部位或器官

注：对于包含无细胞黏蛋白但无可识别肿瘤细胞的样本，为了进行组织学评估，应该包含其他可获得的额外组织。

AJCC 预后分期分组

T	N	M	G	分期分组
Tis	N0	M0		0
Tis(LAMN)	N0	M0		0
T1	N0	M0		Ⅰ
T2	N0	M0		Ⅰ
T3	N0	M0		ⅡA
T4a	N0	M0		ⅡB
T4b	N0	M0		ⅡC
T1	N1	M0		ⅢA
T2	N1	M0		ⅢA
T3	N1	M0		ⅢB
T4	N1	M0		ⅢB
任何 T	N2	M0		ⅢC
任何 T	N0	M1a		ⅣA
任何 T	任何 N	M1a	G1	ⅣA
任何 T	任何 N	M1b	G2,G3,或 GX	ⅣB
任何 T	任何 N	M1c	任何 G	ⅣC

肿瘤登记需收集的变量

1. 分期
2. CEA 水平
3. 肿瘤种植
4. 淋巴血管侵犯
5. 腹膜侵犯

组织学分级(G)

G	G 定义
GX	分级无法评估
G1	高分化
G2	中分化
G3	低分化
G4	未分化

组织病理学类型

- 原位腺癌
- 低分化阑尾黏液癌
- 腺癌
- 黏液癌(>50%黏液癌)
- 印戒细胞癌(>50%印戒细胞)
- 未分化癌
- 杯状细胞癌
- 混合腺内分泌癌
- 癌,非特指

残余肿瘤(R)

R	R 定义
R0	完全切除,切缘组织学阴性,切除后无肿瘤残留
R1	不完全切除,显微镜下组织学检查切缘受累及,肿瘤体切除后显微镜下组织学检查伴残留(与显微镜下切缘肿瘤累及相关)
R2	不完全切除,切缘伴明显肿瘤残余或肉眼可见(大体)肿瘤残余

注:因手术切缘存在无细胞黏蛋白对阑尾癌局部复发的作用尚未明朗,故目前不作为确定手术切缘状况的依据[24]。

19

图示

T1

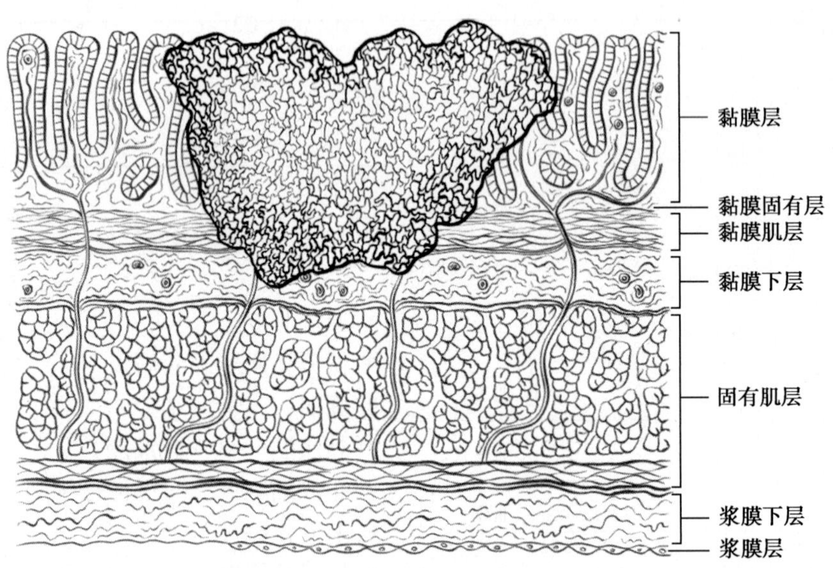

图 19.5　T1:肿瘤侵犯黏膜下层(穿透黏膜肌层,但未累及固有肌层)

T2

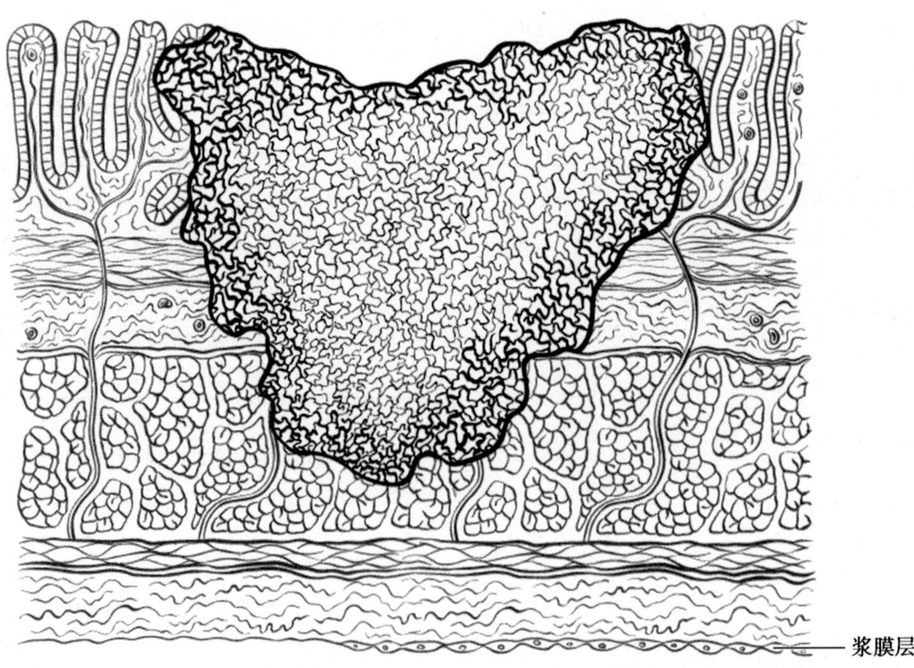

图 19.6　T2:肿瘤侵犯固有肌层

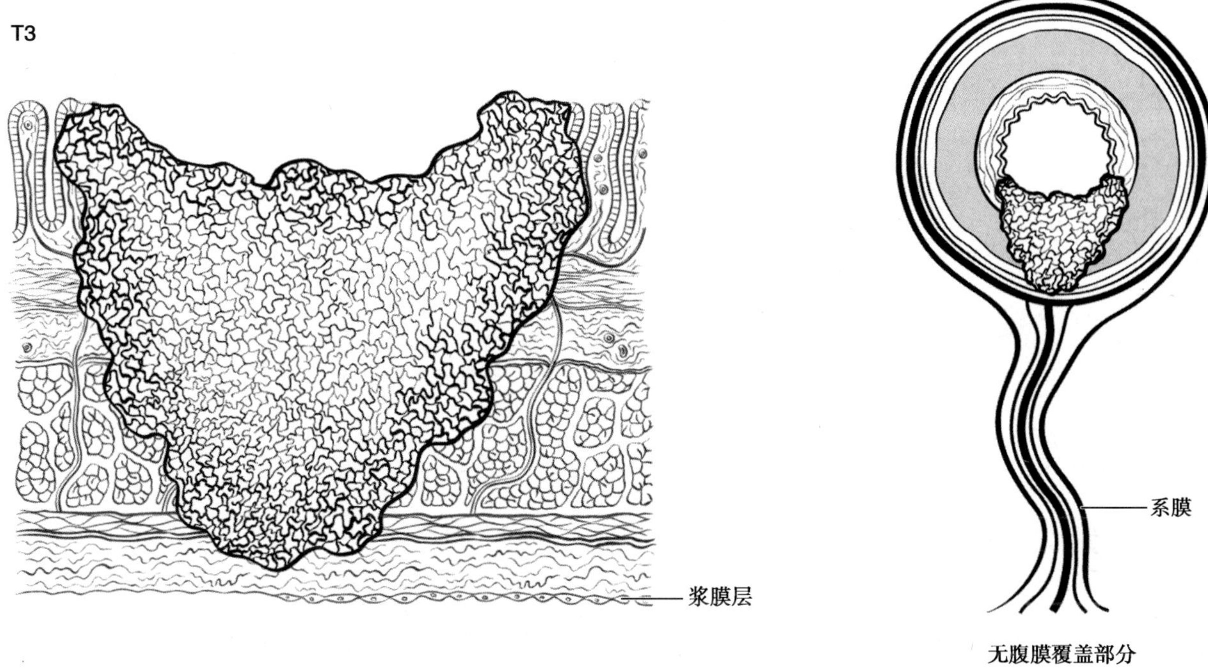

图 19.7　T3:肿瘤穿透固有肌层,浸润达到浆膜下层或阑尾系膜

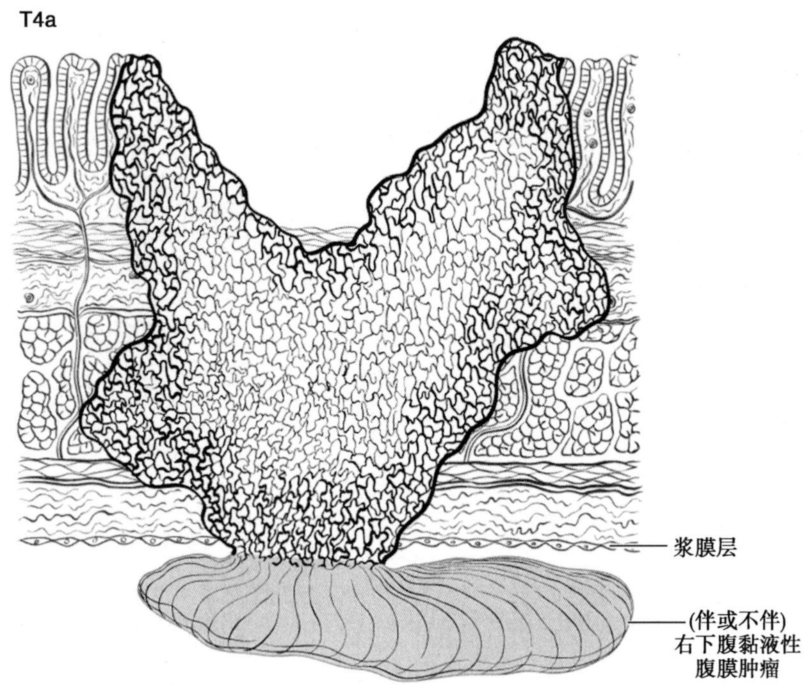

图 19.8　T4a:肿瘤穿透脏腹膜,包括无细胞的黏蛋白或黏液上皮细胞侵及阑尾浆膜层或阑尾系膜

19

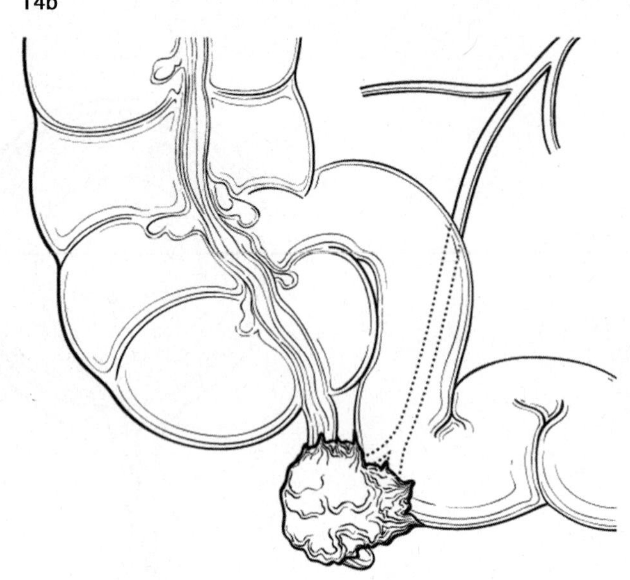

图 19.9 T4b:肿瘤直接侵犯或附着于邻近的器官或结构

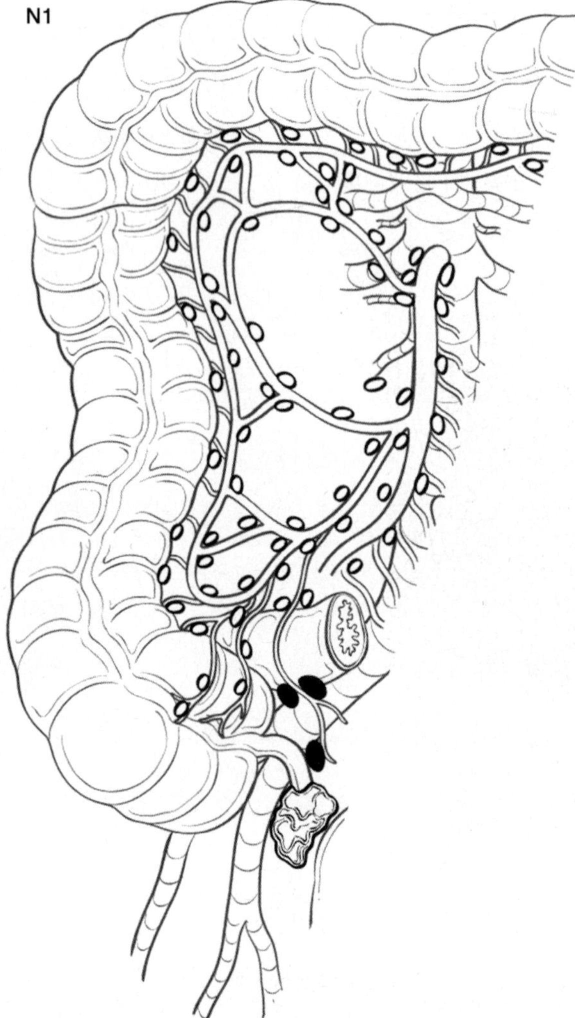

图 19.10 N1:有 1~3 个区域淋巴结阳性(肿瘤≥0.2mm),或出现任意数量的癌结节而所有可辨认的淋巴结均为阴性

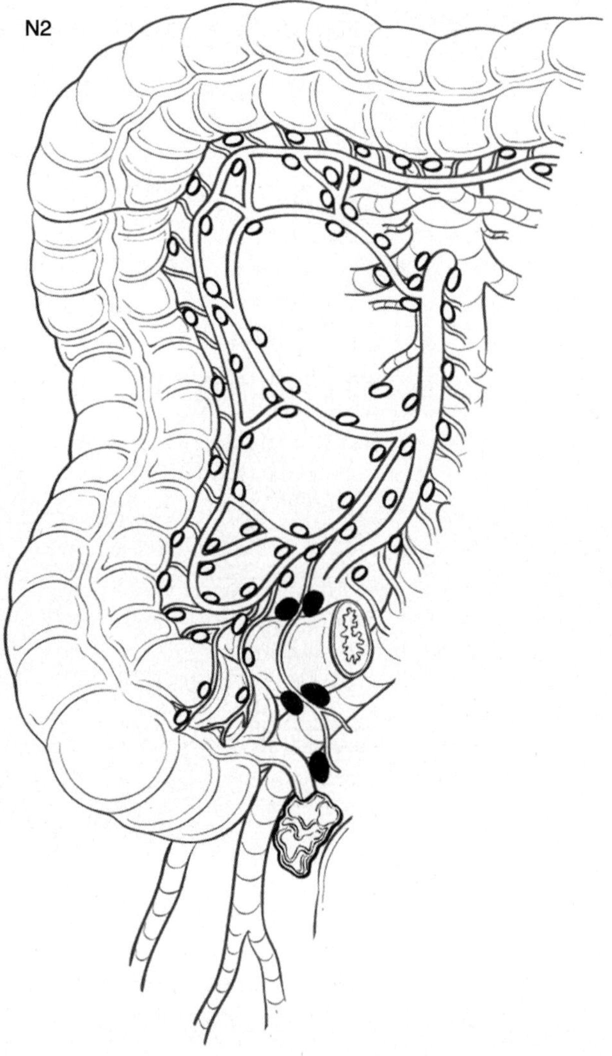

图 19.11 N2:4 个或以上区域淋巴结阳性

(译者 张小田 张睿 审校 沈琳)

参考文献

1. Overman MJ, Fournier K, Hu CY, et al. Improving the AJCC/TNM staging for adenocarcinomas of the appendix: the prognostic impact of histological grade. *Annals of surgery.* Jun 2013;257(6):1072–1078.
2. Turaga KK, Pappas SG, Gamblin T. Importance of histologic subtype in the staging of appendiceal tumors. *Annals of surgical oncology.* May 2012;19(5):1379–1385.
3. McCusker ME, Cote TR, Clegg LX, Sobin LH. Primary malignant neoplasms of the appendix: a population-based study from the surveillance, epidemiology and end-results program, 1973-1998. *Cancer.* Jun 15 2002;94(12):3307–3312.
4. Asare EA, Compton CC, Hanna NN, et al. The impact of stage, grade, and mucinous histology on the efficacy of systemic chemotherapy in adenocarcinomas of the appendix: Analysis of the National Cancer Data Base. *Cancer.* Jan 15 2016;122(2):213–221.
5. Loungnarath R, Causeret S, Bossard N, et al. Cytoreductive surgery with intraperitoneal chemohyperthermia for the treatment of pseudomyxoma peritonei: a prospective study. *Diseases of the colon and rectum.* Jul 2005;48(7):1372–1379.
6. Carr NJ, McCarthy WF, Sobin LH. Epithelial noncarcinoid tumors and tumor-like lesions of the appendix. A clinicopathologic study of 184 patients with a multivariate analysis of prognostic factors. *Cancer.* Feb 1 1995;75(3):757–768.
7. Bradley RF, Stewart JHt, Russell GB, Levine EA, Geisinger KR. Pseudomyxoma peritonei of appendiceal origin: a clinicopathologic analysis of 101 patients uniformly treated at a single institution, with literature review. *The American journal of surgical pathology.* May 2006;30(5):551–559.
8. Sugarbaker PH, Alderman R, Edwards G, et al. Prospective morbidity and mortality assessment of cytoreductive surgery plus perioperative intraperitoneal chemotherapy to treat peritoneal dissemination of appendiceal mucinous malignancy. *Annals of surgical oncology.* May 2006;13(5):635–644.
9. Gough DB, Donohue JH, Schutt AJ, et al. Pseudomyxoma peritonei. Long-term patient survival with an aggressive regional approach. *Annals of surgery.* Feb 1994;219(2):112–119.
10. Misdraji J, Yantiss RK, Graeme-Cook FM, Balis UJ, Young RH. Appendiceal mucinous neoplasms: a clinicopathologic analysis of 107 cases. *The American journal of surgical pathology.* Aug 2003;27(8):1089–1103.
11. Pai RK, Beck AH, Norton JA, Longacre TA. Appendiceal mucinous neoplasms: clinicopathologic study of 116 cases with analysis of factors predicting recurrence. *The American journal of surgical pathology.* Oct 2009;33(10):1425–1439.
12. Ronnett BM, Zahn CM, Kurman RJ, Kass ME, Sugarbaker PH, Shmookler BM. Disseminated peritoneal adenomucinosis and peritoneal mucinous carcinomatosis. A clinicopathologic analysis of 109 cases with emphasis on distinguishing pathologic features, site of origin, prognosis, and relationship to "pseudomyxoma peritonei". *The American journal of surgical pathology.* Dec 1995;19(12):1390–1408.
13. Burke AP, Sobin LH, Federspiel BH, Shekitka KM, Helwig EB. Goblet cell carcinoids and related tumors of the vermiform appendix. *Am J Clin Pathol.* Jul 1990;94(1):27–35.
14. Tang LH, Shia J, Soslow RA, et al. Pathologic classification and clinical behavior of the spectrum of goblet cell carcinoid tumors of the appendix. *The American journal of surgical pathology.* Oct 2008;32(10):1429–1443.
15. Gonzalez-Moreno S, Sugarbaker PH. Right hemicolectomy does not confer a survival advantage in patients with mucinous carcinoma of the appendix and peritoneal seeding. *The British journal of surgery.* Mar 2004;91(3):304–311.
16. Turaga KK, Pappas S, Gamblin TC. Right hemicolectomy for mucinous adenocarcinoma of the appendix: just right or too much? *Annals of surgical oncology.* Apr 2013;20(4):1063–1067.
17. Lieu CH, Lambert LA, Wolff RA, et al. Systemic chemotherapy and surgical cytoreduction for poorly differentiated and signet ring cell adenocarcinomas of the appendix. *Ann Oncol.* Mar 2012;23(3):652–658.
18. Rohani P, Scotti SD, Shen P, et al. Use of FDG-PET imaging for patients with disseminated cancer of the appendix. *The American surgeon.* Dec 2010;76(12):1338–1344.
19. Bosman FT, Carneiro F, Hruban RH, Theise ND. *WHO classification of tumours of the digestive system.* World Health Organization; 2010.
20. Yantiss RK, Shia J, Klimstra DS, Hahn HP, Odze RD, Misdraji J. Prognostic significance of localized extra-appendiceal mucin deposition in appendiceal mucinous neoplasms. *The American journal of surgical pathology.* Feb 2009;33(2):248–255.
21. Greene FL. *AJCC cancer staging manual.* Vol 1: Springer Science & Business Media; 2002.
22. Jackson SL, Fleming RA, Loggie BW, Geisinger KR. Gelatinous ascites: a cytohistologic study of pseudomyxoma peritonei in 67 patients. *Modern pathology : an official journal of the United States and Canadian Academy of Pathology, Inc.* Jul 2001;14(7):664–671.
23. Shapiro JF, Chase JL, Wolff RA, et al. Modern systemic chemotherapy in surgically unresectable neoplasms of appendiceal origin: a single-institution experience. *Cancer.* Jan 15 2010;116(2):316–322.
24. Glehen O, Gilly FN, Boutitie F, et al. Toward curative treatment of peritoneal carcinomatosis from nonovarian origin by cytoreductive surgery combined with perioperative intraperitoneal chemotherapy: a multi-institutional study of 1,290 patients. *Cancer.* Dec 15 2010;116(24):5608–5618.
25. Miner TJ, Shia J, Jaques DP, Klimstra DS, Brennan MF, Coit DG. Long-term survival following treatment of pseudomyxoma peritonei: an analysis of surgical therapy. *Annals of surgery.* Feb 2005;241(2):300–308.
26. Sugarbaker PH, Chang D. Results of treatment of 385 patients with peritoneal surface spread of appendiceal malignancy. *Annals of surgical oncology.* Dec 1999;6(8):727–731.
27. Carr NJ, Finch J, Ilesley IC, et al. Pathology and prognosis in pseudomyxoma peritonei: a review of 274 cases. *Journal of clinical pathology.* Oct 2012;65(10):919–923.
28. Chua TC, Moran BJ, Sugarbaker PH, et al. Early- and long-term outcome data of patients with pseudomyxoma peritonei from appendiceal origin treated by a strategy of cytoreductive surgery and hyperthermic intraperitoneal chemotherapy. *J Clin Oncol.* Jul 10 2012;30(20):2449–2456.
29. Baratti D, Kusamura S, Nonaka D, Cabras AD, Laterza B, Deraco M. Pseudomyxoma peritonei: biological features are the dominant prognostic determinants after complete cytoreduction and hyperthermic intraperitoneal chemotherapy. *Annals of surgery.* Feb 2009;249(2):243–249.
30. Smeenk RM, Verwaal VJ, Antonini N, Zoetmulder FA. Survival analysis of pseudomyxoma peritonei patients treated by cytoreductive surgery and hyperthermic intraperitoneal chemotherapy. *Annals of surgery.* Jan 2007;245(1):104–109.
31. Shetty S, Natarajan B, Thomas P, Govindarajan V, Sharma P, Loggie B. Proposed classification of pseudomyxoma peritonei: influence of signet ring cells on survival. *The American surgeon.* Nov 2013;79(11):1171–1176.
32. Davison JM, Choudry HA, Pingpank JF, et al. Clinicopathologic and molecular analysis of disseminated appendiceal mucinous neoplasms: identification of factors predicting survival and proposed criteria for a three-tiered assessment of tumor grade. *Modern pathology : an official journal of the United States and Canadian Academy of Pathology, Inc.* Nov 2014;27(11):1521–1539.
33. Kattan MW, Hess KR, Amin MB, et al. American Joint Committee on Cancer acceptance criteria for inclusion of risk models for individualized prognosis in the practice of precision medicine. *CA: a cancer journal for clinicians.* Jan 19 2016
34. Arnason T, Kamionek M, Yang M, Yantiss RK, Misdraji J. Significance of proximal margin involvement in low-grade appendiceal mucinous neoplasms. *Arch Pathol Lab Med.* Apr 2015;139(4):518–521.

第20章 结肠直肠

本章摘要

适用本分期系统的肿瘤种类

结肠和直肠的腺癌、高级别神经内分泌癌和鳞癌。

不适用本分期系统的肿瘤种类

肿瘤类型	按何种类型分类	适用章节
阑尾恶性	阑尾-癌	19
肛管癌	肛管	21
高分化的神经内分泌肿瘤(类癌)	结直肠高分化的神经内分泌肿瘤	33

更新要点

更新	更新细节	证据级别
远处转移(M)定义	引入M1c分期,明确腹膜转移为预后不良因素	Ⅰ
区域淋巴结(N)定义	阐明了癌结节的定义	Ⅱ
推荐用于指导临床实践的附加指标	血管淋巴浸润:再次介绍L和V的含义,帮助更好地识别淋巴血管浸润	Ⅰ
推荐用于指导临床实践的附加指标	微卫星不稳定(Microsatellite instability,MSI):阐明MSI作为预后风险和疗效预测指标的重要性	Ⅰ
推荐用于指导临床实践的附加指标	明确KRAS、NRAS和BRAF突变作为非常重要的预后风险和疗效预测指标	Ⅰ和Ⅱ

ICD-O-3形态学编码

编码	描述
C18.0	盲肠
C18.2	升结肠
C18.3	结肠肝曲
C18.4	横结肠
C18.5	结肠脾曲
C18.6	降结肠
C18.7	乙状结肠
C18.8	结肠交搭跨越病灶
C18.9	结肠,非特指
C19.9	直肠乙状结肠连接处
C20.9	直肠,非特指

WHO肿瘤分类

编码	描述
8140	原位腺癌
8140	腺癌
8510	髓样癌
8480	黏液性癌(胶质型;>50%细胞外黏液性癌)
8490	印戒细胞癌
8070	鳞状细胞癌
8560	腺鳞癌
8246	神经内分泌癌
8041	小细胞神经内分泌癌
8013	大细胞神经内分泌癌
8020	癌,未分化,非特指
8010	癌,非特指

Bosnian FT, Carneiro F, Hruban RH, Theise ND, eds. World Health Organization Classification of Tumours of the Digestive System. Lyon: IARC;2010。

概述

结肠和直肠腺癌是美国因癌症致死的第二高发肿瘤。结肠和直肠癌的治疗主要取决于 TNM 分期。其具体分子特征的发现,使对肿瘤的发病机制以及治疗对各分期肿瘤的疗效,均有了更深入的了解。肿瘤的分子特征提供了一系列新的预后因素,未来可能在诊治中扮演更重要的角色。此外,原发肿瘤的组织病理学分析以免疫检查点抑制剂的研发,已使宿主免疫在改善生存中的作用获得了提高。目前研发的一种组织学预后和疗效预测评分系统,即免疫评分,将来经临床证实后可能会进一步改进 TNM 分期。当前的研究涉及了检查点蛋白质抑制剂(如 PD-1,PD-L1 和 CTLA-4)的早期试验。这些最新的分子和免疫学发现,预示着未来治疗结直肠癌更为有效的治疗手段。

《AJCC 癌症分期指南》第 8 版与《AJCC 癌症分期指南》第 7 版较为类似。AJCC 的“下消化道专家组”结直肠疾病团队着力解决了旧版分期系统中的部分疑惑。包括癌结节以外,推荐将小脉管及大静脉浸润纳入的癌症登记。同时也利用了独立于第 7 版所用的数据库,通过数据验证将结肠和直肠的原发病灶 T 分类进一步细分为 T4a 和 T4b 两类。我们也增加了将微卫星不稳定(MSI)状态和 BRAF 突变作为预后因素的证据,以及将 BRAF、KRAS 和 NRAS 突变状态作为疗效预测因素的证据。

解剖学

原发部位

大肠(结肠和直肠)从末端回肠延伸到肛管。阑尾和直肠以外,结肠分为四个部分:右侧或升结肠,中部或横结肠,左侧或降结肠及乙状结肠。乙状结肠与终止于肛管的直肠相连接(图 20.1 和图 20.2)。

升结肠起始于盲肠——从末端回肠处作为右侧结肠的近端肠段向上发出的一个 6~9cm 的囊袋,被脏腹膜覆盖(浆膜)。升结肠延续于盲肠,长约 15~20cm。升结肠(和降结肠)的背面缺少腹膜覆盖,因此直接与后腹膜相连。升结肠(和降结肠)的前面和外侧面有浆膜,为腹膜内脏器。升结肠终止于结肠肝曲,由升结肠移行至横结肠,在肝脏下方和十二指肠前方通过。

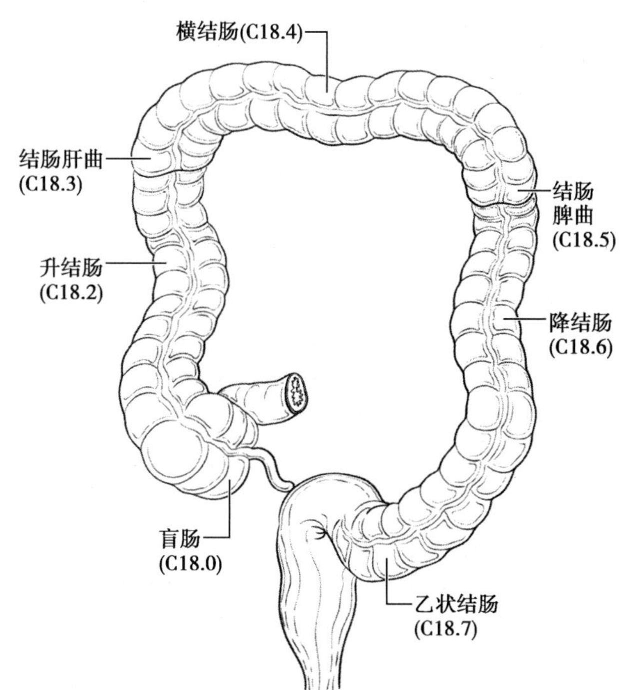

图 20.1　结肠解剖部位

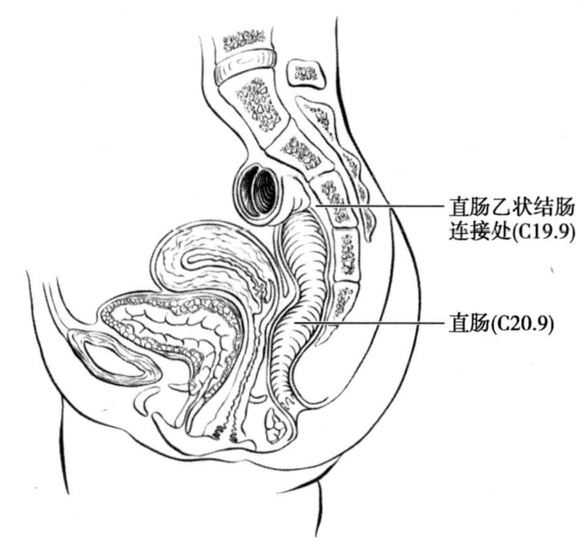

图 20.2　直肠解剖部位

横结肠是完全的腹膜内位器官,长约 18~22cm 并支持着附着于胰腺的肠系膜。其前方浆膜与胃结肠韧带相连。横结肠终止于结肠脾曲,并移行至降结肠。

降结肠在脾脏下方和胰尾部的前方通过。如前所述,降结肠的后方缺少浆膜因此与后腹膜相连,而外侧和前方表面有浆膜,是腹膜内的。降结肠长约 10~15cm。

乙状结肠是完全腹膜内位的,也有从左侧腰大肌内侧发出延伸到直肠的系膜。乙状结肠到直肠的移行，以乙状结肠带与直肠环周纵行肌的融合为标志。乙状结肠长约 15~20cm。

近段直肠以结肠带融合为标志，通常出现在骶岬水平。直肠袋或壶腹的远端边界是耻骨直肠环，在直肠指检的时候可触及为肛门直肠环。直肠黏膜在此环之下延伸进入功能性肛管到达齿状线。这个特点对于理解直肠癌如何会发病于功能性肛管（即“外科学”肛管）至关重要。直肠长约 12~16cm。直肠的上 1/3 的前方和两侧被腹膜覆盖，中间 1/3 仅前壁被覆盖。腹膜从直肠外侧返折形成直肠肠周筋膜，在前方形成子宫或直肠膀胱陷凹。依据体质和性别的不同，这个陷凹可能有较大变异，并可能延伸到盆底。

一般情况下，下 1/3 的直肠（袋或壶腹）无腹膜覆盖。这段腹膜外的直肠被包含直肠周围淋巴结的厚度各异的脂肪鞘环绕。后方与骶骨通过 Waldeyer 筋膜相隔，与侧盆壁通过盆腔壁层筋膜相隔，前方与前列腺或阴道通过 Denonvilliers 筋膜相隔。直肠系膜向远侧逐渐减少，到耻骨直肠悬韧带位置就没有脂肪鞘包绕。直肠具有半月形的横向的直肠皱襞，也称作 Houston 瓣。大多数情况下，有三个皱襞，有时也会有两个或四个。这些边界将会在后文全系膜切除（total mesorectal excision，TME）标本的评价中阐述。

结肠直肠的黏膜由一层称为李氏腺（crypts of Lieberkühn）的凹陷的单层上皮细胞组成，通过一层包绕着腺管的疏松结缔组织间质，即固有层分隔。黏膜的基底与黏膜下层通过一层薄但明显的肌层，即黏膜肌层分隔。更厚的、独立的和更深的一层平滑肌是固有肌层。两层肌层之间的区域是黏膜下层。超出固有肌层的结缔组织层是肠周结缔组织，在被腹膜内层覆盖的时候称为浆膜下组织，在腹膜缺损时称为外膜。组织学上，结肠直肠黏膜延伸到齿状线，也是肛门黏膜的上界。

肛管有两种定义方法，一种基于功能（“外科学”肛管），另一种基于胚胎发育。功能性肛管由肛门括约肌确定，长约 3~5cm，其边界在头侧是耻骨直肠悬韧带，在尾侧是直肠指检时的括约肌间沟（肛缘）。胚胎学肛管的上缘是齿状线，它在功能性肛管的中点，可见但无法触及，在耻骨直肠悬韧带远端约 1~2cm。（图 20.3）。胚胎学和功能性肛管有相同的远端边界——肛缘。一般地，肿瘤的位置通常根据肿瘤与肛缘的距离报告。然而，括约肌复合体长度各异，这对正确测量直肠肿瘤远端离肛缘的距离及保留括约肌带来挑战。因直肠黏膜可能延伸到肛缘 1~2cm，有时候将远端直肠癌的起点与肛管癌明确区分较为困难（图 20.3）。

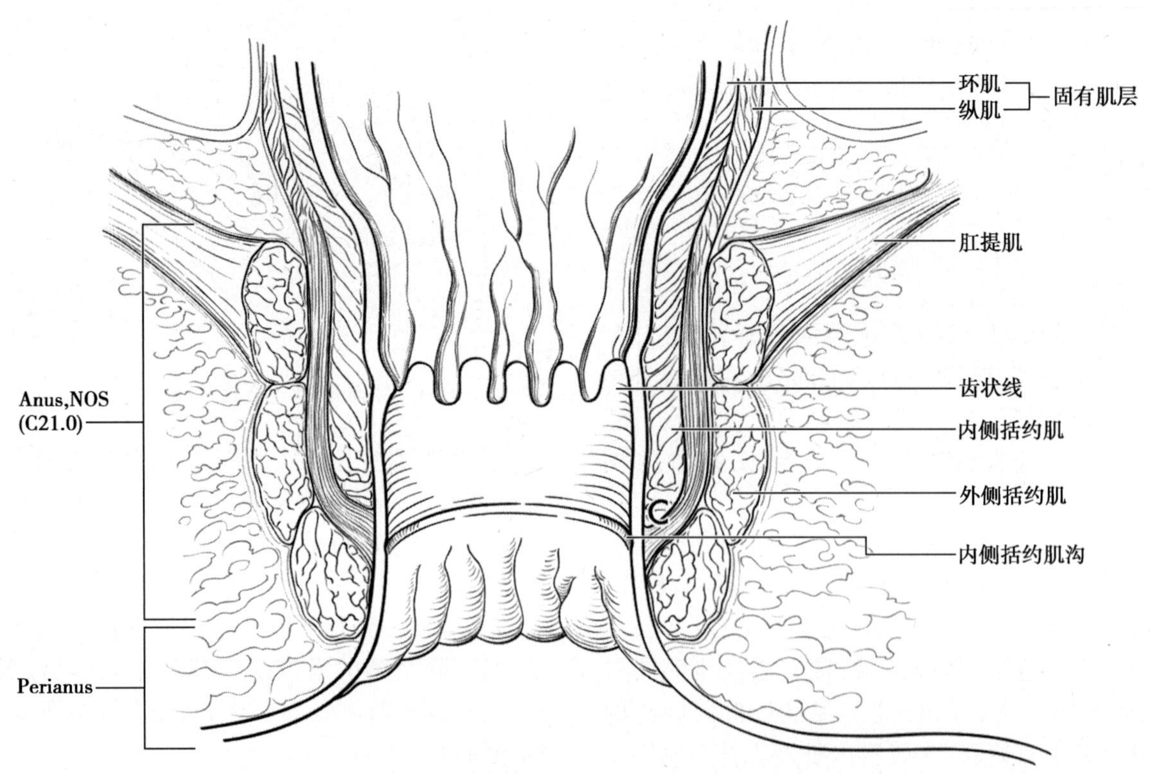

图 20.3 肛管：从外侧括约肌远端延伸至内侧括约肌沟的痔环

区域淋巴结

区域淋巴结位于：①沿着供应结肠和直肠的主要血管走行；②沿着边缘动脉血管弓；③靠近结肠——即沿着结肠系膜边缘。区域淋巴结被称作结肠周和直肠周/直肠系膜的，也可以沿着回结肠动脉、右结肠动脉、中结肠动脉、左结肠动脉、肠系膜下动脉、直肠上动脉（痔动脉）和髂内动脉找到（图 20.4）。

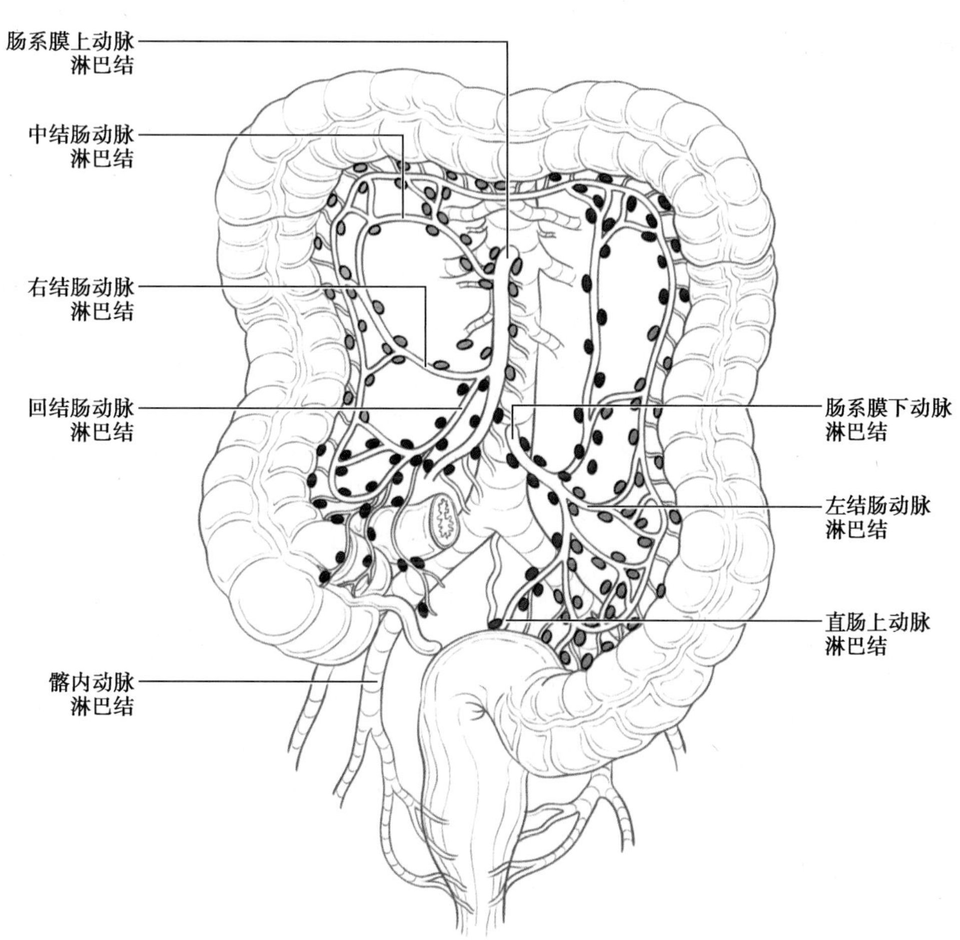

图 20.4　结直肠区域淋巴结

大肠每节段的区域淋巴结命名如下：

肠段	区域淋巴结
盲肠	结肠周、回结肠、右结肠动脉
升结肠	结肠周、回结肠、右结肠、中结肠动脉右支
肝曲	结肠周、回结肠、右结肠、中结肠动脉
横结肠	结肠周、中结肠动脉
脾曲	结肠周、中结肠、左结肠动脉
降结肠	结肠周、左结肠、乙状结肠、肠系膜下动脉
乙状结肠	结肠周、乙状结肠、直肠上（痔动脉）、肠系膜下动脉
直乙结肠	结肠周、乙状结肠、直肠上（痔动脉）、肠系膜下动脉
直肠	直肠系膜、直肠上（痔动脉）、肠系膜下、髂内、直肠下（痔动脉）

转移部位

尽管结肠和直肠癌可以转移至几乎任何脏器，但最常见的转移部位为肝脏和肺。结肠其他节段、小肠或腹膜的种植也可能出现。

分类原则

临床分期

临床评估根据疾病史、体格检查、影像学检查以及内镜活检等综合判断的。影像学检查用于证明是否存在结直肠外转移，包括 X 线胸片，胸、腹腔和盆腔计算机断层扫描（CT）、磁共振（MR）成像、正电子发生断层扫描(PET)或PET/CT。通过以上检查可获得临床分期(cTNM)。病理分期(pTNM)须通过评估手术切除标本获得。推荐检测术前CEA水平,因CEA水平或能反映亚临床或临床肝脏或肺转移。针对复发或同时性转移的患者,推荐检测KRAS、NRAS、BRAF基因的状态以及MSI或MMR状态。

原发部位

回盲瓣肿瘤应定义为结肠肿瘤。出于分期的目的,对于腺癌,直肠指检时若肿瘤位于齿状线或肛门直肠环近端,应被归类为直肠癌。对于鳞癌,若肿瘤位于齿状线或肛门直肠环远端,应被归类为肛管癌。然而,在这个区域也有直肠鳞癌和肛管腺癌。前者需按照肛管鳞癌的方式治疗,而肛管腺癌患者可能需接受手术联合放化疗。对于超过齿状线的直肠癌,和肛管癌类似,腹股沟浅淋巴结属于区域淋巴结范围,有播散转移的风险,因此需要纳入cN/pN评估。

结直肠肿瘤科直接浸润肠壁的黏膜层、黏膜下层、固有肌层和浆膜下层(或外层),并且每一层归类为一个T分类。原发肿瘤还可通过侵犯淋巴管和血管发生淋巴结转移或远处转移,并分别归类为N和M分类。此外,肿瘤还可播散至肠壁外膜形成孤立的结节,称作癌结节。这些特征,包括T分类,将在后续章节详细介绍。

直肠癌侵犯盆腔范围(cT和cN)、盆腔外转移状况(cM)及患者症状共同决定患者是否需要接受术前新辅助治疗。评估盆腔侵犯程度的影像学手段首选超声内镜(EUS)和盆腔磁共振。为提高淋巴结分期的准确性,对于淋巴结可疑转移的患者需进一步行淋巴结细针抽吸,但通过上述步骤及显微镜下发现的肿瘤仍属临床分期(cTNM)。对于接受术前(即新辅助)治疗的患者,在治疗开始前确定临床分期(cTNM)评估十分必要[1~4]。接受新辅助治疗者术后需进行病理分期评估,并应采用修正版的病理分期(ypTNM)。

结直肠癌转移部位的数量是一项重要的预后因素,并依此分为不同M1亚组。双侧卵巢或肺叶转移被认为是单一部位。无论是否伴腹腔脏器的血行转移,腹膜转移的提示预后不良。

影像学检查

正如本章其他部分所述,结直肠癌患者的影像学诊断科包括多种不同手段。针对结直肠癌患者,NCCN指南推荐接受胸、腹腔和盆腔的增强CT扫描[1,3]。若造影剂过敏导致无法实施CT扫描或影像不充分,则推荐增强MRI联合非增强CT扫描[1]。仅当增强CT发现可疑病灶或者增强CT过敏时,才推荐PET/CT检查。若转移病灶具手术切除可能,也推荐PET/CT检查以进一步评估疾病程度[1,3]。

病理学分期

大多数结直肠肿瘤通过手术腹腔探查和直接肿瘤切除后,再进行显微镜下检查而得到病理分期(pTNM)。

原发肿瘤

Tis和T1 在结直肠中,病理科医师将局限于隐窝上皮质并且未侵犯基底膜侵及固有肌层的病变定义为高级别不典型增生。上皮内癌和高级别不典型增生的意思相近,但通常不用于结直肠中。因高级别不典型增生很少发生肿瘤播散,故不应归为Tis或作为癌症登记。Tis定义为肿瘤侵及黏膜固有层,并可能侵犯但不穿透黏膜肌层(更准的,Tis应称作黏膜内癌)。尽管所有穿透基底膜的消化道肿瘤被认为具有侵袭性,但就结直肠肿瘤侵及黏膜固有层且不穿透黏膜肌层的肿瘤而言,转移风险几可忽略,故定义为Tis。因取样时可能遗漏病变的更深侵犯程度,因此该类别应作癌症登记。侵袭性结直肠腺癌被定义为肿瘤突破黏膜肌层侵及黏膜下层或更深部位(图20.5)。

息肉伴癌浸润 这些病变的分类需根据结直肠癌pT的定义。例如,浸润型癌局限于黏膜肌层和/或黏膜固有层为pTis,若肿瘤突破息肉蒂的黏膜肌层侵及黏膜下层则归为pT1。内镜下完整切除的pTis息肉,因淋巴结受累及远处转移概率极低,且不常规行内镜下淋巴结切除,故即使淋巴结及远处转移状态未知仍可归为0期。Haggitt水平及黏膜下浸润深度分类可用于评估息肉的恶性可能,但这些参数的报告是选择性的[5~10]。多个肿瘤协作组指南[1,3,4,11,12]和学者[8,12,13]建议对伴有高级别肿瘤细胞、浸润型癌距离切缘小于等于1mm或淋巴管/静脉浸润的息肉进行手术切除。

T1、T2和T3 与既往AJCC版本相同,这些肿瘤定义为侵及黏膜下层(T1),穿透黏膜下层且不超过固有肌层(T2),及穿透固有肌层(T3)。

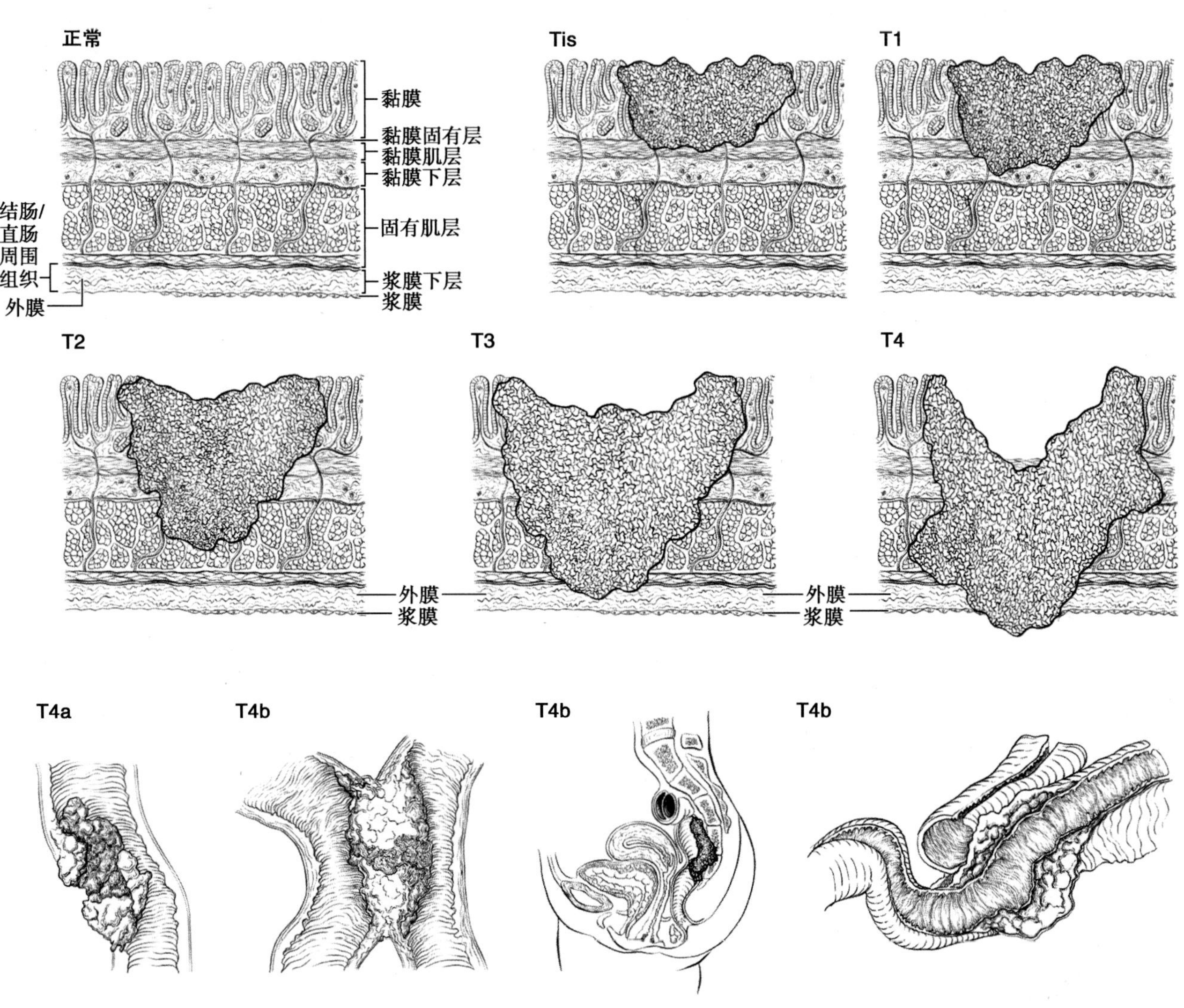

图 20.5　根据原发肿瘤(T)定义的 T1~T3。T4 指肿瘤穿透脏腹膜(T4a,针对腹膜包裹的结直肠)或侵犯邻近结构或脏器(T4b)

T4　肿瘤侵犯浆膜表面(脏腹膜)或直接侵犯邻近脏器或结构均属于 T4。无论是结肠还是直肠,T4 根据预后不同被进一步细分为 T4a 和 T4b[16,17](图 20.6 和图 20.7)。T4a 定义为肿瘤直接侵犯浆膜(脏腹膜)。穿孔性肿瘤中,若肿瘤细胞通过炎症与浆膜面连续,则仍被定义为 T4a。针对距离浆膜面<1mm 并且伴有浆膜反应的肿瘤,其临床影响尚未明确,部分研究[18]结果显示该情况可能导致腹膜复发的高风险,但其他研究[19]并未证实该结论。在上述情况下,应增加多层面切片和/或额外的肿瘤组织包埋,以便确认浆膜面受累情况。若额外评估后仍旧未发现浆膜面受累,则肿瘤应当归为 pT3。对于未被腹膜包裹的结直肠(如升结肠及降结肠的后壁,直肠下段),不存在 T4a。

原发结直肠癌的治疗　多个学术机构对结肠癌切除术已达成共识[1~4]。直肠癌原发肿瘤切除的标准是锐性分离直肠系膜内的固有筋膜。直肠系膜切除的程度应为全部(TME)或者部分,保证肿瘤近端距离直肠系膜 5cm 以上[肿瘤特异性直肠系膜切除(TSME)]。为便于后续章节的讨论,TME 用以表示 TME 或者 TSME。直肠系膜切除的完整性及环周切缘(CRM)与肿瘤的距离与局部复发呈负相关性[20~22]。因此,在直肠癌中报告肉眼评估下直肠系膜切除治疗和完成性及固有筋膜的状态十分重要。正如 Rarfitt 及 Driman[23]所推荐的,美国病理学会(CAP)指南支持一种三级评估系统,即 a)完整、b)近乎完整和 c)不完整(表 20.1)。CRM 作为部位特异性因素与 TME 标本的级别相关但又有区别,因 TME 分级包括直肠系膜标本评估、手术损伤、锥角和穿孔。CRM 将在本章其他部分进一步详述,用于评估距离原发肿瘤穿透结直肠的最深部位最近的非浆膜边缘的状态[11]。根据目前 CAP 指南[11] 和一项系统性综述[24],直肠癌切除术后,直肠系膜不完整的患者较完整患者的预后更差。针对 CRM 阴性的患者,因不完整切除患者的复发率明显升高故 TME 标本的质量尤为重要。

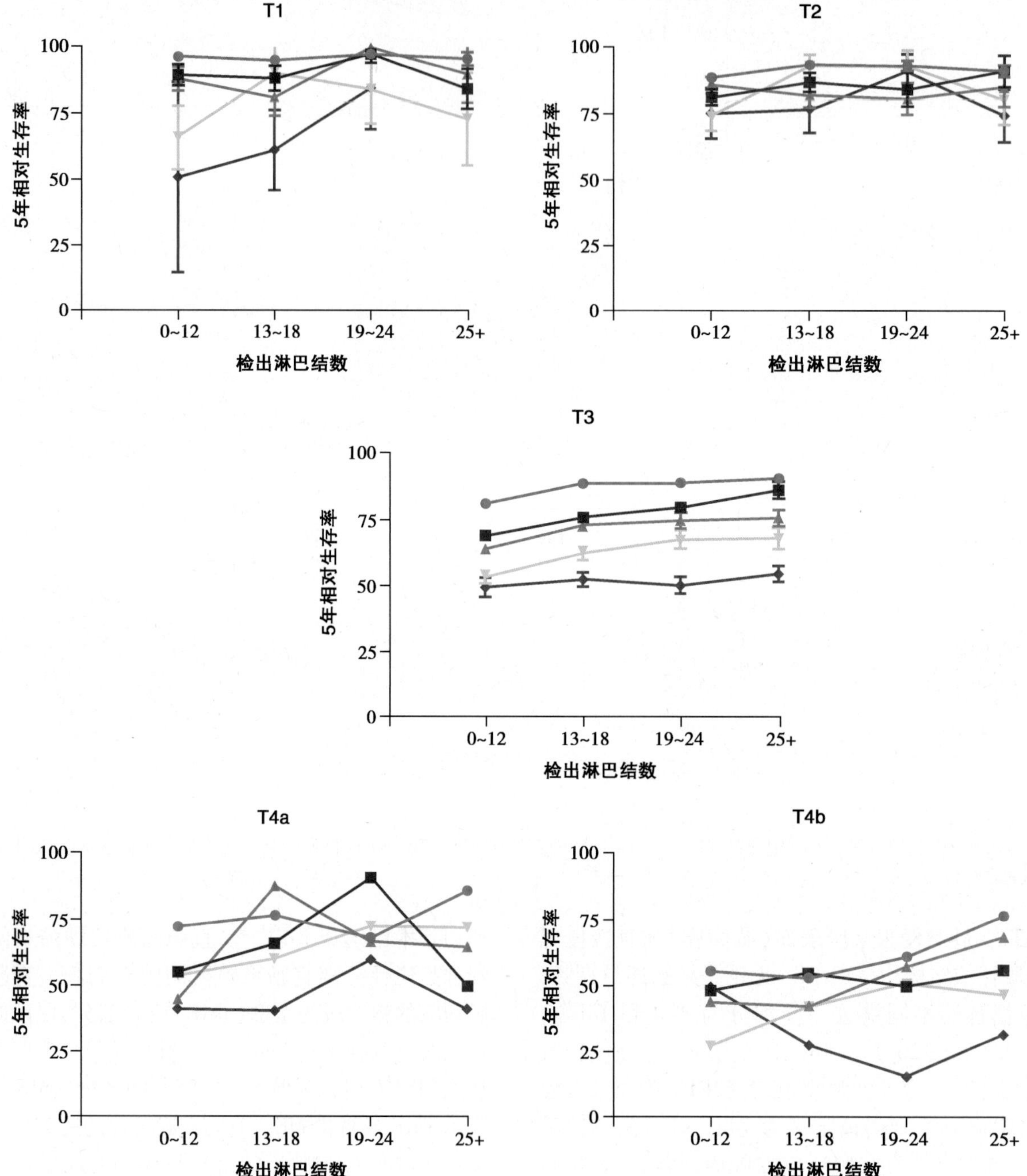

图 20.6 基于直肠癌数据集分析,淋巴结阳性、淋巴结活检数、原发肿瘤浸润深度对预后的影响。2004—2010 年间“监测、流行病学及最终结果”(SEER)数据库收录的 30 202 名新诊断的直肠癌患者,进行 5 年生存率分析。每一个 T 分类进行独立呈现。不同 N 分类的颜色分别为:绿色-N0(所有淋巴结阴性);红色-N1a(1 个淋巴结阳性);橘色-N1b(2~3 个淋巴结阳性);浅蓝色-N2a(4~6 个淋巴结阳性);深蓝色-N2b(≥7 个淋巴结阳性)。N1c 没有展示出来,因为数据尚未成熟。N 分类的曲线根据淋巴结活检数而延伸。所有患者通过手术及临床分期均无临床转移,即Ⅰ~Ⅲ期。结果展示的是平均 5 年生存率(±SEM),除 T4a 和 T4b,因为患者例数较少导致误差较大。结果显示,在特定的 N 分类中,增加淋巴结活检数能够提高患者预后。N0(i+)和 N0mi 未纳入分析,因为以往结直肠癌病理报告中不包括这两项内容

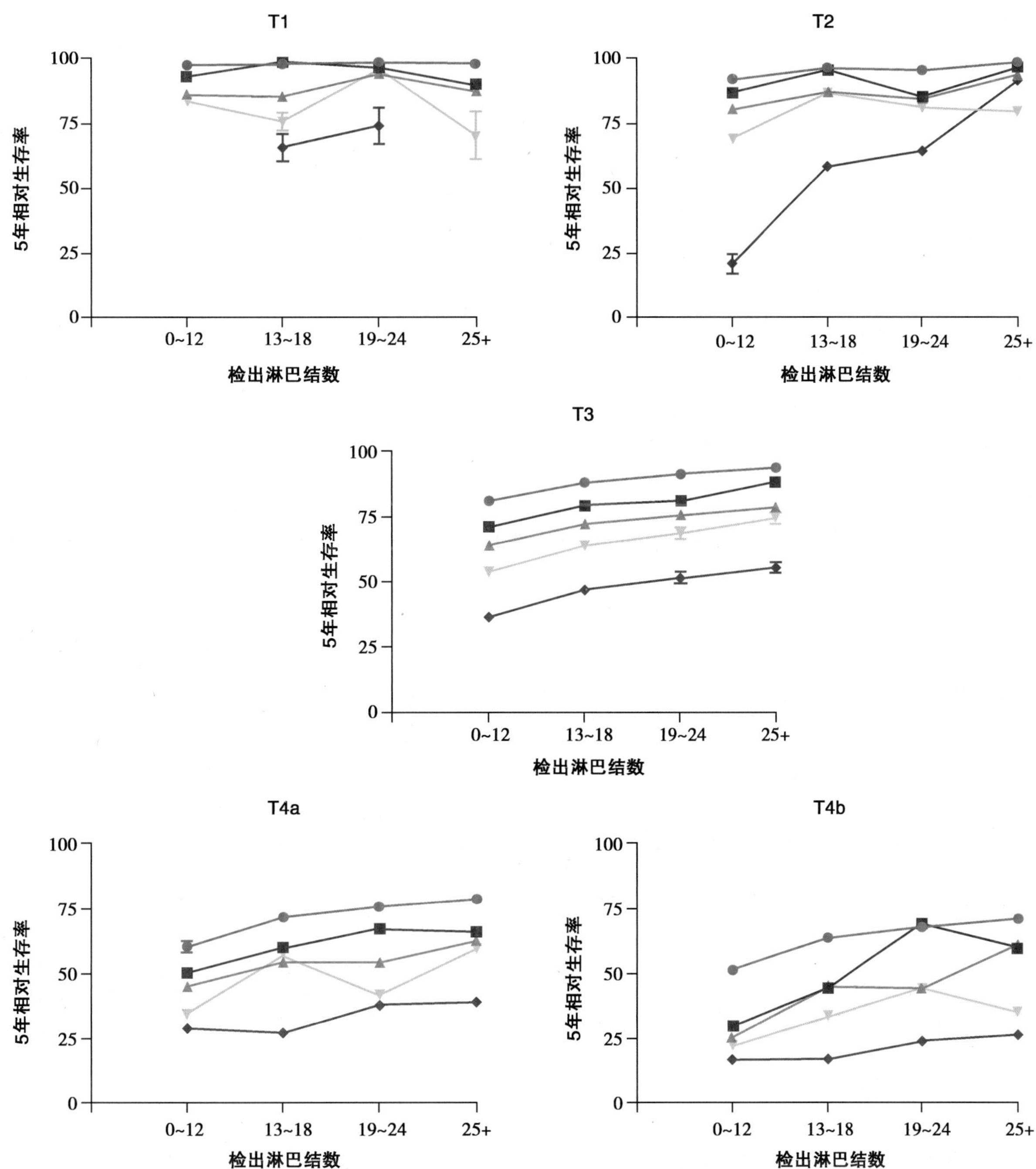

图 20.7　基于结肠癌数据集分析，淋巴结阳性、淋巴结活检数、原发肿瘤浸润深度对预后的影响。2004—2011 年间 SEER 数据库收录的 144 744 名新诊断的结肠癌患者，进行 5 年生存率分析。每一 T 分类进行独立呈现。不同 N 分类的颜色分别为：绿色-N0（所有淋巴结阴性）；红色-N1a（1 个淋巴结阳性）；橘色-N1b（2~3 个淋巴结阳性）；浅蓝色-N2a（4~6 个淋巴结阳性）；深蓝色-N2b（≥7 个淋巴结阳性）。因数据尚未成熟故 N1c 未作展示。N 分类的曲线根据淋巴结活检数而延伸。所有患者通过手术及临床分期均无临床转移，即 Ⅰ ~ Ⅲ 期。结果展示平均 5 年生存率（±SEM）。结果显示，在特定的 N 分类中，增加淋巴结活检数能够提高患者预后。N0（i+）和 N0mi 未纳入分析，因以往结直肠癌病理报告中不包括这两项内容

表 20.1 全直肠系膜切除质量及直肠系膜完整性的评级

	直肠系膜	缺损	成角	CRM
完整	完好无损，光滑	不深于 5mm	无	光滑、规则
接近完整	中等体积，不规则	没有可见的固有肌层	中等	不规则
不完整	小体积	深入固有肌层	中等/明显	不规则

大体(新鲜)和横截面切片(固定)标本都需检查,以确保判定充分(经许可采用自 Parfitt 和 Driman[23])。

CRM,环周切缘(circumferential resection margin)。

直肠癌新辅助放疗和/化疗后的肿瘤缓解

术前放疗和/或化疗的疗效是直肠癌的重要的预后因素。疗效应由病理科医师评估并以 ypT 和 ypN 的形式记录。一项大型的单中心研究[25] 和一项Ⅲ期随机临床试验[26] 结果证实,通过显微镜检查新辅助治疗后的手术标本中,肿瘤完全缓解(CR)较部分或略有缓解的预后明显提高。肿瘤在新辅助治疗后反应不佳提示预后不良。病理检查中肿瘤治疗后的反应与预后间的平行关系在乳腺癌、食管癌和胰腺癌中均已被证实。美国食品药品管理局已批准将新辅助治疗后完全病理缓解作为乳腺癌的预后因子,并可作为评估药物疗效的研究终点。此外,白血病接受诱导治疗后的肿瘤微小残留及骨肉瘤接受新辅助治疗后的肿瘤坏死,均具类似的预后价值。

因直肠癌新辅助放化疗与肿瘤反应与降期密切相关,病理检查后须根据美国病理学会(CAP)指南评估并记录手术标准的肿瘤缓解情况(见“结直肠癌的手术病理评估标准”的 CAP 标准[11,12])。接受新辅助放化疗的患者应该全面检查原发肿瘤、区域淋巴结、癌周卫星结节或癌结节的手术标本。因淋巴结转移是重要的不良预后因素[26],故评估手术切除标本的淋巴结转移至关重要。

淋巴结

评估 pN 时应记录淋巴结活检数量。有研究报道手术标本中清除的淋巴结数目与预后相关,可能因为提供了更准确的分期。为使淋巴结分期更为准确,根治性结直肠癌切除术应至少清除并检查 12 个淋巴结。对接受姑息切除或曾接受术前放疗/放化疗者,获检淋巴结可能较少。但是任何情况下,记录手术切除标本中总的区域淋巴结数量均十分必要,因为该数量具重要的预后价值。即使活检的淋巴结数目低于推荐的数目,若所有淋巴结均呈阴性,则定为 pN0。

区域淋巴结根据受累的数量进一步细分为 N1(1~3 个受累淋巴结)与 N2(≥4 个受累淋巴结)。无论是 N1 还是 N2 组,淋巴结受累的数量均影响预后(图 20.5 和图 20.6)。因每个亚组的人群约各占 N1 或 N2 组的一半,并且阳性淋巴结较少的亚组的预后明显优于阳性淋巴结较多组[16,17](图 20.6 和图 20.7),因此,pN1 可进一步细分为 pN1a(1 个区域淋巴结转移)和 pN1b(2~3 个区域淋巴结转移),pN2 可进一步分为 pN2a(4~6 个区域淋巴结转移)和 pN2b(≥7 个区域淋巴结转移)。原发肿瘤淋巴结引流区以外的淋巴结转移应定义为远处转移,例如在直乙交界肿瘤中的髂内或髂总淋巴结转移应定为 M1a。

目前针对区域淋巴结中独立肿瘤细胞或微转移是否与预后相关,尚存争议。因不同研究者对孤立肿瘤细胞的定义不同,故各文献结论存在矛盾。有些学者将孤立肿瘤细胞定义为包膜下或边缘窦中存在超过 20 个的一簇肿瘤细胞,而非单一孤立的肿瘤细胞[27]。微转移则定义为成簇的 10~20 个肿瘤细胞或是切片上直径超过 0.2mm 的一簇肿瘤。这些成簇的细胞提示肿瘤细胞已经进入淋巴结进行复制,而非仅仅是休眠的孤立细胞。近期一项荟萃分析结果显示,微转移灶(直径>0.2mm 的一簇肿瘤细胞)是预后不良的重要因素[28]。伴有上述簇状肿瘤细胞的淋巴结应被认为淋巴结转移。尽管这些微转移可能指定为 N1mi,但因既往病理科医师倾向于将其归为阳性淋巴结,其认定为标准的阳性淋巴结并纳入总淋巴结阳性数目中可能更为确切。

近期发表的一项多中心前瞻性研究中,近 200 名Ⅰ/Ⅱ期的患者通过标准 HE 染色提示淋巴结阴性,但通过全角蛋白抗体染色提示存在小于 0.2mm 的肿瘤细胞(N0i+)。这些患者相比于 N0 期患者,总生存率下降了 10%[29]。然而,总生存率的下降发生于 T3~4 的患者中,而不是 T1~2 的患者中[29]。因此,对 HE 染色判定为淋巴结阴性的 T3~4 类的患者,进一步通过全角蛋白染色评估是否存在 N0(i+)是十分必要的。

N1c-癌结节

癌结节指存在于原发肿瘤引流区域内,结直肠周围脂肪组织或邻近系膜中的孤立结节,并且其内无可辨认的淋巴结、血管组织。癌结节的定义中不包括形状、轮廓和大小。

若 HE 染色、弹力蛋白染色或其他任何染色发现存在血管壁或其残余，则定义为淋巴血管浸润(LVI)，应进一步记录 LVI 分类，小脉管浸润(L 表示淋巴管或小静脉受累)或静脉浸润(V 表示含有红细胞或被平滑肌细胞包围的内皮细胞结构内存在肿瘤细胞)[30]。这些定义与大脉管浸润的定义相似(见《AJCC 癌症分期指南》第 6 版的 122 页[14])，LVI 是需要被记录的新指标。若发现伴神经结构，则病灶应定义为神经浸润。

原发肿瘤淋巴引流区内出现 1~4 个或 5 个及以上孤立癌结节，且不伴有淋巴管、静脉或神经结构时，应予记录。对接受过放疗或/和化疗的肿瘤，评估是否存在癌结节还是原发肿瘤不完全缓解十分重要，可帮助病理科医师恰当地得出 ypT 和 ypN 分类。

Quirke 与 Nagtagaal 等[31~35]报道癌结节提示预后不良。近期一项研究发现，原发结直肠癌中近 10%的患者伴癌结节，其中 2.5%和 3.3%的淋巴结阴性结肠癌和直肠癌患者伴癌结节。基于淋巴结阴性患者中癌结节为预后不良因素，因此不伴有淋巴结转移的癌结节被定义为 N1c。

对不伴淋巴结转移的癌结节，无论 T 分类均定义为 N1c。癌结节的存在不影响原发肿瘤的 T 分类，但当区域淋巴结为阴性时，将会影响 N 分类(N0→N1c)。当存在转移性淋巴结时，癌结节的数目不计入总阳性淋巴结数量。

转移

单一部位/实体器官(如肝脏、肺、卵巢、非区域淋巴结)转移应记录为 M1a。累及单一脏器的多发转移，即使为成对的脏器(如卵巢、肺)，仍定义为 M1a。除腹膜转移外，多部位或多个实体器官的远处转移定义为 M1b。近期发表的研究发现，腹膜转移的发生率为 1%~4%，其预后较单一或多个实体脏器转移的患者更差[39~40]。因此，只要出现腹膜转移，无论是否伴有内脏器官的血行转移，均定义为 M1c。因 M0 根据全身检查后排除转移才能判断，故病理科医师不作 pM0 的评估。

吻合口复发

若肿瘤在手术部位复发，解剖上复发归为吻合口近段大肠(若近段为小肠，则需要适当地指定结肠或直肠段)，并且需重新评估 TNM 分期。前缀 r 用于复发后肿瘤分期(rTNM)。

死亡时确诊的结直肠癌

死亡前未发现结直肠癌，尸体解剖时意外发现的结直肠癌，以前缀 a 表示。

引领未来标志物和治疗的分子学进展

近年来在理解结直肠癌的分子病理方面有了初步的探索。"TCGA"计划为肿瘤中基因变化提供了可作比较的参考。"TCGA"中关于结直肠癌的研究发现了多条导致结直肠癌发生的信号通路，包括 APC 基因突变引起的染色体不稳定；MMR 基因(MLH1，MSH2，MSH6，PMS2)体细胞突变或启动子超甲基化后失活引起 MSI；表观遗传改变导致的 CpG 岛甲基化表型(CIMP)[41]。多种通路的改变导致多种分子的变化，不仅可作为预测因子用于预后评估，还可为将来的治疗方法的研发和选择提供机会。如上所述，高突变肿瘤常表现为 MMR 缺失及相关的特定突变[42]。这种体细胞的高突变率可形成新抗原，可能诱导抗肿瘤免疫反应，导致较好的预后[43]。免疫评分计划的出现，使结直肠癌中宿主免疫浸润细胞的定量将来可被标准化。然而，目前尚缺乏这样的标准，尚无法将其纳入 TNM 分期。

目前，主要被证实具有重要预后作用并列为 I 级证据的分子变化包括 MSI/MMR 缺失(MSH-H/dMMR：预后较好)和 BRAF 基因突变(预后较差)。在进展期结直肠癌中的疗效预测标志物是 KRAS、NRAS、BRAF 突变，即预示 EGFR 单抗无效并且可能还与 VEGFA 单抗治疗失败相关[45]。RAS 基因突变的预后作用较小，这一点将在位置特异性因子章节作进一步讨论。PIK3CA 基因突变也可能与预后相关且预示 EGFR 单抗疗效差，但是该证据级别较低。

预后因素

用于分期的预后因素

除用于界定 T、N 与 M 分类的因素外，分期分组无需其他预后因素。

其他重要临床预后因素

癌结节

癌结节指存在于原发肿瘤引流区域内，结直肠周围脂肪组织或邻近系膜中的孤立结节，且其内没有可辨认的淋巴结或血管组织。通过 HE、弹力蛋白或其他染色发现血管壁或其残留物，均可认为是血管（静脉）侵犯。同样，若发现神经组织，则定义为神经侵犯。

原发肿瘤若不伴有区域淋巴结转移，在任一 T 分类，只要存在癌结节则定义为 N1c。证据表明癌结节是不良预后因素。无论是Ⅰ期或Ⅱ期患者，伴癌结节者均应接受辅助治疗。AJCC 证据级别：Ⅰ级[1,3]。

癌结节通过对标本切片进行病理分析而识别，应记录于病理分型中。脉管、神经侵犯应与癌结节相区别，不能归为 N1c。癌结节的存在不改变原发肿瘤的 T 分类，但若无区域淋巴结转移，癌结节将改变 N 分类（从 N0 类到 N1c 类）。在分期中应记录癌结节的数量（1~4 或≥5 个）。对于接受过术前或新辅助治疗者，对部分缓解的原发灶附近的肿瘤结节，需谨慎考虑病区分原发灶残余或癌结节。Nagtegaal 和 Quirke[32] 针对术前治疗后的肿瘤结节提出了评判指南。目前，癌结节作为预后因子的证据级别为Ⅱ，但因对于区域淋巴结阴性的结直肠癌分期至关重要，癌结节必须被记录于病理报告中。

治疗决策需要考虑的重要因素

目前，在结直肠癌的临床决策时需要考虑八项预后因素。以下八项因素在不同分期的肿瘤中具有不同程度的价值。

1. 将要接受潜在根治性手术患者的血清 CEA 水平（如，Ⅰ~Ⅲ期结直肠癌或接受联合切除的第Ⅳ期患者）；第Ⅳ期患者在化疗期间 CEA 水平的变化。数值应记录为 XXXX. Xng. ml。

2. 直肠癌新辅助治疗后的肿瘤缓解评分，对新辅助治疗的疗效进行定量分级（类似于乳腺癌中的病理完全缓解评估，被 FDA 批准为药物发展的标准）。

3. 直肠癌及腹膜后结肠癌中的环周切缘定义为“从肿瘤边缘至手术最近切缘的距离（毫米为单位）”。

4. 结直肠癌中的淋巴血管侵犯，包括小血管及静脉侵犯。

5. 神经侵犯指组织学发现原发肿瘤侵犯神经或神经周围，与脉管侵犯同样提示预后不良。

6. 微卫星不稳定不仅是一个预后相关因素，而且还提示氟尿嘧啶化疗的疗效欠佳。

7. KRAS 及 NRAS 突变状态。

8. BRAF 突变，及 KRAS、NRAS 突变，均提示Ⅳ期结直肠癌患者接受抗 EGFR 单抗治疗的疗效不佳。

血清 CEA 水平

癌胚抗原（carcinoembryonic antigen，CEA）或 CEACAM5，属于 35 个免疫球蛋白超基因家族的成员之一[48]。肠上皮细胞能够产生 CEA[49]。所有部位的腺癌及许多部位的鳞癌细胞（如肺等）都可分泌这一 185kD 的糖蛋白。CEA 只能通过血液循环，被肝脏或肺内细胞清除[50]。因此，当存在亚临床肝转移或肺转移时，CEA 是一个重要指标，甚至可早于影像学检出[51]。虽然 CEA 被认为是一种无特殊功能的糖蛋白，但在人异种移植瘤模型中发现，CEA 可通过增加肿瘤细胞黏附力[53~55] 促进肿瘤转移[52]；可诱导细胞因子促进肿瘤细胞存活[56]；可抑制炎症反应[57]；以及抑制程序性死亡或凋亡[58,59]。以上 CEA 的功能，在引发治疗耐药中起到重要作用。CEA 作为预后因子的证据级别为Ⅰ[1,51]。

CEA 可增加细胞黏附力、降低活性氧和氮形成、阻断凋亡的能力，使其成为肿瘤转移及疗效反应过程中重要的分子。

CEA 水平可在血液、血浆或血清中检测出，通过 CLIA 认证的基于 ELISA 的方法实现。目前推荐在根治性手术前检测术前 CEA 水平（如针对Ⅰ~Ⅲ期肿瘤），随后每 3~6 个月复查 2 年后，每年复查 1 次直至术后第 5 年。CEA 水平也可用于第Ⅳ期肿瘤每周期治疗疗效评估的标志物。

肿瘤退缩评分

术前放疗（直肠癌），放化疗（直肠癌），或化疗（结直肠癌）后病理检查中呈现的缓解程度（病理缓解）是重要的预后因素。病理缓解由病理科医师评估，根据术前放疗和/或化疗后的手术切除标本进行评分。

现有证据表明，术后病理标本若提示肿瘤完全缓解，则强烈提示预后良好。此外，肿瘤缓解的程度与预后改善的程度正相关。

肿瘤残余的患者，其预后明显改善。新辅助治疗后无缓解则是预后不良的因素。在乳腺癌及胰腺癌中均观察到了病理缓解与预后之间的平行关系。美国 FDA 已经批准在乳腺癌中，新辅助治疗后完全病理缓解是提示预后良好的显著因素，因此可用于评估药物疗效。此外，相似的肿瘤疗效评估也提示相似的预后影响，包括白血病接受诱导治疗后

20

的肿瘤微小残留,骨肉瘤接受新辅助治疗后的肿瘤坏死。证据级别:Ⅱ级。

病理科医师须根据美国病理学会(CAP)指南评估并记录手术标准的肿瘤缓解情况(见"结直肠癌手术病理评估标准"的 CAP 标准[11,12])。直肠癌新辅助放化疗后通常可获显著的肿瘤缓解,包括潜在的受累肠系膜淋巴结的缓解。因此,接受新辅助放化疗者应该全面检查原发肿瘤、区域淋巴结、癌周卫星结节或癌结节的手术标本。尽管目前可使用不同的病理缓解的评分系统,但主要采用 4 分制肿瘤缓解评分,该系统与 Ryan 等[11,12,60] 报道的相似,不同的是该标准中将肿瘤完全缓解定义为 0 分(表 20.2)。

表 20.2　肿瘤缓解评分的修订 Ryan 方法

描述	肿瘤缓解评分
没有具活性的肿瘤细胞(完全缓解)	0
单个细胞或少量肿瘤细胞小团(近完全缓解)	1
残余肿瘤有明显肿瘤退缩,但多于单个细胞或少量肿瘤细胞小团(部分缓解)	2
大量残余肿瘤未见明显肿瘤退缩(差或无缓解)	3

引自 Ryan 等[11,12,60],经授权使用。

新辅助治疗后的术后标本若仅有不含细胞的黏液湖,则认为肿瘤达完全缓解,并且不记录到 pT 分类或计入阳性淋巴结。

环周切缘

环周切缘(circumferential resection margins,CRM)是肿瘤浸润最深处与直肠周围软组织切除边缘之间最近的放射状切缘,以毫米来测量(图 20.8)。对腹膜外或仅有部分腹膜包裹的结肠和直肠肠段而言,CRM 越长则预后越好。CRM 是通过手术切除结肠或直肠周围纤维脂肪组织或盆腔结构而获得。此概念不适用于腹膜包裹化的结肠或直肠浆膜。

现有证据表明,CRM 状态是评估结直肠癌局部控制的重要指标之一[61]。CRM 的距离是一个重要的预后因子,CRM 距离为 0~1mm 时,提示肿瘤具高复发风险。此外,CRM 受累与不良预后相关。若 CRM 距离超过 1mm,局部复发率显著降低,预后也明显改善。AJCC 证据级别:Ⅰ级。

升结肠、降结肠或直肠上段仅被部分腹膜包裹,腹膜包裹区及非腹膜包裹区(与 CRM 相关)之

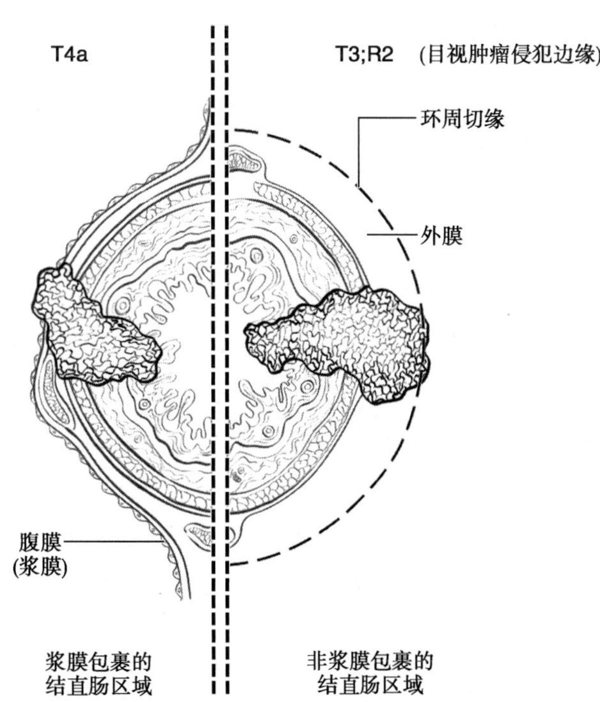

图 20.8　T4a 病灶的描述以及环周切缘的重要性

间的界限并不易区分。为了获得清晰的 CRM,通常整块切除筋膜,非腹膜化手术切缘可能位于筋膜远端的邻近位置。因此,要求外科医师在手术标本上标记靠近非腹膜包裹区的肿瘤浸润最深的部位和/或腹膜反折部位,以便病理科医师可直接评价手术切缘。

对于中低位直肠癌(腹膜反折以下),手术标本的整个表面都是 CRM。对于高位直肠以及腹膜后结肠(升结肠、降结肠、盲肠),手术切除边缘包括腹膜后或者腹膜下的区域(图 20.8)。对于完全被脏腹膜包裹的结肠(横结肠、乙状结肠、有时也包括盲肠),径向手术切缘是系膜切缘,除非肿瘤侵犯邻近脏器或结构。因此,对于盲肠、横结肠或侵至系膜切缘的乙状结肠,应评价 CRM 状态。

手术技术的质量是直肠癌局部复发和长期生存的关键因素。大量非随机试验发现,彻底清除肿瘤侵犯边缘联合全系膜切除(total mesorectal excision,TME)可降低局部复发。TME 要求锐性分离直肠系膜间隙外的疏松结缔组织,从而彻底切除直肠。该手术方法将所有直肠外覆的直肠系膜软组织,包括肠系膜、直肠系膜和肠系膜淋巴结整块切除。因此,TME 切除标本的环周表面是直肠系膜筋膜。直肠系膜筋膜空间扩大切除的 CRM 相当于扩大切除的平面。缺乏精细技术的直肠切除可能导

致直肠系膜的不完全切除。

遵循CAP指南分析TME术后的标本至关重要。此外，通过病理学方法测量肿瘤与环周切缘最近的距离，并且以毫米为单位记录于分期表格的CRM部分同样十分必要。切缘大于1mm被认为阴性。因当切缘小于1mm时，肿瘤局部复发率显著升高，故切缘小于1mm被认为阳性[61]（图20.8）。

淋巴血管浸润

原发肿瘤侵犯大小血管均提示预后不良。小血管侵犯是指单层内皮结果内存在肿瘤细胞，且无平滑肌层或弹力膜。这些单层结构包括淋巴管、毛细血管和毛细血管后静脉。大血管侵犯是指含弹力膜和/或平滑肌层的内皮细胞层状结构中存在肿瘤细胞。局限性肿瘤结节，若HE或弹力蛋白染色显示存在弹力层，也可认为是静脉侵犯，可以是外部受侵（超过固有肌层）或内部受侵（黏膜下或固有肌层）。

自1999年起，淋巴脉管浸润（lymphovascular invasion，LVI）就被认为是Ⅰ类因子（Compton等[62]）曾提供相关总结和建议。尽管目前尚缺乏正式的荟萃分析，但现有文献显示无论是大血管还是小血管受侵犯，均提示预后不佳。因此，其作为预后因子的证据级别为Ⅰ类。小脉管浸润与淋巴结转移密切相关，多项研究证实其为预后不佳因素[63~65]。多因素研究发现，腔外静脉浸润是预后不良的独立危险因素，并且是肝转移的高危因素[66~68]。腔内静脉浸润的重要性尚未被证实。

推荐根据CAP指南进行手术标本分析及特殊染色的使用。

周围神经浸润

结直肠癌中原发肿瘤内或邻近神经浸润是不良预后因素，其价值与淋巴脉管浸润相似。然而，神经周围浸润（perineural invasion，PNI）在结直肠癌的阳性率高达20%左右，但其重要性常被忽视[69]。

多项研究结果表明，周围神经（包括原发肿瘤引流区的神经周围区域）浸润是不良预后因素[60~71]，并且提示肿瘤的侵袭性较高。该证据级别为Ⅰ级。

若存在神经周围浸润，通常可通过甲醛溶液固定组织进行标准HE染色后诊断。PNI需要记录于病理报告，并应记录至分期表格。

微卫星不稳定

微卫星不稳定（microsatellite instability，MSI）是MMR功能缺失的结果，因DNA重复单元（又称为DNA微卫星序列）的长度改变而导致[72]。MSI高水平在结直肠癌中的发生率大约15%，通常与右半结肠癌、差分化、黏液腺癌相关，并提示良好的预后[73]。MSI是遗传性非息肉性结直肠癌（hereditary nonpolyposis colorectal carcinoma，HNPCC）或Lynch综合征的标志性特征[74]。大部分MSI阳性肿瘤为散发，通常因MLH1基因表观失活引起，其他则是MMR基因突变引起。通常后者与种系相关，并伴有Lynch综合征。因此，MSI阳性的肿瘤患者应根据目前NCCN指南进行Lynch综合征的筛查[1,3]。

MSI-H的重要性在于不仅是良好的预后因素，且提示氟尿嘧啶化疗的疗效不佳[75]。然而，在氟尿嘧啶基础上加用奥沙利铂（FOLFOX方案）能够抵消MSI-H的负面作用[76,77]。近期研究数据显示，BRAF突变与MSI-H相关，且同时具备两者的Ⅲ、Ⅳ期结肠癌患者预后较差[78]。MSI-H同时还与Lynch综合征/遗传性非息肉性结直肠癌相关[79]。

MSI-H检测通过已知DNA微卫星片段进行PCR扩增而实现，肿瘤中的微卫星片段长度较正常结肠细胞长。此外，免疫组化可以用来检测MMR蛋白表达的缺失，包括MLH1，MLH2，MSH6和PMS2。导致MSI-H最常见的原因是体细胞启动子超甲基化后，产生散发性非家族性的MLH1表达缺失。MSI-H导致结直肠癌高度突变，产生大量突变基因，尤其是那些具有微卫星不稳定的。

NCCN及西班牙病理协会建议年龄低于70岁的患者均接受MSI检测，尤其是高级别、右半结肠、黏液腺癌或肿瘤周围伴克罗恩样淋巴滤泡者，上述均是MSI-H肿瘤的特征。部分研究显示若将肿瘤进行全面检测，检出MSI-H肿瘤的敏感性及特异性将有所提高[81]，这与Bethesda指南或本章描述的MSI-样特征相反[82]。综合考虑下，MSI的证据级别为Ⅰ级。

KRAS和NRAS突变

KRAS和NRAS是生长受体通路中的重要信号分子，介导细胞增殖与存活。当EGFR与EGF或相似生长受体结合以后，KRAS、NRAS基因将被激活，随后再激活下游的RAF或PIK3CA蛋白。在结直肠癌中，KRAS 和 NRAS 突变后均能够被组成性激活，从而持续刺激细胞增殖及防治细胞死亡。活化性突变大部分发生在 12、13 密码子，6、146 密码子相对少见，其他 KRAS 密码子也可发生突变[47]。相似的，NRAS 密码子也能发生活化性突变。在结直肠癌中，KRAS 活化性突变占 40% 以上，NRAS 占 7%左右[47]。两种 RAS 基因激活在Ⅲ～Ⅳ期结直肠癌患者中为中度预后不良因素[45,83,84]。更为重要的是，在晚期结直肠中，RAS 激活提示抗-VEGF 单抗治疗疗效不佳[46]。KRAS 突变作为进展期结直肠癌疗效预测价值的证据为Ⅰ级，作为Ⅱ～Ⅳ期疾病预后因子的证据为Ⅱ级。NRAS 突变作为预后因子的证据为Ⅱ级。

目前 FDA 批准的试剂盒可检测 KRAS 突变。目前关于 RAS 基因活化肿瘤的突变水平尚未达成一致意见，然而，通过 PCR 或者测序方法检测到 KRAS 基因突变的表达量通常在 5%左右。

BRAF 突变

BRAF 癌蛋白是一种丝氨酸-苏氨酸激酶，位于 KRAS 或 NRAS 通路下游，参与细胞生长及增殖。BRAF V600E 突变是一个活性点突变，在结直肠癌中的检出率约 6%～10%[41]。BRAF V600E 突变能够持续刺激其他酶类，从而促进细胞持续增殖。BRAF 突变能够拮抗 EGFR 抑制剂产生的细胞增殖及生长阻滞作用。

多项Ⅳ期结直肠癌及近期发表的Ⅲ期结直肠癌相关研究结果提示，BRAF V600E 突变与预后不良存在显著相关性[85]。MSI 状态与 BRAF 突变作为预后因子，两者之间存在相互作用。尽管 BRAF 突变提示预后不良，MSI 能够抵消其负面作用。目前 MSI 与预后良好明显相关[73]。MSI 与 BRAF 突变同时存在能够减弱对预后的影响[85]。MSI 不伴 BRAF 突变提示预后较好，然而 MSI-H 伴 BRAF 突变提示轻度的预后不佳[83～84]。微卫星稳定（microsatellite stability，MSS）不伴 BRAF 突变患者较前两组患者的预后差，但优于 MSS 伴 BRAF 突变患者[83～87]。在结直肠癌中，BRAF V600E 突变可阻断抗-EGFR 抗体在Ⅳ期结直肠癌患者中的疗效[50]。BRAF 阻断抗-EGFR 单抗疗效的证据级别为Ⅰ级（荟萃分析），BRAF 作为预后因子的证据级别为Ⅱ级。

BRAF V600E 突变可通过 FDA 批准在恶性黑色素瘤中检测该突变的方法实现。此外，实验室新检测技术包括标准基因分型或二代测序能够用于检测结直肠癌标本中突变的水平。与其他体细胞突变类似，仍需考虑诊断基因突变的阈值，但是通常以 5%为标准来判断是否阳性。因为其敏感性和一致性并不如在恶性淋巴瘤中检查中确切，故目前不推荐免疫组化法检测 BRAF V600E 突变蛋白[88]。

风险评估模型

预后模型将在本世纪的医学领域中持续扮演着重要角色[89]。第一，通过了解疾病的生物学及自然病程，明确预后的相关因素。第二，根据患者个体化的预后风险因素，优化相应的治疗策略。第三，因大部分肿瘤都具异质性，预后模型将在肿瘤临床试验的设计、实施和分析中起到关键作用[89]。若适当地开发并验证模型，这些模型将成为患者常规诊疗、决策制订、临床试验设计及实施中的重要部分。

AJCC 精准医疗核心组（Precision Medicine Core，PMC）开发并公布了评估预后模型质量的标准[90]（见第 4 章）。尽管 AJCC 质量标准由 PMC 独立开发，但与 Cochrane 的 CHARMS 工具在评估预测模型方面具高度一致性[91]。

下列模型符合 AJCC 标准的结直肠癌预后模型。所有接受评估的模型及相应的质量评估可见 www.cancerstaging.org。

PMC 将 2011 年 1 月至 2015 年 12 月间结直肠癌预后模型/工具的相关文献进行了系统分析（检索方法见第 4 章）。PMC 定义预后模型为一个可预测临床结局的多因素模型。每项模型均根据 PMC 制订的 AJCC 标准予以评估。

目前在结直肠癌中有 29 项预后工具[92～120]：14 项针对可切除性肝转移患者[96～99,102,105～110,116,120]，2 项针对无法切除性肝转移患者[92,114]，4 项针对Ⅰ～Ⅲ期辅助治疗的患者[94,112,118,119]，7 项针对转移性患者[93,95,101,103,104,111,113]，1 项针对可切除性肺转移[100]，1 项针对局部进展期直肠癌[117]，1 项针对所有分期患者[115]。

14 项针对肝转移的模型中无一项符合上述标准。大部分被排除是因为单中心研究，缺乏足够的第三方验证[97,98,102,106～109]，导致该数据基础上建立的预测模型无法反映目前临床上标准治疗的水平[6,99,100,105,110,120],或缺乏第三方验证[102,116]。两项针对无法切除性肝转移患者的工具都由于是单中心研究且样本量太小而被排除[92,114]。在针对转移性疾病的工具中,Elias 等[95] 的研究缺乏第三方验证;Peng 等[111] 及 Shitara 等[113] 的研究单中心或样本量较少;Chibaudel 等[93]、Kato 等[101]、Kobayashi 等[103] 和 Kohne 等[104] 的研究所纳入的数据集无法反映目前转移性患者的治疗模式(尽管 Kohne 的工具具有非常高的质量)。

在 4 项针对辅助治疗患者的模型中,两项符合标准[112,118]。我们注意到 Numeracy 模型[94] 因被 ACCENT 模型[112] 替代故被剔除。Weiser 等[119] 的研究虽然符合上述标准,但因仅可预测复发故也被排除。Stojadinovic 等[115] 报道的模型缺乏详细的细节导致无法应用于实践。最后一个诊断局部进展期直肠癌患者的预后模型,符合所有标准并被协会批准,但其治疗模式稍显局限。

上述 29 项结直肠癌预后模型中,仅 3 项完全符合 AJCC 的纳入和排除标准,最终被 AJCC 所采纳(表 20.3)。其中两项针对辅助治疗患者[112,118],1 项针对局晚期直肠癌患者[117]。针对辅助治疗患者的两个模型是基于不同数据库建立。Renfro 等[112] 的模型基于已完成随机临床试验中的人群集合,而 Weiser 等[118] 基于了 SEER 数据库。但是,两个模型均经过了外部验证。第三个被认可的模型是 Valentini 等[117] 基于已完成临床研究的局晚期直肠癌人群建立的。

表 20.3 符合所有 AJCC 质量标准的结直肠预后模型

采用的预后模型	网址	模型中包括的因素
基于 ACCETN 的网络计算器以预测Ⅲ期结肠癌的复发和总生存[112]	http://www.mayoclinic.org/medical-professionals/cancer-prediction-tools/colon-cancer	年龄、性别、种族、BMI、体力状态(PS)、分期、淋巴结比例、分级、治疗组、位置
预测根治性结肠肿瘤切除术后生存:个体化结肠肿瘤分期[118]	https://www.mskml.org/nomograms/colorectal/overall-survival-probability	T 分类、N 分类、年龄、性别、肿瘤分化/分级、区域性淋巴结检出数量、区域性淋巴结阳性数量
在欧洲随机临床试验的基础上,预测局部进展期直肠癌患者的局部复发,远处转移和总生存率的诺模图[117]	http://www.predictcancer.org/Main.php?page=RectumFollowUpModel	年龄、性别、T 分类、放疗剂量、同期化疗、外科手术、pT 分类、pN 分类、辅助化疗

基于对精准医疗和个体化治疗的兴趣,AJCC 支持正确使用有效的人群分类(预后因素)与预后工具(风险计算器)。两者均具价值。预后工具可使评估更具个体化,而人群分类能将患者细分为不同风险层次(直接分层或根据个体化风险评估计算截断值)。TNM 分期就是分层工具的典型例子,至少分为Ⅰ、Ⅱ、Ⅲ、Ⅳ层,伴随着预后的逐渐降低。根据预后因子(如基因特征)进行分层是另一范例。

尽管上述的分层是有效的,但其局限性在于如何做到通过将复杂的多种预后因素整合形成显而易见的分层,以及如何确保给定分析层中患者预后的内在稳定性。相比之下,风险计算器是通过电脑整合一系列患者特征性的数据,从而更精确地估计个体化患者的预后。

AJCC TNM 定义

原发肿瘤(T)定义

T 分期	T 标准
TX	原发肿瘤无法评价
T0	无原发肿瘤证据
Tis	原位癌,黏膜内癌(侵犯黏膜固有层,未穿透肌层黏膜)
T1	肿瘤侵犯黏膜下层(穿透肌层黏膜,未累及固有肌层)
T2	肿瘤侵犯固有肌层
T3	肿瘤穿透固有肌层到达结直肠肠旁组织
T4	肿瘤侵犯脏腹膜或侵犯邻近器官或结构

续表

T 分期	T 标准
T4a	肿瘤穿透脏腹膜(包括通过肿瘤的肠道肉眼穿孔和肿瘤连续侵犯通过炎症区域到达脏腹膜表面)
T4b	肿瘤直接侵犯或粘连于邻近器官或结构

区域淋巴结(N)定义

N 分类	N 标准
NX	区域淋巴结无法评价
N0	无区域淋巴结转移
N1	伴 1~3 个区域淋巴结阳性(淋巴结肿瘤≥0.2mm)或存在任意癌结节及所有可辨认淋巴结均为阴性)
N1a	伴 1 个区域淋巴结转移
N1b	伴 2 或 3 个区域淋巴结转移
N1c	无区域淋巴结转移,但癌结节存在于 • 浆膜下层 • 肠系膜 • 或非腹膜覆盖的结肠周或直肠周/直肠系膜组织
N2	伴≥4 个区域淋巴结转移
N2a	伴 4~6 个区域淋巴结转移
N2b	伴≥7 个区域淋巴结转移

远处转移(M)定义

M 分类	M 标准
M0	影像学等检查无远处转移;无远处部位或器官的肿瘤证据(此分类非病理科医师指定)
M1	转移至≥1 个远处部位或器官或腹膜转移
M1a	转移至 1 个部位或器官,无腹膜转移
M1b	转移至 2 个及以上部位或器官,无腹膜转移
M1c	转移至腹膜表面,伴或不伴其他部位或器官转移

AJCC 预后分期分组

T	N	M	分期分组
Tis	N0	M0	0
T1,T2	N0	M0	Ⅰ
T3	N0	M0	ⅡA
T4a	N0	M0	ⅡB
T4b	N0	M0	ⅡC
T1~T2	N1/N1c	M0	ⅢA
T1	N2a	M0	ⅢA
T3~T4a	N1/N1c	M0	ⅢB
T2~T3	N2a	M0	ⅢB
T1~T2	N2b	M0	ⅢB
T4a	N2a	M0	ⅢC
T3~T4a	N2b	M0	ⅢC
T4b	N1~N2	M0	ⅢC
任意 T	任意 N	M1a	ⅣA
任意 T	任意 N	M1b	ⅣB
任意 T	任意 N	M1c	ⅣC

肿瘤登记需收集的变量

1. 癌结节
2. CEA 水平:术前血液 CEA 水平以纳克/毫升记录,固定小数点和五位数(XXXX. Xng/ml)
3. 肿瘤退缩评分
4. 环周切缘
5. 淋巴血管浸润
6. 周围神经浸润
7. 微卫星不稳定
8. KRAS 和 NRAS 突变
9. BRAF 突变

组织学分级(G)

G	G 定义
GX	分级无法评估
G1	高分化
G2	中分化
G3	低分化
G4	未分化

组织病理学类型

原位腺癌
腺癌
髓样癌

黏液性癌(胶体型;>50%细胞外黏液性癌)

印戒细胞癌

鳞状细胞(上皮样)癌

腺鳞癌

高级别神经内分泌癌(小细胞癌和大细胞神经内分泌癌)

未分化癌

癌,非特指

图示

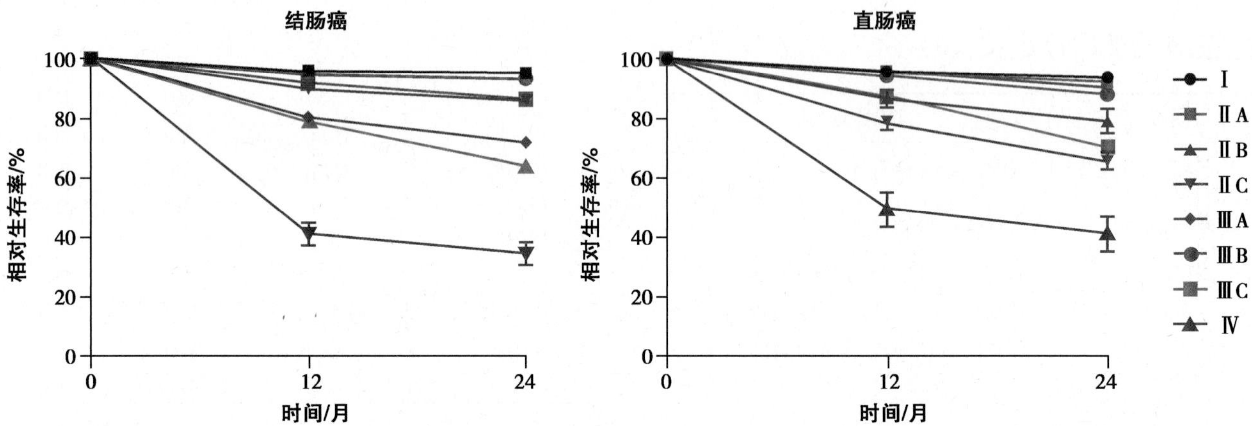

图 20.9　自 2010 年 1 月第 7 版 TNM 分期发布后,SEER 数据库中结直肠癌患者的相对生存。结肠癌(42 435 例)和直肠癌(18 540 例)患者完整随访 2 年后的相对生存率是通过 Kaplan-Meier 法计算。结果中显示了平均相对生存率/%

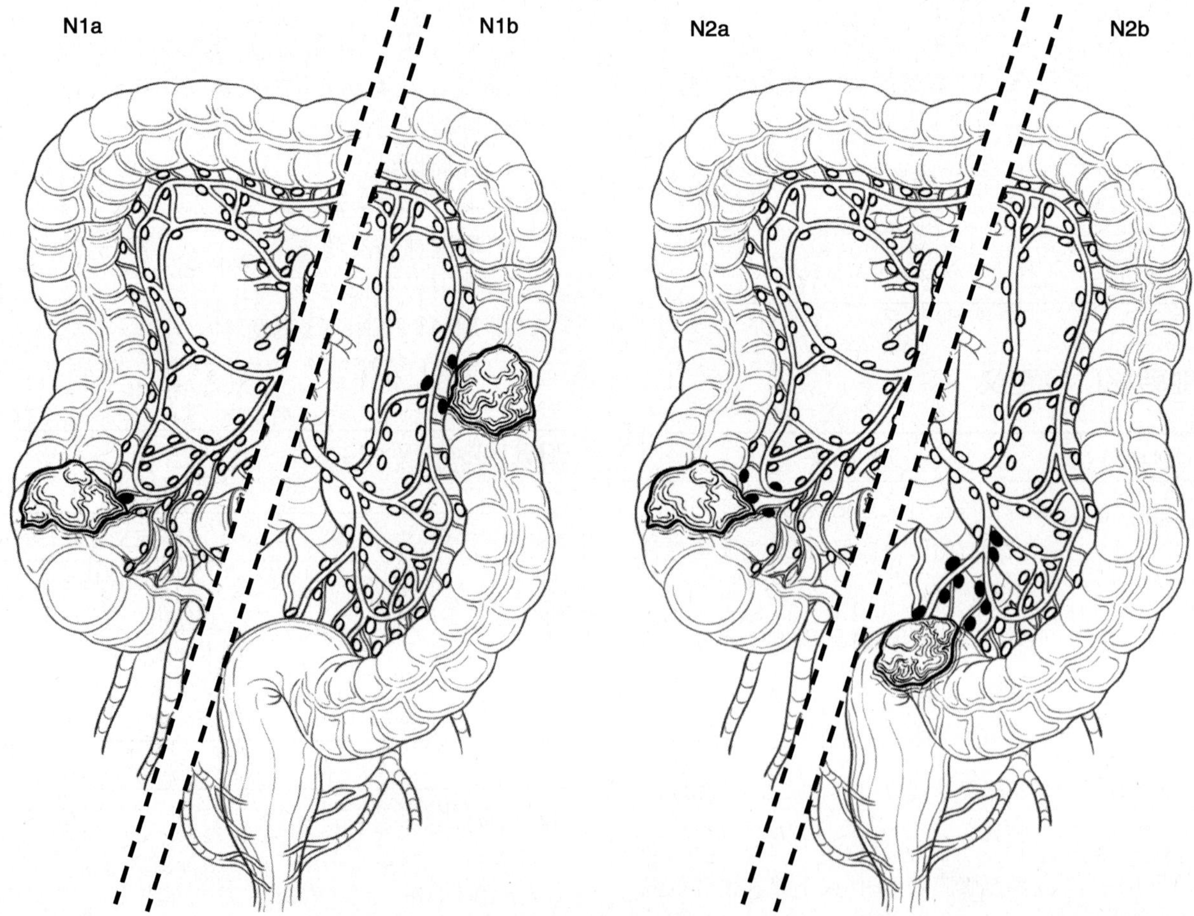

图 20.10　N1a 定义为 1 个区域淋巴结转移,N1b 定义为 2~3 个区域淋巴结转移

图 20.11　N2a 定义为 4~6 个区域淋巴结转移,N2b 定义为≥7 个淋巴结转移

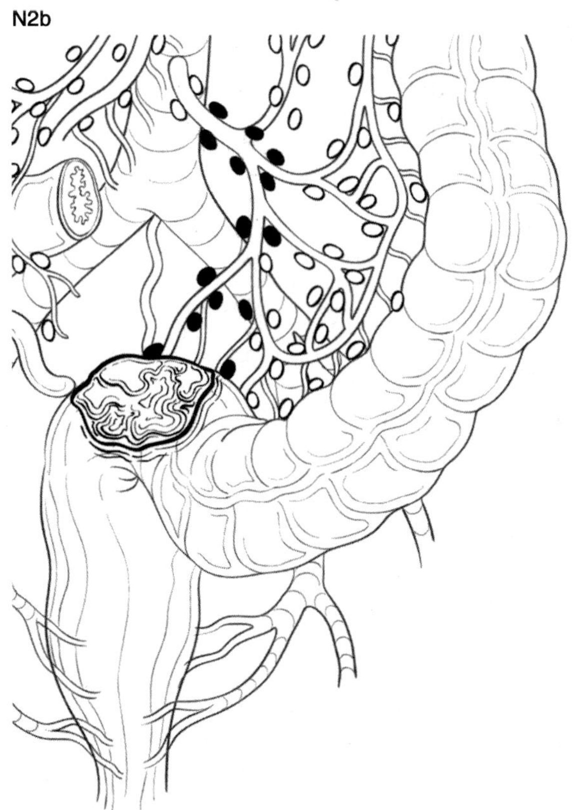

图 20.12　N2b 定义为≥7 个区域淋巴结内显示结节包块

（译者 俞文成　审校 徐烨）

参考文献

1. NCCN colon carcinoma treatment guidelines. http://www.nccn.org/professionals/physician_gls/pdf/colon.pdf. Accessed 5/29/15.
2. Chang GJ, Kaiser AM, Mills S, et al. Practice parameters for the management of colon cancer. *Diseases of the colon and rectum.* Aug 2012;55(8):831-843.
3. NCCN rectal carcinoma treatment guidelines. http://www.nccn.org/professionals/physician_gls/pdf/rectal.pdf. Accessed 5/29/15.
4. Monson JR, Weiser MR, Buie WD, et al. Practice parameters for the management of rectal cancer (revised). *Diseases of the colon and rectum.* May 2013;56(5):535-550.
5. Tominaga K, Nakanishi Y, Nimura S, Yoshimura K, Sakai Y, Shimoda T. Predictive histopathologic factors for lymph node metastasis in patients with nonpedunculated submucosal invasive colorectal carcinoma. *Diseases of the colon and rectum.* Jan 2005;48(1):92-100.
6. Choi DH, Sohn DK, Chang HJ, Lim SB, Choi HS, Jeong SY. Indications for subsequent surgery after endoscopic resection of submucosally invasive colorectal carcinomas: a prospective cohort study. *Diseases of the colon and rectum.* Mar 2009;52(3):438-445.
7. Hassan C, Zullo A, Risio M, Rossini FP, Morini S. Histologic risk factors and clinical outcome in colorectal malignant polyp: a pooled-data analysis. *Diseases of the colon and rectum.* Aug 2005;48(8):1588-1596.
8. Nivatvongs S, Rojanasakul A, Reiman HM, et al. The risk of lymph node metastasis in colorectal polyps with invasive adenocarcinoma. *Diseases of the colon & rectum.* 1991;34(4):323-328.
9. Nivatvongs S. Surgical management of malignant colorectal polyps. *Surg Clin North Am.* Oct 2002;82(5):959-966.
10. Aarons CB, Shanmugan S, Bleier JI. Management of malignant colon polyps: current status and controversies. *World journal of gastroenterology : WJG.* Nov 21 2014;20(43):16178-16183.
11. Tang L, al. E. Protocol for the Examination of Speciments From Patients with Primary Carcinoma of the Colon and Rectum. *CAP Cancer Protocol Templates* 2016; http://www.cap.org/ShowProperty?nodePath=/UCMCon/Contribution%20Folders/WebContent/pdf/cp-colon-16protocol-3400.pdf. Accessed 3/23/16, 2016.
12. Washington MK, Berlin J, Branton PA, et al. Protocol for the examination of specimens from patients with primary carcinomas of the colon and rectum. *Arch Pathol Lab Med.* Jul 2008;132(7):1182-1193.
13. Cooper HS, Deppisch LM, Gourley WK, et al. Endoscopically removed malignant colorectal polyps: clinicopathologic correlations. *Gastroenterology.* Jun 1995;108(6):1657-1665.
14. Greene FL. *AJCC cancer staging manual.* Vol 1: Springer Science & Business Media; 2002.
15. Edge SB, Compton CC. The American Joint Committee on Cancer: the 7th edition of the AJCC cancer staging manual and the future of TNM. *Annals of surgical oncology.* Jun 2010;17(6):1471-1474.
16. Gunderson LL, Jessup JM, Sargent DJ, Greene FL, Stewart A. Revised tumor and node categorization for rectal cancer based on surveillance, epidemiology, and end results and rectal pooled analysis outcomes. *Journal of clinical oncology.* 2010;28(2):256-263.
17. Gunderson LL, Jessup JM, Sargent DJ, Greene FL, Stewart AK. Revised TN categorization for colon cancer based on national survival outcomes data. *Journal of clinical oncology.* 2010;28(2):264-271.
18. Panarelli NC, Schreiner AM, Brandt SM, Shepherd NA, Yantiss RK. Histologic features and cytologic techniques that aid pathologic stage assessment of colonic adenocarcinoma. *The American journal of surgical pathology.* Aug 2013;37(8):1252-1258.
19. Shepherd NA, Baxter KJ, Love SB. The prognostic importance of peritoneal involvement in colonic cancer: a prospective evaluation. *Gastroenterology.* Apr 1997;112(4):1096-1102.
20. Arbman G, Nilsson E, Hallbook O, Sjodahl R. Local recurrence following total mesorectal excision for rectal cancer. *The British journal of surgery.* Mar 1996;83(3):375-379.
21. Kapiteijn E, Marijnen CA, Nagtegaal ID, et al. Preoperative radiotherapy combined with total mesorectal excision for resectable rectal cancer. *N Engl J Med.* Aug 30 2001;345(9):638-646.
22. Marr R, Birbeck K, Garvican J, et al. The modern abdominoperineal excision: the next challenge after total mesorectal excision. *Annals of surgery.* Jul 2005;242(1):74-82.
23. Parfitt JR, Driman DK. The total mesorectal excision specimen for rectal cancer: a review of its pathological assessment. *Journal of clinical pathology.* Aug 2007;60(8):849-855.
24. How P, Shihab O, Tekkis P, et al. A systematic review of cancer related patient outcomes after anterior resection and abdominoperineal excision for rectal cancer in the total mesorectal excision era. *Surgical oncology.* Dec 2011;20(4):e149-155.
25. Park IJ, You YN, Agarwal A, et al. Neoadjuvant treatment response as an early response indicator for patients with rectal cancer. *J Clin Oncol.* May 20 2012;30(15):1770-1776.
26. Fokas E, Liersch T, Fietkau R, et al. Tumor regression grading after preoperative chemoradiotherapy for locally advanced rectal carcinoma revisited: updated results of the CAO/ARO/AIO-94 trial. *J Clin Oncol.* May 20 2014;32(15):1554-1562.
27. Mescoli C, Albertoni L, Pucciarelli S, et al. Isolated tumor cells in regional lymph nodes as relapse predictors in stage I and II colorectal cancer. *J Clin Oncol.* Mar 20 2012;30(9):965-971.
28. Sloothaak DA, Sahami S, van der Zaag-Loonen HJ, et al. The prognostic value of micrometastases and isolated tumour cells in histologically negative lymph nodes of patients with colorectal cancer: a systematic review and meta-analysis. *European journal of surgical oncology : the journal of the European Society of Surgical Oncology and the British Association of Surgical Oncology.* Mar 2014;40(3):263-269.
29. Protic M, Stojadinovic A, Nissan A, et al. Prognostic Effect of Ultra-Staging Node-Negative Colon Cancer Without Adjuvant Chemotherapy: A Prospective National Cancer Institute-Sponsored

Clinical Trial. *Journal of the American College of Surgeons.* Sep 2015;221(3):643-651.

30. Loughrey MB, Quirke P, Shepherd NA. *Dataset for colorectal cancer histopathology reports.* London July 2014 2014.
31. Ueno H, Mochizuki H, Hashiguchi Y, et al. Extramural Cancer Deposits Without Nodal Structure in Colorectal Cancer Optimal Categorization for Prognostic Staging. *American journal of clinical pathology.* 2007;127(2):287-294.
32. Nagtegaal I, Quirke P. Colorectal tumour deposits in the mesorectum and pericolon; a critical review. *Histopathology.* 2007;51(2):141-149.
33. Puppa G, Ueno H, Kayahara M, et al. Tumor deposits are encountered in advanced colorectal cancer and other adenocarcinomas: an expanded classification with implications for colorectal cancer staging system including a unifying concept of in-transit metastases. *Modern pathology.* 2009;22(3):410-415.
34. Tong L-l, Gao P, Wang Z-n, et al. Is the seventh edition of the UICC/AJCC TNM staging system reasonable for patients with tumor deposits in colorectal cancer? *Annals of surgery.* 2012;255(2):208-213.
35. Jin M, Roth R, Rock JB, Washington MK, Lehman A, Frankel WL. The Impact of Tumor Deposits on Colonic Adenocarcinoma AJCC TNM Staging and Outcome. *The American journal of surgical pathology.* 2015;39(1):109-115.
36. Chen VW, Hsieh MC, Charlton ME, et al. Analysis of stage and clinical/prognostic factors for colon and rectal cancer from SEER registries: AJCC and collaborative stage data collection system. *Cancer.* 2014;120(S23):3793-3806.
37. Lemmens VE, Klaver YL, Verwaal VJ, Rutten HJ, Coebergh JWW, de Hingh IH. Predictors and survival of synchronous peritoneal carcinomatosis of colorectal origin: A population-based study. *International Journal of Cancer.* 2011;128(11): 2717-2725.
38. Segelman J, Granath F, Holm T, Machado M, Mahteme H, Martling A. Incidence, prevalence and risk factors for peritoneal carcinomatosis from colorectal cancer. *British Journal of Surgery.* 2012;99(5):699-705.
39. Cao CQ, Yan TD, Liauw W, Morris DL. Comparison of optimally resected hepatectomy and peritonectomy patients with colorectal cancer metastasis. *Journal of surgical oncology.* 2009;100(7):529-533.
40. Franko J, Shi Q, Goldman CD, et al. Treatment of colorectal peritoneal carcinomatosis with systemic chemotherapy: a pooled analysis of north central cancer treatment group phase III trials N9741 and N9841. *Journal of Clinical Oncology.* 2012;30(3):263-267.
41. Cancer Genome Atlas Network. Comprehensive molecular characterization of human colon and rectal cancer. *Nature.* 2012;487(7407):330-337.
42. Donehower LA, Creighton CJ, Schultz N, et al. MLH1-silenced and non-silenced subgroups of hypermutated colorectal carcinomas have distinct mutational landscapes. *The Journal of pathology.* 2013;229(1):99-110.
43. Brown SD, Warren RL, Gibb EA, et al. Neo-antigens predicted by tumor genome meta-analysis correlate with increased patient survival. *Genome research.* 2014;24(5):743-750.
44. Angelova M, Charoentong P, Hackl H, et al. Characterization of the immunophenotypes and antigenomes of colorectal cancers reveals distinct tumor escape mechanisms and novel targets for immunotherapy. *Genome biology.* 2015;16(1):64.
45. Allegra CJ, Jessup JM, Somerfield MR, et al. American Society of Clinical Oncology provisional clinical opinion: testing for KRAS gene mutations in patients with metastatic colorectal carcinoma to predict response to anti–epidermal growth factor receptor monoclonal antibody therapy. *Journal of Clinical Oncology.* 2009;27(12):2091-2096.
46. Petrelli F, Coinu A, Cabiddu M, Ghilardi M, Barni S. KRAS as prognostic biomarker in metastatic colorectal cancer patients treated with bevacizumab: a pooled analysis of 12 published trials. *Medical oncology.* 2013;30(3):1-8.
47. Ciardiello F, Normanno N, Maiello E, et al. Clinical activity of FOLFIRI plus cetuximab according to extended gene mutation status by next-generation sequencing: findings from the CAPRI-GOIM trial. *Annals of Oncology.* 2014;25(9):1756-1761.
48. Pavlopoulou A, Scorilas A. A comprehensive phylogenetic and structural analysis of the carcinoembryonic antigen (CEA) gene family. *Genome biology and evolution.* 2014;6(6):1314-1326.
49. Gold P, Freedman SO. Specific carcinoembryonic antigens of the human digestive system. *The Journal of experimental medicine.* 1965;122(3):467-481.
50. Thomas P, Petrick AT, Toth CA, Fox ES, Elting JJ, Steele G. A peptide sequence on carcinoembryonic antigen binds to a 80kD protein on Kupffer cells. *Biochemical and biophysical research communications.* 1992;188(2):671-677.
51. Locker GY, Hamilton S, Harris J, et al. ASCO 2006 update of recommendations for the use of tumor markers in gastrointestinal cancer. *Journal of Clinical Oncology.* 2006;24(33):5313-5327.
52. Hostetter RB, Augustus LB, Mankarious R, et al. Carcinoembryonic antigen as a selective enhancer of colorectal cancer metastasis. *Journal of the National Cancer Institute.* 1990;82(5):380-385.
53. Benchimol S, Fuks A, Jothy S, Beauchemin N, Shirota K, Stanners CP. Carcinoembryonic antigen, a human tumor marker, functions as an intercellular adhesion molecule. *Cell.* 1989;57(2):327-334.
54. Jessup J, Kim J, Thomas P, et al. Adhesion to carcinoembryonic antigen by human colorectal carcinoma cells involves at least two epitopes. *International journal of cancer.* 1993;55(2):262-268.
55. Zhou H, Fuks A, Alcaraz G, Bolling TJ, Stanners CP. Homophilic adhesion between Ig superfamily carcinoembryonic antigen molecules involves double reciprocal bonds. *The Journal of cell biology.* 1993;122(4):951-960.
56. Gangopadhyay A, Bajenova O, Kelly TM, Thomas P. Carcinoembryonic antigen induces cytokine expression in Kupffer cells: implications for hepatic metastasis from colorectal cancer. *Cancer research.* 1996;56(20):4805-4810.
57. Jessup JM, Laguinge L, Lin S, et al. Carcinoembryonic antigen induction of IL-10 and IL-6 inhibits hepatic ischemic/reperfusion injury to colorectal carcinoma cells. *International journal of cancer.* 2004;111(3):332-337.
58. Ordoñez C, Screaton RA, Ilantzis C, Stanners CP. Human carcinoembryonic antigen functions as a general inhibitor of anoikis. *Cancer Research.* 2000;60(13):3419-3424.
59. Samara RN, Laguinge LM, Jessup JM. Carcinoembryonic antigen inhibits anoikis in colorectal carcinoma cells by interfering with TRAIL-R2 (DR5) signaling. *Cancer research.* 2007;67(10): 4774-4782.
60. Ryan R, Gibbons D, Hyland J, et al. Pathological response following long-course neoadjuvant chemoradiotherapy for locally advanced rectal cancer. *Histopathology.* 2005;47(2):141-146.
61. Wittekind C, Compton C, Quirke P, et al. A uniform residual tumor (R) classification. *Cancer.* 2009;115(15):3483-3488.
62. Compton CC, Fielding LP, Burgart LJ, et al. Prognostic factors in colorectal cancer. *Arch Pathol Lab Med.* 2000;124(7):979-994.
63. Di Fabio F, Nascimbeni R, Villanacci V, et al. Prognostic variables for cancer-related survival in node-negative colorectal carcinomas. *Digestive surgery.* 2004;21(2):128-133.
64. Santos C, López-Doriga A, Navarro M, et al. Clinicopathological risk factors of stage II colon cancer: results of a prospective study. *Colorectal Disease.* 2013;15(4):414-422.
65. Lim S-B, Yu CS, Jang SJ, Kim TW, Kim JH, Kim JC. Prognostic significance of lymphovascular invasion in sporadic colorectal cancer. *Diseases of the colon & rectum.* 2010;53(4):377-384.
66. Betge J, Pollheimer MJ, Lindtner RA, et al. Intramural and extramural vascular invasion in colorectal cancer. *Cancer.* 2012;118(3):628-638.
67. Compton C. Colorectal cancer. In: Gospodarowicz M, ed. *Prognostic factors in cancer.* New York, NY: Wiley-Liss; 2006:133-137.
68. Blenkinsopp W, Stewart-Brown S, Blesovsky L, Kearney G, Fielding L. Histopathology reporting in large bowel cancer. *Journal of clinical pathology.* 1981;34(5):509-513.
69. Liebig C, Ayala G, Wilks J, et al. Perineural invasion is an independent predictor of outcome in colorectal cancer. *Journal of clinical oncology.* 2009;27(31):5131-5137.
70. Quah H-M, Chou JF, Gonen M, et al. Identification of patients with high-risk stage II colon cancer for adjuvant therapy. *Diseases of the Colon & Rectum.* 2008;51(5):503-507.
71. Fujita S, Shimoda T, Yoshimura K, Yamamoto S, Akasu T, Moriya Y. Prospective evaluation of prognostic factors in patients with colorectal cancer undergoing curative resection. *Journal of surgical oncology.* 2003;84(3):127-131.

72. Ogino S, Meyerhardt JA, Irahara N, et al. KRAS mutation in stage III colon cancer and clinical outcome following intergroup trial CALGB 89803. *Clinical Cancer Research.* 2009;15(23): 7322-7329.
73. Thibodeau S, Bren G, Schaid D. Microsatellite instability in cancer of the proximal colon. *Science.* 1993;260(5109):816-819.
74. Eshleman JR, Markowitz SD. Microsatellite instability in inherited and sporadic neoplasms. *Current opinion in oncology.* 1995;7(1):83-89.
75. Sargent DJ, Marsoni S, Monges G, et al. Defective mismatch repair as a predictive marker for lack of efficacy of fluorouracil-based adjuvant therapy in colon cancer. *Journal of Clinical Oncology.* 2010;28(20):3219-3226.
76. Zaanan A, Cuilliere-Dartigues P, Guilloux A, et al. Impact of p53 expression and microsatellite instability on stage III colon cancer disease-free survival in patients treated by 5-fluorouracil and leucovorin with or without oxaliplatin. *Annals of oncology.* 2010;21(4):772-780.
77. Zaanan A, Fléjou J-F, Emile J-F, et al. Defective mismatch repair status as a prognostic biomarker of disease-free survival in stage III colon cancer patients treated with adjuvant FOLFOX chemotherapy. *Clinical Cancer Research.* 2011;17(23): 7470-7478.
78. Ooki A, Akagi K, Yatsuoka T, et al. Combined microsatellite instability and BRAF gene status as biomarkers for adjuvant chemotherapy in stage III colorectal cancer. *Journal of surgical oncology.* 2014;110(8):982-988.
79. Aaltonen LA, Peltomaki P, Leach FS, et al. Clues to the pathogenesis of familial colorectal cancer. *Science.* 1993;260(5109):812-816.
80. García-Alfonso P, Salazar R, García-Foncillas J, et al. Guidelines for biomarker testing in colorectal carcinoma (CRC): a national consensus of the Spanish Society of Pathology (SEAP) and the Spanish Society of Medical Oncology (SEOM). *Clinical and Translational Oncology.* 2012;14(10):726-739.
81. Moreira L, Balaguer F, Lindor N, et al. Identification of Lynch syndrome among patients with colorectal cancer. *Jama.* 2012;308(15):1555-1565.
82. Pérez-Carbonell L, Ruiz-Ponte C, Guarinos C, et al. Comparison between universal molecular screening for Lynch syndrome and revised Bethesda guidelines in a large population-based cohort of patients with colorectal cancer. *Gut.* 2011:gutjnl-2011-300041.
83. Lochhead P, Kuchiba A, Imamura Y, et al. Microsatellite instability and BRAF mutation testing in colorectal cancer prognostication. *Journal of the National Cancer Institute.* 2013:djt173.
84. Sinicrope FA, Shi Q, Smyrk TC, et al. Molecular markers identify subtypes of stage III colon cancer associated with patient outcomes. *Gastroenterology.* 2015;148(1):88-99.
85. Gavin PG, Colangelo LH, Fumagalli D, et al. Mutation profiling and microsatellite instability in stage II and III colon cancer: an assessment of their prognostic and oxaliplatin predictive value. *Clinical cancer research.* 2012;18(23):6531-6541.
86. Souglakos J, Philips J, Wang R, et al. Prognostic and predictive value of common mutations for treatment response and survival in patients with metastatic colorectal cancer. *British journal of cancer.* 2009;101(3):465-472.
87. Pietrantonio F, Petrelli F, Coinu A, et al. Predictive role of BRAF mutations in patients with advanced colorectal cancer receiving cetuximab and panitumumab: A meta-analysis. *European journal of cancer.* 2015;51(5):587-594.
88. Estrella JS, Tetzlaff MT, Bassett RL, Jr., et al. Assessment of BRAF V600E Status in Colorectal Carcinoma: Tissue-Specific Discordances between Immunohistochemistry and Sequencing. *Mol Cancer Ther.* Dec 2015;14(12):2887-2895.
89. Halabi S, Owzar K. The importance of identifying and validating prognostic factors in oncology. Paper presented at: Seminars in oncology2010.
90. Kattan MW, Hess KR, Amin MB, et al. American Joint Committee on Cancer acceptance criteria for inclusion of risk models for individualized prognosis in the practice of precision medicine. *CA: a cancer journal for clinicians.* Jan 19 2016.
91. Moons KG, de Groot JA, Bouwmeester W, et al. Critical appraisal and data extraction for systematic reviews of prediction modelling studies: the CHARMS checklist. *PLoS medicine.* Oct 2014;11(10):e1001744.
92. Adam R, Delvart V, Pascal G, et al. Rescue surgery for unresectable colorectal liver metastases downstaged by chemotherapy: a model to predict long-term survival. *Annals of surgery.* Oct 2004;240(4):644-657; discussion 657-648.
93. Chibaudel B, Bonnetain F, Tournigand C, et al. Simplified prognostic model in patients with oxaliplatin-based or irinotecan-based first-line chemotherapy for metastatic colorectal cancer: a GERCOR study. *The oncologist.* 2011;16(9):1228-1238.
94. Mayo Clinic. Numeracy: Adjuvant systemic therapy for resected colon cancer. http://www.mayoclinic.com/calcs/colon/input.cfm?CFID=6391747&CFTOKEN=28314080&jsessionid=863024141fdb6e5fff40189664216522c4e4 Accessed 1/21/15.
95. Elias D, Faron M, Goere D, et al. A simple tumor load-based nomogram for surgery in patients with colorectal liver and peritoneal metastases. *Annals of surgical oncology.* Jun 2014;21(6): 2052-2058.
96. Fong Y, Fortner J, Sun RL, Brennan MF, Blumgart LH. Clinical score for predicting recurrence after hepatic resection for metastatic colorectal cancer: analysis of 1001 consecutive cases. *Annals of surgery.* Sep 1999;230(3):309-318; discussion 318-321.
97. Hill CR, Chagpar RB, Callender GG, et al. recurrence following hepatectomy for metastatic colorectal cancer: development of a model that predicts patterns of recurrence and survival. *Annals of surgical oncology.* Jan 2012;19(1):139-144.
98. Iwatsuki S, Dvorchik I, Madariaga JR, et al. Hepatic resection for metastatic colorectal adenocarcinoma: a proposal of a prognostic scoring system. *Journal of the American College of Surgeons.* Sep 1999;189(3):291-299.
99. Kanemitsu Y, Kato T. Prognostic models for predicting death after hepatectomy in individuals with hepatic metastases from colorectal cancer. *World journal of surgery.* Jun 2008;32(6): 1097-1107.
100. Kanemitsu Y, Kato T, Hirai T, Yasui K. Preoperative probability model for predicting overall survival after resection of pulmonary metastases from colorectal cancer. *The British journal of surgery.* Jan 2004;91(1):112-120.
101. Kato H, Yoshimatsu K, Ishibashi K, et al. A new staging system for colorectal carcinoma with liver metastasis. *Anticancer research.* Mar-Apr 2005;25(2B):1251-1255.
102. Kattan MW, Gonen M, Jarnagin WR, et al. A nomogram for predicting disease-specific survival after hepatic resection for metastatic colorectal cancer. *Annals of surgery.* Feb 2008;247(2): 282-287.
103. Kobayashi H, Kotake K, Sugihara K. Prognostic scoring system for stage IV colorectal cancer: is the AJCC sub-classification of stage IV colorectal cancer appropriate? *International journal of clinical oncology.* Aug 2013;18(4):696-703.
104. Kohne CH, Cunningham D, Di Costanzo F, et al. Clinical determinants of survival in patients with 5-fluorouracil-based treatment for metastatic colorectal cancer: results of a multivariate analysis of 3825 patients. *Ann Oncol.* Feb 2002;13(2):308-317.
105. Konopke R, Kersting S, Distler M, et al. Prognostic factors and evaluation of a clinical score for predicting survival after resection of colorectal liver metastases. *Liver international : official journal of the International Association for the Study of the Liver.* Jan 2009;29(1):89-102.
106. Lee WS, Kim MJ, Yun SH, et al. Risk factor stratification after simultaneous liver and colorectal resection for synchronous colorectal metastasis. *Langenbeck's archives of surgery/Deutsche Gesellschaft fur Chirurgie.* Jan 2008;393(1):13-19.
107. Lise M, Bacchetti S, Da Pian P, Nitti D, Pilati P. Patterns of recurrence after resection of colorectal liver metastases: prediction by models of outcome analysis. *World journal of surgery.* May 2001;25(5):638-644.
108. Malik HZ, Prasad KR, Halazun KJ, et al. Preoperative prognostic score for predicting survival after hepatic resection for colorectal liver metastases. *Annals of surgery.* Nov 2007;246(5):806-814.
109. Nanashima A, Sumida Y, Abo T, et al. A modified grading system for post-hepatectomy metastatic liver cancer originating from colorectal carcinoma. *Journal of surgical oncology.* Oct 1 2008;98(5):363-370.
110. Nordlinger B, Guiguet M, Vaillant JC, et al. Surgical resection of colorectal carcinoma metastases to the liver. A prog-

20

nostic scoring system to improve case selection, based on 1568 patients. Association Francaise de Chirurgie. *Cancer.* Apr 1 1996;77(7):1254-1262.

111. Peng J, Ding Y, Tu S, et al. Prognostic nomograms for predicting survival and distant metastases in locally advanced rectal cancers. *PloS one.* 2014;9(8):e106344.
112. Renfro LA, Grothey A, Xue Y, et al. ACCENT-based web calculators to predict recurrence and overall survival in stage III colon cancer. *Journal of the National Cancer Institute.* Dec 2014;106(12).
113. Shitara K, Matsuo K, Yokota T, et al. Prognostic factors for metastatic colorectal cancer patients undergoing irinotecan-based second-line chemotherapy. *Gastrointestinal cancer research : GCR.* Sep 2011;4(5-6):168-172.
114. Stang A, Oldhafer KJ, Weilert H, Keles H, Donati M. Selection criteria for radiofrequency ablation for colorectal liver metastases in the era of effective systemic therapy: a clinical score based proposal. *BMC cancer.* 2014;14:500.
115. Stojadinovic A, Bilchik A, Smith D, et al. Clinical decision support and individualized prediction of survival in colon cancer: bayesian belief network model. *Annals of surgical oncology.* Jan 2013;20(1):161-174.
116. Tan MC, Castaldo ET, Gao F, et al. A prognostic system applicable to patients with resectable liver metastasis from colorectal carcinoma staged by positron emission tomography with [18 F]fluoro-2-deoxy-D-glucose: role of primary tumor variables. *Journal of the American College of Surgeons.* May 2008;206(5):857-868; discussion 868-859.
117. Valentini V, van Stiphout RG, Lammering G, et al. Nomograms for predicting local recurrence, distant metastases, and overall survival for patients with locally advanced rectal cancer on the basis of European randomized clinical trials. *J Clin Oncol.* Aug 10 2011;29(23):3163-3172.
118. Weiser MR, Gonen M, Chou JF, Kattan MW, Schrag D. Predicting survival after curative colectomy for cancer: individualizing colon cancer staging. *J Clin Oncol.* Dec 20 2011;29(36):4796-4802.
119. Weiser MR, Landmann RG, Kattan MW, et al. Individualized prediction of colon cancer recurrence using a nomogram. *J Clin Oncol.* Jan 20 2008;26(3):380-385.
120. Yamaguchi T, Mori T, Takahashi K, Matsumoto H, Miyamoto H, Kato T. A new classification system for liver metastases from colorectal cancer in Japanese multicenter analysis. *Hepatogastroenterology.* Jan-Feb 2008;55(81):173-178.

第21章 肛　　管

本章摘要

适用本分期系统的肿瘤种类

所有起源于肛管的癌症，包括起源于肛门直肠瘘以及肛门周围区域的癌症。高级别神经内分癌（小细胞神经内分泌癌及大细胞神经内分泌癌）同样适用本分期系统。

不适用本分期系统的肿瘤种类

肿瘤类型	按何种类型分类	适用章节
肉瘤	腹部及胸部内脏器官的软组织肉瘤	42
肛门黏膜黑色素瘤	无 AJCC 分期系统	无
分化良好的神经内分泌肿瘤	无 AJCC 分期系统	无

更新要点

更新	更新细节	证据级别
解剖-原发病灶	澄清了用于定义肛门以及肛门周围肿瘤的分界，并与结肠及直肠章节中的术语一致	Ⅳ
解剖-原发病灶	讨论了外阴以及肛门周围区域的分界，并提出了区分两者的分类，此分类将用于收集数据以用于后续回顾	Ⅳ
解剖-区域淋巴结	增加了新的关于引流区域的区域淋巴结术语，以保持与结肠及直肠章节的一致	Ⅳ
区域淋巴结（N）定义	去除了 N2 和 N3 的分类，定义了新的 N1a、N1b 以及 N1c	Ⅱ
AJCC 预后分期分组	根据新的 N 分期调整了分期分组	Ⅱ

ICD-O-3 解剖学编码

编码	描述
C21.0	肛门，非特指
C21.1	肛管
C21.8	直肠、肛门以及肛管交搭跨越病灶

WHO 肿瘤分类

编码	描述
8070	鳞状细胞癌，非特指
8077	上皮内鳞状细胞增生，高级别［曾称为鲍恩病（Bowen disease）］
8051	疣状癌，非特指
8020	癌，未分化，非特指
8140	腺癌，非特指
8542	佩吉特病，乳腺外
8480	黏液腺癌
8090	基底细胞癌，非特指
8246	神经内分泌癌
8041	小细胞神经内分泌癌
8013	大细胞神经内分泌癌
8244	混合性腺神经内分泌癌

Bosman FT，Carneiro F，Hruban RH，Theise ND，eds. World Health Organization Classification of Tumours of the Digestive System. Lyon：IARC；2010。

概述

本分期适用于肛管及肛门周围（旧称肛缘）的癌症。肛管以及肛门周围分界的定义将在解剖部分阐述。本章还包括了病理分类以及肛门周围区域癌症的分期。

肛门癌较为罕见，仅占美国所有新发癌症病例的 0.4%。女性发病率高于男性，分别为 2.0/

10 万和 1.5/10 万，总发病率为 1.8/10 万。过去十年中，美国的肛门癌发病率在男女性中都稳定增长，每年约增长 2.2%[1]。2014 年美国预计 7 210 例新确诊的肛门癌病例，950 例死亡病例[1,2]。而 2008 年全球确诊的肛门癌病例仅 27 000 例。

本章的关注点之一为进一步改善 TNM 分期，以明确肛管和肛门周围癌之间构成及区别，并详细阐述对肛门周围及外阴区域癌症可能有价值的其他因素。例如，累及会阴体部的鳞状细胞癌（SCC）可能被归入肛门周围或者外阴癌范畴，但两者的治疗策略截然不同。为此，我们建议明确起源于外阴且延伸至会阴并可能侵及肛门的病灶应归为外阴。同理，明确其源于远端肛门黏膜并延伸至会阴的病灶应归为肛门周围。局限于外阴但无法判断起源于的病灶，其归类应基于医生的临床判断。因此，我们推荐应用“近会阴外阴倾向源于外阴”及“近会阴肛门周围倾向源于肛周”两个术语。因分类对于治疗决策十分关键，故还建议诊断时应考虑妇科肿瘤科、结直肠/普通外科或肿瘤外科会诊。

大部分肛管以及肛门周围区域的癌症为鳞状细胞癌。因“移行细胞癌”或“泄殖腔源性癌”现已被归类为非角化型鳞状细胞癌，故在肛管以及肛门周围区域的癌症中上述术语已被弃用。

鳞状细胞癌

起源于肛管的恶性肿瘤中最主要的组织类型为鳞状细胞癌，约 95%由人类乳头瘤病毒（HPV）的致癌亚型引起，其中 HPV 16 同 89%的病例相关[3~6]。高危人群包括男性同性恋者及免疫抑制人群。其死亡率也逐年升高，2001—2010 年间，以平均每年 1.7%的速度递增。仅 65.5%的患者生存时间达 5 年或以上[1]。非鳞状细胞肛门癌包括腺癌、基底细胞癌（BCC）以及黑色素瘤（未在此讨论）。

肛管癌临床分期基于未经治疗的原发肿瘤大小和侵犯范围。肛管癌患者通常接受以下检查明确分期：视诊、触诊及肿块活检；区域淋巴结触诊（必要时活检）；以及胸、腹和盆腔的影像学检查。

高级别上皮内鳞状细胞瘤变（HSIL）并非恶性肿瘤，故不应按此编码。有直接证据支持 HSIL 可发展为鳞癌。目前 ANCHOR 项目（一项多中心前瞻性随机临床研究）正在研究积极治疗（即切除病变）vs 积极随访对其进展为癌症的影响[7]。

肛管鳞癌的主要治疗为联合放化疗而非手术治疗。幸运的是，联合治疗对于肛管局部鳞癌的效果良好，在一项美国肿瘤放射治疗协作组的Ⅲ期随机临床研究（RTOG 98-11）中，联合放化疗后患者的 5 年总生存率达 78%[8]。

相反，对于肛管周围癌的最佳治疗方法目前仍未明朗。手术或非手术的治疗方式的选择需基于肿瘤对临近结构的侵犯、肿瘤大小及原发病灶的组织类型。手术切除肛门周围原发肿瘤可提供完整的病理分期。此外，肛门周围肿瘤区域淋巴结以及远处病灶的分期与肛门癌相符。

其他组织类型

疣状癌

疣状癌具有的明显外生和内侵性生长特点，可从组织学上与尖锐湿疣明确区分[9~11]。然而，向内侵袭性生长的特点实际上可能是沿着此前存在的隐窝瘘生长而非实际的内生性侵犯，因实际侵犯的证据非常少。一些疣状癌含 HPV，最常见的类型包括 HPV 6 和 HPV 11。这是同鳞癌的另一明显区别（鳞癌中多为 HPV 16）。对非侵袭性病灶的治疗主要为局部控制。然而，若存在任何侵袭性疾病或转移的组织学证据，应诊断为鳞癌并给予相应治疗。

基底细胞癌

肛门周围基底细胞癌并不常见，其发病率占所有基底细胞癌的 0.1%，而在所有肛门直肠肿瘤中仅占<1%[12~14]。因两者组织学特征相似，区分基底细胞样鳞癌和基底细胞癌具一定的挑战性。然而，鳞癌起源于一个已知的前驱病灶（肛门上皮内鳞状细胞瘤变），但基底细胞癌没有明确的前驱病灶。两者的进一步区分还可基于癌症起源的部位，即鳞癌多起源于肛门黏膜或肛门周围皮肤，而基底细胞癌多起源于肛门周围皮肤。极少情况下基底细胞癌可从肛门周围皮肤侵犯至肛管。总体而言，基底细胞癌复发率较低（0%~29%），且标准治疗为局部切除（切缘需阴性），尤其是在较小病灶中。以电干

燥法和刮除术、Mohs 显微手术及外照射放射治疗也可用于其治疗[15]。对于较大的病灶和复发的肿瘤，可通过放疗和/或腹会阴切除术。

腺癌

肛门及肛门周围腺癌非常罕见，通常包括以下三类：位于齿状线以上向下侵犯的肿瘤，起源于深部的肛门直肠腺体或长期瘘病变，以及原发于肛门黏膜或肛门周围皮肤的病变[16~18]。扩大局部切除术在选择性的肛门周围皮肤病灶的病例中可能适用。对于大部分肛门周围、肛门及直肠病灶侵犯肛门黏膜，多采用腹会阴联合切除术±新辅助放化疗与相同分期的鳞癌相比，所有其他组织类型，包括腺癌的预后都更差（表 21.1）。

表 21.1　根据组织学类型和分期分层队列分析的 5 年预后 SEER

分期	鳞状细胞癌 OS/%	非鳞状细胞癌 OS/%
Ⅰ	76.9	71
Ⅱ	66.7	58.7
ⅢA	55.7	50.1
ⅢB	50.7	34.6
Ⅳ	15.2	6.8

乳腺外佩吉特病是一种肛门周围腺癌的前驱疾病，或称原位腺癌。肛门佩吉特病可分为两类。约一半的病例与同时性或异时性结直肠恶性肿瘤相关，而另一半病例不与内生恶性肿瘤相关，但与局部高复发率和更倾向于发展为侵袭性癌相关[19]。肛门周围佩吉特病可采用扩大局部切除术治疗[20,21]。

解剖学

原发部位

肛管起始于直肠汇入耻骨直肠环处，即肛门括约肌复合物尖端，直肠指诊中可触及的肛管直肠环，约在齿状线近端 1～2cm；终止于鳞状细胞黏膜与肛门周围皮肤的结合处，此部位大致与可触到的括约肌间沟或内括约肌最外边界一致，经直肠超声可很容易显示。肛门包含了三种真性黏膜组织成分：腺状、移形性以及鳞状（分别为由近端至远端）。肛管最近端内衬结直肠黏膜，其中可能存在鳞状细胞化生。若发生，此区域或被称为移行带。紧邻肉眼可见的齿状线近端的是一个可变的、多层移形黏膜组成的狭窄区域。在齿状线区域，肛门腺在黏膜下，通常穿透内括约肌至括约肌间平面。肛管远端从齿状线延伸至黏膜皮肤连接处与肛门周围皮肤结合，其内衬非角化性、无表皮附属物（毛囊、顶泌腺以及汗腺）的鳞状上皮。（图 21.1）

轻拉臀部不能显示、起源于黏膜的肿瘤（三种类型中任一种）被称为肛门癌，而起源于皮肤或鳞状细胞黏膜皮肤连接处远端、在轻拉臀部时可完整显示且在肛门 5cm 以内的肿瘤被称为肛门周围癌。

区域淋巴结

肛管癌的淋巴引流和受累的淋巴结常由原发肿瘤的部位决定。在齿状线以上的肿瘤主要播散至直肠系膜淋巴结和髂内淋巴结，而齿状线以下者也可能同时播散全腹股沟浅淋巴结和髂外淋巴结（腹股沟深淋巴结）。区域淋巴结分布如下（图 21.3）：

- 直肠系膜淋巴结
- 腹股沟淋巴结：浅组，深组
- 直肠上淋巴结（直肠区）
- 髂外淋巴结
- 髂内淋巴结（下腹区）

所有其他的淋巴结均属于远处转移。

转移部位

肛管癌可转移至任何脏器，但最常见的远处转移部位包括肝脏和肺。

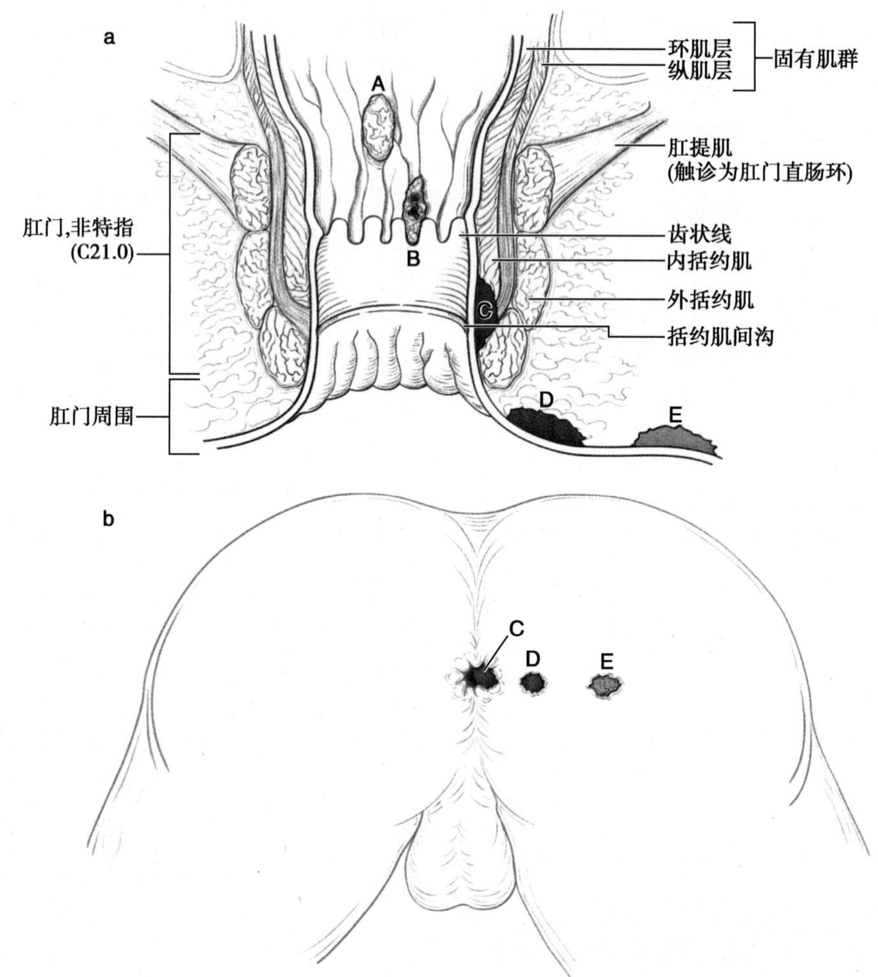

图 21.1 肛门癌(A-C)、肛门周围癌(D)、皮肤癌(E);轻拉臀部显示

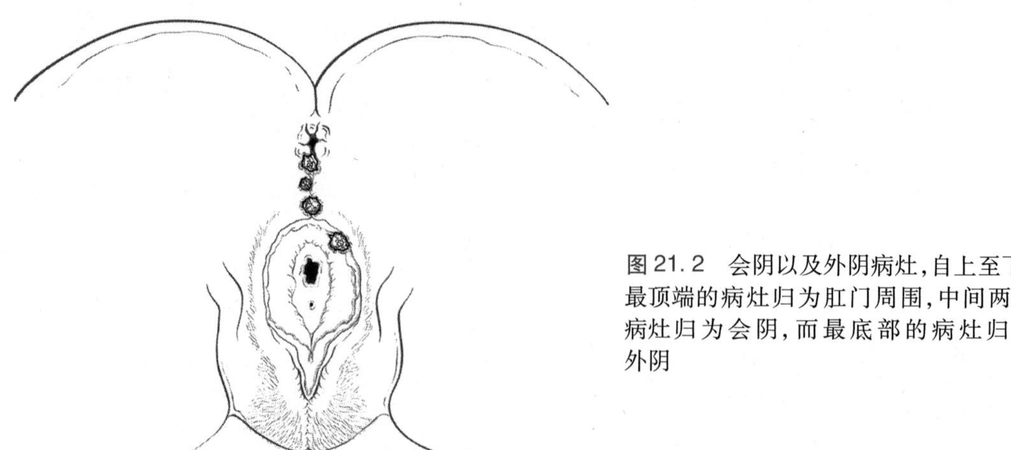

图 21.2 会阴以及外阴病灶,自上至下。最顶端的病灶归为肛门周围,中间两个病灶归为会阴,而最底部的病灶归为外阴

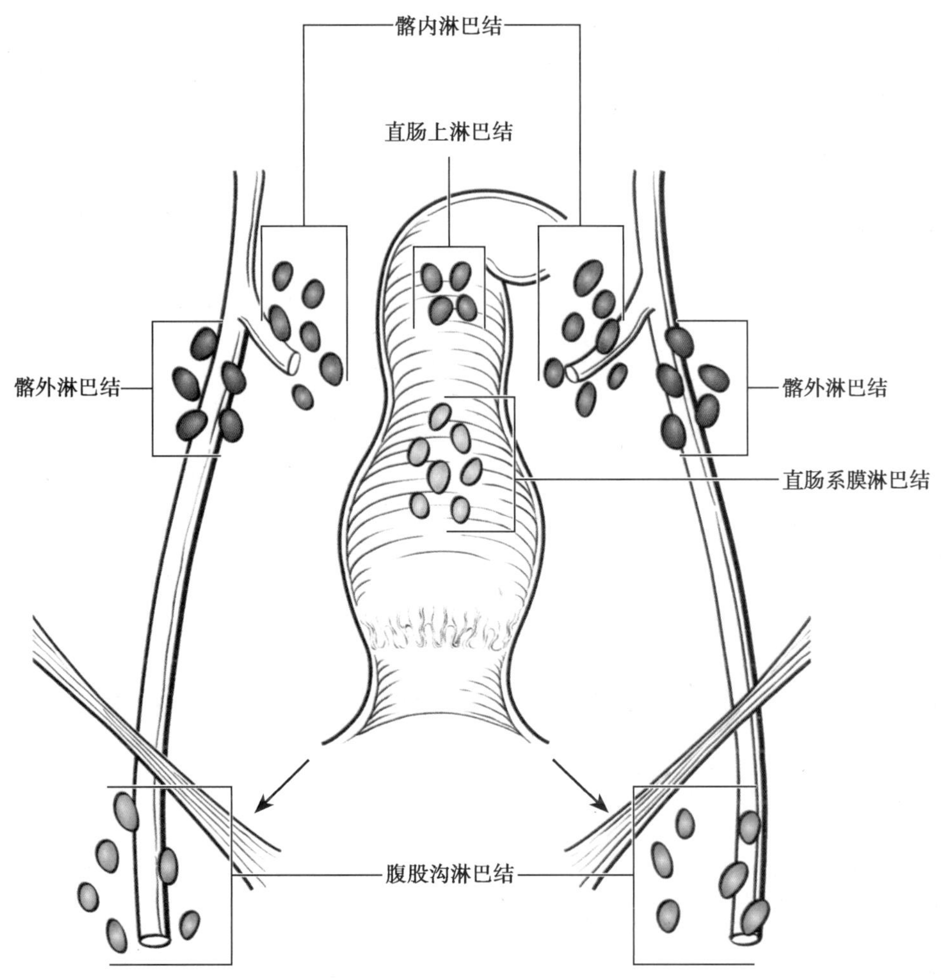

图21.3 肛管区域淋巴结分布

分类原则

临床分期

临床评估主要根据病史、体格检查、影像学检查、内镜检查和组织病理学确诊进行。对于存在危险因素的患者应行 HIV 检测。考虑到播散途径,应对包括腹股沟及股部在内的淋巴结进行全面的检查。若可能,可对腹股沟区可疑的肿大淋巴结进行活检来进一步明确诊断和分期(一般使用细针抽吸);这对 HIV 阳性的人群尤为重要,因为这部分人群经常出现淋巴结的反应性增生。对于女性患者,应该进行妇科检查:阴道检查以明确肿瘤是否侵及阴道后壁或存在阴道瘘,宫颈检查以明确是否存在生殖系统恶性肿瘤。

影像学检查

放射学检查应该包括胸部 X 线片,胸、腹和盆腔的计算机断层扫描(CT),磁共振(MR)成像和正电子发射断层扫描(PET)/CT。在初始评估中,这些可同时进行。需注意,HIV 阳性患者在 PET 显像中可能出现假阳性结节。

影像学检查是诊断不可扪及的淋巴结转移和远处转移的主要手段。影像学上表现出的非区域淋巴结或盆腔外器官受累都应视为 M1 疾病。

病理学分类

因肛管鳞癌的首选治疗为联合放化疗而非手术,所以通常无法获取完整的手术切除标本(除非放化疗后肿瘤仍存在或复发)以进行全面的病理学评估(pTNM)。对于进行了初始临床分期但放化疗后肿瘤仍存在残余病灶或复发的患者,应在手术切除(经常为腹会阴联合切除术)后进行修正性病理分期,并在分期前标注 y(ypTNM)。对于未行新辅助放化疗而直接手术切除、且术前未行临床分期者,应根据切除标本的病理检查确定 pTN,并与手术医师沟通后确定是否存在残余病变来确定 c/pM。

预后因素

对于肛管鳞癌,根据美国国家癌症数据库(National Cancer Data Base,NCDB)2003—2006 年

的数据，不同分期患者的5年生存率不同：Ⅰ期（n=1 516），76.9%；Ⅱ期（n=3 214），66.7%；ⅢA期（n=735），57.7%；ⅢB期（n=1 117），50.7%；Ⅳ期（n=364），15.2%。表21.1展示了不同分期患者的5年生存期；这些数据仅反映了住院患者的数据。因大多数早期肿瘤患者并未接受住院治疗，故上述数据存在一定的不准确性。

对于首选放化疗的SCC患者而言，TN分类对于生存（OS和DFS）、是否需结肠造瘘以及疾病复发[局部复发（locoregional failure，LRF）和远处转移（distant metastasis，DM）]有着重要影响[22]。最近美国GI协作组的Ⅲ期临床研究（RTOG 98～11）中，682位随机分组的患者中的620位可以根据TNM分期分析预后，该研究共比较了6个不同分期的预后：T2N0、T3N0、T4N0、T2N1～3、T3N1～3、T4N1～3，在这些分期中，所有的研究终点都具有统计学意义（表21.2，图21.4a-b）；T2N0和T3N0的患者的OS、DFS和LRF最佳，而T4N0和T3～4N+的患者预后最差；正如在结直肠癌患者中观察到的一样，肛管癌T2N+患者的生存期和LFR介于T3N0和T4N0患者之间[22]；结肠造瘘率在T2N0和T2N+中最低（均为11%），在T4N0、T3N+和T2N+中最高（分别为26%、27%和24%）。总之，T2N+患者的预后与T2～3N0患者更相近，而T3N+与T4N0和T4N+患者更相近。

表21.2 美国GI协作组RTOG 98～11 Ⅲ期放化疗试验中TN分期对生存、复发和结肠造瘘率的影响*

TN分类	患者人数，n	OS		DFS		LRF		DM		CF	
		TD	5yr/%**	TF	5yr/%	TF	5yr/%	TF	5yr/%	TF	3yr/%
T2N0	323	76	82	110	72	57	17	38	10	36	11
T3N0	96	30	74	45	61	17	18	13	14	15	13
T4N0	31	14	57	16	50	11	37	7	21	8	26
T2N1～3	99	38	70	50	57	26	26	28	27	11	11
T3N1～3	46	20	57	29	38	20	44	11	24	12	27
T4N1～3	25	16	42	18	31	15	60	6	24	6	24
P***		<0.000 1		<0.000 1		<0.000 1		0.001 1		0.01	

缩写：DM，远处转移（distant disease）；CF，结肠造瘘失败（colostomy failure）；DFS，无病生存期（disease-free survival）；LRF，局部复发（locoregional failure）；OS，总生存期（overall survival）；TD，总死亡数（total deaths）；TF，总失败数；5yr，5年；3yr，3年。

* 引自Gunderson LL et al Int J Radiat Oncol Biol Phys，2013，87：638-645。

** 一些TN组别的样本量较少，因到第5年出现终点事件风险样本太少，故其5年估计数据可能不确定。

*** OS和DFS使用log-rank检验，LRF、DM和CF使用Gray检验。

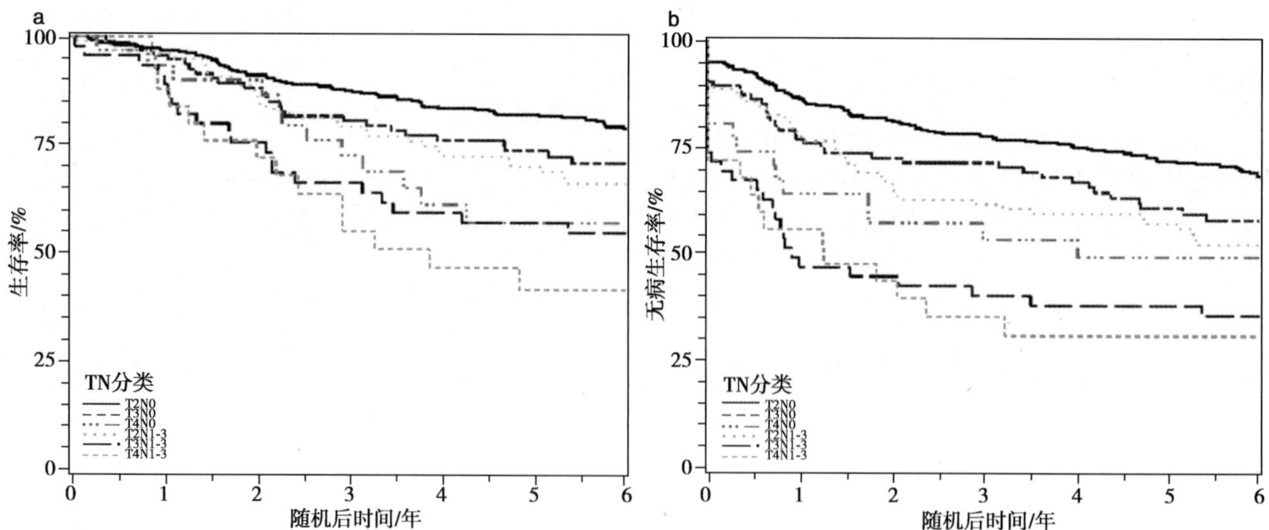

图21.4a-b US GI协作组RTOG 98～11 Ⅲ期放化疗试验中Kaplan-Meier曲线显示TN分期对生存期的影响：(a) OS（P<0.000 1），(b) DFS（P<0.000 1）（引自Gunderson LL等[22]）

肛管鳞癌最重要的危险因素是HPV感染，主要为16和18亚型。这些高危HPV亚型的病毒蛋白能够介导肛管鳞状上皮细胞的癌变转变[23,24]。近期的研究显示，尽管每种HPV亚型对于肿瘤的影响程度并不完全清晰，但目前证据提示理论上所有肛管鳞癌都与HPV感染相关[6]。最近的一篇荟萃分析显示,与宫颈癌相比,肛管鳞癌的 HPV16 亚型较多(75%),18 亚型较少(10%)[25]。与头颈鳞癌不同的是,似乎无法根据 HPV 感染状态把肛管鳞癌划分为生物学行为和预后完全不同的两个疾病亚型。

肛管鳞癌的其他已知危险因素包括性传播疾病、多个性伴侣和肛交,上述均易导致 HPV 感染[26,27]。肛管鳞癌在女性中更常见,但男性患者的预后更差[2,27];男性预后差的结论在三个Ⅲ期临床试验中也得到了证实:分别是 US GI Intergroup 98-11[8,28],European Organisation for Research and Treatment of Cancer (EORTC) 22861[29] 和 United Kindom ACT I 研究[30]。因 HIV 感染或器官移植(服用抗排异药物)导致的长期免疫抑制和吸烟也是肛管癌的重要危险因素[26,31~33]。

肛管非鳞癌包括腺癌、黏液腺癌、高级别神经内分泌肿瘤和未分化癌;其 5 年生存率较鳞癌低。无论何种分期,鳞癌患者的生存率均高于同期的非鳞癌患者(表 21.1)。但经组织学确认的不同亚型鳞癌,如角化型大细胞癌、非角化型大细胞癌和基底细胞癌,却未发现预后的差异。因此,WHO 建议对于所有的肛管鳞状细胞肿瘤统称为鳞癌(squamous cell carcinoma)。如前所述,肛周的基底细胞癌复发风险较低,预后较好。

分期所需的预后因素

除用于界定 T、N 与 M 分类的因素外,分期分组无需其他预后因素。

其他重要临床预后因素

肿瘤位置

肿瘤位置决定了易出现转移的淋巴引流区域及治疗方式的选择。对于肛管病变,外照射野与肛周病变不同。肛周肿瘤应该按照身体其他部位的皮肤癌进行治疗:通常只进行肿瘤区域的集中照射而不包括区域淋巴结,除非肿瘤浸润较深时需要包括腹股沟淋巴结。肛管肿瘤的照射野通常包括原发肿瘤和所有易受累的区域淋巴结(腹股沟、直肠系膜区/直肠上、髂内和髂外淋巴结)。应该报告肿瘤部位为肛管、肛周还是会阴部的,并注明肿物位于左边、右边、前方、后方还是侧方;这些信息应该记录在病例和病例摘要中记录。AJCC 证据级别:Ⅰ级。

HIV 状态

HIV 感染对于预后的影响尚未完全明确。有研究认为,与 HIV 阴性患者相比,HIV 阳性者对于放化疗的耐受性更差且预后更差;但对上述观点目前仍存争议。对于使用高效的抗反转录病毒方案而控制良好的 HIV 感染者的预后似乎与 HIV 阴性者相同。有必要对 HIV 状态细化描述[34~36],应该将 HIV 的状态报告为阳性或阴性,并在病例和病例摘要中记录。AJCC 证据级别:Ⅰ级。

性别

男性是不良预后因素。尽管肛管鳞癌在女性中更常见,但男性患者的预后更差[2,27]。该结论已由三个Ⅲ期临床研究结果证实:分别是 US GI Intergroup 98-11[8,28], EORTC 22861[29] 和 United Kindom ACT I 研究[30]。应将性别报告为男性或女性,并在病例和病例摘要中记录。AJCC 证据级别:Ⅰ级。

肿瘤级别

肛管高级别(分化差)鳞癌或腺癌较低级别者预后更差。肿瘤的分化级别应报告为高分化(G1)、中分化(G2)、低分化(G3)和未分化(G4),并在病例和病例摘要中记录。AJCC 证据级别:Ⅰ级。

HPV 状态及 p16 和 p18 表达

肛管鳞癌最重要的危险因素为肛管、宫颈或外阴的 HPV 感染(主要包括 16 和 18 亚型)。近期研究显示尽管每种 HPV 亚型对于肿瘤的影响程度并不完全清晰,但目前的证据提示理论上所有肛管鳞癌都与 HPV 感染相关[6]。最近发表的一项荟萃分析结果显示,与宫颈癌相比,肛管鳞癌的 HPV16 亚型较多(75%),而 18 亚型较少(10%)[25]。HPV 状态应该报告出其具体亚型,并在病例和病例摘要中记录。AJCC 证据级别:Ⅰ级。

风险评估模型

为支持各类预测模型在临床实践中的应用,AJCC 近期发布了用于评判各类统计学预测模型的评估指南[37]。然而,目前已发表的或已被用于临床的任何肛管癌相关的预测模型,均尚未由“AJCC 精准医疗核心工作组”通过该指南予以评估。AJCC 未来将会对符合 AJCC 评估指南的本病种的风险预测模型予以认可。

AJCC TNM 定义

原发肿瘤(T)定义

T 分期	T 标准
TX	原发肿瘤无法评估
T0	无原发肿瘤证据

续表

T 分期	T 标准
Tis	高级别鳞状上皮内病变(曾称为原位癌,鲍恩病(Bowen disease),上皮内瘤变Ⅱ~Ⅲ级,高级别肛管上皮内瘤变)
T1	肿瘤≤2cm
T2	肿瘤>2cm,但≤5cm
T3	肿瘤>5cm
T4	无论肿瘤大小,侵及邻近器官,如阴道、尿道或膀胱

区域淋巴结(N)定义

N 分期	N 标准
NX	区域淋巴结无法评估
N0	无区域淋巴结证据
N1	伴腹股沟、直肠系膜、髂内或髂外淋巴结转移
N1a	伴腹股沟、直肠系膜、髂内淋巴结转移
N1b	伴髂外淋巴结转移
N1c	伴髂外淋巴结伴任何 N1a 淋巴结转移

远处转移(M)定义

M 分期	M 标准
M0	无远处转移
M1	伴远处转移

AJCC 预后分期分组

T	N	M	分期分组
Tis	N0	M0	0
T1	N0	M0	Ⅰ
T1	N1	M0	ⅢA
T2	N0	M0	ⅡA
T2	N1	M0	ⅢA
T3	N0	M0	ⅡB
T3	N1	M0	ⅢC
T4	N0	M0	ⅢB
T4	N1	M0	ⅢC
任何 T	任何 N	M1	Ⅳ

肿瘤登记需收集的变量

1. 肿瘤部位:肛管、肛周或会阴部;左边、右边、前方、后方或侧方
2. HIV 状态
3. 性别
4. 肿瘤级别
5. HPV 状态及 p16 和 p18 表达

组织学分级(G)

G	G 定义
GX	分级无法评估
G1	高分化(低级别)
G2	中分化(低级别)
G3	低分化(高级别)
G4	未分化(高级别)

组织病理学类型

鳞状细胞癌
腺癌
基底细胞癌
疣状癌
黏液腺癌
未分化癌
高级别神经内分泌癌
　小细胞神经内分泌癌
　大细胞神经内分泌癌

(译者 王晰程 李明 审校 顾晋)

参考文献

1. National Cancer Institute. SEER Stat Fact Sheets: Anal Cancer. 2015; http://seer.cancer.gov/statfacts/html/anus.html.
2. American Cancer Society. Anal Cancer: Key Statistics. 2015; http://www.cancer.org/cancer/analcancer/detailedguide/anal-cancer-what-is-key-statistics. Accessed Oct 16, 2015.
3. Forman D, de Martel C, Lacey CJ, et al. Global burden of human papillomavirus and related diseases. *Vaccine.* Nov 20 2012;30 Suppl 5:F12-23.
4. Parkin DM, Bray F. Chapter 2: The burden of HPV-related cancers. *Vaccine.* Aug 31 2006;24 Suppl 3:S3/11-25.
5. Abramowitz L, Jacquard AC, Jaroud F, et al. Human papillomavirus genotype distribution in anal cancer in France: the EDiTH V study. *Int J Cancer.* Jul 15 2011;129(2):433-439.
6. Baricevic I, He X, Chakrabarty B, et al. High-sensitivity human papilloma virus genotyping reveals near universal positivity in anal squamous cell carcinoma: different implications for vaccine prevention and prognosis. *European journal of cancer.* Apr 2015;51(6):776-785.
7. Berry JM, Jay N, Cranston RD, et al. Progression of anal high-grade squamous intraepithelial lesions to invasive anal cancer among HIV-infected men who have sex with men. *Int J Cancer.* Mar 1 2014;134(5):1147-1155.
8. Gunderson LL, Winter KA, Ajani JA, et al. Long-term update of US GI intergroup RTOG 98-11 phase III trial for anal carcinoma: survival, relapse, and colostomy failure with concurrent chemoradiation involving fluorouracil/mitomycin versus fluorouracil/cisplatin. *J Clin Oncol.* Dec 10 2012;30(35):4344-4351.
9. Bertram P, Treutner KH, Rubben A, Hauptmann S, Schumpelick V. Invasive squamous-cell carcinoma in giant anorectal condy-

loma (Buschke-Lowenstein tumor). *Langenbecks Arch Chir.* 1995;380(2):115-118.
10. Longacre TA, Kong CS, Welton ML. Diagnostic problems in anal pathology. *Adv Anat Pathol.* Sep 2008;15(5):263-278.
11. Welton ML, Lambert R, Bosman FT. Tumours of the anal canal. In: Bosman FT, Carneiro F, Hruban RH, Theise ND, eds. *WHO classification of tumours of the digestive system.* 4th ed: International Agency for Research on Cancer; 2010.
11. Patil DT, Goldblum JR, Billings SD. Clinicopathological analysis of basal cell carcinoma of the anal region and its distinction from basaloid squamous cell carcinoma. *Modern pathology : an official journal of the United States and Canadian Academy of Pathology, Inc.* Oct 2013;26(10):1382-1389.
12. Paterson CA, Young-Fadok TM, Dozois RR. Basal cell carcinoma of the perianal region: 20-year experience. *Diseases of the colon and rectum.* Sep 1999;42(9):1200-1202.
13. Moore HG, Guillem JG. Anal neoplasms. *Surg Clin North Am.* Dec 2002;82(6):1233-1251.
14. Gibson GE, Ahmed I. Perianal and genital basal cell carcinoma: A clinicopathologic review of 51 cases. *Journal of the American Academy of Dermatology.* Jul 2001;45(1):68-71.
15. Abel ME, Chiu YS, Russell TR, Volpe PA. Adenocarcinoma of the anal glands. Results of a survey. *Diseases of the colon and rectum.* Apr 1993;36(4):383-387.
16. Basik M, Rodriguez-Bigas MA, Penetrante R, Petrelli NJ. Prognosis and recurrence patterns of anal adenocarcinoma. *American journal of surgery.* Feb 1995;169(2):233-237.
17. Anthony T, Simmang C, Lee EL, Turnage RH. Perianal mucinous adenocarcinoma. *Journal of surgical oncology.* Mar 1997;64(3):218-221.
18. Goldblum JR, Hart WR. Perianal Paget's disease: a histologic and immunohistochemical study of 11 cases with and without associated rectal adenocarcinoma. *The American journal of surgical pathology.* Feb 1998;22(2):170-179.
19. Marchesa P, Fazio VW, Oliart S, Goldblum JR, Lavery IC, Milsom JW. Long-term outcome of patients with perianal Paget's disease. *Annals of surgical oncology.* Sep 1997;4(6):475-480.
20. McCarter MD, Quan SH, Busam K, Paty PP, Wong D, Guillem JG. Long-term outcome of perianal Paget's disease. *Diseases of the colon and rectum.* May 2003;46(5):612-616.
21. Gunderson LL, Moughan J, Ajani JA, et al. Anal carcinoma: impact of TN category of disease on survival, disease relapse, and colostomy failure in US Gastrointestinal Intergroup RTOG 98-11 phase 3 trial. *International journal of radiation oncology, biology, physics.* Nov 15 2013;87(4):638-645.
22. Munoz N, Bosch FX, de Sanjose S, et al. Epidemiologic classification of human papillomavirus types associated with cervical cancer. *N Engl J Med.* Feb 6 2003;348(6):518-527.
23. Organization WH. *IARC monograph on the evaluation of carcinogenic risks to humans: human papillomaviruses, 1995.* Lyons, France2000.
24. Machalek DA, Poynten M, Jin F, et al. Anal human papillomavirus infection and associated neoplastic lesions in men who have sex with men: a systematic review and meta-analysis. *The lancet oncology.* May 2012;13(5):487-500.
25. Palefsky JM, Holly EA, Ralston ML, Da Costa M, Greenblatt RM. Prevalence and risk factors for anal human papillomavirus infection in human immunodeficiency virus (HIV)-positive and high-risk HIV-negative women. *J Infect Dis.* Feb 1 2001;183(3):383-391.
26. Moscicki AB, Darragh TM, Berry-Lawhorn JM, et al. Screening for Anal Cancer in Women. *J Low Genit Tract Dis.* Jul 2015;19(3 Suppl 1):S27-42.
27. Ajani JA, Winter KA, Gunderson LL, et al. Prognostic factors derived from a prospective database dictate clinical biology of anal cancer: the intergroup trial (RTOG 98-11). *Cancer.* Sep 1 2010;116(17):4007-4013.
28. Bartelink H, Roelofsen F, Eschwege F, et al. Concomitant radiotherapy and chemotherapy is superior to radiotherapy alone in the treatment of locally advanced anal cancer: results of a phase III randomized trial of the European Organization for Research and Treatment of Cancer Radiotherapy and Gastrointestinal Cooperative Groups. *J Clin Oncol.* May 1997;15(5):2040-2049.
29. Glynne-Jones R, Sebag-Montefiore D, Adams R, et al. Prognostic factors for recurrence and survival in anal cancer: generating hypotheses from the mature outcomes of the first United Kingdom Coordinating Committee on Cancer Research Anal Cancer Trial (ACT I). *Cancer.* Feb 15 2013;119(4):748-755.
30. Penn I. Cancers of the anogenital region in renal transplant recipients. Analysis of 65 cases. *Cancer.* Aug 1 1986;58(3):611-616.
31. Sillman FH, Sedlis A. Anogenital papillomavirus infection and neoplasia in immunodeficient women: an update. *Dermatol Clin.* Apr 1991;9(2):353-369.
32. Holly EA, Whittemore AS, Aston DA, Ahn DK, Nickoloff BJ, Kristiansen JJ. Anal cancer incidence: genital warts, anal fissure or fistula, hemorrhoids, and smoking. *Journal of the National Cancer Institute.* Nov 15 1989;81(22):1726-1731.
33. Marcus JL, Chao C, Leyden WA, et al. Survival among HIV-infected and HIV-uninfected individuals with common non-AIDS-defining cancers. *Cancer epidemiology, biomarkers & prevention : a publication of the American Association for Cancer Research, cosponsored by the American Society of Preventive Oncology.* Aug 2015;24(8):1167-1173.
34. Coghill AE, Shiels MS, Suneja G, Engels EA. Elevated Cancer-Specific Mortality Among HIV-Infected Patients in the United States. *J Clin Oncol.* Jul 20 2015;33(21):2376-2383.
35. Fraunholz IB, Haberl A, Klauke S, Gute P, Rodel CM. Long-term effects of chemoradiotherapy for anal cancer in patients with HIV infection: oncological outcomes, immunological status, and the clinical course of the HIV disease. *Diseases of the colon and rectum.* Apr 2014;57(4):423-431.
36. Kattan MW, Hess KR, Amin MB, et al. American Joint Committee on Cancer acceptance criteria for inclusion of risk models for individualized prognosis in the practice of precision medicine. *CA: a cancer journal for clinicians.* Jan 19 2016.

21

第五篇
肝胆系统

专家组成员

Members of the Hepatobiliary System Expert Panel

Ghassan K. Abou-Alfa, MD
Peter J. Allen, MD
Thomas Aloia, MD, FACS
Yun Shin Chun, MD, FACS
Elijah Dixon, MD, BSc, MSc, FRCSC, FACS
Tomoki Ebata, MD
Jean-Francois H. Geschwind, MD, FSIR
Joseph M. Herman, MD, MSc
Sanjay Kakar, MD – CAP Representative
David A. Kooby, MD, FACS
Alyssa Krasinskas, MD
Nipun B. Merchant, MD, FACS
Mari Mino-Kenudson, MD
David M. Nagorney, MD
Timothy M. Pawlik, MD, MPH, PhD – Vice Chair
Laura Rubbia-Brandt, MD, PhD
Tracey E. Schefter, MD
Junichi Shindoh, MD, PhD
Eric P. Tamm, MD
Bachir Taouli, MD
Jean-Nicolas Vauthey, MD, FACS – Chair
Mary Kay Washington, MD, PhD
Christian W. Wittekind, MD – UICC Representative
Andrew X. Zhu, MD, PhD

第22章 肝 脏

本章摘要

适用本分期系统的肿瘤种类

肝细胞癌(HCC)和纤维板层癌(HCC 纤维板层变异型)。

不适用本分期系统的肿瘤种类

肿瘤类型	按何种类型分类	适用章节
肝内胆管细胞癌	肝内胆管	23
混合型肝细胞-胆管细胞癌	肝内胆管	23
肝脏肉瘤	腹部和胸部脏器的软组织肉瘤	42

更新要点

更新	更新细节	证据级别
原发肿瘤(T)定义	T1 肿瘤新分为两个亚类：T1a，单发肿瘤 ≤ 2cm；以及 T1b，单发肿瘤 > 2cm 且无血管侵犯	Ⅱ
原发肿瘤(T)定义	现在 T2 肿瘤包括单发肿瘤>2cm 且伴有血管侵犯，或多发肿瘤，最大不超过 5cm	Ⅱ
原发肿瘤(T)定义	T3a 重新归类为 T3	Ⅲ
原发肿瘤(T)定义	T3b 指肿瘤侵犯门静脉或肝静脉的主要分支，以前归类为 T3b，现在归类为 T4	Ⅲ

ICD-O-3 形态学编码

编码	描述
C22.0	肝脏

WHO 肿瘤分类

编码	描述
8170	肝细胞癌
8171	纤维板层癌
8172	硬化型肝细胞癌
8173	肉瘤样肝细胞癌

Bosman FT, Carneiro F, Hruban RH, Theise ND, eds. World Health Organization Classification of Tumors of the Digestive System. Lyon: IARC; 2010。

概述

肝细胞癌(HCC)是世界上第六位最常见的恶性肿瘤，每年约有 600 000 例患者死亡。HCC 是一种病因驱动的恶性肿瘤，主要是由乙型肝炎、丙型肝炎、酒精、非酒精性脂肪性肝炎以及许多遗传性代谢性疾病(最常见的是血色病)引起的肝硬化所致。在无肝硬化的情况下，它们也可能与 HCC 相关。慢性丙型肝炎感染是美国 HCC 最主要的发病原因。作为丙型肝炎的治愈性药物，新型蛋白酶抑制剂的出现预期会减少丙型肝炎的发病和流行，以及丙型肝炎相关 HCC。然而，病态肥胖和糖尿病的不断增加最可能将引起非酒精性脂肪性肝炎相关 HCC 的持续增多[1]。

肝硬化是主要的临床表现之一，并且是一个关键的预后因素。解剖学分期对于疗效和预后是另一个主要的决定因素。TNM 分期有助于判断手术的可切除性，以及有无血管侵犯及其范围，这是可否潜在治愈的关键性决定因素。然而，HCC 的分期仍是一个挑战，因为将肿瘤的解剖范围和有无肝硬化两个部分相结合，导致形成了多个分期和评分系统，其相应的治疗策略仍有不同[2]。HCC 的分期缺乏共识主要是由病因特异性的预后因素所致。但是，TNM 分期将继续作为主要的分期系统，用以对疾病范围进行解剖学描述，这也是其他大多数分期和评分系统的一部分。

解剖学

原发部位

肝脏具有肝动脉和门静脉的双重血供。肝细胞癌由动脉供血。肝脏被称为 Rex-Cantlie 线的平面分为左、右半肝,它是胆囊窝至腔静脉的连线,内有肝中静脉走行。Couinaud 完善了对肝脏功能性解剖的认知,并提出将肝脏分为四部和八段。在这种划分法中,肝脏的垂直和倾斜平面(或肝裂),定义为三支主肝静脉,将肝脏分为四部(右内、右外、左内和左外部),并可由肝横裂,定义为经过左、右门静脉分支的横向平面(或肝裂),将四部进一步划分为肝段(图 22.1)。八个肝段的命名在冠状面上以顺时针方向进行。肝脏外科的最新进展使沿这些平面进行解剖性(也称为系统性)切除成为可能。

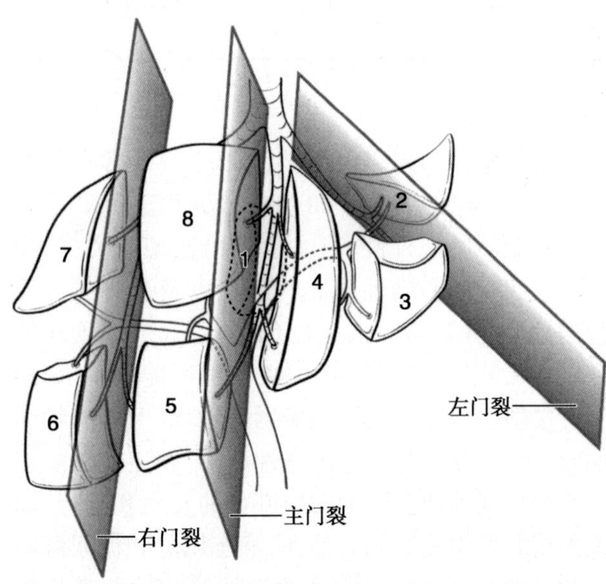

图 22.1 Couinaud 肝段解剖。根据门静脉的分支模式,将肝脏分为两个半肝和八个肝段。三条主肝静脉代表了肝裂平面的位置

组织学上,肝脏由许多肝小叶组成,由中央静脉进行引流。肝小叶间的肝门三联管道系统包含了肝内胆管和血液供应,它由肝动脉和门静脉的小分支以及肝内淋巴管组成。

HCC 可通过包膜侵犯、包膜外侵犯、血管侵犯和/或肝内转移进行扩散。肿瘤可经肝包膜向邻近器官(肾上腺、横膈和结肠)扩散,或可破裂引起急性出血和腹膜转移。

区域淋巴结

区域淋巴结包括肝门、肝十二指肠韧带、膈下和腔静脉淋巴结。其中,最主要的是肝动脉和门静脉淋巴结。

转移部位

肝外转移最常见的部位包括肺和骨骼。最新数据显示,高达 28%的 HCC 患者可出现骨转移,且为其首个肝外病灶。对于肝内静脉播散仍所知甚少,并且难以区分卫星病灶和多中心肿瘤。

分类原则

临床分期

临床表现可包括萎靡不振、厌食和腹痛。肿块占位效应和肝硬化腹水可引起腹胀。自发性破裂出血可引起急性腹痛和腹胀,属于潜在危及生命的事件,需要及时诊断和处理。肝炎血清学检测(乙型肝炎表面抗原、乙型肝炎核心抗体和丙型肝炎抗体)是必要的。如果适用,也应行定量聚合酶链反应病毒载量试验。肝功能和肝硬化程度评估很关键;Child-Pugh 评分系统最常用(表 22.1)。在系统治疗的患者,肝脏活检对于转化研究非常重要,它可用以阐明可能存在新型药物作用靶点的关键信号通路。肝脏活检相对安全且耐受性好。

表 22.1 Child-Pugh 评分

	分数		
	1	2	3
白蛋白(g/dl)	>3.5	2.8~3.5	<2.8
胆红素(mg/dl)	<2.0	2.0~3.0	>3.0
凝血酶原时间			
延长秒数	<4	4~6	>6
国际标准化比值(INR)	<1.7	1.7~2.3	>2.3
腹水	无	轻中度	重度
肝性脑病	无	Ⅰ~Ⅱ级	Ⅲ~Ⅳ级
Child-Pugh A 级	5~6 分		
Child-Pugh B 级	7~9 分		
Child-Pugh C 级	10~15 分		

T 分类主要基于一项关于 HCC 术后病理学预后因素的国际多中心研究结果[3]。分期考虑有无血管侵犯(影像学或显微镜下评估)、肿瘤结节数目

(单发或多发)和最大肿瘤直径。《AJCC 癌症分期指南》第 6 版和第 7 版中采用的简化分期对患者生存期进行了很好地分层(图 22.2)。多项 HCC 术后研究[4~10]和一项肝移植术后的大型多中心研究随后对本分期系统进行了验证(图 22.3)[11]。

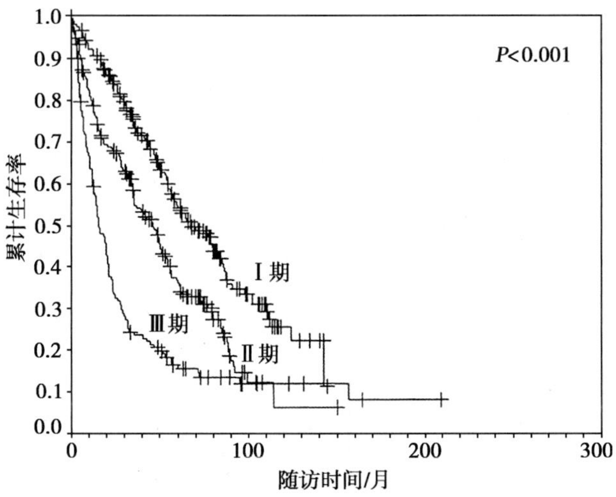

图 22.2　基于分期的 HCC 术后生存率。数据源自 Vauthey 等[3]

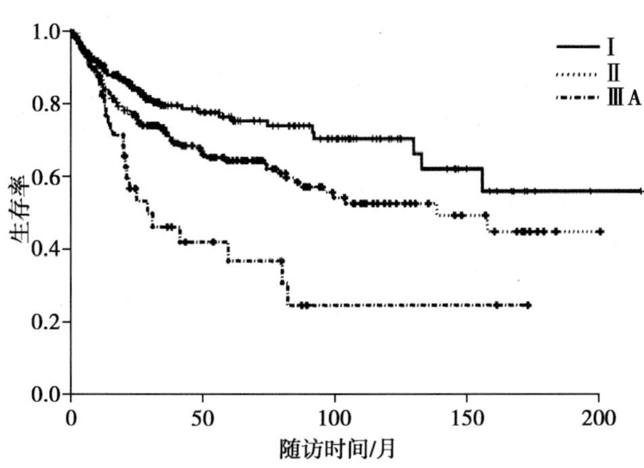

图 22.3　基于分期的 HCC 肝移植术后生存率。数据源自 Vauthey 等[11]

最近一项对 1 109 例 HCC 患者(单发肿瘤且最大 2cm)的研究显示,微血管侵犯和组织学分级对长期生存均无影响(图 22.4)[12]。基于这些数据,《AJCC 癌症分期指南》第 8 版将 T1 分为两个亚类:T1a,单发 HCC≤2cm,有或无微血管侵犯;以及 T1b,单发 HCC>2cm,且无微血管侵犯。单发 HCC>2cm 且伴有微血管侵犯与多发 HCC≤5cm 患者的生存曲线相似。因此,将这两组患者一起归类为修订后的 T2 期。

另一项对 754 例患者长期生存的研究显示,T3a

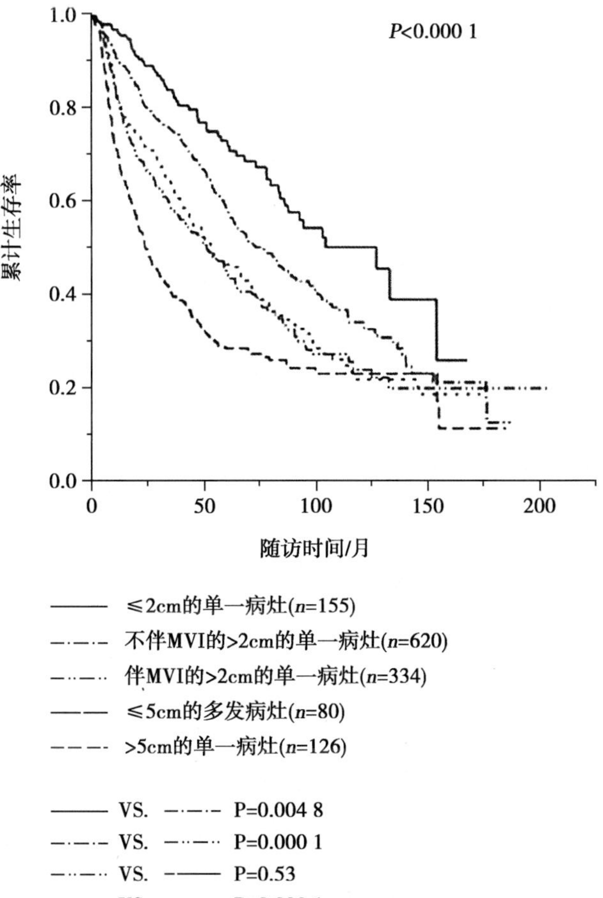

图 22.4　新分期中单发肿瘤和《AJCC 癌症分期指南》第 7 版中多发肿瘤的生存率比较。数据源自 Shindoh 等[12]

和 T3b 期($P=0.073$),或 T3b 和 T4 期($P=0.227$)患者间的生存期无差异[13]。因此,修订后的第 8 版将 T3a 归类为 T3 期,并将 T3b 归入 T4 期。

大血管侵犯定义为门静脉主干分支(左或右门静脉,不包括肝叶和肝段分支)[3]、三支肝静脉中的一支或以上(右、中、左支)[3],或肝固有动脉的主要分支(左或右肝动脉)受侵。

多发肿瘤包括卫星病灶、多中心肿瘤和肝内转移。采用临床或影像学方法评估淋巴结受累是一种挑战,因为可能会出现反应性淋巴结。肿瘤侵犯除胆囊以外的邻近器官或穿透脏腹膜归类为 T4。

影像学检查

在 HCC 的诊断或分期方面,多种影像学方法具有较高的敏感性和特异性,尽管较小或高分化 HCC 的成像效果不甚理想。增强计算机断层扫描(CT)和磁共振(MR)成像是诊断 HCC 的首选检查,并且是定义 TNM 分期的关键要素[14~16]。CT 扫描时相应包括肝动脉期、门静脉期和延迟静脉期。同样,如进行 MR 成像,也需包括平扫、动脉期、静脉期和延迟期。CT 扫描通常是首选的检查,尤其当无法行 MR 成像或存在 MR 检查禁忌证时。尽管超声检查可通过彩色多普勒成像来评估门静脉和肝静脉侵犯,但其诊断 HCC 的敏感性较低。

建议的报告格式

1. 肝脏形态:描述是否有肝硬化
2. 门静脉高压:脾脏大小、腹水、静脉曲张
3. 肿瘤
   a. 原发肿瘤
   b. 数目
   c. 大小(厘米)
   d. 部位:受累的肝段
   e. 特征(强化、假包膜、同相位和反相位 T1 加权磁共振成像上的脂肪、钙化)
   f. 卫星病灶
4. 局部范围
   a. 如果存在,描述血管受侵
5. 区域淋巴结
   a. 如果存在,描述异常或可疑的淋巴结,尤其是肝门、腹腔动脉周围和门腔间隙的淋巴结
6. 远处转移
   a. 如果存在,描述 CT、磁共振成像、PET/CT 或骨扫描上可见的转移病灶

病理学分期

完整的病理学分期包括原发肿瘤(包括组织学分级)、区域淋巴结状态以及肝脏基础疾病的评估。肿瘤的大小、数目和切缘均是重要的预后因素。因门静脉癌栓提示预后差,应予明确记录。正如 Edmonson 和 Steiner 所描述,肿瘤的分级基于细胞核的多形性程度。鉴于肝脏基础疾病在 HCC 中的预后意义,推荐报告邻近(非肿瘤性)肝脏组织病理学分析的结果。晚期肝纤维化/硬化(改良 Ishak 评分为 5~6 分)较无至中度肝纤维化(改良 Ishak 评分为 0~4 分)者预后差。尽管分级和肝脏基础疾病具有预后意义,但并未包括在当前的分期系统中。

区域淋巴结受累少见(5%)。因与伴有远处转移患者的预后相同,淋巴结阳性者归类为Ⅳ期。病理学分期中,血管侵犯包括大体和显微镜下血管受累。

预后因素

分期所需的预后因素

除用于界定 T、N 与 M 分类的因素外,分期分组无需其他预后因素。

其他重要临床预后因素

肝硬化

虽然临床上对于肝硬化程度的预后价值已有明确一致的意见,但如何将其纳入临床相关的预后系统具争议[2]。Child-Pugh 仍是评估肝硬化预后最常用的评分系统,并已用于大多数临床试验。Okuda 分期系统[17]是首个将肿瘤范围和肝硬化相关参数相结合的临床系统。其他系统包括意大利肝癌项目(CLIP)[18]、中国香港中文大学的预后指数(CUPI)评分系统、法国肝癌协会(GETCH)分期系统、日本综合分期(JIS)系统以及巴塞罗那临床肝癌(BCLC)分期系统[19]。BCLC 分期将患者预后与治疗方案相结合。AJCC 证据级别:Ⅱ级。

纤维化评分

多个纤维化评分系统已用于肝脏疾病的病理学评估。美国病理学会最常使用的是 Batts-Ludwig 系统[20];其他系统包括改良 Ishak 评分系统[21]和 METAVIR 评分[22]。后者在欧洲的应用较美国更为广泛。

Ishak 评分系统采用 0~6 分评分标准。

F0	纤维化评分 0~4 分(无纤维化至中度纤维化)
F1	纤维化评分 5~6 分(重度纤维化或肝硬化)

Batts-Ludwig 系统采用 0~4 分评分标准。其中,3 分定义为纤维性隔膜伴结构扭曲,但无明显肝硬化,4 分定义为肝硬化。AJCC 证据级别:Ⅱ级。

甲胎蛋白

甲胎蛋白(AFP)是一种非特异性血清蛋白,在 HCC 常见升高,尤其是乙型肝炎相关 HCC[23]。它已成为不同评分和分期系统的重要组成部分,包括 CLIP 和 CUPI。然而,由于其非特异性,需综合影像学等其他检查来对结果进行解读。据报告,AFP 可作为治疗反应的预测指标;但这需要前瞻性研究进行评价[24]。AJCC 证据级别:Ⅱ级。

终末期肝病模型评分

终末期肝病模型(MELD)评分有助于判断预后和优先考虑接受肝移植[25]。MELD 采用血清胆红素、

血清肌酐和国际标准化比值(INR)来预测生存期。器官共享联合网络(UNOS)使用 MELD 分配供肝进行移植。AJCC 证据级别:Ⅱ级。

风险评估模型

为支持各类预测模型在临床实践中的应用，AJCC 的“精准医疗核心工作组”近期发布了用于评判各类统计学预测模型的评估指南[26]。然而，目前已发表的或已被用于临床的肝脏肿瘤相关的任何预测模型，均尚未通过该指南的评估。AJCC 未来将会对符合 AJCC 评估指南的该类肿瘤风险预测模型予以认可。

AJCC TNM 定义

原发肿瘤(T)定义

T 分类	T 标准
TX	原发肿瘤无法评估
T0	无原发肿瘤证据
T1	单发肿瘤≤2cm，或单发肿瘤>2cm 且无血管侵犯
T1a	单发肿瘤≤2cm
T1b	单发肿瘤>2cm 且无血管侵犯
T2	单发肿瘤>2cm 且伴有血管侵犯，或多发肿瘤，最大不超过 5cm
T3	多发肿瘤，其中至少一个>5cm
T4	单发或多发肿瘤无论大小，侵犯门静脉或肝静脉的主要分支，或肿瘤直接侵犯除胆囊以外的邻近器官或穿透脏腹膜

区域淋巴结(N)定义

N 分类	N 标准
NX	区域淋巴结无法评估
N0	无区域淋巴结转移
N1	伴区域淋巴结转移

远处转移(M)定义

M 分类	M 标准
M0	无远处转移
M1	伴远处转移

AJCC 预后分期分组

T	N	M	分期分组
T1a	N0	M0	ⅠA
T1b	N0	M0	ⅠB
T2	N0	M0	Ⅱ
T3	N0	M0	ⅢA
T4	N0	M0	ⅢB
任何 T	N1	M0	ⅣA
任何 T	任何 N	M1	ⅣB

肿瘤登记需收集的变量

1. AFP
2. 纤维化评分
3. 肝炎血清学
4. 肌酐(MELD 评分的一部分)
5. 胆红素(MELD 评分的一部分)
6. 凝血酶原时间(INR;MELD 评分的一部分)

组织学分级(G)

G	G 定义
GX	分级无法评估
G1	高分化
G2	中分化
G3	低分化
G4	未分化

组织病理学类型

纤维板层癌，以前称为 HCC 的纤维板层变异型，并无专门的分期系统，所以应使用目前的 HCC 分期系统。纤维板层癌淋巴结受累较 HCC 更为常见。鉴于纤维板层癌淋巴结受累多见，淋巴结清扫通常是其外科手术的一部分。

本分期不适用于胆道肿瘤，包括肝内胆管细胞癌（含混合型肝细胞-胆管细胞癌），它们有各自的分期系统（见第 23 章）。本分期也不适用于原发性肉瘤或转移性肿瘤。

（译者 王征 审校 蒋国梁）

参考文献

1. Abou-Alfa GK, Jarnagin W, Lowery M, D'Angelica M, Brown K, Ludwig E. Liver and bile duct cancer. In: Niederhuber J, Armitage J, Doroshow J, Kastan M, Tepper J, eds. *Abeloff's Clinical Oncology*. 5 ed. Philadelphia, PA: Churchill Livingstone Elsevier; 2013.
2. Huitzil-Melendez FD, Capanu M, O'Reilly EM, et al. Advanced hepatocellular carcinoma: which staging systems best predict prognosis? *J Clin Oncol.* Jun 10 2010;28(17):2889-2895.
3. Vauthey JN, Lauwers GY, Esnaola NF, et al. Simplified staging for hepatocellular carcinoma. *J Clin Oncol.* Mar 15 2002;20(6): 1527-1536.
4. Cheng CH, Lee CF, Wu TH, et al. Evaluation of the new AJCC staging system for resectable hepatocellular carcinoma. *World journal of surgical oncology.* 2011;9:114.
5. Kee KM, Wang JH, Lee CM, et al. Validation of clinical AJCC/UICC TNM staging system for hepatocellular carcinoma: analysis of 5,613 cases from a medical center in southern Taiwan. *Int J Cancer.* Jun 15 2007;120(12):2650–2655.
6. Lei HJ, Chau GY, Lui WY, et al. Prognostic value and clinical relevance of the 6th Edition 2002 American Joint Committee on Cancer staging system in patients with resectable hepatocellular carcinoma. *Journal of the American College of Surgeons.* Oct 2006;203(4):426–435.
7. Poon RT, Fan ST. Evaluation of the new AJCC/UICC staging system for hepatocellular carcinoma after hepatic resection in Chinese patients. *Surg Oncol Clin N Am.* Jan 2003;12(1):35–50, viii.
8. Ramacciato G, Mercantini P, Cautero N, et al. Prognostic evaluation of the new American Joint Committee on Cancer/International Union Against Cancer staging system for hepatocellular carcinoma: analysis of 112 cirrhotic patients resected for hepatocellular carcinoma. *Annals of surgical oncology.* Apr 2005;12(4):289–297.
9. Varotti G, Ramacciato G, Ercolani G, et al. Comparison between the fifth and sixth editions of the AJCC/UICC TNM staging systems for hepatocellular carcinoma: multicentric study on 393 cirrhotic resected patients. *European journal of surgical oncology : the journal of the European Society of Surgical Oncology and the British Association of Surgical Oncology.* Sep 2005;31(7):760–767.
10. Wu CC, Cheng SB, Ho WM, Chen JT, Liu TJ, P'Eng F K. Liver resection for hepatocellular carcinoma in patients with cirrhosis. *The British journal of surgery.* Mar 2005;92(3):348–355.
11. Vauthey JN, Ribero D, Abdalla EK, et al. Outcomes of liver transplantation in 490 patients with hepatocellular carcinoma: validation of a uniform staging after surgical treatment. *Journal of the American College of Surgeons.* May 2007;204(5):1016–1027; discussion 1027–1018.
12. Shindoh J, Andreou A, Aloia TA, et al. Microvascular invasion does not predict long-term survival in hepatocellular carcinoma up to 2 cm: reappraisal of the staging system for solitary tumors. *Annals of surgical oncology.* 2013;20(4):1223–1229.
13. Chan AC, Fan ST, Poon RT, et al. Evaluation of the seventh edition of the American Joint Committee on Cancer tumour-node-metastasis (TNM) staging system for patients undergoing curative resection of hepatocellular carcinoma: implications for the development of a refined staging system. *HPB : the official journal of the International Hepato Pancreato Biliary Association.* Jun 2013;15(6):439–448.
14. Choi JY, Lee JM, Sirlin CB. CT and MR imaging diagnosis and staging of hepatocellular carcinoma: part I. Development, growth, and spread: key pathologic and imaging aspects. *Radiology.* Sep 2014;272(3):635–654.
15. Choi JY, Lee JM, Sirlin CB. CT and MR imaging diagnosis and staging of hepatocellular carcinoma: part II. Extracellular agents, hepatobiliary agents, and ancillary imaging features. *Radiology.* Oct 2014;273(1):30–50.
16. Cruite I, Tang A, Sirlin CB. Imaging-based diagnostic systems for hepatocellular carcinoma. *AJR. American journal of roentgenology.* Jul 2013;201(1):41–55.
17. Okuda K, Ohtsuki T, Obata H, et al. Natural history of hepatocellular carcinoma and prognosis in relation to treatment. Study of 850 patients. *Cancer.* Aug 15 1985;56(4):918–928.
18. The Cancer of the Liver Italian Program Investigators. A new prognostic system for hepatocellular carcinoma: a retrospective study of 435 patients: the Cancer of the Liver Italian Program (CLIP) investigators. *Hepatology.* Sep 1998;28(3):751–755.
19. Llovet JM, Bru C, Bruix J. Prognosis of hepatocellular carcinoma: the BCLC staging classification. *Seminars in liver disease.* 1999;19(3):329–338.
20. Batts KP, Ludwig J. Chronic hepatitis. An update on terminology and reporting. *The American journal of surgical pathology.* Dec 1995;19(12):1409–1417.
21. Ishak K, Baptista A, Bianchi L, et al. Histological grading and staging of chronic hepatitis. *J Hepatol.* Jun 1995;22(6):696–699.
22. Bedossa P. Intraobserver and interobserver variations in liver biopsy interpretation in patients with chronic hepatitis C. *Hepatology.* 1994;20(1):15–20.
23. Leung TW, Tang AM, Zee B, et al. Construction of the Chinese University Prognostic Index for hepatocellular carcinoma and comparison with the TNM staging system, the Okuda staging system, and the Cancer of the Liver Italian Program staging system: a study based on 926 patients. *Cancer.* Mar 15 2002;94(6):1760–1769.
24. Zhu AX, Rosmorduc O, Evans TR, et al. SEARCH: a phase III, randomized, double-blind, placebo-controlled trial of sorafenib plus erlotinib in patients with advanced hepatocellular carcinoma. *J Clin Oncol.* Feb 20 2015;33(6):559–566.
25. Wiesner R, Edwards E, Freeman R, et al. Model for end-stage liver disease (MELD) and allocation of donor livers. *Gastroenterology.* Jan 2003;124(1):91–96.
26. Kattan MW, Hess KR, Amin MB, et al. American Joint Committee on Cancer acceptance criteria for inclusion of risk models for individualized prognosis in the practice of precision medicine. *CA: a cancer journal for clinicians.* Jan 19 2016.

第23章 肝内胆管

本章摘要

适用本分期系统的肿瘤种类

原发性肝内胆管癌，包括：

- 肝内胆管细胞癌（IHCC）
- 混合型肝细胞-胆管细胞癌
- 原发性肝脏神经内分泌肿瘤

不适用本分期系统的肿瘤种类

肿瘤类型	按何种类型分类	适用章节
原发性肝脏肉瘤	腹部和胸部脏器的软组织肉瘤	42
肝细胞癌	肝脏	22
肝门胆管细胞癌	肝门部胆管	25
胆囊癌	胆囊	24

更新要点

更新	更新细节	证据级别
原发肿瘤（T）定义	修订后的 T1 分类阐明了肿瘤大小的预后意义（T1a：≤5cm 或 T1b：>5cm）	Ⅱ
原发肿瘤（T）定义	修订后的 T2 分类反映了血管侵犯和肿瘤多发性具有同等的预后价值	Ⅱ
原发肿瘤（T）定义	已删除《AJCC 癌症分期指南》第 7 版中描述肿瘤生长模式的 T4 分类，但仍推荐用于数据收集	Ⅲ

ICD-O-3 形态学编码

编码	描述
C22.1	肝内胆管

WHO 肿瘤分类

编码	描述
8060	肝内胆管细胞癌
8148	胆管上皮内瘤变，3 级（高级别异型增生）
8180	混合型肝细胞-胆管细胞癌
8980	癌肉瘤
8161	胆管内乳头状肿瘤伴浸润性癌
8470	黏液性囊性肿瘤伴浸润性癌
8246	神经内分泌癌
8013	大细胞神经内分泌癌
8041	小细胞神经内分泌癌
8503	胆管内乳头状肿瘤伴高级别异型增生

Bosman FT，Carneiro F，Hruban RH，Theise ND，eds. World Health Organization Classification of Tumors of the Digestive System. Lyon：IARC；2010。

概述

本分期是对之前新制订分期系统（第 7 版）的第一次修订，对肝细胞癌和肝外胆管恶性肿瘤（包括肝门胆管癌）仍延续了独立的分期系统。

原发性肝胆恶性肿瘤包括肝细胞（肝细胞癌）、胆管（胆管细胞癌/原发性神经内分泌肿瘤）、胆囊和肝脏间质（肉瘤）的肿瘤。本 TNM 分期仅适用于起源于肝内胆管的恶性肿瘤，包括肝内胆管细胞癌、混合型肝细胞-胆管细胞癌和肝脏原发性神经内分泌肿瘤。肝细胞癌和肝外胆管肿瘤（包括肝门部胆管和胆囊癌）另外单独进行分期。

胆管肿瘤从解剖上可再分为三类：肝内、肝门部和远端胆管细胞癌。肝内胆管起源的肿瘤占所有原发性肝脏恶性肿瘤的 15%～20%，并约占胆管细胞癌/胆囊癌的 20%[1]。

原发性肝内肿瘤在临床上可能难以同其他源于肝外其他脏器但转移至肝脏的腺癌进行区分。引起肝内胆管细胞癌的病因学因素包括原发性硬化性胆管炎、肝胆系统寄生虫病、肝内结石病和慢性病毒性肝炎[2]。在美国,成人肝内胆管细胞癌的总发病率为 0.7/100 000 人[3,4]。肝内胆管细胞癌的发病率与年龄相关,60 多岁起逐渐增加,并在 90 多岁时形成高峰[1]。虽然较肝细胞癌或肝门胆管癌少见,但是肝内胆管细胞癌的发病率正在增加[3,4]。

在影像上,可能难以判定局部肿瘤的范围。然而,包括在分期系统内的主要预后因素(肿瘤大小、肿瘤数目、血管侵犯、穿透脏腹膜和区域淋巴结转移)常可从高分辨率的横断面影像、图像引导的活检组织分析和/或手术探查中进行判定。

解剖学

原发部位

左右肝管在肝门平面进入肝实质(图 23.1)。组织学上,胆管壁内排列着单层均匀的高柱状细胞。黏膜常形成不规则皱褶或小的纵向皱褶。胆管壁有上皮下结缔组织层和肌纤维层。然而,肝实质内胆管壁的肌纤维层通常稀疏或缺失。管周组织包含神经网和丰富的淋巴管丛,常为肿瘤沿胆管长轴扩散提供了途径。

肝内胆管细胞癌的肿瘤生长模式包括肿块型、管周浸润型和混合型。肿块型肝内胆管细胞癌呈放射状生长模式侵犯邻近肝实质。组织病理学检查显示结节性硬化肿块,且有明显边界。相反,管周浸润型呈弥漫性,通常边界不清楚且沿着胆管的长轴生长。

肿块型约占所有肝内胆管细胞癌的 60%,而管周浸润型和混合型各占 20%。肿瘤生长模式的预后价值仍有争议,且未将其意义与其他预后因素进行比较[5,6]。各型生长模式均可侵犯血管结构,肿块型常侵犯肝后下腔静脉。解剖上,肝内胆管从肝脏边缘向二级胆管延伸。因此,可能难以区分肝内和肝门胆管细胞癌,尤其是在管周浸润型生长模式。

区域淋巴结

肝内胆管细胞癌较原发性肝细胞癌的区域淋巴结转移更常见。两侧肝内胆管的淋巴结引流模式是不同的。左肝肿瘤可优先引流至膈下淋巴结,以及沿胃小弯的淋巴结,随后累及腹腔动脉淋巴结区域。与此不同的是,起源于右肝的肝内胆管细胞癌的淋巴引流模式与胆囊癌相似,主要引流至右侧肝门淋巴结,随后至门腔淋巴结(图 23.2)。

左侧肝内胆管细胞癌的区域淋巴结包括膈下、肝门(胆总管、肝动脉、门静脉和胆囊管)和肝胃间隙淋巴结。右侧肝内胆管细胞癌的区域淋巴结包括肝门、十二指肠周围和胰腺周围淋巴结。

转移部位

常见的肝外转移部位包括腹腔、骨骼、肺和胸膜(远处转移归类为 M1)。区域以外的腹部淋巴结转移也归类为 M1。对于所有肝内胆管细胞癌,扩散到腹腔动脉、腹主动脉周围和/或下腔静脉周围淋巴结被视为远处转移(M1)。

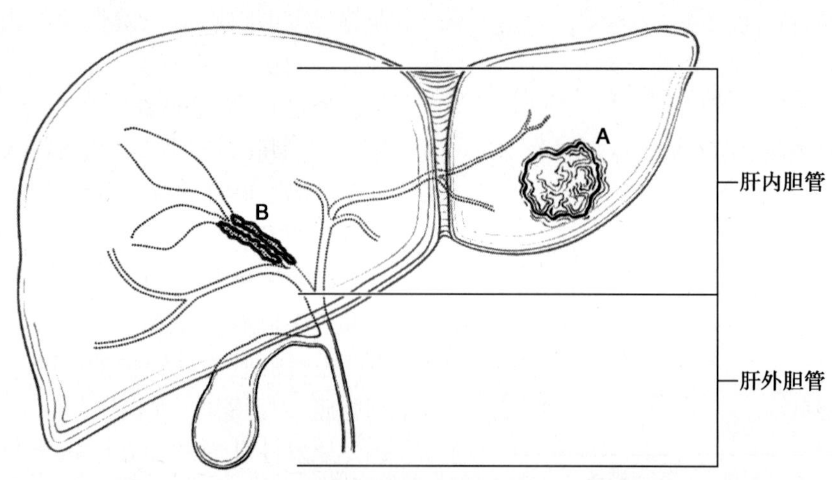

图 23.1　肝脏示意图,用以区分肝内胆管和肝外胆管,以及肿块型生长模式(A)和伴有相关胆管扩张的管周浸润型生长模式(B)

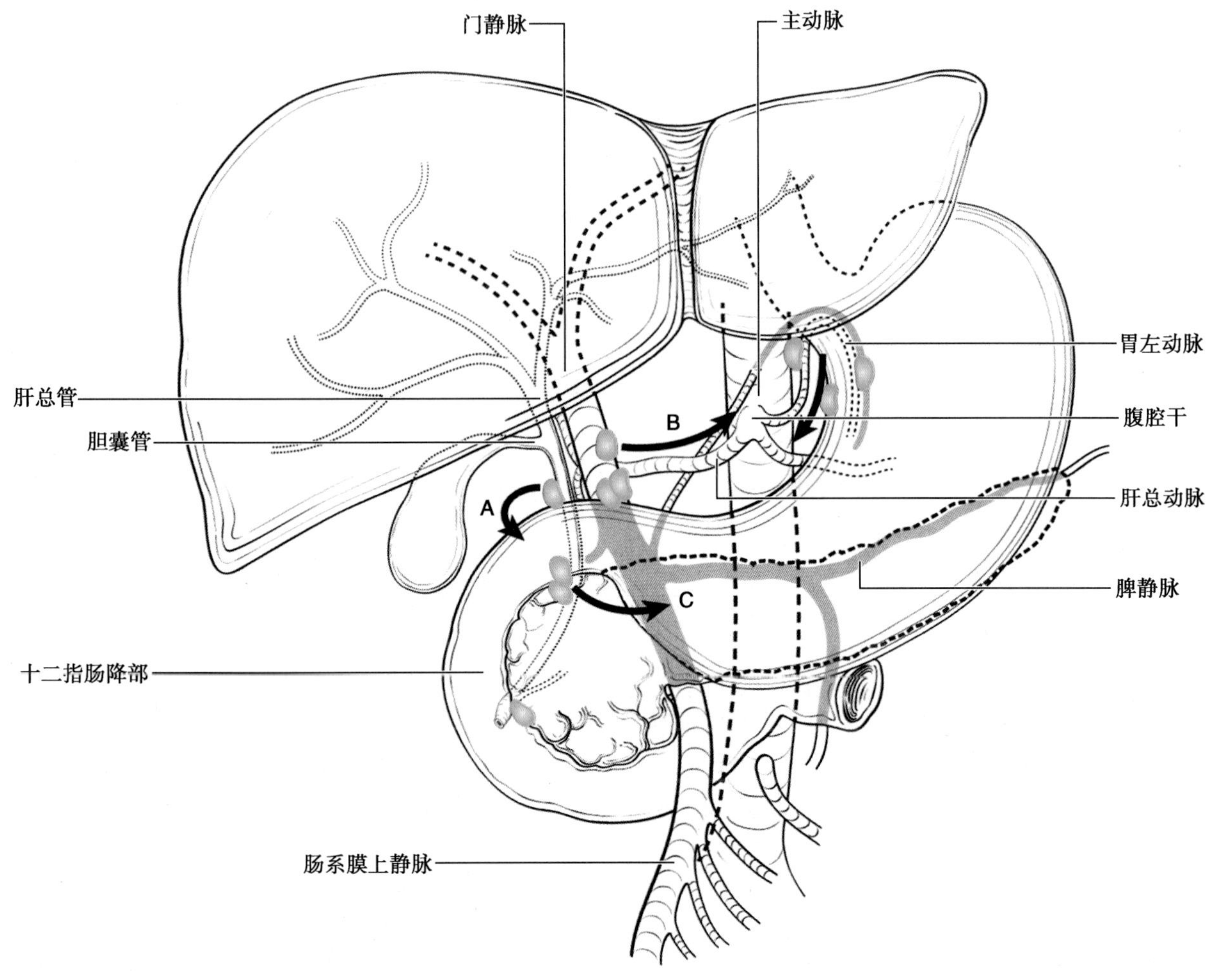

图 23.2　左、右侧肝内胆管细胞癌的不同淋巴引流模式。右肝肿瘤引流至右侧肝门(A)，随后至门腔(C)淋巴结区域，而左肝肿瘤引流至胃左和腹腔动脉(B)淋巴结区域[7]

分类原则

临床分期

临床分期依赖于旨在显示肝内胆管细胞癌生长模式、肝内病灶大小和数目，以及有无大血管侵犯的影像学检查。如果有肝硬化，需考虑患者的 Child-Pugh 分级和终末期肝病模型(MELD)评分。在手术探查前需对有无远处转移行影像学评估。

肝内胆管细胞癌常播散至肝内其他部位(由于多发肿瘤归类为 T2)。

T1a、T1b、T2、T3、T4 和 N1 分类的验证是基于肝内胆管细胞癌患者单中心和多中心研究中疗效和生存数据的多因素分析(图 23.3)。

影像学检查[8~11]

影像学技术的选择包括多相增强 CT 和 MR 成像，并可行 MR 胰胆管成像(MRCP)。这两种技术在探测大于 2cm 的肿瘤以及明确门静脉和肝动脉有无受累方面的价值相等。然而，MR 成像及 MRCP 可提供关于肿瘤范围的额外信息。

超声检查虽然有助于评估血管侵犯和胆管受侵程度，尤其是在已有胆管支架的患者，但在评估肿瘤负荷和可切除性方面的精确性较低。

通过经皮肝穿刺胆管造影术、MRCP 或经内镜逆行胰胆管造影术可进行胆管造影。这些技术均可用以评估胆管树，并有助于确定胆管受侵的范围。

腹部以外的分期可包括胸部 CT 和 PET。正电子发射断层扫描(PET)/CT 可用于探测隐匿性的转移病灶。

建议的报告格式

1. 原发肿瘤(T)
   a. 肿瘤大小：两维测量
   b. 位置
   c. 形态
   d. 肿瘤数目
   e. 相关的肝萎缩
2. 局部范围，邻近结构受累和血管侵犯

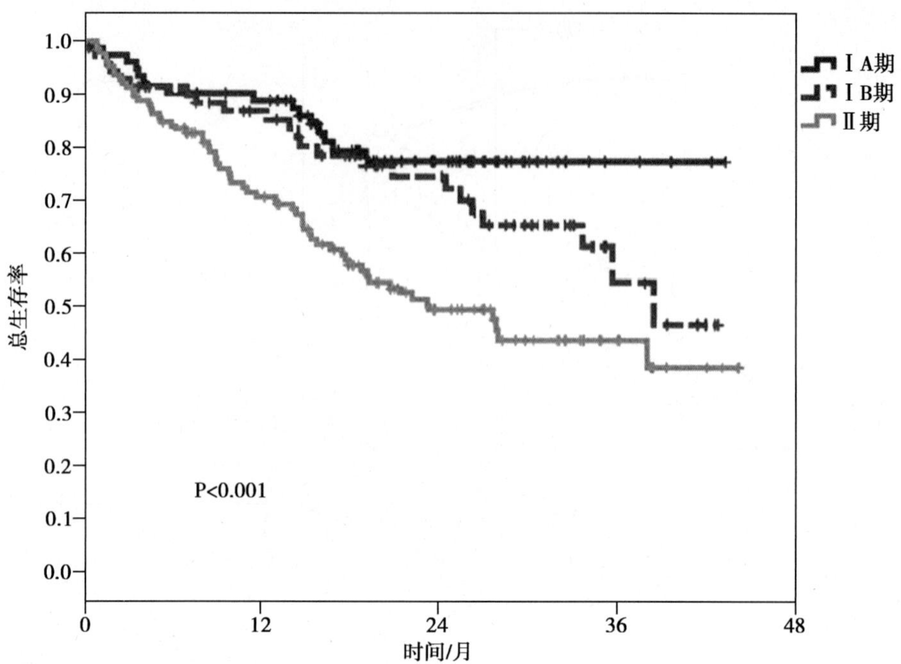

图 23.3 使用美国国家癌症数据库(NCDB)注册数据中确诊为肝内胆管细胞癌、新分期为ⅠA、ⅠB 和Ⅱ期的 861 例 N0,M0 患者的生存分层

3. 区域淋巴结(N)
   a. 如果存在,描述异常或可疑的淋巴结,特别是相关的淋巴结组
4. 转移(M)
   a. 如果存在,描述 CT、MR 成像、PET/CT 或骨扫描上可见的转移病灶

病理学分期

在某些单侧胆道梗阻的患者,发现侵犯未超过基底膜的胆管内乳头状肿瘤伴高级别异型增生归类为原位癌(Tis)。浸润性肝内胆管细胞癌的 T 分类主要由肿瘤的数目(单发或多发)、有无血管侵犯以及有无穿透脏腹膜、有无直接侵犯局部肝外结构决定。单发肿瘤且无血管侵犯可根据肿瘤大小进行亚分类(T1a 和 T1b)。

血管侵犯包括肝脏大血管侵犯[定义为侵犯门静脉或肝动脉的一级和二级分支,或三支肝静脉中的一支或以(上右、中、左支)]和/或组织病理检查时发现的肝实质内较小血管的显微镜下侵犯(T2)。多发肿瘤的定义包括卫星病灶、多中心肿瘤和肝内"转移"(T2)。肿瘤穿透肝包膜但未侵犯邻近器官归类为 T3,而直接侵犯邻近器官和机构,包括结肠、十二指肠、胃、胆总管、肝后下腔静脉、腹壁和横膈,归类为 T4。

除 T 分类中的各种预后因素以外,区域淋巴结转移(N1)和/或区域以外腹部淋巴结和其他远处转移(M1)是重要的预后因素。

完整的病理分期包括原发肿瘤的评估(肿瘤大小和数目),以及有无血管和局部区域淋巴结侵犯。应采用标准分级系统来报告非肿瘤性肝实质的纤维化/硬化[12,13]。

pT 分类

归类为原位癌的病变应满足胆管上皮内瘤变 3 级(BilIN-3)或胆管内乳头状病变或黏液性囊性病变伴高级别异型增生的组织学标准。这些病变通常显示假乳头或微乳头结构,并呈现癌的细胞学特性,但无浸润性。局限于肝内的单发肿瘤且无大体或显微镜下血管侵犯,如果肿瘤≤5cm 为 T1a,>5cm 为 T1b。T2 定义为单发肿瘤伴有血管侵犯,或肝内多发肿瘤。T3 为肿瘤穿透脏腹膜,但无肝外结构侵犯。T4 为肿瘤直接侵犯局部肝外结构,包括肝后下腔静脉、肝十二指肠韧带和内脏结构(如结肠、十二指肠)。

pN 分类

为了完整的病理分期,推荐获取相应淋巴结站点内至少 6 个淋巴结。N1 指至少 1 个区域淋巴结伴有转移。

预后因素

分期所需的预后因素

除用于界定 T、N 与 M 分类的因素外,分期分组无需其他预后因素。

其他重要临床预后因素

除纳入分期系统的因素以外,其他临床不良预后因素包括：

存在非肿瘤性肝实质纤维化/硬化

具有手术病理报告中定义的非肿瘤性肝实质纤维化或硬化的证据。Ishak 分级标准采用 0~6 分的评分系统来定义纤维化：纤维化评分 0~4 分（F0）表示无纤维化至中度纤维化，纤维化评分 5~6 分表示重度纤维化或肝硬化。AJCC 证据级别：Ⅱ级。

原发性硬化性胆管炎

原发性硬化性胆管炎是一种胆管的慢性自身免疫性炎症，随时间的推移可导致瘢痕形成和胆管狭窄。由于瘢痕形成增加，出现胆管损伤和阻塞。胆管的慢性炎症和损伤可使患者易患 IHCC。AJCC 证据级别：Ⅱ级。

血清糖类抗原 19-9 水平（>200U/ml）

血清标记物糖类抗原（CA）19-9 可能具有预后意义。CA19-9 的数值可在手术前获得，据报道其与长期疗效相关。虽然与疗效相关的确切数值并未确定，但建议将无高胆红素血症时>200U/ml 作为相应的截断值。AJCC 证据级别：Ⅱ级。

风险评估模型

为支持各类预测模型在临床实践中的应用，AJCC 的"精准医疗核心工作组"近期发布了用于评判各类统计学预测模型的评估指南[32]。然而，目前已发表的或已被用于临床的肝内胆管肿瘤相关的任何预测模型，均尚未通过该指南的评估。AJCC 未来将会对符合 AJCC 评估指南的该类肿瘤风险预测模型予以认可。

AJCC TNM 定义

原发肿瘤（T）定义

T 分类	T 标准
TX	原发肿瘤无法评估
T0	无原发肿瘤证据
Tis	原位癌（胆管内肿瘤）
T1	单发肿瘤且无血管侵犯，≤5cm 或>5cm
T1a	单发肿瘤≤5cm，且无血管侵犯
T1b	单发肿瘤>5cm，且无血管侵犯
T2	单发肿瘤且伴有肝内血管侵犯，或多发肿瘤且伴或不伴血管侵犯
T3	肿瘤穿透脏腹膜
T4	肿瘤直接侵犯局部肝外结构

区域淋巴结（N）定义

N 分类	N 标准
NX	区域淋巴结无法评估
N0	无区域淋巴结转移
N1	伴区域淋巴结转移

远处转移（M）定义

M 分类	M 标准
M0	无远处转移
M1	伴远处转移

AJCC 预后分期分组

T	N	M	分期分组
Tis	N0	M0	0
T1a	N0	M0	ⅠA
T1b	N0	M0	ⅠB
T2	N0	M0	Ⅱ
T3	N0	M0	ⅢA
T4	N0	M0	ⅢB
任何 T	N1	M0	ⅢB
任何 T	任何 N	M1	Ⅳ

肿瘤登记需收集的变量

1. 非肿瘤性肝实质纤维化/硬化的出现
2. 原发性硬化性胆管炎
3. 血清 CA19-9 水平
4. 肿瘤生长模式

组织学分级（G）

应使用以下形式报告组织学分级：

G	G 定义
GX	分级无法评估
G1	高分化
G2	中分化
G3	低分化

组织病理学类型

本分期系统适用于原发性肝内胆管癌，包括：

- 肝内胆管细胞癌
  - 肿块型肿瘤生长模式
  - 管周浸润型肿瘤生长模式
  - 肿块/管周浸润混合型生长模式
- 混合型肝细胞-胆管细胞癌
- 原发性肝脏神经内分泌癌

（译者 王征 审校 蒋国梁）

参考文献

1. El Rassi ZE, Partensky C, Scoazec JY, Henry L, Lombard-Bohas C, Maddern G. Peripheral cholangiocarcinoma: presentation, diagnosis, pathology and management. *European journal of surgical oncology: the journal of the European Society of Surgical Oncology and the British Association of Surgical Oncology*. Aug 1999;25(4):375-380.
2. Shaib YH, El-Serag HB, Nooka AK, et al. Risk factors for intrahepatic and extrahepatic cholangiocarcinoma: a hospital-based case-control study. *Am J Gastroenterol*. May 2007;102(5): 1016-1021.
3. McGlynn KA, Tarone RE, El-Serag HB. A comparison of trends in the incidence of hepatocellular carcinoma and intrahepatic cholangiocarcinoma in the United States. *Cancer epidemiology, biomarkers & prevention: a publication of the American Association for Cancer Research, cosponsored by the American Society of Preventive Oncology*. Jun 2006;15(6):1198-1203.
4. Patel T. Increasing incidence and mortality of primary intrahepatic cholangiocarcinoma in the United States. *Hepatology*. Jun 2001;33(6):1353-1357.
5. Hirohashi K, Uenishi T, Kubo S, et al. Macroscopic types of intrahepatic cholangiocarcinoma: clinicopathologic features and surgical outcomes. *Hepato-gastroenterology*. Mar-Apr 2002;49(44): 326-329.
6. Yamasaki S. Intrahepatic cholangiocarcinoma: macroscopic type and stage classification. *Journal of hepato-biliary-pancreatic surgery*. 2003;10(4):288-291.
7. Rouvière H. Anatomie des lymphatiques de l'homme. Vol 1. Paris: Mason; 1932.
8. Blechacz B, Komuta M, Roskams T, Gores GJ. Clinical diagnosis and staging of cholangiocarcinoma. *Nature reviews. Gastroenterology & hepatology*. Sep 2011;8(9):512-522.
9. Baheti AD, Tirumani SH, Rosenthal MH, Shinagare AB, Ramaiya NH. Diagnosis and management of intrahepatic cholangiocarcinoma: a comprehensive update for the radiologist. *Clin Radiol*. Dec 2014;69(12):e463-470.
10. Weber SM, Ribero D, O'Reilly EM, Kokudo N, Miyazaki M, Pawlik TM. Intrahepatic cholangiocarcinoma: expert consensus statement. *HPB: the official journal of the International Hepato Pancreato Biliary Association*. Aug 2015;17(8):669-680.
11. Ringe KI, Wacker F. Radiological diagnosis in cholangiocarcinoma: Application of computed tomography, magnetic resonance imaging, and positron emission tomography. *Best practice & research. Clinical gastroenterology*. Apr 2015;29(2):253-265.
12. Bedossa P, Poynard T. An algorithm for the grading of activity in chronic hepatitis C. The METAVIR Cooperative Study Group. *Hepatology*. Aug 1996;24(2):289-293.
13. Ishak K, Baptista A, Bianchi L, et al. Histological grading and staging of chronic hepatitis. *J Hepatol*. Jun 1995;22(6):696-699.
14. Berry JL, Jubran R, Kim JW, et al. Long-term outcomes of Group D eyes in bilateral retinoblastoma patients treated with chemoreduction and low-dose IMRT salvage. *Pediatric blood & cancer*. Apr 2013;60(4):688-693.
15. Nozaki Y, Yamamoto M, Ikai I, et al. Reconsideration of the lymph node metastasis pattern (N factor) from intrahepatic cholangiocarcinoma using the International Union Against Cancer TNM staging system for primary liver carcinoma. *Cancer*. Nov 1 1998;83(9):1923-1929.
16. Shimada M, Yamashita Y, Aishima S, Shirabe K, Takenaka K, Sugimachi K. Value of lymph node dissection during resection of intrahepatic cholangiocarcinoma. *The British journal of surgery*. Nov 2001;88(11):1463-1466.
17. Kim Y, Spolverato G, Amini N, et al. Surgical Management of Intrahepatic Cholangiocarcinoma: Defining an Optimal Prognostic Lymph Node Stratification Schema. *Annals of surgical oncology*. Aug 2015;22(8):2772-2778.
18. Yamamoto M, Takasaki K, Yoshikawa T. Extended resection for intrahepatic cholangiocarcinoma in Japan. *Journal of hepato-biliary-pancreatic surgery*. 1999;6(2):117-121.
19. Valverde A, Bonhomme N, Farges O, Sauvanet A, Flejou JF, Belghiti J. Resection of intrahepatic cholangiocarcinoma: a Western experience. *Journal of hepato-biliary-pancreatic surgery*. 1999;6(2):122-127.
20. Uenishi T, Yamazaki O, Yamamoto T, et al. Serosal invasion in TNM staging of mass-forming intrahepatic cholangiocarcinoma. *Journal of hepato-biliary-pancreatic surgery*. 2005;12(6):479-483.
21. Robles R, Figueras J, Turrion VS, et al. Spanish experience in liver transplantation for hilar and peripheral cholangiocarcinoma. *Annals of surgery*. Feb 2004;239(2):265-271.
22. Okabayashi T, Yamamoto J, Kosuge T, et al. A new staging system for mass-forming intrahepatic cholangiocarcinoma: analysis of preoperative and postoperative variables. *Cancer*. Nov 1 2001;92(9): 2374-2383.
23. Ohtsuka M, Ito H, Kimura F, et al. Results of surgical treatment for intrahepatic cholangiocarcinoma and clinicopathological factors influencing survival. *The British journal of surgery*. Dec 2002; 89(12):1525-1531.
24. Lieser MJ, Barry MK, Rowland C, Ilstrup DM, Nagorney DM. Surgical management of intrahepatic cholangiocarcinoma: a 31-year experience. *Journal of hepato-biliary-pancreatic surgery*. 1998;5(1):41-47.
25. Mavros MN, Economopoulos KP, Alexiou VG, Pawlik TM. Treatment and Prognosis for Patients With Intrahepatic Cholangiocarcinoma: Systematic Review and Meta-analysis. *JAMA surgery*. Jun 2014;149(6):565-574.
26. Hyder O, Marques H, Pulitano C, et al. A nomogram to predict long-term survival after resection for intrahepatic cholangiocarcinoma: an Eastern and Western experience. *JAMA surgery*. May 2014;149(5):432-438.
27. Li T, Qin LX, Zhou J, et al. Staging, prognostic factors and adjuvant therapy of intrahepatic cholangiocarcinoma after curative resection. *Liver international: official journal of the International Association for the Study of the Liver*. Jul 2014;34(6):953-960.
28. Wang Y, Li J, Xia Y, et al. Prognostic nomogram for intrahepatic cholangiocarcinoma after partial hepatectomy. *J Clin Oncol*. Mar 20 2013;31(9):1188-1195.
29. Dhanasekaran R, Hemming AW, Zendejas I, et al. Treatment outcomes and prognostic factors of intrahepatic cholangiocarcinoma. *Oncology reports*. Apr 2013;29(4):1259-1267.
30. Farges O, Fuks D, Le Treut YP, et al. AJCC 7th edition of TNM staging accurately discriminates outcomes of patients with resectable intrahepatic cholangiocarcinoma: By the AFC-IHCC-2009 study group. *Cancer*. May 15 2011;117(10):2170-2177.
31. Spolverato G, Vitale A, Cucchetti A, et al. Can hepatic resection provide a long-term cure for patients with intrahepatic cholangiocarcinoma? *Cancer*. Nov 15 2015;121(22):3998-4006.
32. Kattan MW, Hess KR, Amin MB, et al. American Joint Committee on Cancer acceptance criteria for inclusion of risk models for individualized prognosis in the practice of precision medicine. *CA: a cancer journal for clinicians*. Jan 19 2016.
33. Bagante F, Gani F, Spolverato G, et al. Intrahepatic Cholangiocarcinoma: Prognosis of Patients Who Did Not Undergo Lymphadenectomy. *Journal of the American College of Surgeons*.

Dec 2015;221(6):1031-1040 e1031-1034.
34. de Jong MC, Nathan H, Sotiropoulos GC, et al. Intrahepatic cholangiocarcinoma: an international multi-institutional analysis of prognostic factors and lymph node assessment. *J Clin Oncol*. Aug 10 2011;29(23):3140-3145.
35. Zhu AX, Borger DR, Kim Y, et al. Genomic profiling of intrahepatic cholangiocarcinoma: refining prognosis and identifying therapeutic targets. *Annals of surgical oncology*. Nov 2014;21(12):3827-3834.

第24章 胆　囊

本章摘要

适用本分期系统的肿瘤种类

胆囊癌。

不适用本分期系统的肿瘤种类

肿瘤类型	按何种类型分类	适用章节
高分化神经内分泌瘤	无 AJCC 分期系统	不适用
肉瘤	腹部和胸部脏器的软组织肉瘤	42

更新要点

更新	更新细节	证据级别
原发肿瘤(T)定义	现在 T2 肿瘤分为两组:T2 肿瘤位于胆囊的腹膜侧(T2a)和肝脏侧(T2b)	Ⅱ
区域淋巴结(N)定义	从基于部位转变为基于数目的 N 分类定义。N 分类修订后,N1 定义为 1~3 个阳性淋巴结,N2 定义为 4 个或以上阳性淋巴结。新增推荐清扫和评估 6 个或以上淋巴结	Ⅲ

ICD-O-3 形态学编码

编码	描述
C23.9	胆囊
C24.0	仅胆囊管

WHO 肿瘤分类

编码	描述
8010	原位癌
8148	胆管上皮内瘤变,高级别(BilIN-3)
8503	胆囊内乳头状肿瘤伴高级别上皮内瘤变
8470	黏液性囊性肿瘤伴高级别上皮内瘤变
8140	腺癌
8140	腺癌,胆管型
8144	腺癌,肠型
8140	腺癌,胃小凹型
8480	黏液腺癌
8310	透明细胞腺癌
8490	印戒细胞癌
8070	鳞状细胞癌
8560	腺鳞癌
8020	未分化癌
8246	高级别神经内分泌癌
8041	小细胞神经内分泌癌
8013	高级别神经内分泌癌
8244	混合性腺神经内分泌癌
8503	导管内乳头状肿瘤伴浸润性癌
8470	黏液性囊性肿瘤伴浸润性癌

Bosman FT, Carneiro F, Hruban RH, Theise ND, eds. World Health Organization Classification of Tumors of the Digestive System. Lyon: IARC; 2010。

概述

胆囊癌根据胆囊壁的浸润深度以及周围结构和淋巴结的播散程度分期。肝脏是常见的累及部位,因此肝脏的侵犯影响原发肿瘤(T)分类。肿瘤可能直接侵犯其他周围结构,例如十二指肠和横结肠。侵犯肝门结构(胆总管、肝动脉、门静脉)常使肿瘤无法局部切除。黄疸的出现提示肿瘤侵犯肝门,无法手术切除且预后差。50%的胆囊癌是在因考虑胆石症行单纯胆囊切除术后，于病理检查时发现[1]。T1 类患者的 5 年生存率为 50%。T2 类患者的 5 年生存率为 29%，行更彻底的根治性手术后生存率可能更高。

在多数情况下，胆石症与胆囊癌相关。许多病例是在胆囊切除术中或术后组织标本检查时偶然发现。这些患者如能在胆囊切除术同时或随后的手术中接受根治性切除，预后一般较好。50%的胆囊癌手术患者，初次手术时因考虑良性疾病仅行胆囊切除，需接受再次根治性手术。肿瘤侵犯胆囊管者，根治性手术时为达到阴性切缘，需考虑规范的胆管切除。

解剖学

原发部位

胆囊是位于肝脏下方的一个梨状囊性器官，处于肝左、右叶的生理分界线（Cantlie 线）上。它跨居于肝脏 Couinaud IVB 和 V 段脏面。胆囊分为三个部分：底、体和颈部，颈部逐渐变细连接于胆囊管（图 24.1）。胆囊壁缺少黏膜下层，较其他空腔脏器薄。胆囊壁包括黏膜、肌层、肌层周围结缔组织和浆膜（浆膜仅见于一侧，肝脏侧无浆膜）。

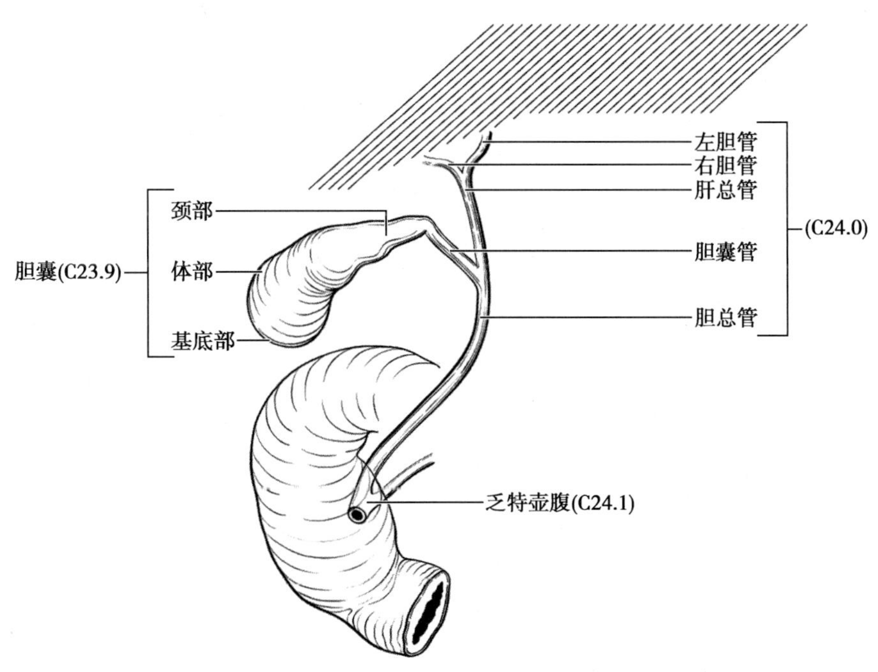

图 24.1　胆囊与肝脏和胆道关系的示意图

区域淋巴结

淋巴结的部位包括沿胆总管、肝动脉、门静脉和胆囊管的淋巴结[2,3]。

转移部位

胆囊癌通常转移至腹膜和肝，偶见转移至肺和胸膜。

分类原则

临床分期

可疑或确诊胆囊癌的临床分期是基于高质量、对比增强的横断面影像，用以评估区域淋巴结和全身转移、血管侵犯以及手术的可切除性。推荐诊断性腹腔镜检查难以发现的转移，尤其是腹膜种植[4]。胆囊癌的分期主要基于外科探查或切除，但并非所有患者均进行手术切除。许多原位癌和早期癌无法识别大体肿瘤，常通过手术标本的组织病理学检查进行分期。T 分类是依据肿瘤胆囊壁的浸润深度；肿瘤有无侵犯肝脏、肝动脉或门静脉，以及有无侵犯邻近器官。

肿瘤局限于胆囊者，根据其侵犯深度分为 T1 或 T2。T2 分为肿瘤位于胆囊腹膜侧的 T2a 和肿瘤位于肝脏侧的 T2b，后者预后较差（图 24.2）[5]。贴附于肝脏侧的胆囊壁缺少浆膜层，故单纯胆囊切除术可能无法完全切除 T2 肿瘤，即便认为这类肿瘤仍局限于胆囊。肿瘤直接侵犯肝脏不应认为是远处转移。同样，肿瘤直接侵犯其他邻近器官,包括结肠、十二指肠、胃、胆总管、腹壁和横膈,也不应认为是远处转移,但根据侵犯范围归类为 T3 或 T4。分期组别的验证是基于来自美国国家癌症数据库的结果和生存数据的多因素分析(全美总共 10 705 例患者)[6]。

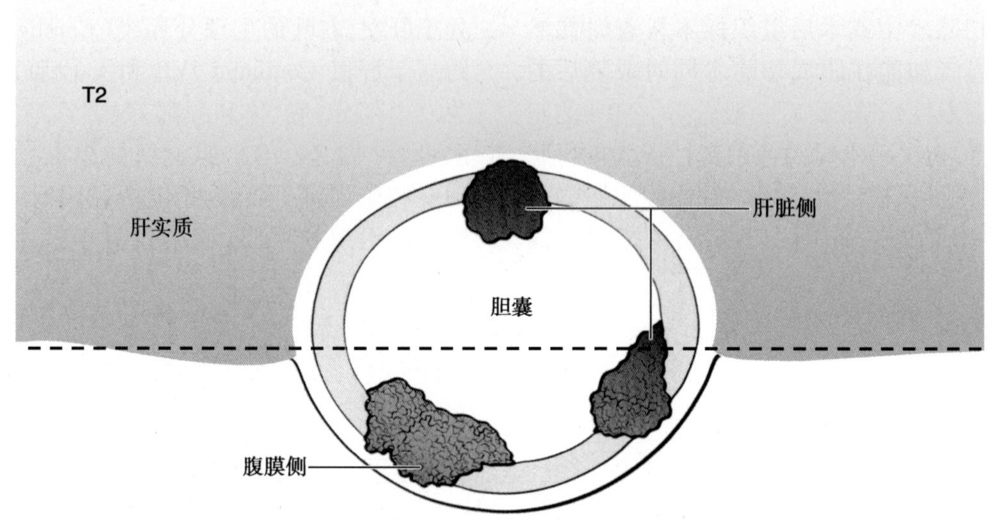

图 24.2 T2a 和表肿瘤部位的定义。T2 肿瘤侵及胆囊腹膜侧的肌层周围结缔组织为 T2a,侵犯肝脏侧的肌层周围结缔组织为 T2b

影像学检查

影像上,胆囊癌可显示为局灶性或弥漫性胆囊壁增厚、胆囊腔内肿块,或同时侵犯胆囊和临近肝脏的肿块。通常可见胆囊结石。

当怀疑胆囊癌时,超声检查是最常用的初始诊断方法。但在早期胆囊癌,常无法检测出其异常。在晚期病例,超声可通过明确胆管树受侵范围和有无血管侵犯以提供分期信息。多时相增强计算机断层扫描(CT)和磁共振(MR)成像是可选择用于局部肿瘤分期的影像技术。这些影像学方法可以检测肝脏、血管或胆管树的侵犯,淋巴结肿大,以及邻近器官的受累情况。

超声内镜(EUS)可获取精确影像和细针吸取活检标本。更新的技术包括用于评估胆囊息肉的谐波造影增强 EUS。

胸部平扫 CT 可用于评估远处转移。正电子发射断层扫描(PET)和 PET/CT 扫描可用于诊断可疑原发病变和隐匿性转移病灶[7~9]。

建议的报告格式

1. 原发肿瘤(T)
   a. 肿瘤大小:如可能,两维测量
   b. 位置:底/体/颈
   c. 形态:若存在,描述胆囊壁增厚,胆囊内息肉样肿块,或胆囊部位实质性占位
   d. 局部范围:若存在,描述门静脉主干和/或肝动脉、肝静脉、肝脏或其他邻近器官或结构的侵犯
2. 淋巴结(N)
   a. 若存在,描述异常或可疑的沿胆囊管、胆总管、肝动脉和/或门静脉的淋巴结
3. 转移(M)
   a. 若存在,描述 CT、MRI 或 PET/CT 扫描图像上的转移病灶
   b. 若存在,描述异常或可疑的腹主动脉周围、下腔静脉周围、肠系膜上动脉和/或腹腔动脉淋巴结

病理学分期

病理分期基于对胆囊的检查,在行根治性胆囊切除术的患者中,它取决于对胆囊窝附近肝实质的检查和区域淋巴结清扫。手术的切除程度(R0,完全切除且肉眼和显微镜下切缘阴性;R1,肉眼切缘阴性但显微镜下切缘阳性;R2,肉眼和显微镜下切缘阳性)是 TNM 分期系统中的一个描述符,并且是最重要的与分期无关的预后因素[10]。所有病例均应报告此内容。

一个解剖学要点是胆囊在肝缘侧无浆膜,两者

间的肌肉周围结缔组织紧密黏附于肝脏（胆囊板），故在胆囊切除术时常会有许多残留。鉴于此，对某些病例采用包括ⅣB 和Ⅴ段在内的部分肝切除术（通常 T1b 及以上）。

病理检查中发现的 T1b～T3 肿瘤通常需行二次手术以求根治性切除残余肿瘤。该手术可包括胆囊床的非解剖性切除（肝脏ⅣB 和Ⅴ段）或更正式的解剖性切除，例如右半肝切除术。胆管树切除取决于进行积极手术时的外科决策，并可基于胆囊管的切缘状态[11]。

应注明原发肿瘤位于胆囊游离腹膜侧（T2a）或肝脏侧（T2b），因为位于肝脏侧者预后较差（图 24.3）[5]。

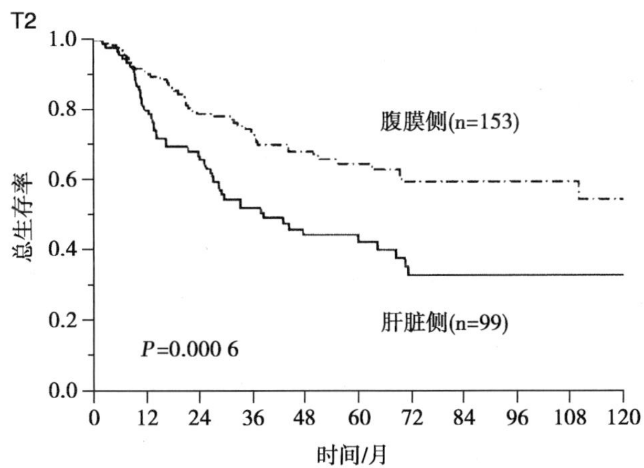

图 24.3　T 分类中肿瘤位于腹膜侧和肝脏侧的影响。数据来自 Shindoh 等[5]

为了精确分期，手术中被清扫的所有淋巴结均应评估有无转移。淋巴结评估的数目，而非淋巴结的部位决定了淋巴结分期[12]。推荐至少清扫和评估 6 个淋巴结[3,13]。淋巴结分期定义为 N1（1～3 个阳性淋巴结）和 N2（4 个及以上阳性淋巴结）[14]。

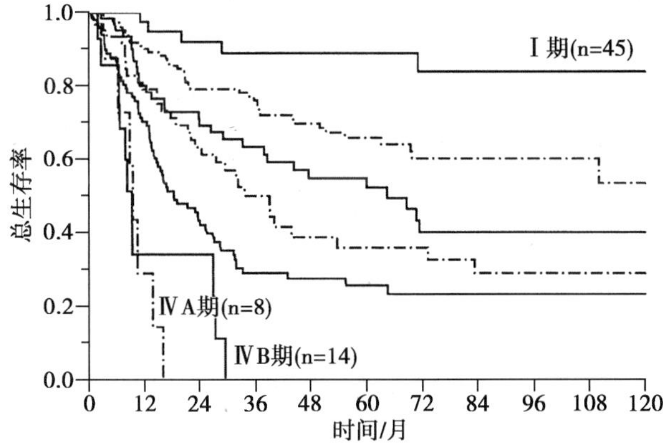

图 24.4　基于 AJCC 分期的胆囊癌术后生存期。数据来自 Shindoh 等[5]

患者有淋巴结转移（ⅢB 期或以上）或局部晚期肿瘤（ⅣA 期或以上）很少能长期生存（图 24.4）[5,15]。

腹膜侵犯常见，故常建议手术时行诊断性腹腔镜检查。由于系统治疗方法有限，手术不可切除患者的预后极差。生存时间与疾病期别相关。

预后因素

分期所需的预后因素

除用于界定 T、N 与 M 分类的因素外，分期分组无需其他预后因素。

其他重要临床预后因素

组织学分级

组织学分级是总生存和疾病特异性生存的独立预后因素。据报道，中高分化胆囊癌患者的中位疾病特异性生存期为 69 个月，而分化差者为 28 个月（$P<0.001$）[13]。AJCC 证据级别：Ⅱ级。

组织学亚型

乳头状癌不常见，占所有胆囊癌的 5%，预后良好[9]。鳞癌和腺鳞癌同样少见但较腺癌预后差。AJCC 证据级别：Ⅱ级。

淋巴管血管侵犯

淋巴管浸润患者的 5 年总生存率为 4%。Roa 等发表的大样本研究结果提示，微血管侵犯预后同样较差，其 5 年生存率为 0%[16]。AJCC 证据级别：Ⅱ级。

切缘和切除程度

多项研究结果显示，R0 切除均可改善生存[10,17]，但肝大部切除和常规胆管切除并未改善生存[4]。为达到 R0 切除，推荐行肝十二指肠淋巴结清扫和胆囊床非解剖性肝切除。AJCC 证据级别：Ⅱ级。

风险评估模型

为支持各类预测模型在临床实践中的应用，AJCC 的“精准医疗核心工作组”近期发布了用于评判各类统计学预测模型的评估指南[18]。然而，目前已发表的或已被用于临床的胆囊癌相关的任何预测模型，均尚未通过该指南的评估。AJCC 未来将会对符合 AJCC 评估指南的该类肿瘤风险预测模型予以认可。

AJCC TNM 定义

原发肿瘤(T)定义

T 分类	T 标准
TX	原发肿瘤无法评估
T0	无原发肿瘤证据
Tis	原位癌
T1	肿瘤侵及固有层或肌层
T1a	肿瘤侵及固有层
T1b	肿瘤侵及肌层
T2	肿瘤侵及腹膜侧的肌层周围结缔组织，但未累及浆膜(脏腹膜)或肿瘤侵及肝脏侧的肌层周围结缔组织，但未累及肝脏
T2a	肿瘤侵及腹膜侧的肌层周围结缔组织，但未累及浆膜(脏腹膜)
T2b	肿瘤侵及肝脏侧的肌层周围结缔组织，但未累及肝脏
T3	穿透浆膜(脏腹膜)，和/或直接侵犯肝脏，和/或一个邻近器官或结构(如胃、十二指肠、结肠、胰腺、网膜或肝外胆管)
T4	侵及门静脉主干或肝动脉，或 2 个及以上的肝外器官或结构

区域淋巴结(N)定义

N 分类	N 标准
NX	区域淋巴结无法评估
N0	无区域淋巴结转移
N1	伴 1~3 个区域淋巴结转移
N2	伴 4 个或以上区域淋巴结转移

远处转移(M)定义

M 分类	M 标准
M0	无远处转移
M1	伴远处转移

AJCC 预后分期分组

T	N	M	分期分组
Tis	N0	M0	0
T1	N0	M0	Ⅰ
T2a	N0	M0	ⅡA
T2b	N0	M0	ⅡB
T3	N0	M0	ⅢA
T1~3	N1	M0	ⅢB
T4	N0~1	M0	ⅣA
任何 T	N2	M0	ⅣB
任何 T	任何 N	M1	ⅣB

肿瘤登记需收集的变量

1. 标本类型
2. 肝切除的范围
3. 游离腹膜侧或肝脏侧的 T2 肿瘤

组织学分级(G)

G	G 定义
GX	分级无法评估
G1	高分化
G2	中分化
G3	低分化

组织病理学类型

乳头状癌预后最好，预后不良的组织学类型包括小细胞癌和未分化癌。

(译者 王征 审校 蒋国梁)

参考文献

1. Shih SP, Schulick RD, Cameron JL, et al. Gallbladder cancer: the role of laparoscopy and radical resection. *Annals of surgery*. Jun 2007;245(6):893–901.
2. Chijiiwa K, Noshiro H, Nakano K, et al. Role of surgery for gallbladder carcinoma with special reference to lymph node metastasis and stage using western and Japanese classification systems. *World journal of surgery*. 2000;24(10):1271-1277.
3. Liu GJ, Li XH, Chen YX, Sun HD, Zhao GM, Hu SY. Radical lymph node dissection and assessment: Impact on gallbladder cancer prognosis. *World journal of gastroenterology: WJG*. Aug 21 2013;19(31):5150-5158.

4. Aloia TA, Jarufe N, Javle M, et al. Gallbladder cancer: expert consensus statement. *HPB: the official journal of the International Hepato Pancreato Biliary Association*. Aug 2015;17(8):681-690.
5. Shindoh J, de Aretxabala X, Aloia TA, et al. Tumor location is a strong predictor of tumor progression and survival in t2 gallbladder cancer: an international multicenter study. *Annals of surgery*. 2015;261(4):733-739.
6. Fong Y, Wagman L, Gonen M, et al. Evidence-based gallbladder cancer staging: changing cancer staging by analysis of data from the National Cancer Database. *Annals of surgery*. Jun 2006; 243(6):767-771; discussion 771-764.
7. Annunziata S, Pizzuto DA, Caldarella C, Galiandro F, Sadeghi R, Treglia G. Diagnostic accuracy of fluorine-18-fluorodeoxyglucose positron emission tomography in gallbladder cancer: A meta-analysis. *World journal of gastroenterology: WJG*. Oct 28 2015;21(40):11481-11488.
8. D'Hondt M, Lapointe R, Benamira Z, et al. Carcinoma of the gallbladder: patterns of presentation, prognostic factors and survival rate. An 11-year single centre experience. *European journal of surgical oncology: the journal of the European Society of Surgical Oncology and the British Association of Surgical Oncology*. Jun 2013;39(6):548-553.
9. Kanthan R, Senger JL, Ahmed S, Kanthan SC. Gallbladder Cancer in the 21st Century. *J Oncol*. 2015;2015:967472.
10. Dixon E, Vollmer Jr CM, Sahajpal A, et al. An aggressive surgical approach leads to improved survival in patients with gallbladder cancer: a 12-year study at a North American Center. *Annals of surgery*. 2005;241(3):385.
11. Adsay NV, Bagci P, Tajiri T, et al. Pathologic staging of pancreatic, ampullary, biliary, and gallbladder cancers: pitfalls and practical limitations of the current AJCC/UICC TNM staging system and opportunities for improvement. *Seminars in diagnostic pathology*. Aug 2012;29(3):127-141.
12. Sakata J, Shirai Y, Wakai T, Ajioka Y, Hatakeyama K. Number of positive lymph nodes independently determines the prognosis after resection in patients with gallbladder carcinoma. *Annals of surgical oncology*. Jul 2010;17(7):1831-1840.
13. Ito H, Ito K, D'Angelica M, et al. Accurate staging for gallbladder cancer: implications for surgical therapy and pathological assessment. *Annals of surgery*. Aug 2011;254(2):320-325.
14. Amini N, Spolverato G, Kim Y, et al. Lymph node status after resection for gallbladder adenocarcinoma: prognostic implications of different nodal staging/scoring systems. *Journal of surgical oncology*. Mar 2015;111(3):299-305.
15. Wakabayashi H, Ishimura K, Hashimoto N, Otani T, Kondo A, Maeta H. Analysis of prognostic factors after surgery for stage III and IV gallbladder cancer. *European journal of surgical oncology: the journal of the European Society of Surgical Oncology and the British Association of Surgical Oncology*. Oct 2004;30(8):842-846.
16. Roa I, Ibacache G, Munoz S, de Aretxabala X. Gallbladder cancer in Chile: Pathologic characteristics of survival and prognostic factors: analysis of 1,366 cases. *Am J Clin Pathol*. May 2014;141(5): 675-682.
17. Hari DM, Howard JH, Leung AM, Chui CG, Sim MS, Bilchik AJ. A 21-year analysis of stage I gallbladder carcinoma: is cholecystectomy alone adequate? *HPB*. 2013;15(1):40-48.
18. Kattan MW, Hess KR, Amin MB, et al. American Joint Committee on Cancer acceptance criteria for inclusion of risk models for individualized prognosis in the practice of precision medicine. *CA: a cancer journal for clinicians*. Jan 19 2016.

第25章 肝门部胆管

本章摘要

适用本分期系统的肿瘤种类

肝门部胆管细胞癌或胆管癌，肝门胆管细胞癌，Klatskin 肿瘤。

不适用本分期系统的肿瘤种类

肿瘤类型	按何种类型分类	适用章节
肉瘤	腹部和胸部脏器的软组织肉瘤	42
高分化神经内分泌瘤（类癌）	无 AJCC 分期系统	无

更新要点

更新	更新细节	证据级别
原发肿瘤（T）定义	Tis 的定义扩展至包括高级别胆管上皮内瘤变（BilIN-3）。高级别异型增生（BilIN-3）是一种非浸润性瘤变，与原位癌同义	无
原发肿瘤（T）定义	双侧二级胆管侵犯（Bismuth-Corlette Ⅳ型）已从 T4 中移除	Ⅱ
区域淋巴结（N）定义	N 分类基于阳性淋巴结数目进行重新定义，N1 为 1~3 个阳性淋巴结，N2 为 4 个或以上阳性淋巴结	Ⅱ
预后分期分组	T4 从ⅣA 期变为ⅢB 期	Ⅱ
预后分期分组	N1 从ⅢB 期变为ⅢC 期，N2 为ⅣA 期	Ⅱ

ICD-O-3 形态学编码

编码	描述
C24.0	近端或肝门部胆管

WHO 肿瘤分类

编码	描述
8010	原位癌
8148	胆管上皮内瘤变，高级别（BilIN-3）
8503	导管内乳头状肿瘤伴高级别异型增生
8470	黏液性囊性肿瘤伴高级别上皮内瘤变
8140	腺癌
8140	腺癌，胆管型
8140	腺癌，胃小凹型
8144	腺癌，肠型
8310	透明细胞腺癌
8480	黏液癌
8490	印戒细胞癌
8070	鳞状细胞癌
8560	腺鳞癌
8020	未分化癌
8246	高级别神经内分泌癌
8041	小细胞神经内分泌癌
8031	高级别神经内分泌癌
8503	导管内乳头状肿瘤伴浸润性癌
8470	黏液性囊性肿瘤伴浸润性癌

Bosman FT, Carneiro F, Hruban RH, Theise ND, eds. World Health Organization Classification of Tumors of the Digestive System. Lyon: IARC; 2010。

概述

近端或肝门部胆管细胞癌累及左右肝管汇合部，占所有胆管癌的 50%~70%。该肿瘤不常见，在美国的发病率为十万分之一到二。完全切除且组织病理学切缘阴性是长期生存最重要的预测因素。然而，肝门部胆管细胞癌侵犯邻近肝动脉和门静脉分支以及肝实质增加了完全切除的难度。

三维影像检查、围术期护理及手术技术的进展提高了可切除率。特别是，对于肝门部胆管细胞癌向近端延伸累及肝内胆管，伴或不伴直接肝脏侵犯和肝叶萎缩的认识，使肝大部切除术，无论是肝叶切除、扩大肝叶切除，还是全肝切除后肝移植都成为了常规必要的手术方法。这些方法提高了手术切缘阴性率并改善了总生存期[1~4]。

在《AJCC 癌症分期指南》第 7 版之前，肝门部和远端胆管细胞癌被合并为肝外胆管癌。已对肝门部胆管细胞癌不同 TNM 分期的预后准确度进行了独立验证[5]。

解剖学

原发部位

胆管细胞癌可发生于胆管树内的任何部位，从最近端的肝内胆管到最远端的十二指肠壁内段胆管。肝外胆管细胞癌通常分为肝门部、中段和远端胆管细胞癌。但中段胆管细胞癌并未作为一个单独的肿瘤部位进行分期。《AJCC 癌症分期指南》第 8 版肯定了之前将胆管细胞癌划分为近端和远端胆管细胞癌的方法。

肝门部胆管细胞癌定义为起源于肝段胆管起始至胆囊管水平的肝外胆管。它以局部和区域生长模式为主要特征。神经周围侵犯，以及经胆管周围淋巴管播散常见。肿瘤可向肝内或近端胆管方向扩展累及肝叶和肝段胆管。肿瘤可向侧方扩展累及肝实质及肝动脉和/或门静脉。

区域淋巴结

区域淋巴结包括肝门、胆囊管、胆总管、门静脉、肝动脉和胰十二指肠后淋巴结。

转移部位

肝十二指肠韧带以外的淋巴结转移归为远处转移。单侧门静脉阻塞导致肝叶萎缩，提示肿瘤为局部晚期，远处转移机会增加。腹膜和肝是最常见的远处转移部位。其他部位包括肺、骨骼、脑和皮肤。

分类原则

临床分期

多数诊断为肝门部胆管细胞癌的患者年龄大于 60 岁，且发病高峰年龄超过 80 岁[6]。该病的危险因素包括肝石病、胆道寄生虫和胆总管囊肿。在美国，最常见的可确定危险因素为原发性硬化性胆管炎，它是一种自身免疫性疾病，可在整个胆管树诱发恶性肿瘤。大多数肝门部胆管细胞癌为散发，并无可确定的危险因素。

早期症状呈非特异性，包括腹部不适、厌食和体重减轻。胆道梗阻的症状和体征，如黄疸、无胆汁便、深色尿和皮肤瘙痒常有发生，与疾病分期无关[7]。肝门部胆管细胞癌的诊断极具挑战性，胆道活检和胆道细胞刷检时有不确定或假阴性的结果。升高的血清肿瘤抗原 19-9（CA19-9）水平>100U/ml 支持诊断[8]。荧光原位杂交（FISH）检测增加了肝门部胆管细胞癌细胞学诊断的敏感性。在可手术切除且近端胆管树呈恶性狭窄表现的患者，外科探查前可不必获取病理学诊断。

多数肝门部胆管癌患者因局部区域侵犯或远处转移而无法手术切除，所以治疗时无法获得病理学分期。单个 TNM 分期必须可适用于临床和病理学分期。因此，对于多数肝门部胆管癌患者，TNM 分期的基础是高质量的断层图像。腹膜转移在影像学上可能难以发现，仅在腹腔镜下手术分期时可被识别。

《AJCC 癌症分期指南》第 7 版将邻近肝实质侵犯重新归类为 T2，而单侧血管侵犯仍为 T3。当前版本确认的结果支持此分类[9]。

《AJCC 癌症分期指南》第 7 版定义 T4 为肿瘤侵犯双侧肝动脉或门静脉，或侵犯双侧二级或肝段胆管（Bismuth-Corlette Ⅳ型），或侵犯一侧二级或肝段胆管以及对侧肝动脉或门静脉。当前版本将侵犯双侧二级或肝段胆管（Bismuth-Corlette Ⅳ型）从 T4 中去除。因此，当前的 T 分类定义中不包括任何 Bismuth-Corlette 分型。先前定义为ⅣA 期的肿瘤，现被归类入其他 T、N 和总分期。修订后的 T 分类改善了总生存的分层（图 25.1）[10]。

不同程度的肝叶萎缩常与肝门部胆管癌有关。肝萎缩一般与 T 分类晚和同侧门静脉阻塞相关。由于严重肝萎缩使手术可切除性降低，有建议将其作为一个组别[4]。然而，由于肝萎缩的范围是依据影像学检查和临床大体所见，并非基于组织病理学标准，因此并未纳入当前的分期系统。

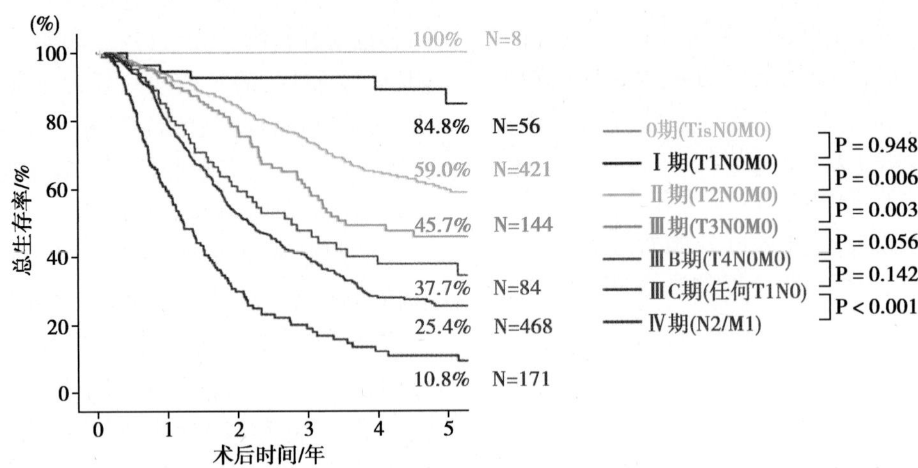

图 25.1 日本名古屋大学肝门部胆管细胞癌手术切除后的总生存率。较《AJCC 癌症分期指南》第 7 版的变化包括从 T4 肿瘤中去除 Bismuth-Corlette Ⅳ型肿瘤，以及 T4 肿瘤从ⅣA 降期为ⅢB。数据来自 Ebata 等[10]

影像学检查

临床评估通常基于多普勒超声、计算机断层扫描（CT）和磁共振胰胆管成像（MRCP）的结果。患者的典型表现为黄疸，超声常作为其初始检查方法。高质量的多排 CT 可显示胆道梗阻的部位、血管侵犯、肝萎缩以及淋巴结和远处转移。经皮肝穿刺胆管造影和 MRCP 可用于评估肿瘤在胆管内的范围。胆道支架可掩盖解剖细节，故应在放置前行 CT 和/或 MRCP 检查。

断层图像也可显示肝叶萎缩，它提示胆管和/或血管受侵，以及受累肝脏的预期标准肝体积明显减少。肝叶萎缩是手术前的一个重要考虑因素，因为肝脏剩余体积不足就无法行肝脏切除，或需要行术前门静脉栓塞以诱导剩余肝脏增生。

当大体肿瘤无法切除时，也可依据手术探查的结果进行临床分期。

建议的报告格式

1. 原发肿瘤（T）
   a. 肿瘤大小：两维测量
   b. 位置
      ⅰ. 近端肝总管
      ⅱ. 左右肝管汇合部
      ⅲ. 左或右肝管
   c. 形态：生长类型
2. 局部范围，如果存在，描述：
   a. 两侧肝段胆管侵犯，包括 Bismuth-Corlette 分型；如果存在，需提及胆道解剖变异
   b. 肝叶萎缩
   c. 血管侵犯（左、右门静脉或肝动脉，或其主干）
3. 区域淋巴结（N）
   a. 若存在，描述异常或可疑的沿肝门、胆囊管、肝外胆管、胰头、近端十二指肠、肝动脉和门静脉的淋巴结
4. 转移（M）：若存在，描述 CT、MR 成像或 PET/CT 扫描上可见的非相邻肝脏、腹膜、肺、脑、骨或其他部位的转移病灶
   a. 若存在，描述异常或可疑的腹主动脉周围、下腔静脉周围、肠系膜上或腹腔动脉淋巴结

病理学分期

大体形态上，肝门部胆管细胞癌分为三个亚型：乳头型、结节型和硬化型[14]。硬化型胆管细胞癌是最常见的亚型，以胆管周围浸润和纤维组织增生为特征。结节型以向胆管内局部不规则浸润为特征。可时常观察到兼有结节型和硬化型特征的情况。乳头型肿瘤占 5%~10%，通常质软易碎，管壁侵犯少见。乳头型胆管细胞癌多为可手术切除，与结节型和硬化型相比，预后较好。

Tis（原位癌/高级别异型增生）在细胞学上与癌类似，伴有广泛、严重的细胞极性紊乱，但未侵犯突破基底膜[15]。

完全切除肝门部胆管细胞癌需要对肝脏（通常为解剖性肝大部切除术）、肝外胆管和肝十二指肠

淋巴结行整块切除。如累及门静脉和/或肝动脉，需将其切除并重建。手术的切除程度（R0，完全切除且肉眼和显微镜下切缘阴性；R1，肉眼切缘阴性但显微镜下切缘阳性；R2，肉眼和显微镜下切缘阳性）是 TNM 分期系统中的一个描述符，是最重要的与分期无关的预后因素，且应报告此内容。

行手术切除的局限期肝门部胆管细胞癌患者的 3 年和 5 年生存率约为 20%～40%。据报道在高选择性的患者，即伴有原发性硬化性胆管炎且为局部无法手术切除淋巴结阴性的肝门部胆管细胞癌，行新辅助放化疗和肝移植具有良好的生存率。

扩大肝切除（三叶切除）联合门静脉及肝动脉切除和重建的应用日益增多，且近期疗效显著。完全切除且组织病理学阴性切缘是疗效的主要预测因素。切缘浸润性癌，而非原位癌，对生存有负面影响。肝切除时需考虑完整切除以达到近端肝内阴性切缘。与生存呈负相关的因素包括肿瘤高级别、血管侵犯和淋巴结转移。

淋巴结转移的发生率随 T 分类升高而增加，各部位从 30%～53%不等。淋巴结转移与生存呈负相关。精确定位肝十二指肠韧带内淋巴结的位置存在困难。由于转移淋巴结的总数目与生存相关，已增加了阳性淋巴结的数目进行 N 分期。区域淋巴结转移划分为 3 个 N 组别：N0（无区域淋巴结转移），N1（1～3 个区域淋巴结转移），N2（4 个或以上区域淋巴结转移）。

预后因素

分期所需的预后因素

除用于界定 T、N 与 M 分类的因素外，分期分组无需其他预后因素。

其他重要临床预后因素

肿瘤部位和范围

Bismuth-Corlette 分型描述了肿瘤在胆管内浸润的部位和范围。Bismuth-Corlette Ⅳ型定义为肿瘤侵犯双侧二级胆管，与 Bismuth-Corlette Ⅰ～Ⅲ型比较，其手术切缘阳性率较高，且术后 5 年总生存率较低[10]。AJCC 证据级别：Ⅱ级。

乳头状组织学类型

在手术病例中，乳头状肿瘤约占肝门部胆管细胞癌的 1/4。它以胆管内生长模式为特征，高分化常见，术后中位疾病特异性生存期较长为 58 个月，而非乳头状肿瘤为 36 个月（$P=0.01$）[4]。AJCC 证据级别：Ⅱ级。

原发性硬化性胆管炎

原发性硬化性胆管炎是一种特发性慢性肝脏疾病，以整个胆管树的炎症和纤维化为特征。胆管的慢性炎症和损伤可导致肝硬化，以及在胆管树的任何部位诱发胆管细胞癌。伴有原发性硬化性胆管炎的患者推荐行新辅助放化疗和肝移植[14]。AJCC 证据级别：Ⅱ级。

风险评估模型

为支持各类预测模型在临床实践中的应用，AJCC 的“精准医疗核心工作组”近期发布了用于评判各类统计学预测模型的评估指南[17]。然而，目前已发表的或已被用于临床的胆管癌相关的任何预测模型，均尚未通过该指南的评估。AJCC 未来将会对符合 AJCC 评估指南的该类肿瘤风险预测模型予以认可。

表 25.1　Bismuth-Corlette 分型

分型	定义
Ⅰ	肿瘤局限于肝总管，位于左右肝管汇合部水平以下
Ⅱ	肿瘤累及左右肝管汇合部
Ⅲa	肿瘤在Ⅱ型基础上，累及右侧二级胆管
Ⅲb	肿瘤在Ⅱ型基础上，累及左侧二级胆管
Ⅳ	肿瘤累及左侧和右侧二级胆管

AJCC TNM 定义

原发肿瘤（T）定义

T 分类	T 标准
TX	原发肿瘤无法评估
T0	无原发肿瘤证据
Tis	原位癌/高级别异型增生
T1	肿瘤局限于胆管，浸润至肌层或纤维组织
T2	肿瘤侵犯超出胆管壁达周围脂肪组织，或肿瘤侵犯邻近肝实质
T2a	肿瘤侵犯超出胆管壁达周围脂肪组织
T2b	肿瘤侵犯邻近肝实质
T3	肿瘤侵犯单侧门静脉或肝动脉分支
T4	肿瘤侵犯门静脉主干或其双侧分支，或肝总动脉；或侵犯一侧二级胆管和对侧门静脉或肝动脉

区域淋巴结(N)定义

N 分类	N 标准
NX	区域淋巴结无法评估
N0	无区域淋巴结转移
N1	伴 1~3 个区域淋巴结转移(区域淋巴结包括肝门、胆囊管、胆总管、肝动脉、胰十二指肠后和门静脉淋巴结)
N2	伴 4 个或以上区域淋巴结转移

远处转移(M)定义

M 分类	M 标准
M0	无远处转移
M1	伴远处转移

AJCC 预后分期分组

T	N	M	分期分组
Tis	N0	M0	0
T1	N0	M0	Ⅰ
T2a、b	N0	M0	Ⅱ
T3	N0	M0	ⅢA
T4	N0	M0	ⅢB
任何 T	N1	M0	ⅢC
任何 T	N2	M0	ⅣA
任何 T	任何 N	M1	ⅣB

肿瘤登记需收集的变量

1. 根据 Bismuth-Corlette 分型的肿瘤部位和范围
2. 乳头状组织学类型
3. 原发性硬化性胆管炎

组织学分级(G)

G	G 定义
GX	分级无法评估
G1	高分化
G2	中分化
G3	低分化

组织病理学类型

无进一步亚分类的腺癌是最常见的组织学类型。

(译者 王征 审校 蒋国梁)

参考文献

1. Nagino M, Ebata T, Yokoyama Y, et al. Evolution of surgical treatment for perihilar cholangiocarcinoma: a single-center 34-year review of 574 consecutive resections. *Annals of surgery*. Jul 2013;258(1):129-140.
2. Natsume S, Ebata T, Yokoyama Y, et al. Clinical significance of left trisectionectomy for perihilar cholangiocarcinoma: an appraisal and comparison with left hepatectomy. *Annals of surgery*. Apr 2012;255(4):754-762.
3. Croome KP, Rosen CB, Heimbach JK, Nagorney DM. Is Liver Transplantation Appropriate for Patients with Potentially Resectable De Novo Hilar Cholangiocarcinoma? *Journal of the American College of Surgeons*. Jul 2015;221(1):130-139.
4. Matsuo K, Rocha FG, Ito K, et al. The Blumgart preoperative staging system for hilar cholangiocarcinoma: analysis of resectability and outcomes in 380 patients. *Journal of the American College of Surgeons*. Sep 2012;215(3):343-355.
5. Juntermanns B, Sotiropoulos GC, Radunz S, et al. Comparison of the sixth and the seventh editions of the UICC classification for perihilar cholangiocarcinoma. *Annals of surgical oncology*. Jan 2013;20(1):277-284.
6. Carriaga MT, Henson DE. Liver, gallbladder, extrahepatic bile ducts, and pancreas. *Cancer*. Jan 1 1995;75(1 Suppl):171-190.
7. Razumilava N, Gores GJ. Classification, diagnosis, and management of cholangiocarcinoma. *Clin Gastroenterol Hepatol*. Jan 2013;11(1):13-21 e11; quiz e13-14.
8. Blechacz B, Komuta M, Roskams T, Gores GJ. Clinical diagnosis and staging of cholangiocarcinoma. *Nature reviews. Gastroenterology & hepatology*. Sep 2011;8(9):512-522.
9. Ito T, Ebata T, Yokoyama Y, et al. The Pathologic Correlation Between Liver and Portal Vein Invasion in Perihilar Cholangiocarcinoma: Evaluating the Oncologic Rationale for the American Joint Committee on Cancer Definitions of T2 and T3 Tumors. *World journal of surgery*. 2014;38(12):3215-3221.
10. Ebata T, Kosuge T, Hirano S, et al. Proposal to modify the International Union Against Cancer staging system for perihilar cholangiocarcinomas. *The British journal of surgery*. Jan 2014;101(2):79-88.
11. Rizvi S, Gores GJ. Current diagnostic and management options in perihilar cholangiocarcinoma. *Digestion*. 2014;89(3):216-224.
12. Deoliveira ML, Schulick RD, Nimura Y, et al. New staging system and a registry for perihilar cholangiocarcinoma. *Hepatology*. Apr 2011;53(4):1363-1371.
13. Engelbrecht MR, Katz SS, van Gulik TM, Laméris JS, van Delden OM. Imaging of perihilar cholangiocarcinoma. *American Journal of Roentgenology*. 2015;204(4):782-791.
14. Zaydfudim VM, Rosen CB, Nagorney DM. Hilar cholangiocarcinoma. *Surg Oncol Clin N Am*. Apr 2014;23(2):247-263.
15. Zen Y, Adsay NV, Bardadin K, et al. Biliary intraepithelial neoplasia: an international interobserver agreement study and proposal for diagnostic criteria. *Modern pathology: an official journal of the United States and Canadian Academy of Pathology, Inc*. Jun 2007;20(6):701-709.
16. Aoba T, Ebata T, Yokoyama Y, et al. Assessment of nodal status for perihilar cholangiocarcinoma: location, number, or ratio of involved nodes. *Annals of surgery*. Apr 2013;257(4):718-725.
17. Kattan MW, Hess KR, Amin MB, et al. American Joint Committee on Cancer acceptance criteria for inclusion of risk models for individualized prognosis in the practice of precision medicine. *CA: a cancer journal for clinicians*. Jan 19 2016.

第26章 远端胆管

本章摘要

适用本分期系统的肿瘤种类

胆管腺癌，远端胆管细胞癌，胆管上皮内瘤变，高级别神经内分泌癌以及乳头状癌。

不适用本分期系统的肿瘤种类

肿瘤类型	按何种类型分类	适用章节
起源于乏特（Vater）壶腹的肿瘤	Vater 壶腹	27
肉瘤	腹部和胸部脏器的软组织肉瘤	42
高分化神经内分泌瘤（类癌）	十二指肠和 Vater 壶腹的神经内分泌瘤	30

更新要点

更新	更新细节	证据级别
原发肿瘤（T）定义	Tis 的定义扩展至包括高级别胆管上皮内瘤变（BilIN-3）。高级别异型增生（BilIN-3）是一种非浸润性瘤变，与原位癌同义	无
原发肿瘤（T）定义	根据测量的侵犯深度（<5mm，5~12mm，>12）已修订 T1、T2 和 T3 的定义。仍应报告描述性的侵犯范围。在预测患者疗效方面，肿瘤侵犯深度优于描述性的肿瘤侵犯范围	Ⅱ
区域淋巴结（N）定义	已扩展 N 分类（N1 为 1~3 个阳性淋巴结，N2 为 4 个或以上阳性淋巴结）。受累淋巴结数目可能有助于预测患者疗效	Ⅱ
WHO 肿瘤分类	为与其他胃肠和肝胆神经内分泌癌的名称保持一致，组织学类型中已增加神经内分泌癌。大细胞和小细胞神经内分泌癌属于这种亚型	无
WHO 肿瘤分类	为符合当前世界卫生组织的术语，已更新组织学类型	无

ICD-O-3 形态学编码

编码	描述
C24.0	仅远端胆管

WHO 肿瘤分类

编码	描述
8010	原位癌
8148	胆管上皮内瘤变，高级别（BilIN-3）
8503	导管内乳头状肿瘤伴高级别上皮内瘤变
8470	黏液性囊性肿瘤伴高级别上皮内瘤变
8140	腺癌
8140	腺癌，胆管型
8144	腺癌，肠型
8140	腺癌，胃小凹型
8480	黏液腺癌
8310	透明细胞腺癌
8490	印戒细胞癌
8070	鳞状细胞癌
8560	腺鳞癌
8020	未分化癌
8246	高级别神经内分泌癌
8041	小细胞神经内分泌癌
8013	高级别神经内分泌癌
8244	混合性腺神经内分泌癌
8503	导管内乳头状肿瘤伴浸润性癌
8470	黏液性囊性肿瘤伴浸润性癌

Bosman FT，Carneiro F，Hruban RH，Theise ND，eds. World Health Organization Classification of Tumors of the Digestive System. Lyon：IARC；2010。

概述

恶性肿瘤可发生于肝外胆管的任何部位。考虑到胆管解剖上的差异以及与可切除性有关的局部因素，肝外胆管癌可分为近端（肝门部）和远端胆管癌。本 TNM 分期适用于占 20%～30%的远端胆管癌，包括源于先天性胆总管囊肿的恶性肿瘤，且是目前远端胆管癌唯一的分期方案。所有肝外胆管的恶性肿瘤都不可避免地会引起部分或完全性胆道梗阻。由于胆管直径小，通常在肿瘤较小时就会出现梗阻的症状和体征。多数肿瘤累及胆总管胰腺段，若未行外科手术，该部位的原发肿瘤可能被误认为胰腺癌。在这种情况下，通常影像学或内镜检查无法判断肿瘤来源于胆总管胰腺段、Vater 壶腹或胰腺。胰腺和 Vater 壶腹肿瘤有各自不同的分期。

解剖学

原发部位

胆囊管连接于胆囊，并汇入肝总管形成胆总管，胆总管经过十二指肠第一部后方，穿过胰头，并通过 Vater 壶腹进入十二指肠第二部。中心位于胆囊管和肝总管汇合部与 Vater 壶腹之间（不包括壶腹癌）的肿瘤定义为远端胆管癌（图 26.1）。组织学上，胆管上皮由单层均匀高柱状细胞排列而成。黏膜通常形成不规则或小的纵向褶皱。胆管壁有上皮下结缔组织和肌纤维层。值得注意的是，肌纤维在胆总管远端最为丰富。肝外胆管缺乏浆膜，但包绕着不同数量的外膜脂肪组织。包绕纤维肌性管壁的脂肪组织不属于胆管壁的解剖结构。

远端胆管癌可直接扩散到胰腺、十二指肠、胆囊、结肠、胃和网膜。

区域淋巴结

区域淋巴结与胰头癌手术清扫的淋巴结相同：沿胆总管和肝动脉的淋巴结、胰十二指肠前后淋巴结，以及沿肠系膜上动脉右侧壁的淋巴结。

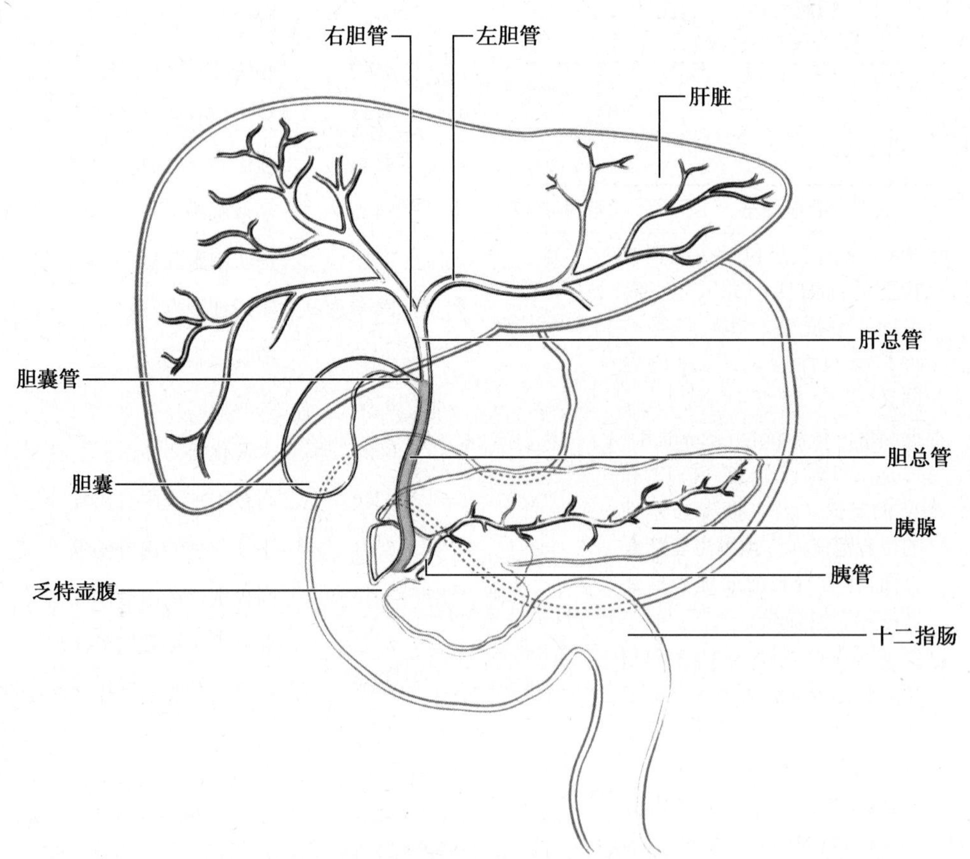

图 26.1 远端胆管肿瘤位置的示意图。该类肿瘤的中心位于胆囊管和肝总管汇合部与 Vater 壶腹之间（高亮显示）（修改自美国病理学会）

转移部位

远处转移通常发生在病程晚期，最常见于肝脏、肺和腹腔。

分类原则

临床分期

多数远端胆管癌患者表现为例如无痛性黄疸等胆道症状和肝功能检测异常。随后的影像学检查常发现胆道梗阻或异常。胆道狭窄的理想检查包括直接观察胆管并行靶向活检。超声内镜（EUS）可助于定义病变或胆管壁增厚以及直接活检。延迟增强计算机断层扫描（CT）、磁共振（MR）成像或 MR 胰胆管造影（MRCP）可用于进一步评估病变、邻近血管和附近淋巴结，以及检测转移病灶。对于无法切除的病灶，经内镜逆行胰胆管造影术（ERCP）可行胆管刷检和支架植入。可考虑行血清学检查［癌胚抗原（CEA）和癌抗原（CA）19-9］。若大体肿瘤未予切除，也可基于手术探查的结果行临床分期。初始手术评估应排除远处转移病灶并判断局部可切除性。出现主胆管狭窄可能是远端胆管癌的诊断特征。活检、细胞学阳性和/或荧光原位杂交检测为多体型可明确诊断[1]。

通常在手术及病理检查后对患者进行分期。然 1/3 到半数的患者因局部/区域侵犯而无法行手术切除，所以需要在无病理学分期的情况下进行治疗。临床和病理学分期可使用单一的 TNM 分期。随着影像学的进展，影像和病理学检查的整合使用可有效完成对肿瘤的分期。

影像学检查[2~19]

无论增强、多时相、薄层 MR 成像或 CT，横断面影像一般是用以评估胰腺癌、壶腹肿瘤和远端胆总管肿瘤分期的首选检查方法，并应在任何干预措施（如活检、支架植入）之前进行。选择 MR 成像或 CT 应基于可获取的影像设备、放射科医生操作和读片的专业知识，以及是否存在混杂问题，例如静脉造影剂过敏和肾功能不全（后种情况下，由于 MR 成像具有较高的软组织对比度，故其平扫优于 CT 平扫）。正如所提到的，应在干预措施（如支架植入、活检）之前进行影像学检查，以避免其后可能出现的胰腺炎对分期评估的影响。

若使用静脉造影剂，动态成像（MR 或 CT）应在胰腺增强高峰期（"胰腺实质期"或"动脉晚期"）进行，以增加肿瘤和正常胰腺的对比（与壶腹、胰腺或远端胆管起源无关），以及在肝脏增强时的门静脉期（肝脏增强高峰）进行，此时静脉完全显影，以判断胰腺外肿瘤的范围、血管受侵和肝转移的可能性，因为来源于这些肿瘤的肝转移灶与正常肝脏相比是低密度的。薄层扫描（如 CT 为 2~3mm）对于判断血管受侵和评估潜在微小转移病灶尤为重要。该技术在术前治疗中很重要，不仅在基线评估时而且在治疗后，用以判断患者是否仍可行手术以及对可疑病灶的随访。

超声内镜结合 CT/MR 成像有助于局部区域分期；然而，EUS 评估远处病灶的作用有限，例如肝转移、腹膜种植或手术野范围外的淋巴结肿大。EUS 和 EUS/细针抽吸也应在 ERCP 前进行，因为胰腺炎可能影响 EUS 肿瘤显像，且支架植入后无法判断胆管截断的部位，而截断部位有助于引导活检。之后 ERCP 在治疗（支架植入）和诊断（刷检）胆管异常方面均有帮助。

影像学的 TNM 分期

应报告肿瘤与相关血管的关系，尤其是肿瘤与动脉的关系，例如肠系膜上动脉、腹腔动脉、脾动脉和肝总动脉，若肿瘤向后扩散至腹膜后，还应包括腹主动脉。也应记录肿瘤与相关静脉的关系，包括门静脉、脾静脉、脾静脉和门静脉汇合部、肠系膜上静脉，以及分支血管，例如胃结肠干、第一空肠静脉和回结肠支。

应使用临床上普遍理解的术语来描述肿瘤与血管的关系，例如血管周径受累的程度，包括术语邻接（肿瘤侵犯小于或等于血管周径的 180°）和包绕（肿瘤侵犯大于血管周径的 180°）。CT 多平面重建和 MR 直接多平面成像可能特别有助于显示肿瘤与相关血管周径的关系。描述肿瘤和邻近结构（如胃、脾、结肠、小肠和肾上腺）的关系也很重要。

通过影像学方法来评估 N（淋巴结）分类状态相对困难，因为术前影像有局限性且无法发现显微镜下的转移病灶。然而，识别全部可见的可疑淋巴结的位置十分重要。若淋巴结短径大于 1cm 或形态学异常（如呈圆形、低密度或不均质；边缘不规则；侵犯邻近血管或结构），考虑为可疑的转移淋巴结。若常规手术野外的淋巴结有异常，例如腹膜后淋巴结、盆腔淋巴结，以及空肠系膜或回结肠系膜淋巴结，也应该进行评估和报告。

最常见的肿瘤转移部位包括肝、腹膜和肺。最

26

好使用增强 CT 或 MR 成像评估潜在的转移病灶。

建议的影像学报告格式

应使用肿瘤学界普遍理解的术语来报告肿瘤对邻近血管的侵犯，例如肿瘤侵犯血管周径的程度，包括术语“邻接”和“包绕”，见上文定义。

影像学报告应包括详细描述如下：

1. 原发肿瘤：部位、大小、特征和对胆管的影响（胆总管和主胰管）。合并急性胰腺炎可能影响分期的结果，任何可疑发现的相关细节，或慢性胰腺炎/自身免疫性胰腺炎也应予报告，因为这些疾病与恶性肿瘤非常相似，且可引起胆管狭窄。

2. 局部范围：使用普遍理解的术语描述肿瘤侵犯血管周径的程度，例如邻接和包绕，以及邻近动脉结构（腹腔动脉、肠系膜上动脉、肝动脉、脾动脉和腹主动脉）和静脉结构（门静脉、脾静脉、肠系膜上静脉和下腔静脉）的阻塞。也应记录如下观察结果：

   a. 肿瘤相关对比非相关血管异常的多少，以及血管受累是否与肿瘤直接侵犯有关，或与肿瘤无关。
   b. 血管狭窄、血栓和肿瘤侵犯血管的长度。
   c. 侧支血管充盈或静脉曲张。
   d. 分支血管的侵犯，例如肠系膜上静脉的胃结肠支、第一空肠支和回结肠支。

3. 相关的动脉变异：肝动脉变异（如起源于肠系膜上动脉）以及变异类型（如起源于肠系膜上动脉的副肝右动脉或肝总动脉）尤为重要。混杂因素对治疗计划也很重要，例如弓状韧带综合征引起的腹腔动脉起始部狭窄或腹腔动脉和肠系膜上动脉的动脉粥样硬化疾病，以及其对邻近血管的影响。

4. 淋巴结转移：应记录可疑淋巴结，尤其是短径大于 1cm 或形态学异常者（如圆形淋巴结、低密度/不均质/坏死淋巴结、边缘不规则淋巴结）；也应记录标准手术野范围外的可疑淋巴结，例如腹膜后、盆腔和肠系膜淋巴结。

5. 远处播散：应记录肝、腹膜（包括是否出现腹水）、骨和肺的评估。

   a. 应记录腹水，因为腹水可提示腹膜转移。

病理学分期

病理学分期取决于外科手术和对标本及相关淋巴结的病理学检查。美国病理学会（CAP）对远端肝外胆管癌患者标本的检查流程，被推荐作为远端胆管癌手术切除标本病理学评估的指南（www.cap.org）。

在 T 分类方面，评估肿瘤范围可能有困难，因为肝外胆管树沿其长轴缺乏均匀分布的平滑肌，与远端胆管相比，近端管壁仅有散在或没有肌纤维[20,21]。除了不同组织间缺乏边界造成的问题外，胆管的炎性改变和肿瘤的促结缔组织增生性间质反应还可引起胆管壁变形。为了克服上述困难，在新分期中已采用肿瘤深度的测量[22]。然而，该系统需要仔细的胆管垂直或纵向切片，以识别和测量肿瘤的最大侵犯深度（从邻近正常或异型增生上皮的基底膜起）。若侵犯深度难以测量，应给出最佳的估计值。另外也应报告侵犯的程度（肿瘤局限于胆管、肿瘤侵犯超出胆管壁或肿瘤侵犯邻近器官，例如胰腺、胆囊、十二指肠或其他邻近器官）。

在一些单中心研究中，与描述肿瘤侵犯范围相比，肿瘤侵犯深度（以 0.5cm 和 1.2cm 为截断值）对预测患者的疗效更有价值（图 26.2）[20,22]。肿瘤深度应在角度合适的切片标本上，从邻近正常或异型增生上皮的基底膜至肿瘤浸润的最深点进行测量[22]。AJCC 证据级别：Ⅱ级。

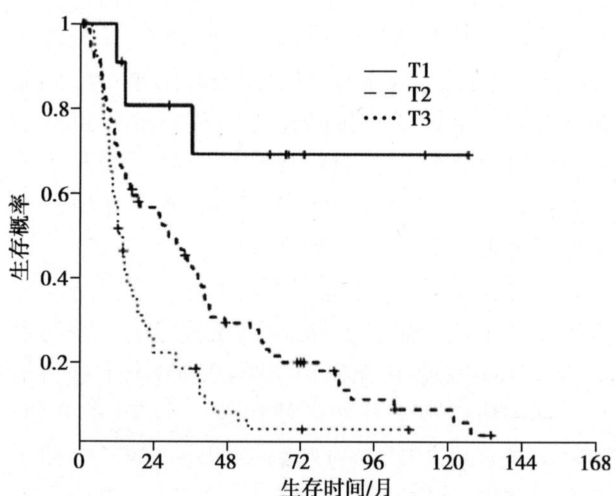

图 26.2 基于 T 分类的生存率。来自 147 例行手术切除的美国远端胆管癌患者的结果，用于确认先前 222 例韩国患者采用肿瘤侵犯深度来预测预后并定义 T 分类的研究结果。数据来自 Hong 等[22]

考虑到肿瘤生物学、患者疗效、临床研究可用性以及每个临床疾病适用分期的不同，应尽力区分起源于胆总管胰腺段的肿瘤和胰腺癌。然而，由于胆管和胰腺的密切关系以及两者完全一致的免疫表型特征，这种区分可能有一定难度[23]。围绕胆总管呈对称性生长的肿瘤更有可能是远端胆管癌，而中心偏离胰腺内胆管的偏心性肿瘤更可能是胰腺癌。另一个有助于指向远端胆管起源的特点是发现有原位癌成分，例如明显的胆管上皮内瘤变或胆管内管状/管状乳头状肿瘤[23]。

远端胆管癌的 N 分类与胰腺癌相似。具体而言，把患者分类为无区域淋巴结转移(N0)、1~3 个区域淋巴结转移(N1)或 4 个或以上区域淋巴结转移(N2)。肿瘤累及区域以外的其他淋巴结组被视为远处转移。虽然精确分期所需检出的最少淋巴结数目尚无定论，但推荐至少检出 12 个淋巴结。

精确的病理分期需分析手术清扫的所有淋巴结。关于胰腺癌行胰十二指肠切除术后标本进行最优化组织学检查的研究建议分析至少 12 个淋巴结[24]。若切除淋巴结未见转移，但清扫少于 12 个，仍应归类为 pN0。不必要对区域淋巴结行解剖部位划分；但是，分开送检的淋巴结应按送检信息进行报告。

切除程度(R0、R1、R2)是分期以外重要的独立预后因素，应予报告[25,26]。肝外胆管癌可能为多灶性，因此手术切缘可发现有显微镜下癌灶或上皮内瘤变，应予报告。

预后因素

分期所需的预后因素

除用于界定 T、N 与 M 分类的因素外，分期分组无需其他预后因素。

其他重要临床预后因素

切除程度

切除的程度(R0，完全切除且肉眼和显微镜下切缘阴性；R1，肉眼切缘阴性但显微镜下切缘阳性；R2，肉眼和显微镜下切缘阳性)并非 TNM 分期系统中的一部分，但手术完全切除且显微镜下切缘阴性是远端胆管癌疗效的一个重要预测因素[25,26]。明显的炎症和表面上皮的反应性改变，支架植入和/或胆道梗阻引起的黏液腺，可干扰冰冻切片手术切缘的评估。AJCC 证据级别：Ⅱ级。

邻近器官的侵犯

邻近器官若受侵犯应予描述。位于胆总管远端的肿瘤可直接扩散到胰腺、十二指肠、胆囊、结肠、胃或网膜。特别是邻近的胰腺侵犯常见，而对肿瘤侵犯深度行调整后便失去了预后意义[22]。AJCC 证据级别：Ⅱ级。

组织学参数

与分期相比，组织学特征对预后的影响较小。然而，一些组织学参数，例如高级别(低分化)、神经周围侵犯和淋巴管血管侵犯与患者预后不良相关，并应将其记录在病理报告中[27]。高级别肿瘤，例如印戒细胞癌、未分化癌和高级别神经内分泌癌与患者预后不良相关。AJCC 证据级别：Ⅱ级。

肿瘤标记物 CEA 和 CA19-9

鉴于 CEA 和 CA19-9 的较低敏感性，两者不足以作为肿瘤筛选的标记物。此外，这些标记物对胆管癌为非特异性，在其他恶性肿瘤(如胰腺癌、胃癌)和非肿瘤性疾病(如肝石病、胆管炎)中也可升高。然而，CEA 和 CA19-9 水平升高与患者预后不良相关[25]。AJCC 证据级别：Ⅲ级。

风险评估模型

为支持各类预测模型在临床实践中的应用，AJCC 的“精准医疗核心工作组”近期发布了用于评判各类统计学预测模型的评估指南[28]。然而，目前已发表的或已被用于临床的胆管癌相关的任何预测模型，均尚未通过该指南的评估。AJCC 未来将会对符合 AJCC 评估指南的该类肿瘤风险预测模型予以认可。

AJCC TNM 定义

原发肿瘤(T)定义

T 分类	T 标准
TX	原发肿瘤无法评估
T0	无原发肿瘤证据
Tis	原位癌/高级别异型增生
T1	肿瘤侵犯胆管壁深度≤5mm
T2	肿瘤侵犯胆管壁深度为 5~12mm
T3	肿瘤侵犯胆管壁深度>12mm
T4	肿瘤侵犯腹腔动脉干、肠系膜上动脉和/或肝总动脉

区域淋巴结(N)定义

N 分类	N 标准
NX	区域淋巴结无法评估
N0	无区域淋巴结转移
N1	伴 1~3 个区域淋巴结转移
N2	伴 4 个或以上区域淋巴结转移

远处转移(M)定义

M 分类	M 标准
M0	无远处转移
M1	伴远处转移

AJCC 预后分期分组

T	N	M	分期分组
Tis	N0	M0	0
T1	N0	M0	Ⅰ
T1	N1	M0	ⅡA
T1	N2	M0	ⅢA
T2	N0	M0	ⅡA
T2	N1	M0	ⅡB
T2	N2	M0	ⅢA
T3	N0	M0	ⅡB
T3	N1	M0	ⅡB
T3	N2	M0	ⅢA
T4	N0	M0	ⅢB
T4	N1	M0	ⅢB
T4	N2	M0	ⅢB
任何 T	任何 N	M1	Ⅳ

肿瘤登记需收集的变量

1. 肿瘤部位(ICD 编码缺乏特异性):胆囊管、肝门部胆管或远端胆管
2. CEA
3. CA19-9

组织学分级(G)

下述分级系统推荐用于远端胆管癌。

G	G 定义
GX	分级无法评估
G1	高分化
G2	中分化
G3	低分化

组织病理学类型

本分期系统适用于发生在远端肝外胆管的恶性上皮肿瘤。肉瘤、淋巴瘤和高分化神经内分泌瘤不适用。非特殊亚型腺癌是最常见的组织学类型。恶性上皮肿瘤占远端肝外胆管恶性肿瘤的98%以上。

生存数据

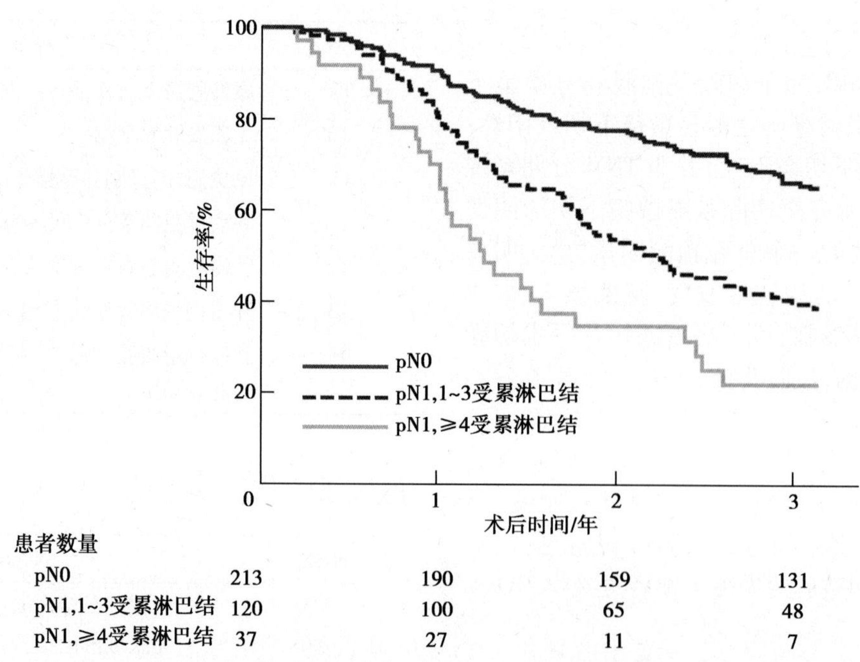

图 26.3 基于 N 分类的生存率。数据来自 Kiriyama 等[29]

(译者 王征 审校 蒋国梁)

参考文献

1. Blechacz B, Komuta M, Roskams T, Gores GJ. Clinical diagnosis and staging of cholangiocarcinoma. *Nature reviews. Gastroenterology & hepatology*. Sep 2011;8(9):512-522.
2. Al-Hawary MM, Francis IR, Chari ST, et al. Pancreatic ductal adenocarcinoma radiology reporting template: consensus statement of the Society of Abdominal Radiology and the American Pancreatic Association. *Radiology*. Jan 2014;270(1):248-260.
3. Al-Hawary MM, Kaza RK, Wasnik AP, Francis IR. Staging of pancreatic cancer: role of imaging. *Seminars in roentgenology*. Jul 2013;48(3):245-252.
4. Tamm EP, Balachandran A, Bhosale PR, et al. Imaging of pancreatic adenocarcinoma: update on staging/resectability. *Radiol Clin North Am*. May 2012;50(3):407-428.
5. Brook OR, Brook A, Vollmer CM, Kent TS, Sanchez N, Pedrosa I. Structured reporting of multiphasic CT for pancreatic cancer: potential effect on staging and surgical planning. *Radiology*. Feb 2015;274(2):464-472.
6. Marcal LP, Fox PS, Evans DB, et al. Analysis of free-form radiology dictations for completeness and clarity for pancreatic cancer staging. *Abdom Imaging*. Oct 2015;40(7):2391-2397.
7. Gottlieb R. CT Onco Primary Pancreas Mass. *RSNA Radiology Reporting Templates* 2012. Accessed 8/13/2015, 2015.
8. Tempero MA, Malafa MP, Asbun H, et al. NCCN Guidelines Version 2.2015 Pancreatic Adenocarcinoma. *NCCN Guidelines* [pdf]. 2015; http://www.nccn.org/professionals/physician_gls/pdf/pancreatic.pdf. Accessed 10/16/2015, 2015.
9. Varadhachary GR, Tamm EP, Abbruzzese JL, et al. Borderline resectable pancreatic cancer: definitions, management, and role of preoperative therapy. *Annals of surgical oncology*. Aug 2006;13(8):1035-1046.
10. Katz MH, Crane CH, Varadhachary G. Management of borderline resectable pancreatic cancer. *Semin Radiat Oncol*. Apr 2014;24(2):105-112.
11. Valls C, Andia E, Sanchez A, et al. Dual-phase helical CT of pancreatic adenocarcinoma: assessment of resectability before surgery. *AJR. American journal of roentgenology*. Apr 2002;178(4):821-826.
12. Tamm EP, Loyer EM, Faria S, et al. Staging of pancreatic cancer with multidetector CT in the setting of preoperative chemoradiation therapy. *Abdom Imaging*. Sep-Oct 2006;31(5):568-574.
13. Cassinotto C, Cortade J, Belleannee G, et al. An evaluation of the accuracy of CT when determining resectability of pancreatic head adenocarcinoma after neoadjuvant treatment. *Eur J Radiol*. Apr 2013;82(4):589-593.
14. DeWitt J, Devereaux B, Chriswell M, et al. Comparison of endoscopic ultrasonography and multidetector computed tomography for detecting and staging pancreatic cancer.[see comment][summary for patients in Ann Intern Med. 2004 Nov 16;141(10):I46; PMID: 15545671]. *Annals of internal medicine*. 2004;141(10):753-763.
15. Tamm EP, Loyer EM, Faria SC, Evans DB, Wolff RA, Charnsangavej C. Retrospective analysis of dual-phase MDCT and follow-up EUS/EUS-FNA in the diagnosis of pancreatic cancer. *Abdom Imaging*. Sep-Oct 2007;32(5):660-667.
16. Nikolaidis P, Hammond NA, Day K, et al. Imaging features of benign and malignant ampullary and periampullary lesions. *Radiographics: a review publication of the Radiological Society of North America, Inc*. May-Jun 2014;34(3):624-641.
17. Kim JH, Park SH, Yu ES, et al. Visually isoattenuating pancreatic adenocarcinoma at dynamic-enhanced CT: frequency, clinical and pathologic characteristics, and diagnosis at imaging examinations. *Radiology*. Oct 2010;257(1):87-96.
18. Raman SP, Fishman EK. Abnormalities of the distal common bile duct and ampulla: diagnostic approach and differential diagnosis using multiplanar reformations and 3D imaging. *AJR. American journal of roentgenology*. Jul 2014;203(1):17-28.
19. Motosugi U, Ichikawa T, Morisaka H, et al. Detection of pancreatic carcinoma and liver metastases with gadoxetic acid-enhanced MR imaging: comparison with contrast-enhanced multi-detector row CT. *Radiology*. Aug 2011;260(2):446-453.
20. Hong SM, Cho H, Moskaluk CA, Yu E. Measurement of the invasion depth of extrahepatic bile duct carcinoma: An alternative method overcoming the current T classification problems of the AJCC staging system. *The American journal of surgical pathology*. Feb 2007;31(2):199-206.
21. Hong SM, Kim MJ, Pi DY, et al. Analysis of extrahepatic bile duct carcinomas according to the New American Joint Committee on Cancer staging system focused on tumor classification problems in 222 patients. *Cancer*. Aug 15 2005;104(4):802-810.
22. Hong SM, Pawlik TM, Cho H, et al. Depth of tumor invasion better predicts prognosis than the current American Joint Committee on Cancer T classification for distal bile duct carcinoma. *Surgery*. 2009;146(2):250-257.
23. Bledsoe JR, Shinagare SA, Deshpande V. Difficult Diagnostic Problems in Pancreatobiliary Neoplasia. *Arch Pathol Lab Med*. Jul 2015;139(7):848-857.
24. Adsay NV, Basturk O, Altinel D, et al. The number of lymph nodes identified in a simple pancreatoduodenectomy specimen: comparison of conventional vs orange-peeling approach in pathologic assessment. *Modern pathology: an official journal of the United States and Canadian Academy of Pathology, Inc*. Jan 2009;22(1):107-112.
25. Chung YJ, Choi DW, Choi SH, Heo JS, Kim DH. Prognostic factors following surgical resection of distal bile duct cancer. *J Korean Surg Soc*. Nov 2013;85(5):212-218.
26. DeOliveira ML, Cunningham SC, Cameron JL, et al. Cholangiocarcinoma: thirty-one-year experience with 564 patients at a single institution. *Annals of surgery*. 2007;245(5):755.
27. He P, Shi JS, Chen WK, Wang ZR, Ren H, Li H. Multivariate statistical analysis of clinicopathologic factors influencing survival of patients with bile duct carcinoma. *World journal of gastroenterology: WJG*. Oct 2002;8(5):943-946.
28. Kattan MW, Hess KR, Amin MB, et al. American Joint Committee on Cancer acceptance criteria for inclusion of risk models for individualized prognosis in the practice of precision medicine. *CA: a cancer journal for clinicians*. Jan 19 2016.
29. Kiriyama M, Ebata T, Aoba T, et al. Prognostic impact of lymph node metastasis in distal cholangiocarcinoma. *The British journal of surgery*. Mar 2015;102(4):399-406.

第27章 肝胰壶腹

本章摘要

适用本分期系统的肿瘤种类

发生于壶腹或者十二指肠乳头部位的所有原发性肿瘤。腺癌是最常见的组织学类型。本分期和分类不适用于分化较好的神经内分泌肿瘤(良性肿瘤),但适用于高级别的神经内分泌肿瘤,如小细胞神经内分泌瘤和大细胞神经内分泌瘤。

不适用本分期系统的肿瘤种类

肿瘤类型	按何种类型分类	适用章节
分化较好的神经内分泌肿瘤(良性肿瘤)	十二指肠和肝胰壶腹部位的神经内分泌肿瘤	30

更新要点

更新	更新细节	证据级别
原发肿瘤(T)定义	T1 肿瘤目前被细分为 T1a 期和 T1b 期两个亚组 T1a:肿瘤局限于肝胰壶腹和奥迪括约肌 T1b:肿瘤侵及超过奥迪括约肌(外周括约肌受累)和/或侵及十二指肠黏膜下层	Ⅲ
原发肿瘤(T)定义	T2 的定义修改为肿瘤侵及十二指肠肌层固有层	Ⅲ
原发肿瘤(T)定义	T3 肿瘤目前细分为 T3a 和 T3b 两个亚组 T3a:肿瘤直接侵及胰腺(达 0.5cm); T3b:肿瘤侵及胰腺超过 0.5cm,或侵及胰腺外周或十二指肠外周组织或十二指肠浆膜但未累及腹腔动脉或肠系膜上动脉	Ⅲ
原发肿瘤(T)定义	T4 肿瘤的定义修订后与胰腺外分泌癌的分期系统保持一致: 累及肠系膜上动脉、腹腔动脉和/或肝总动脉的血管肿瘤	Ⅲ
区域淋巴结(N)定义	N1 定义为 1~3 个区域淋巴结阳性	Ⅱ
区域淋巴结(N)定义	N2 定义为区域淋巴结转移≥4 个	Ⅱ

ICD-O-3 形态学编码

编码	描述
C24.1	肝胰壶腹

WHO 肿瘤分类

编码	描述
8010	原位癌
8140	腺癌
8144	腺癌,浸润性肠道型
8163	腺癌,胰胆型
8310	透明细胞性腺癌
8576	肝样腺癌
8480	黏液性癌
8490	印戒细胞癌
8070	鳞状细胞癌
8560	腺鳞状细胞癌
8246	神经内分泌癌
8013	大细胞神经内分泌癌
8041	小细胞神经内分泌癌
8244	混合性腺神经内分泌癌
8020	未分化癌
8035	未分化癌伴破骨细胞样巨细胞
8163	非浸润性胰胆管乳头状瘤伴高度异型增生
8260	乳头状癌,浸润性

Bosman FT, Carnerio F, Hruban RH, Theise ND eds. World Health Organization Classification of Tumours of the Digestive System. Lyon: IARC; 2010。

概述

肝胰壶腹是由胰管和胆总管汇合而成的共同通道。大多数发生于此的较小结构部位的肿瘤都会阻碍胆总管,引起黄疸、腹痛、出血和胰腺炎(偶发)。临床和病理上,壶腹部位肿瘤同发生于十二指肠、胰腺头部和胆总管远端的那些肿瘤通常难以区分。虽然壶腹部位原发性肿瘤并不常见,仅占壶腹周围区域肿瘤的 6%,但在十二指肠恶性肿瘤中的占比很高。

对壶腹部位肿瘤进行分期很难,因为此区域解剖复杂,导致不熟悉发生在此部位肿瘤的三维扩散模式,并且也缺乏可用于鉴别壶腹部肿瘤的标准化方法。

肝胰壶腹癌可发生于胰管和胆总管汇合的黏膜处或壶腹乳头上皮组织黏膜部位。《AJCC 癌症分期指南》第 8 版提出的分期改变对这些肿瘤的三维播散模式进行了说明。新的 T 分类对肿瘤局部侵入进行了详述,并澄清了相邻组织浸润的程度和深度。例如,T4 壶腹部癌更新后的定义与其他壶腹周围癌(如胰腺癌)一致,其中包含了动脉结构的直接侵犯与局部晚期疾病的关系。根据上一版本中壶腹癌的病理分期,修订后的 TNM 分期与生存的相关性更为准确。然而,鉴于这种恶性肿瘤的罕见性,修订并非基于Ⅰ级证据得出的结论,故需进一步的验证性研究[1]。

除了 TNM 分期,一些研究根据壶腹部癌的特性将壶腹部癌进一步分为肠道型或胰胆管亚型两种[2~4]。虽然一些研究结果已表明,胰胆管亚型患者的生存结果明显较差,但尚未确立对这些组织学亚型作为生存的独立预后变量的验证。在 AJCC 分期手册正式收录这些相关亚型的内容前,需联合苏木精-伊红(H&E)染色、免疫组织化学和分子特性分析对这些亚型进行更准确的鉴别[5]。然而,临床上建议将这些组织学亚型用于指导患者的治疗,因为这些信息可为胰胆管型和胃肠道亚型辅助治疗方法的选用提供帮助。

解剖学

原发部位

肝胰壶腹作为一个由胰管和胆总管汇合而成的共同通道,在生理学和组织学上主要包括四个解剖结构:胆总管、胰管、十二指肠及相邻的壶腹突起。壶腹是一个不足 1.5cm 长的小扩张管,由十二指肠部位的奥迪括约肌(包绕远端胆管和胰胆管的交汇处)、壶腹乳头和斜穿十二指肠内侧壁乳头状黏膜的胆总管形成。然而,42%个体的壶腹仅是胆总管的终端,而胰管有其自己独特进入壶腹旁十二指肠的入口。在这些个体中,壶腹难以定位或不存在。

壶腹开口于十二指肠乳头,通常于十二指肠后内侧壁通过一个膨出黏膜与十二指肠相连,突出的部位也称为壶腹乳头。虽然肿瘤可出现于壶腹或乳头上的黏膜部位,但最常见的部位是壶腹和乳头黏膜的连接处。多数情况下,可能无法确定较大肿瘤的确切起源位置,但须对壶腹肿瘤与那些起源于十二指肠并继发性侵入壶腹部位的肿瘤予以鉴别。确定十二指肠肿块的中点及评价是否累及壶腹黏膜,有助于鉴别肿瘤起源。

Oddi 括约肌由肌纤维组成,包覆着通过十二指肠内壁进入到壶腹乳头部位的胆管和胰管,对判别肿瘤分期有很重要的作用。Oddi 括约肌的肌纤维比十二指肠固有的肌纤维更薄及更杂乱。

区域淋巴结

胰腺和壶腹区周围包绕着丰富的区域淋巴结,准确的肿瘤分期需要对所有切除的淋巴结进行分析。区域淋巴结指胰腺周围的淋巴结,通常还包括肝动脉和门静脉附近的淋巴结。(图 27.1)

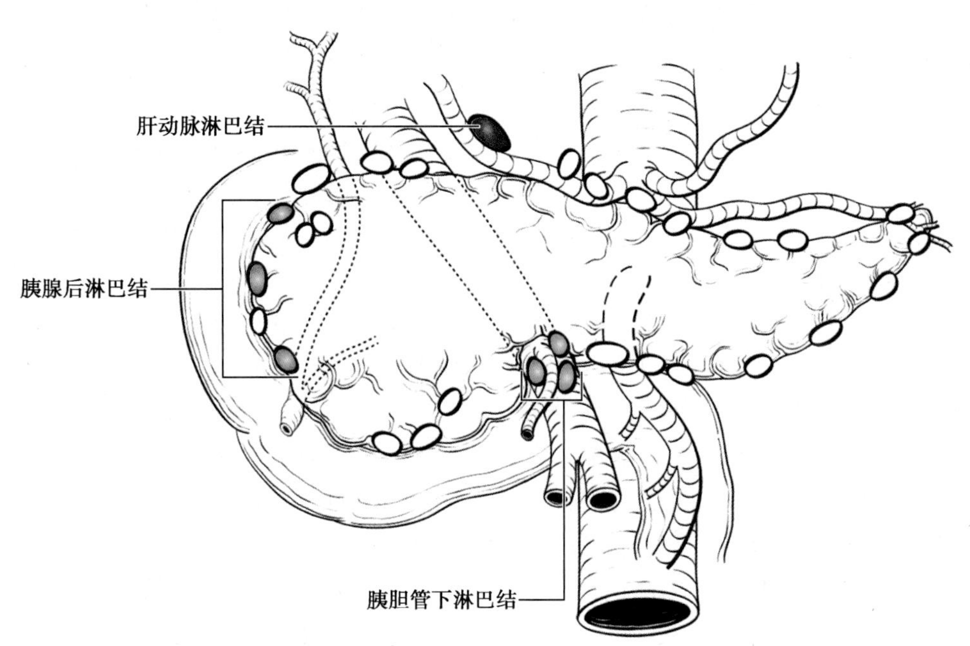

图 27.1　肝动脉、胰腺后和胰胆管下淋巴结(区域淋巴结)的解剖学分布

转移部位

远处转移的最常见部位包括肝脏和腹膜，肺、胸膜和其他器官部位的转移较为少见。

分类原则

临床分期

肝胰壶腹癌患者可能会伴有右上象限腹痛、阻塞性黄疸、体重减轻、出血或胰腺炎症状。肿瘤也可能在诊断其他症状的常规检查中偶然发现。超声内镜（EUS）和计算机断层扫描（CT）是术前分期和评估壶腹癌是否可切除的有效方法。磁共振胰胆管（MRCP）造影的磁共振（MR）成像可为壶腹部癌的评估提供帮助，尤其在胰管完全阻塞的情况下。氟脱氧葡萄糖正电子发射断层扫描（PET）已被证明对排除转移性病灶具一定作用，但对初诊的壶腹部肿瘤的评估并无助益。腹腔镜检查偶尔可为潜在的手术可切除的局部肿瘤患者排除腹膜转移和肝脏表面的微小转移。

临床分期基于影像学检查结果。影像学检查（CT 和 MR 成像）可能难以鉴别壶腹癌和壶腹周围癌，特别对于晚期或较大的肿瘤。肿瘤的三维结构成像也难以对这种情况的肿瘤予以鉴别。EUS 可帮助理清肿瘤的起源和侵犯程度；然而，最终确诊通常取决于手术切除的样本（参见后面内容）。需注意，肿瘤标志物癌胚抗原（CEA）和糖抗原 19-9（CA19-9）对于壶腹癌而言特异性较差，无法用于区分壶腹癌和其他壶腹周围癌。

影像学检查[6~23]

增强、多相分析、薄层 MR 成像或 CT 通常是评估胰腺癌、壶腹部肿瘤和远端胆总管肿瘤分期的检查方法，并且应在采取干预措施（如活检，支架置入）前完成。MR 成像或 CT 的选择应基于可使用的设备、影像学专家的操作及读片技能以及是否伴有其他影响因素，如对造影剂过敏或伴肾功能不全（对于后者，因 MR 成像对软组织增强具优越性，故未增强的 MR 优于未增强的 CT）。需强调，成像应该在干预（支架置入，活体组织检查）之前进行以避免术后潜在的胰腺炎对分期评定的干扰。

若使用静脉造影剂，应获取胰腺强化峰值（“胰腺实质期”或“动脉晚期”）、门静脉期（肝脏强化峰值）以及静脉完全显影时的动态图像（MRI 或 CT），以增加肿瘤和正常胰腺（无论壶腹、胰腺还是远端胆管起源）的对比，以及判断胰外肿瘤的范围、血管侵犯和肝转移的可能性。肝转移肿瘤病灶相比无转移的肝脏部位，通常呈低密度。薄片成像（与 CT 为 2~3mm 厚度相比，MR 的厚度已到极致）是判断血管侵入和评估潜在微小部位转移病灶的重要手段。对接受术前治疗者，上述影像学检查作为基线检查和治疗后确定患者是否可接受手术切除及随访临界可切除肿瘤同样重要。

超声内镜是继 CT/MR 成像之后的补充影像学检查手段。然而，在发现较小的肿瘤和引导活检以帮助鉴别那些经 CT 和/或 MR 成像难以发现的与胰腺具有相同组织密度而难以辨别的肿瘤方面，EUS 具特殊优势。因胰腺炎可能会降低 EUS 识别肿瘤的有效性，且支架植入会降低 EUS 判断导管断位的位置（断位位置的判断有助于活检），故 EUS 和 EUS-FNA 也应该在 ERCP 前完成。ERCP 可帮助确定异常的导管，进一步为治疗（支架植入）和诊断（刷检）提供帮助。

基于影像学的 TNM 分期

肿瘤与相关血管的关系应予以报告，包括肿瘤与动脉的关系，如肠系膜上动脉、腹腔动脉、脾动脉、肝总动脉和主动脉（若肿瘤扩散至腹膜后腔）；肿瘤与静脉的关系，包括门静脉、脾静脉、脾门静脉交汇处、肠系膜上静脉及分支血管，如胃结肠干血管分支、空肠前部静脉分支和回结肠静脉分支。

肿瘤和血管的关系应采用临床上易于理解的专用名词描述。如血管受肿瘤累及的程度可表述为邻接（指肿瘤对一种特定血管的累及未超过 180°）或包绕（肿瘤对周围血管的累及>180°）。CT 的多层重建和 MR 直接的多层面成像，有助于检查肿瘤和周围血管关系。在报告中也需描述肿瘤与周围脏器，如肿瘤与胃、脾、结肠、小肠及肾上腺的关系。

因所有的影像学检查在检测淋巴结微小转移病变方面的作用有限，故影像学评估行 N 分类（淋巴结）较为困难。然而，明确可疑性淋巴结的位置至关重要。若淋巴结的短径超过 1cm 或存在异常的形态学改变（如圆形、低密度或存在异质性、存在不规则边界、侵及邻近血管或组织）则认为可能转移。常规外科手术区域外的淋巴结异常也应予以评估和报告，包括腹膜后淋巴结、盆腔淋巴结或空肠肠系膜和回肠肠系膜淋巴结。

最常见的肿瘤转移部位包括肝脏、腹膜和肺。潜在的转移病灶的评估可采用增强 CT 或 MR 成像。

推荐的影像学报告格式

肿瘤对临近脉管系统的侵犯，应采用易于理解的肿瘤学常用术语报告，如对肿瘤周围血管的受累程度采用上文中定义的邻接和包绕予以描述。

详细的影像学报告应包括对以下部分的描述：

1. 原发肿瘤：位置、大小、特征及对导管的影响（胆总管和主胰管）。同时还应报告是否存在可疑性合并急性胰腺炎（若存在，将对分期造成影响）或慢性胰腺炎/自身免疫性胰腺炎，因上述疾病与恶性实体瘤相似且可能与导管狭窄相关

2. 局部侵袭程度：肿瘤与局部组织的关系，用易于理解的术语如邻接、包绕和阻塞来描述肿瘤对邻近动脉（腹腔动脉、肠系膜上动脉、肝脾动脉和主动脉）和静脉（门静脉、脾静脉和肠系膜上静脉和下腔静脉，如果涉及）阻塞的累及程度。应报告：

   a. 因实体瘤引起的血管受累程度（vs 缆绳征），肿瘤对血管的侵袭是直接侵袭或肿瘤与血管之间存在一定距离

   b. 脉管系统的狭窄情况、血管血栓情况及潜在的肿瘤侵袭长度

   c. 侧支静脉扩展或静脉曲张情况

   d. 肿瘤侵及的血管分支，如胃肠连接部位、空肠前部、肠系膜上静脉的回结肠分支

3. 相关动脉变异：有关肝动脉变异（如起源于肠系膜上动脉的肝动脉）及其类型（如起源于肠系膜上动脉的副肝右动脉或肝总动脉）的信息十分重要。混杂因素，例如弓状韧带综合征，或腹腔动脉和肠系膜上动脉粥样硬化所致的腹腔动脉起始段狭窄，以及其对邻近血管的影响，对于治疗计划也很重要

4. 淋巴结受累：可疑淋巴结应该予以记录，尤其是短轴直径超过 1cm 或存在形态学异常（如圆形、低密度/存在异质性/坏死的、存在不规则边界）的淋巴结。常规手术区域外的可疑性淋巴结也应予以记录，如腹膜淋巴结、骨盆淋巴结和肠系膜淋巴结

5. 远处转移：评估应包括肝、腹膜（包括是否存在腹水）、骨骼和肺的转移状态

   a. 因腹水提示可能已出现腹膜转移，故腹水的情况应该予以记录

病理学分期

病理分型依据外科手术切除（典型的为胰十二指肠切除术）样本及其相关淋巴结的检查予以判别。存在区域淋巴结转移者治疗后的生存情况较差。无淋巴结转移者的 5 年总生存率为 63%，而伴有至少 1 个淋巴结转移患者的 5 年总生存率仅为 40%。一些研究结果显示，伴 4 个及以上淋巴结转移的患者中鲜有长期生存者[24,25]。研究结果显示，对于行壶腹癌切除术的患者，切除≥12 个淋巴结与生存存在相关性[26,27]。切除术的完整性（R0，完全切除、无残留病灶；R1，显微镜可观察到肿瘤残留；R2 具有肉眼可见肿瘤残留）并非 TNM 分期系统的一部分，但对预后十分重要。虽然肿瘤大小不是 T 分类的因素，但肿瘤对周围胰腺和十二指肠侵袭的大小应进行记录，并应与总病灶体积（包含非浸润性和浸润性成分）区分。

基于旧版分期中 T 分类的生存结果分析显示，相较于 T1，T2 肿瘤患者反而在生存上更具优势。然而，进一步对 T1、T2、T3 类肿瘤进行的分析证实，在预后方面确实存在差异。因此，第 8 版提出了更切合临床的 T1、T2 肿瘤分类。T1a 肿瘤目前定义为局限于壶腹部位或 Oddi 括约肌部位的肿瘤；T1b 指肿瘤侵及 Oddi 括约肌外（外周括约肌受累）和/或侵及十二指肠黏膜下层。T2 重新定义为肿瘤侵及十二指肠肌层固有层。T3 细分为 T3a，即侵及胰腺达 0.5cm 得肿瘤；T3b 指浸润胰腺超过 0.5cm，或侵及胰腺外或十二指肠浆膜但未达腹腔动脉或肠系膜上动脉。为与胰腺癌分期一致，壶腹部 T4 期肿瘤重新定义为肿瘤侵及腹腔动脉、肠系膜上动脉和/或肝总动脉。

未侵及十二指肠肌群的肝胰壶腹乳突部位的肿瘤（壶腹边缘邻近十二指肠）应被归为 T1a。除非存在明确的胰腺侵犯外，在壶腹和十二指肠壁发现的胰腺组织异位性小叶不应被归为 T3。

病理分期不要求对区域淋巴结进行解剖学分类。然而，分开提交的淋巴结应分别予以报告。十二指肠标本最佳的组织学检查应包括至少 12 个淋巴结的分析[1]。应对清扫得淋巴结和受累及淋巴结

的数量予以报告。若切除的淋巴结均为阴性,但检查得淋巴结的数目未达 12 个,淋巴结的分期仍应为 pN0。

虽然对胰腺腺癌而言,淋巴结转移并非疾病复发和生存期下降的一种强有力预测因素,但研究反复证实肝胰壶腹腺癌伴淋巴结转移患者的预后较差[25,29~32]。2014 年发表的一项"监测、流行病学与最终结果"(SEER)分析显示,淋巴结转移分期为 N0(无淋巴结转移),N1(1~2 个淋巴结转移)和 N2(≥3 个淋巴结转移)的患者,在生存率方面存在显著差异。AJCC 证据级别:Ⅱ级。

预后因素

分期所需的预后因素

除用于界定 T、N 与 M 分类的因素外,分期分组无需其他预后因素。

其他重要临床预后因素

肿瘤大小

虽然肿瘤大小并非 TNM 分期的要素,但肿瘤及其浸润性部分的大小均应予以详细报告[34,35]。即使对接受了潜在的根治性手术切除的患者,肿瘤大小和肿瘤侵及胰腺与不良预后相关[35,36]。壶腹部肿瘤侵犯胰腺实体的组织学证据,可反映肿瘤对局部和区域的侵袭程度[29,35,36]。此外,淋巴管和周围神经侵犯也是不良的预后因素。AJCC 证据级别:Ⅱ级。

手术切缘状态

目前已知肿瘤的不完全切除(R1、R2)为不良预后因素,故肿瘤切缘的状态(R0、R1 或 R2)应予报告。若切缘存在恶性肿瘤,侵及此切缘的特定位置应予以明确说明(如胆管、胰颈)。若切缘为阴性,建议对切缘的距离进行报告。AJCC 证据级别:Ⅱ级。

组织学分级

目前已知高病理级别的壶腹癌患者(肿瘤分化差 vs 肿瘤高分化或中分化)为不良预后因素[2,29]。此外,组织病理为乳突状肿瘤相较于非乳突状肿瘤预后较好。部分学者认为,壶腹部癌仅仅是十二指肠癌或胰腺癌侵及壶腹部位,故生存情况可能与两种肿瘤(肠或胰腺组织亚型)的特征更相关。因此建议,将壶腹癌作为胰腺或十二指肠癌分期的一部分与其自身相对照。将来对肿瘤病理学和基因特征方面更深层次的研究,将有助于为壶腹癌提供更趋一致的分期。AJCC 证据级别:Ⅱ级。

组织学亚型

部分研究结果提示,肿瘤的组织学亚型对预后具一定影响,同时还可为治疗选择提供指导。然而上述研究的证据级别较低,故组织学亚型的预后意义目前仍存在争议。CK20、CDX2、MUC1 和 MUC2 免疫组化分析连同 H&E 染色可将 92%的病例明确区分为胰胆管亚型和肠道型两类[5]。数项回顾性研究报道,肠道亚型患者的生存较佳,胰胆管型的复发风险较高[3,4]。然而,一项旨在研究辅助治疗对壶腹周围癌的疗效的多中心前瞻性随机研究结果显示,肠道型和胰胆管型肿瘤患者的预后并无二致[40]。AJCC 证据级别:Ⅲ级。

术前或治疗前血清 CEA 和 CA19-9 的检测

CEA 和 CA19-9 两种肿瘤标志物对预后具一定的意义,但不具特异性。在手术或治疗开始前的肿瘤标志物信息有助于评估对治疗的反应[3,41~43]。然而,在壶腹部癌诊治邻域,目前尚无专门针对 CEA 和 CA19-9 的相关研究。CEA 是预测肠道亚型壶腹部癌复发的潜在预测因素,而正常的 CA19-9 值(≤37U/ml)是长期无病生存的预测因素[3,41]。AJCC 证据级别:Ⅲ级。

辅助治疗

因缺乏前瞻性研究报道,目前尚无足够证据支持常规使用术后辅助治疗。此外,许多前瞻性研究未对壶腹部癌与其他壶腹周围癌进行区分。肿瘤分期、患者人群和治疗方案方面的差异,也妨碍了对治疗疗效的评估。然而,一项迄今最大样本的针对壶腹部癌的前瞻性随机研究(ESPAC-3)结果显示,辅助化疗对改善壶腹部癌患者的生存存在一定作用[40]。AJCC 证据级别:Ⅲ级。

风险评估模型

为支持各类预测模型在临床实践中的应用,AJCC 近期发布了用于评判各类统计学预测模型的评估指南[45]。然而,目前已发表的或已被用于临床的肝胰壶腹肿瘤的任何预测模型,均尚未由"AJCC 精准医疗核心工作组"通过该指南予以评估。AJCC

未来将会对符合 AJCC 评估指南的本病种的风险预测模型予以认可。

AJCC TNM 定义

原发肿瘤(T)定义

T 分类	T 标准
TX	原发肿瘤无法评估
T0	无原发肿瘤
Tis	原位癌
T1	肿瘤局限于壶腹部或 Oddi 括约肌或肿瘤侵及 Oddi 括约肌外周(外周括约肌受累)和/或至十二指肠黏膜下层
T1a	肿瘤局限于壶腹部或 Oddi 括约肌
T1b	肿瘤侵及 Oddi 括约肌外周(外周括约肌受累)和/或至十二指肠黏膜下层
T2	肿瘤侵及十二指肠肌层固有层
T3	肿瘤直接侵及胰腺(达 0.5cm)或肿瘤延伸至胰腺超过 0.5cm,或延伸至胰腺外周或十二指肠外周组织或十二指肠浆膜但无腹腔动脉或肠系膜上动脉受累
T3a	肿瘤直接侵及胰腺(达 0.5cm)
T3b	肿瘤延伸至胰腺超过 0.5cm,或延伸至胰腺外周或十二指肠外周组织或十二指肠浆膜但无腹腔动脉或肠系膜上动脉受累
T4	肿瘤侵及腹腔动脉、肠系膜上动脉,和/或肝总动脉,无论大小

区域淋巴结(N)定义

N 分类	N 标准
NX	淋巴结转移无法评估
N0	无区域淋巴结转移
N1	伴 1~3 个区域淋巴结转移
N2	伴≥4 个淋巴结转移

远处转移(M)定义

M 分类	M 评估标准
M0	无远处转移
M1	伴远处转移

AJCC 预后分期分组

T	N	M	分期分组
Tis	N0	M0	0
T1a	N0	M0	ⅠA
T1a	N1	M0	ⅢA
T1b	N0	M0	ⅠB
T1b	N1	M0	ⅢA
T2	N0	M0	ⅠB
T2	N1	M0	ⅢA
T3a	N0	M0	ⅡA
T3a	N1	M0	ⅢA
T3b	N0	M0	ⅡB
T3b	N1	M0	ⅢA
T4	任何 N	M0	ⅢB
任何 T	N2	M0	ⅢB
任何 T	任何 N	M1	Ⅳ

肿瘤登记需收集的变量

1. 肿瘤大小
2. 淋巴结状态
3. 边缘状态
4. 组织分化
5. 组织学亚型
6. 术前或治疗前 CEA
7. 术前或治疗前 CA19-9
8. 辅助治疗

组织学分级(G)

G	G 定义
GX	分级无法评估
G1	高分化
G2	中分化
G3	低分化

组织病理学类型

壶腹部癌的组织学通常类似于肠源性腺瘤和腺癌，但与源自胰胆管的肿瘤不同。在170种纯腺癌的组织学亚型中，最常见的为肠道型腺癌（47%），其次为胰胆管亚型腺癌（24%）；较少见的为分化较差的腺癌（13%）、肠道-黏液型腺癌（8%）或浸润性乳头状型腺癌（5%）[2]。

（译者 王理伟 审校 王理伟）

参考文献

1. Adsay NV, Bagci P, Tajiri T, et al. Pathologic staging of pancreatic, ampullary, biliary, and gallbladder cancers: pitfalls and practical limitations of the current AJCC/UICC TNM staging system and opportunities for improvement. Paper presented at: Seminars in diagnostic pathology2012.
2. Ruemmele P, Dietmaier W, Terracciano L, et al. Histopathologic features and microsatellite instability of cancers of the papilla of vater and their precursor lesions. *The American journal of surgical pathology*. 2009;33(5):691–704.
3. Kim WS, Choi DW, Choi SH, Heo JS, You DD, Lee HG. Clinical significance of pathologic subtype in curatively resected ampulla of vater cancer. *Journal of surgical oncology*. Mar 2012;105(3): 266–272.
4. Perysinakis I, Margaris I, Kouraklis G. Ampullary cancer--a separate clinical entity? *Histopathology*. May 2014;64(6):759–768.
5. Ang DC, Shia J, Tang LH, Katabi N, Klimstra DS. The utility of immunohistochemistry in subtyping adenocarcinoma of the ampulla of vater. *The American journal of surgical pathology*. Oct 2014;38(10):1371–1379.
6. Al-Hawary MM, Francis IR, Chari ST, et al. Pancreatic ductal adenocarcinoma radiology reporting template: consensus statement of the Society of Abdominal Radiology and the American Pancreatic Association. *Radiology*. Jan 2014;270(1):248–260.
7. Al-Hawary MM, Kaza RK, Wasnik AP, Francis IR. Staging of pancreatic cancer: role of imaging. *Seminars in roentgenology*. Jul 2013;48(3):245–252.
8. Tamm EP, Balachandran A, Bhosale PR, et al. Imaging of pancreatic adenocarcinoma: update on staging/resectability. *Radiol Clin North Am*. May 2012;50(3):407–428.
9. Brook OR, Brook A, Vollmer CM, Kent TS, Sanchez N, Pedrosa I. Structured reporting of multiphasic CT for pancreatic cancer: potential effect on staging and surgical planning. *Radiology*. Feb 2015;274(2):464–472.
10. Marcal LP, Fox PS, Evans DB, et al. Analysis of free-form radiology dictations for completeness and clarity for pancreatic cancer staging. *Abdom Imaging*. Oct 2015;40(7):2391–2397.
11. Gottlieb R. CT Onco Primary Pancreas Mass. *RSNA Radiology Reporting Templates* 2012. Accessed 8/13/2015, 2015.
12. Tempero MA, Malafa MP, Asbun H, et al. NCCN Guidelines Version 2.2015 Pancreatic Adenocarcinoma. *NCCN Guidelines* [pdf]. 2015; http://www.nccn.org/professionals/physician_gls/pdf/pancreatic.pdf. Accessed 10/16/2015, 2015.
13. Varadhachary GR, Tamm EP, Abbruzzese JL, et al. Borderline resectable pancreatic cancer: definitions, management, and role of preoperative therapy. *Annals of surgical oncology*. Aug 2006;13(8): 1035–1046.
14. Katz MH, Crane CH, Varadhachary G. Management of borderline resectable pancreatic cancer. *Semin Radiat Oncol*. Apr 2014;24(2): 105–112.
15. Valls C, Andia E, Sanchez A, et al. Dual-phase helical CT of pancreatic adenocarcinoma: assessment of resectability before surgery. *AJR. American journal of roentgenology*. Apr 2002;178(4): 821–826.
16. Tamm EP, Loyer EM, Faria S, et al. Staging of pancreatic cancer with multidetector CT in the setting of preoperative chemoradiation therapy. *Abdom Imaging*. Sep-Oct 2006;31(5):568–574.
17. Cassinotto C, Cortade J, Belleannee G, et al. An evaluation of the accuracy of CT when determining resectability of pancreatic head adenocarcinoma after neoadjuvant treatment. *Eur J Radiol*. Apr 2013;82(4):589–593.
18. DeWitt J, Devereaux B, Chriswell M, et al. Comparison of endoscopic ultrasonography and multidetector computed tomography for detecting and staging pancreatic cancer.[see comment][summary for patients in Ann Intern Med. 2004 Nov 16;141(10):I46; PMID: 15545671]. *Annals of internal medicine*. 2004;141(10):753–763.
19. Tamm EP, Loyer EM, Faria SC, Evans DB, Wolff RA, Charnsangavej C. Retrospective analysis of dual-phase MDCT and follow-up EUS/EUS-FNA in the diagnosis of pancreatic cancer. *Abdom Imaging*. Sep-Oct 2007;32(5):660–667.
20. Nikolaidis P, Hammond NA, Day K, et al. Imaging features of benign and malignant ampullary and periampullary lesions. *Radiographics : a review publication of the Radiological Society of North America, Inc*. May-Jun 2014;34(3):624–641.
21. Kim JH, Park SH, Yu ES, et al. Visually isoattenuating pancreatic adenocarcinoma at dynamic-enhanced CT: frequency, clinical and pathologic characteristics, and diagnosis at imaging examinations. *Radiology*. Oct 2010;257(1):87–96.
22. Raman SP, Fishman EK. Abnormalities of the distal common bile duct and ampulla: diagnostic approach and differential diagnosis using multiplanar reformations and 3D imaging. *AJR. American journal of roentgenology*. Jul 2014;203(1):17–28.
23. Motosugi U, Ichikawa T, Morisaka H, et al. Detection of pancreatic carcinoma and liver metastases with gadoxetic acid-enhanced MR imaging: comparison with contrast-enhanced multi-detector row CT. *Radiology*. Aug 2011;260(2):446–453.
24. Narang AK, Miller RC, Hsu CC, et al. Evaluation of adjuvant chemoradiation therapy for ampullary adenocarcinoma: the Johns Hopkins Hospital-Mayo Clinic collaborative study. *Radiation oncology*. 2011;6:126.
25. Winter JM, Cameron JL, Olino K, et al. Clinicopathologic analysis of ampullary neoplasms in 450 patients: implications for surgical strategy and long-term prognosis. *Journal of gastrointestinal surgery : official journal of the Society for Surgery of the Alimentary Tract*. Feb 2010;14(2):379–387.
26. Partelli S, Crippa S, Capelli P, et al. Adequacy of lymph node retrieval for ampullary cancer and its association with improved staging and survival. *World journal of surgery*. Jun 2013;37(6):1397–1404.
27. Balci S, Basturk O, Saka B, et al. Substaging Nodal Status in Ampullary Carcinomas has Significant Prognostic Value: Proposed Revised Staging Based on an Analysis of 313 Well-Characterized Cases. *Annals of surgical oncology*. 2015:1–10.
28. You D, Heo J, Choi S, Choi D, Jang K-T. Pathologic t1 subclassification of ampullary carcinoma with perisphincteric or duodenal submucosal invasion: is it t1b? *Archives of pathology & laboratory medicine*. 2014;138(8):1072.
29. Hsu HP, Yang TM, Hsieh YH, Shan YS, Lin PW. Predictors for patterns of failure after pancreaticoduodenectomy in ampullary cancer. *Annals of surgical oncology*. Jan 2007;14(1):50–60.
30. Roder J, Schneider P, Stein H, Siewert J. Number of lymph node metastases is significantly associated with survival in patients with radically resected carcinoma of the ampulla of Vater. *British journal of surgery*. 1995;82(12):1693–1696.
31. Howe JR, Klimstra DS, Moccia RD, Conlon KC, Brennan MF. Factors predictive of survival in ampullary carcinoma. *Annals of surgery*. Jul 1998;228(1):87–94.
32. Qiao QL, Zhao YG, Ye ML, et al. Carcinoma of the ampulla of Vater: factors influencing long-term survival of 127 patients with resection. *World journal of surgery*. Jan 2007;31(1):137–143; discussion 144–136.
33. Kang HJ, Eo S-H, Kim SC, et al. Increased number of metastatic lymph nodes in adenocarcinoma of the ampulla of Vater as a prognostic factor: A proposal of new nodal classification. *Surgery*. 2014;155(1):74–84.
34. Klempnauer J, Ridder GJ, Pichlmayr R. Prognostic factors after

resection of ampullary carcinoma: multivariate survival analysis in comparison with ductal cancer of the pancreatic head. *The British journal of surgery*. Dec 1995;82(12):1686–1691.

35. Nakai T, Koh K, Kawabe T, Son E, Yoshkawa H, Yasutomi M. Importance of microperineural invasion as a prognostic factor in ampullary carcinoma. *British journal of Surgery*. 1997;84(10):1399–1401.
36. Willett CG, Warshaw AL, Convery K, Compton CC. Patterns of failure after pancreaticoduodenectomy for ampullary carcinoma. *Surg Gynecol Obstet*. Jan 1993;176(1):33–38.
37. Carter JT, Grenert JP, Rubenstein L, Stewart L, Way LW. Tumors of the ampulla of vater: histopathologic classification and predictors of survival. *Journal of the American College of Surgeons*. Aug 2008;207(2):210–218.
38. Todoroki T, Koike N, Morishita Y, et al. Patterns and predictors of failure after curative resections of carcinoma of the ampulla of Vater. *Annals of surgical oncology*. Dec 2003;10(10):1176–1183.
39. Allema JH, Reinders ME, van Gulik TM, et al. Results of pancreaticoduodenectomy for ampullary carcinoma and analysis of prognostic factors for survival. *Surgery*. Mar 1995;117(3):247–253.
40. Neoptolemos JP, Moore MJ, Cox TF, et al. Effect of adjuvant chemotherapy with fluorouracil plus folinic acid or gemcitabine vs observation on survival in patients with resected periampullary adenocarcinoma: the ESPAC-3 periampullary cancer randomized trial. *JAMA*. Jul 11 2012;308(2):147–156.
41. Klein F, Jacob D, Bahra M, et al. Prognostic factors for long-term survival in patients with ampullary carcinoma: the results of a 15-year observation period after pancreaticoduodenectomy. *HPB surgery : a world journal of hepatic, pancreatic and biliary surgery*. 2014;2014:970234.
42. Yamaguchi K, Enjoji M, Tsuneyoshi M. Pancreatoduodenal carcinoma: a clinicopathologic study of 304 patients and immunohistochemical observation for CEA and CA19-9. *Journal of surgical oncology*. Jul 1991;47(3):148–154.
43. Berger AC, Winter K, Hoffman JP, et al. Five year results of US intergroup/RTOG 9704 with postoperative CA 19-9 </=90 U/mL and comparison to the CONKO-001 trial. *International journal of radiation oncology, biology, physics*. Nov 1 2012;84(3):e291–297.
44. Jabbour SK, Mulvihill D. Defining the Role of Adjuvant Therapy: Ampullary and Duodenal Adenocarcinoma. Paper presented at: Seminars in radiation oncology2014.
45. Kattan MW, Hess KR, Amin MB, et al. American Joint Committee on Cancer acceptance criteria for inclusion of risk models for individualized prognosis in the practice of precision medicine. *CA: a cancer journal for clinicians*. Jan 19 2016.
46. Balachandran P, Sikora SS, Kapoor S, et al. Long-term survival and recurrence patterns in ampullary cancer. *Pancreas*. May 2006;32(4):390–395.
47. Talamini MA, Moesinger RC, Pitt HA, et al. Adenocarcinoma of the ampulla of Vater. A 28-year experience. *Annals of surgery*. May 1997;225(5):590–599; discussion 599–600.

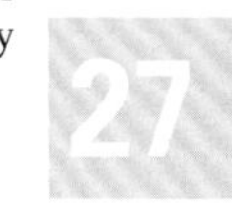

第28章　外分泌胰腺

本章摘要

适用本分期系统的肿瘤种类

胰腺导管腺癌、腺泡细胞癌、导管内乳头状黏液性肿瘤及其相关的浸润性癌、导管内管状乳头状肿瘤及其相关的浸润性癌、胶质性癌、黏液性囊性肿瘤及其相关的浸润性癌、实性假乳头状肿瘤、大细胞神经内分泌癌、小细胞神经内分泌癌和胰母细胞瘤。

不适用本分期系统的肿瘤种类

肿瘤类型	按何种类型分类	适用章节
分化较好的神经内分泌肿瘤	胰腺神经内分泌肿瘤	34

更新要点

更新	更新细节	证据级别
原发肿瘤(T)定义	T1又可细分为T1a、T1b和T1c类 理由:依据肿瘤大小分类为“微小浸润性”的较小浸润性肿瘤预后较好	Ⅲ
原发肿瘤(T)定义	T2和T3类基于浸润性肿瘤大小进行分类;不再使用胰腺外受累的定义 理由:胰腺外受累的定义难以理解,而根据肿瘤大小来定义更加客观。更改后的定义与生存期的相关性更好	Ⅱ
原发肿瘤(T)定义	T4基于动脉受累情况进行判断,删除了肿瘤可切除性地定义 理由:可切除的定义不够客观,而且受累程度可更好地定义T分类	Ⅱ
区域淋巴结(N)定义	基于阳性淋巴结的数量,淋巴结阳性疾病N1进一步细分为N1和N2 理由:基于淋巴结阳性数量可更好地对预后进行分层	Ⅱ

ICD-O-3形态学编码

编码	描述
C25.0	胰头
C25.1	胰体
C25.2	胰尾
C25.3	胰管
C25.7	胰腺其他的特定部位
C25.8	胰腺交搭跨越病灶
C25.9	胰腺,非特指

WHO肿瘤分类

编码	描述
8148	胰腺上皮内瘤变,高级别(PanIN-3)
8453	导管内乳头状黏液性肿瘤伴高度异型增生
8503	导管内管状乳头状肿瘤伴高度异型增生
8470	胰腺黏液性囊性肿瘤伴高度异型增生
8500	导管腺癌
8560	腺鳞癌
8576	肝样癌
8510	髓样癌
8480	黏液非囊性癌(胶质性癌)
8490	印戒细胞癌
8020	未分化癌
8035	未分化癌伴破骨细胞样巨细胞癌
8550	腺泡细胞癌
8551	腺泡细胞囊腺癌
8453	导管内乳头状黏液性肿瘤及其相关的浸润性癌
8503	导管内管状乳头状肿瘤及其相关的浸润性癌
8470	黏液性囊性癌肿瘤及其相关的浸润性癌
8971	胰母细胞瘤
8441	浆液性囊腺癌
8452	实性假乳头状癌

续表

编码	描述
8246	高级别神经内分泌癌
8041	小细胞神经内分泌癌
8013	大细胞神经内分泌癌
8552	混合性腺泡-导管癌
8154	混合性腺泡-神经内分泌癌
8154	混合性腺泡-神经内分泌-导管癌
8154	混合性导管-神经内分泌癌

Bosman FT, Carnerio F, Hruban RH, Theise ND, eds. World Health Organization Classification of Tumours of the Digestive System. Lyon: IARC; 2010。

概述

在美国，胰腺癌是胃肠道恶性肿瘤中第二常见的恶性肿瘤，也是成人第四大癌症相关死亡原因，据美国临床肿瘤学会报道，2015 年美国新诊胰腺癌病例约 49 000 例，因胰腺癌而死亡的人数约 41 000 人。“监测、流行病学和最终结果”(SEER)2005—2011 年的数据显示，胰腺癌的 5 年生存率为 7.2%：局部病变为 27.1%，区域性病变为 10.7%，转移性病变为 2.4%。导管腺癌为常见的胰腺癌类型。虽然存在包含系统治疗药物的多种治疗方案，手术切除仍是唯一可能治愈胰腺癌的方法，放射治疗通常也可改善患者的生存状况。胰腺癌分期依据原发肿瘤大小及其严重程度和转移范围进行判别。

解剖学

原发部位

胰腺是一种粗分的小叶性腺体，横位于后腹部，从十二指肠部延伸至脾门。胰腺分为钩状突起的胰头、胰颈、胰体和胰尾(图 28.1)。胰体的前面直接与胃后壁接触，胰体后面延伸至下腔静脉、肠系膜上静脉、脾静脉和左肾。钩状突起是胰头的一部分，延伸至肠系膜上静脉和动脉。60%～70%的胰腺癌发生于胰头部位，20%～25%的发生在胰体和胰尾部，10%～20%广泛发生在胰腺的多个部位[1]。

28

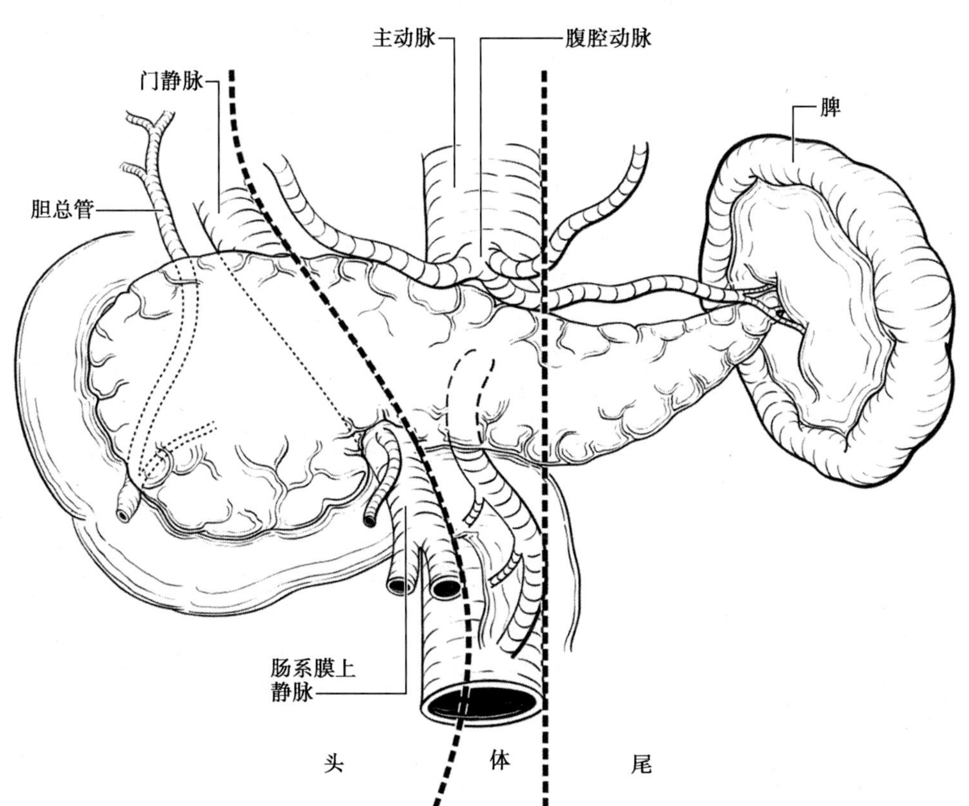

图 28.1 胰头部位的肿瘤指发生于肠系膜上静脉和门静脉汇合处右边的肿瘤。胰体部位的肿瘤指发生于肠系膜上静脉左侧边界和主动脉左侧边界之间的肿瘤。胰尾部位的肿瘤指发生于主动脉边界左侧和脾门之间的肿瘤

区域淋巴结

胰腺包绕有丰富的网状淋巴结，精确的肿瘤分期需要对切除的胰周淋巴结进行病理学评估。发生于胰头和胰颈部位的肿瘤的标准区域淋巴结和软组织切除部位包括位于胆总管、肝总动脉、门静脉、幽门、胰十二指肠拱起部位前方和后方、肠系膜上静脉和肠系膜上动脉右侧壁附近的淋巴结。对于发生在胰体和胰尾部位的肿瘤，区域淋巴结切除应包括位于肝总动脉、腹腔动脉、肠系膜动脉和脾门部位的淋巴结。肿瘤侵及的其他淋巴结群认为是远处转移。

转移部位

超过半数的胰腺癌患者在初诊时已发生远处转移。常见的转移部位为肝脏、腹膜和肺。其他部位的转移较为少见，如脑、骨骼、脐、皮肤和胃肠道部位。

分类原则

临床分期

胰腺癌临床分期所需的信息可通过体格检查和三维成像技术获得，其中三维成像技术包括三维螺旋增强计算机断层扫描（CT）或磁共振（MR）成像。内镜超声扫描（若由有经验的胃肠病专家操作）对临床分期也有帮助，并且是进行胰腺细针穿刺活检（FNA）操作的一种可选方法。对可切除的胰腺癌，标准的影像学评估包括：评估腹膜转移或肝转移；评估肠系膜上静脉和门静脉的通畅性及这些血管及其分支与肿瘤的关系；评估肿瘤与肠系膜上动脉、腹腔动脉和肝动脉的关系。若临床及影像学检查结果确定可实施手术，不必在术前进行活检，但将接受新辅助化疗的患者应接受组织穿刺活检或超声内镜（EUS）引导下 FNA 以确认诊断。若未能进行组织学诊断，血清 IgG4 水平可能有助于鉴别自体免疫性胰腺炎。

对于局部的、潜在可进行肿瘤切除的患者，可进行腹腔镜检查以排除可能的腹腔转移和肝脏表面微小转移。腹腔镜检查可检测到较小（<1cm）的腹膜或肝转移，并可能导致约 10% 的胰头部肿瘤患者的分期修改（升至Ⅳ期）。该比例在肿瘤发生于胰体和胰尾的患者中更高。术前肿瘤抗原（CA）19-9 水平显著升高（>250U/ml）会提高腹腔镜检查的检出率。

局部晚期胰腺癌行手术切除的可能性较小。即使可进行手术切除，在多数情况无法达完全切除。这种情况下，美国肝胰胆协会/肿瘤外科协会/消化学会，国际胰腺外科研究组（ISGPS）和美国癌症综合网（NCCN）提出了临界可切除肿瘤（borderline resectable tumor）的概念[2,3]。肠系膜上动脉受肿瘤侵犯但包绕血管的范围未超过 180°；肿瘤可能会侵及肝动脉的较小部分，但未侵及腹腔动脉。肠系膜上静脉/门静脉的静脉侵犯的定义为肿瘤与静脉接触伴或不伴血管挤压或狭窄，或因肿瘤包覆或癌栓造成的静脉小部分闭塞但受累部位的近端和远端的血管正常。通常应建议局部晚期肿瘤患者入组临床研究或接受新辅助治疗。

影像学检查[4~21]

增强、多相分析、薄层 MR 成像或 CT 通常是评估胰腺癌、壶腹部肿瘤和远端胆总管肿瘤分期的检查方法，并且应在采取干预措施（如活检、支架置入）前完成。MR 成像或 CT 的选择应基于可使用的设备、影像学专家的操作及读片技能以及是否伴有其他影响因素，如对造影剂过敏或伴肾功能不全（对于后者，因 MR 成像对软组织增强具优越性，故未增强的 MR 优于未增强的 CT）。需强调，成像应该在干预（支架置入、活体组织检查）之前进行以避免术后潜在的胰腺炎对分期评定的干扰。

若使用静脉造影剂，应获取胰腺强化峰值（“胰腺实质期”或“动脉晚期”）、门静脉期（肝脏强化峰值）以及静脉完全显影时的动态图像（MR 或 CT），以增加肿瘤和正常胰腺（无论壶腹、胰腺还是远端胆管起源）的对比，以及判断胰外肿瘤的范围、血管侵犯和肝转移的可能性。肝转移肿瘤病灶相比无转移的肝脏部位，通常呈低密度。薄片成像（与 CT 为 2~3mm 厚度相比，MR 的厚度已到极致）是判断血管侵入和评估潜在微小部位转移病灶的重要手段。对接受术前治疗者，上述影像学检查作为基线检查和治疗后确定患者是可接受手术切除及随访临界可切除肿瘤同样重要。

超声内镜是继 CT/MR 成像之后的补充影像学检查手段，因超声内镜相对是一种有创性的检测手段，对远处病变如肝转移、腹膜转移或手术区域外的淋巴结转移灶评估作用有限。然而，在发现较小的肿瘤和引导活检以帮助鉴别那些经 CT 和/或 MR 成像难以发现的与胰腺具有相同组织密度而难以辨别的肿瘤方面，EUS 具特殊优势。由于胰腺炎可能会降低 EUS 识别肿瘤的有效性，且支架植入会降低 EUS 判断导管断位的位置(断位位置的判断有助于活检)，故 EUS 和 EUS-FNA 也应该在 ERCP 前完成。ERCP 可帮助确定异常的导管，进一步为治疗(支架植入)和诊断(刷检)提供帮助。

基于影像学的 TNM 分期

T 分类的评估通常基于 CT 或 MR 成像轴平面上测量的肿瘤最大径。对于 MR 成像检查，应采用可有利于勾画肿瘤的序列。因胰腺炎会影响肿瘤大小的表象，故需予以排除。

肿瘤与相关血管的关系应予以报告，包括肿瘤与动脉的关系，如肠系膜上动脉、腹腔动脉、脾动脉、肝总动脉和主动脉(若肿瘤扩散至腹膜后腔)；肿瘤与静脉的关系，包括门静脉、脾静脉、脾门静脉交汇处、肠系膜上静脉及分支血管，如胃结肠干血管分支、空肠前部静脉分支和回结肠静脉分支。报告的目的是更好地提供肿瘤侵袭情况，为肿瘤完整切除可能需要的血管移植提供信息。

肿瘤和血管的关系应采用临床上易于理解的专用名词描述。如血管受肿瘤累及的程度可表述为邻接(指肿瘤对一种特定血管的累及未超过 180°)或包绕(肿瘤对周围血管的累及>180°)。CT 的多层重建和 MR 直接的多层面成像，有助于检查肿瘤和周围血管关系。在报告中也需描述肿瘤与周围脏器，如肿瘤与胃、脾、结肠、小肠及肾上腺的关系。

因所有的影像学检查在检测淋巴结微小转移病变方面的作用有限，故影像学评估行 N 分类(淋巴结)较为困难。然而，明确可疑性淋巴结的位置至关重要。若淋巴结的短径超过 1cm 或存在异常的形态学改变(如圆形、低密度或存在异质性、存在不规则边界、侵及邻近血管或组织)则认为可能转移。

最常见的肿瘤转移部位包括肝脏、腹膜、肺和骨骼，病至晚期时往往出现多个部位的转移。增强 CT 和 MR 成像对评价潜在的转移部位最为有效。潜在的肝转移或骨转移的评估 MR 成像较具优势；胸部 CT 在排除潜在的肺转移方面更具优势。

影像学报告的建议格式

随着新辅助治疗技术的发展及临界可切除肿瘤概念的使用，采用被广为认可的术语，并且对临界可切除肿瘤(无论肿瘤是否侵及脉管系统，或伴有潜在的远处转移)详细记录，有利于复诊时的比对。

详细的影像学报告应包括对以下部分的描述：

1. 原发肿瘤：部位、大小、特征(增强类型：如低密度、高密度、囊性或混合型)及对导管的影响(胆总管、主胰管)。同时还应报告是否存在可疑性合并急性胰腺炎(若存在，将对分期造成影响)或慢性胰腺炎/自身免疫性胰腺炎，因上述疾病与恶性实体瘤相似且可能与导管狭窄相关

2. 局部侵袭程度：肿瘤与局部组织的关系，用易于理解的术语如邻接、包绕和阻塞来描述肿瘤对邻近动脉(腹腔动脉、肠系膜上动脉，肝脾动脉和主动脉)和静脉(门静脉、脾静脉和肠系膜上静脉和下腔静脉，如果涉及)阻塞的累及程度

   a. 报告还应包括因实体瘤引起的血管受累程度(vs 缆绳征)，肿瘤对血管的侵袭是直接侵袭或肿瘤与血管之间存在一定距离

   b. 报告应纳入其他描述，包括脉管系统的狭窄情况、血管血栓情况及潜在的肿瘤侵袭长度

   c. 对临界可切除肿瘤及侵及肝总动脉肿瘤，应报告源自腹腔的肝总动脉是否有保留，以及保留的长度，为血管移植提供参考

   d. 如存在侧支静脉扩展或静脉曲张情况，应予以报告

   e. 应对肿瘤侵及的血管分支予以报告，如胃肠连接部位、空肠前部、肠系膜上静脉的回结肠分支。这些信息将会为相应的静脉血管移植术的移植长度和操作提供指导

3. 相关动脉变异：有关肝动脉变异(如起源于肠系膜上动脉的肝动脉)及其类型(如起源于肠系膜上动脉的副肝右动脉或肝总动脉)的信息十分重要。混杂因素，例如弓状韧带综合征，或腹腔动脉和肠系膜上动脉粥样硬化所致的腹腔动脉起始段狭窄，以及其对邻近血管的影响，对于治疗计划也很重要

4. 淋巴结受累：可疑淋巴结应该予以记录，尤其是短轴直径超过 1cm 或存在形态学异常(如圆形、低密度/存在异质性/坏死的、存在不规则边界)的淋巴结

5. 远处转移：评估应包括肝、腹膜(包括是否存在腹水)、骨骼和肺的转移状态。报告还应记录不确定的病变，特别是太小而无法定性的病变。这些

微小病变需要进一步随访检查以评估其是否进展或缓解

a. 腹水的情况应该予以记录，因腹水表明可能已出现腹膜转移；然而，报告中的内容还应该提及是否可能发生继发性腹水，如因肠系膜上静脉或门静脉狭窄或闭塞导致的腹水

6. 预期外但与疾病治疗相关的以及其他需要关注的发现也应予以报告和描述

病理学分期

胰腺部分切除（胰十二指肠切除术或远端胰腺切除术）或全切除术的肿瘤组织及其相关区域淋巴结可以为病理分期提供重要信息。对于胰十二指肠切除术的标本，应对胆管、胰腺假性囊、钩突部位、邻近部位（十二指肠或胃）和远端十二指肠部位的组织进行检测。胰腺实质边缘包括为胰管边缘、胰颈边缘和远端胰腺切除边缘。突起边缘包括肠系膜上动脉边缘、腹膜后边缘、胰腺间质层边缘、后下位边缘、深部位的边缘和周边边缘。除胰腺实质边缘外，所有的边缘应用总的胰十二指肠切除术标本进行检测。推荐采用美国病理学会（CAP）的外分泌胰腺肿瘤检查表作为胰腺切除组织病理学评价的指南（www. cap. org）。

多数的局部复发出现在钩突边缘区域的胰腺部位。该区域的软组织神经分布丰富，邻近肠系膜上动脉右侧面（图 28.2）。钩突边缘应进行染色作为标本总体评价的一部分，标本边缘进行垂直切片染色然后进行病理学分析。应记录最接近肿瘤边缘的微观检测方法。邻近钩突部位及肠系膜上静脉和门静脉的平滑区域称为血管槽或血管床。虽然临床实践中尚未普遍接受，但 CAP 指南未将此区域的后侧面（包括胰头的非钩突后表面）和前面（相应的腹膜）作为实际的手术边缘。CAP 指南推荐对上述区域肿瘤的组织学进行评价，但未做强制要求。

T 分类基于肿瘤大小来判断。对于导管内黏液性肿瘤、导管内管状乳头状肿瘤、黏液性囊性肿瘤相关的浸润性肿瘤，T 分类主要基于浸润性肿瘤成分的大小进行判别。上述浸润性癌通常较小且预后较好。这些肿瘤被称为微小浸润性癌，其定义标准较多。T1 的亚组（T1a、T1b 和 T1c）为这些微小浸润癌的描述提供了客观标准，这些亚组分层已纳入当前分期系统。基于近期对各大型数据库的分

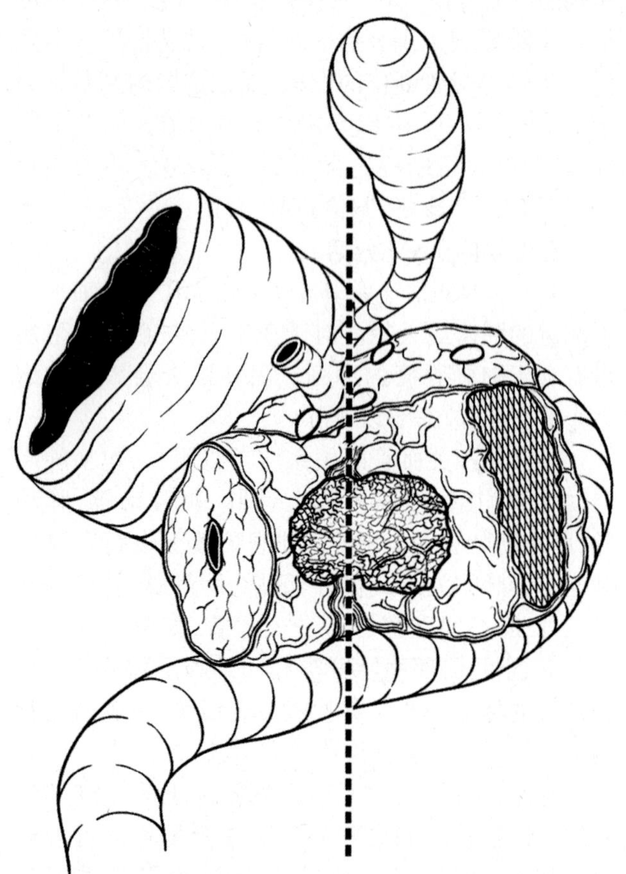

图 28.2 腹膜后胰腺边缘（阴影部分，也指肠系膜或钩突边缘）由包括邻近肠系膜上动脉的周围神经组织的软组织组成

析结果，当前分期系统的界值采用≤2cm、>2cm 至 4cm 和>4cm 作为 T1～T3 分类的定义。胰腺癌 T4 定义为伴有肠系膜上动脉、腹腔动脉、和/或肝总动脉侵及，多数情形下认为不可进行肿瘤手术切除者。以上情形通常可用过影像学或超声内镜诊断，因此 T4 的诊断并非基于手术切除标本的病理学检测所获。胰头腺癌往往直接侵及至肝胰壶腹、胰腺内的胆总管、十二指肠、腹膜和胰腺周围软组织。胰体和胰尾部位的腺癌常常直接侵及至胃、脾、左肾上腺和腹膜。在未侵及动脉（腹腔动脉、肠系膜上动脉、肝总动脉）的情况下，T 分类主要基于肿瘤大小来判别，可不考虑对邻近器官或静脉的侵及情况。T 分类的定义将不再包含胰腺外侵犯的信息。因胰腺外并无胰腺囊，胰腺和胰腺外软组织之间的区别常常受肿瘤纤维变性及慢性胰腺炎的影响，故胰腺外侵犯难以确定。

多项研究结果显示，伴淋巴结受累（无论直接侵及还是转移至胰腺周围淋巴结）者预后均较差[27]。因此，对标本中尽可能多的区域淋巴结进行鉴别和

评估十分重要。基于生存数据和对手术切除标本中可检测淋巴结数量的分析结果显示，准确定义肿瘤的 N0 分类需至少评价 12 个淋巴结[28,29]。近期研究显示，淋巴结阳性的总数量和/或淋巴结比(LNR)是较强的预后预测因素[30~33]。在可获得足够数量淋巴结评价的情况下，阳性淋巴结总数量对预后的预测较淋巴结比更具优势[32,34]。因此，与其他胃肠道部位肿瘤类似，胰腺癌 N 分类增加了关于淋巴结阳性个数的分类。虽然各研究中所采用的界值不同[31,32,34]，本分期系统基于可获得的数据采用的界值为 0 个、1~3 个和≥4 个[34,35]。虽然不必对区域淋巴结进行解剖学分区，但基于不同手术部位清除的淋巴结应予以单独报告。若存在实质性腹膜癌(即使仅局限于微小区域)和腹微观检测发现的腹水，则应定义为 M1 类。

未出现转移的局部胰腺腺癌患者术后的长期生存率约达 27%，中位生存期介于 12~20 个月。伴区域淋巴结转移但未出现远处转移患者，肿瘤切除后的 5 年生存率约为 11%，中位生存期介于 6~10 个月。存在肿瘤转移患者的生存期仅为 3~6 个月，且生存期的长短取决于肿瘤转移范围、总体健康状态及对全身治疗的反应。

预后因素

分期所需的预后因素

除用于界定 T、N 与 M 分类的因素外，分期分组无需其他预后因素。

其他重要临床预后因素

内脏动脉侵犯

随着血管手术技术的提高，开展了大量针对 T4 胰腺癌患者动脉切除和重建的研究[36,37]。这些研究结果提示了两大特征：首先，与未出现血管侵犯或静脉切除和重建相比，动脉切除和重建术仍然具有较高的致病率和死亡率；其次，对围术期后仍生存者，伴动脉侵犯者的长期生存期(1 年、3 年和 5 年)不及无动脉侵犯并接受手术者或伴静脉侵犯并记手静脉切除和重建者。然而，较同样伴有动脉侵犯但未行切除者，接受手术者的长期生存期具有一定优势。所以对于切除手术，目前认为存在腹腔动脉和/肠系膜上动脉侵犯至少是一种相对禁忌证。若计划开展，动脉切除和重建应在专科癌症中心由具有经验的专家实施。AJCC 证据级别：Ⅱ级。

术前 CA 19-9 水平

CA19-9 是美国食品药品管理局批准的唯一可用于胰腺导管腺癌的血清生物标志物，但 CA19-9 在其特异性和敏感性方面均存在一定的不足，约 15%的人群不产生 CA19-9(sialyl Lewis a)抗原。然而，CA19-9 对于局部和转移性肿瘤仍是一种有用的预后标志物[38,39]。部分研究报告结果提示，术前 CA19-9 升高与计划接受手术的患者在腹腔镜检查中发现隐匿性转移病灶的概率相关[40]。在无肿瘤转移的情况下，术前 CA19-9 水平也是预测是否可切除肿瘤的有效因素。多项研究结果显示，CA19-9 升高提示具较高的病理学分期和较差的预后[41]。此外，术后 CA19-9 水平与患者生存具相关性，并在辅助治疗相关的随机临床研究中被用来作为分层变量。AJCC 证据级别：Ⅱ级。

28

切除的完整性

钩突边缘为钩突与肠系膜上动脉连接部位的平面区域。因钩突与肠系膜上动脉间仅有少量的连接组织，且腹腔动脉被神经和淋巴丛包绕，该边缘是肿瘤微小病灶侵及胰头的最高风险部位[42]。若肿瘤与该边缘接触或不足 1mm，即认为是边缘阳性，一些研究显示，上述情况肿瘤的复发概率相似[43~46]。接受不完全切除术且钩突边缘阳性的患者，在生存方面较接受联合放化疗者类似。虽然手术切除并非 TNM 分期系统的内容，但因手术切除对预后具有一定的意义，病理报告应对如下方面予以报告：完全切除伴切除边缘肉眼观察和显微镜下观察均阴性(R0)、切缘肉眼观察为阴性但显微镜下观察呈阳性(R1)，或切缘肉眼和显微镜下观察均呈阳性(R2)。一些专家组认为非钩突后表面、前表面和血管槽(相应的肠系膜上静脉和门静脉)是可切除的边缘，但 CAP 或 AJCC 认为其并非真正的可切除边缘。因为这些表面的侵犯可能对预后具有影像，故推荐在病理报告中纳入上述信息。AJCC 证据级别：Ⅱ级。

新辅助治疗后肿瘤的缓解

随着对胰腺导管腺癌新辅助治疗的深入研究，肿瘤术前化疗和/或放疗后的肿瘤缓解程度的评估尤为重要。CAP 指南推荐采用与直肠癌相类似的四级分级系统（即改良的 Ryan 系统）对胰腺切除术后标本中微小肿瘤病灶予以评估。AJCC 证据级别：Ⅱ级。

组织学特征（分化、神经旁侵犯、淋巴管侵犯）

较分期而言组织学特征对胰腺癌的预后影响较小。部分组织学参数，如高级别（低分化型）、神经旁侵及、淋巴管侵犯和肌肉血管侵犯，对患者预后具不利的影响，这些参数应在病理报告中予以记录[48~50]。神经旁和淋巴管侵犯也是新辅助治疗后的重要预后因素。AJCC 证据级别：Ⅱ级。

风险评估模型

为支持各类预测模型在临床实践中的应用，AJCC 近期发布了用于评判各类统计学预测模型的评估指南[52]。然而，目前已发表的或已被用于临床的任何胰腺癌相关的预测模型，均尚未由“AJCC 精准医疗核心工作组”通过该指南予以评估。AJCC 未来将会对符合 AJCC 评估指南的本病种的风险预测模型予以认可。

AJCC TNM 定义

原发肿瘤（T）定义

T 分类	T 标准
TX	原发肿瘤无法评估
T0	无原发肿瘤
Tis	原位癌（包括高级别的胰腺上皮内瘤变（PanIn-3），导管内乳头状黏液性肿瘤伴高度异型增生、导管内管状乳头状肿瘤伴高度异型增生和胰腺黏液性囊性肿瘤伴高度异型增生）
T1	肿瘤最大径≤2cm
T1a	肿瘤最大径≤0.5cm
T1b	肿瘤最大径>0.5cm 且≤1cm
T1c	肿瘤最大径>1cm 且≤2cm
T2	肿瘤最大径>2cm 且≤4cm
T3	肿瘤最大径>4cm
T4	侵及腹腔动脉、肠系膜上动脉、和/或肝总动脉，无论肿瘤大小

区域淋巴结（N）定义

N 分类	N 标准
NX	淋巴结转移无法评估
N0	无区域淋巴结转移
N1	伴 1~3 个淋巴结转移
N2	伴 4 个及以上区域淋巴结转移

远处转移（M）定义

M 分类	M 标准
M0	无远处转移
M1	伴远处转移

AJCC 预后分期分组

T	N	M	分期分组
Tis	N0	M0	0
T1	N0	M0	ⅠA
T1	N1	M0	ⅡB
T1	N2	M0	Ⅲ
T2	N0	M0	ⅠB
T2	N1	M0	ⅡB
T2	N2	M0	Ⅲ
T3	N0	M0	ⅡA
T3	N1	M0	ⅡB
T3	N2	M0	Ⅲ
T4	任何 N	M0	Ⅲ
任何 T	任何 N	M1	Ⅳ

肿瘤登记需收集的变量

1. 术前 CA 19-9 水平
2. 术前胚胎抗原（CEA）水平

组织学分级（G）

导管腺癌的分级推荐采用世界卫生组织建议的 Kloeppel 分级系统[59]。该系统基于腺管结构的分化、黏液分泌、核分裂和核多形性进行分级。

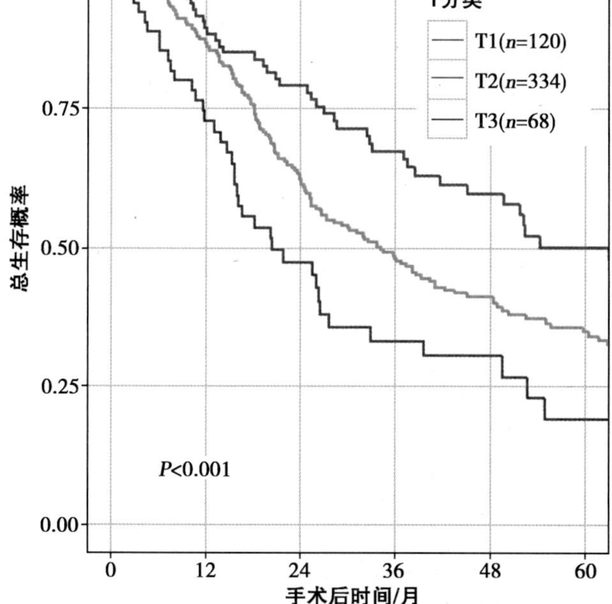

图 28.3　525 名淋巴结阴性的胰腺癌患者术后根据 T 分类的生存曲线。基于《AJCC 癌症分期指南》第 8 版标准分层。数据源自 Allen 等[26]

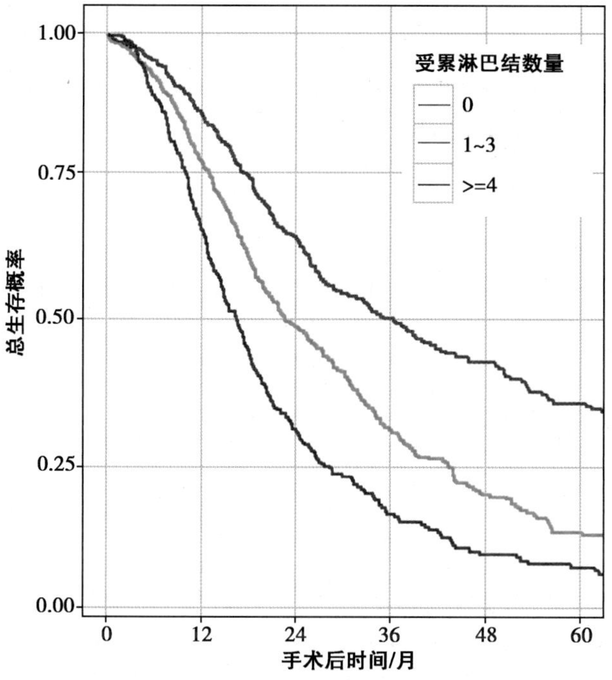

图 28.4　1 551 例完成 R0 切除患者根据受累及淋巴结数量的生存期。基于《AJCC 癌症分期指南》第 8 版标准分层。数据引自 Allen 等[26]

若同一肿瘤中的上述生物学特征存在差异，则仅报告最高分级。病理分级对预后具一定参考意义，3 级为不良预后因素[53~55]。此外，其他曾被报道的数种分级系统目前尚未被广泛采纳。

G	G 定义
GX	分级无法评估
G1	高分化
G2	中分化
G3	低分化

组织病理学类型

胰腺浸润性导管腺癌的特征为具有侵袭性、促结缔组织增生性反应、通常伴周围神经和血管侵及。腺泡细胞癌占所有胰腺癌不及 2%，由分化的腺泡细胞组成。与导管内乳头状黏液性肿瘤相关的浸润性癌包括导管腺癌和胶样癌。

（译者　王理伟　审校　王理伟）

参考文献

1. McIntyre CA, Winter JM. Diagnostic Evaluation and Staging of Pancreatic Ductal Adenocarcinoma. Paper presented at: Seminars in oncology; 2015.
2. Vauthey JN, Dixon E. AHPBA/SSO/SSAT Consensus Conference on Resectable and Borderline Resectable Pancreatic Cancer: rationale and overview of the conference. *Annals of surgical oncology*. Jul 2009;16(7):1725–1726.
3. Callery MP, Chang KJ, Fishman EK, Talamonti MS, William Traverso L, Linehan DC. Pretreatment assessment of resectable and borderline resectable pancreatic cancer: expert consensus statement. *Annals of surgical oncology*. Jul 2009;16(7):1727–1733.
4. Al-Hawary MM, Francis IR, Chari ST, et al. Pancreatic ductal adenocarcinoma radiology reporting template: consensus statement of the Society of Abdominal Radiology and the American Pancreatic Association. *Radiology*. Jan 2014;270(1):248–260.
5. Al-Hawary MM, Kaza RK, Wasnik AP, Francis IR. Staging of pancreatic cancer: role of imaging. *Seminars in roentgenology*. Jul 2013;48(3):245–252.
6. Tamm EP, Balachandran A, Bhosale PR, et al. Imaging of pancreatic adenocarcinoma: update on staging/resectability. *Radiol Clin North Am*. May 2012;50(3):407–428.
7. Brook OR, Brook A, Vollmer CM, Kent TS, Sanchez N, Pedrosa I. Structured reporting of multiphasic CT for pancreatic cancer: potential effect on staging and surgical planning. *Radiology*. Feb 2015;274(2):464–472.
8. Marcal LP, Fox PS, Evans DB, et al. Analysis of free-form radiology dictations for completeness and clarity for pancreatic cancer staging. *Abdom Imaging*. Oct 2015;40(7):2391–2397.
9. Gottlieb R. CT Onco Primary Pancreas Mass. *RSNA Radiology Reporting Templates* 2012. Accessed 8/13/2015, 2015.
10. Tempero MA, Malafa MP, Asbun H, et al. NCCN Guidelines Version 2.2015 Pancreatic Adenocarcinoma. *NCCN Guidelines* [pdf]. 2015; http://www.nccn.org/professionals/physician_gls/pdf/pancreatic.pdf. Accessed 10/16/2015, 2015.
11. Varadhachary GR, Tamm EP, Abbruzzese JL, et al. Borderline resectable pancreatic cancer: definitions, management, and role of preoperative therapy. *Annals of surgical oncology*. Aug 2006;13(8):1035–1046.
12. Katz MH, Crane CH, Varadhachary G. Management of borderline resectable pancreatic cancer. *Semin Radiat Oncol*. Apr 2014;24(2):105–112.

13. Valls C, Andia E, Sanchez A, et al. Dual-phase helical CT of pancreatic adenocarcinoma: assessment of resectability before surgery. *AJR. American journal of roentgenology*. Apr 2002;178(4):821–826.
14. Tamm EP, Loyer EM, Faria S, et al. Staging of pancreatic cancer with multidetector CT in the setting of preoperative chemoradiation therapy. *Abdom Imaging*. Sep-Oct 2006;31(5):568–574.
15. Cassinotto C, Cortade J, Belleannee G, et al. An evaluation of the accuracy of CT when determining resectability of pancreatic head adenocarcinoma after neoadjuvant treatment. *Eur J Radiol*. Apr 2013;82(4):589–593.
16. DeWitt J, Devereaux B, Chriswell M, et al. Comparison of endoscopic ultrasonography and multidetector computed tomography for detecting and staging pancreatic cancer.[see comment][summary for patients in Ann Intern Med. 2004 Nov 16;141(10):I46; PMID: 15545671]. *Annals of internal medicine*. 2004;141(10):753–763.
17. Tamm EP, Loyer EM, Faria SC, Evans DB, Wolff RA, Charnsangavej C. Retrospective analysis of dual-phase MDCT and follow-up EUS/EUS-FNA in the diagnosis of pancreatic cancer. *Abdom Imaging*. Sep-Oct 2007;32(5):660–667.
18. Nikolaidis P, Hammond NA, Day K, et al. Imaging features of benign and malignant ampullary and periampullary lesions. *Radiographics: a review publication of the Radiological Society of North America, Inc*. May-Jun 2014;34(3):624–641.
19. Kim JH, Park SH, Yu ES, et al. Visually isoattenuating pancreatic adenocarcinoma at dynamic-enhanced CT: frequency, clinical and pathologic characteristics, and diagnosis at imaging examinations. *Radiology*. Oct 2010;257(1):87–96.
20. Raman SP, Fishman EK. Abnormalities of the distal common bile duct and ampulla: diagnostic approach and differential diagnosis using multiplanar reformations and 3D imaging. *AJR. American journal of roentgenology*. Jul 2014;203(1):17–28.
21. Motosugi U, Ichikawa T, Morisaka H, et al. Detection of pancreatic carcinoma and liver metastases with gadoxetic acid-enhanced MR imaging: comparison with contrast-enhanced multi-detector row CT. *Radiology*. Aug 2011;260(2):446–453.
22. Adsay NV, Bagci P, Tajiri T, et al. Pathologic staging of pancreatic, ampullary, biliary, and gallbladder cancers: pitfalls and practical limitations of the current AJCC/UICC TNM staging system and opportunities for improvement. Paper presented at: Seminars in diagnostic pathology; 2012.
23. Winter JM, Jiang W, Basturk O, et al. Recurrence and Survival After Resection of Small Intraductal Papillary Mucinous Neoplasm-associated Carcinomas (</=20-mm Invasive Component): A Multi-institutional Analysis. *Annals of surgery*. Apr 2016;263(4): 793–801.
24. Oliva I, Bandyopadhyay S, Coban I, et al. Peripancreatic soft tissue involvement by pancreatic ductal adenocarcinomas: incidence, patterns and significance. *Laboratory Investigation*. Jan 2009;89(Supplement 1s) Supp:318A–319A.
25. Saka B, Balci S, Basturk O, et al. Pancreatic Ductal Adenocarcinoma is Spread to the Peripancreatic Soft Tissue in the Majority of Resected Cases, Rendering the AJCC T-Stage Protocol (7th Edition) Inapplicable and Insignificant: A Size-Based Staging System (pT1: </=2, pT2: >2-</=4, pT3: >4 cm) is More Valid and Clinically Relevant. *Annals of surgical oncology*. Jan 29 2016.
26. Allen PJ, Kuk D, Fernandez-Del Castillo C, et al. Multi-Institutional validation study of the American Joint Commission on Cancer (8th edition) changes for T and N staging in patients with pancreatic adenocarcinoma. *Annals of surgery*. May 2016; http://www.ncbi.nlm.nih.gov/pubmed/?term=allen+kuk+castillo+2016 [Epub ahead of print].
27. Konstantinidis IT, Deshpande V, Zheng H, et al. Does the mechanism of lymph node invasion affect survival in patients with pancreatic ductal adenocarcinoma? *Journal of Gastrointestinal Surgery*. 2010;14(2):261–267.
28. Schwarz RE, Smith DD. Extent of lymph node retrieval and pancreatic cancer survival: information from a large US population database. *Annals of surgical oncology*. Sep 2006;13(9):1189–1200.
29. Tomlinson JS, Jain S, Bentrem DJ, et al. Accuracy of staging node-negative pancreas cancer: a potential quality measure. *Archives of surgery*. Aug 2007;142(8):767–723; discussion 773–764.
30. Berger AC, Watson JC, Ross EA, Hoffman JP. The Metastatic/Examined Lymph Node Ratio Is an Important Prognostic Factor After Pancreaticoduodenectomy for Pancreatic Adenocarcinoma/DISCUSSION. *The American surgeon*. 2004;70(3):235.
31. Riediger H, Keck T, Wellner U, et al. The lymph node ratio is the strongest prognostic factor after resection of pancreatic cancer. *Journal of gastrointestinal surgery*. 2009;13(7):1337–1344.
32. Murakami Y, Uemura K, Sudo T, et al. Number of metastatic lymph nodes, but not lymph node ratio, is an independent prognostic factor after resection of pancreatic carcinoma. *Journal of the American College of Surgeons*. 2010;211(2):196–204.
33. Hartwig W, Hackert T, Hinz U, et al. Pancreatic cancer surgery in the new millennium: better prediction of outcome. *Annals of surgery*. Aug 2011;254(2):311–319.
34. Strobel O, Hinz U, Gluth A, et al. Pancreatic adenocarcinoma: number of positive nodes allows to distinguish several N categories. *Annals of surgery*. 2015;261(5):961–969.
35. Olca B, Burcu S, Serdar B, al. E. Substaging of lymph node status in resected pancreatic ductal adenocarcinoma has strong prognostic correlations: proposal for a revised N classification for TNM staging. *Annals of surgical oncology*. In press.
36. Mollberg N, Rahbari NN, Koch M, et al. Arterial resection during pancreatectomy for pancreatic cancer: a systematic review and meta-analysis. *Annals of surgery*. Dec 2011;254(6):882–893.
37. Gurusamy KS, Kumar S, Davidson BR, Fusai G. Resection versus other treatments for locally advanced pancreatic cancer. *Cochrane Database Syst Rev*. 2014;2:CD010244.
38. Tempero MA, Uchida E, Takasaki H, Burnett DA, Steplewski Z, Pour PM. Relationship of carbohydrate antigen 19-9 and Lewis antigens in pancreatic cancer. *Cancer Res*. Oct 15 1987;47(20):5501–5503.
39. Humphris JL, Chang DK, Johns AL, et al. The prognostic and predictive value of serum CA19.9 in pancreatic cancer. *Ann Oncol*. Jul 2012;23(7):1713–1722.
40. Maithel SK, Maloney S, Winston C, et al. Preoperative CA 19-9 and the yield of staging laparoscopy in patients with radiographically resectable pancreatic adenocarcinoma. *Annals of surgical oncology*. Dec 2008;15(12):3512–3520.
41. Ferrone CR, Finkelstein DM, Thayer SP, Muzikansky A, Fernandez-del Castillo C, Warshaw AL. Perioperative CA19-9 levels can predict stage and survival in patients with resectable pancreatic adenocarcinoma. *Journal of clinical oncology*. 2006;24(18):2897–2902.
42. Evans DB, Farnell MB, Lillemoe KD, Vollmer C, Jr., Strasberg SM, Schulick RD. Surgical treatment of resectable and borderline resectable pancreas cancer: expert consensus statement. *Annals of surgical oncology*. Jul 2009;16(7):1736–1744.
43. Campbell F, Smith RA, Whelan P, et al. Classification of R1 resections for pancreatic cancer: the prognostic relevance of tumour involvement within 1 mm of a resection margin. *Histopathology*. 2009;55(3):277–283.
44. Van den Broeck A, Sergeant G, Ectors N, Van Steenbergen W, Aerts R, Topal B. Patterns of recurrence after curative resection of pancreatic ductal adenocarcinoma. *European journal of surgical oncology: the journal of the European Society of Surgical Oncology and the British Association of Surgical Oncology*. Jun 2009;35(6):600–604.
45. Verbeke CS, Menon KV. Redefining resection margin status in pancreatic cancer. *HPB: the official journal of the International Hepato Pancreato Biliary Association*. Jun 2009;11(4):282–289.
46. Schlitter AM, Esposito I. Definition of microscopic tumor clearance (r0) in pancreatic cancer resections. *Cancers (Basel)*. 2010;2(4):2001–2010.
47. Ryan R, Gibbons D, Hyland JM, et al. Pathological response following long-course neoadjuvant chemoradiotherapy for locally advanced rectal cancer. *Histopathology*. Aug 2005;47(2):141–146.
48. Garcea G, Dennison AR, Ong SL, et al. Tumour characteristics predictive of survival following resection for ductal adenocarcinoma of the head of pancreas. *European journal of surgical oncology: the journal of the European Society of Surgical Oncology and the*

British Association of Surgical Oncology. Sep 2007;33(7):892–897.

49. Chen JW, Bhandari M, Astill DS, et al. Predicting patient survival after pancreaticoduodenectomy for malignancy: histopathological criteria based on perineural infiltration and lymphovascular invasion. *HPB: the official journal of the International Hepato Pancreato Biliary Association*. Mar 2010;12(2):101–108.
50. Chatterjee D, Katz MH, Rashid A, et al. Perineural and Intra-neural Invasion in Posttherapy Pancreaticoduodenectomy Specimens Predicts Poor Prognosis in Patients with Pancreatic Ductal Adenocarcinoma. *The American journal of surgical pathology*. 2012;36(3):409.
51. Chatterjee D, Rashid A, Wang H, et al. Tumor invasion of muscular vessels predicts poor prognosis in patients with pancreatic ductal adenocarcinoma who have received neoadjuvant therapy and pancreaticoduodenectomy. *The American journal of surgical pathology*. Apr 2012;36(4):552–559.
52. Kattan MW, Hess KR, Amin MB, et al. American Joint Committee on Cancer acceptance criteria for inclusion of risk models for individualized prognosis in the practice of precision medicine. *CA: a cancer journal for clinicians*. Jan 19 2016.
53. Giulianotti PC, Boggi U, Fornaciari G, et al. Prognostic value of histological grading in ductal adenocarcinoma of the pancreas. Kloppel vs TNM grading. *International journal of pancreatology: official journal of the International Association of Pancreatology*. Jun 1995;17(3):279–289.
54. Adsay NV, Basturk O, Bonnett M, et al. A proposal for a new and more practical grading scheme for pancreatic ductal adenocarcinoma. *The American journal of surgical pathology*. Jun 2005;29(6):724–733.
55. Bosman FT, Carneiro F, Hruban RH, Theise ND. *WHO classification of tumours of the digestive system*. World Health Organization; 2010.
56. Robinson S, Rahman A, Haugk B, et al. Metastatic lymph node ratio as an important prognostic factor in pancreatic ductal adenocarcinoma. *European Journal of Surgical Oncology (EJSO)*. 2012;38(4):333–339.

第六篇

神经内分泌瘤

专家组成员

Members of the Neuroendocrine Tumors Expert Panel

Elliot Asare, MD
Emily K. Bergsland, MD, FCAP – Vice Chair
James Brierley, BSc, MB, FRCP, FRCR, FRCP(C) – UICC Representative
David Bushnell, MD
Robert Jensen, MD
Michelle Kim, MD, MSc
David Klimstra, MD
Eric Liu, MD
Eric Nakakura, MD, PhD, FACS
Thomas O'Dorisio, MD
Rodney Pommier, MD
John Ramage, MD, PhD
Diane Reidy-Lagunes, MD
Guido Rindi, MD, PhD
Frances Ross, CTR – Data Collection Core Representative
Richard Schilsky, MD, FACP, FASCO – Editorial Board Liaison
Jonathan Strosberg, MD
Laura Tang, MD, PhD – CAP Representative
Aaron Vinik, MD, PhD, FCP, MACP, FACE
Yi-Zarn Wang, DDS, MD, FACS
Edward Wolin, MD
Eugene Woltering, MD, FACS – Chair
Rebecca Wong, MBChB, MSc, FRCP

第 29 章 胃神经内分泌瘤

本章摘要

适用本分期系统的肿瘤种类

胃"类癌"肿瘤(神经内分泌瘤 G1、G2 及少见的高分化 G3)。

不适用本分期系统的肿瘤种类

肿瘤类型	按何种类型分类	适用章节
高级别神经内分泌癌(NEC)	胃	17
混合腺神经内分泌癌	胃	17

更新要点

更新	更新细节	证据级别
预后分期分组	简化了Ⅰ~Ⅳ期的分组,如取消了 AB 亚组	Ⅱ
临床诊治推荐的其他因素	增加了促胃液素作为临床治疗推荐的附加因素	Ⅱ
临床诊治的新预后因素	增加了胰抑素作为新型的预后因素	Ⅱ

ICD-O-3 解剖学编码

编码	描述
C16.0	贲门
C16.1	胃底
C16.2	胃体
C16.3	胃窦
C16.4	幽门
C16.5	胃小弯
C16.6	胃大弯
C16.8	胃交搭跨越病灶
C16.9	胃,未特指

WHO 肿瘤分类

编码	描述
8240	神经内分泌瘤(NET)G1(类癌)
8249	NET G2

Bosman FT, Carneiro F, Hruban RH, Theise ND, eds. World Health Organization Classification of Tumours of the Digestive System. Lyon: IARC; 2010。

概述

美国监测、流行病学与最终结果(SEER)数据库 1973—2012 年的数据调查统计表明,2012 年美国高分化胃神经内分泌瘤(NET)的发病率为 0.4/100 000[1]。自 1973 年以来,发病率以每年大约 9% 的速度增长。这类肿瘤发病率高增长的原因可能在于病理学家和临床医师对该病意识增强以及更为先进的诊断工具。NET 总体而言略好发于女性(55%),但胃 NET 在女性中的发病偏向更为明显(64.3%)。胃 NET 也可能作为家族性综合征的一个组成部分而存在,比如多发性内分泌肿瘤(MEN)[2,3]。检测血中促胃液素水平和胃液 pH 值可能有助于进一步区分胃 NET 类型。胃 NET 可被细分为 NET Ⅰ~Ⅲ型。

1. Ⅰ型胃 NET(约 80%~90%)发生于高促胃液素血症环境,较少发生转移(约 1%~3%),患者的 5 年总生存率约达 100%。Ⅰ型胃 NET 与反映胃酸较少或缺乏(pH 值接近中性)的胃液 pH 值密切相关[4,5]。

2. Ⅱ型胃 NET 较为少见(约 5%~7%),可能发生于高促胃液素血症的 MEN1 综合征中,较Ⅰ型胃 NET 侵袭性更强(10%~30%转移,患者 5 年总生存率为 60%~90%)。因Ⅱ型胃 NET 是佐林格-埃利森综合征(Zollinger-Ellison syndrome)变种,内镜检查时检测到的胃 pH 值通常极低(高胃酸)[4,5]。生长抑素类似物有助于控制Ⅰ型或Ⅱ型胃 NET 的高促胃液素血症[6,7]。

3. Ⅲ型胃 NET 发生在正常促胃液素环境中,约占胃 NET 的 10%~15%,易发生转移(50%),患者 5 年总生存率不及 50%。关于人类肠嗜铬细胞转化机制的生物学信息很少。Ⅲ型胃 NET 中促胃液素和胃液 pH 值通常正常[4]。

解剖学

原发部位

大部分胃 NET(尤其是Ⅰ型和Ⅱ型)源自胃底腺体。SEER 数据库中 13 601 例胃、肠、胰 NET(GEP-NET)中,约 13%为胃 NET[1]。

区域淋巴结

胃肠器官由丰富的淋巴网络包围(图 29.1),NET 通过淋巴系统或血管播散同可能性一致。

胃

- 胃大弯:大弯、大网膜、胃十二指肠、胃网膜、幽门和胰十二指肠淋巴结
- 胰腺和脾区域:胰脾、胰腺周围和脾淋巴结
- 胃小弯:小弯、小网膜、胃左、贲门食管、肝总、腹腔和肝十二指肠淋巴结

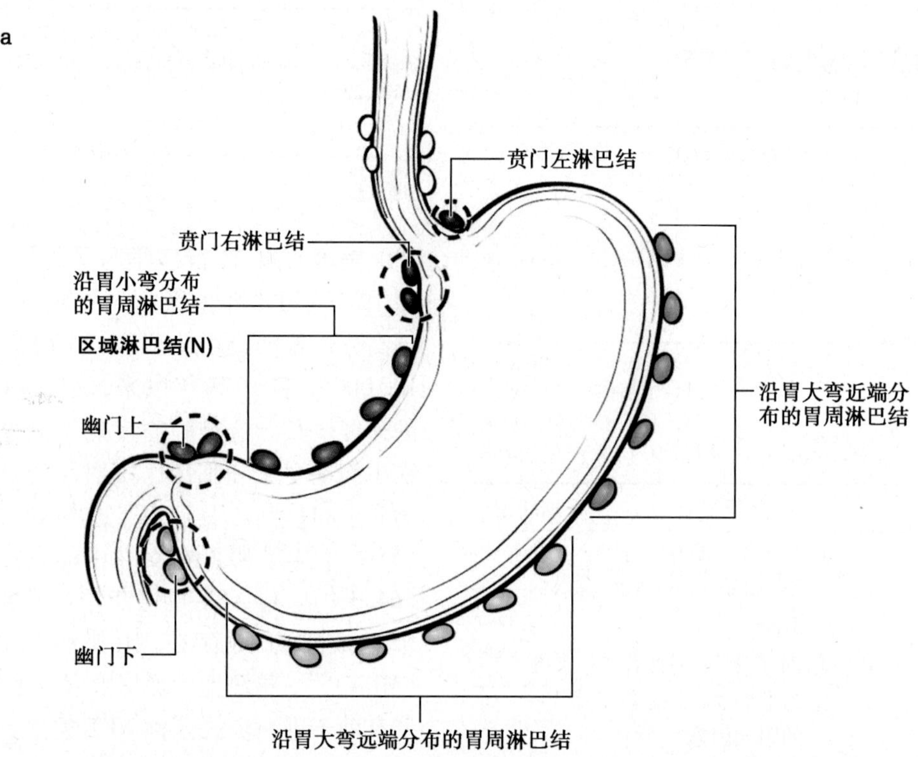

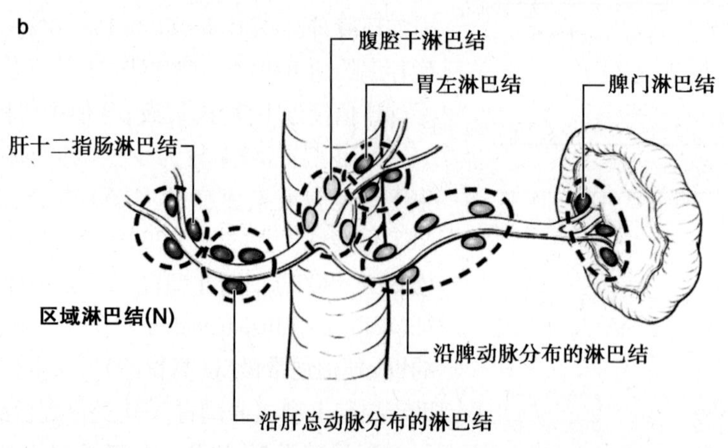

图 29.1　胃神经内分泌肿瘤区域淋巴结

转移部位

高分化胃 NET 最常见的转移部位包括区域和远处淋巴结(5.2%)、肝脏(2.8%)、肺(0.3%)和骨骼(0.1%)[1]。

分类原则

临床分期

临床分期基于原发肿瘤的解剖部位和激素活性，并可在治疗前通过临床检查明确。临床检查包括病史采集、体格检查、胃液 pH 值和常规实验室检查。胃 NET 的生化标志物包括血清促胃液素水平和抗壁细胞抗体或抗内因子抗体。目前，嗜铬粒蛋白 A(CgA)是广泛应用的胃 NET 的生物标志物，为通用的 NET 标志物，可反映肿瘤负荷并监测对治疗的反应。CgA 的升高与不良预后相关[5,8]。然而，CgA 升高也会出现在其他情况或使用质子泵抑制剂(PPI)治疗的患者中[3,9,10]。此外，胰抑素因不受 PPI 使用或恶性贫血的影响，可能是 NET 更为可靠的生化标志物[2,9]。在Ⅰ型胃 NET 和 PPI 诱导的神经内分泌细胞增生中胰抑素应是正常的，而在Ⅱ型胃泌素瘤相关的胃 NET 中则应升高。部分研究结果显示，若Ⅱ型胃 NET 发生转移，胰抑素通常升高[4]。然而，胰抑素作为 NET 生物标志物的应用还有待前瞻性研究结果的验证。胃液 pH 值检查有助于理解和区分胃 NET 的亚型。

胃镜可以识别 Treitz 韧带以上的病变[2]。因超声内镜不但可辨别黏膜下层病灶，且便于分期和引导细针穿刺(FNA)组织学活检，因此超声内镜是胃 NET 诊断和术前评估的高敏感性的技术[2,8]。内镜黏膜下切除为切除小病灶(Ⅰ型胃 NET)提供了一个简单易行的手段。

影像学

对于小于 2cm 的Ⅰ型胃 NET，需行食管胃十二指肠镜和 EUS 检查。对大于 2cm 的Ⅰ型胃 NET 以及Ⅱ、Ⅲ型胃 NET，磁共振(MR)成像或电子计算机断层扫描(CT)分别在排除肝内和肝外转移灶中起着极其重要的作用。上述影像学检查的中位检出率和敏感性约 80%[2,8]。基于 MR 成像和 CT 扫描分别在肝内、外转移灶检测中的敏感性和特异性，推荐分期时两种检测均应使用。利用铟-111 喷曲肽(Octreoscan™)进行生长抑素受体成像对发现原发和转移肿瘤具高度的敏感性和特异性(80%～90%)[11]。然而，更多的临床研究结果显示，镓同位素标记的奥曲肽 PET/CT 对于检测 NET 病变部位较 Octreoscan™ 成像更为精确[12~14]。最近，镓-奥曲肽显像已经获美国食品药品管理局批准。

病理学分期

病理分期基于手术探查及切除的原发病灶，以及可能切除的淋巴结和远处转移灶。病理分期对以上标本需仔细检查并报告。

再分期

胃 NET 分期可使用前缀“r”来描述肿瘤治疗后经过无疾病间歇期后的复发状态(rTNM)。

预后因素

分期所需的预后因素

除用于界定 T、N 与 M 分类的因素外，分期分组无需其他预后因素。

其他重要临床预后因素

胃液 pH 值、α 内因子或者 α 壁细胞抗体的检测有助于诊断和区分Ⅰ型、Ⅱ型或Ⅲ型胃 NET。此外，许多预后因子可能在高分化胃 NET 的诊断、复发诊断及跟踪疾病进展中也具有一定的帮助。

Ki-67 增殖指数

肿瘤组织学分级取决于 Ki-67 增殖指数和/或核分裂计数。Ki-67 指数采用 MIB1 抗体染色，在核染色最强区域每 500~2 000 个细胞中计数免疫标记的肿瘤细胞；Ki-67 增殖指数以百分比表达。Ki-67 增殖指数与患者预后呈负相关。AJCC 证据级别：Ⅰ级。

核分裂计数

核分裂计数与患者预后呈负相关。通常在核分裂最多的区域，于 10 个高倍镜视野(HPF)下检测分裂数。根据世界卫生组织(WHO)2010 的标准，核分裂计数需计数至少 50HPF。AJCC 证据级别：Ⅰ级。

促胃液素水平

Ⅰ型和Ⅱ型胃 NET 中促胃液素呈升高[8]。但Ⅲ型胃 NET 中则应处正常范围[4]。因此，胃 NET 中正常的促胃液素水平与不良预后相关。PPI 的使用(抑制胃酸产生)诱导的生理性反馈——高促胃液素血症，可解释为假阳性结果。恶性贫血患者中观察到的高促胃液素水平也属类似机制。美国有多个获得临床检验改进修正计划(CLIA)许可和美国病理学会(CAP)认证的基准实验室可检测促胃液素水平。AJCC 证据级别：Ⅱ级。

嗜铬粒蛋白 A(CgA)

嗜铬粒蛋白 A(CgA)是一种质量为 49kD 的酸性多肽，出现于所有神经内分泌细胞的嗜铬性颗粒内。CgA 是一个通用的 NET 标志物，血浆或血清 CgA 或许可以作为胃 NET 的标志物。CgA 具独立预后价值，其高表达提示预后较差[5,8]。此外，CgA 随时间的动态变化可能有助于评估术后复发或转移患者对治疗的反应[15,16]。

虽然监测 CgA 水平具潜在的应用价值，但临床上 CgA 的使用却受到以下实际情况的限制，如 PPI 使用、慢性萎缩性胃炎、肾衰竭和其他情况下可使其呈假性升高[3,9,10]。此外，采集时间和禁食与否可能导致 CgA 水平的波动。再者，根据试验方法的使用情况及是否使用血清或血浆，CgA 水平正常值的上限差异较大。因此，当比较 CgA 水平随时间的变化时，分析方法和标本类型都需考虑[17]。鉴于上述不足，美国癌症综合网(NCCN)并不推荐常规检测 CgA。美国有多个获 CLIA 许可和 CAP 认证的基准实验室可检测 CgA 水平。AJCC 证据级别：Ⅱ级。

风险评估模型

为支持各类预测模型在临床实践中的应用，AJCC 近期发布了用于评判各类统计学预测模型的评估指南[18]。然而，目前已发表的或已被用于临床的胃神经内分泌瘤预测模型，均尚未由"AJCC 精准医疗核心工作组"通过该指南予以评估。AJCC 未来将会对符合 AJCC 评估指南的本病种的风险预测模型予以认可。

AJCC TNM 定义

原发肿瘤(T)定义

T 分类	T 标准
TX	原发肿瘤无法评估
T0	无原发肿瘤证据
T1*	肿瘤侵及黏膜层或黏膜下层，病灶大小≤1cm
T2*	肿瘤侵及肌层或病灶大小>1cm
T3*	肿瘤穿透肌层达浆膜下结缔组织，但未穿透覆盖的浆膜
T4*	肿瘤侵及脏腹膜(浆膜)、其他器官或邻近组织

* 注意：对于多发肿瘤，在 T 分类后加"m"[TX(#)或 TX(m)，X=1~4，#=原发肿瘤的数目**]；若多发肿瘤且 T 分类不同，则使用最高分类。

** 举例：若原发肿瘤数目为 2，其中一个肿瘤穿透浆膜下层，我们将原发肿瘤标示为 T3(2)或者 T3(m)。

区域淋巴结(N)定义

N 分类	N 标准
NX	区域淋巴结无法评估
N0	无区域淋巴结转移
N1	伴区域淋巴结转移

远处转移的(M)定义

M 分类	M 标准
M0	无远处转移
M1	伴远处转移
M1a	伴远处转移但仅限于肝脏
M1b	伴至少一个肝外器官发生转移(如肺、卵巢、非区域淋巴结、网膜或骨骼)
M1c	肝内和肝外器官均发生转移

AJCC 预后分期分组

T	N	M	分期分组
T1	N0	M0	Ⅰ
T1	N1	M0	Ⅲ
T1	N0,N1	M1	Ⅳ
T2	N0	M0	Ⅱ
T2	N1	M0	Ⅲ
T2	N0,N1	M1	Ⅳ
T3	N0	M0	Ⅱ
T3	N1	M0	Ⅲ
T3	N0,N1	M1	Ⅳ
T4	N0	M0	Ⅲ
T4	N1	M0	Ⅲ
T4	N0,N1	M1	Ⅳ

肿瘤登记需收集的变量

1. 肿瘤大小(记录数值或"不详")
2. 浸润深度
3. 淋巴结状态和受累淋巴结数量，若适用
4. 转移部位，若适用
5. Ki-67 指数
6. 核分裂计数

7. 组织学分级(源自 Ki-67 和核分裂计数)：G1、G2、G3
8. 术前胰抑素水平
9. 术前促胃液素水平
10. 术前 CgA 水平
11. 胃 NET 类型(Ⅰ、Ⅱ、Ⅲ)

组织学分级(G)

细胞多形性本身并非 NET 分级的有用因素。以下分级法可用于胃肠道 NET 分级[19~21]。

G	G 定义
GX	分级无法评估
G1	核分裂计数<2/10HPF* 及 Ki-67 指数/%** <3
G2	核分裂计数 2~20/10HPF* 及 Ki-67 指数/%** = 3~20
G3	核分裂计数>20/10HPF* 及 Ki-67 指数/%** >20

* $10HPF = 2mm^2$；按照 WHO 标准，必须在最高核分裂密度区域选取至少 50HPF(40×)进行计数。

** MIB1 抗体：最高核标记区域内 500~2 000 个肿瘤细胞中的阳性百分比。

如果 Ki-67 指数和核分裂计数分级不一致，应以级别高者为准。例如，核分裂计数为 1/10HPF，Ki-67 指数为 12%，分级应为 G2。

组织病理学类型

本分期系统适用于以下胃 NET：NET G1 和 G2。在极少数情况下，肿瘤可能被归类为“高分化 G3NET”。这类肿瘤的生物学行为通常更接近分化良好的肿瘤，与 G3 肿瘤相反。

本分期系统不适用于高级别高级别神经内分泌癌(NEC)和混合腺神经内分泌癌。对上述两种类型肿瘤应根据该部位的腺癌指南进行分期(见第 17 章)。

生存数据

因随访时间短且样本量小，关于新的分期参数对胃 NET 患者生存影响的作用，目前尚无足够的数据。

图示

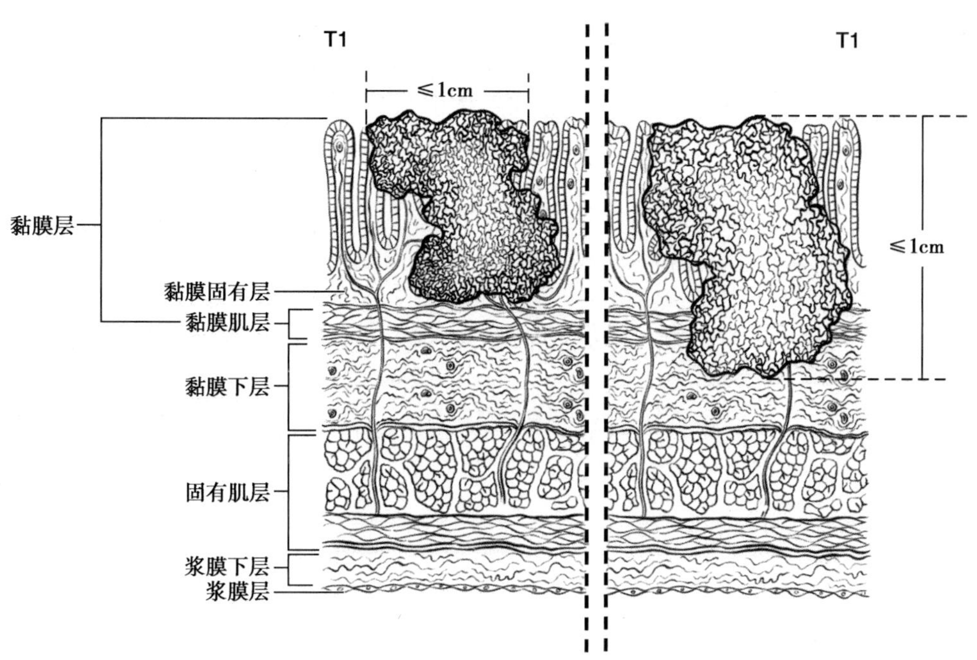

图 29.2　T1 定义为肿瘤侵及黏膜层(左)或黏膜下层(右)，病灶大小≤1cm

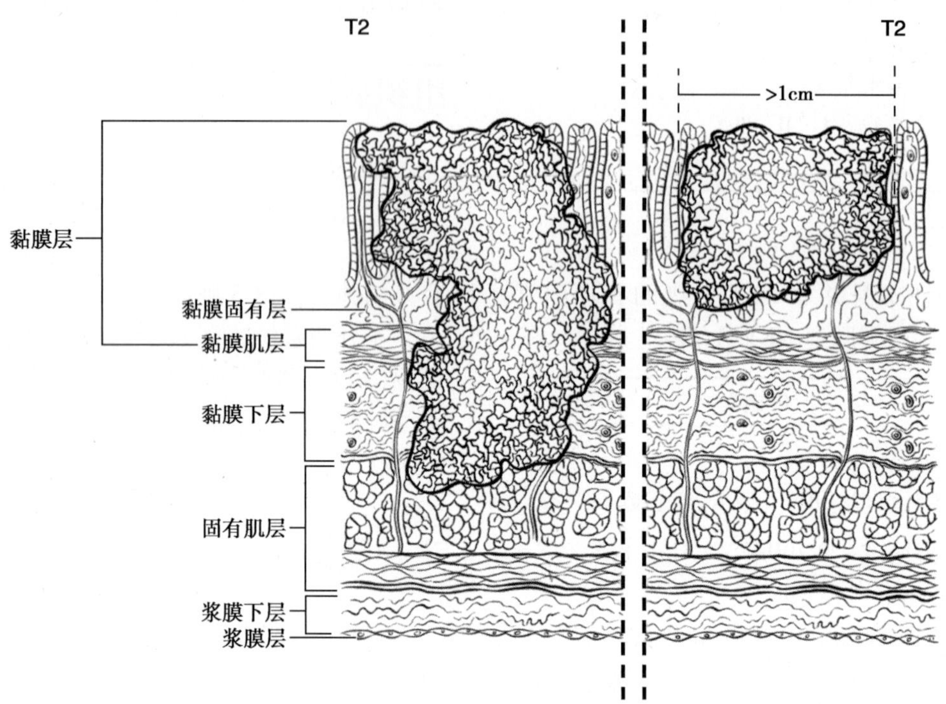

图 29.3 T2 定义为肿瘤侵及肌层(左)或病灶大小>1cm(右)

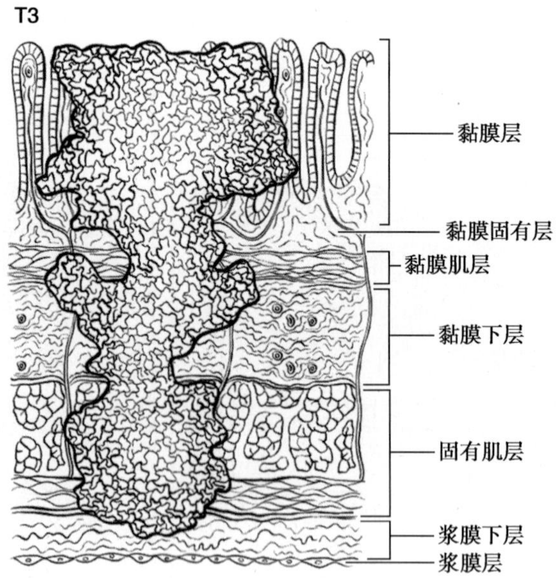

图 29.4 T3 定义为肿瘤穿透肌层到达浆膜下结缔组织,未穿透覆盖的浆膜

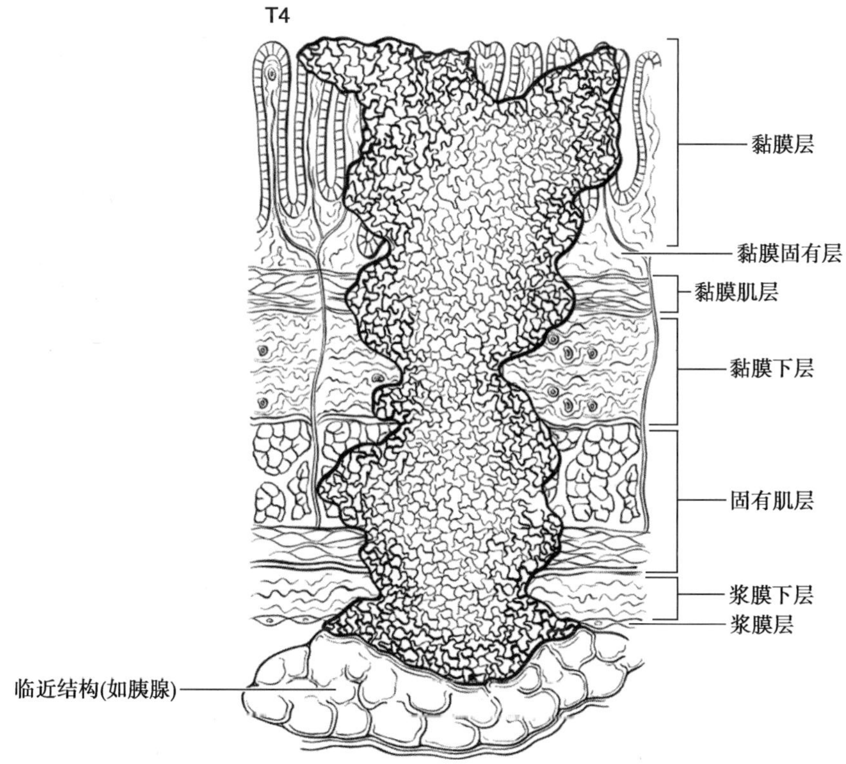

图 29.5　T4 定义为肿瘤侵及脏腹膜(浆膜)或其他器官或邻近组织

(译者 陈晓锋　孙丽斌　审校 沈琳)

29

参考文献

1. Surveillance Epidemiology and End Results (SEER) Program (www.seer.cancer.gov). SEER*Stat Database: Incidence - SEER 9 Regs Research Data, Nov 2013 Sub (1973-2011) <Katrina/Rita Population Adjustment> - Linked To County Attributes - Total U.S., 1969-2012 Counties, National Cancer Institute, DCCPS, Surveillance Research Program, Surveillance Systems Branch, based on the November 2013 submission. released April 2014.
2. Modlin IM, Kidd M, Latich I, Zikusoka MN, Shapiro MD. Current status of gastrointestinal carcinoids. *Gastroenterology*. May 2005;128(6):1717-1751.
3. Vinik A, Woltering EA, O'Dorisio T, Go V, Mamikunian G. Neuroendocrine Tumors: A Comprehensive Guide To Diagnosis And Management. *Inglewood: InterScience Institute*. 2014;5th Edition:13-14, 18-25.
4. La Rosa S, Inzani F, Vanoli A, et al. Histologic characterization and improved prognostic evaluation of 209 gastric neuroendocrine neoplasms. *Human pathology*. Oct 2011;42(10):1373-1384.
5. Rorstad O. Prognostic indicators for carcinoid neuroendocrine tumors of the gastrointestinal tract. *Journal of surgical oncology*. Mar 1 2005;89(3):151-160.
6. Tomassetti P, Migliori M, Caletti GC, Fusaroli P, Corinaldesi R, Gullo L. Treatment of type II gastric carcinoid tumors with somatostatin analogues. *N Engl J Med*. Aug 24 2000;343(8):551-554.
7. Ellison E, O'dorisio T, Woltering E, et al. Suppression of gastrin and gastric acid secretion in the Zollinger-Ellison syndrome by long-acting somatostatin (SMS 201-995). *Scandinavian Journal of Gastroenterology*. 1986;21(S119):206-211.
8. Modlin IM, Latich I, Zikusoka M, Kidd M, Eick G, Chan AK. Gastrointestinal carcinoids: the evolution of diagnostic strategies. *Journal of clinical gastroenterology*. Aug 2006;40(7):572-582.
9. Raines D, Chester M, Diebold AE, et al. A prospective evaluation of the effect of chronic proton pump inhibitor use on plasma biomarker levels in humans. *Pancreas*. May 2012;41(4):508-511.
10. Åkerström G, Norlén O, Edfeldt K, et al. A review on management discussions of small intestinal neuroendocrine tumors' midgut carcinoids'. *International Journal of Endocrine Oncology*. 2015;2(2):119-128.
11. Tan EH, Tan CH. Imaging of gastroenteropancreatic neuroendocrine tumors. *World J Clin Oncol*. Jan 10 2011;2(1):28-43.
12. Srirajaskanthan R, Kayani I, Quigley AM, Soh J, Caplin ME, Bomanji J. The role of 68Ga-DOTATATE PET in patients with neuroendocrine tumors and negative or equivocal findings on 111In-DTPA-octreotide scintigraphy. *Journal of nuclear medicine : official publication, Society of Nuclear Medicine*. Jun 2010;51(6):875-882.
13. Hofman MS, Kong G, Neels OC, Eu P, Hong E, Hicks RJ. High management impact of Ga-68 DOTATATE (GaTate) PET/CT for imaging neuroendocrine and other somatostatin expressing tumours. *J Med Imaging Radiat Oncol*. Feb 2012;56(1):40-47.
14. Prasad V, Ambrosini V, Hommann M, Hoersch D, Fanti S, Baum RP. Detection of unknown primary neuroendocrine tumours (CUP-NET) using (68)Ga-DOTA-NOC receptor PET/CT. *European journal of nuclear medicine and molecular imaging*. Jan 2010;37(1):67-77.
15. Massironi S, Rossi RE, Casazza G, et al. Chromogranin A in diagnosing and monitoring patients with gastroenteropancreatic neuroendocrine neoplasms: a large series from a single institution. *Neuroendocrinology*. 2014;100(2-3):240-249.
16. de Herder WW. Biochemistry of neuroendocrine tumours. *Best practice & research. Clinical endocrinology & metabolism*. Mar 2007;21(1):33-41.
17. Glinicki P, Jeske W, Kapuscinska R, Zgliczynski W. Comparison of chromogranin A (CgA) levels in serum and plasma (EDTA2K) and the respective reference ranges in healthy males. *Endokrynologia Polska*. 2015;66(1):53-56.
18. Kattan MW, Hess KR, Amin MB, et al. American Joint Committee on Cancer acceptance criteria for inclusion of risk models for individualized prognosis in the practice of precision medicine. *CA: a*

cancer journal for clinicians. Jan 19 2016.

19. Rindi G, Kloppel G, Couvelard A, et al. TNM staging of midgut and hindgut (neuro) endocrine tumors: a consensus proposal including a grading system. *Virchows Arch*. Oct 2007;451(4): 757-762.
20. Dhall D, Mertens R, Bresee C, et al. Ki-67 proliferative index predicts progression-free survival of patients with well-differentiated ileal neuroendocrine tumors. *Human pathology*. Apr 2012;43(4): 489-495.
21. Jann H, Roll S, Couvelard A, et al. Neuroendocrine tumors of midgut and hindgut origin: tumor-node-metastasis classification determines clinical outcome. *Cancer*. Aug 1 2011;117(15): 3332-3341.
22. Pape UF, Jann H, Muller-Nordhorn J, et al. Prognostic relevance of a novel TNM classification system for upper gastroenteropancreatic neuroendocrine tumors. *Cancer*. Jul 15 2008;113(2): 256-265.
23. Rindi G AR, Capella C, et al. . Nomenclature and classification of digestive neuroendocrine tumors. *In: Bosman F, Carneiro F, ed.^, eds. World Health Organization Classification of Tumours, Pathology and Genetics of Tumours of the Digestive System. Lyon: IARC Press,* . 2010.
24. Rodrigues M, Traub-Weidinger T, Li S, Ibi B, Virgolini I. Comparison of 111In-DOTA-DPhe1-Tyr3-octreotide and 111In-DOTA-lanreotide scintigraphy and dosimetry in patients with neuroendocrine tumours. *European journal of nuclear medicine and molecular imaging*. May 2006;33(5):532-540.

第30章　十二指肠及壶腹部神经内分泌肿瘤

本章摘要

适用本分期系统的肿瘤种类

十二指肠及壶腹部分化良好的神经内分泌肿瘤。

不适用本分期系统的肿瘤种类

肿瘤类型	按何种类型分类	适用章节
壶腹部癌，包括高级别(G3)，分化差的神经内分泌癌	壶腹癌	27
十二指肠癌，包括高级别(G3)以及差分化神经内分泌癌	小肠癌	18

更新要点

更新	更新细节	证据级别
新增章节	本分期标准原先包含于旧版分期系统的神经内分泌瘤章节	无
预后分期分组	因肿瘤生物学特性及预后不同，目前十二指肠、壶腹部神经内分泌肿瘤被认为是同空肠和回肠不同的肿瘤	Ⅱ
原发肿瘤(T)定义	取消 Tis 的概念。与十二指肠/壶腹部肿瘤无关	Ⅱ

ICD-O-3 疾病编码

编码	描述
C17.0	十二指肠
C24.1	壶腹部(壶腹周围，包括 Oddi 括约肌)

WHO 肿瘤分类

编码	描述
8153	胃泌素瘤
8156	生长抑素瘤，亦称为十二指肠腺神经内分泌瘤(或十二指肠腺类癌，壶腹部生长抑素瘤，或砂粒生长抑素瘤)
8158	功能性内分泌肿瘤，非特殊型(NOS)
8240	神经内分泌瘤，1级
8249	神经内分泌瘤，2级
8683	副神经节瘤

Bosamn FT, Carneiro F, Hruban RH, Theise ND, eds. World Health Organization Classification of Tumor of the Digestive System. Lyon: IARC; 2010。

概述

发生于十二指肠的神经内分泌肿瘤(NET)在所有胃肠 NET 中约占<4%。随着临床医师对该病认识的提高及内镜检查普及，该病的发病率在不断升高[1]。新近一项美国监测、流行病学与最终结果(SEER)数据库研究分析了 1983—2010 年间 1 258 位患者的数据[2]，结果显示十二指肠 NET 发病率由 1983 年的 0.27/10 万人上升至 2010 年的 1.1/10 万人。新确诊的病例多数为Ⅰ期患者(69.9% vs 57.5%，P<0.01)。多数十二指肠 NET 为非功能性肿瘤，但发生于十二指肠的胃泌素瘤多伴有佐林格-埃利森综合征(Zollinger-Ellison syndrome)，而十二指肠 NET 伴有类癌综合征的情况罕见。组织病理分级、浸润深度和肿瘤大小与预后有关[3]。

多数十二指肠 NET 较小(<2cm),且局限于固有层且不伴淋巴结转移。然而,胃泌素瘤在肿瘤体积很小时(<1cm)即可发生淋巴结转移;在某些区域淋巴结受累严重而原发病灶尚不明确的病例中,十二指肠往往为原发部位。一项收集了 949 例十二指肠 NET 的报道[2] 显示,47%的肿瘤<1cm,35%的肿瘤为 1~2cm,仅 8%肿瘤>2cm。多数肿瘤(76%)浸润至固有层但未达固有肌层。淋巴结受累与年龄、浸润深度(浸润至固有层,仅 4%伴淋巴结受累;浸润至固有肌层,28%伴淋巴结受累;突破肌层,54%伴淋巴结受累;突破浆膜层,57%伴淋巴结受累)及肿瘤大小相关(<1cm,3%;1~2cm,13%;>2cm,40%)[2]。因此,与回肠肿瘤治疗不同,对于局限于固有层、体积较小、非功能性的十二指肠肿瘤,仅需行内镜下黏膜切除(EMR);若肿瘤>2cm 或侵犯固有肌层,推荐行区域淋巴结清扫[2,3]。上述治疗依赖于超声内镜(EUS)下精确的浸润深度分期。EUS 评价肿瘤分期的准确率在 80%~100%[4,5]。在评价 NET 浸润深度中,EUS 具重要辅助作用,可用于排除淋巴结转移及评估 EMR 可行性。对中等大小(1~2cm)的肿瘤,最佳治疗方案目前仍存在争议。十二指肠 NET 患者的总生存期长,与阑尾来源的 NET 相当[2]。

发生于壶腹部的 NET 十分罕见,因而目前对于壶腹部 NET 的认识仍基于个案报道及单中心的病例分析[5,6,8~10]。此外,因壶腹较小,且与十二指肠在解剖结构上具连续性,使许多壶腹部 NET 易累及附近十二指肠,故确切区分原发部位也更为困难。与发生在十二指肠其他部位的 NET 不同,壶腹部肿瘤病灶多较大、分级高(G3;41% vs 11%),在原发灶尚小且核分裂计数较低时即可出现转移,且患者总生存期短[6]。有研究表明壶腹部肿瘤更易累及区域淋巴结[3]。因高级别神经内分泌癌(NEC)进展迅速,故评判疾病预后时需仔细分析肿瘤分级及范围[7]。SEER 数据库分析了 1 480 例患者(92%为十二指肠 NET,8%为壶腹部 NET),结果显示接受局部切除的壶腹部和十二指肠 NET 总生存期相当[6]。因此,尽管无论肿瘤大小,壶腹部 NET 治疗通常以胰十二指肠联合切除为主,但对于部分肿瘤较为局限者,内镜下切除可能更为合理[8,9]。

多数源自十二指肠/壶腹部肿瘤为非功能性。但也有功能性肿瘤,最常见的是胃泌素瘤(1/3 伴佐林格-埃利森综合征)[1,5]。胃泌素瘤是源于十二指肠(60%~80%)或胰腺的神经内分泌肿瘤,可分泌促胃液素并引起胃酸过度分泌。佐林格-埃利森综合征即为胃泌素瘤引起的临床综合征,主要表现为腹泻、严重胃食管反流行病学(GERD)及难治性溃疡病(PUD)。多数胃泌素瘤(75%~85%)位于"胃泌素瘤三角",十二指肠与胰头参与该三角区构成[10]。然而,胃泌素瘤也可起源于胰腺体尾部和十二指肠第 4 段。胃泌素瘤多有恶性倾向(60%~90%),即使原发肿瘤较小,往往已出现区域淋巴结转移。

分泌生长抑素的肿瘤(生长抑素瘤)较为罕见,约占胃十二指肠 NET 的 1%。源自胰腺的生长抑素瘤有时伴功能相关综合征,包括轻度糖尿病、胆石症和脂肪泻[10]。然而,十二指肠和壶腹部 NET(免疫组化染色常有生长抑素阳性)中则罕见功能相关综合征。因此,用"十二指肠腺体 NET"描述更能体现肿瘤组织学特性,也更为合理。类似的称谓还有"壶腹部生长抑素瘤"和"砂粒样生长抑素瘤"。除了其腺体样生长方式外,生长抑素瘤还常有散在的砂粒体,易与传统的腺癌混淆[7]。常见的类癌综合征、促肾上腺皮质激素过度分泌及其他罕见综合征(包括Ⅵ P 瘤)在十二指肠或壶腹部 NET 中也偶尔出现[1]。

副神经节瘤是源自壶腹部或壶腹周围十二指肠的一种特殊的异型增生。副神经节瘤具 NET(类癌)样特点,尚有不同的神经节样细胞和梭状施万(Schwann)细胞,不同细胞的比例及分布在不同病例中差异较大。副神经节瘤一般呈惰性生长,切除后较少复发。然而,鉴于越来越多的转移尤其是淋巴结转移的报道,对于副神经节瘤为良性肿瘤的认识目前备受争议。转移灶中多见 NET 样成分,但另外两种成分(神经节样细胞和施万细胞)则少见。

十二指肠/壶腹部 NET 病因尚不明确。多数为散发性,少部分(<10%)为遗传性肿瘤综合征,其中以多发性内分泌瘤 1 型(MEN1)最为常见[11]。MEN1 是因位于染色体 11q13 的 MEN1 基因突变,进而引起转录调节异常、基因稳定性改变、细胞分化和细胞周期异常所致[12]。此类患者多发展为异型增生或多发内分泌肿瘤伴非内分泌组织[10]。54%的 MEN1 患者有胃泌素瘤(>80%在十二指肠),而 20%~30%的佐林格-埃利森综合征患者(尤其是有十二指肠胃泌素瘤)伴 MEN1[10]。源自壶腹部或十二指肠周围的十二指肠腺 NET 也发生于多发性神经纤维瘤 1 型(NF1)和 von Hippel-Lindau 综合征[8,13]。有报道称,副神经节瘤也可发生于 NF1 的患者,但较十二指肠腺 NET 少见。

十二指肠和壶腹部 NET 分期取决于肿瘤大小、原发肿瘤侵犯范围、是否伴淋巴结受累和/或远处转移。需注意,《AJCC 癌症分期指南》第 7 版中首次提及此类肿瘤 AJCC TNM 分期标准,并归于所有源发于胃肠道的 NET 中。随着认识的逐步深入,目前认为胃肠胰 NET(GEP-NET)临床行为(如组织学差异、总生存期、激素分泌)因发生部位的不同而各异。在《AJCC 癌症分期指南》第 8 版中将源自十二指肠和壶腹部的 NET 区别于中肠肿瘤作单独讨论,并体现其前肠来源的特性[14]。此外,真正区分壶腹部 NET 与十二指肠周围壶腹 NET 较为困难,也进一步凸显了对该部分肿瘤进行单独分期的重要性。

修订版 AJCC 分期系统建议将位于十二指肠、大小在 1~2cm 且局限于固有层黏膜的肿瘤分期归为 T1b[2]。T1b 的肿瘤淋巴结受累的概率为 4.7%,预后与 T1aN0M0 相仿,对该分期肿瘤推荐局部切除。然而,因淋巴结受累状况及病理分级不详,局部切除的疗效目前尚未明朗[2]。此外,因缺乏 T1a 和 T1b 的预后数据,目前分期系统修订的意义仍存在争议。

所有源自胰腺和胃肠的 NET 肿瘤分级均由欧洲神经内分泌肿瘤协会(ENETS)定义,并于 2010 年被世界卫生组织(WHO)采纳。该分级系统包括三个级别(G1、G2 及 G3),相对应分别为分化良好 NET(G1 和 G2)和分化差的 NEC(G3)[15~18]。源自十二指肠的 NET 绝大多数分化较好(G1 和 G2)。壶腹部 NET 多数为分化良好肿瘤,然而分化差的 NEC 所占比例近 42%(需依据肿瘤起源部位进行分期)[6]。病理分级是该疾病的独立预后因素。

对十二指肠和壶腹部分化良好(G1/G2)的 NET 而言,内镜下切除或手术切除是唯一可能治愈的手段。不及 1cm 的十二指肠 NET 可采用创伤较小的内镜下切除。在考虑切除前,需采用 EUS 确定 NET 局限于黏膜层且无淋巴结受累。对于>2cm 的十二指肠肿瘤,淋巴结清扫为标准治疗。而对于 1~2cm 的肿瘤的标准治疗方案,目前尚存在争议。若 EUS 确定肿瘤局限于黏膜层且无淋巴结受累,EMR 为首选治疗[2]。EMR 术后若切缘阴性,可依据指南进行内镜随访监测[19]。若 EMR 无法完全切除和/或切缘阳性,则需进行手术切除。一项对 SEER 数据库中 1983-2010 年收集的 949 例十二指肠 NET 病例(其中 86.1%行手术治疗)的分析表明,患者的 5 年总生存率为 93.8%,且 5 年生存率与 AJCC 分期相关:Ⅰ期,96.7%;ⅡA 期,95.7%;ⅡB 期,83.1%;ⅢA 期,86.7%;ⅢB 期,84.3%[2]。需注意,该研究人群中并无肿瘤分级及功能状态资料。基于 SEER 数据库(1988—2009)的另一项相似研究分析了 1 360 例十二指肠神经内分泌瘤(占 92%)和 120 例壶腹部肿瘤(占 8%)[6]。在 376 例有效数据病例中,11.6%的十二指肠肿瘤及 41.7%的壶腹部肿瘤分化较差。十二指肠肿瘤多为局限性病灶(77%),而壶腹部肿瘤则常伴淋巴结侵犯(55%)。因发病率较低(仅占全部“类癌”肿瘤的 4%),此类肿瘤的自然病程尚不明确。目前仅能提示预后相关因素,包括部位(壶腹部 vs 十二指肠)、大小(十二指肠)、浸润深度(十二指肠)和分级/分化程度[3,6]。至于采取何种手术方式,则取决于肿瘤分期、部位和功能状态,手术方式包括 EMR 及胰十二指肠切除术等[19]。

对发生于十二指肠或壶腹部位的晚期、无法切除的 NET,治疗手段较为有限。生长抑素类似物有抑制细胞生长作用,可用于激素引起的相关症状[20~22]。对非胰腺来源的 NET 化疗效果有限;对胃肠来源的晚期非功能性 NET,依维莫司能够延缓疾病进展,目前已经批准其适应证[23]。以肝脏为靶器官的治疗或其他治疗措施需考虑多种因素,包括生长速度、疾病范围以及肿瘤是否有功能。关于十二指肠和壶腹部 NET 的进一步诊断和治疗可参考已发表的指南[19,24]。

解剖学

原发部位

十二指肠由小肠的第一段(25cm)组成,自幽门括约肌延伸至空肠(图 30.1)。十二指肠分为四个解剖部位:第一部分,也称球部,近胰头,由肝十二指肠韧带与肝脏下缘相连,后方有胆总管、门静脉、胃十二指肠动脉穿过;第二部分,亦跨过胰头,胆总管及胰管经此汇入壶腹部,右肾及下腔静脉位于其后方;第三部分经腔静脉、主动脉前方和肠系膜上血管后方水平向左延伸。第四部分升至 Treitz 韧带,此处急转后进入空肠起始部。十二指肠镜下解剖结构与其余小肠相仿,额外的自有结构为十二指肠腺(Brunner gland),在第一、二部分尤多。十二指肠前表面有腹膜(浆膜)覆盖,后部位于腹膜后。

壶腹部由胆总管和位于十二指肠壁的主胰管远端部分构成(图 30.1)。胆总管和主胰管可在十二指肠黏膜下不同距离处汇合成一个共同开口,也

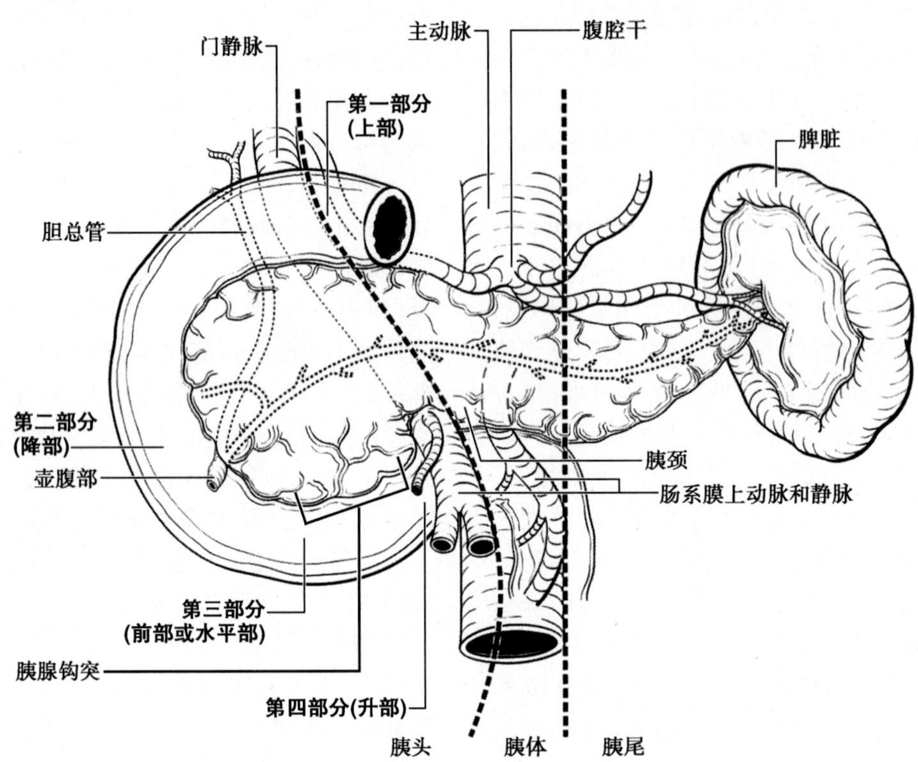

图 30.1 十二指肠及壶腹部肿瘤分期解剖结构

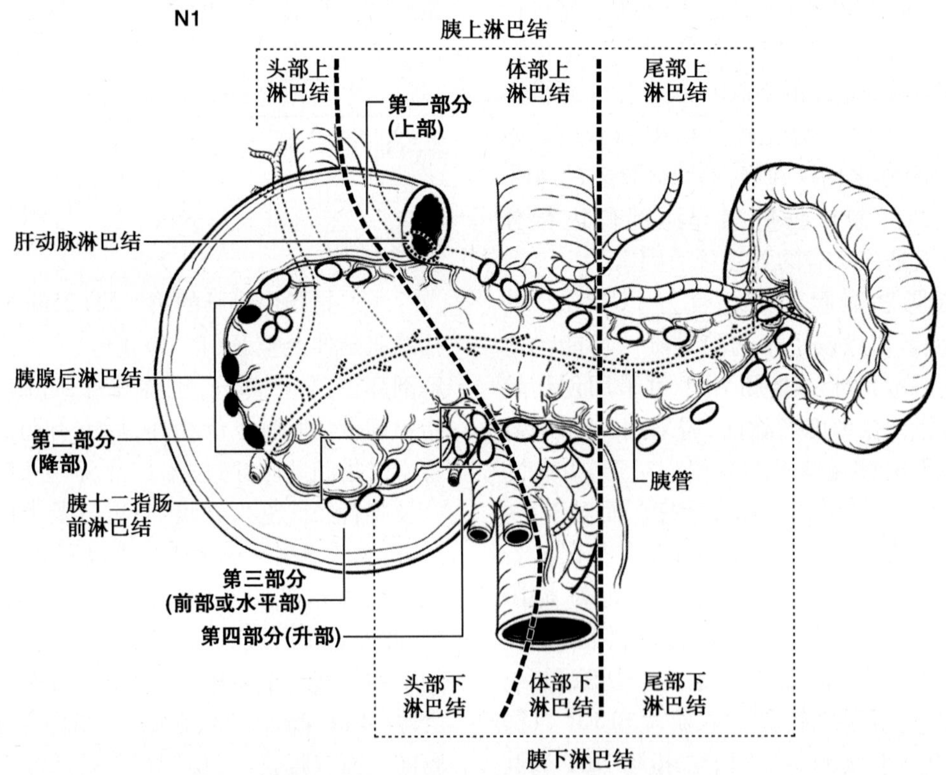

图 30.2 十二指肠及壶腹部区域淋巴结

可保持各自的开口。两者周围均有环形肌束包绕，即 Oddi 括约肌，与十二指肠固有肌层和黏膜肌层相连。内衬于远端导管和共同开口处的上皮细胞，胰胆管型；在壶腹部表面演变为肠型，于十二指肠壶腹乳头处形成一隆起。因壶腹结构体积较小，源于此处的肿瘤在病灶尚小时多已累及邻近十二指肠或下方胰腺；而对于广泛累及壶腹和十二指肠的较大病灶，则难以精确确定起源。因此，肿块中心位置常用于粗略估计肿瘤来源的方法。鉴于上述原因，十二指肠和壶腹部肿瘤在临床和病理分型、治疗和预后判断上通常被视为一体。

源自十二指肠第一、二部分的肿瘤，在穿透固有肌层后较易侵及邻近的胰头，因此肿瘤分期中胰腺受累不认为是远处转移。

区域淋巴结

十二指肠肿瘤较常累及的区域淋巴结包括十二指肠、肝、胰十二指肠、幽门下、胃十二指肠、幽门、肠系膜上及胆总管周围淋巴结（图 30.2）。腹腔淋巴结转移考虑为远处转移。

壶腹部区域淋巴结分为以下部分：

- 上部：胰腺头、体上淋巴结
- 下部：胰腺头、体下淋巴结
- 前部：胰十二指肠前、幽门和邻近肠系膜淋巴结
- 后部：胰十二指肠后、胆总管或胆总管周围、邻近肠系膜淋巴结

转移部位

常见的远处转移部位为肝脏。其他部位，如肺、骨骼和腹膜后转移虽较为少见，但仍可能发生，尤其是高级别肿瘤[3,25~27]。主动脉旁淋巴结或其他远处淋巴结转移考虑为 M1。

分类原则

临床分期

NET 临床分类基于肿瘤大小、功能、部位、分级和浸润范围。十二指肠 NET 包含一系列异质性肿瘤，从无功能性肿瘤到胃泌素瘤（无论是否为 MEN1）、生长抑素瘤、其他功能性肿瘤、副神经节瘤以及壶腹部肿瘤。其临床表现和检查有赖于肿瘤潜在亚型及功能性肿瘤的不同表现。

目前已建立了十二指肠/壶腹部 NET 诊断指南[19,24]。总体而言，需采用三相 CT 或 MRI、生化检测、生长抑素显像、食管-胃-十二指肠内镜（EGD）/EUS，和/或胸部 CT 进行评估。对无功能性肿瘤，有专家建议采用嗜铬蛋白 A（CgA）作为生物标记[24]。对可疑的激素引起的相关症状，需采取额外检查确证。内镜活检、经皮穿刺活检和细针穿刺活检结果对临床分期亦有帮助。

胃泌素瘤

胃泌素瘤多为单发，90%位于胃泌素瘤三角（十二指肠第一部分，包括球部和胰头）。十二指肠胃泌素瘤多较小（平均 0.93cm），胰腺肿瘤一般较大（平均 3.8cm）[33]。患者多表现有佐林格-埃利森综合征（消化道溃疡、腹泻及胃灼热）及胃酸分泌增加（pH 值<2）。对于以下情况需考虑佐林格-埃利森综合征可能：复发性、严重的或家族性 PUD 患者，无 Hp 感染或其他高危因素（如使用非甾体类抗炎药、阿司匹林）的溃疡，严重的 GERD，治疗不敏感的 PUD，以及存在其他并发症（穿孔、出血）。内镜下 92%的病例有胃黏膜皱襞隆起[33]。腹泻可用质子泵抑制剂（PPI）控制。

萎缩性胃炎（多伴恶性贫血）、高钙血症、PPI 使用会引起高促胃液素血症。因此，胃泌素瘤的诊断需使用 H_2 受体拮抗剂而非 PPI，这也可能引起潜在并发症（如 PUD 加重，出血，穿孔）；为此，胃泌素瘤的诊断需在具诊断佐林格-埃利森综合征经验的中心开展。空腹血清促胃液素促胃液素≥1 000ng/L（pg/ml）、胃酸 pH 值<2 而患者血钙正常（未使用 PPI）、无消化道梗阻、肾功能正常，构成了胃泌素瘤诊断标准[34]。

所有佐林格-埃利森综合征患者需根据现有指南进一步确诊有无 MEN1，因 20%~25%患者可伴发 MEN1。MEN1 患者的胃泌素瘤可为多发，且发病较早（约早发生 10 年）[36]。在十二指肠可发现神经内分泌细胞过度增生[30,31]。

生长抑素瘤

生长抑素瘤多指有特殊组织结构（如砂粒体、免疫组化生长抑素阳性）的十二指肠腺 NET。然而，多数源自十二指肠的该类肿瘤无明显的激素综合征。因此临床上不建议“生长抑素瘤”的称谓，而采用“十二指肠腺 NET”更为合理。生长抑素是一

种可抑制多种具有内分泌和外分泌功能的激素和肽类分泌的十四肽。生长抑素瘤体积多较大,常位于胰腺(60%)或十二指肠/小肠(40%)[32]。70%的病例在初诊时已伴有远处转移[32,33]。真正具有功能的生长抑素瘤患者血液中升高的生长抑素会引起一系列临床症状,包括糖尿病(因胰岛素受抑)、脂肪泻和胆结石(胆囊收缩素受抑)。目前新发现的一种综合征包括红细胞增多、副神经节瘤和十二指肠生长抑素瘤(因体细胞"获得功能性"的 HIF-2α 突变)[28]。

影像学检查

EGD 可作为十二指肠/壶腹部 NET 肿瘤定位及引导活检的影像学手段。EUS 也有助于两种疾病的临床分期(评估肿瘤浸润深度和区域淋巴结受累情况)。研究表明,对胰腺疾病的检出率为 90%~100%,而对十二指肠肿瘤的检出率为 45%~60%[34]。体格检查、三相放射成像(增强 CT 或 MR 成像,包括平扫期、动脉期、静脉期)以及生长抑素受体显像均有助于功能性或非功能性十二指肠/壶腹部 NET 的临床分期[35](详见相关指南[19,24])。对于分化良好的 NET, PET 检查(FDG 显像剂)价值有限。常规放射学检查需评估肿瘤是否可切除,包括是否有远处转移(如腹膜后和肝脏转移),肠系膜上静脉和门脉是否通畅,以及这些血管及其分支与肿瘤的关系,肿瘤与肠系膜上动脉、腹腔干和肝动脉的关系。

^{68}Ga 标记的生长抑素类似物为示踪剂的 PET 检查在 NET 影像检查中具有良好的应用前景(当日出具报告、敏感性高、亲和范围大、空间分辨率佳、示踪剂摄取定量更易)[36~38]。评估^{68}Ga 标记生长抑素类似物的 PET/CT 和 PET/MRI 与常规生长抑素显像应用价值的相关研究已经开展。此类技术代表了新型的 NET 影像检查手段。用于 PET 成像的^{68}Ga-dotatate 注射剂制备试剂盒近期已被美国食品药品管理局批准。

病理学分类

病理学分期基于 EMR 和手术切除标本(小肠段切除、壶腹切除、胰十二指肠切除伴或不伴部分或全胃切除、Whipple 术)。根据现有的有限循证依据,完整的病理分期需仔细检查手术切除的原发肿瘤、淋巴结及远处转移后出具[17,39~41]。《美国病理学会(CAP)小肠和壶腹 NET 手术标本检查操作规程》已被推荐为十二指肠/壶腹 NET 病理标本评估指南(www.cap.org)。NCCN 指南也制订了 NET 分期标准(www.nmln.org)[19]。

准确的病理分期需检查所有清扫的淋巴结(需注意 EMR 或壶腹切除标本对淋巴结不做评估)。虽然无需对区域淋巴结的解剖部位分区,对术中分批送检的淋巴结均需出具病理报告。最终的 N 分类(N1 或 N0)报告需检测至少 1 枚淋巴结。若无淋巴结评价,则归为 NX(如 EMR)。

位于十二指肠第一或第二部分的肿瘤,胰十二指肠切除标本包括局部肿块、相关的区域淋巴结等的检查结果对病理分期具重要作用。对胰十二指肠切除标本,胆管、胰管及肠系膜上动脉切缘均需肉眼和镜下评估。肠系膜上动脉切缘也被称为腹膜后、全胰系膜和沟突边缘。十二指肠(保留幽门的胰十二指肠切除术)和胃(标准胰十二指肠切除)切缘状态也需在术后病理评估中记录。以下切缘状态的报告可帮助临床医师快速评估切缘状况:①胆(肝)总管;②胰颈;③肠系膜上动脉;④其他软组织切缘(如胰腺背部、十二指肠和胃)。

激素的免疫组化(IHC)表达结果对预后无明确意义,仅用于说明肿瘤与相关功能综合征是否相关。激素的免疫组化表达情况无法说明肿瘤的功能(血液中肽的绝对值也无法表明肿瘤功能)。

砂粒体

砂粒体一般出现在十二指肠 NET,尤其是表达生长抑素和相关 NF1 的壶腹周围肿瘤(十二指肠腺 NET)。

再分期

十二指肠和壶腹部 NET 分期可使用前缀"r"来描述肿瘤治疗后经过无疾病间歇期后的复发状态(rTNM)。

预后因素

分期所需的预后因素

除用于界定 T、N 与 M 分类的因素外,分期分组无需其他预后因素。

其他重要临床预后因素

核分裂计数

壶腹部和十二指肠 NET 中，肿瘤分级基于核分裂计数和 Ki-67 指数且与预后相关[3,6,7,25,43]。核分裂计数为每 10 个高倍视野(HPF)下的核分裂数；$HPF=2mm^2$，至少计数 50HPF(40×)。AJCC 证据级别：Ⅰ级

核分裂计数 # 个核分裂象/10HPF(说明：________)

________<2

________ 2~20

________>20

________未检

Ki-67 指数

壶腹部和十二指肠 NET 中，肿瘤分级基于核分裂计数和 Ki-67 指数且与预后相关[3,6,7,43]。Ki-67 是反映细胞增殖的指数，与胃肠 NET 预后同样相关[25]。Ki-67 指数采用 MIB1 抗体染色，在核染色最强区域每 500~2 000 个细胞中计数免疫标记的肿瘤细胞；Ki-67 增殖指数以百分比表达。AJCC 证据级别：Ⅰ级。

________ Ki-67 指数(说明：________)

________<3%

________ 3%~20%

________>20%

________其他(说明)：________

________未检

相关遗传综合征

GEP-NET 通常不包含于因基因突变导致的遗传性肿瘤综合征。遗传性肿瘤综合征患者多伴有多原发 NET，且预后较散发性肿瘤好，至少在 MEN1 如此[44,45]。AJCC 证据级别：Ⅱ级。

上述因素作如下记录：

- 家族性综合征
  - MEN1
  - von Hippel-Lindau 病
  - NF1
  - 其他综合征
- 散发性肿瘤
- 未知/无法评估

嗜铬粒蛋白 A(CgA)水平

嗜铬粒蛋白 A(CgA)是一种质量为 49kD 的酸性多肽，出现于所有神经内分泌细胞的嗜铬性颗粒内。CgA 是一个通用的 NET 标志物，血浆和血清 CgA 水平被用做功能性 NET 和非功能性 NET 标记物，然而 CgA 在十二指肠/壶腹部 NET 中应用尚无明确数据支持[46~48]。基于其他部位 NET(如小肠 NET)，CgA 对转移性疾病具预后价值，其高表达提示预后差。此外，CgA 随时间的动态变化可能有助于评估术后复发或转移患者对治疗的反应[46,49,50]。

虽然监测 CgA 水平具潜在的应用价值，但临床上 CgA 的使用却受到以下实际情况的限制，如 PPI 使用、慢性萎缩性胃炎、肾衰竭和其他情况下可使其呈假性升高[8]。此外，采集时间和禁食与否可能导致 CgA 水平的波动。再者，根据试验方法的使用情况及是否使用血清或血浆，CgA 水平正常值的上限(ULN)差异较大。因此，当比较 CgA 水平随时间的变化时，分析方法和标本类型都需考虑[51]。鉴于上述不足，NCCN 并不推荐常规检测 CgA。美国有多个获临床检验改进修正计划(CLIA)许可和 CAP 认证的基准实验室可检测 CgA 水平。AJCC 证据级别：Ⅱ级。

十二指肠肿瘤定位

十二指肠肿瘤常根据其所在的十二指肠部分(第一、二、三、四部分)分类。起源于第三和第四部分的肿瘤表现更接近于其他小肠部位肿瘤(如空肠和回肠)，且预后好于十二指肠第一和第二部分的肿瘤。此外，虽然结论尚未明确，壶腹部肿瘤发现时多为晚期，预后较十二指肠其他部位肿瘤差(尽管这种差异与壶腹部高级别肿瘤发病率相关)[6]。收集十二指肠特定部位 NET 的临床资料对今后 AJCC 分期标准的修订可提供很大的帮助。肿瘤定位可作如下分类(AJCC 证据级别：Ⅱ Ⅰ级)：

- 第一部分(球部)
- 第二部分
- 第三部分
- 第四部分
- 壶腹部
- 未知

风险评估模型

为支持各类预测模型在临床实践中的应用，AJCC 近期发布了用于评判各类统计学预测模型的评估指南[52]。然而，目前已发表的或已被用于临床

的任何神经内分泌瘤相关的预测模型，均尚未由“AJCC 精准医疗核心工作组”通过该指南予以评估。AJCC 未来将会对符合 AJCC 评估指南的本病种的风险预测模型予以认可。

AJCC TNM 定义

原发肿瘤(T)定义

T 分类	T 标准
TX	原发肿瘤无法评估
T1	肿瘤侵及黏膜或黏膜下层，≤1cm(十二指肠肿瘤) 肿瘤≤1cm，且局限于 Oddi 括约肌(壶腹部肿瘤)
T2	肿瘤侵及固有肌层，或>1cm(十二指肠) 肿瘤突破括约肌进入十二指肠黏膜下或固有肌层，或>1cm(壶腹部)
T3	肿瘤侵及胰腺或胰腺周围脂肪组织
T4	肿瘤侵及脏腹膜(浆膜)或其他器官

注：多发肿瘤需如下标记(以最大肿瘤作 T 分类)：
- 若肿瘤数量可知，采用 T(#)；如 pT3(4)N0M0。
- 若肿瘤数量不可知或过多，采用后缀 m——如 pT3(m)N0M0。

区域淋巴结(N)定义

N 分类	N 标准
NX	区域淋巴结无法评估
N0	无区域淋巴结转移
N1	伴区域淋巴结转移

远处转移(M)定义

M 分期	M 标准
M0	无远处转移
M1	伴远处转移
M1a	转移局限于肝脏
M1b	伴至少一个肝外部位转移(如肺、卵巢、非区域淋巴结、腹膜、骨)
M1c	既有肝脏转移也有肝外转移

AJCC 预后分期分组

T	N	M	分期组
T1	N0	M0	Ⅰ
T2	N0	M0	Ⅱ
T3	N0	M0	Ⅱ
T4	N0	M0	Ⅲ
任何 T	N1	M0	Ⅲ
任何 T	任何 N	M1	Ⅳ

肿瘤登记需收集的变量

1. 肿瘤大小(数值，未知)
2. 最大浸润深度(镜下肿瘤侵犯)
   a. 小肠(包括十二指肠)：无法评估、无原发肿瘤证据、固有层、黏膜下层、固有肌层、浆膜下层组织无脏腹膜受累、突破浆膜层(脏腹膜)、直接侵犯邻近结构、穿透脏腹膜及邻近结构
   b. 壶腹部：无法评估、无原发肿瘤证据、肿瘤限于壶腹或 Oddi 括约肌、肿瘤侵入十二指肠黏膜下层、肿瘤侵犯胰腺、肿瘤侵犯胰周软组织、肿瘤侵犯胆总管、直接侵犯邻近结构
3. 肿瘤数量(原发部位多中心疾病)
4. 淋巴结(包括检测淋巴结数及阳性淋巴结数)
5. 分级(基于 Ki-67 和核分裂计数；G1、G2、G3、未知)
6. 核分裂计数(数值，未知)
7. Ki-67 指数(数值，未知)
8. 神经侵犯(有/无)
9. 淋巴血管侵犯(有/无)
10. 切缘状态(±)
11. 功能状态(有/无，如果有，列出综合征类型)
    a. 功能性
       - 胃泌素瘤(佐林格-埃利森综合征)
       - 生长抑素瘤
       - NET 所致的类癌综合征(5HIAA、5-羟色胺升高)
       - 其他
    b. 非功能性
    c. 未知/不可评估
12. 遗传综合征(有/无，综合征类型)

a. MEN1

b. von Hippel-Lindau 病

c. NF1

d. 其他综合征，NOS

13. 十二指肠定位（第一部分、第二部分、第三部分、第三部分、壶腹部）

14. 手术类型（EMR、胰十二指肠切除伴或不伴部分或全胃切除、Whipple 术、壶腹切除、小肠部分切除、未知、其他）

15. 术前 CgA 水平（绝对值及 ULN，未知）

16. 术前胰抑素水平（绝对值及 ULN，未知）

17. 术前神经激肽水平（绝对值及 ULN，未知）

18. 患者年龄

19. 组织学变异

a. 分化良好 NET

b. 十二指肠腺 NET（生长抑素瘤）

c. 副神经节瘤

组织学分级（G）

十二指肠 NET 分级为预后分层所必须，所有的切除和活检标本均应进行分级，标本应有足够的肿瘤组织用以精确评估肿瘤增殖情况（50HPF 计数核分裂，500 个细胞确定 Ki-67 指数）。若存在多个部位的组织标本（如原发病灶和转移灶），应对每一部位均逐一分级。对同一解剖部位的多发肿瘤（如肝内多发转移灶），则需记录最高分级。目前，ENETS/WHO 对胃肠和胰腺神经内分泌瘤采用如下分级流程：

Ki-67 指数需在低倍镜下观察 Ki-67 染色，采用最高标记率区域（即“热点”）。对于核分裂计数和 Ki-67 指数分级不一致情况采用较高分级。核多型性不作为神经内分泌瘤分级依据。尽管有研究认为坏死可以作为预后因素，但其在分级流程中尚未被采纳。

根据增殖指数和核分裂数，分化良好的 NET 被分为 G1 和 G2 两类。G1 和 G2 指分化良好的且弥散性或密集性表达两种常规神经内分泌免疫标记物（即 CgA 和突触素）的 NET。G3 多指分化差的神经内分泌癌，可依据十二指肠和壶腹癌标准进行分期（见第 18 章和第 27 章）。高级别肿瘤（G3）多有高核分裂计数/Ki-67 指数、广泛坏死、CgA 和突触素表达低等特点。

在有些病例中，分化良好的神经内分泌瘤会出现属于 G3 分级的 Ki-67 指数（或者甚至核分裂数）[53~57]。尽管在 WHO 分级系统中，这类肿瘤仍被认为属高级别，但越来越多的数据证实其侵袭性并不及分化差的 NEC（小细胞癌及大细胞 NEC），且对治疗的反应也更接近分化良好的 NET[54,58]。虽然在十二指肠或壶腹肿瘤中尚未正式提出分化良好的 G3NET 的概念，但此概念可用于所有胃肠和胰腺 NET。已有报道指出分化良好的 G1 或 G2 胰腺 NET 可发展为 G3[58]。有建议指出，此类分化良好神经内分泌瘤应归类于“分化良好 NET，G3”。因此，其分期应采用分化良好 NET 标准，而非分化差的癌标准。

表 30.1　ENETS/WHO 胃肠胰神经内分泌瘤分级系统

G	G 定义
GX	分级无法评估
G1	核分裂计数<2/10HPF* 及 Ki-67 指数/%** <3
G2	核分裂计数 2~20/10HPF* 及 Ki-67 指数/%** = 3~20
G3	核分裂计数>20/10HPF* 及 Ki-67 指数/%** >20

* 10HPF = 2mm²；按照 WHO 2010 标准，必须在最高核分裂密度区域选取至少 50HPF（40×放大率）进行计数。

** MIB1 抗体；最高核标记区域内 500~2 000 个肿瘤细胞中的阳性百分比

30

组织学类型

该分期系统适用于源于十二指肠或壶腹部分化良好 NET：

- 分化良好的 NET
- 十二指肠腺 NET（也被称为十二指肠腺类癌，壶腹生长抑素瘤，或砂粒样生长抑素瘤）
- 副神经节瘤

生存数据

美国国家癌症数据库（NCDB）有 4 年的数据（2004—2008 年间确诊）评估生存。最长随访期限为 3 年。入选标准包括原发病灶编码 C17. 0 和 C24. 0，G1 和 G2，组织编码 8153、8156、8158、8240、8245、8249、8246 和 8683，年龄为 18 岁及以上，无肿瘤病史。研究者筛选 609 例十二指肠 NET 及 55 例壶腹 NET。依据年龄调整后绘制生存曲线（Kaplan-Meier）和 95%可信区间；然而因病例数及随访不足，无法评估患者生存。因此并未列出生存曲线和图表。

图示

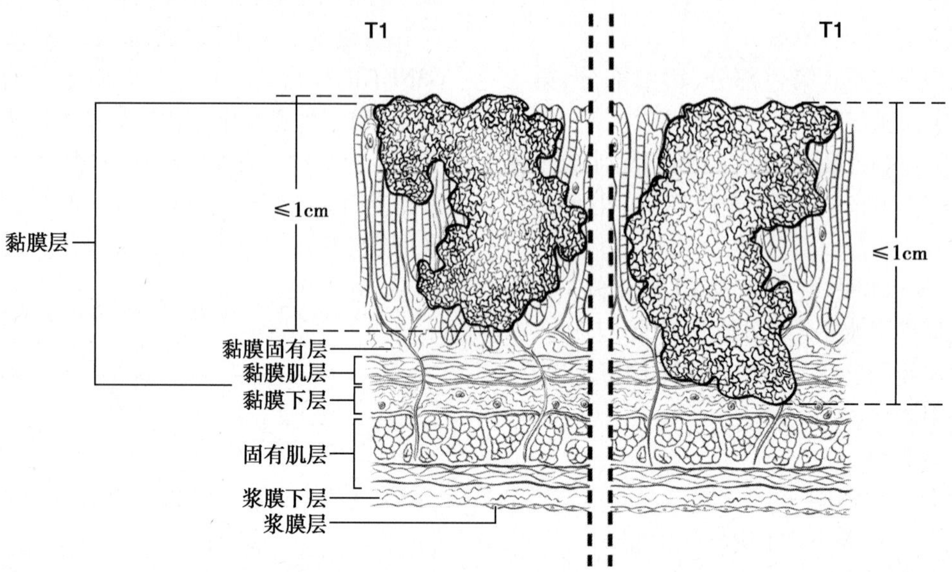

图 30.3 十二指肠 T1 为肿瘤侵犯固有层(左图)或黏膜下层(右图),≤1cm;壶腹部肿瘤 T1 为肿瘤≤1cm

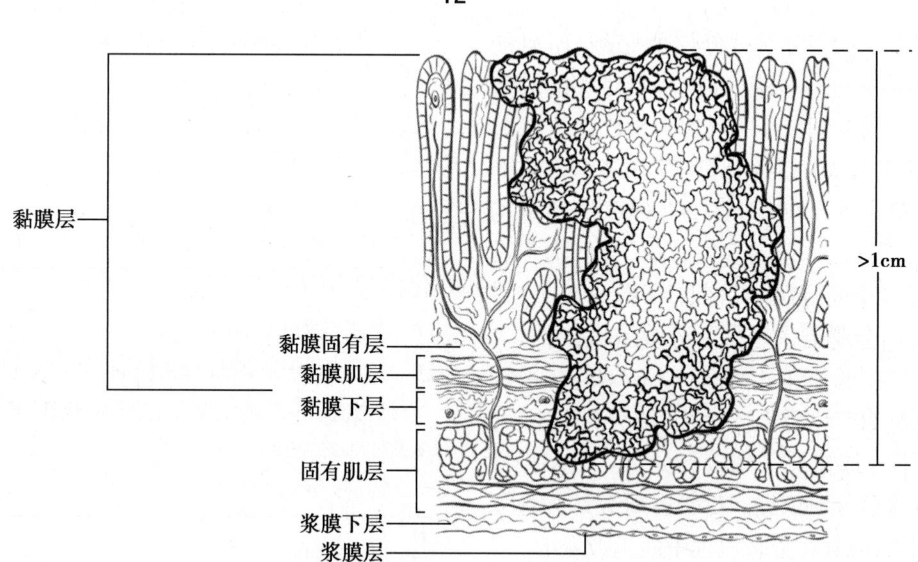

图 30.4 十二指肠 T2 指肿瘤侵犯固有肌层或>1cm;壶腹部 T2 指肿瘤>1cm(壶腹肿瘤)

(译者 薛俊丽 彭亮 审校 沈琳)

参考文献

1. Hoffmann KM, Furukawa M, Jensen RT. Duodenal neuroendocrine tumors: Classification, functional syndromes, diagnosis and medical treatment. *Best practice & research. Clinical gastroenterology*. Oct 2005;19(5):675–697.
2. Kachare SD, Liner KR, Vohra NA, Zervos EE, Fitzgerald TL. A modified duodenal neuroendocrine tumor staging schema better defines the risk of lymph node metastasis and disease-free survival. *The American surgeon*. Aug 2014;80(8):821–826.
3. Untch BR, Bonner KP, Roggin KK, et al. Pathologic grade and tumor size are associated with recurrence-free survival in patients with duodenal neuroendocrine tumors. *Journal of gastrointestinal surgery: official journal of the Society for Surgery of the Alimentary Tract*. Mar 2014;18(3):457-462; discussion 462–453.
4. Yoshikane H, Tsukamoto Y, Niwa Y, et al. Carcinoid tumors of the gastrointestinal tract: evaluation with endoscopic ultrasonography. *Gastrointestinal endoscopy*. May-Jun 1993;39(3):375–383.
5. Shroff SR, Kushnir VM, Wani SB, et al. Efficacy of Endoscopic Mucosal Resection for Management of Small Duodenal Neuroendocrine Tumors. *Surgical laparoscopy, endoscopy & percutaneous techniques*. Oct 2015;25(5):e134–139.
6. Randle RW, Ahmed S, Newman NA, Clark CJ. Clinical outcomes

for neuroendocrine tumors of the duodenum and ampulla of Vater: a population-based study. *Journal of gastrointestinal surgery: official journal of the Society for Surgery of the Alimentary Tract*. Feb 2014;18(2):354–362.
7. Albores-Saavedra J, Hart A, Chable-Montero F, Henson DE. Carcinoids and high-grade neuroendocrine carcinomas of the ampulla of vater: a comparative analysis of 139 cases from the surveillance, epidemiology, and end results program-a population based study. *Arch Pathol Lab Med*. Nov 2010;134(11):1692–1696.
8. Clements WM, Martin SP, Stemmerman G, Lowy AM. Ampullary carcinoid tumors: rationale for an aggressive surgical approach. *Journal of gastrointestinal surgery: official journal of the Society for Surgery of the Alimentary Tract*. Sep-Oct 2003;7(6):773–776.
9. Carter JT, Grenert JP, Rubenstein L, Stewart L, Way LW. Neuroendocrine tumors of the ampulla of Vater: biological behavior and surgical management. *Archives of surgery*. Jun 2009;144(6):527–531.
10. Jensen RT, Cadiot G, Brandi ML, et al. ENETS Consensus Guidelines for the management of patients with digestive neuroendocrine neoplasms: functional pancreatic endocrine tumor syndromes. *Neuroendocrinology*. 2012;95(2):98–119.
11. Oberg K. The genetics of neuroendocrine tumors. *Semin Oncol*. Feb 2013;40(1):37–44.
12. Eriksson B, Renstrup J, Imam H, Oberg K. High-dose treatment with lanreotide of patients with advanced neuroendocrine gastrointestinal tumors: clinical and biological effects. *Ann Oncol*. Oct 1997;8(10):1041–1044.
13. Nesi G, Marcucci T, Rubio CA, Brandi ML, Tonelli F. Somatostatinoma: clinico-pathological features of three cases and literature reviewed. *J Gastroenterol Hepatol*. Apr 2008; 23(4):521–526.
14. Rindi G, Kloppel G, Alhman H, et al. TNM staging of foregut (neuro)endocrine tumors: a consensus proposal including a grading system. *Virchows Arch*. Oct 2006;449(4):395–401.
15. Rindi G, Klersy C, Inzani F, et al. Grading the neuroendocrine tumors of the lung: an evidence-based proposal. *Endocrine-related cancer*. Feb 2014;21(1):1–16.
16. Rindi G AR, Bosman F, et al. Nomenclature and classification of neuroendocrine neoplasms of the digestive system. *Lyon: IARC Press;* . 2010.
17. Bosman FT, Carneiro F, Hruban RH, Theise ND. *WHO classification of tumours of the digestive system*. World Health Organization; 2010.
18. Qadan M, Ma Y, Visser BC, et al. Reassessment of the current American Joint Committee on Cancer staging system for pancreatic neuroendocrine tumors. *Journal of the American College of Surgeons*. Feb 2014;218(2):188–195.
19. Kulke MH, Shah MH, Benson AB, 3rd, et al. Neuroendocrine tumors, version 1.2015. *Journal of the National Comprehensive Cancer Network: JNCCN*. Jan 2015;13(1):78–108.
20. Caplin ME, Pavel M, Cwikla JB, et al. Lanreotide in metastatic enteropancreatic neuroendocrine tumors. *N Engl J Med*. Jul 17 2014;371(3):224–233.
21. Rinke A, Muller HH, Schade-Brittinger C, et al. Placebo-controlled, double-blind, prospective, randomized study on the effect of octreotide LAR in the control of tumor growth in patients with metastatic neuroendocrine midgut tumors: a report from the PROMID Study Group. *J Clin Oncol*. Oct 1 2009;27(28): 4656–4663.
22. Oberg K. Somatostatin analog octreotide LAR in gastro-enteropancreatic tumors. *Expert review of anticancer therapy*. May 2009;9(5):557–566.
23. Yao JC, Fazio N, Singh S, et al. Everolimus for the treatment of advanced, non-functional neuroendocrine tumours of the lung or gastrointestinal tract (RADIANT-4): a randomised, placebo-controlled, phase 3 study. Lancet. 2016;387(10022):968–977.
24. Delle Fave G, Kwekkeboom DJ, Van Cutsem E, et al. ENETS Consensus Guidelines for the management of patients with gastroduodenal neoplasms. *Neuroendocrinology*. 2012;95(2):74–87.
25. Panzuto F, Merola E, Rinzivillo M, et al. Advanced digestive neuroendocrine tumors: metastatic pattern is an independent factor affecting clinical outcome. *Pancreas*. Mar 2014;43(2):212–218.
26. Jayant M, Punia R, Kaushik R, et al. Neuroendocrine tumors of the ampulla of vater: presentation, pathology and prognosis. *JOP*. May 2012;13(3):263–267.
27. Nassar H, Albores-Saavedra J, Klimstra DS. High-grade neuroendocrine carcinoma of the ampulla of vater: a clinicopathologic and immunohistochemical analysis of 14 cases. *The American journal of surgical pathology*. May 2005;29(5):588–594.
28. Pacak K, Jochmanova I, Prodanov T, et al. New syndrome of paraganglioma and somatostatinoma associated with polycythemia. *J Clin Oncol*. May 1 2013;31(13):1690–1698.
29. Thakker RV, Newey PJ, Walls GV, et al. Clinical practice guidelines for multiple endocrine neoplasia type 1 (MEN1). *The Journal of clinical endocrinology and metabolism*. Sep 2012;97(9): 2990–3011.
30. Anlauf M, Perren A, Meyer CL, et al. Precursor lesions in patients with multiple endocrine neoplasia type 1-associated duodenal gastrinomas. *Gastroenterology*. May 2005;128(5):1187–1198.
31. Anlauf M, Perren A, Kloppel G. Endocrine precursor lesions and microadenomas of the duodenum and pancreas with and without MEN1: criteria, molecular concepts and clinical significance. *Pathobiology: journal of immunopathology, molecular and cellular biology*. 2007;74(5):279–284.
32. Williamson JM, Thorn CC, Spalding D, Williamson RC. Pancreatic and peripancreatic somatostatinomas. *Ann R Coll Surg Engl*. Jul 2011;93(5):356–360.
33. Doherty GM. Rare endocrine tumours of the GI tract. *Best practice & research. Clinical gastroenterology*. Oct 2005;19(5):807–817.
34. Anderson MA, Carpenter S, Thompson NW, Nostrant TT, Elta GH, Scheiman JM. Endoscopic ultrasound is highly accurate and directs management in patients with neuroendocrine tumors of the pancreas. *The American journal of gastroenterology*. 2000;95(9): 2271–2277.
35. Falconi M, Bartsch DK, Eriksson B, et al. ENETS Consensus Guidelines for the management of patients with digestive neuroendocrine neoplasms of the digestive system: well-differentiated pancreatic non-functioning tumors. *Neuroendocrinology*. 2012;95(2):120–134.
36. Lebtahi R, Cadiot G, Sarda L, et al. Clinical impact of somatostatin receptor scintigraphy in the management of patients with neuroendocrine gastroenteropancreatic tumors. *Journal of nuclear medicine: official publication, Society of Nuclear Medicine*. Jun 1997;38(6):853–858.
37. Hofman MS, Lau WF, Hicks RJ. Somatostatin receptor imaging with 68Ga DOTATATE PET/CT: clinical utility, normal patterns, pearls, and pitfalls in interpretation. *Radiographics: a review publication of the Radiological Society of North America, Inc*. Mar-Apr 2015;35(2):500–516.
38. Toumpanakis C, Kim MK, Rinke A, et al. Combination of cross-sectional and molecular imaging studies in the localization of gastroenteropancreatic neuroendocrine tumors. *Neuroendocrinology*. 2014;99(2):63–74.
39. Klimstra DS. Pathology reporting of neuroendocrine tumors: essential elements for accurate diagnosis, classification, and staging. *Semin Oncol*. Feb 2013;40(1):23–36.
40. Klimstra DS, Modlin IR, Adsay NV, et al. Pathology reporting of neuroendocrine tumors: application of the Delphic consensus process to the development of a minimum pathology data set. *The American journal of surgical pathology*. Mar 2010;34(3): 300–313.
41. Travis WD, Brambilla E, Muller-Hermelink HK, Harris CC. Pathology and genetics of tumours of the lung, pleura, thymus and heart. 2004.
42. Burke AP, Sobin LH, Federspiel BH, Shekitka KM, Helwig EB. Carcinoid tumors of the duodenum. A clinicopathologic study of 99 cases. *Arch Pathol Lab Med*. Jul 1990;114(7):700–704.
43. Dumitrascu T, Dima S, Herlea V, Tomulescu V, Ionescu M, Popescu I. Neuroendocrine tumours of the ampulla of Vater: clinico-pathological features, surgical approach and assessment of prognosis. *Langenbeck's archives of surgery / Deutsche Gesellschaft fur Chirurgie*. Aug 2012;397(6):933–943.
44. Goudet P, Dalac A, Le Bras M, et al. MEN1 Disease Occurring Before 21 Years Old: A 160-Patient Cohort Study From the Groupe d'étude des Tumeurs Endocrines. *The Journal of Clinical Endocrinology & Metabolism*. 2015;100(4):1568–1577.

45. Pieterman CR, Conemans EB, Dreijerink KM, et al. Thoracic and duodenopancreatic neuroendocrine tumors in multiple endocrine neoplasia type 1: natural history and function of menin in tumorigenesis. *Endocrine-related cancer*. Jun 2014;21(3):R121–142.
46. de Herder WW. Biochemistry of neuroendocrine tumours. *Best practice & research. Clinical endocrinology & metabolism*. Mar 2007;21(1):33–41.
47. Stronge RL, Turner GB, Johnston BT, et al. A rapid rise in circulating pancreastatin in response to somatostatin analogue therapy is associated with poor survival in patients with neuroendocrine tumours. *Annals of clinical biochemistry*. Nov 2008;45(Pt 6):560–566.
48. Yang X, Yang Y, Li Z, et al. Diagnostic value of circulating chromogranin a for neuroendocrine tumors: a systematic review and meta-analysis. *PloS one*. 2015;10(4):e0124884.
49. Massironi S, Rossi RE, Casazza G, et al. Chromogranin A in diagnosing and monitoring patients with gastroenteropancreatic neuroendocrine neoplasms: a large series from a single institution. *Neuroendocrinology*. 2014;100(2-3):240–249.
50. Yao JC, Pavel M, Phan AT, et al. Chromogranin A and neuron-specific enolase as prognostic markers in patients with advanced pNET treated with everolimus. *The Journal of clinical endocrinology and metabolism*. Dec 2011;96(12):3741–3749.
51. Glinicki P, Jeske W, Kapuscinska R, Zgliczynski W. Comparison of chromogranin A (CgA) levels in serum and plasma (EDTA2K) and the respective reference ranges in healthy males. *Endokrynologia Polska*. 2015;66(1):53–56.
52. Kattan MW, Hess KR, Amin MB, et al. American Joint Committee on Cancer acceptance criteria for inclusion of risk models for individualized prognosis in the practice of precision medicine. *CA: a cancer journal for clinicians*. Jan 19 2016.
53. Basturk O, Yang Z, Tang LH, et al. The high-grade (WHO G3) pancreatic neuroendocrine tumor category is morphologically and biologically heterogenous and includes both well differentiated and poorly differentiated neoplasms. *The American journal of surgical pathology*. May 2015;39(5):683–690.
54. Sorbye H, Strosberg J, Baudin E, Klimstra DS, Yao JC. Gastroenteropancreatic high-grade neuroendocrine carcinoma. *Cancer*. Sep 15 2014;120(18):2814–2823.
55. Velayoudom-Cephise FL, Duvillard P, Foucan L, et al. Are G3 ENETS neuroendocrine neoplasms heterogeneous? *Endocrine-related cancer*. Oct 2013;20(5):649–657.
56. Hijioka S, Hosoda W, Mizuno N, et al. Does the WHO 2010 classification of pancreatic neuroendocrine neoplasms accurately characterize pancreatic neuroendocrine carcinomas? *Journal of gastroenterology*. 2014;50(5):564–572.
57. Heetfeld M, Chougnet CN, Olsen IH, et al. Characteristics and treatment of patients with G3 gastroenteropancreatic neuroendocrine neoplasms. *Endocrine-related cancer*. Aug 2015;22(4): 657–664.
58. Tang LH, Untch BR, Reidy DL, et al. Well-Differentiated Neuroendocrine Tumors with a Morphologically Apparent High-Grade Component: A Pathway Distinct from Poorly Differentiated Neuroendocrine Carcinomas. *Clin Cancer Res*. Feb 15 2016; 22(4):1011–1017.

第31章　空-回肠神经内分泌肿瘤

本章摘要

适用本分期系统的肿瘤种类

空、回肠类癌[G1、NET G2和罕见的分化良好的G3的神经内分泌肿瘤(NET)]。

适用本分期系统的肿瘤种类

肿瘤类型	按何种类型分类	适用章节
高级别神经内分泌癌(NEC)	小肠	17
混合性腺神经内分泌癌	小肠	17
十二指肠神经内分泌肿瘤	十二指肠和壶腹部的神经内分泌肿瘤	30

更新要点

更新	更新细节	证据级别
区域淋巴结(N)定义	推荐N2纳入新的淋巴结分期标准	Ⅳ
预后相关分期	应用Ⅰ~Ⅳ分期,不推荐再分为A、B亚组	Ⅱ
原发部位(s)	十二指肠不再应用本章分期标准,在第30章详述	Ⅲ
新的临床预后因子	增加神经激肽A(NKA)作为新的预后因子	Ⅲ

ICD-O-3形态学编码

编码	描述
C17.1	空肠
C17.2	回肠

WHO肿瘤分类

编码	描述
8240	神经内分泌瘤(NET)G1(类癌)
8249	NET G2

概述

根据1973—2012年美国监测、流行病学与最终结果(SEER)数据库资料,2012年分化较好的小肠神经内分泌瘤(NET)的发病率为1.2/100 000[1]。总体而言,女性神经内分泌肿瘤发病率略高(55%),小肠神经内分泌肿瘤也同样具此倾向(女性发病率53%)。自1973年起,胃肠胰神经内分泌肿瘤(GEP-NETS)中黑人/白人比例从1.13上升到1.32。目前国际上存在多个可协助临床决策的神经内分泌肿瘤的诊治指南,包括欧洲神经内分泌肿瘤协会(ENETS)共识、北美神经内分泌肿瘤协会(NANET)共识、美国癌症综合网(NCCN)指南及美国癌症联合委员会(AJCC)指南。

原发于肠道的神经内分泌肿瘤的生长一般比同部位的腺癌慢,但侵袭性病变并不罕见。小肠神经内分泌肿瘤的诊断较为困难,尤其对常规内镜检查难以涵盖的部位。因90%小肠NET在确诊时已经出现远处转移,治疗决策的制订通常较为复杂并需多学科会诊。源自空回肠的神经内分泌肿瘤通常较小、多发(仅占2%,但占小肠肿瘤的33%),因临床表现不具特异性故难以及早诊断,确诊时多数已发生肝转移[2]。源自小肠的功能性神经内分泌肿瘤约占20%,表现为激素相关症状(潮红、出汗、腹泻、呼吸困难),称为“类癌综合征”,临床上治疗较困难[2,3]。由成纤维细胞生长因子引起的局部或远处纤维化是小肠NET的特征之一,由此可导致肠道粘连和梗阻问题,导致纤维化的部分因子还可引起右心瓣膜损伤[3~5]。

解剖学

原发部位

小肠是神经内分泌肿瘤最常见的发病部位(占

52%)，以回肠末端最为常见，病灶可呈多灶性[1,6]。多数回肠神经内分泌肿瘤由产生 5-羟色胺的细胞组成。SEER 数据库的 13 601 例 GEP-NETS 中，52%原发于小肠(8%空肠和 67%回肠)[1]。约 70%小肠 NETS 患者伴有类癌综合征，表现为潮红、腹泻和呼吸困难[2,3,7]。十二指肠 NETS 与小肠 NETS 生物学行为不同，但与壶腹 NETS 生物学行为相似，故十二指肠 NETS 应参照壶腹 NETS 分期。另外，肿瘤侵犯邻近器官时多伴有纤维化表现。

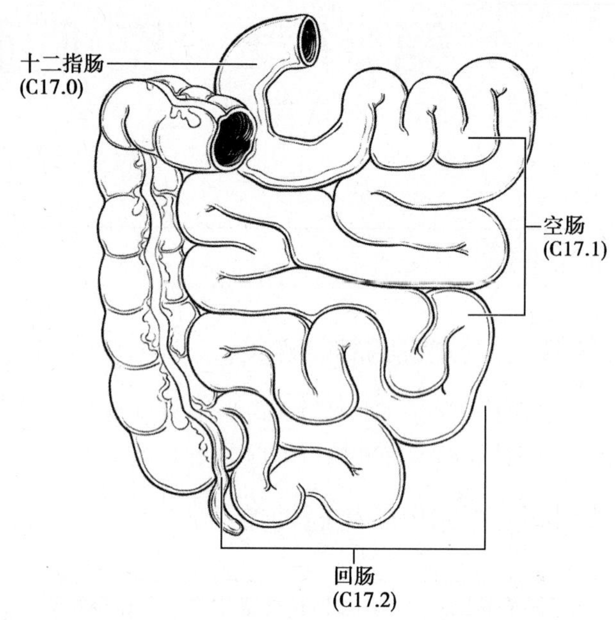

图 31.1　小肠解剖图。本章介绍空回肠神经内分泌肿瘤分期。原发于十二指肠 NETS 的分期请见第 30 章

区域淋巴结

胃肠道周围富含淋巴系统，神经内分泌肿瘤易淋巴结转移，发生率几乎等同于血行转移。

小肠

- 空肠和回肠。盲肠以远(仅指回肠末端)，肠系膜上段以及肠系膜淋巴结(非特指)

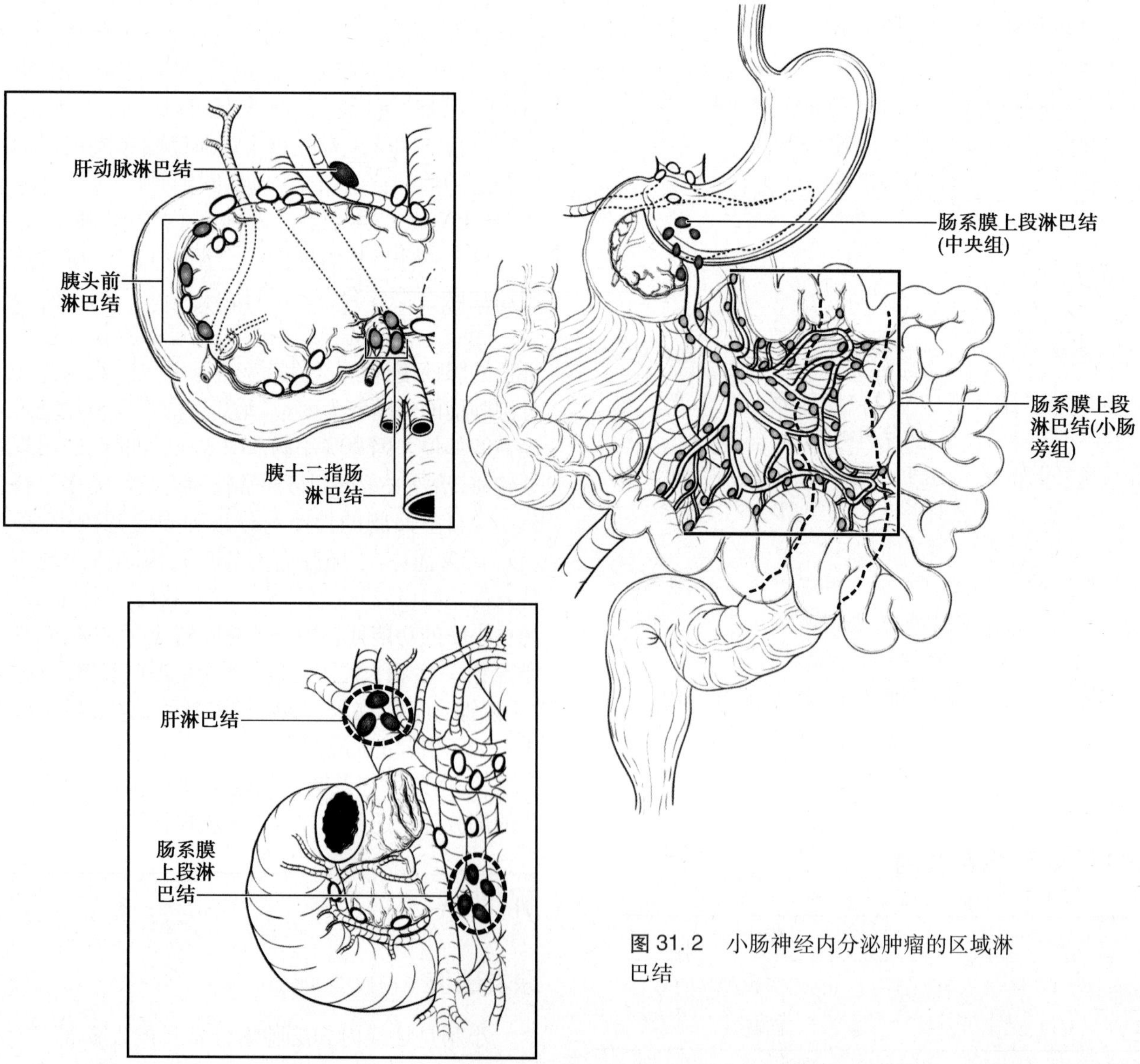

图 31.2　小肠神经内分泌肿瘤的区域淋巴结

转移部位

小肠神经内分泌肿瘤的最常见转移部位包括区域和远处淋巴结（72.4%），肝脏（19.5%），肺（0.5%）和骨骼（0.3%）[1]。右侧膈肌也是小肠神经内分泌肿瘤常见的转移部位。

分类原则

临床分期

依据原发部位的解剖特点和是否分泌激素进行临床分期。尽管肝转移灶负荷程度难以量化，多数临床医师可通过超声或 MRI 评估肿瘤负荷。评估肝转移肿瘤负荷情况并非分期所必须。然而，评估肿瘤负荷对于治疗选择至关重要。临床分期基于内镜活检、经皮穿刺活检、细针穿刺活检和手术探查。临床检查包括病史采集、体格检查、常规实验室检查和神经内分泌肿瘤的生物标志物检测，后者包括嗜铬粒蛋白 A（CgA）、血浆或尿 5-羟吲哚乙酸（5-HIAA；用于分泌激素的肿瘤）、胰抑素和神经激肽 A（NKA）。目前，CgA 是小肠神经内分泌肿瘤的最常用的生物标志物，可以反映肿瘤负荷程度、监测治疗的反应，而且 CgA 的升高与预后差相关[2,3]。然而，CgA 水平可受多种因素的影响，如接受质子泵抑制剂（PPI）治疗的患者可出现 CgA 的升高[8~10]。胰抑素的水平不受 PPI 治疗、恶性贫血或Ⅰ型胃神经内分泌肿瘤的影响。NKA>50pg/ml 相对于<50pg/ml 的患者预后更差；另外，NKA>50pg/ml 的患者经治疗后降至 50pg/ml 以下也提示较好的预后[11~13]。尽管胰抑素、血浆 5-HIAA、血清素和 NKA 可作为 NETS 潜在生物标志物，但其作用仍需前瞻性临床研究进一步证实。结肠镜可作为诊断末端回肠神经内分泌肿瘤的常规检查手段。

另外，推荐增加 N2 作为目前小肠 NETS 分期标准。较大的肠系膜结节（>2cm）或肠系膜血管包绕是预后的负面因素（Ⅳ级证据）[14~19]。

影像学检查

磁共振（MR）成像和增强 CT（三相计算机断层扫描）是诊断 NETS 肿瘤转移的有效检查，两者的检出率和敏感性约为 80%[2,7]。MRI 对于肝转移敏感性更高，而 CT 更适用于发现肝外转移病灶[2]。基于 MR 和 CT 检查肝病灶或肝外病灶的敏感性和特异性，建议两者均应用于 NETS 的分期评价。采用铟（^{111}In）-喷曲肽（pentetreotide）标记的生长抑素受体显像（OctreoScan™）检出神经内分泌肿瘤原发部位和转移灶均有较高的敏感性和特异性（80%～90%）[20]。相比于 OctreoScan™ 扫描，镓（^{68}Ga）-奥曲肽（^{68}Ga-octreopeptide）PET/CT 检出神经内分泌肿瘤病灶更为精确[21~23]。近期，FDA 已批准^{68}Ga-奥曲肽-PET/CT 用于诊断神经内分泌肿瘤。

病理学分期

病理分期基于手术切除的原发病灶和/或区域淋巴结及远处转移病灶的标本的检查[2]。多原发肿瘤的原发病灶之间，或原发灶与转移灶之间可能具不同病理特征[24]。

另外，本系统提出小肠神经内分泌肿瘤中新增 N2 分类。目前，大的肠系膜肿块（>2cm）或肠系膜血管包绕提示预后差（Ⅳ级证据）[14~19]。该更新旨在提醒临床医师，大的肠系膜肿块和肠系膜血管包绕的发生率日益增加，故需收集该类数据以验证 N2 对治疗的影响。然而，该更新不影响 AJCC 分期分组。

再分期

小肠 NET 分期中，前缀 r 代表在治疗后经一段无病生存期后复发肿瘤的状态（rTNM）。

31

预后因素

分期所需的预后因素

除用于界定 T、N 与 M 分类的因素外，分期分组无需其他预后因素。

其他重要临床预后因素

分化良好的小肠 NET 患者的临床诊治和随访时，推荐检测以下指标。

Ki-67 增殖指数

肿瘤组织学分级取决于 Ki-67 增殖指数和/或核分裂计数。Ki-67 增殖指数与患者预后呈负相关。Ki-67 指数采用 MIB1 抗体染色，在核染色最强区域每 500～2 000 个细胞中计数免疫标记的肿瘤细胞；Ki-67 增殖指数以百分比表达。AJCC 证据级别：Ⅰ级。

核分裂计数

核分裂计数与患者预后呈负相关。通常在核

分裂最多的区域，于10HPF下检测分裂数目。根据世界卫生组织（WHO）2010的标准，核分裂计数需计数至少50HPF。AJCC证据级别：Ⅰ级。

超声心动图

功能性神经内分泌肿瘤可分泌多种血管活性物质，如血清素或其代谢产物（5-HIAA），可引发类癌心脏病。超声心动图对于这类疾病的早期发现至关重要。AJCC证据级别：Ⅰ级。

血浆或尿液5-羟吲哚乙酸水平

功能性神经内分泌肿瘤表现为血清素水平升高，检测方法为具高敏感性和特异性的24小时尿液血清素代谢物（5-羟吲哚乙酸，5-HIAA），也可检查血浆5-HIAA[10,25,26]。美国有多个获得CLIA许可和CAP认证的基准实验室可检测血浆或尿液5-HIAA。AJCC证据级别：Ⅱ级。

血浆胰抑素水平

血浆胰抑素检测因不受使用质子泵抑制剂、Ⅰ型胃神经内分泌瘤或恶性贫血的影响，已证实可作为神经内分泌肿瘤的可靠的生物标志物[9,10]。当把所有生物标志物都作为分类变量进行分析时，血浆胰抑素水平与无进展生存期（PFS）和总生存期（OS）均呈明显相关性（$P<0.05$）。单纯血浆胰抑素水平升高提示PFS和OS更短（$P<0.05$）。美国至少有三个通过CLIA和CAP认证的实验室具备检测血浆胰抑素的条件。AJCC证据级别：Ⅲ级。

血浆血清素水平

重复检测血清素水平可用于评估肿瘤负荷和类癌综合征严重程度[25]。美国有多个获得CLIA许可和CAP认证的基准实验室可检测全血血清素水平，检测采用等度反相高效液相色谱法[28]。AJCC证据级别：Ⅱ级。

血浆CgA水平

嗜铬粒蛋白A（CgA）是一种质量为49kD的酸性多肽，出现于所有神经内分泌细胞的嗜铬性颗粒内。CgA是一个通用的NET标志物，血浆或血清CgA或许可以作为小肠NET的标志物。CgA具独立预后价值，其高表达提示预后较差[2,3]。此外，CgA随时间的动态变化可能有助于评估术后复发或转移患者对治疗的反应[29,30]。

虽然监测CgA水平具潜在的应用价值，但临床上CgA的使用却受到以下实际情况的限制，如PPI使用、慢性萎缩性胃炎、肾衰竭和其他情况下可使其呈假性升高[8~10]。此外，采集时间和禁食与否可能导致CgA水平的波动。再者，根据试验方法的使用情况及是否使用血清或血浆，CgA水平正常值的上限差异较大。因此，当比较CgA水平随时间的动态变化时，分析方法和标本类型都需考虑[31]。鉴于上述不足，NCCN并不推荐常规检测CgA。美国有多个获CLIA许可和CAP认证的基准实验室可检测CgA水平。AJCC证据级别：Ⅱ级。

风险评估模型

为支持各类预测模型在临床实践中的应用，AJCC近期发布了用于评判各类统计学预测模型的评估指南[32]。然而，目前已发表的或已被用于临床的任何神经内分泌瘤相关的预测模型，均尚未由“AJCC精准医疗核心工作组”通过该指南予以评估。AJCC未来将会对符合AJCC评估指南的本病种的风险预测模型予以认可。

AJCC TNM定义

原发肿瘤（T）定义

T分期	标准
TX	原发肿瘤无法评估
T0	无原发肿瘤的证据
T1*	肿瘤侵及黏膜固有层或黏膜下层，肿瘤大小≤1cm
T2*	肿瘤侵及固有肌层，或肿瘤大小>1cm
T3*	肿瘤穿透固有肌层至浆膜下层，未穿透浆膜层
T4*	肿瘤侵及腹膜/邻近脏器

*备注：若有多个原发肿瘤时，按分期高的肿瘤来进行分期，书写格式为TX(m)TX(#)或TX(m)，X=1~4，#=原发肿瘤个数。

**例如：如果有2个原发肿瘤，仅1个肿瘤穿透固有肌层侵至浆膜下且未穿透浆膜层，定义该病例的分期为T3(2)或T3(m)。

区域淋巴结（N）定义

N分期	标准
NX	区域淋巴结无法评估
N0	无区域淋巴结转移
N1	伴≤12个区域淋巴结转移
N2	伴>2cm的肠系膜肿块，或>12个淋巴结转移，特别是包绕肠系膜上血管时

远处转移(M)定义

M 分期	标准
M0	无远处转移
M1	伴远处转移
M1a	转移局限于肝脏内
M1b	伴至少一个肝外部位转移(如肺、卵巢、非区域淋巴结、腹膜、骨)
M1c	同时存在肝脏和肝外部位转移

AJCC 预后分期分组

T	N	M	分期分组
T1	N0	M0	Ⅰ
T1	N1,N2	M0	Ⅲ
T1	N0,N1,N2	M1	Ⅳ
T2	N0	M0	Ⅱ
T2	N1,N2	M0	Ⅲ
T2	N0,N1,N2	M1	Ⅳ
T3	N0	M0	Ⅱ
T3	N1,N2	M0	Ⅲ
T3	N0,N1,N2	M1	Ⅳ
T4	N0	M0	Ⅲ
T4	N1,N2	M0	Ⅲ
T4	N0,N1,N2	M1	Ⅳ

注:对于同时性多原发肿瘤,按 T 分类高的肿瘤来进行分期,还需体现肿瘤的数量,如 T3(2)或 T3(m)。

肿瘤登记需收集的变量

1. 肿瘤大小(具体数值或不详)
2. 肿瘤个数(单发或多发)
3. 浸润深度
4. 淋巴结状态和淋巴结转移数量
5. 转移部位
6. NKA 水平
7. 胰抑素水平
8. Ki-67 增殖指数
9. 核分裂计数
10. 组织学分级(通过 Ki-67 以及核分裂计数):G1、G2、G3

组织学分级(G)

细胞多态性并非神经内分泌肿瘤分级的有用因素。神经内分泌肿瘤的分级应用以下标准[33~35]:

G	G 定义
GX	分级无法评估
G1	核分裂计数<2/10HPF* 及 Ki-67 指数/%** <3
G2	核分裂计数 2~20/10HPF* 及 Ki-67 指数/%** =3~20
G3	核分裂计数>20/10HPF* 及 Ki-67 指数/%** >20

* 10HPF=2mm²;按照 WHO 2010 标准,必须在最高核分裂密度区域选取至少 50HPF(40×放大率)进行计数。

** MIB1 抗体;最高核标记区域内 500~2 000 个肿瘤细胞中的阳性百分比

如果 Ki-67 指数和核分裂计数分级不一致,应以级别高者为准。例如,核分裂计数为 1/10HPF,Ki-67 指数为 12%,分级应为 G2。

组织病理学类型

本分期标准适用于小肠 NET:G1、G2 以及少见的"分化好的 G3-NET"。后者和高分级的神经内分泌癌(NEC)相比,表现与分化好的肿瘤更为相似。

本分期系统不适用于腺癌和高级别神经内分泌癌(NEC),包括"杯状细胞类癌"、"类腺癌"和混合腺神经内分泌癌。对上述类型肿瘤应根据该部位的腺癌指南进行分期。

生存数据

生存数据基于对美国国家癌症数据库(NCDB)2010—2013 年数据的生存分析。患者的最长随访时间为 3 年,使用了生存曲线(Kaplan-Meier)和 95%可信区间矫正年龄。入选标准为:原发部位编码为 C17.1 和 C17.2,组织编码为 8240、8241、8246 和 8249 类型的肿瘤;患者年龄 18 岁以上;原发灶或多原发肿瘤中第一个病灶;仅纳入低级别的患者,低级别根据核分裂计数确定,若无核分裂数据,则仅选择分级为 G1 和 G2 者。

根据《AJCC 癌症分期指南》第 7 版进行的临床 TNM 分期,不同临床分期的 Kaplan-Meier 生存曲线如图 31.3~图 31.7。对于病理分期的 N 分类,淋巴结阳性数量用于区分 N1(1~11 淋巴结阳性)和 N2(≥12 淋巴结阳性)。不同病理分期的 Kaplan-Meier 生存曲线如图 31.8~图 31.12。纳入生存分析的患者中,1 906 例患者有临床分期,3 445 例患者有病理分期。以 5%作为显著性水平，log-rank 检验结果显示，临床分期中，Ⅰ和Ⅱ之间，Ⅱ和Ⅲ之间，或Ⅲ和Ⅳ之间无显著差异；病理分期中仅Ⅲ和Ⅳ期之间有显著差异（$P<0.001$）。

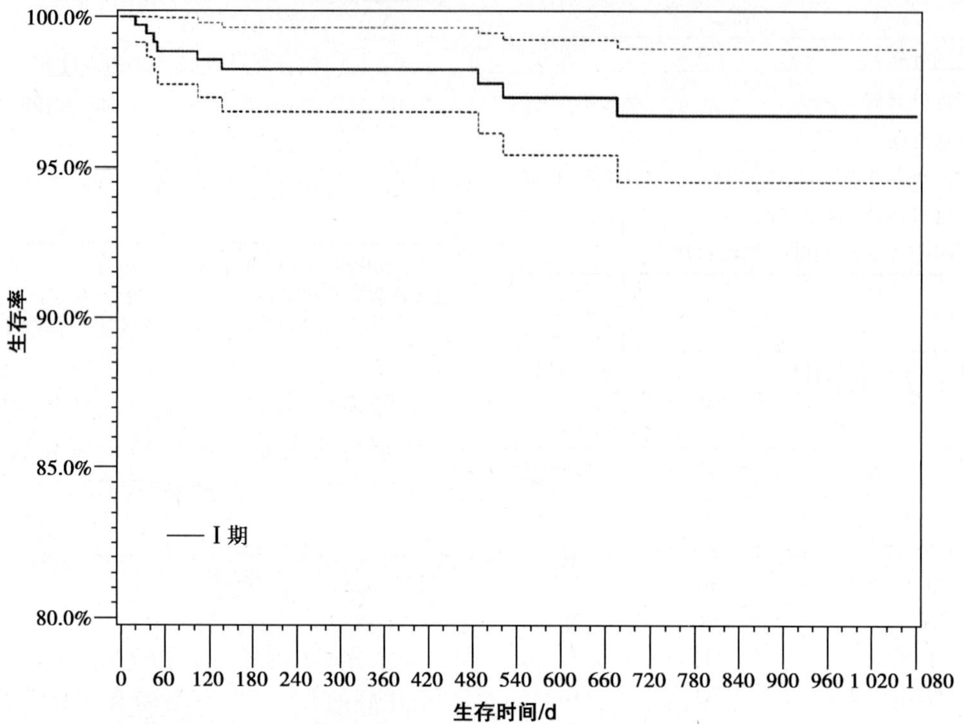

图 31.3　小肠神经内分泌肿瘤：根据《AJCC 癌症分期指南》第 8 版临床分期为Ⅰ期患者（n=269/1 855）的生存曲线和 95%可信区间。数据源自美国国家癌症数据库（2010—2013 年诊断病例），按年龄校正后的结果

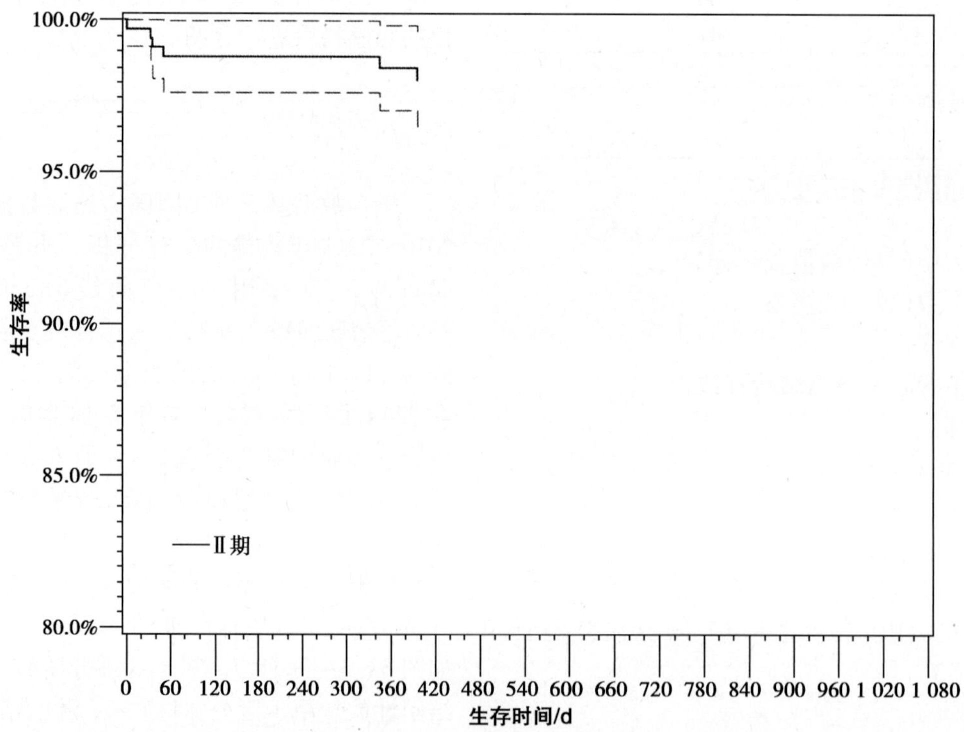

图 31.4　小肠神经内分泌肿瘤：根据《AJCC 癌症分期指南》第 8 版临床分期为Ⅱ期患者（n=240/1 855）的生存曲线和 95%可信区间。数据来自美国国家癌症数据库（2010—2013 年诊断病例），按年龄校正后的结果

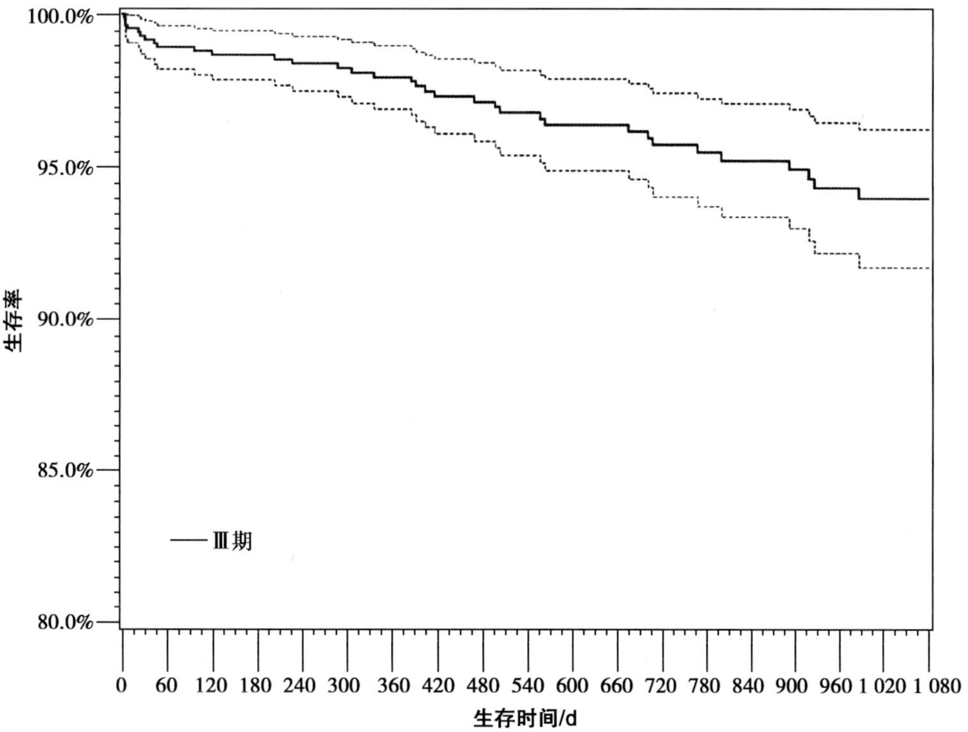

图 31.5　小肠神经内分泌肿瘤：根据《AJCC 癌症分期指南》第 8 版临床分期为Ⅲ期患者（n=617/1 855）的生存曲线和 95%置信区间。数据来自美国国家癌症数据库（2010—2013 年诊断病例），按年龄校正后的结果

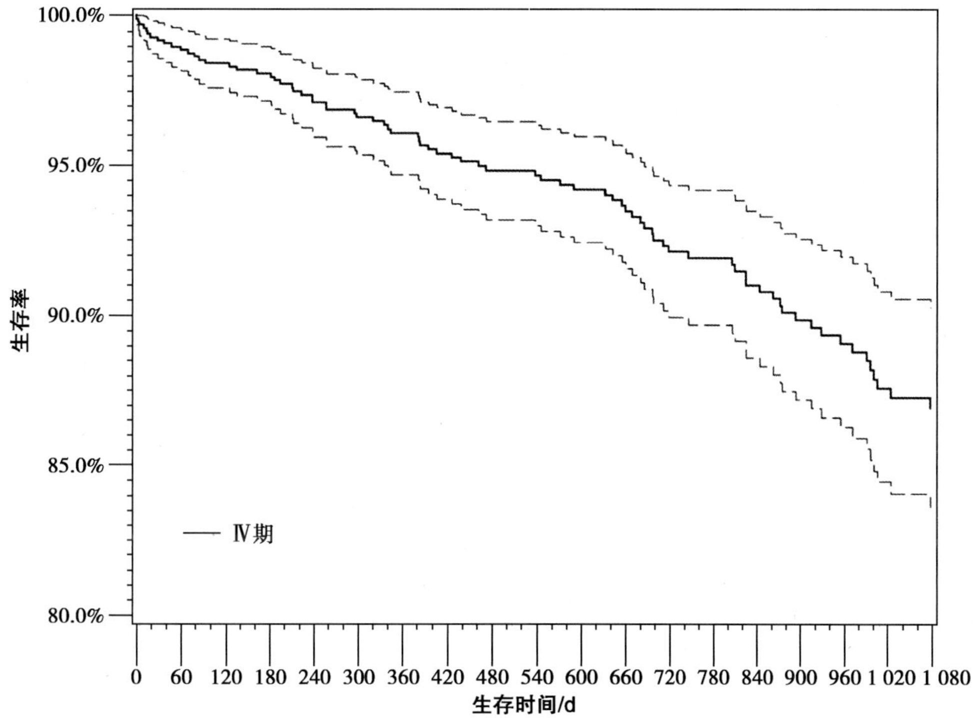

图 31.6　小肠神经内分泌肿瘤：根据《AJCC 癌症分期指南》第 8 版临床分期为Ⅳ期患者（n=729/1 855）的生存曲线和 95%置信区间。数据来自美国国家癌症数据库（2010—2013 年诊断病例），按年龄校正后的结果

31

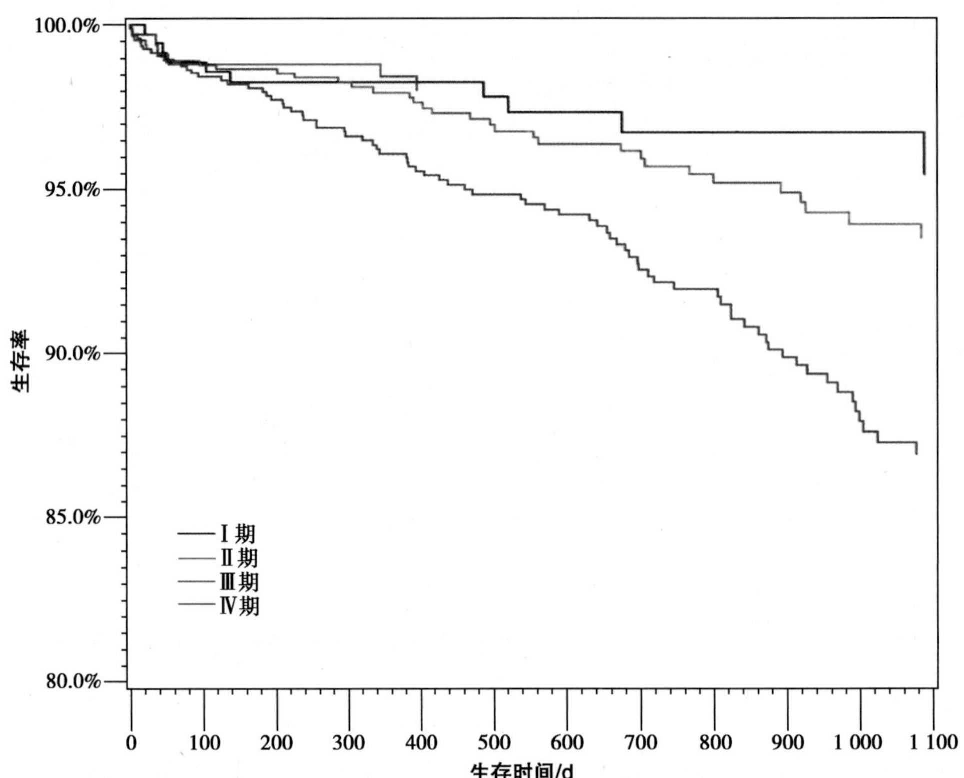

图 31.7　小肠神经内分泌肿瘤：根据《AJCC 癌症分期指南》第 8 版进行临床分期的所有患者(n=1 855)的生存曲线和 95%置信区间。数据来自美国国家癌症数据库(2010—2013 年随访 3 年)，按年龄校正后的结果

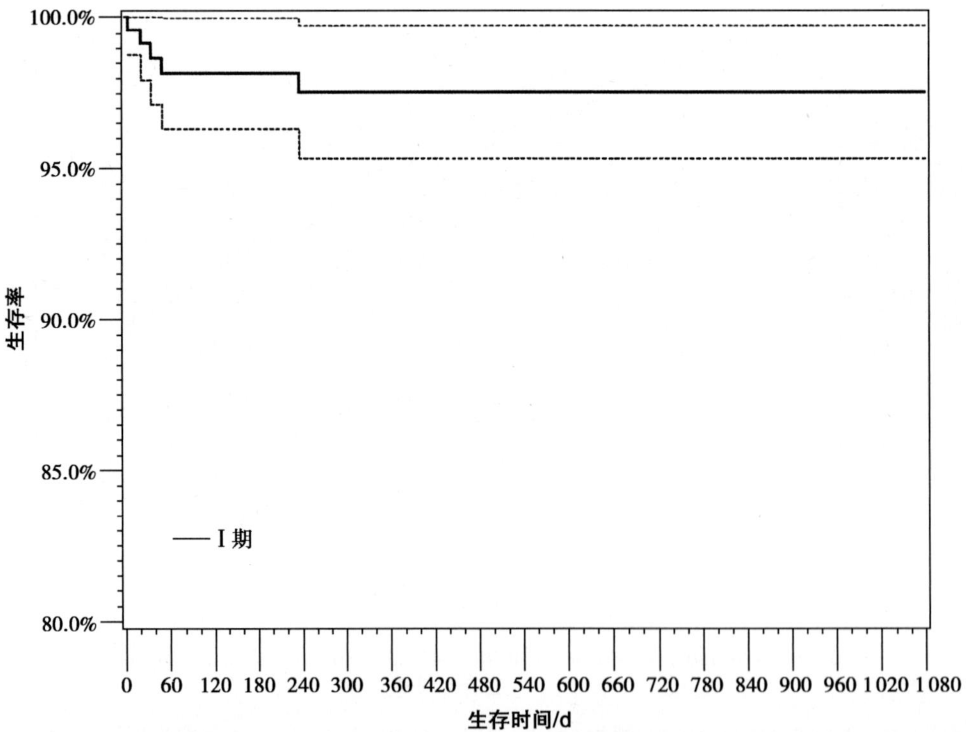

图 31.8　小肠神经内分泌肿瘤：根据《AJCC 癌症分期指南》第 8 版病理分期为Ⅰ期患者(n=142/3 366)的生存曲线和 95%置信区间。数据来自美国国家癌症数据库(2010—2013 年诊断病例)，按年龄校正后的结果

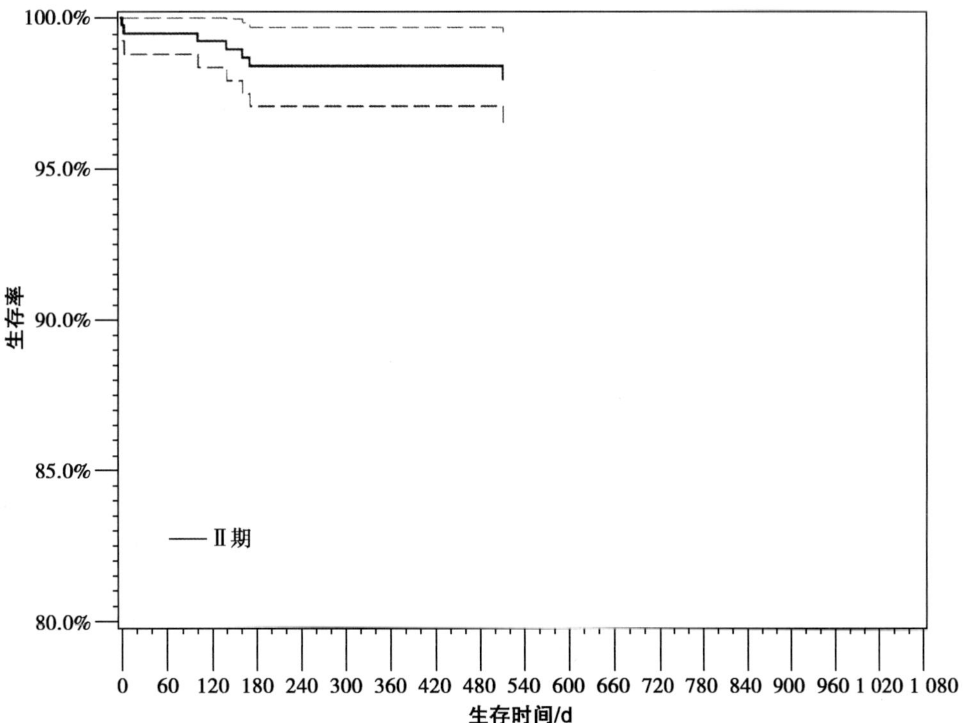

图 31.9　小肠神经内分泌肿瘤:根据《AJCC 癌症分期指南》第 8 版病理分期为Ⅱ期患者(n=281/3 366)的生存曲线和 95%置信区间。数据来自美国国家癌症数据库(2010—2013 年诊断病例),按年龄校正后的结果

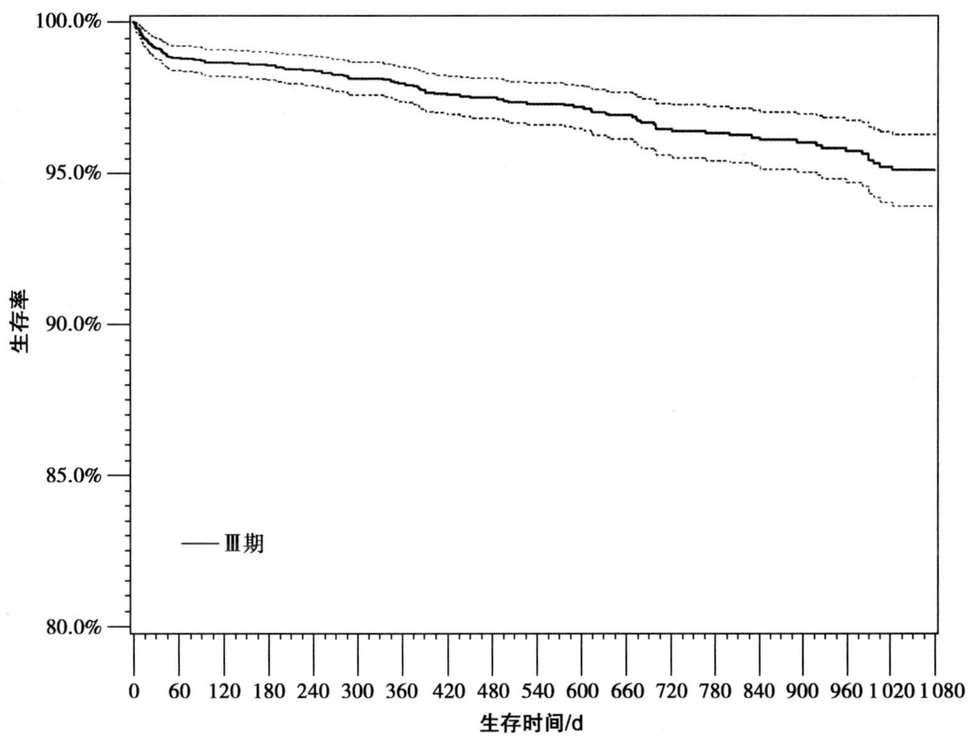

图 31.10　小肠神经内分泌肿瘤:根据《AJCC 癌症分期指南》第 8 版病理分期为Ⅲ期患者(n=2 136/3 366)的生存曲线和 95%置信区间。数据来自美国国家癌症数据库(2010—2013 年诊断病例),按年龄校正后的结果

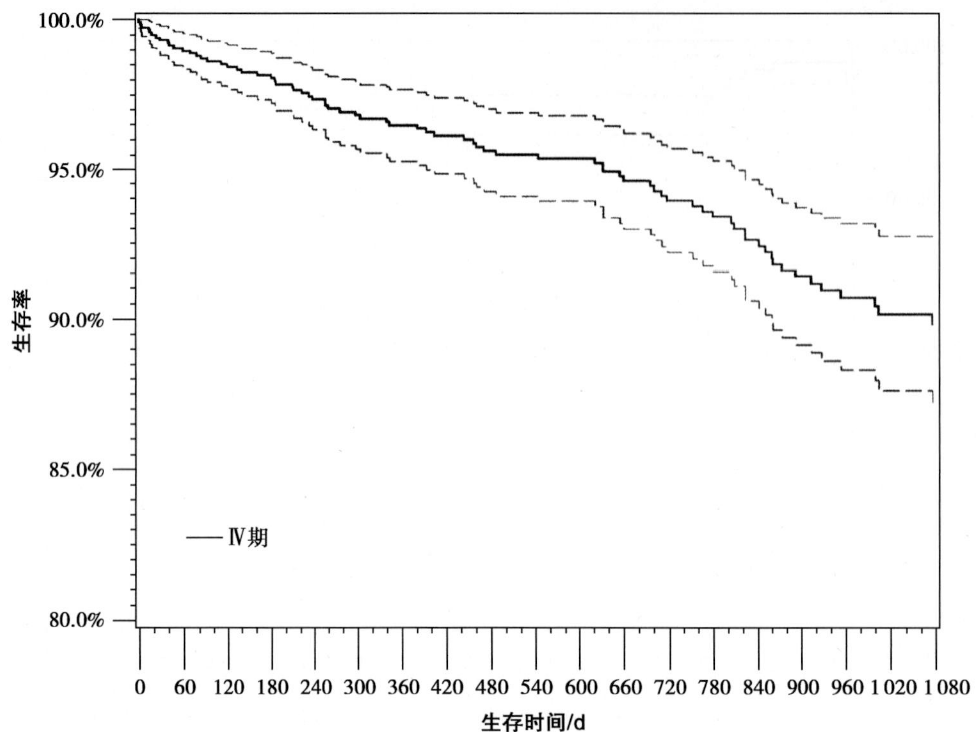

图 31.11　小肠神经内分泌肿瘤：根据《AJCC 癌症分期指南》第 8 版病理分期为Ⅳ期患者（n=807/3 366）的生存曲线和 95%置信区间。数据来自美国国家癌症数据库（2010—2013 年诊断病例），按年龄校正后的结果

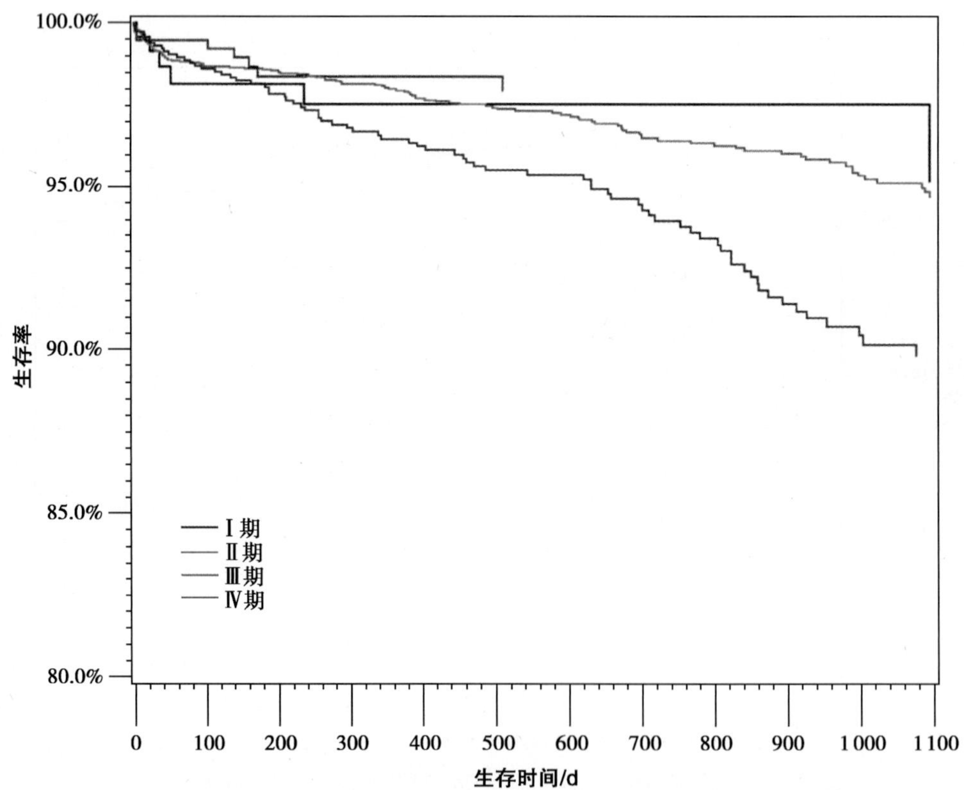

图 31.12　小肠神经内分泌肿瘤：根据《AJCC 癌症分期指南》第 8 版进行病理分期的所有患者（n=3 366）的生存曲线和 95%置信区间。数据来自美国国家癌症数据库（2010—2013 年随访 3 年），按年龄校正后的结果

（译者　陆明　李洁　审校　沈琳）

参考文献

1. Surveillance Epidemiology and End Results (SEER) Program (www.seer.cancer.gov) SEER*Stat Database: Incidence - SEER 9 Regs Research Data, Nov 2013 Sub (1973-2011) <Katrina/Rita Population Adjustment> - Linked To County Attributes - Total U.S., 1969-2012 Counties, National Cancer Institute, DCCPS, Surveillance Research Program, Surveillance Systems Branch, based on the November 2013 submission. released April 2014.
2. Modlin IM, Latich I, Zikusoka M, Kidd M, Eick G, Chan AK. Gastrointestinal carcinoids: the evolution of diagnostic strategies. *Journal of clinical gastroenterology*. Aug 2006;40(7): 572-582.
3. Rorstad O. Prognostic indicators for carcinoid neuroendocrine tumors of the gastrointestinal tract. *Journal of surgical oncology*. Mar 1 2005;89(3):151-160.
4. Capella C AR, Klimstra DS, Klöppel G, Komminoth P, Solcia E, Rindi G. Neuoroendocrine neoplasms of the small intestine. In: Bosman F, Carneiro F, ed. eds. World Health Organization Classification of Tumours, Pathology and Genetics of Tumours of the Digestive System. Lyon: IARC Press, 2010; 2010: 102-107.
5. Norlen O, Stalberg P, Oberg K, et al. Long-term results of surgery for small intestinal neuroendocrine tumors at a tertiary referral center. *World journal of surgery*. Jun 2012;36(6):1419-1431.
6. Katona TM, Jones TD, Wang M, Abdul-Karim FW, Cummings OW, Cheng L. Molecular evidence for independent origin of multifocal neuroendocrine tumors of the enteropancreatic axis. *Cancer Res*. May 1 2006;66(9):4936-4942.
7. Modlin IM, Kidd M, Latich I, Zikusoka MN, Shapiro MD. Current status of gastrointestinal carcinoids. *Gastroenterology*. May 2005; 128(6):1717-1751.
8. Åkerström G, Norlén O, Edfeldt K, et al. A review on management discussions of small intestinal neuroendocrine tumors' midgut carcinoids'. *International Journal of Endocrine Oncology*. 2015;2(2): 119-128.
9. Raines D, Chester M, Diebold AE, et al. A prospective evaluation of the effect of chronic proton pump inhibitor use on plasma biomarker levels in humans. *Pancreas*. May 2012;41(4):508-511.
10. Vinik A WE, O'Dorisio T, Go V, Mamikunian G. Neuroendocrine Tumors: A Comprehensive Guide To Diagnosis And Management. 5th ed. Inglewood: InterScience Institute. 2014:13-14,18-25.
11. Diebold AE, Boudreaux JP, Wang YZ, et al. Neurokinin A levels predict survival in patients with stage IV well differentiated small bowel neuroendocrine neoplasms. *Surgery*. Dec 2012;152(6): 1172-1176.
12. Ardill JES JB, Turner GB, McGinty A, McCance DR. Improved prognosis in midgut carcinoid patients by treating raising circulating neurokinin A (NKA) [abstract]. . *Glasgow, UK: European Congress of Endocrinology*. 2006.
13. Turner GB, Johnston BT, McCance DR, et al. Circulating markers of prognosis and response to treatment in patients with midgut carcinoid tumours. *Gut*. Nov 2006;55(11):1586-1591.
14. Gonzalez RS, Liu EH, Alvarez JR, Ayers GD, Washington MK, Shi C. Should mesenteric tumor deposits be included in staging of well-differentiated small intestine neuroendocrine tumors&quest. *Modern Pathology*. 2014.
15. Strosberg JR, Weber JM, Feldman M, Coppola D, Meredith K, Kvols LK. Prognostic validity of the American Joint Committee on Cancer staging classification for midgut neuroendocrine tumors. *J Clin Oncol*. Feb 1 2013;31(4):420-425.
16. Woodbridge LR, Murtagh BM, Yu DF, Planche KL. Midgut neuroendocrine tumors: imaging assessment for surgical resection. *Radiographics: a review publication of the Radiological Society of North America, Inc*. Mar-Apr 2014;34(2):413-426.
17. Hellman P, Lundstrom T, Ohrvall U, et al. Effect of surgery on the outcome of midgut carcinoid disease with lymph node and liver metastases. *World journal of surgery*. Aug 2002;26(8):991-997.
18. Boudreaux JP. Surgery for gastroenteropancreatic neuroendocrine tumors (GEPNETS). *Endocrinology and metabolism clinics of North America*. Mar 2011;40(1):163-171, ix.
19. Joseph S, Wang YZ, Boudreaux JP, et al. Neuroendocrine tumors: current recommendations for diagnosis and surgical management. *Endocrinology and metabolism clinics of North America*. Mar 2011;40(1):205-231, x.
20. Tan EH, Tan CH. Imaging of gastroenteropancreatic neuroendocrine tumors. *World J Clin Oncol*. Jan 10 2011;2(1):28-43.
21. Srirajaskanthan R, Kayani I, Quigley AM, Soh J, Caplin ME, Bomanji J. The role of 68Ga-DOTATATE PET in patients with neuroendocrine tumors and negative or equivocal findings on 111In-DTPA-octreotide scintigraphy. *Journal of nuclear medicine: official publication, Society of Nuclear Medicine*. Jun 2010;51(6):875-882.
22. Hofman MS, Kong G, Neels OC, Eu P, Hong E, Hicks RJ. High management impact of Ga-68 DOTATATE (GaTate) PET/CT for imaging neuroendocrine and other somatostatin expressing tumours. *J Med Imaging Radiat Oncol*. Feb 2012;56(1):40-47.
23. Prasad V, Ambrosini V, Hommann M, Hoersch D, Fanti S, Baum RP. Detection of unknown primary neuroendocrine tumours (CUP-NET) using (68)Ga-DOTA-NOC receptor PET/CT. *European journal of nuclear medicine and molecular imaging*. Jan 2010;37(1):67-77.
24. Lindholm EB, Lyons J, Anthony CT, Boudreaux JP, Wang Y-Z, Woltering EA. Do primary neuroendocrine tumors and metastasis have the same characteristics? *Journal of Surgical Research*. 2012;174(2):200-206.
25. Halfdanarson T HJ, Haraldsdottir S, O'Dorisio T. . Circulating tumor markers in patients with neuroendocrine tumors a clinical perspective. *International Journal of Endocrine Oncology*. 2015;2:89-99.
26. Tellez MR, Mamikunian G, O'Dorisio TM, Vinik AI, Woltering EA. A single fasting plasma 5-HIAA value correlates with 24-hour urinary 5-HIAA values and other biomarkers in midgut neuroendocrine tumors (NETs). *Pancreas*. Apr 2013;42(3):405-410.
27. Sherman SK, Maxwell JE, O'Dorisio MS, O'Dorisio TM, Howe JR. Pancreastatin predicts survival in neuroendocrine tumors. *Annals of surgical oncology*. Sep 2014;21(9):2971-2980.
28. Anderson GM, Feibel FC, Cohen DJ. Determination of serotonin in whole blood, platelet-rich plasma, platelet-poor plasma and plasma ultrafiltrate. *Life Sci*. Mar 16 1987;40(11):1063-1070.
29. Massironi S, Rossi RE, Casazza G, et al. Chromogranin A in diagnosing and monitoring patients with gastroenteropancreatic neuroendocrine neoplasms: a large series from a single institution. *Neuroendocrinology*. 2014;100(2-3):240-249.
30. de Herder WW. Biochemistry of neuroendocrine tumours. *Best practice & research. Clinical endocrinology & metabolism*. Mar 2007;21(1):33-41.
31. Glinicki P, Jeske W, Kapuscinska R, Zgliczynski W. Comparison of chromogranin A (CgA) levels in serum and plasma (EDTA2K) and the respective reference ranges in healthy males. *Endokrynologia Polska*. 2015;66(1):53-56.
32. Kattan MW, Hess KR, Amin MB, et al. American Joint Committee on Cancer acceptance criteria for inclusion of risk models for individualized prognosis in the practice of precision medicine. *CA: a cancer journal for clinicians*. Jan 19 2016.
33. Rindi G, Kloppel G, Couvelard A, et al. TNM staging of midgut and hindgut (neuro) endocrine tumors: a consensus proposal including a grading system. *Virchows Arch*. Oct 2007;451(4):757-762.
34. Jann H, Roll S, Couvelard A, et al. Neuroendocrine tumors of midgut and hindgut origin: tumor-node-metastasis classification determines clinical outcome. *Cancer*. Aug 1 2011;117(15): 3332-3341.
35. Dhall D, Mertens R, Bresee C, et al. Ki-67 proliferative index predicts progression-free survival of patients with well-differentiated ileal neuroendocrine tumors. *Human pathology*. Apr 2012;43(4):489-495.
36. Berge T, Linell F. Carcinoid tumours. Frequency in a defined population during a 12-year period. *Acta Pathol Microbiol Scand A*. Jul 1976;84(4):322-330.
37. Boudreaux JP, Wang YZ, Diebold AE, et al. A single institution's experience with surgical cytoreduction of stage IV, well-differentiated, small bowel neuroendocrine tumors. *Journal of the American College of Surgeons*. Apr 2014;218(4):837-844.
38. Kloppel G, Perren A, Heitz PU. The gastroenteropancreatic neuroendocrine cell system and its tumors: the WHO classification. *Ann*

N Y Acad Sci. Apr 2004;1014:13-27.

39. Landerholm K, Zar N, Andersson RE, Falkmer SE, Jarhult J. Survival and prognostic factors in patients with small bowel carcinoid tumour. *The British journal of surgery*. Nov 2011;98(11): 1617-1624.
40. Zar N, Garmo H, Holmberg L, Rastad J, Hellman P. Long-term survival of patients with small intestinal carcinoid tumors. *World journal of surgery*. Nov 2004;28(11):1163-1168.

第 32 章 阑尾神经内分泌肿瘤

本章摘要

适用本分期系统的肿瘤种类

阑尾神经内分泌肿瘤(NET 或类癌)(G1、G2 及罕见的分化良好的 G3NET)。

不适用本分期系统的肿瘤种类

肿瘤类型	按何种类型分类	适用章节
高级别神经内分泌癌(NEC)	阑尾-癌症	19
杯状细胞类癌	阑尾-癌症	19
混合性腺癌	阑尾-癌症	19
腺癌	阑尾-癌症	19

更新要点

更新	更新细节	证据级别
AJCC 预后分期组别	精简了Ⅰ~Ⅳ各期,即分期不再含 A/B 亚组	Ⅱ

ICD-O-3 形态学编码

编码	描述
C18.1	阑尾

WHO 肿瘤分类

编码	描述
8240	神经内分泌肿瘤(NET)G1(类癌)
8249	NET G2

Bosman FT, Carneiro F, Hruban RH, Theise ND, eds. World Health Organization Classification of Tumours of the Digestive System. Lyon: IARC; 2010。

概述

阑尾神经内分泌肿瘤(NET)也常被称为阑尾"类癌"肿瘤。虽然本质上属神经内分泌组织,但因阑尾 NET 发病率较高,故通常将其区别于其他中肠 NET 而单独分类。根据 1973—2012 年监测、流行病学与最终结局(SEER)数据库的研究,2012 年美国的阑尾 NET 发病率为 0.2/100 000[1]。虽看似罕见,但阑尾 NET 占所有阑尾肿瘤的 85%[2]。阑尾 NET 好发于年轻患者,且肿瘤的生物学行为与其他消化道 NET 不同[3]。在绝大多情况下,阑尾 NET 在阑尾切除术时被偶然发现,仅在术后病理检查时被诊断[4,5]。因阑尾 NET 无原位(in situ)阶段,故需单独的分期标准。肿瘤可能起源于深层黏膜或黏膜下层,且通常认为肿瘤体积较浸润深度更为重要[6]。肿瘤大小及是否侵犯阑尾系膜是判断局部肿瘤侵袭性的主要指标[7,8]。对小于 1cm 的阑尾 NET 而言,治疗仅需单纯的阑尾切除术。由于阑尾 NET 存在转移的可能,对大于 1cm 但小于 2cm 的阑尾 NET 是否应进行更为积极的手术治疗尚存在争议。部分学者认为对大于 1cm 的肿瘤需常规进行右半结肠切除术,然而有些报道则认为该手术仅适用于肿瘤大于 2cm 的患者[4,9,11]。因肿瘤大于 2cm 的阑尾 NET 伴较高的病灶残留及淋巴结转移风险,故具有扩大手术的指征[2,9,11] 总体而言,罹患阑尾 NET 的患者预后通常较好,目前所报道的患者十年总生存率高达 90%[12]。

解剖学

原发部位

阑尾为起源于盲肠底部的一个管状结构(图 32.1),其长度不一,约为 10cm。阑尾通过阑尾系膜连接于回肠系膜,回结肠动脉为阑尾提供血供。在 SEER 数据库中,共登记了 13 601 例胃肠胰 NET,其中 5% 为阑尾 NET[1]。

区域淋巴结

淋巴引流经由阑尾系膜至回结肠淋巴结链(图 32.2)。

转移部位

分化良好的阑尾 NET 最常见的转移部位包括

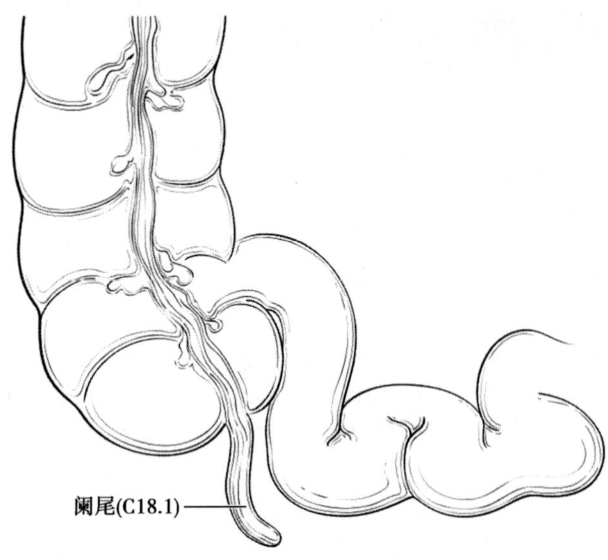

图 32.1 阑尾解剖位置

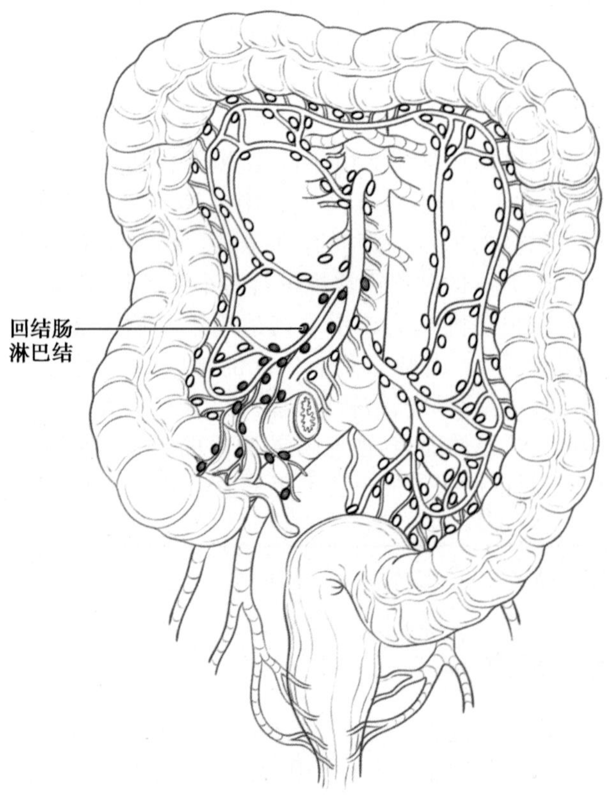

图 32.2 阑尾区域淋巴结

局部和远处的淋巴结(15.8%)、肝脏(0.6%)、肺(0.2%)及骨骼(0.3%)[1]。

分类原则

临床分类

阑尾 NET 的临床评估基于病史、体检、实验室及影像学检查[13]。嗜铬素 A(CgA)是阑尾 NET 的生物标志物。CgA 作为 NET 的通用标志物,可反映肿瘤负荷并可用于监测对于治疗的反应,其升高与不良预后相关[13,14]。然而,CgA 升高可见于多种其他临床情况,包括受质子泵抑制剂治疗影响[15~17]。其他生物学指标,如血浆或尿液中的 5 羟吲哚酸(5-HIAA)及血清素水平,也可用于发现患有胃 NET 或类癌综合征的患者。然而,这些指标在阑尾 NET 中应用尚需前瞻性研究结果的支持。

影像学检查

排除阑尾外转移(M)的常规检查包括胸部计算机断层扫描(CT)及腹盆腔三相增强 CT。也可选择磁共振(MR)成像,尤其需评估肝脏转移的大小、位置以及数量时[13]。基于 MR 和 CT 对肝脏或肝外转移在敏感性及特异性上的差异,建议分期检查时两种技术均应采用。^{111}铟(^{111}In)喷曲肽(Octeoscan™)的生长抑素受体显像对原发病及转移灶具较高的敏感性和特异性(80%~90%)[18]。然而,^{68}镓标记的奥曲肽正电子断层/CT 在多种临床条件下较喷曲肽扫描可更精确地发现 NET 病灶[19~21]。^{68}镓奥曲肽扫描最近已获 FDA 批准用于临床。

病理学分期

阑尾 NET 的分期通常在腹腔镜或开腹手术探查(多由于阑尾炎)及手术标本的病理检查后进行[6]。只要淋巴结内发现 NET 存在,无论受累及数量,均归为 N1。

再分期

阑尾 NET 分期中,前缀 r 代表在治疗后经一段无病生存期后复发肿瘤的状态(rTNM)。

预后因素

分期所需的预后因素

除用于界定 T、N 与 M 分类的因素外,分期分组无需其他预后因素。

其他重要临床预后因素

分化良好阑尾 NET 患者的临床诊治和随访时,推荐检测以下指标。

Ki-67 增殖指数

肿瘤组织学分级取决于 Ki-67 增殖指数和/或核分裂计数。Ki-67 增殖指数与患者预后呈负相关。Ki-67 指数采用 MIB1 抗体染色,在核染色最强区域每 500~2 000 个细胞中计数免疫标记的肿瘤细胞;Ki-67 增殖指数以百分比表达。AJCC 证据级别:Ⅰ级。

核分裂计数

核分裂计数与患者预后呈负相关。通常在核分裂最多的区域,于 10HPF 下检测分裂数目。根据世界卫生组织(WHO)2010 的标准,核分裂计数需计数至少 50HPF。AJCC 证据级别:Ⅰ级。

血浆血清素水平

对伴类癌综合征的转移性患者而言,在同一实验室重复检测血清素是判断肿瘤负荷以及严重程度的重要指标[22]。美国有多个获得 CLIA 许可和 CAP 认证的基准实验室可检测全血血清素水平,检测采用等度反相高效液相色谱法[23]。AJCC 证据级别:Ⅱ级。

血浆或尿液 5-羟吲哚乙酸水平

大部分伴有症状的阑尾 NET 患者的血清素升高,检测方法为具高敏感性和特异性的 24 小时尿液血清素代谢物(5-羟吲哚乙酸,5-HIAA)。血浆 5-HIAA 水平与 24 小时尿 5-HIAA 水平具相关性[17,23]。血浆或尿 5-HIAA 的连续检测可作为监测肿瘤负荷改变的有效指标。美国有多个获得 CLIA 许可和 CAP 认证的基准实验室可检测血浆或尿液 5-HIAA。AJCC 证据级别:Ⅱ级。

血浆 CgA 水平

嗜铬粒蛋白 A(CgA)是一种质量为 49kD 的酸性多肽,出现于所有神经内分泌细胞的嗜铬性颗粒内。CgA 是一个通用的 NET 标志物,血浆或血清 CgA 或许可以作为阑尾 NET 的标志物。CgA 具独立预后价值,其高表达提示预后较差[13,14]。此外,CgA 随时间的动态变化可能有助于评估术后复发或转移患者对治疗的反应[24,25]。

虽然监测 CgA 水平具潜在的应用价值,但临床上 CgA 的使用却受到以下实际情况的限制,如 PPI 使用、慢性萎缩性胃炎、肾衰竭和其他情况下可使其呈假性升高[15~17]。此外,采集时间和禁食与否可能导致 CgA 水平的波动。再者,根据试验方法的使用情况及是否使用血清或血浆,CgA 水平正常值的上限差异较大。因此,当比较 CgA 水平随时间的动态变化时,分析方法和标本类型都需考虑[28]。鉴于上述不足,美国癌症综合网(NCCN)并不推荐常规检测 CgA。美国有多个获 CLIA 许可和 CAP 认证的基准实验室可检测 CgA 水平。AJCC 证据级别:Ⅱ级。

风险评估模型

为支持各类预测模型在临床实践中的应用,AJCC 近期发布了用于评判各类统计学预测模型的评估指南[27]。然而,目前已发表的或已被用于临床的任何神经内分泌瘤相关的预测模型,均尚未由“AJCC 精准医疗核心工作组”通过该指南予以评估。AJCC 未来将会对符合 AJCC 评估指南的本病种的风险预测模型予以认可。

AJCC TNM 定义

原发肿瘤(T)定义

T 分类	T 标准
TX	原发肿瘤无法评估
T0	无原发肿瘤证据
T1	肿瘤最大径≤2cm
T2	肿瘤>2cm 但≤4cm
T3	肿瘤>4cm 或侵及浆膜下或侵及阑尾系膜
T4	肿瘤穿透腹膜或直接侵及其他邻近器官或结构(除外直接延肠壁扩展至临近肠道的浆膜下结构),如腹壁及骨骼肌

区域淋巴结(N)定义

N 分类	N 标准
NX	区域淋巴结无法评估
N0	无区域淋巴结转移
N1	伴区域淋巴结转移

32

远处转移(M)定义

M 分类	M 标准
M0	无远处转移
M1	伴远处转移
M1a	转移局限于肝脏
M1b	伴至少一个肝外部位转移(如肺、卵巢、非区域淋巴结、腹膜、骨)
M1c	同时存在肝脏和肝外部位转移

AJCC 预后分期分组

T	N	M	分期分组
T1	N0	M0	Ⅰ
T1	N1	M0	Ⅲ
T1	N0,N1	M1	Ⅳ
T2	N0	M0	Ⅱ
T2	N1	M0	Ⅲ
T2	N0,N1	M1	Ⅳ
T3	N0	M0	Ⅱ
T3	N1	M0	Ⅲ
T3	N0,N1	M1	Ⅳ
T4	N0	M0	Ⅲ
T4	N1	M0	Ⅲ
T4	N0,N1	M1	Ⅳ

肿瘤登记需收集的变量

1. 肿瘤大小
2. 浸润深度
3. 阑尾系膜浸润
4. 受侵淋巴结数目、肠系膜肿块、肠系膜血管包裹
5. 周围神经浸润
6. 淋巴管浸润
7. 转移部位,若适用
8. 手术类型
9. Ki-67 增殖指数
10. 核分裂计数
11. 组织学分级(通过 Ki-67 以及核分裂计数):G1、G2、G3

组织学分级(G)

细胞多形性本身并非 NET 分级的有用因素。高增殖指数(Ki-67 指数及核分裂计数)与高侵袭性相关。神经内分泌肿瘤的分级应用以下标准[28]:

G	G 定义
GX	分级无法评估
G1	核分裂计数<2/10HPF* 及 Ki-67 指数/%** <3
G2	核分裂计数 2~20/10HPF* 及 Ki-67 指数/%** =3~20
G3	核分裂计数 > 20/10HPF* 及 Ki-67 指数/%** >20

* 10HPF = 2mm^2;按照 WHO 2010 标准,必须在最高核分裂密度区域选取至少 50HPF(40×放大率)进行计数。

** MIB1 抗体;最高核标记区域内 500~2 000 个肿瘤细胞中的阳性百分比。

如果 Ki-67 指数和核分裂计数分级不一致,应以级别高者为准。例如,核分裂象为 1/10HPF,Ki-67 指数为 12%,分级应为 G2。

组织病理学类型

本分期标准适用于阑尾 NET:G1、G2 以及少见的"分化好的 G3-NET",后者生物学行为与分化好的肿瘤更为相似,而与高级别神经内分泌癌显著不同。

本分期系统不适用于腺癌和高级别神经内分泌癌(NEC),包括"杯状细胞类癌"、"类腺癌"和混合腺神经内分泌癌。对上述类型肿瘤应根据该部位的腺癌指南进行分期。

生存数据

因随访时间短且样本量小,关于新的分期参数对阑尾 NET 患者生存影响的作用,目前尚无足够的数据。

(译者 曹彦硕 吴德庆 审校 沈琳)

参考文献

1. Surveillance, Epidemiology, and End Results (SEER) Program (www.seer.cancer.gov) SEER*Stat Database: Incidence - SEER 9 Regs Research Data, Nov 2013 Sub (1973-2011) <Katrina/Rita Population Adjustment> - Linked To County Attributes - Total U.S., 1969-2012 Counties, National Cancer Institute, DCCPS, Surveillance Research Program, Surveillance Systems Branch, based on the November 2013 submission. released April 2014.
2. McGory ML, Maggard MA, Kang H, O'Connell JB, Ko CY. Malignancies of the appendix: beyond case series reports. *Diseases of the colon and rectum*. Dec 2005;48(12):2264-2271.
3. Modlin IM, Kidd M, Latich I, Zikusoka MN, Shapiro MD. Current status of gastrointestinal carcinoids. *Gastroenterology*. May 2005;128(6):1717-1751.
4. Grozinsky-Glasberg S, Alexandraki K, Barak D, et al. Current size criteria for the management of neuroendocrine tumors of the appendix: are they valid? Clinical experience and review of the literature. *Neuroendocrinology*. 2013;98(1):31-37.
5. Carr NJ, Sobin LH. Neuroendocrine tumors of the appendix. *Seminars in diagnostic pathology*. May 2004;21(2):108-119.
6. Rossi G, Valli R, Bertolini F, et al. Does mesoappendix infiltration predict a worse prognosis in incidental neuroendocrine tumors of the appendix? A clinicopathologic and immunohistochemical study of 15 cases. *American journal of clinical pathology*. 2003;120(5):706-711.
7. Anderson JR, Wilson BG. Carcinoid tumours of the appendix. *The British journal of surgery*. Jul 1985;72(7):545-546.
8. Roggo A, Wood WC, Ottinger LW. Carcinoid tumors of the appendix. *Annals of surgery*. Apr 1993;217(4):385-390.
9. Goede AC, Caplin ME, Winslet MC. Carcinoid tumour of the appendix. *The British journal of surgery*. Nov 2003;90(11):1317-1322.
10. Nussbaum DP, Speicher PJ, Gulack BC, et al. Management of 1-to 2-cm Carcinoid Tumors of the Appendix: Using the National Cancer Data Base to Address Controversies in General Surgery. *Journal of the American College of Surgeons*. 2015;220(5):894-903.
11. Pape UF, Perren A, Niederle B, et al. ENETS Consensus Guidelines for the management of patients with neuroendocrine neoplasms from the jejuno-ileum and the appendix including goblet cell carcinomas. *Neuroendocrinology*. 2012;95(2):135-156.
12. Mullen JT, Savarese DM. Carcinoid tumors of the appendix: a population-based study. *Journal of surgical oncology*. Jul 1 2011;104(1):41-44.
13. Modlin IM, Latich I, Zikusoka M, Kidd M, Eick G, Chan AK. Gastrointestinal carcinoids: the evolution of diagnostic strategies. *Journal of clinical gastroenterology*. Aug 2006;40(7):572-582.
14. Rorstad O. Prognostic indicators for carcinoid neuroendocrine tumors of the gastrointestinal tract. *Journal of surgical oncology*. Mar 1 2005;89(3):151-160.
15. Åkerström G, Norlén O, Edfeldt K, et al. A review on management discussions of small intestinal neuroendocrine tumors' midgut carcinoids'. *International Journal of Endocrine Oncology*. 2015;2(2):119-128.
16. Raines D, Chester M, Diebold AE, et al. A prospective evaluation of the effect of chronic proton pump inhibitor use on plasma biomarker levels in humans. *Pancreas*. 2012;41(4):508-511.
17. Vinik A, Woltering EA, O'Dorisio T, Go V, Mamikunian G. Neuroendocrine Tumors: A Comprehensive Guide To Diagnosis And Management. *Inglewood: InterScience Institute*. 2014;5th Edition:13-14, 18-25.
18. Tan EH, Tan CH. Imaging of gastroenteropancreatic neuroendocrine tumors. *World J Clin Oncol*. Jan 10 2011;2(1):28-43.
19. Srirajaskanthan R, Kayani I, Quigley AM, Soh J, Caplin ME, Bomanji J. The role of 68Ga-DOTATATE PET in patients with neuroendocrine tumors and negative or equivocal findings on 111In-DTPA-octreotide scintigraphy. *Journal of nuclear medicine : official publication, Society of Nuclear Medicine*. Jun 2010;51(6): 875-882.
20. Hofman MS, Kong G, Neels OC, Eu P, Hong E, Hicks RJ. High management impact of Ga-68 DOTATATE (GaTate) PET/CT for imaging neuroendocrine and other somatostatin expressing tumours. *J Med Imaging Radiat Oncol*. Feb 2012;56(1): 40-47.
21. Prasad V, Ambrosini V, Hommann M, Hoersch D, Fanti S, Baum RP. Detection of unknown primary neuroendocrine tumours (CUP-NET) using 68Ga-DOTA-NOC receptor PET/CT. *European journal of nuclear medicine and molecular imaging*. 2010;37(1):67-77.
22. Halfdanarson TR, Howe JR, Haraldsdottir S, O'Dorisio TM. Circulating tumor markers in patients with neuroendocrine tumors–a clinical perspective. 2015.
23. Anderson GM, Feibel FC, Cohen DJ. Determination of serotonin in whole blood, platelet-rich plasma, platelet-poor plasma and plasma ultrafiltrate. *Life Sci*. Mar 16 1987;40(11):1063-1070.
24. Massironi S, Rossi RE, Casazza G, et al. Chromogranin A in diagnosing and monitoring patients with gastroenteropancreatic neuroendocrine neoplasms: a large series from a single institution. *Neuroendocrinology*. 2014;100(2-3):240-249.
25. de Herder WW. Biochemistry of neuroendocrine tumours. *Best practice & research. Clinical endocrinology & metabolism*. Mar 2007;21(1):33-41.
26. Glinicki P, Jeske W, Kapuscinska R, Zgliczynski W. Comparison of chromogranin A (CgA) levels in serum and plasma (EDTA2K) and the respective reference ranges in healthy males. *Endokrynologia Polska*. 2015;66(1):53-56.
27. Kattan MW, Hess KR, Amin MB, et al. American Joint Committee on Cancer acceptance criteria for inclusion of risk models for individualized prognosis in the practice of precision medicine. *CA: a cancer journal for clinicians*. Jan 19 2016.
28. Rindi G, Kloppel G, Couvelard A, et al. TNM staging of midgut and hindgut (neuro) endocrine tumors: a consensus proposal including a grading system. *Virchows Arch*. Oct 2007;451(4):757-762.
29. Burke AP, Sobin LH, Federspiel BH, Shekitka KM. Appendiceal carcinoids: correlation of histology and immunohistochemistry. *Modern pathology : an official journal of the United States and Canadian Academy of Pathology, Inc*. Nov 1989;2(6): 630-637.
30. Jann H, Roll S, Couvelard A, et al. Neuroendocrine tumors of midgut and hindgut origin: tumor-node-metastasis classification determines clinical outcome. *Cancer*. Aug 1 2011;117(15): 3332-3341.
31. Moertel CG, Weiland LH, Nagorney DM, Dockerty MB. Carcinoid tumor of the appendix: treatment and prognosis. *N Engl J Med*. Dec 31 1987;317(27):1699-1701.
32. Rindi G, Arnold R, Capella C, et al. Nomenclature and classification of digestive neuroendocrine tumours. *World Health Organization classification of tumours, pathology and genetics of tumours of the digestive system. IARC Press, Lyon*. 2010:10-12.

第 33 章　结直肠神经内分泌肿瘤

本章摘要

适用本分期系统的肿瘤种类

结直肠类癌 G1、NET G2 和罕见的分化良好的 G3 的神经内分泌肿瘤(NET)。

不适用本分期系统的肿瘤种类

肿瘤类型	按何种类型分类	适用章节
高级别神经内分泌癌	结直肠	20
混合性腺神经内分泌癌	结直肠	20

更新要点

更新	更新细节	证据级别
新的章节	本分期系统原来包含于神经内分泌肿瘤章节	无

ICD-O-3 形态学编码

编码	描述
C18.0	盲肠
C18.2	升结肠
C18.3	结肠肝曲
C18.4	横结肠
C18.5	结肠脾曲
C18.6	降结肠
C18.7	乙结肠
C18.8	结肠交搭跨越病灶
C18.9	结肠,非特指
C19.9	直乙结肠交界部
C20.9	直肠,非特指

WHO 肿瘤分类

编码	描述
8240	神经内分泌肿瘤(NET)G1(类癌)
8249	NET G2

Bosman FT, Carneiro F, Hruban RH, Theise ND, eds. World Health Organization Classification of Tumours of the Digestive System. Lyon: IARC; 2010。

概述

近几十年来,结直肠神经内分泌肿瘤(NET)的发生率逐年升高,部分归因于肠镜筛查的普及[1,2]。根据监测、流行病与最终结果(SEER)数据库的资料分析,美国结直肠分化好的 NET 发病率由 1975 年的 0.3/10 万升至 2008 年的 1.1/10 万[2]。结肠 NET 略好发于女性(55%),直肠 NET 则无显著性别差异[2]。直肠 NET 的发病年龄(平均 55.6 岁)早于小肠 NET(平均 62.8 岁)和结肠 NET(平均 63.3 岁)[2]。直肠 NET 患者中,亚裔和非裔多于白种人[1,2]。非裔的直肠 NET 发病率升高较白种人更为明显。

一般而言,肠道 NET 较腺癌生长更为缓慢,但也存在侵袭性。结肠 NET 在消化道 NET 中预后最差,5 年生存率约 67%,直肠 NET 在消化道 NET 中预后最好,5 年生存率约 96%。但结肠 NET 的生存率也显示逐年改善[2]。

大多数直肠 NET 患者于确诊时无症状。近半患者在肠癌筛查时或因其他情况通过肠镜发现。无症状肿瘤通常直径不及 1cm,无局部淋巴结或远处转移[4~8]。仅 4%的直肠 NET 会发生远处转移[2]。相反,结肠 NET 可表现出疼痛、出血、大便习惯改变、体重下降、畏食甚至肠梗阻等症状。结肠 NET 通常直径超过 2cm[9,10],约 2/3 的病例存在区域淋巴结或远处转移[2]。大多数直肠 NET 肿瘤较小且局限,远处转移风险较小,故可内镜下切除[5,7,8,11,12]。但对较大的、伴区域淋巴结转移的直肠 NET 及大多数结肠 NET,仍建议行根治性手术[13~15]。对于进展期结直肠 NET,目前尚无治疗推荐,治疗方法与小肠 NET 类似[13,14]。

目前 NET 临床诊治的相关临床指南包括欧洲

神经内分泌肿瘤协会(ENETS),北美神经内分泌肿瘤协会(NANETS)及美国癌症综合网(NCCN)发布的指南。

解剖学

原发部位

结直肠 NET 好发于直肠。1975—2008 年的 SEER 数据库中的 19 669 例肠道 NET 中,14%位于结肠(包括盲肠、右半结肠、横结肠和降结肠),35%位于直肠[2]。结肠 NET 多数位于盲肠。逾 4.5%的直肠 NET 为多原发[16]。

结直肠 NET 起源于产 5-羟色胺的肠嗜铬细胞或产类高血糖素和胰多肽 YY 的 L 细胞,直肠 NET 多为 L 细胞来源[17,18]。仅少数直肠 NET 产生 5-羟色胺,故类癌综合征较为少见。

区域淋巴结

区域淋巴结位于:①结直肠主要供应血管周围;②边缘动脉弓周围;③结肠系膜内(图 33.1)。区域淋巴结指结肠旁和直肠旁/直肠系膜和回结肠、右结肠、中结肠、左结肠、肠系膜下、直肠上(痔),和髂内血管周围的淋巴结(图 33.1)。

大肠各部位的淋巴结分布如下:

部位	区域淋巴结
盲肠	结肠旁,回结肠,右结肠
升结肠	结肠旁,回结肠,右结肠,中结肠右支
结肠肝曲	结肠旁,回结肠,右结肠,中结肠
横结肠	结肠旁,中结肠
结肠脾曲	结肠旁,中结肠,左结肠
降结肠	结肠旁,左结肠,乙结肠,肠系膜下
乙结肠	结肠旁,乙结肠,直肠上(痔),肠系膜下
直乙交界	结肠旁,乙结肠,直肠上(痔),肠系膜下
直肠	直肠系膜,直肠上(痔),肠系膜下,髂内,直肠下(痔)

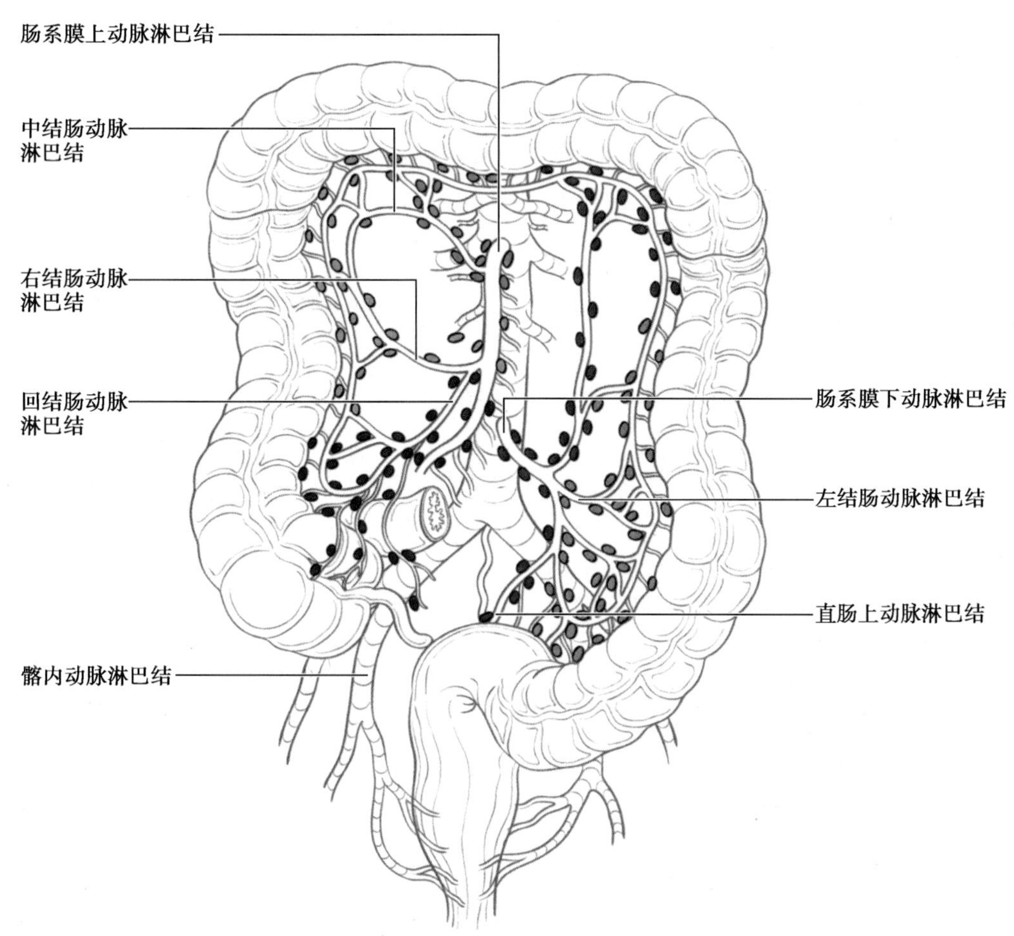

图 33.1　结直肠 NET 的区域淋巴结

转移部位

常见的远处转移部位包括区域淋巴结、肝脏、肠系膜和腹膜[3]。少见部位包括骨骼、肺、心包、纵隔和眼眶。

分类原则

临床分期

临床分期根据局部解剖范围和区域/远处转移评估。肠镜是常用检查方法。多数结直肠 NET 表现为息肉样病灶或黏膜下结节。通过活检或切除后的病理检查确诊。经肛门/直肠超声可评估直肠 NET 的大小和浸润深度[3]。磁共振(MR)成像和计算机断层扫描(CT)可评估区域和远处转移[3,13,14]。尽管肝转移范围较难量化,但可通过超声和 MR 影像予以判断肝脏内的肿瘤负荷。肝脏负荷并非肿瘤分期的必要因素,但肿瘤符合对治疗的计划和选择至关重要。

NET 的生物标志物包括嗜铬素 A(CgA),血浆或尿 5-羟吲哚乙酸(5-HIAA),胰抑制素,神经激肽 A(NKA)。因肿瘤极少产生 5-羟色胺,5-HIAA 的检查很少用于结直肠 NET 的监测[3,13,14]。CgA 是常见的 NET 标志物,可用作转移性结直肠 NET 的生物学标志物[13,14,19~21]。CgA 水平升高可反映肿瘤负荷,是不良预后因素,并可用于检查治疗反应[22,23]。然而,CgA 升高也可见于其他疾病状况及质子泵抑制剂(PPI)的使用[24~26]。免疫组化可用于确定标本的神经内分泌分化。结肠 NET 通常为 CgA 和突触素阳性,直肠 NET 通常仅突触素阳性。

人胰抑制素水平不受 PPI 使用、恶性贫血或Ⅰ型胃 NET 影响。NKA 值超过 50pg/ml 预后较差。尽管人胰抑制素和 NKA 的诊断及预后价值在中肠 NET 有所研究,但在结直肠 NET 中应用有限。

影像学检查

经肛门/直肠超声可评估直肠 NET 的浸润深度和区域淋巴结转移情况[27,28],可检测到小到 2mm 的病灶,并可精确区分 T 分类[27]。盆腔 MR 应用于评估直肠 NET 的局部和区域情况,尤其直径超过 2cm、肌层浸润或区域淋巴结转移[14]。

虽然 MR 对肝转移诊断较为敏感,但 CT 对肝外转移灶更为有效[23]。因此,三相 CT 扫描也应用于结肠 NET 的分期。根据 MR 和 CT 的灵敏度和特异度,建议分期时两种手段均应采用。采用铟(^{111}In)-喷曲肽(pentetreotide)标记的生长抑素受体显像(OctreoScan™)检出神经内分泌肿瘤原发部位和转移灶均有较高的敏感性和特异性(80%~90%)[20]。相比于 OctreoScan™ 扫描,镓(^{68}Ga)-奥曲肽(^{68}Ga-octreopeptide 正电子发射断层扫描(PET)/CT 检出神经内分泌肿瘤病灶更为精确[29~31]。近期,FDA 已批准^{68}Ga-奥曲肽-PET/CT 用于诊断神经内分泌肿瘤。

病理学分期

病理分期基于对手术切除的原发灶、淋巴结和转移灶的检查[23]。多原发肿瘤的原发病灶之间,或原发灶与转移灶之间可能具不同病理特征[32]。

再分期

结直肠 NET 分期中,前缀 *r* 代表在治疗后经一段无病生存期后复发肿瘤的状态(*r*TNM)。

预后因素

除用于界定 T、N 与 M 分类的因素外,分期分组无需其他预后因素。

其他重要临床预后因素

分化良好的结直肠肠 NET 患者的临床诊治和随访时,推荐检测以下指标。

Ki-67 增殖指数

NET 的组织学分级取决于 Ki-67 增殖指数和/或核分裂计数。Ki-67 增殖指数与患者预后呈负相关。Ki-67 指数采用 MIB1 抗体染色,在核染色最强区域每 500~2 000 个细胞中计数免疫标记的肿瘤细胞;Ki-67 增殖指数以百分比表达。AJCC 证据级别:Ⅰ级。

核分裂计数

核分裂计数与患者预后呈负相关。通常在核分裂最多的区域,于 10HPF 下检测分裂数目。根据世界卫生组织(WHO)2010 的标准,核分裂计数需计数至少 50HPF。AJCC 证据级别:Ⅰ级。

血浆 CgA 水平

嗜铬粒蛋白 A(CgA)是一种质量为 49kD 的酸性多肽,出现于所有神经内分泌细胞的嗜铬性颗粒内。CgA 是一个通用的 NET 标志物[1],血浆或血清 CgA 或许可以作为肠 NET 的标志物。CgA 具独立预后价值，其高表达提示预后较差[22,23]。此外，CgA 随时间的动态变化可能有助于评估术后复发或转移患者对治疗的反应[33,34]。

虽然监测 CgA 水平具潜在的应用价值，但临床上 CgA 的使用却受到以下实际情况的限制，如 PPI 使用、慢性萎缩性胃炎、肾衰竭和其他情况下可使其呈假性升高[24~26]。此外，采集时间和禁食与否可能导致 CgA 水平的波动。再者，根据试验方法的使用情况及是否使用血清或血浆，CgA 水平正常值的上限差异较大。因此，当比较 CgA 水平随时间的动态变化时，分析方法和标本类型都需考虑[35]。鉴于上述不足，美国癌症综合网（NCCN）并不推荐常规检测 CgA。美国有多个获 CLIA 许可和 CAP 认证的基准实验室可检测 CgA 水平。AJCC 证据级别：Ⅱ级。

风险评估模型

为支持各类预测模型在临床实践中的应用，AJCC 近期发布了用于评判各类统计学预测模型的评估指南[36]。然而，目前已发表的或已被用于临床的任何神经内分泌瘤相关的预测模型，均尚未由"AJCC 精准医疗核心工作组"通过该指南予以评估。AJCC 未来将会对符合 AJCC 评估指南的本病种的风险预测模型予以认可。

AJCC TNM 定义

原发肿瘤（T）定义

T 分类*	T 标准
TX	原发肿瘤无法评估
T0	无原发肿瘤证据
T1	肿瘤侵犯固有层或黏膜下层并且直径≤膜下层
T1a	肿瘤最大径≤1cm
T1b	肿瘤最大径介于 1~2cm
T2	肿瘤侵及肌层，或肿瘤侵及固有层或黏膜下层且直径>2cm
T3	肿瘤侵及全层但未穿透浆膜
T4	肿瘤侵及脏腹膜（浆膜）或其他器官或邻近结构

* 注：对任何 T，加（m）指多发肿瘤 TX（#）或 TX（m），X＝1~4，m＝原发肿瘤的数目**；对多原发肿瘤的不同的 T，以最高的为主。

** 例如：若出现两个原发肿瘤，仅一个侵犯浆膜下，定义为 T3（2）或 T3（m）。

区域淋巴结（N）定义

N 分类	N 标准
NX	区域淋巴结无法评估
N0	无区域淋巴结转移
N1	伴区域淋巴结转移

远处转移（M）定义

M 分类	M 标准
M0	无远处转移
M1	伴远处转移
M1a	转移局限于肝脏
M1b	伴至少一个肝外部位转移（如肺、卵巢、非区域淋巴结、腹膜和骨骼）
M1c	同时存在肝脏和肝外部位转移

AJCC 预后分期分组

T	N	M	分期分组
T1	N0	M0	Ⅰ
T1	N1	M0	ⅢB
T1	任何 N	M1	Ⅳ
T2	N0	M0	ⅡA
T2	N1	M0	ⅢB
T2	任何 N	M1	Ⅳ
T3	N0	M0	ⅡB
T3	N1	M0	ⅢB
T3	任何 N	M1	Ⅳ
T4	N0	M0	ⅢA
T4	N1	M0	ⅢB
T4	任何 N	M1	Ⅳ

注：对同时多原发肿瘤，使用最高的 T 分类，多原发肿瘤的数目需要注明，如 T3（2）或 T3（m）。

33

肿瘤登记需收集的变量

1. 肿瘤部位
2. 肿瘤大小(数目或不明)
3. 浸润深度
4. 淋巴结状况及阳性淋巴结数目

转移部位

1. Ki-67 指数
2. 核分裂计数
3. 组织学分级(通过 Ki-67 以及核分裂计数):G1、G2、G3

组织学分级(G)

细胞多态性并非神经内分泌肿瘤分级的有用因素。神经内分泌肿瘤的分级应用以下标准[37~39]:

G	G 定义
GX	分级无法评估
G1	核分裂计数<2/10HPF* 及 Ki-67 指数/%** <3
G2	核分裂计数 2~20/10HPF* 及 Ki-67 指数/%** =3~20
G3	核分裂计数>20/10HPF* 及 Ki-67 指数/%** >20

* 10HPF=2mm²;按照 WHO 2010 标准,必须在最高核分裂密度区域选取至少 50HPF(40×放大率)进行计数。

** MIB1 抗体;最高核标记区域内 500~2 000 个肿瘤细胞中的阳性百分比。

如果 Ki-67 指数和核分裂计数分级不一致,应以级别高者为准。例如,核分裂计数为 1/10HPF,Ki-67 指数为 12%,分级应为 G2。

组织病理学类型

本分期标准适用于结直肠 NET:G1、G2 以及少见的"分化好的 G3-NET"。后者和高分级的神经内分泌癌(NEC)相比,表现与分化好的肿瘤更为相似。

本分期系统不适用于腺癌和高级别神经内分泌癌(NEC),包括"杯状细胞类癌"、"类腺癌"和混合腺神经内分泌癌。对上述类型肿瘤应根据该部位的腺癌指南进行分期。

生存数据

生存数据基于对美国国家癌症数据库(NCDB)2010—2013 年数据的生存分析。患者的最长随访时间为 3 年,使用了生存曲线(Kaplan-Meier)和 95%可信区间矫正年龄。入选标准为:原发部位编码为 C18.0、C18.2、C18.3、C18.4、C18.5、C18.6、C18.7、C18.8、C18.9、C19.9 及 C20.9,组织编码为 8240 和 8241 类型的肿瘤;患者年龄 18 岁以上;原发灶或多原发肿瘤中第一个病灶;仅纳入低级别的患者,低级别根据核分裂计数确定,若无核分裂数据,则仅选择分级为 G1 和 G2 者。

根据《AJCC 癌症分期指南》第 7 版的 TNM 分期进行临床病理分期。各临床分期的生存曲线见图 33.2。各病理分期的生存曲线见图 33.3。生存分析包括了 3 148 例具临床分期数据和 1 414 例具病例分期数据的患者。以 5%规定显著性,时序检验显示临床和病理Ⅰ、Ⅱ与Ⅲ、Ⅳ期之间存在差异,但Ⅱ与Ⅲ期之间显著无差异。

表 33.1 结直肠 NET 临床分期和病理分期的 3 年生存率。诊断时间为 2011—2013 年,患者年龄 18 岁以上,无其他肿瘤史

分期(第 7 版)	3 年生存率/%(95%可信区间)
临床Ⅰ期	97.7(96.9~i98.4)
临床Ⅱ期	85.6(77.6~94.5)
临床Ⅲ期	85.1(76.1~95.2)
临床Ⅳ期	51.2(43.1~60.7)
病理Ⅰ期	96.5(94.8~98.1)
病理Ⅱ期	81.7(71.7~93.0)
病理Ⅲ期	86.6(81.9~91.4)
病理Ⅳ期	71.5(62.8~81.4)

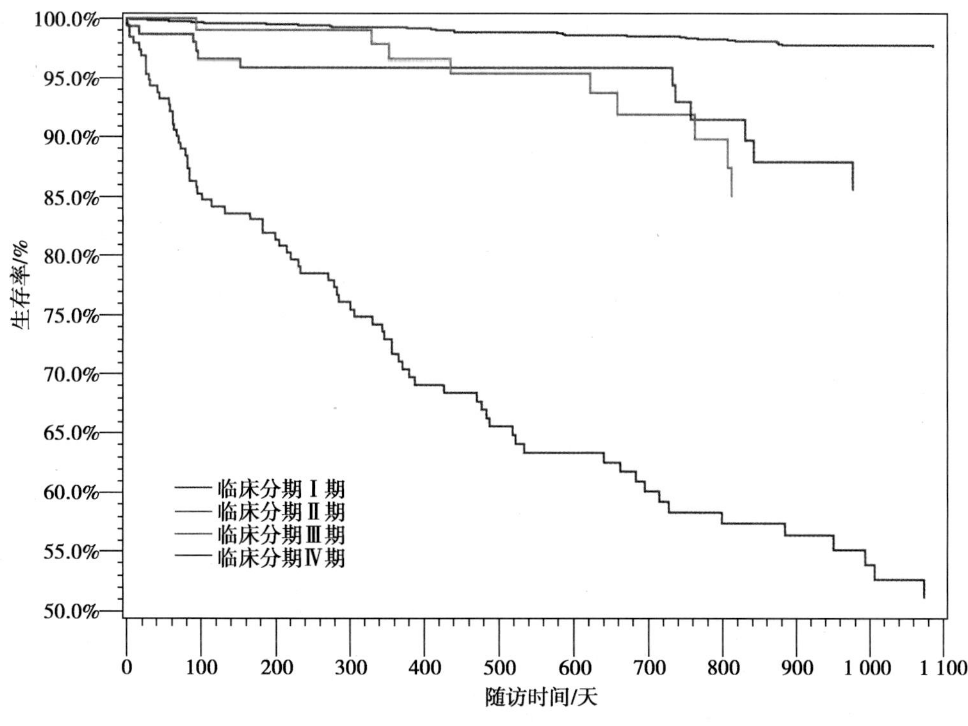

图 33.2　原发性结直肠 NET 的临床分期的总生存率。生存曲线，三年随访（2010—2013），年龄矫正，病例数 3 148

表 33.2　结直肠 NET 临床分期、病例数、死亡数及删失数及百分比。数据来源 2010—2013 年

临床分期	病例，n	死亡，n	删失，n	删失/%
Ⅰ期	2 683	39	2 644	98.55
Ⅱ期	160	12	148	92.50
Ⅲ期	109	9	100	91.74
Ⅳ期	196	75	121	61.73
全部	3 148	135	3 013	95.71

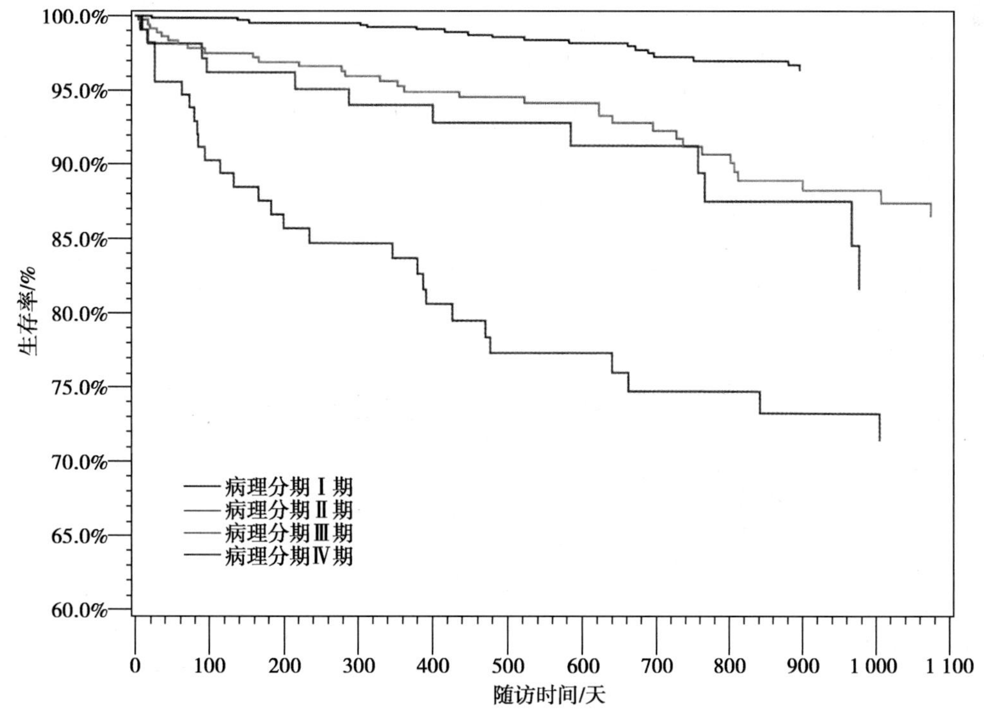

图 33.3　原发性结直肠 NET 的病理分期的总生存率。生存曲线，三年随访（2010—2013），年龄矫正，病例数 1 414

表 33.3 结直肠 NET 病理分期、病例数、死亡数及删失数及百分比。数据来源 2010—2013 年

临床分期	病例，n	死亡，n	删失，n	删失/%
Ⅰ期	817	18	799	97.80
Ⅱ期	110	12	98	89.09
Ⅲ期	370	32	338	91.35
Ⅳ期	117	28	89	76.07
全部	1 414	90	1 324	93.64

图示

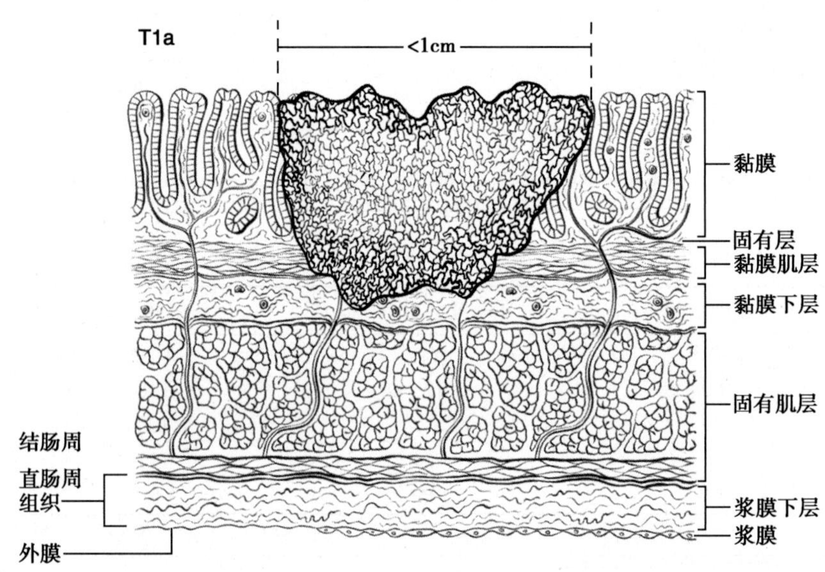

图 33.4 结直肠 T1 定义为肿瘤侵及固有层或黏膜下同时直径不足 2cm。T1a 定义为肿瘤最大径不足 1cm

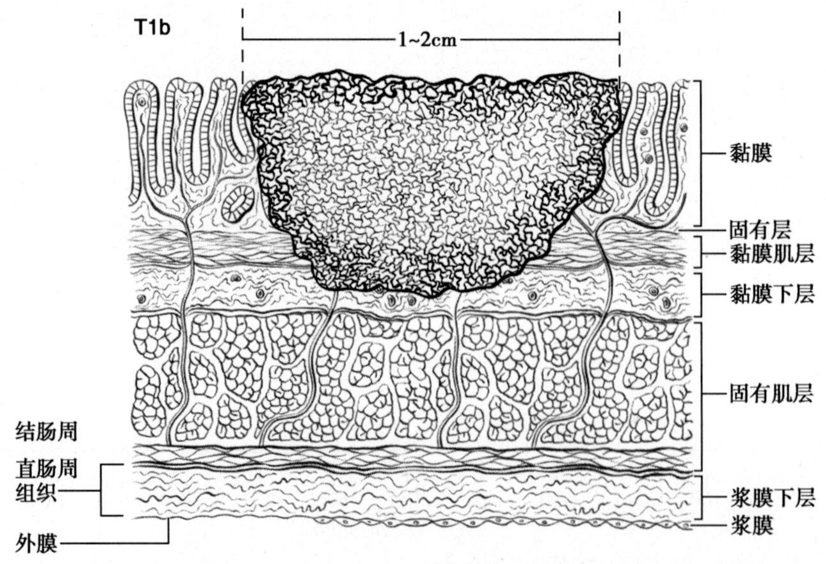

图 33.5 结直肠 T1b 定义为肿瘤最大径 1~2cm

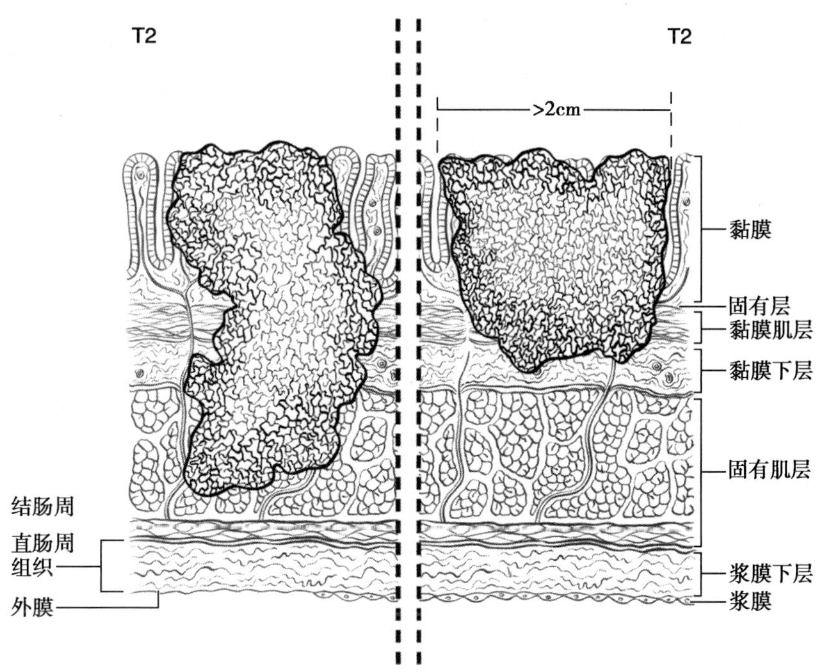

图 33.6　结直肠 T2 定义为肿瘤侵犯及肌层(左侧)或肿瘤侵及固有层或黏膜下同时直径超过 2cm(右侧)

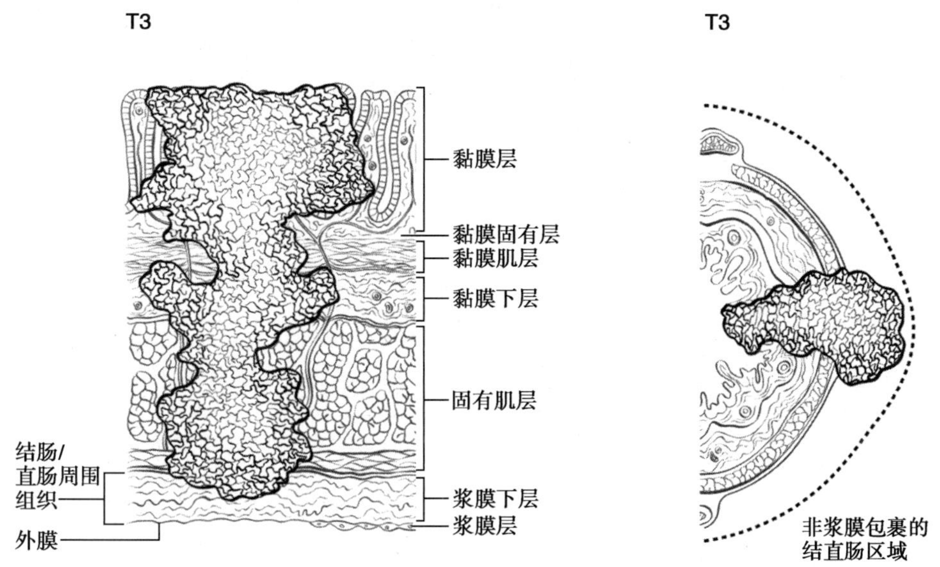

图 33.7　结直肠 T3 定义为肿瘤侵及浆膜下(左侧)或肿瘤侵及无浆膜结肠旁或直肠旁组织(右侧)

33

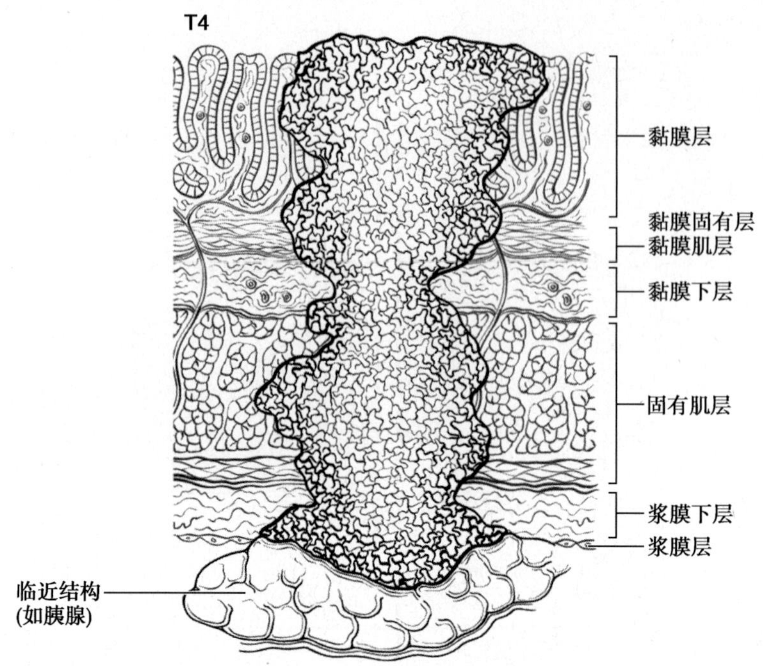

图 33.8 结直肠 T4 定义为肿瘤侵及腹膜或其他器官

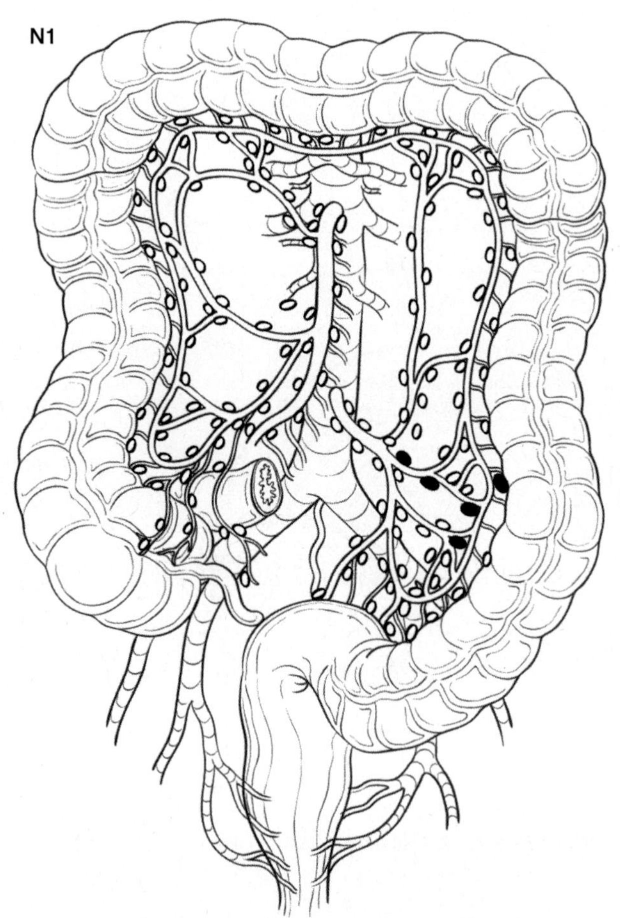

图 33.9 结直肠 N1 定义为区域淋巴结转移

（译者 王铭河 审校 王铭河）

参考文献

1. Taghavi S, Jayarajan SN, Powers BD, Davey A, Willis AI. Examining rectal carcinoids in the era of screening colonoscopy: a surveillance, epidemiology, and end results analysis. *Diseases of the colon and rectum*. Aug 2013;56(8):952–959.
2. Tsikitis VL, Wertheim BC, Guerrero MA. Trends of incidence and survival of gastrointestinal neuroendocrine tumors in the United States: a seer analysis. *J Cancer*. 2012;3:292–302.
3. Mandair D, Caplin ME. Colonic and rectal NET's. *Best practice & research. Clinical gastroenterology*. Dec 2012;26(6):775–789.
4. Coloproctology CSGoKSo. Clinical characteristics of colorectal carcinoid tumors. *J Korean Soc Coloproctol*. Feb 2011;27(1): 17–20.
5. Kasuga A, Chino A, Uragami N, et al. Treatment strategy for rectal carcinoids: a clinicopathological analysis of 229 cases at a single cancer institution. *J Gastroenterol Hepatol*. Dec 2012;27(12): 1801–1807.
6. McDermott FD, Heeney A, Courtney D, Mohan H, Winter D. Rectal carcinoids: a systematic review. *Surg Endosc*. Jul 2014;28(7): 2020–2026.
7. Park CH, Cheon JH, Kim JO, et al. Criteria for decision making after endoscopic resection of well-differentiated rectal carcinoids with regard to potential lymphatic spread. *Endoscopy*. Sep 2011;43(9):790–795.
8. Yangong H, Shi C, Shahbaz M, et al. Diagnosis and treatment experience of rectal carcinoid (a report of 312 cases). *International journal of surgery*. 2014;12(5):408–411.
9. Al Natour RH, Saund MS, Sanchez VM, et al. Tumor size and depth predict rate of lymph node metastasis in colon carcinoids and can be used to select patients for endoscopic resection. *Journal of gastrointestinal surgery: official journal of the Society for Surgery of the Alimentary Tract*. Mar 2012;16(3):595–602.
10. Murray SE, Lloyd RV, Sippel RS, Chen H. Clinicopathologic characteristics of colonic carcinoid tumors. *J Surg Res*. Sep 2013;184(1): 183–188.
11. Kim DH, Lee JH, Cha YJ, et al. Surveillance strategy for rectal neuroendocrine tumors according to recurrence risk stratification. *Digestive diseases and sciences*. Apr 2014;59(4):850–856.
12. Yoon SN, Yu CS, Shin US, Kim CW, Lim S-B, Kim

JC. Clinicopathological characteristics of rectal carcinoids. *International journal of colorectal disease*. 2010;25(9): 1087–1092.

13. Anthony LB, Strosberg JR, Klimstra DS, et al. The NANETS consensus guidelines for the diagnosis and management of gastrointestinal neuroendocrine tumors (nets): well-differentiated nets of the distal colon and rectum. *Pancreas*. Aug 2010;39(6):767–774.
14. Caplin M, Sundin A, Nillson O, et al. ENETS Consensus Guidelines for the management of patients with digestive neuroendocrine neoplasms: colorectal neuroendocrine neoplasms. *Neuroendocrinology*. 2012;95(2):88–97.
15. de Mestier L, Brixi H, Gincul R, Ponchon T, Cadiot G. Updating the management of patients with rectal neuroendocrine tumors. *Endoscopy*. Dec 2013;45(12):1039–1046.
16. Park CS, Lee SH, Kim SB, Kim KO, Jang BI. Multiple rectal neuroendocrine tumors: report of five cases. *Korean J Gastroenterol*. Aug 2014;64(2):103–109.
17. Klimstra DS AR, Capella C, Klöppel G, Komminoth P, Solcia E, Rindi G. Neuroendocrine neoplasms of the colon and rectum. In: Bosman FT, Carneiro F, Hruban RF, Theise ND (Eds) WHO Classification of Tumours of the Digestive System. IARC: Lyon 2010:174–177.
18. Lee SH, Kim BC, Chang HJ, et al. Rectal neuroendocrine and L-cell tumors: diagnostic dilemma and therapeutic strategy. *The American journal of surgical pathology*. Jul 2013;37(7): 1044–1052.
19. Ardill JE, O'Dorisio TM. Circulating biomarkers in neuroendocrine tumors of the enteropancreatic tract: application to diagnosis, monitoring disease, and as prognostic indicators. *Endocrinology and metabolism clinics of North America*. Dec 2010;39(4): 777–790.
20. Janson ET, Holmberg L, Stridsberg M, et al. Carcinoid tumors: analysis of prognostic factors and survival in 301 patients from a referral center. *Ann Oncol*. Jul 1997;8(7):685–690.
21. Namwongprom S, Wong FC, Tateishi U, Kim EE, Boonyaprapa S. Correlation of chromogranin A levels and somatostatin receptor scintigraphy findings in the evaluation of metastases in carcinoid tumors. *Annals of nuclear medicine*. May 2008;22(4):237–243.
22. Rorstad O. Prognostic indicators for carcinoid neuroendocrine tumors of the gastrointestinal tract. *Journal of surgical oncology*. Mar 1 2005;89(3):151–160.
23. Modlin IM, Latich I, Zikusoka M, Kidd M, Eick G, Chan AK. Gastrointestinal carcinoids: the evolution of diagnostic strategies. *Journal of clinical gastroenterology*. Aug 2006;40(7):572–582.
24. Åkerström G, Norlén O, Edfeldt K, et al. A review on management discussions of small intestinal neuroendocrine tumors' midgut carcinoids'. *International Journal of Endocrine Oncology*. 2015;2(2):119–128.
25. Raines D, Chester M, Diebold AE, et al. A prospective evaluation of the effect of chronic proton pump inhibitor use on plasma biomarker levels in humans. *Pancreas*. May 2012;41(4):508–511.
26. Vinik A WE, O'Dorisio T, Go V, Mamikunian G. Neuroendocrine Tumors: A Comprehensive Guide To Diagnosis And Management. 5th ed. Inglewood: InterScience Institute. 2014:13–14,18–25.
27. Jurgensen C, Teubner A, Habeck JO, Diener F, Scherubl H, Stolzel U. Staging of rectal cancer by EUS: depth of infiltration in T3 cancers is important. *Gastrointestinal endoscopy*. Feb 2011;73(2): 325–328.
28. Kobayashi K, Katsumata T, Yoshizawa S, et al. Indications of endoscopic polypectomy for rectal carcinoid tumors and clinical usefulness of endoscopic ultrasonography. *Diseases of the colon and rectum*. Feb 2005;48(2):285–291.
29. Srirajaskanthan R, Kayani I, Quigley AM, Soh J, Caplin ME, Bomanji J. The role of 68Ga-DOTATATE PET in patients with neuroendocrine tumors and negative or equivocal findings on 111In-DTPA-octreotide scintigraphy. *Journal of nuclear medicine: official publication, Society of Nuclear Medicine*. Jun 2010; 51(6):875–882.
30. Hofman MS, Kong G, Neels OC, Eu P, Hong E, Hicks RJ. High management impact of Ga-68 DOTATATE (GaTate) PET/CT for imaging neuroendocrine and other somatostatin expressing tumours. *J Med Imaging Radiat Oncol*. Feb 2012;56(1):40–47.
31. Prasad V, Ambrosini V, Hommann M, Hoersch D, Fanti S, Baum RP. Detection of unknown primary neuroendocrine tumours (CUP-NET) using (68)Ga-DOTA-NOC receptor PET/CT. *European journal of nuclear medicine and molecular imaging*. Jan 2010;37(1):67–77.
32. Lindholm EB, Lyons J, Anthony CT, Boudreaux JP, Wang Y-Z, Woltering EA. Do primary neuroendocrine tumors and metastasis have the same characteristics? *Journal of Surgical Research*. 2012;174(2):200–206.
33. Massironi S, Rossi RE, Casazza G, et al. Chromogranin A in diagnosing and monitoring patients with gastroenteropancreatic neuroendocrine neoplasms: a large series from a single institution. *Neuroendocrinology*. 2014;100(2-3):240–249.
34. de Herder WW. Biochemistry of neuroendocrine tumours. *Best practice & research. Clinical endocrinology & metabolism*. Mar 2007;21(1):33–41.
35. Glinicki P, Jeske W, Kapuscinska R, Zgliczynski W. Comparison of chromogranin A (CgA) levels in serum and plasma (EDTA2K) and the respective reference ranges in healthy males. *Endokrynologia Polska*. 2015;66(1):53–56.
36. Kattan MW, Hess KR, Amin MB, et al. American Joint Committee on Cancer acceptance criteria for inclusion of risk models for individualized prognosis in the practice of precision medicine. *CA: a cancer journal for clinicians*. Jan 19 2016.
37. Rindi G, Kloppel G, Couvelard A, et al. TNM staging of midgut and hindgut (neuro) endocrine tumors: a consensus proposal including a grading system. *Virchows Arch*. Oct 2007;451(4):757–762.
38. Jann H, Roll S, Couvelard A, et al. Neuroendocrine tumors of midgut and hindgut origin: tumor-node-metastasis classification determines clinical outcome. *Cancer*. Aug 1 2011;117(15):3332–3341.
39. Dhall D, Mertens R, Bresee C, et al. Ki-67 proliferative index predicts progression-free survival of patients with well-differentiated ileal neuroendocrine tumors. *Human pathology*. Apr 2012; 43(4):489–495.

第 34 章　胰腺神经内分泌肿瘤

本章摘要

适用本分期系统的肿瘤种类

起源于胰腺的分化好的神经内分泌肿瘤。

不适用本分期系统的肿瘤种类

肿瘤类型	按何种类型分类	适用章节
胰腺癌，包括高级别(3级)、分化差的神经内分泌癌	胰腺外分泌肿瘤	28
起源于十二指肠(C17.0)或者壶腹部(C24.1)的分化好的神经内分泌肿瘤	十二指肠或者壶腹部的神经内分泌肿瘤	30

更新要点

更新	更新细节	证据级别
新增章节	既往版本中，该分期系统被包含于外分泌和内分泌胰腺章节	无
AJCC 预后分期组	目前胰腺神经内分泌肿瘤的分期使用了主要基于肿瘤大小的 TNM 分期系统；删除了胰周软组织侵犯的标准	Ⅱ
原发肿瘤(T)定义	删除原位癌	Ⅱ
远处转移(M)定义	M1 细分如下： M1a：转移局限于肝脏 M1b：转移包含以下至少一个肝外部位(如肺、卵巢、非区域淋巴结、腹膜、骨) M1c：包括肝脏和肝外转移	Ⅳ

ICD-O-3 形态学编码

编码	描述
C25.0	胰头
C25.1	胰体
C25.2	胰尾
C25.4	胰岛(胰腺内分泌腺)
C25.7	胰腺的其他特定部位
C25.8	胰腺交搭跨越恶性肿瘤
C25.9	胰腺，非特指

WHO 肿瘤分类

编码	描述
8150	胰腺内分泌肿瘤
8151	胰岛素瘤
8152	高血糖素瘤
8153	胃泌素瘤
8155	血管活性肠肽瘤
8156	生长抑素瘤
8158	内分泌肿瘤，功能性，非特指
8240	神经内分泌肿瘤(NET)G1(类癌)
8249	NET G2

Bosamn FT, Carneiro F, Hruban RH, Theise ND, eds. World Health Organization Classification of Tumor of the Digestive System. Lyon: IARC; 2010。

概述

胰腺神经内分泌肿瘤(NET)具有神经内分泌分化特征，在所有胰腺恶性肿瘤中占<2%。虽然这类肿瘤罕见，但因其进展缓慢而导致较高的患病率，约占所有胰腺肿瘤的 10%[1]。通过对监测、流行病学与最终结果(SEER)数据库中 1973—2004 年的数据进行分析后发现，胰腺 NET 的发病率逐年上

升[2]。1973 年美国人口中胰腺 NET 经年龄校正后的发病率为 0.18/10 万;2003 年,该年龄校正后发病率为 0.30/10 万[2]。最近一项对挪威癌症人口登记处的数据分析显示出类似趋势[3]。1993—2010 年总人口中胰腺 NET 的年龄标准化发病率为 0.47/10 万(95%CI,0.43~0.52),2006—2010 年,其年龄标准化发病率为 0.71/10 万(95%CI,0.61~0.82)。预计年百分比变化值为+6.9%。有多种因素可能导致发病率增长;其中一部分原因是由于病理学家进行了更准确的分类以及诊断技术的发展(断层和功能性成像技术),后者导致了肿瘤诊断率的提高[4]。胰腺 NET 似乎在男性患者中的发病率略高(53%)[1]。胰腺 NET 可发生于任何年龄,但最常见于 50~80 岁;中位发病年龄为 60 岁[2]。除胰岛素瘤外,胰腺 NET 通常为进展期肿瘤[2,5]。由于肿瘤偶然诊断率的提高,转移性肿瘤患者的比例有所降低[6]。尸检研究评估显示小(<1cm)胰腺 NET 的发生率为 0.8%~10%[7]。

多年来,胰腺 NET 的分级分类标准已逐渐发展并应用于胰腺和胃肠道起源的所有 NET。由欧洲神经内分泌肿瘤学会(ENETS)制订,后被世界卫生组织(WHO)于 2010 年采用,胰腺 NET 最常见的分类系统由三个级别(G1、G2 和 G3)组成,分别对应于分化好(G1 和 G2)和分化差的肿瘤(G3)[8~11]。

分级是一个重要的独立预后因素[12,13]。大多数起源于胰腺的神经内分泌肿瘤是分化好(G1 和 G2)的肿瘤,称为胰腺神经内分泌肿瘤、胰腺 NET 或 panNET。分化差的肿瘤称为胰腺神经内分泌癌或胰腺 NEC。虽然这种分类意味着所有高级别肿瘤均分化差,但最近的数据表明,相当一部分分化好的肿瘤 Ki-67 指数大于 20%,且通常小于 50%。与分化差的 NEC 相比,这种"分化好、高级别"的肿瘤代表着一个预后较好的类别[14]。

约 20%的胰腺 NET 伴有因激素分泌过量所致的临床综合征。根据是否伴有临床综合征,可将神经内分泌肿瘤分为功能性肿瘤(F-胰腺 NET)和非功能性肿瘤(NF-胰腺 NET)[15]。功能性肿瘤分泌的激素中最常见的是胰岛素和促胃液素(表 34.1)[16]。而高血糖素、血管活性肠肽或胰岛素原的过分泌较少见[17]。此外,其他罕见激素引起的临床综合征也有报道,包括胰腺 NET 分泌促肾上腺皮质激素(ACTH),导致库欣综合征(ACTH 瘤);胰腺 NET 引起类癌综合征,以及高钙血症(PTHrp 瘤)[18,19]。伴有降钙素或 ACTH 分泌,以及从一种功能性症状转换为另一种的胰腺 NET,似乎侵袭性相对更强。

表 34.1 功能性胰腺神经内分泌肿瘤的临床特征

最常见的综合征				
名称	**生物活性肽**	**发生率(新发病例/10 万人/年)**	**肿瘤部位**	**最常见的症状/体征**
胰岛素瘤	胰岛素	1~3	胰腺(>99%)	低血糖(Whipple 三联征)
佐林格-埃利森综合征	促胃液素	0.5~2	十二指肠(70%) 胰腺(25%) 其他(5%)	腹痛,胃食管反流 腹泻,十二指肠溃疡 PUD/GERD
不常见的综合征(及罕见的综合征)				
名称	**生物活性肽**	**发生率(新发病例/10 万人/年)**	**肿瘤部位**	**最常见的症状/体征**
血管活性肠肽瘤(墨里森综合征,胰腺霍乱综合征,WDHA 综合征)	血管活性肠肽	0.05~0.2	胰腺(>99%,成人) 其他(10%,神经、肾上腺、神经节周)	腹泻 低钾血症 脱水
高血糖素瘤	高血糖素	0.01~0.1	胰腺(100%)	皮疹 葡萄糖耐受不良 体重下降

34

续表

不常见的综合征(及罕见的综合征)				
名称	生物活性肽	发生率(新发病例/10万人/年)	肿瘤部位	最常见的症状/体征
生长抑素瘤	生长抑素	罕见	胰腺(55%) 十二指肠/空肠(44%)	糖尿病 胆石病 腹泻
ACTH瘤/库欣综合征	ACTH	罕见	胰腺(4%~16%所有异位库欣)	库欣综合征
胰腺NET引起的类癌综合征	血清素	罕见	胰腺(<1%的所有类癌综合征)	面色潮红 腹泻
PTHrp瘤(高钙血症)	PTHrp,其他未知	罕见	胰腺	高钙血症相关症状

缩写:GRED,胃食管反流行病学;PTHrp,甲状旁腺激素相关蛋白;PUD,消化性溃疡;WDHA,水样腹泻、低钾血症、低胃酸(来源Jesen等[17])。

50%以上的功能性肿瘤位于胰尾,例外的是胃泌素瘤,更多见于(63%)胰头(表34.1)[1]。有趣的是,大多数胃泌素瘤(60%~80%)实际上起源于十二指肠;75%~85%位于包括十二指肠和胰头的"胃泌素瘤三角"[17]。胰岛素瘤通常很小且边界清楚,因低血糖相关症状而较易于被早期诊断,且绝大多数术后不会复发。重要的是,F-胰腺NET可能会产生多种类型的激素,且分泌的激素可能在肿瘤发展过程中发生变化[20]。

胰腺NET常分泌多种物质至血清,包括嗜铬粒蛋白A(CgA)、胰多肽(PP)、胰抑素和神经元特异性烯醇化酶,但并不会引起临床症状。正因如此(假设它们不分泌表34.1中列出的任何其他激素),这些肿瘤被称为NF-胰腺NET[18,21~23]。多数研究中,NF-胰腺NET的发病率至少为F-胰腺NET的两倍。

胰腺NET的病因在很大程度上是未知的。大多数胰腺NET为散发性。其中约43%携带DAXX/ATRX突变,44%具有MEN1的失活突变,15%在mTOR通路中的基因发生突变,这些突变的意义还有待进一步探索。少数胰腺NET(<10%)发生于遗传性癌症综合征的背景下,其中最常见的是多发性内分泌腺瘤致病因子1(MEN1)。MEN1由位于染色体11q13区域的MEN1基因突变引起,这种突变进而改变转录调控、基因组稳定性、细胞分裂和细胞周期调控。受影响的患者形成增生或肿瘤多发性内分泌组织,包括甲状旁腺腺瘤(95%~100%)导致甲状旁腺功能亢进、垂体腺瘤(54%~65%)、肾上腺腺瘤(27%~36%)、各种神经内分泌肿瘤(胃、肺、胸腺;0%~10%)、甲状腺腺瘤(10%)、各种皮肤肿瘤(80%~95%)、中枢神经系统肿瘤(8%)以及平滑肌瘤(10%)。80%~100%的MEN1患者会发展为胰腺神经内分泌肿瘤,且几乎均为多病灶性。这种情况下的胰腺神经内分泌肿瘤通常为小细胞且为非功能性。54%的MEN1患者会发展为胃泌素瘤(起源于十二指肠的比例>80%),18%发展为胰岛素瘤,小于5%发展为高血糖素瘤、血管活性肠肽分泌肿瘤、生长激素释放因子分泌肿瘤和生长抑素瘤。10%以上的胰腺NET会伴随发生von Recklinghausen病[也称为神经纤维瘤病1型(NF1)],且10%~17%的患者患有von Hippel-Lindau(VHL)综合征,但很少伴随结节性硬化症。潜在遗传综合征可能取决于肿瘤的类型以及患者的个人史和家族史,所以应记录每位胰腺NET患者的肿瘤类型以及其个人史和家族史。多灶性疾病以及产生的激素类型也是危险因素。20%~30%的佐林格-埃利森综合征(ZES;通常与十二指肠胃泌素瘤相关)患者和5%的胰岛素瘤患者中存在MEN1突变。考虑到MEN1患者甲状旁腺腺瘤的发病率高,所以评估患者体内的钙离子和血清甲状腺素可作为筛选手段,同时应注意维生素D缺乏可能或导致继发性PTH升高。

胰腺NET的分期取决于原发肿瘤的大小和范围(包括是否有淋巴结受累和/或远处转移)。重要的是,基于胰腺外分泌癌的分期方法,《AJCC癌症分期指南》第7版首次引入了胰腺NET的AJCC TNM分期系统。基于胰腺外分泌和神经内分泌肿瘤两者具有不同潜在肿瘤生物学和预后的认知,新的分期系统被提出[12,13,31~33]。《AJCC癌症分期指南》第7版与患者生存显著相关,但其价值受限于中间期别之间无法区分(如Ⅱ期和Ⅲ期在预后上无法区分)[12]。此外,由于在胰腺 NET 膨胀性生长模式常见,因此难以对一些分期必要的参数(如出现胰腺外侵犯)进行病理学评估。2006 年 ENETS 提出的分期系统采用了更严格的 T 分类定义。与 AJCC/UICC/WHO2010 系统相比,它已经证明了其预后价值,并似乎对各个期别(Ⅰ、Ⅱ、Ⅲ和Ⅳ)做了更好的区分[12]。因此,为与 ENETS 系统保持一致,《AJCC 癌症分期指南》第 8 版已进行了修正。

重要的是,ENETS 分期系统也并不完善;ⅢB 期(任何 T N1M0)患者的预后优于ⅢA 期(T4N0M0)患者,并且不同分期之间的差异并未在所有验证研究中得以证实[12,13]。其可能的原因包括非转移性患者通常具有较好的预后,故不易区分不同预后的组别,特别在缺乏长期随访的情况下。此外,淋巴结取样的差异可能是导致淋巴结转移预后意义尚有争议的原因[34]。尽管现有数据仍不足,但对 ENETS 分期系统进一步细化势在必行[12,33]。

手术切除仍是分化较好(G1/G2)的胰腺 NET 唯一可能的根治性方法。由于发病率低,该类肿瘤的自然病程尚不明确,但公认的预后因素包括患者年龄、远处转移、肿瘤分级以及肿瘤分化[12]。最近的研究提示淋巴结转移也可能是重要的预后因素[35,36]。为准确分期,常规淋巴结取样对大多数行手术治疗的胰腺 NET 患者至关重要。

分化好的胰岛素瘤很少发生转移并且预后相当好(>90%表现为良性临床病程);其他功能性肿瘤的预后在多数研究中与非功能性肿瘤相似,尽管并非所有的研究结果均一致[12]。手术类型取决于肿瘤的分期、位置,以及功能状态,手术范围从肿瘤摘除术至胰十二指肠切除术[37]。由于胰岛素瘤一般较小且多为良性临床病程,对于远离主胰管的肿瘤行摘除术通常可以根治。对于靠近主胰管的胰岛素瘤,则可能需行胰腺切除术,例如对左侧病变的远端胰腺切除术或对右侧病变的胰十二指肠切除术。位于胰颈部的胰岛素瘤可行胰腺中央切除术。由于大多数胰岛素瘤为惰性肿瘤,因此通常无需要行淋巴结清扫术,并可考虑保留脾脏。

与此相反,大多数 NF-胰腺 NET 和其他 F-胰腺 NET(即非胰岛素瘤)具恶性特征。对于偶然发现的、<1.5cm 的小 NF-胰腺 NET 的最佳治疗方法尚不明确。近期的分析表明,在多数情况下可采取观察而非手术。需要仔细分析胰腺切除术的潜在风险和获益,尤其是无症状且有明显并发症的老年患者[4,38]。

大多数体积较大的 NF-NET 或增殖指数较高的局限期胰腺 NET 具有更高的侵袭和转移风险,因此对于这些肿瘤强烈推荐行切除术联合淋巴结清除术。即便小的胰腺 NET 也可能发生明显的淋巴结和/或肝转移[39]。有些因素可影响手术方式的选择,包括原发肿瘤大小、Ki-67 标记指数、核分裂象计数、肿瘤位置及医学并发症等。对于左侧病变,应进行远端胰腺切除术,必要时行全脾切除术,以确保充分的淋巴结清扫。对于右侧病变,应考虑胰十二指肠切除术(Whipple 手术)。在少数情况下,当肿瘤较大且侵犯大部分胰腺时,需进行全胰切除术联合全脾切除术,但鉴于其高风险性,应先进行彻底的评估以排除转移性疾病。对于位于胰颈部的病变,可考虑中央胰腺切除术联合局部淋巴结清扫。如果考虑行肿瘤摘除术,则可进行局部淋巴结清扫以确保有足够的淋巴结进行分期。如果肝转移灶可切除,则应考虑胰腺原发肿瘤的切除,特别是在不需要进行胰十二指肠切除术的情况下。虽然完全切除术和/或减瘤手术(如原发肿瘤和肝转移)不一定是治愈性的,来自非随机分组研究的数据表明,其可能与改善激素介导的症状及部分选择的患者的生存率相关[40,41]。

对于晚期不可切除的胰腺 NET 患者有几种治疗方案。生长抑素类似物具有抑制细胞生长的活性,可用于激素介导症状的治疗[42~44]。尽管最佳化疗方案仍尚未明确,但化疗已经取得了一些成效[45~47]。两个靶向药物已获批用于此病:依维莫司(mTOR 抑制剂)和舒尼替尼(血管内皮生长因子信号转导的口服抑制剂)均可延缓进展期 panNET 的发展[48~49]。针对肝脏病灶的治疗或者其他治疗需考虑多种因素,包括肿瘤生长速度、疾病范围以及是否为功能性肿瘤。关于 panNET 的进一步诊断和治疗可参考已发表的指南[17,37,50]。

解剖学

原发部位

胰腺是一个狭长且有粗分叶的腺体,横向穿过后腹腔,从十二指肠延伸到脾门。该器官分为有勾突的胰头、胰颈、胰体和胰尾等结构。这些部分间并无明确解剖学界限。胰颈位于肠系膜上血管前。胰体前方被覆有腹膜,与胃后壁紧密相邻;胰腺后方在腹膜后软组织内延伸至下腔静脉、肠系膜上静脉、脾静脉和左肾上腺及肾脏。

胰腺 NET 可以发生在胰腺的任何部位[1,11,12]。胰头肿瘤起源于肠系膜上静脉与门静脉汇合处的右侧(图 34.1)。钩突则为肠系膜上血管后延伸的胰头部分,胰颈覆盖肠系膜上血管。位于胰颈左侧的肿瘤为胰体肿瘤。胰体向左延伸为胰尾,但并没有任何明确交界点。

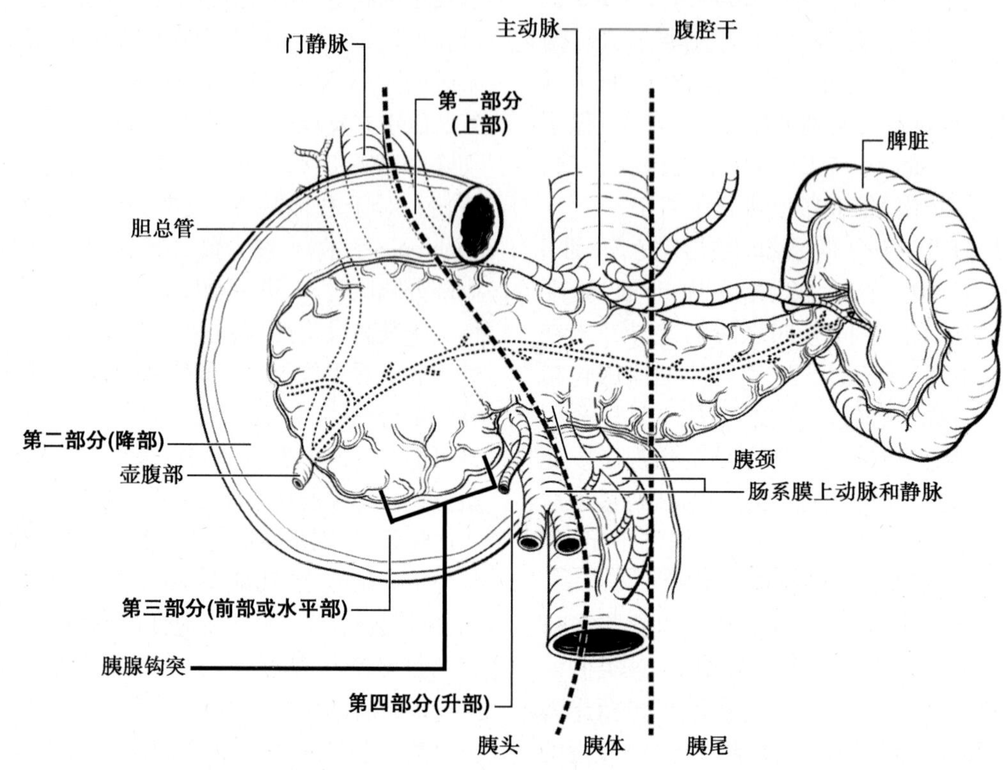

图 34.1　胰腺解剖

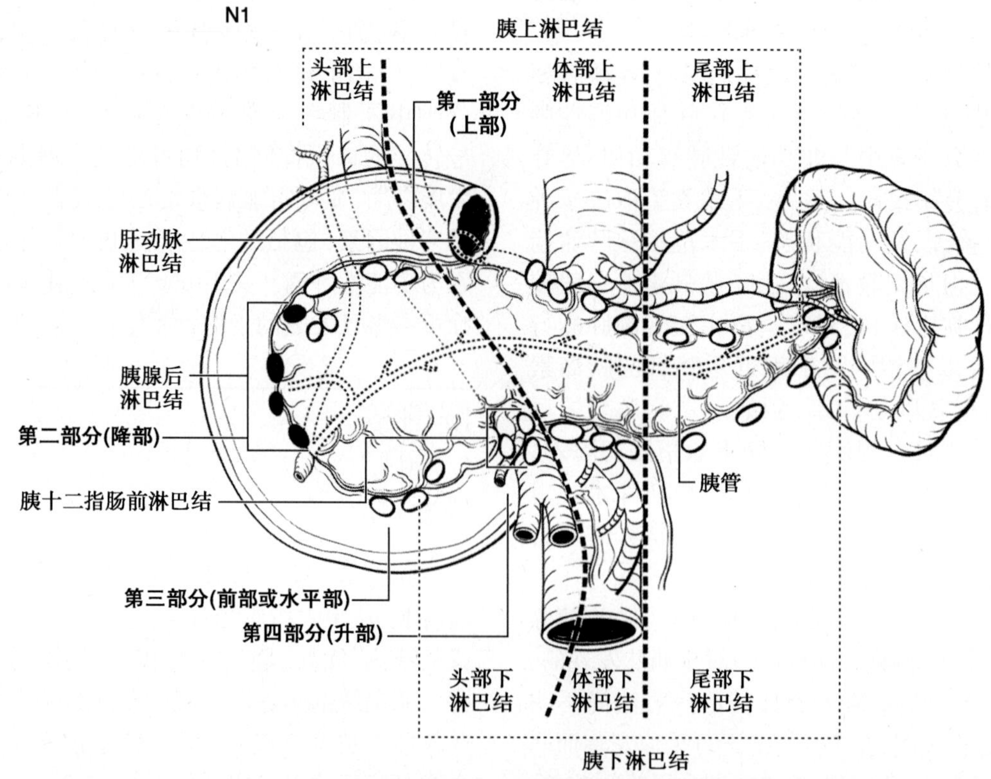

图 34.2　胰腺区域淋巴结(正面观)

区域淋巴结

胰头及胰颈部肿瘤的标准区域淋巴结和软组织清扫范围包括：沿胆总管、肝总动脉、门静脉及胰十二指肠弓前后、沿肠系膜上静脉和右侧壁肠系膜上动脉分布的淋巴结（图 34.2）。对于位于胰体尾部的肿瘤，局部淋巴结清扫范围包括：沿肝动脉、腹腔动脉、脾动脉和脾门的淋巴结（图 34.2）。侵及胰周的淋巴结视为区域性疾病并分类为 N1。

远处转移

远处转移在确诊时较为常见，且常侵及肝脏。其他部位转移也可发生，如肺、骨骼和腹膜/腹腔。侵及主动脉旁淋巴结或其他远处淋巴结（如腹膜后淋巴结、膈后淋巴结及肠系膜淋巴结）归为 M1（局部淋巴结，图 34.2）。腹腔内种植（即使局限于小网膜囊区）均被定义为 M1。

分类原则

临床分期

目前已制订了胰腺 NET 患者诊治相关的指南[37,50,51]。通常情况下，患者需接受计算机断层扫描（CT）或磁共振（MR）成像以评估：①原发胰腺 NET 与主要邻近血管关系；②在任何手术或药物治疗前病变的临床 T、N、M 分期。此外应酌情进行生化评估、生长抑素受体闪烁扫描（SRS）和内镜超声检查（EUS）。对于局部肿瘤，活检并非手术切除前的必要检查。然而，如果进行了活检（如内镜下活检、经皮穿刺活检、针吸活检），应在进行临床分期评估时纳入检查结果。

根据定义，功能性胰腺 NET 患者多存在某一特定综合征相关的激素介导的临床症状[17,37]。因此，功能性胰腺 NET 的诊断需要将过分泌导致的临床症状或显著升高的激素水平相结合（如胃泌素瘤引起的溃疡、胰岛素瘤引起的低血糖）[37]。具体而言，对于胰岛素瘤，在空腹 72 小时监测下，应测定葡萄糖并同时评估血浆胰岛素、胰岛素原和 C 肽水平。对于 ZES，在未刺激或胰岛素分泌刺激试验期间，应对空腹血清促胃液素（FSG）进行评估。ZES 的诊断需要在胃酸过多症或酸性 pH 值（<2）的情况下证明促胃液素存在不适当的升高。单独的 FSG 升高不具诊断性，因为高促胃液素血症可能由于胃酸过多或胃酸过少［慢性萎缩性（自身免疫性）胃炎，常与恶性贫血有关］导致的，质子泵抑制剂（PPI）的使用也可影响 FSG。在理想情况下，应停用 PPI 以便更好地进行胃泌素瘤的诊断，但在严重的胃食管反流行病学/促胃泌素瘤和需要切换到 H2 阻断剂的患者中可能很困难（理想情况下，应在具有经验的专业机构诊断 ZES）。此外，其他疾病也会引起高促胃液素血症（如幽门螺杆菌感染、幽门梗阻、肾衰竭、胃窦 G 细胞综合征、G 细胞增生、短肠综合征、残胃窦）。单独的 FSG 水平无法区分 ZES 与包括 PPI 使用在内的盐酸缺乏状态。

对于 VIP 瘤，必须确定血浆血管活性肠肽水平。对于高血糖素瘤，血浆高血糖素水平的检测是必要的。对于 GRF 瘤，应测量血浆生长激素和生长激素释放因子水平。对于库欣综合征来说，需检测尿皮质醇、血浆 ACTH，并应进行适当的 ACTH 抑制试验。对于胰腺 NET 相关性高钙血症，需测量血清 PTH 和 PTHrP 水平，对于与类癌综合征相关的胰腺 NET，应测量尿或血浆 5-羟基吲哚乙酸（5-HIAA）[18,52]。对罕见综合征相关激素的评估应基于临床需要[19]。

相反，除非因一个不相关的疾病偶然发现，非功能性胰腺 NET 诊断时多有肿瘤本身引起的症状，包括腹痛（40%～60%）、体重减轻或黄疸[18,23,53]。虽然非功能性胰腺 NET 不分泌引起临床综合征的肽，它们特征性地分泌几种其他肽，例如 CgA、PP、神经元特异性烯醇化酶和/或胰腺素（嗜铬素的亚基），这可能有助于对于这部分患者的诊断及监测[18,23]。目前，并没有足够的证据支持任何一个可以推荐作为影响临床决策的肿瘤标志物。

影像学检查

可从体格检查中获得胰腺 NET 的临床分期所需的信息；断层扫描技术，包括三相（平扫期、动脉期和静脉期）的增强 CT 或 MR 成像，以及 SRS[5]（详见相关指南）[37]。应用断层扫描技术，胰腺原发性肿瘤的检出率在 75%～79%。增强、多相 CT 或 MRI 技术对于检测肝转移的敏感度高达 80%[5,54]。SRS 与铟-111 喷曲肽成像（Octreoscan；Mallinckiodt 制药，都柏林，爱尔兰）检测胰腺 NET 的敏感度高达 90%，但这取决于肿瘤大小和类型（如对于胰岛素瘤的灵敏度为 20%～60%）[54]。应用氟-18 葡萄糖的标准的氟脱氧葡萄糖正电子发射断层扫描（PET）在分化良好的胰腺 NET 诊断中的价值有限。EUS 对于诊断小病灶和/或多灶性胰腺神经内分泌瘤具有一

34

定的作用，并且可用于胰腺穿刺活检。研究表明，胰腺病变检出率为 90%～100%，其中 45%～60%起源于十二指肠[55]。

与外分泌腺癌（胰腺导管腺癌）不同，胰腺 NET 中很少见对于腹腔动脉或肠系膜上动脉的侵犯。对可切除性的放射学评估标准包括对远处转移（如腹膜、肝、骨）的评估；肠系膜上静脉和门静脉的通畅以及这些血管及其分支与肿瘤的关系；以及肿瘤与肠系膜上动脉、腹腔动脉和肝动脉的关系。

^{68}Ga 标记生长抑素类似物为示踪剂的正电子发射断层扫描（PET）检查在 NET 影像检查中有良好的应用前景（当日出具报告、敏感性增加、亲和范围大、空间分辨率佳、示踪剂摄取定量更易）[56,57,58]。评估^{68}Ga 标记生长抑素类似物的 PET/CT 和 PET/MRI 与常规生长抑素显像应用价值的相关研究已经开展。此类技术代表了美国新生的 NET 影像检查手段。近日，用于 PET 成像的^{68}Ga-dotatate 注射剂制备试剂盒已被美国 FDA 批准。

病理学分期

病理分期基于手术切除标本。依据现有的一个小型病理学数据库，最敏感的病理分期应在检测手术切除的原发肿瘤、淋巴结和远处转移后获得[10,60~62]。

部分切除（胰十二指肠切除术或远端胰腺切除术）或全胰腺切除，包括肿瘤和相关的局部淋巴结，可以为病理分期提供最佳信息。在胰十二指肠切除标本中，应进行胆管、胰管和肠系膜上动脉边缘大体和镜下的评估。肠系膜上动脉切缘也被定义为腹膜后、全胰系膜和钩突边缘。在全胰切除标本中，应评估胆管和腹膜后切缘。十二指肠（保留幽门的胰十二指肠切除术）和胃（标准胰十二指肠切除术）边缘很少受侵，但其状态应纳入手术病理报告。确保相关切缘的记录可以方便完善切缘报告的完整性：①胆总管（肝）导管；②胰颈；③肠系膜上动脉；④其他软组织边缘（即后胰腺、十二指肠和胃）。

胰腺周围围绕着丰富的淋巴网，准确的肿瘤分期需要对所有淋巴结进行分析。胰十二指肠切除标本的最佳组织学检查应包括至少 12 个淋巴结的分析。然而，淋巴结的数量取决于所进行的手术的类型，这在没有进行全脾切除的远端胰腺切除术中可能是不可行的。因此，当肿瘤存在较高恶性可能时（即除胰岛素瘤以外的任何胰腺 NET），不应该保留脾脏。此外，在摘除术中多不进行淋巴结采样。检查的淋巴结数量应在病理报告中明确。局部淋巴结的解剖分割是不必要的；然而，应根据外科医生所作标记分开报告淋巴结。最后，只要评估了至少一个淋巴结，即使并未达到淋巴结的最佳数量，也应进行 N 分类（N1 或 N0）。只有在没有评估淋巴结的情况下才应用 NX 描述（如进行了摘除术）。腹膜发现肿瘤细胞阳性被视为是 M1。

如果存在经典形态特征，则可以通过组织学评估进行胰腺 NET 的病理诊断。然而，胰腺 NET 的形态高度可变，在许多情况下存在替代诊断，如腺泡细胞癌（或混合腺泡 NEC）、固体假性乳头状肿瘤或导管腺癌。神经内分泌标志物嗜铬素蛋白和突触素的免疫标记有助于支持胰腺神经内分泌瘤的诊断，其他标志物的检测可用于排除替代诊断，其中一些与胰腺 NET 都存在嗜铬素蛋白或突触泡蛋白的表达。

激素的免疫组织化学是选择性检测的，且不具有预后意义。激素的阳性免疫染色结果不一定表明存在激素综合征。

再分期

对于胰腺神经内分泌瘤，r 前缀用于手术后无病生存期之后的复发肿瘤的状态（rTNM）。

预后因素

分期所需的预后因素

除用于界定 T、N 与 M 分类的因素外，分期分组无需其他预后因素。

其他重要临床预后因素

核分裂象计数

肿瘤分级由核分裂象计数和 Ki-67 增殖指数决定，并与胰腺 NET 的无进展生存期、总生存和淋巴结状态相关[12,63,64]。核分裂象计数应评估为每 10 个高倍视野（HPF）下的核分裂象细胞数：HPF = 2mm^2，至少计数 50HPF（40×）。AJCC 证据级别：Ⅰ级

核分裂象计数#个核分裂象/10HPF（说明：________）

________<2
________ 2~20
________>20
________未检

Ki-67 指数

肿瘤分级由核分裂象计数和 Ki-67 标记指数确定，并与胰腺 NET 无进展生存期、总生存和淋巴结状态相关。测量的 Ki-67 增殖指数也与胰腺 NET 中的这些结果测量值相关[12,38,63,64]。Ki-67 指数通常使用 MIB1 抗体测量，计算核标记密度最高的区域的 500~2 000 个免疫标记的阳性肿瘤细胞数比例；Ki-67 指数以百分比表达。AJCC 证据级别：Ⅰ级

________ Ki-67 指数（说明：________）
　________<3%
　________ 3%~20%
　________>20%
________其他（说明）：________
________未检

相关遗传综合征

胃肠胰腺 NET 有时会出现在一种以种系突变为特征的遗传性肿瘤综合征中。在遗传性肿瘤综合征中产生的肿瘤可能为多原发并且似乎其预后比散发性肿瘤好，至少在 MEN1 情况如此[12]。AJCC 证据级别：Ⅱ级。

这一因素应该记录如下：

- 家族性综合征
  - 多发性内分泌瘤 1 型（MEN1 改变）
  - von Hippel-Lindau 病（VHL 基因突变）
  - 1 型神经纤维瘤病（Nf1 突变）
  - 结节性硬化综合征（TSC1 或 TSC2 突变）
  - Mahvash 病（由高血糖素受体突变失活引起的胰腺 NET）[65]
  - 其他综合征
- 散发性肿瘤
- 未知/无法评估

嗜铬素蛋白 A（CgA）

CgA 是一种存在于所有神经内分泌细胞分泌颗粒中的 49kD 的酸性多肽。CgA 是一种通用的 NET 标记蛋白，血浆或血清 CgA 可用做功能性或非功能性 NET 患者的鉴别标志物[18,66~68]。CgA 具有预后意义，其较高水平提示预后较差[69]。另外，随着时间的推移，在评估手术后复发或对转移性疾病患者的治疗反应方面可能有一定作用[66,67,70,71]。

尽管监测 CgA 水平具有潜在优势，但 CgA 的临床应用受到以下情况的限制：在应用 PPI、慢性萎缩性胃炎、肾衰竭、严重高血压等疾病的情况下其水平会升高[8]。此外，根据收集时间和空腹与非空腹状态的不同，CgA 水平可能会有波动，而其正常上限依所使用的测定方法以及评估血浆或血清标本而变化剧烈；因此，当比较 CgA 值时应考虑样品的测定方法和类型[72]。因此，常规 CgA 检测并未被 NCCN 指南一致推荐。美国临床检验改进修正计划（CLIA）和 CAP 认可的实验室均能检测 CgA。AJCC 证据级别：Ⅱ级。

功能性

在某些通过免疫组织化学检测到激素表达的肿瘤中，其激素表达与临床相关的综合征并不相关，则该肿瘤应视为非功能性的。同样，对于血液激素水平升高的肿瘤，如临床症状也无相关表现，也应记录为非功能性的。胰岛素瘤通常具有低转移风险，因此具有良好的预后；其他功能性胰腺 NET 的结果似乎与大多数研究中的非功能性肿瘤相似[12,13]。重要的是，功能性 NET 的临床表现和发病率可能不同，在某些情况下，死亡率可能与激素综合征有关，而非肿瘤的转移。AJCC 证据级别：Ⅱ级。

功能特点如下：

- 功能性
  - 胰岛素瘤
  - 胃泌素瘤（ZES）
  - 高血糖素瘤
  - 血管活性肠肽瘤（Verner-Morrison 综合征）
  - 生长抑素瘤
  - 促肾上腺皮质激素瘤
  - 胰腺神经内分泌瘤引起类癌综合征（5-HIAA，血清素过量）
  - 胰腺神经内分泌瘤导致高钙血症（PTHrp 或其他）
  - 其他
- 无功能
- 未知/无法评估

34

风险评估模型

为支持各类预测模型在临床实践中的应用，AJCC 的"精准医疗核心工作组"近期发布了用于评判各类统计学预测模型的评估指南[52]。然而，目前已发表的或已被用于临床的胰腺神经内分泌癌相

关的任何预测模型，均尚未通过该指南的评估。AJCC 未来将会对符合 AJCC 评估指南的胰腺神经内分泌癌风险预测模型予以认可。

AJCC TNM 定义

原发肿瘤(T)定义

T 分类	T 标准
TX	原发肿瘤无法评估
T1	肿瘤局限于胰腺内*，<2cm
T2	肿瘤局限于胰腺内*，2~4cm
T3	肿瘤局限于胰腺内*，>4cm；或肿瘤侵及十二指肠或胆管
T4	肿瘤侵犯周围脏器(胃、脾脏、结肠、肾上腺)或大血管血管壁(腹主动脉或肠系膜上动脉)

*局限于胰腺内定义为未侵及周围脏器(胃、脾脏、结肠、肾上腺)或大血管血管壁(腹主动脉或肠系膜上动脉)。肿瘤侵及胰周脂肪组织不作为 T 分类的基础。

注意：当存在多个肿瘤病灶时，应选择最大的肿瘤病灶进行 T 分类：

- 若肿瘤病灶的数目已知，则描述为 T(#)；如 pT3(4)N0M0。
- 若肿瘤病灶数目未知或过多，采用后缀 m-T(m)；如 pT3(m)N0M0。

区域淋巴结(N)定义

N 分类	N 标准
NX	区域淋巴结无法评估
N0	无区域淋巴结转移
N1	伴区域淋巴结转移

远处转移(M)定义

M 分期	M 标准
M0	无远处转移
M1	伴远处转移
M1a	转移局限于肝脏
M1b	伴至少一个肝外部位转移(如肺、卵巢、非区域淋巴结、腹膜、骨)
M1c	同时存在肝脏转移和肝外部位转移

AJCC 预后分期分组

T	N	M	分期分组
T1	N0	M0	Ⅰ
T2	N0	M0	Ⅱ
T3	N0	M0	Ⅱ
T4	N0	M0	Ⅲ
任何 T	N1	M0	Ⅲ
任何 T	任何 N	M1	Ⅳ

肿瘤登记需收集的变量

1. 肿瘤大小(数目，未知)
2. 存在侵及邻近的上器官或结构(是/否)
   a)若存在，请从中选择
   - 胃(是/否)
   - 胆管(是/否)
   - 脾脏(是/否)
   - 结肠(是/否)
   - 其他：

   b)若存在，多个邻近脏器的侵犯(是/否)
3. 存在坏死
4. 肿瘤数目(原发性的多部位肿瘤)
5. 淋巴结状态(包括可评价淋巴结数目以及阳性的淋巴结数目)
6. 组织学分级(基于 Ki-67 指数和/或核分裂象计数的分级；G1、G2、G3、未知)
7. 核分裂象计数(数值，未知)
8. Ki-67 指数(数值，未知)
9. 周围神经侵犯(是/否)
10. 淋巴管侵犯(是/否)
11. 切缘状态(±)
12. 功能状态(是/否，综合征类型)
13. 遗传状态(是/否，综合征类型)
14. 胰腺中的位置(胰头、胰尾、胰体、胰体尾交界处、胰头胰体交界处、未知)
15. 手术术式(摘除术、远端胰腺切除术联合或不联合脾脏切除、中央胰腺切除术、胰十二指肠切除术-Whipple 手术、未知、其他)
16. 术前 CgA 水平(绝对值及 ULN，未知)
17. 术前胰腺抑制素水平(绝对值及 ULN，未知)

18. 患者年龄

组织学分级(G)

胰腺 NET 的预后分级应对所有切除标本或含有足够肿瘤组织的活检标本进行检测,以准确测量肿瘤的增殖水平(采用 50HPF 用以核分裂计数检测,500 个以上的细胞用以检测 Ki-67 指数)。若对多个肿瘤病灶进行取样(如一个原发灶以及一个转移灶),则每一个部位都应单独评分。若对于某一单独的解剖部位(如多个肝转移病灶)进行了多个位点取样,则以评级最高者为准。表 34.2 的分级方案是最近由 ENETS/WHO 组织批准的用于胃肠道和胰腺的神经内分泌肿瘤分级。

表 34.2　ENETS/WHO 分级系统用于胰腺神经内分泌肿瘤

G	G 定义
GX	分级无法评估
G1	核分裂象计数(每 10HPF)* <2 以及 Ki-67 指数/%** <3
G2	核分裂象计数(每 10HPF) = 2~20 或 Ki-67 指数/%** = 3~20
G3	核分裂象计数(每 10HPF) >20 或 Ki-67 指数/%** >20

* 10HPF = 2mm²;按照 WHO 2010 标准,必须在最高核分裂密度区域选取至少 50HPF(40×放大率)进行计数。

** MIB1 抗体;最高核标记区域内 500~2 000 个肿瘤细胞中的阳性百分比。

Ki-67 指数是指对最高标记率的区域(即"热点"),在低倍镜下通过对该区域的检测来评估 Ki-67 的状态。在核分裂计数和 Ki-67 指数所评估的等级出现差异时,应该以两者中较高的等级为准。核异型性并不能作为神经内分泌肿瘤分级的有效特征。尽管在有些研究中,坏死被认定为一个预后因子,但它并未被纳入组织学分级标准中。

基于增殖和核分裂象计数,分化良好的 NET 被细分为 G1 和 G2 期肿瘤。G1 和 G2 肿瘤是指分化良好的 NET 弥散性或密集性表达两种常规神经内分泌免疫标记物(即 CgA 和突触素)。G3 肿瘤通常是指分化较差的神经内分泌肿瘤,该类肿瘤的分期应遵循胰腺癌的分期系统(见第 28 章)。高级别(G3)肿瘤通常具有高的核分裂计数/Ki-67 指数、明显的核异型性和广泛坏死的特征。免疫组织化学检测 CgA 和/或突触素的表达往往是较弱的。

在某些情况下,一些分化良好胰腺 NET 会出现属于 G3 范围内的 Ki-67 指数(或者更少见的核分裂计数)组织学特征[14,74~77]。尽管这些肿瘤目前在 WHO 分级系统中被认为是高级别病变,新的研究数据表明它们并不像那些分化差的 NEC,如未分化癌、小细胞或者大的异形细胞肿瘤具有较强的侵袭性,而且它们对于治疗的反应更接近于分化较好的胰腺 NET[74]。已证实分化良好的胰腺 NET 可从 G1 或者 G2 发展为 G3。目前已提出这种分化良好的神经内分泌肿瘤被单独归类为分化好的 NET,G3。因此,这类肿瘤的组织学分级应该遵循胰腺 NET 而非胰腺癌的分期标准。

组织病理学类型

本分类系统用于发生于胰腺的分化良好的 NET。

生存数据

选取美国国家癌症数据库(NCDB)中 4 年(2010—2013 年确诊患者)的数据进行了生存分析。这些患者的最长随访时间为 3 年。选择标准中包含的原始位点代码为:C25.0、C25.1、C25.2、C25.4、C25.7、C25.8 和 C25.9;1 级和 2 级;组织学代码为 8150、8151、8152、8153、8155、8156、8158、8240、8249 和 8246;年龄不低于 18 岁;以及仅单一原发肿瘤或者是在多重肿瘤中首发。

在该项研究中,1 174 名胰腺 NET 的患者根据《AJCC 癌症分期指南》第 8 版(ENETS)鉴定并重新分类(如下所示:Ⅰ期,n = 262;ⅡA 期,n = 221;ⅡB 期,n = 191;ⅢA 期,n = 32;ⅢB 期,n = 346;Ⅳ期,n = 122)。针对年龄进行了生存曲线和 95% 置信区间的调整;但由于并无足够的病例数和随访时间进行精确的生存分析,在此未列出生存图表。

(译者 张莉　郑桐森　审校 沈琳)

34

参考文献

1. Yao JC, Eisner MP, Leary C, et al. Population-based study of islet cell carcinoma. *Annals of surgical oncology*. Dec 2007;14(12):3492-3500.
2. Yao JC, Hassan M, Phan A, et al. One hundred years after "carcinoid": epidemiology of and prognostic factors for neuroendocrine tumors in 35,825 cases in the United States. *J Clin Oncol*. Jun 20 2008;26(18):3063-3072.
3. Boyar Cetinkaya R, Aagnes B, Thiis-Evensen E, Tretli S, Bergestuen DS, Hansen S. Trends in Incidence of Neuroendocrine

Neoplasms in Norway: A Report of 16,075 Cases from 1993 through 2010. *Neuroendocrinology*. 2015.

4. Crippa S, Partelli S, Zamboni G, et al. Incidental diagnosis as prognostic factor in different tumor stages of nonfunctioning pancreatic endocrine tumors. *Surgery*. 2014;155(1):145-153.
5. Falconi M, Bartsch DK, Eriksson B, et al. ENETS Consensus Guidelines for the management of patients with digestive neuroendocrine neoplasms of the digestive system: well-differentiated pancreatic non-functioning tumors. *Neuroendocrinology*. 2012;95(2):120-134.
6. Zerbi A, Falconi M, Rindi G, et al. Clinicopathological features of pancreatic endocrine tumors: a prospective multicenter study in Italy of 297 sporadic cases. *Am J Gastroenterol*. Jun 2010;105(6):1421-1429.
7. Kimura W, Kuroda A, Morioka Y. Clinical pathology of endocrine tumors of the pancreas. Analysis of autopsy cases. *Digestive diseases and sciences*. Jul 1991;36(7):933-942.
8. Rindi G, Klersy C, Inzani F, et al. Grading the neuroendocrine tumors of the lung: an evidence-based proposal. *Endocrine-related cancer*. Feb 2014;21(1):1-16.
9. Rindi G, Arnold R, Capella C, et al. Nomenclature and classification of digestive neuroendocrine tumours. *World Health Organization classification of tumours, pathology and genetics of tumours of the digestive system. IARC Press, Lyon*. 2010:10-12.
10. Bosman FT, Carneiro F, Hruban RH, Theise ND. *WHO classification of tumours of the digestive system*. World Health Organization; 2010.
11. Qadan M, Ma Y, Visser BC, et al. Reassessment of the current American Joint Committee on Cancer staging system for pancreatic neuroendocrine tumors. *Journal of the American College of Surgeons*. Feb 2014;218(2):188-195.
12. Rindi G, Falconi M, Klersy C, et al. TNM staging of neoplasms of the endocrine pancreas: results from a large international cohort study. *Journal of the National Cancer Institute*. May 16 2012;104(10):764-777.
13. Strosberg JR, Cheema A, Weber J, Han G, Coppola D, Kvols LK. Prognostic validity of a novel American Joint Committee on Cancer Staging Classification for pancreatic neuroendocrine tumors. *J Clin Oncol*. Aug 1 2011;29(22):3044-3049.
14. Basturk O, Yang Z, Tang LH, et al. The high-grade (WHO G3) pancreatic neuroendocrine tumor category is morphologically and biologically heterogenous and includes both well differentiated and poorly differentiated neoplasms. *The American journal of surgical pathology*. May 2015;39(5):683-690.
15. Choti MA, Bobiak S, Strosberg JR, et al. Prevalence of functional tumors in neuroendocrine carcinoma: An analysis from the NCCN NET database. Paper presented at: ASCO Annual Meeting Proceedings2012.
16. Vinik AI, Woltering EA, Warner RR, et al. NANETS consensus guidelines for the diagnosis of neuroendocrine tumor. *Pancreas*. Aug 2010;39(6):713-734.
17. Jensen RT, Cadiot G, Brandi ML, et al. ENETS Consensus Guidelines for the management of patients with digestive neuroendocrine neoplasms: functional pancreatic endocrine tumor syndromes. *Neuroendocrinology*. 2012;95(2):98-119.
18. Metz DC, Jensen RT. Gastrointestinal neuroendocrine tumors: pancreatic endocrine tumors. *Gastroenterology*. Nov 2008;135(5): 1469-1492.
19. Vinik AI, Chaya C. Clinical Presentation and Diagnosis of Neuroendocrine Tumors. *Hematol Oncol Clin North Am*. Feb 2016;30(1):21-48.
20. Nahmias A, Grozinsky-Glasberg S, Salmon A, Gross DJ. Pancreatic neuroendocrine tumors with transformation to insulinoma: an unusual presentation of a rare disease. *Endocrinology, diabetes & metabolism case reports*. 2015;2015:150032.
21. Panzuto F, Severi C, Cannizzaro R, et al. Utility of combined use of plasma levels of chromogranin A and pancreatic polypeptide in the diagnosis of gastrointestinal and pancreatic endocrine tumors. *Journal of endocrinological investigation*. 2004;27(1):6-11.
22. Kloppel G, Anlauf M. Epidemiology, tumour biology and histopathological classification of neuroendocrine tumours of the gastrointestinal tract. *Best practice & research. Clinical gastroenterology*. Aug 2005;19(4):507-517.
23. Oberg K, Eriksson B. Nuclear medicine in the detection, staging and treatment of gastrointestinal carcinoid tumours. *Best practice & research. Clinical endocrinology & metabolism*. Jun 2005;19(2): 265-276.
24. Jiao Y, Shi C, Edil BH, et al. DAXX/ATRX, MEN1, and mTOR pathway genes are frequently altered in pancreatic neuroendocrine tumors. *Science*. Mar 4 2011;331(6021):1199-1203.
25. Marinoni I, Kurrer AS, Vassella E, et al. Loss of DAXX and ATRX are associated with chromosome instability and reduced survival of patients with pancreatic neuroendocrine tumors. *Gastroenterology*. Feb 2014;146(2):453-460 e455.
26. Oberg K. The genetics of neuroendocrine tumors. *Semin Oncol*. Feb 2013;40(1):37-44.
27. Eriksson B, Renstrup J, Imam H, Oberg K. High-dose treatment with lanreotide of patients with advanced neuroendocrine gastrointestinal tumors: clinical and biological effects. *Ann Oncol*. Oct 1997;8(10):1041-1044.
28. Thakker RV, Newey PJ, Walls GV, et al. Clinical practice guidelines for multiple endocrine neoplasia type 1 (MEN1). *The Journal of clinical endocrinology and metabolism*. Sep 2012;97(9): 2990-3011.
29. Souberbielle J-C, Cavalier E, Cormier C. How to manage an isolated elevated PTH? Paper presented at: Annales d'endocrinologie2015.
30. Vinik AI, Silva MP, Woltering EA, Go VL, Warner R, Caplin M. Biochemical testing for neuroendocrine tumors. *Pancreas*. Nov 2009;38(8):876-889.
31. Rindi G. The ENETS guidelines: the new TNM classification system. *Tumori*. Sep-Oct 2010;96(5):806-809.
32. Martin RC, Kooby DA, Weber SM, et al. Analysis of 6,747 pancreatic neuroendocrine tumors for a proposed staging system. *Journal of gastrointestinal surgery: official journal of the Society for Surgery of the Alimentary Tract*. Jan 2011;15(1):175-183.
33. Scarpa A, Mantovani W, Capelli P, et al. Pancreatic endocrine tumors: improved TNM staging and histopathological grading permit a clinically efficient prognostic stratification of patients. *Modern pathology: an official journal of the United States and Canadian Academy of Pathology, Inc*. Jun 2010;23(6):824-833.
34. Parekh JR, Wang SC, Bergsland EK, et al. Lymph node sampling rates and predictors of nodal metastasis in pancreatic neuroendocrine tumor resections: the UCSF experience with 149 patients. *Pancreas*. Aug 2012;41(6):840-844.
35. Hashim YM, Trinkaus KM, Linehan DC, et al. Regional lymphadenectomy is indicated in the surgical treatment of pancreatic neuroendocrine tumors (PNETs). *Annals of surgery*. 2014;259(2):197.
36. Krampitz GW, Norton JA, Poultsides GA, Visser BC, Sun L, Jensen RT. Lymph nodes and survival in pancreatic neuroendocrine tumors. *Archives of surgery*. Sep 2012;147(9):820-827.
37. Kulke MH, Shah MH, Benson AB, 3rd, et al. Neuroendocrine tumors, version 1.2015. *Journal of the National Comprehensive Cancer Network: JNCCN*. Jan 2015;13(1):78-108.
38. Strosberg JR, Cheema A, Weber JM, et al. Relapse-free survival in patients with nonmetastatic, surgically resected pancreatic neuroendocrine tumors: an analysis of the AJCC and ENETS staging classifications. *Annals of surgery*. Aug 2012;256(2):321-325.
39. Massimino KP, Han E, Pommier SJ, Pommier RF. Laparoscopic surgical exploration is an effective strategy for locating occult primary neuroendocrine tumors. *The American Journal of Surgery*. 2012;203(5):628-631.
40. Chamberlain RS, Canes D, Brown KT, et al. Hepatic neuroendocrine metastases: does intervention alter outcomes? *Journal of the American College of Surgeons*. Apr 2000;190(4):432-445.
41. Mayo SC, de Jong MC, Pulitano C, et al. Surgical management of hepatic neuroendocrine tumor metastasis: results from an international multi-institutional analysis. *Annals of surgical oncology*. Dec 2010;17(12):3129-3136.
42. Caplin ME, Pavel M, Cwikla JB, et al. Lanreotide in metastatic enteropancreatic neuroendocrine tumors. *N Engl J Med*. Jul 17 2014;371(3):224-233.
43. Rinke A, Muller HH, Schade-Brittinger C, et al. Placebo-controlled, double-blind, prospective, randomized study on the effect of octreotide LAR in the control of tumor growth in patients with metastatic neuroendocrine midgut tumors: a report from the PROMID Study Group. *J Clin Oncol*. Oct 1 2009;27(28):4656-4663.

44. Oberg K. Somatostatin analog octreotide LAR in gastro-enteropancreatic tumors. *Expert review of anticancer therapy*. May 2009;9(5):557-566.
45. Strosberg JR, Fine RL, Choi J, et al. First-line chemotherapy with capecitabine and temozolomide in patients with metastatic pancreatic endocrine carcinomas. *Cancer*. Jan 15 2011;117(2):268-275.
46. Moertel CG, Lefkopoulo M, Lipsitz S, Hahn RG, Klaassen D. Streptozocin-doxorubicin, streptozocin-fluorouracil or chlorozotocin in the treatment of advanced islet-cell carcinoma. *N Engl J Med*. Feb 20 1992;326(8):519-523.
47. Cheng PN, Saltz LB. Failure to confirm major objective antitumor activity for streptozocin and doxorubicin in the treatment of patients with advanced islet cell carcinoma. *Cancer*. Sep 15 1999;86(6):944-948.
48. Raymond E, Dahan L, Raoul JL, et al. Sunitinib malate for the treatment of pancreatic neuroendocrine tumors. *N Engl J Med*. Feb 10 2011;364(6):501-513.
49. Yao JC, Shah MH, Ito T, et al. Everolimus for advanced pancreatic neuroendocrine tumors. *N Engl J Med*. Feb 10 2011;364(6):514-523.
50. Kulke MH, Anthony LB, Bushnell DL, et al. NANETS treatment guidelines: well-differentiated neuroendocrine tumors of the stomach and pancreas. *Pancreas*. Aug 2010;39(6):735-752.
51. Ramage JK, Ahmed A, Ardill J, et al. Guidelines for the management of gastroenteropancreatic neuroendocrine (including carcinoid) tumours (NETs). *Gut*. Jan 2012;61(1):6-32.
52. O'Toole D, Saveanu A, Couvelard A, et al. The analysis of quantitative expression of somatostatin and dopamine receptors in gastro-entero-pancreatic tumours opens new therapeutic strategies. *European journal of endocrinology / European Federation of Endocrine Societies*. Dec 2006;155(6):849-857.
53. Plockinger U, Rindi G, Arnold R, et al. Guidelines for the diagnosis and treatment of neuroendocrine gastrointestinal tumours. A consensus statement on behalf of the European Neuroendocrine Tumour Society (ENETS). *Neuroendocrinology*. 2004;80(6):394-424.
54. Teunissen JJ, Kwekkeboom DJ, Valkema R, Krenning EP. Nuclear medicine techniques for the imaging and treatment of neuroendocrine tumours. *Endocrine-related cancer*. Oct 2011;18 Suppl 1:S27-51.
55. Anderson MA, Carpenter S, Thompson NW, Nostrant TT, Elta GH, Scheiman JM. Endoscopic ultrasound is highly accurate and directs management in patients with neuroendocrine tumors of the pancreas. *The American journal of gastroenterology*. 2000;95(9):2271-2277.
56. Lebtahi R, Cadiot G, Sarda L, et al. Clinical impact of somatostatin receptor scintigraphy in the management of patients with neuroendocrine gastroenteropancreatic tumors. *Journal of nuclear medicine: official publication, Society of Nuclear Medicine*. Jun 1997;38(6):853-858.
57. Hofman MS, Lau WF, Hicks RJ. Somatostatin receptor imaging with 68Ga DOTATATE PET/CT: clinical utility, normal patterns, pearls, and pitfalls in interpretation. *Radiographics: a review publication of the Radiological Society of North America, Inc*. Mar-Apr 2015;35(2):500-516.
58. Toumpanakis C, Kim MK, Rinke A, et al. Combination of cross-sectional and molecular imaging studies in the localization of gastroenteropancreatic neuroendocrine tumors. *Neuroendocrinology*. 2014;99(2):63-74.
59. Chatalic KL, Kwekkeboom DJ, de Jong M. Radiopeptides for Imaging and Therapy: A Radiant Future. *Journal of nuclear medicine: official publication, Society of Nuclear Medicine*. Dec 2015;56(12):1809-1812.
60. Travis WD, Brambilla E, Muller-Hermelink HK, Harris CC. Pathology and genetics of tumours of the lung, pleura, thymus and heart. 2004.
61. Klimstra DS, Modlin IR, Adsay NV, et al. Pathology reporting of neuroendocrine tumors: application of the Delphic consensus process to the development of a minimum pathology data set. *The American journal of surgical pathology*. Mar 2010;34(3):300-313.
62. Klimstra DS. Pathology reporting of neuroendocrine tumors: essential elements for accurate diagnosis, classification, and staging. *Semin Oncol*. Feb 2013;40(1):23-36.
63. Panzuto F, Boninsegna L, Fazio N, et al. Metastatic and locally advanced pancreatic endocrine carcinomas: analysis of factors associated with disease progression. *J Clin Oncol*. Jun 10 2011;29(17):2372-2377.
64. Panzuto F, Merola E, Rinzivillo M, et al. Advanced digestive neuroendocrine tumors: metastatic pattern is an independent factor affecting clinical outcome. *Pancreas*. Mar 2014;43(2):212-218.
65. Lucas MB, Yu VEYR. Mahvash disease: pancreatic neuroendocrine tumor syndrome caused by inactivating glucagon receptor mutation. *Journal of Molecular and Genetic Medicine*. 2013.
66. de Herder WW. Biochemistry of neuroendocrine tumours. *Best practice & research. Clinical endocrinology & metabolism*. Mar 2007;21(1):33-41.
67. Stronge RL, Turner GB, Johnston BT, et al. A rapid rise in circulating pancreastatin in response to somatostatin analogue therapy is associated with poor survival in patients with neuroendocrine tumours. *Annals of clinical biochemistry*. Nov 2008;45(Pt 6):560-566.
68. Yang X, Yang Y, Li Z, et al. Diagnostic value of circulating chromogranin a for neuroendocrine tumors: a systematic review and meta-analysis. *PloS one*. 2015;10(4):e0124884.
69. Han X, Zhang C, Tang M, et al. The value of serum chromogranin A as a predictor of tumor burden, therapeutic response, and nomogram-based survival in well-moderate nonfunctional pancreatic neuroendocrine tumors with liver metastases. *European journal of gastroenterology & hepatology*. May 2015;27(5):527-535.
70. Massironi S, Rossi RE, Casazza G, et al. Chromogranin A in diagnosing and monitoring patients with gastroenteropancreatic neuroendocrine neoplasms: a large series from a single institution. *Neuroendocrinology*. 2014;100(2-3):240-249.
71. Yao JC, Pavel M, Phan AT, et al. Chromogranin A and neuron-specific enolase as prognostic markers in patients with advanced pNET treated with everolimus. *The Journal of clinical endocrinology and metabolism*. Dec 2011;96(12):3741-3749.
72. Glinicki P, Jeske W, Kapuscinska R, Zgliczynski W. Comparison of chromogranin A (CgA) levels in serum and plasma (EDTA2K) and the respective reference ranges in healthy males. *Endokrynologia Polska*. 2015;66(1):53-56.
73. Kattan MW, Hess KR, Amin MB, et al. American Joint Committee on Cancer acceptance criteria for inclusion of risk models for individualized prognosis in the practice of precision medicine. *CA: a cancer journal for clinicians*. Jan 19 2016.
74. Sorbye H, Strosberg J, Baudin E, Klimstra DS, Yao JC. Gastroenteropancreatic high-grade neuroendocrine carcinoma. *Cancer*. Sep 15 2014;120(18):2814-2823.
75. Velayoudom-Cephise FL, Duvillard P, Foucan L, et al. Are G3 ENETS neuroendocrine neoplasms heterogeneous? *Endocrine-related cancer*. Oct 2013;20(5):649-657.
76. Hijioka S, Hosoda W, Mizuno N, et al. Does the WHO 2010 classification of pancreatic neuroendocrine neoplasms accurately characterize pancreatic neuroendocrine carcinomas? *Journal of gastroenterology*. 2014;50(5):564-572.
77. Heetfeld M, Chougnet CN, Olsen IH, et al. Characteristics and treatment of patients with G3 gastroenteropancreatic neuroendocrine neoplasms. *Endocrine-related cancer*. Aug 2015;22(4):657-664.

第七篇
胸部

专家组成员

Members of the Thoracic Expert Panel
Hisao Asamura, MD
Kelly J. Butnor, MD
Joe Y. Chang, MD, PhD
Kari Chansky, MS
Marc de Perrot, MD
Frank C. Detterbeck, MD, FACS, FCCP
Ritu R. Gill, MD, MPH
Kirk D. Jones, MD – CAP Representative
Hedy L. Kindler, MD
Edith Marom, MD
Anna Nowak, MB, BS, PhD, W.Aust. FRACP
Harvey Pass, MD
Ramon Rami-Porta, MD, FETCS
David Rice, MB, BCh
Gregory J. Riely, MD, PhD
Kenneth E. Rosenzweig, MD
Valerie W. Rusch, MD, FACS – Chair
Lawrence H. Schwartz, MD
Daniel C. Sullivan, MD – Editorial Board Liaison
William D. Travis, MD
Theresa M. Vallerand, BGS, CTR – Data Collection Core Representative
Douglas Wood, MD, FACS, FRCSEd – Vice Chair

第 35 章　胸　　腺

本章摘要

适用本分期系统的肿瘤种类

胸腺瘤、胸腺癌、胸腺神经内分泌肿瘤与复合胸腺癌。

更新要点

首个胸腺肿瘤的分期系统。

ICD-O-3 形态学编码

编码	描述
C37.9	胸腺

WHO 肿瘤分类

编码	描述
8580	胸腺瘤，恶性，非特指
8581	A 型胸腺瘤，包括非典型变异体
8582	AB 型胸腺瘤
8583	B1 型胸腺瘤
8584	B2 型胸腺瘤
8585	B3 型胸腺瘤
8580	有淋巴样基质的微结节性胸腺瘤
8580	化生胸腺瘤
8586	胸腺癌，非特指
8070	鳞状细胞癌
8123	基底细胞样癌
8430	黏液表皮样癌
8082	淋巴上皮瘤样癌
8310	透明细胞癌
8033	肉瘤样癌
8260	乳头状腺癌
8200	胸腺癌伴腺样囊性癌样特征
8480	黏液腺癌
8140	腺癌，非特指
8023	NUT 癌
8020	未分化癌
8560	腺鳞癌
8576	肝样癌
8586	胸腺癌，非特指
8240	典型类癌
8249	不典型类癌
8013	大细胞神经内分泌癌
8013	复合性大细胞神经内分泌癌
8041	小细胞神经内分泌癌
8045	复合性小细胞神经内分泌癌

Travis WD, Brambilla E, Burke AP, Marx A, Nicholson AG, eds. World Health Organization Classification of Tumors of the Lung. Pleura Thymus and Heart. Lyon：IARC；2015。

概述

之前版本的 AJCC/UICC 分期系统中未包含胸腺肿瘤。虽然现存的胸腺肿瘤分期方法多达 15 种以上，但各自间的分期解读差异较大，严重阻碍了学科的发展[1]。因此，国际肺癌研究协会（IASLC）和国际胸腺恶性肿瘤协作组（ITMIG）基于全球胸腺肿瘤数据（涵盖 22 个国家，105 家中心，10 808 例患者）共同制订了胸腺肿瘤分期法，并将其纳入《AJCC 癌症分期指南》第 8 版 TNM 分期系统中[2~5]。

目前所推荐的胸腺上皮肿瘤的 TNM 分期法建立于对全球大数据分析基础上，是广泛国际共识的结果，是 IASLC 胸腺分期成员、预后因素委员会成员、专家顾问团成员和来自癌症研究和生物统计组织（CRAB）的生物统计学家共同努力的结果。这是 AJCC 首次纳入胸腺肿瘤的分期。

该分期方法中，胸腺恶性肿瘤对周围纵隔组织的局部侵犯程度是主要的分期因素（即 T 分类）。淋巴结转移不常见，分期依据转移淋巴结所在的部位，如浅表区域（前纵隔和下颈段）或深部区域（深颈段和中纵隔区，图 35.1 ~ 图 35.4，表 35.1）。转移播散最常见的形式是胸膜和心包转移结节（M1a），发生胸腔外和肺内转移相对少见（M1b）。

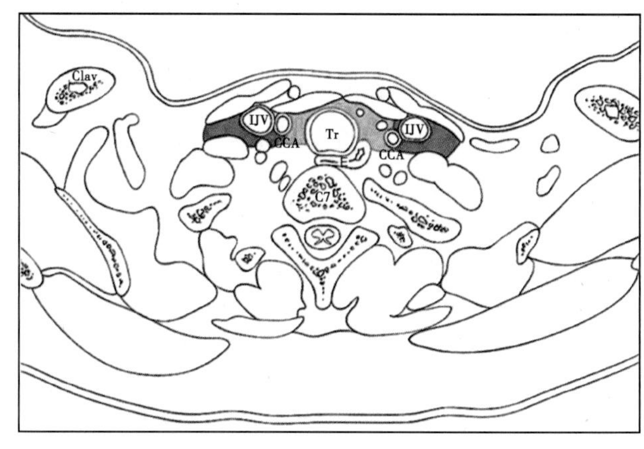

图 35.1　ITMIG/IASLC 淋巴结图谱。胸廓入口层面的前淋巴结区（蓝）和深淋巴结区（紫）。进一步相关信息参见 Bhora，Chen 等[12]。IJV，颈内静脉；Tr，气管

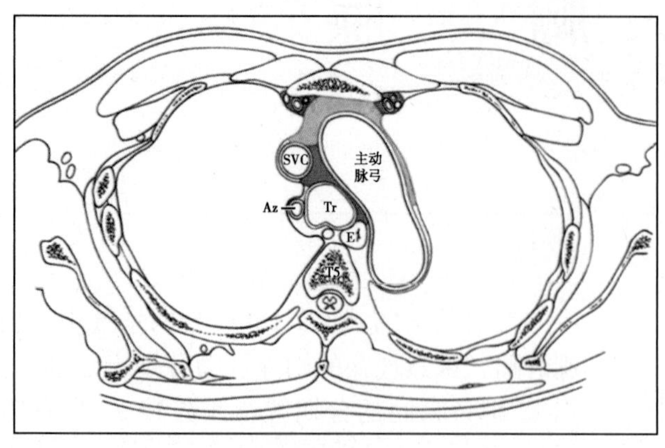

图 35.2 ITMIG/IASLC 淋巴结图谱。主动脉旁层面的前淋巴结区(蓝)和深淋巴结区(紫)。进一步相关信息参见 Bhora,Chen 等[12]。Az,奇静脉;E,食管;SVC,上腔静脉;Tr,气管

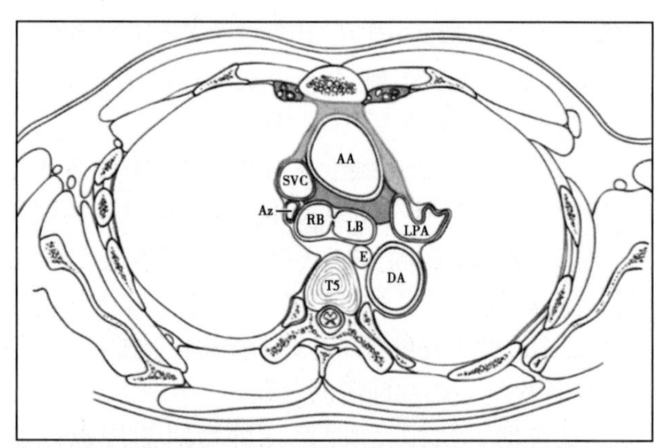

图 35.3 ITMIG/IASLC 淋巴结图谱。主肺动脉窗层面的前淋巴结区(蓝)和深淋巴结区(紫)。进一步相关信息参见 Bhora,Chen 等[12]。AA,升主动脉;Az,奇静脉;DA,降主动脉;E,食管;LB,左主支气管;LPA,左肺动脉;RB,右主支气管;SVC,上腔静脉

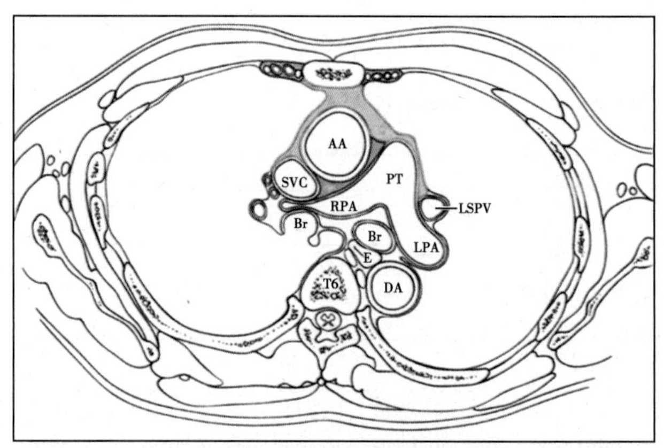

图 35.4 ITMIG/IASLC 淋巴结图谱。隆突层面的前淋巴结区(蓝)和深淋巴结区(紫)。进一步相关信息参见 Bhora,Chen 等[12]。AA,升主动脉;Br,支气管;DA,降主动脉;E,食管;LB,左主支气管;LPA,左肺动脉;LSPV,左上肺静脉;PT,肺动脉干;RPA,右肺动脉;SVC,上腔静脉

表 35.1 胸腺恶性肿瘤的淋巴结区域

	区域边界	淋巴结组别
N1:前淋巴结区	上界:舌骨	下前颈部:气管前、气管旁、甲状腺周边
	侧面(颈):颈动脉鞘内侧	环状软骨前
	侧面(胸):纵隔胸膜	胸腺周边
	前缘:胸骨	血管前
	后界(内侧):大血管、心包	主动脉旁、升主动脉、膈神经上
	后界(外侧):膈神经	膈上/膈神经下/心包
	下缘:剑突、横膈	
N2:深淋巴结区	上界:环状软骨下缘	颈静脉下
	前内侧(颈):胸骨舌骨肌外侧缘、颈动脉鞘内侧缘	锁骨上/静脉角:颈内静脉和锁骨下静脉汇合
		内乳淋巴结
	后外侧(颈):斜方肌前缘	上气管旁
	前缘(胸):右上腔静脉的前缘	下气管旁
	左-主动脉弓、主肺动脉窗	主动脉弓下/主肺动脉窗
	后界(胸):食管	隆突下
	外侧(胸):肺门	肺门
	下缘:横膈	

* 淋巴结组别和区域边界与美国耳鼻喉学会、美国头颈外科学会和国际肺癌研究协会(IASLC)的相关内容一致。

解剖学

原发部位

胸腺位于前纵隔。计算机断层扫描(CT)技术将该纵隔腔定义为血管前区域[6]。胸腺腺体的下极可达横膈膜,上极可达下颈段甲状腺下缘。胸腺腺体被一薄层的结缔组织鞘包绕,周围是疏松结缔组织和脂肪。纵隔胸膜是胸腔侧面边界的标志,虽然这层边界线在手术中较易识别,但在术后标本的镜下病理中难以识别。胸腺的周边组织和器官包括:心包、膈神经、左头臂(无名)静脉、上腔静脉、肺、胸壁、主动脉、主动脉弓各分支血管、心包内肺动脉和心肌。

区域淋巴结

胸腺肿瘤的淋巴结转移发生率相对较低,但也存在淋巴结转移评估不充分的情况。在胸腺癌或胸腺神经内分泌肿瘤中约三分之一患者存在淋巴结转移[1,5,8,9]。最常发生淋巴结转移的部位包括前纵隔区和下颈段区(约 75%),中纵隔区发生转移相对较少(约 40%)。

区域淋巴结详见图 35.1~图 35.4 和表 35.1。

转移部位

胸腺恶性肿瘤最常见的转移模式是胸膜下结节播散(脏层或壁层)和心包内结节播散。肺实质内结节播散(相对于脏层胸膜)也偶尔出现。与其他恶性肿瘤一样,也可能出现身体其他部位的转移。

分类原则

临床分期

根据体检、影像学、诊断性活检或手术等检查评估组织器官是否被肿瘤侵犯来确定胸腺肿瘤的临床 T、N、M 分类。

然而,在确定胸腺恶性肿瘤在肿瘤侵袭方面,目前基于临床检查的结果可靠性不佳。运用 Masaoka 和 Masaoka-Koga 分期系统对 IASLC/ITMIG 数据进行分析后发现临床分期和病理分期的相关性加权 κ 系数为 0.61。通过影像学检查较难准确判断肿瘤是否侵及纵隔结构[10,11]。基于 IASLC/ITMIG 数据分析结果显示,肿瘤大小与分期并无显著相关性,与肿瘤是否易于切除也无相关性。

为提高《AJCC 癌症分期指南》第 8 版 TNM 分期系统淋巴结分期的准确性,ITMIG/IASLC 推荐了恶性胸腺肿瘤的淋巴结图谱[12]。前纵隔区和下颈段区淋巴结(靠近胸腺腺体)被定义为 N1;深颈段区、锁骨上动脉区和中纵隔淋巴结被定义为 N2。这些淋巴结区域的边界可以参见图 35.1~图 35.4 和表 35.1。详细信息可参见相关文献[12]。

淋巴结转移一定会影响患者的生存。但目前仅依靠有限的数据尚无法完整分析 N1 和 N2 淋巴结对预后的意义。本章所提供的淋巴结分期图谱和分期方法有助于预后的判断。为将来更好地评估,ITMIG 建议Ⅰ期胸腺瘤需切除任何可疑的 N1 区域淋巴结,对于Ⅱ至Ⅳ期的胸腺瘤和所有分期的胸腺癌或神经内分泌肿瘤,均需进行 N1 和 N2 区域淋巴结系统采样或清扫术[13]。

与原发肿瘤对胸膜或心包直接侵犯不同,胸膜下和/或心包结节播散被定义为 M1a[5]。胸腔外或肺实质内结节播散并不常见,被定义为 M1b。若受累淋巴结超出表 35.1 所列范围,也被定义为 M1b(譬如颈侧、腋窝、膈下淋巴结)。M1a 或 M1b 相对少见(<10%),但这些患者仍可能获得较长的生存期。

影像学检查

胸部增强 CT 是目前最常用于评估肿瘤分期的影像学手段[14,15]。静脉造影增强对于血管评估十分重要,故若无禁忌证,成像一般均推荐增强 CT[10,11]。若确实存在相关禁忌证,可选择磁共振(MR)成像检查。因许多胸腺肿瘤具有惰性的生物学行为,FDG 摄取值不高,故 PET/CT 检查不做常规推荐[16~21]。然而,当 CT 影像学表现或手术前活检病理提示高侵袭性病理类型(譬如胸腺癌或胸腺类癌)时,FDG-PET/CT 检查有助于判断可疑结节或远处转移[16]。

影像学结果解读需关注局部侵袭、淋巴结累及和远处转移。胸部增强 CT 或胸部 MR 检查可清晰显示局部血管受侵犯,譬如不规则血管内腔轮廓,闭塞血管包绕,腔内软组织突入心腔[23]。然而,当肿瘤与周边组织(譬如心包、肺、上腔静脉)毗邻时,判断这些组织是否真正受侵十分困难。对于 N 分类,

35

肿大的淋巴结(短径>10mm)被认为是受累淋巴结,但这种临床判断的可靠性仍不确定。CT 和 MR 检查可以发现直径大于 1cm 的胸膜转移灶,但是对于胸膜上的小病灶很难准确评估。胸腔外的转移在胸腺瘤中比较少见,但是对于胸腺癌或胸腺神经内分泌肿瘤并不少见。因为,后两者常伴 FDG 摄取增高,故 PET/CT 检查有助于检测是否存在转移。

病理学分期

胸腺被相对松散且无定形的前纵隔组织所包围,若标本处理不当极易被破坏。而且,除非在手术时已作好标记,否则病理科专家很难对标本进行定位标记,这将难以确定哪些是潜在的肿瘤残留组织,这对不完全手术切除者尤为重要。所以,推荐在术中对被处理时破坏的标本进行部位标记(不代表肿瘤切端残留)[13]。另外,手术标本应由外科医师排序和定位,并清楚的告知病理科医师。通常可通过“纵隔板”将标本摆放[13]。病理科医生用墨水标记好不同方位(譬如前缘、后缘),并且有助于最终确定潜在的阳性边缘[13]。

邻近纵隔组织的侵犯必须经病理组织学证实,这有助于病理分期[4]。单纯黏附或近距离依附但无病理组织学受累证据的,不能被定义为侵犯。直接侵犯邻近淋巴结属于淋巴结受累[5]。

胸腺瘤的疾病进展程度,主要根据邻近结构受侵犯程度决定。肿瘤对周围疏松脂肪组织的侵犯与预后无关[4]。局部侵袭的程度由不同的“级别”表示。一个肿瘤仅有一个级别,若肿瘤侵袭多个部位器官组织,以其中最高级别定级。受侵组织的风险级别分组是基于生存和复发的差异决定的,解剖位置也是一个考量因素。这一方式可解决单个或多个组织受侵的复杂性。

既往的胸腺肿瘤分期通常需要评估是否存在肿瘤包膜。然而,“肿瘤包膜”并非实际的解剖结构,也不具预后价值。仅累及前纵隔脂肪组织至纵隔胸膜的肿瘤都具较好的临床预后。目前纵隔胸膜受累的临床预后意义仍不明确,因既往相关的数据较少,故需进一步研究。

心包是较易被肿瘤侵及的周边组织,需评估区分心包部分还是全层受累。临床上需通过镜检明确切除的肿瘤是否侵及心包。第三级相关组织包括:肺、无名静脉、膈神经、上腔静脉、胸壁和胸骨。但是,目前上述组织之间的生存差异尚未明确。目前已知,若有数个第三级组织同时受累,则预后较仅伴一个组织受累更差。第四级组织包括:主动脉、主动脉弓分支血管、心包内肺动脉和心肌。虽然目前的数据提示累及第四级组织的预后较累及第三级组织更差。但大部分如此晚期的患者是无法手术的,因此建立在外科手术基础上的数据十分缺乏。

目前 ITMIG 推荐在切除胸腺组织时需常规切除前纵隔淋巴结,同时鼓励对伴有纵隔组织(如心包、肺)侵犯的胸腺瘤需进行系统的深部淋巴结(如气管旁、主肺动脉窗、隆突下)采样清扫[5,13]。对于胸腺癌,需对 N1 和 N2 淋巴结进行系统的清扫以达到根治目的[5,13]。

预后因素

分期所需的预后因素

除用于界定 T、N 与 M 分类的因素外,分期分组无需其他预后因素。

其他重要临床预后因素

近期发表的研究结果提示,肿瘤手术切缘的状态和病理类型也具有预后价值[24~26]。完整的手术切除对预后具有重要意义。手术切缘的状态分类包括:R0,完整切除;R1,显微镜下阳性切缘的不完整切除;R2,肉眼可见肿瘤残留的不完整切除。

胸腺恶性肿瘤的病理类型也具有重要的预后意义。最显著的预后差异在于胸腺瘤和胸腺癌或胸腺神经内分泌肿瘤之间。因病理亚型和解剖结构受侵程度密切相关,故目前胸腺瘤的各个病理亚型间的预后差异仍不明确[24]。更大的临床数据库分析有助于对此进行进一步分析。虽然胸腺瘤不同亚型在复发风险上有轻度差异,但亚型并非生存的独立预后因子。但有研究提示,对于Ⅰ期和Ⅱ期胸腺瘤患者,AB 型较 B1、B2 或 B3 型复发率更低[26]。此外,多因素分析发现胸腺瘤亚型和生存或复发并无相关,然而 B2 或 B3 型胸腺瘤不完整手术切除的风险更高[25]。

总之,虽然病理亚型的独立预后价值相对有限,胸腺肿瘤的病理类型,包括胸腺瘤的亚型均需仔细记录。

因素	定义	临床意义	证据级别
切缘状态	切除所有已知肿瘤组织	与生存和复发相关	Ⅰ
病理类型	依据 WHO 肺部、胸膜、胸腺和心脏肿瘤定义	胸腺癌和胸腺神经内分泌肿瘤与生存和复发相关；胸腺肿瘤亚型预后价值较小	Ⅰ

风险评估模型

为支持各类预测模型在临床实践中的应用，AJCC 的“精准医疗核心工作组”近期发布了用于评判各类统计学预测模型的评估指南[27]。然而，目前已发表的或已被用于临床的胸腺肿瘤相关的任何预测模型，均尚未通过该指南的评估。AJCC 未来将会对符合 AJCC 评估指南的胸腺恶性肿瘤风险预测模型予以认可。

AJCC TNM 定义

原发肿瘤(T)定义

T 分类	T 标准
TX	原发肿瘤无法评估
T0	无原发肿瘤证据
T1	肿瘤有包膜覆盖或侵及纵隔脂肪组织；可能侵及纵隔胸膜
T1a	肿瘤未侵及纵隔胸膜
T1b	肿瘤侵及纵隔胸膜
T2	肿瘤侵及心包(部分或全层累及)
T3	肿瘤侵及任何以下部位：肺、头臂静脉、上腔静脉、膈神经、胸壁、心包外肺动脉或静脉
T4	肿瘤侵及任何以下部位：主动脉(升主动脉、主动脉弓或降主动脉)，主动脉弓分支血管，心包内肺动脉，心肌，气管，食管

* 病理分期要求肿瘤的侵犯尽可能通过镜检核实。

** T 分类反映侵袭的级别，若同时存在几个不同侵袭级别，取其中最高级别。T1，第一级组织：胸腺、前纵隔脂肪、纵隔胸膜；T2，第二级组织：心包；T3，第三级组织：肺、头臂静脉、上腔静脉、膈神经、胸壁、肺门肺血管；T4，第四级组织：主动脉(升主动脉、主动脉弓或降主动脉)，主动脉弓分支血管，心包内肺动脉，心肌，气管，食管。

区域淋巴结(N)定义

N 分类	N 标准
NX	区域淋巴结无法评估
N0	无区域淋巴结转移
N1	伴前区(胸腺周边)淋巴结转移
N2	伴深胸内或深颈部淋巴结转移

* 病理分期要求肿瘤侵犯尽可能通过镜检核实。

远处转移(M)定义

M 分类	M 标准
M0	无胸膜、心包或远处转移
M1	伴胸膜、心包或远处转移
M1a	伴胸膜或心包播散的转移结节
M1b	伴肺实质内转移结节或远处器官转移

AJCC 预后分期分组

下表显示不同的 T、N、M 分类对应的具体分期。该分期表是依据患者的不同预后制订的。分期较早的患者，其术后复发率与是否完整手术切除相关密切。分期较晚者的生存时间与手术切除状态关系更为密切，分期的实用性和临床意义也考虑在内。不同分期间的差异均经过统计学分析，总体上是分期越晚，预后越差(如 R0 和任何 R 间的差异)。

T	N	M	分期分组
T1a,b	N0	M0	Ⅰ
T2	N0	M0	Ⅱ
T3	N0	M0	ⅢA
T4	N0	M0	ⅢB
任何 T	N1	M0	ⅣA
任何 T	N0,1	M1a	ⅣA
任何 T	N2	M0,M1a	ⅣB
任何 T	任何 N	M1b	ⅣB

肿瘤登记需收集的变量

无注册表数据收集变量。

组织学分级(G)

目前没有推荐的组织学分级系统。

组织病理学类型

胸腺瘤。
胸腺癌。
胸腺神经内分泌肿瘤。

生存数据

临床预后的表格和图可以参见相关文献[3~5]。

(译者 虞永峰 审校 陆舜)

参考文献

1. Filosso PL, Ruffini E, Lausi PO, Lucchi M, Oliaro A, Detterbeck F. Historical perspectives: The evolution of the thymic epithelial tumors staging system. *Lung cancer*. Feb 2014;83(2):126-132.
2. Huang J, Ahmad U, Antonicelli A, et al. Development of the international thymic malignancy interest group international database: an unprecedented resource for the study of a rare group of tumors. *J Thorac Oncol*. Oct 2014;9(10):1573-1578.
3. Detterbeck FC, Stratton K, Giroux D, et al. The IASLC/ITMIG Thymic Epithelial Tumors Staging Project: proposal for an evidence-based stage classification system for the forthcoming (8th) edition of the TNM classification of malignant tumors. *J Thorac Oncol*. Sep 2014;9(9 Suppl 2):S65-72.
4. Nicholson AG, Detterbeck FC, Marino M, et al. The IASLC/ITMIG Thymic Epithelial Tumors Staging Project: proposals for the T Component for the forthcoming (8th) edition of the TNM classification of malignant tumors. *J Thorac Oncol*. Sep 2014;9(9 Suppl 2):S73-80.
5. Kondo K, Van Schil P, Detterbeck FC, et al. The IASLC/ITMIG Thymic Epithelial Tumors Staging Project: proposals for the N and M components for the forthcoming (8th) edition of the TNM classification of malignant tumors. *J Thorac Oncol*. Sep 2014;9(9 Suppl 2):S81-87.
6. Carter BW, Tomiyama N, Bhora FY, et al. A modern definition of mediastinal compartments. *J Thorac Oncol*. Sep 2014;9(9 Suppl 2):S97-101.
7. Safieddine N, Keshavjee S. Anatomy of the thymus gland. *Thorac Surg Clin*. May 2011;21(2):191-195, viii.
8. Kondo K, Monden Y. Lymphogenous and hematogenous metastasis of thymic epithelial tumors. *The Annals of thoracic surgery*. Dec 2003;76(6):1859-1864; discussion 1864-1855.
9. Ahmad U, Yao X, Detterbeck F, et al. Thymic carcinoma outcomes and prognosis: results of an international analysis. *J Thorac Cardiovasc Surg*. Jan 2015;149(1):95-100, 101 e101-102.
10. Marom EM, Milito MA, Moran CA, et al. Computed tomography findings predicting invasiveness of thymoma. *J Thorac Oncol*. Jul 2011;6(7):1274-1281.
11. Marom E. Definitions of Terms for the Clinical Stage Characterization of Thymic Malignancies. *J Thorac Oncol*.
12. Bhora FY, Chen DJ, Detterbeck FC, et al. The ITMIG/IASLC Thymic Epithelial Tumors Staging Project: A Proposed Lymph Node Map for Thymic Epithelial Tumors in the Forthcoming 8th Edition of the TNM Classification of Malignant Tumors. *J Thorac Oncol*. Sep 2014;9(9 Suppl 2):S88-96.
13. Detterbeck FC, Moran C, Huang J, et al. Which way is up? Policies and procedures for surgeons and pathologists regarding resection specimens of thymic malignancy. *Journal of Thoracic Oncology*. 2011;6(7):S1730-S1738.
14. Huang J, Detterbeck FC, Wang Z, Loehrer PJ, Sr. Standard outcome measures for thymic malignancies. *J Thorac Oncol*. Dec 2010;5(12):2017-2023.
15. Benveniste MF, Rosado-de-Christenson ML, Sabloff BS, Moran CA, Swisher SG, Marom EM. Role of imaging in the diagnosis, staging, and treatment of thymoma. *Radiographics : a review publication of the Radiological Society of North America, Inc*. Nov-Dec 2011;31(7):1847-1861; discussion 1861-1843.
16. Sung YM, Lee KS, Kim BT, Choi JY, Shim YM, Yi CA. 18F-FDG PET/CT of thymic epithelial tumors: usefulness for distinguishing and staging tumor subgroups. *Journal of nuclear medicine : official publication, Society of Nuclear Medicine*. Oct 2006;47(10):1628-1634.
17. Benveniste MF, Moran CA, Mawlawi O, et al. FDG PET-CT aids in the preoperative assessment of patients with newly diagnosed thymic epithelial malignancies. *J Thorac Oncol*. Apr 2013;8(4):502-510.
18. Igai H, Matsuura N, Tarumi S, et al. Usefulness of [18F]fluoro-2-deoxy-D-glucose positron emission tomography for predicting the World Health Organization malignancy grade of thymic epithelial tumors. *European journal of cardio-thoracic surgery : official journal of the European Association for Cardio-thoracic Surgery*. Jul 2011;40(1):143-145.
19. Kaira K, Endo M, Abe M, et al. Biologic correlation of 2-[18F]-fluoro-2-deoxy-D-glucose uptake on positron emission tomography in thymic epithelial tumors. *J Clin Oncol*. Aug 10 2010;28(23):3746-3753.
20. Kumar A, Regmi SK, Dutta R, et al. Characterization of thymic masses using 18F-FDG PET-CT. *Annals of nuclear medicine*. 2009;23(6):569-577.
21. Shibata H, Nomori H, Uno K, et al. 18F-fluorodeoxyglucose and 11C-acetate positron emission tomography are useful modalities for diagnosing the histologic type of thymoma. *Cancer*. Jun 1 2009;115(11):2531-2538.
22. Marom EM, Rosado-de-Christenson ML, Bruzzi JF, Hara M, Sonett JR, Ketai L. Standard report terms for chest computed tomography reports of anterior mediastinal masses suspicious for thymoma. *J Thorac Oncol*. Jul 2011;6(7 Suppl 3):S1717-1723.
23. Rosado-de-Christenson ML, Strollo DC, Marom EM. Imaging of thymic epithelial neoplasms. *Hematol Oncol Clin North Am*. Jun 2008;22(3):409-431.
24. Detterbeck F, Youssef S, Ruffini E, Okumura M. A review of prognostic factors in thymic malignancies. *J Thorac Oncol*. Jul 2011;6(7 Suppl 3):S1698-1704.
25. Ruffini E, Detterbeck F, Van Raemdonck D, et al. Tumours of the thymus: a cohort study of prognostic factors from the European Society of Thoracic Surgeons database. *European journal of cardio-thoracic surgery : official journal of the European Association for Cardio-thoracic Surgery*. Sep 2014;46(3):361-368.
26. Weis CA, Yao X, Deng Y, et al. The impact of thymoma histotype on prognosis in a worldwide database. *J Thorac Oncol*. Feb 2015;10(2):367-372.
27. Kattan MW, Hess KR, Amin MB, et al. American Joint Committee on Cancer acceptance criteria for inclusion of risk models for individualized prognosis in the practice of precision medicine. *CA: a cancer journal for clinicians*. Jan 19 2016.

第 36 章　肺

本章摘要

本章介绍 AJCC 肺癌分期系统的变化,《AJCC 癌症分期指南》第 8 版肺癌 TNM 分期建立在对国际肺癌研究协会(IASLC)回顾性和前瞻性新数据分析基础上。IASLC 数据源自全球 16 个国家 35 个中心的数据库,包含了 1999—2010 年间诊断为肺癌的患者信息[1]。

适用本分期系统的肿瘤种类

非小细胞肺癌、小细胞肺癌、支气管肺类癌。

不适用本分期系统的肿瘤种类

肺肉瘤和其他肺部罕见肿瘤。

更新要点

更新	更新细节	证据级别
原发肿瘤(T)定义	Tis:原位腺癌(AIS),Tis(AIS),另外加入原位鳞状细胞癌(SCIS),Tis(SCIS)	Ⅱ[2]
原发肿瘤(T)定义	T1mi:增加一个新的 T 分类:微浸润腺癌	Ⅱ[2]
原发肿瘤(T)定义	T1:≤3cm 肿瘤按 1cm 间隔细分为 T1a,T1b 和 T1c	Ⅱ[3]
原发肿瘤(T)定义	T2:3cm 到 5cm 肿瘤按 1cm 间隔细分为 T2a 和 T2b	Ⅱ[3]
原发肿瘤(T)定义	T2:支气管内肿瘤距隆突<2cm,但未累及隆突	Ⅱ[3]
原发肿瘤(T)定义	T2:肿瘤导致全肺不张或肺炎	Ⅱ[3]
原发肿瘤(T)定义	T3:肿瘤>5cm 但≤7cm	Ⅱ[3]
原发肿瘤(T)定义	T3:纵隔胸膜的侵袭不再用作 T 分类指标	Ⅱ[3]
原发肿瘤(T)定义	T4:新增肿瘤>7cm	Ⅱ[3]
原发肿瘤(T)定义	T4:新增肿瘤侵及横膈	Ⅱ[3]
远处转移(M)定义	M1b:修订的 M1b 类别包括了在单个胸外器官中有单个转移灶	Ⅱ[4]
远处转移(M)定义	M1c:这个新的 M1 类别包括在一个或多个胸外器官中具有多个转移灶	Ⅱ[4]
AJCC 预后分期组	ⅠA 期目前分为ⅠA1、ⅠA2 和ⅠA3 三个分期,分别包括 T1aN0M0、T1bN0M0 和 T1cN0M0	Ⅱ[5]
AJCC 预后分期组	ⅡB 期现包括 T1aN1M0、T1bN1M0、T1cN1M0 和 T2aN1M0	Ⅱ[5]
AJCC 预后分期组	ⅢB 期现在包括 T3N2M0	Ⅱ[5]
AJCC 预后分期组	ⅢC 期:这一新的分期包括 T3N3M0 和 T4N3M0	Ⅱ[5]
AJCC 预后分期组	ⅣA 期包括具有任何 T 和任何 N,但有 M1a 或 M1b 的肿瘤	Ⅱ[5]
AJCC 预后分期组	ⅣB 期包括具有任何 T 和任何 N,但有 M1c 的肿瘤	Ⅱ[5]

ICD-O-3 形态学编码

编码	描述	编码	描述
C34.0	主支气管	C34.3	肺下叶,肺
C34.1	肺上叶,肺	C34.8	肺交搭跨越病灶
C34.2	肺中叶,肺	C34.9	肺,非特指

WHO 肿瘤分类[6,7]

编码	描述
8140	腺癌
8250	鳞屑样腺癌
8551	腺泡样腺癌
8260	乳头状腺癌
8265	微乳头状腺癌
8230	实性腺癌
8253	浸润性黏液腺癌
8254	混合性浸润性黏液性和非黏液性腺癌
8480	胶体样腺癌
8333	胎儿型腺癌
8144	肠型腺癌
	微浸润性腺癌
8256	非黏液型
8257	黏液型
	侵袭前病变
8140	原位腺癌
8250	非黏液型
8253	黏液型
8070	鳞状细胞癌
8071	角化型鳞状细胞癌
8072	非角化型鳞状细胞癌
8083	基底样鳞状细胞癌
	侵袭前病变
8070	原位鳞状细胞癌
	神经内分泌肿瘤
8041	小细胞癌
8045	复合性小细胞癌
8013	大细胞神经内分泌癌
8013	复合性大细胞神经内分泌癌
	类癌
8240	典型类癌
8249	非典型类癌
	侵袭前病变
8040	弥漫性特发性肺神经内分泌细胞增生
8012	大细胞癌
8560	腺鳞癌
	肉瘤样癌
8022	多形性癌
8032	梭形细胞癌
8031	巨细胞癌
8980	癌肉瘤
8972	肺母细胞瘤
	其他和未分类的癌
8082	淋巴上皮瘤样癌
8023	NUT 癌
	唾液腺型肿瘤
8430	黏液表皮样癌
8200	腺样囊性癌
8562	上皮肌上皮癌

概述

肺癌是最常见的恶性肿瘤，也是全球因癌死亡的最主要疾病。据世界卫生组织（WHO）报道，2012 年全球共新增 180 万例肺癌患者，占所有恶性肿瘤的 13%。肺癌是除了非黑色素皮肤癌以外发病率最高的恶性肿瘤。此外，全球每年有 150 万肺癌患者死亡，占所有因癌死亡的 19.4%[8]。肺癌依据 TNM 进行分期。该分期依据肿瘤的解剖学累及范围，是影响患者生存预后的最主要因素。目前的分期系统并未包括临床、生物学、分子和遗传参数，但上述因素同样具预后意义。

同上一版分期系统一样，本版 TNM 分期同样是建立于对 IASLC 新的回顾性和前瞻性研究数据的分析基础上[1]。依据《AJCC 癌症分期指南》第 8 版 TNM 分期系统的更新建议，本章将对 T、N、M 分类的更新进行详细阐述，并对小细胞肺癌的 TNM 分期运用进行介绍[3~5,9,10]。

目前除了 TNM 分期之外，并无其他方法可对非小细胞肺癌进行解剖学分类。小细胞肺癌可按两种方法分期，“局限性和广泛性”分期系统和 TNM 分期系统。目前的研究提示，无论是在临床分期或病理分期，《AJCC 癌症分期指南》第 6 版和第 7 版同样适用于小细胞肺癌[11,12]。第 8 版的 TNM 分期系统应用于小细胞肺癌，有助于预后判断。局限性小细胞肺癌可被细分为ⅠA1 至ⅢC，分期越升高，则预后越差。患者的五年生存率从ⅠA1 的 93%降至ⅢC 的 19%。若两种分期方法混用，则无法对患者预后进行准确的细分[10]。因此，《AJCC 癌症分期指南》第 8 版推荐小细胞肺癌采用 TNM 分期，这将有助于判断患者预后，及在今后的临床试验中细分患者。

虽然 TNM 分期系统未能包含和解释所有与预后相关的因素，但它是目前最重要的预后指标。解剖学分类可通过不同的创伤性或非创伤性方法实现。该分期方法适用于各类医疗机构和研究院所，有利于指定医疗决策和开展临床研究。因此，即使今后出现个体化的预测指标，TNM 分期仍是分期系统的基石。TNM 分期系统会不断更新完善，以更好地服务于临床[13]。

解剖学

原发部位

TNM 分期系统将肺视作单一器官，而非两个器官（左肺和右肺）[14]。肺由支气管和肺实质组成。肺癌是支气管源性肿瘤，源自支气管黏膜上皮细胞或肺泡内壁的细胞。右肺有上、中、下三个肺叶，分别对应三、二、五个肺段。左肺有上、下两个肺叶，分别对应五、四个肺段。肺段是肺最小的解剖单位。

虽然所有类型的肺癌都可发生于肺的任何部分，但鳞状细胞和小细胞癌往往源自中央支气管的黏膜，包括肺叶起源和主支气管。中央型占位常导致支气管阻塞和肺不张，肺叶不张或全肺不张。这些中央型肿瘤经自然发展将侵及支气管壁和纵隔结构，如心包、膈神经、上腔静脉，和较少见的食管、主动脉和心脏。腺癌则往往位于肺的外围，并延伸至脏胸膜，更易引起胸膜播散和恶性胸腔积液，并侵及胸壁。早期腺癌，如原位腺癌和侵袭性腺癌，也往往位于外周。肺癌导致的肺部损伤不会引起疼痛，肺有一定顺应性可使肿瘤在肺实质里进行性生长，这些因素导致疾病确诊时往往已属于晚期。

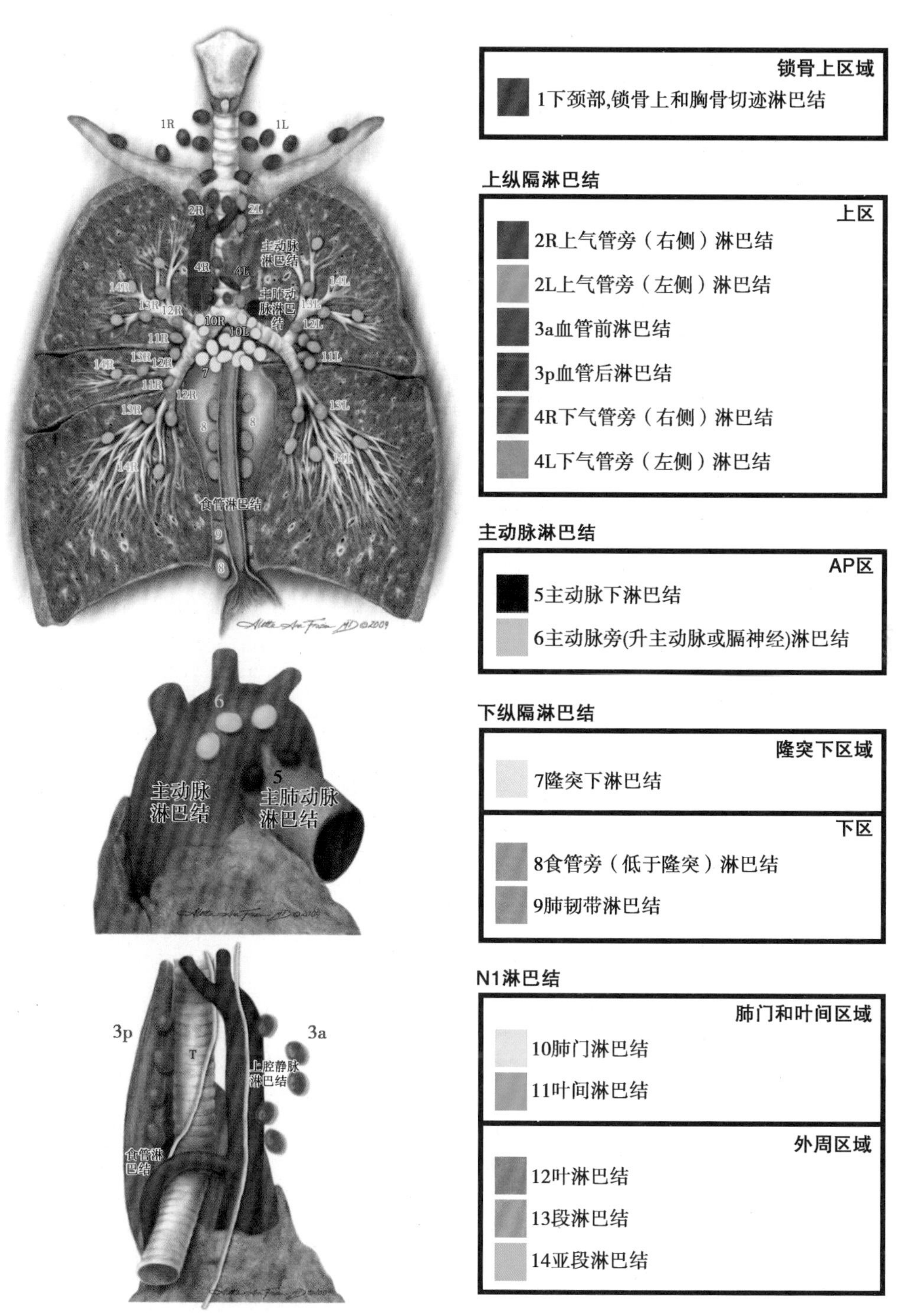

图 36.1　国际肺癌研究协会(IASLC)淋巴结图谱(经授权引自 Rusch 等[15] 的报道)

通常只有当肿瘤引起支气管阻塞和肺不张，肺炎或呼吸困难，支气管黏膜出血，或壁胸膜侵犯引起的疼痛时，患者才会因症状并就医诊断。为了避免发生漏诊，需要对一些非特异性症状给予高度重视[14]。

区域淋巴结

转移区域淋巴结转移是肺癌的常见特征。并非每个肺癌患者都有从原发肿瘤到肺内、肺门、纵隔和锁骨上淋巴结的自然进程。一些患者存在纵隔淋巴结转移，但并无肺内或肺门淋巴结受累的纵隔淋巴结，该现象被称为“跳跃转移”。图 36.1 显示了肺内淋巴结、纵隔淋巴结和锁骨上淋巴结的分布，表 36.1 描述了各个淋巴结站点的解剖位置和其相应的淋巴结分期[15]。

表 36.1 IASLC 淋巴结图谱中每站淋巴结的解剖学部位

淋巴结站号(#)	描述	解剖部位
		锁骨上区
1	下颈部，锁骨上和胸骨切迹淋巴结	• 上界：环状软骨下缘 • 下界：双侧锁骨，中间为胸骨柄上缘，右侧区域为 1R 组，左侧区域为 1L 组 • 1R 和 1L 以气管中线为分界
		上区
2	上气管旁淋巴结	2R • 上界：右肺尖和胸膜，中间以胸骨柄为上界 • 下界：无名静脉的尾缘与气管的交叉 • 与#4 相同，2R 与 2L 的左右分界线位于气管左侧缘 2L • 上界：左肺尖和胸膜，中间以胸骨柄为上界 • 下界：主动脉弓上缘
3	血管前和气管后淋巴结	3a：血管前 • 右侧 ○ 上界：胸部顶点 ○ 下界：隆突水平 ○ 前缘：胸骨后方 ○ 后缘：上腔静脉前缘 • 左侧 ○ 上界：胸部顶点 ○ 下界：隆突水平 ○ 前缘：胸骨后方 ○ 后缘：左颈动脉 3p：气管后 • 上界：胸部顶点 • 下界：隆突
4	下气管旁淋巴结	4R：包括右侧气管旁淋巴结和延伸至气管左侧缘的气管前淋巴结 • 上界：无名静脉尾缘与气管交叉处 • 下界：奇静脉的下缘 4L：包括气管左后缘左侧淋巴结，中线至动脉韧带 • 上界：主动脉弓上缘 • 下界：左肺动脉主干上缘
		主肺动脉区
5	主动脉下淋巴结(主肺动脉窗)	动脉韧带旁主动脉下淋巴结 • 上界：主动脉弓下缘 • 下界：左肺动脉主干上缘

续表

淋巴结站号(#)	描述	解剖部位
6	主动脉旁淋巴结(升主动脉或膈神经)	上升主动脉和主动脉弓前和弓后淋巴结 • 上界:主动脉弓上缘切线 • 下界:主动脉弓下缘
		隆突下区域
7	隆突下淋巴结	• 上界:气管隆突 • 下界:左侧为下叶支气管上缘;右侧为中间支气管下缘
		下区
8	食管旁淋巴结(低于隆突)	食管壁附近的淋巴结及中线的右侧或左侧淋巴结,不包括隆突下淋巴结 • 上界:左侧为下叶支气管上缘;右侧为中间支气管下缘 • 下界:膈肌
9	肺韧带淋巴结	淋巴结位于肺韧带内 • 上界:下肺静脉 • 下界:膈肌
		肺门/叶间区
10	肺门淋巴结	包括紧邻主支气管和肺门血管的淋巴结,包括肺静脉近端部分和肺动脉主干 • 上界:右侧为奇静脉下缘;左侧为肺动脉上缘 • 下界:双侧叶间区域
11	叶间淋巴结	叶支气管起点间,可选的亚组包括: • 11s:右侧为上叶支气管和中间支气管之间 • 11i:右侧为中叶和下叶支气管之间
		周围区
12	叶淋巴结	毗邻叶支气管
13	段淋巴结	毗邻段支气管
14	亚段淋巴结	毗邻亚段支气管

经许可引自 Rusch 等[15]。

转移部位

原发性肺癌可转移至身体的任何脏器,但最常见的远处转移部位包括脑、骨骼、肾上腺、对侧肺、肝脏、心包膜、肾脏和皮下组织。在无具体临床表现的情况下,分期过程应重点排查上述常见部位的转移。

分类原则

临床分期

临床分期或治疗前临床分类,称为 TNM 或 cTNM,对于选择和评估治疗至关重要。cTNM 基于治疗前检查结果,包括病史和体检,影像学检查[例如计算机断层(CT)扫描和正电子发射断层(PET)扫描],实验室检查和其他分期检查,如支气管镜和食管镜检查(可包括超声或非超声引导的活检)、纵隔镜检查、纵隔切除术、延长颈部纵隔镜检查、胸腔穿刺术、胸膜活检、心包活检、胸腔镜检查、电视辅助胸腔镜手术及探索性开胸术。

关于 TNM 分期原发肿瘤(T)的 IASLC 新数据库的分析显示,肿瘤大小较先前的版本显示了更多的预后相关性。每厘米大小的增加,从小于 1cm 到 5cm,相互间预后相差巨大,且较大肿瘤较《AJCC 癌症分期指南》第 7 版中同类 T 分类肿瘤预后更差。关于肿瘤侵袭,若肿瘤侵袭越趋向中央,则预后越差。而另一方面,距离隆突不超过 2cm 但未累及隆突的支气管肿瘤与距离隆突大于 2cm 的肿瘤预后相似。同样,肿瘤导致的全肺不张或肺炎与部分肺不张和肺炎的预后相似。图 36.2 显示了无淋巴结转移和无远处转移的新临床 T 分类的生存曲线,图 36.3 显示了无淋巴结转移和完全切除的肿瘤生存曲线。在这些图中,生存曲线完全分离,并无重叠或交叉，T3 和 T4 肿瘤之间存在生存差异，差异具有统计学意义，这与前版的 TNM 分期有所不同[3]。

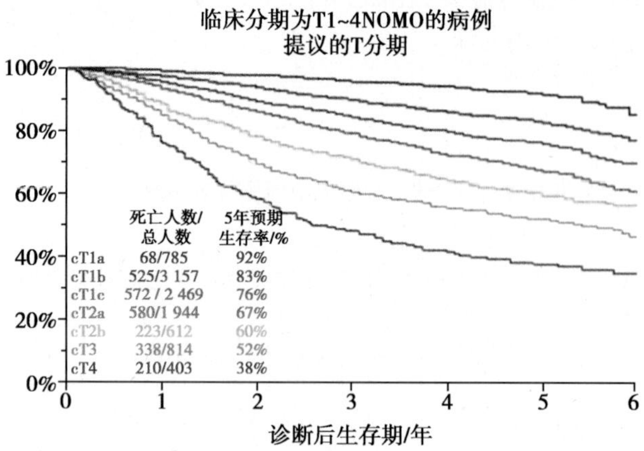

图 36.2 《AJCC 癌症分期指南》第 8 版 TNM 分期中临床分期 T1～T4N0M0 的总生存期（引自 Rami-Porta 等[3] 的报道）

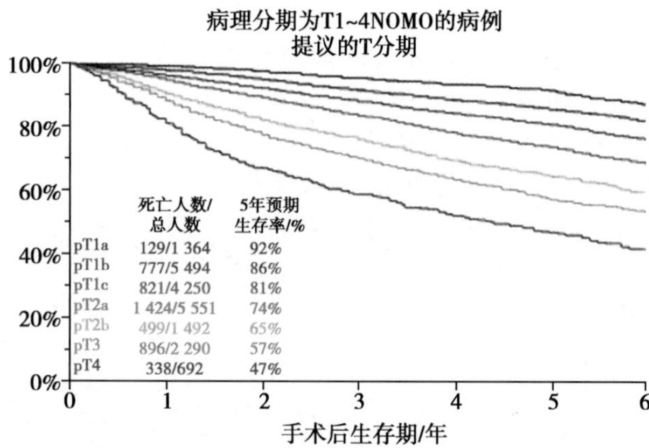

图 36.3 《AJCC 癌症分期指南》第 8 版 TNM 分期中病理分期 T1～T4N0M0 的总生存期（引自 Rami-Porta 等[3] 的报道）

对《AJCC 癌症分期指南》第 8 版 TNM 分期进行的分析提示，无论是临床分期还是病理分期，目前的 N 分类均得到了进一步的验证。图 36.4 和图 36.5 分别显示了临床和病理 N 分类肿瘤的生存曲线。目前研究提示，淋巴结转移的数量具有预后意义。在最近的数据分析中，受累及的淋巴结数量对预后有显著影响。单站 N1 转移预后最好，多站 N1 转移次之，与单一 N2 转移但无 N1 转移（跳转转移）预后相同，单站 N2 病与同时 N1 转移再次之，多站 N2 转移预后最差。上述结果基于病理分期得出的，目前还无法在临床分期中得以验证[9]，因此无法用于修改现有的 N 分类。然而，明确受累淋巴结数量对临床预后评估具重要意义，有助于今后与淋巴结转移相关的临床试验中对肿瘤进行分层。本分期系统推荐运用表 36.2 所示的淋巴结分期方法前瞻性分析临床和病理资料。

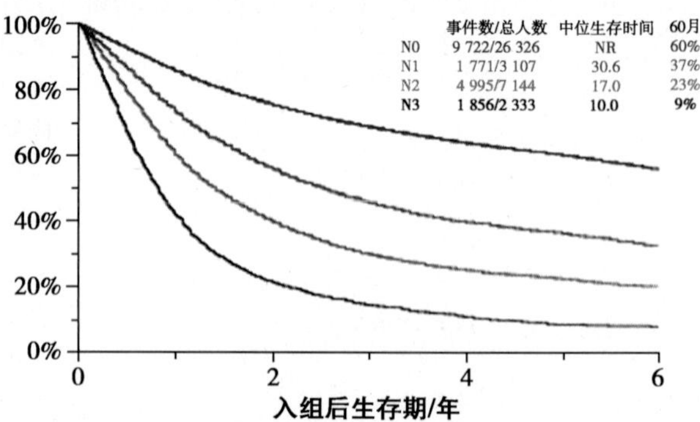

N3、N2、N1和N0的对比 经病理类型(腺癌vs其他)、性别、60岁以上年龄和区域调整后(Cox PH回归)		
对比	*HR*	*P*
N1 vs N0	1.68	<0.0001
N2 vs N1	1.42	<0.0001
N3 vs N2	1.38	<0.0001

图 36.4 基于临床 N 分类的生存分析（引自 Asamura 等[3] 的报道）

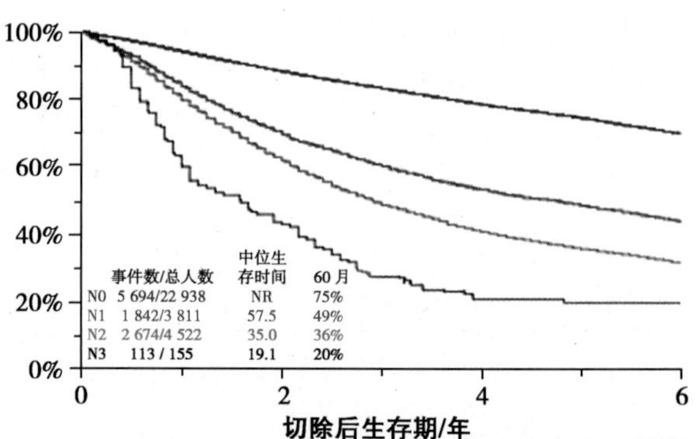

N0、N1、N2和N3的对比 经病理类型(腺癌vs其他)、性别、60岁以上年龄、手术完整切除和区域调整后(基于所有患者的Cox PH回归)		
对比	*HR*	*P*
N1 vs N0	2.13	<0.0001
N2 vs N1	1.74	<0.0001
N3 vs N2	1.66	<0.0001

图 36.5 基于病理 N 分类的生存分析，包含所有切缘类型（R0，R1 和 R2）（引自 Asamura 等[3] 的报道）

表 36.2 淋巴结转移的分类[8]

NX	区域淋巴结无法评估
N0	无局部淋巴结转移
N1a	单站 N1 转移
N1b	多站 N1 转移
N2al	单站 N2 转移单，不伴 N1 转移（跳站转移）
N2a2	单站 N2 转移，伴 N1 转移
N2b	多站 N2 转移
N3	如《AJCC 癌症分期指南》第 8 版所定义

图 36.6 显示了根据病理分期中肿瘤累及淋巴结数量的生存曲线。

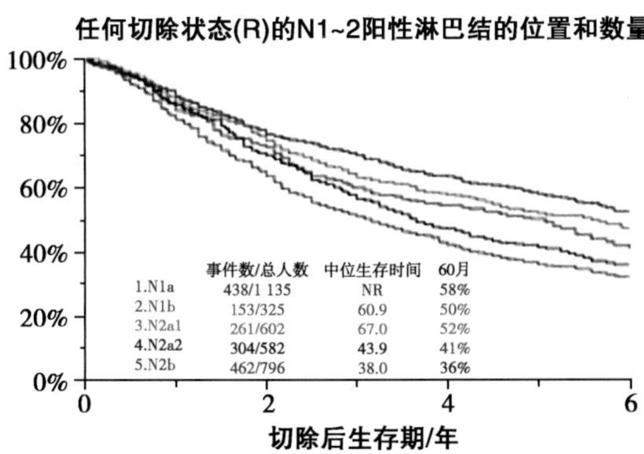

N1a、N1b、N2a1、N2a2和N2b的对比 经病理类型(腺癌vs其他)、性别、60岁以上年龄、 手术完整切除和区域调整后(基于所有患者的Cox PH回归)		
对比	*HR*	*P*
N1b vs N1a	1.38	0.0005
N2a1 (skip) vs N1b	0.92	0.4331
N2a2 vs N2a1 (skip)	1.37	0.0002
N2b vs N2a2	1.21	0.0117
N2a2 vs N1b	1.26	0.0197

图 36.6 病理分期中基于不同淋巴结转移站数的生存分析，包括所有切缘类型（R0、R1 和 R2）。N1a：单站 N1；N1b：多站 N1；N2a1：单站 N2 转移但不伴 N1 转移（跳跃式转移）；N2a2：单站 N2 转移同时伴 N1 转移；N2b：多站 N2 转移（引自 Asamura 等的报道[9]）

通过在线电子数据采集（EDC）系统，IASLC 前瞻性收集了近 4 000 名患者的临床资料。这些数据进一步验证了《AJCC 癌症分期指南》第 7 版确定的 M1a 分类，并根据器官部位和转移灶数目来分析胸外转移性疾病（M1b）。分析结果表明，转移灶的数量较转移器官的部位更具预后价值。因此，IASLC 建议将一个器官中的单个胸外转移灶（新的 M1b）与一个或多个器官中的多个胸外转移灶（新的 M1c）分别定义。图 36.7 显示了不同类型胸腔内转移的生存曲线，图 36.8 显示了单一胸外转移，多发性胸腔内转移和胸腔内转移的生存曲线。虽然胸腔内转移瘤（M1a）的预后与单一胸外转移的预后相似，但因它们代表不同的疾病解剖范围，需要不同的诊断和治疗策略，故须对它们进行不同的分期[4]。

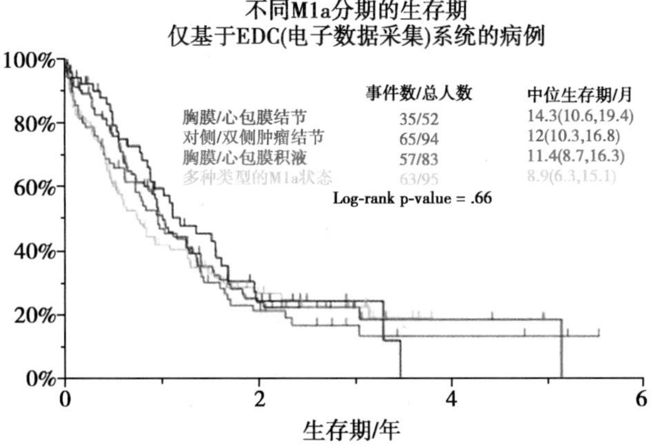

图 36.7 不同类型胸腔内转移（M1a）的生存分析（$P=0.66$）（引自 Eberhardt 等[4] 的报道）

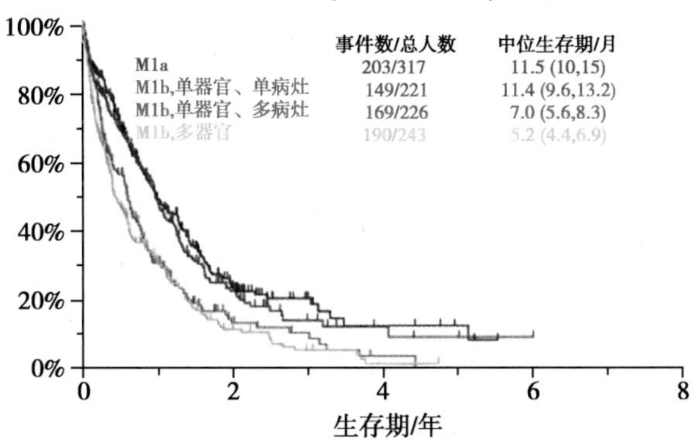

图 36.8 M1a 和 M1b 的生存分析，单个转移灶的 M1b 与 M1a 的预后相似，但与多个转移灶的 M1b 明显不同（《AJCC 癌症分期指南》第 8 版 TNM 分期中属于 M1c）（$P<0.0001$）（引自 Eberhardt 等[4] 的报道）

既往对于多发病变的肺癌分期各方意见不一。因此，IASLC 分期和预后因素委员会成立了工作小组就该问题进行了研究，并提出根据疾病模式统一使用分期标准。委员会确定了四种疾病模式：第二原发性肿瘤；有相同病理学类型的多个癌结节；CT 上具有磨玻璃特征和病理上有鳞屑样形态特征的多发性肿瘤；以及弥漫性肺炎样肺癌[16]。目前有三项研究对上述疾病模式进行了深入分析[17~19]。

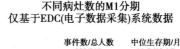

肺癌多发病灶的四种疾病模式分类如下：

a. 第二原发性肿瘤：两个或更多个同时或异时性原发性肿瘤应分开分类，无论病灶是在同一叶，同一个肺还是对侧肺，每个病灶应有一个独立的 TNM 分期。该标准适用于临床或病理分期[18]。

b. 不同部位的病灶具有相同的病理学类型（肺内转移灶）：这些肿瘤的分类基于它们的肺叶位置。若肿瘤结节与原发肿瘤位于同一叶，肿瘤分类为 T3。若肿瘤结节在另一个同侧肺叶中，肿瘤分类为 T4。若在对侧肺中有肿瘤结节，肿瘤分类为 M1a。该标准适用于临床或病理分期[17]。

c. 具有磨玻璃/鳞屑形态特征的多灶性肺腺

36

癌:这些肿瘤病灶应按 T 分类进行分类,选择最高的 T 分类,其后的括号中需标明多个病灶的数目,N 和 M 分类代表所有的多发病灶。肿瘤大小应由实体成分的最大直径(通过 CT)或病理检查中的浸润性成分决定。不论病变是在相同的肺叶,还是在同侧不同肺叶或对侧肺叶,T(#/m)多病灶分类都可适用。该标准适用于临床或病理分期[19]。

d. 弥漫性肺炎型腺癌:若肿瘤累积一个区域,依据肿瘤大小、淋巴结转移、远处转移状态进行标准的 TNM 分期。若同时存在多个肿瘤区域,T 和 M 分类应以所累及区域的位置为依据:若疾病局限于一个叶,为 T3,若累及同侧异叶,为 T4,若累及对侧肺,则为 M1a。若肿瘤累及范围延伸到相邻的肺叶,则为 T4。若肿瘤局限于一个叶,但其大小难以测量,则为 T3。N 分类适用所有部位的病灶。胸膜/心包肿瘤转移结节为 M1a,远处转移为 M1b 或 M1c。该标准适用于临床或病理分期。粟粒性肺腺癌也可运用这种分期方法。若粟粒性病灶局限于一个肺叶,但肿瘤大小无法测量,则为 T3[19]。

上述用于不同疾病模式的分期推荐为国际多学科研究的共识,该共识基于对 IASLC 数据库中多发肿瘤结节数据深入分析。这些推荐建议旨在减少相关歧义,并作为指南规范分期标准。

表 36.3~表 36.6 为多发病灶肺癌不同疾病模式的临床标准。

表 36.3 区分第二原发与其他肿瘤的临床标准[18]*

<u>肿瘤被认为可能是第二原发性肿瘤:</u>
在活组织检查中具有显然不同的组织学类型(如鳞状细胞癌 vs 腺癌)

<u>若出现以下情况,肿瘤可能被认为是单一来源:</u>
通过比较基因组杂交方法确定基因完全匹配

<u>可能提示不同肿瘤来源的相关依据:</u>
不同的影像学特征或代谢摄取
不同的生物标志物谱(驱动基因突变)
不同的生长速度(若有以前的影像学资料可比较)
无淋巴结转移或全身转移

<u>倾向于单一肿瘤来源的相关依据:</u>
相同的影像学特征
类似的生长模式(若有以前的影像学资料可比较)
明显的淋巴结转移或全身转移
相同的生物标志物谱(和相同的组织学类型)

*临床分期不包括全面的病理组织学评估,因为后者需要将整个标本切除。

表 36.4 将病变分类为不同部位肿瘤结节(肺内转移)的临床标准[17]

<u>若出现以下情况,肿瘤应被视为肺内转移:</u>
实性肺癌和具有类似实性外观特征和相同组织学类型的肿瘤结节(假定)
- 无论病变是否进行活检,只要高度怀疑病变在组织学上是相同的
- 无论是否存在胸外转移灶

<u>并规定:</u>
病变未被判断为同期原发性肺癌
病灶不是多发 GG/L 肺癌(具有磨玻璃/鳞屑特征的多个结节)或肺炎型肺癌

GG/L,磨玻璃/鳞屑样特征。
注意:放射影像学上的实性外观和病理组织学上的实性腺癌是两个不同的概念。

表 36.5 将肿瘤分类为多灶性 GG/L 腺癌的临床标准[19]

<u>肿瘤应考虑为多灶 GG/L 肺腺癌:</u>
多个亚实性结节(纯磨玻璃或部分实性),其中至少一个被怀疑(或证明)为肿瘤
- 无论是否活检肿瘤,均适用
- 若其他结节被怀疑是 AIS、MIA 或 LPA,则适用
- 若 GGN 逐步变成>50%的实性结节,只要还有其他亚实性结节存在,则适用
- GGN 病变<5mm 或疑似为 AAH 的病变不计入 TNM 分期

AAH,不典型性腺瘤性增生,AIS,原位腺癌;GG/L,磨玻璃/鳞屑样;GGN,磨玻璃结节;LPA,鳞屑样腺癌;MIA,微浸润腺癌。
注意:放射影像学上的实性外观和病理组织学上的实性腺癌是两个不同的概念。

表 36.6 将肿瘤分类为肺炎型腺癌的临床标准[19]

<u>肿瘤可被认为是肺炎型腺癌,若:</u>
肿瘤表现为区域分布,类似于肺炎浸润或实变
- 肿瘤可累及一个或多个区域。累及的区域可位于一个肺叶、多个肺叶或双侧肺叶,但肿瘤的局部侵袭模式一样
- 肿瘤累及区可表现为磨玻璃样,实性实变,或两者混合在一起
- 无论该部位是否进行了活检,只要病灶高度怀疑为恶性病变
- 分散分布的结节(即 GG/L 结节)不适用
- 不适用于支气管阻塞导致阻塞性肺炎或肺不张的肿瘤

GG/L,磨玻璃/鳞屑样。
注意:放射影像学上的实性外观和病理组织学上的实性腺癌是两个不同的概念。

影像学检查

病史(如肺癌或任何癌症家族史、吸烟史、石棉或氡气暴露史、被动吸烟史、呼吸系统症状或胸痛)及体检结果(如外周淋巴结肿大、异常呼吸音、上腔

静脉综合征、咯血、肝大)可提示进一步检查以排除肺癌。许多影像技术和创伤性操作可用于肺癌诊断和分期,但检查应按先无创后有创的顺序进行。

IASLC 推荐采用三步法分期方案,使分期程序更为合理。第一步包括病史和体检,血液学检查(血红蛋白、白细胞、血小板、丙氨酸氨基转移酶、天冬氨酸氨基转移酶、乳酸脱氢酶、钙和白蛋白)及胸部平片。第二步包括进一步检测,如胸部和上腹部的增强 CT 扫描、骨扫描、PET 扫描、脑 CT 和支气管镜检查。第三步包括更多的侵袭性检查,包括纵隔、胸膜腔或心包的手术探查(纵隔镜检查、经颈扩大纵隔镜检查术、纵隔切开术、视频辅助纵隔淋巴结切除术、经颈部扩张纵隔淋巴结切除术,胸腔穿刺、经皮穿刺活检、胸腔镜检查,视频辅助胸腔镜手术,以及心包穿刺术、心包镜检查)[20]。

后前位和侧位胸部 X 线检查通常为疑似肺癌患者所接受的第一个影像学检查。从中可以得到的信息包括:

a. 肿瘤大小(根据大小确定 T 分类)

b. 肿瘤位于肺叶和肺段的位置

c. 肺不张及其程度(肺叶或全肺;cT2)

d. 存在多发的肿瘤结节(cT3、cT4 或 cM1a)

e. 癌性淋巴管炎(cLy0:无癌性淋巴管炎证据;cLy1:癌性淋巴管炎的病变限于原发性肿瘤区域;cLy2:远离原发肿瘤但限于同一叶的癌性淋巴管炎;cLy3:其他同侧肺叶存在癌性淋巴管炎;cLy4:影响对侧肺的癌性淋巴管炎)

f. 原发肿瘤与胸壁[侵及或骨质破坏(cT3)]或纵隔的关系[升高的横膈可能表示膈神经受累(cT3)]

g. 淋巴结转移:增大的肺门和异常形态的纵隔可能表示 cN1、cN2 或 cN3

h. 胸腔内扩散:存在胸腔或心包积液(cM1a)

i. 胸外扩散:胸部 X 线可见的骨质是否完整、是否受累,包括:肋骨、胸骨、肩胛骨、脊柱、肩关节及两个肱骨的大部,以及胸壁软组织中的肿块(cM1b 或 cM1c)

接受根治性治疗前的患者,无论是直接手术,还是诱导治疗后手术,还是化放疗,都建议接受胸部和包括肝脏和双侧肾上腺的上腹部增强 CT 检查[21]。CT 可进一步确认并完善从胸部 X 线获得的信息:

a. 肿瘤的最长径,可通过轴向、冠状或矢状位测量进行评估;因此,若技术上可行,应比较各个方位的长径,以最终确定肿瘤大小。应选择 CT 肺窗进行肿瘤大小评估

b. 肺叶和肺段的位置

c. 存在肺不张(部分或全部;cT2)和支气管内病灶

d. 存在多发的实性瘤结节(cT3、cT4 或 cM1a)和部分实性病变

e. 淋巴结转移:与原发灶同侧的肺门淋巴结转移是 cN1,若是对侧肺门淋巴结转移是 cN3。淋巴结应测量其最短径,若短轴上>1cm 则被认为是异常的并且归为转移性的。增大的同侧纵隔淋巴结或隆突下淋巴结为 cN2,若是对侧或锁骨下淋巴结为 cN3。应确定累及的淋巴结数量,需判断是否存在多发纵隔淋巴结肿大。在评估纵隔结构、胸膜或心包积液等时,应使用 CT 纵隔窗

f. 癌性淋巴管炎的证据(cLy0、cLy1、cLy2、cLy3 和 cLy4 如前所述)

g. 胸腔内扩散:胸腔和心包积液或结节(cM1a)

h. 胸外扩散:骨病变、软组织肿块、肾上腺肿块和肝脏结节提示为 cM1b 或 cM1c,单个病灶为 cM1b,多个病灶为 cM1c

CT 对于评估肿大的纵隔淋巴结大小和位置十分重要。目前,在无远处转移的情况下,它们是预后最强的指标。在一个回顾了 7 368 例患者的研究中,纵隔淋巴结的中位转移率为 30%,胸部 CT 对纵隔淋巴结分期的诊断性指标包括:灵敏度为 0.55,特异性为 0.81,阳性预测值为 0.58 和阴性预测值 0.83[21]。

PET 适用于无临床异常和 CT 影像上无转移征象的患者,这些患者在进行根治性治疗前进行 PET 检查,有助于发现转移病灶,脑部病灶除外。胸部 CT 发现无其他异常的磨玻璃结节患者或临床ⅠA 期肿瘤患者一般不需要接受 PET 检查。关于 PET 纵隔分期,在回顾了 4 105 例纵隔淋巴结的中位转移率为 28%的患者后发现,诊断性指标包括:灵敏度为 0.8,特异性为 0.88,阳性预测值为 0.75 和阴性预测值为 0.91[21]。PET 可提供以下信息:

a. 在原发性肿瘤中存在正常或异常摄取,并通过最大标准摄取值(SUVmax)进行定量

b. 通过 SUVmax 定量肺门和纵隔淋巴结中正常或异常摄取

c. 在肺或身体其他部位存在正常或异常摄取

虽然 SUV_{max} 受到许多体内外变化的影响,但在分期开始时进行记录十分重要,可以帮助评估治疗

后肿瘤的代谢性反应,特别是在诱导治疗后评估肿瘤切除的可能性。对于Ⅰ~Ⅲ期鳞状细胞癌和腺癌,SUV_{max}也显示出预后价值[22]。

因PET具有较差的解剖分辨率,PET与CT的叠加(如使用联合PET/CT技术)可能有助于临床医生定位具有异常摄取的病变。PET/CT的平均分期值与单独PET的平均分期值相似。在回顾纵隔淋巴结中位转移率为22%的2 014例患者的研究中,PET/CT组合的诊断性指标包括:灵敏度为0.62,特异性为0.9,阳性预测值为0.63和阴性预测值为0.9[21]。

PET的阳性预测值较低,这将影响后续治疗,因此建议病理学进一步确诊。炎症、肉芽肿和感染可能具有较高的SUV_{max},若无病理学证实,患者不应接受根治性治疗。若PET不可用,应采用骨扫描和腹部CT以排除转移[21]。

磁共振(MR)成像在肺癌分期中具有重要的价值。目前Ⅲ期和Ⅳ期肿瘤患者需接受脑MR检查[21]。也有研究表明在CT上发现脑转移的患者中,MR成像可以识别更多的病变[23]。磁共振有助于明确Pancoast肿瘤或侵入胸壁和纵隔的肿瘤所累及部位的解剖结构。在PET/CT提示不确定的肾上腺病变的情况下,肾上腺MR正反相位显像可以帮助排除肾上腺转移。

进行上述检查的顺序通常是先胸部X线片,其次是胸部和上腹部的CT扫描,而后是PET扫描或PET/CT,以及相关部位的磁共振检查。

影像学检查可提供原发性病变及其局部和远处扩散的详细信息,但不代替病理诊断。TNM分期需要镜检确认为恶性肿瘤[24,25],并需要确定其组织病理学类型[14]。由于患者肿瘤的位置和扩散情况不同,因此获取病理组织的方法也不同。

痰细胞学可以提供高度特异性的肺癌诊断。在回顾29 145例患者的研究中,痰细胞学检查的诊断价值如下:敏感度为0.66,特异度0.99,假阳性率为8%,假阴性率为10%[26]。在某些有明显转移的患者中,这可能是唯一需要的诊断检测。然而,肿瘤的分子检测需要在细胞块上进行,如果痰标本中没有这些,则可能需要更大的样本。

纤支气管镜检查既是诊断手段也是分期方法,包括支气管活检、刷检、冲洗、支气管内及经支气管细针抽吸等方法,它对中央和外周肿瘤的灵敏度分别为0.88和0.78[26]。作为分期方法,它可显示肿瘤在支气管内的位置:T2是指肿瘤位于主支气管内,但未累及隆突,若累及隆突则为T4。若支气管有外来压迫,可能会提示淋巴结转移。淋巴结可用细针穿刺,可经支气管盲穿或者在超声引导下细针抽吸(EBUS-FNA,EUS-FNA)。通过纤维支气管镜检查未确诊的外周肿瘤可通过经胸穿刺或活组织检查诊断,其灵敏度为0.9,特异性为0.97,假阳性率为1%,假阴性率为22%[26]。

胸腔积液的胸腔穿刺和细胞病理学检查可对恶性胸腔积液进行诊断,72%的患者可被确诊[26]。若细胞学检查阴性,则应进一步进行闭合胸膜活检和胸腔镜检查。闭合胸膜活检的灵敏度和阴性预测值均为80%左右,胸腔镜活检分别为大于80%和100%。胸膜表面(壁层或脏层)肿瘤结节和恶性胸腔积液为M1a。胸腔镜检查的优点是可探查胸膜腔,肺表面和纵隔。视频辅助胸腔镜手术还可切除外周结节,有助于诊断和分期。同侧肺门和纵隔淋巴结也可进行活检。

美国胸科医师协会(ACCP)和欧洲胸外科医师协会(ESTS)发布了纵隔淋巴结术前分期指南[21,27]。2013年版的《ACCP循证临床实践指南》推荐通过细针穿刺技术进行侵袭性分期(EBUS-FNA,EUS-FNA)的第一步,但若细针穿刺结果为阴性,建议用手术活检(纵隔镜检查)确认。在无转移性疾病的情况下,侵袭性分期的适应证如下[21]:

a. 多发纵隔淋巴结肿大,伴或不伴PET摄取值升高

b. 纵隔淋巴结的PET摄取值升高和CT上为异常淋巴结

c. 通过CT或PET检查,高度怀疑N2或N3

d. 通过CT和PET检查,中度怀疑N2或N3,但属于中央型占位或已有N1

创伤性分期并不适用于广泛纵隔浸润的肿瘤或ⅠA期的患者且无可疑纵隔淋巴结转移[21]。

ESTS指南还建议执行EBUS-FNA和EUS-FNA作为以下情况的探索手段[27]:

a. CT和/或PET或PET/CT上的阳性纵隔淋巴结

b. 无N2-N3证据的病例,但怀疑N1转移;中央型肿瘤大于3cm;和具有高PET摄取的腺癌

在CT和PET上无纵隔转移证据的患者和肿瘤小于3cm,且位于肺外周(即肺的外1/3)的患者可不进行创伤性分期。

若细针穿刺结果为阴性,建议使用视频辅助纵隔镜检查以明确病理。一般而言,EBUS-FNA和

EUS-FNA 的阴性预测值在正常患者和纵隔淋巴结异常患者中的阴性预测值均过低，无法通过这些检查帮助治疗决策的制订，需要手术方法进一步确诊。在最近关于 EBUS-FNA 在没有纵隔异常患者中的分期价值的文献中，EBUS-FNA 的敏感性和阴性预测值分别为 0.38 和 0.81，而纵隔镜检查为 0.73 和 0.91[28]。该结果明确强调了通过纵隔镜检查确认 EBUS-FNA 和 EUS-FNS 阴性结果的重要性。

此外，ESTS 指南建议左肺癌需要探查主肺动脉窗，并建立临床实践中纵隔镜检查的最低要求，左侧和右侧下气管旁淋巴结和隆突下淋巴结必须活检或切除；若 CT 或 PET 提示左侧和右侧上气管旁淋巴结和肺门淋巴结有转移，那么这些淋巴结也应探查[27]。

其他分期相关的侵袭性检查，包括对心包积液进行心包穿刺术或心包镜检查；对肝和肾上腺病变进行细针活检，对消化道症状或出血进行胃肠道内镜检查，对皮肤病变进行活检或切除等可根据具体临床需要采用。

上述检查应从无创到有创的顺序进行。首先，影像学检查可发现转移或扩散；而后，若有解剖或代谢异常，需排除锁骨上淋巴结转移（N3）；最后，依据前述流程探查纵隔。

病理学分期

pTNM 的病理分期可用于指导术后辅助治疗，并提供有用的信息来估计预后。病理分期基于治疗前获得的证据，并通过手术和切除标本的病理检查获得的额外证据进行补充。

原发性肿瘤（pT）的病理学评估需切除原发肿瘤，或者活检标本足够，以评估最高 T 分类。区域淋巴结（pN）的病理学评估需要清扫足够的淋巴结，以明确不存在局部淋巴结转移（pN0）或评估最高的 pN 分类。远处转移（pM）的病理学评估需要进行病理镜检。cM0 或 cM1 分类也适用于病理分期。

脏层胸膜受侵是指超出弹力层或脏层胸膜表面的侵袭。未完全穿过弹力层的肿瘤定义为 PL0。穿过弹性层的肿瘤定义为 PL1，侵犯到脏层胸膜表面的肿瘤定义为 PL2。在 HE 染色仍无法确定时，应进行弹力层染色。PL1 或 PL2 状态允许将原发性肿瘤分类为 T2。肿瘤延伸至壁层胸膜或胸壁定义为 PL3，并将原发肿瘤分类定义为 T3。除非肿瘤大小提示更高的 T 分类，否则将肿瘤直接侵及同侧相邻肺叶（即穿过叶间裂隙的侵犯）分为 T2a。图 36.9 显示了脏层和壁层胸膜受侵袭的示意图[29]。

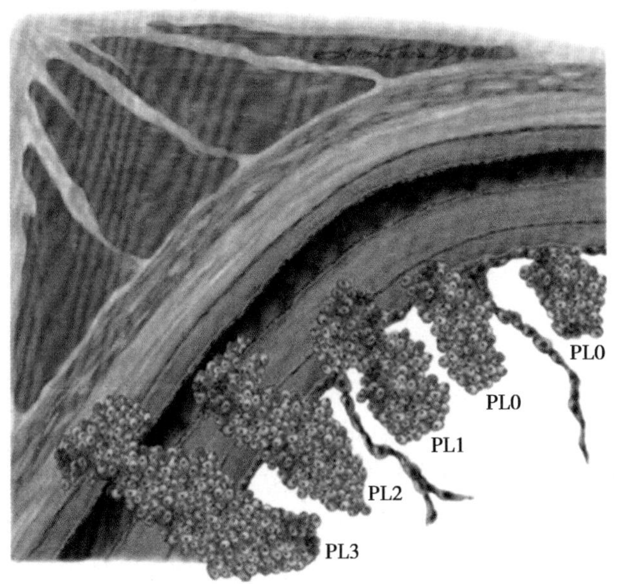

图 36.9　脏层胸膜受侵模式图。正文中阐述了相关定义（引自 Travis 等[29] 的报道）

为了更准确地进行病理淋巴结分期，和达到更完整的手术切除标准，IASLC 建议进行系统性淋巴结清扫术或肺叶特异性系统性淋巴结清扫术。系统性淋巴结清扫是肺门和肺内淋巴结清扫后进行包括淋巴结在内的纵隔脂肪组织的整体切除[30]。肺叶特异性系统性淋巴结清扫术是指依据原发肿瘤所在肺叶的位置，切除某些纵隔淋巴结。根据原发肿瘤所在肺叶的位置，应切除的纵隔淋巴结站点有（根据图 36.1 中的 IASLC 淋巴结图谱）：

- 右上叶和右中叶：7、2R 和 4R
- 右下叶：7、4R、8 或 9
- 左上叶：7、5 和 6
- 左下叶：7、8 和 9

在任何情况下，应切除或采样至少六个/站淋巴结（六个淋巴结来自六站）。这些站点中的三个应该位于纵隔，包括隆突下淋巴结站（#7），另三个是肺门和肺内淋巴结。国际抗癌联盟（UICC）和 AJCC 建议，若所有切除/取样的淋巴结均为阴性，但未达到推荐的数量，则分类仍为 pN0。若手术满足完全切除的要求，分期为 R0[14,24]。然而，ACCP 建议对手术切除的淋巴结未达到推荐数量的，定义为 pN0（un），un 表示不确定。同样，若评估后淋巴结少于六个，则后缀（un）也应添加到 pN1 和 pN2 中[32]。目前这个后缀并未加入到正式的 N 分类中,因为ACCP的意见在国际层面尚未被充分讨论或被AJCC或UICC批准。然而,在不符合术中淋巴结清扫标准的情况下使用它是有意义的,特别是已经证明不完全淋巴结清扫会给患者的预后带来不利[33]。

对于未完全切除的肿瘤,UICC和AJCC在病理分期方面有不同的意见。根据UICC,病理分期应满足以下标准[14]:

a. 活检证实的pT分类,并且淋巴结转移(pN1~3)需要镜检证实

b. 最高N分类(pN3)需要镜检证实

c. pM1需要镜检证实

但是,AJCC要求[24]:

a. 最高T分类和N分类(pN3)需要镜检证实

b. pM1需要镜检证实

为避免混淆,ACCP建议使用p前缀用于切除的肿瘤,以及未切除但在手术期间采集了大量活检样本的罕见病例[34,35]。在临床分期时,即使有肿瘤累及范围的病理确认,也应使用c前缀。ACCP建议停止对未手术切除的肿瘤使用不同标准的病理分期[32]。

胸膜灌洗细胞学检查是一种简便且廉价的方法,用于在切除时进一步研究肿瘤侵袭程度。在肺部手术开始前,将指定量的盐水引入胸膜腔,然后取回进行病理学研究。无论原发性肿瘤的T分类,灌洗液恶性细胞呈阳性者的预后均较阴性者差。若胸膜灌洗细胞学为阳性属于未完全切除,应编码为R1(cy+)[14]。

自《AJCC癌症分期指南》第7版TNM分期以来,世界卫生组织(WHO)定义了原位腺癌和微浸润腺癌两个新的分类。非黏液性腺癌包含鳞屑样生长和侵袭性(腺泡、乳头状、实性和微乳头)生长模式,各自以不同的百分比共同构成瘤体。一般来说,通过病理组织学检查发现的鳞屑样生长与侵袭性生长模式分别对应于CT影像上的磨玻璃样与实性成分。

原位腺癌(adenocarcinoma in situ,AIS)被添加至Tis的类别,Tis之前仅包括原位鳞状细胞癌(squamous cell carcinoma in situ,SCIS)。因为原位癌的组织学类型并不总是与相关的原发性肺癌匹配,所以明确说明Tis(AIS)或Tis(SCIS)至关重要。AIS是局限性小腺癌(≤3cm),沿着先前存在的肺泡结构生长(鳞屑样),并缺乏基质、血管、肺泡空间或无胸膜侵袭。大多数AIS是非黏液性的,但一小部分为黏液性。大部分AIS在CT上表现为纯的磨玻璃结节,除非良性区域如纤维性瘢痕、炎症、机化性肺炎会形成实性成分。

微浸润腺癌(MIA)被定义为以鳞屑样生长方式为主的腺癌,最大径可达3cm,其侵袭性成分可达0.5cm。大多数MIA是非黏性的,但有很少一部分是黏液性的。在一些非黏性MIA病例中,CT上存在浸润性/实性成分。然而,若组织学/CT提示存在多个浸润性/实性成分,则建议对浸润性/实性成分百分比进行估计,然后乘以总的瘤体大小。例如,组织学/CT上提示浸润性/实性成分约占20%,瘤体大小2.0cm,因此前者的估计大小为0.4cm[2,6,7]。

在评估部分实性非黏液性腺癌的肿瘤大小时,应遵循TNM分期原则,仅以侵袭性成分的大小作为T分类的依据。但该推荐不适用于其他组织学类型的肺癌或黏液性肺腺癌。虽然这一推荐自2001年以来一直存在,但至今尚未应用于肺腺癌[2,14]。因此,具有7mm实性成分组分的15mm部分实性结节,将被归类为cT1a,因为其实性组分(不包括磨玻璃成分)在最大尺寸上小于10mm。若切除病灶并证明是具有鳞屑样成分和侵袭性成分的腺癌,则病理检查中侵袭性成分的测量值将用于病理分期。这项建议是基于目前越来越多的小病灶肺腺癌研究结果,因为在部分实性腺癌中,侵袭性成分是与预后相关的[38~40]。与MIA类似,在组织学/CT中观察到多个侵袭性/实性区域的情况下,可将侵袭性/实性成分百分比乘以总的肿瘤大小来评估侵入性/实性成分尺寸[2]。建议在影像学和病理学报告中记录肿瘤的总尺寸和侵袭性/实性成分的尺寸。

在某些特殊情况下,诱导治疗后需确定肿瘤大小。诱导治疗后,若无残留的肿瘤细胞,肿瘤分类为ypT0。诱导后肿瘤大小具有预后意义,然而,对于肿瘤部分缓解的病例,目前并无标准的评估方法。估计肿瘤大小的一个实用方法是将肿瘤细胞的百分比乘以瘤体总质量。该方法可应用于单发病灶或多发病灶的病例[2]。

具有多发性病变的肺癌的病理学分期与前文所述的临床分期一致,遵循四种不同疾病模式:第二原发性肿瘤、多发的肿瘤结节(肺内转移)、磨玻璃/鳞屑样腺癌和肺炎型腺癌[16]。

表36.7~表36.11描述了多发病灶肺癌的不同疾病模式的病理学标准。

表 36.7　多源发肺部肿瘤的病理学标准(手术切除后)[18]

若出现以下情况,肿瘤可能被认为是第二原发性肿瘤:
它们具显著不同的组织学类型(如鳞状细胞癌和腺癌)
根据全面的组织学评估,它们具有显著的差异
它们是由原位癌发展而来的鳞状细胞癌
若出现以下情况,肿瘤被认为是由单一肿瘤:
通过比较基因组杂交确定具有完全匹配的基因断点
倾向于多源发肿瘤的相关论据(与临床因素一起考虑):
不同的生物标志物模式
无淋巴结转移或全身转移
倾向于单一肿瘤来源的相关论据(与临床因素一起考虑):
全面的组织学评估提示相匹配
相同的生物标志物模式
显著的淋巴结转移或全身转移

表 36.8　将病变分类为多发的肿瘤结节(肺内转移)的病理学标准[17]

若出现以下情况,肿瘤应该被认为多发的肿瘤结节(肺内转移):
肺内存在与原发性肺癌的组织学特征相似的肿瘤结节
并满足:
病变未被判断为同期原发性肺癌
病变不是 LPA,MIA 或 AIS 的病灶

AIS,原位腺癌;LPA,鳞屑样为主腺癌;MIA,微浸润腺癌。
注意:放射影像学上的实性外观和病理组织学上的实性腺癌是两个不同的概念。

表 36.9　多灶性磨玻璃/鳞屑样肺腺癌的病理学标准[15]

若出现以下情况,肿瘤应考虑多灶 GG/L 肺腺癌:
多个病灶的 LPA,MIA 或 AIS
• 详细的组织学评估(亚型的比例等)是否提示一致或具有不同的特征
• 若一个病变是 LP,MIA 或 AIS,并且还有未活检的部分实性结节
• 术前诊断或术后病理诊断均适用
• AAH 的病灶不计入 TNM 分期

AAH,非典型腺瘤性增生:AIS,原位腺癌;GG/L,磨玻璃/鳞屑样;LPA,鳞屑样为主腺癌;MIA,微浸润腺癌。
注意:放射影像学上的实性外观和病理组织学上的实性腺癌是两个不同的概念。

表 36.10　肺炎型腺癌的病理标准[19]

若以下情况,肿瘤应该被认为是肺炎型腺癌:
在肺部的整个区域中腺癌呈现弥漫性分布,而非单个或多个边界清楚的肿块
• 这通常是由浸润性黏液性腺癌所致,偶有混合的黏液性和非黏性型腺癌所致
• 肿瘤通常是鳞屑样生长为主,可存在腺泡、乳头状和微乳头状生长模式的混合

注意:放射影像学上的实性外观和病理组织学上的实性腺癌是两个不同的概念。

表 36.11　肺癌伴肺部多发病灶的疾病模式和 TNM 分期的概要[16]

	第二原发肺癌	多病灶 GG/L 结节	肺炎型腺癌	多发肿瘤结节
影像学特征	两个或多个具有不同征象(如毛刺)的肺癌病灶	多发磨玻璃或部分实性结节	磨玻璃和实变的片状区域	典型的肺癌(如实性、毛刺)伴有其他的实性结节
病理学特征	全面组织学评估提示不同的组织类型或不同的形态	鳞屑样为主腺癌(常伴不同比例的 AIS、MIA、LPA)	相同的组织学类型(最常见为侵袭性黏液性腺癌)	全面病理评估提示有相同的形态特征
TNM 分期	每一病灶的单独 cTNM 和 pTNM	T 分类是基于数个病灶的最高分期,用(#/m)表示多发病灶数,单一的 N 和 M 分类	T 依据肿瘤大小,在单叶为 T3,同侧异叶为 T4,对侧肺为 M1a,单一的 N 和 M	依据转移结节相对于原发灶的位置,评估为 T、T4 或 M1a,单一的 N 和 M
概念	无相关性的肿瘤	多发性肿瘤,尽管彼此间有相似处	一种肿瘤,肺部弥漫性受累	一种肿瘤伴肺内转移

AIS,原位腺癌;GG/L,毛玻璃/鳞屑;LPA,鳞屑样为主腺癌;MIA,微浸润腺癌。

预后因素

分期所需的预后因素

除用于界定 T、N 与 M 分类的因素外,分期分组无需其他预后因素。

其他重要临床预后因素

用于修订《AJCC 癌症分期指南》第 6 版 TNM 分类的数据库分析表明,通过在临床和病理分期中添加非原发性预后因素可改善解剖范围分类指标之外的预后。除了解剖学分期,及总体健康状况,年龄和性别也是重要的预后因素，对于判断预后非常重要[41~42]。

以下列出的非解剖性预后因素，数据源自《癌症预后因素》第 3 版[43]。

可切除但无法手术的非小细胞肺癌的放射治疗

患者相关：
- 症状（有/无）
- 总体健康状况
- 血红蛋白

手术切除的非小细胞肺癌

肿瘤相关：
- 组织学类型
- 肿瘤分化
- 血管受侵
- 淋巴渗透
- 周围神经受侵
- 脏层胸膜状态：PL1 或 PL2
- 胸膜灌洗细胞学检查阳性
- 原发肿瘤的 SUVmax
- 分子/生物标记物

患者相关：
- 年龄
- 性别
- 体重减轻
- 总体健康状况
- 生活质量
- 婚姻状况

环境相关：
- 切缘状况
- 完整的纵隔清扫
- 放射治疗剂量
- 辅助放疗
- 辅助化疗

局部晚期或转移性非小细胞肺癌

肿瘤相关：
- 血红蛋白
- 乳酸脱氢酶（LDH）
- 白蛋白

患者相关：
- 性别
- 症状负担
- 体重减轻
- 总体健康状况
- 生活质量
- 婚姻状况
- 焦虑/抑郁

环境相关：
- 放化疗
- 化疗

小细胞肺癌

肿瘤相关：
- LDH
- 碱性磷酸酶
- 库欣综合征
- 血白细胞计数
- 血小板计数
- 分子/生物标记物

患者相关：
- 年龄
- 并发症
- 总体健康状况

环境相关：
- 化疗
- 胸部放射治疗
- 预防性颅脑放疗

最近对非小细胞和小细胞肺癌预后量表的研究显示，大部分未获验证。然而，结合一系列变量的预后量表可能有助于个体化医学的发展[44]。

风险评估模型

为支持各类预测模型在临床实践中的应用，AJCC 的"精准医疗核心工作组"近期发布了用于评判各类统计学预测模型的评估指南[45]。然而，目前已发表的或已被用于临床的肺癌相关的任何预测模型，均尚未通过该指南的评估。AJCC 未来将会对符合 AJCC 评估指南的肺癌风险预测模型予以认可。

AJCC TNM 定义

原发肿瘤（T）定义

T 分类	T 标准
TX	原发肿瘤无法评估，或痰脱落细胞或支气管冲洗液中找到癌细胞，但影像学检查和支气管镜检查未发现
T0	无原发肿瘤的证据
Tis	原位癌 原位鳞状细胞癌（SCIS） 原位腺癌（AIS）：纯的鳞屑样生长模式的腺癌，最大径≤3cm

续表

T 分类	T 标准
T1	肿瘤最大径≤3cm 被肺或脏层胸膜包围，纤支镜检查未侵及叶以上支气管（不在主支气管内）
T1mi	微浸润腺癌： 腺癌（最大径≤3cm）以鳞屑样生长为主、浸润成分最大径≤5mm
T1a	肿瘤最大径≤1cm。不常见的表浅扩散型肿瘤、不论体积大小，侵犯限于支气管壁时、虽可能侵犯主支气管，仍为 T1a
T1b	肿瘤最大径>1cm，但≤2cm
T1c	肿瘤最大径>2cm，但≤3cm
T2	肿瘤最大径>3cm 但≤5cm 或有任何以下特征： • 累及主支气管，无论其距隆突的远近，但未累及隆突 • 侵及脏层胸膜（PL1 或 PL2） • 扩展到肺门的肺不张或阻塞性肺炎，包括部分或全肺不张/阻塞性肺炎 具有这些特征的 T2 肿瘤若≤4cm 或大小无法确定，分类为 T2a；若>4cm 但≤5cm 分类为 T2b
T2a	肿瘤>3cm，但≤4cm
T2b	肿瘤>4cm，但≤5cm
T3	肿瘤最大径>5cm，但≤7cm 或直接侵及以下任何部位： 壁层胸膜（PL3）、胸壁（包括肺上沟瘤）、膈神经、心包或同叶转移结节
T4	肿瘤最大径>7cm 或任何大小的肿瘤侵及以下部位：横膈、纵隔、心脏、大血管、气管、喉返神经、食管、椎体、隆突或同侧异叶转移结节

区域淋巴结（N）定义

N 分类	N 标准
NX	区域淋巴结无法评估
N0	无局部淋巴结转移
N1	伴同侧支气管和/或同侧肺门淋巴结和肺内淋巴结转移，包括通过直接侵犯累及
N2	伴同侧纵隔淋巴结和/或隆突下淋巴结转移
N3	伴对侧纵隔，对侧肺门，同侧或对侧斜角或锁骨上淋巴结转移

远处转移（M）定义

M 分类	M 标准
M0	无远处转移
M1	有远处转移
M1a	在对侧肺转移肿瘤结节；肿瘤伴胸膜或心包转移结节，恶性胸膜或心包积液。大多数胸腔（心包）积液是肿瘤性的。但在少数患者中，胸腔（心包）积液的多次病理镜检均是阴性的，液体是非血性、非渗出性的，且综合临床判断其与肿瘤不相关，该积液不作为分期指标
M1b	伴单一转移灶，位于胸外单一器官（包括单个远处的淋巴结）
M1c	伴多个转移灶，位于胸外一个或多个器官

AJCC 预后分期分组

T	N	M	分期分组
TX	N0	M0	隐匿性癌
Tis	N0	M0	0
T1mi	N0	M0	ⅠA1
T1a	N0	M0	ⅠA1
T1a	N1	M0	ⅡB
T1a	N2	M0	ⅢA
T1a	N3	M0	ⅢB
T1b	N0	M0	ⅠA2
T1b	N1	M0	ⅡB
T1b	N2	M0	ⅢA
T1b	N3	M0	ⅢB
T1c	N0	M0	ⅠA3
T1c	N1	M0	ⅡB
T1c	N2	M0	ⅢA
T1c	N3	M0	ⅢB
T2a	N0	M0	ⅠB
T2a	N1	M0	ⅡB
T2a	N2	M0	ⅢA
T2a	N3	M0	ⅢB
T2b	N0	M0	ⅡA
T2b	N1	M0	ⅡB
T2b	N2	M0	ⅢA
T2b	N3	M0	ⅢB
T3	N0	M0	ⅡB
T3	N1	M0	ⅢA
T3	N2	M0	ⅢB
T3	N3	M0	ⅢC
T4	N0	M0	ⅢA
T4	N1	M0	ⅢA
T4	N2	M0	ⅢB
T4	N3	M0	ⅢC

续表

T	N	M	分期组
任何 T	任何 N	M1a	ⅣA
任何 T	任何 N	M1b	ⅣA
任何 T	任何 N	M1c	ⅣB

表 36.12 对标准描述以外的情况进行统一分期[14]

情况	分类
直接侵及邻近肺叶，跨过叶间裂，若叶间裂发育不全，可直接侵及邻近肺叶，除非有其他更高 T 分类因素	T2a
侵及膈神经	T3
喉返神经麻痹，上腔静脉阻塞，或与原发肿瘤直接侵犯有关的气管或食管压迫	T4
喉返神经麻痹，上腔静脉阻塞，或与淋巴结受累相关的气管或食管压迫	N2
大血管受累及：主动脉，上腔静脉，下腔静脉，肺动脉主干（肺动脉干），右肺动脉和左肺动脉的心包内部分，左、右肺静脉的心包内部分	T4
肺上沟肿瘤累及椎体或椎管，锁骨下血管的受累包裹，或臂丛神经丛的上支受累（C8 或以上）	T4
无 T4 分类依据的肺上沟瘤	T3
直接侵及壁层心包	T3
直接侵及脏层心包	T4
肿瘤侵及肋骨	T3
侵及肺门脂肪，除非有其他更高 T 分类因素	T2a
侵及纵隔脂肪	T4
同侧壁层或脏层胸膜不连续的肿瘤结节	M1a
位于胸壁或横膈的壁层胸膜外的不连续的肿瘤结节	M1b 或 M1c

肿瘤登记需收集的变量

应收集所有 T、N 和 M 分类相关因素以及至少包括在“其他临床医护中必不可少的预后因素”中的内容[43]。

可手术切除的非小细胞肺癌

患者相关：
- 性别
- 年龄
- 体重下降
- 总体健康状况

环境相关：
- 切缘状态
- 纵隔清扫情况

晚期非小细胞肺癌

肿瘤相关：
- EGFR 突变
- ALK 基因重排

患者相关：
- 性别
- 症状
- 体重减轻
- 总体健康状况

环境相关：
- 放化疗
- 化疗

小细胞肺癌

患者相关：
- 总体健康状况
- 年龄
- 并发症

环境相关：
- 化疗
- 胸部放射治疗
- 预防性颅脑放疗

组织学分级（G）

G	G 定义
GX	分级无法评估
G1	高分化
G2	中分化
G3	低分化
G4	未分化

组织病理学类型

本分期适用于肺癌，包括非小细胞和小细胞癌，以及支气管肺类癌。

生存数据

图 36.10 和图 36.11 显示了《AJCC 癌症分期指南》第 8 版临床和病理分期的生存图和 2 年、5 年生存率。

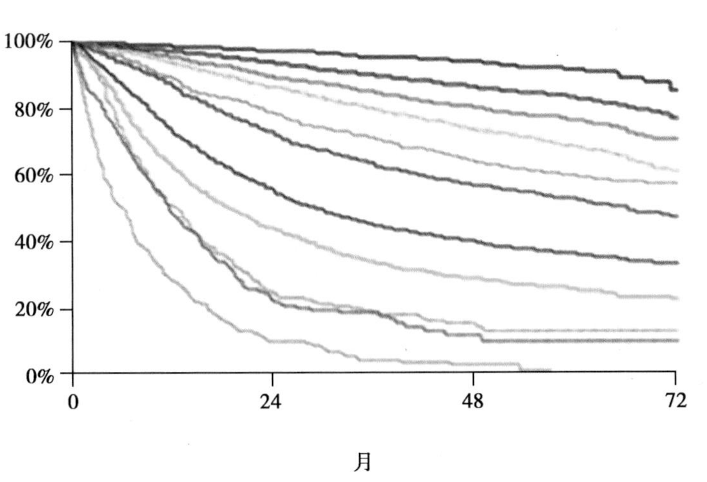

	事件数/总人数	中位生存时间	24月	60月
Ⅰ A1	68/781	未涉及	97%	92%
Ⅰ A2	505/3 105	未涉及	94%	83%
Ⅰ A3	546/2 417	未涉及	90%	77%
Ⅱ B	560/1 928	未涉及	87%	68%
Ⅱ A	215/585	未涉及	79%	60%
Ⅱ B	605/1 453	66.0	72%	53%
Ⅲ A	2 052/3 200	29.3	55%	36%
Ⅲ B	1 551/2 140	19.0	44%	26%
Ⅲ C	831/986	12.6	24%	13%
Ⅳ A	336/484	11.5	23%	10%
Ⅳ B	328/398	6.0	10%	0%

图 36. 10　《AJCC 癌症分期指南》第 8 版临床分期的生存曲线图及 2-和 5-年生存率(引自 Goldstraw P 等[5] 的报道)

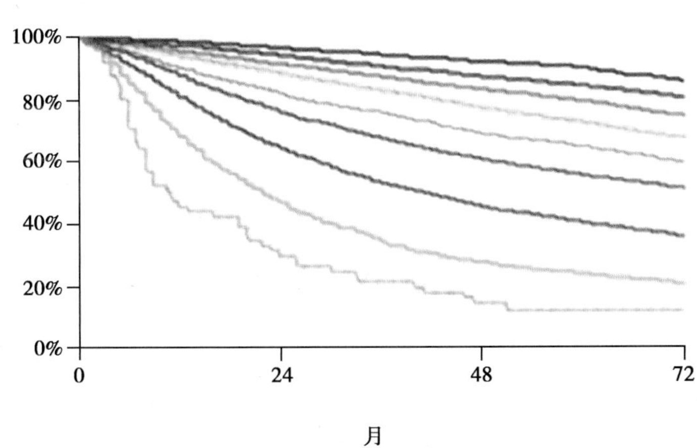

	事件数/总人数	中位生存时间	24月	60月
Ⅰ A1	139/1 389	未涉及	97%	90%
Ⅰ A2	823/5 633	未涉及	94%	85%
Ⅰ A3	875/4 401	未涉及	92%	80%
Ⅰ B	1 618/6 095	未涉及	89%	73%
Ⅱ A	556/1 638	未涉及	82%	65%
Ⅱ B	2 175/5 226	未涉及	76%	56%
Ⅲ A	3 219/5 756	41.9	65%	41%
Ⅲ B	1 215/1 729	22.0	47%	24%
Ⅲ C	55/69	11.0	30%	12%

图 36. 11　《AJCC 癌症分期指南》第 8 版病理分期的生存曲线图及 2 年和 5 年生存率(引自 Goldstraw P 等[5] 的报道)

图示

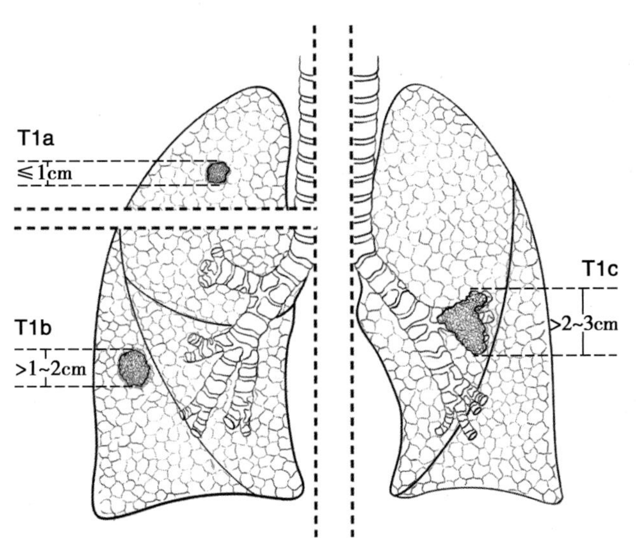

图 36. 12　T1 定义为≤3cm 的肿瘤,被肺或脏层胸膜包围,无支气管镜的证据表明侵及叶以上支气管(不在主支气管内)。T1a 定义为≤1cm。不常见的表浅扩散型肿瘤、不论体积大小,侵犯限于支气管壁时、虽可能侵犯主支气管,仍为 T1a。T1b 定义为肿瘤>1cm 但≤2cm。T1c 定义为肿瘤>2cm,但≤3cm

36

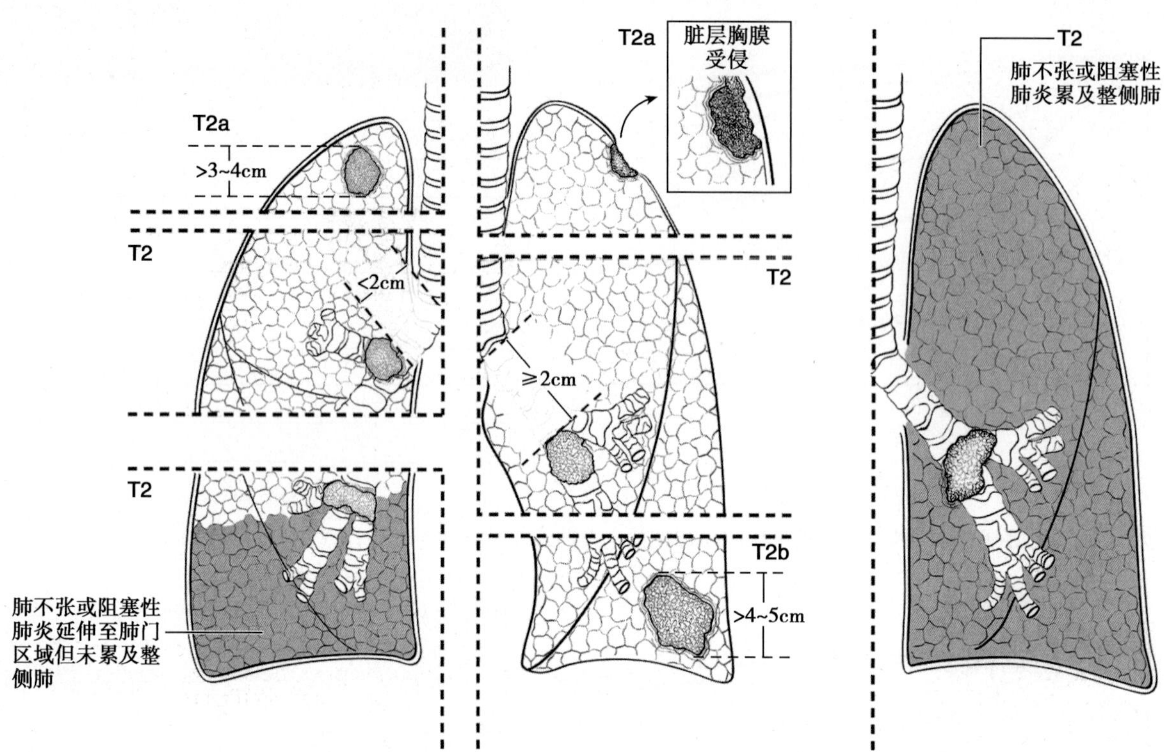

图 36.13 T2 定义为>3cm，但≤5cm 的肿瘤，或具有以下任何特征：累及主支气管，无论其距隆突的远近，但未累及隆突；侵及脏层胸膜（PL1 或 PL2）；扩展到肺门的肺不张或阻塞性肺炎，包括部分或全肺不张/阻塞性肺炎；具有这些特征的 T2 肿瘤若≤4cm 或大小不能确定，分类为 T2a；若>4cm 但≤5cm 分类为 T2b

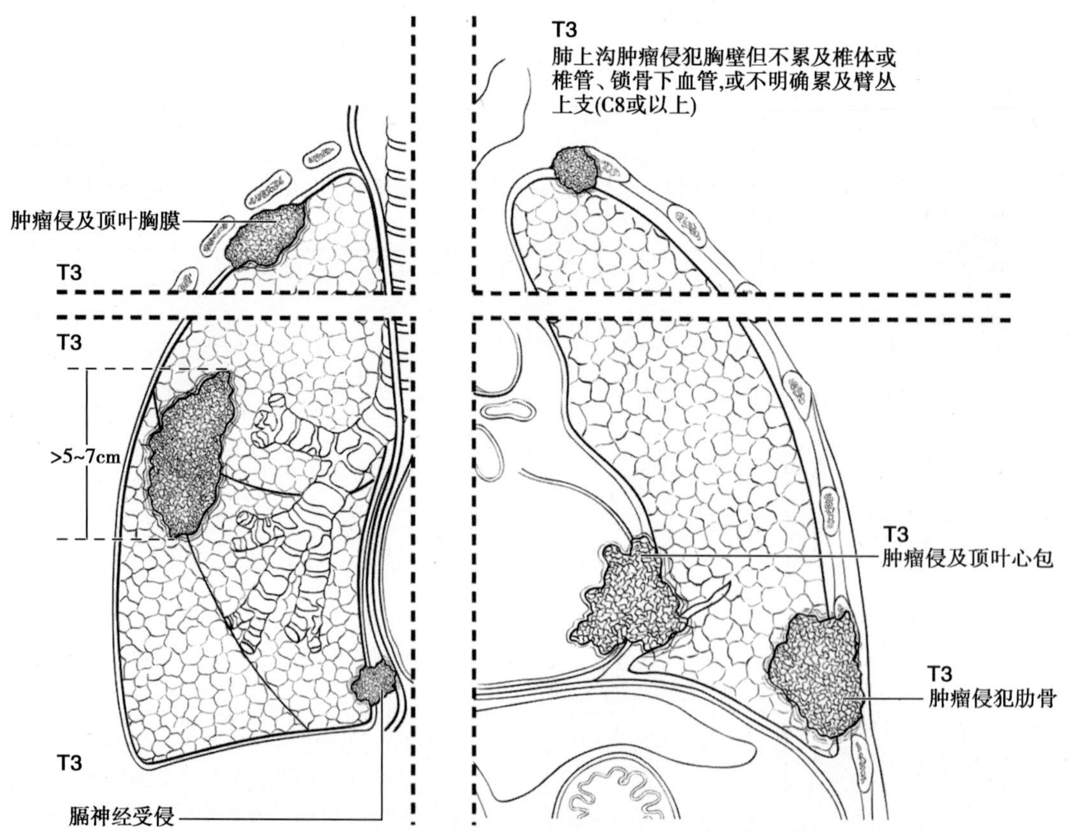

图 36.14 T3 定义为肿瘤>5cm，但≤7cm 或直接侵及以下任何部位：壁层胸膜（PL3）、胸壁（包括肺上沟瘤）、膈神经、心包或同叶转移结节

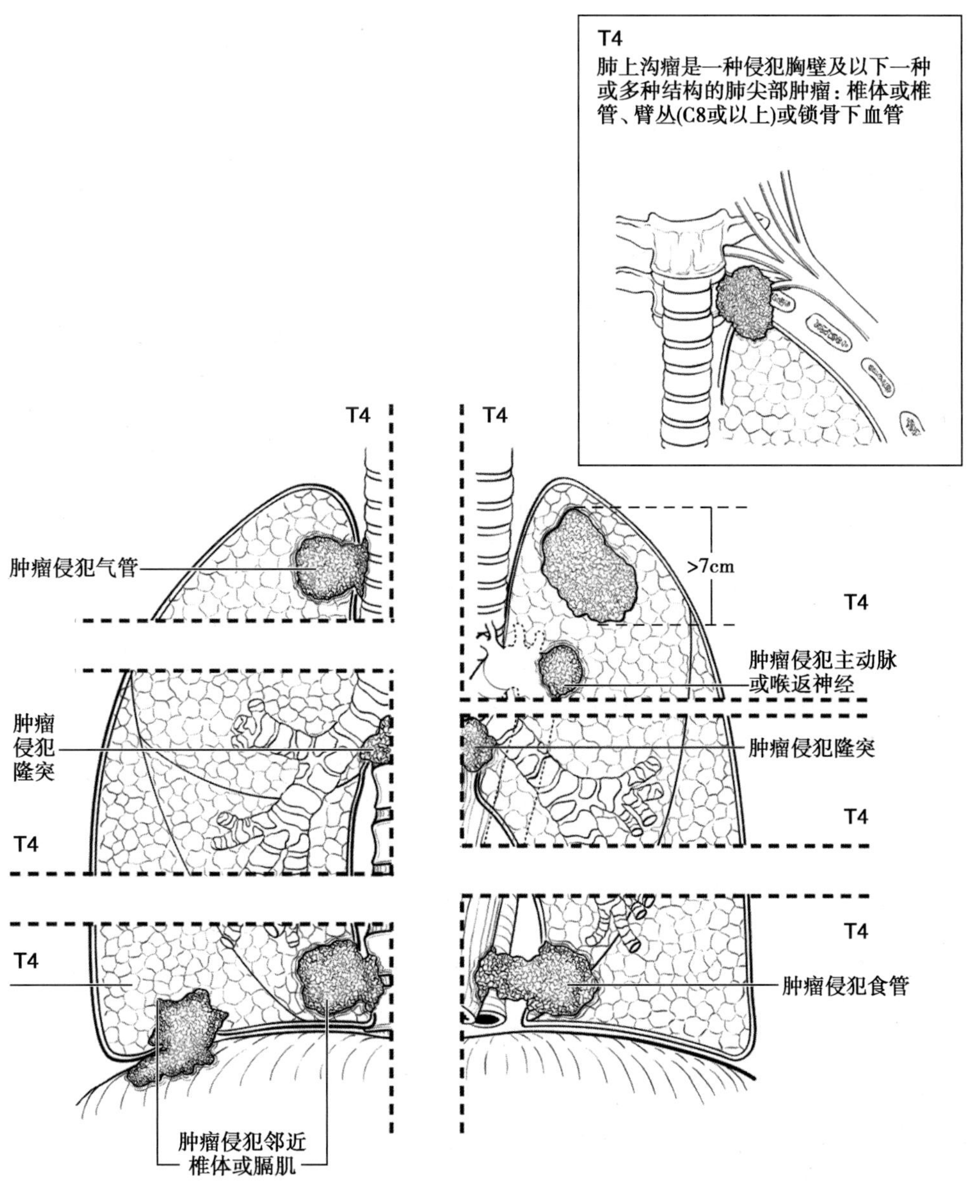
T4
肺上沟瘤是一种侵犯胸壁及以下一种或多种结构的肺尖部肿瘤：椎体或椎管、臂丛(C8或以上)或锁骨下血管
T4
T4
肿瘤侵犯气管
>7cm
T4
肿瘤侵犯主动脉或喉返神经
肿瘤侵犯隆突
肿瘤侵犯隆突
T4
T4
T4
T4
肿瘤侵犯食管
肿瘤侵犯邻近椎体或膈肌

图 36.15　T4 定义为肿瘤>7cm 或任何大小的肿瘤侵及以下部位：横膈、纵隔、心脏、大血管、气管、喉返神经、食管、椎体、隆突或同侧异叶转移结节

36

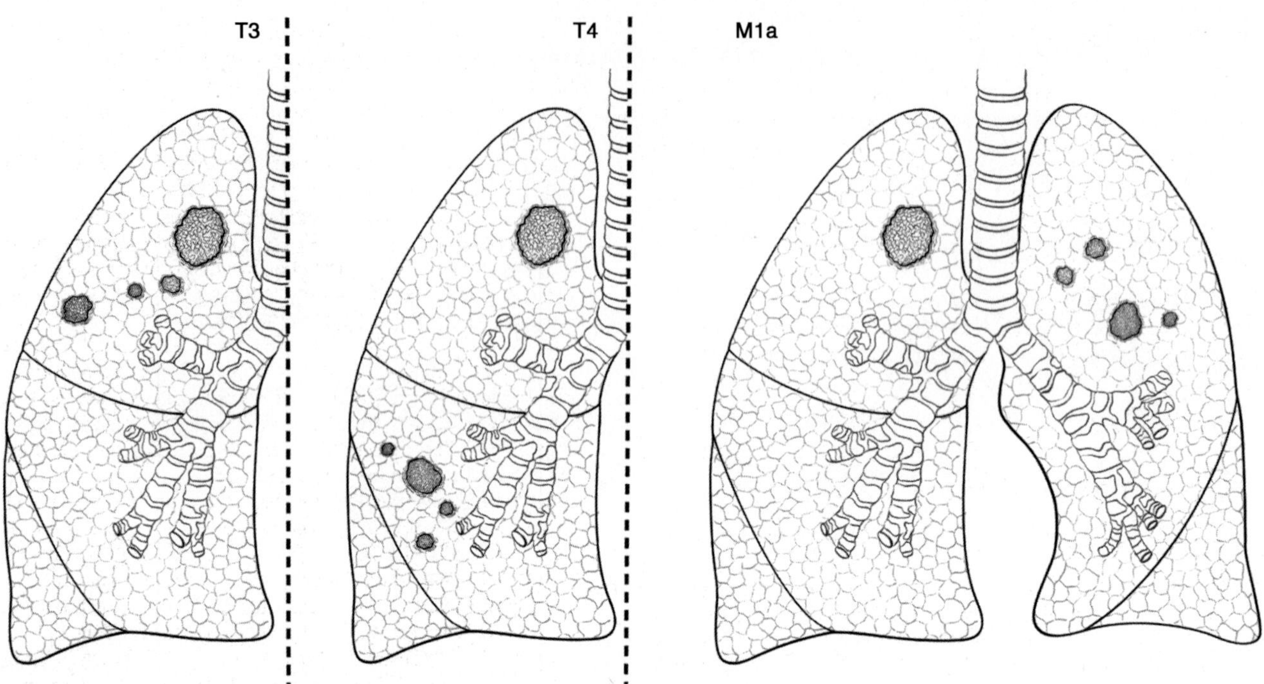

图 36.16　T3 包括与原发灶同叶内转移结节；T4 包括同侧异叶内转移结节；M1a 包括对侧肺内转移结节、胸膜或心包转移结节，及恶性胸腔或心包积液

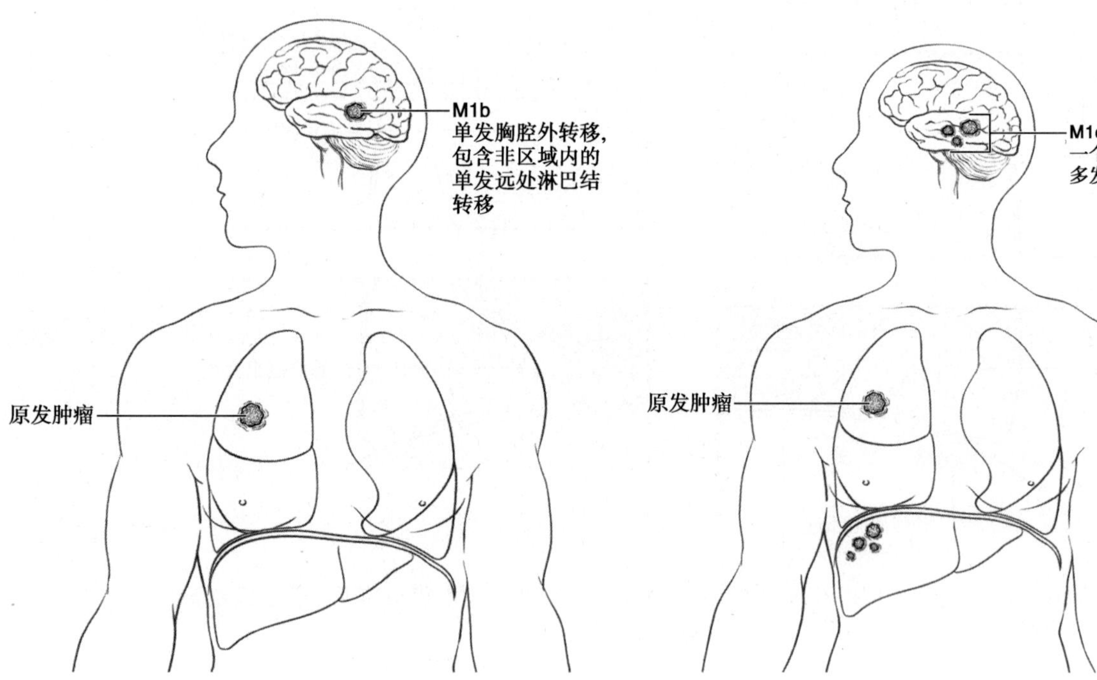

图 36.17　M1b 定义为单个胸外器官中的单个转移（包括单个远处淋巴结转移）

图 36.18　M1c 指单个或多个胸外器官中的多发性转移

（译者 虞永峰　审校 陆舜）

参考文献

1. Rami-Porta R, Bolejack V, Giroux DJ, et al. The IASLC lung cancer staging project: the new database to inform the eighth edition of the TNM classification of lung cancer. *J Thorac Oncol*. 2014;9(11): 1618-1624.
2. Travis WD, Asamura H, Bankier A, et al. The IASLC lung cancer staging project: proposals for coding T categories for subsolid nodules and assessment of tumor size in part-solid tumors in the forthcoming eighth edition of the TNM classification of lung cancer. *J Thorac Oncol 2015; in press*. 2015.
3. Rami-Porta R, Bolejack V, Crowley J, et al. The IASLC Lung Cancer Staging Project: Proposals for the Revisions of the T Descriptors in the Forthcoming Eighth Edition of the TNM Classification for Lung Cancer. *J Thorac Oncol*. 2015;10(7): 990–1003.
4. Eberhardt WE, Mitchell A, Crowley J, et al. The IASLC Lung Cancer Staging Project: Proposals for the Revision of the M Descriptors in the Forthcoming Eighth Edition of the TNM Classification of Lung Cancer. *J Thorac Oncol*. 2015;10(11):1515–1522.
5. Goldstraw P, Chansky K, Crowley J, et al. The IASLC Lung Cancer Staging Project: Proposals for Revision of the TNM Stage Groupings in the Forthcoming (Eighth) Edition of the TNM Classification for Lung Cancer. *J Thorac Oncol*. 2016;11(1): 39–51.
6. Travis W, Brambilla E, Burke A, Marx A, Nicholson AG. *WHO Classification of Tumours of the Lung, Pleura, Thymus and Heart*. Fourth ed. Lyon: IARC; 2015.
7. Travis WD, Brambilla E, Nicholson AG, et al. The 2015 World Health Organization Classification of Lung Tumors: Impact of Genetic, Clinical and Radiologic Advances Since the 2004 Classification. *J Thorac Oncol*. 2015;10(9):1243–1260.
8. Globocan 2012. Estimated cancer incidence, mortality and relevance worldwide in 2012. International Agency for Research on Cancer. World Health Organization. 2015.
9. Asamura H, Chansky K, Crowley J, et al. The International Association for the Study of Lung Cancer Lung Cancer Staging Project: Proposals for the Revision of the N Descriptors in the Forthcoming 8th Edition of the TNM Classification for Lung Cancer. *J Thorac Oncol*. 2015;10(12):1675–1684.
10. Nicholson AG, Chansky K, Crowley J, et al. The IASLC lung cancer staging project: proposals for the revision of the clinical and pathologic staging of small cell lung cancer in the forthcoming eighth edition of the TNM classification for lung cancer. *J Thorac Oncol 2015; in press*. 2015.
11. Shepherd FA, Crowley J, Van Houtte P, et al. The International Association for the Study of Lung Cancer lung cancer staging project: proposals regarding the clinical staging of small cell lung cancer in the forthcoming (seventh) edition of the tumor, node, metastasis classification for lung cancer. *J Thorac Oncol*. 2007;2(12): 1067–1077.
12. Vallieres E, Shepherd FA, Crowley J, et al. The IASLC Lung Cancer Staging Project: proposals regarding the relevance of TNM in the pathologic staging of small cell lung cancer in the forthcoming (seventh) edition of the TNM classification for lung cancer. *J Thorac Oncol*. 2009;4(9):1049–1059.
13. Rami-Porta R, Asamura H, Goldstraw P. Predicting the prognosis of lung cancer: the evolution of tumor, node and metastasis in the molecular age-challenges and opportunities. *Transl Lung Cancer Res*. 2015;4(4):415–423.
14. Wittekind C, Compton CC, Brierley J, et al. *TNM supplement: a commentary on uniform use*. John Wiley & Sons; 2012.
15. Rusch VW, Asamura H, Watanabe H, et al. The IASLC lung cancer staging project: a proposal for a new international lymph node map in the forthcoming seventh edition of the TNM classification for lung cancer. *J Thorac Oncol*. 2009;4(5):568–577.
16. Detterbeck FC, Nicholson AG, Franklin WA, et al. The IASLC Lung Cancer Staging Project: Summary of Proposals for Revisions of the Classification of Lung Cancers with Multiple Pulmonary Sites of Involvement in the Forthcoming Eighth Edition of the TNM Classification. *J Thorac Oncol*. 2016;11:539–650.
17. Detterbeck FC, Bolejack V, Arenberg DA, et al. The IASLC Lung Cancer Staging Project: Background Data and Proposals for the Classification of Lung Cancer with Separate Tumor Nodules in the Forthcoming Eighth Edition of the TNM Classification for Lung Cancer. *J Thorac Oncol*. 2016;11:681–692.
18. Detterbeck FC, Franklin WA, Nicholson AG, et al. The IASLC Lung Cancer Staging Project: Background Data and Proposed Criteria to Distinguish Separate Primary Lung Cancers from Metastatic Foci in Patients with Two Lung Tumors in the Forthcoming Eighth Edition of the TNM Classification for Lung Cancer. *J Thorac Oncol*. 2016;11:651–655.
19. Detterbeck FC, Marom EM, Arenberg DA, et al. The IASLC Lung Cancer Staging Project: Background Data and Proposals for the Application of TNM Staging Rules to Lung Cancer Presenting as Multiple Nodules with Ground Glass or Lepidic Features or a Pneumonic-Type of Involvement in the Forthcoming Eighth Edition of the TNM Classification. *J Thorac Oncol*. 2016;11:666–680.
20. Postmus PE, Rocmans P, Asamura H, et al. Consensus report IASLC workshop Bruges, September 2002: pretreatment minimal staging for non-small cell lung cancer. *Lung Cancer*. 2003;42 Suppl 1(2):S3-6.
21. Silvestri GA, Gonzalez AV, Jantz MA, et al. Methods for staging non-small cell lung cancer: Diagnosis and management of lung cancer, 3rd ed: American College of Chest Physicians evidence-based clinical practice guidelines. *Chest*. 2013;143(5 Suppl):e211S–250S.
22. Paesmans M, Garcia C, Wong CY, et al. Primary tumour standardised uptake value is prognostic in nonsmall cell lung cancer: a multivariate pooled analysis of individual data. *Eur Respir J*. 2015;46(6):1751–1761.
23. Davis PC, Hudgins PA, Peterman SB, Hoffman JC, Jr. Diagnosis of cerebral metastases: double-dose delayed CT vs contrast-enhanced MR imaging. *AJNR. American journal of neuroradiology*. 1991;12(2):293–300.
24. Edge SB, Byrd DR, Compton CC, et al. *The AJCC Cancer Staging Manual*. 7th ed: Springer; 2010.
25. Sobin LH, Gospodarowicz MK, Wittekind C. *TNM classification of malignant tumours*. John Wiley & Sons; 2010.
26. Rivera MP, Mehta AC, Wahidi MM. Establishing the diagnosis of lung cancer: Diagnosis and management of lung cancer, 3rd ed: American College of Chest Physicians evidence-based clinical practice guidelines. *Chest*. 2013;143(5 Suppl):e142S–165S.
27. De Leyn P, Dooms C, Kuzdzal J, et al. Revised ESTS guidelines for preoperative mediastinal lymph node staging for non-small-cell lung cancer. *Eur J Cardiothorac Surg*. 2014;45(5):787–798.
28. Dooms C, Tournoy KG, Schuurbiers O, et al. Endosonography for mediastinal nodal staging of clinical N1 non-small cell lung cancer: a prospective multicenter study. *Chest*. 2015;147(1):209–215.
29. Travis WD, Brambilla E, Rami-Porta R, et al. Visceral pleural invasion: pathologic criteria and use of elastic stains: proposal for the 7th edition of the TNM classification for lung cancer. *J Thorac Oncol*. 2008;3(12):1384–1390.
30. Goldstraw P. Report on the international workshop on intrathoracic staging. London, October 1996. *Lung Cancer*. 1997;18(1):107–111.
31. Rami-Porta R, Wittekind C, Goldstraw P, International Association for the Study of Lung Cancer Staging C. Complete resection in lung cancer surgery: proposed definition. *Lung Cancer*. 2005;49(1): 25–33.
32. Detterbeck FC, Postmus PE, Tanoue LT. The stage classification of lung cancer: Diagnosis and management of lung cancer, 3rd ed: American College of Chest Physicians evidence-based clinical practice guidelines. *Chest*. 2013;143(5 Suppl):e191S–210S.
33. Osarogiagbon RU, Allen JW, Farooq A, Berry A, Spencer D, O'Brien T. Outcome of surgical resection for pathologic N0 and Nx non-small cell lung cancer. *J Thorac Oncol*. 2010;5(2):191–196.
34. Rami-Porta R, Lopez-Encuentra A, Duque-Medina JL. Caution! The latest AJCC's rules for lung cancer classification differ from the latest UICC's. *Lung Cancer*. 2004;43(3):361–362.
35. Lopez-Encuentra A, Duque-Medina JL, Rami-Porta R. Persistent confusion on the clinical and pathologic nodal staging in lung cancer. *J Thorac Oncol*. 2010;5(2):285-286; discussion 286–287.

36. Lim E, Clough R, Goldstraw P, et al. Impact of positive pleural lavage cytology on survival in patients having lung resection for non-small-cell lung cancer: An international individual patient data meta-analysis. *J Thorac Cardiovasc Surg*. 2010;139(6):1441–1446.
37. Kameyama K, Okumura N, Miyaoka E, et al. Prognostic value of intraoperative pleural lavage cytology for non-small cell lung cancer: the influence of positive pleural lavage cytology results on T classification. *J Thorac Cardiovasc Surg*. 2014;148(6):2659–2664.
38. Tsutani Y, Miyata Y, Nakayama H, et al. Prognostic significance of using solid versus whole tumor size on high-resolution computed tomography for predicting pathologic malignant grade of tumors in clinical stage IA lung adenocarcinoma: a multicenter study. *J Thorac Cardiovasc Surg*. 2012;143(3):607–612.
39. Yoshizawa A, Motoi N, Riely GJ, et al. Impact of proposed IASLC/ATS/ERS classification of lung adenocarcinoma: prognostic subgroups and implications for further revision of staging based on analysis of 514 stage I cases. *Mod Pathol*. 2011;24(5):653–664.
40. Maeyashiki T, Suzuki K, Hattori A, Matsunaga T, Takamochi K, Oh S. The size of consolidation on thin-section computed tomography is a better predictor of survival than the maximum tumour dimension in resectable lung cancer. *Eur J Cardiothorac Surg*. 2013;43(5):915–918.
41. Sculier JP, Chansky K, Crowley JJ, et al. The impact of additional prognostic factors on survival and their relationship with the anatomical extent of disease expressed by the 6th Edition of the TNM Classification of Malignant Tumors and the proposals for the 7th Edition. *J Thorac Oncol*. 2008;3(5):457–466.
42. Chansky K, Sculier JP, Crowley JJ, et al. The International Association for the Study of Lung Cancer Staging Project: prognostic factors and pathologic TNM stage in surgically managed non-small cell lung cancer. *J Thorac Oncol*. 2009;4(7):792–801.
43. Brundage MD MW. Lung cancer. In: Gospodarowicz MK, O'Sullivan B, Sobin LH, ed. *International Union Against Cancer Prognostic Factors in Cancer, Third Edition*. Hoboken, NJ: Wiley-Liss; 2006.
44. Mahar AL, Compton C, McShane LM, et al. Refining Prognosis in Lung Cancer: A Report on the Quality and Relevance of Clinical Prognostic Tools. *J Thorac Oncol*. 2015;10(11):1576–1589.
45. Kattan MW, Hess KR, Amin MB, et al. American Joint Committee on Cancer acceptance criteria for inclusion of risk models for individualized prognosis in the practice of precision medicine. *CA Cancer J Clin*. 2016. doi: 10.3322/caac.21339.

第 37 章　恶性胸膜间皮瘤

本章摘要

适用本分期系统的肿瘤种类

弥漫性恶性胸膜间皮瘤。

不适用本分期系统的肿瘤种类

肿瘤类型	按何种类型分类	适用章节
局灶性恶性胸膜间皮瘤	无 AJCC 分期系统	无
其他起源于胸膜的肿瘤	无 AJCC 分期系统	无

更新要点

更新	更新细节	证据级别
原发肿瘤(T)定义	T1a 与 T1b 合并为 T1	Ⅱ
原发肿瘤(T)定义	T1b 与 T1a 合并为 T1	Ⅱ
区域淋巴结(N)定义	N1 与 N2 合并为 N1	Ⅱ
区域淋巴结(N)定义	N2 与 N1 合并为 N1	Ⅱ
区域淋巴结(N)定义	N3 被重新定义为 N2	Ⅱ
区域淋巴结(N)定义	肋间淋巴结加入 N1 分期	Ⅱ
预后分期组	ⅠA 期包括 T1N0M0	Ⅱ
预后分期组	ⅠB 期包括 T2N0M0 和 T3N0M0	Ⅱ
预后分期组	Ⅱ 期包括 T1N1M0 和 T2N1M0	Ⅱ
预后分期组	ⅢA 期包括 T3N1M0	Ⅱ
预后分期组	ⅢB 期包括 T1～3N2 和 T4 任何 N	Ⅱ
预后分期组	Ⅳ期包括所有 M1	Ⅱ

ICD-O-3 形态学编码

编码	描述
C38.4	胸膜，非特指

WHO 肿瘤分类

编码	描述
9050	恶性间皮瘤
9051	恶性肉瘤样间皮瘤
9051	恶性结缔组织样间皮瘤
9052	恶性上皮样间皮瘤
9053	恶性双相间皮瘤

Travis WD, Brambilla E, Burke AP, Marx A, Nicholson AG, eds. World Health Organization Classification of Tumours of the Lung, Pleura, Thymus and Heart, Lyon:IARC;2015。

概述

《AJCC 癌症分期指南》第 8 版对恶性胸膜间皮瘤(MPM)TNM 分期的更新，主要源于对国际肺癌研究协会(IASLC)的回顾性和前瞻性数据库的分析。该数据库的数据源自全球四个大洲的 29 个中心，最早可以追溯到 1995 年诊断的患者，但主要包括了 2000—2013 年间的病例。

背景

恶性胸膜间皮瘤是一种罕见的致命性恶性肿瘤，起源于胸膜、心包以及腹腔的间皮组织内，在所有癌症中占比不及 2%。暴露于石棉环境是恶性胸膜间皮瘤最常见的危险因素。长久以来，关于恶性胸膜间皮瘤的病理生理和自然进展史都知之甚少。直到 20 世纪 60 年代，在 Wagner 博士[1] 对南非矿工进行流行病学研究的发表后，才了解石棉暴露与随后发展为恶性胸膜间皮瘤间的联系。由于这种疾病的罕见性及广泛的关于治疗的虚无主义，多年来针对 MPM 缺乏研究。在 20 世纪 70 年代至 90 年代，关于 MPM 至少提出了 5 种分期系统[2~5]，但大多未基于 TNM 分期且均未被广泛接受。

1994 年，在 IASLC 和国际间皮瘤协会(IMIG)发起的研讨会上，MPM 研究者分析了现存的手术资料并建立了一个基于 TNM 的分期系统[6]，随后，这个分期系统被美国癌症联合委员会(AJCC)和国际抗癌联盟(UICC)接受为国际 MPM 分期系统,用于《AJCC 癌症分期指南》第 6 版和第 7 版,并被广泛用于回顾性分析和前瞻性临床试验。然而,学界对其广泛适用性仍有担忧,因为它主要来源于对小型的、单中心外科研究的回顾性分析。它很难应用于临床分期,并仅是经验性使用肺癌的 N 分类,而这种 N 分类并不适合 MPM。多项研究表明,对这种分期系统需要修正[7~9],但这些研究也是由单一中心发起,且多数仅包括少量患者。

在成功建立了肺癌大型国际数据库后,AICC 和 UICC 合作通过了第 7 版肺癌分期系统的修订。IASLC 与 IMIG 进而合作对 MPM 开展了类似上述的工作。和肺癌研究一样,美国华盛顿州西雅图的癌症研究和生物统计组织(CRAB)提供了生物统计学支持。该数据库由世界上 15 个中心的 3 101 名患者数据组成,是迄今国际上最大的 MPM 数据库(以下称 IASLC MPM 数据库)。2012 年发布的分析[10]确定了分期系统中可从修订中获益的部分。附加的分析提供了几种可补充的预后变量模型[11]。但因 IASLC 的原始数据库中未包含足够的 TNM 分类的信息以支持分期系统的循证修订,故进一步开发了 MPM 的二代数据库,建立了电子数据捕获(EDC)系统方便数据提交,并收集了非手术治疗者的数据充实了数据库中的患者数据。

第二代 IASLC MPM 数据库的特点

第二代 IASLC MPM 数据库包含了 3 519 例 MPM,经过数据审核发现,其中 2 460 例能够用于分析,为修订 MPM 分期系统提供了最大的国际数据源。数据来自世界各地 29 个中心,横跨四大洲。只要符合数据质量标准,早在 1995 年确诊的病例也包括在内,但大多数病例于 2000—2013 年之间确诊。排除了 2013 年 6 月 30 号后确诊的病例并于 2014 年底开始分析,故最短的患者随访时间为 18 个月。其中,827 例患者可获治疗前的(临床)分期信息,830 例患者可获术后分期信息,803 例患者以上两类信息均可获得。同已发表的文献结果的一致的是,该数据库的首次分析显示大多数患者确诊时已病至局部晚期(即Ⅲ期)。近半具详细分期信息的患者未接受手术治疗或仅接受了探查而未获肿瘤切除。因此,第二代 IASLC MPM 数据库较第一代数据库拥有更多患者的数据。

统计方法

使用 Kaplan-Meier 生存曲线和 Cox 比例风险回归分析,评估了目前系统 T 和 N 分类反映预后的能力,并在对基线因素(类型、手术范围和其他因素)进行调整后再次分析评估。在临床和/或病理分期中,还根据生存预后,通过 Kaplan-Meier 生存分析来评估个体 T 分类的因素,以确定是否有必要将某个解剖学因素作为不同 T 分类的依据。另外一种基于阳性淋巴结部位和淋巴结数量的 N 分类也使用 Kaplan-Meier 生存曲线和 Cox 比例风险回归进行了探索。因仅少数病例确诊时伴远处转移,故对 M1 病例进行了探索性的分析。根据推荐的修订版 T、N 分类对病例进行重新分期,并对重新分期的病例进行递归划分与合并(RPA)。RPA 算法使用对数秩检验统计,为生存数据生成基于树的模型,用于递归分区,和重要分组的选择、引导重新采样,以校正分裂算法的自适应性质。然后通过评估临床分期、病理分期和"最佳"分期的总体生存率来评估候选 TNM 分期方案,后者被定义为结合临床和病理学数据的分期。基于临床实践、RPA 结果以及生存分析的指导制订了 TNM 分期的分组。COX 回归分析是由 Windows SAS 9.4 系统 PHREG 程序完成。RPA 分析由统计程序包 R 3.1.0 版本完成。

T-分类的分析

对目前使用的临床 T 分类(cT)和病理 T 分类(pT)与 OS 的关系已进行了分析。临床分期中,T1b 与 T2,以及 T2 与 T3 之间的 OS 存在显著性差异(图 37.1 和表 37.1)。病理分期中,T3 和 T4 之间的 OS 存在显著差异(图 37.2 和表 37.1)。而无论是临床分期还是病理分期中的 T1a 和 T1b 之间,OS 均无显著性差异,说明可以将 T1a 和 T1b 归为一个单独的

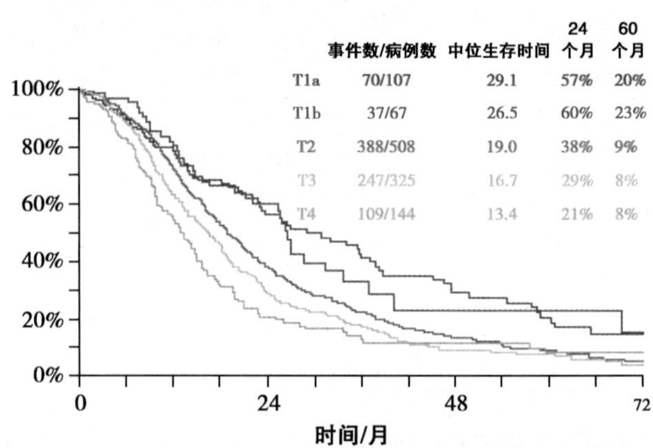

图 37.1 根据《AJCC 癌症分期指南》第 7 版临床 T 分类的总体生存率,包括临床分期的任何 N 分类的 M0,排除了难以区分 T1a 和 T1b 的病例。统计方法:Kaplan-Meier

T1 分期。T-分期分析从某种程度上反映了用目前的临床分期模型来进行治疗前分期的不准确性，以及临床分期和病理分期之间的分歧；而这些问题在分析第一代 IASLC MPM 数据库时就已经发现了[10]。

表 37.1　相邻分期分类的总体生存率比较，方法：Cox 比例风险回归分析，校正了性别和地理区域

Comparison	比较
HR	*HR*
P Value	*P*
Clinical T category	临床 T 分类
7th Edition	《AJCC 癌症分期指南》第 7 版
Pathological T category	病理 T 分类
Pathological N category	病理 N 分类

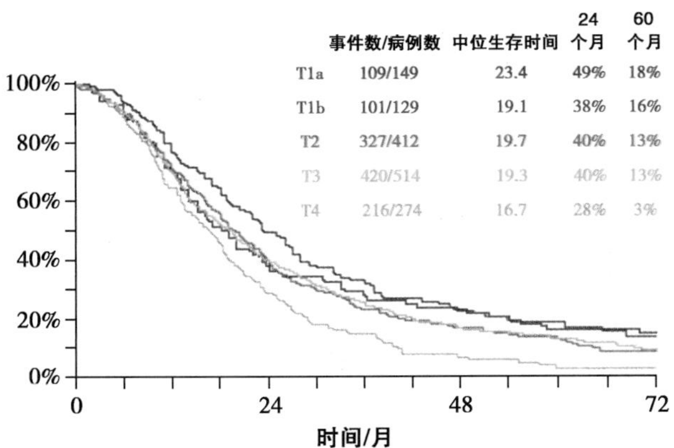

事件数/病例数　中位生存时间　24 个月　60 个月
T1a　109/149　23.4　49%　18%
T1b　101/129　19.1　38%　16%
T2　327/412　19.7　40%　13%
T3　420/514　19.3　40%　13%
T4　216/274　16.7　28%　3%
100%
80%
60%
40%
20%
0%
0
24
48
72
时间/月

图 37.2　根据《AJCC 癌症分期指南》第 7 版病理 T 分类的总体生存率，包括病理分期的任何 N 分类的 M0，排除了难以区分 T1a 和 T1b 的病例。统计方法：Kaplan-Meier

《AJCC 癌症分期指南》第 7 版中每一种 T 类型的描述（如融合性脏层胸膜肿瘤、膈肌侵犯等属于 T2，胸内筋膜或纵隔脂肪侵犯等属于 T3）都进行了多因素分析，以确定这些描述是否应该在 T 分类内转换或删除。但分析未发现显著性差异，说明目前的 T 分类无需改变，应予保留。

既往研究认为，测量胸膜肿瘤厚度和/或肿瘤体积可以提供比解剖学描述更准确的 T 分类[12~16]。因此，第二代 IASLC 数据库收录了计算机断层扫描（CT）下的胸膜厚度测量和胸膜表现的定性描述（微小，结节状，或果皮样）。对 EDC 提交的 460 个病例进行了探索性分析，发现定性描述和胸膜厚度分析都与 OS 显著相关。把胸膜最大厚度在 5mm 或上、中、下区域所测得的胸膜厚度总和在 13mm 作为分割点被发现具有预后意义。由于通过 CT 测量胸膜厚度的方法可重复性好，且在世界各地均可实施，提示我们将来需要进一步研究胸膜厚度测量是否应该在第 9 版国际 MPM 分期系统中替代 T 分类描述，抑或作为其补充。

N-分类的分析

在 1994 年第一个国际 MPM 分期系统开发时，由于没有数据可确定淋巴结侵犯与 OS 之间的关系，于是采用了肺癌的淋巴结分期系统和淋巴结图谱。但是胸膜与肺的淋巴结引流不同。因此，早期 MPM 即常有纵隔淋巴结累及，而且某些部位纵隔淋巴结累及在肺癌中是无法观察到的，如内乳区、膈肌周围、心包脂肪垫和后肋间淋巴结。一些单中心的回顾性研究表明，OS 与纵隔淋巴结受累的位置有关（下纵隔与上纵隔比较）[7]，而更多的研究表明 OS 与受累淋巴结站的数量相关。大多数研究并未显示侵犯 N1 组与侵犯 N2 组淋巴结相比，OS 间存在差异。对第一代 IASLC 数据库分析发现 OS 主要与有无淋巴结侵犯有关，而不是与受累淋巴结是 N1 组还是 N2 组有关。仅有 181 例患者有受累淋巴结站数的数据，对这一小样本的分析则未发现 OS 与受累淋巴结数目相关[10]。

为明确 N 分类是否应该在《AJCC 癌症分期指南》第 8 版的 MPM 分期系统中改变，第二代 IASLC MPM 数据库收集了关于淋巴结累及的详细信息，这些信息包括其解剖位置和相关的淋巴结站的数目。根据淋巴结站、N1 与 N2 组比较和相关淋巴结站数量对受累淋巴结分析，只有 N0 和同侧胸内淋巴结累及对 OS 有显著性差异（图 37.3）。N3，即对侧、纵隔或锁骨上淋巴结的转移，由于数量太少难以做出与 OS 相关的可靠分析，但是这样的淋巴结不属于通常考虑手术和/或放疗的淋巴结区域。这表明现在的 N 类别应该分为 N0、N1（任何同侧胸内淋巴结侵犯，不考虑受累淋巴结站的数目和位置）和 N2（对侧肺门、纵隔或锁骨上的淋巴结）。尽管不太符合医生比较熟悉的肺癌淋巴结分期，但这种分期方法得到了绝大多数已发表的数据以及对第一及第二代 IASLC MPM 数据库分析的支持。

M-分类的分析

目前 MPM 分期系统采用传统分类，即 M0（无远处转移证据）与 M1（伴转移转移证据）。在 MPM 中关于是否需 M1 期分类尚未在已发表的文献中获

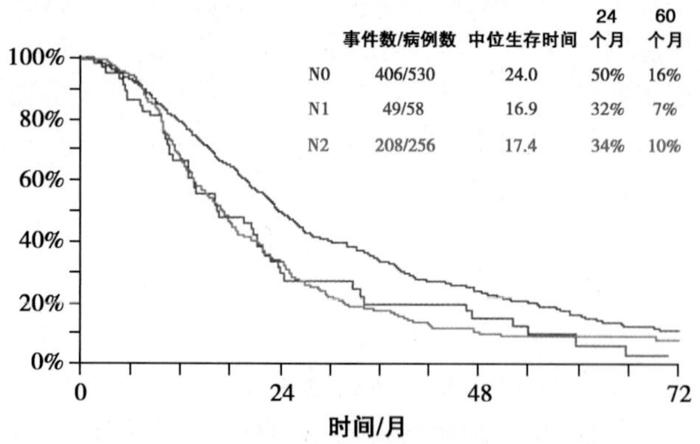

图 37.3 根据《AJCC 癌症分期指南》第 7 版病理 N 分类的总体生存率，包括病理分期的任何 T 分类的 M0，病例具有确定 N 类别指定所需的特定站点的数据。统计方法：Kaplan-Meier

得支持，可能是因为大多数患者的初始症状局限于患侧胸部。目前的 IASLC MPM 数据库中包括了 89 位治疗前伴 M1 转移患者的数据。与以前的报道相一致，远处淋巴结、腹腔和对侧肺是最常见的远处转移部位[16,23,24]。对患者总生存（OS）的分析确定了继续区分 M0 与 M1 期的必要性（图 37.4）。伴单发转移、单部位多发转移及多部位转移者的数据不足，故难以对各类转移同 OS 的相关性开展有效分析。该潜在的相关性需更大样本量的分析证实，尤其需要证实是否伴单一脏器中的单发转移患者具更好的中位 OS。

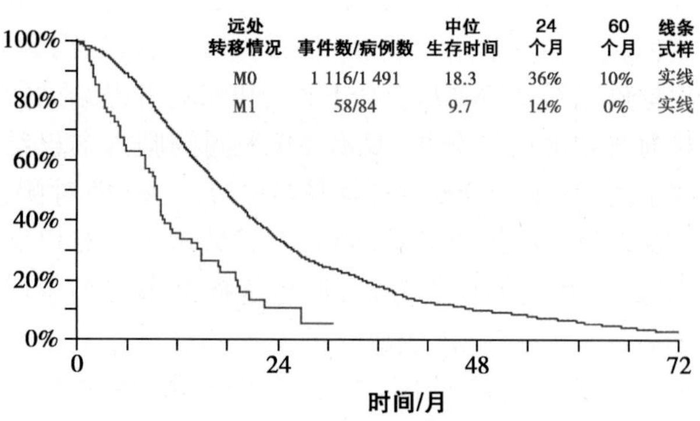

图 37.4 根据《AJCC 癌症分期指南》第 7 版临床 M 分类的总体生存率，包括有临床分期的所有病例。统计方法：Kaplan-Meier

分期分组

根据《AJCC 癌症分期指南》第 7 版 MPM 分期系统设置的分期分组，临床或病理分期的生存曲线未显示很好的单调分离。采用了所提议的新的 T 分类法（T1a 和 T1b 合并，图 37.5）与 N 分类法（N1、N2 合并为 N1，图 37.6），临床分期、病理分期以及最佳分期的 OS 曲线显示了更好的分布。如上所述，根据 RPA 研发的新型分期分组中，T1N0 归为 IA 期，T2～3N0 归为 IB 期，T1～2N1 归为Ⅱ期，T3N1 归为ⅢA 期，T4 或 N2 归为ⅢB 期，M1 仍为Ⅳ期（图 37.7）。

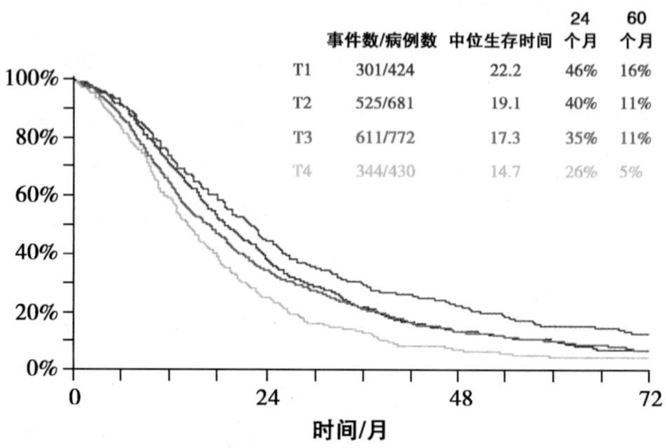

图 37.5 根据《AJCC 癌症分期指南》第 8 版“最优分期”T 分类的总体生存率，包括任何 N 分类的 M0 病例。最优分期指可获得的病理分期或临床分期，排除了难以区分 T1a 和 T1b 的病例。统计方法：Kaplan-Meier

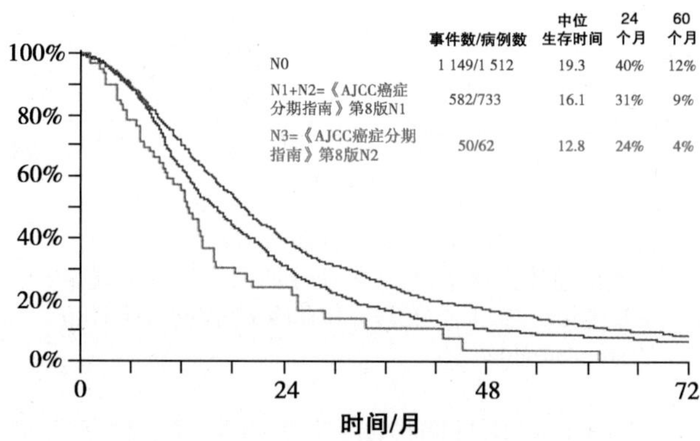

图 37.6 根据《AJCC 癌症分期指南》第 8 版“最优分期 N 分类的总体生存率，包括任何 T 分类的 M0 病例。最优分期指可获得的病理分期或临床分期，N1N2 组包含《AJCC 癌症分期指南》第 7 版 N1 和 N2 的病例，并将被定义为新的 N1，N3 组将被重新定义为 N2 组。统计方法：Kaplan-Meier

肿瘤组织学类型是影响 MPM 预后的最重要因素[10,25]。上皮样与非上皮样（混合/双相的或肉瘤样的）组织学亚型的 OS 差异类似于非小细胞肺癌与小细胞肺癌间的差异。针对上皮样和非上皮样两类组织类型对临床分期、病理分期与最优分期及分期分组进行评估后显示，尽管上述分析中生存曲线的分布并不理想，但新的分期分组法清楚地显示了 OS 随着肿瘤分期的升高而逐渐下降（图 37.8）。因此，目前推

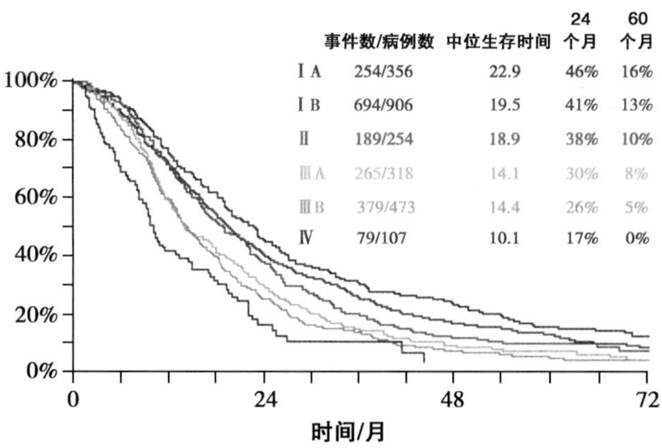

事件数/病例数　中位生存时间　24个月　60个月
ⅠA　254/356　22.9　46%　16%
ⅠB　694/906　19.5　41%　13%
Ⅱ　189/254　18.9　38%　10%
ⅢA　265/318　14.1　30%　8%
ⅢB　379/473　14.4　26%　5%
Ⅳ　79/107　10.1　17%　0%
100%
80%
60%
40%
20%
0%
0
24
48
72
时间/月

图 37.7　根据《AJCC 癌症分期指南》第 8 版“最优分期”的总体生存率,包括所有可分类的病例。最优分期指可获得的病理分期或临床分期,统计方法:Kaplan-Meier

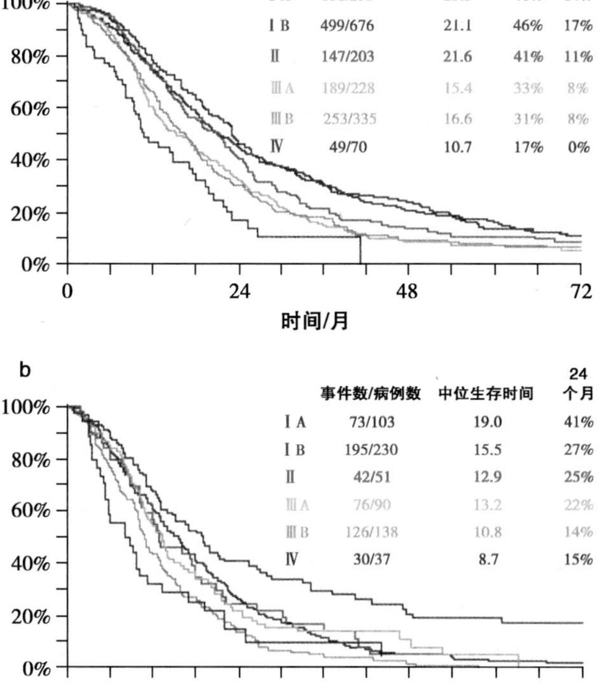

图 37.8　根据《AJCC 癌症分期指南》第 8 版“最优分期”的总体生存率,包括所有可分类的病例。a 图是上皮样组织类型的病例,b 图是非上皮样组织类型的病例。最优分期指可获得的病理分期或临床分期,统计方法:Kaplan-Meier

荐的分期分组适用于 MPM 所有组织亚型。

国际 MPM 分期系统修订的优势与局限性

对本版 MPM 分期系统修订的主要优势,是修订基于了国际上最大的 MPM 数据库-IASLC 数据库,数据源自世界各地,并由极富经验的生物统计中心分析。IASLC 数据库为 MPM 的《AJCC 癌症分期指南》第 8 版的修订提供了最佳数据来源。为验证其有效性,上述结果同美国监测、流行病学与最终结果(SEER)数据的分析结果进行了比较性研究。然而,研究结果显示两者的分析结果数据比较出现了无法有效解释的情况(具体数据本章未详述)。该现象可能因 MPM 这一罕见病种在非“卓越临床诊疗中心”(SEER 数据来源)的诊断、分期与管理不够规范。目前已针对美国国家癌症数据库(NCDB)中 MPM 数据开展分析研究,以验证修订后新版 MPM 分期有效性。

本版 MPM 分期修订基于了目前可获得的最佳分期数据的分析,但大多数结论仅可为将来分期系统的修订预设方向。胸膜肿瘤的厚度和/或肿瘤体积的量化指标是否可替代目前的描述性 T 分类需进一步研究;原先假设通过 IASLC 数据库分析,N 分类应可或更好的细分而非合并。N 分类合并的有效性是否经得起时间可考验尚需更多高质量的外科和病理数据予以证实;随着更为有效的治疗手段的应用,将来也需对分期中远处转移(即 M1)子分类予以关注;更精细的组织学亚型分类(如定义肿瘤上皮样组织与肉瘤样组织的百分比)对预后的评估可能也具有潜在的意义。虽然 MPM 相关的肿瘤生物学信息日益增多,但目前尚无法在疾病的分期或预后模型中予以考虑。希望本版 MPM 分期系统不仅能提供更好的分期分类,而且能为《AJCC 癌症分期指南》第 9 版的修订确立良好的基础。

解剖学

原发部位

间皮是覆盖在肺和纵隔器官外侧、胸壁内侧的一层扁平的紧密连接的细胞(图 37.9)。

区域淋巴结

区域淋巴结包括:

- 胸内淋巴结(包括乳房内,膈周,心包脂肪垫以及肋间淋巴结)
- 斜角肌淋巴结
- 锁骨上淋巴结

MPM 的区域淋巴结分布图和术均改编自肺癌,可参见第 36 章中关于胸内淋巴结及解剖的详细描

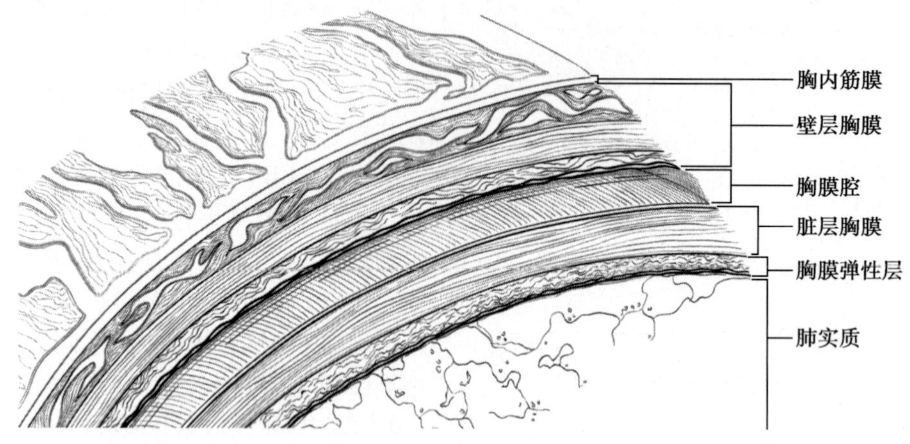

图 37.9 胸膜的解剖学

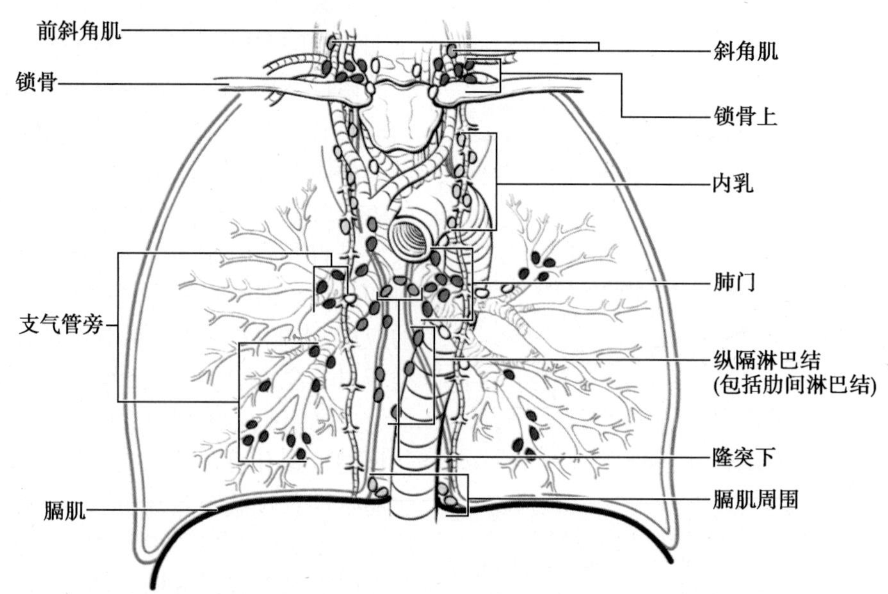

图 37.10 胸膜的区域淋巴结

述。MPM 易转移至不常见于肺癌转移的乳房内、膈周、心包脂肪垫以及肋间淋巴结。上述淋巴结均属于胸内淋巴结,被定义为 N1 组。

转移部位

MPM 可发生较为广泛的远处转移,甚至可能出现较为罕见的脑、甲状腺与前列腺转移,但常见的远处转移部位包括对侧胸膜和肺、腹膜、胸外淋巴结、骨骼和肝脏。

分类原则

临床分期

本分期系统适用于 MPM 的临床和病理分期。临床分期主要依赖于影像学检查,主要采用计算机断层扫描(CT)及氟(^{18}F)脱氧葡糖(FDG)正电子发射计算机断层扫描(PET/CT)检查。部分肿瘤治疗中心通过磁共振影像(MR)评估潜在的胸壁和横膈转移。尽管尚未形成诊断标准,通过 CT 评估肿瘤体积或测量肿瘤厚度已成为有效的临床分期手段。侵袭性分期检查手段,包括腹腔镜、胸外淋巴结活检、超声支气管镜引导下经支气管针吸活检术(EBUS-TBNA)及纵隔镜检查,可用于细化术前分期。

影像学检查

增强 CT 成像是评估 MPM 侵及临近结构的最主要影像学手段。MRI 与 PET/CT 也用于术前评估和初步分期[26]。三种方式互为补充,为判断病灶能否被切除提供有用的信息。加上核医学的通气/血流显像,可进一步为患者选择最佳手术方式提供支持。目前 T 分类的评估仅基于对邻近组织的侵犯程度而非肿瘤大小[26]。胸部 MRI 在识别横膈、纵隔及胸壁的多灶转移上优于 CT[27,28],同时也是评估早期胸内筋膜侵犯的最佳技术。尽管 MR 弥散加权成像可能协助预测 MPM 组织学类型,但目前尚无可靠的影像学生物标记可帮助有效区分组织学亚型[29]。在早期肿瘤中,即使操作良好的胸膜活检也不易确诊 MPM。因担心细针穿刺具有针道播散的风险,且小样本难以提供诊断所需的足够组织,故 MPM 的诊断通常不采用影像学引导下的胸膜活检[30]。

影像学检查往往低估 MPM 的范围,导致可切除的病灶(T1～T3)和不可切除的病例(T4)分期过低[29]。若肿瘤侵及叶间组织、肺实质或膈肌,被归类为 T2。T3 类肿瘤指侵及胸内筋膜和/或纵隔脂肪,但尚未在任一病灶部位穿透心包或胸壁软组织。连续或弥漫性侵犯或多于一处病灶累及胸壁的;累及臂丛、骨(肋骨或脊柱)、纵隔的器官或对侧胸膜;或累及膈心包者均归于 T4[30]。纵隔或肺门淋巴结大于 1cm 属于异常淋巴结,应怀疑可能伴淋巴结转移。临床上不易对直接腹内扩散或血道转移予以区分,尤其对晚期肿瘤。虽然中枢神经系统、骨骼、脑、肾脏、肾上腺、肺和对侧胸膜转移均有报道,但上述转移通常在肉瘤和上皮源性肿瘤中更为常见。

MPM 的临床分期属描述性分期而无量化标准。因不同 T 分类的确定均针对同一解剖结构(如隔膜或心包)的不同侵犯程度,故采用结构化影像学报告标准可能够提高报告的质量。因小于 1cm 的淋巴结转移灶在 FDG-PET/CT 中可能不摄取,故易出现假阴性结果;而 FDG-PET/CT 中显示摄取的肿大淋巴结也许只是反应性增生或炎性淋巴结而非转移灶[31,32]。出现上述现象的原因之一,是许多 MPM 患者接受了胸膜固定术或其他干预性治疗后因炎性反应造成淋巴结肿大,导致了假阳性结果。此外,因肺门的临近胸膜的肿瘤组织的反差显像不足,不易对淋巴结大小予以准确评估。

病理学分期

MPM 的病理分期基于手术切除的组织标本。病理报告应仔细记录切除前后病灶的范围。某些病例无法完成完整的 N 分类,尤其在手术探查中发现疾病为无法切除的肿瘤(T4)故无法获取胸内淋巴结。因病理检查难以从组织学范畴鉴别肿瘤与胸内筋膜的相关性,故该相关性因由外科医生在术中评估。

对于 pN 分类,最好可通过系统性清扫或淋巴结取样获得胸内所有区域淋巴结的组织学检查。对侧的或锁骨上淋巴结的活检,可通过 EBUS-TBNA、纵隔镜或手术方式获得活检所需组织。

预后因素

分期所需的预后因素

除用于界定 T、N 与 M 分类的因素外,分期分组无需其他预后因素。

其他重要临床预后因素

对 IASLC MPM 数据库中 2 141 名患者数据分析后发现了诸多对预后有重要意义的因素[11]。目前根据所获得的数据建立了三个预后模型。模型 A(包含最多的临床与病理参数)发现的有效预后因素包括:病理分期,组织学类型、性别、年龄、手术方式、辅助治疗、白细胞及血小板计数。模型 B(不含手术分期信息)发现的有效预后因素包括:临床分期、组织学类型、性别、年龄、手术方式、辅助治疗、白细胞、血红素及血小板计数。模型 C(仅包含有限的临床数据)发现的有效预后因素包括:组织学类型、性别、年龄、白细胞、血红素及血小板计数。三种模型中对预后预测的重要因素与之前文献发表的结果并无二致。尽管有文献报道总体健康状况也是影响预后的重要因素,总体健康状况的预测有效性在 IASLC MPM 数据库分析中未获证实,期原因可能因数据库中大多数患者均拟接受手术治疗,该类患者群较日常临床实践中所见的患者略为健康。

风险评估模型

为支持各类预测模型在临床实践中的应用,AJCC 近期发布了用于评判各类统计学预测模型的评估指南[15]。然而,目前已发表的或已被用于临床的任何恶性胸膜间皮瘤预测模型,均尚未由"AJCC 精准医疗核心工作组"通过该指南予以评估。AJCC 未来将会对符合 AJCC 评估指南的本病种的风险预测模型予以认可。

37

AJCC TNM 定义

原发肿瘤(T)定义

T 分类	T 标准
TX	原发肿瘤无法评估
T0	无原发肿瘤的证据
T1	肿瘤局限于同侧壁,伴或不伴有侵及: • 脏层胸膜 • 纵隔胸膜 • 膈胸膜
T2	肿瘤侵及任意同侧胸膜表面(壁层胸膜、纵隔胸膜、膈胸膜和脏层胸膜),并伴有以下至少一个特点: • 侵及膈肌 • 肿瘤从脏层胸膜蔓延至肺实质下方
T3	局部晚期但具切除可能的肿瘤 肿瘤侵及所有同侧胸膜表面(壁层胸膜、纵隔胸膜、膈胸膜和脏层胸膜),并伴以下至少一个特点: • 侵及胸内筋膜 • 侵及纵隔脂肪 • 单个完全切除的肿瘤病灶延伸至胸壁软组织 • 心包非穿壁性侵犯
T4	技术上无法切除的局部晚期肿瘤。肿瘤侵及所有同侧胸膜表面(壁层胸膜、纵隔胸膜、膈胸膜和脏层胸膜),并伴以下至少一个特点: • 肿瘤在胸壁上扩散蔓延或多灶转移,伴或不伴肋骨破坏 • 肿瘤直接经横膈扩散至腹膜 • 肿瘤直接侵及对侧胸膜 • 肿瘤直接侵及纵隔内器官 • 肿瘤直接侵及脊柱 • 肿瘤延伸至心包内表面伴或不伴有心包的损害;或肿瘤侵及心肌

区域淋巴结(N)定义

N 分类	N 标准
NX	区域淋巴结无法评估
N0	无区域淋巴结转移
N1	伴同侧支气管肺、肺门或纵隔(包括乳房内的,隔周的,心包脂肪垫,肋间的)淋巴结
N2	伴对侧纵隔淋巴结,同侧或对侧锁骨上淋巴结

远处转移(M)定义

M 分类	M 标准
M0	无远处转移
M1	伴远处转移

AJCC 预后分期分组

T	N	M	分期分组
T1	N0	M0	Ⅰ A
T2or T3	N0	M0	Ⅰ B
T1	N1	M0	Ⅱ
T2	N1	M0	Ⅱ
T3	N1	M0	ⅢA
T1～3	N2	M0	ⅢB
T4	任何 N	M0	ⅢB
任何 T	任何 N	M1	Ⅳ

肿瘤登记需收集的变量

1. 组织学类型
2. 性别
3. 年龄
4. 体力状况
5. 白细胞,血小板计数和血红素的实验室参数
6. 手术切除方式(胸膜部分切除术/剥脱术,扩大性胸膜部分切除术/剥脱术或胸膜外肺切除术)
7. 对于经过多种方式治疗的患者,化疗和/或放疗的应用

组织学分级(G)

G	G 定义
GX	分化无法评估
G1	高分化
G2	中分化
G3	低分化
G4	未分化

组织病理学类型

恶性胸膜间皮瘤分以下四种类型，按发病概率依次排列：

1. 上皮样
2. 双相性（至少有 10%上皮样和肉瘤样混合成分）
3. 肉瘤样
4. 结缔组织样

单纯上皮样肿瘤较双相性或肉瘤样肿瘤预后较好。上皮样恶性胸膜间皮瘤的混合亚型与双相或肉瘤样恶性胸膜间皮瘤预后相似，差于单纯上皮样肿瘤[34]。结缔组织样恶性胸膜间皮瘤预后较差。上述差异之间的生物学机制尚不明朗。

图示

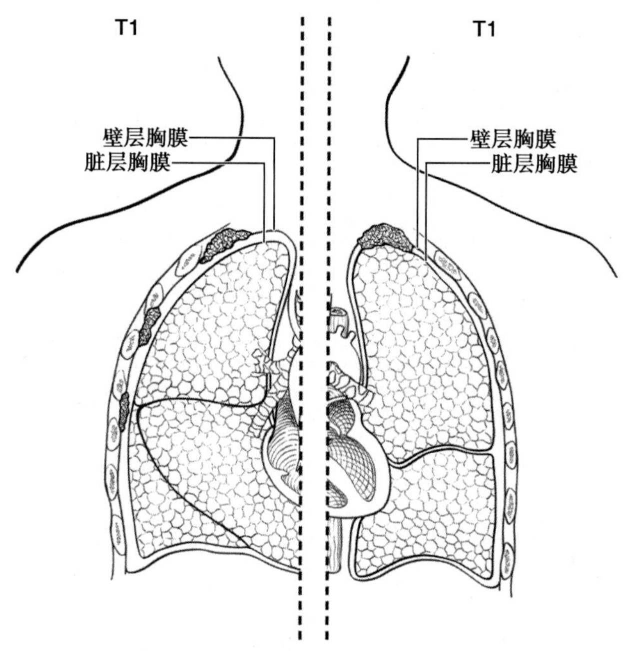

图 37.11　T1 可仅累及壁层胸膜（左）或同时累及壁层胸膜和脏层胸膜（右）

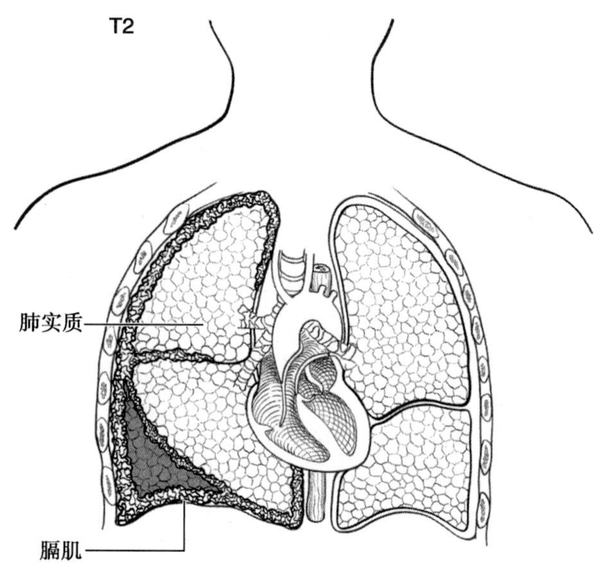

图 37.12　T2 可累及同侧任一胸膜表面（壁层胸膜、纵隔胸膜、膈胸膜和脏层胸膜）并伴有以下至少一个特点：侵犯膈肌（图）和/或肿瘤从脏层胸膜蔓延至肺实质下方（图）

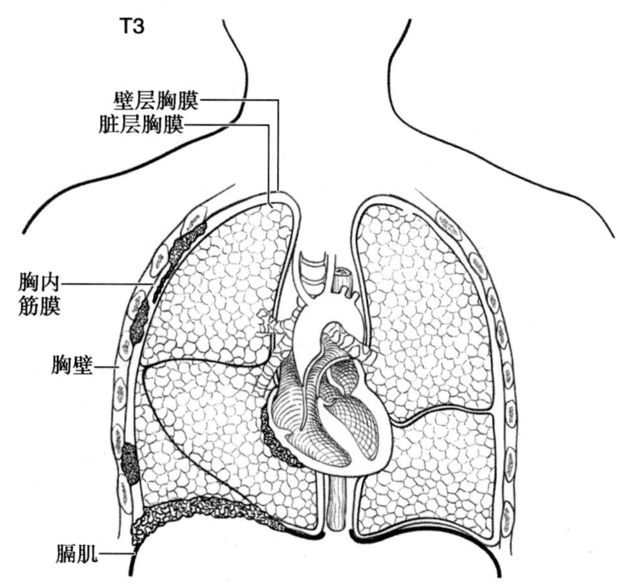

图 37.13　T3 是局灶晚期但有切除可能的肿瘤，肿瘤侵及所有同侧胸膜表面（壁层胸膜、纵隔胸膜、膈胸膜和脏层胸膜），并伴有以下至少一个特点：侵及胸内筋膜（图）；侵犯纵隔脂肪；单个完全切除的肿瘤病灶延伸至胸壁软组织（图）；心包非穿壁性侵犯（图）

37

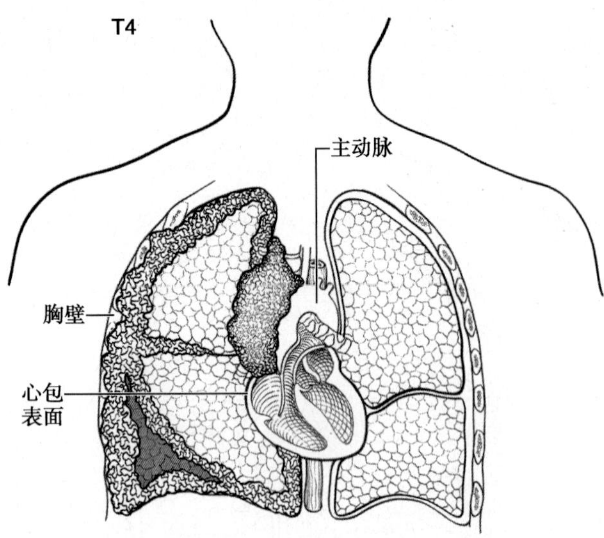

图 37.14 T4 是技术上无法切除的晚期局灶肿瘤。肿瘤侵及所有同侧胸膜表面(壁层胸膜、纵隔胸膜、膈胸膜和脏层胸膜),并伴有至少一个特点,比如肿瘤延伸到心包内表面,在胸壁上扩散蔓延等如图。(全部特点可参阅 AJCC TNM 定义)

(译者 虞永峰 陈荣荣 审校 陆舜)

参考文献

1. Wagner JC. Mesothelioma and mineral fibers. *Cancer.* May 15 1986;57(10):1905-1911.
2. Dimitrov N, McMahon S. Presentation, diagnostic methods, staging, and natural history of malignant mesothelioma. *Asbestos-related malignancy. Orlando, FL: Grune and Stratton.* 1987: 225-238.
3. Chahinian A. Therapeutic modalities in malignant pleural mesothelioma. *Diseases of the Pleura. New York, NY: Masson Publishers.* 1983.
4. Butchart EG, Ashcroft T, Barnsley WC, Holden MP. Pleuropneumonectomy in the management of diffuse malignant mesothelioma of the pleura. Experience with 29 patients. *Thorax.* Feb 1976;31(1):15-24.
5. Tammilehto L, Kivisaari L, Salminen US, Maasilta P, Mattson K. Evaluation of the clinical TNM staging system for malignant pleural mesothelioma: an assessment in 88 patients. *Lung cancer.* Mar 1995;12(1-2):25-34.
6. Rusch VW. A proposed new international TNM staging system for malignant pleural mesothelioma. From the International Mesothelioma Interest Group. *Chest.* Oct 1995;108(4):1122-1128.
7. Richards WG, Godleski JJ, Yeap BY, et al. Proposed adjustments to pathologic staging of epithelial malignant pleural mesothelioma based on analysis of 354 cases. *Cancer.* Mar 15 2010;116(6): 1510-1517.
8. Nakas A, Black E, Entwisle J, Muller S, Waller DA. Surgical assessment of malignant pleural mesothelioma: have we reached a critical stage? *European Journal of Cardio-Thoracic Surgery.* 2010;37(6):1457-1463.
9. Cao C, Andvik SKK, Yan TD, Kennedy C, Bannon PG, McCaughan BC. Staging of patients after extrapleural pneumonectomy for malignant pleural mesothelioma–institutional review and current update. *Interactive cardiovascular and thoracic surgery.* 2011;12(5):754-757.
10. Rusch VW, Giroux D, Kennedy C, et al. Initial analysis of the international association for the study of lung cancer mesothelioma database. *J Thorac Oncol.* Nov 2012;7(11):1631-1639.
11. Pass HI, Giroux D, Kennedy C, et al. Supplementary prognostic variables for pleural mesothelioma: a report from the IASLC staging committee. *J Thorac Oncol.* Jun 2014;9(6):856-864.
12. Pass HI, Temeck BK, Kranda K, Steinberg SM, Feuerstein IR. Preoperative tumor volume is associated with outcome in malignant pleural mesothelioma. *The Journal of thoracic and cardiovascular surgery.* 1998;115(2):310-318.
13. Liu F, Zhao B, Krug LM, et al. Assessment of therapy responses and prediction of survival in malignant pleural mesothelioma through computer-aided volumetric measurement on computed tomography scans. *Journal of Thoracic Oncology.* 2010;5(6):879-884.
14. Plathow C, Klopp M, Thieke C, et al. Therapy response in malignant pleural mesothelioma-role of MRI using RECIST, modified RECIST and volumetric approaches in comparison with CT. *European radiology.* 2008;18(8):1635-1643.
15. Sensakovic WF, Armato SG, 3rd, Straus C, et al. Computerized segmentation and measurement of malignant pleural mesothelioma. *Med Phys.* Jan 2011;38(1):238-244.
16. Rusch VW, Venkatraman E. The importance of surgical staging in the treatment of malignant pleural mesothelioma. *J Thorac Cardiovasc Surg.* Apr 1996;111(4):815-825; discussion 825-816.
17. Flores RM, Routledge T, Seshan VE, et al. The impact of lymph node station on survival in 348 patients with surgically resected malignant pleural mesothelioma: implications for revision of the American Joint Committee on Cancer staging system. *J Thorac Cardiovasc Surg.* Sep 2008;136(3):605-610.
18. Gill RR, Richards WG, Yeap BY, et al. Epithelial malignant pleural mesothelioma after extrapleural pneumonectomy: stratification of survival with CT-derived tumor volume. *AJR. American journal of roentgenology.* Feb 2012;198(2):359-363.
19. de Perrot M, Uy K, Anraku M, et al. Impact of lymph node metastasis on outcome after extrapleural pneumonectomy for malignant pleural mesothelioma. *J Thorac Cardiovasc Surg.* Jan 2007;133(1):111-116.
20. Edwards JG, Stewart DJ, Martin-Ucar A, Muller S, Richards C, Waller DA. The pattern of lymph node involvement influences outcome after extrapleural pneumonectomy for malignant mesothelioma. *J Thorac Cardiovasc Surg.* May 2006;131(5):981-987.
21. Abdel Rahman AR, Gaafar RM, Baki HA, et al. Prevalence and pattern of lymph node metastasis in malignant pleural mesothelioma. *The Annals of thoracic surgery.* Aug 2008;86(2):391-395.
22. Friedberg J, Culligan M, Putt M, Hahn SM, Alley E, Simone C, et al. Posterior intercostal lymph nodes - first report of a new independent prognostic factor for malignant pleural mesothelioma. *J Thorac Oncol.* 2013;8(Suppl 2):S314.
23. Hasani A, Alvarez JM, Wyatt JM, et al. Outcome for patients with malignant pleural mesothelioma referred for Trimodality therapy in Western Australia. *J Thorac Oncol.* Aug 2009;4(8):1010-1016.
24. Rusch VW, Rosenzweig K, Venkatraman E, et al. A phase II trial of surgical resection and adjuvant high-dose hemithoracic radiation for malignant pleural mesothelioma. *J Thorac Cardiovasc Surg.* Oct 2001;122(4):788-795.
25. Flores RM, Zakowski M, Venkatraman E, et al. Prognostic factors in the treatment of malignant pleural mesothelioma at a large tertiary referral center. *Journal of Thoracic Oncology.* 2007;2(10): 957-965.
26. Gill RR, Gerbaudo VH, Sugarbaker DJ, Hatabu H. Current trends in radiologic management of malignant pleural mesothelioma. *Semin Thorac Cardiovasc Surg.* 2009;21(2):111–120.
27. Marom EM, Erasmus JJ, Pass HI, Patz Jr. EF. The role of imaging in malignant pleural mesothelioma. *Semin Oncol.* 2002;29(1): 26–35.
28. Wang ZJ, Reddy GP, Gotway MB, et al. Malignant pleural mesothelioma: evaluation with CT, MR imaging, and PET. *Radiographics: a review publication of the Radiological Society of North America, Inc.* Jan-Feb 2004;24(1):105-119.
29. Gill RR, Umeoka S, Mamata H, et al. Diffusion-weighted MRI of malignant pleural mesothelioma: preliminary assessment of apparent diffusion coefficient in histologic subtypes. *AJR. American journal of roentgenology.* Aug 2010;195(2):W125-130.
30. De Rienzo A, Dong L, Yeap BY, et al. Fine-needle aspiration biopsies for gene expression ratio-based diagnostic and prognostic tests in malignant pleural mesothelioma. *Clin Cancer Res.* Jan 15 2011;17(2):310-316.
31. Sørensen JB, Ravn J, Loft A, Brenøe J, Berthelsen AK. Preoperative staging procedures using 18F-FDG-Positron Emission Tomography-

Computed Tomography fused imaging (PET-CT-Scan) and Mediastinoscopy compared to Surgical-Pathological findings in Malignant Pleural Mesothelioma undergoing Extrapleural Pneumonectomy: P1-091. *Journal of Thoracic Oncology.* 2007; 2(8):S586.

32. Erasmus JJ, Truong MT, Smythe WR, et al. Integrated computed tomography-positron emission tomography in patients with potentially resectable malignant pleural mesothelioma: Staging implications. *J Thorac Cardiovasc Surg.* Jun 2005;129(6):1364-1370.

33. Kattan MW, Hess KR, Amin MB, et al. American Joint Committee on Cancer acceptance criteria for inclusion of risk models for individualized prognosis in the practice of precision medicine. *CA Cancer J Clin.* Jan 19. doi: 10.3322/caac.21339. [Epub ahead of print].

34. Rusch VW, Asamura H, Watanabe H, et al. The IASLC lung cancer staging project: a proposal for a new international lymph node map in the forthcoming seventh edition of the TNM classification for lung cancer. *J Thorac Oncol.* May 2009;4(5):568-577.

37

第八篇

骨

专家组成员

Members of the Bone Expert Panel

Peter M. Anderson, MD, PhD
Cristina R. Antonescu, MD
Øyvind S. Bruland, MD, PhD
Kumarasen Cooper, MBChB, DPhil, FRCPath – CAP Representative
Frederick L. Greene, MD, FACS – Editorial Board Liaison
Ginger E. Holt, MD, FACS
Andrew E. Horvai, MD, PhD
Jeffrey S. Kneisl, MD, FACS – Chair
Mark D. Murphey, MD, FACR
Brian O'Sullivan, MD, FRCPC – UICC Representative
Shreyaskumar R. Patel, MD
Peter S. Rose, MD
Andrew E. Rosenberg, MD – Vice Chair
Daniel I. Rosenthal, MD, FACR
Paige S. Tedder, RHIT, CTR – Data Collection Core Member

第38章　骨

本章摘要

适用本分期系统的肿瘤种类

骨肉瘤、软骨肉瘤、尤因肉瘤、梭形细胞肉瘤、血管内皮瘤、血管肉瘤、纤维肉瘤/黏液纤维肉瘤、脊索瘤、造釉细胞瘤(釉质瘤)和其他起源于骨的肿瘤。

不适用本分期系统的肿瘤种类

肿瘤类型	按何种类型分类	适用章节
原发恶性淋巴瘤	霍奇金淋巴瘤，非霍奇金淋巴瘤	79
多发骨髓瘤	多发骨髓瘤和浆细胞病	82

更新要点

更新	更新细节	证据级别
TNM 定义	盆腔和脊柱肿瘤各有独特的 TNM 定义标准，但并非单独的分期分组	Ⅲ
预后分期分组	G2 和 G3 级归为第Ⅲ期	Ⅲ
组织学分级(G)	删除了 G4 分级(G1，低分级；G2 和 G3，高分级)	Ⅲ

ICD-O-3 形态学编码

编码	描述
	四肢骨、躯干骨、颅底骨和面部骨骼
C40.0	上肢长骨，肩胛骨和附属关节
C40.1	上肢短骨和附属关节
C40.2	下肢长骨和附属关节
C40.3	下肢短骨和附属关节
C40.8	骨、关节，和四肢关节软骨交搭跨越病灶
C40.9	四肢骨，非特指
C41.0	颅底骨、面部骨骼和附属关节
C41.1	下颌骨
C41.3	肋骨、胸骨、锁骨和附属关节
C41.8	骨、关节、和关节软骨交搭跨越病灶
C41.9	骨，非特指
	脊柱
C41.2	椎体
	盆腔
C41.4	盆骨、骶骨、尾骨和附属关节

WHO 肿瘤分类

编码	描述
9180	骨肉瘤
9180	骨母细胞骨肉瘤
9181	软骨母细胞骨肉瘤
9182	成纤维细胞骨肉瘤
9183	毛细血管扩展型骨肉瘤
9185	小细胞骨肉瘤
9187	髓内，低级别骨肉瘤
9194	近皮质，高级别骨肉瘤(高级别表面骨肉瘤)
9193	近皮质中级别骨肉瘤，多为软骨母细胞骨肉瘤(骨膜骨肉瘤)
9192	近皮质，低级别骨肉瘤(骨旁骨肉瘤)
9184	继发性骨肉瘤
9220	软骨肉瘤
9220	典型(透明细胞样/黏液样)软骨肉瘤
9242	透明细胞软骨肉瘤
9243	去分化软骨肉瘤
9240	间质软骨肉瘤
9221	皮质旁软骨肉瘤
9364	未分化/低分化小圆/梭形细胞肉瘤(SR/SCT)
9364	SR/SCT 易位
9364	EW SR1-ETS 结合型尤因肉瘤/原始神经外胚叶肿瘤(PNET)
9364	EWSRl-非 ETS 结合型尤因肉瘤/原始神经外胚叶肿瘤(PNET)
9364	CIC-DUX 4 结合型尤因肉瘤/原始神经外胚叶肿瘤(PNET)
9364	BCOR-CCNB3 结合型尤因肉瘤/原始神经外胚叶肿瘤(PNET)
9364	无 SR/SCT 易位
9133	血管内皮瘤
9133	上皮样血管内皮瘤
9133	假肌源性(上皮样肉瘤样)血管内皮瘤
9133	网状血管内皮瘤
9120	血管肉瘤
9120	典型血管肉瘤
9120	上皮样血管肉瘤
8810	纤维肉瘤/肌纤维肉瘤
9370	脊索瘤
9370	典型脊索瘤

续表

编码	描述
9370	去分化脊索瘤
9370	低分化脊索瘤
9261	釉质瘤
9261	高分化-骨纤维结构不良-如造釉细胞瘤
9261	典型造釉细胞瘤
8850	脂肪肉瘤
8890	平滑肌肉瘤
8540	恶性周围神经鞘瘤
8900	横纹肌肉瘤
9040	滑膜肉瘤
8815	恶性孤立性纤维瘤
8804	上皮样肉瘤
8830	未分化多形性肉瘤
8830	未分化上皮样肉瘤
8830	未分化梭形细胞肉瘤

Fletcher CDM, Bridge JA, Hogendoorn P, Mertens F, eds. World Health Organization Classification of Tumours of Soft Tissue and Bone. Fourth Edition. Lyon:1ARC;2013。

概述

本分期系统适用于除原发恶性淋巴瘤和多发骨髓瘤以外的所有原发性骨肿瘤。骨肿瘤相对罕见,其发病不足所有恶性肿瘤的 0.2%。骨肉瘤(35%)、软骨肉瘤(30%)和尤因肉瘤(16%)是最常见的三类原发性骨肿瘤。其中,骨肉瘤和尤因肉瘤多见于儿童和青少年,软骨肉瘤好发于中老年。本分期标准的制订主要源自不同肿瘤中心关于这三大类型骨肿瘤的资料分析结果,并主要根据已知的预后因素对患者进行分组。在进行骨肉瘤分期时,需要进行局部和远处肿瘤的病理特征评估,同时需要基于组织学类型、分级、大小、肿瘤的位置以及转移的部位来进行分期评估。

解剖学

原发部位

本分期适用于骨骼系统的所有骨。因骨肿瘤的解剖部位影响预后,故目前的分期系统将基于不同解剖部位进行分期定义。

骨肉瘤的解剖部位包括以下分组:

- 四肢骨,躯干骨,颅底骨和面部骨
- 盆骨
- 脊柱骨

区域淋巴结

原发性骨肿瘤区域淋巴结转移非常罕见。

转移部位

肺是所有骨肉瘤最常见的转移部位,肺外其他脏器转移不常见。除肺转移外,还可能存在其他骨的继发转移。

分类原则

临床分期

进行临床分期时,需了解患者既往治疗的所有相关资料,包括病史、体格检查,影像检查和活检,并结合可见肿瘤的部位及 TNM 特征进行判断。

原发性骨肉瘤患者常因为肿块、水肿或进行性疼痛加剧症状就诊,患者的疼痛症状常发生于夜间,上述症状较多见于四肢骨肉瘤;而位于脊柱或盆腔的肿瘤,因肿瘤的解剖位置较深,可能无法扪及肿块,而以隐痛为主要临床表现。

骨肉瘤的预后取决于原发肿瘤的部位,因此,T 分类将依据解剖部位不同定义如下:

对于四肢、躯干、颅底和面部骨,T 分类主要根据肿瘤的最大径定义,具体如下:T1,肿瘤最大径≤8cm;T2 肿瘤最大径>8cm;重新定义的 T3 仅包含了非连续多发于同一骨中的高分级肿瘤。

对于脊柱肿瘤,T 分类基于椎体段的受侵数量以及肿瘤是否侵及椎管/大血管进行定义(图 38.1)。T1 定义为肿瘤侵犯 1 个或 2 个相邻椎体段;T2 定义为肿瘤侵犯 3 个相邻椎体;T3 定义为肿瘤侵犯 4 个或以上相邻椎体,或肿瘤侵犯非比邻椎体段;T4 定义为肿瘤侵犯椎管或大血管。

对于盆骨肿瘤,T 分类基于盆骨解剖段的受侵数量,骨外侵犯,或盆腔血管受侵情况进行定义(图 38.2)。T1 定义为肿瘤侵犯 1 个盆骨解剖段,无骨外侵犯;T2 定义为肿瘤侵犯 1 个盆骨解剖段伴骨外侵犯或肿瘤侵犯 2 个盆骨解剖段无骨外侵犯;T3 定义为肿瘤侵犯 2 个盆骨解剖段伴骨外侵犯;T4 定义为肿瘤侵犯 3 个盆骨解剖段,肿瘤侵犯骶髂关节,包绕髂外血管,或肿瘤侵犯骨贫血管。

影像学检查

影像学检查需包括针对转移病灶的评估和描述。通常,骨肉瘤的淋巴结转移不常见,若临床检查无明确的转移淋巴结,则可以确定为 N0 期。

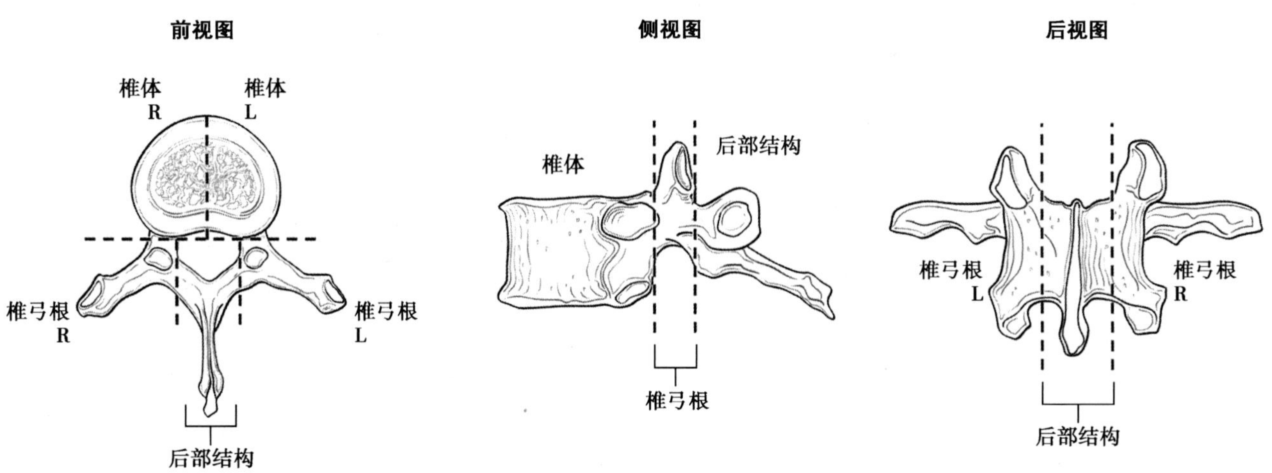

图 38.1　脊柱段

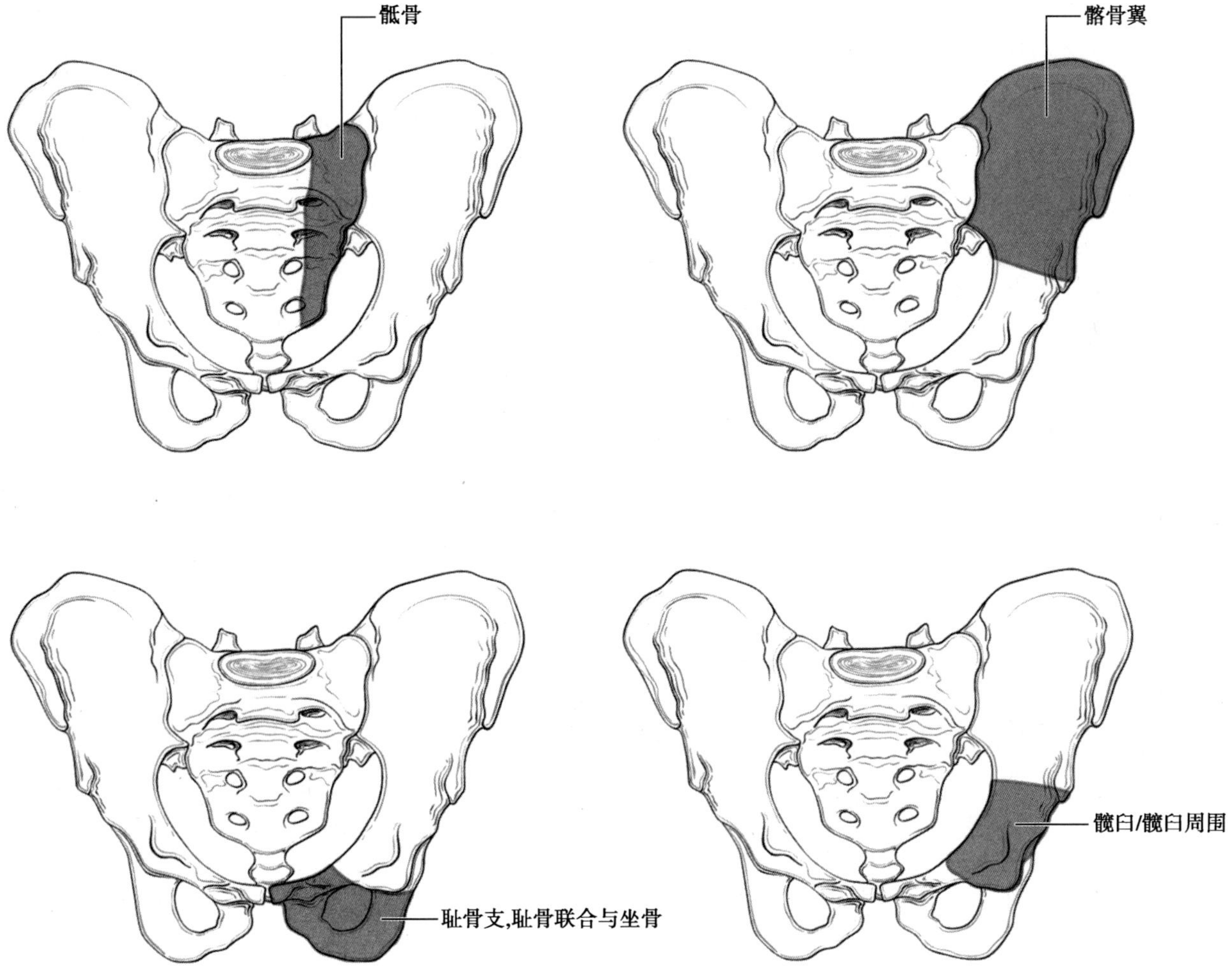

骶骨

髂骨翼

耻骨支,耻骨联合与坐骨

髋臼/髋臼周围

图 38.2　盆骨解剖段

影像检查是确定骨肿瘤分期的基础，通常被用于不同类型骨肿瘤的鉴别诊断。骨肉瘤临床分期至少需要包括轴位磁共振（MR）成像和/或计算机断层扫描（CT），胸部增强 CT，和整个骨骼系统的锝显像这几类检查。

骨肉瘤的局部分期大多数可以通过 MRI 精确判断。通过 MR 轴位影像，冠状位或矢状位影像，结合 T1 和 T2 加权波谱序列，通常能精确判断骨内和骨外肿瘤。对于骨盆或椎体肿瘤，通常需要配合压脂序列以更精确地判断肿瘤的确切位置。在任何治疗前，还必需测量肿瘤长，宽，高三个方向的最大径。需要注意的是，在采用增强磁共振检查前还必需询问既往病史，排除造影剂过敏。

CT 较少用于骨肿瘤的局部分期。对于伴 MR 成像检查禁忌证（如体内存在植入性心脏起搏器等）的患者，建议加做轴位 CT。在某些情况下，当影像检查显影不全面或难以全面观察整个病灶的范围时，CT 可能作为 MR 的补充以确定病灶位置，同时进行良恶性鉴别诊断，从而为肿瘤的局部分期提供足够的循证依据。另外，胸部增强 CT 仍然是排除肺转移的主要检查手段。

全身骨的锝显像可用于排除骨多发病变。虽然正电子发射断层扫描技术（positron emission tomography，PET）在骨肉瘤的分期中并非标准的检查手段，但建议进行 PET 检查以用于骨肉瘤的分期评估。根据以往报道，PET 不仅有助于诊断肺外转移病灶，还有助于进行化疗后的疗效评估，并可用于判断假体周围的局部复发。

当肉瘤复发时同样应该进行上述全部检查以重新分期。通过这些检查，应该重点鉴别诊断原发肿瘤或判断病灶与既往治疗的关系，排除治疗后复发。同时，鼓励作好包括放射线接触史，以及遗传或基因相关的病原学方面的检查和记录。

活检

活检是临床分期的重要组成部分。当患者被怀疑患有原发骨肉瘤时，必须在有病理专科医生和肉瘤外科治疗的专业诊治中心进行活检。若可能，通常建议进行恰当的细针穿刺（FNA）或有计划的切取活检以明确病理。活检的部位必须仔细考虑周全，以保证在根治性原发肿瘤切除术时可完整切除活检的整个通道（如 FNA 的针道）。因活检后再行影像学检查可能影响精确分期，故需在完成针对肿瘤的影像评估后再进行活检。同时，活检需足够的组织，否则也可能影响对骨肉瘤分型和分级结果判断的准确性。

病理学分期

骨肉瘤的病理分类主要基于针对细针穿刺、开放性活检或手术切除而获得的标本的分析评估。骨肉瘤的分类标准主要取决于肿瘤基于正常细胞或组织类型的衍生。大多数类型的肉瘤主要由诸如骨和软骨的骨骼系统的正常细胞系和组织类别分化而成，仅极少数类型的肉瘤缺乏正常组织的临床病理特征。肉瘤的亚型主要基于肿瘤特殊的组织学特征，与发病的骨的关系，以及是否伴有其他已存在的疾病而进一步确定分类。骨肉瘤病理评判的基本参数包括细胞学形态；间质类型，包括细胞基质；分化程度，包括非典型性细胞；核分裂活性，异型核分裂和坏死。必要的话，应该进行包括免疫组化（immunohistochemistry，IHC）和分子分析等在内的一系列辅助检查以进一步确诊。需注意，病理诊断须结合临床表现及影像学结果以共同确定。

术后病理 pTNM 分期主要通过分析手术切除所获组织标本提供的病理信息，组织学分型分级，以及区域淋巴结或远处转移状况确定。因骨肿瘤区域淋巴结侵犯较罕见，病理分期可包括以下任意项的组合：pT pN c/pM pG、pT cN c/pM pG 或 cT cN pM1。基于已有的报道，应对所有骨肉瘤进行分级。目前的病理分期常采用 2 分级法（低级别-高级别）。组织学分级常采用（G）3 分级法：G1 被认为是低级别，G2 和 G3 均属于高级别。

预后因素

分期所需的预后因素

组织学分级

本分级标准主要基于目前仅有的针对骨肉瘤大多数亚型的Ⅲ～Ⅳ级证据确定。与软组织肿瘤相似，骨肉瘤同样采用 3 分级法进行分级评定。该分级标准主要根据肿瘤的组织学分型、细胞构成、非典型性细胞比率、核分裂活性、坏死与分化程度制订。基于肿瘤的病理特征，部分肉瘤仅有 G3 分级（高级别，如尤因肉瘤），有些则分为 G1～G3。新辅助治疗可能影响肿瘤的细胞形态和分级。对于某些问题病例，可采用治疗前标本进行分级评定。

其他重要临床预后因素

对于恶性骨肿瘤，目前已知的预后因素如下文概括。

肿瘤大小和局部侵犯范围

小体积肿瘤和局限于当前解剖部位的肿瘤，预后优于大体积和侵及范围广泛的肿瘤。对于骨盆和四肢肿瘤，目前采用 8cm 作为判断预后的分界线。对于脊柱和盆骨肿瘤，T 分类中预后差者包括：①骨解剖部位受侵数目；②骨外侵犯；③椎管或大血管受侵。

分级

组织学分级低的（G1）肉瘤预后优于组织学分级高的（G2、G3）肉瘤。

部位

四肢肿瘤的预后优于骨盆和脊柱肿瘤。解剖学上原发肿瘤能够被完整切除者的预后优于无法完整切除者。

肿瘤的三维大小

临床分期需要基于 MR 成像和 CT 扫描结果上显示的肿瘤的长、宽、高来确定。病理分期主要基于手术切除的最终病理报告来判断。最大径≤8cm 仍是确定肿瘤分期的界限。肿瘤最大径≤8cm 者的尤因肉瘤的预后优于肿瘤最大径>8cm 者。肿瘤最大径≤9cm 者的骨肉瘤的预后优于>9cm 者。

分期

未出现远处转移的局限性肿瘤的预后优于已出现远处转移者。

转移部位

转移的解剖部位是预后不良因素，如骨转移预后较肺转移更差。另外，由于孤立肺转移的预后优于多发转移者，因此需要记录肺转移的数目。

化疗后的组织学反应

对于尤因肉瘤或骨肉瘤，若系统治疗后肿瘤缓解“明显”（如出现 90%以上肿瘤坏死），则其预后优于肿瘤治疗后坏死比例较少者。新辅助化疗后，肿瘤的组织学改变情况也是骨肉瘤和尤因肉瘤的预后因素。目前用于评估化疗后肿瘤坏死的标准采用了 2~6 级分层法。临床上最常用的精简二分法，将肿瘤治疗后出现≥90%的肿瘤坏死定义为缓解明显，反之缓解程度不佳。针对尤因肉瘤患者的生存相关的单因素分析亦进一步提示，肿瘤治疗后出现≥90%坏死者预后较好。在采取肿瘤取样以评估化疗疗效时，需在肿瘤最大径部分取完整的横断层面切片，然后在剩余肿瘤中每隔厘米获取一切片，将镜下所有可见肿瘤部分的总和除以全部的肿瘤横切面面积获得肿瘤坏死百分数。然而，对其他接受新辅助治疗的骨肉瘤（纤维肉瘤，软骨肉瘤），尚未有明确的评估新辅助化疗疗效的预后因子。

对于未经治疗的骨肉瘤，可通过 IHC 检测获得 P16 表达结果。P16 表达目前被认为与肿瘤坏死百分比相关。若治疗前活检标本分析显示 P16 表达，可能提示骨肉瘤将对标准的新辅助化疗有效。

病理因素

骨肉瘤患者若出现病理性骨折，提示可能预后较差，尤其是化疗过程中骨折未愈者。

风险评估模型

为支持各类预测模型在临床实践中的应用，AJCC 近期发布了用于评判各类统计学预测模型的评估指南[34]。然而，目前已发表的或已被用于临床的任何骨肉瘤相关的预测模型，均尚未由“AJCC 精准医疗核心工作组”通过该指南予以评估。AJCC 未来将会对符合 AJCC 评估指南的本病种的风险预测模型予以认可。

AJCC TNM 定义

原发肿瘤（T）定义

四肢骨、躯干骨、颅底骨，面部骨

T 分类	T 标准
TX	原发肿瘤无法评估
T0	无原发肿瘤证据
T1	肿瘤最大径≤8cm
T2	肿瘤最大径>8cm
T3	原发骨肿瘤部位多中心病灶

脊柱

T 分类	T 标准
TX	原发肿瘤无法评估
T0	无原发肿瘤证据
T1	肿瘤局限于 1 个或 2 个相邻椎体段
T2	肿瘤局限于 3 个相邻椎体段
T3	肿瘤局限于 4 个或以上相邻椎体段，或受累椎体不连续，呈跳跃式生长
T4	肿瘤侵及椎管或大血管
T4a	肿瘤侵及椎管
T4b	肿瘤侵及大血管或大血管内存在癌栓

骨盆

T 分类	T 标准
TX	原发肿瘤无法评估
T0	无原发肿瘤证据
T1	肿瘤局限于一个骨盆解剖结构，无骨外侵犯
T1a	肿瘤最大径≤8cm

38

续表

T分类	T标准
T1b	肿瘤最大径>8cm
T2	肿瘤侵及1个骨盆解剖结构，伴骨外侵犯或肿瘤侵及2个骨盆解剖结构，无骨外侵犯
T2a	肿瘤最大径≤8cm
T2b	肿瘤最大径>8cm
T3	肿瘤侵及2个骨盆解剖结构，伴骨外侵犯
T3a	肿瘤最大径≤8cm
T3b	肿瘤最大径>8cm
T4	肿瘤侵及3个骨盆解剖结构，或穿透骶髂关节
T4a	肿瘤侵及骶髂关节和中间骶神经孔
T4b	肿瘤包绕髂外血管或盆腔大血管癌栓

区域淋巴结(N)定义

N分类	N标准
NX	区域淋巴结无法评估 因骨肉瘤较少出现淋巴结转移，故对于NX的定义可能不确切。除非临床有明确的淋巴结转移依据，否则均定义为N0
N0	无区域淋巴结依据
N1	伴区域淋巴结转移

远处转移(M)定义

M分类	M标准
M0	无远处转移
M1	伴远处转移
M1a	伴肺转移
M1b	伴骨或其他远处脏器转移

AJCC预后分期分组

四肢骨、躯干骨、颅底骨、面部骨

T	N	M	分级组	分期分组
T1	N0	M0	G1或GX	ⅠA
T2	N0	M0	G1或GX	ⅠB
T3	N0	M0	G1或GX	ⅠB
T1	N0	M0	G2或G3	ⅡA
T2	N0	M0	G2或G3	ⅡB
T3	N0	M0	G2或G3	Ⅲ
任何T	N0	M1a	任何G	ⅣA
任何T	N1	任何M	任何G	ⅣB
任何T	任何N	M1b	任何G	ⅣB

脊柱和骨盆

目前没有针对脊柱和骨盆的AJCC预后分期分组。

肿瘤登记需收集的变量

1. 分级：G1、G2、G3
2. 肿瘤三维大小，包括长、宽、高
3. 新辅助系统治疗后病理证实的肿瘤坏死百分比
4. 术后病理证实的肺转移数目

组织学分级(G)

G	G定义
GX	分级无法评估
G1	高分化，低级别
G2	中分化，高级别
G3	低分化，高级别

组织病理学类型

原发骨恶性肿瘤分类：

- 骨肉瘤
  - 髓内，高级别
    - 骨母细胞型
    - 软骨母细胞型
    - 成纤维细胞型
    - 混合型
    - 小细胞型
    - 毛细血管扩张型
    - 其他类型（上皮样，软骨黏液样纤维瘤-如软骨母细胞瘤样，骨母细胞瘤样，骨母细胞瘤，巨细胞型）
  - 髓内，低级别
  - 近皮质，高级别（表面高恶性骨肉瘤）
  - 近皮质，中级别-多为软骨母细胞型（骨膜骨肉瘤）
  - 近皮质，低级别（骨旁骨肉瘤）
  - 继发性骨肉瘤
- 软骨肉瘤

◦ 髓内和近皮质
    ▪ 典型(玻璃样/黏液样)
    ▪ 透明细胞型
    ▪ 去分化
    ▪ 间质型
- 未分化/低分化小圆细胞肿瘤/梭形细胞肿瘤
    ◦ 易位阳性
        ▪ EW SR1-ETS 结合型-尤因肉瘤/原始神经外胚叶肿瘤(PNET)
        ▪ EWSRl-非-ETS 结合型-尤因肉瘤/原始神经外胚叶肿瘤(PNET)
        ▪ CIC-DUX4 结合型
        ▪ BCOR-CCNB3 结合型
    ◦ 无易位
- 血管内皮瘤
    ◦ 上皮样
    ◦ 假肌源性
    ◦ 网状血管肉瘤
- 血管肉瘤
    ◦ 典型
    ◦ 上皮样
- 纤维肉瘤/肌纤维肉瘤
- 脊索瘤
    ◦ 经典
    ◦ 去分化
    ◦ 低分化
- 釉质瘤
    ◦ 高分化-骨纤维结构不良样
    ◦ 经典
- 其他
    ◦ 脂肪肉瘤
    ◦ 平滑肌肉瘤
    ◦ 恶性周围神经鞘瘤
    ◦ 横纹肌肉瘤
    ◦ 滑膜肉瘤
    ◦ 恶性孤立性纤维瘤
    ◦ 上皮样肉瘤
    ◦ 未分化多形性肉瘤
    ◦ 未分化上皮样肉瘤
    ◦ 未分化梭形细胞瘤

生存数据

本章节选用的生存曲线图均源自最新的美国国家癌症数据库(National Cancer Data Base, NCDB)中随访时间已达至少 60 个月的患者临床资料。所有患者的诊断时间均介于 2002—2008 年,并基于《AJCC 癌症分期指南》第 6 版标准进行分期。采用如下部位编码:四肢骨(C40.0 ~ C40.3、C40.8 ~ C40.9 和 C41.3)、盆骨(包括骶骨)(C41.4)和脊柱(除外骶骨)

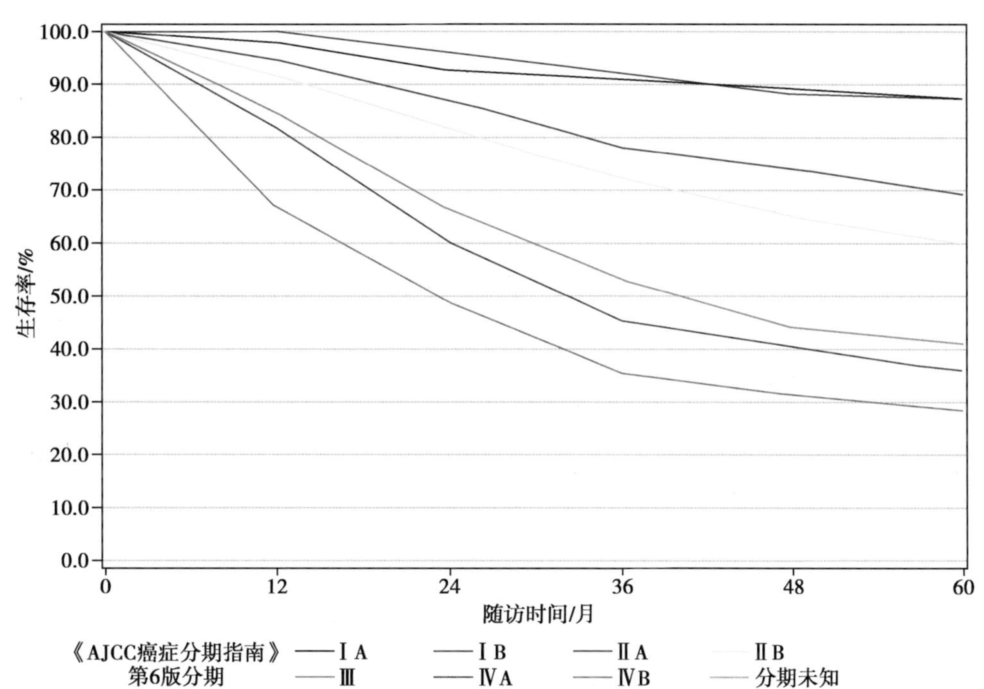

图 38.3　基于《AJCC 癌症分期指南》第 6 版的四肢骨肉瘤的生存曲线(资料来源于 NCDB,2002—2008)

(C41.2)。组织学编码包括:骨肉瘤(9180~9195),软骨肉瘤(9220、9221、9230、9231、9240、9242 和 9243),和尤因肉瘤/原始神经外胚叶肿瘤(PNET)(9260、9261 和 9365)NCDB 资料库在这 5 年期间共存有 9 507 名患者的资料,其中有 5 671 名患者采用了 AJCC 分期标准进行分期分析。

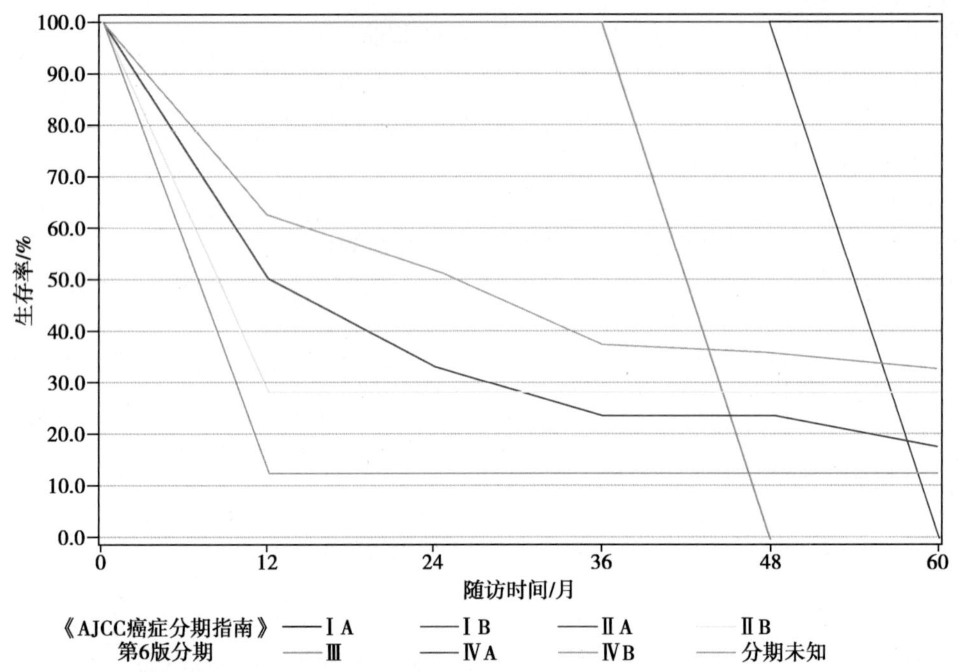

图 38.4 基于《AJCC 癌症分期指南》第 6 版的脊柱(除外骶骨)骨肉瘤的生存曲线(资料来源于 NCDB,2002—2008)

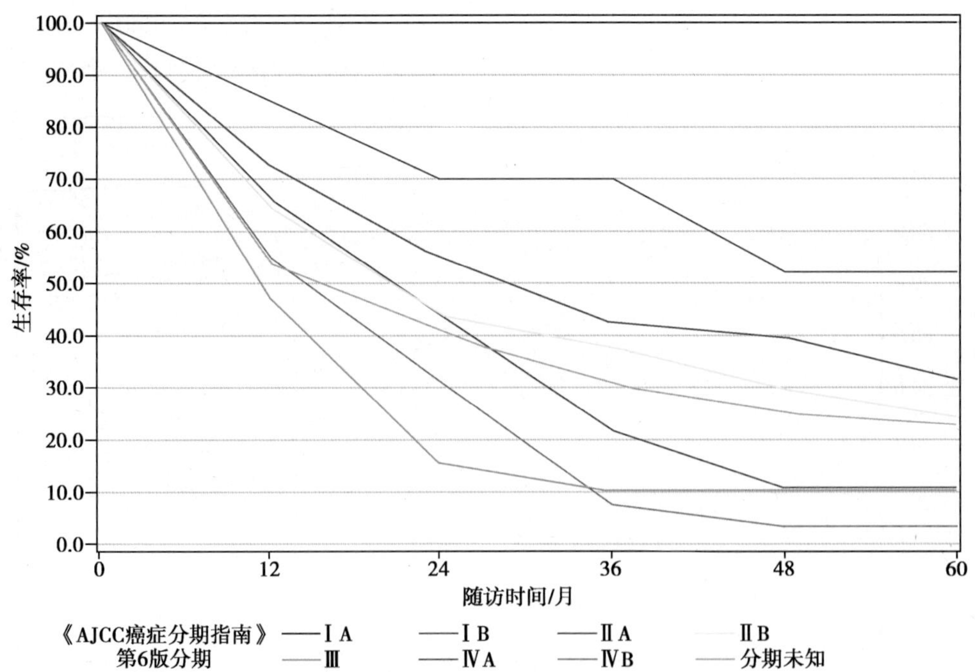

图 38.5 基于《AJCC 癌症分期指南》第 6 版的盆骨(包括骶骨)骨肉瘤的生存曲线(资料来源于 NCDB,2002—2008)

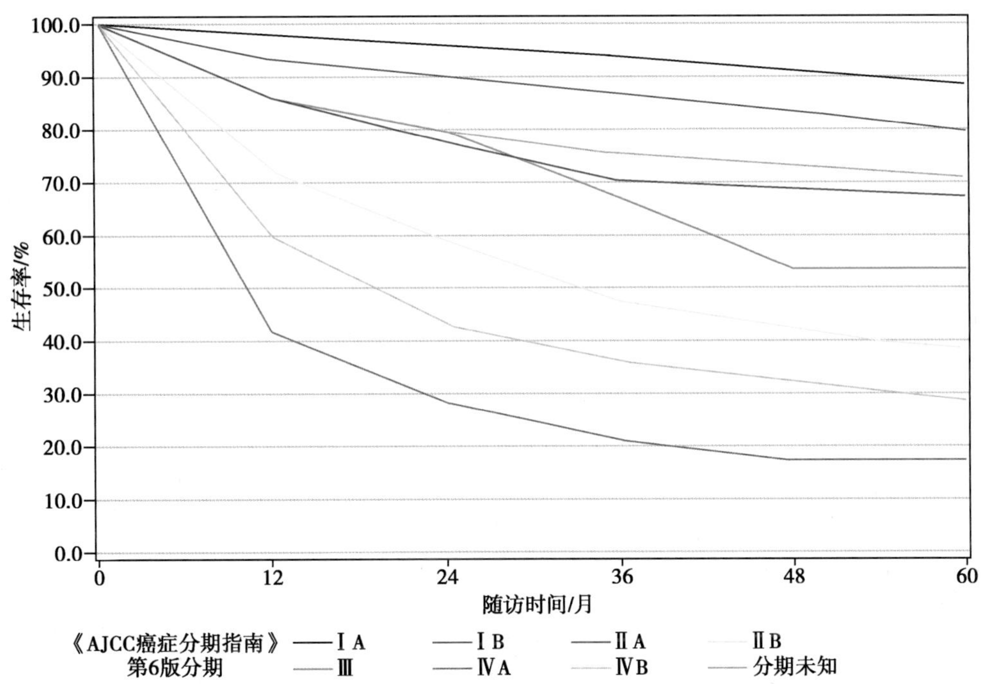

图 38.6　基于《AJCC 癌症分期指南》第 6 版的四肢软骨肉瘤的生存曲线（资料来源于 NCDB，2002—2008）

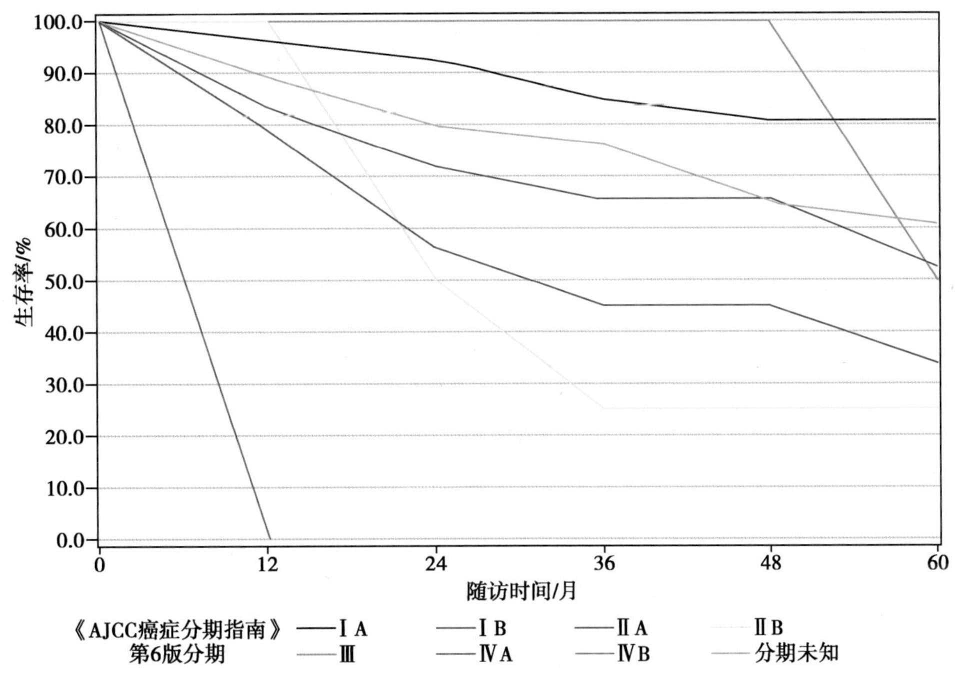

图 38.7　基于《AJCC 癌症分期指南》第 6 版的脊柱（除外骶骨）软骨肉瘤的生存曲线（资料来源于 NCDB，2002—2008）

38

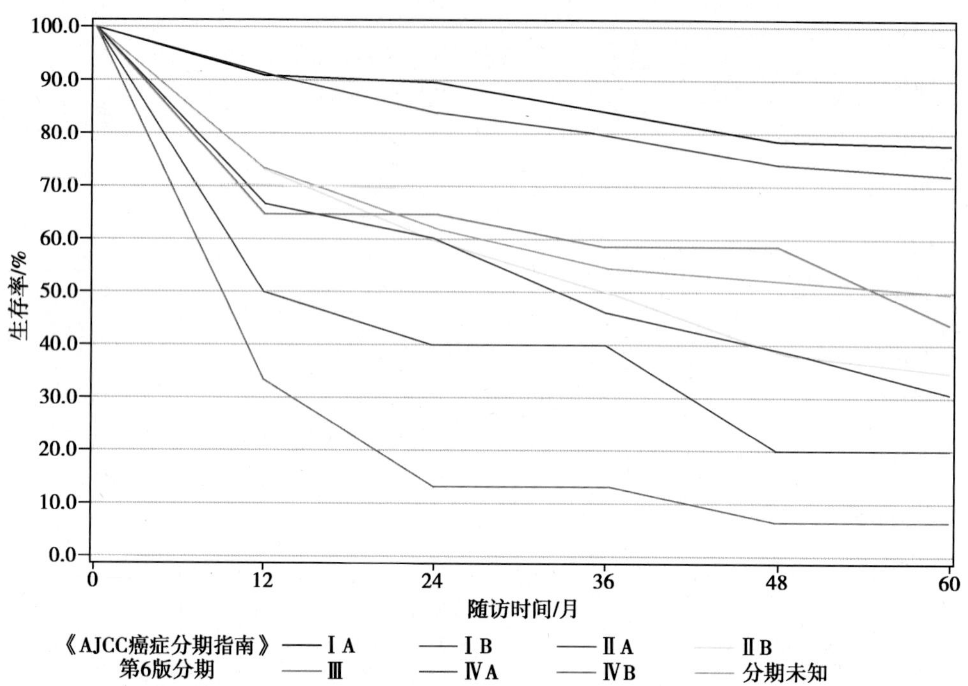

图 38.8 基于《AJCC 癌症分期指南》第 6 版的脊柱(包括骶骨)软骨肉瘤的生存曲线(资料来源于 NCDB,2002—2008)

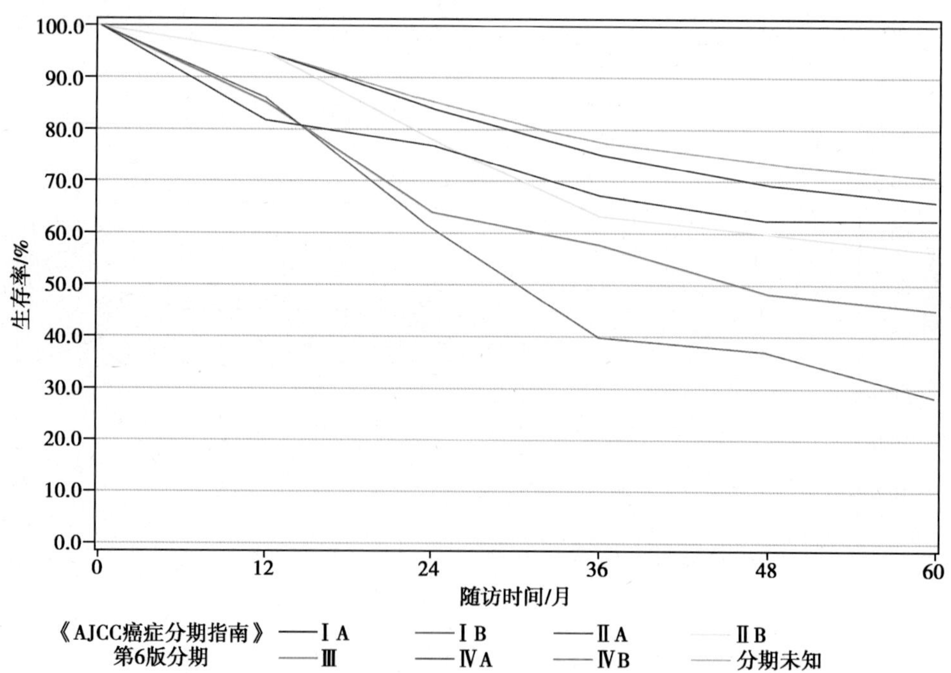

图 38.9 基于《AJCC 癌症分期指南》第 6 版的四肢尤因肉瘤/原始神经外胚叶肿瘤(PNET)的生存曲线(资料来源于 NCDB,2002—2008)

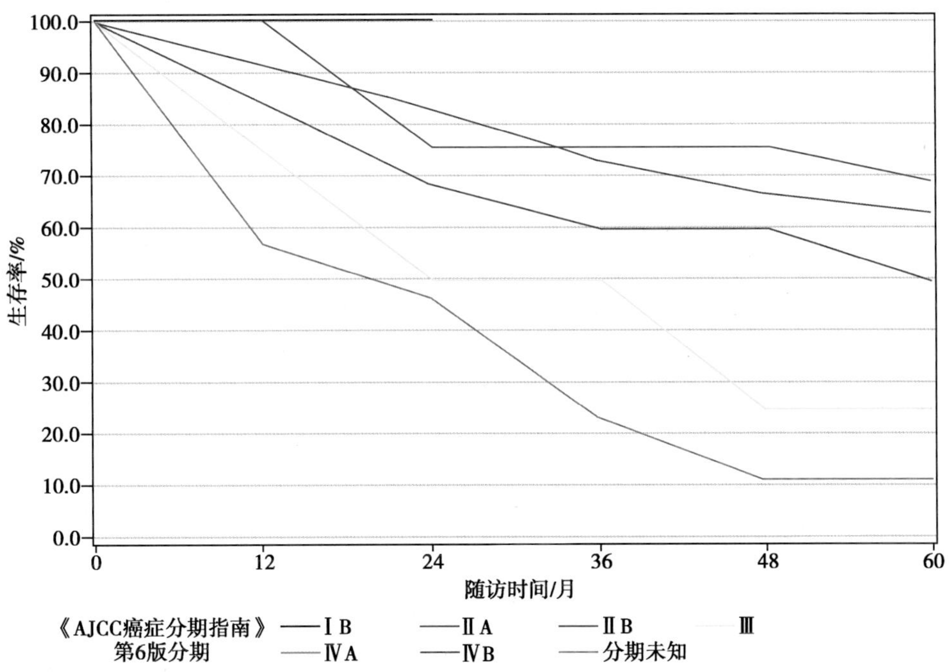

图 38.10　基于《AJCC 癌症分期指南》第 6 版的脊柱（除外骶骨）尤因肉瘤/原始神经外胚叶肿瘤（PNET）的生存曲线（资料来源于 NCDB，2002—2008）

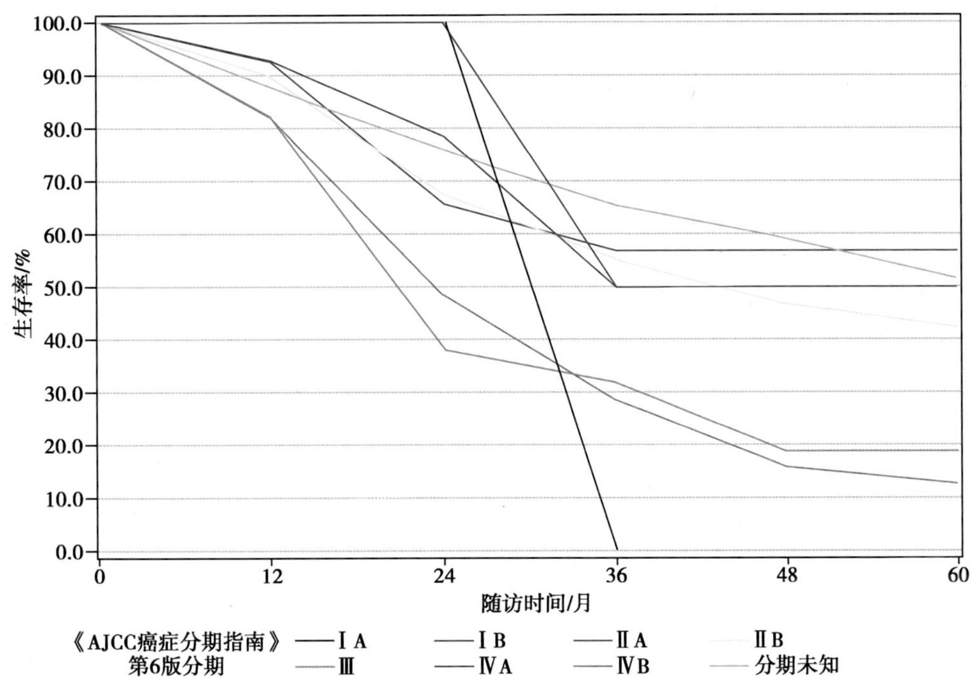

图 38.11　基于《AJCC 癌症分期指南》第 6 版的盆骨（包括骶骨）尤因肉瘤/原始神经外胚叶肿瘤（PNET）的生存曲线（资料源自 NCDB，2002—2008）

图示

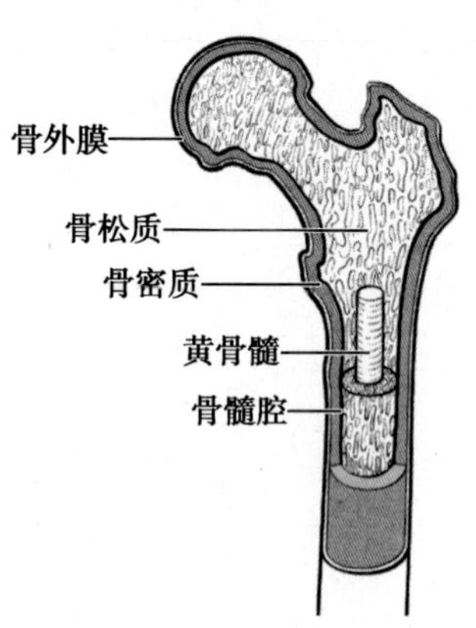

图 38.12 骨的解剖结构

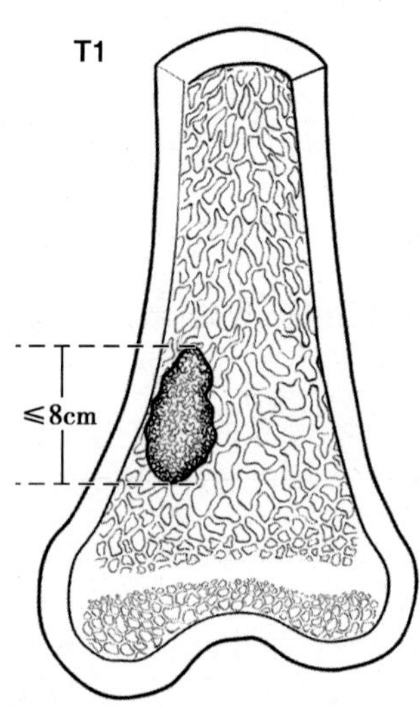

图 38.13 对于四肢骨,躯干骨,颅底骨颌面部骨,当肿瘤最大径≤8cm 时,定义为 T1

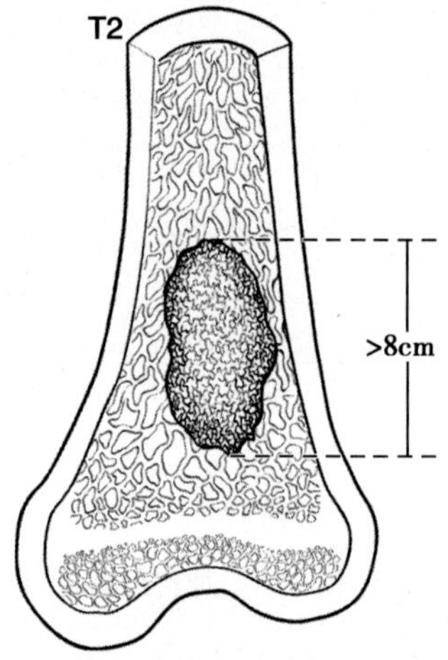

图 38.14 对于四肢骨,躯干骨,颅底骨颌面部骨,当肿瘤最大径>8cm 时,定义为 T2

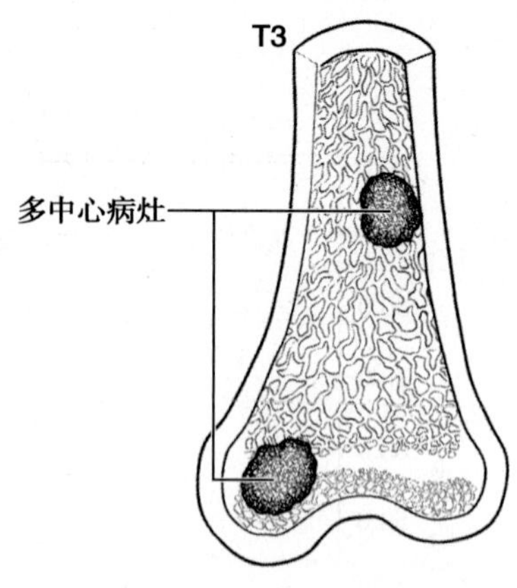

图 38.15 对于四肢骨,躯干骨,颅底骨颌面部骨,当原发肿瘤部位存在多中心病灶时,定义为 T3

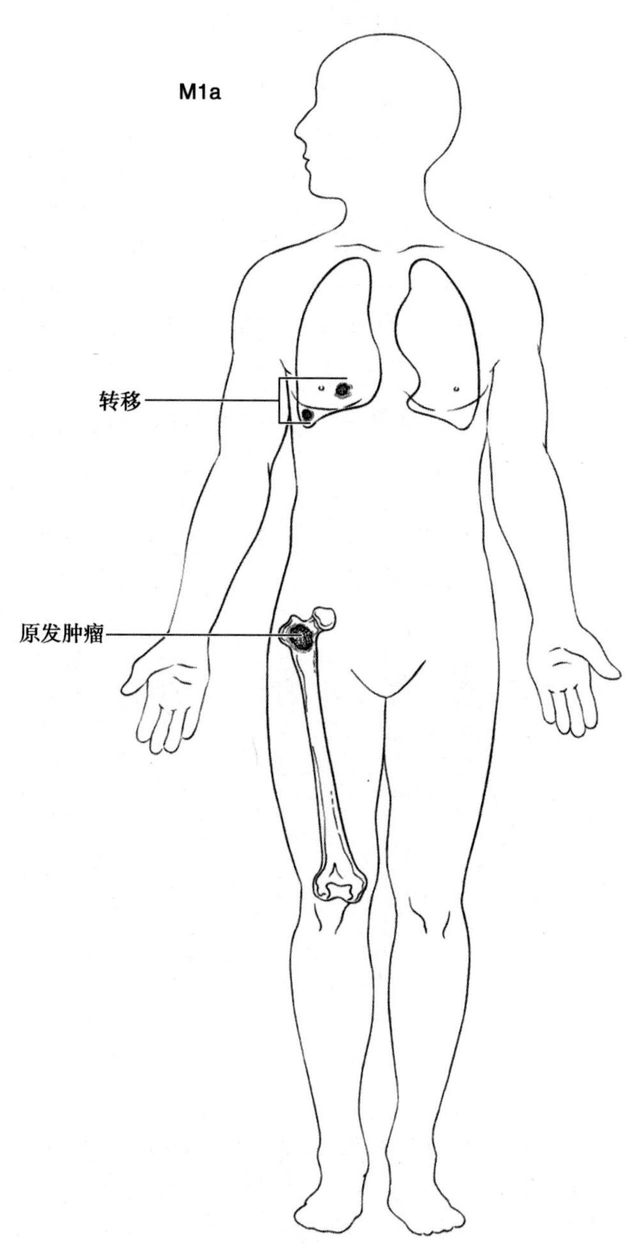

图 38.16 单纯肺转移定义为 M1a

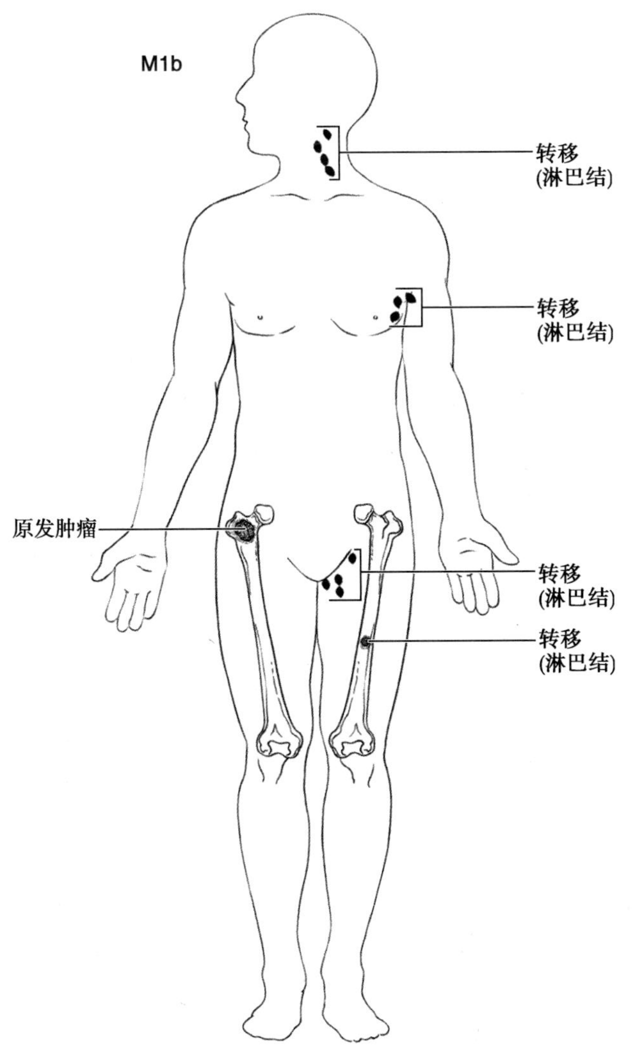

图38.17 其他部位远处转移，包括淋巴结，定义为M1b

(译者 肖建如 审校 肖建如)

参考文献

1. Anderson ME. Update on Survival in Osteosarcoma. *Orthop Clin North Am.* Jan 2016;47(1):283-292.
2. Borys D, Canter RJ, Hoch B, et al. P16 expression predicts necrotic response among patients with osteosarcoma receiving neoadjuvant chemotherapy. *Human pathology.* 2012;43(11):1948-1954.
3. Carter JM, Inwards CY, Jin L, et al. Activating GNAS mutations in parosteal osteosarcoma. *The American journal of surgical pathology.* Mar 2014;38(3):402-409.
4. Chen X, Bahrami A, Pappo A, et al. Recurrent somatic structural variations contribute to tumorigenesis in pediatric osteosarcoma. *Cell reports.* Apr 10 2014;7(1):104-112.
5. Damron TA, Ward WG, Stewart A. Osteosarcoma, chondrosarcoma, and Ewing's sarcoma: National Cancer Data Base Report. *Clinical orthopaedics and related research.* Jun 2007;459:40-47.
6. Davis AM, Bell RS, Goodwin PJ. Prognostic factors in osteosarcoma: a critical review. *J Clin Oncol.* Feb 1994;12(2):423-431.
7. Duhamel LA, Ye H, Halai D, et al. Frequency of Mouse Double Minute 2 (MDM2) and Mouse Double Minute 4 (MDM4) amplification in parosteal and conventional osteosarcoma subtypes. *Histopathology.* Jan 2012;60(2):357-359.
8. Enneking WF, Spanier SS, Goodman MA. A system for the surgical staging of musculoskeletal sarcoma. *Clinical orthopaedics and related research.* Nov-Dec 1980;153(153):106-120.
9. Gaspar N, Hawkins DS, Dirksen U, et al. Ewing Sarcoma: Current Management and Future Approaches Through Collaboration. *Journal of Clinical Oncology.* 2015;33(27):3036-3046.
10. Herrmann BG, Kispert A. The T genes in embryogenesis. *Trends in genetics : TIG.* Aug 1994;10(8):280-286.
11. Isakoff MS, Bielack SS, Meltzer P, Gorlick R. Osteosarcoma: Current Treatment and a Collaborative Pathway to Success. *J Clin Oncol.* Sep 20 2015;33(27):3029-3035.
12. Italiano A, Sung YS, Zhang L, et al. High prevalence of CIC fusion with double-homeobox (DUX4) transcription factors in EWSR1-negative undifferentiated small blue round cell sarcomas. *Genes Chromosomes Cancer.* Mar 2012;51(3):207-218.
13. Kattan MW, Hess KR, Amin MB, et al. American Joint Committee on Cancer acceptance criteria for inclusion of risk models for individualized prognosis in the practice of precision medicine. *CA: a cancer journal for clinicians.* Jan 19 2016.
14. Kelley MJ, Shi J, Ballew B, et al. Characterization of T gene sequence variants and germline duplications in familial and sporadic chordoma. *Human genetics.* Oct 2014;133(10):1289-1297.
15. Kispert A, Koschorz B, Herrmann BG. The T protein encoded by Brachyury is a tissue-specific transcription factor. *The EMBO journal.* Oct 2 1995;14(19):4763-4772.
16. Leerapun T, Hugate RR, Inwards CY, Scully SP, Sim FH. Surgical management of conventional grade I chondrosarcoma of long bones. *Clinical orthopaedics and related research.* Oct 2007;463:166-172.
17. Lin PP, Jaffe N, Herzog CE, et al. Chemotherapy response is an important predictor of local recurrence in Ewing sarcoma. *Cancer.* Feb 1 2007;109(3):603-611.
18. Liu X, Kato Y, Kaneko MK, et al. Isocitrate dehydrogenase 2 mutation is a frequent event in osteosarcoma detected by a multi-specific monoclonal antibody MsMab-1. *Cancer medicine.* 2013;2(6):803-814.
19. Ozaki T, Flege S, Liljenqvist U, et al. Osteosarcoma of the spine: experience of the Cooperative Osteosarcoma Study Group. *Cancer.* Feb 15 2002;94(4):1069-1077.
20. Peabody TD GC, Simon MA. Evaluation and staging of musculoskeletal neoplasms. *The Journal of bone and joint surgery. American volume.* 1988;80(A):1204–1218.
21. Peters TL, Kumar V, Polikepahad S, et al. BCOR-CCNB3 fusions are frequent in undifferentiated sarcomas of male children. *Modern pathology : an official journal of the United States and Canadian Academy of Pathology, Inc.* Apr 2015;28(4):575-586.
22. Pillay N, Plagnol V, Tarpey PS, et al. A common single-nucleotide variant in T is strongly associated with chordoma. *Nature genetics.* 2012;44(11):1185-1187.
23. Presneau N, Shalaby A, Ye H, et al. Role of the transcription factor T (brachyury) in the pathogenesis of sporadic chordoma: a genetic and functional-based study. *J Pathol.* Feb 2011;223(3):327-335.
24. Pring ME, Weber KL, Unni KK, Sim FH. Chondrosarcoma of the pelvis. A review of sixty-four cases. *The Journal of bone and joint surgery. American volume.* Nov 2001;83-A(11):1630-1642.
25. Reith JD, Horodyski MB, Scarborough MT. Grade 2 chondrosarcoma: stage I or stage II tumor? *Clinical orthopaedics and related research.* Oct 2003(415):45-51.
26. Rougraff BT, Simon MA, Kneisl JS, Greenberg DB, Mankin HJ. Limb salvage compared with amputation for osteosarcoma of the distal end of the femur. A long-term oncological, functional, and quality-of-life study. *The Journal of bone and joint surgery. American volume.* May 1994;76(5):649-656.
27. Saifuddin A. The accuracy of imaging in the local staging of appendicular osteosarcoma. *Skeletal radiology.* Apr 2002;31(4):191-201.
28. Salinas-Souza C, De Andrea C, Bihl M, et al. GNAS mutations are not detected in parosteal and low-grade central osteosarcomas. *Modern Pathology.* 2015;28(10):1336-1342.
29. Schoenfeld AJ, Hornicek FJ, Pedlow FX, et al. Osteosarcoma of the spine: experience in 26 patients treated at the Massachusetts General Hospital. *The spine journal : official journal of the North American Spine Society.* Aug 2010;10(8):708-714.

30. Schwab J, Gasbarrini A, Bandiera S, et al. Osteosarcoma of the mobile spine. *Spine.* Mar 15 2012;37(6):E381-386.
31. Söderstrom M, Ekfors TO, Böhling TO, Teppo LH, Vuorio EI, Aro HT. No improvement in the overall survival of 194 patients with chondrosarcoma in Finland in 1971-1990. *Acta orthopaedica.* 2003;74(3):344-350.
32. Stacy GS, Mahal RS, Peabody TD. Staging of bone tumors: a review with illustrative examples. *AJR. American journal of roentgenology.* Apr 2006;186(4):967-976.
33. Stephens PJ, Greenman CD, Fu B, et al. Massive genomic rearrangement acquired in a single catastrophic event during cancer development. *Cell.* Jan 7 2011;144(1):27-40.
34. Szymanska J, Mandahl N, Mertens F, Tarkkanen M, Karaharju E, Knuutila S. Ring chromosomes in parosteal osteosarcoma contain sequences from 12q13-15: a combined cytogenetic and comparative genomic hybridization study. *Genes Chromosomes Cancer.* May 1996;16(1):31-34.
35. Tabareau-Delalande F, Collin C, Gomez-Brouchet A, et al. Diagnostic value of investigating GNAS mutations in fibro-osseous lesions: a retrospective study of 91 cases of fibrous dysplasia and 40 other fibro-osseous lesions. *Modern pathology : an official journal of the United States and Canadian Academy of Pathology, Inc.* Jul 2013;26(7):911-921.
36. Talac R, Yaszemski MJ, Currier BL, et al. Relationship between surgical margins and local recurrence in sarcomas of the spine. *Clinical orthopaedics and related research.* 2002;397:127-132.
37. Tirode F, Surdez D, Ma X, et al. Genomic landscape of Ewing sarcoma defines an aggressive subtype with co-association of STAG2 and TP53 mutations. *Cancer Discov.* Nov 2014;4(11):1342-1353.
38. Vujovic S, Henderson S, Presneau N, et al. Brachyury, a crucial regulator of notochordal development, is a novel biomarker for chordomas. *J Pathol.* Jun 2006;209(2):157-165.
39. Wuisman P, Enneking W. Prognosis for patients who have osteosarcoma with skip metastasis. *The Journal of Bone & Joint Surgery.* 1990;72(1):60-68.
40. Yang M. Prognostic role of pathologic fracture in osteosarcoma: Evidence based on 1,677 subjects. *J Cancer Res Ther.* Apr-Jun 2015;11(2):264-267.
41. Yoshida A, Ushiku T, Motoi T, et al. MDM2 and CDK4 immunohistochemical coexpression in high-grade osteosarcoma: correlation with a dedifferentiated subtype. *The American journal of surgical pathology.* Mar 2012;36(3):423-431.
42. Yoshida A, Ushiku T, Motoi T, et al. Immunohistochemical analysis of MDM2 and CDK4 distinguishes low-grade osteosarcoma from benign mimics. *Modern pathology : an official journal of the United States and Canadian Academy of Pathology, Inc.* Sep 2010;23(9):1279-1288.
43. Morrison WB, Weissman BN, Kransdorf MJ, et al. ACR Appropriateness Criteria for Primary Bone Tumors. 2013; https://acsearch.acr.org/docs/69421/Narrative/. Accessed January 25, 2016, 2016.

第九篇
软组织肉瘤

专家组成员

Members of the Soft Tissue Sarcoma Expert Panel

Mark Agulnik, MD
Elliot A. Asare, MD
Elizabeth H. Baldini, MD, MPH
Robert K. Brookland, MD, FACR, FACRO – Editorial Board Liaison
Kumarasen Cooper, MBChB, DPhil, FRCPath – CAP Representative
Ronald P. DeMatteo, MD
Andrew L. Folpe, MD
B. Ashleigh Guadagnolo, MD, MPH
Jason L. Hornick, MD, PhD
Robin L. Jones, MD
Vicki L. Keedy, MD, MSCI
David G. Kirsch, MD, PhD
Alexander J. Lazar, MD, PhD, FACP – Precision Medicine Core Representative
John E. Madewell, MD
Robert G. Maki, MD, PhD, FACP – Vice Chair
Brian O'Sullivan, MD, FRCPC – UICC Representative
David M. Panicek, MD, FACR
Snehal G. Patel, MD
Raphael E. Pollock, MD, PhD, FACS – Chair
R. Lor Randall, MD, FACS
Chandrajit P. Raut, MD, MSc, FACS
Richard F. Riedel, MD
Erich M. Sturgis, MD, MPH, FACS
Paige S. Tedder, RHIT, CTR – Data Collection Core Representative
Sam S. Yoon, MD

第39章 软组织肉瘤简介

本章摘要

适用本分期系统的肿瘤种类

本章节包括了起源于以下位置的软组织肉瘤：

- 头颈部
- 肢体和躯干
- 胃肠道
- 泌尿生殖道
- 内脏和腹膜后
- 妇科来源
- 乳腺
- 肺，胸膜和纵隔
- 其他组织

不适用本分期系统的肿瘤种类

肿瘤类型	按何种类型分类	适用章节
硬纤维瘤/深层纤维瘤病	无 AJCC 分期系统 应记录解剖部位，大小和边缘状态	无
卡波西肉瘤	无 AJCC 分期系统 艾滋病临床试验组(ACTG)系统可以使用 TIS(肿瘤，免疫系统，系统性疾病)分期；然而，在抗反转录病毒治疗的时代，尽管高风险病例依然存在，但该系统的效用似乎不足	无

更新要点

更新	更新细节	证据级别
多个章节	强调了软组织肉瘤的解剖原发部位。原发部位对局部复发和转移性疾病具影响	无
胃肠道间质瘤(GIST)	GIST 仍采用自有的分期系统并保持不变，因 GIST 属间质来源恶性肿瘤，故仍归于肉瘤	无
腹膜后肉瘤新分期系统	更准确地反映了该肿瘤部位的生物学；除了传统的分期类别外，经验证的列线图模型还可用于指导风险评估	I
头颈部肉瘤分期新系统	同其他部位肿瘤相比，头颈部肉瘤的体积相对较小；但相对于相同体积的肿瘤，预后风险更高。提供了临时 TNM 标准便于前瞻性数据收集	Ⅳ
内脏肉瘤新分期系统	该解剖部位不含浅表肿瘤	Ⅳ
原发肿瘤(T)定义	提供了新的基于肿瘤大小的类别以更好反映肿瘤转移同体积的相关性；淘汰了基于肿瘤的深浅度的分期方法	Ⅱ
区域淋巴结(N)定义	N1 疾病的临床表现同Ⅲ~Ⅳ期肿瘤类似，为了简单起见，被认定为Ⅳ期	Ⅱ
少见部位和组织学类型	提供了一些独特的组织学及其生物学行为的指导。某些肉瘤较易于早期转移发生，但与其他组织类型的肉瘤相比，这些类别伴转移的患者可能生存的时间更长	无

ICD-O-3 形态学编码

编码	描述
C38.0	心脏恶性肿瘤
C38.1	前纵隔恶性肿瘤
C38.2	后纵隔恶性肿瘤
C38.3	部位未明确的纵隔恶性肿瘤
C38.4	胸膜恶性肿瘤
C38.8	心脏,纵隔和胸膜交搭跨越的恶性肿瘤
C47.0	头部,面部和颈部的周围神经和自主神经系统
C47.1	上肢和肩膀的周围神经和自主神经系统
C47.2	下肢包括臀部的周围神经和自主神经系统
C47.3	胸部周围神经和自主神经系统
C47.4	腹部周围神经和自主神经系统
C47.5	骨盆周围神经和自主神经系统
C47.6	躯干周围神经和自主神经系统
C47.8	周围神经和自主神经系统的交搭跨越病灶
C47.9	未明确的周围神经和自主神经系统
C48.0	腹膜后恶性肿瘤
C48.1	腹膜特定部位的恶性肿瘤
C48.2	未明确的腹膜恶性肿瘤
C48.8	腹膜后腔和腹膜交搭跨越病灶
C49.0	结缔组织、皮下组织和头部、面部、颈部的其他软组织
C49.1	结缔组织、皮下组织和上肢、肩膀的其他软组织
C49.2	结缔组织、皮下组织和下肢、臀部的其他软组织
C49.3	结缔组织、皮下组织和胸部的其他软组织
C49.4	结缔组织、皮下组织和腹部的其他软组织
C49.5	结缔组织、皮下组织和盆腔的其他软组织
C49.6	结缔组织、皮下组织和躯干的其他软组织,病理类型不明确
C49.8	其他结缔组织和软组织交搭跨越病灶
C49.9	其他结缔组织和软组织,非特指

这些部位起源的肉瘤

编码	描述
C00~C14	唇、口腔和咽
C15~C26	消化器官
C30~C33	呼吸系统
C34~C37	胸腔内器官
C50	乳房
C51~C53	女性生殖器官
C58	女性生殖器官
C60~C63	男性生殖器官
C64~C68	尿道
C69.0~C69.5,C69.9	眼
C70~C72	脑和中枢系统
C73~C75	甲状腺和其他内分泌腺体
C80.9	原发灶不明

WHO 肿瘤分类

本肉瘤列表源自世界卫生组织(WHO)关于软组织和骨肉瘤病理学(2013)的分类,但排除了其中的良性诊断。完整的原始参考资料包含了良性软组织和骨肿瘤的信息。

脂肪细胞肿瘤

编码	描述
8850	非典型脂肪瘤
8850	分化良好的脂肪肉瘤
8850	脂肪肉瘤,非特指
8858	去分化脂肪肉瘤
8852	黏液样细胞/圆形细胞脂肪肉瘤
8854	多形性脂肪肉瘤

成纤维细胞/肌纤维性肿瘤

编码	描述
8832	隆突性皮肤纤维肉瘤
8832	纤维肉瘤性隆起性皮肤纤维肉瘤
8833	色素沉着的隆突性皮肤纤维肉瘤
8815	孤立性纤维瘤,恶性
8825	炎性肌成纤维细胞瘤
8825	低级别肌成纤维细胞肉瘤
8810	成人纤维肉瘤
8811	黏液纤维肉瘤[原黏液恶性纤维组织细胞瘤(黏液质 MFH)]
8840	低级纤维黏液样肉瘤
8840	硬化性上皮样纤维肉瘤

所谓的纤维组织细胞肿瘤

编码	描述
9251	软组织巨细胞瘤

平滑肌肿瘤

编码	描述
8890	平滑肌肉瘤(不包括皮肤)

周细胞(血管周细胞)肿瘤

编码	描述
8711	恶性血管球瘤

骨骼肌肿瘤

编码	描述
8910	胚胎性横纹肌肉瘤(包括葡萄状,间变性)
8920	肺泡横纹肌肉瘤(包括实性间变性)
8901	多形性横纹肌肉瘤
8912	纺锤体细胞/硬化横纹肌肉瘤

软组织血管瘤

编码	描述
9136	网状血管内皮细胞瘤
9136	假肌源性(上皮样肉瘤样)血管内皮瘤
9133	上皮样血管内皮瘤
9120	软组织血管肉瘤

软骨-骨性肿瘤

编码	描述
9180	骨外骨肉瘤

胃肠道间质瘤

编码	描述
8936	胃肠道间质瘤,恶性

神经鞘膜肿瘤

编码	描述
9540	恶性周围神经鞘膜瘤
9542	上皮样恶性周围神经鞘膜瘤
9561	恶性蝾螈瘤
9580	恶性颗粒细胞瘤

分化不确定的肿瘤

编码	描述
8842	骨化性纤维黏液瘤,恶性
8935	间质肉瘤,非特指
8982	肌上皮癌
8990	磷酸盐尿性间叶肿瘤
9040	滑膜肉瘤,非特指
9041	滑膜肉瘤,梭形细胞
9043	滑膜肉瘤,双相
8804	上皮样肉瘤
9581	腺泡状软组织肉瘤
9044	软组织透明细胞肉瘤
9231	骨外黏液软骨肉瘤
9364	骨外尤因肉瘤
8806	促纤维增生性小圆细胞肿瘤
8963	肾外横纹肌样瘤
8714	血管周上皮样细胞肿瘤,非特指
9137	内膜肉瘤

未分化/未分类肉瘤

编码	描述
8801	未分化梭形细胞肉瘤
8802	未分化多形性肉瘤
8803	未分化圆形细胞肉瘤
8804	未分化上皮样肉瘤
8805	未分化肉瘤,非特指

概述

《AJCC 癌症分期指南》第 8 版分期标准对肿瘤复发或患者死亡的风险进行分层,同时以肿瘤分类登记为目的。软组织肉瘤是包含超过 50 种诊断一个病种大类。考虑到上述分期目标,本版的软组织肉瘤的分期标准较之前的版本在内容上有了显著增加。尽管为所有软组织肿瘤的组织学类型都建立独立的分期系统不切实际,但不同肉瘤类型间的共性可以用于为肉瘤类疾病的复发风险予以分层。

软组织肉瘤解剖学原发部位是目前强调的重点因素,对局部复发和远处转移有显著影响。因此,本分期手册具体安排了:①肢体和躯干的软组织肉瘤,②腹膜后,③头颈部和④内脏部位四个独立的章节。对于前两个部位的肿瘤,预后特征相对明确且目前具备基于分期数据的有效复发预测模型;然而,后两种肿瘤现有的数据有限,本系统提供的标准将成为将来版本中对这两种肿瘤的风险评估所需要的数据收集的起点和研究工具。关于最常见的肉瘤即 GIST 的分期，目前纳入了软组织肉瘤部分。此外，具有非常见组织学和特定解剖学原发部位临床特征的肿瘤放在最后一章，以便提供对软组织肉瘤分期系统所涵盖的一些非常见组织学类别的理解。

软组织肉瘤是涵盖了逾 50 种不同亚型的肿瘤集合，包括了具有局部侵袭性但很少或基本不会出现远处转移的病变[3]。若在肿瘤特征中包含特异性的 DNA 改变，则能够定义更多的亚型。然而除 GIST 以外，目前尚未明确特定基因改变同其他肉瘤类型的预后是否具相关性。甚至在 GIST 中，这些相关性仍不完整，尚属研究的热点。

肿瘤的组织学亚型、分级和大小对分期至关重要。肉瘤的组织学分级是分期系统最重要的参数之一。分级基于肿瘤的诸多病理学特征，如组织学亚型、分化程度、有丝分裂活性和坏死的分析。准确的分级要求评估足够量的固定良好的肿瘤组织样本。细针穿刺的活检组织或已接受放化疗的肿瘤的病理分级往往不够准确。

本版的分期系统首次根据原发肿瘤的解剖学部位予以细分。该策略尤其适用于头颈部及腹膜后等部位的肉瘤。同其他分期指标相比，腹膜后肉瘤的大小和头颈部肉瘤的分级，可能是更为重要的远处转移的预后因素。原发于乳房的肉瘤则是另一种特殊的类型，其分期和治疗应参照身体其他部位的肉瘤（如浅表性躯干肉瘤）。

以下的身体部位可用于起源于软组织以外其他脏器的肉瘤的报告。肢体和躯干可以合并；包括腹腔脏器在内的脏器也可合并。在有足够数量的情况下，可以通过细分到胃肠道的各结构中报告。肺、胃肠、泌尿生殖器和妇科系统的肉瘤的分类应予区分。

软组织肉瘤的部位组织

- 头颈部
- 肢体和躯干
- 胃肠道
- 泌尿生殖系统
- 内脏腹膜后
- 妇科
- 乳腺
- 肺、胸膜和纵隔
- 其他

解剖学

原发部位

本分期系统适用于软组织肉瘤。原发性肉瘤可起源于不同软组织结构。这些组织结构包括纤维结缔组织（成纤维细胞）、脂肪、平滑肌或横纹肌、脉管组织、外周神经组织和内脏。尤因肉瘤可能出现在骨骼（作为骨肿瘤分期）或软组织（作为软组织肉瘤分期）。

区域淋巴结

成人患者的软组织肉瘤出现区域淋巴结侵犯的情况并不常见。其中较最出现区域淋巴结转移的肉瘤组织学类型包括肺泡横纹肌肉瘤、胚胎横纹肌肉瘤、上皮样肉瘤和血管肉瘤。

转移部位

软组织肉瘤的转移部位通常取决于原发肿瘤的部位。例如，肢体肉瘤最常见的远处转移部位是肺，而肝脏是腹膜后和胃肠肉瘤的最常见转移部位。

分类原则

临床分期

肉瘤的临床分期基于体格检查，影像学检查，以诊断为目的的原发病灶、淋巴结和/或潜转移部位的活检，以及其他诊断手段（如内镜）的检查结果。根据肿瘤（T）、淋巴结（N）、转移（M）、分级（G）等特点分期。肿瘤大小可根据临床或影像学检查确定。转移分期应根据最可能转移的部位予以描述。通常的，磁共振（MR）成像或计算机断层（CT）扫描对软组织肉瘤分期的精度最高；胸部 CT 扫描可用于诊断潜在的隐匿性肺转移。黏液样和圆形细胞脂肪肉瘤科转移至软组织部位和骨髓部位（如骨盆和脊柱），其高危病变需更为彻底的分期。临床分期中科包括对原发部位、淋巴结和远处转移病灶的诊断性活检的信息。

肿瘤分期的 TNM 分类

T 分类基于任何层面上测量的肿瘤最大径评估。应在可最好观察肿瘤的 MR 成像脉冲序列中测量。某些肿瘤，如多形性肉瘤和黏液纤维肉瘤，通常具有沿筋膜和神经血管平面延伸的较长的尾状突起。若存在类似的突起，其周围的水肿不计于肿瘤的大小。

区域淋巴结转移在大多数组织学类型的肢体软组织肉瘤中并不常见。若淋巴结变大、变圆或伴有坏死，或淋巴结的正常脂肪门被软组织取代，则疑似淋巴结转移。

肺是肢体软组织肉瘤最常发生转移的脏器。肺内转移病灶常表现为清晰的结节。血管肉瘤等出血性结节可能表现出磨砂玻璃减弱的周围晕圈。某些类型的肉瘤（如骨外骨肉瘤或软骨肉瘤）的转移病灶可能在 CT 影像上伴有钙化，应同钙化性肉芽肿予以区分。

T 分类的定义

肿瘤大小的标准因解剖部位而异。需提供所有部位肿瘤的测量结果（甚至是可确定体积的数据）。肿瘤大小应为连续变量，T 分类中指定的肿瘤大小（厘米为单位）是用于区分患者人群的随意数值。

深度

因为肿瘤所处的深度对预后影响较小，而且内脏和其他部位的肿瘤无法判断深度，因此深度不再用于《AJCC 癌症分期指南》第 8 版。为报告的完整性，仍需检查肿瘤相对于肢体和躯干的筋膜的深度。"浅表"的定义是四肢或躯干病变中未见肌肉浅筋膜和肌筋膜的侵犯。所有非浅表的头颈、胸腔、腹腔、腹膜后及内脏肿瘤均被认为是深部病变。

淋巴结转移

淋巴结转移在成人软组织肉瘤中较为少见，临床检查或显微镜下未被明确诊断为淋巴结转移的情况均认定为 N0，临床分期标示为 cN0，病理分期标示为 pN0。在病理分期中，淋巴结转移的状态若基于临床体检或影像学检查结果，则认定为 cN0 而非 pNX。

分级

分级在肉瘤分期中仍发挥着重要作用，特别是因为肉瘤通常较少转移至淋巴结。因此，若忽略肿瘤的分级，就功能性而言，风险评估的变量仅剩肿瘤大小（T 分类）和存在远处转移与否（M 分期）。一般认为，组织学类型较肿瘤分级更为重要，但分级较原发肿瘤大小更有助于确定风险程度。

肉瘤的诊断均应包括分级。AJCC 软组织肿瘤的分期系统曾采用四级分期法，但从《AJCC 癌症分期指南》第 7 版开始采用了两种最为普遍认可的三级分级系统。软组织肉瘤的综合分级包括分化（组织学特异性），核分裂率和坏死程度，并与疾病特异性生存密切相关。根据美国病理学会（CAP）观点，法国癌症中心联合会肉瘤协作组（FNCLCC）的分级系统因其易用性、可重复性和有效性，优于美国国立卫生研究院（NIH）的分级系统。

新辅助化疗或放射治疗后采用空心针穿刺活检以评判组织学分级具相当难度。然而，鉴于分级对分期和治疗的重要性，仍鼓励穿刺活检以明确诊断和分级。在许多情况下，肉瘤的类型较易区分（如尤因肉瘤，未分化的多形性肉瘤），而在不太明显的情况下，分级较为困难。一般来说，芯针穿刺活检显示多个标本为高级别肉瘤，其后出现分级降低的概率较低，因此应被认定为高级别肿瘤；但活检组织中若少量标本部位出现低级别肉瘤，后续诊断则有出现分级升高的可能。

表 39.1 列举了几种未被 FNCLCC 分级标准专门定义的组织学类型，但 FNCLCC 分级定义中包含了一些在分化方面相关的有用数据。FNCLCC 等级由分化、核分裂象和坏死程度三个参数决定。每个参数得分如下：分化（1～3），核分裂象（1～3）和坏死（0～2）。分数用以确定分级。

表 39.1　组织学特异性肿瘤分化程度评分

组织学类型	评分
非典型脂肪瘤/高分化脂肪肉瘤	1
黏液样脂肪肉瘤	2
圆细胞脂肪肉瘤	3
多形性脂肪肉瘤	3
去分化脂肪肉瘤	3
纤维肉瘤	2
黏液纤维肉瘤	2
未分化的多形性肉瘤（以前称为恶性纤维组织细胞瘤，多形性）	3
高分化平滑肌肉瘤	1
传统的平滑肌肉瘤	2
低分化/多形性/上皮样平滑肌肉瘤	3
双/单相滑膜肉瘤	3
低分化滑膜肉瘤	3
多形性横纹肌肉瘤	3
间叶性软骨肉瘤	3
骨外骨肉瘤	3
尤因肉瘤/原始神经外胚叶肿瘤（PNET）	3
恶性横纹肌样瘤	3
未分化肉瘤，非特指型	3

注：本系统不包括胃肠道间质瘤、恶性外周神经鞘瘤、胚胎性和肺泡横纹肌肉瘤和血管肉瘤（快速生长和消退）、骨外黏液软骨肉瘤、软组织腺泡状肉瘤、透明细胞肉瘤和上皮样肉瘤（缓慢生长和消退）的分级。对恶性周围神经鞘膜瘤的分级仍具争议。尽管这些组织学类型的肉瘤均容易出现远处转移，但伴远处转移的患者的生存差异较大。（引自 Guillou 等[5]的研究结果，经作者同意发表。）

肿瘤分化

肿瘤分化同组织学类型相关,评分如下:

分化程度评分	定义
1	与正常成人间叶组织极为相似的肉瘤(如低级别平滑肌肉瘤)
2	组织学分型确定的肉瘤(如黏液样/圆形细胞脂肪肉瘤)
3	胚胎型和未分化的肉瘤,类型不确定的肉瘤,滑膜肉瘤,软组织骨肉瘤,软组织尤因肉瘤/原始神经外胚叶肿瘤(PNET)

核分裂象计数

选定肉瘤核分裂最活跃的区域,采用 40 倍物镜,连续观察 10HPF(1HPF 相当于放大 400 倍,即等于 0.173 4mm^2)进行计数评分。

核分裂象计数评分	定义
1	0~9 个核分裂象/10HPF
2	10~19 个核分裂象/10HPF
3	≥20 个核分裂象/10HPF

肿瘤坏死

肉眼评估并经组织病理确认。

坏死程度评分	定义
0	无坏死
1	伴<50%肿瘤坏死
2	伴≥50%肿瘤坏死

FNCLCC 组织学分级

G	G 定义
GX	分级无法评估
G1	分化程度、核分裂象和坏死程度评分为 2 分、3 分
G2	分化程度、核分裂象和坏死程度评分为 4 分、5 分
G3	分化程度、核分裂象和坏死程度评分为 6~8 分

肿瘤分化评级是 FNCLCC 系统最为主观的方面(表 39.1)。此外,它并非对所有肉瘤亚型有效,某些亚型中不适用。然而,因肿瘤分化评级在分期中的高权重而极为重要,比如,任何分化程度评分为 3 的肉瘤至少是中到高级。

FNCLCC 分级系统可用于 FNCLCC 原始文献中未描述的新型肉瘤类别。比如,隆突性皮肤纤维肉瘤的分化程度评分为 1 级。因低级纤维黏液样肉瘤和硬化性上皮样纤维肉瘤在 FNCLCC 分级系统推出后才被描述,故不具有分化等级。然而,根据 FNCLCC 的一般鉴别标准及其转移性倾向,建议给予 2 级的评分。

影像学检查

磁共振(MR)成像是评估原发肿瘤分期信息的首选检查方法。然而,当无法使用 MR 或存在 MR 禁忌证的情况下,使用静脉造影剂进行的增强 CT 可提供类似的信息。MR 成像和 CT 也可引导选择活检的最佳位置,如选择血管或细胞最丰富并避免坏死的区域。普通 X 线影像可能比 MR 成像或 CT 更能表现出微小的皮质受累。对具有淋巴结转移倾向的肉瘤类型,可进行前哨淋巴结定位以指导淋巴结采样。肺是四肢软组织肉瘤最常见的转移部位,可采用胸部 CT 排除肺转移在黏液瘤/圆形细胞脂肪肉瘤中,因其他影像学诊断效果有限,高风险肿瘤需采用脊柱和骨盆 MR 评估潜在的骨髓转移。由于横纹肌肉瘤具有较高的远处和淋巴结转移风险,PET/CT 是其全身分期的有效手段。

肿瘤影像学分期

影像学检查需描述原发肿瘤的位置和范围,包括与邻近肌肉、血管、神经、骨骼和关节的关系。(非脂肪抑制的)T1 加权图像是评估神经血管包膜和骨髓受累的最佳手段。肿瘤的接触血管壁的范围若超过 180°应被认为是血管包绕;较少程度的接触则应被描述为非包绕性接触。肿瘤边缘与周围反应区(其表现为软组织水肿并且可能包含活肿瘤细胞)通常可用 T2 加权或减压后脂肪抑制 T1 加权 MR 成像予以区分。

建议的报告格式

1. 原发肿瘤
   a. MRI 信号或 CT 衰减特性
   b. 肿瘤内部坏死的范围和部位
   c. 在四肢的部位,包括与浅筋膜的关系
   d. 肿瘤末梢的存在及位置
   e. 大小(三维)
2. 局部范围
   a. 侵及肌肉、骨骼和关节
   b. 接触或包裹血管和神经
   c. 侵及血管腔内
   d. 存在附近的卫星结节
3. 区域淋巴结受累情况

建议的风险类别

放射诊断学中常采用特定的术语来描写评估的确定性。类似的,我们也引入了区分复发风险的通用术语。不管采用何种分期方法，希望该术语都可用以准确地表达肉瘤复发或转移的风险，从而帮助临床医生正确选择有效的辅助治疗手段。

表 39.2 列举了各风险类别，如复发或转移风险低于 10%的原发性软组织肉瘤被归为低风险，而复发或转移风险高于 30%的原发性软组织肉瘤则归为高风险的原发性肿瘤。

表 39.2　原发性软组织肉瘤风险分类建议

复发或转移风险/%	分类
≤10	低风险
>10 到≤30	中风险
>30	高风险

病理学分期

病理学分期（pTNMG）包括对原发肿瘤的切除与病理评估，以及对局部和远处转移的临床/影像学评估。若无法准确测量被切除的原发肉瘤样本，可使用影像学评估来确定肉瘤的大小（pT 分类）。在检查原发性肿瘤时，病理学专家应对病灶进行分类并确定组织病理学分级。偶尔的，精确的亚型分类需使用免疫组织化或细胞遗传学检查。

新辅助治疗后的分期归为 yp，而非 p。肿瘤分级可能受到诱导化疗和/或放射治疗的影响。被确定为高级别的病灶经过术前治疗后，病理检查可能出现降级的现象，因此可能被标注为比原先更低的级别。而相反情况（即新辅助治疗后的肿瘤病理级别高于原先级别）通常因样本采集错误，或术前治疗去除了高度异质性的肿瘤结构中的低级别部分。

复发性肿瘤的再次分期

复发性肉瘤再次分期时应使用相同的分期系统，并使用前缀 r（rTNM）加以标注。复发肉瘤的分期报告需明确区分肿瘤为原发病灶或治疗后复发的病灶。当具有潜在的致病因素（如电离辐射暴露和遗传或遗传综合征）时，鼓励在分期中予以报告。复发性肉瘤诊断所需的检查应包括肿瘤部位的影像学检查（CT 或 MR 成像扫描），胸部 CT 扫描和组织活检。治疗开始前应经过组织活检确定诊断。

预后因素

分期所需的预后因素

法国癌症中心联合会肉瘤协作组（FNCLCC）分级

请参阅本章中的临床分类部分。

核分裂率

GIST（见第 43 章）。

其他重要临床预后因素

神经血管与骨侵犯

在以往的分期系统中，肿瘤相关的神经血管和骨侵犯是软组织肉瘤分期的决定因素之一。但当前的分期系统版本未采纳上述因素。将来也没有采纳这两项因素的计划。尽管仍需进一步的研究以确定神经血管和骨侵犯临床上是否是独立的预后因素，如若可能，目前仍建议在报告中包括上述两项因素。AJCC 证据级别：Ⅲ级。

分子标记

分子标记和遗传变异是否可作为肉瘤的预后因素是目前的研究重点。除了 GIST 的 KIT、PDGFRA 或其他突变状态对肿瘤预后具预测价值并可指导治疗的选择外，目前还没有足够证据支持其他的分子标志物用于肉瘤的分期。

未来基因检测结果可能取代部分肿瘤分级相关的分期问题。被称为“肉瘤复杂性指数”（CINSARC）的非整倍体特征性遗传学特征，在软组织肉瘤和 GIST 的预后预测上优于组织学分级，未来可能成为 FNCLCC 肉瘤分级的预后指标。AJCC 证据级别：Ⅲ级。

验证

目前的分期系统可有效判断软组织肉瘤患者的总生存期。Ⅰ期患者的疾病相关的死亡风险较低，而Ⅱ期和Ⅲ期的风险逐渐递增。分期因素在肢体和躯干肉瘤中符合 AJCC 的Ⅰ级循证等级。在头颈部，腹膜后和内脏肉瘤中，AJCC 证据级别为Ⅳ级。

有关各解剖部位软组织肉瘤 TNMG 的具体分期系统，请参阅其他相关章节。

肿瘤登记需收集的变量

1. 影像判断的骨侵袭
2. 若属 pM1 须登记转移病灶的标本来源
3. 肿瘤大小的其他维度尺寸
4. FNCLCC 分级
5. 中枢神经系统侵犯（头颈部原发）
6. GIST 的有丝分裂率
7. GIST 中 *KIT* 免疫组化检测
8. GIST 中 *KIT*、*PDGFRA* 突变状态

组织学分级(G)

FNCLCC。

GIST 的核分裂比率。

组织病理学类型

有关软组织肉瘤的组织学列表,请参阅本章“肿瘤分类”一节。

(译者 孙元珏 审校 姚阳)

参考文献

1. Krown SE, Metroka C, Wernz JC. Kaposi's sarcoma in the acquired immune deficiency syndrome: a proposal for uniform evaluation, response, and staging criteria. AIDS Clinical Trials Group Oncology Committee. *J Clin Oncol.* Sep 1989;7(9):1201–1207.
2. Fletcher CDM, Bridge JA, Hogendoorn P, Mertens F, eds. *World Health Organization Classification of Tumours of Soft Tissue and Bone. Fourth Edition.* Lyon: IARC; 2013.
3. Brennan MF, Antonescu CR, Maki RG. *Management of soft tissue sarcoma.* Springer Science & Business Media; 2012.
4. Rubin BP, Cooper K, Fletcher CD, et al. Protocol for the examination of specimens from patients with tumors of soft tissue. *Arch Pathol Lab Med.* Apr 2010;134(4):e31–39.
5. Guillou L, Coindre JM, Bonichon F, et al. Comparative study of the National Cancer Institute and French Federation of Cancer Centers Sarcoma Group grading systems in a population of 410 adult patients with soft tissue sarcoma. *J Clin Oncol.* Jan 1997;15(1):350–362.
6. Coindre JM, Terrier P, Bui NB, et al. Prognostic factors in adult patients with locally controlled soft tissue sarcoma. A study of 546 patients from the French Federation of Cancer Centers Sarcoma Group. *J Clin Oncol.* Mar 1996;14(3):869–877.
7. Chibon F, Lagarde P, Salas S, et al. Validated prediction of clinical outcome in sarcomas and multiple types of cancer on the basis of a gene expression signature related to genome complexity. *Nature medicine.* Jul 2010;16(7):781–787.
8. Neuville A, Chibon F, Coindre JM. Grading of soft tissue sarcomas: from histological to molecular assessment. *Pathology.* Feb 2014;46(2):113-120.

第 40 章　头颈部肉瘤

本章摘要

适用本分期系统的肿瘤种类

所有头颈部软组织肉瘤，不含生物学行为不同的血管肉瘤，胚胎和肺泡亚型的横纹肌肉瘤，卡波西肉瘤和皮肤纤维肉瘤。

不适用本分期系统的肿瘤种类

肿瘤类型	按何种类型分类	适用章节
眼眶肉瘤	眼眶肉瘤	70
胚胎型和肺泡型的横纹肌肉瘤	无 AJCC 分期系统，参考儿童胚胎型和肺泡型横纹肌肉瘤分期指南	无
皮肤血管肉瘤	无 AJCC 分期系统	无
卡波西肉瘤	无 AJCC 分期系统。参考艾滋病临床试验组的 TIS 分期系统（肿瘤情况，免疫系统，系统性疾病）；然而，在抗反转录病毒治疗的时代，尽管高危病例依然存在，该系统的使用似有不足	无
皮肤纤维肉瘤	无 AJCC 分期系统	

更新要点

更新	更新细节	证据级别
新分期	由于此前其他部位肉瘤分期并不适用于头颈部，因此本版首次使用了基于 TNM 的原则制订的新分期系统。因目前仅具有初步数据支持，故该分期仅用于前瞻性的数据收集	无
原发肿瘤（T）定义	提供了新的 T 分类（T1～T4）。在头颈软组织肉瘤中删除了肉瘤分期中 T1 和 T2 使用的 5cm 的界定值，因该界定值与头颈部肉瘤不具相关性	Ⅳ
区域淋巴结（N）定义	采用肢体和躯干肉瘤的标准	Ⅳ
组织学分级（G）	采用肢体和躯干肉瘤的标准	Ⅳ

ICD-O-3 形态学编码

编码	描述
C00.0	外上唇
C00.1	外下唇
C00.2	外唇，非特指
C00.3	上唇黏膜
C00.4	下唇黏膜
C00.5	唇黏膜，非特指
C00.6	唇联合
C00.8	唇交搭跨越病灶
C00.9	唇，非特指
C01.9	舌底部，非特指
C02.0	舌背面，非特指
C02.1	舌缘
C02.2	舌腹面，非特指
C02.3	舌前 2/3，非特指
C02.4	舌扁桃体
C02.8	舌交搭跨越病灶
C02.9	舌，非特指
C03.0	上牙龈
C03.1	下牙龈
C03.9	牙龈，非特指
C04.0	口底前部
C04.1	口底侧部
C04.8	口底交搭跨越病灶
C04.9	口底，非特指
C05.0	硬腭
C05.1	软腭，非特指
C05.2	悬雍垂
C05.8	腭交搭跨越病灶
C05.9	腭，非特指
C06.0	颊黏膜
C06.1	口前庭
C06.2	磨牙后区
C06.8	口腔的其他和未特指部位交搭跨越病灶
C06.9	口腔，非特指
C07.9	腮腺
C08.0	下颌下腺
C08.1	舌下腺
C08.8	大涎腺交搭跨越病灶
C08.9	大涎腺，非特指
C09.0	扁桃体窝
C09.1	扁桃体柱
C09.8	扁桃体交搭跨越病灶
C09.9	扁桃体，非特指
C10.0	会厌谷

续表

编码	描述
C10.1	会厌前面
C10.2	口咽侧壁
C10.3	口咽后壁
C10.4	鳃裂
C10.8	口咽交搭跨越病灶
C10.9	口咽,非特指
C11.0	鼻咽上壁
C11.1	鼻咽后壁
C11.2	鼻咽侧壁
C11.3	鼻咽前壁
C11.8	鼻咽交搭跨越病灶
C11.9	鼻咽,非特指
C12.9	梨状窝
C13.0	环状软骨后区
C13.1	杓状会厌襞的咽下面
C13.2	下咽后壁
C13.8	下咽交搭跨越病灶
C13.9	下咽,非特指
C14.0	咽,非特指
C14.2	瓦尔代尔扁桃体环
C14.8	唇,口腔和咽交搭跨越病灶
C15.0	颈段食管
C15.3	食管上 1/3
C15.8	食管交搭跨越病灶
C30.0	鼻腔
C30.1	中耳
C31.0	上颌窦
C31.1	筛窦
C31.2	额窦
C31.3	蝶窦
C31.8	鼻窦交搭跨越病灶
C31.9	鼻窦
C32.0	声门
C32.1	声门上
C32.2	声门下
C32.3	喉软骨
C32.8	喉交搭跨越病灶
C32.9	喉,非特指
C47.0	头、面和颈部的周围神经和自主神经系统
C49.0	头、面和颈部的结缔组织、皮下组织和其他软组织
C72.2	嗅神经
C72.4	听神经
C72.5	脑神经
C73.9	甲状腺
C75.0	甲状旁腺
C75.1	垂体
C75.2	颅咽管
C75.3	松果体
C75.4	颈动脉体
C75.5	主动脉体和其他副神经节
C75.8	内分泌腺和有关结构交搭跨越病灶
C75.9	内分泌腺,非特指

WHO 肿瘤分类

脂肪细胞肿瘤

编码	描述
8850	非典型脂肪瘤性肿瘤
8850	分化好型脂肪肉瘤
8850	脂肪肉瘤,非特指
8858	去分化脂肪肉瘤
8852	黏液样细胞/圆形细胞脂肪肉瘤
8854	多形性脂肪肉瘤

成纤维细胞/肌成纤维细胞肿瘤

编码	描述
8815	孤立性纤维瘤,恶性
8825	炎性肌成纤维细胞瘤
8825	低级别肌成纤维细胞肉瘤
8810	成人纤维肉瘤
8811	黏液样纤维肉瘤
8840	低级别纤维黏液样肉瘤
8840	硬化性上皮样纤维肉瘤

所谓的纤维组织细胞性肿瘤

编码	描述
9251	软组织巨细胞瘤

平滑肌肿瘤

编码	描述
8890	平滑肌肉瘤(不包括皮肤)

周细胞(血管周细胞)肿瘤

编码	描述
8711	恶性血管球瘤

骨骼肌肿瘤

编码	描述
8901	多形性横纹肌肉瘤
8912	梭形细胞/硬化性横纹肌肉瘤

软组织脉管肿瘤

编码	描述
9136	网状血管内皮瘤
9136	假肌源性(上皮样肉瘤样)血管内皮瘤
9133	上皮样血管内皮瘤
9120	软组织血管肉瘤

软骨-骨肿瘤

编码	描述
9180	骨外骨肉瘤

神经鞘膜肿瘤

编码	描述
9540	恶性外周神经鞘膜瘤
9542	上皮样恶性周围神经鞘膜瘤
9561	恶性蝾螈瘤
9580	恶性颗粒细胞瘤

概述

本章主要介绍头颈部肉瘤的分期标准。尽管头颈部肉瘤在诊断时通常较其他部位的肉瘤体积更小,却常具有与其体积不相称的更高的局部复发率[1]。

头颈部肉瘤的生物学行为同其他部位的肉瘤并无明显差异,但基于解剖部位又具其特征。根据是否具明显的神经血管或骨骼侵犯,是否伴有吞咽或者气道的问题,以及肿瘤的具体解剖起源位置,头颈部肉瘤临床表现具多样性。源自上呼吸消化道、鼻窦和颅底部位的肿瘤,其症状与解剖部位密切相关(如鼻窦肿瘤的症状常表现为阻塞或流涕;直接侵犯鼻窦的肿瘤可引起眼球外凸;源自颅底或咀嚼肌间隙的肿瘤引起脑神经异常;喉或下咽肿瘤可引起声音或气道的损害)。源自皮下组织如面、颈部或者头皮的肿瘤,可表现为皮下肿块或出血[2,3]。

与身体其他部位肉瘤不同的是,头颈部肉瘤通常因局部复发而无法接受挽救性治疗,死亡原因通常因为未控制的局部疾病而非远处转移[4]。

因肿瘤所处的具体头颈部的位置,治疗通常须考虑患者的外表、功能保护和肿瘤切除的程度。同样体积的头颈部肉瘤,相较于身体其他部位同样体积的软组织肉瘤的治疗更具挑战。此外,美国癌症联合委员会(AJCC)软组织肉瘤专家工作组认为,近几十年来头颈部软组织肉瘤未获学术界的足够重视,尤其体现在先前肉瘤分期中以 5cm 为界来界定 T1 或 T2 的标准明显不适用于头颈部肉瘤。对多项研究结果分析后显示,约 70% 肿瘤的最大径小于 5cm[5~7],然而并无针对小于 5cm 肿瘤疗效的报道。该问题可能因尚无明确的标准来分类原发病灶较小的肿瘤所致。

上述情况表明,需建议一个全新的头颈部肉瘤分期标准,以便于前瞻性数据的收集。新 T 分类参考其了他病理类型头颈部恶性肿瘤的分期标准,具体为 T1:肿瘤最大径≤2cm;T2:肿瘤最大径>2cm 且≤4cm;T3:肿瘤最大径>4cm,T4:广泛侵袭的肿瘤,评价标准同其他头颈部恶性肿瘤一致。

本章由 AJCC 软组织肉瘤专家工作组推荐,且获得了头颈部肿瘤专家组的支持。

肿瘤的大小和组织学分级对头颈肉瘤的分期至关重要,同时对 T4 肿瘤的确定提供了肿瘤侵犯程度的具体细节。在其他部位软组织肉瘤中,尤其在大部分躯干和四肢软组织肉瘤中,肿瘤组织学分级基于病理学形态(分化程度,核分裂和坏死)的评价,准确的组织学分级要求有足够固定良好的组织标本,而穿刺活检或前期接受过放化疗患者的组织学标本不一定能达到评价的质量要求。

现有头颈部肉瘤的分期系统并未包含一些重要的预后因素,如组织学亚型。

解剖学

原发部位

软组织肉瘤可发生于头颈的任何部位,包括颈部(结缔组织和深部结构,含血管神经组织);口腔;上呼吸消化道;(含喉、咽部、鼻腔和鼻窦);颞下窝和肌肉间隙;大涎腺和甲状腺(旁)腺;颈部食管和气管;外周神经和脑神经。

头颈部软组织肉瘤是一类罕见的源自结缔组织的肿瘤,占全部肉瘤的 10%,占头颈部恶性肿瘤的 1%。肿瘤可起源于任何类型的软组织,且在不同性别的各年龄组中均有发生。

部分肉瘤亚型的发生在头颈部特定区域具一定的倾向性。最常见的四个区域包括:颈部(包含喉/咽部）最常见的类型为脂肪肉瘤、恶性神经鞘膜瘤和滑膜肉瘤；头皮和面部以血管肉瘤、隆突型皮肤纤维肉瘤最为常见，尽管两者均未包含在这次分期中；鼻窦、鼻道肿瘤中，最常见的类型为血管肉瘤、恶性神经鞘膜瘤，其次为黏液纤维肉瘤和横纹肌肉瘤；口腔肉瘤中最常见的类型为脂肪肉瘤和横纹肌肉瘤。儿童最常见的头颈部肉瘤为肺泡型和胚胎型横纹肌肉瘤，需根据儿童肿瘤的分期标准予以分期。

区域淋巴结

除特定的亚型（如上皮型肉瘤，透明细胞肉瘤、血管肉瘤和横纹肌肉瘤）外，软组织肉瘤的区域淋巴结转移较为少见。

转移部位

最常见的远处转移部位是肺。特定组织学亚型（如黏液/圆细胞脂肪肉瘤）则更常出现肺外转移。

分类原则

临床分期

根据T、N、M和组织学分级进行临床分期。肿瘤大小可通过临床体检或者影像学测量评估。除最基本的体检触诊外，原发肿瘤、转移淋巴结和转移灶的活检穿刺结果也有助于分期。对临近或源自上消化呼吸道和咽部的肿瘤而言，需强调内镜检查尤为重要。

软组织肿瘤临床分期至少需包括包含局部病变的横断位的MR成像或CT检查，及肺部CT以评估肺的隐匿性转移灶。

TNM分期肿瘤的定义

T分类根据任何层面上测量的肿瘤最大径评估。应在可最好观察肿瘤的MR成像脉冲序列中测量。某些肿瘤，如多形性肉瘤和黏液纤维肉瘤，通常具有沿筋膜和神经血管平面延伸的较长的尾状突起。若存在类似的突起，其周围的水肿不计入肿瘤的大小。

若区域淋巴结出现体积增大，呈圆形或坏死，或正常的淋巴门脂肪被软组织取代，则疑似淋巴结转移。

与其他软组织肉瘤类似，头颈部软组织肉瘤最常见的转移部位是肺，常表现为边界清晰的肺部结节。出血性的结节，如血管肉瘤的转移灶，也可能呈现毛玻璃样改变。

影像学检查

推荐使用MR成像评估肿瘤分期。然而，在无MR成像设备或伴MR禁忌证的情况下，也可采用增强CT扫描进行分期评估，且增强CT有助于评估颈部淋巴结转移的情况。MR成像和CT扫描也有助于选择最佳穿刺活检部位如富含血管及细胞的区域，并避免穿刺到坏死区域。较MR和CT，X线片可更好地显示骨皮质的微小受侵。对较易出现淋巴结转移的肉瘤，核素前哨淋巴结显像有助于指导后续的淋巴结活检。肺部CT扫描可被用于排除肺转移。

肿瘤的影像学分期

（非脂肪抑制的）T1加权图像是评估神经血管包膜和骨髓受累的最佳手段。肿瘤的接触血管壁的范围若超过180°应被认为是血管包绕；较少程度的接触则应被描述为非包绕性接触。肿瘤边缘与周围反应区（其表现为软组织水肿并且可能包含活肿瘤细胞）通常可用T2加权或减压后脂肪抑制T1加权MR成像予以区分。

病理学分期

病理分期（pTNMG）参考原发肿瘤的病理评估和临床/影像学对区域及转移病灶的评估。在难以对手术切取标本大小进行准确测量的情况下，可采用影像学测量原发肿瘤的大小进行pT的评估。在检查原发肿瘤时，病理专科医师应明确肉瘤的亚型，并提供肿瘤的组织学分级。有时为准确地提供肿瘤亚型，需进行免疫组化或细胞遗传学检查。

因诱导治疗如化疗/放疗会影响肿瘤的病理分级，故新辅助治疗后的分期使用yp表示而非p。治疗前病理为高级别肉瘤，在术前辅助治疗后的病理检查时会出现镜下肿瘤分化程度改善，应仍被认定为高级别肿瘤。偶尔也会出现与此相反情况，即混合肿瘤中低级别肉瘤成分被杀灭，后续诊断则有出现分级升高的可能。新辅助治疗相关内容参见第39章。

预后因素

分期所需的预后因素

法国癌症中心联合会肉瘤协作组（FNCLCC）分

级系统详见组织学分级(G)。

其他重要临床预后因素

暂无其他临床预后因素。

风险评估模型

为支持各类预测模型在临床实践中的应用，AJCC 的“精准医疗核心工作组”近期发布了用于评判各类统计学预测模型的评估指南[8]。然而，目前已发表的或已被用于临床的头颈部肉瘤相关的任何预测模型，均尚未通过该指南的评估。AJCC 未来将会对符合 AJCC 评估指南的头颈部肉瘤的风险预测模型予以认可。

AJCC TNM 定义

原发肿瘤(T)定义

T 分类	T 标准
TX	原发肿瘤无法评估
T1	肿瘤≤2cm
T2	肿瘤>2cm 但≤4cm
T3	肿瘤>4cm
T4	肿瘤侵及邻近结构
T4a	肿瘤侵及眼眶、颅底/硬脑膜，侵及中央室内，累及面部骨骼或翼状肌
T4b	肿瘤侵及脑实质细胞，颈动脉血管鞘，椎前肌，或沿神经周围浸润至中枢神经系统

区域淋巴结(N)定义

N 分类	N 标准
N0	无区域淋巴结转移或区域淋巴结情况未知
N1	伴区域淋巴结转移

远处转移(M)定义

M 分类	M 标准
M0	无远处转移
M1	伴远处转移

肿瘤分级(G)定义

FNCLCC 病理分级参见病理分级(G)章节

G 分级	G 定义
GX	肿瘤分级无法评估
G1	分化程度、核分裂象和坏死程度总分为 2 或 3
G2	分化程度、核分裂象和坏死程度总分为 4 或 5
G3	分化程度、核分裂象和坏死程度总分为 6、7 或 8

AJCC 预后分期分组

目前头颈部肉瘤尚无分期分组，本系统仅用于数据收集。

肿瘤登记需收集的变量

1. 影像学判断的骨转移
2. 若属 pM1，需登记转移病灶的标本来源
3. 肿瘤大小的其他维度尺寸
4. FNCLCC 分级
5. 中枢神经系统侵犯情况(头颈部原发)

组织学分级(G)

FNCLCC 肿瘤分级由 3 个参数决定：分化程度、核分裂象和坏死程度。各参数又可分为：分化(1~3 分)，核分裂象(1~3 分)和坏死(0~2 分)。将分数相加所得的总分决定肿瘤的分级。

肿瘤分化

肿瘤分化具组织特异性(见第 39 章，表 39.1)并依照以下标准评分：

分化程度评分	定义
1	与正常成人间叶组织形态极为相似(如低级别平滑肌肉瘤)
2	组织学分型确定的肉瘤(如黏液样/圆细胞脂肪肉瘤)
3	胚胎型和未分化肉瘤、类型不确定的肉瘤、滑膜肉瘤、软组织骨肉瘤、软组织尤因肉瘤、PNET

核分裂象计数

选定肉瘤核分裂最活跃的区域，采用 40 倍物镜，连续观察 10HPF（1HPF 相当于放大 400 倍，即等于 0.173 4mm^2）进行计数评分。

核分裂象计数评分	定义
1	0~9 个核分裂象/10HPF
2	10~19 个核分裂象/10HPF
3	≥20 个核分裂象/10HPF

肿瘤坏死

肉眼评估并经组织病理确认

坏死程度评分	定义
0	无坏死
1	伴<50%肿瘤坏死
2	伴≥50%肿瘤坏死

FNCLCC 病理分级

G 分级	G 分级的定义
GX	分级无法评估
G1	分化程度、核分裂象和坏死程度评分为 2 或 3
G2	分化程度、核分裂象和坏死程度评分为 4 或 5
G3	分化程度、核分裂象和坏死程度评分为 6、7 或 8

组织病理学类型

参阅本章 WHO 肿瘤分类部分

（译者 高晶　审校 陆嘉德）

参考文献

1. Penel N, Mallet Y, Robin YM, et al. Prognostic factors for adult sarcomas of head and neck. *International journal of oral and maxillofacial surgery.* May 2008;37(5):428–432.
2. O'Sullivan B, Gupta A, Gullane P. Soft tissue and bone sarcomas of the head and neck: general principle and management. In: Harrison L, Sessions R, Kies M, eds. *Head and Neck Cancer: a multidisciplinary approach.* 4th ed: Lippincott Williams and Wilkins; 2014:838–866.
3. Shellenberger TD, Sturgis EM. Sarcomas of the head and neck region. *Curr Oncol Rep.* Mar 2009;11(2):135–142.
4. Peng KA, Grogan T, Wang MB. Head and Neck Sarcomas Analysis of the SEER Database. *Otolaryngology--Head and Neck Surgery.* 2014:0194599814545747.
5. Chang AE, Chai X, Pollack SM, et al. Analysis of Clinical Prognostic Factors for Adult Patients with Head and Neck Sarcomas. *Otolaryngology--Head and Neck Surgery.* 2014;151(6):976–983.
6. Mattavelli D, Miceli R, Radaelli S, et al. Head and neck soft tissue sarcomas: prognostic factors and outcome in a series of patients treated at a single institution. *Annals of oncology.* 2013;24(8):2181–2189.
7. Park JT, Roh J-L, Kim S-O, et al. Prognostic Factors and Oncological Outcomes of 122 Head and Neck Soft Tissue Sarcoma Patients Treated at a Single Institution. *Annals of surgical oncology.* 2015;22(1):248–255.
8. Kattan MW, Hess KR, Amin MB, et al. American Joint Committee on Cancer acceptance criteria for inclusion of risk models for individualized prognosis in the practice of precision medicine. *CA: a cancer journal for clinicians.* Jan 19 2016.

第 41 章　躯干和四肢软组织肉瘤

本章摘要

适用本分期系统的肿瘤种类

躯干和四肢软组织肉瘤。

更新要点

更新	更新细节	证据级别
新章节	软组织肉瘤按照解剖部位分章节陈述	无
原发肿瘤(T)定义	删除 T 分类中按照肿瘤浅表和深部位置进行分类的内容	Ⅱ
原发肿瘤(T)定义	T 分类由原来的 2 类增加为 4 类	Ⅱ
原发肿瘤(T)定义	保留 T1 为肿瘤最大径≤5cm	Ⅱ
原发肿瘤(T)定义	T2 修改为肿瘤最大径>5cm 但≤10cm	Ⅱ
原发肿瘤(T)定义	新增的 T3 为肿瘤最大径>10cm 但≤15cm	Ⅱ
原发肿瘤(T)定义	新增的 T4 为肿瘤最大径>15cm	Ⅱ
预后分期组	修改了 AJCC 预后分期分组	Ⅱ

ICD-O-3 形态学编码

编码	描述
C47. 1	上肢和肩部周围神经和自主神经系统
C47. 2	下肢，包括髋部周围神经和自主神经系统
C47. 6	躯干周围神经和自主神经系统，未特指
C47. 8	周围神经和自主神经系统交搭跨越病灶
C47. 9	周围神经和自主神经系统，未特指
C49. 1	上肢和肩部结缔组织、皮下组织和其他软组织部位
C49. 2	下肢和髋部结缔组织、皮下组织和其他软组织部位
C49. 6	躯干结缔组织、皮下组织和其他软组织部位，非特指
C49. 8	结缔组织、皮下组织和其他软组织交搭跨越病灶
C49. 9	结缔组织、皮下组织和其他软组织部位，非特指

WHO 肿瘤分类

脂肪细胞肿瘤

编码	描述
8850	非典型性脂肪瘤
8850	高分化脂肪肉瘤
8850	脂肪肉瘤，非特指
8858	去分化脂肪肉瘤
8852	黏液样/圆细胞脂肪肉瘤
8854	多形性脂肪肉瘤

成纤维细胞肿瘤/肌成纤维细胞肿瘤

编码	描述
8832	隆凸性皮纤维肉瘤
8832	纤维肉瘤型隆凸性皮纤维肉瘤
8833	色素性隆凸性皮纤维肉瘤
8815	恶性孤立性纤维瘤
8825	炎性肌成纤维细胞瘤
8825	低度恶性肌成纤维细胞肉瘤
8810	成年型纤维肉瘤
8811	黏液纤维肉瘤
8840	低度恶性纤维黏液样肉瘤
8840	硬化性上皮样纤维肉瘤

所谓的纤维组织细胞肿瘤

编码	描述
9251	软组织巨细胞瘤

平滑肌肿瘤

编码	描述
8890	平滑肌肉瘤(不包括皮肤)

血管周皮细胞(血管周)肿瘤

编码	描述
8711	恶性血管球瘤

骨骼肌肿瘤

编码	描述
8910	胚胎性横纹肌肉瘤(包括葡萄簇样和间变性)
8920	腺泡状横纹肌肉瘤(包括实体型和间变性)
8901	多形性横纹肌肉瘤
8912	梭形细胞/硬化性横纹肌肉瘤

起源于软组织的脉管肿瘤

编码	描述
9136	网状血管内皮瘤
9136	上皮样肉瘤样(假肌源性)血管内皮瘤
9133	上皮样血管内皮瘤
9120	软组织血管肉瘤

软骨-骨肿瘤

编码	描述
9180	骨外骨肉瘤

神经鞘膜肿瘤

编码	描述
9540	恶性周围神经鞘膜瘤
9542	上皮样恶性周围神经鞘膜瘤
9561	恶性蝾螈瘤
9580	恶性颗粒细胞瘤

概述

本分期系统适用于大部分原发于四肢和躯干部位的常见软组织肉瘤。躯干和四肢以外解剖部位的软组织肉瘤将在其他章节叙述。除特殊说明的肿瘤(如胃肠间质瘤,GIST),均采用相同的TNMG分期。

本分期适用于除侵袭性纤维瘤及卡波西肉瘤以外的其他所有位于四肢和躯干的软组织肉瘤。本分期标准的制订主要源自于目前不同肿瘤中心的分析结果,并采纳了美国癌症联合委员会(AJCC)软组织肉瘤专家组的建议。

肿瘤大小和组织学分级在软组织肉瘤分期中占有重要地位。组织学分级主要通过分析不同肿瘤组织的病理特征(包括分化程度,核分裂象和坏死)而确定,进行病理分析时,需要充足的未经治疗的组织学样本,以保证分析结果的精确性,细针穿刺活检和既往接受过放化疗的肿瘤标本可能导致病理分析结果偏移。

解剖学

原发部位

软组织肉瘤中,约 40% ~ 50% 发生于四肢,约 10%发病于躯干。乳腺虽位于躯干,但常被作为一个独立的解剖部位进行分期。

区域淋巴结

除外上皮样肉瘤,透明细胞肉瘤,腺泡状横纹肌肉瘤及胚胎性横纹肌肉瘤,其他软组织肉瘤淋巴转移的概率极低。

转移部位

肺是四肢和躯干肉瘤最常见的转移部位。某些特殊类型的肉瘤,如黏液样/圆细胞脂肪肉瘤等还常表现为肺外转移,其可转移至软组织和骨髓。脑转移极其罕见,与其他组织学类型的软组织肉瘤相比较,脂肪肉瘤、平滑肌肉瘤、血管肉瘤和腺泡状软组织肉瘤可出现不同比率的脑转移。

分类原则

临床分期

临床分期主要依据肿瘤的 T、N、M 特征和分级(G)进行定义。通过对临床可见肿瘤或影像可见肿瘤进行测量可以明确肿瘤的大小。转移性疾病还需要描述转移病灶的特征。通常,对于软组织肉瘤临床分期的判断至少需完成针对肉瘤病灶的磁共振(MR)成像或计算机断层(CT)扫描的轴位影像检查;由于肺为肉瘤常见的转移部位,故软组织肉瘤临床分期前还需完成胸部 CT 检查;同时,必须完成针对原发病灶,淋巴结和转移病灶的活检以明确病理类型。

肿瘤的 TNM 分期

T 分类的定义主要依据肿瘤的最大径。确定肉瘤最大径的最佳方法是在 MR 脉冲序列上先勾画出肿瘤。需注意，某些特殊肿瘤，如多形性肉瘤和黏液纤维肉瘤常伴有沿着筋膜和神经血管生长的较长的尾状投影结构。此外，在测量肉瘤直径时无需包括肿瘤周围的水肿区域。

大多数组织学类型的四肢软组织肉瘤，不易发生区域淋巴结转移。当淋巴结肿大呈圆形或伴有坏死，或肿大淋巴结的正常脂肪门被软组织替代时，需高度警惕肿瘤转移。

肺是四肢软组织肉瘤最常见的转移脏器，可表现为边界清晰的肺内结节。血性结节（如血管肉瘤的肺转移灶）的边缘可能表现为环形毛玻璃样衰减表现。某些特殊类型的软组织肉瘤，诸如骨外骨肉瘤和软骨肉瘤等，其肺转移结节在 CT 上常表现为钙化，注意不要错误诊断为钙化性肉芽肿。

T 分类定义

T 分类的定义依据肿瘤的最大径：T1 肿瘤最大径≤5cm，T2 肿瘤最大径>5cm 但≤10cm，T3 肿瘤最大径>10cm 但≤15cm，T4 肿瘤最大径>15cm。肿瘤 T 分类的大小所采用的 5cm、10cm 和 15cm 属于随意指定的连续变量，借此对肿瘤予以分类。

累及淋巴结

成人软组织肉瘤极少出现淋巴结转移。在进行淋巴结分类时，无临床和病理淋巴结转移依据的，应该归类为 N0，而不应归类为 NX。若仅为临床诊断，则归类为 cN0。若肿瘤组织经显微镜下病理分析排除转移的，则归类为 pN0。对于仅经过体检或影像检查评估的淋巴结归类为 cN0，而非 pNX。

分级

因软组织肉瘤通常不发生淋巴结转移，故分级在软组织肉瘤分期过程中的作用至关重要。就分期要素而言，若不考虑分级的话，有效的预后评估因素仅包括肿瘤大小和转移状态。目前被广泛接受的理论是组织学分类较分级更为重要，而分级较原发肿瘤大小用于预后评估更为有效。

分级适用于所有肉瘤种类。既往 AJCC 软组织肉瘤分期系统是采用了 4 分级法，但自《AJCC 癌症分期指南》第 7 版起，采纳了其他两大最常用的分期系统的标准，软组织肉瘤分级改为 3 级法。软组织肉瘤分级与疾病特异性生存密切相关，并与组织学分化程度、核分裂象和坏死程度相关。依据美国病理学会的推荐，法国癌症中心联合会肉瘤协作组（FNCLCC）分级系统较美国国立卫生研究院（NIH）分级系统更易使用，其重复性及预测作用更佳。

穿刺活检前的放化疗会干扰组织学分级的结果。鉴于分级在分期和治疗中的重要性，应尽量避免放化疗后的针吸活检。许多情况下，软组织肉瘤的组织学类型已代表了其分级（如尤因肉瘤、未分化多形性肉瘤）；个别时候，若分级评估困难也需记录。采用芯针穿刺活检所诊断的高级别肉瘤，经再次穿刺活检而确定肿瘤的实际分级为低级别的可能性极小。因此，肉瘤的分级通常依据活检中所见的最高分级定义；然而，若穿刺活检针数不足则可能出现漏诊的风险，这种情况下被诊断的低级别肉瘤若经再次活检肿瘤分级可能升高。

FNCLCC 分级标准主要依据以下三个组织学参数来评定：分化，核分裂象和坏死。每个组织学参数的评分如下：分化（1~3），核分裂象（1~3），坏死（0~2）。最终根据所有参数的总分得出分级。

肿瘤分化程度评分是 FNCLCC 分级标准中的最主要因素。但肿瘤分化程度评分不一定适用于所有的肉瘤的亚型，已确定其在某些肉瘤中不适用。比如一些肉瘤虽然分化程度评分为 3，但分级至少是中高级。

虽然 FNCLCC 分级系统未明确提及上述理论，但分化程度评分与最初的文件相比较，在肉瘤的分级中属较新的内容，如隆凸性皮肤纤维肉瘤的分化程度评分为 1。低分级黏液纤维肉瘤和硬化性上皮样纤维肉瘤则由于是在 FNCLCC 分级评估系统建立后定义的新的组织学分类，因此没有分化分级。其分化程度评分为 2 是依据 FNCLCC 分化标准，结合肉瘤转移的特性所制订的。

影像学检查

MR 是目前进行原发肿瘤分期的最佳检查。当无法行 MR 检查或造影剂过敏时，增强 CT 仅能提供相似的信息。MR 和 CT 也可以用于指导肿瘤活检，以提示最佳的活检部位，如血管或肿瘤部位，避开无诊断意义的坏死部位。放射摄影术可能较 MR 和 CT 图像更能精确显示皮质侵犯情况。对于转移至淋巴结的肉瘤，前哨淋巴结活检可能用于指导淋巴结取样。胸部 CT 被用于肺转移（肺为四肢软组织肉瘤最常见的转移部位）的评估。对于黏液样/圆细胞脂肪肉瘤，脊柱 MR 影像可用于评估骨髓腔转移。正电子发射断层扫描（PET）/CT 则有助于横纹肌肉瘤和其他最常见出现淋巴结转移的组织学类型软组织肉瘤的全身分期。

肿瘤的影像学分期

应描述原发肿瘤的位置、范围以及肿瘤与周围肌肉、血管、神经、骨和关节的关系。Tl 加权（非脂肪抑制)图像可较好地评估肿瘤侵犯神经血管和骨髓腔累及的情况。若肿瘤接触血管壁范围超过180°,则需认为肿瘤“包绕”血管;小于180°则应定义为肉瘤“触及但未包绕”血管。T2加权像或对照T1加权压脂MR图像,往往可区别肿瘤边缘及其周围反应带(即软组织水肿区域,水肿区域内可能包含具有活性的肿瘤细胞)。

建议报告的格式

1. 原发肿瘤
   a. MR图像信号或CT图像衰减特征
   b. 肿瘤内坏死的范围和部位
   c. 四肢肿瘤的位置,包括肿瘤与皮下组织的关系
   d. 肿瘤周围存在的尾状结构与否及其相应位置
   e. 大小(长,宽,高)
2. 肿瘤局部浸润范围
   a. 肌肉,骨和关节侵犯状况
   b. 肿瘤与血管和神经的关系
   c. 肿瘤侵犯血管管腔的情况
   d. 肿瘤周围卫星结节状况
3. 区域淋巴结浸润

病理学分期

病理(pTNMG)分期包括针对手术切除的原发肿瘤的评估和针对区域和远处转移的临床/影像评估结果。有些情况下可能无法获得针对原发肉瘤标本的精确测量数据,这时可采用影像评估以确定肉瘤的直径,从而进行pT分类。在检查原发肿瘤时,病理学家应该分析组织学亚型和分级。免疫组化或遗传学分析可能有助于肉瘤亚型的精确评估。需注意,病理分级结果可能受既往化疗和或放疗的影响。对于术前治疗有效的标本,如果最初为高级别肉瘤,可能导致手术标本镜下检查时分级结果较初诊时降低。偶尔情况下,在这些典型的不均质的肿瘤中,如标本错误或治疗后导致较低级别的细胞被清除,可观察到相反结果。

预后因素

分期所需的预后因素

法国癌症中心联合会肉瘤协作组(FNCLCC)分级参见组织学分级(G)。

其他重要临床预后因素

神经血管和骨侵犯程度

在早期的分期系统中,将软组织肉瘤神经血管和骨侵犯的状况作为肉瘤分期的决定性因素。而目前的分期系统并未包括软组织肉瘤神经血管和骨侵犯状况的内容,更没有计划在分期系统中加入这部分内容。尽管如此,对于神经血管和骨侵犯状况还是应该记录在案,同时还需要进一步研究分析神经血管和骨侵犯是否为影响临床治疗结果的独立预后因素。AJCC证据级别:Ⅲ级。

验证

目前的分期系统足以描述躯干和四肢软组织肉瘤患者的总生存率。Ⅰ期患者疾病相关死亡率风险低,Ⅱ期至Ⅲ期患者疾病相关死亡率的风险逐渐上升。AJCC证据级别:Ⅰ级

风险评估模型

为支持各类预测模型在临床实践中的应用,AJCC近期发布了用于评判各类统计学预测模型的评估指南[5]。然而,目前已发表的或已被用于临床的躯干和四肢软组织肉瘤相关的任何预测模型,均尚未由“AJCC精准医疗核心工作组”通过该指南予以评估。AJCC未来将会对符合AJCC评估指南的本病种的风险预测模型予以认可。

AJCC TNM定义

原发肿瘤(T)定义

T分类	T标准
TX	原发肿瘤无法评估
T0	无原发肿瘤依据
T1	肿瘤最大径≤5cm
T2	肿瘤最大径>5cm,≤10cm
T3	肿瘤最大径>10cm,≤15cm
T4	肿瘤最大径>15cm

区域淋巴结(N)定义

N分类	N标准
N0	无区域淋巴结转移或区域淋巴情况未知
N1	伴区域淋巴结转移

远处转移(M)定义

M 分类	M 标准
M0	无远处转移
M1	伴远处转移

分级(G)定义

FNCLCC 组织学分级参见组织学分级(G)

G 分类	G 标准
GX	分级无法评估
G1	分化程度,核分裂象和坏死程度评分为 2 分或 3 分
G2	分化程度,核分裂象和坏死程度评分为 4 分或 5 分
G3	分化程度,核分裂象和坏死程度评分为 6 分、7 分或 8 分

AJCC 预后分期分组

T	N	M	分级组	分期分组
T1	N0	M0	G1,GX	ⅠA
T2,T3,T4	N0	M0	G1,GX	ⅠB
T1	N0	M0	G2,G3	Ⅱ
T2	N0	M0	G2,G3	ⅢA
T3,T4	N0	M0	G2,G3	ⅢB
任何 T	N1	M0	任何 G	Ⅳ
任何 T	任何 N	M1	任何 G	Ⅳ

肿瘤登记需收集的变量

1. 影像判断的骨侵犯
2. 若属 pM1,需登记转移病灶的标本来源
3. 肿瘤大小的其他维度尺寸
4. FNCLCC 分级

组织学分级(G)

FNCLCC 分级标准主要依据以下 3 个组织学参数评定:分化,核分裂计数和坏死。每个组织学参数的评分如下:分化(1~3),核分裂象(1~3),坏死(0~2)。根据所有参数的总分得出分级。

肿瘤分化程度定义

肉瘤的分化程度具有组织学特异性(见第 39 章,表 39.1),常见分类如下:

分化程度评分	定义
1	与正常成人间叶组织形态极为相似的肉瘤(如低级别平滑肌肉瘤)
2	组织学分型确定的肉瘤(如黏液样/圆细胞脂肪肉瘤)
3	胚胎型和未分化肉瘤、类型不确定的肉瘤,滑膜肉瘤、软组织骨肉瘤、软组织尤因肉瘤/原始神经外胚叶肿瘤(PNET)

核分裂象计数

选定肉瘤核分裂最活跃的区域,使用 40 倍物镜,连续观察 10HPF(1HPF 相当于放大 400 倍,即等于 0.173 4mm^2)进行计数评分。

核分裂象计数评分	定义
1	0~9 个核分裂象/10HPF
2	10~19 个核分裂象/10HPF
3	≥20 个核分裂象/10HPF

肿瘤坏死

肉眼评估并经组织病理确认。

坏死程度评分	定义
0	无坏死
1	伴<50%肿瘤坏死
2	伴≥50%肿瘤坏死

FNCLCC 组织学分级

G 分级	G 定义
GX	分级无法评估
G1	分化程度,核分裂象和坏死评分为 2 分或 3 分
G2	分化程度,核分裂象和坏死评分为 4 分或 5 分
G3	分化程度,核分裂象和坏死评分为 6 分、7 分或 8 分

组织病理学类型

本章节所列躯干和四肢软组织肉瘤的组织学分类参照 WHO 软组织肉瘤组织学分类。

生存数据

源自两大肉瘤相关的主要大样本临床数据库，本次在《AJCC 癌症分期指南》第 7 版的基础上调整并增加了 T 分类的内容。基于两大样本库的数据分析显示，肉瘤的局部复发风险和原发肿瘤大小密切相关：原发肿瘤越大，局部复发风险越高（图 41.1 和图 41.3）。尤其对于高分级的原发肉瘤，局部复发风险随着肿瘤直径的增大而升高，但在 10~15cm 直径的肉瘤中，患者的总生存率的数据存在着差异。一项数据分析显示，总生存率与不同 T 分类相关，总生存率随着 T 分类的升高而越低（图 41.3）；而另一项数据提示（图 41.1），肉瘤相关特异生存率随着肿瘤直径的增大而降低，但当肿瘤直径>10cm 后，肉瘤相关特异生存率无差异。可见，局部复发率相关的预后因素和肉瘤相关特异死亡率的预后因子尚存些微差异。对于低分级肉瘤，该差异更不明显，由此新增了目前 TNMG 分期系统的部分内容。

将 N1 肉瘤定义为Ⅳ期的理论来自一项比较了《AJCC 癌症分期指南》第 7 版 T2G3N0 和本版本 TX N1 分期的数据（图 41.2）。尽管既往分组中 G3 肉瘤的生存相对较差，但本分期中 N1 肉瘤的生存更差。TXN1 和 T2G3N0 期的生存曲线不同，但与 TXM1 期的差异却无统计学意义。因此，对于 N1 这一非常罕见的肉瘤亚组，建议定义为Ⅳ期。

图示

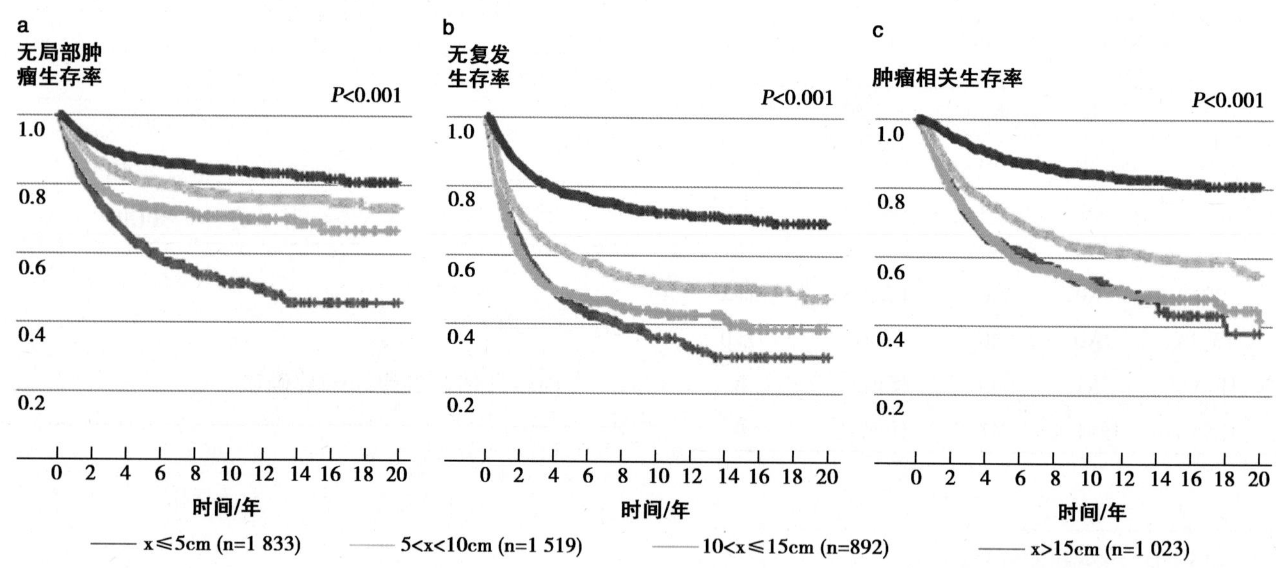

图 41.1 基于不同肿瘤大小（<5、5~10、10~15 和>15cm）的无局部复发生存率（RFS）、无复发总生存率和疾病相关特异生存率（DSS）。（a）无局部复发生存率（自初次手术开始至首次局部复发的时间），总 5 267 名患者，除外 75 名无肿瘤大小）（log-rank 检验 $P<0.001$）；（b）无复发生存率（自初次手术开始至首次局部复发或远处转移的时间）（共 5 267 名患者，除外 75 名无肿瘤大小）（log-rank 检验 $P<0.001$）；（c）疾病相关特异生存率（自初次手术开始至因疾病死亡时间）（共 5 267 名患者，除外 75 名无肿瘤大小患者）（log-rank 检验 $P<0.001$）；>10~15cm 和>15cm 组疾病相关特异生存率比较（log-rank 检验 $P=0.91$）（引用自 Maki 等[6] 的临床分析结果）

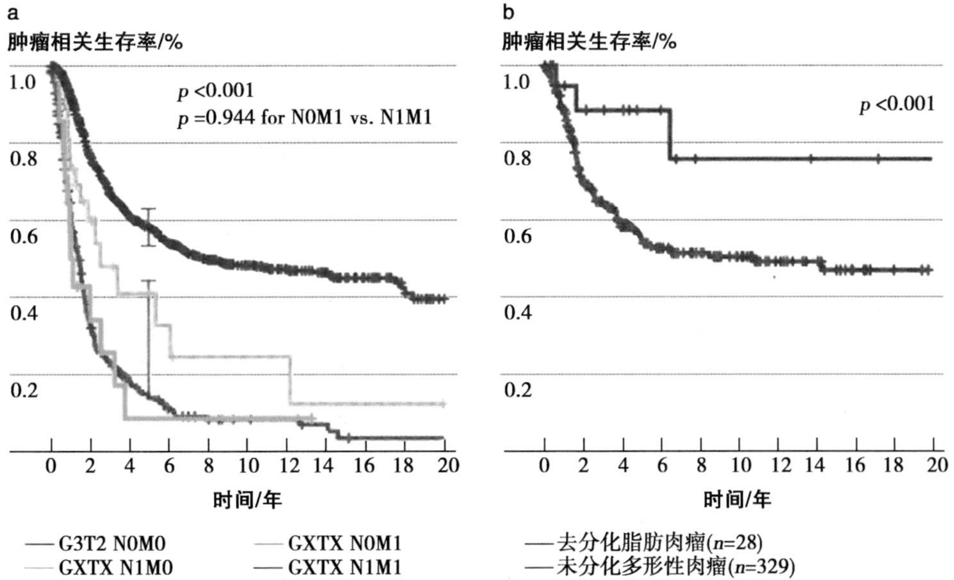

图 41.2　(a)比较《AJCC 癌症分期指南》第 7 版 G3T2N0M0、GXTXN1M0、GXTXN0M1 和 GXTXN1M1 原发软组织肉瘤的疾病相关特异生存率[总数 1 440 名：G3T2N0M0(n=1 123)，GXTXN1M0(n=33)，GXTXN0M1(n=269)，GXTXN1M1(n=15)]，log-rank 检验 P<0.001。比较两大样本库中 GXTXN0M1 和 GXTXN1M1 的 5 年数据，因样本数及事件数均过少而无统计学意义(95%可信区间，log-rank 检验 P=0.944)。(b)四肢去分化脂肪肉瘤(n=28)和未分化多形性肉瘤(n=329)的疾病相关特异生存率比较结果，log-rank 检验 P<0.001(引用自 Maki 等[6] 的临床数据)

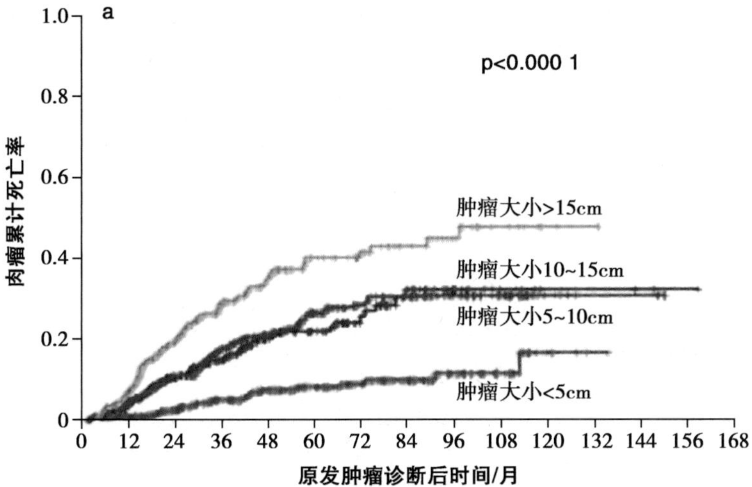

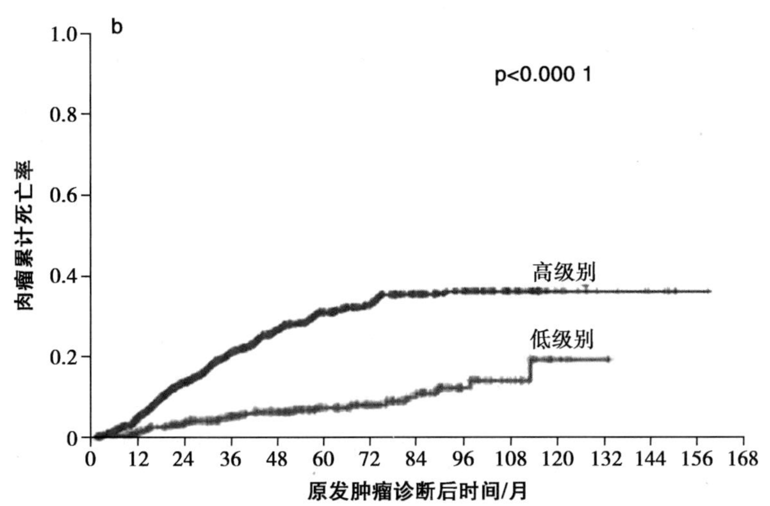

图 41.3　(a)基于不同肿瘤大小的肉瘤相关死亡率(自首次诊断日开始计算)(b)基于不同肿瘤分级的肉瘤相关死亡率(自首次诊断日开始计算)

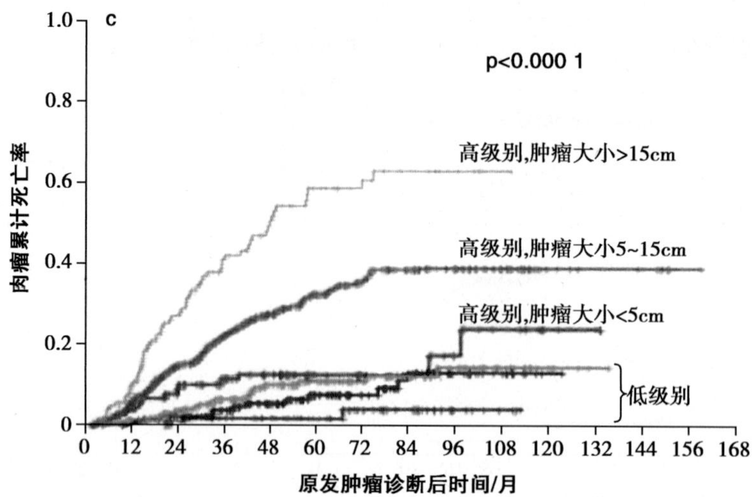

图 41.3(续) (c)基于不同肿瘤分级和大小的肉瘤相关死亡率(自首次诊断日开始计算)(引用自 Lahat 等[1] 的临床数据)

(译者 章青 审校 陆嘉德)

参考文献

1. Lahat G, Tuvin D, Wei C, et al. New perspectives for staging and prognosis in soft tissue sarcoma. *Annals of surgical oncology.* Oct 2008;15(10):2739–2748.
2. Fletcher CDM, Bridge JA, Hogendoorn P, Mertens F, eds. World Health Organization Classification of Tumours of Soft Tissue and Bone. Fourth Edition. Lyon: IARC; 2013.
3. Rubin BP, Cooper K, Fletcher CD, et al. Protocol for the examination of specimens from patients with tumors of soft tissue. *Arch Pathol Lab Med.* Apr 2010;134(4):e31–39.
4. Guillou L, Coindre JM, Bonichon F, et al. Comparative study of the National Cancer Institute and French Federation of Cancer Centers Sarcoma Group grading systems in a population of 410 adult patients with soft tissue sarcoma. *J Clin Oncol.* Jan 1997;15(1): 350–362.
5. Kattan MW, Hess KR, Amin MB, et al. American Joint Committee on Cancer acceptance criteria for inclusion of risk models for individualized prognosis in the practice of precision medicine. *CA: a cancer journal for clinicians.* Jan 19 2016.
6. Maki RG, Moraco N, Antonescu CR, et al. Toward better soft tissue sarcoma staging: building on american joint committee on cancer staging systems versions 6 and 7. *Annals of surgical oncology.* Oct 2013;20(11):3377–3383.
7. Brennan MF AC, Maki RG. Management of soft tissue sarcoma. New York: Springer. 2013.
8. Kattan MW, Leung DH, Brennan MF. Postoperative nomogram for 12-year sarcoma-specific death. *J Clin Oncol.* Feb 1 2002;20(3):791–796.
9. Mariani L, Miceli R, Kattan MW, et al. Validation and adaptation of a nomogram for predicting the survival of patients with extremity soft tissue sarcoma using a three-grade system. *Cancer.* Jan 15 2005;103(2):402–408.
10. Panicek DM, Gatsonis C, Rosenthal DI, et al. CT and MR imaging in the local staging of primary malignant musculoskeletal neoplasms: Report of the Radiology Diagnostic Oncology Group. *Radiology.* Jan 1997;202(1):237–246.
11. Pisters PW, Leung DH, Woodruff J, Shi W, Brennan MF. Analysis of prognostic factors in 1,041 patients with localized soft tissue sarcomas of the extremities. *J Clin Oncol.* May 1996;14(5):1679–1689.
12. Schwab JH, Boland PJ, Antonescu C, Bilsky MH, Healey JH. Spinal metastases from myxoid liposarcoma warrant screening with magnetic resonance imaging. *Cancer.* Oct 15 2007;110(8):1815–1822.

第 42 章　腹部和胸腔脏器软组织肉瘤

本章摘要

适用本分期系统的肿瘤种类

腹部和胸腔脏器的软组织肉瘤。

不适用本分期系统的肿瘤种类

肿瘤类型	按何种类型分类	适用章节
促结缔组织增生性小圆细胞肿瘤(DSRCT)	软组织肉瘤——不常见的组织和部位	45
上皮样血管内皮瘤(EHE)	软组织肉瘤——不常见的组织和部位	45
炎性肌成纤维细胞瘤(IMT)	无 AJCC 分期系统	无
血管周上皮样细胞肿瘤(PEComa)	无 AJCC 分期系统	无
孤立性纤维瘤(SFT)	腹膜后软组织肉瘤(或其他适当的解剖部位)	44
胃肠道间质瘤(GIST),胃肠道间质肉瘤	胃肠道间质瘤	43
平滑肌肉瘤,子宫	子宫体——肉瘤	54
平滑肌肉瘤,腹膜后	腹膜后软组织肉瘤	44

更新要点

更新	更新细节	证据级别
新的分期系统	介绍了一种新的胸腹腔及脏器肉瘤分期系统	Ⅳ
原发肿瘤(T)定义	提出了 T 分类的新名称。因肿瘤所处深部或浅表的位置区分对腹部和胸腔脏器肉瘤无实际意义,故予以删除	Ⅳ

ICD-O-3 形态学编码

编码	描述
C15.1	胸段食管
C15.2	腹段食管
C15.4	食管中 1/3 部
C15.5	食管下 1/3 部
C15.9	食管,非特指
C38.0	心脏恶性肿瘤
C38.1	前纵隔恶性肿瘤
C38.2	后纵隔恶性肿瘤
C38.3	纵隔恶性肿瘤,部位非特指
C38.4	胸膜恶性肿瘤
C38.8	心脏,纵隔和胸膜交搭跨越病灶的恶性肿瘤
C33.9	气管
C47.3	胸部周围神经和自主神经系统
C47.4	腹部周围神经和自主神经系统
C47.5	骨盆周围神经和自主神经系统
C49.3	胸部结缔组织,皮下组织和其他软组织
C49.4	腹部结缔组织,皮下组织和其他软组织
C49.5	骨盆结缔组织,皮下组织和其他软组织
C15~C26	消化器官
C34~C37	胸腔内器官
C51~C53,C58	女性生殖器官
C60~C63	男性生殖器官
C64~C68	尿道

WHO 肿瘤分类[1]

脂肪细胞肿瘤

编码	描述
8850	非典型脂肪瘤
8850	分化良好型脂肪肉瘤
8850	脂肪肉瘤,非特指
8858	去分化脂肪肉瘤
8852	黏液样细胞/圆形细胞脂肪肉瘤
8854	多形性脂肪肉瘤

成纤维细胞/肌纤维性肿瘤

编码	描述
8832	隆突性皮肤纤维肉瘤
8832	纤维肉瘤性隆起性皮肤纤维肉瘤
8833	色素沉着的隆突性皮肤纤维肉瘤
8815	孤立性纤维瘤,恶性
8825	炎性肌成纤维细胞瘤
8825	低级别肌成纤维细胞肉瘤
8810	成人纤维肉瘤
8811	黏液纤维肉瘤
8840	低级纤维黏液样肉瘤
8840	硬化性上皮样纤维肉瘤

所谓的纤维组织细胞肿瘤

编码	描述
9251	软组织巨细胞瘤

平滑肌肿瘤

编码	描述
8890	平滑肌肉瘤(不包括皮肤)

周细胞(血管周细胞)肿瘤

编码	描述
8711	恶性血管球瘤

骨骼肌肿瘤

编码	描述
8910	胚胎性横纹肌肉瘤(包括葡萄状,间变性)
8920	肺泡横纹肌肉瘤(包括实性间变性)
8901	多形性横纹肌肉瘤
8912	纺锤体细胞/硬化横纹肌肉瘤

软组织血管瘤

编码	描述
9136	网状血管内皮细胞瘤
9136	假肌源性(上皮样肉瘤样)血管内皮瘤
9133	上皮样血管内皮瘤
9120	软组织血管肉瘤

软骨-骨性肿瘤

编码	描述
9180	骨外骨肉瘤

神经鞘膜肿瘤

编码	描述
9540	恶性周围神经鞘膜瘤
9542	上皮样恶性周围神经鞘膜瘤
9561	恶性蝾螈瘤
9580	恶性颗粒细胞瘤

概述

腹部和胸部脏器的肉瘤包含多种不同的间质性肿瘤。传统的肉瘤分期法无法可靠地预测该类型肿瘤的预后风险。本章简要介绍了这一独特的肉瘤分类,并提出了一个新的 T 分类系统,用于数据收集和之一特定内脏肉瘤类型分期演算方法的进一步研发。

软组织肉瘤可产生于广泛的解剖部位和组织,不同来源的肉瘤具有不同的生物行为。本章仅包含了病发于腹部和胸部脏器的软组织肉瘤。

解剖学

原发部位

软组织肉瘤可能发生于腹腔和胸腔及胸腹腔内的实体或中空内脏器官中。

包括平滑肌肉瘤和未分化多形性肉瘤在内的软组织肉瘤,可能源自中空内脏,包括食管(非常罕见,常以预后较差的息肉样腔内肿块形式出现)、胃、小肠、结肠和直肠,也可源自肝脏,肾脏,肺和心脏等实性脏器。软组织肉瘤也可能起源于腹膜、胸膜表面或纵隔。

肿瘤播散的典型模式是器官内的局部浸润,或在所累及的腔内和血源性远处转移。

以往版本的软组织肉瘤分期系统不适用于内脏器官的肉瘤或腹腔和胸腔的肉瘤。

区域淋巴结

成人软组织肉瘤出现区域淋巴结转移的情况较为少见。较易出现区域淋巴结转移性疾病的组织学类型包括肺泡横纹肌肉瘤，胚胎横纹肌肉瘤，上皮样肉瘤和血管肉瘤。

转移部位

内脏来源的肉瘤的常见远处转移部位包括肝脏、肺或所在的体腔内。其他部位较为少见。

分类原则

临床分期

疑似肉瘤但无明显恶性特征的肿瘤应被归类为“具不确定恶性潜能”。

同其他可能伴发多灶性肿瘤的解剖部位一样，表现为多灶性疾病（非转移性肿瘤）的内脏软组织肉瘤的分期较为困难。在腹部脏器或肝脏中可能发生的多灶性肿瘤的病理类型包括 DSRCT、EHE 和腹膜后高分化/去分化脂肪肉瘤。然而，多灶性并非所有肉瘤亚型的独立的预后预测因素。

本系统对内脏肉瘤提出了新的 T 分类法。起源于腹膜、胸膜或纵隔内的肉瘤而非来自特定器官的肉瘤可用类似于腹膜后肉瘤的方法予以分期。

通常认为，诊断时肿瘤的病灶数量会影响结果。部分类型的肿瘤，如分化良好/去分化脂肪肉瘤，多个部位的复发较单一部位复发的预后更差。其原因是这些类型的肿瘤通常需手术治疗。对于其他病理类型，如上皮样血管内皮瘤，多病灶的临床表现对预后的作用尚未明朗。此外，尚无明确标准区分多个原发灶和多发转移性病灶。两者的区分需根据临床作出的辨别。例如，具有主要病灶且在其他部位伴多发微小种植灶的情况应认定为转移性疾病，而没有主要病灶的多发肿瘤可被视为多灶性疾病。新的分期系统要求记录多灶性数据，以便对上述难点进一步研究。

影像学检查

通常，治疗前可采用胸部、腹部和骨盆的增强 CT 评估肿瘤的进展程度。磁共振（MR）成像可能更适合特定的临床情况，如器官固定，可更好地区分解剖学结构（如直肠或肝脏的肉瘤）。FDG-PET/CT、骨扫描或头部 CT 并非常规分期所必需的影像学检查，但可与轴位的平片一起使用，以评估其他成像或症状部位不明确的区域。

病理学分期

肉瘤病理学专家准确的组织学诊断对于治疗选择至关重要。据报道，在设有肉瘤诊治专科的医疗中心治疗的患者，近 1/4 的病理诊断需要更改，导致这部分患者中近 2/3 的治疗需要相应的改变。

目前，常规基因检测的在腹部和胸部脏器肉瘤中没有应用价值。然而，针对选择性检测基因改变的检查以及相应的免疫组化可能有助于区分不明确的病例。

预后因素

分期所需的预后因素

法国癌症中心联合会肉瘤协作组（FNCLCC）评分参见组织学分级（G）。若存在多灶性疾病，应记录多灶性以及涉及部位的数量。

其他重要临床预后因素

暂无其他临床预后因素。

风险评估模型

为支持各类预测模型在临床实践中的应用，AJCC 近期发布了用于评判各类统计学预测模型的评估指南[2]。然而，目前已发表的或已被用于临床的任何腹部或胸腔软组织肉瘤相关的预测模型，均尚未由“AJCC 精准医疗核心工作组”通过该指南予以评估。AJCC 未来将会对符合 AJCC 评估指南的本病种的风险预测模型予以认可。

AJCC TNM 定义

原发肿瘤（T）定义

T 分类	T 标准
TX	原发肿瘤无法评估
T1	肿瘤局限于器官内
T2	肿瘤已侵及器官外组织
T2a	侵入浆膜或内脏腹膜
T2b	穿透浆膜（肠系膜）
T3	侵及其他器官
T4	累及多个病灶
T4a	2 个病灶
T4b	3～5 个病灶
T4c	>5 个病灶

区域淋巴结(N)定义

N 分类	N 标准
N0	无淋巴结转移或区域淋巴结情况未知
N1	伴淋巴结转移

远处转移(M)定义

M 分类	M 标准
M0	无远处转移
M1	伴远处转移

组织学分级(G)

FNCLCC 组织学分级参见组织学分级(G)

G	G 定义
GX	分级无法评估
G1	分化程度,核分裂象和坏死程度评分为 2 分或 3 分
G2	分化程度,核分裂象和坏死程度评分为 4 分或 5 分
G3	分化程度,核分裂象和坏死程度评分为 6、7 或 8 分

AJCC 预后分期分组

目前尚无可推荐的预后分期分组。

肿瘤登记需收集的变量

1. 影像判断的骨侵袭
2. 若属 pM1,需登记转移病灶的标本来源
3. 肿瘤的其它维度尺寸
4. FNCLCC 分级
5. 多灶性的证据(部位和数量)

组织学分级(G)

FNCLCC 分级取决于 3 项参数:肿瘤分化、核分裂象及坏死程度。每项参数评分如下:分化(1~3),核分裂象(1~3)及肿瘤坏死率(0~2)。三项参数间独立评分,最终相加得出分级。

肿瘤分化

肿瘤分化是组织学特异性的(见第 39 章,表 39.1),一般评分如下:

分化分值	定义
1	同正常成人间叶组织形态极为相似的肉瘤(如低级别平滑肌肉瘤)
2	组织学分型确定(如黏液瘤/圆形细胞脂肪肉瘤)
3	胚胎型和未分化肉瘤、类型不确定的肉瘤、滑膜肉瘤、软组织骨肉瘤、软组织尤因肉瘤/原始神经外胚层肿瘤(PNET)

核分裂象计数

选定肉瘤核分裂最活跃的区域,使用 40 倍物镜,连续观察 10HPF(1HPF 相当于放大 400 倍,即等于 0.173 4mm^2)进行计数评分。

核分裂象计数评分	定义
1	0~9 个核分裂象/10HPF
2	10~19 个核分裂象/10HPF
3	≥20 个核分裂象/10HPF

肿瘤坏死

肉眼评估检查及组织学验证。

坏死程度评分	定义
0	无坏死
1	伴<50%肿瘤坏死
2	伴≥50%肿瘤坏死

FNCLCC 组织学分级

G	G 定义
GX	分级无法评估
G1	分化程度、核分裂象和坏死程度评分为 2 分或 3 分
G2	分化程度、核分裂象和坏死程度评分为 4 分或 5 分
G3	分化程度、核分裂象和坏死程度评分为 6~8 分

组织病理学类型

参阅本篇中的 WHO 肿瘤分类部分所列举的腹部和胸部脏器肉瘤组织分型。

(译者 孙元珏　审校 姚阳)

参考文献

1. Fletcher CDM, Bridge JA, Hogendoorn P, Mertens F, eds. World Health Organization Classification of Tumours of Soft Tissue and Bone. Fourth Edition. Lyon: IARC; 2013.
2. Kattan MW, Hess KR, Amin MB, et al. American Joint Committee on Cancer acceptance criteria for inclusion of risk models for individualized prognosis in the practice of precision medicine. *CA: a cancer journal for clinicians.* Jan 19 2016.

第 43 章　胃肠间质瘤

本章摘要

适用本分期系统的肿瘤种类

胃肠道间质瘤(gastrointestinal stromal tumor, GIST)。

不适用本分期系统的肿瘤种类

肿瘤类型	按何种类型分类	适用章节
儿童 GIST、家族性 GIST (KIT 或 PDGFRA 胚系突变)和综合征 GIST	无 AJCC 分期系统	无

更新要点

无。

ICD-O-3 形态学编码

编码	描述
C15.0	颈段食管
C15.1	胸段食管
C15.2	腹段食管
C15.3	食管上 1/3
C15.4	食管中 1/3
C15.5	食管下 1/3
C15.8	食管交搭跨越病灶
C15.9	食管,非特指
C16.0	贲门,非特指
C16.1	胃底
C16.2	胃体
C16.3	胃窦
C16.4	幽门
C16.5	胃小弯,非特指
C16.6	胃大弯,非特指
C16.8	胃交搭跨越病灶
C16.9	胃,非特指
C17.0	十二指肠
C17.1	空肠
C17.2	回肠
C17.8	小肠交搭跨越病灶
C17.9	小肠,非特指

续表

编码	描述
C18.0	盲肠
C18.1	阑尾
C18.2	升结肠
C18.3	结肠肝曲
C18.4	横结肠
C18.5	结肠脾曲
C18.6	降结肠
C18.7	乙状结肠
C18.8	结肠交搭跨越病灶
C18.9	结肠,非特指
C19.9	直肠乙状结肠连接处
C20.9	直肠
C48.0	腹膜后
C48.1	腹膜特指部位
C48.2	腹膜,非特指
C48.8	腹膜后和腹膜交搭跨越病灶

WHO 肿瘤分类

编码	描述
8936	胃肠道间质瘤,恶性

Fletcher CDM, Bridge JA, Hogendoorn P, Mertens F, eds. World Health Organization Classification of Tumors of Soft Tissue and Bone. Fourth Edition. Lyon:IARC;2013。

概述

胃肠道间质瘤(GIST)是最常见的人类肉瘤类型,也是胃肠道最常见的间叶组织来源肿瘤。GIST 是一种特殊类型的肿瘤,免疫组化 KIT 和 DOG1 基本均为阳性,约 85%伴 KIT 或者 PDGFRA 的激活突变(图 43.1)。GIST 有别于平滑肌瘤和平滑肌肉瘤。

在生物学方面,GIST 包括核分裂象低的小型肿瘤和核分裂象高的大型肿瘤。通常认为小于 2cm 的肿瘤为惰性,大多可建议观察随访的处理方式。酪氨酸激酶抑制剂伊马替尼、舒尼替尼和瑞戈非尼已被美国食品药品管理局(Food and drug Administration, FDA)批准用于进展期 GIST[1~3]。伊马替尼也被 FDA 批准用于 GIST 的辅助治疗(图 43.2 和图 43.3)[4]。

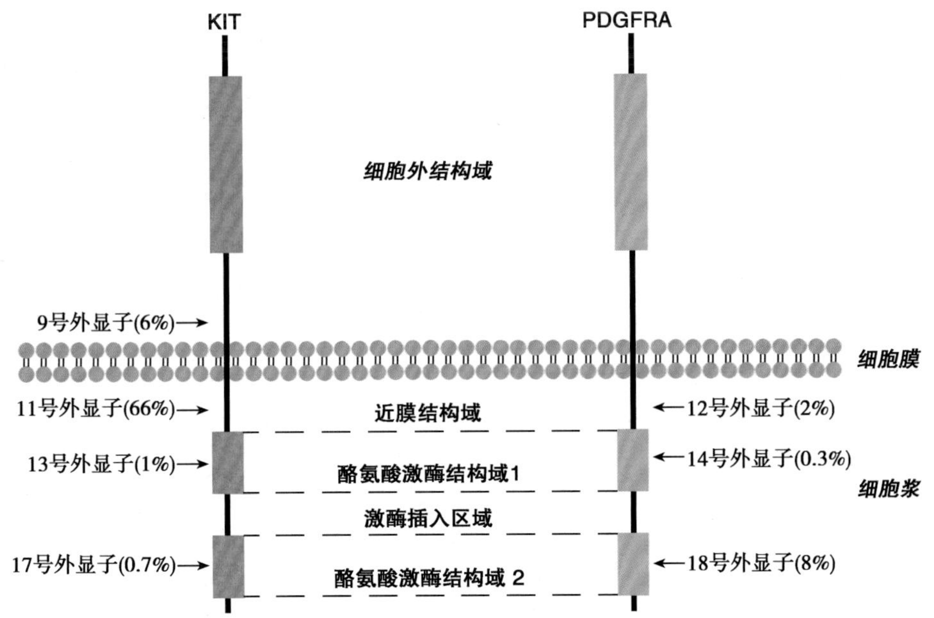

图 43.1　指导全身治疗的 GIST 基因突变分布。原发性 GIST 的 KIT 和 PDGFRA 外显子和域相对百分比(改编自 Joensuu 等[13])

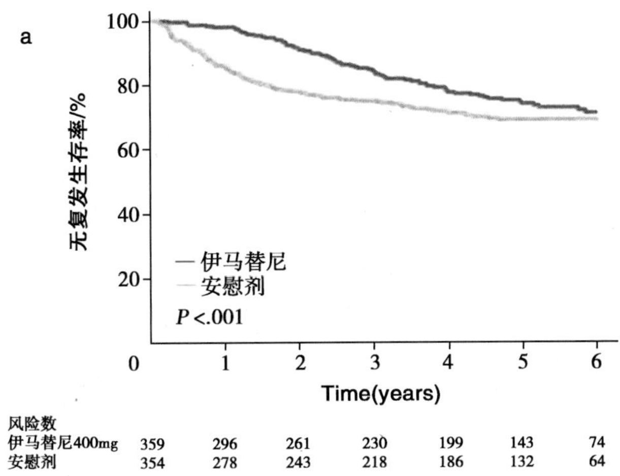

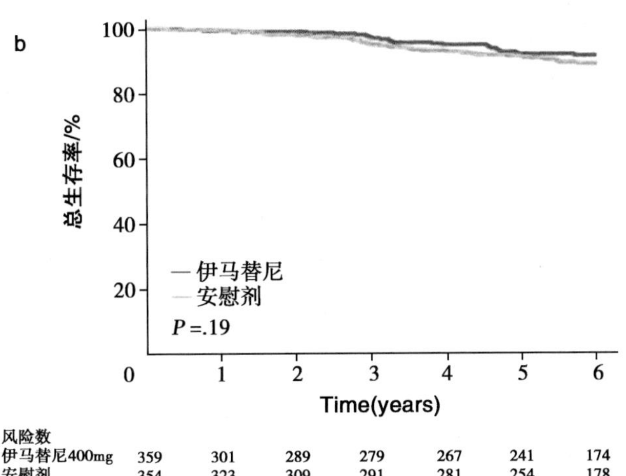

图 43.2　GIST 的自然病程。美国外科医师协会肿瘤学组服用一年伊马替尼对照安慰剂治疗≥3cm GIST 的无复发及总生存期的 Kaplan-Meier 分析。中位随访时间为 74 个月(经作者 Corless 等[14] 授权使用)。(a)服用安慰剂(黄色)和服用一年伊马替尼(蓝色)的无复发生存率。(b)术后辅助使用伊马替尼无法提高总生存期

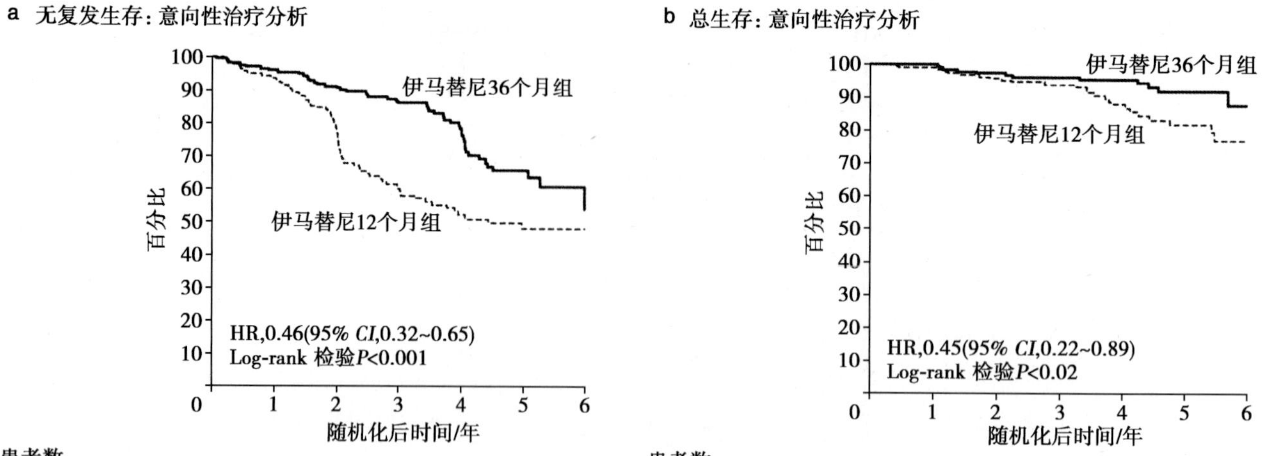

a 无复发生存：意向性治疗分析

伊马替尼36个月组

伊马替尼12个月组

HR,0.46(95% *CI*,0.32~0.65)
Log-rank 检验*P*<0.001

百分比

随机化后时间/年

患者数	0	1	2	3	4	5	6
伊马替尼36个月组	198	184	173	133	82	39	8
伊马替尼12个月组	199	177	137	88	49	27	10

b 总生存：意向性治疗分析

伊马替尼36个月组

伊马替尼12个月组

HR,0.45(95% *CI*,0.22~0.89)
Log-rank 检验*P*<0.02

百分比

随机化后时间/年

患者数	0	1	2	3	4	5	6
伊马替尼36个月组	198	192	184	152	100	56	13
伊马替尼12个月组	199	188	176	140	87	46	20

图 43.3 高危 GIST（至少伴以下一点：①肿瘤最大径大于 10cm；②核分裂象>10/HPF；③肿瘤最大径>5cm 且核分裂象>5/HPF；④术前或者术中肿瘤破裂）服用伊马替尼 1 年对照 3 年的无复发和总生存期。(a)治疗组无进展生存期（实线为服用 3 年伊马替尼，虚线为服用 1 年伊马替尼）。(b)治疗组总生存期（实线为服用 3 年伊马替尼，虚线为服用 1 年伊马替尼）

本分期系统通过 GIST 最重要的同时也是被研究最多的预后因素，如肿瘤的位置、大小和核分裂象等，判断发生肿瘤转移的统计学概率，以帮助 GIST 的临床治疗。美国国立卫生研究院（NIH）曾发布两个 GIST 分期系统[5,6]，但是分类较少且未被广泛应用。而《AJCC 癌症分期指南》第 7 版参照了对 GIST 最大规模的回顾性研究，所以本版分期系统延续了第 7 版。AJCC 分期系统的应用可规范数据收集，这对 GIST 这类少见病尤其重要。

因基因突变在酪氨酸激酶抑制功能缺失中的作用尚不明确，故当前 AJCC 分期系统目前尚未纳入基因突变状态参数。此外，预测局部原发 GIST 切除后复发概率的列线图（nomogram）正在被研究证实当中。

本分期系统不适用于儿童 GIST、家族性 GIST（KIT 或 PDGFRA 胚系突变）和综合征 GIST。上述疾病是 GIST 的罕见亚型，一般具惰性生物学行为，但最终也可致命性。约 85%的儿童 GIST 和 5%的成人 GIST 存在基因突变或甲基化导致的琥珀酸脱氢酶（sumlinate dehydrogenase，SDH）缺陷，均出现在胃 GIST 中。综合征 GIST 出现在Ⅰ型多发性神经纤维瘤、Carney 三联征和 Carney 二连征的患者（即 Carney-Stratakis 综合征）。Carney 三联征包括胃 GIST、肺软骨瘤和肾上腺外副神经节瘤，常继发于琥珀酸脱氢酶复合物启动子超甲基化。Carney 二连征包括胃 GIST 和副神经节瘤，由 SDHB、-C 或 -D 的胚系突变所致。

解剖学

原发部位

GIST 可发生于消化道的任何部位。最常见位于胃（60%）和空回肠（20%），十二指肠（5%）、直肠（3%）、结肠（1%）和食管（<1%）中相对少见。在一些病例中，肿瘤因播散而无法明确原发灶，还有部分 GIST 可能起源于大网膜或肠系膜。目前认为 GIST 起源于 Cajal 间质细胞，即消化道肌层中组成肌间神经丛的起搏细胞。其瘤体通常有假包膜且很少浸润消化道壁，多呈外生型生长。GIST 虽然可能会附着于周围结构，但和很多肉瘤类型一样倾向于压迫而非浸润周围器官。

区域淋巴结

除非是 SDH 缺陷型 GIST 外，GIST 的淋巴结转移非常罕见。SDH 缺陷型 GIST 侵袭性较低但易累及淋巴结。

转移部位

常见的远处转移部位包括肝脏和腹膜表面，而骨骼、肺和其他腹外软组织较少出现转移。

分类原则

临床分期

评估需完整的病史采集、体格检查、实验室检查和影像学检查，部分病例还需内镜检查和活检。腹盆腔计算机断层扫描（CT）或磁共振（MR）成像有助于临床分期。活检标本可由经皮或经内镜获取。经皮穿刺活检存在出血和肿瘤播散等潜在风险。因 GIST 通常不侵及黏膜表面，故内镜活检有时较获取足够的肿瘤标本而无法明确诊断。超声引导下细针穿刺活检（EUS-FNA）可提供足量的组织用以诊断，但不足以有效评估核分裂象（详见分期所需的预后因素：核分裂象计数）。总之，EUS-FNA 既避免了经皮穿刺引起腹膜种植的风险，较内镜活检又可及更深的组织。因细针穿刺活检（FNA）无法准确评估核分裂象，而芯针活检可能会导致估算错误，术前仅可估算临床分期（cTNM），肿瘤切除术后可明确病理分期（pTNM）。若术前给予酪氨酸蛋白激酶抑制剂治疗后肿瘤稳定或退缩，则会影响核分裂象的评判，同时也可能会改变肿瘤大小。

肿瘤大小

因大多数 GIST 呈球形或卵圆形形状，故肿瘤最大径可以测量。本分期系统中肿瘤最大径的分界值为：2cm、5cm 和 10cm。因为除极小的病灶外，绝大多数 GIST 都形成透壁性肿块，故胃和肠道壁的侵犯深度未纳入分期标准中。

除 SDH 缺陷型 GIST 外，区域淋巴结转移在 GIST 中极为罕见。而 SDH 缺陷型 GIST 除了累及淋巴结外，与其他类型 GIST 相比侵袭性更低。因此，除非临床上见可疑的肿大淋巴结，一般 GIST 不推荐淋巴结清扫。当缺乏区域淋巴结的相关信息时，应记为 cN0，而非 NX。

出现任何转移均标记为 M1。需注意，GIST 中很少见到孤立于原发肿瘤切除灶之外的局部复发。

影像学检查

临床分期基于腹部和盆腔的 CT 或 MR 成像，并需使用增强影像检查以充分评估原发肿瘤范围及其同周围结构关系，以及腹内播散情况。CT 扫描还应使用口服造影剂。^{18}F-氟化脱氧葡萄糖正电子发射断层扫描（FDG-PET）的作用尚处于仍研究阶段，目前非必要得分期手段。

病理学分期

肿瘤大小

因大多数 GIST 呈球形或卵圆形形状，故肿瘤最大径可以测量。对于肿瘤破裂的病例，需借助影像学中的测量最大径的方法来评估肿瘤大小。本分期系统中肿瘤最大径的分界值为：2cm、5cm 和 10cm。因为除极小的病灶外，绝大多数 GIST 都形成透壁性肿块，故胃和肠道壁的侵犯深度未纳入分期标准中。

核分裂象计数

核分裂象对临床预后有显著影响，但尚无统一评判标准。计算核分裂象必须选择核分裂最活跃的区域，并在连续的高倍镜视野（HPF）下计数。GIST 的核分裂象最佳表示方法为每 5mm^2 的核分裂个数（采用 400×放大倍数）。在大量预后研究中，使用“传统”光学镜头（即没有大视野）的老式显微镜，5mm^2 相当于 50 个高倍视野。而 5mm^2 需要计数的视野个数需根据不同的显微镜而定。实际上，这意味着使用配备有大视野镜头的现代显微镜，观察 5mm^2 的总计数面积需计数 20~25 个高倍视野下的核分裂数。明确核分裂时须严格遵守以下原则：固缩核和异质核不可被视为核分裂。在不同研究之间比较时，须严格使用正确的 5mm^2 的核分裂数法方。然而，这个改变并不影响绝大多数 GIST 的分期，因为无论计数视野多大，核分裂通常不是随处可见，就是相当罕见。

远处转移

远处转移包括转移至肝脏、腹膜表面、网膜、腹膜后、骨骼、肺、软组织，或其他任何远离原发灶的部位。肝转移表示肝实质内有至少一个转移灶。因此，有些胃 GIST 病例中可见病灶黏附于肝包膜上，即使是广泛黏附也不属于肝转移。

美国病理学会（CAP）已经发表了病理学分期的详细原则[7]可在线获取，并可在线获取取（www.cap.org）。

预后因素

分期所需的预后因素

核分裂象计数

组织学分级是肉瘤分级的组成部分，但这并不适用于 GIST。因 GIST 的核分裂象通常较低（低于软组织肿瘤分级的最低值），但仍表现出侵袭性（大多数软组织肿瘤分级核分裂象最低为每 10HPF 有 10 个分裂）。GIST 一般使用核分裂活性进行分级。

尽管通常以 5 个分裂象/5mm^2 作为风险分层的临界值，基于核分裂象的风险仍然是连续变量，但采用上述临界值定义分低分裂象和高分裂象。AJCC 证据级别：Ⅰ级。

核分裂象计数评分	定义
低	每 5mm^2 或每 50HPF≤5 个
高	每 5mm^2 或每 50HPF>5 个

其他重要临床预后因素

肿瘤破裂

因缺乏数据，肿瘤破裂并未纳入本版分期系统。尽管如此，肿瘤破裂入腹膜腔显著增加腹膜复发的可能性。AJCC 证据级别：Ⅲ级。

风险评估模型

为支持各类预测模型在临床实践中的应用，AJCC 近期发布了用于评判各类统计学预测模型的评估指南[8]。然而，目前已发表的或已被用于临床的任何胃肠间质瘤相关的预测模型，均尚未由“AJCC 精准医疗核心工作组”通过该指南予以评估。AJCC 未来将会对符合 AJCC 评估指南的本病种的风险预测模型予以认可。

AJCC TNM 定义

原发肿瘤(T)定义

T 分类	T 标准
TX	原发肿瘤无法评估
T0	无原发肿瘤证据
T1	肿瘤≤2cm
T2	2cm<肿瘤≤5cm
T3	5cm<肿瘤≤10cm
T4	肿瘤>10cm

区域淋巴结(N)定义

N 分类	N 标准
N0	无区域淋巴结转移或者淋巴结情况未知
N1	伴区域淋巴结转移

远处转移(M)定义

M 分类	M 标准
M0	无远处转移
M1	伴远处转移

核分裂象定义

核分裂象计数评分	定义
低	每 5mm² 或每 50HPF≤5 个
高	每 5mm² 或每 50HPF>5 个

AJCC 预后分期分组

本分期系统与外周软组织肿瘤分期系统类似，此外，系统基于目前最大的随访研究结果提供的量化的转移风险评估[9~12]。尽管所有 GIST 的 T、N 和 M 标准一致，但因胃和小肠 GIST 的预后不同(表 43.1 和表 43.2)，故仍采用不同的分期分组。源自大网膜、肠系膜、食管、结肠和直肠的原发 GIST 的相关数据很少。原发大网膜 GIST 应参照胃 GIST 分期，而其他部位应参照小肠的分期。

胃和网膜 GIST

T	N	M	核分裂象	分期分组
T1 或 T2	N0	M0	低	ⅠA
T3	N0	M0	低	ⅠB
T1	N0	M0	高	Ⅱ
T2	N0	M0	高	Ⅱ
T4	N0	M0	低	Ⅱ
T3	N0	M0	高	ⅢA
T4	N0	M0	高	ⅢB
任何 T	N1	M0	任何比率	Ⅳ
任何 T	任何 N	M1	任何比率	Ⅳ

小肠、食管、结直肠、肠系膜和腹膜 GIST

T	N	M	核分裂象	分期分组
T1 或 T2	N0	M0	低	Ⅰ
T3	N0	M0	低	Ⅱ
T1	N0	M0	高	ⅢA
T4	N0	M0	低	ⅢA
T2	N0	M0	高	ⅢB
T3	N0	M0	高	ⅢB
T4	N0	M0	高	ⅢB
任何 T	N1	M0	任何比率	Ⅳ
任何 T	任何 N	M1	任何比率	Ⅳ

表 43.1 胃 GIST 疾病进展情况

分期	肿瘤最大径/cm	核分裂象	疾病进展率
ⅠA 期	≤5	低	0%~2%
ⅠB 期	>5~10	低	3%~4%
Ⅱ期	≤2	高	数据不足
	>2~5	高	16%
	>10	低	12%
ⅢA 期	>5~10	高	55%
ⅢB 期	>10	高	86%

经作者 Miettinen 和 Lasota[10] 授权使用

表 43.2　小肠 GIST 疾病进展情况

分期	肿瘤最大径/cm	核分裂象	疾病进展率
ⅠA 期	≤5	低	0%～4%
Ⅱ期	>5～10	低	24%
ⅢA 期	>10	低	52%
	≤2	高	50%
ⅢB 期	>2～5	高	73%
	>5～10	高	85%
	>10	高	90%

经作者 Miettinen 和 Lasota[10] 授权使用

肿瘤登记需收集的变量

1. 肿瘤大小
2. 肿瘤位置（食管、胃、十二指肠、空肠、回肠、直肠或肠外组织）
3. 肿瘤核分裂象计数
4. 肿瘤破裂
5. 肿瘤转移-肝脏、腹膜、其他
6. 肿瘤免疫组化 KIT
7. 肿瘤 KIT、PDGFRA 突变状态（若已知）

组织学分级（G）

组织学分级基于核分裂率进行分级。

核分裂象计数评分	定义
低	每 $5mm^2$ 或每 50HPF≤5 个
高	每 $5mm^2$ 或每 50HPF>5 个

组织病理学类型

GIST 形态学亚型包括梭形细胞（70%），上皮样（20%）和混合细胞型。

（译者 郭天安　审校 徐烨）

参考文献

1. Demetri GD, Reichardt P, Kang YK, et al. Efficacy and safety of regorafenib for advanced gastrointestinal stromal tumours after failure of imatinib and sunitinib (GRID): an international, multicentre, randomised, placebo-controlled, phase 3 trial. *Lancet.* Jan 26 2013;381(9863):295-302.
2. Demetri GD, van Oosterom AT, Garrett CR, et al. Efficacy and safety of sunitinib in patients with advanced gastrointestinal stromal tumour after failure of imatinib: a randomised controlled trial. *Lancet.* Oct 14 2006;368(9544):1329-1338.
3. Demetri GD, von Mehren M, Blanke CD, et al. Efficacy and safety of imatinib mesylate in advanced gastrointestinal stromal tumors. *N Engl J Med.* Aug 15 2002;347(7):472-480.
4. Dematteo RP, Ballman KV, Antonescu CR, et al. Adjuvant imatinib mesylate after resection of localised, primary gastrointestinal stromal tumour: a randomised, double-blind, placebo-controlled trial. *Lancet.* Mar 28 2009;373(9669):1097-1104.
5. Fletcher CD, Berman JJ, Corless C, et al. Diagnosis of gastrointestinal stromal tumors: A consensus approach. *Human pathology.* May 2002;33(5):459-465.
6. Miettinen M, El-Rifai W, L HLS, Lasota J. Evaluation of malignancy and prognosis of gastrointestinal stromal tumors: a review. *Human pathology.* May 2002;33(5):478-483.
7. Hameed M, Corless C, George S, et al. Template for Reporting Results of Biomarker Testing of Specimens From Patients With Gastrointestinal Stromal Tumors. *Arch Pathol Lab Med.* Oct 2015;139(10):1271-1275.
8. Kattan MW, Hess KR, Amin MB, et al. American Joint Committee on Cancer acceptance criteria for inclusion of risk models for individualized prognosis in the practice of precision medicine. *CA: a cancer journal for clinicians.* Jan 19 2016.
9. Miettinen M, Sobin LH, Lasota J. Gastrointestinal stromal tumors of the stomach: a clinicopathologic, immunohistochemical, and molecular genetic study of 1765 cases with long-term follow-up. *The American journal of surgical pathology.* Jan 2005;29(1):52-68.
10. Miettinen M, Lasota J. Gastrointestinal stromal tumors: pathology and prognosis at different sites. *Seminars in diagnostic pathology.* May 2006;23(2):70-83.
11. Miettinen M, Makhlouf H, Sobin LH, Lasota J. Gastrointestinal stromal tumors of the jejunum and ileum: a clinicopathologic, immunohistochemical, and molecular genetic study of 906 cases before imatinib with long-term follow-up. *The American journal of surgical pathology.* Apr 2006;30(4):477-489.
12. Miettinen M, Lasota J. Gastrointestinal stromal tumors: review on morphology, molecular pathology, prognosis, and differential diagnosis. *Arch Pathol Lab Med.* Oct 2006;130(10):1466-1478.
13. Joensuu H, Rutkowski P, Nishida T, et al. KIT and PDGFRA mutations and the risk of GI stromal tumor recurrence. *J Clin Oncol.* Feb 20 2015;33(6):634-642.
14. Corless CL, Ballman KV, Antonescu CR, et al. Pathologic and molecular features correlate with long-term outcome after adjuvant therapy of resected primary GI stromal tumor: the ACOSOG Z9001 trial. *J Clin Oncol.* May 20 2014;32(15):1563-1570.
15. Joensuu H, Eriksson M, Sundby Hall K, et al. One vs three years of adjuvant imatinib for operable gastrointestinal stromal tumor: a randomized trial. *JAMA.* Mar 28 2012;307(12):1265-1272.

43

第 44 章　腹膜后软组织肉瘤

本章摘要

适用本分期系统的肿瘤种类

腹膜后常见的软组织肉瘤。

更新要点

更新	更新细节	证据级别
原发肿瘤(T)定义	腹膜后软组织肉瘤使用修订后的四肢与躯干肉瘤相同的肿瘤大小分期(T)	Ⅱ
原发肿瘤(T)定义	取消 T 分类标准中肿瘤浅表与深部位置的描述	Ⅱ
原发肿瘤(T)定义	现行的 T 分类由 2 级分法改为 4 级分	Ⅱ
原发肿瘤(T)定义	T1 的定义仍为肿瘤最大径≤5cm	Ⅱ
原发肿瘤(T)定义	目前 T2 的定义为肿瘤最大径>5cm 且≤10cm	Ⅱ
原发肿瘤(T)定义	新的 T3 的定义为肿瘤最大径>10cm 且≤15cm	Ⅱ[1]
原发肿瘤(T)定义	新的 T4 的定义为肿瘤最大径>15cm	Ⅱ[1]
风险评估模型	腹膜后肿瘤的分期是巨大的挑战，特别是对于手术可切除者(AJCC 分期Ⅰ~Ⅲ)。因可切除的腹膜后肉瘤通常表现为无淋巴结和/或远处转移(N0，M0)的较大的肿瘤病灶(T2)，故应用 AJCC 分期来评估患者预后时尤为明显。认识到 AJCC 分期对腹膜后软组织肉瘤预后评价的局限性，指南引进了一种可采用列线图(nomogram)的预测模型用以更加准确地评估腹膜后肉瘤患者的预后[1]	Ⅰ

ICD-O-3 形态学编码

编码	描述
C48.0	腹膜后
C48.1	腹膜特定部位的恶性肿瘤
C48.2	腹膜恶性肿瘤，非特指
C48.8	腹膜腔后和腹膜交搭跨越病灶

WHO 肿瘤分类[2]

脂肪肿瘤

编码	描述
8850	非典型性脂肪瘤样肿瘤
8850	高分化脂肪肉瘤
8850	脂肪肉瘤，非特指
8858	去分化脂肪肉瘤
8852	黏液样/圆细胞脂肪肉瘤
8854	多形性脂肪肉瘤

成纤维细胞性/肌成纤维细胞性肿瘤

编码	描述
8832	隆凸性皮肤纤维肉瘤
8832	纤维肉瘤型隆凸性皮肤纤维肉瘤
8833	色素性隆凸性皮肤纤维肉瘤
8815	孤立性纤维瘤，恶性
8825	低度恶性肌成纤维细胞性肉瘤
8810	成年型纤维肉瘤
8811	黏液纤维肉瘤
8840	低度恶性纤维黏液样肉瘤
8840	硬化性上皮样纤维肉瘤

纤维组织细胞性肿瘤

编码	描述
9251	软组织巨细胞瘤

平滑肌肿瘤

编码	描述
8890	平滑肌肉瘤(不包括皮肤)

血管周细胞肿瘤

编码	描述
8711	恶性血管球瘤

横纹肌肿瘤

编码	描述
8910	胚胎性横纹肌肉瘤(包括葡萄簇样,间变性)
8920	腺泡状横纹肌肉瘤(包括实体性,间变性)
8901	多形性横纹肌肉瘤
8912	梭形细胞/硬化性横纹肌肉瘤

软组织血管肿瘤

编码	描述
9136	网状血管内皮瘤
9136	假肌源性(上皮样肉瘤样)血管内皮瘤
9133	上皮样血管内皮瘤
9120	软组织血管肉瘤

软骨-骨肿瘤

编码	描述
9180	骨外骨肉瘤

神经鞘膜肿瘤

编码	描述
9540	恶性周围神经鞘膜瘤
9542	上皮样恶性周围神经鞘膜瘤
9561	恶性蝾螈瘤
9580	恶性颗粒细胞瘤

概述

发生于腹膜后的肉瘤约占所有软组织肉瘤的10%。该解剖部位可能发生任何病理学亚型的软组织肉瘤。本分期系统适用于所有的肉瘤病理学亚型。表 44.1 列举了最常见的类型种类。

表 44.1　腹膜后常见的与少见的组织学类型

常见的组织学类型	少见的组织学类型(列举)
脂肪肉瘤(高分化与去分化)	多形性脂肪肉瘤
平滑肌肉瘤	未分化多形性肉瘤
	恶性周围神经鞘瘤(MPNST)
	孤立性纤维瘤(恶性)

近年来部分腹膜后肉瘤治疗的研究趋势值得关注。手术仍是目前最主要的治疗手段。欧洲肿瘤研究与治疗联盟(EORTC)发起了一项有史以来设计最为严谨的前瞻性随机研究(即 EORTC 62092-22092 研究),比较了单纯手术与手术联合术前放疗之间的差异。该研究有望在未来数年内完成。

最有利于腹膜后软组织肉瘤的局部控制的手术切除范围目前尚存争议,尤其是临近脏器的肿瘤。部分学者认为对于所有的病例都应进行临近脏器的切除;但亦有学者认为,对于腹膜后肉瘤中最常见的高分化脂肪肉瘤,因其生物学行为较为惰性,不应当行扩大脏器切除。目前正在进行的一项国际多中心前瞻性研究将有助于解决这一争议。

TNM 分期对腹膜后肉瘤的重要性在于:①提供了严谨的评价标准以比较同一机构不同时间跨度间的疗效,或比较相同或不同机构中采用不同治疗方法的疗效;②在研究中为肿瘤患者的注册提供可追溯的分期参考;③在相同分期的肿瘤患者间评价预后。随着分子分型标准的纳入,可预测使用单一的分期系统将难以满足以上三点要求。然而,除了目前尚无法为腹膜后肉瘤患者个体提供精准的预后评估,美国癌症联合委员会(AJCC)预后分级法仍保留了可至少满足以上三大要求中两项的主要因素,但对这些因素作了必要修正。

解剖学

原发部位

腹膜后是一个复杂的解剖间隙。该间隙内包含了手术难以处理的重要的解剖结构,如肠系膜上血管。同时,该解剖结构的特点也导致了因临床症状而被发现肿瘤通常已进展至较大体积,故难以提供有效的治疗方案。

腹膜后肉瘤可呈膨胀性生长。不同组织学类型的肿瘤边缘可呈现浸润性或推挤性的生长方式。

这使得手术中往往不得不分离至肿瘤瘤体内方可评估肿瘤周围结构是否受侵。

区域淋巴结

区域淋巴结转移在成人肉瘤中较为罕见，腹膜后肉瘤更是如此。一旦出现，淋巴结转移通常发生于主动脉旁和肠系膜区。局部淋巴结转移病灶不易控制，患者通常因局部病灶的进展而非远处转移死亡。

转移部位

腹膜后常见的高分化/去分化脂肪肉瘤在临床上主要表现为局部区域性复发而非远处转移；而源自下腔静脉分支的平滑肌肉瘤的原发肿瘤大多较小，且容易出现远处转移。肺是腹膜后肉瘤最常见的远处转移脏器；平滑肌肉瘤最常见的转移器官则是肝脏和肺。分化良好与去分化脂肪肉瘤两种组织学亚型可同时或异时性地出现于同一肿瘤体中，这一罕见的情况属于肿瘤异质性的一种极端特例。

分类原则

临床分期

AJCC 软组织肉瘤的临床分期基于患者的临床和病理学信息，包括影像学评估结果。对于肿瘤大小(T)的评估主要基于体格检查和/或影像学检查，而是否伴淋巴结转移(N)或远处转移(M)则依靠活检病理证实。肿瘤分级(G)采用法国癌症中心联合会肉瘤协作组(FNCLCC)的三级分级标准。

腹膜后肿瘤使用 AJCC 分期较为困难。除了被意外发现的病例外，大多数的腹膜后肉瘤在发现时最大径往往已超过 5cm(T2 或 T3)。这一现象也是本版修订的 AJCC 肿瘤分期系统中将 T 分类从之前的两项标准扩至更多项的依据。腹膜后肉瘤较少出现区域淋巴结转移。就预后而言，G 分级应分为两类，分别为 G1(即低度恶性) vs G2/G3(中高度恶性)。虽然 G2/G3 的组织学分级不同，但根据诸多已发表的大型研究报道结果，两者的 Kaplan-Meier 生存曲线通常互为重叠。因此，目前可根治性切除的腹膜后肉瘤理论上可分为 T2 或 T3(N0M0)G1 和 G2/3 两类。对这类肿瘤进行分期时，更多的是基于两类分级(G)中的何种更能反映肿瘤的特征。这两种因素界定的分期系统对精确判断预后有明显的缺陷，也凸显了本章将介绍的预后列线图(nomogram)模型的重要性。

影像学检查

腹膜后软组织肉瘤的分期可采用多种影像学检查方法，但具体选择何种检查应基于当地医疗机构已开展的项目及临床经验。影像学检查对腹膜后肉瘤的重要性在于不仅可为确立肿瘤分级所需的活检提供安全的影像引导，也可确定肿瘤是否可被切除，即评估肿瘤与邻近重要和/或不可切除的解剖结构间的距离。典型的情况是，患者往往因与进食或其他生理功能无关的隐痛而在 CT 检查时偶然发现肿瘤。虽然磁共振(MR)成像对疾病诊断也具价值，但因就诊医院条件限制及检查时间较长而较少被用作为初诊工具。与 MR 成像相比，CT 的优势在于可避免胃肠蠕动造成的伪影。伪影可造成 MR 图像中的相关解剖细节模糊不清。

若肉瘤初始为对 FDG-PET 具亲和性，PET 可用于检测腹膜后肉瘤治疗后代谢反应的改变，评估新辅助治疗的疗效。虽然 CT 检查可避免肠蠕动导致的伪影，但 MR 成像有时可为肿瘤与正常组织边界提供更多信息，同时也使患者免于电离射线暴露。两种影像学检查都可为肿瘤是否发生淋巴结转移、存在多发病灶和其他腹盆腔转移灶提供诊断信息，也可反映肿瘤的异质性，特别是对于同时存在分化良好和去分化成分的腹膜后脂肪肉瘤。由于去分化脂肪肉瘤(而非分化良好的)存在远处播散尤其是肺转移的风险，故对上述异质性的肿瘤可能需考虑进行新辅助系统治疗。

病理学分期

对于被切除的腹膜后肉瘤标本，病理报告须至少包括以下内容：肿瘤是分块切除还是完整切除，测量到的肿瘤最长径，病理学亚型，肿瘤切缘状态，是否伴淋巴结转移，切除标本中所包含的邻近器官是否受侵，肿瘤分级及其他非常规的描述性发现，如免疫组化结果和分子检测。虽然一些全球著名的肉瘤诊治中心提出了诸多有助于将来肉瘤分期的分子遗传学检测，但数据尚不成熟，AJCC 指南尚未将其纳入本版的软组织肉瘤分期系统。有关病理学评估在腹膜后软组织肉瘤诊断和术后评价中的作用，可参阅本书引文部分中的深入讨论。

预后因素

分期所需的预后因素

法国癌症中心联合会肉瘤协作组(FNCLCC)分级系统-详见组织学分级(G)[4]。

其他重要临床预后因素

现行的腹膜后软组织肉瘤的 AJCC 分期标准内容包括肿瘤大小(T),即依靠体检和/或影像学检查所获得的肿瘤最大直径,以及经活检证实的患者是否存在淋巴结(N)或远处转移(M)的证据。大量前瞻性和回顾性研究结果已验证了基于四要素的腹膜后软组织肉瘤 AJCC 分期系统的可靠性,四个要素在几乎所有的肿瘤诊治中心都易于获得。

AJCC 预后分期适用于肿瘤登记管理以及比较同一研究机构内或不同研究机构间的疗效差异。然而,因大多数可切除的腹膜后肿瘤多为 T2～3N0M0 期,而唯一可用于患者预后评估的因素为肿瘤 G 分级(G1 vs G2/3),因此上述 AJCC 预后分期的作用在腹膜后软组织肉瘤的预后评估中却较为有限。虽然病理学亚型、肿瘤切缘、患者年龄及部分组织学特异性因素(如黏液型/圆细胞型脂肪肉瘤中圆细胞的比例,在某些亚型中 TP53 的突变状态)对判断患者预后也具作用,但往往未经足够数据验证,故尚不足以纳入 AJCC 的分期标准。

鉴于上述局限,欧美部分学术研究机构的学者整合了意大利米兰肿瘤中心、得克萨斯州立大学 MD Anderson 肿瘤中心及洛杉矶加利福尼亚大学(UCLA)数据库的信息后,为腹膜后软组织肉瘤制订了一种评价预后的列线图模型。该模型有助于解决 AJCC 分期系统现有预后指标对确定腹膜后软组织肉瘤预后的不适用性,包括患者总生存期和无病生存期,及肿瘤的原发或复发状态。该预后列线图模型的预测有效性已经通过法国巴黎 Gustave Roussey 医疗中心[3] 以及波士顿 Brigham & Womens 医院[3] 两个独立数据库数据分析的验证。

该列线图模型预后评估患者预后所需的因素包括:患者年龄、肿瘤最大直径、肿瘤分级、肿瘤是否多肿瘤切除范围(R0/R1 或是 R2)及肿瘤的病理学类型。每一项均有其对应的评分标准。将各项分值相加获得的总分可非常精确的预测患者的 5 年、10 年总生存率及无病生存率。需注意,所需的所有信息已经包含在肉瘤特异性诊断流程中。该系统的另一优势在于,若新的诊断指标出现(尤其是分子遗传学相关的指标),其评价患者预后的实用性也宜采用此列线图预后模型检验。只要将候选指标纳入预后模型中,即可观察其在纳入新的指标后预测的整体准确性是否得以提高。

风险评估模型

44

预后模型对肿瘤分期及治疗选择极为重要。现前被广泛采纳的 AJCC 分期系统仅由少量解剖学变量确定。近来逐渐明确,增加部分预后相关变量并补充部分非解剖学变量,可明显提高分期法对肿瘤预后的预测准确性。因此,AJCC 分期也在致力于通过评价其他预后模型,了解其是否确实有助于辅助传统的 TNM 分期系统以更好的判断预后。

“AJCC 精准医疗核心工作组”(Precision Medicine Core,PMC)制订并发表了评判肿瘤预测工具质量的标准细则。该标准在本书第 4 章中已作详细讨论[4]。虽然该评价标准由 PMC 独家制订,但其制订方法与 Cochrane 制订的用于评价同预后相关的系统综述质量的 CHARMS 工具及 TRIPOD 标准非常吻合[5,6]。本节将简要介绍一种完全符合 AJCC 纳入/排除标准且已获得 AJCC 认可的预后评价模型。其他的肿瘤评价模型及其同质控标准的符合程度可在线查询(http://www.cancerstaging.org)。

AJCC 软组织肉瘤专家小组推荐了用于预测腹膜后肉瘤患者总生存期及无病生存期的预后模型。该模型由 Gronchi 等专家制订,并严格依据了 AJCC 的 PMC 模型评价标准制订(见第 4 章)。

同时,PMC 也系统地检索了自 2011 年 1 月至 2015 年 11 月发表的关于腹膜后肉瘤预后模型或工具的研究(具体的检索方法见第 4 章)。PMC 将“预后模型”定义为一种以界定的临床结局(尤其是生存期)为主要预测目标的多因素分析模型。但 PMC 的检索尚未发现其他的适用模型。

Gronchi 等制订的预测模型基于三个医疗机构超过 500 例患者的数据。列线图模型相关的因素包括:患者年龄、肿瘤大小、FNCLCC 分级、组织学亚型、肿瘤是否为多灶性及肿瘤切除的范围(表 44.2)。以上因素共同评价的终点是患者的 7 年总生存率。本模型获得了逾 1 100 例患者的预后资料的进一步验证[7]。对一种罕见疾病而言,这些大型的患者队列研究足以验证上述预后模型的实用性。

表 44.2 符合所有 AJCC 质控标准的腹膜后肉瘤预后工具

被认可的预后预测模型	网址	模型纳入的因素
Outcome Prediction in Primary Resected Retroperitoneal Soft Tissue Sarcoma: Histology-Specific Overall Survival and Disease-Free Survival Nomograms Built on Major Sarcoma Center Data Sets	http://www.ncbi.nlm.nih.gov/pubmed/23530096	患者年龄、肿瘤大小、FNCLCC 分级病理学类型、是否多发及切除范围

AJCC TNM 定义

原发肿瘤(T)定义

T 分类	T 标准
TX	原发肿瘤无法评估
T0	未发现原发肿瘤证据
T1	肿瘤最大径≤5cm
T2	肿瘤最大径>5cm 且≤10cm
T3	肿瘤最大径>10cm 且≤15cm
T4	肿瘤最大径>15cm

区域淋巴结(N)定义

N 分类	N 标准
N0	无区域淋巴结转移或区域淋巴结情况未知
N1	伴区域淋巴结转移

远处转移(M)定义

M 分类	M 标准
M0	无远处转移
M1	伴远处转移

肿瘤分级(G)定义

FNCLCC 病理分级参见病理分级(G)章节

G 分级	G 定义
GX	分级无法评估
G1	分化程度、核分裂象和坏死程度评分为 2 分或 3 分
G2	分化程度、核分裂象和坏死程度评分为 4 分或 5 分
G3	分化程度、核分裂象和坏死程度评分为 6、7 或 8 分

AJCC 预后分期分组

T	N	M	G	分期分组
T1	N0	M0	G1,GX	ⅠA
T2,T3,T4	N0	M0	G1,GX	ⅠB
T1	N0	M0	G2,G3	Ⅱ
T2	N0	M0	G2,G3	ⅢA
T3,T4	N0	M0	G2,G3	ⅢB
任何 T	N1	M0	任何 G	ⅢB
任何 T	任何 N	M1	任何 G	Ⅳ

肿瘤登记需收集的变量

1. 影像学提示骨转移
2. 若属 pM1,需登记转移病灶标本的来源
3. 补充了肿瘤直径
4. FNCLCC 肿瘤分级

组织学分级(G)

FNCLCC 肿瘤分级由 3 个参数决定:分化程度、核分裂象和坏死程度。各参数又可分为:分化(1~3 分),核分裂象(1~3 分)和坏死(0~2 分)。将分数相加所得的总分决定肿瘤的分级。

肿瘤分化

肿瘤分化具组织特异性,并依照以下标准评分:

分化程度评分	定义
1	肿瘤与正常成人间叶组织形态极为相似(如低级别平滑肌肉瘤)
2	某些特定的病理学诊断的肉瘤(如黏液样/圆细胞型脂肪肉瘤)
3	胚胎性和未分化肉瘤、类型不确定的肉瘤,滑膜肉瘤、软组织骨肉瘤,尤因肉瘤/软组织原始神经外胚层肿瘤

核分裂象计数

选定肉瘤核分裂最活跃的区域，采用 40 倍物镜，连续观察 10HPF（1HPF 相当于放大 400 倍，即等于 0.173 4mm^2）进行计数评分。

核分裂象计数评分	定义
1	0~9 个核分裂象/10HPF
2	10~19 个核分裂象/10HPF
3	≥20 个核分裂象/10HPF

肿瘤坏死

标本肉眼检查及病理验证

坏死程度评分	定义
0	无坏死
1	肿瘤坏死范围<50%
2	肿瘤坏死范围≥50%

FNCLCC 病理分级

G 分级	G 分级的定义
GX	分级无法评估
G1	分化程度、核分裂象和坏死程度评分为 2 或 3
G2	分化程度、核分裂象和坏死程度评分为 4 或 5
G3	分化程度、核分裂象和坏死程度评分为 6、7 或 8

组织病理学类型

参阅本章 WHO 肿瘤分类部分

（译者 周宇红 姜铨 审校 陆维祺）

参考文献

1. Lahat G, Tuvin D, Wei C, et al. New perspectives for staging and prognosis in soft tissue sarcoma. *Annals of surgical oncology.* Oct 2008;15(10):2739–2748.
2. Fletcher CDM, Bridge JA, Hogendoorn P, Mertens F, eds. World Health Organization Classification of Tumours of Soft Tissue and Bone. Fourth Edition. Lyon: IARC; 2013.
3. Gronchi A, Miceli R, Shurell E, et al. Outcome prediction in primary resected retroperitoneal soft tissue sarcoma: histology-specific overall survival and disease-free survival nomograms built on major sarcoma center data sets. *J Clin Oncol.* May 1 2013;31(13):1649–1655.
4. Kattan MW, Hess KR, Amin MB, et al. American Joint Committee on Cancer acceptance criteria for inclusion of risk models for individualized prognosis in the practice of precision medicine. *CA: a cancer journal for clinicians.* Jan 19 2016.
5. Moons KG, Altman DG, Reitsma JB, et al. Transparent Reporting of a multivariable prediction model for Individual Prognosis or Diagnosis (TRIPOD): explanation and elaboration. *Annals of internal medicine.* Jan 6 2015;162(1):W1–73.
6. Moons KG, de Groot JA, Bouwmeester W, et al. Critical appraisal and data extraction for systematic reviews of prediction modelling studies: the CHARMS checklist. *PLoS medicine.* Oct 2014;11(10):e1001744.
7. Raut CP, Miceli R, Strauss DC, et al. External validation of a multi-institutional retroperitoneal sarcoma nomogram. *Cancer.* Feb 24 2016.
8. Tseng WW, Madewell JE, Wei W, et al. Locoregional disease patterns in well-differentiated and dedifferentiated retroperitoneal liposarcoma: implications for the extent of resection? *Annals of surgical oncology.* Jul 2014;21(7):2136–2143.
9. Anaya DA, Lahat G, Wang X, et al. Establishing prognosis in retroperitoneal sarcoma: a new histology-based paradigm. *Annals of surgical oncology.* Mar 2009;16(3):667–675.

44

第 45 章　软组织肉瘤-少见的组织学类型及部位

本章摘要

适用本分期系统的肿瘤种类

- 腺泡状软组织肉瘤
- 血管肉瘤
- 促结缔组织增生性小圆细胞肿瘤
- 上皮样血管内皮瘤
- 骨外黏液样软骨肉瘤
- 炎症性肌成纤维细胞瘤
- 卡波西肉瘤
- 软组织骨肉瘤
- 叶状肿瘤
- 横纹肌肉瘤
- 孤立性纤维瘤

不适用本分期系统的肿瘤种类

有一类具有局部侵袭性(即可能局部复发)但无远处转移风险或转移风险极低的结缔组织肿瘤,其中部分组织学类型能检测到基因组改变。因为这类肿瘤通常不具有转移潜能,故未将其纳入第 8 版的软组织肉瘤分期系统。详细内容可参阅病理学专著[1]。以下列举了部分不适合用本系统分期的组织学类型:

- 硬纤维瘤(深部纤维瘤病)
- 浅表纤维瘤病[如掌纤维瘤病/掌腱膜挛缩(Dupuytren contracture),跖纤维瘤病,Peyronie 病]
- 脂肪纤维瘤病
- 巨细胞成纤维细胞瘤
- 丛状纤维组织细胞瘤
- 软组织巨细胞瘤
- 卡波西型血管内皮瘤
- 含铁血黄素沉着性纤维脂肪瘤样肿瘤
- 非典型性纤维黄色瘤
- 血管瘤样纤维组织细胞瘤
- 多形性玻璃样变血管扩张性肿瘤

更新要点

更新	更新细节	证据级别
新章节	鉴于单一的分期系统难以囊括 70 余种不同肿瘤的分期,本章仅讨论较棘手的几类关键组织学类型肿瘤的分期。对这些肿瘤的详细描述请参考其他部分或章节	无

ICD-O-3 形态学编码

编码	描述
C38.0	心脏
C38.1	前纵隔
C38.2	后纵隔
C38.3	纵隔,部分非特指
C38.4	胸膜
C38.8	心脏、纵隔和胸膜交搭跨越病灶
C47.0	头、面和颈部周围神经和自主神经系统
C47.1	上肢和肩部周围神经和自主神经系统
C47.2	下肢包括臀部周围神经和自主神经系统
C47.3	胸部周围神经和自主神经系统
C47.4	腹部周围神经和自主神经系统
C47.5	盆腔周围神经和自主神经系统
C47.6	躯干周围神经和自主神经系统,非特指
C47.8	周围神经和自主神经系统交搭跨越病灶
C47.9	周围神经和自主神经系统,非特指
C48.0	腹膜后
C48.1	腹膜特指部位的恶性肿瘤
C48.2	腹膜恶性肿瘤,非特指
C48.8	腹膜和腹膜后交搭跨越病灶
C49.0	头、面和颈部结缔组织、皮下组织和其他软组织
C49.1	上肢和肩结缔组织、皮下组织和其他软组织

续表

编码	描述
C49.2	下肢包括臀部的结缔组织、皮下组织和其他软组织
C49.3	胸部结缔组织、皮下组织和其他软组织
C49.4	腹部结缔组织、皮下组织和其他软组织
C49.5	盆腔结缔组织、皮下组织和其他软组织
C49.6	躯干结缔组织、皮下组织和其他软组织，未特指
C49.8	结缔组织、皮下组织和其他软组织交搭跨越病灶
C49.9	结缔组织、皮下组织和其他软组织，非特指

肉瘤发生部位

编码	描述
C00~C14	唇、口腔和咽部
C15~C26	消化器官
C30~C33	呼吸系统
C34~C37	胸腔内器官
C50	乳房
C51~C53	女性生殖器官
C56~C58	女性生殖器官
C60~C63	男性生殖器官
C64~C68	泌尿道
C69.0~C69.5，C69.9	眼
C70~C72	脑和中枢神经系统
C73~C75	甲状腺和其他内分泌腺
C80.9	原发部位未明

WHO 肿瘤分类

编码	描述
9581	腺泡状软组织肉瘤
9120	血管肉瘤
9044	软组织透明细胞肉瘤
8806	促结缔组织增生性小圆细胞肿瘤
8991	胚胎型肉瘤
8931	子宫内膜间质肉瘤，低级别
8930	子宫内膜间质肉瘤，高级别
9130	上皮样血管内皮瘤
8804	上皮样肉瘤
9231	骨外黏液样软骨肉瘤

续表

编码	描述
9180	骨外骨肉瘤
9140	卡波西肉瘤
9020	叶状肿瘤
8920	横纹肌肉瘤，腺泡状
8910	横纹肌肉瘤，胚胎型
8901	横纹肌肉瘤，多形性
8912	横纹肌肉瘤，梭形细胞/硬化性
8815	孤立性纤维瘤，恶性
8805	未分化子宫肉瘤

概述

本章旨在为部分涉及特殊解剖部位或对分期有异议的少见类型的软组织肉瘤提出指导性的意见。

软组织肉瘤（STS）的生物学行为差异影响到对其预后的理解。有些软组织肿瘤仅具局部侵袭性，却极少或无远处转移的风险，故不适用于《AJCC 癌症分期指南》第 8 版软组织肿瘤分期系统。另外一些类型的肉瘤将在特定章节中阐述，如子宫肉瘤在第 51 章详细描述。然而，部分软组织肿瘤常出现远处转移或具多灶性，因其生物学行为的惰性，患者即使在未接受治疗的情况下，仍可带瘤生存 10 年甚至更长时间。本章着重阐述了某些 STS 的组织学亚型，这些类型或难以分期，或具有影响患者预后的特殊表现。

遗传学检测技术在肿瘤评估中的应用，迅速加深了对 STS 生物学行为的认识。许多发生于 40 岁以下患者的 STS 具有特定的基因组改变，如染色体易位（如滑膜肉瘤和尤因肉瘤）。此外，除特定易位之外，这些肿瘤极少伴有其他基因突变，因此表现为与其特有的染色体易位相关的生物学特征。

许多好发于 50 岁以上患者的常见肉瘤，如平滑肌肉瘤和未分化多形性肉瘤（过去称为恶性纤维组织细胞瘤），可检测到非整倍体核型和染色体碎裂（chromothripsis），其常见于许多恶性肿瘤，尤其是成人型肿瘤中。伴有非整倍体核型的肉瘤间的生物学行为差异更大。

胃肠道间质瘤（GIST）是一种特殊类型的软组织肉瘤，其单个点突变是肿瘤发生的驱动分子之一。如其最常见的 *KIT* 和 *PDGFRA* 特异性突变可影响肿瘤的生物学行为和对药物的敏感性。而且，基因突变类型可用作评估预后及预测患者对治疗的反应。依据 DNA 改变所获得的 GIST 患者生存数据最接近实际，故基因突变信息应纳入 AJCC 分期系统。然而，对于其他 STS 亚型的基因相关的数据仍需进一步研究。

解剖学

原发部位

软组织肉瘤最常发生于下肢和臀部肌群。然而，某些组织学类型的软组织肉瘤更常见于某些特定的解剖部位。

依其定义，子宫内膜间质肉瘤（低级别、高级别）和未分化子宫肉瘤是子宫特有的两种肉瘤类型，可作为 STS 具有解剖学特异性的最佳代表。但在显微镜下与此表现相似的其他肿瘤也可发生于身体的其他部位。组织学类型及其对应的特异解剖部位如下所示。

组织学类型	解剖学部位
透明细胞肉瘤	关节肌腱和腱膜，小肠
促结缔组织增生性小圆细胞肿瘤	腹膜
胚胎型肉瘤*	肝脏
子宫内膜间质肉瘤（低级别、高级别），未分化子宫肉瘤	子宫
上皮样血管内皮瘤	肝脏、肺、胸膜和其他少见部位
上皮样肉瘤，近端型	肩胛带，臀部肌群
上皮样肉瘤，远端型	手部，足部
GIST	消化道，胃>小肠>其他部位；偶有原发于肠系膜上而与肠壁无关
叶状肿瘤	乳房

* 不等同于胚胎性横纹肌肉瘤

这些恶性肿瘤的分期将依照 AJCC 的 TNM 分期和肿瘤分级原则。

区域淋巴结

对大部分 STS 组织学类型而言，淋巴结转移较为少见。区域淋巴结受累风险>10%的肉瘤包括：血管肉瘤、透明细胞肉瘤、上皮样肉瘤和横纹肌肉瘤（但不包括多形性横纹肌肉瘤）。无 *KIT* 或 *PDGFRA* 突变的 GIST 于儿童和青年中更为常见，可出现局部淋巴结转移。

远处转移

肢体和子宫原发的肉瘤的最常见的远处转移部位是肺。GIST 易转移至腹膜和肝脏，其他部位的转移则较为少见。黏液和圆细胞型脂肪肉瘤可转移至其他软组织部位和骨髓，而这些部位可能在 ^{18}F-FDG-PET 并不显现，而磁共振（MR）成像却可较好的显示病灶，脊柱和盆骨区是最常见的受累部位。STS 患者很少发生脑转移，但腺泡状软组织肉瘤相对于其他 STS 具有相对较高的脑转移风险。对于某些多部位受累的 STS，至今尚未明确是否应将其定义为多灶性或转移性。例如放射诱发的血管肉瘤、促结缔组织增生性小圆细胞肿瘤、上皮样血管内皮瘤、无 *KIT* 或 *PDGFRA* 突变的 GIST 以及卡波西肉瘤，目前尚存在对其多灶性/转移性定义的争议。

分类原则

临床分期

疾病相关的临床特征在本章表 45.1 重点阐述。对少见部位/组织学类型 STS 的首次分期建议亦有说明。

表 45.1　少见组织学类型的软组织肉瘤临床特点及其分期的影响

组织学类型	临床特点	分期的意义
血管肉瘤	可有卫星灶；放射引起的血管肉瘤可表现为多灶性；头颈原发灶可有头皮广泛累及。随着时间推移，肿瘤可转移至肺、肝脏、骨髓、脑和心脏	依据肿瘤多灶性的指南，记录肿瘤最大病灶的大小。若可能，应记录下受累组织的最长径。需确认患者既往接受过相关治疗，如放疗，以及该治疗与疾病的相关性
促结缔组织增生性小圆细胞肿瘤	典型表现为整个腹膜上多发肿块	依据肿瘤多灶性的指南，记录最大病灶的大小
胚胎型肉瘤	典型表现为肝脏内肿块	依据 AJCC 指南有关内脏 STS 的分期

续表

组织学类型	临床特点	分期的意义
子宫内膜间质肉瘤，低级别	典型表现为子宫内肿块	参考子宫肉瘤分期的章节。需强调的是，在子宫肉瘤分期系统里，器官受累程度可作为评价原发灶大小的替代指标
子宫内膜间质肉瘤，高级别	典型表现为子宫巨大肿块	参考子宫肉瘤分期的章节。需强调的是，在子宫肉瘤分期系统里，器官受累程度可作为评价原发灶大小的替代指标
上皮样血管内皮瘤	典型表现为肝脏和/或肺的多发肿块，偶见于胸膜	若可能，应依据肿瘤多灶性的指南记录其最大病灶的大小
上皮样肉瘤，近端型	可表现为多灶性，淋巴结受累常见	若可能，应依据肿瘤多灶性的指南记录其最大病灶的大小
骨外黏液样软骨肉瘤	常伴有远处转移，常见肺内弥漫多发转移，有 5~10 年或更长的惰性病程	依据 STS 的 AJCC 的分期方法
炎症性肌成纤维细胞瘤（IMT）	多灶性、交界性纤维细胞性肿瘤，起源于软组织或内脏器官。最常累及肺、肠系膜和网膜；可表现为腹腔内多灶性病变；生长缓慢，可长达 5~10 年或更长	难以依据 AJCC 标准进行分期。90% 的 IMT 生物学行为良好。约 25%的肺外 IMT 可能复发。伴有 ALK 融合基因的恶性 IMT 有局部复发倾向，对 ALK 抑制剂（如克唑替尼）治疗可能有效。而缺少 ALK 融合基因的恶性 IMT 在成人中更为常见，也更易于发生远处转移
卡波西肉瘤	见于地中海盆地（地域性）的老年患者及 HIV 患者（流行性）。多表现为累及皮肤的多发病灶（足部>下肢>身体其他部位）；内脏受累少见	若可能，依据肿瘤多灶性指南记录最大病灶的大小；因为累及四肢或无数大小不一的病灶形成的融合病灶，很多情况下并不适用于该分期指南。在抗反转录病毒疗法出现后，不适于使用既往包含患者免疫状态的分期系统[2]
恶性中肾旁管多形性腺瘤（MMMT），如癌肉瘤	应依据癌还是肉瘤的标准来分期，目前仍存在争议。其复发风险通常与其癌组织的成分相关，因此大多数患者表现为向子宫癌转化。但亦有部分患者表现为单纯肉瘤性复发或转移	分期标准参阅第十二篇“女性生殖系统”
软组织骨肉瘤	该组织学类型罕见	依据 AJCC 指南的 STS 分期。需明确患者无骨原发病灶
叶状肿瘤	发生于纤维瘤的去分化变。肿瘤组织中含有不同程度的上皮细胞和间充质细胞。淋巴结转移不常见	依据 AJCC 指南的 STS（四肢和躯干）分期
横纹肌肉瘤	解剖学位置、淋巴结状态和组织学分型会影响儿童患者的预后。成人通常比儿童患者预后更差	依据 AJCC 指南的 STS 分期*
孤立性纤维瘤	表现为胸膜、盆骨或硬膜上缓慢生长的肿物，在首次诊断十余年后可能出现肝、肺、骨的转移	依据 AJCC 指南的 STS 分期
未分化子宫肉瘤	典型表现为子宫内肿块	参考子宫肉瘤分期的章节。需强调的是，在子宫肉瘤分期系统里，器官受累程度可作为评价原发灶大小的替代指标

* 儿科分期系统可用于腺泡状及胚胎性亚型的风险评估，并可能需要临床试验的验证。

影像学分期

常规的CT或MR成像难以显示浅表部位的肉瘤(如血管肉瘤和卡波西肉瘤),故其应用局限于转移性病灶的评估。而浅表部位的肉瘤的大小多需通过卷尺或游标卡尺测量。如前所述,与其他原发STS不同的是,黏液/圆细胞型脂肪肉瘤可转移至骨髓和其他软组织部位,而较少见于肺或肝脏。

与其他STS相似,罕见的STS亚型也可用横断面图像来测量其原发肿瘤的大小。须强调,矢状位图像并无法显示肿瘤的最长径。目前更多的利用MR或CT图像重建来帮助测量肿瘤的最长径。^{18}F-FDG-PET可用于评估具淋巴结转移的高危风险肉瘤类型(如血管肉瘤、透明细胞肉瘤、上皮样肉瘤和横纹肌肉瘤)或临床上已伴明显淋巴结肿大患者的淋巴结状态。STS分期亦需要评估肿瘤的转移状态,但在一些少见情况下发生的胸、腹、盆外转移灶,例如平滑肌肉瘤的皮肤转移,可能不必都进行影像学检查来测量转移灶的大小。

病理学分期

病理诊断和分期是正确治疗的关键[3]。因大多数病理专科医师并不熟悉所有STS的病理类型,故建议STS的病理诊断在专科肿瘤诊治中心予以复核。回顾性分析结果显示,15%以上的患者的原有诊断部分或完全错误。

部分患者的肿瘤的基因突变及易位检测可帮助其明确诊断。这种情况下,应由病理科医师决定是否在本单位进行检测或需要将其标本外送至有资质的病理中心检测。目前,基因突变检测尚无法作为STS诊断的常规项目,应由病理专科医师决定是否需要进一步检测。

预后因素

分期所需的预后因素

法国癌症中心联合会肉瘤协作组(FNCLCC)分级系统-详见组织学分级(G)[4]。

其他重要临床预后因素

目前,对于这些罕见的肉瘤尚无明确的预后标记物。研究表明,某些特定的肉瘤伴有一种以上染色体易位,如滑膜肉瘤可检测到的SSX1-SSX18或SSX2-SS18。这些特定类型的易位对患者预后作用有限,且不影响其治疗的选择。

对罕见STS仍应记录其标准的TNM分期和分级。因基因组学可能会影响未来的治疗选择,对一些特定的类型,若能收集到足够的病例,其不同的基因突变或染色体易位可能有助于眼球同预后的相关性。促结缔组织增生性小圆细胞肿瘤、血管肉瘤、卡波西肉瘤和上皮样肉瘤常呈多灶性表现,但迄今尚未明确肿瘤多灶性可否成为其预后因素。此外,尚无明确标准区分多个原发灶和多发转移性病灶。两者的区分需根据临床作出的辨别。例如,具有主要病灶且在其他部位伴多发微小种植灶的情况应认定为转移性疾病,而没有主要病灶的多发肿瘤可被视为多灶性疾病。新的分期系统要求记录多灶性数据,以便对上述难点进一步研究。

风险评估模型

为支持各类预测模型在临床实践中的应用,AJCC近期发布了用于评判各类统计学预测模型的评估指南[2]。然而,目前已发表的或已被用于临床的任何少见组织学类型和部位的STS相关的预测模型,均尚未由"AJCC精准医疗核心工作组"通过该指南予以评估。AJCC未来将会对符合AJCC评估指南的本病种的风险预测模型予以认可。

肿瘤登记需收集的变量

1. 影像学明确的骨浸润
2. 若属pM1,需登记转移标本的来源
3. 其他病灶的大小
4. FNCLCC分级
5. 如发现病灶为多灶性,需记录病灶的数目

组织学分级(G)

FNCLCC分级取决于3项参数:肿瘤分化、核分裂象及坏死程度。每项参数评分如下:分化(1~3),核分裂象(1~3)及肿瘤坏死率(0~2)。三项参数间独立评分,最终相加得出分级[4,6]。

肿瘤分化

肿瘤分化具有组织学特异性(见第39章,表39.1),其具体评分如下:

分化评分	定义
1	与正常成人间叶组织形态极为相似(如低级别的平滑肌肉瘤)
2	组织学分型确定的肉瘤(如黏液/圆细胞型脂肪肉瘤)
3	胚胎型和未分化肉瘤、类型不确定的肉瘤,滑膜肉瘤、软组织骨肉瘤、软组织尤因肉瘤/原始神经外胚层肿瘤(PNET)

核分裂象计数

选定肉瘤核分裂最活跃的区域,采用 40 倍物镜连续观察 10HPF(1HPF 相当于放大 400 倍,即等于 0. 173 4mm^2)进行计数评分。

核分裂象计数评分	定义
1	0~9 个核分裂象/10HPF
2	10~19 个核分裂象/10HPF
3	≥20 个核分裂象/10HPF

肿瘤坏死

肉眼评估并经组织病理确认。

坏死程度评分	定义
0	无坏死
1	伴<50%肿瘤坏死
2	伴≥50%肿瘤坏死

FNCLCC 组织学分级

G	G 定义
GX	分级无法评估
G1	分化程度、核分裂象和坏死程度评分为 2 分或 3 分
G2	分化程度、核分裂象和坏死程度评分为 4 分或 5 分
G3	分化程度、核分裂象和坏死程度评分为 6~8 分

组织病理学类型

参阅本章 WHO 肿瘤分类部分所列举的腹部和胸部脏器肉瘤组织分型。

(译者　陈虹　庄荣源　审校　周宇红)

45

参考文献

1. Fletcher CDM, Bridge JA, Hogendoorn P, Mertens F, eds. World Health Organization Classification of Tumours of Soft Tissue and Bone. 4th ed. Lyon: IARC; 2013.
2. Krown SE, Metroka C, Wernz JC. Kaposi's sarcoma in the acquired immune deficiency syndrome: a proposal for uniform evaluation, response, and staging criteria. AIDS Clinical Trials Group Oncology Committee. *J Clin Oncol*. 1989;7(9):1201-1207.
3. Rubin BP, Cooper K, Fletcher CD, et al. Protocol for the examination of specimens from patients with tumors of soft tissue. Arch Pathol Lab Med. 2010;134(4):e31-39.
4. Coindre JM, Terrier P, Bui NB, et al. Prognostic factors in adult patients with locally controlled soft tissue sarcoma. A study of 546 patients from the French Federation of Cancer Centers Sarcoma Group. *J Clin Oncol*. 1996;14(3):869-877.
5. Kattan MW, Hess KR, Amin MB, et al. American Joint Committee on Cancer acceptance criteria for inclusion of risk models for individualized prognosis in the practice of precision medicine. CA: a cancer journal for clinicians. 2016.
6. Neuville A, Chibon F, Coindre JM. Grading of soft tissue sarcomas: from histological to molecular assessment. Pathology. 2014;46(2):113-120.
7. Brennan MF, Antonescu CR, Maki RG. Management of soft tissue sarcoma. Springer Science & Business Media; 2012.

第十篇
皮肤

专家组成员

Members of the Non-Melanoma Skin Expert Panel
Thomas P. Baker, MD – CAP Representative
Christopher K. Bichakjian, MD – Merkel Cell Carcinoma Lead
James D. Brierley, BSc, MB, FRCP, FRCR, FRCP(C) – UICC Representative
Klaus J. Busam, MD
David R. Byrd, MD, FACS – Editorial Board Liaison
Daniel G. Coit, MD, FACS
David P. Frishberg, MD
Timothy Johnson, MD – Vice Chair
Anne W.M. Lee, MD – UICC Representative
Paul Nghiem, MD, PhD – Merkel Cell Carcinoma Lead
Thomas E. Olencki, DO
Upendra Parvathaneni, MBBS, FRANZCR
M. Angelica Selim, MD
Erica M. Shantha, MD
Arthur J. Sober, MD – Chair
Vernon K. Sondak, MD, FACS
Manisha Thakuria, MD
Michael J. Veness, MB, BS, MMed, MD, FRANZCR
Chadwick L. Wright, MD, PhD
Siegrid S. Yu, MD

Members of the Melanoma Expert Panel
Michael B. Atkins, MDGer
Charles M. Balch, MD, FACS – Editorial Board Liaison
Raymond Barnhill, MD, MSc
Karl Y. Bilimoria, MD, MS
James D. Brierley, BSc, MB, FRCP, FRCR, FRCP(C) – UICC Representative
Antonio C. Buzaid, MD
David R. Byrd, MD, FACS
Paul B. Chapman, MD
Alistair J. Cochran, MD
Daniel G. Coit, MD, FACS
Alexander M. Eggermont, MD, PhD
David E. Elder, MBChB, FRCPA
Mark B. Faries, MD
Keith T. Flaherty, MD
Claus Garbe, MD
Julie M. Gardner
Jeffrey E. Gershenwald, MD, FACS – Chair
Phyllis A. Gimotty, PhD – Precision Medicine Core Representative
Allan C. Halpern, MD
Lauren E. Haydu
Kenneth R. Hess, PhD
Timothy Johnson, MD
John M. Kirkwood, MD
Alexander J. Lazar, MD, PhD, FACP – CAP Representative
Anne W.M. Lee, MD – UICC Representative
Georgina V. Long, BSc, MB, BS, PhD, FRACP
Grant A. McArthur, MBBS, BMedSc, PhD, FRACP
Martin C. Mihm Jr., MD, FACP
Victor G. Prieto, MD, PhD
Merrick I. Ross, MD
Richard A. Scolyer, BMedSci MBBS MD FRCPA FRCPath – Vice Chair
Arthur J. Sober, MD
Vernon K. Sondak, MD, FACS
John F. Thompson, MD, FRACS, FACS
Richard L. Wahl, MD
Sandra L. Wong, MD, MS, FACS

第 46 章　梅克尔细胞癌

本章摘要

适用本分期系统的肿瘤种类

原发性皮肤神经内分泌癌(梅克尔细胞癌)。

更新要点

更新	更新细节	证据级别
区域淋巴结(N)定义	临床分期和病理分期的分类方法予以分别描述	Ⅳ
区域淋巴结(N)定义	新增 N2 表示无淋巴结转移的移行转移	Ⅳ
区域淋巴结(N)定义	新增 N3 表示有淋巴结转移的移行转移	Ⅳ
区域淋巴结(N)定义	新增 pN1a(sn)表示仅有前哨淋巴结活检发现的隐匿性淋巴结转移	Ⅳ
区域淋巴结(N)定义	pN1a 表示临床发现的隐匿性淋巴结转移并接受淋巴结清扫术	Ⅳ
区域淋巴结(N)定义	pN2 表示无淋巴结转移的移行转移	Ⅳ
区域淋巴结(N)定义	新增 pN3 表示有淋巴结转移的移行转移	Ⅳ
远处转移(M)定义	临床分期和病理分期的分类方法予以分别描述	Ⅳ
远处转移(M)定义	Ⅳ期:临床和病理 M 分类均按远处转移病灶的部位分为 M1a、M1b、M1c	Ⅳ
AJCC 预后分组	临床分期和病理分期的分类方法予以分别描述	Ⅳ
AJCC 预后分组	Ⅰ期:病理淋巴结状态不再作为Ⅰ期的分类依据;不再采用ⅠA 期和ⅠB 期;Ⅰ期为 T1	Ⅳ
AJCC 预后分组	Ⅱ期:病理淋巴结状态不再作为Ⅱ期的分类依据;ⅡA 期为 T2/3;ⅡB 期为 T4;不再采用ⅡC 期	Ⅳ
AJCC 预后分组	Ⅲ期:新增的临床Ⅲ期表示 T0~4cN1~3M0	Ⅳ
AJCC 预后分组	ⅢA 期:病理ⅢA 期新纳入 T0pN1bM0(原发灶不明的淋巴结转移)	Ⅱ
AJCC 预后分组	ⅢB 期:病理ⅢB 期表示 T1~4pN1b-3M0,且排除原发灶不明的淋巴结转移	Ⅱ

ICD-O-3 形态学编码

编码	描述
C00.0	外上唇
C00.1	外下唇
C00.2	外唇,非特指
C00.3	上唇黏膜
C00.4	下唇黏膜
C00.5	唇黏膜,非特指
C00.6	唇连合
C00.7	唇交搭跨越病灶
C00.8	唇黏膜,非特指
C21.0	肛门,非特指
C30.0	鼻腔
C44.0	唇部皮肤,非特指
C44.1	眼睑皮肤
C44.2	外耳皮肤
C44.3	脸部其他及未指明部位的皮肤
C44.4	头皮及颈部皮肤
C44.5	躯干皮肤
C44.6	上肢和肩部皮肤
C44.7	下肢和臀部皮肤
C44.8	交搭跨越病灶
C44.9	皮肤,非特指
C51.1	小阴唇
C51.2	阴蒂
C51.8	外阴交搭跨越病灶
C51.9	外阴,非特指
C60.0	包皮
C60.1	阴茎头
C60.2	阴茎体
C60.8	阴茎交搭跨越病灶
C60.9	阴茎,非特指
C63.2	阴囊,非特指
C80.9	原发部位不明

WHO 肿瘤分类

编码	描述
8041	小细胞神经内分泌癌
8190	小梁状癌
8247	梅克尔细胞癌

LeBoit PE. Burg G, Weedon D, Sarasin A, eds. World Health Organization Classification of Tumours. Pathology and Genetics of Skin Tumours. Lyon: IARC Press; 2006。

概述

梅克尔细胞癌(Merkel cell carcinoma, MCC)是一种少见的和具侵袭潜能的原发性皮肤神经内分泌癌,1978年首先由Toker和Tang报告为皮肤小梁状癌[1]。MCC的致死率是皮肤黑色素瘤的两倍(33% vs 15%)[2,3]。尽管分子病理机制尚未明确,MCC与梅克尔细胞多瘤病毒(Merkel cell polymavirus, MCPyV)的相关性提示MCPyV病毒相关蛋白可能在肿瘤发生过程中发挥重要作用[4,5]。紫外线辐射和免疫抑制也可能是MCC的重要诱发因素。MCC最常发生于50岁以上浅肤色人群的皮肤日光暴露部位,且具有男性倾向性特点[6,7]。对接受实体器官移植、白血病、HIV感染或其他因素导致的免疫抑制的患者而言,MCC的发病率较高[8~10]。MCC的发病率逐年升高,从1986年的0.22/10万上升至2011年的0.79/10万,其部分可归因于对该疾病认识的提高及诊断技术的进步[11]。美国每年有1 600~2 500例新确诊的MCC患者[11,12]。考虑到美国人口老龄化及接收器官移植者生存期的延长,MCC的发病率可能会继续上升。

MCC的临床表现多为非特异性,尽管有报道患者会表现为实性紫红色非触痛结节或皮疹的快速增大[6]。MCC的诊断需通过活检病理确认,且几乎均需免疫组织化学检测以辅助诊断,典型表现为细胞核周点状的细胞角蛋白20染色。大部分MCC患者在确诊时表现为临床局部病灶[7],但肿瘤可较快发生局部和远处转移,其中区域淋巴结是最常见的初始转移部位[13]。不同MCC患者的自然病程差别较大,且主要取决于首次确诊时的肿瘤分期。

在2010年发表的《AJCC癌症分期指南》第7版中,MCC被首次作为特异性肿瘤单独列出,在之前的版本中,MCC被归为皮肤癌。就统一不同肿瘤分期达成共识,较过去使用五个不同的分期系统是重要的进步[14],这主要得益于对各既往研究的深入分析及对美国国家癌症数据库(National Cancer Database, NCDB)中2 856例MCC患者的回顾性分析[2]。在这一首次达成共识的分期系统中,主要的关注点之一是区域淋巴结分期对预后的意义。为了完成这一目标,针对同一分期的肿瘤分别使用了临床TNM分类和病理TNM分类进行分类,这也导致临床分期和病理分期的一些交叉重叠,如ⅠA期表示肿瘤直径≤2cm且病理证实区域淋巴结阴性(T1pN0),而ⅠB期则表示肿瘤直径≤2cm但未进行淋巴结病理检测(T1cN0)。然而,近几年广泛应用于大部分MCC患者的前哨淋巴结活检(sentinel lymph node biopsy, SLNB)会造成对ⅠB期相比于ⅡB期的选择偏差[15~17]。为了消除这一偏差并确保和其他肿瘤的一致性,《AJCC癌症分期指南》第8版中MCC肿瘤分期将临床与病理分期分别描述,并不再将病理分期中区域淋巴结状态作为Ⅰ期和Ⅱ期的分类依据。之前版本的TNM分类也已经过确认后在新版本的预后分期中得以保留。

数项独立研究协助组完成的研究结果证实,原发不明伴单个淋巴结阳性的MCC患者较原发病灶同时伴有临床证实阳性淋巴结患者的预后更佳[18~20],本版MCC肿瘤分期则主要基于对NCDB中9 387例MCC患者的分析进行确认和修正。

解剖学

原发部位

MCC肿瘤细胞与分布于皮肤表皮基底层或表皮,与真皮连接处的正常神经内分泌细胞(梅克尔细胞)具有若干相同特点[21]。尽管MCC好发于无表皮覆盖层受累的真皮质,其起源细胞目前不详[22]。MCC常发生于阳光暴露的皮肤部分,如头颈部及外周皮肤,但也可发生其他部位[6,7]。介于8%~14%的MCC患者的临床表现为单个淋巴结转移(最常见的表现)或内脏转移,但没有明确的原发皮肤病灶[6,20]。

区域淋巴结

区域淋巴结是MCC最常见的转移部位(图46.1)。区域淋巴结转移的发生相对较早且较频繁,即使在原发肿瘤体积较小或未出现深部局部侵犯的情况下也可能发生区域淋巴结转移。数项研

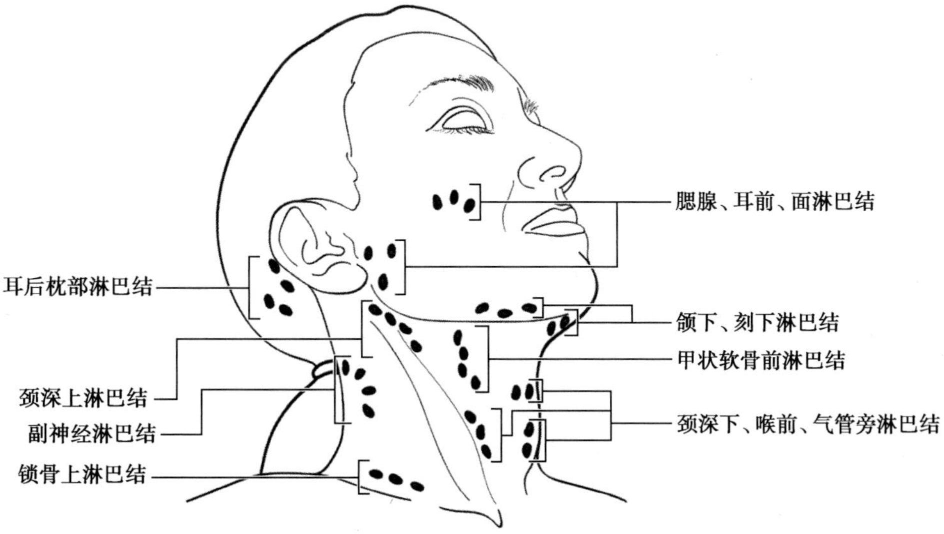

图 46.1　头颈部皮肤部位的区域引流淋巴结

究表明，即使是极小的原发肿瘤也有 10%～20% 的概率在初次确诊时即伴有隐匿性淋巴结转移[15~17]。MCC 可发生移行转移，表现为：①原发灶与区域淋巴结之间，通过淋巴管播散的皮肤、皮下或软组织转移；或②原发灶远端的结节。与黑色素瘤类似，MCC 的移行转移尚无基于原发肿瘤病灶同转移病灶距离的亚分类，如目前没有卫星灶转移的分类。传统上，区域淋巴结转移表示局限于一个淋巴结引流区域或两个连续的淋巴结引流区域内的病灶，比如肿瘤合并转移至股/髂，腋窝/锁骨下，颈部/锁骨上淋巴引流区域，或原发躯干 MCC 转移到腋窝/股，双侧腋窝，或双侧股淋巴引流区。

转移部位

MCC 可转移至任何远处部位。最常见远处转移部位包括远端皮肤，其次为肺、肝脏、骨骼和中枢神经系统[23]。

分类原则

临床分期

MCC 的 T 分类主要通过结合病理（镜下分期）和临床对原发肿瘤最大径的测量进行判断。若原发肿瘤无法被准确测量（如刮除术后及其他使肿瘤结构受损的情况下），可归为 TX。作为对比，T0 表示在存在转移病灶的情况下无法确定原发肿瘤部位。另外，原位 MCC 定位为 Tis，但这一情况比较罕见。其他 T 分类则主要通过测量原发病灶的最大直径进行分类：≤2cm（T1），>2cm 但≤5cm（T2），>5cm（T3）。原发病灶皮肤外侵及其他部位，包括黏膜、肌肉、软骨或骨则归为 T4。第 8 版中保留了第 7 版中基于临床测量肿瘤最大径的 T 分类方法，并经过更新后的 NCDB 数据分析后确认。由于石蜡包埋使组织变小，且对椭圆形肿瘤最大径的测量不准确，组织学上肿瘤直径的测量则会低估肿瘤的实际大小（图 46.2）[7]。若临床上无法测量肿瘤大小，则组织学大体测量或镜下测量的方法也应该使用。

MCC 的临床 N 分类基于临床或影像学发现的区域转移淋巴结和/或皮下移行转移灶进行判断。若临床上无法检测区域淋巴结（如因其他原因切除或其他机体状态原因），则可使用 cNX。N0 定义为基于临床和/或影像学检查，未发现区域淋巴结转移或皮下移行转移；N1 定义为临床和/或影像学检查发现区域淋巴结转移；N2 定义为临床发现区域移行转移，但没有临床上明显的淋巴结转移；若临床和/或影像学检查发现区域淋巴结转移和皮下移行转移同时存在，则归为 N3。需注意的是，如果在针对原发病灶和/或引流淋巴结区域的根治性手术未实施前，诊断性活检确认的淋巴结或移行转移也归为临床 N 分类。诊断性活检包括前哨淋巴结活检、芯针淋巴结活检、开放淋巴结活检、细针吸取活组织。然而，在临床实践中，SLNB 多与根治性手术同期施行。体格检查需对原发肿瘤周围皮肤软组织到区域淋巴引流区域行仔细的视诊和触诊。细致的体格检查可确定常规或中继引流区域（如肱骨上、腘窝）的肿大淋巴结及移行转移灶。对外周的原发肿瘤，需检查肿瘤远端及近端的整个上肢或下

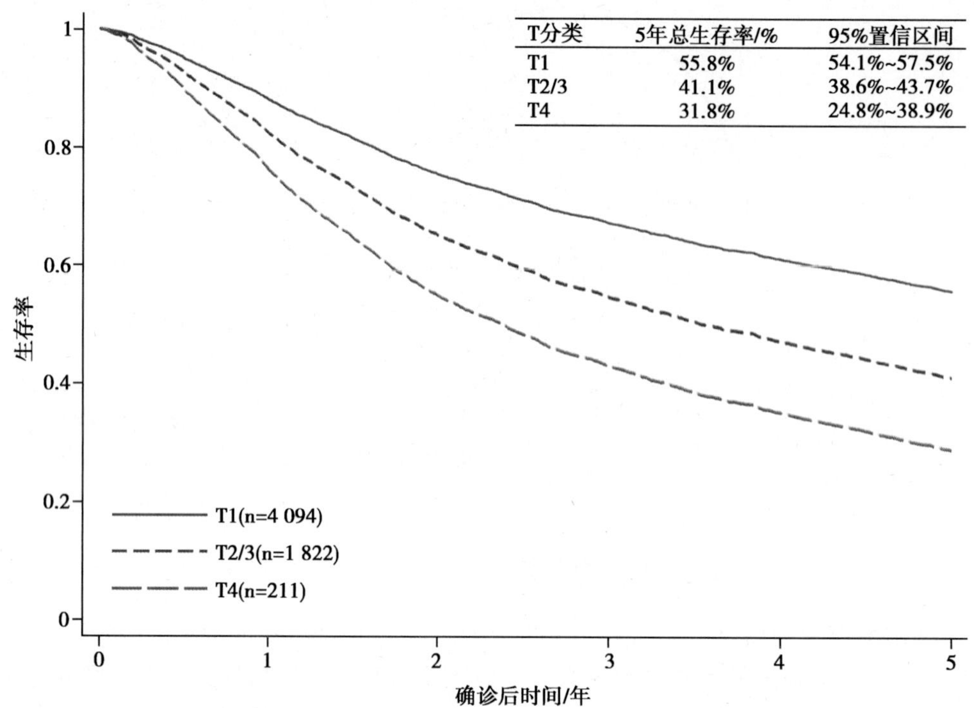

图 46.2　NCDB 数据库 6 127 例局部 MCC 患者的五年总生存，依 T 分类分组（T1，临床肿瘤最大径≤2cm；T2/3，临床肿瘤最大径>2cm；T4，肿瘤侵犯黏膜、肌肉、软骨或骨）。排除 11 例原位癌（Tis）患者。因生存曲线有重叠，将 T2 患者（n=1 511）和 T3 患者（n=311）一起分析

肢。对躯干肿瘤，则需特别关注可能发生转移的多个淋巴结引流区域。

MCC 的临床 M 分类则更为有限。若通过系统回顾和体格检查都无法发现远处转移的证据，则可以归为 M0，影像学检查并非做出这一判断的必需检查。若临床和/或影像学检查发现远处的可疑转移病灶，则依据病灶的部位进一步分类。远处皮肤、皮下或淋巴结转移病灶定义为 cM1a，肺转移定义为 cM1b，其他部位的远处转移病灶定义为 cM1c。若镜下证实了远处转移，则在临床分期中标注为 pM1（a、b 或 c）。

影像学检查

对伴有原发病灶但经系统回顾及体格检查无转移证据的无症状患者，SLNB 是最合适的分期工具。这类情况中，断层扫描影像学检查仅适合于发现可疑临床表现的患者[24]。对临床分期为 N1～N2 的患者，断层扫描影像学检查适用于评估淋巴结转移范围和/或是否有远处转移灶。

有证据表明 FDG-PET/CT 也适用于某些临床情况[25,26]。FDG-PET/CT 的优势包括 MCC 肿瘤病灶具 FDG 高摄取，可作全身评估（包括对四肢的检查，有利于发现潜在的移行转移），及可早期发现骨或骨髓转移。然而，也曾有报道 PET/CT 的假阳性结果，因此，强烈推荐对转移灶行组织学确认[27]。若无法进行 PET/CT 检查，CT 或 MR 成像也是可行的替代方法。MR 扫描适用于对排除脑转移病灶。

AJCC 影像专家组推荐使用结构化报告予以描述恶性/转移病灶。若患者接受影像扫描，建议描述任何局部淋巴结的部位和侵犯程度，及其他与肿瘤的分期和治疗相关的远处恶性/转移病灶的部位（如皮肤、肺、肝脏、中枢神经系统等）。

病理学分期

MCC 和皮肤黑色素瘤的 AJCC 分期系统有别于其他类型肿瘤，需对原发肿瘤镜下分期以确定临床分期和 T 分类。病理分期通常在根治性手术后评估。然而，部分 MCC 患者可能在接受原发肿瘤局部切除后不再行补充手术，进一步的治疗可能仅包括放射治疗。对这类患者，若已切除了临床明显可见的肿瘤（如镜下检测），病理分期可按该手术观察到的情况描述。

MCC 的病理 N 分类主要取决于区域淋巴结的肿瘤负荷。传统上，pNx 表示无法检测区域淋巴结的情况（如区域淋巴结已被切除）或未对区域淋巴结行活检/切除手术以行病理检测。pN0 表示镜下无区域淋巴结转移，这一分期可适用于以下 3 种不

同的临床情况：①SLNB 发现淋巴结阴性（近年来最常见的情况）；②临床或影像学检查怀疑淋巴结阳性，但镜下为阴性；③功能性淋巴结清扫术（SLNB 广泛应用前的标准治疗）发现所有淋巴结为阴性。就 SLNB 而言，手术前在病灶/活检部位行皮内放射性探针标志，有利于下一步使用 γ 闪烁扫描鉴定前哨淋巴结和引流淋巴结，并使用手持 γ 探针仪在术中切除放射性标志物阳性的淋巴结。如果 SLNB 发现临床隐匿性转移淋巴结，而未行进一步的淋巴结清扫术，则归为 pN1a（sn）。但对行 SLNB 后接受淋巴结清扫术的隐匿性淋巴结转移患者，则归为 pN1a。与恶性黑色素瘤类似，若常规 HE 染色或免疫组织化学检测发现淋巴结内含散在肿瘤细胞，则应考虑为阳性淋巴结。pN1b 期定义为临床或影像学发现且经病理证实的区域淋巴结转移。病理检测证实为移行转移而无淋巴结转移者，则归为 pN2。病理证实同时伴有移行转移与淋巴结转移者被归为 pN3。

同临床 M 分类类似，MCC 的病理 M 分类也是基于远处转移病灶的部位进行分类。远处皮肤、皮下或淋巴结转移归为 cM1a；肺转移归为 cM1b；临床或影像学发现的其他部位远处转移归为 cM1c。这些临床 M 分类适用于病理 M 分类。如果镜下证实有转移，则可诊断为 pM1（a、b 或 c）。若临床或影像学检查怀疑远处转移，但镜下证实为阴性，则应归为 cM0。

预后因素

分期需要的预后因素

除界定 T、N、M 分类所需的因素外，分期分组无需其他的预后因素。

其他重要的临床预后因素

MCC 患者的预后主要取决于确诊时肿瘤的侵犯范围，这也是 AJCC 分期的基础。最新对 NCDB 中 9 387 例 MCC 患者的分析结果与之前的分期系统相符，并证实了原发肿瘤大小、确诊时肿瘤侵犯范围与预后的关系（图 46.2，图 46.3）。但 NCDB 数据的缺陷之一是缺乏肿瘤特异性的生存数据及相关的总生存率，尤其对中位发病年龄为 76 岁的 MCC 而言，总生存期会受其他非肿瘤因素的显著影响。先前对 NCDB 数据的研究主要是就年龄和性别配比行总生存的计算分析[2]，而最近大部分对 NCDB 的研究中并未采用这种分析方法，因此从这一方面考虑以分析相关的生存曲线，而不仅是比较绝对的生存率。MCC 特异性生存率较上述年龄和性别配

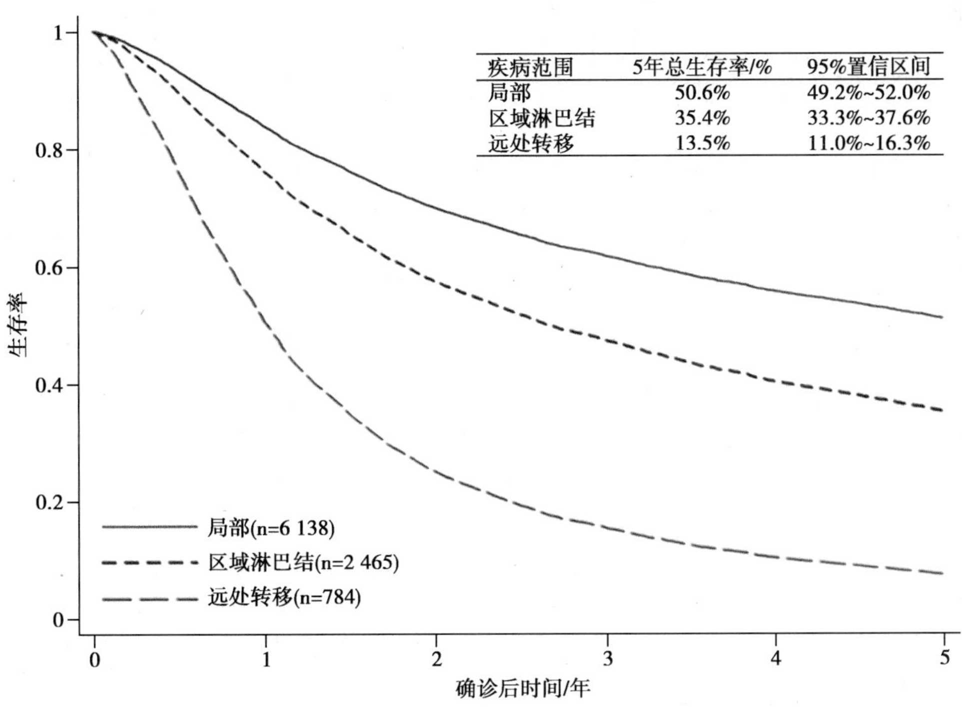

图 46.3　NCDB 数据库中 9 387 例 MCC 患者的五年总生存期，按局部、区域淋巴结、远处转移分组

比分析得到的总生存率应更优。

与其他肿瘤 AJCC 分期系统一致的是，本版本的 MCC 预后分组分别描述了临床和病理分期。先前版本将病理分期的淋巴结侵袭范围归入到Ⅰ、Ⅱ期（如ⅠA/ⅠB，ⅡA/ⅡB）的分期方法不适用于本版分期系统。与黑色素瘤类似，未接受区域淋巴结病理检查（主要为 SLNB）不再划为ⅡB（或ⅡB，若原发病灶大于 2cm），而是归为 pNX，并依据原发肿瘤的大小将预后分期分为Ⅰ期或Ⅱ期。图 46.4 所示为仅靠临床判断 NCDB 中伴局部病灶患者（如未行病理淋巴结检测）的生存率。临床分期为淋巴结阳性或远处转移的患者（如未行病理证实）的生存率未被纳入分析，其原因是 NCDB 数据库中存在少部分患者的数据不一致。

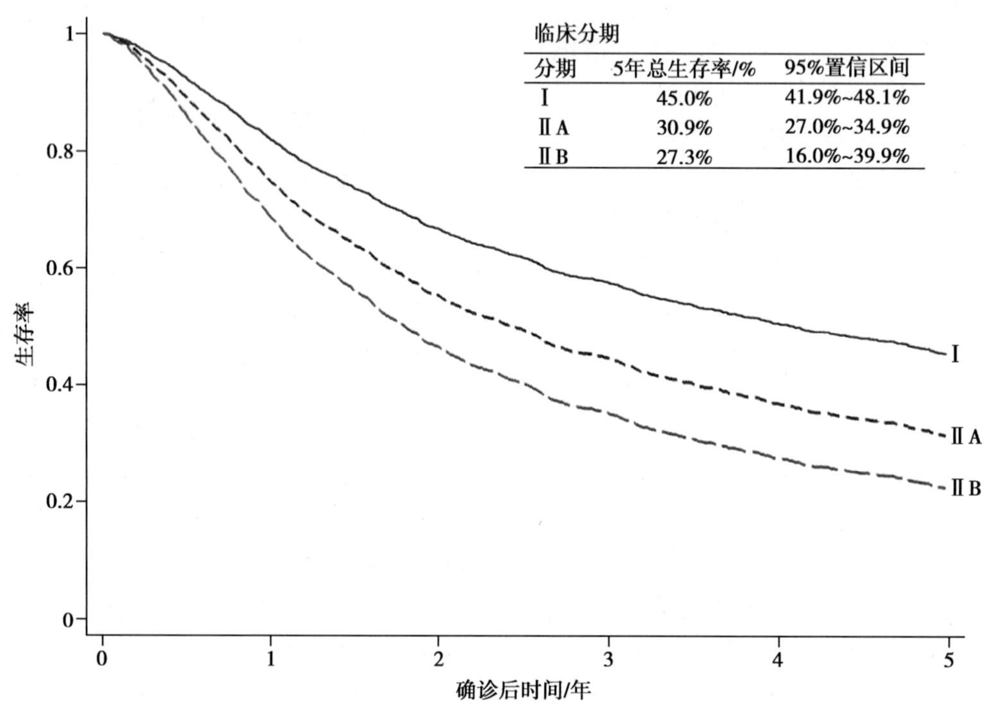

图 46.4 NCDB 数据库中 2 013 例临床分期为局部病灶的 MCC 患者（cN0pNx：如未行病理学淋巴结检查）的五年总生存期。1 272 例为临床分期Ⅰ期，675 例为临床分期ⅡA，66 例为临床分期ⅡB。此处没有展现临床分期淋巴结和远处转移患者的生存率，可建议补充相关内容

原发灶大小

多项独立研究结果证实，临床测量的肿瘤最大径是原发肿瘤中唯一可预测 MCC 患者生存期的指标（AJCC 证据级别：Ⅰ级）[2,13,17,28]。临床测量肿瘤最大径需优先在活检前进行，并以厘米标注。但这种测量方法具固有的不准确性和主观性的缺陷。但先前的研究表明肿瘤最大径与预后相关，因此这一指标仍延续被使用。本版分期系统依据肿瘤大小划分原发肿瘤的 T 分类如下：≤2cm（T1），>2cm 但≤5cm（T2），>5cm（T3）。因石蜡包埋会缩小肿瘤组织，组织学测量肿瘤最大径具有会低估肿瘤的实际大小的缺陷，测量椭圆形肿瘤也存在测量不准确的问题[7]。若临床上无法测量肿瘤大小，则也应该使用组织学大体测量或镜下测量的方法。

原发不明肿瘤

本版肿瘤分期新增的一项，是基于数个独立研究协作组发现的结果，即伴淋巴结转移而无原发肿瘤（T0）患者的预后好于同时伴原发肿瘤和淋巴结转移的患者[18~20]。淋巴结转移但无原发肿瘤（T0）患者的生存率同伴原发病灶和 SLNB 发现的隐匿性淋巴转移（pN1a（sn）或 pN1a）的患者相近，NCDB 数据分析也验证了这一结果（图 46.5，AJCC 证据级别：Ⅰ级）。基于这些数据，临床或影像学发现且经病理证实的伴淋巴结转移（pN1b）但无原发皮肤病灶的患者被划分为临床分期ⅢA，而非之前版本的ⅢB。因这种情况是一种排除性诊断，需对患者行充分的临床检查以排除原发病灶，且需对颈部、腹股沟转移淋巴结行黏膜表面检查。

区域淋巴结肿瘤负荷

与之前分期系统一致，区域淋巴结肿瘤负荷被保留作为分期的预后因素（AJCC 证据级别：Ⅰ级）。数项研究均发现伴原发皮肤病灶和经临床或影像学

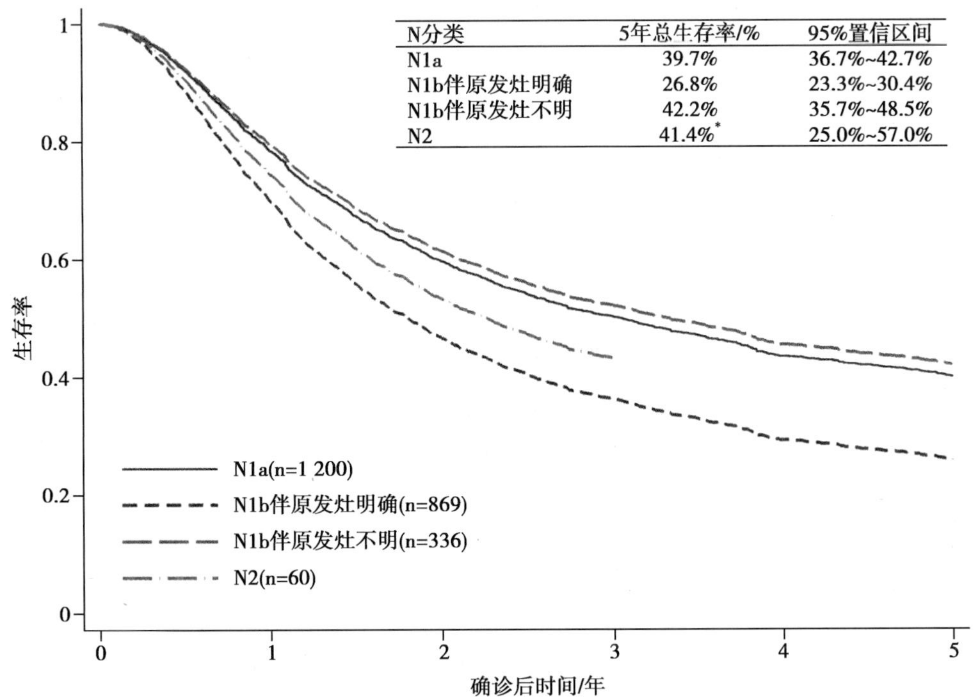

图 46.5　NCDB 数据库中 2 465 例版区域淋巴结转移 MCC 患者的五年总生存。依肿瘤负荷和原发肿瘤状态分组：通过 SLNB 或其他检查发现临床和影像学隐匿性淋巴结转移（N1a）；病理学验证的临床或影像学检查发现的淋巴结转移（N1b），可伴或不伴原发病灶；移行转移（N2），N2 分期因病例数较少（60 例），此处展现的是三年总生存期

发现淋巴结转移（pN1b）的患者的预后较伴有原发病灶和经 SLNB 发现隐匿性淋巴转移的患者更差[2,15,17,28,29]，这一结果与 NCDB 数据分析的结果相符（图 46.5）。此外，根据 NCBD 更新的数据分析，伴局部病灶且病理证实淋巴结阴性（病理分期Ⅰ、ⅡA）的患者较淋巴结引流区隐匿性转移（ⅢA，图 46.6）患

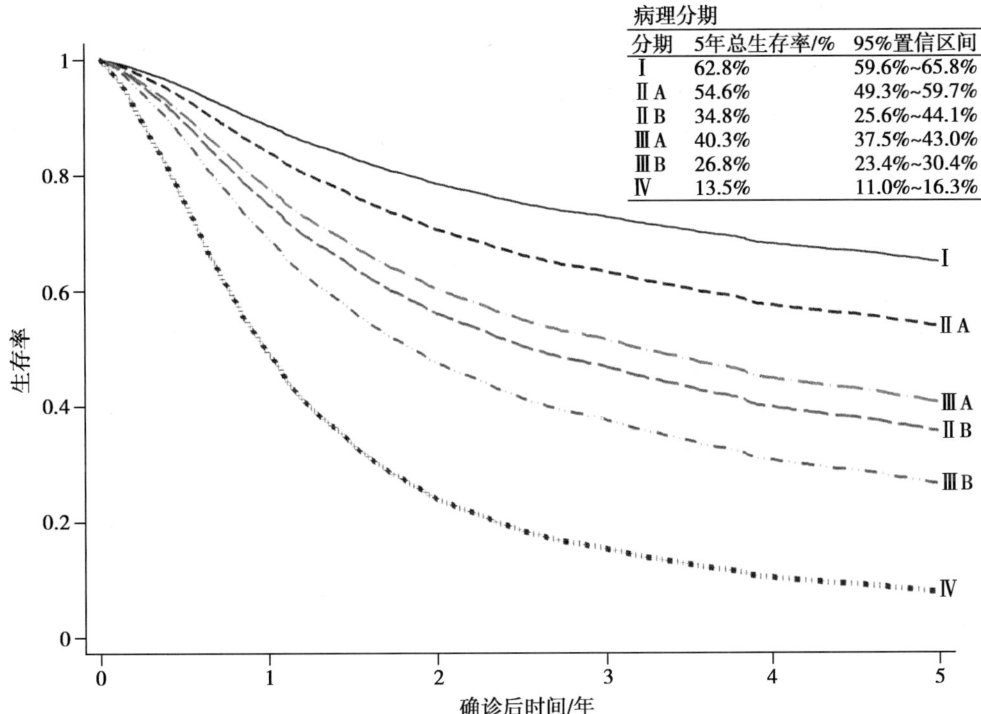

病理分期
分期 | 5年总生存率/% | 95%置信区间
Ⅰ | 62.8% | 59.6%~65.8%
ⅡA | 54.6% | 49.3%~59.7%
ⅡB | 34.8% | 25.6%~44.1%
ⅢA | 40.3% | 37.5%~43.0%
ⅢB | 26.8% | 23.4%~30.4%
Ⅳ | 13.5% | 11.0%~16.3%
生存率
确诊后时间/年

图 46.6　NCDB 数据库中 5 371 例有病理学分期的 MCC 患者的五年总生存期。包含 1 502 例Ⅰ期患者，493 例ⅡA 期患者，127 例ⅡB 患者，1 536 例ⅢA 期患者，929 例ⅢB 期患者，784 例Ⅳ期患者

者的预后更差,这一结果与其他大部分研究相符[2,15,17,28,30]。病理淋巴结阴性患者较临床淋巴结阴性患者的5年总生存期率也占优(Ⅰ期,62.8%对比45.0%;Ⅱa期,54.6%对比30.9%;Ⅱb期34.8%对比27.3%),这说明病理淋巴结检查较临床淋巴结检查评估淋巴结更有优势。这些结果结合临床上隐匿性淋巴结的高发生率(至少30%),强烈支持需对伴有局部病灶MCC患者常规实施SLNB检查[2,16,17,24,30,31]。早期发现可能有利于提高区域淋巴结的控制,并提高生存期。

肿瘤厚度

肿瘤厚度,在皮肤黑色素瘤中又被称为Breslow厚度,表示镜下测量表皮覆盖层上颗粒细胞层到肿瘤浸润最深处的距离。Breslow厚度作为原发黑色素瘤的基本预后因素,也是AJCC分期系统的基础。基于原发性MCC具蝶状形态的考虑,可直观的认为肿瘤厚度与肿瘤最大径相关。数项单中心研究也证实了肿瘤厚度与MCC患者的预后相关(AJCC证据级别:Ⅱ级)。然而,会议报道的多种组织病理学指标,包括肿瘤厚度,并没有被专门用于评估MCC。有关这方面的报道,也仅在大的国家级数据库(如NCDB)有所提及。因此有必要进行更进一步的研究以评估小型单中心的研究结果。

免疫抑制

目前普遍认为MCC与免疫抑制高度相关[10,34,35](AJCC证据级别:Ⅰ级)。免疫监视的丢失是其他基础疾病如慢性髓细胞性白血病或器官移植免疫抑制的结果,这种表现会增加MCC发生的概率,抑制抗肿瘤免疫反应,导致死亡率的增加。类似的,免疫老化(免疫系统随年龄增大而退化)被认为是老年性MCC发生率升高的重要因素[36]。考虑到判断免疫抑制这一因素的主观性,免疫抑制没有被纳入这一版本的分期系统。然而,仍建议临床医生需警惕免疫功能受损患者罹患MCC的可能,并在制订治疗方案和疾病监测的过程中意识到MCC在免疫抑制的情况下可能更具侵袭性[37]。

风险评估模型

为了支持各类预测模型在临床实践中的应用,AJCC的"精准医疗核心工作组"近期发布了用于评判各类统计学预测模型的评估指南[38]。然而,目前已发表的或已被用于临床的MCC相关的任何预测模型,均尚未通过该指南的评估。AJCC未来梅克尔细胞癌相关的将会对符合AJCC评估指南的MCC风险预测模型予以认可。

AJCC TNM 定义

原发肿瘤(T)定义

T 分类	T 标准
TX	原发肿瘤无法评估(如刮除术)
T0	无原发肿瘤证据
Tis	原位癌
T1	临床肿瘤最大径≤2cm
T2	临床肿瘤最大径2~5cm
T3	临床肿瘤最大径>5cm
T4	原发肿瘤侵犯黏膜、肌肉、软骨或骨

区域淋巴结(N)定义

临床(N)

N 分类	N 标准
NX	区域淋巴结无法评估(如因其他原因切除或身体习性原因)
N0	伴临床和/或影像学检查无区域淋巴结转移
N1	伴区域淋巴结转移
N2	伴移行转移(不与原发肿瘤相接,在原发肿瘤和区域引流淋巴结之间,或原发肿瘤远端),但不伴淋巴结转移
N3	移行转移伴淋巴结转移

病理(pN)

N 分类	N 标准
pNX	区域淋巴结无法评估(曾因其他原因切除区域淋巴结或未切除无法行病理检测)
pN0	病理检测无区域淋巴结转移
pN1	伴区域淋巴结转移
pN1a(sn)	仅伴有经前哨淋巴结活检诊断的临床隐匿淋巴结转移
pN1a	伴淋巴结清扫术发现的临床隐匿性淋巴结转移
pN1b	伴临床和/或影像学发现的区域淋巴结转移,经镜下检查证实
pN2	伴移行转移(不与原发肿瘤相接,在原发肿瘤和区域引流淋巴结之间,或原发肿瘤远端),但不伴淋巴结转移
pN3	伴移行转移伴淋巴结转移

远处转移（M）定义

临床（M）

M 分类	M 标准
M0	临床和/或影像学检查未发现远处转移
M1	临床和/或影像学检查发现远处转移
M1a	伴远端皮肤、皮肤或淋巴结转移
M1b	伴肺转移
M1c	伴其他脏器转移

病理（M）

M 分类	M 标准
M0	临床和/或影像学检查未发现远处转移
pM1	伴远处转移经镜下证实
pM1a	伴远端皮肤、皮肤或淋巴结转移，且经镜下证实
pM1b	伴肺转移，且经镜下证实
pM1c	伴其他脏器转移，且经镜下证实

AJCC 预后分期分组

临床分期分组（cTNM）

T	N	M	分期分组
Tis	N0	M0	0
T1	N0	M0	Ⅰ
T2～3	N0	M0	ⅡA
T4	N0	M0	ⅡB
T0～4	N1～3	M0	Ⅲ
T0～4	任何 N	M1	Ⅳ

病理分期分组（pTNM）

T	N	M	分期分组
Tis	N0	M0	0
T1	N0	M0	Ⅰ
T2～3	N0	M0	ⅡA
T4	N0	M0	ⅡB
T1～4	N1a(sn)，N1a	M0	ⅢA
T0	N1b	M0	ⅢA
T1～4	N1b～3	M0	ⅢB
T0～4	任何 N	M1	Ⅳ

肿瘤登记需收集的变量

1. 肿瘤最大径（mm，临床测量，若无法进行临床测量，则行组织学测量）
2. 区域淋巴结状态（临床或病理检测）
3. 是否原发肿瘤不明（是/否）
4. 肿瘤厚度（mm）
5. 手术切缘状态（肿瘤底部是否横断切除）
6. 严重免疫抑制（无免疫抑制状态、HIV/AIDS、实体器官移植、慢性髓细胞性白血病、非霍奇金淋巴瘤、多种状态、状态非特指）
7. 淋巴血管侵犯（有/无/无病理评估）
8. MCPyV 免疫组织化学阳性染色（是/否/无法检测）
9. p63 免疫组织化学阳性染色（是/否）
10. 原发肿瘤浸润性淋巴细胞（无，有，不活跃；有，活跃；有，非特指）
11. 原发肿瘤生长模式（环状/结节或浸润）
12. 区域淋巴结包膜外侵袭（是/否）
13. 区域淋巴结瘤巢大小（最大范围的最大径，mm）
14. 区域淋巴结散在肿瘤细胞（有/无）
15. 眼睑肿瘤侵犯上眼睑或下眼睑，或都有侵犯
16. 眼睑肿瘤侵犯眼睑边缘，定义为眼睑皮肤和睑板眼线交界处；如果有，是否为眼睑边缘侵犯全部厚度（否/是，非全厚度/是全厚度）

46

组织学分级（G）

本版未建议 MCC 组织学分期。

组织病理学类型

尽管目前发现 MCC 有数种明显不同的形态学分类，但未发现其与预后相关。这些组织学亚型包括：中间细胞型 MCC（最常见），小细胞型 MCC（次常见）、小梁细胞型（最少见但为最典型的 MCC）[23]。

图示

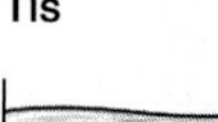

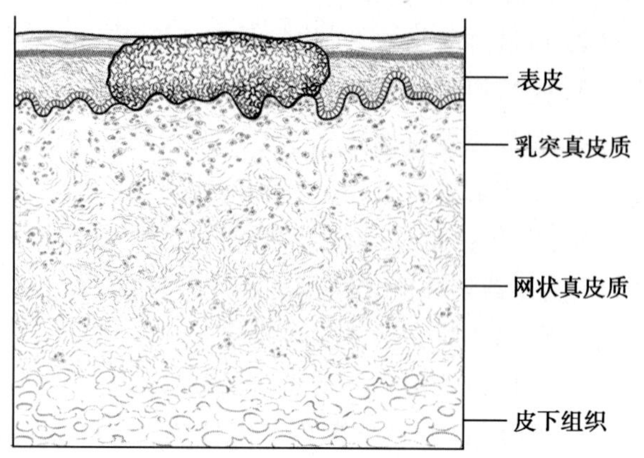

图 46.7 原位 MCC(Tis)

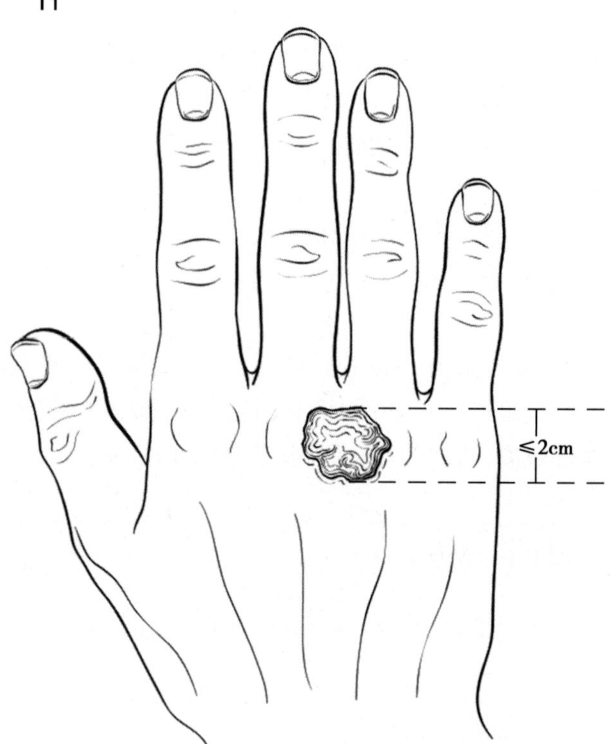

图 46.8 T1 定义为临床肿瘤最大径≤2cm

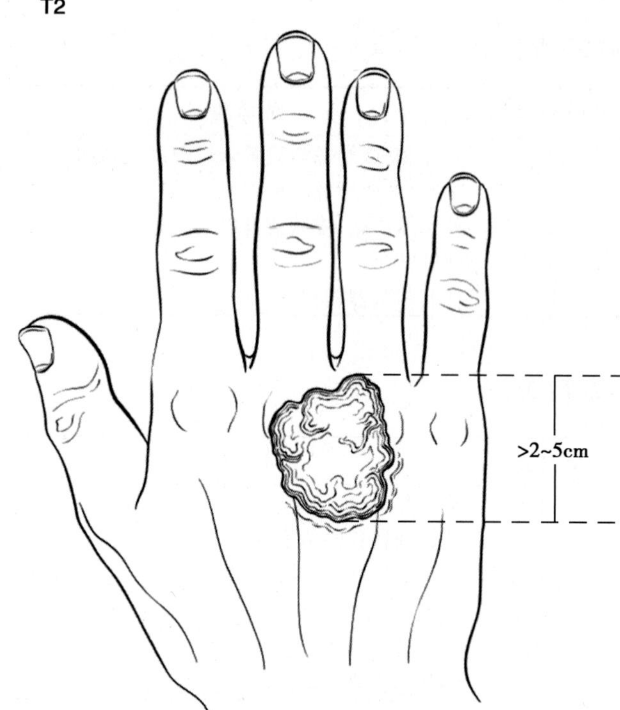

图 46.9 T2 定义为临床肿瘤最大径>2~5cm

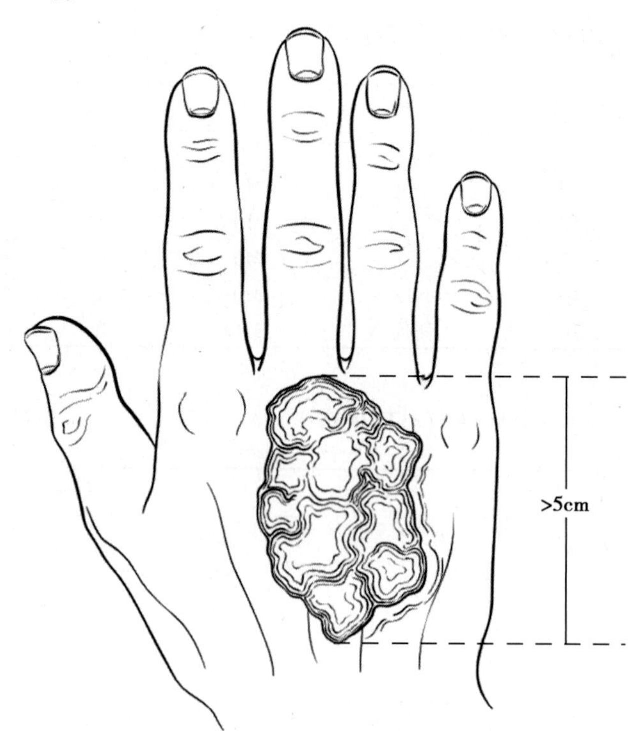

图 46.10 T3 定义为临床肿瘤最大径>5cm

T4

表皮
乳突真皮质
网状真皮质
皮下组织
软骨、肌、骨

图 46. 11　T4 定义为原发肿瘤侵犯黏膜、肌肉、软骨或骨

N1a

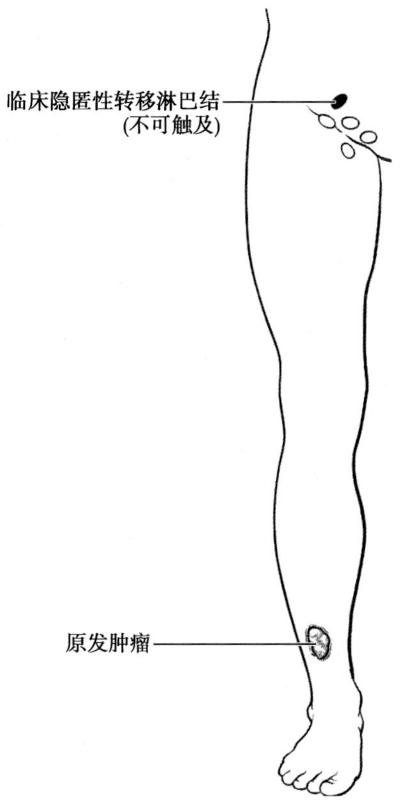

图 46. 12　pN1a 定义为淋巴结清扫术发现的临床隐匿性淋巴结转移

N1b

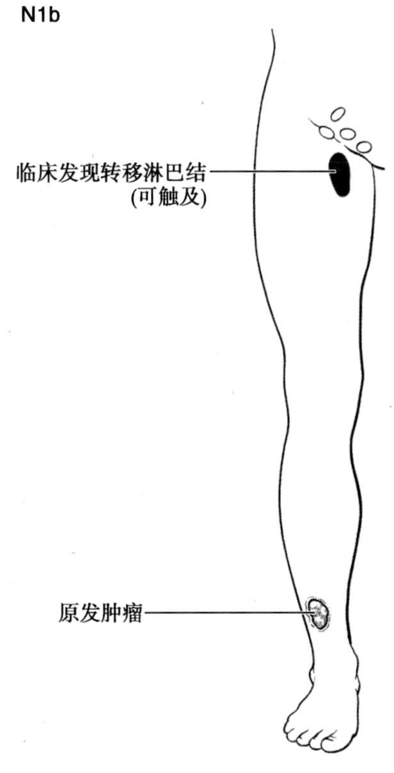

图 46. 13　pN1b 定义为临床和/或影像学发现的区域淋巴结转移

N2

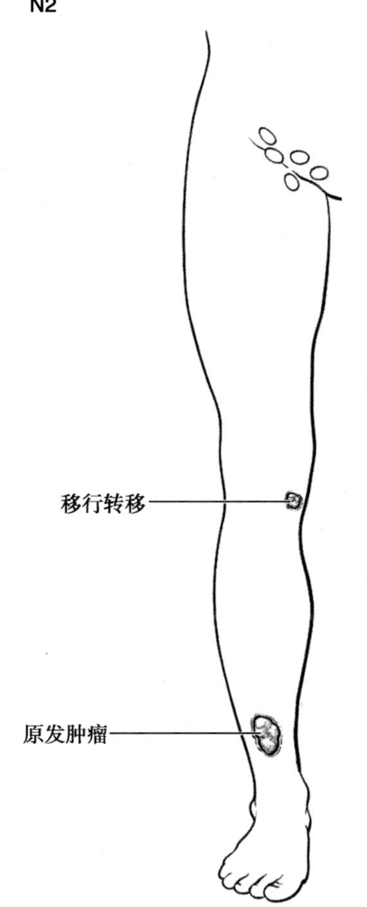

图 46. 14　pN2 定义为移行转移(不与原发肿瘤相接,在原发肿瘤和区域引流淋巴结之间,或原发肿瘤远端),但不伴淋巴结转移

(译者　邱献新　审校　陆嘉德)

参考文献

1. Tang CK, Toker C. Trabecular carcinoma of the skin: an ultrastructural study. *Cancer.* Nov 1978;42(5):2311–2321.
2. Lemos BD, Storer BE, Iyer JG, et al. Pathologic nodal evaluation improves prognostic accuracy in Merkel cell carcinoma: analysis of 5823 cases as the basis of the first consensus staging system. *Journal of the American Academy of Dermatology.* Nov 2010;63(5):751–761.
3. Balch CM, Soong SJ, Gershenwald JE, et al. Prognostic factors analysis of 17,600 melanoma patients: validation of the American Joint Committee on Cancer melanoma staging system. *J Clin Oncol.* Aug 15 2001;19(16):3622–3634.
4. Feng H, Shuda M, Chang Y, Moore PS. Clonal integration of a polyomavirus in human Merkel cell carcinoma. *Science.* Feb 22 2008;319(5866):1096–1100.
5. Verhaegen ME, Mangelberger D, Harms PW, et al. Merkel cell polyomavirus small T antigen is oncogenic in transgenic mice. *The Journal of investigative dermatology.* May 2015;135(5):1415–1424.
6. Heath M, Jaimes N, Lemos B, et al. Clinical characteristics of Merkel cell carcinoma at diagnosis in 195 patients: the AEIOU features. *Journal of the American Academy of Dermatology.* Mar 2008;58(3):375–381.
7. Schwartz JL, Bichakjian CK, Lowe L, et al. Clinicopathologic features of primary Merkel cell carcinoma: a detailed descriptive analysis of a large contemporary cohort. *Dermatologic surgery : official publication for American Society for Dermatologic Surgery [et al.].* Jul 2013;39(7):1009–1016.
8. Brewer JD, Shanafelt TD, Call TG, et al. Increased incidence of malignant melanoma and other rare cutaneous cancers in the setting of chronic lymphocytic leukemia. *Int J Dermatol.* Aug 2015;54(8):e287–293.
9. Kanitakis J, Euvrard S, Chouvet B, Butnaru AC, Claudy A. Merkel cell carcinoma in organ-transplant recipients: report of two cases with unusual histological features and literature review. *J Cutan Pathol.* Oct 2006;33(10):686–694.
10. Penn I, First MR. Merkel's cell carcinoma in organ recipients: report of 41 cases. *Transplantation.* Dec 15 1999;68(11):1717–1721.
11. Fitzgerald TL, Dennis S, Kachare SD, Vohra NA, Wong JH, Zervos EE. Dramatic Increase in the Incidence and Mortality from Merkel Cell Carcinoma in the United States. *The American surgeon.* Aug 2015;81(8):802–806.
12. Lemos B, Nghiem P. Merkel cell carcinoma: more deaths but still no pathway to blame. *The Journal of investigative dermatology.* Sep 2007;127(9):2100–2103.
13. Medina-Franco H, Urist MM, Fiveash J, Heslin MJ, Bland KI, Beenken SW. Multimodality treatment of Merkel cell carcinoma: case series and literature review of 1024 cases. *Annals of surgical oncology.* Apr 2001;8(3):204–208.
14. Moshiri AS, Nghiem P. Milestones in the staging, classification, and biology of Merkel cell carcinoma. *Journal of the National Comprehensive Cancer Network : JNCCN.* Sep 2014;12(9):1255–1262.
15. Iyer JG, Storer BE, Paulson KG, et al. Relationships among primary tumor size, number of involved nodes, and survival for 8044 cases of Merkel cell carcinoma. *Journal of the American Academy of Dermatology.* Apr 2014;70(4):637–643.
16. Schwartz JL, Griffith KA, Lowe L, et al. Features predicting sentinel lymph node positivity in Merkel cell carcinoma. *J Clin Oncol.* Mar 10 2011;29(8):1036–1041.
17. Smith FO, Yue B, Marzban SS, et al. Both tumor depth and diameter are predictive of sentinel lymph node status and survival in Merkel cell carcinoma. *Cancer.* Sep 15 2015;121(18):3252–3260.
18. Tarantola TI, Vallow LA, Halyard MY, et al. Unknown primary Merkel cell carcinoma: 23 new cases and a review. *Journal of the American Academy of Dermatology.* Mar 2013;68(3):433–440.
19. Chen KT, Papavasiliou P, Edwards K, et al. A better prognosis for Merkel cell carcinoma of unknown primary origin. *American journal of surgery.* Nov 2013;206(5):752–757.
20. Foote M, Veness M, Zarate D, Poulsen M. Merkel cell carcinoma: the prognostic implications of an occult primary in stage IIIB (nodal) disease. *Journal of the American Academy of Dermatology.* Sep 2012;67(3):395–399.
21. Maricich SM, Wellnitz SA, Nelson AM, et al. Merkel cells are essential for light-touch responses. *Science.* Jun 19 2009;324(5934):1580–1582.
22. Tilling T, Moll I. Which are the cells of origin in merkel cell carcinoma? *J Skin Cancer.* 2012;2012:680410.
23. Bichakjian CK, Lowe L, Lao CD, et al. Merkel cell carcinoma: critical review with guidelines for multidisciplinary management. *Cancer.* Jul 1 2007;110(1):1–12.
24. Bichakjian CK, Olencki T, Alam M, et al. Merkel cell carcinoma, version 1.2014. *Journal of the National Comprehensive Cancer Network : JNCCN.* Mar 1 2014;12(3):410–424.
25. Hawryluk EB, O'Regan KN, Sheehy N, et al. Positron emission tomography/computed tomography imaging in Merkel cell carcinoma: a study of 270 scans in 97 patients at the Dana–Farber/Brigham and Women's Cancer Center. *Journal of the American Academy of Dermatology.* Apr 2013;68(4):592–599.
26. Byrne K, Siva S, Chait L, et al. 15-Year Experience of 18F-FDG PET Imaging in Response Assessment and Restaging After Definitive Treatment of Merkel Cell Carcinoma. *Journal of nuclear medicine : official publication, Society of Nuclear Medicine.* Sep 2015;56(9):1328–1333.
27. Sollini M, Taralli S, Milella M, et al. Somatostatin receptor positron emission tomography/computed tomography imaging in Merkel cell carcinoma. *J Eur Acad Dermatol Venereol.* Oct 7 2015.
28. Allen PJ, Bowne WB, Jaques DP, Brennan MF, Busam K, Coit DG. Merkel cell carcinoma: prognosis and treatment of patients from a single institution. *J Clin Oncol.* Apr 1 2005;23(10):2300–2309.
29. Fields RC, Busam KJ, Chou JF, et al. Five hundred patients with Merkel cell carcinoma evaluated at a single institution. *Annals of surgery.* Sep 2011;254(3):465–473; discussion 473–465.
30. Tarantola TI, Vallow LA, Halyard MY, et al. Prognostic factors in Merkel cell carcinoma: analysis of 240 cases. *Journal of the American Academy of Dermatology.* Mar 2013;68(3):425–432.
31. Grotz TE, Joseph RW, Pockaj BA, et al. Negative Sentinel Lymph Node Biopsy in Merkel Cell Carcinoma is Associated with a Low Risk of Same-Nodal-Basin Recurrences. *Annals of surgical oncology.* Nov 2015;22(12):4060–4066.
32. Andea AA, Coit DG, Amin B, Busam KJ. Merkel cell carcinoma: histologic features and prognosis. *Cancer.* Nov 1 2008;113(9):2549–2558.
33. Fields RC, Coit DG. Is a "Merkel" just like a melanoma? The pathologic analysis of Merkel cell carcinoma specimens. *Annals of surgical oncology.* Oct 2012;19(11):3304–3306.
34. An KP, Ratner D. Merkel cell carcinoma in the setting of HIV infection. *Journal of the American Academy of Dermatology.* Aug 2001;45(2):309–312.
35. Brewer JD, Shanafelt TD, Otley CC, et al. Chronic lymphocytic leukemia is associated with decreased survival of patients with malignant melanoma and Merkel cell carcinoma in a SEER population-based study. *J Clin Oncol.* Mar 10 2012;30(8):843–849.
36. Miller RW, Rabkin CS. Merkel cell carcinoma and melanoma: etiological similarities and differences. *Cancer epidemiology, biomarkers & prevention : a publication of the American Association for Cancer Research, cosponsored by the American Society of Preventive Oncology.* Feb 1999;8(2):153–158.
37. Paulson KG, Iyer JG, Blom A, et al. Systemic immune suppression predicts diminished Merkel cell carcinoma-specific survival independent of stage. *The Journal of investigative dermatology.* Mar 2013;133(3):642–646.
38. Kattan MW, Hess KR, Amin MB, et al. American Joint Committee on Cancer acceptance criteria for inclusion of risk models for individualized prognosis in the practice of precision medicine. *CA: a cancer journal for clinicians.* Jan 19 2016.

第 47 章　皮肤恶性黑色素瘤

本章摘要

适用本分期系统的肿瘤种类

皮肤恶性黑色素瘤。

不适用本分期系统的肿瘤种类

肿瘤类型	按何种类型分类	适用章节
结膜恶性黑色素瘤	结膜恶性黑色素瘤	66
葡萄膜恶性黑色素瘤	葡萄膜恶性黑色素瘤	67
头颈部黏膜恶性黑色素瘤	头颈部黏膜恶性黑色素瘤	14
尿道、阴道、直肠及肛门黏膜恶性黑色素瘤	无 AJCC 分期系统	无
梅克尔细胞癌	梅克尔细胞癌	46
鳞状细胞癌	头颈部皮肤鳞状细胞癌	15

更新要点

更新	更新细节	证据级别
原发肿瘤(T)定义	所有原发肿瘤 T 分类中肿瘤厚度的规定沿用旧版,但 T1 分类以 0.8mm 为阈值进行亚组分期	Ⅰ
原发肿瘤(T)定义	核分裂计数不再作为 T1 肿瘤的分期标准,但其仍为 T1~T4 类原发皮肤黑色素瘤的重要预后因素,故仍需记录	Ⅱ
原发肿瘤(T)定义	T1a 黑色素瘤目前定义为肿瘤厚度<0.8mm,且不伴溃疡	无
原发肿瘤(T)定义	T1b 黑色素瘤目前定义为肿瘤厚度 0.8~1.0mm 之间,无论是否伴溃疡,或溃疡型恶性黑色素瘤厚度<0.8mm	无
原发肿瘤(T)定义	明确了 T0 的定义,即无原发肿瘤证据(如确诊腋窝淋巴结转移性恶性黑色素瘤但未发现原发病灶)。基于临床怀疑为原发皮肤恶性黑色素瘤,而无明确原发病灶的肿瘤定义为 T0(Tis 为原位恶性黑色素瘤,不同于 T0 类)	无
区域淋巴结(N)定义	肿瘤侵犯的区域淋巴结数目仍沿用旧版	Ⅰ
区域淋巴结(N)定义	从前根据经验定义的“微观”及“宏观”被重新定义为“临床隐匿性”(如临床Ⅰ~Ⅱ期疾病,由前哨淋巴结活检确诊伴淋巴结转移)及“临床显性”,即临床检查可及区域性淋巴结病灶(临床Ⅲ期)	无
区域淋巴结(N)定义	前哨淋巴结侵犯状况为局部疾病的一项预后因素,而不用于决定 N 分类	Ⅰ
区域淋巴结(N)定义	非淋巴结转移性局部病灶(如微卫星灶、卫星灶、移行皮肤和/或皮下转移灶)根据淋巴结转移数目进行 N 分类	Ⅱ
区域淋巴结(N)定义	任何微卫星灶、卫星灶或移行转移灶,根据区域淋巴结转移数目归类于 N1c、N2c 或 N3c	无

续表

更新	更新细节	证据级别
远处转移(M)定义	M1 及其亚分类由远处转移部位及血清乳酸脱氢酶(LDH)水平共同决定	Ⅱ
远处转移(M)定义	远处转移部位在 M 亚分类中描述	无
远处转移(M)定义	LDH 水平加入 M1 分类,与远处转移疾病部位共同进行 M1 亚分期(定义“0”为未升高,“1”为升高),例如:皮肤/软组织/淋巴结转移伴 LDH 升高现为 M1a(1)期而非 M1c	Ⅱ
远处转移(M)定义	新的 M1d 亚分类加入中枢神经系统(CNS)转移,伴或不伴任何其他部位远处转移病灶,M1c 不再包含 CNS 转移	Ⅱ
远处转移(M)定义	LDH 水平升高不再定义为 M1c	无
AJCC 预后分期分组	T 亚分类总体无大幅更改,但对 T1a 及 T1b 分类进行了改进。此外,cT1bN0 仍属于临床分期ⅠB 期,pT1bN0 目前属于病理学分期ⅠA 期	Ⅱ
AJCC 预后分期分组	N 分类基于多变量模型制订,由 3 个亚分期增加为 4 个。该模型纳入了多项 T 分类(肿瘤厚度及溃疡状态)及 N 分类(淋巴结转移数目、微卫星灶、卫星灶、移行转移灶)因素,证实原发病灶因素对于 N 分类评估具有显著性影响	Ⅱ
AJCC 预后分期分组	明确规定Ⅳ期无亚分期(如 M1c 为Ⅳ期,而非ⅣC 期)	无

ICD-O-3 形态学编码

编码	描述
C44.0	口唇皮肤,非特指
C44.1	眼睑
C44.2	外耳
C44.3	脸部其他及未特指部位皮肤
C44.4	头皮及颈部皮肤
C44.5	躯干皮肤
C44.6	上肢及肩部皮肤
C44.7	下肢及臀部皮肤
C44.8	皮肤交搭跨越病灶
C44.9	皮肤,非特指
C51.0	大阴唇
C51.1	小阴唇
C51.2	阴蒂
C51.8	外阴交搭跨越病灶
C51.9	外阴,非特指
C60.0	包皮
C60.1	阴茎头
C60.2	阴茎体
C60.8	阴茎交搭跨越病灶
C60.9	阴茎,非特指
C63.2	阴囊,非特指

WHO 肿瘤分类

编码	描述
8720	恶性黑色素瘤
8720	痣样恶性黑色素瘤
8720	儿童恶性黑色素瘤
8721	结节型恶性黑色素瘤
8742	恶性雀斑样黑色素瘤
8743	浅表播散型恶性黑色素瘤
8744	肢端雀斑样恶性黑色素瘤
8745	促结缔组织增生性恶性黑色素瘤
8761	先天性巨痣恶性黑色素瘤
8780	蓝痣恶性黑色素瘤

LeBoit PE, Burg G, Weedon D, Sarasin A, eds. World Health Organization Classification of Tumours. Pathology and Genetics of Skin Tumours. Lyon: IARC Press; 2006。

概述

皮肤恶性黑色素瘤仅占所有皮肤恶性肿瘤中的很小一部分,但却是皮肤恶性肿瘤的主要死因。在过去的几十年中,美国大多数实体肿瘤的发病率降低或保持稳定,而恶性黑色素瘤的发病率以每年约 3%的比例持续升高[1,2]。有证据表明,恶性黑色素瘤的发生与过度暴露于紫外线相关,尤其是强烈的间断性暴露，包括过度暴露于日光（自然光）和人工紫外线照射装置[3~5]。早期原发皮肤恶性黑色素瘤的预后总体较好[6~9]，而进展期的预后非常差[6]。多数肿瘤较薄（如临床 T1 类）且临床诊断无区域淋巴结转移的原发皮肤恶性黑色素瘤中，初诊时存在同时相隐匿性区域转移的风险较低。区域性转移的风险随着原发肿瘤厚度及其他不良临床病理预后因素的增加而升高，在原发肿瘤为 T4b 且临床诊断无淋巴结转移的患者中，约 35%～50%伴区域性转移。在初诊时即存在区域性淋巴结转移的患者中，同时相临床隐匿性区域淋巴结转移（经前哨淋巴定位和淋巴结活检技术确诊），较临床显性区域淋巴结转移更为常见。皮肤恶性黑色素瘤患者初诊时诊断为同时相远处转移十分少见。仅表现为淋巴结转移灶，甚至远处转移病灶，而无明确原发病灶的皮肤恶性黑色素瘤更为罕见。

在二十一世纪最初的十年里，对于局部疾病，尤其是无法切除和/或伴远处转移的恶性黑色素瘤的治疗手段无显著改善。然而，基于对恶性黑色素瘤分子基础及癌症中免疫系统作用的认识方面所取得的巨大进步，多种新型治疗策略彻底改变了恶性黑色素瘤尤其是进展期肿瘤的诊疗。例如，应用免疫检查点抑制剂抗细胞毒性 T 细胞抗原 4（CTLA-4）抗体[10,11] 和/或 PD-1 抗体[12~14] 的免疫治疗，以及 BRAF 抑制剂单药[15~19] 或联合 MEK 抑制剂[20~24] 的分子靶向治疗（约 40%～50%的转移性恶性黑色素瘤患者都存在 BRAF V600 突变）[25,26]。

皮肤恶性黑色素瘤的《AJCC 癌症分期指南》第 7 版在 2010 年发布后被广泛采用[6]，《AJCC 癌症分期指南》第 8 版针对尚存的重要问题作了进一步明确，增加了与临床相关的修订。最重要的是构建的新的全球性数据库，将有助于持续性开发有效及可反复改进的临床预后模型和工具，并将有助于制订临床治疗策略。该数据库已经反复核定，尤其针对Ⅰ～Ⅲ期肿瘤，并为《AJCC 癌症分期指南》第 8 版提供数据支持。

就Ⅳ期疾病而言，根据《AJCC 癌症分期指南》第 7 版Ⅳ期国际恶性黑色素瘤数据库的分析[6]，并综合了多项已完成的前瞻性临床研究结果，均支持对 M 分类及实际 M 的分期分组予以重新定义。目前已充分明确，伴脑转移患者对治疗的反应不佳且预后较差。在已批准的多项针对无法切除或进展期恶性黑色素瘤的靶向药物治疗（如 BRAF 抑制剂和 BRAF/MEK 抑制剂）及免疫治疗（抗 CTLA-4 抗体和抗 PD-1 抗体）的临床试验，均将脑转移作为排除标准，这也进一步证明了上述观点。此外，在《AJCC 癌症分期指南》第 7 版的Ⅳ期患者中（包含有效的靶向药物治疗及免疫治疗时代之前的患者），血清 LDH 水平升高均显示与不良预后相关（需注意，在逾 9 000 名患者中，仅 10%～15%的患者登记了 LDH 数据[6,27]），并且在多项现代临床试验中也显示其为一项不良预后因素[28~32]。然而，目前尚无足够数据提示如何利用恶性黑色素瘤的转移部位及血清 LDH 水平的数据来预测预后。例如，伴软组织部位远处转移同时合并 LDH 水平升高患者的预后，与伴肝脏或脑部转移而 LDH 正常患者的预后是否相似？因此，AJCC 恶性黑色素瘤专家组进一步修订了Ⅳ期恶性黑色素瘤分期系统以更准确地为当今时代患者进行分类。

在过去的几十年里，AJCC 分期系统已被广泛用于恶性黑色素瘤患者的分期、预后评估及制订临床治疗策略[6]。然而，基于传统的解剖学背景的 TNM 分类系统，在一定程度上被它所能包含的有限的因素所限制。鉴于我们对恶性黑色素瘤生物学及发病机制认知方面的重大进展，加之分析技术的进步和电子时代的推动，利于将众多因素纳入即时分析，恶性黑色素瘤专家组将继续探索并发展更加完善的，可用于个体化的预后（及预测）模型，以及有效的临床工具。

解剖学

原发部位

原发性皮肤恶性黑色素瘤常出现于暴露于阳光的皮肤，但也可发生于未暴露的部位，如手掌、足底、甲下及生殖器皮肤，少数情况下黑色素瘤可能出现在淋巴结或更不常见的远处部位，而没有已知的皮肤恶黑原发病灶。

黑色素瘤起源于皮肤基底层和毛囊中产生色素的黑色素细胞，少量黑色素细胞存在于上呼吸消化道的黏膜、生殖器官、软脑膜、眼葡萄膜及其他众多部位。皮肤黑色素细胞的密度与多种因素相关，如解剖部位和年龄，但通常情况下每 5～10 个基底角质形成细胞存在一个黑色素细胞。黑色素由黑色素细胞产生，其通过黑色素细胞延伸而来的树突状网络转运至角质形成细胞及邻近表皮的其他细胞，在一定程度上保护皮肤免受紫外线照射产生的毒性和致癌作用[33]。

多数皮肤恶性黑色素瘤起源于表真皮交界处的黑色素细胞，可起源于正常皮肤或色素痣。病发之初，恶性黑色素瘤细胞仅在表皮内增殖。当其仅限于表皮及周围附属结构时，被称为原位恶性黑色素瘤。经过一段时间后，肿瘤（现称为浸润性恶性黑色素瘤）侵犯真皮质及深部组织，从而侵犯淋巴管和血管，并可能导致远处转移。

总体而言，肿瘤转移的风险与其纵向浸润的深度（称为原发肿瘤 Breslow 厚度）及其他预后因素（如原发肿瘤的核分裂计数、肿瘤表面是否存在溃疡）相关。理论上原位黑色素瘤并无转移的能力。然而尽管少见，仍有报道同时相和/或异时淋巴结转移。该现象可能源于未被发现的小范围真皮浸润性病灶，或原发病灶部位肿瘤退缩所引起。肿瘤退缩是指由免疫介导的识别和破坏，导致原发肿瘤部分或全部被清除的现象。

皮肤恶性黑色素瘤可发生于皮肤的任何部位。高加索人种中，恶性黑色素瘤主要发生于阳光暴露部位的皮肤，但也可发生于皮肤的其他任何部位。尽管在所有人种中肢端和黏膜恶性黑色素瘤的发病率相似，但相较于高加索人种而言，有色人种的肢端和黏膜黑色素瘤的占比更高。

区域淋巴结

恶性黑色素瘤的局部转移，包括累及区域性淋巴结[前哨淋巴结（SLN）活检发现的临床隐匿性区域淋巴结转移及临床显性区域淋巴结转移]及非区域性淋巴结（病理检测发现的微卫星灶、临床发现的卫星灶和移行转移）。N 分类相关的各种表现将在本章后文中详述。

区域淋巴结是皮肤恶性黑色素瘤最常见的首站转移部位。伴区域淋巴结转移的患者中，多数为经 SLN 定位和活检技术确诊的临床隐匿性疾病。区域淋巴结中，小而孤立的恶性黑色素瘤转移灶（由孤立的肿瘤细胞或多达数百个肿瘤细胞的聚集体构成）常位于淋巴结的包膜下淋巴窦区。多个或较大聚集体可融合并侵犯淋巴结实质区。只存在淋巴结实质转移，而无包膜下淋巴窦转移的情况十分少见。恶性黑色素瘤转移需同淋巴结内伴良性痣细胞（称为良性休眠痣细胞，benign nevus rest cell）的情况予以区分，后者并非恶性黑色素瘤转移，故不可将其归类为转移灶。

如影像学检测部分所述，任何恶性黑色素瘤原发灶的淋巴结群均由其淋巴引流途径决定，常由术前淋巴显像技术确定。淋巴显像的经验表明，原发于四肢的肿瘤常引流至一个或两个区域淋巴结群（如单纯腋窝或腋窝及肱骨内上髁淋巴结群；单纯腹股沟或腹股沟及盆腔淋巴结群），但部分原发于头颈部或躯干的恶性黑色素瘤，可能引流至三个或以上的区域淋巴结群。任何临床隐匿性和/或临床显性淋巴结转移，都归为Ⅲ期。对于未进行术前淋巴显像，或术前淋巴显像未能提供诊断信息的伴有临床显性淋巴结的患者，只要临床显性淋巴结属于原发肿瘤的潜在引流区域内，都应归为Ⅲ期。

通过淋巴系统或血行途径发生的局部及区域转移[34,35]，在临床上可表现为：①微卫星灶：通过镜检发现的任何与原发灶相邻或在其深部的，且与原发灶不相连续的皮肤或皮下组织中的转移性癌巢（各转移性癌巢间不仅由纤维化或炎症分隔，以避免与肿瘤退缩混肴）；②卫星灶：据经验定义为距离原发灶 2cm 以内，且不与原发灶相连续的皮肤和/或皮下转移性癌巢；③移行转移：据经验定义为出现在原发灶与区域淋巴结群之间，且距离原发灶 2cm 以上的皮肤和/或皮下转移灶。少数情况下，卫星灶或移行转移发生于原发灶的远端。

转移部位

黑色素瘤可转移至几乎任何远隔部位。远处（血行）转移常发生于皮肤或软组织（包括肌肉）、远处淋巴结（超出区域淋巴结群）、肺、肝脏、脑、骨或胃肠道，尤其是小肠。尽管多数转移在诊断原发肿瘤后的数年内发现，但偶尔也有患者在数十年后出现远处转移，而在初次诊断原发灶时出现同时相远处转移的病例十分罕见。

分类原则

临床分期与病理分期的定义基于是否对原发病灶进行二次广泛切除，以及诊断检查或显微镜检过程中是否对区域淋巴进行了临床/影像学检查/诊断性活检。

临床分期

临床分期Ⅰ期和Ⅱ期的定义为基于临床、影像学和/或实验室检查，无区域性或远处转移证据。临床分期Ⅲ期的定义为临床或影像学检查发现区域性转移证据，包括区域淋巴结转移，或对原发肿瘤进行诊断性活检时显微镜检发现的卫星灶、微卫星灶或移行转移灶等局部区域转移灶。

依惯例,临床分期在原发病灶活检(包括原发灶镜下微观分期)以及区域淋巴结临床评估或活检后进行。病理分期则需要进行原发灶活检及广泛切除,以及进行 SLN 活检(T1 以上分期患者均需此项检查以评估 N 分类)和/或区域完整淋巴结清扫(指针对 SLN 周围区域的所有剩余淋巴结的清扫)后评估。由于全身性治疗对恶性黑色素瘤患者更有效,因此在初次诊断及通过 SLN 活检对区域淋巴结进行分期后将进行新辅助全身治疗。由此,按照 AJCC 指南,如果在全身治疗开始前行 SLN 活检,SLN 状态应作为临床分期的一部分。但黑色素瘤专家组未依照淋巴结或卫星灶、移行转移灶进行亚分类,而统一归类为临床Ⅲ期。临床Ⅳ期为存在远处转移病灶的恶性黑色素瘤。

Breslow 肿瘤厚度

Alexander Breslow 定义了通过测量恶性黑色素瘤厚度进行的 T 分类[36,37]。肿瘤的厚度测量方法为自表皮最上层的颗粒细胞,至肿瘤细胞浸润的最深处,如存在溃疡,则从溃疡的最底端开始测量。厚度的测量需要通过显微镜下的目镜测微计校准。依照共识[38],并基于操作的实际性和准确性,尤其在肿瘤厚度大于 1mm 的情况下,厚度的记录精确度应为 0.1mm,而非 0.01mm。当肿瘤厚度≤1mm 时,测量精确度尽可能达到 0.01mm,同时测得值需以四舍五入法记录至小数点后 1 位。例如,测得恶性黑色素瘤厚度为 0.75mm,则应记录为 0.8mm;测得肿瘤厚度为 0.95mm 和 1.04mm,都应记录为 1.0mm(T1b)。

肿瘤厚度仅在垂直于表皮的切面上得以准确评估,若肿瘤厚度无法评估,应记录为 TX。然而一些非垂直切面仍可以测量肿瘤厚度,并同样有重要临床价值,因为实际肿瘤厚度应小于该测量值,如为非垂直切面测得厚度,应在病理报告中明确说明。其他的情况下,尤其当无法明确观察到表皮时,则无法测量肿瘤厚度。如果切片是非垂直的,如将石蜡融化后重新包埋组织,可能得到垂直于表皮的切片,从而准确测量肿瘤厚度。如提示存在部分浸润性恶性黑色素瘤退缩,则应按照标准方式测量肿瘤厚度,测量至最深处的肿瘤细胞,并归入相应 T 分类。恶性黑色素瘤部分退缩不应归为 TX 或 T0,如其出现完全退缩,则应为 T0。关于某些临床情况下肿瘤厚度测量的其他具体建议,将会在国际恶性黑色素瘤病理学研究组(IMPSG)的其他有关恶黑病理学分期的出版物中详述(计划单独出版)。

最初活检的标本用于临床 T 分类,而初始活检标本和最终切除标本都作为病理分期的依据。如果初始活检标本(如钳取活检或表面刮除活检)显示存在肿瘤基底部横断,且只包括肿瘤浅表部分,则应记录最大厚度用于进行 T 分类,且在病理报告中应明确说明肿瘤“至少”为此厚度,该最大厚度用于临床 T 分类,且不因二次广泛切除术后标本而改变。

对于缺少表皮部分的恶性黑色素瘤,应按照标准方式进行肿瘤厚度测量(自表皮最上层的颗粒细胞层至浸润最深处肿瘤细胞)。

在《AJCC 癌症分期指南》第 8 版恶性黑色素瘤分期系统中,T 分类中肿瘤厚度阈值仍以整数定义(1.0mm、2.0mm 及 4.0mm)。为促进 T 分类统一性,建议测量精确度调整为 0.1mm,T 分类也进行相应修订(如本版 T2 的标准为>1.0~2.0mm,而非《AJCC 癌症分期指南》第 7 版中 1.01~2.0mm)[6,27]。需注意,在《AJCC 癌症分期指南》第 8 版中,无论是否存在区域性疾病,T 分类中的阈值都可提供亚分类信息。

47

原位恶性黑色素瘤,原发灶无法评估的恶性黑色素瘤和多发性原发恶性黑色素瘤

原位恶性黑色素瘤为 Tis(非 T0)。不明确或无法进行镜下微观分期的恶性黑色素瘤应归类为 TX。一般情况下,若患者存在多个原发性皮肤恶性黑色素瘤时,每个不同的皮肤区域均认为是不同的原发灶,分别进行分期。当多个原发黑色素瘤引流至同一淋巴结区域时,如存在淋巴结转移,则可能难以分辨或无法确定其来源于哪个原发灶,此时 T 分类最高的肿瘤病灶作为淋巴结转移的来源,淋巴结转移状况为 N 分类。同样的,若存在多个原发恶性黑色素瘤,也无法具体判断远处转移来源于哪个原发灶,此时 N 分类最高的肿瘤病灶作为远处转移的来源(如为 N0,则以 T 分类最高的肿瘤病灶作为远处转移来源)。以所有肿瘤病灶的最高分期作为多发性原发恶性黑色素瘤的最终分期。

多发性原发恶性黑色素瘤患者的分期,遵循 AJCC 总体分期原则(见第 1 章),如果同时发生多个原发性皮肤恶性黑色素瘤,则所有原发病灶中的最高分期作为 T 分类,并以“m”为后缀。例如,若患者同时发生 3 个原发恶性黑色素瘤病灶,且无区域或远处转移的证据，且所有肿瘤病灶中最高 T 分类病灶为 T3，则该患者分期应为 pT3(m)N0M0，也可根据原发灶肿瘤数量记录分期，为 pT3(3)N0M0。

原发肿瘤溃疡

决定肿瘤 T 分类的第二个标准是原发肿瘤的溃疡状况，即组织病理学检查所观察到的，由于宿主反应导致的完整表皮组织全层缺失。恶性黑色素瘤溃疡有以下几个特征：无外伤或近期手术史的情况下存在表皮组织全层缺失（包括角质层及表真皮连接处的基底膜缺失），宿主反应的证据（如纤维蛋白沉积及中性粒细胞浸润），以及周围表皮变薄、消失或反应性增生[39~43]。若病变近期曾接受活检或表皮仅有局灶性缺失，则溃疡状况将难以评估，在这种情况下很难判定表皮的缺失是真正的溃疡，或是切片不完整。若疑似溃疡区域缺乏纤维蛋白、中性粒细胞或肉芽组织，则提示其为不完整切片，不应被记录为溃疡。

如非创伤性（"肿瘤性"）溃疡在初次活检及二次切除术标本中均出现，则对肿瘤进行分期时应被记录为溃疡。

微卫星灶

微卫星灶是在原发肿瘤病灶病理检查中发现的原发灶周围或深部的皮肤和/或皮下转移灶，通常但并非全部可以在广泛切除标本中观察到。微卫星灶将在病理分期部分进行详述。

原发不明恶性黑色素瘤

一般而言，原发灶不明的恶性黑色素瘤的分期应与原发灶明确的恶性黑色素瘤分期标准相同。原发灶可能因为医源性或者非医源性的原因被清除，或肿瘤退缩，或为起源于黏膜、眼部的原发性恶黑，或由淋巴结内的痣细胞发生的原发性恶黑。如患者首先表现为淋巴结转移，且分期检查未显示其他部位远处转移，则应考虑为区域淋巴结转移（Ⅲ期，而非Ⅳ期）。这类患者的预后和自然病程，与原发灶明确且具有相同分期的患者相似[44~50]。此时应详细询问病史，同时仔细检查该淋巴结引流区域内的皮肤，尤其注意活检瘢痕及色素脱失区域。如果曾进行过活检，则应复阅病理切片，寻找可能存在的原发灶。

无表皮结构的恶性黑色素瘤

有时仅仅通过病理学检查难以辨别原发病灶或转移病灶，对位于真皮质，且表皮质缺乏原位癌结构的恶性黑色素瘤尤其如此。多数情况下，此类病灶为伴有表皮及真皮浅层病灶退缩的原发肿瘤病灶。病理学家可以通过一些微妙的线索来识别该现象：如观察到罕见的单个非典型表皮黑色素细胞，表皮变薄伴表皮突缺失，病变上方真皮存在纤维化和血管增生，浅层日光性弹力组织变性，炎性细胞带状浸润（常包含大量噬黑素细胞）。部分患者使用伍德灯（Wood light，黑光或紫外线）检查皮肤可发现原发肿瘤退缩的痕迹，且病理学检查可证实[51]。若仍无法确定，可在显微镜下检查更多病变组织，包括病灶组织补充切片。然而，即使已尽一切努力，仍有部分病例无法通过病理学特征确定病灶为原发性或转移性，此时结合临床信息至关重要，例如曾经出现色素斑块，而后自行消失的病史。此时，病理上可能将黑色素瘤误报为转移性黑色素瘤。由于部分原发性恶性黑色素瘤（有时称为原发性真皮恶性黑色素瘤）在病理学上与恶性黑色素瘤真皮转移难以相鉴别，所以，此时如没有黑色素瘤的病史，则应谨慎诊断为转移性真皮恶性黑色素瘤。因其预后相似，所以当分期检查未发现其他转移灶时，推荐将此处作为原发性恶性黑色素瘤病灶进行治疗，并按照标准进行分期[52~54]，此时肿瘤厚度依照标准方式进行测量（自表皮最上层的颗粒细胞，至肿瘤细胞浸润的最深处），并归入相应 T 分类。然而，对于距表真皮交界处有一定距离的恶性黑色素瘤，包括起源于先天色素痣和蓝痣样恶性黑色素瘤，应报告恶性黑色素瘤组分的厚度（以毫米为单位），同时注明并非传统意义上的 Breslow 厚度。如与表皮距离较远（≥1mm），肿瘤尺寸也为肿瘤负荷的额外重要信息。

远处转移

尽管全身性治疗药物取得了进展[19,57,58]，但发生中枢神经系统转移（如累及脑部、脊髓、软脑膜或中枢神经系统其他结构）的恶性黑色素瘤患者预后仍较差[55,56]，且临床试验常排除存在脑转移及其他中枢系统转移患者，因此在《AJCC 癌症分期指南》第 8 版中新增了一项 M 分类——M1d，以对此类患者分类（无论有无其他部位转移），同时 M1c 不再包括存在脑转移或其他中枢系统转移的患者。此外，《AJCC 癌症分期指南》第 7 版的分析及近期临床试验均发现血清 LDH 增高患者预后较差[28~32]，因此第 8 版修订的 M 分类增加了用以描述 LDH 水平是否增高的后缀。后缀(0)表示血清 LDH 水平未升高，而后缀(1)表示 LDH 水平升高（如 M1a(1)、M1b(1)、M1c(1)、M1d(1)表示 LDH 水平增高）。如果患者的 LDH 水平未知或不能明确，则表示为 M1a，

M1b,M1c,M1d,不添加任何后缀。

其他的情况下,若出现其他内脏器官转移且未寻找到原发性恶性黑色素瘤病灶,则应为Ⅳ期,同时用 M1 表示转移部位和 LDH 水平,除非有临床或病理学证据提示其为罕见的原发性内脏黑色素瘤(在"其他重要临床预后因素"中详述)。

影像学检查

利用影像学行准确分期

影像学在恶性黑色素瘤患者中的应用是为了更加准确地进行临床分期,及时发现区域(淋巴结或移行转移)或远处转移(皮肤、软组织、远处淋巴结、肌间、肺部、内脏器官或中枢神经系统)病灶。由于原发病灶(T 分类)完全依靠病理学分期(厚度及溃疡状况),原发灶影像学检查并不用于进行 T 分类。对 N 分类的检查主要基于临床隐匿性(前哨淋巴结活检时发现)或临床显性区域淋巴结转移,包括通过超声、计算机断层扫描(CT)、正电子发射断层扫描(PET)/CT 或经体格检查发现。在没有疾病播散的证据时,根据临床分期选择性的使用断层扫描可发现临床隐匿性转移灶,从而更准确地进行分期[59]。无论临床分期如何,都应选择性使用适当的影像学检查手段,来评估与转移可能相关的特异性体征及症状,并帮助明确体格检查所发现的可疑结果的性质和意义。

早期黑色素瘤的影像学检查

原位恶性黑色素瘤(0 期)和局部浸润性恶性黑色素瘤(临床Ⅰ期或Ⅱ期)无需在手术前行影像学检查进行分期[59]。在高危Ⅱ期患者中(如 T4cN0M0),尤其对于无法行区域淋巴结体格检查或存在可疑体征的患者,建议行超声检查原发灶引流区域淋巴结群。然而,没有证据表明前哨淋巴结活检前行超声检查有所获益[60]。在行前哨淋巴结活检前,放射性核素淋巴显像是帮助明确原发灶引流区状况的重要工具,可更好的识别临床隐匿性Ⅲ期患者(通常为ⅠB 及Ⅱ期)。这对原发灶位于躯干或头颈部的患者尤为重要,因为这些患者的淋巴引流方向难以预测,且可能引流至多个淋巴结区。移行前哨淋巴结(定义为肱骨内上髁或腘窝处的小淋巴结群,以及位于主要或次要淋巴结群外软组织中的"间隔"淋巴结)可能出现在身体的任何部位[61]。间隔移行淋巴结有时是唯一的转移性淋巴结。单光子发射 CT(SPECT)/CT 淋巴显像对发现原发于头颈部或邻近躯干部位的前哨淋巴结尤其有效(如肩部)[62]。

Ⅲ、Ⅳ期黑色素瘤的影像学检查

断层影像(CT 或 PET/CT)常用于诊断无症状或体征表明存在远处转移的临床Ⅲ期患者的潜在的临床隐匿性远处转移灶[63~65]。

选择任何影像学检查时,均应考虑到胸腔及腹腔外亦有可能出现恶性黑色素瘤转移病灶。全身 PET/CT 扫描的优势在于全身评估并可明确骨转移情况。因 PET/CT 扫描中的 CT 分辨率较增强 CT 低,故增强 CT 更利于发现微小转移灶。若采用 CT 扫描来确定临床Ⅲ期患者分期,则除胸部、腹部 CT 检查外,对于原发灶位于下半身的患者还应常规行盆腔检查;对原发灶位于头颈部的患者,还应常规行颈部检查。尽管临床Ⅲ期恶性黑色素瘤患者发生远处转移的概率较高,但行常规影像学检查发现隐匿性Ⅳ期病变(真阳性)的概率较低,且不高于发现与恶性黑色素瘤无关病变的概率(假阳性率)[65~68]。

对Ⅳ期患者而言,常规的断层影像学检查,尤其是 PET/CT,可以发现其他的与分期相关的转移病灶,从而影响最终分期[64,69~71]。脑部增强磁共振(MR)成像是当前可用于评估中枢神经系统转移敏感性最高的检查(Ⅳ期 M1d),因此如无禁忌证(如有禁忌证,则行脑部 CT 检查),高危Ⅲ期及Ⅳ期恶性黑色素瘤患者初始治疗前均应行此项检查。

利用影像学检查分期

黑色素瘤的几乎所有分期均基于组织病理学确诊,而非基于影像学表现,但有一些例外。对于临床检查中未发现淋巴结异常的患者,可以根据影像学上的相应表现,如 CT、PET/CT 或超声中表现分别为体积增大、高代谢或具有转移淋巴结特征,将区域淋巴结分为"临床隐匿性"(N1~3a)或"临床显性"(N1~3b)。前哨淋巴结活检或针吸活检常用于明确淋巴结转移的病理分期(如二次切除前行该项检查,则作为临床分期的一部分)。图像引导可能有助于对那些影像学可疑的转移性淋巴结进行活检,细针穿刺活检学检查或芯针穿刺活检可以提供相应的细胞学或组织学的证据,作为临床分期的依据。

怀疑为Ⅳ期恶性黑色素瘤的患者,应至少对一个明确的转移灶进行活检(如区域淋巴结群外)以明确诊断。一旦活检证实转移,可行断层扫描成像确定转移所涉及的解剖部位,以便进行 M1 亚分期。一般推荐初始治疗前应用活检确诊Ⅳ期患者,但一个很重要的例外就是新增加的 M1d 类患者(中枢神经系统转移),经 MR 或 CT 证实的中枢神经系统转移的无需活检确诊,即使没有其他活检证实的转移灶,也可诊断为临床 M1d。

需注意,影像学检查可能出现与第二原发恶性肿瘤相关的"假阳性"(如与恶性黑色素瘤同时发生的原发肺癌,可能被误认为 M1b 类)或 PET/CT 检查出现与恶性黑色素瘤不相关的高代谢灶。鉴于第二原发肿瘤及假阳性结果的可能,因此只有最可能代表转移性疾病的断层扫描成像出现异常结果时才应被视为临床Ⅳ期的证据。

病理学分期

病理分期的Ⅰ期、Ⅱ期为体检继以前哨淋巴结活检及广泛切除术后,未发现区域淋巴结及远处转移证据的浸润性原发皮肤恶性黑色素瘤。病理分期Ⅲ期为经病理学检查证实存在局部转移、区域淋巴结和/或微卫星灶、卫星灶、移行转移,而无远处转移的浸润性原发皮肤恶性黑色素瘤。

准确的 pT 分类需广泛切除或二次切除原发病灶。若病灶已行部分活检,应记录活检或切除标本中的最大深度作为浸润深度,同时记录存在非外伤性溃疡状况与否以进行病理学 T 分类。淋巴结定量需通过对手术标本进行有效显微镜检查,记录淋巴结总数及转移淋巴结数量,最大的转移淋巴结最大径,以及是否存在结外侵犯。病理分期Ⅳ期,需记录临床(cM1)和/或组织学(pM1)远处转移灶情况(一处或多处远处转移部位)。

Breslow 厚度

肿瘤厚度的测量,自表皮最上层颗粒细胞(如果有溃疡,则是从溃疡的底部)垂直测量至肿瘤细胞浸润的最深处,所有的原发病灶都应分别测量。具体已在临床分期中详细讨论。如果病灶已经被切除或部分活检(如钳取活检或表面刮除活检),那么初次活检结果作为 cT 分类,而最大的肿瘤浸润深度作为 pT 分类。

尽管初次部分活检结果并不作为 pT 分类依据,但有时病理学家经复阅初次部分活检标本及残留肿瘤二次切除标本后,或认为将两者肿瘤厚度相加可更准确反映实际的肿瘤浸润深度,并将其作为临床治疗的依据。该方法适用于活检部位位于二次切除标本的残留肿瘤上方,并除外二次切除标本中活检部位反应。此时,应在病理报告中明确说明"真实厚度估计值"为两次标本厚度相加的结果。尽管这样的方法可能得到更加准确的真实肿瘤浸润深度,但仍然需要进一步确诊方可将其作为 pT 分类。

原发灶溃疡

溃疡定义为完整表皮组织的全层缺失,同时伴有宿主反应,为决定 T 分类的第二标准。具体已在临床分期中详细讨论。如果在初次活检和二次切除标本中都出现了非创伤性溃疡,则记录为伴有溃疡并用于分期。

微卫星灶

微卫星灶为病理检查中镜下观察到的原发病灶周围或深部皮肤和/或皮下的转移灶(相较钳取活检或表面刮除活检,其在广泛切除标本中更为常见)。转移灶肿瘤细胞必须与原发灶肿瘤细胞不相连续。如果两者之间只有纤维瘢痕和/或炎症,则该转移灶不考虑为微卫星灶,因上述表现可能由于肿瘤退缩导致。

目前并未定义微卫星灶最小体积的阈值,也未规定其与原发灶的距离标准。然而,许多恶性黑色素瘤原发灶在其外周和/或深部边缘处与周围组织并无明确的边界,所以在诊断微卫星灶前,建议检查组织块深部的多张病理切片以明确微卫星灶是否与原发灶相分离。单张切片上与原发灶相分离,而实际上为连续性病灶的情况并不少见,并可能导致过度诊断。诊断微卫星灶通常需要通过检查广泛切除标本,而各类型活检标本难以观察到微卫星灶。

相比于临床可见的卫星灶和移行转移,微卫星灶的出现提示预后不良[72]。如无临床显性淋巴结转移、肉眼可见卫星灶或移行转移,仅在诊断性活检中存在一个或多个微卫星灶,应诊断为临床Ⅲ期。

区域淋巴结转移

临床隐匿性及临床显性区域淋巴结转移

临床隐匿性淋巴结转移(第 7 版中称为微观)定义为经显微镜下证实的淋巴结转移(淋巴显像或前哨淋巴结活检发现),而无临床或影像学的区域淋巴结转移证据。绝大多数区域淋巴结转移患者均为此类[6,73]。临床隐性转移的患者,如无微卫星灶、卫星灶或移行转移,则根据受累的淋巴结数分为 N1a、N2a 和 N3a。如果有微卫星灶、卫星灶或移行转移,则根据受累淋巴结数分为 N1c、N2c 和 N3c。在进行针吸活检或前哨淋巴结活检后,仅临床分期在 cN1 或以上患者,才需要接受全身治疗。

越来越多的证据表明，前哨淋巴结的肿瘤负荷显著影响预后[74~86]。尽管在《AJCC 癌症分期指南》第 8 版的 N 分类中并未纳入这个组织病理学特征，但该因素将纳入并指导区域性疾病患者的预后模型和临床工具的开发，其具体内容在"其他重要临床预后因素"中详述。

黑色素瘤中，没有证据表明镜检确诊前哨淋巴结肿瘤负荷会降低淋巴结阳性疾病的判断标准。与《AJCC 癌症分期指南》第 7 版相同，在诊断前哨淋巴结转移时，无论前哨淋巴结中的肿瘤细胞数量，或是否在苏木素和伊红（H&E）或免疫组化染色切片上鉴定，均应诊断为转移性淋巴结。如果在淋巴结内部或淋巴结附近淋巴管内发现黑色素瘤细胞，也被认为是转移性淋巴结。

在完整区域淋巴结清扫术后进行病理分期时，应计算阳性前哨淋巴结数及阳性的非前哨淋巴结数总和。但并非所有前哨淋巴结活检呈阳性的患者，都进行了区域完整淋巴结清扫，此时可诊断为 pN1(sn)。"sn"后缀代表前哨淋巴结活检术后未行区域完整淋巴结清扫，如无"sn"后缀，则认为前哨淋巴结活检后进行了区域完整淋巴结清扫。

若临床证据表明存在区域淋巴结转移，则根据受累的淋巴结数目，将其分为 N1b、N2b 和 N3b。若存在一个或以上临床显性转移性淋巴结，而其他转移性淋巴结为镜下阳性（临床隐匿性），N 分类应基于受累淋巴结总数（包括临床显性及淋巴结清扫术后标本中的镜下阳性淋巴结）。如为临床显性病灶伴微卫星灶、卫星灶或移行转移，则根据受累淋巴结数分为 N1c、N2c 和 N3c。

临床隐匿性淋巴结转移患者的预后好于临床显性淋巴结转移患者[87~89]。总体而言，对Ⅲ期区域淋巴结转移患者进行预后分析时发现，依照 N 分类进行分组及依照 T 分类中 N+进行分组时，两者预后存在显著性差异。尽管 N 分类可独立预测预后，但同时结合原发肿瘤特征可获得更准确的预后评估。

恶性黑色素瘤的转移需与淋巴结内的良性痣细胞相鉴别（亦称为良性痣休眠细胞），因后者并非恶性黑色素瘤转移。

淋巴结包膜外侵犯

淋巴结包膜外侵犯（ENE）（亦称为淋巴结外播散或淋巴结外侵犯），定义为淋巴结转移性肿瘤细胞突破淋巴结被膜，累及周围组织。其病理特征为肿瘤细胞穿透淋巴结包膜，累及周围脂肪组织。ENE 常发生于体积较大的临床显性转移淋巴结，伴正常淋巴结结构消失，有时形成临床显性融合淋巴结。ENE 可能与较小转移灶相关（包括前哨淋巴结活检发现的较小转移灶）。淋巴结胞膜外侵犯为预后不良因素之一。融合淋巴结为两个及以上淋巴结相互粘连，于大体标本检查时确诊，应记录于病理报告中大体描述部分。

非淋巴结局部转移：微卫星灶、卫星灶、移行转移

微卫星灶、卫星灶或移行转移，为决定 N 分类标准之一（无论数量）。目前认为此类病灶是肿瘤经淋巴管或血行发生的转移[34,35]。卫星灶定义为：距离原发灶 2cm 以内肉眼可见的皮肤和/或皮下转移灶；微卫星灶定义为病理检查时镜下可见的位于原发灶附近或深部，且不与之相连续（两者之间不仅以纤维瘢痕和/或炎症分隔，需排除肿瘤部分退缩所致分隔）的皮肤和/或皮下转移灶（在"病理分期"中详述）。移行转移定义为距离原发灶 2cm 以上，但局限于首站引流区淋巴结范围内的临床显性皮肤和/或皮下转移灶。存在卫星灶或移行转移提示预后不佳[90,95]。因《AJCC 癌症分期指南》第 8 版的国际恶性黑色素瘤数据库中的上述部位转移之间并未显示出生存差异，故将此三种类型转移归为一类用于分期。根据转移淋巴结数目，将伴微卫星灶、卫星灶和/或移行转移归为 N1c、N2c 和 N3c。N1c 表示存在微卫星灶、卫星灶和/或移行转移，而无淋巴结转移；N2c 表示仅有 1 枚淋巴结转移，N3c 表示 2 个及以上淋巴结转移。

远处转移

存在远处转移的患者中，根据转移部位将 M 分类分为 4 个亚类：M1a、M1b、M1c 及第 8 版中新增加的 M1d。

远处转移的解剖部位

M1a 为皮肤、皮下组织、肌肉或远处淋巴结转移；相比于其他部位远处转移的患者，M1a 患者预后较好[86,96~100]。肺转移（伴或不伴皮肤、皮下组织或远处淋巴结转移）为 M1b，生存预后居中。其他内脏器官转移（不包括中枢神经系统转移）为 M1c，预后较差。中枢神经系统转移（无论是否伴其他部位转移灶）为 M1d，预后最差。

在《AJCC 癌症分期指南》第 8 版中，血清 LDH 水平也为决定 M 分类的一项重要因素（在"推荐用于临床的其他因素"中详述）。除此以外，LDH 水平不再作为 M1c 的标准，而是所有的 M1 分类都应包括 LDH 水平，并用后缀表示，0 表示未升高，1 表示升高。如，皮肤/软组织/远处淋巴结转移伴 LDH 升

47

高应为 M1a(1)类,而非 M1c。

预后因素

分期所需的预后因素

除用于界定 T、N 与 M 分类的因素外,分期分组无需其他预后因素。

其他重要临床预后因素

血清 LDH

尽管将血清学指标纳入分期系统的情况并不多见,但因血清 LDH 水平是Ⅳ期患者生存结果的独立预后因素[6,27,101~104],因此《AJCC 癌症分期指南》第 7 版将血清 LDH 水平纳入了 M 分类。尽管全身治疗药物的广泛应用有效地延长了晚期患者的生存,血 LDH 水平仍然是影响药物治疗效果、无进展生存和总体生存的重要因素。一项“BRAF 突变的晚期黑色素瘤患者接受 BRAF 和 MEK 抑制剂联合治疗”的随机研究分层分析显示,基线血清 LDH 水平是影响疾病无进展生存和总生存的最重要因素;LDH 正常及升高患者的 2 年总生存率分别为 67% 及 25%[30,31]。免疫治疗临床试验显示,基线血清 LDH 水平与伊匹单抗(ipilimumab)及抗 PD-1 治疗的总生存独立相关[105]。血清 LDH 水平升高患者对 PD-1 抗体治疗的反应较差[105];血清 LDH 水平升高大于正常值上限两倍的患者对伊匹单抗反应不佳[29]。AJCC 证据级别:Ⅰ级。

原发灶核分裂计数

核分裂指单个细胞分裂为两个子细胞,细胞核内染色体平均分配至两个相同子代的过程,可在光镜下观察到。

尽管在所有厚度肿瘤中核分裂计数都为决定预后的一项重要因素,但核分裂计数不再作为《AJCC 癌症分期指南》第 8 版中 T 分类的标准,且对于浸润性原发恶性黑色素瘤,仍应评估并记录该项指标[106]。由于将 0.8mm 作为 T1 亚分类临界值较核分裂计数可更准确判断预后,因此核分裂计数不再作为《AJCC 癌症分期指南》第 8 版中 T1 的标准。核分裂计数可能是未来预后模型的重要参数,将为患者提供个体化的预后预测。

建议采用以下方法进行核分裂计数:首先找到皮肤内有丝分裂最活跃的区域,即所谓的热点或皮肤热点,该区域有丝分裂计数完成后,再计数紧邻且不重叠区域,累积计数 $1mm^2$ 区域。如无明确的热点,且有丝分裂稀疏和/或随机散布与病灶,则选择一个有代表性的有丝分裂位点,并从该区域开始计数,然后向紧邻且不重叠区域扩展,累积计数 $1mm^2$ 区域,最终记录为:有丝分裂数(整数)/mm^2。如肿瘤侵袭区域<$1mm^2$,则应记录为:全部有丝分裂数/mm^2。例如,肿瘤区域占皮肤的 $0.5mm^2$,且只发现一个有丝分裂细胞,则核分裂计数记为 1/mm^2(非 2/mm^2),有丝分裂数应记录为整数。如未发现有丝分裂细胞,则记录为“未发现”或“0/mm^2”。该计数方法在众多不同经验的病理学家之间具有极佳的重复性[107]。建议使用镜台测微尺校准,可准确测量高倍镜下视野的面积,以便准确计数。

常规 HE 染色获得核分裂计数具有较强预后意义[106,108,109],但切片应优先用于诊断疾病及报告,不建议为了获得核分裂计数这项数据而增加切片数量(即使在初次标本未发现有丝分裂情况下,也不应仅为获得有丝分裂数据而增加切片数量)。用于识别有丝分裂的免疫组化染色不用于进行核分裂计数计数。AJCC 证据级别:Ⅰ级。

浸润程度分级

由 Wallace Clark 定义的浸润程度分级已在各种恶性黑色素瘤分期系统中使用了 40 余年,具体标准为:

Ⅰ级:恶性黑色素瘤细胞局限于表皮(原位恶性黑色素瘤)。

Ⅱ级:黑色素瘤细胞侵犯但没有超过真皮乳头或真皮浅层。

Ⅲ级:黑色素瘤细胞侵犯真皮乳头,并浸润至真皮乳头-网状层交界。有时真皮乳头层及网状层的交界难以分辨,尤其当伴有明显的日光性弹力组织变性,或病变位于头皮、肢端皮肤、黏膜或肛门生殖器区域时。以下两种方法可帮助区分:真皮乳头层的胶原纤维通常纤细且垂直排列,而真皮网状层的胶原束粗壮且水平交织呈网络,由于真皮胶原具双折光性,因此偏振光显微镜可增强其辨识度。另一个标志是真皮浅层毛细血管丛位于真皮乳头乳头层及网状层交界处。

Ⅳ级:肿瘤浸润真皮网状层。

Ⅴ级:肿瘤浸润至皮下脂肪。侵犯皮肤周围与皮下组织相连续的周围脂肪组织,则不应被划分入Ⅴ级。

尽管单因素分析证实 Clark 分级具有预后价值,但大量研究显示,该分级在病理学家之间的重复性较差，且肿瘤厚度较 Clark 分级可更准确反映预后[37,39,88,90,111,112]。在《AJCC 癌症分期指南》第 6 版中，浸润程度被作为 T1 的亚分类依据[87,113~119]；虽然目前的分析显示浸润程度为独立预后因素，但《AJCC 癌症分期指南》第 7 版数据库的分析显示，相比于其他六个独立预后因素，浸润程度与生存的相关程度最低[6,27]。因此未将 Clark 分级纳入《AJCC 癌症分期指南》第 8 版中，但仍应将其作为原发肿瘤特征予记录。AJCC 证据级别：Ⅰ级。

肿瘤浸润性淋巴细胞

肿瘤浸润性淋巴细胞（tumor-infiltrating lymphocytes，TIL）定义为浸润、破坏癌巢和/或直接对抗肿瘤的淋巴细胞。浸润程度可以 TIL 浸润范围及强度进行分级。

常用分级标准如下：

1. 无 TIL 浸润：无淋巴细胞浸润，或只有与肿瘤细胞不发生反应的淋巴细胞。如仅于肿瘤细胞外周形成淋巴细胞套，而无浸润；或存在于肿瘤内部，但限于血管周围或肿瘤实质的纤维带中，而未浸润肿瘤细胞的淋巴细胞，均认为无 TIL 浸润。

2. 非活跃性（部分）TIL 浸润：肿瘤内局灶性淋巴细胞浸润，可为孤立性、多发性或节段性。

3. 活跃性（大量）TIL 浸润：淋巴细胞浸润全部肿瘤，或弥漫分布于整个肿瘤。

目前还有其他根据密度及分布情况建立的分级标准，但均尚未经独立性验证。

多项研究表明，原发皮肤恶性黑色素瘤中存在 TIL 浸润为预后良好的标志[120,121]，且存在 TIL 浸润的原发恶性黑色素瘤发生前哨淋巴结转移的概率更低[120,122~124]。是否存在 TIL 浸润以及浸润程度，应作为原发肿瘤特征予记录。AJCC 证据级别：Ⅲ级。

血管、淋巴管侵犯

血管淋巴管侵犯定义为血管腔（血管侵犯）或/和淋巴管内（淋巴管侵犯）存在恶性黑色素瘤细胞。可通过免疫组化对血管内皮标志 CD31、CD34 染色，核转录因子 ERG 染色或淋巴管标志 D2-40 染色，协助分辨血管内或淋巴管内肿瘤细胞。用“有”或“无”记录是否存在血管或淋巴管浸润。尽管并非得到所有研究证实，但通常认为淋巴管和血管浸润为不良预后因素[125~129]。当使用肿瘤细胞和淋巴管内皮细胞双重标记时，可提高淋巴管侵犯的发现率。存在血管或淋巴管侵犯与否应作为原发肿瘤特征予记录。AJCC 证据级别：Ⅲ级。

嗜神经性

嗜神经性定义为恶性黑色素瘤细胞位于神经鞘周围形成环形浸润（周围神经侵犯）或向神经内部浸润（神经内侵犯），或肿瘤自身形成神经样结构（称为神经转化）。嗜神经现象常见于肿瘤外周，神经因肿瘤生长而被包绕并非嗜神经现象。

用“有”或“无”记录是否存在嗜神经现象。

嗜神经现象常见于结缔组织黑色素瘤，在其他形式的黑色素瘤中也可见到。肿瘤沿神经鞘侵犯（有时为神经内膜浸润）可能导致局部复发风险升高（局部未控）。嗜神经性常见于促结缔组织增生性恶性黑色素瘤，但也可见于其他类型恶性黑色素瘤。由于嗜神经现象的存在与局部复发率升高相关，因此该类型恶黑可能需要更广泛的切缘和/或辅助放射治疗。存在嗜神经现象与否应该被作为原发肿瘤的特征记录下来。AJCC 证据级别：Ⅲ级。

前哨淋巴结肿瘤负荷及肿瘤浸润部位

近期研究显示前哨淋巴结肿瘤负荷（定义为前哨淋巴结内肿瘤细胞的数量和/或肿瘤细胞部位）与非前哨淋巴结转移相关，并可预测生存[74~86]。若前哨淋巴结被膜下窦内仅存在少量肿瘤细胞，则提示预后较好，且区域完整淋巴结清扫标本检出非前哨淋巴结转移概率极低。反之，若前哨淋巴结实质内存在较大癌巢，则预后较差，区域完整淋巴结清扫标本检出转移性非前哨淋巴结发生概率升高。

衡量前哨淋巴结肿瘤负荷的微观形态学参数包括：所有前哨淋巴结中最大微转移灶的最大直径，最大转移前哨淋巴结的最大直径，被膜下肿瘤浸润的最大深度（亦称为肿瘤穿透深度，自淋巴结被膜的内表面测量至浸润最深处肿瘤细胞），前哨淋巴结中肿瘤细胞浸润部位（外周窦或实质内），切片上肿瘤细胞占前哨淋巴结总面积比例，最大转移灶面积，以及是否存在包膜外侵犯。然而，由于微转移灶形态并不规则，难以明确边界，因此上述数据的评估、分类及测量较为困难。此外，肿瘤大小/负荷一定程度上受到切片方式的影响，增加切片数可能发现更多或更大转移灶。尽管各项研究所使用的测量方法不尽相同，但均认为前哨淋巴结肿瘤负荷越大，相应非前哨淋巴结转移风险越高，且预后更差[74~86]。无论评估方法的复杂及精确程度，均提示前哨淋巴结负荷是非前哨淋巴结转移及预后的一项重要预测指标。前哨淋巴结内肿瘤的浸润部位也与非前哨淋巴结转移及预后相关，被膜下转移灶较其他位置的转移灶，累及非前哨淋巴结的风险更低。然而,由于病理切片中前哨淋巴结的结构不甚清晰,对其内转移灶的精确定位较为困难。

在一项观察前哨淋巴结恶性黑色素瘤转移灶形态学参数评估可重复性的多中心研究中发现,可量化变量的评估具有很强的可重复性(如最大微转移灶直径、最大被膜下深度、切面上肿瘤所占前哨淋巴结总面积比例)。而对于具体浸润部位及包膜外侵犯的评估重复性较差。

基于目前的证据,黑色素瘤专家组建议在病理报告中,至少需记录前哨淋巴结中最大单个转移灶的最长径(使用目镜测微尺,以毫米计,精确至0.1mm),且该转移灶的肿瘤细胞需与邻近肿瘤细胞相连续以确定其为独立转移。有时可能出现多个小肿瘤细胞群散在于淋巴结中并被淋巴细胞分隔开,此时应记录最大的独立转移灶(而非上述多个肿瘤细胞群的整体区域大小)。H&E 染色或免疫组化染色切片均可进行测量。IMPSG 将会陆续在其他出版物中发布更多具体细节。

综上,病理报告中应当记录前哨淋巴结的肿瘤负荷,同时这项指标在未来可能被纳入预后模型。AJCC 证据级别:Ⅱ级。

淋巴结包膜外侵犯

应记录是否存在包膜外侵犯。具体内容已在本章“病理分期”详述。AJCC 证据级别:Ⅲ级。

远处转移数量

远处转移灶数量是影响预后的重要因素[96,97,99,100],基于《AJCC 癌症分期指南》第 7 版中Ⅳ期恶性黑色素瘤数据库中多因素分析也已证实上述观点。然而因系统性分期检查手段的不同,如胸部 X 线片或某些治疗中心使用的高分辨率双重对比 CT、PET/CT、MR 成像等,导致转移灶检出数量不一致,故未将其纳入分期系统。在系统性分期检查方法达到统一标准化前,尚无法将其作为分期标准。AJCC 证据级别:Ⅲ级。

风险评估模型

为支持各类预测模型在临床实践中的应用,AJCC 的“精准医疗核心工作组”近期发布了用于评判各类统计学预测模型的评估指南[132]。精准医疗核心工作组已对 4 个恶性黑色素瘤模型(详见 www.cancerstaging.org)进行了评估,但均尚未通过该指南的评估[137]。

AJCC 未来将会对符合 AJCC 评估指南的原发皮肤恶性黑色素瘤风险预测模型予以认可。

AJCC TNM 定义

原发肿瘤(T)定义

T 分类	厚度	溃疡状况
TX:原发病灶厚度无法评估(如通过刮出术诊断的肿瘤)	不适用	不适用
T0:无原发病灶证据(如原发病灶不明或完全退缩)	不适用	不适用
Tis(原位恶性黑色素瘤)	不适用	不适用
T1	≤1.0mm	溃疡状况不明确
T1a	<0.8mm	无溃疡
T1b	<0.8mm	伴溃疡
	0.8~1.0mm	伴或不伴溃疡
T2	>1.0~2.0mm	溃疡状况不明确
T2a	>1.0~2.0mm	无溃疡
T2b	>1.0~2.0mm	伴溃疡
T3	>2.0~4.0mm	溃疡状况不明确
T3a	>2.0~4.0mm	无溃疡
T3b	>2.0~4.0mm	伴溃疡
T4	>4.0mm	溃疡状况不明确
T4a	>4.0mm	无溃疡
T4b	>4.0mm	伴溃疡

区域淋巴结(N)定义

N 分类	区域淋巴结和/或淋巴道转移范围	
	肿瘤累及区域淋巴结数目	是否存在移行转移、卫星灶和/或微卫星灶
NX	区域淋巴结无法评估(未行前哨淋巴结活检,或曾因其他原因切除区域淋巴结) **特例**:T1 恶性黑色素瘤无需病理 N 分类,采用 cN	无
N0	无区域淋巴结转移	无
N1	伴 1 个淋巴结转移,或存在移行转移、卫星灶和/或微卫星灶但不伴淋巴结转移	
N1a	伴 1 个临床隐匿性淋巴结转移(如经前哨淋巴结活检确诊)	无
N1b	伴 1 个临床显性淋巴结转移	无

续表

N 分类	区域淋巴结和/或淋巴道转移范围	
	肿瘤累及区域淋巴结数目	是否存在移行转移、卫星灶和/或微卫星灶
N1c	无区域淋巴结转移	有
N2	伴 2~3 个淋巴结转移或 1 个淋巴结转移伴移行转移、卫星灶和/或微卫星灶	
N2a	伴 2~3 个临床隐匿性淋巴结转移(如经前哨淋巴结活检确诊)	无
N2b	伴 2~3 个转移性淋巴结中,至少 1 个为临床显性淋巴结转移	无
N2c	伴 1 个临床隐匿性或临床显性淋巴结转移	有
N3	伴 4 个或以上淋巴结转移,或 2 个及以上淋巴结转移伴移行转移、卫星灶和/或微卫星灶,或存在任何数目的融合淋巴结伴或不伴移行转移、卫星灶和/或微卫星灶	
N3a	伴 4 个及以上临床隐匿性淋巴结转移(如经前哨淋巴结活检确诊)	无
N3b	伴 4 个及以上转移性淋巴结中,至少 1 个为临床显性淋巴结转移,或存在任何数目的融合淋巴结	无
N3c	伴 2 个及以上临床隐匿性或临床显性淋巴结转移伴或不伴任何数目的融合淋巴结	有

远处转移(M)定义

M 分类	M 分类标准	
	远处转移部位	LDH 水平
M0	无远处转移证据	不适用
M1	伴远处转移	见下文
M1a	伴皮肤、软组织转移,包括肌肉和/或非区域性淋巴结	未记录或未评估
M1a(0)		正常
M1a(1)		升高
M1b	伴肺转移,伴或不伴 M1a 转移	未记录或未评估
M1b(0)		正常
M1b(1)		升高

续表

M 分类	M 分类标准	
	远处转移部位	LDH 水平
M1c	伴中枢神经系统以外脏器转移,伴或不伴 M1a 或 M1b 转移	未记录或未评估
M1c(0)		正常
M1c(1)		升高
M1d	伴中枢神经系统转移,伴或不伴 M1a、M1b 或 M1c 转移	未记录或未评估
M1d(0)		正常
M1d(1)		升高

AJCC 预后分期分组

临床分期(cTNM)

临床分期包括原发灶微观分期及对转移灶进行临床/影像学/活检评估。临床分期一般应在原发灶活检及完成区域或远处转移的临床评估后进行。需注意,无论临床分期及病理分期,均需对原发灶进行病理评估。还应包括区域和/或远处转移的诊断性活检结果。临床Ⅲ期恶性黑色素瘤仅有一个亚分期。

T	N	M	分期分组
Tis	N0	M0	0
T1a	N0	M0	ⅠA
T1b	N0	M0	ⅠB
T2a	N0	M0	ⅠB
T2b	N0	M0	ⅡA
T3a	N0	M0	ⅡA
T3b	N0	M0	ⅡB
T4a	N0	M0	ⅡB
T4b	N0	M0	ⅡC
任何 T,Tis	≥N1	M0	Ⅲ
任何 T	任何 N	M1	Ⅳ

病理分期(pTNM)

病理分期包括原发灶微观分期,及由广泛切除术(外科)标本中获得的任何分期相关信息,此类信息由原发灶外科治疗标本及 SLN 活检或淋巴结清扫术后的区域淋巴结病理结果组成,并作为临床区域淋巴结转移情况的证据。

47

T	N	M	分期组
Tis	N0	M0	0
T1a	N0	M0	ⅠA
T1b	N0	M0	ⅠA
T2a	N0	M0	ⅠB
T2b	N0	M0	ⅡA
T3a	N0	M0	ⅡA
T3b	N0	M0	ⅡB
T4a	N0	M0	ⅡB
T4b	N0	M0	ⅡC
T0	N1b,N1c	M0	ⅢB
T0	N2b,N2c,N3b 或 N3c	M0	ⅢC
T1a/b～T2a	N1a 或 N2a	M0	ⅢA
T1a/b～T2a	N1b/c 或 N2b	M0	ⅢB
T2b/T3a	N1a～N2b	M0	ⅢB
T1a～T3a	N2c 或 N3a/b/c	M0	ⅢC
T3b/T4a	任何 N≥N1	M0	ⅢC
T4b	N1a～N2c	M0	ⅢC
T4b	N3a/b/c	M0	ⅢD
任何 T,Tis	任何 N	M1	Ⅳ

病理分期 0(原位恶性黑色素瘤)和 T1 无需淋巴结病理评估以进行病理分期;以 cN 分类进行病理分期。

r/yc/yp 分期

复发/再次治疗(r)和/或治疗后、新辅助治疗后(yc/yp)分期,参阅第 1 章。

肿瘤登记需收集的变量

1. Breslow 肿瘤厚度(xx. x mm)
2. 原发灶溃疡(有/无)
3. 核分裂计数(整数/mm^2)
4. 微卫星灶(病理检出卫星灶,非临床显性)(有/无)
5. 肿瘤淋巴细胞浸润(无/部分/大量)
6. Clark 浸润程度分级(Ⅰ～Ⅴ)
7. 退缩(有/无)
8. 嗜神经性(有/无)
9. 淋巴管或血管侵犯(有/无)
10. 移行转移和/或卫星灶(移行转移、卫星灶,或两者皆有)
11. 临床/影像学可见区域淋巴结(有/无)
12. 镜下证实的区域淋巴结转移,临床/影像学可见(有/无)
13. 前哨淋巴结活检(有/无)
14. 前哨淋巴结总数(整数)
15. 阳性前哨淋巴结总数(整数)
16. 前哨淋巴结肿瘤负荷(最大微转移灶的最大直径,用 xx. xmm 表示)
17. 前哨淋巴结检出或临床可及淋巴结包膜外侵犯(有/无)
18. 区域完整或根治性淋巴结清扫(有/无)
19. 区域完整或根治性淋巴结清扫的淋巴结总数(整数)
20. 区域完整或根治性淋巴结清扫中阳性淋巴结总数(整数)
21. 融合淋巴结(有/无)
22. 皮肤、软组织或远处淋巴结转移(有/无)
23. 肺转移(有/无)
24. 非中枢神经系统内脏转移(有/无)
25. 中枢神经系统转移(有/无)
26. 血清 LDH 水平(xx. xxx U/L)及实验室正常值上限(注:仅Ⅳ期患者记录 LDH 水平)

组织学分级(G)

组织学分级不适用于恶性黑色素瘤。

组织病理学类型

WHO 定义的黑色素瘤亚型包括浅表扩散型恶性黑色素瘤、结节型恶性黑色素瘤、恶性雀斑样恶性黑色素瘤、肢端雀斑样恶性黑色素瘤、促结缔组织增生性恶性黑色素瘤[138]。用于建立 TNM 分类的数据主要基于浅表播散型和结节型的数据。有研究表明其他类型的恶性黑色素瘤,如恶性雀斑样或肢端型,尤其是促结缔组织增生性恶性黑色素瘤,其发病机制及自然病程可能有所不同[139～142]。但目前所有恶性黑色素瘤均使用相同分期系统。

促结缔组织增生性恶性黑色素瘤为罕见亚型,表现为恶性梭状细胞被突出的纤维胶原或纤维黏液样基质分开。原发黑色素瘤可以完全或绝大部分(>90%的侵犯真皮的肿瘤)为结缔组织增生(单纯性促结缔组织增生性恶性黑色素瘤),或存在结缔组织增生成分(混合型促结缔组织增生性黑色素瘤:10%～90%为促结缔增生性恶性黑色素瘤)[143]。相比于混合型或缺乏结缔组织增生成分的恶性黑色素瘤,单纯性纤维组织增生性黑色素瘤的肿瘤特异性生存率较高[144～146],且区域淋巴结转移(包括前哨淋巴结活检发现的转移）较少见[147~150]。AJCC 证据级别：Ⅲ级。

生存数据

美国得克萨斯大学 MD Anderson 肿瘤中心在 AJCC 恶性黑色素瘤分期委员会（《AJCC 癌症分期指南》第 8 版中重新命名为恶性黑色素瘤专家组）的数据基础上建立了一个全新的国际恶性黑色素瘤数据库及扩充国际恶性黑色素瘤临床研究者代表机构、合作组、肿瘤登记部门网络，以便向 AJCC 肿瘤分级系统提出修正意见。

图示

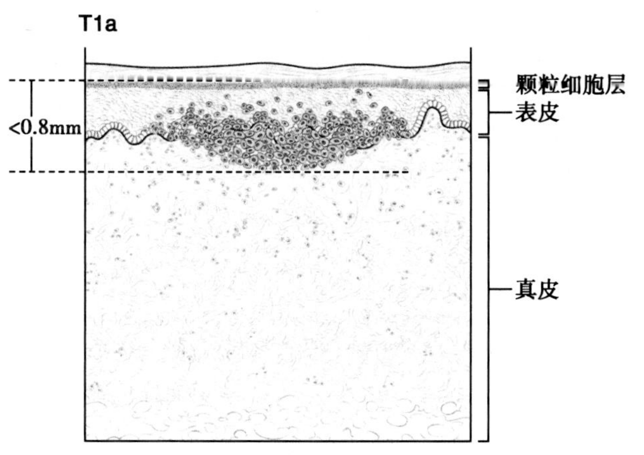

图 47.1　T1a 恶性黑色素瘤。T1a 定义为侵犯厚度 <0.8mm 且无溃疡。肿瘤厚度的测量范围为自表皮最上层的颗粒细胞，至肿瘤细胞浸润的最深处

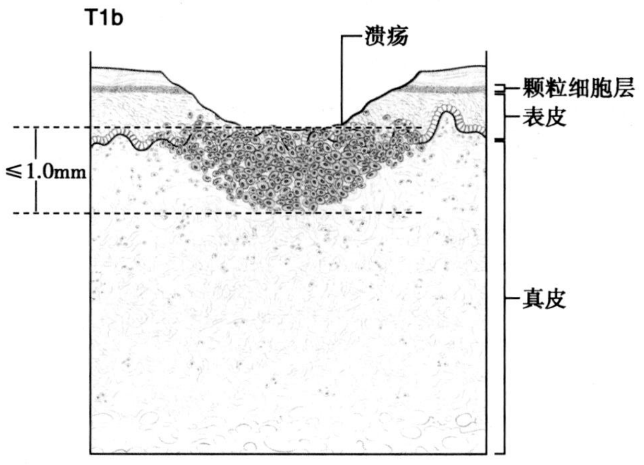

图 47.2　T1b 恶性黑色素瘤。T1b 定义为侵犯厚度介于 0.8~1.0mm 之间伴或不伴溃疡，或溃疡型黑色素瘤厚度<0.8mm。肿瘤厚度的测量范围为自表皮最上层的颗粒细胞，至肿瘤细胞浸润的最深处（如果整个真皮质全被溃疡覆盖，则从溃疡的根部计算）

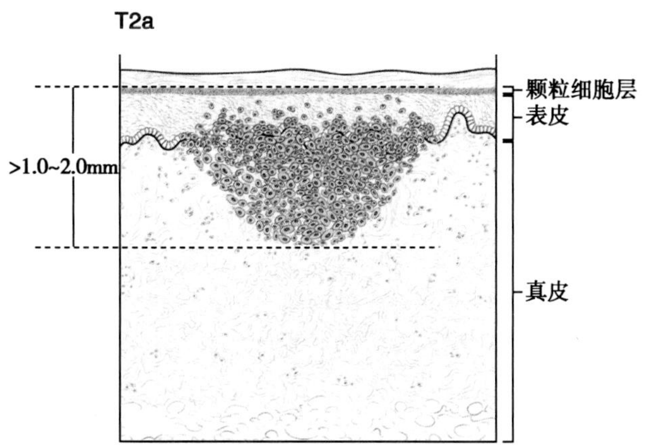

图 47.3　T2a 恶性黑色素瘤。T2a 定义为侵犯厚度大于 1.0~2.0mm 之间且不伴溃疡。肿瘤厚度的测量范围为自表皮最上层的颗粒细胞，至肿瘤细胞浸润的最深处

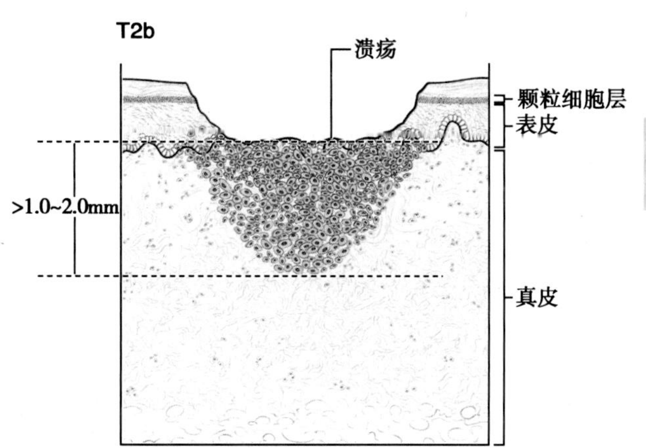

图 47.4　T2b 恶性黑色素瘤。T2b 定义为侵犯厚度大于 1.0~2.0mm 之间且伴有溃疡。肿瘤厚度的测量范围为自表皮最上层的颗粒细胞，至肿瘤细胞浸润的最深处

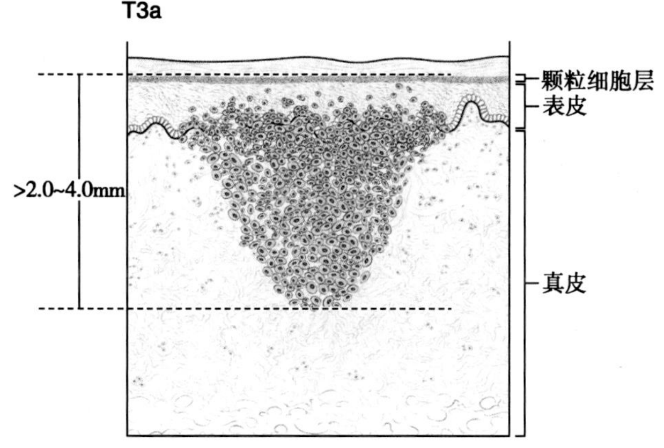

图 47.5　T3a 恶性黑色素瘤。T3a 定义为侵犯厚度大于 2.0~4.0mm 之间且不伴溃疡。肿瘤厚度的测量范围为自表皮最上层的颗粒细胞，至肿瘤细胞浸润的最深处

47

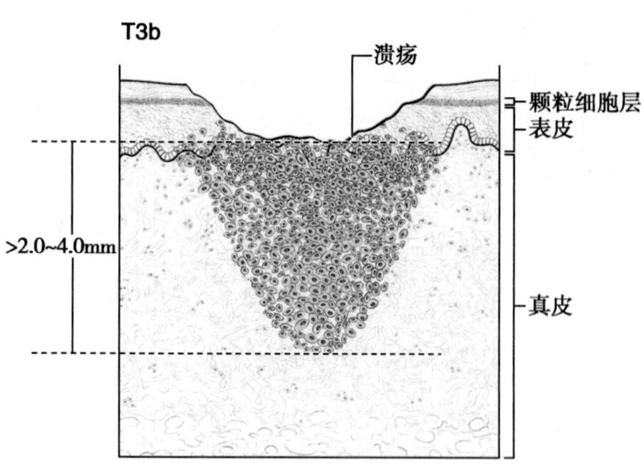

图 47.6 T3b 恶性黑色素瘤。T3b 定义为侵犯厚度大于 2.0~4.0mm 之间且伴有溃疡。肿瘤厚度的测量范围为自表皮最上层的颗粒细胞，至肿瘤细胞浸润的最深处

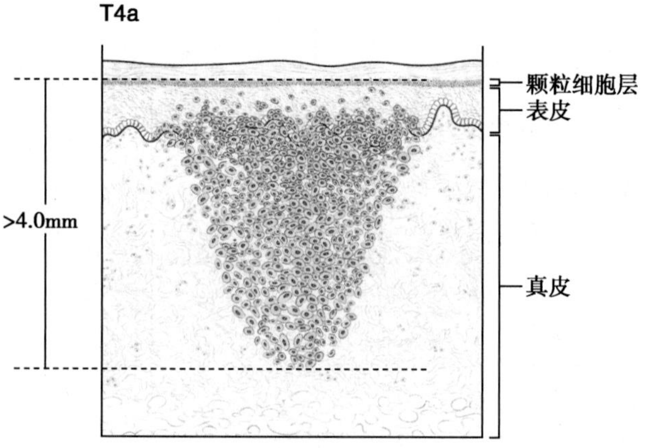

图 47.7 T4a 恶性黑色素瘤。T4a 定义为侵犯厚度 >4.0mm 且无溃疡形成。肿瘤厚度的测量范围为自表皮最上层的颗粒细胞，至肿瘤细胞浸润的最深处

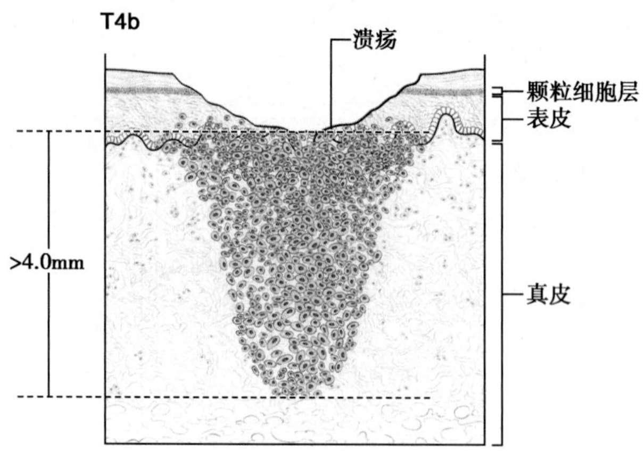

图 47.8 T4b 恶性黑色素瘤。T4b 定义为侵犯厚度 >4.0mm 且伴有溃疡。肿瘤厚度的测量范围为自表皮最上层的颗粒细胞，至肿瘤细胞浸润的最深处

（译者 王锋 斯璐 审校 郭军）

参考文献

1. Siegel RL, Miller KD, Jemal A. Cancer statistics, 2016. *CA Cancer J Clin.* 2016;66:7–30.
2. Whiteman DC, Green AC, Olsen CM. The growing burden of invasive melanoma: projections of incidence rates and numbers of new cases in six susceptible populations through 2031. *J Invest Dermatol.* 2016;136:1161–1171.
3. Cancer Genome Atlas Network. Genomic classification of cutaneous melanoma. *Cell.* 2015;161:1681–1696.
4. Cust AE, Armstrong BK, Goumas C, et al. Sunbed use during adolescence and early adulthood is associated with increased risk of early-onset melanoma. *Int J Cancer.* 2011;128: 2425–2435.
5. Ernst A, Grimm A, Lim HW. Tanning lamps: health effects and reclassification by the Food and Drug Administration. *JAMA Dermatol.* 2015;72:175–180.
6. Balch CM, Gershenwald JE, Soong SJ, et al. Final version of 2009 AJCC melanoma staging and classification. *J Clin Oncol.* 2009;27:6199–6206.
7. Gimotty PA, Elder DE, Fraker DL, et al. Identification of high-risk patients among those diagnosed with thin cutaneous melanomas. *J Clin Oncol.* 2007;25:1129–1134.
8. Gimotty PA, Guerry D, Ming ME, et al. Thin primary cutaneous malignant melanoma: a prognostic tree for 10-year metastasis is more accurate than American Joint Committee on Cancer staging. *J Clin Oncol.* 2004;22:3668–3676.
9. Green AC, Baade P, Coory M, Aitken JF, Smithers M. Population-based 20-year survival among people diagnosed with thin melanomas in Queensland, Australia. *J Clin Oncol.* 2012;30:1462–1467.
10. Hodi FS, O'Day SJ, McDermott DF, et al. Improved survival with ipilimumab in patients with metastatic melanoma. *N Engl J Med.* 2010;363:711–723.
11. Schadendorf D, Hodi FS, Robert C, et al. Pooled analysis of long-term survival data from phase II and phase III trials of ipilimumab in unresectable or metastatic melanoma. *J Clin Oncol.* 2015;33: 1889–1894.
12. Larkin J, Chiarion-Sileni V, Gonzalez R, et al. Combined nivolumab and ipilimumab or monotherapy in untreated melanoma. *N Engl J Med.* 2015;373:23–34.
13. Robert C, Long GV, Brady B, et al. Nivolumab in previously untreated melanoma without BRAF mutation. *N Engl J Med.* 2015; 372:320–330.
14. Robert C, Schachter J, Long GV, et al. Pembrolizumab versus ipilimumab in advanced melanoma. *N Engl J Med.* 2015;372: 2521–2532.
15. Chapman PB, Hauschild A, Robert C, et al. Improved survival with vemurafenib in melanoma with BRAF V600E mutation. *N Engl J Med.* 2011;364:2507–2516.
16. Flaherty KT, Puzanov I, Kim KB, et al. Inhibition of mutated, activated BRAF in metastatic melanoma. *N Engl J Med.* 2010; 363:809–819.
17. Falchook GS, Long GV, Kurzrock R, et al. Dabrafenib in patients with melanoma, untreated brain metastases, and other solid tumours: a phase 1 dose-escalation trial. *Lancet.* 2012;379(9829): 1893–1901.
18. Hauschild A, Grob JJ, Demidov LV, et al. Dabrafenib in BRAF-mutated metastatic melanoma: a multicentre, open-label, phase 3 randomised controlled trial. *Lancet.* 2012;380(9839):358–365.
19. Long GV, Trefzer U, Davies MA, et al. Dabrafenib in patients with Val600Glu or Val600Lys BRAF-mutant melanoma metastatic to the brain (BREAK-MB): a multicentre, open-label, phase 2 trial. *Lancet Oncol.* 2012;13:1087–1095.
20. Flaherty KT, Infante JR, Daud A, et al. Combined BRAF and MEK inhibition in melanoma with BRAF V600 mutations. *N Engl J Med.* 2012;367:1694–1703.
21. Larkin J, Ascierto PA, Dreno B, et al. Combined vemurafenib and cobimetinib in BRAF-mutated melanoma. *N Engl J Med.* 2014;371: 1867–1876.
22. Long GV, Stroyakovskiy D, Gogas H, et al. Combined BRAF and MEK inhibition versus BRAF inhibition alone in melanoma. *N Engl J Med.* 2014;371:1877–1888.

23. Robert C, Karaszewska B, Schachter J, et al. Improved overall survival in melanoma with combined dabrafenib and trametinib. *N Engl J Med.* 2015;372:30–39.
24. Long GV, Stroyakovskiy D, Gogas H, et al. Dabrafenib and trametinib versus dabrafenib and placebo for Val600 BRAF-mutant melanoma: a multicentre, double-blind, phase 3 randomised controlled trial. *Lancet.* 2015;386(9992):444–451.
25. Long GV, Menzies AM, Nagrial AM, et al. Prognostic and clinicopathologic associations of oncogenic BRAF in metastatic melanoma. *J Clin Oncol.* 2011;29:1239–1246.
26. Jakob JA, Bassett RL, Jr., Ng CS, et al. NRAS mutation status is an independent prognostic factor in metastatic melanoma. *Cancer.* 2012;118:4014–4023.
27. Edge SB, Byrd DR, Compton CC, Fritz AG, Greene FL, Trotti A III. AJCC Cancer Staging Manual. 7th ed. New York: Springer; 2010.
28. Kelderman S, Heemskerk B, van Tinteren H, et al. Lactate dehydrogenase as a selection criterion for ipilimumab treatment in metastatic melanoma. *Cancer Immunol Immunother.* 2014;63:449–458.
29. Larkin J, Chiarion Sileni V, Gonzalez R, et al. Efficacy and safety in key patient subgroups of nivolumab (NIVO) alone or combined with ipilimumab (IPI) versus IPI alone in treatment-naïve patients with advanced melanoma (MEL) (CheckMate 067). *Eur J Cancer.* 2015;51(Supp 3):S664-S665.
30. Long GV, Grob JJ, Davies MA, Lane S, Legenne P, Flaherty KT. Baseline and postbaseline characteristics associated with treatment benefit across dabrafenib and trametinib registration pooled data. *Pigment Cell Melanoma Res.* 2015;28:793.
31. Long GV, Weber JS, Infante JR, et al. Overall survival and durable responses in patients with BRAF V600-mutant metastatic melanoma receiving dabrafenib combined with trametinib. *J Clin Oncol.* 2016;34:871–878.
32. Menzies AM, Wilmott JS, Drummond M, et al. Clinicopathologic features associated with efficacy and long-term survival in metastatic melanoma patients treated with BRAF or combined BRAF and MEK inhibitors. *Cancer.* 2015;121:3826–3835.
33. El Ghissassi F, Baan R, Straif K, et al. A review of human carcinogens--part D: radiation. *Lancet Oncol.* 2009;10:751–752.
34. Van Es SL, Colman M, Thompson JF, McCarthy SW, Scolyer RA. Angiotropism is an independent predictor of local recurrence and in-transit metastasis in primary cutaneous melanoma. *Am J Surg Pathol.* 2008;32:1396–1403.
35. Wilmott J, Haydu L, Bagot M, et al. Angiotropism is an independent predictor of microscopic satellites in primary cutaneous melanoma. *Histopathology.* 2012;61:889–898.
36. Breslow A. Thickness, cross-sectional areas and depth of invasion in the prognosis of cutaneous melanoma. *Ann Surg.* 1970;172:902–908.
37. Breslow A. Tumor thickness, level of invasion and node dissection in stage I cutaneous melanoma. *Ann Surg.* 1975;182:572–575.
38. Scolyer RA, Judge MJ, Evans A, et al. Data set for pathology reporting of cutaneous invasive melanoma: recommendations from the International Collaboration on Cancer Reporting (ICCR). *Am J Surg Pathol.* 2013;37:1797–1814.
39. Balch CM, Murad TM, Soong SJ, Ingalls AL, Halpern NB, Maddox WA. A multifactorial analysis of melanoma: prognostic histopathological features comparing Clark's and Breslow's staging methods. *Ann Surg.* 1978;188:732–742.
40. Balch CM, Soong SJ, Murad TM, Ingalls AL, Maddox WA. A multifactorial analysis of melanoma. II. Prognostic factors in patients with stage I (localized) melanoma. *Surgery.* 1979;86:343–351.
41. Balch CM, Wilkerson JA, Murad TM, Soong SJ, Ingalls AL, Maddox WA. The prognostic significance of ulceration of cutaneous melanoma. *Cancer.* 1980;45:3012–3017.
42. McGovern VJ, Shaw HM, Milton GW, McCarthy WH. Ulceration and prognosis in cutaneous malignant melanoma. *Histopathology.* 1982;6:399–407.
43. Spatz A, Cook MG, Elder DE, Piepkorn M, Ruiter DJ, Barnhill RL. Interobserver reproducibility of ulceration assessment in primary cutaneous melanomas. *Eur J Cancer.* 2003;39:1861–1865.
44. Cormier JN, Xing Y, Feng L, et al. Metastatic melanoma to lymph nodes in patients with unknown primary sites. *Cancer.* 2006;106:2012–2020.
45. Lee CC, Faries MB, Wanek LA, Morton DL. Improved survival after lymphadenectomy for nodal metastasis from an unknown primary melanoma. *J Clin Oncol.* 2008;26:535–541.
46. van der Ploeg AP, Haydu LE, Spillane AJ, et al. Melanoma patients with an unknown primary tumor site have a better outcome than those with a known primary following therapeutic lymph node dissection for macroscopic (clinically palpable) nodal disease. *Ann Surg Oncol.* 2014;21:3108–3116.
47. de Waal AC, Aben KK, van Rossum MM, Kiemeney LA. Melanoma of unknown primary origin: a population-based study in the Netherlands. *Eur J Cancer.* 2013;49:676–683.
48. Prens SP, van der Ploeg AP, van Akkooi AC, et al. Outcome after therapeutic lymph node dissection in patients with unknown primary melanoma site. *Ann Surg Oncol.* 2011;18:3586–3592.
49. Rutkowski P, Nowecki ZI, Dziewirski W, et al. Melanoma without a detectable primary site with metastases to lymph nodes. *Dermatol Surg.* 2010;36:868–876.
50. Weide B, Faller C, Elsasser M, et al. Melanoma patients with unknown primary site or nodal recurrence after initial diagnosis have a favourable survival compared to those with synchronous lymph node metastasis and primary tumour. *PLoS One.* 2013;8:e66953.
51. Kopf AW, Salopek TG, Slade J, Marghoob AA, Bart RS. Techniques of cutaneous examination for the detection of skin cancer. *Cancer.* 1995;75(2 Suppl):684–690.
52. Doepker MP, Thompson ZJ, Harb JN, et al. Dermal melanoma: a report on prognosis, outcomes, and the utility of sentinel lymph node biopsy. *J Surg Oncol.* 2016;113:98–102.
53. Swetter SM, Ecker PM, Johnson DL, Harvell JD. Primary dermal melanoma: a distinct subtype of melanoma. *Arch Dermatol.* 2004;140:99–103.
54. Teow J, Chin O, Hanikeri M, Wood BA. Primary dermal melanoma: a West Australian cohort. *ANZ J Surg.* 2015;85:664–667.
55. Davies MA, Liu P, McIntyre S, et al. Prognostic factors for survival in melanoma patients with brain metastases. *Cancer.* 2011;117:1687–1696.
56. Staudt M, Lasithiotakis K, Leiter U, et al. Determinants of survival in patients with brain metastases from cutaneous melanoma. *Br J Cancer.* 2010;102:1213–1218.
57. Margolin K, Ernstoff MS, Hamid O, et al. Ipilimumab in patients with melanoma and brain metastases: an open-label, phase 2 trial. *Lancet Oncol.* 2012;13:459–465.
58. Spagnolo F, Picasso V, Lambertini M, Ottaviano V, Dozin B, Queirolo P. Survival of patients with metastatic melanoma and brain metastases in the era of MAP-kinase inhibitors and immunologic checkpoint blockade antibodies: a systematic review. *Cancer Treat Rev.* 2016;45:38–45.
59. Sabel MS, Wong SL. Review of evidence-based support for pretreatment imaging in melanoma. *J Natl Compr Canc Netw.* 2009;7:281–289.
60. Chai CY, Zager JS, Szabunio MM, et al. Preoperative ultrasound is not useful for identifying nodal metastasis in melanoma patients undergoing sentinel node biopsy: preoperative ultrasound in clinically node-negative melanoma. *Ann Surg Oncol.* 2012;19:1100–1106.
61. Zager JS, Puleo CA, Sondak VK. What is the significance of the in transit or interval sentinel node in melanoma? *Ann Surg Oncol.* 2011;18:3232–3234. (Erratum to figure: Ann Surg Oncol. 2011:18(Suppl 3):317–318).
62. Chapman BC, Gleisner A, Kwak JJ, et al. SPECT/CT improves detection of metastatic sentinel lymph nodes in patients with head and neck melanoma. *Ann Surg Oncol.* 2016;23:2652–2657.
63. Brady MS, Akhurst T, Spanknebel K, et al. Utility of preoperative [(18)]F fluorodeoxyglucose-positron emission tomography scanning in high-risk melanoma patients. *Ann Surg Oncol.* 2006;13:525–532.
64. Reinhardt MJ, Joe AY, Jaeger U, et al. Diagnostic performance of whole body dual modality 18F-FDG PET/CT imaging for N- and M-staging of malignant melanoma: experience with 250 consecutive patients. *J Clin Oncol.* 2006;24:1178–1187.
65. Aloia TA, Gershenwald JE, Andtbacka RH, et al. Utility of computed tomography and magnetic resonance imaging staging before completion lymphadenectomy in patients with sentinel lymph node-positive melanoma. *J Clin Oncol.* 2006;24:

47

2858–2865.

66. Rueth NM, Xing Y, Chiang YJ, et al. Is surveillance imaging effective for detecting surgically treatable recurrences in patients with melanoma? A comparative analysis of stage-specific surveillance strategies. *Ann Surg*. 2014;259:1215–1222.
67. Lewin JH, Sanelli A, Walpole I, et al. Surveillance imaging with FDG-PET in the follow-up of melanoma patients at high risk of relapse. *J Clin Oncol*. 2015;33:Suppl, Abstract #9003.
68. Xing Y, Bronstein Y, Ross MI, et al. Contemporary diagnostic imaging modalities for the staging and surveillance of melanoma patients: a meta-analysis. *J Natl Cancer Inst*. 2011;103:129–142.
69. Tyler DS, Onaitis M, Kherani A, et al. Positron emission tomography scanning in malignant melanoma. *Cancer*. 2000;89: 1019–1025.
70. Damian DL, Fulham MJ, Thompson E, Thompson JF. Positron emission tomography in the detection and management of metastatic melanoma. *Melanoma Res*. 1996;6:325–329.
71. Pfannenberg C, Aschoff P, Schanz S, et al. Prospective comparison of 18F-fluorodeoxyglucose positron emission tomography/computed tomography and whole-body magnetic resonance imaging in staging of advanced malignant melanoma. *Eur J Cancer*. 2007;43:557–564.
72. Bartlett EK, Gupta M, Datta J, et al. Prognosis of patients with melanoma and microsatellitosis undergoing sentinel lymph node biopsy. *Ann Surg Oncol*. 2014;21:1016–1023.
73. Balch CM, Gershenwald JE, Soong SJ, et al. Multivariate analysis of prognostic factors among 2,313 patients with stage III melanoma: comparison of nodal micrometastases versus macrometastases. *J Clin Oncol*. 2010;28:2452–2459.
74. Cochran AJ, Wen DR, Huang RR, Wang HJ, Elashoff R, Morton DL. Prediction of metastatic melanoma in nonsentinel nodes and clinical outcome based on the primary melanoma and the sentinel node. *Mod Pathol*. 2004;17:747–755.
75. Dewar DJ, Newell B, Green MA, Topping AP, Powell BW, Cook MG. The microanatomic location of metastatic melanoma in sentinel lymph nodes predicts nonsentinel lymph node involvement. *J Clin Oncol*. 2004;22:3345–3349.
76. Egger ME, Bower MR, Czyszczon IA, et al. Comparison of sentinel lymph node micrometastatic tumor burden measurements in melanoma. *J Am Coll Surg*. 2014;218:519–528.
77. Fink AM, Weihsengruber F, Duschek N, et al. Value of micromorphometric criteria of sentinel lymph node metastases in predicting further nonsentinel lymph node metastases in patients with melanoma. *Melanoma Res*. 2011;21:139–143.
78. Francischetto T, Spector N, Neto Rezende JF, et al. Influence of sentinel lymph node tumor burden on survival in melanoma. *Ann Surg Oncol*. 2010;17:1152–1158.
79. Frankel TL, Griffith KA, Lowe L, et al. Do micromorphometric features of metastatic deposits within sentinel nodes predict nonsentinel lymph node involvement in melanoma? *Ann Surg Oncol*. 2008;15:2403–2411.
80. Gershenwald JE, Andtbacka RH, Prieto VG, et al. Microscopic tumor burden in sentinel lymph nodes predicts synchronous nonsentinel lymph node involvement in patients with melanoma. *J Clin Oncol*. 2008;26:4296–4303.
81. Ranieri JM, Wagner JD, Azuaje R, et al. Prognostic importance of lymph node tumor burden in melanoma patients staged by sentinel node biopsy. *Ann Surg Oncol*. 2002;9:975–981.
82. Scolyer RA, Li LX, McCarthy SW, et al. Micromorphometric features of positive sentinel lymph nodes predict involvement of nonsentinel nodes in patients with melanoma. *Am J Clin Pathol*. 2004;122:532–539.
83. Starz H, Balda BR, Kramer KU, Buchels H, Wang H. A micromorphometry-based concept for routine classification of sentinel lymph node metastases and its clinical relevance for patients with melanoma. *Cancer*. 2001;91:2110–2121.
84. van Akkooi AC, Nowecki ZI, Voit C, et al. Sentinel node tumor burden according to the Rotterdam criteria is the most important prognostic factor for survival in melanoma patients: a multicenter study in 388 patients with positive sentinel nodes. *Ann Surg*. 2008;248:949–955.
85. van der Ploeg AP, van Akkooi AC, Haydu LE, et al. The prognostic significance of sentinel node tumour burden in melanoma patients: an international, multicenter study of 1539 sentinel node-positive melanoma patients. *Eur J Cancer*. 2014;50:111–120.
86. van der Ploeg AP, van Akkooi AC, Rutkowski P, et al. Prognosis in patients with sentinel node-positive melanoma is accurately defined by the combined Rotterdam tumor load and Dewar topography criteria. *J Clin Oncol*. 2011;29:2206–2214.
87. Balch CM, Buzaid AC, Soong SJ, et al. Final version of the American Joint Committee on Cancer staging system for cutaneous melanoma. *J Clin Oncol*. 2001;19:3635–3648.
88. Balch CM, Soong S, Ross MI, et al. Long-term results of a multi-institutional randomized trial comparing prognostic factors and surgical results for intermediate thickness melanomas (1.0 to 4.0 mm). Intergroup Melanoma Surgical Trial. *Ann Surg Oncol*. 2000;7:87–97.
89. Cascinelli N, Belli F, Santinami M, et al. Sentinel lymph node biopsy in cutaneous melanoma: the WHO Melanoma Program experience. *Ann Surg Oncol*. 2000;7:469–474.
90. Buzaid AC, Ross MI, Balch CM, et al. Critical analysis of the current American Joint Committee on Cancer staging system for cutaneous melanoma and proposal of a new staging system. *J Clin Oncol*. 1997;15:1039–1051.
91. Cascinelli N, Bufalino R, Marolda R, et al. Regional non-nodal metastases of cutaneous melanoma. *Eur J Surg Oncol*. 1986;12:175–180.
92. Day CL, Jr., Harrist TJ, Gorstein F, et al. Malignant melanoma. Prognostic significance of "microscopic satellites" in the reticular dermis and subcutaneous fat. *Ann Surg*. 1981;194:108–112.
93. Harrist TJ, Rigel DS, Day CL, Jr, et al. "Microscopic satellites" are more highly associated with regional lymph node metastases than is primary melanoma thickness. *Cancer*. 1984;53:2183–2187.
94. Leon P, Daly JM, Synnestvedt M, Schultz DJ, Elder DE, Clark WH, Jr. The prognostic implications of microscopic satellites in patients with clinical stage I melanoma. *Arch Surg*. 1991;126:1461–1468.
95. Read RL, Haydu L, Saw RP, et al. In-transit melanoma metastases: incidence, prognosis, and the role of lymphadenectomy. *Ann Surg*. 2015;22:475–481.
96. Warso MA, Boddie AW. The natural history of melanoma, including the pattern of metastatic spread and the biological basis for metastases–staging of melanoma. *Cancer Treat Res*. 1993;65:141–160.
97. Barth A, Wanek LA, Morton DL. Prognostic factors in 1,521 melanoma patients with distant metastases. *J Am Coll Surg*. 1995;181: 193–201.
98. Garrison M, Nathanson L. Prognosis and staging in melanoma. Semin Oncol. 1996;23:725–733.
99. Brand CU, Ellwanger U, Stroebel W, et al. Prolonged survival of 2 years or longer for patients with disseminated melanoma. An analysis of related prognostic factors. *Cancer*. 1997;79:2345–2353.
100. Cochran AJ, Bhuta S, Paul E, Ribas A. The shifting patterns of metastatic melanoma. *Clin Lab Med*. 2000;20:759–783.
101. Bedikian AY, Johnson MM, Warneke CL, et al. Prognostic factors that determine the long-term survival of patients with unresectable metastatic melanoma. *Cancer Invest*. 2008;26:624–633.
102. Keilholz U, Martus P, Punt CJ, et al. Prognostic factors for survival and factors associated with long-term remission in patients with advanced melanoma receiving cytokine-based treatments: second analysis of a randomised EORTC Melanoma Group trial comparing interferon-alpha2a (IFNalpha) and interleukin 2 (IL-2) with or without cisplatin. *Eur J Cancer*. 2002;38:1501–1511.
103. Manola J, Atkins M, Ibrahim J, Kirkwood J. Prognostic factors in metastatic melanoma: a pooled analysis of Eastern Cooperative Oncology Group trials. *J Clin Oncol*. 2000;18:3782–3793.
104. Sirott MN, Bajorin DF, Wong GY, et al. Prognostic factors in patients with metastatic malignant melanoma. A multivariate analysis. *Cancer*. 1993;72:3091–3098.
105. Weide B, Martens A, Hassel JC, et al. Baseline biomarkers for outcome of melanoma patients treated with pembrolizumab. *Clin Cancer Res*. 2016 May 16 [Epub ahead of print].
106. Thompson JF, Soong SJ, Balch CM, et al. Prognostic significance of mitotic rate in localized primary cutaneous melanoma: an analysis of patients in the multi-institutional American Joint Committee on Cancer melanoma staging database. *J Clin Oncol*. 2011;29:2199–2205.
107. Scolyer RA, Shaw HM, Thompson JF, et al. Interobserver repro-

ducibility of histopathologic prognostic variables in primary cutaneous melanomas. *Am J Surg Pathol.* 2003;27:1571–1576.

108. Azzola MF, Shaw HM, Thompson JF, et al. Tumor mitotic rate is a more powerful prognostic indicator than ulceration in patients with primary cutaneous melanoma: an analysis of 3661 patients from a single center. *Cancer.* 2003;97:1488–1498.
109. Francken AB, Shaw HM, Thompson JF, et al. The prognostic importance of tumor mitotic rate confirmed in 1317 patients with primary cutaneous melanoma and long follow-up. *Ann Surg Oncol.* 2004;11:426–433.
110. Clark WH, Jr., From L, Bernardino EA, Mihm MC. The histogenesis and biologic behavior of primary human malignant melanomas of the skin. *Cancer Res.* 1969;29:705–727.
111. Breslow A. Problems in the measurement of tumor thickness and level of invasion in cutaneous melanoma. *Human Pathol.* 1977;8:1–2.
112. Prade M, Sancho-Garnier H, Cesarini JP, Cochran A. Difficulties encountered in the application of Clark classification and the Breslow thickness measurement in cutaneous malignant melanoma. *Int J Cancer.* 1980;26:159–163.
113. Buttner P, Garbe C, Bertz J, et al. Primary cutaneous melanoma. Optimized cutoff points of tumor thickness and importance of Clark's level for prognostic classification. *Cancer.* 1995;75:2499–2506.
114. Finley JW, Gibbs JF, Rodriguez LM, Letourneau R, Driscoll D, Kraybill W. Pathologic and clinical features influencing outcome of thin cutaneous melanoma: correlation with newly proposed staging system. *Am Surgeon.* 2000;66:527–531; discussion 531–522.
115. Mansson-Brahme E, Carstensen J, Erhardt K, Lagerlof B, Ringborg U, Rutqvist LE. Prognostic factors in thin cutaneous malignant melanoma. *Cancer.* 1994;73:2324–2332.
116. Marghoob AA, Koenig K, Bittencourt FV, Kopf AW, Bart RS. Breslow thickness and clark level in melanoma: support for including level in pathology reports and in American Joint Committee on Cancer Staging. *Cancer.* 2000;88:589–595.
117. Morton DL, Davtyan DG, Wanek LA, Foshag LJ, Cochran AJ. Multivariate analysis of the relationship between survival and the microstage of primary melanoma by Clark level and Breslow thickness. *Cancer.* 1993;71:3737–3743.
118. Salman SM, Rogers GS. Prognostic factors in thin cutaneous malignant melanoma. *J Dermatol Surg Oncol.* 1990;16:413–418.
119. Shaw HM, McCarthy WH, McCarthy SW, Milton GW. Thin malignant melanomas and recurrence potential. *Arch Surg.* 1987;122:1147–1150.
120. Azimi F, Scolyer RA, Rumcheva P, et al. Tumor-infiltrating lymphocyte grade is an independent predictor of sentinel lymph node status and survival in patients with cutaneous melanoma. *J Clin Oncol.* 2012;30:2678–2683.
121. Taylor RC, Patel A, Panageas KS, Busam KJ, Brady MS. Tumor-infiltrating lymphocytes predict sentinel lymph node positivity in patients with cutaneous melanoma. *J Clin Oncol.* 2007;25:869–875.
122. Burton AL, Roach BA, Mays MP, et al. Prognostic significance of tumor infiltrating lymphocytes in melanoma. *Am Surgeon.* 2011;77:188–192.
123. Schatton T, Scolyer RA, Thompson JF, Mihm MC, Jr. Tumor-infiltrating lymphocytes and their significance in melanoma prognosis. *Methods Mol Biol.* 2014;1102:287–324.
124. Thomas NE, Busam KJ, From L, et al. Tumor-infiltrating lymphocyte grade in primary melanomas is independently associated with melanoma-specific survival in the population-based genes, environment and melanoma study. *J Clin Oncol.* 2013;31:4252–4259.
125. Kashani-Sabet M, Sagebiel RW, Ferreira CM, Nosrati M, Miller JR 3rd. Vascular involvement in the prognosis of primary cutaneous melanoma. *Arch Dermatol.* 2001;137:1169–1173.
126. Nagore E, Oliver V, Botella-Estrada R, Moreno-Picot S, Insa A, Fortea JM. Prognostic factors in localized invasive cutaneous melanoma: high value of mitotic rate, vascular invasion and microscopic satellitosis. *Melanoma Res.* 2005;15:169–177.
127. Pasquali S, Montesco MC, Ginanneschi C, et al. Lymphatic and blood vasculature in primary cutaneous melanomas of the scalp and neck. *Head Neck.* 2015;37:1596–1602.
128. Storr SJ, Safuan S, Mitra A, et al. Objective assessment of blood and lymphatic vessel invasion and association with macrophage infiltration in cutaneous melanoma. *Modern Pathol.* 2012;25:493–504.
129. Straume O, Akslen LA. Independent prognostic importance of vascular invasion in nodular melanomas. *Cancer.* 1996;78:1211–1219.
130. Xu X, Chen L, Guerry D, et al. Lymphatic invasion is independently prognostic of metastasis in primary cutaneous melanoma. *Clin Cancer Res.* 2012;18:229–237.
131. Murali R, Cochran AJ, Cook MG, et al. Interobserver reproducibility of histologic parameters of melanoma deposits in sentinel lymph nodes: implications for management of patients with melanoma. *Cancer.* 2009;115:5026–5037.
132. Kattan MW, Hess KR, Amin MB, et al. American Joint Committee on Cancer acceptance criteria for inclusion of risk models for individualized prognosis in the practice of precision medicine. *CA Cancer J Clin.* Jan 19 2016 [Epub ahead of print].
133. Cadili A, Dabbs K, Scolyer RA, Brown PT, Thompson JF. Re-evaluation of a scoring system to predict nonsentinel-node metastasis and prognosis in melanoma patients. *J Am Coll Surg.* 2010;211:522–525.
134. Callender GG, Gershenwald JE, Egger ME, et al. A novel and accurate computer model of melanoma prognosis for patients staged by sentinel lymph node biopsy: comparison with the American Joint Committee on Cancer model. *J Am Coll Surg.* 2012;214:608–617; discussion 617–609.
135. Maurichi A, Miceli R, Camerini T, et al. Prediction of survival in patients with thin melanoma: results from a multi-institution study. *J Clin Oncol.* 2014;32:2479–2485.
136. Mitra A, Conway C, Walker C, et al. Melanoma sentinel node biopsy and prediction models for relapse and overall survival. *Br J Cancer.* 2010;103:1229–1236.
137. Mahar AL, Compton C, Halabi S, et al. Critical assessment of clinical prognostic tools in melanoma. *Ann Surg Oncol.* Apr 6 2016 [Epub ahead of print].
138. LeBoit PE, Burg G, Weedon D, Sarasin A, eds. WHO Classification of Tumours. Pathology and Genetics of Skin Tumours. Lyon: IARC Press; 2006.
139. Kuchelmeister C, Schaumburg-Lever G, Garbe C. Acral cutaneous melanoma in caucasians: clinical features, histopathology and prognosis in 112 patients. *Br J Dermatol.* 2000;143:275–280.
140. McGovern VJ, Shaw HM, Milton GW, Farago GA. Is malignant melanoma arising in a Hutchinson's melanotic freckle a separate disease entity? *Histopathology.* 1980;4:235–242.
141. Slingluff CL, Jr., Vollmer R, Seigler HF. Acral melanoma: a review of 185 patients with identification of prognostic variables. *J Surg Oncol.* 1990;45:91–98.
142. Urist MM, Balch CM, Soong SJ, et al. Head and neck melanoma in 534 clinical Stage I patients. A prognostic factors analysis and results of surgical treatment. *Ann Surg.* 1984;200:769–775.
143. Busam KJ, Mujumdar U, Hummer AJ, et al. Cutaneous desmoplastic melanoma: reappraisal of morphologic heterogeneity and prognostic factors. *Am J Surg Pathol.* 2004;28:1518–1525.
144. Han D, Han G, Zhao X, et al. Clinicopathologic predictors of survival in patients with desmoplastic melanoma. *PLoS One.* 2015;10:e0119716.
145. Hawkins WG, Busam KJ, Ben-Porat L, et al. Desmoplastic melanoma: a pathologically and clinically distinct form of cutaneous melanoma. *Ann Surg Oncol.* 2005;12:207–213.
146. Murali R, Shaw HM, Lai K, et al. Prognostic factors in cutaneous desmoplastic melanoma: a study of 252 patients. *Cancer.* 2010;116:4130–4138.
147. Pawlik TM, Ross MI, Prieto VG, et al. Assessment of the role of sentinel lymph node biopsy for primary cutaneous desmoplastic melanoma. *Cancer.* 2006;106:900–906.
148. Broer PN, Walker ME, Goldberg C, et al. Desmoplastic melanoma: a 12-year experience with sentinel lymph node biopsy. *Eur*

J Surg Oncol. 2013;39:681–685.
149. Egger ME, Huber KM, Dunki-Jacobs EM, et al. Incidence of sentinel lymph node involvement in a modern, large series of desmoplastic melanoma. *J Am Coll Surg.* 2013;217:37–44; discussion 44–35.
150. Han D, Zager JS, Yu D, et al. Desmoplastic melanoma: is there a role for sentinel lymph node biopsy? *Ann Surg Oncol.* 2013;20:2345–2351.

第十一篇
乳腺

专家组成员

Members of the Breast Expert Panel

Sunil S. Badve, MD
Peter D. Beitsch, MD, FACS
Shikha Bose, MD
David R. Byrd, MD, FACS
Vivien W. Chen, PhD – Data Collection Core Representative
James L. Connolly, MD
Basak Dogan, MD
Carl J. D'Orsi, MD, FACR
Stephen B. Edge, MD, FACS – Editorial Board Liaison
Armando Giuliano, MD, FACS, FRCSEd – Co-Chair
Gabriel N. Hortobagyi, MD, FACP, FASCO – Co-Chair
Alyson L. Mahar, MSc – Precision Medicine Core Representatitive
Ingrid A. Mayer, MD, MSCI
Beryl McCormick, MD, FACR, FASTRO
Elizabeth A. Mittendorf, MD, PhD
Abram Recht, MD, FASTRO
Jorge S. Reis-Filho, MD, PhD, FRCPath
Hope S. Rugo, MD
Jean F. Simpson, MD – CAP Representative
Lawrence J. Solin, MD, FACR, FASTRO
W. Fraser Symmans, MD
Theresa M. Vallerand, BGS, CTR – Data Collection Core Representative
Liesbet J. Van Eycken, – UICC Representative
Donald L. Weaver, MD
David J. Winchester, MD, FACS

第48章 乳 腺

本章摘要

适用本分期系统的肿瘤种类

浸润性乳腺癌,乳腺导管原位癌。

不适用本分期系统的肿瘤种类

肿瘤类型	按何种类型分类	适用章节
乳腺肉瘤	躯干及四肢软组织肉瘤	41
叶状肿瘤	非常见组织学及部位软组织肉瘤	45
乳腺淋巴瘤	血液系统恶性肿瘤	79~81

更新要点

更新	更新细节	证据级别
AJCC解剖学及预后预测分期分组	本章内阐述两种分期表格: 1. 解剖学分期表:完全基于肿瘤解剖学范围,即T、N、M分期 2. 预后分期表:即基于给予适当的内分泌治疗和/或系统性化疗方案,同时也基本接受治疗的乳腺癌患者的预后,其中包括解剖学T、N、M分期,加上肿瘤分级及生物标记物情况,人表皮生长因子受体2(HER2)、雌激素受体(ER)和孕激素受体(PR)状态	Ⅱ
选择适当的分期分组	预后分期表有益于患者的诊治,并将应用于美国所有癌种患者的报告 解剖学分期表适用于世界上无法常规获取生物标记物信息的地区的分期	无
原发肿瘤(T)定义	从T分类pTis下删去中小叶原位癌(LCIS)。小叶原位癌为良性肿瘤,从TNM分期中移除	Ⅰ
原发肿瘤(T)定义	舍入到最接近毫米数这一通则不适用于1.0~1.5mm的肿瘤,以避免将这些肿瘤归类为微浸润(T1mi)肿瘤(定义为浸润灶≤1.0mm)。>1mm且<2mm的肿瘤应被舍入为2mm	Ⅱ
原发肿瘤(T)定义	确认了最大浸润性肿瘤大小(T)是肿瘤体积的合理估算依据。原发肿瘤周围的显微镜下小卫星灶无法显著改变肿瘤体积,不计入最大肿瘤大小	Ⅰ
原发肿瘤(T)定义	明确了同时性多发肿瘤的T分类方法,依据其临床和/或宏观病理检查,并在T分类中标注(m)。此次新版仍依据最大肿瘤的大小划分cT和pT分类,而非多发肿瘤大小的总和	Ⅰ
原发肿瘤(T)定义	增加明确定义:皮肤卫星肿瘤结节必须与原发肿瘤分别归类。肉眼可见的皮肤卫星结节归类为T4b。未达到表皮溃疡或皮肤水肿(临床橘皮样变)、仅在镜下下发现的表皮及真皮卫星结节依据其肿瘤大小分期,而不归为T4b	Ⅰ
区域淋巴结(N)定义	清晰定义了淋巴结转移的病理学评估标准。pN分类由最大连续癌灶决定,而非包含数个或多发癌灶的范围大小决定。临近的卫星癌灶不计入其中	Ⅰ

续表

更新	更新细节	证据级别
区域淋巴结(N)定义	专家小组申明 cNX 分类无效,除非淋巴引流区域被切除且无法通过影像学或临床体格检查评估淋巴结情况;淋巴结可评估,且体格检查或影像学检查结果为阴性的,归为 cN0	Ⅰ
远处转移(M)定义	专家小组申明 pM0 分类无效。所有病例均应归类为 cM0 或 cM1;但是,如果继而 cM1 获得病理证实,则归为 pM1。其他可参见第 1 章	Ⅰ
新辅助治疗后分期(ypTNM)	专家小组明确指出,新辅助治疗后若存在残余肿瘤,新辅助治疗后病理 T 分类(ypT)由残余最大癌灶划定。测量最大的肿瘤区域范围不应包括治疗相关的残余浸润灶周围的结缔组织成分。以(m)表示多发残余肿瘤。病理报告应包括残余肿瘤病灶范围的描述及在此基础上的 ypT 分类,并尽可能记录治疗前的 cT 分类	Ⅰ
新辅助治疗后分期(ypTNM)	专家小组明确指出,新辅助治疗后若存在残余转移淋巴结,ypN 由残余最大淋巴结癌灶划定。治疗相关的残余淋巴结癌灶周围的结缔组织成分不计入 ypN 评估与分类	Ⅰ
病理完全缓解	专家小组申明,治疗后乳腺或淋巴结组织中存在任何病理证实的残留浸润性肿瘤,则不能归类为病理完全缓解(pCR)。如果患者治疗前属于 M1(临床或病理),新辅助治疗后仍属 M1 分类,与治疗后的缓解状态无关	Ⅰ
生物标记物采集(激素受体检测和 HER2 检测)	专家小组认为,所有浸润性癌都需尽可能采用合适检测手段明确雌激素受体、孕激素受体及人表皮生长因子受体 2(HER2)状态	Ⅰ
多基因阵列(如果可行)在分期中的应用:21 基因复发评分(Oncotype Dx)	激素受体阳性、HER2 阴性、淋巴结阴性、21 基因(Oncotype Dx)复发评分小于 11 分的患者,无论肿瘤大小,均归入预后分期 T1a-T1b N0M0,AJCC 预后预测分期Ⅰ期	Ⅰ
多基因阵列(如果可行)在分期中的应用:Mammaprint	激素受体阳性、HER2 阴性、淋巴结阴性、Mammaprint 低危组的患者,无论肿瘤大小,均归入预后分期 T1a/b N0M0	Ⅱ
多基因阵列(如果可行)在分期中的应用:EndoPredict	激素受体阳性、HER2 阴性、淋巴结阴性、12 基因(EndoPredict)低危组的患者,无论肿瘤大小,均归入预后分期 T1a/b N0M0	Ⅱ
多基因阵列(如果可行)在分期中的应用:PAM 50(Prosigna)	激素受体阳性、HER2 阴性、淋巴结阴性、PAM 50 复发风险(ROR)低危,无论肿瘤大小,均归入预后分期 T1a/b N0M0	Ⅱ
多基因阵列(如果可行)在分期中的应用:乳腺癌指数	激素受体阳性、HER2 阴性、淋巴结阴性、乳腺癌指数低危组,无论肿瘤大小,均归入预后分期 T1a/b N0M0	Ⅱ

ICD-O-3 形态学编码

编码	描述
C50.0	乳头
C50.1	乳房中央部
C50.2	乳房内上象限
C50.3	乳房内下象限
C50.4	乳房外上象限
C50.5	乳房外下象限
C50.6	乳房腋尾区
C50.8	乳房跨象限病变
C50.9	乳房,非特指

WHO 肿瘤分类

编码	描述
8500	非特殊型浸润性癌(NST)
8022	多形性癌
8035	伴破骨细胞样间质巨细胞的癌
8520	浸润性小叶癌
8211	小管癌
8201	筛状癌
8480	黏液癌
8510	髓样癌
8513	非典型髓样癌
8500	伴髓样特征的非特殊型浸润性癌

续表

编码	描述
8507	浸润性微乳头状癌
8575	非特殊型化生性癌
8570	低级别腺鳞癌
8572	纤维瘤病样化生性癌
8070	鳞状细胞癌
8032	梭形细胞癌
8571	软骨样分化
8571	骨样分化
8575	伴间叶分化的其他类型
8575	混合性化生性癌
8982	肌上皮癌
8246	神经内分泌肿瘤，高分化
8041	神经内分泌癌，低分化（小细胞癌）
8574	伴神经内分泌分化的癌
8502	分泌性癌
8503	浸润性乳头状癌
8550	腺泡细胞癌
8430	黏液表皮样癌
8525	多形性癌
8290	嗜酸细胞癌
8314	富于脂质癌
8315	富于糖原透明细胞癌
8410	皮脂腺癌
8983	伴癌的腺肌上皮瘤
8200	腺样囊性癌
8500	导管原位癌
8503	导管内乳头状瘤伴导管原位癌
8503	导管内乳头状癌
8504	包被性乳头状癌
8504	包被性乳头状癌伴浸润
8509	实性乳头状癌
8540	乳头佩吉特病（Paget disease）
8530	炎性乳腺癌

Lakhani SR，Ellis IO，Schnitt SJ，Hoon Tan P，van de Vijver MJ，eds. World Health Organization Classification of Tumours of the Breast. Lyon：IARC；2012。

概述

本分期系统适用于浸润性乳腺癌和伴或不伴微浸润的乳腺导管原位癌。肿瘤诊断须基于镜下确认，并记录组织学类型及分级。根据手术或新辅助治疗前的情况决定 T、N、M 的临床分期（c）。根据手术情况决定病理分期（p）。新辅助系统治疗后病理分期以“yp”表示。如下所述，“小叶原位癌”或“小叶肿瘤”等良性肿瘤不采用本分期系统。

随着对乳腺癌生物学行为日益增进的了解，许多预后评估和疗效预测的生物标记物被不断验证，其中有一些在首次诊断之时即需尽可能记录在案，包括：组织学分级，激素受体状态［雌激素受体（ER）和孕激素受体（PR）］，人表皮生长因子受体 2（HER2）和增殖活性指标（如 Ki-67 或核分裂计数）。对于部分特定的亚组，如可能亦应记录基因学预测阵列（panel）结果［如 Oncotype Dx，Mammaprint，Endopredict，PAM50（Prosigna），Breast Cancer Index 等］。

美国癌症联合委员会（AJCC）自 1959 年起（当时名为美国癌症分期和结局报道委员会）对肿瘤进行 TNM 分期，至今出版了 8 个版本的 AJCC 分期手册。原发肿瘤（T）、区域淋巴结状态（N）、远处转移（M）分类方法的更新反映了技术和临床证据的进展[1]。在这过去的 50 年间，TNM 分期系统的历次修订都是经过深思熟虑，尽可能基于现有最高级别证据的文献，既与旧版丝丝相扣，又能体现最新的临床进展。

在过去的 10 年中，我们对乳腺癌生物学行为的认识产生了根本的变化。现在认为乳腺癌是一组具有不同分子特征（通过基因表达谱、免疫组化、蛋白组学、二代测序及其他分子技术检测）、起源于乳腺上皮组织的疾病，经过初始的多学科联合治疗后具有不同的预后、不同的复发和播散转移模式，对现有的不同治疗敏感性也有差异[2]。随着对乳腺疾病认知的不断深入，乳腺癌的诊治方法亦发生了明显的改善，《AJCC 癌症分期指南》第 8 版指南 TNM 分期系统的修订应运而生。

临床、科研及转化型研究的高速发展对现有肿瘤，尤其是乳腺癌的 TNM 分期提出了挑战。在 TNM 分期系统形成伊始的 1959 年，尚缺乏有效的系统治疗策略，人们对乳腺癌生物学行为认识有限，普遍认为乳腺癌遵循原发肿瘤-区域淋巴结-远处转移的肿瘤进展模式，并因此延续使用 19 世纪末开创的 Halsted 根治术以达到局部控制。TNM 分期系统诞生的初衷是为了反映患者在局部治疗，包括广泛激进的手术治疗（根治术）及术后胸壁放疗之后，存在的远期复发和死亡的风险。所以，TNM 分期的首要目的是为新诊断乳腺癌患者提供标准的预后预测依据，它的主要临床用途则是为部分即使接受激进的局部治疗仍将短期内死亡的患者规避了无意义的治疗。

在接下来的几十年中，人们意识到所有浸润性癌，无论是否有淋巴结受累，都可能出现全身性的远处转移，同时也确定了系统性辅助治疗的价值，Halsted 的乳腺癌渐进转移学说受到了重大冲击，由此产生了以下变化：①乳房手术范围的缩小，早期乳腺癌患者优先选择乳房保留手术，更晚期患者考虑单纯乳房切除加腋淋巴结清扫；②淋巴结手术范围的缩小，前哨淋巴结活检成为临床腋窝阴性患者的首选；③放射治疗在实施和安全性上取得重大进展；④认识到较早提供（辅助）治疗可降低复发、死亡风险；⑤在较大的可手术肿瘤及局部晚期乳腺癌患者中更多开展术前（新辅助）系统性治疗；⑥更明确生物标记物在肿瘤预后判断，以及，也许更重要的，疗效预测中的作用，如针对 ER 阳性及 HER2 过表达/扩增的肿瘤靶向治疗等[3]。在过去，是否应用系统性治疗取决于肿瘤解剖学范围的 TNM 分期系统。如今，基于学科发展，生物标记物——如组织学分级、激素受体表达、HER2 过表达/扩增及基因组学阵列——在疾病的预后判断、全身治疗方案的选择[3]，乃至越来越多地影响局部区域治疗方案的选择[4]的重要性至少不亚于单纯解剖学上判断肿瘤范围的意义。

在第 6 版及第 7 版修订之时，许多相关生物学信息已开始涌现，但尚无足够高级别证据支持将生物标记物纳入 TNM 分期。例如，长久以来我们知道各临床分期的 ER 阳性乳腺癌患者预后优于 ER 阴性者，但在特定 TNM 分期下 ER 表达对预后的确切影响程度仍缺少数据支持。组织学分级、增殖活性指标及 HER2 也存在类似的问题。患者人群激素受体信息的收集仅开展了 10~15 年，而 HER2 信息直至 2010 年方被整归入美国国家癌症数据库[美国国家癌症数据库（NCDB）；美国癌症登记计划（NPCR）；美国监测、流行病学与最终结果（SEER）及其他]。与此同时，快速进展的临床实践逐步将现代生物学理论与系统治疗方案选择相结合[5]。越来越多的临床检验中心可采集肿瘤 ER、PR、组织学分级及 HER2 状态，临床医师亦整合这些信息用于治疗方案的选择。基于目前广泛采用的乳腺癌生物学内在亚型的理念，为三大亚型选择不同的治疗策略：①激素受体阳性（ER 和/或 PR 阳性）HER2 阴性乳腺癌（又称为腔面型乳腺癌）；②HER2 扩增或过表达乳腺癌；③激素受体及 HER2 阴性乳腺癌（又称为三阴性乳腺癌）[3]。近期，我们发现在 HER2 过表达/扩增肿瘤患者中，激素受体表达状态将影响预后及抗 HER2 治疗疗效，因此目前为 HER2 阳性患者选择治疗方案时需参考其激素受体表达状态。这些研究进展带来了两个问题：①基于解剖学范围的 TNM 分期对乳腺癌是否仍适用？②对乳腺癌患者进行 TNM 分期的具体目的是什么？对于问题一，以下两种情况仍采用基于解剖学范围的 TNM 分期：其一，解剖学/组织学参数是仅有的信息；其二，对某些地区，即使生物标记物已经是初步病情评价必不可少的组成部分，TNM 分期信息仍然有价值，它是分期的基本和基础，但需要联合生物标记物的预后价值决定分期。对于问题二，TNM 分期的实施具有三个目的：①在过去的 60 年，乳腺癌的研究都是以 TNM 分期为基准的，所以保留 TNM 分期可以为乳腺癌的研究提供连贯的信息；②在不同的乳腺癌研究者之间交流，提供一种标准化的，反映疾病负荷和肿瘤生物学的语言；③增进患者个体化治疗。AJCC 乳腺癌专家小组在过去的几版，尤其是《AJCC 癌症分期指南》第 8 版中均试图回答上述问题。目前乳腺癌专家小组认为，尽管基于肿瘤解剖学/组织学的 TNM 分期系统为评估患者预后提供了重要信息，结合生物标记物状态的分期系统将更好地评估预后，指导系统性全身治疗方案的选择，改善患者临床结局。例如，解剖学和生物学联合的分期方法能筛选无需系统治疗仍有较好预后的浸润性乳腺癌患者，亦可预测患者采用特定治疗的疗效。

尽管解剖学 T、N、M 分期对患者的预后预测仍具一定价值，现在的临床医师应当参考预后评估和疗效预测的多重影响因素，例如在系统治疗之前必须检测 ER、PR、HER2 表达，并在此基础上选择治疗方案[5]。虽然这些因素对疾病的复发风险具有一定的内在预测价值，他们的主要作用是预判患者接受特定治疗的获益程度，指导患者是否应接受内分泌治疗（抗雌激素）或抗 HER2（如曲妥珠单抗）治疗。这些因素作为预后评估和疗效预测的双重标志，对新诊断乳腺癌患者及转移性乳腺癌患者的评估和关怀具有非常重要的作用。

多基因表达检测的使用使乳腺癌的分期修订变得更为复杂[6]。阿姆斯特丹学者研发的 70 基因检测工具已被美国食品药品管理局（FDA）批准在 61 岁以下女性、Ⅰ~Ⅱ期淋巴结阴性乳腺癌患者中使用，以预测患者远处转移风险（http://www.fda.gov/ForConsumers/ConsumerUpdates/ucm048477.htm）[7]。

此外，美国临床肿瘤学会（ASCO）肿瘤标志物指南委员会推荐使用反转录-聚合酶链反应（RT-PCR）检测 21 基因表达（即“21 基因复发评分”，或专利名 Oncotype Dx），以此预测 ER 阳性、淋巴结阴性乳腺癌患者在至少接受辅助内分泌治疗下的预后[3]。同样，美国癌症综合网（NCCN）的乳腺癌指南委员会申明，除了解剖分期及和 ER、PR、HER2 状态的判定，基因组学/基因表达检测（如 Oncotype Dx 复发评分）还可能提供额外的预后评估和疗效预测信息[5]。多基因表达检测的临床价值不断在实践中被验证，例如 ECOG-ACRIN 肿瘤研究组牵头开展的 TAILORx 临床试验 2015 年末发表的初期研究结果显示，对于激素受体阳性、HER2 阴性、淋巴结阴性、Oncotype Dx 复发评分低于 11 分的人群，仅接受内分泌治疗的情况下 5 年无复发生存率达到了 99.3%[8]。2015 年欧洲肿瘤学会（ESMO）大会上的两则摘要同样证实，采用 21 基因检测可筛选出免于化疗仍有较优预后的患者[9,10]。

对于多基因表达检测如何与 TNM 分期系统相结合，提供预后预测信息，专家组进行了深入的探讨。多基因表达检测的应用是否应该是：①作为单纯的预后评估因子，与传统 TNM 分期相结合[11,12]；②作为多因素预后评估模型的一部分，进行个体复发风险和治疗效果的预测[13~17]，抑或是③作为单纯预后评分系统的一部分，在不影响传统 TNM 分期的前提下提供额外信息[18]？为新诊断乳腺癌患者判断预后的多基因阵列（Oncotype Dx，Mammaprint，PAM50，EndoPredict，Breast Cancer Index 等）是否应该被囊括到分期之中？事实上，它们的作用是双方面的，既能评估预后，又能预测患者对化疗的反应，是否应当依据患者对系统性全身治疗可能的疗效评估设置全新的分类，并纳入 TNM 分期之中？近期，越来越多的新诊断乳腺癌患者的治疗决策不再仅仅依据解剖 TNM 分期。接受乳房切除后患者是否需要放疗、保乳术后腋窝阳性患者的放疗部位等，取决于肿瘤大小（T3 对比 T1 或 T2）和淋巴结状态（N1、N2 或 N3 对比 N0）。而现在，乳腺疾病的普筛能早期发现较小的浸润性癌，此时除了 T、N 分类，肿瘤多中心性及切缘状态在决定理想的局部治疗方案时显得同等重要。在过去，比起淋巴结转移数目及肿瘤大小，淋巴结状态是决定是否需行系统性全身治疗，尤其是化疗的主要决定因素[19,20]。如今，全身治疗决策更多地依据原发肿瘤生物学特征，而非疾病的范围。

2013 年，全球有 180 万女性确诊乳腺癌，其中 47.1 万人因该病死亡[21]。尽管在发达国家，大部分乳腺癌患者在早期即被诊断，且绝大部分能够治愈，但中低收入国家情况则大不相同，超过半数患者在晚期（Ⅲ期和Ⅳ期）才得以确诊，其中大部分因转移性乳腺癌死亡。预计全球每年的新发乳腺癌数量将持续上升，其中中低收入国家所占的比重也将越来越高[22]。很多人误解乳腺癌主要是富裕国家所面临的问题，但事实上，大多数乳腺癌相关的死亡事件发生在中低收入国家[21]。这些地区的患者无法负担个体分子分型或多基因预后评分的检测费用，也无法获取靶向 ER、HER2、cdk4/6 或其他新兴靶点的昂贵药物，即使患者能够获得口服内分泌药物，也可能无法进行 ER、PR 等最基本的组织检测。因此，在这些地区，解剖学分期（TNM 分期）因其能够直接反映早期筛查方案的有效性，而成为肿瘤控制的关键因素，并且仍将是对新诊断乳腺癌患者进行评估与治疗决策的基石。

分子诊断的发展为癌症治疗带来了强有力的全新证据，然而，即便在社会资源允许广泛开展疾病筛查、肿瘤组织分子学评估和最新生物靶向药物应用的地区，出于对经济因素的考虑，对这些观察结果的应用也是有限的。专家组对这一现象表示理解。但尽管如此，随着生存数据的不断积累，AJCC 乳腺癌分期的后续更新必须纳入这一系列的分子检测。

经过反复审议，专家组认为，由于生物学、诊断学和治疗学领域的发展，第 8 版在对 T、N 和 M 的分类进行适度调整外，将基础的生物标记物合并入 TNM 分期是有绝对必要的。因此，乳腺癌专家组对 TNM 分期体系进行调整，新增了现今已广泛应用并拥有临床效能的生物标记物。这些标志物已经被收录在美国基于大规模人群的注册数据库中，如美国国家癌症数据库（NCDB），美国癌症登记计划（NPCR），美国监测、流行病学与最终结果（SEER）等数据库。考虑到 TNM 分期在世界范围内的可应用性，专家组投票决议，将生物学标志物作为第二线的预后指标，这也与 AJCC 其他肿瘤专家组（如食管与食管胃交界组、前列腺组、妊娠性滋养层细胞瘤组、睾丸组等）的意见一致。

与此同时，专家组一致同意，分期系统必须能让临床医生有能力单纯基于解剖学进行分期。这不仅仅能够让那些拒绝或无法接受标准化生物学标志物检测的患者应用分期，同时也使研究者能够对不同时间节点的病例进行对照,从而在全人群基础上继续评估乳腺癌治疗的发展情况。

专家组对治疗给定义分期所带来的干扰作用进行了详细讨论。历史上,未接收治疗的患者曾被认为是定义分期的金标准,但尚缺乏针对这部分患者的数据。事实上,首次建立 TNM 分期系统时,绝大部分患者已经接受过明确的手术治疗,且有指证者已接受了放疗。因此,在建立之初,TNM 分期反映的是接受过明确局部治疗的患者的预后情况。近 60 年后的今天,除了拒绝治疗和因严重的并发症而无法耐受治疗的患者,几乎所有乳腺癌病患者都能够接受治疗。因此,如今的 TNM 分期体现的是接受了标准的多学科综合治疗的患者的预后情况。从这个意义上来说,在第 8 版中加入生物标记物使得预后因素更加完善,并将指导临床医生为大部分原发或转移性乳腺癌患者做出最佳临床决策。同时,这也为后续版本优化预后评估和疗效预测能力提供了新的可供研究的数据基础,AJCC 分期将基于乳腺癌所有预测因子及预后因素数据的可用性及可靠性,对传统 TNM 分期和分子标志物及基因组学检测进行更新。

毫无疑问,更为先进的 AJCC 分期模型将提供更为现代化的临床及科研数据,但要准确判断生存情况,充分的随访仍必不可少。随着生存预测模型的复杂化,分期分组可能会演变为通过计算模型来决定生存和分期情况。由于理论知识的发展,基于生存的分期指南,相较于过去的七版 AJCC 分期手册来说,可能会经历更为频繁的调整。因此我们可以预见,基于可信的相关证据,TNM 分期的更新将一改既往 6~8 年更新一次的传统,变得更为及时、连贯。

解剖学

原发部位

乳腺位于前胸壁,由腺体、致密的纤维间质及脂肪组织构成。腺体由腺小叶组成,这些腺小叶聚合成 8~15 个或更多的腺叶,大致呈辐辏样排列。大小不一的导管将具有泌乳功能的小叶单位与乳头连接。小导管经过乳腺组织,汇集至稍大的集合导管,并在近乳头处开口于输乳管窦。每个导管系统都有独特的解剖学特征:最小的导管系统仅占据单个象限的一部分,而最大的导管系统则可超过单个象限。每个导管系统的外周在其径向的边界上发生重合(图 48.1)。大部分癌症起源于乳腺的终末导管-小叶单位。原位癌沿着腺叶中径向走行的导管系统发生播散;浸润癌则更可能从浸润的初始位点开始,在乳腺间质组织中呈向心性传播,但导管内播散也有机会发生,且在径向方向更为显著。腺体组织在乳腺的外上象限更为丰富,因此,半数乳腺癌发生在这一区域。

胸壁

胸壁结构包括肋骨、肋间肌和前锯肌,但不包括胸肌。因此,若肿瘤累及了胸肌,而未累及上述胸壁结构和皮肤,则不归类为胸壁侵犯,仅以肿瘤大小进行分期。

区域淋巴结

乳房淋巴结主要通过三条路径引流:腋窝淋巴结、胸肌间淋巴结和内乳淋巴结引流。乳房内淋巴结位于乳腺组织内,为便于分期而称为腋窝淋巴结;锁骨上淋巴结归类为区域淋巴结。其他淋巴结

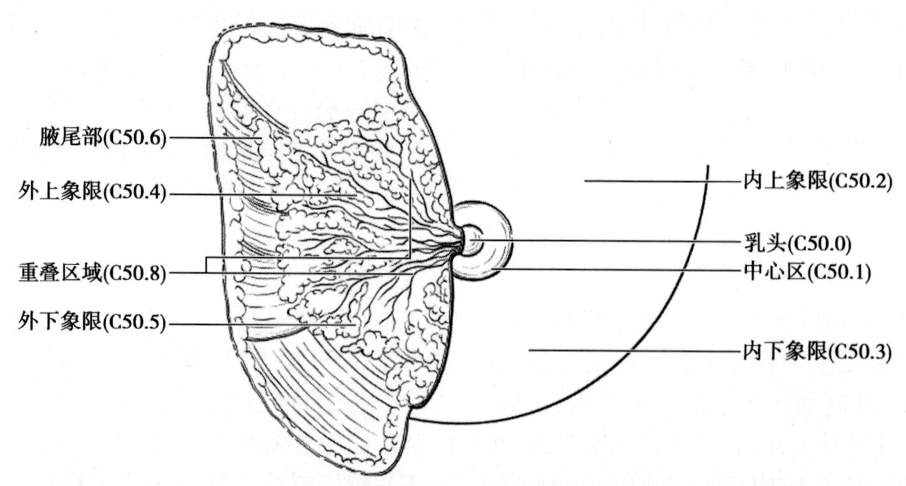

图 48.1 乳房的解剖位点及次要解剖位点

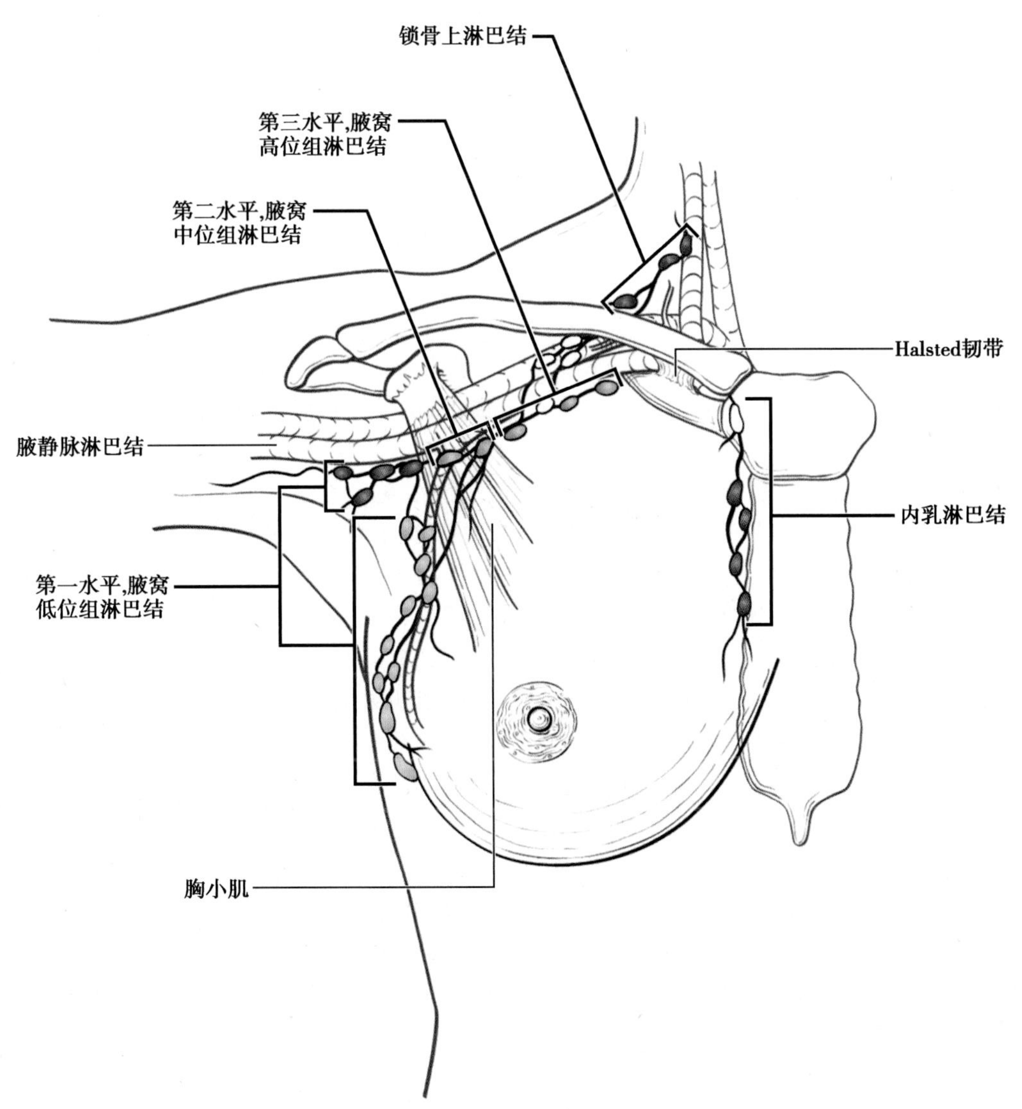

图 48.2　乳房及区域淋巴结示意图

的转移,包括颈部淋巴结、对侧内乳淋巴结或对侧腋窝淋巴结的转移,均分类为远处转移(M1)(图 48.2)。

区域淋巴结定义如下:

1. 腋窝淋巴结(同侧):胸肌间(Rotter)淋巴结和沿腋静脉及其属支分布的淋巴结,可以(非必需)分为如下几个水平:

a. 第一水平(腋窝低位组):位于胸小肌外侧缘以外的淋巴结;

b. 第二水平(腋窝中位组):位于胸小肌内外侧缘之间的淋巴结和胸肌间(Rotter)淋巴结;

c. 第三水平(腋窝高位组):位于胸小肌内侧缘以内到锁骨下方区域内的淋巴结。也称为尖群淋巴结或锁骨下淋巴结。这些淋巴结转移提示预后较差,因此,我们用锁骨下淋巴结这一命名将其与其他腋窝淋巴结(第一、第二水平)进行区分。术者应注意对第三水平的锁骨下淋巴结进行单独鉴别,并进行显微镜下的病理评估。

2. 内乳淋巴结(同侧):胸内筋膜内,沿胸骨边缘分布于肋间隙内的淋巴结。

3. 锁骨上淋巴结:位于锁骨上窝内的淋巴结。锁骨上窝是指以肩胛舌骨肌及其肌腱为外上侧缘、颈内静脉为内侧缘、锁骨及锁骨下静脉为下缘所构成的三角区域。超出这一区域范围的临近淋巴结,一般认为是低位的颈部淋巴结(M1)。

4. 乳房内淋巴结:位于乳房内的淋巴结,为便于分期,统称腋窝淋巴结。

转移部位

肿瘤细胞可通过淋巴系统或血液系统播散。乳腺癌最易转移的四个部位为骨、肺、脑和肝。除此之外,乳腺癌还能转移到许多其他部位。骨髓微转移，循环肿瘤细胞（CTC）和无意发现（如在预防性切除的卵巢中发现）的不大于0.2mm的癌灶，统称为显微镜下的弥散肿瘤细胞和细胞团（DTC）。有研究数据显示，在早期癌症中，DTC与复发及死亡风险相关；尽管如此，这些较小的癌灶不构成、不单独定义为转移病灶。在M1肿瘤患者中，CTC提示较短的生存期。

分类原则

解剖学的TNM分期系统是一种评估肿瘤负荷程度的工具。通过评估肿瘤大小（T）、区域淋巴结（N）和远处转移（M）来对肿瘤严重程度进行分类。T、N、M均通过临床方法确定，并在临床信息基础上补充手术发现和病理信息（见第1章）。对于接受了新辅助治疗后的患者，其肿瘤负荷情况可以通过前缀“yp”表示，以对其预后因素和治疗疗效进行评估。应用新辅助治疗不改变临床（治疗前）分期。对于每个TNM分期原则，临床分期用前缀“c”来标注（如cT）。此外，临床分期可以包括新辅助治疗前的细针穿刺（FNA）或芯针穿刺结果和前哨淋巴结活检结果，分别用“f”和“sn”来附注。通过细针或空芯针穿刺证实的淋巴结转移，无论其最终病理标本中的癌灶大小，均定义为宏转移（cN1）。例如，若一名患者在接受新辅助治疗前，原发灶大小1cm，体格检查无可触及结节，但超声引导下细针穿刺证实一枚腋窝淋巴结阳性，则该患者的临床（治疗前）分级为cN1（f），且分期为ⅡA期。同样的，若患者新辅助治疗前前哨淋巴结活检阳性，肿瘤分期为cN1（sn），ⅡA期。肿瘤大小的病理评估用前缀“p”来表示（如pT）。当原发癌灶的pT不可评估（原发肿瘤已切除）时，即使是通过前哨淋巴结切除活检，所有新辅助治疗前的淋巴结病理结果，都视作临床分期（cN）。

临床分期

癌症的临床分期是基于病史采集、体格检查和影像学检查进行综合判断得出的，其中，影像学检查对临床分期并非必需。对淋巴结和转移部位进行了活检的病例，也可将活检结果用于临床分期。

体格检查

体格检查包括对皮肤、乳腺和淋巴结（腋窝、锁骨上、颈部淋巴结）的仔细视诊和触诊、影像学检查，以及乳腺和其他与乳腺癌诊断相关组织的病理学检查。相较于评估病理分期，病理学检查用于评估临床分期时所需要的组织样本量相对较少（查看本章中“病理学分类”的部分）。

影像学检查

可用于分期的影像学结果要求其必须在诊断后4个月内完成；对于无进展期较长的患者，可以取其在手术过程中所摄影像。相关的影像学结果包括：原发浸润性癌灶和胸壁侵犯癌灶的大小，是否有区域或远处转移。患者在接受新辅助化疗、内分泌治疗、免疫治疗或放射治疗后的影像学与临床发现，不能作为原始临床分期的判断依据。如需在医疗档案中记录这些患者的分期，应通过标注前缀“yc”来特别指出。

乳腺癌的临床T、N、M分期基于对临床检查和影像学结果的综合分析所得出。临床发现通常要与影像学资料相结合，来判断原发病灶的大小，以及是否存在多发病灶。多发病灶的位置包括位于同一乳房象限（多病灶）和位于不同乳房象限（多中心）。最常用于提供T、N分类特征的影像学检查手段为钼靶和超声。对新确诊的乳腺癌患者常规进行乳腺MR检查对明确手术边界是否有明显获益，目前尚无数据证实[23~26]。对其能否改善局部复发和

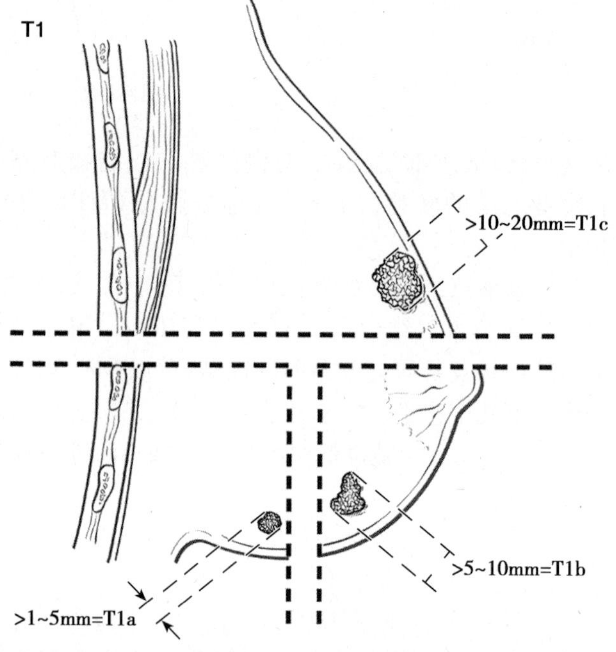

图48.3 T1定义为肿块最大径≤20mm。T1mi指肿块最大径≤1mm（未显示）；T1a指肿块最大径>1mm但≤5mm；T1b定义为肿块最大径>5mm但≤10mm；T1c指肿块最大径>10mm但≤20mm

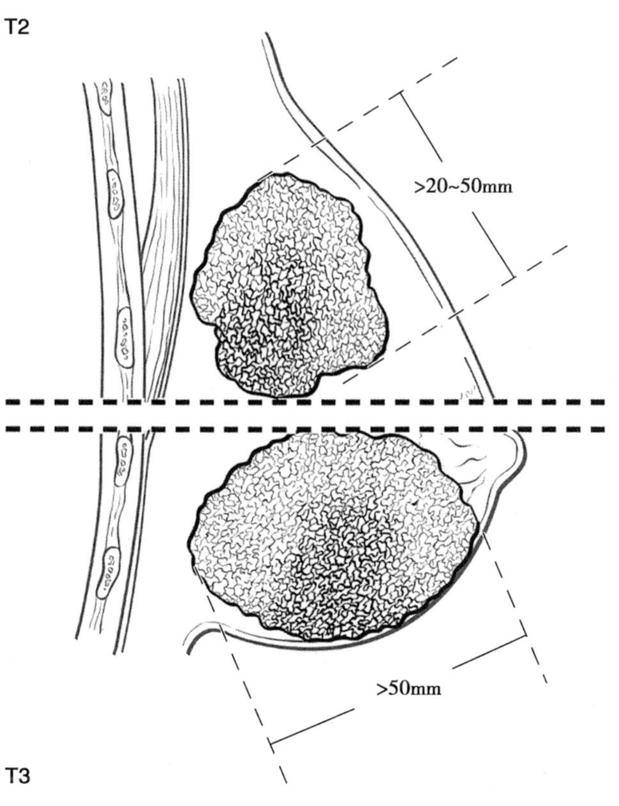

图 48.4　T2(虚线以上部分)定义未肿块最大径>20mm 但≤50mm;T3(虚线以下部分)指肿块最大径>50mm

生存,也未获一致意见[27~28]。若要对患者进行乳腺磁共振检查,需要多学科治疗团队会诊,使用乳房检查的专用线圈,并由有能力进行磁共振引导下活检的影像团队进行图像的解读。对于在临床上、钼靶和超声检查中均无乳腺肿瘤迹象(原发隐匿性乳腺癌),但有腋窝乳腺癌转移的患者,有指征进行磁共振检查。同时,磁共振能够指导临床医生对患者实施保乳手术。

原发肿瘤(T)——临床与病理分类

临床、病理的原发肿瘤 T 分类标准均遵循统一标准,主要根据肿瘤浸润灶大小来定义。图 48.3、图 48.4、图 48.5 分别是乳腺癌各个 T 分类的图解。

目前,肿瘤体积依据癌灶最大尺寸,即癌灶的最大连续尺寸来估算,而无连接融合的肿瘤卫星病灶不计入体积。此外,治疗前侵袭性肿瘤细胞所产生的细胞纤维反应的范围通常可计入原发肿瘤大小;但新辅助治疗引起的致密纤维化可能引起我们对残存肿瘤体积的高估,因此不予计入。

肿瘤大小

临床原发肿瘤(T)分类可按临床表现(体格检查和影像学检查,如乳房钼靶、超声、磁共振)和病理证据(标本大体和显微镜下的测量)判定。其中,作为临床肿瘤大小(cT)测量依据的临床证据,应选用相应情况下最精确的测量手段,尽管目前由于影像学技术难以判断某些乳腺癌的肿块范围,或无法准确辨别肿瘤的非侵袭性和侵袭性成分,判断结果与实际肿瘤大小可能存在出入。

肿瘤(T)的影像学分级

美国放射学会(ACR)为所有乳腺钼靶、乳腺超声、磁共振报告提供了一份 BI-RADS 分级专业词汇的通用指南[29]。所有乳腺影像学报告都必须依据这份指南进行描述。其中与肿瘤大小相关的信息必须是该测量平面中测得的精确最长径,并应同时在报告内容中以及报告结论中体现。如果原发肿瘤同时伴有钙化或结构扭曲,合并这些病变的范围应于报告中体现。再者,若存在肿瘤侵袭同侧乳头、表层皮肤、胸壁等情况,报告中应明确指出。而在确认胸壁是否累及方面,磁共振由

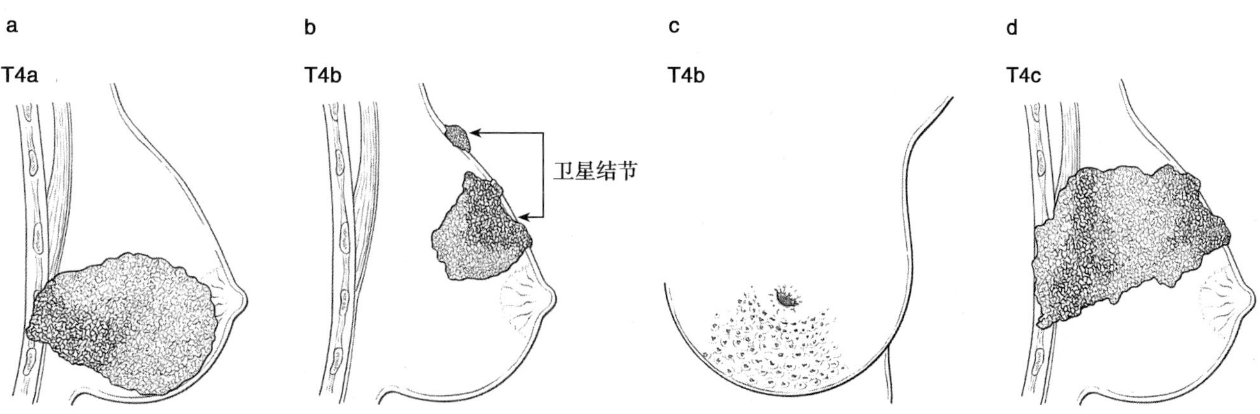

图 48.5　T4 是指直接侵犯胸壁和/或直接侵犯皮肤(溃疡或结节)的任何大小的肿瘤。(a)T4a 是指直接侵犯胸壁。肿瘤粘连或侵犯胸肌并不是侵犯至胸壁,也不能分类至 T4。(b)T4b 主要指尚未达到炎性乳腺癌的诊断标准的乳房皮肤水肿(包括橘皮征)、皮肤表面溃疡、局限于单侧乳房的皮肤卫星结节,图解中表现为皮肤卫星结节。(c)T4b,图解中表现为乳房皮肤水肿(包括橘皮征)。(d)T4c 是指同时存在 T4a 和 T4b。T4d(无图解)是指炎性乳腺癌

于能够显示出胸壁结构的异常增强，故较超声、钼靶更为敏感[30]。当影像中发现多于一种恶性病变的特征时，报告中应该出现关于这些病变的大小及其位置的详细描述（即某一象限和/或距乳头的距离和/或距指定肿瘤的距离）。但是，同一肿瘤在不同的影像学手段（如乳腺钼靶、超声、磁共振）下可能大小不同。研究显示，磁共振的数据与实际肿瘤大小关联度较高，因此除非相差甚远，一般以磁共振测量数据作为肿瘤大小。然而，如果指定肿瘤大小在不同影像学包括磁共振中都不同，显著影响原发肿瘤（T）分类或临床分期，可考虑通过影像学引导下的活检明确病变范围。可疑多病灶或多中心病变可考虑行影像学引导下的组织活检，以明确诊断和分期。

肿瘤大小测量需精确到最近毫米数。如肿瘤大小刚好略微小于或大于T分类的分界值，可以使数据在毫米位四舍五入取整以尽量接近分界值。例如，4.9mm可计为5mm，2.04cm可报告为2.0cm（20mm）。在这种乳腺肿瘤尺寸取整规律中也有一个例外，即肿瘤大小在1.0~1.4mm之间时，应该取整至2mm，因为向下取整会导致这些肿瘤被分期至微浸润（T1mi，肿瘤大小1.0mm及以下）。

炎性乳腺癌

炎性乳腺癌是一种临床及病理意义上的实体肿瘤，主要表现为累及乳房连续1/3及以上皮肤的弥漫性红斑和水肿（橘皮征）[31]。它的原发肿瘤（T）分类被定义为cT4d。值得注意的是，炎性乳腺癌主要依靠临床诊断。影像学上表现为乳房内肿块及特征性的乳房皮肤的增厚。深部肿块有时可能无法通过触诊发现。乳房皮肤的改变主要由于皮下淋巴管被癌栓堵塞后引起的淋巴水肿所致，但这种癌栓在皮肤少量活检中可能无法发现。因此诊断炎性乳腺癌时，病理证实真皮淋巴管内存在癌组织并非必要条件；然而，对于炎性乳腺癌同时伴有乳腺实质或皮下淋巴系统浸润性癌时，组织学诊断及生物标记物（ER、PR、HER2和组织学分级等）表达仍然非常必要。如果仅有皮下淋巴管癌栓，而缺乏临床皮肤改变时，其原发肿瘤（T）分类应该根据肿瘤大小（T1、T2或T3），而非定义为炎性乳腺癌。局部晚期乳腺癌直接侵及皮肤或致皮肤溃疡而不伴有上述典型临床皮肤改变，也不应该被划分为炎性乳腺癌。炎性乳腺癌一个很重要的特征是进展迅速，一般从首发症状出现到诊断少于6个月[31]。因此，炎性乳腺癌在因忽略疾病而导致的局部晚期乳腺癌患者中不适用。

乳房皮肤

皮肤酒窝征、乳头内陷或者其他T4b和T4d描述之外的皮肤改变都可能出现在T1、T2或T3类的肿瘤中，但是并不影响其原发肿瘤（T）分类。

这种原发肿瘤（T）分类应该在前面加上“c”或“p”的前缀，分别表示这个T分类是由临床证据（如体格检查加任意一种乳腺影像学）来决定的，还是临床证据加上手术切除后的病理诊断决定的。但在少数案例中，活检操作可能取走了一些小肿瘤的大部分组织（如负压空芯针穿刺活检），那么在判定肿瘤最终的病理大小和分类（pT）时就需要考虑到原影像学大小和活检的肿瘤大小等临床信息。

区域淋巴结——临床分类（cN）

临床上和病理上的淋巴结分类定义是不同的。图48.6解释了区域淋巴结的临床分期。被纳入临床分期的淋巴结包括影像学（除淋巴结闪烁造影术之外）中检测到的淋巴结，体格检查中发现并有高度可疑恶性的淋巴结，通过细针穿刺（FNA）、芯针穿刺、前哨淋巴结活检中证实组织学转移的淋巴结。其中，通过细针穿刺或者空芯针穿刺确认临床转移的淋巴结分类需要加以（f）后缀，例如cN3a（f）。仅有淋巴结组织学证据，缺乏病理原发肿瘤分类（pT，实施手术切除）时，即使淋巴结已切除，仍采用临床分期（cN）。例如，当原发肿瘤分类是临床分类（cT）时，腋窝前哨淋巴结活检发现一个转移淋巴结定义为cN1a（sn）。不过，这种确诊淋巴结状态的方式必须是下列两种指定方式之一：细针穿刺/芯针穿刺活检（cN（f）），或前哨淋巴结活检（cN（sn））。

在诊断区域淋巴结阴性时，影像学检查并不是必要条件。体格检查腋窝阴性时应判定为cN0，而非cNX。在区域淋巴结已经被摘除的情况下，若影像学或临床检查未能发现淋巴床（nodal basin）有病变，也应该分类至cN0。

对于临床诊断淋巴结阳性的患者，cN1指一个及以上可活动的同侧Ⅰ、Ⅱ水平腋窝淋巴结转移，cN2a指同侧Ⅰ、Ⅱ级腋窝淋巴结转移相互固定（融合）或与其他组织固定，cN3a指同侧锁骨下淋巴结（Ⅲ水平）转移。在影像学（包括CT、超声，但不包括淋巴结造影）研究或临床检查中发现内乳淋巴结转移时，如不伴有Ⅰ、Ⅱ水平腋窝淋巴结转移则划分为cN2b，如伴有Ⅰ、Ⅱ水平腋窝淋巴结转移则划分为cN3b。当发现转移至同侧锁骨上淋巴结时，无论是否有腋窝淋巴结或内乳淋巴结的累及，都划分

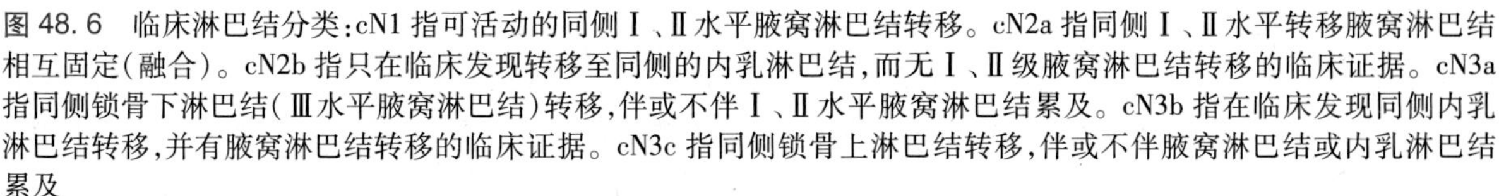

图 48.6　临床淋巴结分类：cN1 指可活动的同侧Ⅰ、Ⅱ水平腋窝淋巴结转移。cN2a 指同侧Ⅰ、Ⅱ水平转移腋窝淋巴结相互固定(融合)。cN2b 指只在临床发现转移至同侧的内乳淋巴结，而无Ⅰ、Ⅱ级腋窝淋巴结转移的临床证据。cN3a 指同侧锁骨下淋巴结(Ⅲ水平腋窝淋巴结)转移，伴或不伴Ⅰ、Ⅱ水平腋窝淋巴结累及。cN3b 指在临床发现同侧内乳淋巴结转移，并有腋窝淋巴结转移的临床证据。cN3c 指同侧锁骨上淋巴结转移，伴或不伴腋窝淋巴结或内乳淋巴结累及

至 cN3c。临床检查或影像学检查中发现的淋巴结通常大于 1.0cm，应尽可能通过细针穿刺或空芯针穿刺进行的细胞学或组织学诊断，但在判定淋巴结阳性时活检并非必须。若临床或影像学检查之一发现淋巴结转移，或仅通过细针穿刺证实恶性，而非手术切除后的病理诊断，则可以假设存在转移，以此为临床分期提供依据。细针或芯针穿刺确诊时，需要用(f)来指出该分期由细胞学或组织学划分，例如 cN2a(f)。在原发肿瘤未切除情况下，进行淋巴结手术切除活检或前哨淋巴结活检及组织病理学检查，应采用临床

区域淋巴结的影像学分类(N)

判定临床淋巴结分类时，影像学检查并非必要条件。在乳腺癌患者中常规进行腋窝超声检查尚存争议。有荟萃分析[32,33]指出，已明确淋巴结阳性的患者中，有近一半的临床隐匿性腋窝淋巴结转移可通过术前超声评估发现。在常规进行的区域淋巴结超声中，必须包括至少同侧Ⅰ、Ⅱ水平腋窝淋巴结的图像。超声中淋巴结的测量需同时报告长轴和短轴的长度，但超声测量常受操作者和技术的限制。此外，在超声引导下对指定腋窝淋巴结进行穿刺活检并定位时需要考虑与之前出版的指南相联系[19]。对于影像学或组织病理证实的Ⅰ、Ⅱ水平腋窝淋巴结阳性的患者，需常规检测Ⅲ水平腋窝淋巴结、内乳淋巴结链、锁骨上淋巴结是否受累。内乳淋巴结可通过超声检测[34]；此外，如超声、CT 或正

电子放射断层扫描(PET/CT)中显示可疑锁骨上淋巴结转移,内乳淋巴结可能在磁共振或胸部CT下更明显。断层影像上的淋巴结短轴长度可用于评估淋巴结状态。

远处转移(M)

通过临床病史,体格检查和影像学检查对远处转移进行临床评估。

病史和体格检查

远处转移的临床评估应当包括完整的病史和体格检查,关注于症状和影像学的发现。对于有症状的患者,在必要的情况下,需完善体格检查、影像学检查以及实验室检查结果。临床上很少仅通过体格检查来诊断cM1,还需要完善影像学检查。如果可行,应完成组织活检(pM1),有条件的需进行ER、PR、HER2的检测。

远处转移的影像学分类

临床评估无远处转移(cM0)的患者无需接受相应的影像学检查。针对远处转移评估相关的影像学检查的应用指征因依据T、N分类的不同而不同。所有的指南规定:病史或者体格检查中有可疑的阳性发现,以及肝,骨功能检查中出现血清指标提高的情况下,均须接受全身的影像学检查,包括骨或全身扫描,或断层影像学检查[35]。大部分专家认为对于无临床症状,血液学检查正常,T1~2N0的患者,针对转移灶的系统性影像学评估是不必要的;并且大多数专家认为对于Ⅲ期的乳腺癌患者(临床或者病理分期),均需接受影像学检查评估[36]。专家对于T2N1患者是否需进行影像学评估的意见不一致。患者是否应接受影像学评估受到淋巴结状态,组织学分级,和分子标记物的影响。

如果需要进行影像学检查,应当关注常见的转移灶部位,以及结合临床症状或血液检查提示的可疑部位。在某些情况下,如典型转移特征的多发病灶或早期研究明确的影像学改变可能提示高概率的M1分类。进行影像学的筛查和评估的另一个理由是,新诊断乳腺癌患者分期检查中的假阳性率较常见。

基于既往研究提示的低获益和假阳性率,不鼓励对临床Ⅰ期和Ⅱ期患者常规进行影像学检查评估隐匿的远处转移病灶[37]。对于临床分期Ⅰ~ⅡB期的患者,如果存在以下症状或体征可考虑进行额外的检查:

- 如果存在局部骨痛,或者碱性磷酸酶升高,则考虑骨扫描
- 如果存在碱性磷酸酶升高,异常的肝功能检查,异常的症状,或异常的腹部或者盆腔的体格检查,则考虑腹部,和或盆腔的诊断性CT或MRI
- 如果存在肺部症状,则考虑胸部诊断性CT

对于临床ⅢA期或者分期更高的局限性病变患者,即使没有远处转移的体征或症状,也建议进行上述诊断性检查[29]。^{18}F-FDG-PET可作为ⅢB或更高级别局部进展期乳腺癌患者的远处转移的筛查手段。如果出现一个或者多个异常发现,需进一步接受CT或MRI的定位检查。^{18}F-FDG-PET报告应当包含病灶的SUV值。

对于临床检查(病史,体格检查,影像学检查)未发现到远处转移的病例定义为cM0,对由临床或者影像学方法检测到一个或者多个远处转移的病例定为cM1,锁骨上淋巴结阳性为N3(见前文)。临床特征上无远处转移的病例为cM0,除非临床方法发现转移的证据则为cM1,或者活检证实转移则为pM1,乳腺癌的M分类是十分重要的,决定了患者是否存在长期治愈的可能性。M分类的判定需要完善全身评估和体格检查。同时也包括影像学检查,血液学检查和组织活检。不同期别的患者需要接受的检查是不同的,制订相关的指南是有必要的[35]。

M分类基于临床和影像学结果,同时也推荐进行病理学检查,尽管(病理检查)会因可行性或安全性的原因而存在限制。当组织活检是可行且安全的情况下,建议对转移灶进行生物标记物(ER、PR、HER2)的检测,因为远处转移灶和原发肿瘤在生物标记物上的差异会影响治疗的决策。在最初乳腺癌诊断时的分期存在疑惑的情况下,通过初始的评估并无法明确M分类,需要进行后续随访,并反复接受相关的检查评估。依据指南,对于这些病例,除非在初诊时患者存在明确可见的转移病灶,否则均需定义为M0。对于此前非阳性病灶的部位出现新的转移灶,将不会改变患者的初始分期,应将该患者视作复发性Ⅳ期,此时为复发疾病且不改变原有的分期。

只要条件允许均应对可疑的转移灶进行病理确诊。可疑病灶的活检方法应该由该病灶所在部位所决定,同时考虑患者的意愿,操作的安全性,以及治疗团队的专家意见和设备的可及性。通过FNA进行病理确诊是可靠的,尤其是对于内脏病灶以及在有经验的细胞病理学专家指导下进行。阴性的FNA或细胞异型性可能带来假阳性结果的风险,特别是对于骨或硬癌病灶,因此也许考虑重复

进行 FNA 或者其他活检方法例如芯针穿刺或者开放性手术活检。组织病理检查应包括标准的 HE（苏木精-伊红）染色。对于一些特定的病例，还需要额外的免疫组化染色或其他特殊的检测以确诊乳腺癌，或者其他类型肿瘤需要的检测。如果原发病灶不足以提供足够的生物标记物（ER、PR、HER2）的数据，则需要其他组织活检通过 HE 染色来确诊。无论原发病灶是否进行生物标记物检测，转移灶活检的生物标记物检测是必要的。需要特别注意的是对骨组织活检中肿瘤指标的评价。脱钙过程也许会导致 IHC 和 FISH 出现假阳性结果。偶然被检测到的肿瘤细胞，肿瘤细胞集落或者≤0.2mm 的病灶以及循环肿瘤细胞，但临床或者影像学检查为阴性的情况不能单独构成 M1 的诊断，这些情况将在这个章节中展开讨论。

实验室检查异常

患者如果出现肝功能异常，应当接受肝脏的影像学检查；如果出现碱性磷酸酶升高，血钙升高或相应的症状应该进行骨成像或者骨扫描。无法解释的贫血和其他血象异常需要完善血液学评估（如外周血涂片检查、血铁、维生素 B_{12}/叶酸），同时依评估结果，完善骨成像和骨髓活检的检查。其他无法解释的实验室检查异常，例如肾功能异常，也需要接受相应的影像学检查。升高的肿瘤标记物存在不同程度的假阳性率，同时其应用并不带来更好的预后。常规的肿瘤标记物包括肿瘤抗原（CA）15-3、CA27.29、癌胚抗原和其他的蛋白抗原，这些并不应用于分期[3]。

循环肿瘤细胞，骨髓微转移和弥散性肿瘤细胞

在缺乏与病理证据一致的临床和/或影像学诊断证据的支持下，血液中出现循环肿瘤细胞，或者骨髓以及其他非区域淋巴结组织出现弥散性肿瘤细胞集落不构成 M1 诊断。然而越来越多的研究表明，M0 患者出现骨髓微病灶和循环肿瘤细胞预示着高复发风险和不良预后。因此，在骨髓或其他远离乳房和区域淋巴结的器官中，出现≤0.2mm 的组织学可见转移病灶应当看做 cM0(i+)。对于分期 cM1 期的乳腺癌（临床可检测到转移病灶），转移灶确诊时的 CTC 计数和生存预后存在强相关性，但是 CTC 的出现与否和数量均不改变总体的分期。

当活组织检查确诊了转移，则可以采用 pM 分类。如果活组织检查无法确认转移病灶，则通过临床和影像学数据评估 cM0 或 cM1；pM0 并非 M 分类的常规分类（参阅第 1 章）。

新辅助治疗后的临床分期（yc）

术前或“新辅助”治疗在炎性乳癌或局部进展期乳腺癌中已经有数十年的历史，也逐渐应用于更早期的患者中[38]。

新辅助治疗后 yT 分类

临床（治疗前）T（cT）分类是由临床和放射影像结果决定，临床（治疗后）T（ycT）是由体格检查和影像学检查上病灶大小和范围决定的。通过测量体格检查或影像学检查中最大的单发病灶的直径来判定 ycT。

肿瘤在新辅助化疗前分期为炎性癌（cT4d）的患者，即使在治疗期间观察到炎性症状得到完全缓解，在治疗后分期仍为炎性乳腺癌。治疗后的临床分期（ycT）应该反映出影像学上确切的残余病灶的程度。例如，当瘤床周围 2.2cm^2 范围内存在多个区域的残余病灶，大小在 2.0~9.0mm 不等，其分期应当为 ycT1b（m），而不伴有残余病灶时，分期为 ycT0。

新辅助治疗后的 ycN 分类

治疗前和治疗后的淋巴结临床分期（cN 和 ycN）是通过临床和影像学检查结果判定的，可伴或不伴可疑淋巴结的 ENA，芯针穿刺活检，或者前哨淋巴结活检，以及对明显结节的切除活检。如果已经对原发肿瘤和或结节进行根治性切除，此时的病理分期类型应为 ypN。

新辅助治疗后的 M 分类

接受新辅助化疗患者的 M 分类，一般需参考在新辅助治疗开始前的临床分期。如果患者在开始化疗前发现有远处转移（M1），则在整个病程中均认定为 M1。治疗前未发现远处转移的患者，如果在治疗后观察到远处转移病灶，则认为该患者疾病出现了进展。

病理学分期

病理分期包括所有的临床分期数据，结合手术探查和切除的标本，包括针对原发病灶，区域淋巴结，以及可行活检的转移病灶的大体及镜下病理检查；原发病灶的病理评估标本必须包含完整的病灶同时肉眼未见切缘阳性。进行 pT 分类时，如果仅仅存在镜下切缘浸润而无肉眼残留是可以接受的。如果肉眼检查切缘阳性，那么肿瘤的病理大小可由多种方式确定，包括影像学，不过并无必要计算多个切除病灶的大小之和。

48

如果原发肿瘤是侵袭性的，则需要手术评估腋窝淋巴结。微小侵袭性肿瘤除外，以及低腋窝转移风险的病例或是腋窝转移并不影响系统治疗（如高龄妇女伴有激素受体阳性的小肿瘤）。病理分型中的腋窝淋巴结评价需要手术切除。对于临床淋巴结阴性患者需完善前哨淋巴结活检，通常需要切除一个或者多个前哨淋巴结。前哨淋巴结活检以“sn”作为后缀。此外，也可以采取腋窝淋巴结清扫。对于临床淋巴结阴性的患者，淋巴结清扫的区域是胸小肌外侧缘的外侧部分（level Ⅰ）和胸小肌的下缘直至其内侧缘的部分（level Ⅱ）。

如果T分类证据对于病理分期不充分，则有必要对至少一个淋巴结进行镜下的病理分期。淋巴结病理分期可以通过FNA，芯针穿刺活检，外侧淋巴结切除活检的前哨淋巴结活检方式。无论切除的淋巴结数量如何，只要是淋巴结的镜下病理诊断，均可作为病理N分类的诊断依据。然而，报告中需包含切除淋巴结的数目。对于大部分的病例，Ⅰ级和Ⅱ级腋窝淋巴结的清扫数量为10个或者更多。

某些浸润性乳腺癌类型的腋窝淋巴结转移概率较低，可能不需要接受腋窝淋巴结手术，建议前哨淋巴结活检[典型的导管癌<1cm，典型的黏液癌<1cm，和微小浸润性癌（pT1mi）]。腋窝脂肪中的癌结节毗邻乳房，不伴淋巴结组织的组织学证据，可以认为是区域淋巴结转移（pN）。

如果有明确行的病理T、N分类，结合临床M分类（pT pN cM0或pT pN cM1）或由转移病灶的组织活检提供M（pT pN pM1）的病理分期，则可确定病理分期分组。如果患者在接受新辅助化疗，内分泌治疗，免疫治疗或者放疗后，再接受手术，那么在TNM分期前缀加上“yp”，例如ypTypNcM。

原发肿瘤的病理特征（T）

确定肿瘤大小

如果病理肿瘤大小（pT）是基于大体测量的结果，该分期可能会存在误差。显微镜下评价最佳，因为可以区分纤维化，非侵袭性，侵袭性肿瘤。显微镜下判定的pT应该基于肿块浸润性部分的大小。对于小的侵袭性肿瘤可以予以切除或者进行石蜡包埋的，显微镜下的评估是决定pT最精确的方式。如果一个侵袭性肿瘤过于巨大而不能完整地在显微镜下评估或者石蜡包埋，则考虑大体评估的结果。在一些情况下，系统性的病理评价允许镜下对肿块大小进行重组计算，然而在报告pT之前，重组评估的结果应该与大体和影像学结果进行核对。无论使用何种方法，pT应该精确到最近的毫米。原发肿瘤大小的T分类应该在组织被切除前完成。如果患者在手术切除前接受了诊断性的芯针组织活检（特别是芯针活检样本），仅测量残余的肿瘤组织会导致低估的T分类和肿瘤分期，这在小肿瘤中更为明显。在这类病理中，原发侵袭性肿瘤大小的评估应该基于影像学，肉眼和显微镜组织学的综合评估。不建议将针芯活检中的样本最大径加到残余的肿瘤，因为这种方法通常高估了肿瘤的最大径。总的来说，空芯针穿刺及肿块切除的最大径均可用于T分类，除非影像学检查提示肿块直径更大。

术后（ypT）肿瘤大小的评价应该联合影像学，肉眼，显微镜下组织学的结果。无论之前是否接受组织活检或者化疗，某些浸润性肿块在影像学或者病理大体检查下并不明显。在这些病例中，侵袭性肿瘤大小可以用过仔细的测量并记录镜下评估确认含有浸润性癌组织的相对位置来确定（见新辅助治疗后ypT分类）。

Tis分类

单纯的非侵袭性癌，或者原位癌归类为Tis，并伴有额外的附加说明的病理亚型。两个亚型分别为：导管原位癌（DCIS）和乳头佩吉特病（Paget disease）且不伴有浸润性癌成分。这两者分别分类为Tis（DCIS）和Tis（Paget）。导管内癌（intraductal carcinoma）是DCIS过去的说法，现在偶尔使用这种生长方式的肿瘤命名（不鼓励）且应该被分类为Tis（DCIS）。也有学者提出了导管上皮内瘤变（ductal intraepithelial neoplasia，DIN）的说法，但不常使用，其名词解释包含了DCIS和导管异型增生（atypical ductal hyperplasia，ADH），仅当DIN包含DCIS（±ADH）方应被归类为Tis（DCIS）[39,40]。如果导管和小叶原位成分同时出现（DCIS和LCIS），应归类为Tis（DCIS）。最近出版的美国病理学会的肿瘤手册和检查表（College of American Pathology，CAP）提供了更具体的针对乳腺癌原位的定义与评估（http://www.cap.org）[41]。

乳腺癌的佩吉特病的临床特征是由非侵袭性的乳腺癌上皮细胞浸润上皮所形成的乳头乳晕的渗出或者结痂。这种现象通常由以下三种情况之一所导致[42]：

1. 与乳房实质中侵袭性肿瘤有关。T分类应该基于侵袭病灶的大小。

2. 与DCIS有关。相应的，T分类应该基于该肿瘤(DCIS)，然而，与侵袭性和非侵袭性肿瘤有关的佩吉特病仍然应该被记录。

3. 不伴有任何相关确定性的侵袭性和非侵袭性肿瘤的佩吉特病被归类为原位佩吉特病，即Tis(Paget)。有极少的佩吉特病伴有乳房实质内的小叶原位癌但仍然归为Tis(Paget)。

非侵袭性肿瘤的大小(pTis)并不影响T分类。但是因为肿瘤大小可能影响治疗的选择，对大小的评估应该结合影像学，肉眼和显微镜下组织学检查[41]。针对DCIS大小的评估和报告在CAP有详细的建议(www.cap.org)。

小叶原位癌(LCIS)，曾被纳入现前版本的《AJCC癌症分期指南》，在第8版中已被移除。LCIS是一种良性疾病，不应被当作癌症治疗。它确切的意义是一种增殖性的疾病伴有发展为乳腺癌的风险，因此不再纳入该分期系统。

一个特殊类型的LCIS(通常称为多形LCIS或高级别LCIS)的部分特征与DCIS有重叠，包括高级别细胞核，中央区坏死；有些专家认为它的治疗应该与DCIS类似。由于这类高级别LCIS的发生率较低，目前相关的治疗建议证据尚不充分。因此在目前，高级别或者多形性LCIS尚未被纳入pTis分类。

微小浸润癌

微小浸润癌定义为≤1mm的浸润性病灶。在只有一个病灶的情况下，应结合肿块的镜下大小。对于多发病灶，病理科医生应该尝试统计所有病灶的数量和范围，包括最大的肿块。无需计算病灶的大小之和，该数据也不用来判定pT。如果存在多个病灶，可能难以统计病灶总的数目。在这种情况下，则建议对总的微小浸润灶数目进行估计，或者在报告中注明，因为微小浸润灶太多而无法定量且不存在大于1.0mm的可测量病灶。不能将大于1.0mm的病灶降级记录为1.0mm。如果记录系统无法显示毫米级的变化，这些大于1mm但是小于2mm的肿瘤应该报告为2mm。微小浸润癌通常出现在一些DCIS中(不常见于LCIS)，这些小病灶的肿瘤细胞穿过基底层侵入外周基质，此种情况极少出现在不含有非浸润性癌的肿瘤中。通常认为，微小浸润癌的预后较好，尽管目前对有多发病灶的微小浸润癌仍缺乏共识。

肿瘤的病理分类(pT)和临床分类(cT)一致；见本章节中AJCC TNM定义。

区域淋巴结(N)的病理学特征

区域淋巴结的病理学分类(pN)的只有与病理性T(手术切除)(pT)联合应用时才有意义，包括对前哨淋巴结活检及淋巴结清扫术切除的淋巴结进行病理评估。对于前哨淋巴结活检数少于六个而没有后续腋窝淋巴结清扫的分期表示为“前哨淋巴结(sn)”，如，pN0(sn)。孤立肿瘤细胞(ITC)被定义为不大于0.2mm的细胞簇或单个肿瘤细胞，或单张组织切片肿瘤细胞数少于200个。ITC可由常规组织学或免疫组织化学的方法发现。存在ITC的淋巴结不计入用于N分类的阳性淋巴结总数，只计为用作评估的淋巴结总数，其数目应在病理报告中注明。当pT被赋值，最终pN分类可能包括临床的数据；例如，当同侧内乳淋巴结通过显像符合cN3b，且腋窝或前哨淋巴结已切除行病理学评估，这时pN3b可成立。见图48.10和图48.11病理N(pN)分类说明。

宏转移

区域淋巴结无法评估的病例(如之前已切除或未经病理活检)被界定为pNX。无区域淋巴结转移的病例被界定为pN0。

乳腺癌pN分类反映区域淋巴结受累情况：腋窝、锁骨上下区及同侧内乳区。对于病理淋巴结宏转移阳性的患者，应至少一枚淋巴结中的一个转移病灶大于2mm，且其他计数淋巴结的转移病灶必须大于0.2mm(至少微转移)；仅存在ITC的淋巴结不计入用于N分类的阳性淋巴结数，但应注明且计入用作评估的淋巴结总数。1~3枚Ⅰ/Ⅱ组腋窝淋巴结阳性评为pN1a；4~9枚腋窝淋巴结阳性评为pN2a；大于等于10枚腋窝淋巴结阳性评为pN3a。

通过前哨淋巴结切除发现且经组织学证实的内乳淋巴结转移，但临床体检及影像学检查(淋巴结闪烁扫描除外)未发现，如同时无腋窝淋巴结转移，此病例归为pN1b，如同时存在1~3枚腋窝淋巴结转移，此病例归为pN1c。如果多于3枚腋窝淋巴结转移且内乳前哨淋巴结转移，此病例归为pN3b。当临床上经影像学检查(淋巴结闪烁扫描除外)发现内乳淋巴结转移，并且腋窝淋巴结得到组织学检查，这时应使用病理学分期，如腋窝淋巴结未发现转移记录为pN2b，如同时存在腋窝淋巴结转移则记录为pN3b。同侧锁骨上淋巴结转移(组织学证实)记录为pN3c。无论原发肿瘤大小，pN3为ⅢC期。

如果一个病例的分期仅仅基于前哨淋巴结活检，应加用额外的符号(sn)代表“前哨淋巴结”，例

48

如,pN1a(sn)。如果一个病例初始的分期基于前哨淋巴结活检,但随后完成了标准的腋窝淋巴结清扫,那么分期应该基于腋窝淋巴结清扫及前哨淋巴结活检的全部结果,应删除(sn)的修饰。(sn)意味着淋巴结分类的依据是在缺乏腋窝清扫的情况下得到的。当前哨及非前哨淋巴结联合切除亚于一个标准的低腋窝淋巴结清扫术(淋巴结数目小于6个),(sn)的修饰应加用。用于分期的淋巴结数目通常是大体标本上确定的、组织学证实的淋巴结。应注意避免重复计算被切开的淋巴结或被切开的并没有明显淋巴结的脂肪组织。

淋巴结组织学评估的首要任务是发现所有的宏转移(转移灶大于2mm,见图48.7)。应评估完整的淋巴结,大的淋巴结应该切成不超过2.0mm的薄片。每张薄片做成的单张组织学切片有很大概率发现所有的宏转移,但不一定能发现转移灶的最大径。淋巴结分类不需要对淋巴结蜡块行进一步综合评估;但是,像分层切片和免疫组织化学(IHC)等技术可以识别额外的肿瘤病灶、典型的微转移灶和ITC。不推荐将可能存在宏转移的淋巴结组织拿作实验或其他检测,如分子分析,这可能导致病理医师遗漏常规显微镜检查发现的宏转移。

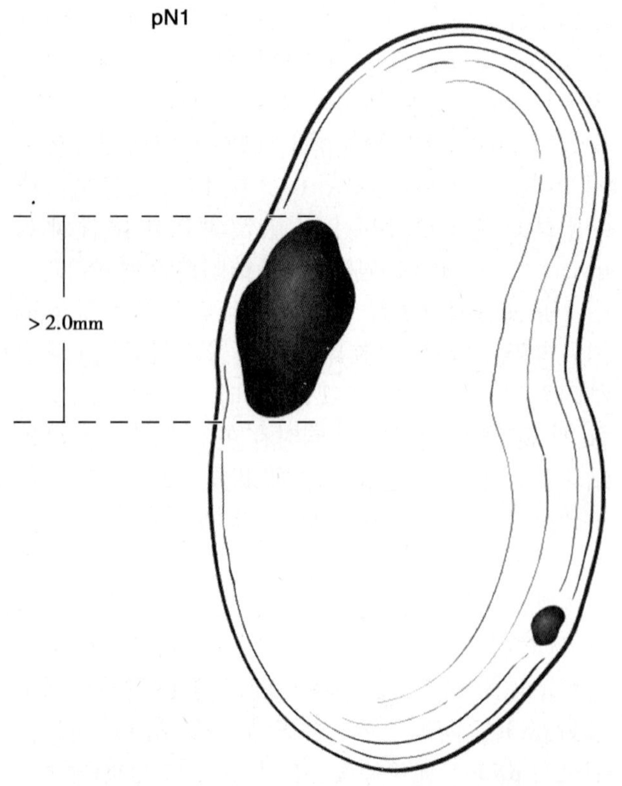

图48.7 宏转移,pN1。至少一个连续的肿瘤病灶大于2.0mm

孤立肿瘤细胞和微转移

ITC定义为最大直径小于等于0.2mm的细胞簇或单个肿瘤细胞,几乎没有任何组织间质反应。ITC可被常规组织学或免疫组织化学(IHC)方法发现。如果未发现大于0.2mm的转移灶,无论包含ITC的淋巴结数目多少,区域淋巴结分类被认为是pN0(i+)或pN0(i+)(sn),并适当地注明包含ITC淋巴结的数目。经常会出现多个ITC簇存在的情况,只有最大连续的肿瘤细胞簇用于pN分类;ITC簇的尺寸之和或者细胞簇分布区域的大小均不用于pN分类(图48.8)。

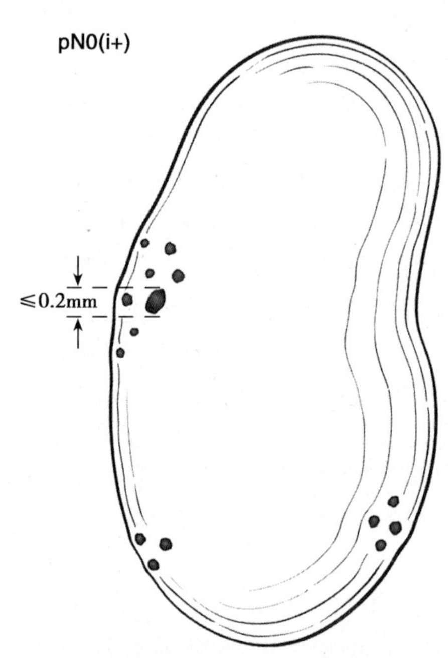

图48.8 孤立肿瘤细胞(ITC),pN0(i+)。最大的肿瘤病灶必须≤0.2mm。在一个淋巴结中常常存在多个ITC及多个病灶。非连续的ITC的大小不可相加。如果在单个淋巴结横截面中有超过200个肿瘤细胞,这意味着瘤灶的大小可能>0.2mm,应该被称为微转移

一个三维的0.2mm的细胞簇大约有1 000个肿瘤细胞。因此,假设大于200个单独的肿瘤细胞可形成被识别的单个散在的细胞团,或者在一个淋巴结组织切片上汇合成近似椭圆形/圆形,那该淋巴结中的肿瘤细胞数将有很大可能超过1 000。在这种情况下,此淋巴结认为存在微转移(pN1mi)。在淋巴结不同横切面及纵切面及蜡块不同水平面的细胞数不可相加。即使淋巴结被切成薄片,200个细胞必须在同一个横断面。由于淋巴结的病理性评估和最小肿瘤负荷的检测存在固有的局限性,人们认识到ITC的上限与微转移的下限有很大可能重

叠。因此,单横截面中 200 个肿瘤细胞作为阈值来指导病理学家区分 ITC 和微转移。对于一个细胞簇到底是一个真正的微转移还是一群孤立的肿瘤细胞,病理学家应该有自己的判断。

微转移定义为转移灶的最大径大于 0.2mm 但小于等于 2.0mm(图 48.9)。如果淋巴结中存在至少一个微转移但无转移灶大于 2.0mm(宏转移),不管此类淋巴结的多少,均被分为 pN1mi 或 pN1mi(sn),并适当地注明包含的淋巴结数目。

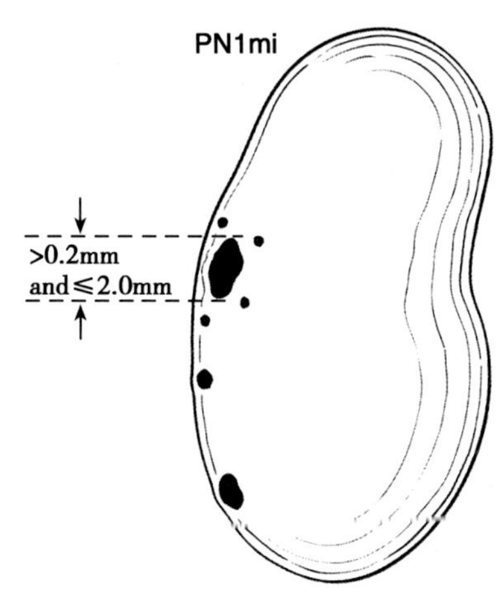

图 48.9　微转移,pN1mi。至少一个连续的肿瘤病灶大于 0.2mm 并且最大的肿瘤病灶必须小于等于 2.0mm。非连续肿瘤病灶的大小不可相加。在单个淋巴结中可能存在多个微转移灶

肿瘤转移灶的大小是由拥有最大直径的细胞簇决定,细胞簇中的细胞一个接一个(融合或连续的细胞团),不管转移灶是局限于淋巴结内、延伸至淋巴结外(淋巴结外侵犯)、完全存在于淋巴结外且侵犯脂肪、还是存在于邻近淋巴结的淋巴管内。当一个淋巴结中存在多个肿瘤转移灶时,是 ITC 还是微转移,只有最大肿瘤转移灶的大小可以决定,而不是由所有肿瘤转移灶之和或转移灶分布区域大小来决定。如果肿瘤转移灶诱导了间质纤维化时,肿瘤细胞和纤维组织的融合直径决定了转移灶的大小,新辅助治疗后的淋巴结情况除外。如果一个病例含有多个阳性淋巴结并且每个淋巴结的最大转移灶的大小截然不同,每类淋巴结(大体转移、微转移、ITC)的数目应该分别记录,根据上述分期方法来实现 N 分类。

如果使用分子方法(RT-PCR)来检测组织学阴性淋巴结,以寻找特殊类型肿瘤或上皮细胞标记物的证据,当检测到标记物,这时区域淋巴结被记为 pN0(mol+)或 pN0(mol+)(sn)。不推荐牺牲可用于组织学评估和分期的淋巴结组织用于分子分析,尤其当可能被牺牲的组织大到可能包含宏转移。另外,如果分子分析的数据已出具,病理报告里需要包含进去。

远处转移(M)的病理特征

远处转移的病理分类(pM)与临床分类(cM)相同;见之前关于远处转移分期要点的讨论及本章 AJCC TNM 定义。

新辅助治疗后病理分期(yp)

新辅助治疗后病理性 T 分类(ypT)

术前或新辅助全身治疗已用于炎性乳腺癌及局部晚期乳腺癌几十年,且正在被越来越多地用于早期乳腺癌[38]。临床(治疗前)T 分类(cT)由临床及影像学检查决定;而病理性(治疗后)T 分类(ypT)是由病理大小及疾病的范围所决定,且 ypT 是由最大的单个残留浸润灶所决定,修饰符“m”用来表示存在多个残余肿瘤灶。最大肿瘤病灶的测量不应该包括瘤床中的纤维化区域。病理报告中应包含的补充信息可以包括:肿瘤灶延伸的距离,肿瘤灶的数目,或肿瘤出现结块的数目。这些信息可能有助于临床医生评估残留灶的范围。对初始活检标本与治疗后标本肿瘤细胞密度的比较也可能有助于疗效评估。例如,残留细胞密度可能是治疗前活检组织的 30%,或者说降低了 70%的细胞密度。

如果一名患者在新辅助化疗前诊断为炎性乳癌(cT4d),即使在治疗过程中炎性表现完全消退,该病例治疗后依然诊断为炎性乳癌。治疗后的病理分期(ypT)应该反映可辨别的残留灶范围,病理报告应该注明治疗前分期为 cT4d。例如,一个患者在面积为 $22mm^2$ 的瘤床纤维化区域内发现多个镜下证实的残留病灶,测量的最大经为 2~9mm,那么此患者分为 ypT1b(m),如果一个患者没有可辨别的残余病灶则分为 ypT0。

新辅助治疗后 ypN 分类

治疗前临床性淋巴结分类(cN)是由临床及影像学发现决定,伴或不伴对可疑淋巴结的细针穿刺(FNA)、粗针穿刺活检或前哨淋巴结活检,或者经切除可扪及的淋巴结;治疗后病理性 N 分类(ypN)与 pN 分类相似。“sn”仅用于治疗后行前哨淋巴结活检而无腋窝清扫的情况。如果既未行前哨淋巴结活检又未行腋窝清扫,则表示为 ypNX。

48

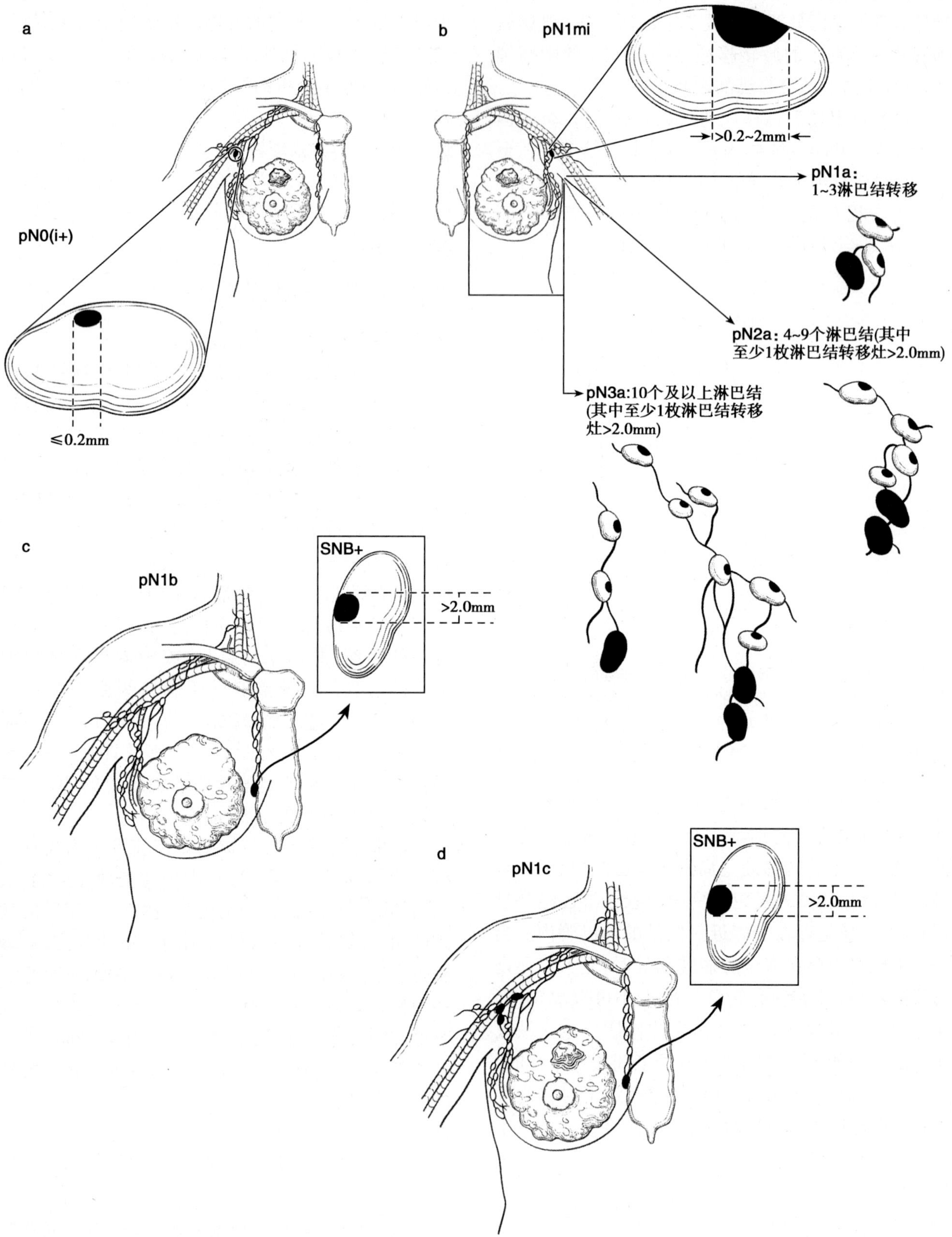

图 48.10 病理性淋巴结分类。(a)孤立肿瘤细胞(ITC)，由小于等于 0.2mm 的肿瘤细胞团组成，表示为 pN0(i+)。(b)pN1 包括 pN1mi 微转移，定义为淋巴结转移灶 0.2~2mm；pN1a 定义为 1~3 枚淋巴结转移且至少 1 枚淋巴结转移灶大于 2mm；pN2a 定义为 4~9 枚阳性淋巴结；pN3a 为大于等于 10 枚阳性淋巴结。(c)pN1b 指内乳淋巴结前哨活检阳性，转移灶大于 0.2mm 且无腋窝淋巴结转移。(d)pN1c 是 pN1a 与 pN1b 的结合

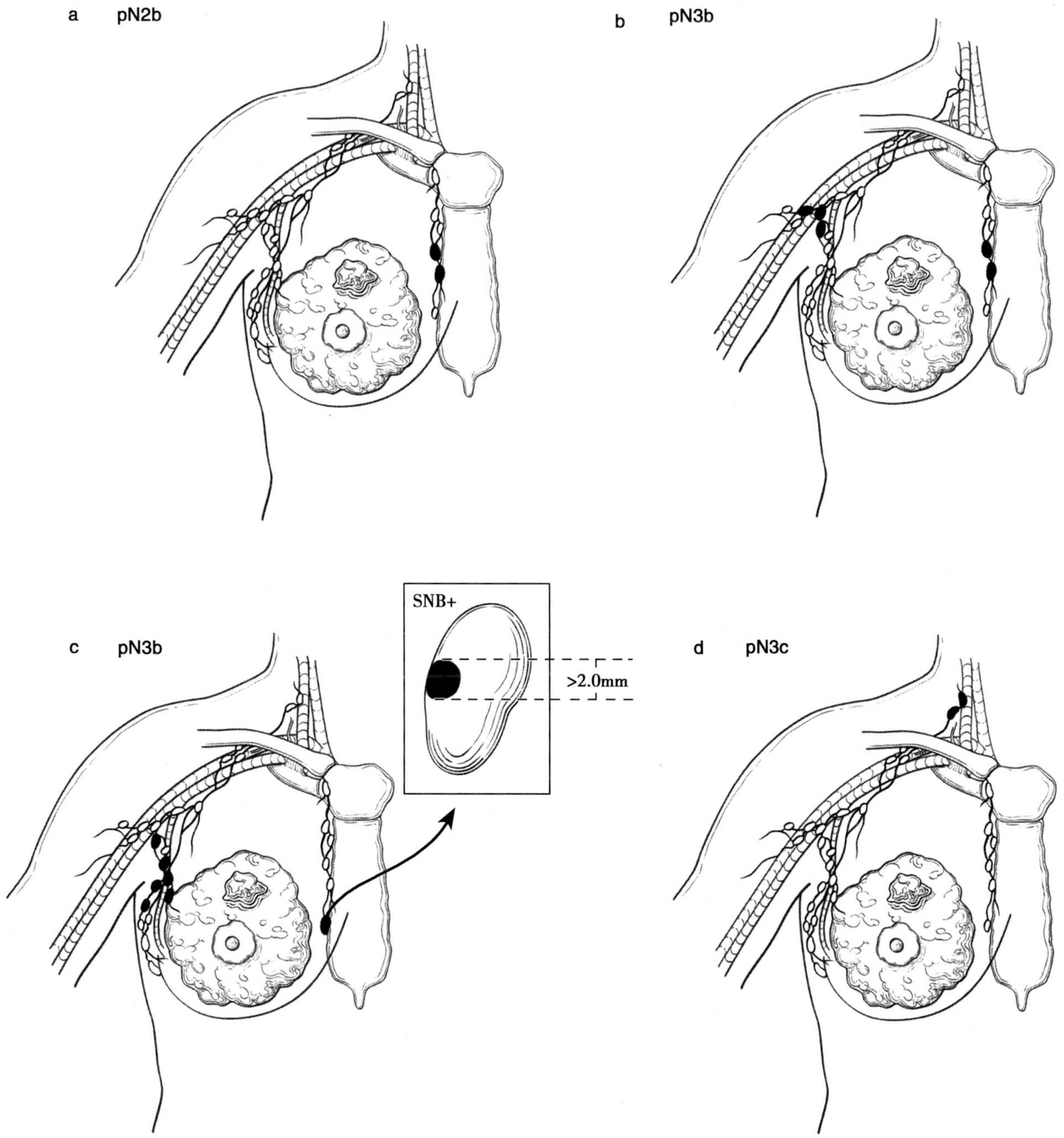

图 48.11　病理性淋巴结分类(续)。(a) pN2b 指临床上发现的内乳淋巴结转移且无腋窝淋巴结转移;(b 和 c) pN3b 指 pN1a 或 pN2a 伴有影像学发现的内乳淋巴结转移或者 pN2a 加 pN1b;(d) pN3c 指同侧锁骨上淋巴结转移伴任何其他区域淋巴结转移

ypN 分类方法与 pN 分类相似。只有最大的连续病灶用于淋巴结的分期评估;不包括任何治疗相关的纤维化。病理报告中应包含的补充信息(如肿瘤灶延伸的距离及肿瘤灶的数目)可能帮助临床医生评估残留灶的范围。

多个前瞻性临床试验确定了新辅助治疗反应的预后价值[43,44]。病理性完全缓解可以显著提高患者的无病生存及总生存。最近发表的一篇荟萃分析结果证实了 pCR 的可重复性预后价值,尤其对于激素受体阴性的乳腺癌患者[45]。

新辅助治疗后 M 分类

行新辅助治疗患者的 M 分类是新辅助治疗前的临床分期。如果一患者化疗前经检查定为远处转移(M1),那么从始至终该患者将被指定为 M1。如果治疗前无转移的病例开始治疗后发现远处转移,这种情况被认为是疾病进展。

分期的其他规则-功能成像，多原发性

以往TNM分期以肿瘤形态与大小为基础，且肿瘤大小作为预后和治疗效果的主要指标。尽管大小仍然是分期的主要决定因素，分子乳腺影像，CT，PET和对比增强MR成像的应用提供更多测量大小的方式，而不是解剖学的大小。其中包括生物功能成像，其比大小能更准确的评估预后和治疗决策。目前，经过验证的数据不足以将这些发现纳入分期。当积累了足够的数据时，这些因素可以被引入到分期系统中。

对于接受新辅助全身或放射治疗前的患者，T分类定义为临床分类（cT）。治疗前的分期是临床性的，并且检查及影像学的临床结果记录为cT。

多发同时性同侧原发性癌

多发同时性同侧原发性癌发生于同一个乳腺，可被宏观上区分，且可用现有的临床和病理技术测量的，被定义为浸润性癌。在这种情况下，T分类应该仅基于最大的肿瘤，而非所有肿瘤大小之和，但应该记录下小肿瘤的大小并且在T分类中加用"m"修饰，如分期规则第1章的定义。

互相邻近的浸润性癌，但是大体上显然是互相独立的，可能代表了真正独立的几个肿瘤，如果是同一个肿瘤的话，应该有复杂的形状，或者存在炎症播散。区别上述情况可能需要主观判断以及结合病理和临床的发现（尤其影像学），在特定情况下，应优先考虑最精确的模式。如果几个肿瘤灶在大体上独立但相互之间非常接近（如相距不到5mm），尤其当组织学特征相似，他们很有可能是同一个肿瘤有着复杂的形状，且他们的T分类在考虑影像学、宏观及微观发现之后，应基于最大的结合直径。在这种情况下，通过仔细和综合的镜下评估常常可以发现肿瘤灶之间连续的微小区域。然而，需要在组织上证明两个肿瘤灶之间有着连续的和均匀的肿瘤密度，从而可以将两个大体上分开的病症相加。这种标准适用于大体上可辨别及测量的多个肿瘤，但并不适用于大体上一个肿瘤，而在镜下却有多个卫星病灶的情况。沿着同一径向轴发生的肿瘤常常互相关联且起源于同一导管系统中。

表48.1 新辅助治疗反应的特征

治疗反应分类	描述
病理完全缓解（pCR） ypT0N0或ypTisN0	病理完全缓解仅能通过组织病理评估决定，并且定义为乳腺原发灶及淋巴结病理检查无浸润性肿瘤残余 治疗后存在原位癌且无浸润性癌残余，也称作pCR 淋巴结中有孤立肿瘤病灶的患者不能称为完全缓解 腋窝淋巴结中残余任何大小的肿瘤灶均不能称作完全缓解，包括≤0.2mm的细胞簇，这些患者可称为ypN0(i+)
临床部分缓解（cPR）	T和/或N分类较临床分期（治疗前）降期，且无论T或N均无增长，表示部分缓解。临床部分缓解（cPR）程度评估最佳方法是对比治疗前临床分期（cT和cN）与治疗后临床分期（ycT和ycN）。此比较应该基于临床上能最清楚地界定肿瘤尺寸的治疗方法。对未达到完全缓解的病理缓解程度定义是不妥当的，因为这种情况缺少治疗前的病理分期对比 如果化疗前存在可触及或可见淋巴结，那么受累淋巴结应经体格检查或放射性检查评估。如果化疗前经FNA，粗针活检或前哨淋巴结活检证实镜下淋巴结受累，应该记录为cN。通过体格检查及影像学检查来评估淋巴结反应ycN。对化疗后切除的淋巴结行显微镜检查评估记为病理缓解（ypN） 治疗后无病理性淋巴结受累应用于证实病理性完全缓解且作记录，但不一定代表真正的"缓解"，因为并不知道化疗后手术切除的淋巴结在化疗前是否受累
未缓解（NR）	T或N分类较临床分期（治疗前）无明显变化，或者治疗后病理评估时T或N分类有所增加，意味着对治疗无反应。临床（治疗前）T分类由临床及影像学发现决定。治疗后T分类包括ypT及ycT，ypT是由切除肿瘤的病理大小决定，ycT是通过对未切除肿瘤的临床检查及影像学检查决定 对于可手术切除的肿瘤，反应的分类将附加于y分期。例如：ypTisypN0cM0CR；ypT1ypN0cM0PR；ypT2ypN1cM0NR 治疗过程中很少有肿瘤生长或进展。针对这种情况没有特别的分类，可被记录为"未缓解"

同时性双侧原发性癌

发生于不同器官的每个肿瘤应基于各自的特征作为独立的原发性癌来分类和分期，包括 T 分类按指定的分期规则进行（见第 1 章）。每个肿瘤应该测定各自的肿瘤标记物（ER、PR、HER2 和分级）。

基于生物标记物和预后因素的乳腺癌分期

第 8 版规划阶段伊始，乳腺专家小组就对生物标记物纳入 TNM 分期的重要性进行讨论。鉴于第 7 版发展过程中所面临的挑战，许多专家一直坚持并成立了方法学工作组（Methodology Task Force），就如何实现将生物标记物纳入分期系统并且在生物标记物信息缺乏时仍不损害分期系统使用的这一目标提出建议。方法学工作组也对现有的多基因预后预测模型进行回顾分析，以考虑纳入分期系统。

这一问题曾在第 7 版的编写过程中详细讨论，但由于缺乏足够的验证数据而搁置。当初讨论的问题仍是当前版本（第 8 版）中所涉及的相关问题，而现在纳入生物标记物的需求更为迫切。

如何准确地将生物标记物及多基因预后预测结果纳入《AJCC 癌症分期指南》第 8 版仍然存在许多的不确定性。大部分为回顾性研究的数据而几乎没有前瞻性研究结果。尽管如此，多基因检测用于指导特定亚组患者治疗决策的临床价值已得到可重复和可信的验证。对患者临床治疗意义重大的多基因检测现也发展至关键时刻，即被常规纳入各国指南和治疗推荐中（如 NCCN 和 ASCO 肿瘤标记物指南）。

保留解剖学分期

专家小组达成强烈的共识，即使可进行预后分期，仍要求所有患者均应完成解剖学分期。人们认识到预后分期不是对所有的亚组患者都适用，并且尤其发生在那些因资源有限而无法进行此种检测的地区，往往无法获取生物标记物信息和/或常规开展多基因检测。此外，解剖学分期仍然是分期系统的一个重要部分，它不仅架起了一座桥梁，得以和既往的研究和患者群体进行比较，而且在无论哪个国家和资源分配下仍是医生们的通用术语。

乳腺生物标记物

显然，除了传统分期中的肿瘤大小，淋巴结状态和是否存在转移之外，肿瘤生物学特性也对其预后及治疗效果至关重要。AJCC 分期系统一直是适用于接受治疗的患者，最初，治疗方式主要为外科手术，联合或不联合放射治疗。随着时间推移，该系统已从经典的肿瘤大小，淋巴结状态和有无转移逐渐完善到纳入单纯前哨淋巴结状态评估，系统性全身治疗后的评估，乃至尸检结果。从未纳入，也不适用于“完全未治疗”的患者。为保证临床治疗的相关性，随着对肿瘤认识与治疗的进步而逐渐地调整分期系统是相当重要的。

肿瘤分化程度是肿瘤生物学特性的核心。肿瘤分化程度可通过多种方式予以评估，包括增殖指数、组织学分级、激素受体状态、癌基因的表达和基因表达谱等。最早用以评估肿瘤分化程度和预后的就是组织学分级或核分级[46~50]。临床上可供采用的多种分级系统应用最为可靠和广泛的就是 Scarff、Bloom 和 Richradson 的组织学分级系统，并由诺丁汉（Nottingham）组织进一步更新和规范化[51~53]。在不考虑内分泌治疗或化疗情况下，高组织学分级或低分化的肿瘤相比于低组织学分级或高分化肿瘤预后更差。

对美国国家癌症研究所（National Cancer Institute）的监测、流行病学与最终结果（SEER Program）数据的分析表明，组织学分级是一个独立于肿瘤大小或阳性淋巴结数目的重要的预后因素[54]。虽然不同的病理医师之间对组织学分级的可重复性受到质疑[55]，但是 Elston 和 Ellis 的研究结果[52,53]提出了如何实现乳腺癌组织学分级可重复性的指南。他们对腺管、细胞核多形性和有丝分裂计数进行半定量评估后修整了 Scarff-Bloom-Richradson（SBR）分级系统，并提出腺管形成和细胞核多形性可在肿瘤整个生长周期中测定，而有丝分裂计数需在肿瘤中有丝分裂最活跃的 10 个连续高倍视野中进行。通过测量显微视野直径（和面积），并通过标准化面积和有丝分裂计数的转化，可以对高倍视野进行标准化[52]。这一分级系统得到了英国皇家病理学家协会国家健康服务乳房检查计划工作小组（Royal College of Pathologists' Working Group for the National Health Service Breast Screening Program）的支持。另外，它也被美国病理学会（CAP）、美国外科学会肿瘤委员会（CoC）及美国乳腺中心认证项目（NAPBC）所认证，CAP 网站上提供这一乳腺癌分级指南（www.cap.org）。

高级别和快速分裂的肿瘤细胞可能对非靶向治疗的化疗更为敏感。在传统组织病理学中，通过有丝分裂计数测定细胞分裂。为了更准确地描述分裂细胞的比例，许多病理医师使用免疫组织化学

48

(IHC)测量 Ki-67 的表达[56]。虽然没有普遍认可的关于 Ki-67 低、中及高表达量的临界值,并且也没有采用标准化的方法检测,但是,众所周知高 Ki-67 水平反映肿瘤细胞分裂迅速和并可预测应用蒽环类化疗药物的疗效[57]。

早在 19 世纪末,人们就已发现通过对激素水平的调节可影响乳腺癌的发展[58]。近年来,雌激素受体(ER)检测已实现了标准化[59]。结果表明,选择性雌激素受体调节剂如他莫昔芬及其他内分泌药物可延缓或阻止 ER 阳性 PR 阳性乳腺癌的进展。ER 和 PR 的表达水平越高,获益越大[60,61]。ER 阳性 PR 阴性及 ER 阴性 PR 阳性的患者,其获益较低。而 ER 阴性 PR 阴性的患者从内分泌治疗中无明显获益[60~62]。

大量癌基因与乳腺癌的预后相关,其中研究最多的是人类表皮生长因子受体-2(HER-2)[63]。由于基因扩增或蛋白过度表达而导致 HER-2 阳性的未治疗患者中,不论淋巴结是否阳性,预后均较差[64~66]。HER-2 阳性乳腺癌一般分化较差,因此,在低级别浸润性导管癌或经典型浸润型小叶癌中较为少见[66]。HER-2 阳性常与高组织学分级、高细胞增殖率、DNA 非整倍体和激素受体阴性有关[67~69]。ASCO 和 CAP 共同发布了 HER-2 检测和评估指南[70,71]。

HER-2 靶向治疗的发展大大提高了 HER-2 阳性乳腺癌患者的疗效。曲妥珠单抗及相关药物联合多种化疗方案已被证实可有效改善 HER-2 阳性患者的预后[72,73]。激素受体状态与 HER-2 的表达之间似乎存在着复杂的联系。据报道,HER-2 阳性 ER 阳性的患者对单药他莫昔芬不敏感或极易耐药[74~76]。甚至在激素受体阳性乳腺癌中,HER-2 的表达与 ER 和 PR 的表达呈负相关[77]。

与其他肿瘤一样,乳腺癌并非一个单一疾病,它具有高度的异质性,不仅组织学外观,肿瘤分级,激素受体状态和 HER-2 的表达有所不同,在分子/基因水平也有差异。基因组学分析将乳腺癌分为四个亚型[78],类似于由基因表达谱定义的内在亚型[79~82]。这些亚型(Luminal A,Luminal B,HER-2 阳性和基底样型)有着完全不同的基因表达,自然病程,转移模式和对现有治疗的敏感性[79,83,84]。

尽管基因表达谱检测已经成为一种较为常用的实验室技术,其成本也已显著降低,但在大多数医疗条件下,它仍未能作为一种有效的诊断技术得到广泛应用。因此,用以替代基于基因表达的分子分型,临床定义的分子分型的已被用于估计预后和指导临床决策。这些亚型是基于 ER、PR 和 HER-2 的表达水平,同时纳入肿瘤分级或增殖性参数如 Ki-67 或者核分裂计数。每个亚型的特征如表 48.2 所示。

表 48.2 乳腺癌临床亚型

临床定义的-治疗导向的乳腺癌亚型	
Luminal 型	
激素受体阳性,HER2 阴性	
(Luminal A 型) 受体表达高,增殖力低	多参数分子标志物检测提示"预后良好";高 ER/PR 及低增殖(Ki-67 低表达、低分裂数);组织学分级通常为Ⅰ~Ⅱ级
(Luminal B 型) 受体表达低,增殖力高	多参数分子标志物检测提示"预后差";低 ER/PR 及高增殖率(Ki-67 高表达、高分裂数);组织学分级通常为Ⅲ级
HER-2 型 HER-2 阳性	HER-2 阳性、激素受体阴性或者 HER-2 阳性、激素受体阳性;组织学分级通常为Ⅲ级
基底型 三阴性	ER、PR、HER-2 阴性;组织学分级通常为Ⅲ级

Luminal-A 型主要为低级别浸润性导管癌(非特指型)或特殊类型乳腺癌如小管状癌、筛状癌或黏液癌,其预后较好。这类肿瘤通常对传统的化疗反应不佳,但内分泌治疗反应良好。Luminal-B 型分化较差,对内分泌治疗反应不够而更容易对化疗有反应。HER-2 阳性型(或 HER-2 富集型)在引入抗 HER-2 治疗之前,是侵袭性最高的亚型,死亡率最高,生存期最短。然而,目前来看,积极的抗 HER-2 治疗可使该亚型患者获得良好的预后。由肌上皮细胞分化而产生的基底样型具有最高的死亡率,辅助治疗效果也最差。

多基因检测

在乳腺癌分期中纳入生物因素的另一体现就是将多基因检测的结果加入其中。多基因检测多数情况下是通过测定肿瘤内的信息表达水平(RNA)来检测乳腺癌组织中大量基因表达的水平。已有多种检测模型经过研究表明,可提供更具体的预后信息和明确对全身治疗药物特别是化疗的敏感性,因此这些检测模型已在临床应用。

多基因检测使用中遇到的问题是目前临床所使用的基因检测可能仅仅是测量细胞增殖能力的替代品。因为检测基因中通常包括大量的增殖基因,并与细胞增殖能力密切相关。Ki-67 是使用最为广泛的检测细胞增殖的标志物。因为重复性较差(特别是在不同的实验室之间)以及缺乏一致的最佳临界值,单一的 Ki-67 并不能成为临床实践中可使用的可靠指标。而虽然多基因检测具有重现性和可靠性高的优点,但至少目前来看其成本仍太高。

若考虑将多基因检测结果纳入分期系统,专家小组认为先决条件是可获取至少应该包括 ER、PR 和 HER-2 在内的肿瘤生物标记物信息,并且强烈建议在 ER 及 PR 状态时未确认,不应将预后和预测模型纳入分期系统,部分是因为这些信息可能仅适用于特定的乳腺癌亚型患者(如激素受体阳性,HER-2 阴性)。另一个建议是,多基因检测应只被纳入某些特定乳腺癌亚型的分期系统,例如激素受体阳性,HER-2 阴性,淋巴结阴性,Ⅰ或Ⅱ期的患者可考虑进行多基因检测,但共识表明多基因检测对三阴性乳腺癌患者的临床价值有限,不应被纳入其分期系统。此外,人们认识到许多关于多基因检测的文献都被全身治疗产生的影响所混淆,且大多数研究都未包含大样本的前瞻性的未治疗的患者群体。

大量的文章及摘要都展示了将多基因检测纳入临床分期的相关数据。在 TAILORx 研究中,根据以下入组标准:激素受体阳性、HER2 阴性、淋巴结阴性、病理类型为浸润性乳腺癌、肿瘤 1.1~5.0cm(或 0.6~1.0cm,中高级别核级或组织学分级)、Oncotype Dx 复发评分<11 分[8],将符合入组标准的患者纳入低风险组中(实验组;非随机),仅予以辅助内分泌治疗,其 5 年随访数据显示无浸润性肿瘤复发生存率(iDFS)为 93.8%,无远处复发生存率(dDFS)为 99.3%,无复发生存率为 98.7%,总生存(OS)率为 98%。

在其他两篇摘要中也提到基于 Oncotype Dx® 复发评分而获得良好疗效的研究。首先,一篇文献摘要报道了在以色列的一项人群研究中,已有 930 例患者根据 Oncotype Dx® 复发评分进行了治疗[9]。在 930 例患者中,基于复发评分小于 18 的标准定义,479 例患者被归为低风险组,其中只有 1%接受了化疗,其 5 年随访结果显示乳腺癌特异性生存率(BCSS)为 99.8%,远处转移率(DR)为 0.5%。在 2015 年圣安东尼奥乳腺癌会议(San Antonio Breast Cancer Symposium,SABCS)上 Stemmer 等[85] 更新了一份样本量更大的研究摘要。这项最新的研究纳入了 1 594 名患者,中位随访时间为 5.9 年。5 年的随访数据显示低危及中危患者的远处转移率分别为 0.5%和 1.2%。其次,是德国的一项纳入 3 198 患者的前瞻性研究,348 名复发评分小于 11 的患者被作者定义为低风险,仅予以内分泌治疗[10],其 3 年的无事件生存率(EFS)为 98.3%。真实生活研究分析了 1 594 名 N0 或 N1mi 乳腺癌患者的治疗中纳入 21 基因复发评分,5 年的 Kaplan-Meier 分析结果显示评分为 30 分甚至更低的患者乳腺癌特异性复发生存率大于 98%。

开发 Oncotype Dx® 检测的 Genomic Health 公司与 SEER 合作将 Oncotype Dx® 复发评分患者的数据与 SEER 数据库中的临床病理数据作了合并。一项基于 38 568 例患者的分析显示,风险评分低于 18 的乳腺癌患者其 5 年乳腺癌特异性生存率达到 99.6%,评分为 18~30 的患者则为 98.6%[86]。

Drukker 等[87] 报道了荷兰的一项纳入 427 例患者的 RASTER 研究(microarray prognostics in breast cancer),它利用 70 基因检测评分及临床病理特点前瞻性地指导治疗方案。在 95 例临床及分子低危的患者中(分别由 Adjuvant! Online 和 70 基因检测定义),只给少于 10%的患者予以全身治疗(化疗和/或内分泌治疗),其 5 年的无远处转移生存率为 94.3%,无远处复发生存率为 95.3%。

通过对最新刊物的结果和文献的详尽回顾,美国临床肿瘤学会(ASCO)临床实践指南委员会更新了关于使用生物标记物指导早期乳腺癌患者辅助全身治疗决策的指南[3]。最新版本于 2016 年 2 月 8 日在网上公布,并纳入了关于单一生物标记物和多基因检测具体建议。

总之,大量研究结果表明,在临床低风险的情况下利用分子风险评估筛选出的低危患者亚组其 3~5 年的疾病复发风险一致结果都很低。不过,值得注意的是这些研究的随访时间都很短,仅报道了 3~5 年的随访结果,并且还采用了不同的临床选择标准,不同的治疗方法,不同的分子分析工具,使用不同的临界值选择低危患者亚组。然而,总体而

48

言,已发表研究证实多基因分子检测所确定的低危亚组 3~5 年内预后较好。

根据目前最可靠的证据,专家小组决定将 Oncotype Dx®多基因分子检测评分纳入分期系统,即 TAILORx 研究的实验组所界定的患者亚组(包括 Oncotype Dx®的复发评分小于或等于 10)纳入 AJCC 预后分期是合理的。这类患者应该根据 AJCC 预后分期定义进行分期。Oncotype Dx®检测评分可以作为Ⅰ级证据加以推荐(大规模前瞻性临床试验数据)。其他多基因检测也可能提供相同的信息以便将其纳入预后分期Ⅰ期。然而,2016 年的现有数据是Ⅱ级证据,因此并未将其纳入预后分期。

对于所有患者,病史提供者和注册登记机构应继续收集和记录 ER、PR、HER-2 和 Ki-67 的状态,若在合适病例中进行了生物标记物和基因检测也应继续记录和收集多基因检测的结果。

将生物标记物纳入 TNM 预后分期分组

迄今尚未获得,拥有生物标记物的完整信息和充分随访时间的大型数据库,主要是因为 HER-2 在 2010 年之前未常规检测。考虑到这些生物因素,第 8 版乳房专家小组的两名成员分析了大量患者群体以确定纳入生物标记物是否可改善传统的 TNM 分期系统。

Kelly K. Hunt 和 Elizabeth A. Mittendorf 博士[18]带领其团队,利用得克萨斯大学 MD Anderson 癌症中心的数据库,首次证实了乳腺癌生物标记物对预后预测和分期系统的价值。纳入 1997 年 1 月至 2006 年 12 月之间于 MD Anderson 癌症中心治疗的 3 728 名浸润性乳腺癌患者,所有患者需满以下条件:没有明确的远处转移证据;可提供肿瘤的组织学分级、ER 和 PR 状态;未接受新辅助化疗;随访时间超过 2 年。疾病特异生存率(DSS)是指从诊断到因乳腺癌所致死亡的时间,未达到这一观察终点的患者在最后的随访中被剔除。然后利用病理分期建立 DSS 的预后模型。利用单因素和多因素分析确定与 DSS 相关的因素,包括 ER、PR、分级、淋巴血管侵犯。通过计算风险率测得 DSS 的独立预后因素评分范围为 0~2 之间。针对二进制变量,对 DSS 有显著影响的对照组评分记为 1。对于序数变量,对 DSS 具有显著影响且 *HR* 在 1.1 和 3 之间的对照组评分为 1 分,同样,*HR* 在 3.1 和 6 之间的对照组记为 2 分。对包含各种生物因素与病理分期的 6 大分期系统进行评估,确定了纳入肿瘤分级和 ER 状态的病理分期是最精确的,具有较高的 C-指数和低赤池信息量准则(Akaike information criterion,AIC)。与单纯的病理分期系统相比,这种新型的分期系统可显示出不同分期之间 DSS 的区别。随后利用 SEER 数据库对这些结果进行了验证。

此分期系统的局限在于它的数据来源于常规使用曲妥珠单抗治疗 HER-2 阳性乳腺癌患者之前。因此,MD Anderson 癌症中心利用对 2007 年 1 月和 2013 年 12 月之间于该机构治疗的 3 327 患者,包括 306 名 HER-2 阳性乳腺癌患者的分析结果更新了这一分期系统。此更新过程中,再次进行了多因素分析以确定与 DSS 相关的因素,包括病理分期、分级、ER 状态、PR 状态、HER2 状态等。基于 *HR* 值,给每个相关因素设定了 0~4 的分值,*HR* 为 1.1~3 设定为 1 分,*HR* 为 3.1~6 设定为 2 分,*HR* 为 6.1~10 设定为 3 分,*HR* 大于 10 设定为 4 分(表 48.3 所示)。通过对 DSS 个体独立预测因素的得分求和,计算出总体分期评分。经过加州癌症登记处(California Cancer Registry)的数据验证,纳入了病理分期、分级、ER 状态和 HER2 状态的分期系统,C-指数最高,AIC 值最低[89]。

表 48.3 预后因素的单因素和多因素分析结果及对疾病特异生存(DSS)的影响,最后一列为基于风险比率(*HR*)的预后因素分值(数据来源于 MD Anderson 分析)

	5 年 DSS	单因素分析		多因素分析		分值
	%	*HR*	*P*	*HR*	*P*	
病理学分期						
Ⅰ	99.1	参照值		参照值		0
ⅡA	98.0	2.8	0.002	2.3	0.01	1
ⅡB	95.6	4.8	<0.000 1	4.0	<0.000 1	2
ⅢA	95.4	6.8	<0.000 1	7.2	<0.000 1	3
ⅢC	79.5	26.6	<0.000 1	19.9	<0.000 1	4

续表

	5 年 DSS	单因素分析		多因素分析		分值
	%	*HR*	*P*	*HR*	*P*	
细胞核分级						
Ⅰ	99.8	参照值		参照值		0
Ⅱ	98.9	5.0	0.1	4.0	0.2	0
Ⅲ	95.3	25.0	0.001	13.1	0.01	1
ER						
阳性	98.8	参照值		参照值		0
阴性	92.9	4.9	<0.000 1	2.5	0.001	1
PR						
阳性	98.8	参照值		参照值		
阴性	95.2	4.0	<0.000 1		无统计学差异	
HER-2						
阳性	97.5	参照值		参照值		0
阴性	98.0	0.8	0.5	2.2	0.04	1

MD Anderson 癌症中心从大型数据库上进行的分析使得联合积极的辅助化疗和激素治疗的多学科治疗成为可能。这些数据证实了包括分级、ER 和 HER2 状态等生物因素的预后意义，并促进了风险预测的发展使其进一步完善病理分期提供的预后信息。各风险预测因素均设定相应分值，如表 48.4 所示。

表 48.4　风险预测评分数据来源 MD Anderson 分析

因素	0 分	1 分
分级	Ⅰ/Ⅱ级	Ⅲ级
ER	阳性	阴性
HER-2	阳性	阴性

MD Anderson 癌症中心以 2007 年 1 月至 2013 年 12 月（n=3 327）就诊的患者为样本，并将风险预测因素纳入病理分期，其 5 年的 DSS 和 OS 结果如表 48.5 所示。这些定量化的数据结果有助于术后辅助治疗的选择[89]。

而由 David J. Winchester 博士团队[90] 开展的另一项研究，利用美国国家癌症数据库（NCDB）的资料，使用传统的分期指标（基于第 7 版 TNM 分期）联合肿瘤组织学分级（基于 Nottingham 修订的 SBR 系统），ER、PR 和 Her-2 状态，明确了预后因素对分期的影响。该研究纳入了于 2010—2011 年被诊断为浸润性乳腺癌的 238 265 例女性患者，其中位随访时间为 37.6 个月。对所有患者均采集了全部参数的完整信息，并利用第 7 版的分期系统联合组织

48

表 48.5　将风险预测评分加入 AJCC 的 TNM 分期得出 OS 及 DSS 数据来源 MD 安德森分析

分期	风险预测	数量	5 年 DSS	95%CI	5 年 OS	95%CI
Ⅰ（ⅠA 和ⅠB）	0	36	100%		97%	80.4%~99.6%
	1	1 173	99.4%	98.7%~99.7%	96.7%	95.4%~97.0%
	2	274	98.8%	96.4%~99.6%	94.6%	91.0%~96.8%
	3	119	96.6%	91.1%~98.7%	93.8%	87.5%~97.0%
ⅡA	0	31	100%		96.8%	79.2%~99.5%
	1	634	99.4%	97.5%~99.8%	97.1%	94.7%~98.4%
	2	236	97.5%	93.2%~99.1%	94.1%	88.7%~97.0%
	3	98	91.0%	81.8%~95.7%	88.2%	78.5%~93.8%
ⅡB	0	11	100%		100	
	1	309	96.9%	92.6%~98.8%	94.6%	89.6%~97.2%
	2	107	92.9%	83.6%~97.1%	89.3%	80.1%~94.4%

续表

分期	风险预测	数量	5 年 DSS	95%CI	5 年 OS	95%CI
	3	40	91.5%	75.6%~97.2%	91.5%	75.6%~07.2%
ⅢA	0	3	100%		100%	
	1	134	98.3%	88.2%~99.8%	91.5%	82.6%~96.0%
	2	50	92.2%	77.2%~97.5%	90.3%	75.7%~96.3%
	3	7	68.6%	21.3%~91.2%	68.6%	21.3%~91.2%
ⅢC	0	0				
	1	39	92.2%	72.1%~98.0%	84.4%	63.7%~93.9%
	2	16	80.8%	51.4%~93.4%	80.8%	51.4%~93.4%
	3	10	33.3%	6.3%~64.6%	33.3%	6.3%~64.6%

学分级、HER-2、ER 和 PR 状态等对每个预后亚组进行生存计算。三阴性乳腺癌(所有组织学分级)和组织学 3 级且及 ER/PR 阴性且未过表达 HER-2 的乳腺癌患者生存率较低,与第 7 版中至少高一个分期的患者生存率持平。相反,许多 ER 及 PR 阳性无论有无 HER-2 过表达的亚组都比其他亚组生存率高,这与《AJCC 癌症分期指南》第 7 版得出的结论相同。这些发现与在 MD Anderson 预后模型中设定的分数一致。但分期亚组的生存期范围仍使用《AJCC 癌症分期指南》第 7 版标准来定义,以维持与先前分期生存预期的一致性。根据计算出的平均生存率,将各预后亚组分配至相应的分期。

基于 NCDB 的分析而建立的第 8 版的预后分期组,如本章所列,纳入组织学分级、HER-2 和激素受体状态后,41%患者被重新分配到高于或低于第 7 版解剖分期的亚组中。值得注意的是,表格中有关分期及生存率的结果来自 1 500 家经 CoC 认可的医院且包括了美国大约 70%以上已确诊的乳腺癌患者的数据。NCDB 中的大部分患者都得到了相应的辅助内分泌治疗和/或全身化疗。只有在积极的治疗下肿瘤分期和生存率才有意义。

多基因检测-特别推荐

若患者符合 TAILORx 研究实验组的入组标准(ER 阳性,HER-2 阴性,淋巴结阴性,Oncotype Dx® 复发评分小于 11)同时肿瘤≤5cm 应归为 AJCC 预后分期的Ⅰ期。

预后因素

分期所需的预后因素

ER 表达

ER 表达水平主要通过免疫组化法(IHC)测定。肿瘤细胞染色阳性率≥1%时即认为 ER 或 PR 表达阳性[61]。AJCC 证据级别:Ⅰ级。

PR 表达

PR 表达水平主要通过 IHC 测定。肿瘤细胞染色阳性率≥1%时即认为 ER 或 PR 表达阳性。AJCC 证据级别:Ⅰ级。

人表皮生长因子受体-2(HER2)

HER-2 表达水平主要通过 IHC 检测 HER2 受体蛋白表达水平,或应用原位杂交法(ISH)检测 HER2 基因扩增水平。ISH 通常采用荧光 ISH(FISH)或显色 ISH(CISH)。为准确有效检测 HER2 状态,2013 年美国临床肿瘤学会/美国病理学会(ASCO/CAP)规定乳腺癌标本一般先进行 IHC 检测,IHC 2+为 HER2 状态不确定,须进一步应用 ISH 检测 HER2 基因扩增状态。以下为检测结果标准。有关 HER2 检测和报告的详细信息,请参阅完整指南[70]。AJCC 证据级别:Ⅰ级。

IHC:阴性:0 或 1+

不确定:2+

阳性:3+

ISH:可能阴性结果:

- HER2/CEP17 比值<2 以及平均 HER2 拷贝数<4

可能不确定结果:(需要通过其他 ISH 技术进行确认)

- HER2/CEP17 比值<2 以及平均 HER2 拷贝数≥4 而<6

可能阳性结果:

- HER2/CEP17 比值≥2
- 无论 HER2/CEP17 比值,平均 HER2 拷贝数≥6

以上结论应用的是同时含有 HER2 基因和该基因所在的第 17 号染色体着丝粒(CEP17)序列的双

探针 ISH 法。对于仅含有 HER2 基因的单探针 ISH 法，结果规定如下：

阴性：平均 HER2 拷贝数<4

不确定：平均 HER2 拷贝数≥4 而<6

阳性：平均 HER2 拷贝数≥6

组织学分级(SBR 分级系统-诺丁汉分级)

所有侵袭性乳腺癌须行组织学分级。推荐使用诺丁汉分级改良的 SBR 分级系统[48,51,52]。肿瘤的组织学分级主要取决于形态学特点(包括腺管形成的程度、细胞核的多形性以及核分裂计数)。对每项特点给予 1 分(良好)到 3 分(差)的分值，然后将三项相加评出三个等级：3~5 分为 1 级；6~7 分为 2 级；8~9 分为 3 级。

G	G 定义
GX	分化无法评估
G1	组织学等级综合评分为低(预后好)；SBR 评分 3~5 分
G2	组织学等级综合评分为中(预后良)；SBR 评分 6~7 分
G3	组织学等级综合评分为高(预后不良)；SBR 评分 8~9 分

Oncotype Dx®

Oncotype Dx®是一项基于评估与复发转移相关的 21 个基因的基因检测法。从组织标本中提取 RNA 进行 RT-QPCR 实时荧光定量 PCR 反应，将每个基因权重(16 个肿瘤相关基因，5 个参考基因)与数学公式结合最终算出复发评分(RS)。RS<11 分为低复发风险最相关的判断标准[14]。21 基因检测仅被纳入 T1~2N0M0，ER 阳性，HER2 阴性乳腺癌患者的预后分组。AJCC 证据级别：Ⅰ级。

其他重要临床预后因素

循环肿瘤细胞及其检测方法

(RT-PCR，免疫磁珠分选法，其他)

循环肿瘤细胞(CTC)由实体肿瘤细胞脱落(原发灶、转移灶)后进入外周血。原发或转移乳腺癌患者外周血中存在 CTC 均提示预后较差。目前用以检测 CTC 的方法众多，但唯一经 FDA 认证的方法为 CellSearch 系统。具体方法为：对一管 7.5ml 的血液样本进行离心用以分离出血清中的固体血液成分，将其置于 CELLTRACKS® AUTOPREP®系统。肿瘤细胞大多来源于上皮细胞，因此通常带有上皮细胞特有的表面抗原 EpCAM，CellSearch 系统利用带 EpCAM 抗体的磁珠来分离和富集 CTC。细胞角蛋白单克隆抗体是一种上皮细胞的特异性抗体，通过这种带荧光的抗体对分离的 CTC 进行染色。CD45 是白细胞的特异性抗原，用带荧光的 CD45 抗体标记白细胞用以检测样本是否被污染。DAPI 是 DNA 染料，用来对 CTC 和白细胞细胞核进行染色。通过磁力作用，把磁珠连同吸附的 CTC 富集到检测盒表面。通过 CELLTRACKS ANALYZER Ⅱ®系统扫描成像细胞角蛋白抗体和 DAPI 染色阳性的 CTC，最后对这些入选细胞进行人工观察。对于转移性乳腺癌，若细胞数≥5 个/7.5ml，则代表较差的预后。对于原发乳腺癌，该分界值为≥1 个/7.5ml。AJCC 证据级别：Ⅱ级。

弥散性肿瘤细胞(DTC；骨髓微转移)及其检测方法

(RT-PCT，IHC，其他)

骨髓中的弥散性肿瘤细胞(DTC)可视为一种"液态活检"方法，这些信息将有助于对患者进行个体化治疗。在乳腺癌患者中，手术切除原发肿瘤时骨髓中存在 DTC 与术后发生复发转移之间存在相关性。目前细胞角蛋白是用来检测间充质器官(骨髓、血液、淋巴结等)中的上皮肿瘤细胞的常用标记物。检测方法通常采用 IHC，判断标准为≥1 个细胞数。AJCC 证据级别：Ⅰ级。

Ki-67

Ki-67 是一种与细胞增殖相关的核蛋白[82,92]，主要检测法为 IHC；迄今对于 Ki-67 的表达情况仍未有标准的检测程序以及被普遍接受的判断标准。AJCC 证据级别：Ⅲ级。

多基因标志评分

免疫组化四项(IHC4)组合了免疫组化检测的 ER、PR、HER2 和 Ki-67 四个指标[82,92]。研究者已证实其预后价值与 Oncotype Dx®检测相似。其结果主要基于一种对 ER、PR、HER2 和 Ki-67 的 IHC 表达结果进行半定量分析的多变量模型，然后利用特定的数学公式结合这些半定量分析结果整合为一项复发评分。AJCC 证据级别：Ⅱ级。

高通量基因检测系统(MammaPrint®)

MammaPrint®是一种基于评估与乳腺癌复发风险相关的 70 种基因表达水平的基因检测手段[6,7]，主要通过基因表达谱进行检测和报告，并产生二分类结果：低复发风险组(10 年复发风险<10%)和高复发风险组[80,82,91]。AJCC 证据级别：Ⅱ级。

48

PAM50 复发评分(Prosigna)

PAM50(Prosigna)利用基因芯片检测特定的 50 个基因表达情况,其结果是一个 0~100 之间的单一数值评分,与 10 年复发转移风险相关的[80,82,91]。AJCC 证据级别:Ⅱ级。

乳腺癌指数

乳腺癌指数(breast cancer index)是一种基因表达分析,其检测结果以连续性曲线上的具体数值来呈现(划分为高风险组/低风险组)[92]。AJCC 证据级别:Ⅱ级。

EndoPredict®

EndoPredict 是另一种乳腺癌风险预测手段,其测量结果是 0~15 中某个具体数值,该数值与基因表达分析中连续性曲线相对应,数值 5 用以划分低分险组和高分险组[93]。AJCC 证据级别:Ⅱ级。

风险评估模型

预后模型在当代医学中仍将占据着重要的地位。首先,临床医师通过对于疾病的生物学特点以及自然进程的研究,分析了影响预后的相关因素。其次,患者的治疗决策因个体化预后的差异而不同。最后,由于大多数肿瘤存在异质性,预后模型对于临床试验的设计、执行和分析均很重要。一旦得到正确的开发和验证,这些预后模型将成为患者管理、治疗决策的常规路径以及临床试验设计和执行的组成部分。

AJCC 精准医疗核心组(Precision Medicine Core, PMC)建立了预后工具的评估标准[95]。这部分在第四章节进行了详尽讨论。尽管该标准由 PMC 独立建立,但其严格遵守了 AJCC 近期发布的 Cochrane CHARMS *Ch*ecklist 质控标准,该标准对预后评估模型研究进行系统回顾时采用的数据评估和排除标准。

本章将就满足 AJCC 评价标准且被 AJCC 认可的现存的乳腺癌预后模型进行探讨。在 www.cancerstaging.org 网站中已完整地列出了预后模型及其与质控标准相符的情况。

PMC 回顾了 2011 年 1 月至 2015 年 12 月发表的有关预后模型或预后工具的相关文献。本指南第四章阐述了搜索方法。PMC 将预后模型定义为可预测临床预后的因素所组成的多变量模型。每一项预后工具均符合了 AJCC 预后模型建议的 PMC 的严格质控标准(见第 4 章)。

利用该标准对 30 个乳腺癌现有风险评估模型进行评价。结果发现 Adjuvant! Online 及 PREDICT-Plus 两个预后模型完全符合 AJCC 标准。表 48.6 中阐述了这两个预后模型的详细信息。CancerMath 是另一个极具前景风险评估模型,但在已发表的文章以及网站中所提供的该模型的信息并不能完全符合所有的质控标准。

表 48.6 符合全部 AJCC 标准的乳腺癌预后评估工具

批准采用的预后评估工具	网址	包含在模型中的预后因素
Adjuvant! Online	www.adjuvantonline.com/	肿瘤大小,阳性淋巴结数量,ER 状态,年龄,月经状态,伴随疾病,辅助治疗
PREDICT-Plus	www.predict.nhs.uk/predict.html	年龄,阳性淋巴结数量,肿瘤大小、分级,检测方式,化疗,内分泌治疗;分别针对 ER 阳性和 ER 阴性的模型,HER2 状态

Adjuvant! Online[97] 最初是用以评估早期乳腺癌患者是否应接受辅助治疗的工具,通过美国监测、流行病学与最终结果(SEER)数据库进行预后评估,回顾大型随机试验的结果来评估辅助治疗疗效,并通过合理的系统进行概率评估。通过输入预后数据对系统进行定期的更新。PREDICT-Plus[100] 是英国早期乳腺癌治疗预后评估的工具,通过基于癌症统计数据形成的多因素回归模型进行评估。两种预后模型经外部验证和校正,均具有良好的风险评估能力。

AJCC TNM 定义

原发肿瘤(T)定义

T 分类	T 标准
TX	原发肿瘤无法评估
T0	无原发肿瘤证据
Tis	原位癌
Tis(DCIS)*	导管内原位癌

续表

T 分类	T 标准
Tis(Paget)	与浸润癌或乳腺实质的原位癌不相关的乳头佩吉特病。与佩吉特病有关的乳腺实质的肿瘤，需根据实质病变的大小和特征进行分类，此时应对佩吉特病加以注明。
T1	肿瘤最大径≤2cm
T1mi	肿瘤的最大径≤0.1cm
T1a	肿瘤的最大径>0.1cm，但≤0.5cm
T1b	肿瘤的最大径>0.5cm，但≤1.0cm
T1c	肿瘤的最大径>1.0cm，但≤2.0cm
T2	肿瘤的最大径>20cm，但≤5.0cm
T3	肿瘤的最大径>5.0cm
T4	任何大小的肿瘤直接侵犯胸壁和/或皮肤(溃疡或结节)；单纯侵犯真皮质者不在此列
T4a	侵犯胸壁，单纯的胸肌受浸润不在此列
T4b	未达到炎性乳癌诊断标准的皮肤的溃疡和/或卫星结节和/或水肿(包括橘皮样变)
T4c	同时伴有 T4a 和 T4b
T4d	炎性乳腺癌

* 注：小叶原位癌(LCIS)是一种良性疾病，在《AJCC 癌症分期指南》第 8 版 TNM 分期中移除。

区域淋巴结(N)定义

临床 N(cN)

N 分类	N 标准
cNX*	区域淋巴结无法评估(如区域淋巴结已作清扫)
cN0	无区域淋巴结转移(经影像学或体格检查)
cN1	伴可活动的同侧Ⅰ、Ⅱ组腋淋巴结
cN1mi**	伴微转移(约 200 个细胞，瘤灶>0.2mm，但≤2.0mm)
cN2	伴融合或固定的同侧Ⅰ、Ⅱ组腋淋巴结；或临床发现的内乳淋巴结转移而没有腋淋巴结转移的证据
cN2a	伴同侧Ⅰ、Ⅱ组腋淋巴结融合或固定
cN2b	伴临床发现的同侧内乳淋巴结转移而无腋淋巴结转移的证据

续表

N 分类	N 标准
cN3	伴同侧锁骨下淋巴结(Ⅲ组)转移，伴或不伴Ⅰ、Ⅱ组淋巴结转移；或临床发现的内乳淋巴结转移，伴临床发现的Ⅰ、Ⅱ组腋淋巴结转移；或同侧锁骨上淋巴结转移，伴或不伴腋淋巴结或内乳淋巴结转移
cN3a	伴同侧锁骨下淋巴结转移
cN3b	伴同侧内乳淋巴结和腋淋巴结转移
cN3c	伴同侧锁骨锁骨上淋巴结转移

注：任何 N 分类均应用标注(sn)或(f)以区分是由前哨淋巴结活检还是细针穿刺活检证实的转移。

* 当区域淋巴结既往已接受手术清扫或无腋窝淋巴结体检记录时可使用 cNX 分类。

** cN1mi 极少被使用，但在接受新辅助治疗的患者中，在肿块切除前接受前哨淋巴结活检的情况下可使用。

区域淋巴结(N)定义

病理 N(pN)

N 分类	N 标准
pNX	区域淋巴结无法评估(如未行病理学检查或区域淋巴结已作清扫)
pN0	无区域淋巴结转移，或仅 ITC
pN0(i+)	仅 ITC，肿瘤灶≤0.2mm
pN0(mol+)	分子检测(RT-PCR)阳性，无 ITC
pN1	伴微转移；或转移至 1~3 个腋淋巴结；和/或临床无发现，通过前哨淋巴结活检发现的内乳淋巴结转移
pN1mi	伴微转移(200 个细胞，瘤灶>0.2mm，但≤2.0mm)
pN1a	伴 1~3 个腋淋巴结转移，至少有一个>2.0mm
pN1b	伴同侧内乳淋巴结转移或 ITC
pN1c	N1a 和 N1b
pN2	伴 4~9 个腋淋巴结转移；或影像学发现的内乳淋巴结转移而没有腋淋巴结转移
pN2a	伴 4~9 个腋淋巴结(至少有一个瘤灶>2.0mm)转移
pN2b	临床发现的内乳淋巴结转移而无腋淋巴结转移的证据
pN3	伴≥10 个腋淋巴结转移；或锁骨下淋巴结(Ⅲ组)转移；或临床发现的内乳淋巴结转移伴一个或以上的腋淋巴结转移；或 3 个以上的腋淋巴结转移，伴临床无发现，通过前哨淋巴结活检证实的内乳淋巴结转移；或同侧锁骨上淋巴结转移

续表

N分类	N标准
pN3a	伴≥10个腋淋巴结(至少有一个瘤灶>2.0mm)转移;或转移至锁骨下淋巴结(Ⅲ组)
pN3b	临床发现的内乳淋巴结转移,伴4~9个腋淋巴结转移;>3个腋淋巴结转移,伴活检证实的同侧内乳转移或ITC
pN3c	伴同侧锁骨锁骨上淋巴结转移

注:任何N分类均应用标注(sn)或(f)以区分是由前哨淋巴结活检还是细针穿刺活检证实的转移,无进一步淋巴结清扫。

远处转移(M)定义

M分类	M标准
M0*	无远处转移的临床或影像学证据
cM(i+)	无转移症状和体征,也无转移的临床或影像学证据,但通过分子检测或镜检,在循环血、骨髓或非区域淋巴结发现≤0.2mm的病灶
M1	临床或影像学方法可发现的远处转移灶和/或组织学证实的>0.2mm的病灶

*影像学检查对于cM0分类并非必需。

AJCC解剖学预后分期分组

以下有两组分期表格:解剖分期分组表及预后分期分组表。美国癌症登记及临床医师必须使用预后分期分组。在美国,所有浸润性癌均需报道肿瘤的组织学级别、HER2、ER以及PR状态。

美国癌症登记需报告肿瘤的预后分期分组。解剖学分期分组仅适用于肿瘤的组织学级别或生物学指标(HER2、ER、PR)并不常规检测的地区。为了进行全球统计,美国癌症登记需依据TNM分期重新进行解剖学分期分级。

AJCC解剖学分期分组

解剖学分期分组仅适用于不常规进行生物学指标检测的地区。

美国癌症登记必须使用预后分期分组。

T	N	M	分期分组
Tis	N0	M0	0
T1	N0	M0	ⅠA
T0	N1mi	M0	ⅠB
T1	N1mi	M0	ⅠB
T0	N1	M0	ⅡA
T1	N1	M0	ⅡA
T2	N1	M0	ⅡA
T2	N1	M0	ⅡB
T3	N0	M0	ⅡB
T0	N2	M0	ⅢA
T1	N2	M0	ⅢA
T2	N2	M0	ⅢA
T3	N1	M0	ⅢA
T3	N2	M0	ⅢA
T4	N0	M0	ⅢB
T4	N1	M0	ⅢB
T4	N2	M0	ⅢB
任何T	N3	M0	ⅢC
任何T	任何N	M1	Ⅳ

解剖学分期分组的注意事项:

- T1包含T1mi
- T0和T1伴淋巴结微转移是ⅠB期
- M0包含M0(i+)
- 没有pM0的定义,任何M0均为临床诊断
- 如果患者在新辅助治疗前确诊为M1,无论新辅助治疗疗效如何,分期仍为Ⅳ期
- 如果术后影像学检查显示远处转移,分期需改变,同时该检查应是在确诊4个月内进行的,并无疾病进展,患者也并未接受新辅助治疗
- 接受新辅助治疗的患者T和N分类前需注明yc或yp。新辅助后病理完全缓解(pCR)的患者无解剖学分期,应为ypT0ypN0cM0

AJCC预后分期分组

预后分期分组仅适用于常规进行生物学指标监测的地区(如美国、加拿大等)。

美国癌症登记需使用预后分期分组。如果生物学指标信息未提供,为未分期。

T	N	M	G	HER2*	ER	PR	分期分组
Tis	N0	M0	1~3	任何	任何	任何	0
T1	N0	M0	1	阳性	任何	任何	ⅠA
T1	N0	M0	1~2	阴性	阳性	阳性	ⅠA
T1	N0	M0	2	阳性	阳性	阳性	ⅠA
T1	N0	M0	3	阳性	阳性	任何	ⅠA
T0~1	N1mi	M0	1	阳性	任何	任何	ⅠA
T0~1	N1mi	M0	1~2	阴性	阳性	阳性	ⅠA
T0~1	N1mi	M0	2	阳性	阳性	阳性	ⅠA
T0~1	N1mi	M0	3	阳性	阳性	任何	ⅠA
多基因预测模型** -Oncotype Dx 复发评分<11							
T1~2	N0	M0	1~3	阴性	阳性	任何	ⅠA
T1	N0	M0	1	阴性	阳性	阴性	ⅠB
T1	N0	M0	1	阴性	阴性	阳性	ⅠB
T1	N0	M0	2	阳性	阳性	阴性	ⅠB
T1	N0	M0	2	阳性	阴性	任何	ⅠB
T1	N0	M0	2	阴性	阴性	阳性	ⅠB
T1	N0	M0	3	阳性	阴性	任何	ⅠB
T1	N0	M0	3	阴性	阳性	阳性	ⅠB
T0~1	N1mi	M0	1	阴性	阳性	阴性	ⅠB
T0~1	N1mi	M0	1	阴性	阴性	阳性	ⅠB
T0~1	N1mi	M0	2	阳性	阳性	阴性	ⅠB
T0~1	N1mi	M0	2	阳性	阴性	任何	ⅠB
T0~1	N1mi	M0	2	阴性	阴性	阳性	ⅠB
T0~1	N1mi	M0	3	阳性	阴性	任何	ⅠB
T0~1	N1mi	M0	3	阴性	阳性	阳性	ⅠB
T2	N0	M0	1~3	阳性	阳性	阳性	ⅠB
T2	N0	M0	1~2	阴性	阳性	阳性	ⅠB
T1	N1	M0	1~3	阳性	阳性	阳性	ⅠB
T1	N1	M0	1~2	阴性	阳性	阳性	ⅠB
T2	N1	M0	1	阴性	阳性	阳性	ⅠB***
T2	N1	M0	2	阳性	阳性	阳性	ⅠB***
T0~2	N2	M0	1~2	阳性	阳性	阳性	ⅠB***
T3	N1~2	M0	1	阳性	阳性	阳性	ⅠB***
T3	N1~2	M0	2	阳性	阳性	阳性	ⅠB***
T1	N0	M0	1	阴性	阴性	阴性	ⅡA***
T1	N0	M0	2	阴性	阴性	阴性	ⅡA***
T1	N0	M0	3	阴性	阳性	阴性	ⅡA***
T1	N0	M0	3	阴性	阴性	阳性	ⅡA***

续表

T	N	M	G	HER2*	ER	PR	分期分组
T1	N0	M0	3	阴性	阴性	阴性	ⅡA***
T0~1	N1mi	M0	1	阴性	阴性	阴性	ⅡA
T0~1	N1mi	M0	2	阴性	阴性	阴性	ⅡA
T0~1	N1mi	M0	3	阴性	阳性	阴性	ⅡA
T0~1	N1mi	M0	3	阴性	阴性	阳性	ⅡA
T0~1	N1mi	M0	3	阴性	阴性	阴性	ⅡA
T0~1	N1	M0	1	阳性	阳性	阴性	ⅡA
T0~1	N1	M0	1~2	阳性	阴性	任何	ⅡA
T0~1	N1	M0	1	阴性	阳性	阴性	ⅡA
T0~1	N1	M0	1	阴性	阴性	阳性	ⅡA
T0~1	N1	M0	3	阴性	阳性	阳性	ⅡA
T2	N0	M0	1	阳性	阳性	阴性	ⅡA
T2	N0	M0	1~2	阳性	阴性	任何	ⅡA
T2	N0	M0	1	阴性	阳性	阴性	ⅡA
T2	N0	M0	1	阴性	阴性	阳性	ⅡA
T2	N0	M0	3	阴性	阳性	阳性	ⅡA
T0~2	N2	M0	1	阴性	阳性	阳性	ⅡA***
T3	N1~2	M0	1	阴性	阳性	阳性	ⅡA
T0~1	N1	M0	1	阴性	阴性	阴性	ⅡB
T0~1	N1	M0	2	阳性	阳性	阴性	ⅡB
T0~1	N1	M0	2	阴性	阳性	阴性	ⅡB
T0~1	N1	M0	2	阴性	阴性	阳性	ⅡB
T0~1	N1	M0	3	阳性	阳性	阴性	ⅡB
T0~1	N1	M0	3	阳性	阴性	任何	ⅡB
T2	N0	M0	1	阴性	阴性	阴性	ⅡB
T2	N0	M0	2	阳性	阳性	阴性	ⅡB
T2	N0	M0	2	阴性	阳性	阴性	ⅡB
T2	N0	M0	2	阴性	阴性	阳性	ⅡB
T2	N0	M0	3	阳性	阳性	阴性	ⅡB
T2	N0	M0	3	阳性	阴性	任何	ⅡB
T2	N1	M0	1	阳性	任何	任何	ⅡB
T2	N1	M0	1	阴性	阴性	阳性	ⅡB
T0~2	N2	M0	2	阴性	阳性	阳性	ⅡB
T0~2	N2	M0	3	阳性	阳性	阳性	ⅡB
T3	N1~2	M0	2	阴性	阳性	阳性	ⅡB
T3	N1~2	M0	3	阳性	阳性	阳性	ⅡB
T0~1	N1	M0	2	阴性	阴性	阴性	ⅢA***
T0~1	N1	M0	3	阴性	阳性	阴性	ⅢA

续表

T	N	M	G	HER2*	ER	PR	分期分组
T0～1	N1	M0	3	阴性	阴性	任何	ⅢA
T2	N0	M0	2	阴性	阴性	阴性	ⅢA***
T2	N0	M0	3	阴性	阳性	阴性	ⅢA***
T2	N0	M0	3	阴性	阴性	任何	ⅢA***
T2	N1	M0	1	阴性	阴性	阴性	ⅢA
T2	N1	M0	2	阳性	阴性	阴性	ⅢA
T2	N1	M0	2	阴性	阳性	阴性	ⅢA
T2	N1	M0	3	阳性	阳性	阴性	ⅢA
T2	N1	M0	3	阳性	阴性	阴性	ⅢA
T3	N0	M0	1	阴性	阳性	阴性	ⅢA
T3	N0	M0	2	阳性	阴性	阴性	ⅢA
T3	N0	M0	2	阴性	阳性	阴性	ⅢA
T3	N0	M0	3	阳性	阳性	阴性	ⅢA
T3	N0	M0	3	阳性	阴性	阴性	ⅢA
T0～2	N2	M0	1	阳性	阳性	阴性	ⅢA
T0～2	N2	M0	1	阳性	阴性	任何	ⅢA
T0～2	N2	M0	1	阴性	阳性	阴性	ⅢA
T0～2	N2	M0	1	阴性	阴性	阳性	ⅢA
T0～2	N2	M0	2	阳性	阳性	阴性	ⅢA
T0～2	N2	M0	2	阳性	阴性	任何	ⅢA
T3	N1～2	M0	1	阳性	阳性	阴性	ⅢA
T3	N1～2	M0	1	阳性	阴性	任何	ⅢA
T3	N1～2	M0	1	阴性	阳性	阴性	ⅢA
T3	N1～2	M0	1	阴性	阴性	阳性	ⅢA
T3	N1～2	M0	2	阳性	阳性	阴性	ⅢA
T3	N1～2	M0	2	阳性	阴性	任何	ⅢA
T4	N0～2	M0	1	阴性	阳性	阳性	ⅢA
任何	N3	M0	1	阴性	阳性	阳性	ⅢA***
T2	N1	M0	1～2	阴性	阴性	阴性	ⅢB***
T2	N1	M0	3	阴性	阳性	阴性	ⅢB***
T3	N0	M0	1～2	阴性	阴性	阴性	ⅢB
T3	N0	M0	3	阴性	阳性	阴性	ⅢB
T0～2	N2	M0	2	阴性	阳性	阴性	ⅢB
T0～2	N2	M0	2	阴性	阴性	阳性	ⅢB
T0～2	N2	M0	3	阳性	阳性	阴性	ⅢB
T0～2	N2	M0	3	阳性	阴性	任何	ⅢB
T0～2	N2	M0	3	阴性	阳性	阳性	ⅢB
T3	N1～2	M0	2	阴性	阳性	阴性	ⅢB
T3	N1～2	M0	2	阴性	阴性	阳性	ⅢB
T3	N1～2	M0	3	阳性	阳性	阴性	ⅢB

48

续表

T	N	M	G	HER2*	ER	PR	分期分组
T3	N1～2	M0	3	阳性	阴性	任何	ⅢB
T3	N1～2	M0	3	阴性	阳性	阳性	ⅢB
T4	N0～2	M0	1	阳性	任何	任何	ⅢB
T4	N0～2	M0	2	阳性	阳性	阳性	ⅢB
T4	N0～2	M0	2	阴性	阳性	阳性	ⅢB
T4	N0～2	M0	3	阳性	阳性	阳性	ⅢB
任何	N3	M0	1	阳性	任何	任何	ⅢB
任何	N3	M0	2	阳性	阳性	阳性	ⅢB
任何	N3	M0	2	阴性	阳性	阳性	ⅢB
任何	N3	M0	3	阳性	阳性	阳性	ⅢB
T2	N1	M0	3	阴性	阴性	任何	ⅢC***
T3	N0	M0	3	阴性	阴性	任何	ⅢC
T0～2	N2	M0	2	阴性	阴性	阴性	ⅢC***
T0～2	N2	M0	3	阴性	阳性	阴性	ⅢC***
T0～2	N2	M0	3	阴性	阴性	任何	ⅢC***
T3	N1～2	M0	2	阴性	阴性	阴性	ⅢC***
T3	N1～2	M0	3	阴性	阳性	阴性	ⅢC***
T3	N1～2	M0	3	阴性	阴性	任何	ⅢC***
T4	N0～2	M0	1	阴性	阳性	阴性	ⅢC
T4	N0～2	M0	1	阴性	阴性	任何	ⅢC
T4	N0～2	M0	2	阳性	阳性	阴性	ⅢC
T4	N0～2	M0	2	阳性	阴性	任何	ⅢC
T4	N0～2	M0	2	阴性	阳性	阴性	ⅢC
T4	N0～2	M0	2	阴性	阴性	任何	ⅢC
T4	N0～2	M0	3	阳性	阳性	阴性	ⅢC
T4	N0～2	M0	3	阳性	阴性	任何	ⅢC
T4	N0～2	M0	3	阴性	任何	任何	ⅢC
任何	N3	M0	1	阴性	阳性	阴性	ⅢC
任何	N3	M0	1	阴性	阴性	任何	ⅢC
任何	N3	M0	2	阳性	阳性	阴性	ⅢC
任何	N3	M0	2	阳性	阴性	任何	ⅢC
任何	N3	M0	2	阴性	阳性	阴性	ⅢC
任何	N3	M0	2	阴性	阴性	任何	ⅢC
任何	N3	M0	3	阳性	阳性	阴性	ⅢC
任何	N3	M0	3	阳性	阴性	任何	ⅢC
任何	N3	M0	3	阴性	任何	任何	ⅢC
任何 T	任何 N	M1	1～3	任何	任何	任何	Ⅳ

* 当根据 2013ASCO/CAP HER2 检测指南，ISH（FISH 或 CISH）检测提示 HER2 的检测结果无法判定时，将 HER2 定义为阴性纳入预后分期分组[70,71]。

** 当未进行 Oncotype Dx 检测或者复发评分大于等于 11 分伴 T1～2N0M0HER2 阴性且 ER 阳性时，预后分期分组将依据解剖学分级及生物学指标。Oncotype Dx 是唯一纳入预后分期分组的多基因模型，基于前瞻性 Ⅰ 级证据证实该评分在小于 11 分患者中的价值。期待未来有更高级别的证据将更多的多基因模型纳入预后分期分组中。

*** 组织学分级及生物学指标改变了原先的解剖学分级分组。

注：此项预后分级分组的价值是基于大部分接受标准的内分泌治疗或全身治疗的乳腺癌患者。

预后分期分组的应用会显著改善患者预后的评估。与解剖学分期相比，预后分期将 41%的患者重新定义分组。该预后模型的建立是基于全美癌症数据库中 238 265 例患者。尽管中位生存时间相对较短，但该数据是稳定的并且结果也与临床时间中的观察结果相似。然而，该分期相对比较复杂，期待电子健康记录或癌症登记软件可直接生成预后分期分组。专家认为，该预后分期是必要的，也是乳腺癌分期的关键一步，可为临床实践提供更多的信息并更好的服务患者。

在该手册发布后的 1~3 年或数年后，来自 NCDB 的数据以及其他大型的数据将进一步补充预后因素，并且将提供更长期的随访结果。基于这些数据的分析，预后分级分组表将进行进一步的修订。同时，多基因模型相关的研究结果也将出炉。AJCC 乳腺癌专家组将定期回顾新的数据并加快修订的节奏。

肿瘤登记需收集的变量

1. ER：阳性或阴性；阳性百分比；染色的强度（如有）
2. PR：阳性或阴性；阳性百分比；染色的强度（如有）
3. HER2-IHC：0，1+，2+，3+；或不明、未测
4. HER2-FISH：阴性或阳性；HER2：CEP17 比值；HER2 复制数（如有）；或不明、未测
5. HER2：总的结果有阴性、阳性、不明、未测
6. Nottingham 组织学分级：低（1），中（2），高（3）
7. Ki-67，如有：阳性比例
8. Oncotype Dx 复发评分（尽量采用数值评分）
9. Oncotype Dx DCIS 复发评分（尽量采用数值评分）
10. MammaPrint（尽量采用数值评分）
11. PAM50 亚型和复发评分（尽量采用数值评分）
12. 乳腺癌指数（尽量采用数值评分）
13. EndoPredict（尽量采用数值评分）
14. IHC4（尽量采用数值评分）
15. 尿激酶型纤溶酶原激活物（uPA）和纤溶酶原激活物抑制物-1（PAI-1）101
16. 对治疗的反应：CR、PR、NR

组织学分级（G）

所有浸润性乳腺癌都应分级，推荐使用诺丁汉组织学分级改良的 SBR 分级系统[48,51,52]。肿瘤的组织学分级由形态学特点决定（包括腺管形成的程度、细胞核的多形性以及核分裂计数）。对每项特点可给予分数从 1 分（良好）至 3 分（差），然后将三项分数相加，评出三个等级：3~5 分为 1 级，6~7 分为 2 级，8~9 分为三级。

G	G 定义
GX	分化无法评估
G1	组织学等级综合评分为低（预后好）；SBR 评分 3~5 分
G2	组织学等级综合评分为中（预后良）；SBR 评分 6~7 分
G3	组织学等级综合评分为高（预后不良）；SBR 评分 8~9 分

组织病理学类型

原位癌
- 导管原位癌
- 佩吉特病

浸润性癌
- 非特指
- 导管癌
- 炎性癌
- 髓样癌，非特指
- 髓样癌伴淋巴细胞浸润
- 黏液腺癌
- 乳头状癌（微乳头状癌为主型）
- 小管癌
- 小叶癌
- 伴浸润性癌的佩吉特病
- 未分化癌
- 鳞状上皮细胞癌
- 非特殊型腺样囊性癌
- 分泌性癌
- 筛状癌

（译者 沈坤炜　许赪　审校 陈佳艺）

参考文献

1. Edge SB, Compton CC. *The AJCC Cancer Staging Manual.* 7th ed: Springer; 2009.
2. Prat A, Pineda E, Adamo B, et al. Clinical implications of the

48

intrinsic molecular subtypes of breast cancer. *Breast.* Nov 2015;24 Suppl 2:S26–35.
3. Van Poznak C, Somerfield MR, Bast RC, et al. Use of biomarkers to guide decisions on systemic therapy for women with metastatic breast cancer: American Society of Clinical Oncology Clinical Practice Guideline. *Journal of Clinical Oncology.* 2015:JCO. 2015.2061. 1459.
4. Selz J, Stevens D, Jouanneau L, Labib A, Le Scodan R. Prognostic value of molecular subtypes, ki67 expression and impact of postmastectomy radiation therapy in breast cancer patients with negative lymph nodes after mastectomy. *International journal of radiation oncology, biology, physics.* Dec 1 2012;84(5):1123–1132.
5. Carlson RW, Allred DC, Anderson BO, et al. Breast cancer. Clinical practice guidelines in oncology. *Journal of the National Comprehensive Cancer Network : JNCCN.* Feb 2009;7(2):122–192.
6. van't Veer LJ, Paik S, Hayes DF. Gene expression profiling of breast cancer: a new tumor marker. *J Clin Oncol.* Mar 10 2005;23(8):1631–1635.
7. Buyse M, Loi S, van't Veer L, et al. Validation and clinical utility of a 70-gene prognostic signature for women with node-negative breast cancer. *Journal of the National Cancer Institute.* Sep 6 2006;98(17):1183–1192.
8. Sparano JA, Gray RJ, Makower DF, et al. Prospective Validation of a 21-Gene Expression Assay in Breast Cancer. *N Engl J Med.* Nov 19 2015;373(21):2005–2014.
9. Stemmer S, Steiner M, Rizel S, et al. 1963 First prospective outcome data in 930 patients with more than 5 year median follow up in whom treatment decisions in clinical practice have been made incorporating the 21-Gene Recurrence Score. *European journal of cancer.* 2015(51):S321.
10. Gluz O, Nitz U, Kreipe H, et al. 1937 Clinical impact of risk classification by central/local grade or luminal-like subtype vs. Oncotype DX®: First prospective survival results from the WSG phase III planB trial. *European journal of cancer.* 2015(51):S311.
11. Van De Vijver MJ, He YD, van't Veer LJ, et al. A gene-expression signature as a predictor of survival in breast cancer. *New England Journal of Medicine.* 2002;347(25):1999–2009.
12. Wang Y, Klijn JG, Zhang Y, et al. Gene-expression profiles to predict distant metastasis of lymph-node-negative primary breast cancer. *Lancet.* Feb 19-25 2005;365(9460):671–679.
13. Tang G, Cuzick J, Costantino JP, et al. Risk of recurrence and chemotherapy benefit for patients with node-negative, estrogen receptor-positive breast cancer: recurrence score alone and integrated with pathologic and clinical factors. *J Clin Oncol.* Nov 20 2011;29(33):4365–4372.
14. Paik S, Shak S, Tang G, et al. A multigene assay to predict recurrence of tamoxifen-treated, node-negative breast cancer. *N Engl J Med.* Dec 30 2004;351(27):2817–2826.
15. Dowsett M, Cuzick J, Wale C, et al. Prediction of risk of distant recurrence using the 21-gene recurrence score in node-negative and node-positive postmenopausal patients with breast cancer treated with anastrozole or tamoxifen: a TransATAC study. *Journal of Clinical Oncology.* 2010;28(11):1829–1834.
16. Paik S, Tang G, Shak S, et al. Gene expression and benefit of chemotherapy in women with node-negative, estrogen receptor-positive breast cancer. *J Clin Oncol.* Aug 10 2006;24(23):3726–3734.
17. Albain KS, Barlow WE, Shak S, et al. Prognostic and predictive value of the 21-gene recurrence score assay in postmenopausal women with node-positive, oestrogen-receptor-positive breast cancer on chemotherapy: a retrospective analysis of a randomised trial. *The lancet oncology.* Jan 2010;11(1):55–65.
18. Yi M, Mittendorf EA, Cormier JN, et al. Novel staging system for predicting disease-specific survival in patients with breast cancer treated with surgery as the first intervention: time to modify the current American Joint Committee on Cancer staging system. *Journal of Clinical Oncology.* 2011;29(35):4654–4661.
19. Gradishar WJ, Anderson BO, Balassanian R, et al. Breast Cancer Version 2.2015. *Journal of the National Comprehensive Cancer Network : JNCCN.* Apr 2015;13(4):448–475.
20. Goldhirsch A, Wood WC, Gelber RD, et al. Progress and promise: highlights of the international expert consensus on the primary therapy of early breast cancer 2007. *Ann Oncol.* Jul 2007;18(7):1133–1144.
21. Global Burden of Disease Cancer Collaboration, Fitzmaurice C, Dicker D, et al. The Global Burden of Cancer 2013. *JAMA oncology.* Jul 2015;1(4):505–527.
22. Anderson BO, Yip CH, Smith RA, et al. Guideline implementation for breast healthcare in low-income and middle-income countries: overview of the Breast Health Global Initiative Global Summit 2007. *Cancer.* Oct 15 2008;113(8 Suppl):2221–2243.
23. Turnbull L, Brown S, Harvey I, et al. Comparative effectiveness of MRI in breast cancer (COMICE) trial: a randomised controlled trial. *Lancet.* Feb 13 2010;375(9714):563–571.
24. Houssami N, Turner R, Morrow M. Preoperative magnetic resonance imaging in breast cancer: meta-analysis of surgical outcomes. *Annals of surgery.* Feb 2013;257(2):249–255.
25. Arnaout A, Catley C, Booth CM, et al. Use of Preoperative Magnetic Resonance Imaging for Breast Cancer: A Canadian Population-Based Study. *JAMA oncology.* 2015;1(9):1238–1250.
26. Vos EL, Voogd AC, Verhoef C, Siesling S, Obdeijn IM, Koppert LB. Benefits of preoperative MRI in breast cancer surgery studied in a large population-based cancer registry. *The British journal of surgery.* Dec 2015;102(13):1649–1657.
27. Houssami N, Turner R, Macaskill P, et al. An individual person data meta-analysis of preoperative magnetic resonance imaging and breast cancer recurrence. *J Clin Oncol.* Feb 10 2014;32(5): 392–401.
28. Yi A, Cho N, Yang K-S, Han W, Noh D-Y, Moon WK. Breast cancer recurrence in patients with newly diagnosed breast cancer without and with preoperative MR Imaging: A matched cohort study. *Radiology.* 2015;276(3):695–705.
29. D'Orsi CJ, Radiology ACo, Committee B-R. *ACR BI-RADS Atlas: Breast Imaging Reporting and Data System.* 2013.
30. Morris EA, Schwartz LH, Drotman MB, et al. Evaluation of pectoralis major muscle in patients with posterior breast tumors on breast MR images: early experience. *Radiology.* Jan 2000;214(1):67–72.
31. Dawood S, Merajver SD, Viens P, et al. International expert panel on inflammatory breast cancer: consensus statement for standardized diagnosis and treatment. *Ann Oncol.* Mar 2011;22(3):515–523.
32. Houssami N, Diepstraten SC, Cody HS, 3rd, Turner RM, Sever AR. Clinical utility of ultrasound-needle biopsy for preoperative staging of the axilla in invasive breast cancer. *Anticancer research.* Mar 2014;34(3):1087–1097.
33. Diepstraten SC, Sever AR, Buckens CF, et al. Value of preoperative ultrasound-guided axillary lymph node biopsy for preventing completion axillary lymph node dissection in breast cancer: a systematic review and meta-analysis. *Annals of surgical oncology.* Jan 2014;21(1):51–59.
34. Dogan BE, Dryden MJ, Wei W, et al. Sonography and Sonographically Guided Needle Biopsy of Internal Mammary Nodes in Staging of Patients With Breast Cancer. *AJR. American journal of roentgenology.* Oct 2015;205(4):905–911.
35. Gradishar W, Anderson B, Blair S, Burstein H, Cyr A, Elias A. National comprehensive cancer network breast cancer panel. *Breast cancer version.*3:542–590.
36. Aebi S, Davidson T, Gruber G, Castiglione M, Group EGW. Primary breast cancer: ESMO Clinical Practice Guidelines for diagnosis, treatment and follow-up. *Ann Oncol.* May 2010;21 Suppl 5(suppl 5):v9–14.
37. Moy L, Newell MS, Mahoney MC, et al. ACR Appropriateness Criteria stage I breast cancer: initial workup and surveillance for local recurrence and distant metastases in asymptomatic women. *Journal of the American College of Radiology : JACR.* Dec 2014;11(12 Pt A):1160–1168.
38. Schwartz GF, Hortobagyi GN. Proceedings of the consensus conference on neoadjuvant chemotherapy in carcinoma of the breast, April 26-28, 2003, Philadelphia, Pennsylvania. *Cancer.* Jun 15 2004;100(12):2512–2532.
39. Tavassoli FA. Ductal carcinoma in situ: introduction of the concept of ductal intraepithelial neoplasia. *Modern pathology : an official journal of the United States and Canadian Academy of Pathology, Inc.* Feb 1998;11(2):140–154.
40. Tavassoli FA. Breast pathology: rationale for adopting the ductal intraepithelial neoplasia (DIN) classification. *Nat Clin Pract Oncol.* Mar 2005;2(3):116–117.
41. Lester SC, Bose S, Chen YY, et al. Protocol for the examination of

specimens from patients with ductal carcinoma in situ of the breast. *Arch Pathol Lab Med.* Jan 2009;133(1):15–25.

42. Chen CY, Sun LM, Anderson BO. Paget disease of the breast: changing patterns of incidence, clinical presentation, and treatment in the US. *Cancer.* 2006;107(7):1448–1458.
43. Hortobagyi GN, Ames FC, Buzdar AU, et al. Management of stage III primary breast cancer with primary chemotherapy, surgery, and radiation therapy. *Cancer.* Dec 15 1988;62(12): 2507–2516.
44. Fisher B, Bryant J, Wolmark N, et al. Effect of preoperative chemotherapy on the outcome of women with operable breast cancer. *J Clin Oncol.* Aug 1998;16(8):2672–2685.
45. Cortazar P, Zhang L, Untch M, et al. Pathological complete response and long-term clinical benefit in breast cancer: the CTNeoBC pooled analysis. *Lancet.* Jul 12 2014;384(9938):164–172.
46. Greenough RB. Varying degrees of malignancy in cancer of the breast. *The Journal of Cancer Research.* 1925;9(4):453–463.
47. Patey D, Scarff R. The position of histology in the prognosis of carcinoma of the breast. *The Lancet.* 1928;211(5460):801–804.
48. Scarff R, Handley R. Prognosis in carcinoma of the breast. *The Lancet.* 1938;232(6001):582–583.
49. Bloom H, Richardson W. Histological grading and prognosis in breast cancer: a study of 1409 cases of which 359 have been followed for 15 years. *British journal of cancer.* 1957;11(3):359.
50. Scarff R, Torloni H. *Histological typing of breast tumors.* Geneva: WHO; 1968.
51. Black MM. Survival in breast cancer cases in relation to the structure of the primary tumor and regional lymphnodes. *Surg Gynecol Obstet.* 1955;100:543–551.
52. Elston CW, Ellis IO. Pathological prognostic factors in breast cancer. I. The value of histological grade in breast cancer: experience from a large study with long-term follow-up. *Histopathology.* Nov 1991;19(5):403–410.
53. Elston EW, Ellis IO. Method for grading breast cancer. *Journal of clinical pathology.* Feb 1993;46(2):189–190.
54. Schwartz AM, Henson DE, Chen D, Rajamarthandan S. Histologic grade remains a prognostic factor for breast cancer regardless of the number of positive lymph nodes and tumor size: a study of 161 708 cases of breast cancer from the SEER Program. *Arch Pathol Lab Med.* Aug 2014;138(8):1048–1052.
55. Gilchrist KW, Kalish L, Gould VE, et al. Interobserver reproducibility of histopathological features in stage II breast cancer. An ECOG study. *Breast cancer research and treatment.* 1985;5(1):3–10.
56. Gerdes J, Schwab U, Lemke H, Stein H. Production of a mouse monoclonal antibody reactive with a human nuclear antigen associated with cell proliferation. *Int J Cancer.* Jan 15 1983;31(1):13–20.
57. Coates AS, Winer EP, Goldhirsch A, et al. -Tailoring therapies-improving the management of early breast cancer: St Gallen International Expert Consensus on the Primary Therapy of Early Breast Cancer 2015. *Ann Oncol.* Aug 2015;26(8): 1533–1546.
58. Beatson G. ON THE TREATMENT OF INOPERABLE CASES OF CARCINOMA OF THE MAMMA: SUGGESTIONS FOR A NEW METHOD OF TREATMENT, WITH ILLUSTRATIVE CASES. 1. *The Lancet.* 1896;148(3802):104–107.
59. Hammond ME, Hayes DF, Dowsett M, et al. American Society of Clinical Oncology/College Of American Pathologists guideline recommendations for immunohistochemical testing of estrogen and progesterone receptors in breast cancer. *J Clin Oncol.* Jun 1 2010;28(16):2784–2795.
60. Group EBCTC. Relevance of breast cancer hormone receptors and other factors to the efficacy of adjuvant tamoxifen: patient-level meta-analysis of randomised trials. *The lancet.* 2011;378(9793):771–784.
61. Barnes DM, Harris WH, Smith P, Millis RR, Rubens RD. Immunohistochemical determination of oestrogen receptor: comparison of different methods of assessment of staining and correlation with clinical outcome of breast cancer patients. *Br J Cancer.* Nov 1996;74(9):1445–1451.
62. Hammond ME, Hayes DF, Dowsett M, et al. American Society of Clinical Oncology/College of American Pathologists guideline recommendations for immunohistochemical testing of estrogen and progesterone receptors in breast cancer (unabridged version). *Arch Pathol Lab Med.* Jul 2010;134(7):e48–72.
63. Schechter AL, Stern DF, Vaidyanathan L, et al. The neu oncogene: an erb-B-related gene encoding a 185,000-Mr tumour antigen. *Nature.* Dec 6-12 1984;312(5994):513–516.
64. Slamon DJ, Clark GM, Wong SG, Levin WJ, Ullrich A, McGuire WL. Human breast cancer: correlation of relapse and survival with amplification of the HER-2/neu oncogene. *Science.* Jan 9 1987;235(4785):177–182.
65. Ross JS, Slodkowska EA, Symmans WF, Pusztai L, Ravdin PM, Hortobagyi GN. The HER-2 receptor and breast cancer: ten years of targeted anti-HER-2 therapy and personalized medicine. *The oncologist.* Apr 2009;14(4):320–368.
66. Rosenthal SI, Depowski PL, Sheehan CE, Ross JS. Comparison of HER-2/neu oncogene amplification detected by fluorescence in situ hybridization in lobular and ductal breast cancer. *Appl Immunohistochem Mol Morphol.* Mar 2002;10(1):40–46.
67. Eccles SA. The role of c-erbB-2/HER2/neu in breast cancer progression and metastasis. *Journal of mammary gland biology and neoplasia.* Oct 2001;6(4):393–406.
68. Piccart M, Lohrisch C, Di Leo A, Larsimont D. The predictive value of HER2 in breast cancer. *Oncology.* 2001;61 Suppl 2(Suppl. 2):73–82.
69. Yarden Y. Biology of HER2 and its importance in breast cancer. *Oncology.* 2001;61 Suppl 2(Suppl. 2):1–13.
70. Wolff A, Hammond M, Hicks D, et al. Recommendations for human epidermal growth factor receptor 2 testing in breast cancer: American Society of Clinical Oncology/College of American Pathologists clinical practice guideline update. *Journal of clinical oncology: official journal of the American Society of Clinical Oncology.* 2013;31(31):3997–4013.
71. Wolff AC, Hammond MEH, Hicks DG, et al. Recommendations for human epidermal growth factor receptor 2 testing in breast cancer: American Society of Clinical Oncology/College of American Pathologists clinical practice guideline update. *Archives of Pathology and Laboratory Medicine.* 2013;138(2):241–256.
72. Slamon D, Eiermann W, Robert N, et al. Adjuvant trastuzumab in HER2-positive breast cancer. *N Engl J Med.* Oct 6 2011;365(14):1273–1283.
73. Moasser MM, Krop IE. The Evolving Landscape of HER2 Targeting in Breast Cancer. *JAMA oncology.* Nov 2015;1(8):1154–1161.
74. Dowsett M. Overexpression of HER-2 as a resistance mechanism to hormonal therapy for breast cancer. *Endocrine-related cancer.* 2001;8(3):191–195.
75. Muss HB. Role of adjuvant endocrine therapy in early-stage breast cancer. Paper presented at: Seminars in oncology2001.
76. Schmid P, Wischnewsky MB, Sezer O, Bohm R, Possinger K. Prediction of response to hormonal treatment in metastatic breast cancer. *Oncology.* 2002;63(4):309–316.
77. Konecny G, Pauletti G, Pegram M, et al. Quantitative association between HER-2/neu and steroid hormone receptors in hormone receptor-positive primary breast cancer. *Journal of the National Cancer Institute.* 2003;95(2):142–153.
78. Network CGA. Comprehensive molecular portraits of human breast tumours. *Nature.* 2012;490(7418):61–70.
79. Sorlie T, Perou CM, Tibshirani R, et al. Gene expression patterns of breast carcinomas distinguish tumor subclasses with clinical implications. *Proc Natl Acad Sci U S A.* Sep 11 2001;98(19): 10869–10874.
80. Bastien RR, Rodriguez-Lescure A, Ebbert MT, et al. PAM50 breast cancer subtyping by RT-qPCR and concordance with standard clinical molecular markers. *BMC medical genomics.* 2012;5(1):44.
81. Bayraktar S, Royce M, Stork-Sloots L, de Snoo F, Glück S. Molecular subtyping predicts pathologic tumor response in early-stage breast cancer treated with neoadjuvant docetaxel plus capecitabine with or without trastuzumab chemotherapy. *Medical oncology.* 2014;31(10):1–7.
82. Dowsett M, Sestak I, Lopez-Knowles E, et al. Comparison of PAM50 risk of recurrence score with oncotype DX and IHC4 for predicting risk of distant recurrence after endocrine therapy. *J Clin Oncol.* Aug 1 2013;31(22):2783–2790.
83. Eiermann W, Rezai M, Kümmel S, et al. The 21-gene recurrence score assay impacts adjuvant therapy recommendations for ER-positive, node-negative and node-positive early breast cancer

resulting in a risk-adapted change in chemotherapy use. *Annals of Oncology.* 2013;24(3):618–624.

84. Coates AS, Winer EP, Goldhirsch A, et al. Tailoring therapies-improving the management of early breast cancer: St Gallen International Expert Consensus on the Primary Therapy of Early Breast Cancer 2015. *Ann Oncol.* Aug 2015;26(8):1533–1546.
85. Stemmer S, Steiner M, Rizel S, et al. Real-life analysis evaluating 1594 N0/Nmic breast cancer patients for whom treatment decisions incorporated the 21-gene recurrence score result: 5-year KM estimate for breast cancer specific survival with recurrence score results≤ 30 is> 98%. *Cancer Research.* 2016;76(4 Supplement):P5-08-02-P05-08-02.
86. Shak S, Petkov V, Miller D, et al. Abstract P5-15-01: Breast cancer specific survival in 38,568 patients with node negative hormone receptor positive invasive breast cancer and oncotype DX recurrence score results in the SEER database. *Cancer Research.* 2016;76(4 Supplement):P5-15-01-P15-15-01.
87. Drukker CA, Bueno-de-Mesquita JM, Retel VP, et al. A prospective evaluation of a breast cancer prognosis signature in the observational RASTER study. *Int J Cancer.* Aug 15 2013;133(4):929-936.
88. Harris LN, Ismaila N, McShane LM, et al. Use of biomarkers to guide decisions on adjuvant systemic therapy for women with early-stage invasive breast cancer: American Society of Clinical Oncology Clinical Practice Guideline. *Journal of Clinical Oncology.* 2016:JCO652289.
89. Mittendorf EA. Personal Communication. In: Hortobagyi GN, ed2015.
90. Winchester DJ. Personal communication. In: Hortobagyi GN, ed2015.
91. Wallden B, Storhoff J, Nielsen T, et al. Development and verification of the PAM50-based Prosigna breast cancer gene signature assay. *BMC medical genomics.* 2015;8(1):54.
92. Sgroi DC, Sestak I, Cuzick J, et al. Prediction of late distant recurrence in patients with oestrogen-receptor-positive breast cancer: a prospective comparison of the breast-cancer index (BCI) assay, 21-gene recurrence score, and IHC4 in the TransATAC study population. *The lancet oncology.* Oct 2013;14(11):1067–1076.
93. Fitzal F, Filipits M, Rudas M, et al. The genomic expression test EndoPredict is a prognostic tool for identifying risk of local recurrence in postmenopausal endocrine receptor-positive, her-2neu-negative breast cancer patients randomised within the prospective ABCSG 8 trial. *British journal of cancer.* 2015;112(8):1405–1410.
94. Halabi S, Owzar K. The importance of identifying and validating prognostic factors in oncology. Paper presented at: Seminars in oncology2010.
95. Kattan MW, Hess KR, Amin MB, et al. American Joint Committee on Cancer acceptance criteria for inclusion of risk models for individualized prognosis in the practice of precision medicine. *CA: a cancer journal for clinicians.* Jan 19 2016.
96. Moons KG, de Groot JA, Bouwmeester W, et al. Critical appraisal and data extraction for systematic reviews of prediction modelling studies: the CHARMS checklist. *PLoS medicine.* Oct 2014;11(10):e1001744.
97. Ravdin PM, Siminoff LA, Davis GJ, et al. Computer program to assist in making decisions about adjuvant therapy for women with early breast cancer. *J Clin Oncol.* Feb 15 2001;19(4):980–991.
98. Olivotto IA, Bajdik CD, Ravdin PM, et al. Population-based validation of the prognostic model ADJUVANT! for early breast cancer. *J Clin Oncol.* Apr 20 2005;23(12):2716–2725.
99. Wishart GC, Azzato EM, Greenberg DC, et al. PREDICT: a new UK prognostic model that predicts survival following surgery for invasive breast cancer. *Breast cancer research : BCR.* 2010;12(1):R1.
100. Wishart GC, Bajdik CD, Dicks E, et al. PREDICT Plus: development and validation of a prognostic model for early breast cancer that includes HER2. *Br J Cancer.* Aug 21 2012;107(5):800–807.
101. Harbeck N, Schmitt M, Meisner C, et al. Ten-year analysis of the prospective multicentre Chemo-N0 trial validates American Society of Clinical Oncology (ASCO)-recommended biomarkers uPA and PAI-1 for therapy decision making in node-negative breast cancer patients. *European journal of cancer.* May 2013;49(8):1825–1835.

第十二篇
女性生殖系统

专家组成员

Members of the Female Reproductive Organs Expert Panel
Adriana Bermudez, MD, PhD – FIGO Representative
Priya R. Bhosale, MD
Robert K. Brookland, MD, FACR, FACRO – Editorial Board Liaison
Lee-may Chen, MD, FACS, FACOG
Larry J. Copeland, MD
Don S. Dizon, MD
Beth A. Erickson, MD
Randall K. Gibb, MD
Edward C. Grendys, MD, FACOG, FACS
Perry W. Grigsby, MD
Ian S. Hagemann, MD, PhD, FCAP
David G. Mutch, MD – Chair
Alexander B. Olawaiye, MD, FACS, MRCOG, FACOG – Vice Chair
Esther Oliva, MD
Christopher N. Otis, MD, FCAP – CAP Representative
Lorraine Portelance, MD
Matthew A. Powell, MD
Jaime Prat, MD, PhD, FRCPath – FIGO Representative
Aaron H. Wolfson, MD, FACR
Richard Zaino, MD

第 49 章　女性生殖系统

概述

本篇包括了宫颈、子宫体、卵巢、阴道、外阴、输卵管和妊娠滋养细胞肿瘤。宫颈和子宫体癌是 TNM 分期最早涵盖的部位。早在 70 年前“全国分期联盟”首先纳入了宫颈癌，国际妇产科联合会（FIGO）自 1937 年起即不断更新宫颈癌分期系统并长期致力于收集全球宫颈癌治疗结果的数据。有鉴于此，T、N、M 分类的定义契合了 FIGO 分期。目前出版的分期系统纳入了与 FIGO 合作共同完成的部分修改，并得到了 FIGO、美国癌症联合委员会（AJCC）和国际抗癌联盟（UICC）的 TNM 专委会的批准。

第50章　外　　阴

本章摘要

适用本分期系统的肿瘤种类

所有外阴癌。

不适用本分期系统的肿瘤种类

肿瘤类型	按何种类型分类	适用章节
外阴黑色素瘤	皮肤黑色素瘤	47

更新要点

更新	更新细节	证据级别
病理类型	不再涵盖黑色素瘤，其分期见第47章	Ⅰ
病理类型	如果获得P16状态，分类中将予明确	Ⅲ

ICD-O-3形态学编码

编码	描述
C51.0	大阴唇
C51.1	小阴唇
C51.8	外阴交搭跨越病灶
C51.9	外阴，非特指

WHO肿瘤分类

编码	描述
8070	浅表浸润性鳞状细胞癌(SISCCA)
8013	大细胞神经内分泌癌
8041	小细胞癌，非特指
8041	小细胞神经内分泌癌
8051	鳞状细胞癌，疣
8051	鳞状细胞癌，疣状
8070	鳞状细胞癌
8071	鳞状细胞癌，角化
8072	鳞状细胞癌，非角化型
8083	鳞状细胞癌，基底细胞样
8090	基底细胞癌
8120	移行细胞癌
8140	腺癌
8140	尿道旁腺腺癌
8140	汗腺型腺癌
8140	肠型腺癌
8200	腺样囊性癌
8247	默克尔细胞癌
8500	乳腺型腺癌
8542	佩吉特病
8560	腺鳞癌
9020	叶状肿瘤，恶性
9071	卵黄囊肿瘤
9364	尤因肉瘤

续表

Kurman RJ, Carcangiu ML, Herrington CS, Young RH, eds. World Health Organization Classification of Tumors of the Female Reproductive System. Lyon: IARC; 2014。

概述

外阴癌的分类系统已修改为AJCC癌症分期，第8版TNM分期与国际妇产科联合会(FIGO)分期均将黑色素瘤排出外阴癌组织分类，把它归类为皮肤黑色素瘤，以形成合理的前会阴病变解剖学分类。

解剖学

原发部位

外阴是解剖学上阴道外的紧邻区域，包括阴唇、阴蒂和会阴。外阴肿瘤可累及阴道、尿道或肛门(图 50.1),甚至可固定于耻骨上。本次分期的改变,反映单独的肿瘤大小(除外扩散到邻近结构,淋巴结转移等因素)对患者的预后并不非常重要。

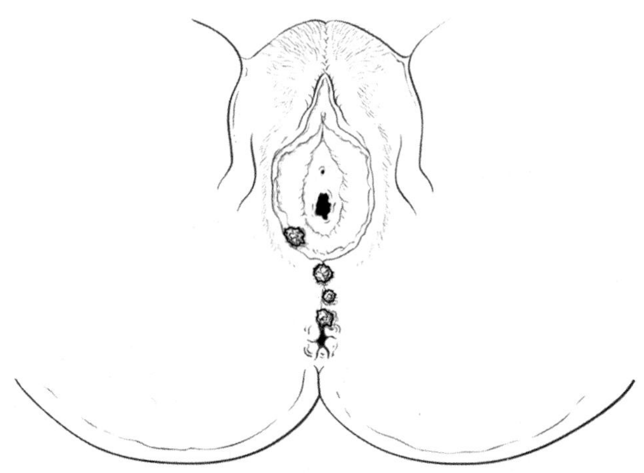

图 50.1　外阴和会阴病变,从底部到顶部:顶部的病变来自外阴,中间两病变来自会阴,底部的病变来自肛周

区域淋巴结

包括股淋巴结和腹股沟淋巴结(图 50.2)。

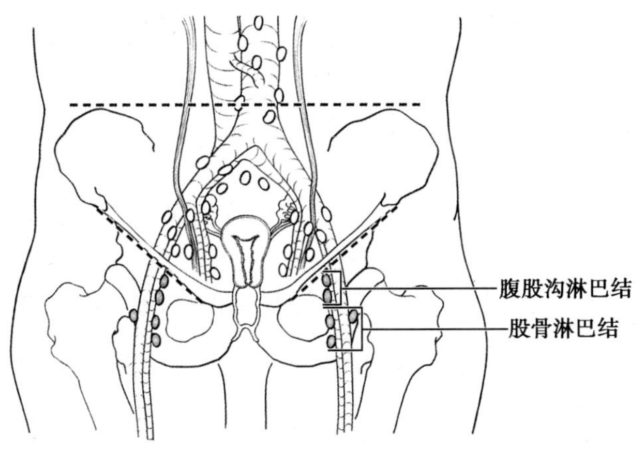

图 50.2　外阴区域淋巴结

转移部位

转移部位可包括区域淋巴结以外的任何部位。盆腔淋巴结受累认被归为远处转移,包括髂内、髂外及髂总等淋巴结受累。

分类原则

临床分期

病灶原发部位在外阴应归类为外阴癌,应排除生殖器或生殖器外其他继发于外阴的肿瘤。外阴癌的诊断应具有组织学证据。

会阴病变由外阴或肛周黏膜病变引起的新的外阴癌亚型。前会阴病变可能指外阴或肛周病变,因来源不同其治疗方案而有差异。因此建议:病变明确来自外阴,延伸到会阴甚至肛门的病变应归类为外阴病变。同样地,病变明确来自肛门,延伸到会阴的病变应归类为肛周病变。对于局限于会阴,无法明确其来自外阴或肛门的病变,建议医生给予分类的同时指出其确切位置。我们推荐"会阴倾向外阴"和"会阴倾向肛门"两个术语,还建议与妇瘤科、大肠科、普通外科或肿瘤外科的同事协商明确其来源,因为来源不同对治疗有明显影响。

在为数不多的情况下,通过影像引导下细针穿刺或计算机断层扫描(CT)、磁共振(MR)成像或者正电子发射断层扫描(PET)评估淋巴结状态。

单个肿瘤细胞或直径不超过 0.2mm 的小簇细胞被归类为孤立的肿瘤细胞。这些细胞可通过常规组织学或免疫组织化学方法检测。他们被定义为 N0(i+)。

影像学检查

MR 成像、CT 和 PET/CT 可用于外阴癌分期。MR 成像对软组织分辨率高,可用于局部病变的分期。CT 和 PET/CT 可用于评估淋巴结转移和远处病变。一些报道表明 PET/CT 在评估外阴癌淋巴结转移敏感性更高[1]。

肿瘤 TNM 分期

T1 类病变,可能存在多处病灶。目前,尚不用 MR 成像评估肿瘤侵入真皮乳头层的深度,因为 1mm 深度的评估超出了任何现有的成像方式的分辨率。MR 成像对软组织有较高的分辨率,可以测量肿瘤的大小。如果肿瘤小于等于 2cm,分期为 T1a 类,若滴注阴道凝胶并且获得轴向动态 T1 加权图像,则可更容易地观察疾病。如果肿瘤大于 2cm,则分期为 T1b 类。T2 肿瘤指病灶延伸到阴道/尿道的下 1/3 或肛门,在 MR 成像的 T2 加权和动态矢状 T1 加权更易观察。在 T3 期肿瘤则是任何大小的病灶累及尿道或阴道的上 2/3,或者累及膀胱黏膜、直肠黏膜,或者固定到盆骨。骨骼累及在 MR 成像非脂肪饱和的 T1 加权中最容易观察。然而,其他器官的累及则在 MR 成像矢状 T2 加权和动态矢状 T1 加权上更为显著。

小于 5mm 的区域淋巴结转移(组织学证实)为

N1 类，无法通过横断面成像评估。事实上，小于5mm 的转移性病变超出了任何现有体内成像模式的检查范围。而一些 N2 病变则可以很容易地根据累及的淋巴结数量和大小进行识别。评估淋巴结转移的成像标准基于淋巴结大小，暨在短轴方向上异常大于 1cm。由于良性疾病亦可导致淋巴结肿大而产生假阳性，所以 PET/CT 评估淋巴结转移更具优势。PET/CT 上任何大小的代谢活跃的淋巴结都认为是转移性的。体格检查则可以更好地评估淋巴结的坏死和活动性。

如发生盆腔淋巴结转移或肺、内脏器官或骨转移，则为 M1 类，采用 PET/CT 对转移范围的评估效果较好。如果没有 PET/CT，则可以使用增强 CT 评估。

推荐的影像检查报告形式

1. 原发性肿瘤
   a. 大小≤2cm
2. 局部范围
   a. 膀胱、直肠、阴道和尿道的累及情况
   b. 腹股沟淋巴结的位置、数量和侧性的描述
3. 盆腔及远处淋巴结受累及盆腔外病变情况

病理学分期

FIGO 对外阴癌分期采用手术/病理分期模式。应在放疗或化疗前手术治疗时明确外阴癌的分期。如果初始治疗为化疗、放疗或联合放化疗，则应使用临床分期。分期无法因疾病进展或复发或肿瘤切除前对放疗或化疗的反应而改变。

对术后淋巴结评估，区域淋巴结清扫的标本组织学检查通常要求至少有 6 个淋巴结。如果少于六个淋巴结，应根据 TNM 原则，结合淋巴结的受累情况（如 pN0、pN1）进行分期。应记录切除的淋巴结总数量和阳性淋巴结数量（注意，FIGO 将少于 6 个淋巴结的病例分类为 pNX）。目前，前哨淋巴结切除暨只切除一个或两个关键的淋巴结的研究越来越多。在多数情况下，仍然通过手术切除来评估区域淋巴结受累情况（通过腹股沟-股骨淋巴结清扫术）。《AJCC 癌症分期指南》第 8 版里采用 N1mi 或 N2mi 表示淋巴结微转移。此版本对分期的修订反映转移淋巴结的数量和大小能更准确地反映预后。

预后因素

分期所需的预后因素

除用于界定 T、N 与 M 分类的因素外，分期分组无需其他预后因素。

其他重要临床预后因素

外阴癌分期采用手术/病理分期。此分期方式可提供原发肿瘤大小和淋巴结状态等重要的预后信息。而其他常见的评估项目，如组织学类型、分化、DNA 倍体和 S 期分数，以及年龄等均未被公认为外阴癌的重要预后因素。

FIGO 分期

应该记录 FIGO 分期。AJCC 证据级别：Ⅰ级。

股-腹股沟淋巴结状况及评估方法

经 MR、CT 或 PET 确定的股-腹股沟淋巴结转移是预后影响因素，应予记录并纳入治疗计划。AJCC 证据级别：Ⅰ级。

盆腔淋巴结状况及评估方法

经 MR、CT 或 PET 确定的盆腔淋巴结扩散是预后影响因素，应予记录并纳入治疗计划。AJCC 证据级别：Ⅰ级。

p16

目前已基本确定了侵袭性外阴癌的两种致病途径。第一种途径是经典的外阴上皮内瘤变（VIN）过程，与人类乳头状瘤病毒（HPV）高危型感染（通常为 HPV 亚型 16 和 18）相关。第二种途径被称为分化的单纯型 VIN，其与 HPV 感染无关，而与外阴营养不良有关。在经典型病变中，VIN 往往呈多灶性，在年轻女性中更为常见，进展为外阴浸润性鳞状细胞癌的风险相对较低。p16 是一种反映 HPV 基因组整合到细胞内的分子标记物。一些中心对侵袭性外阴癌进行 p16 染色，并认为应报告并收集分析 p16 染色信息以便将来明确 p16 是否可用于预后的分子标记。AJCC 的水平证据：Ⅲ级。

风险评估模型

为支持各类预测模型在临床实践中的应用，AJCC 近期发布了用于评判各类统计学预测模型

的评估指南[2]。然而，目前已发表的或已被用于临床的任何外阴癌相关的预测模型，均尚未由“AJCC 精准医疗核心工作组”通过该指南予以评估。AJCC 未来将会对符合 AJCC 评估指南的本病种的风险预测模型予以认可。

AJCC TNM 定义

T 分类定义与 FIGO 分期定义相对应，两个分期系统均被纳入进行比较。

原发肿瘤(T)定义

T 分类	FIGO 分期	T 标准
TX		原发肿瘤无法评估
T0		没有原发肿瘤的证据
T1	Ⅰ	局限于外阴和/或会阴的肿瘤。对于多灶性病变，T 分类依据最大的病变或浸润深度最大的病灶。浸润深度是指肿瘤从真皮乳头层最表面的上皮间质交界处到最深的浸润点的距离
T1a		病变≤2cm，局限于外阴和/或会阴，间质浸润 1.0mm 以下
T1a	ⅠA	病变≤2cm，局限于外阴和/或会阴，间质浸润 1.0mm 以下
T1b	ⅠB	病灶局限于外阴和/或会阴，>2cm，或间质侵入>1.0mm 的任何大小不变
T2	Ⅱ	任何大小的肿瘤延伸到相邻的会阴结构(尿道的下 1/3，阴道下 1/3，肛门受累)
T3	ⅣA	任何大小的肿瘤，延伸至以下任何一处：尿道的上部 2/3，阴道的上部 2/3，膀胱黏膜或直肠黏膜，或固定于骨盆骨

区域淋巴结(N)定义

N 分类	FIGO 分期	N 标准
NX		区域淋巴结无法评估
N0		无区域淋巴结转移
N0(i+)		区域淋巴结中的孤立肿瘤细胞≤0.2mm
N1	Ⅲ	区域淋巴结中有一个或两个淋巴结转移，均<5mm，或一个=5mm
N1a*	ⅢA	伴一个或两个淋巴结转移，均<5mm
N1b	ⅢA	伴一个转移淋巴结=5mm
N2		区域淋巴结中伴≥3 个淋巴结转移，每个<5mm；或两个、两个以上的淋巴结转移均=5mm；或淋巴结(一个或多个)结外转移
N2a*	ⅢB	伴≥3 个淋巴结转移，每个小于 5mm
N2b	ⅢB	伴≥2 个淋巴结转移=5mm
N2c	ⅢC	伴淋巴结伴结外转移
N3	ⅣA	转移的区域淋巴结固定或发生溃烂

*包括微转移，N1mi 和 N2mi。
注意：应记录淋巴结转移的部位、大小和侧性。

远处转移的定义(M)

M 分类	FIGO 分期	M 标准
M0		无远处转移(无病理学 M0；使用临床 M 完成分期)
M1	ⅣB	伴远处转移(包括盆腔淋巴结转移)

AJCC 预后分期分组

T	N	M	分期分组
T1	N0	M0	Ⅰ
T1a	N0	M0	ⅠA
T1b	N0	M0	ⅠB
T2	N0	M0	Ⅱ
T1～T2	N1～N2c	M0	Ⅲ
T1～T2	N1	M0	ⅢA
T1～T2	N2a，N2b	M0	ⅢB
T1～T2	N2c	M0	ⅢC
T1～T3	N3	M0～M1	Ⅳ
T1～T2	N3	M0	ⅣA
T3	任意 N	M0	ⅣA
任意 T	任意 N	M1	ⅣB

50

肿瘤登记需收集的变量

1. FIGO 分期
2. 转移的区域淋巴结大小
3. 转移的区域淋巴结侧性
4. 影像学上是否有股-腹股沟淋巴结转移(是/否)
5. 影像学上是否有盆腔淋巴结转移(是/否)
6. p16(免疫组化,是/否;阳性,是/否)

组织学分级(G)

G	G 定义
GX	分级无法评估
G1	高分化
G2	中分化
G3	低分化

组织病理学类型

鳞状细胞癌是外阴癌最常见的病理类型。(本分期不适用于黑色素瘤。)

常见的组织病理类型如下:

鳞状细胞癌
基底细胞癌
侵袭性佩吉特病/腺癌
恶性前庭大腺肿瘤
乳腺型腺癌
尿道旁腺腺癌
恶性汗腺肿瘤
其他类型腺癌
未分化癌

病理报告应指出有无脉管浸润

图示

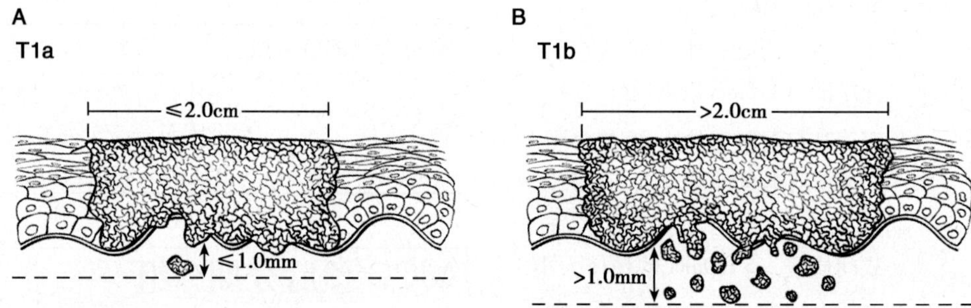

图 50.3 (A)T1a 病变≤2cm,局限于外阴和/或会阴,基质浸润小于或等于 1.0mm。(B)T1b 病变>2cm 或任何大小病变伴间质浸润>1.0mm,局限于外阴或会阴

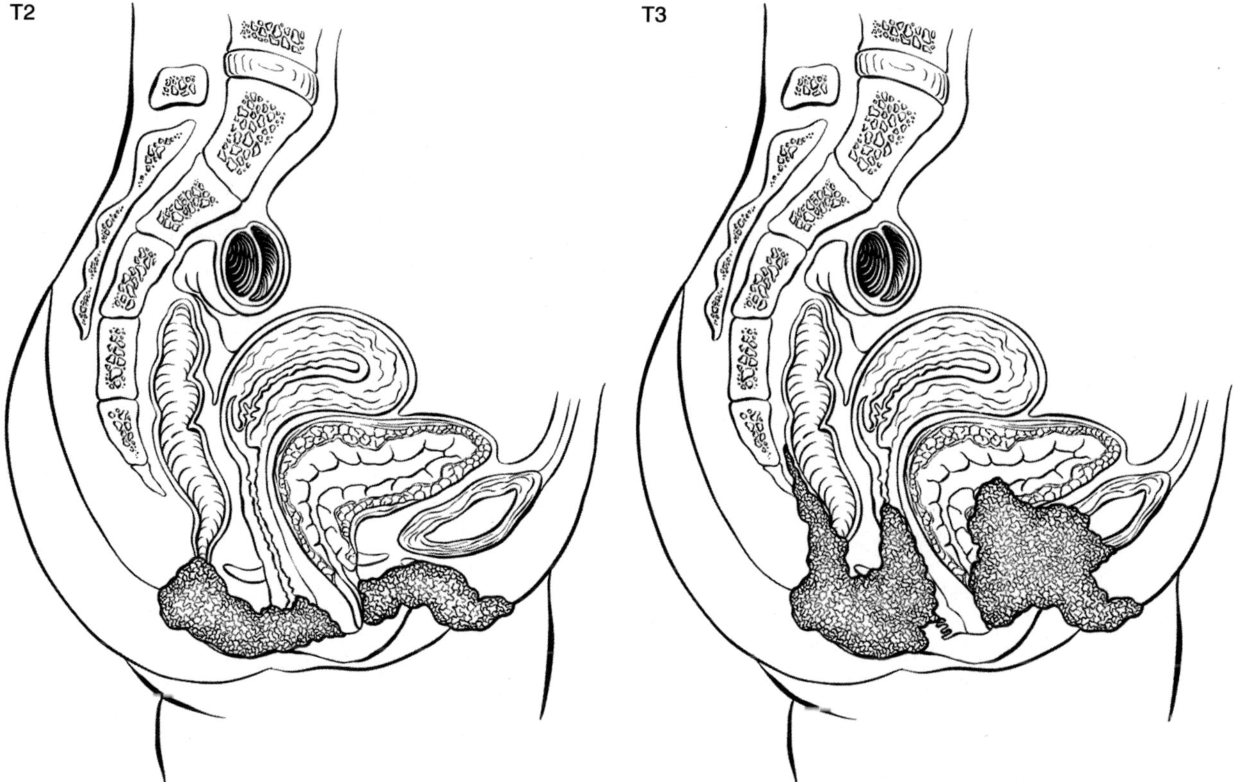

图50.4　肿瘤扩散到肛门、下阴道和下尿道的横断面图。T2为任何大小的肿瘤，延伸到邻近的会阴结构(尿道的下1/3、阴道的下1/3、肛门受累)。

图50.5　T3期为任何尺寸的肿瘤延伸到以下任一处：尿道的上部2/3、阴道的上部2/3、膀胱黏膜、直肠黏膜或固定到盆骨

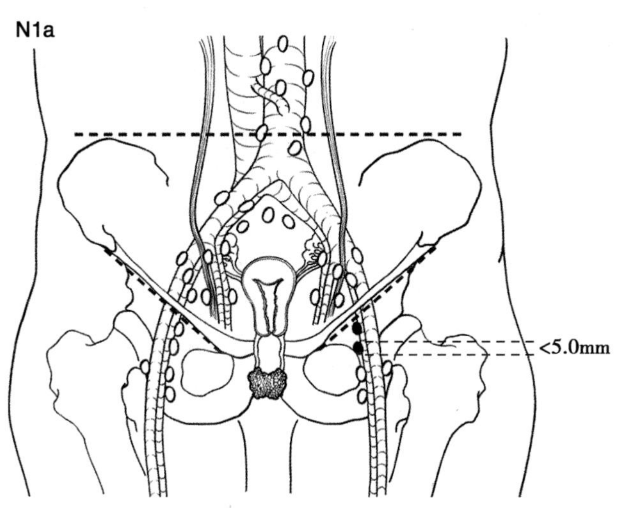

图50.6　N1a为一个或两个<5mm淋巴结转移，含微转移，N1mi和N2mi

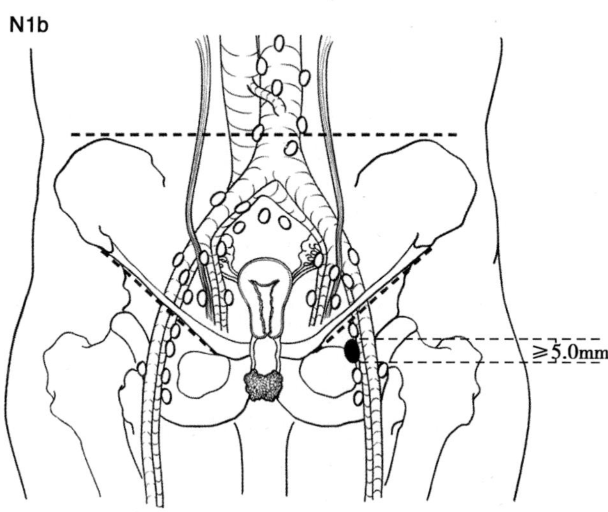

图50.7　N1b为一个≥5mm的淋巴结转移

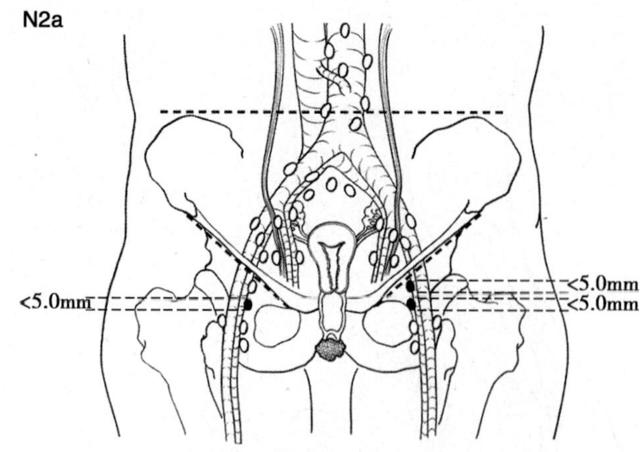

图 50.8 N2a 为三个或更多个<5mm 的淋巴结转移,含微转移,N1mi 和 N2mi

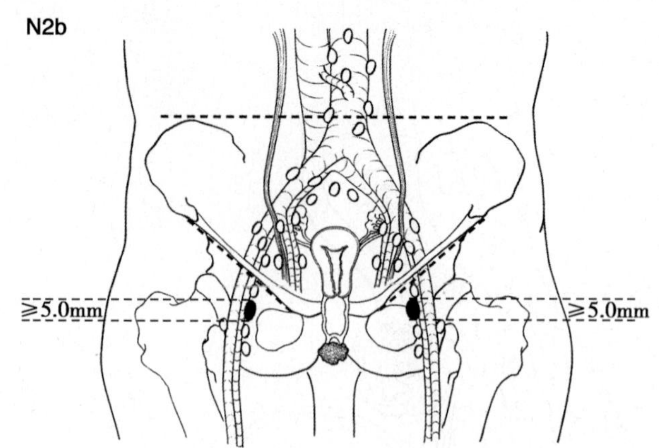

图 50.9 N2b 两个或更多个≥5mm 的淋巴结转移

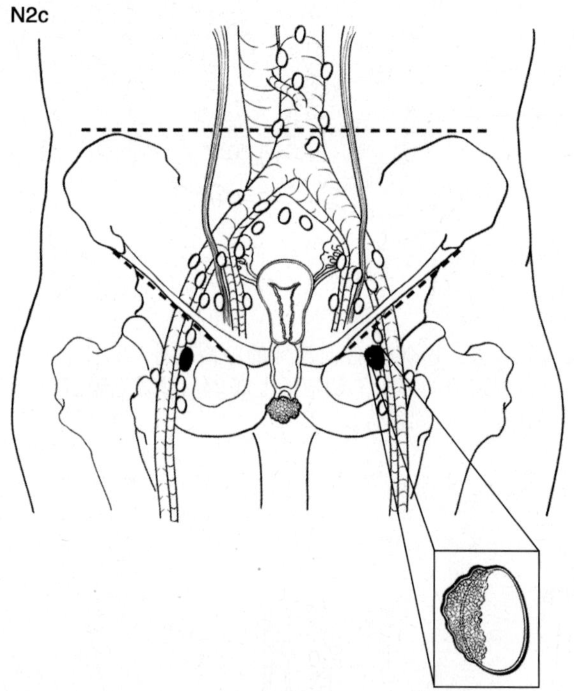

图 50.10 N2c 淋巴结伴有结外转移

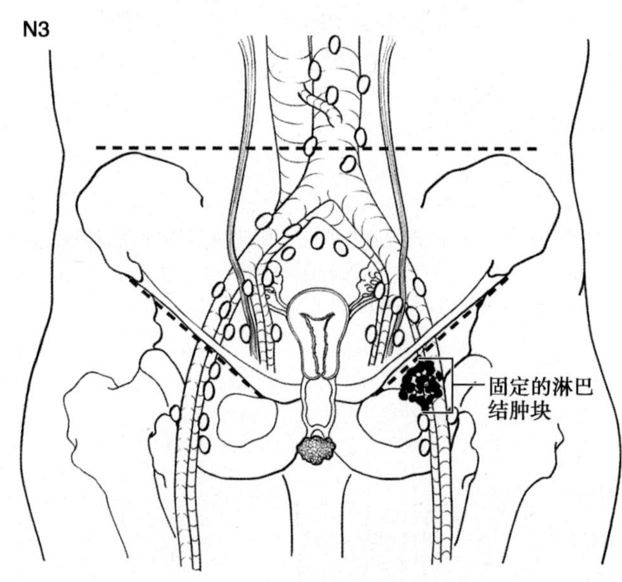

图 50.11 1N3 转移的区域淋巴结固定或发生溃疡

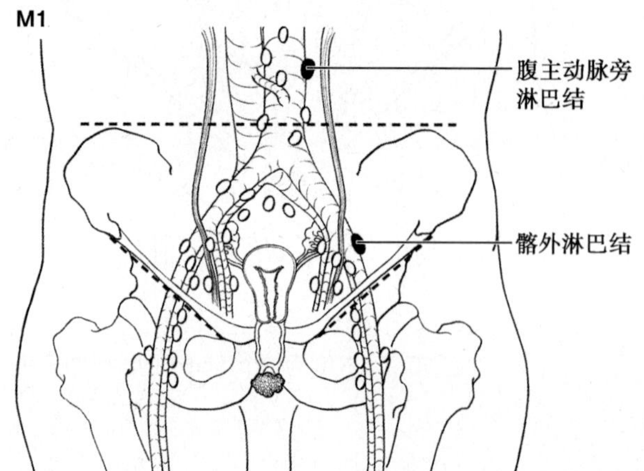

图 50.12 这些部位淋巴结转移被认为是 M1

（译者 梁山辉 审校 吴小华）

参考文献

1. Expert Panel on Radiation O-G, Kidd E, Moore D, et al. ACR Appropriateness Criteria(R) management of locoregionally advanced squamous cell carcinoma of the vulva.*American journal of clinical oncology.*Aug 2013;36(4):415-422.
2. Kattan MW, Hess KR, Amin MB, et al. American Joint Committee on Cancer acceptance criteria for inclusion of risk models for individualized prognosis in the practice of precision medicine.*CA: a cancer journal for clinicians.*Jan 19 2016.
3. Beller U, Sideri M, Maisonneuve P, et al. Carcinoma of the vulva. *J Epidemiol Biostat.* 2001;6(1):155-173.
4. Chan JK, Sugiyama V, Pham H, et al. Margin distance and other clinico-pathologic prognostic factors in vulvar carcinoma: a multivariate analysis.*Gynecologic oncology.*Mar 2007;104(3):636-641.
5. Grendys EC, Jr., Fiorica JV. Innovations in the management of vulvar carcinoma.*Current opinion in obstetrics & gynecology.*Feb 2000;12(1):15-20.
6. Homesley HD, Bundy BN, Sedlis A, et al. Assessment of current International Federation of Gynecology and Obstetrics staging of vulvar carcinoma relative to prognostic factors for survival (a Gynecologic Oncology Group study).*Am J Obstet Gynecol.*Apr 1991;164(4):997-1003; discussion 1003-1004.
7. Magrina JF, Gonzalez-Bosquet J, Weaver AL, et al. Squamous cell carcinoma of the vulva stage IA: long-term results.*Gynecologic oncology.*Jan 2000;76(1):24-27.
8. McCluggage WG. Recent developments in vulvovaginal pathology.*Histopathology.*Jan 2009;54(2):156-173.
9. Moore DH, Thomas GM, Montana GS, Saxer A, Gallup DG, Olt G. Preoperative chemoradiation for advanced vulvar cancer: a phase II study of the Gynecologic Oncology Group.*International journal of radiation oncology, biology, physics.*Aug 1 1998;42(1):79-85.
10. Nash JD, Curry S. Vulvar cancer.*Surg Oncol Clin N Am.*Apr 1998;7(2):335-346.
11. Origoni M, Sideri M, Garsia S, Carinelli SG, Ferrari AG. Prognostic value of pathological patterns of lymph node positivity in squamous cell carcinoma of the vulva stage III and IVA FIGO.*Gynecologic oncology.*Jun 1992;45(3):313-316.
12. Paladini D, Cross P, Lopes A, Monaghan JM. Prognostic significance of lymph node variables in squamous cell carcinoma of the vulva.*Cancer.*Nov 1 1994;74(9):2491-2496.
13. van der Velden J, van Lindert AC, Lammes FB, et al. Extracapsular growth of lymph node metastases in squamous cell carcinoma of the vulva. The impact on recurrence and survival.*Cancer.*Jun 15 1995;75(12):2885-2890.
14. Moxley KM, Fader AN, Rose PG, et al. Malignant melanoma of the vulva: an extension of cutaneous melanoma?*Gynecologic oncology.*Sep 2011;122(3):612-617.

第51章　阴　道

本章摘要

适用本分期系统的肿瘤种类

所有阴道癌。

不适用本分期系统的肿瘤种类

肿瘤类型	按何种类型分类	适用章节
阴道恶性黑色素瘤	无 AJCC 分期系统	无

更新要点

更新	更新细节	证据级别
原发肿瘤(T)定义	根据前瞻性数据分析的预后意义,以 2.0cm 为界将 T1 及 T2 再进行亚分类	Ⅲ

ICD-O-3 形态学编码

编码	描述
C52.9	阴道,非特指

WHO 肿瘤分类

编码	描述	编码	描述
8070	浅表浸润性鳞状细胞癌(SISCCA)	8310	透明细胞癌
8013	大细胞神经内分泌癌	8380	子宫内膜样腺癌
8020	未分化癌	8480	黏液腺癌
8041	小细胞神经内分泌癌	8560	腺鳞癌
8051	鳞状细胞癌,疣状	8693	嗜铬细胞瘤
8052	鳞状细胞癌,乳头样	8933	腺肉瘤
8070	鳞状细胞癌	8980	癌肉瘤
8071	鳞状细胞癌,角化型	9071	卵黄囊瘤
8072	鳞状细胞癌,非角化型	9110	中肾管癌
8083	鳞状细胞癌,基底细胞样	9364	尤因肉瘤
8098	腺样基底细胞癌		

Kurman RJ, Carcangiu ML, Herrington CS, Young RH, eds. World Health Organization Classification of Tumors of the Female Reproductive System. Lyon: IARC; 2014。

概述

阴道癌是一种少见的妇科恶性肿瘤。2015 年美国新发阴道癌 4 070 例,死亡 910 例[1]。阴道解剖分界包括外阴近端及宫颈远端。在考虑为原发性阴道恶性肿瘤时,必须首先除外累犯外阴及宫颈部位的肿瘤。国际妇产科联合会(FIGO)及美国癌症联合委员会(AJCC)的阴道癌分期均为临床分期。鳞状细胞癌是最常见的妇科恶性肿瘤组织类型,包括宫颈癌、阴道癌和外阴癌。目前鳞状细胞癌占原发性阴道癌的近 80%[2]。

解剖学

原发部位

阴道是位于外阴及宫颈之间的管道组织。阴道表面内衬有鳞状上皮,仅伴有少量腺样结构(图

51.1)。阴道上 2/3 淋巴向盆腔淋巴结引流,下 1/3 向腹股沟淋巴结引流。

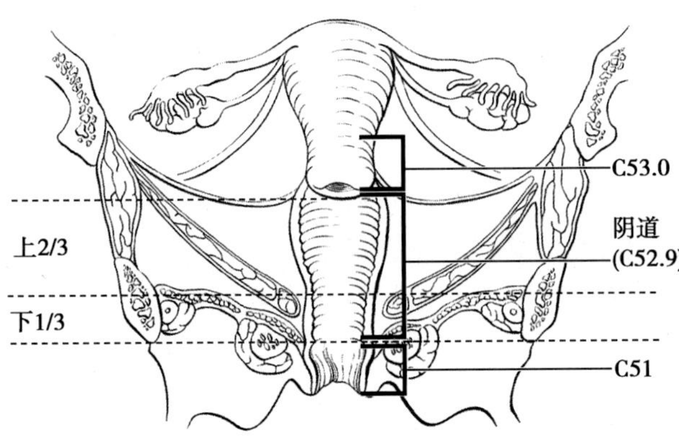

图 51.1　阴道的解剖位置及分区

区域淋巴结

阴道上 2/3 淋巴向盆腔淋巴结引流,如下(图 51.2):

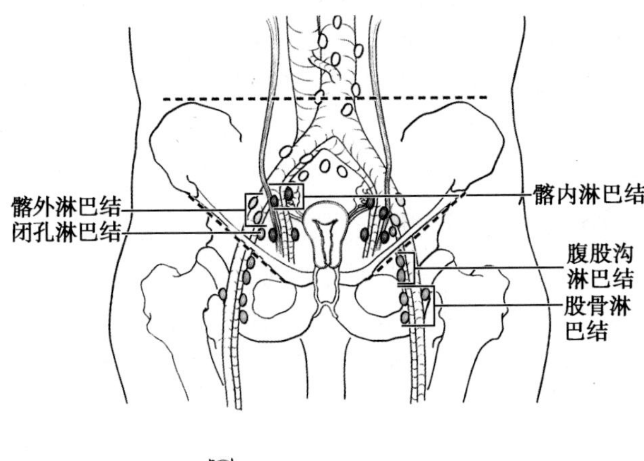

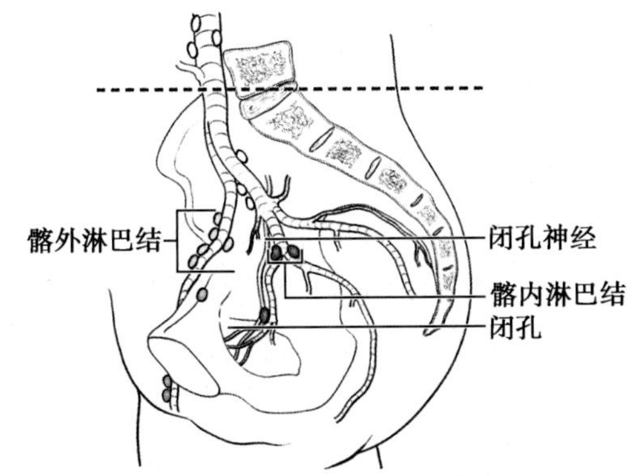

图 51.2　阴道的区域淋巴结

- 宫旁淋巴结
- 闭孔区淋巴结
- 髂内淋巴结
- 髂外淋巴结
- 骶淋巴结
- 骶前淋巴结
- 髂总淋巴结
- 腹主动脉旁淋巴结
- 盆腔淋巴结,非特指

阴道下 1/3 淋巴向腹股沟淋巴结引流,如下:

- 腹股沟浅淋巴结
- 腹股沟深淋巴结

转移部位

阴道癌远处转移最常见的部位包括腹主动脉旁淋巴结、肺及骨骼。

分类原则

临床分期

组织学证实且原发部位确定为外阴的癌症才适用本分期原则。须排除非阴道原发的女性生殖道来源或其他非生殖道来源的肿瘤,如累及宫颈的癌症需首先考虑为宫颈癌,局限于尿道的则考虑为原发尿道癌,外阴肿瘤累及阴道的则首先考虑外阴癌。

美国监测、流行病学与最终结果(SEER)数据库 2004—2012 年间已随访至少 6 个月的Ⅰ~Ⅱ期阴道鳞癌病例的初步分析结果提示,肿瘤大小是阴道癌的重要预后因素[3]。该结论是专家组将 T1 及 T2 根据肿瘤大小≤2cm 及>2cm 分为“a”与“b”两亚组的理论依据。

FIGO 阴道癌分期为临床分期。因此在治疗前需收集整理所有临床信息。腹股沟/股淋巴结活检或细针穿刺结果可被应用于临床分期中。阴道癌分期原则类似于宫颈癌分期

单个肿瘤细胞或最大径≤0.2mm 的小肿瘤细胞簇被认为是孤立的肿瘤细胞,可通过常规病理检查或免疫组化检查检测。上述肿瘤细胞被归为 N0(i+)。

影像学检查

因磁共振(MR)成像对软组织分辨率较高,故对局限的阴道癌更为适用。计算机断层(CT)和正电子发射断层(PET)/CT 扫描可用于帮助排除淋巴结转移及远处转移。PET/CT 对评估有无淋巴结转移具高敏感性。根据 FIGO 的建议,影像学检查的

结果可用于指导治疗方案的制订但不可用于改变临床分期。

肿瘤 TNM 分期

分期为 0 期的影像学检查同常无明显异常。T1a 疾病的影像学检查可见明显病灶但最大径≤2cm,局限于阴道。相对地,T1b 指肿瘤最大径>2cm。T2a 指肿瘤最大径≤2cm 且累及阴道旁组织,在 MR T2 加权相中可更好地显示出病灶。相对地,T2b 指肿瘤最大径>2cm。T3 期指肿瘤侵及盆壁,可在 MR T2 加权相及增强的 T1 加权相中更好地显示。T4a 期指肿瘤累及膀胱及直肠,但局限于盆腔,T4b 指肿瘤转移超出骨盆。

影像上以横断面淋巴结短径>1cm 评估是否为转移淋巴结。CT 及 MRI 在评估淋巴结大小时效果类似。若伴有区域淋巴结转移,则为 N1。因考虑到良性疾病引起的淋巴结肿大可能导致假阳性结果,PET/CT 在评估淋巴结转移上更具优势。若 PET/CT 上淋巴结有 FDG 代谢增高,无论其大小均考虑为转移。

肺、内脏器官或骨转移为 M1。在评估有无远处转移时,PET/CT 更具优势。若没有 PET/CT 的条件,可考虑增强 CT。

推荐的影像检查报告形式

1. 原发肿瘤
   a. 大小:≤2cm 或>2cm
2. 局部病灶范围
   a. 阴道旁累犯
   b. 宫旁浸润
   c. 膀胱或直肠有无累犯
3. 区域或远处淋巴结有无累及,盆腔外有无转移病灶

病理学分期

除了临床分期所需的疾病信息外,对病灶切除后的病理检查结果也应合理应用,如盆腔或腹膜后淋巴结有无转移等。病理上的 pT、pN 及 c/pM 即对应于 T、N、M 分类。

预后因素

分期所需的预后因素

除用于界定 T、N 与 M 分类的因素外,分期分组无需其他预后因素。

其他重要临床预后因素

阴道癌最重要的预后因素是临床分期,反映了肿瘤的浸润范围及转移情况。

FIGO 分期

应该记录 FIGO 分期。AJCC 证据级别:Ⅰ级。

盆腔淋巴结状态及评估方法

MR、CT、PET 等影像学检查可帮助评估淋巴结转移与否,其结果不改变临床分期,但需记录并可用以指导治疗方案的制订。AJCC 证据级别:Ⅲ级。

腹股沟浅深淋巴结状态及评估方法

MR、CT、PET 等影像学检查可帮助评估淋巴结转移与否,其结果不改变临床分期,但需记录并可用以指导治疗方案的制订。AJCC 证据级别:Ⅲ级。

腹主动脉旁淋巴结状态及评估方法

MR、CT、PET 等影像学检查可以帮助评估淋巴结转移与否,其结果不改变临床分期,但需记录并可用以指导治疗方案的制订。AJCC 证据级别:Ⅲ级。

远处(纵隔、锁骨)淋巴结状态及评估方法

MR、CT、PET 等影像学检查可以帮助评估淋巴结转移与否,其结果不改变临床分期,但需记录并可用以指导治疗方案的制订。AJCC 证据级别:Ⅲ级。

风险评估模型

为支持各类预测模型在临床实践中的应用,AJCC 近期发布了用于评判各类统计学预测模型的评估指南[5]。然而,目前已发表的或已被用于临床的任何阴道癌相关的预测模型,均尚未由"AJCC 精准医疗核心工作组"通过该指南予以评估。AJCC 未来将会对符合 AJCC 评估指南的阴道癌相关的风险预测模型予以认可。

AJCC TNM 定义

T 分类定义与 FIGO 分期定义相对应,两个分期系统均被纳入进行比较。

原发肿瘤(T)定义

T 分类	FIGO 分期	T 标准
TX		原发肿瘤无法评估
T0		原发部位没有病灶
T1	Ⅰ	肿瘤局限于阴道
T1a	Ⅰ	肿瘤局限于阴道,病灶直径≤2cm
T1b	Ⅰ	肿瘤局限于阴道,病灶直径>2cm
T2	Ⅱ	肿瘤侵犯阴道旁组织,但未达盆壁
T2a	Ⅱ	肿瘤侵犯阴道旁组织,但未达盆壁,病灶直径≤2cm
T2b	Ⅱ	肿瘤侵犯阴道旁组织,但未达盆壁,病灶直径>2cm
T3	Ⅲ	肿瘤侵犯至盆壁*,和/或扩散至阴道下 1/3,和/或导致肾积水或无功能肾
T4	ⅣA	肿瘤侵犯膀胱或直肠黏膜,和/或扩散超过真骨盆(泡状水肿不是 T4 分类的充分条件)

* 盆壁指骨盆肌肉、筋膜、神经脉管组织或骨骼。直肠指检示盆壁与肿瘤紧密无空隙。

区域淋巴结(N)定义

N 分类	FIGO 分期	N 标准
NX		区域淋巴结无法评估
N0		无区域淋巴结转移
N0(i+)		区域淋巴结见孤立肿瘤细胞,细胞团最大径≤0.2mm
N1	Ⅲ	伴盆腔或腹股沟淋巴结转移

远处转移(M)定义

M 分类	FIGO 分期	M 标准
M0		无远处转移
M1	ⅣB	伴远处转移

AJCC 预后分期分组

T	N	M	分期分组
T1a	N0	M0	ⅠA
T1b	N0	M0	ⅠB
T2a	N0	M0	ⅡA
T2b	N0	M0	ⅡB
T1~T3	N1	M0	Ⅲ
T3	N0	M0	Ⅲ
T4	任何 N	M0	ⅣA
任何 T	任何 N	M1	ⅣC

肿瘤登记需收集的变量

1. FIGO 分期
2. 影像学有无盆腔淋巴结转移(是/否)
3. 影像学有无腹主动脉旁淋巴结转移(是/否)
4. 影像学有无远处(纵隔、锁骨)淋巴结转移(是/否)

组织学分级(G)

G	G 定义
GX	分级无法评估
G1	高分化
G2	中分化
G3	低分化

组织病理学类型

阴道癌中鳞状细胞癌最多见,近 10%阴道癌为腺癌,恶性黑色素瘤及肉瘤非常罕见。

生存数据

一项正在开展的研究分析了 2004—2012 年间的Ⅰ~Ⅱ期(基于《AJCC 癌症分期指南》第 6 版)诊治的阴道鳞癌病例,研究的资料来源为 2015 年开放的 SEER 数据库。该研究分析了 529 例具有肿瘤大小数据的阴道鳞癌:293 例为Ⅰ期,236 例为Ⅱ期。Ⅰ期阴道癌的中位肿瘤直径为 2.2cm(范围:0.1~9.5cm),Ⅱ期为 4.0cm(范围:0.4~

8.2cm)。采用多因素回归模型等数据分析后结果提示,肿瘤直径是阴道癌总生存的主要预后因素(Ⅰ期阴道癌 $P=0.011$,Ⅱ期阴道癌 $P=0.033$)。分期及肿瘤直径的 Kaplan-Meier 生存曲线见图 51.3 和图 51.4。

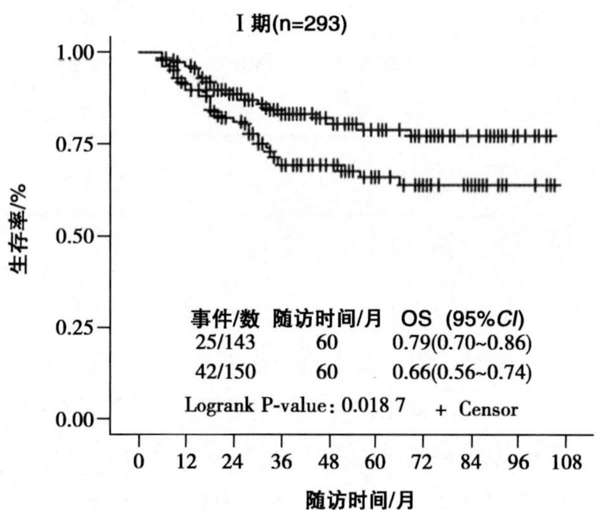

Patients-at-Risk

<=2cm	143	133	104	84	65	50	36	22	10
>2cm	150	130	99	69	51	36	24	14	4

图 51.3　SEER 数据库Ⅰ期阴道癌肿瘤直径相关的总生存曲线

CI:可信区间;OS,总生存

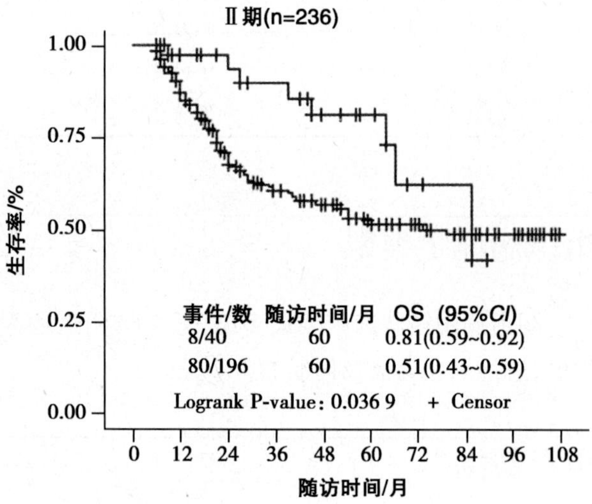

Patients-at-Risk

<=2cm	40	32	26	22	15	11	5	3	0
>2cm	196	164	112	81	69	52	41	29	21

图 51.4　SEER 数据库Ⅱ期阴道癌肿瘤直径相关的总生存曲线

CI:可信区间;OS,总生存

图示

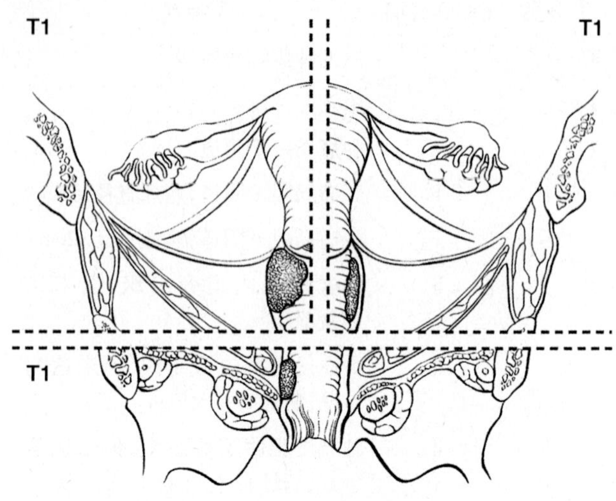

图 51.5　T1 指肿瘤局限于阴道

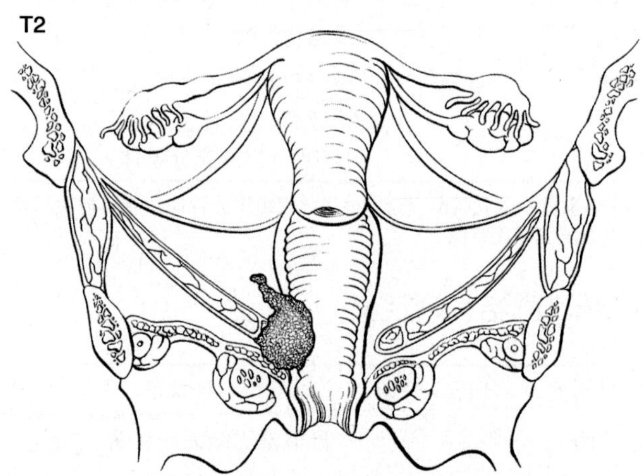

图 51.6　T2 指肿瘤侵犯阴道旁组织,但未侵及盆壁

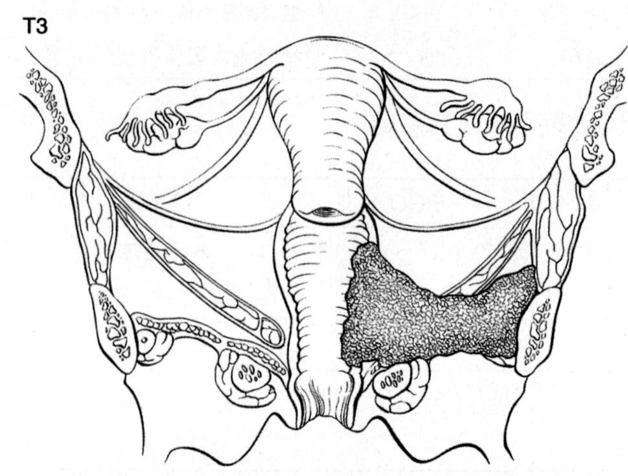

图 51.7　T3 指肿瘤侵犯至盆壁,和/或扩散至阴道下 1/3,和/或导致肾积水或无功能肾。盆壁指骨盆肌肉、筋膜、神经脉管组织或骨骼

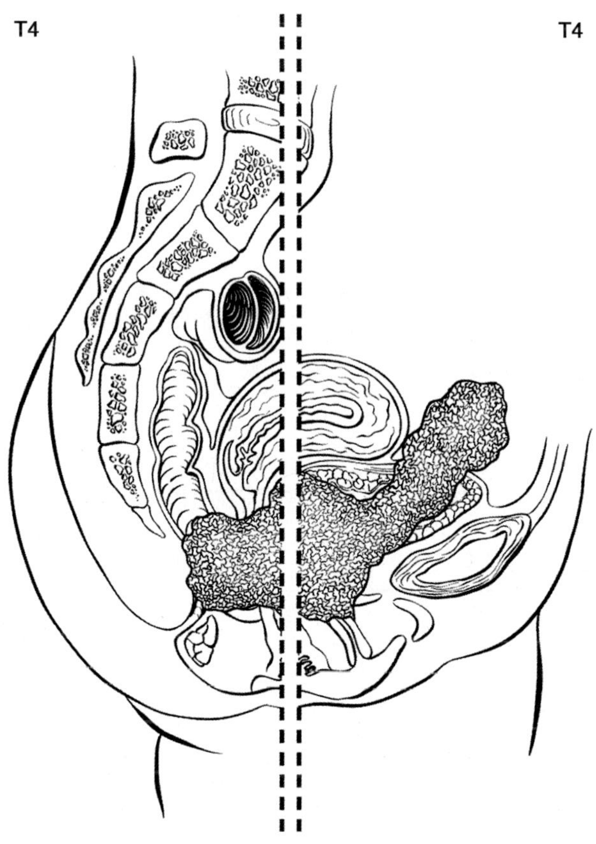

图 51.8 T4 指肿瘤侵犯膀胱或直肠黏膜，和/或扩散超过真骨盆（泡状水肿并非 T4 分类的充分条件）

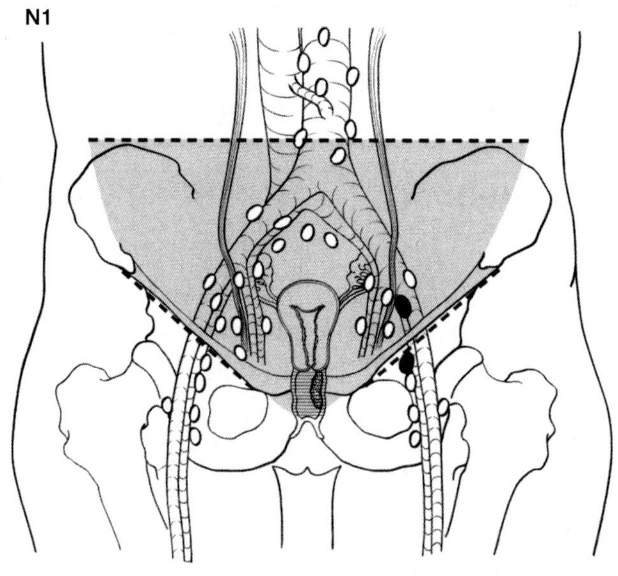

图 51.9 N1 指盆腔或腹股沟淋巴结转移

（译者 夏玲芳 审校 吴小华）

参考文献

1. Cancer Facts and Figures 2015. American Cancer Society http://www.cancer.org/cancer/vaginalcancer/detailedguide/vaginal-cancer-key-statistics. Accessed September 14, 2015http://www.cancer.org/cancer/vaginalcancer/detailedguide/vaginal-cancer-key-statistics
2. Creasman WT, Phillips JL, Menck HR. The National Cancer Data Base report on cancer of the vagina. Cancer. Sep 1 1998;83(5): 1033–1040
3. Wolfson AH, Isildinha MR, Portelance L, Diaz DA, Zhao W, Gibb RK. Prognostic Impact of Clinical Tumor Size on Overall Survival for Subclassifying Stage I and II Vaginal Cancer: A SEER Analyses. 2016
4. Lee LJ, Jhingran A, Kidd E, et al. Acr appropriateness Criteria management of vaginal cancer. Oncology (Williston Park). Nov 2013;27(11):1166–1173
5. Kattan MW, Hess KR, Amin MB, et al. American Joint Committee on Cancer acceptance criteria for inclusion of risk models for individualized prognosis in the practice of precision medicine. CA: a cancer journal for clinicians. Jan 19 2016
6. Beller U, Sideri M, Maisonneuve P, et al. Carcinoma of the vagina. J Epidemiol Biostat. 2001;6(1):141–152
7. Foroudi F, Bull CA, Gebski V. Primary invasive cancer of the vagina: outcome and complications of therapy. Australasian radiology. Nov 1999;43(4):472–475
8. Goodman A. Primary vaginal cancer. Surg Oncol Clin N Am. Apr 1998;7(2):347–361
9. Pingley S, Shrivastava SK, Sarin R, et al. Primary carcinoma of the vagina: Tata Memorial Hospital experience. International journal of radiation oncology, biology, physics. Jan 1 2000;46(1):101–108
10. Stock RG, Chen AS, Seski J. A 30-year experience in the management of primary carcinoma of the vagina: analysis of prognostic factors and treatment modalities. Gynecologic oncology. Jan 1995;56(1):45–52
11. Sulak P, Barnhill D, Heller P, et al. Nonsquamous cancer of the vagina. Gynecologic oncology. Mar 1988;29(3):309–320

第52章 宫 颈

本章摘要

适用本分期系统的肿瘤种类

所有原发于宫颈的恶性肿瘤。

更新要点

更新	更新细节	证据级别
FIGO 分期	N1 改为 FIGO ⅢB 期	无
远处转移（M）定义	腹主动脉旁淋巴结转移从 AJCC 分期 M1 中移除	Ⅰ

ICD-O-3 形态学编码

编码	描述
C53.0	内宫颈
C53.1	外宫颈
C53.8	宫颈宫体交搭跨越病灶
C53.9	宫颈

WHO 肿瘤分类

编码	描述	编码	描述
8013	大细胞神经内分泌癌	8310	透明细胞癌
8015	毛玻璃细胞癌	8380	子宫内膜样癌
8020	未分化癌	8441	浆液性癌
8041	小细胞神经内分泌癌	8480	黏液性癌，非特指
8051	鳞状细胞癌，疣性	8482	黏液性癌，胃型
8051	鳞状细胞癌，疣状	8490	黏液性癌，印戒细胞型
8052	鳞状细胞癌，乳头状	8560	腺鳞癌
8070	鳞状细胞癌，非特指	8574	腺癌合并神经内分泌癌
8071	鳞状细胞癌，角化型	8720	恶性黑色素瘤
8072	鳞状细胞癌，非角化型	8805	未分化宫颈肉瘤
8082	鳞状细胞癌，淋巴上皮样	8850	脂肪肉瘤
8083	鳞状细胞癌，基底细胞样	8890	平滑肌肉瘤
8098	腺样基底细胞癌	8910	横纹肌肉瘤
8120	鳞状细胞癌，移行	8933	腺肉瘤
8140	腺癌	8980	癌肉瘤
8140	宫颈内膜腺癌，普通型	9110	中肾癌
8144	黏液癌，肠型	9120	血管肉瘤
8200	腺样囊性癌	9364	尤因肉瘤
8240	类癌	9540	恶性外周神经鞘膜瘤
8249	非典型类癌	9581	腺泡状软组织肉瘤
8263	绒毛管状癌		

Kurman RJ，Carcangiu ML，Herrington CS，Young RH，eds. World Health Organization Classification of Tumors of the Female Reproductive System. Lyon：IARC；2014。

概述

宫颈癌是美国第三位最常见的妇科肿瘤，也是全球最常见的妇科肿瘤[1]。

宫颈癌好发于发展中国家，鉴于这些地区医疗系统不完善，且缺乏先进的影像检查设备，长期以来宫颈癌的分期主要基于临床妇科检查以及较为基础的影像检查（如胸片、静脉肾盂造影），而非昂贵的、较难获取的影像学检查，如计算机断层（CT）扫描、磁共振（MR）成像或正电子发生断层扫描（PET）。在较为发达的地区，已具备的先进的影像检查技术使基于体检的分期系统远远落后于影像技术。因此，影像检查的结果可更有效地指导临床诊治。影像学检查的结果，如淋巴结转移或宫旁侵犯，可帮助临床医师判断是否需要实施辅助治疗，如手术、放疗或化疗。此外，淋巴结转移与肿瘤直径及肿瘤体积一样，是预后相关因素，可能需根据淋巴结转移状态而改变治疗策略[2~7]。

在治疗过程中的各重要节点可采用影像学检查评估疗效，并确定是否需挽救治疗，并可能有助于提高总体疗效[8]。

解剖学

原发部位

宫颈位于子宫体的下 1/3，呈圆柱状，突出于阴道上段。宫颈管位于腺状和柱状上皮的交界处，连接阴道和宫体。宫颈的阴道部，俗称外宫颈，被覆鳞状上皮。新的鳞柱交界处通常位于宫颈外口，即宫颈管开始的部位。旧的鳞柱交界处位于宫颈外口、穹窿和阴道上端。鳞柱交界处又叫移形区。宫颈癌可起源于鳞状或柱状上皮，但大部分宫颈癌起源于移行区。

区域淋巴结

宫颈通过宫旁、主韧带、骶韧带引流到以下区域淋巴结（图 52.1）：

- 宫旁淋巴结
- 闭孔淋巴结
- 髂内淋巴结
- 髂外淋巴结
- 骶淋巴结

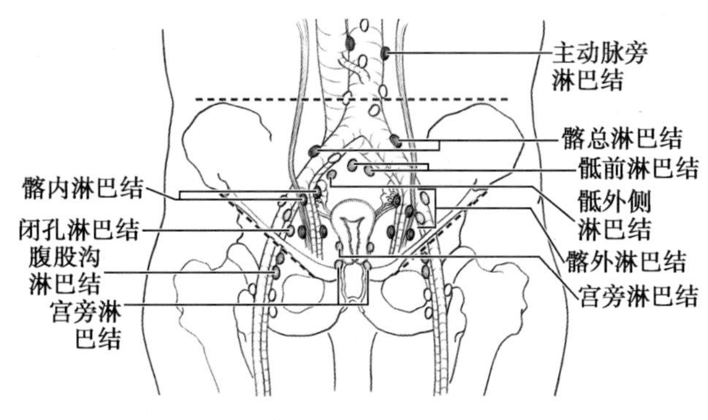

图 52.1 宫颈区域淋巴结

- 骶前淋巴结
- 髂总淋巴结
- 主动脉旁淋巴结

转移部位

常见的远处转移部位包括纵隔淋巴结、肺、腹腔与骨骼。纵隔和锁骨上淋巴结转移也被归为远处转移，分类为 M1。

分类原则

临床分期

治疗前须确定临床分期。治疗开始后临床分期不得更改。若对某一分期具有争议，则选择采用更低一级的分期。临床分期仅限于癌，同时需病理确诊。

所有患者均需接受由具经验的医师实施的全面体格检查，必要时可在麻醉下进行。肿瘤大小的描述至关重要，特别是对于Ⅰ~Ⅱ期的肿瘤。因为Ⅰ~Ⅱ期肿瘤的体积与预后明确相关。2009 年的国际妇产科联合会（FIGO）分期对于肿瘤超出子宫但未累及骨盆壁或阴道下 1/3 的肿瘤（T2）又根据肿瘤大小（≤4cm：T2a1；>4cm：T2a2）进行了亚分类。

为了更好地分期，以下检查也是极其必要的：触诊、视诊、阴道镜、内膜诊刮、宫腔镜、膀胱镜、肠镜、静脉尿路造影、胸部及骨 X 线检查。若条件许可也可实施 CT、MR 成像、PET 检查。疑似膀胱或直肠黏膜侵犯时必须进行活检及病理确认。

淋巴结状态可通过手术（影像引导下细针穿刺、腹腔镜或腹膜外活检、淋巴结清扫）或影像检查（CT、MR 成像、PET）评估。因部分国家或地区可能

52

不拥有相应设备,故以上检查结果不用于临床分期,但可用于确定治疗方法并提供预后信息。孤立肿瘤细胞(ITC)指单个肿瘤细胞或最大径<0.2mm的肿瘤细胞簇,可通过常规病理或免疫组化发现,被归类为N0(i+)。

若发现淋巴结转移,需标明淋巴结转移的范围(盆腔淋巴结和/或腹主动脉旁淋巴结)及淋巴结累及的诊断方式(病理或影像学)。

淋巴结转移无论是通过影像学还是手术确诊,均并不影响临床和病理分期,但会影响治疗方式。淋巴结的转移部位需要具体标注,如左髂内淋巴结或右腹主动脉旁淋巴结。

影像学检查

宫颈癌的局部评估推荐使用MR成像检查[9]。增强CT对软组织的分辨率不高,无法有效评估肿瘤局部侵犯程度,无法有效识别早期肿瘤,尤其不适用于打算实施保留生育功能的根治性宫颈切除手术的患者。淋巴结累及与否主要依据淋巴结大小,即淋巴结短轴>1cm视为异常。PET/CT也可用于评估局部晚期患者的淋巴结状态。在PET/CT中,不论淋巴结大小如何,只要出现淋巴结高代谢均认为淋巴结转移。相较于其他影像技术,PET/CT对盆腔外转移及骨转移的评估较为有效。

虽然目前许多影像学检查结果未被包含于FIGO或AJCC分期系统中,但仍应用于指导治疗方案的选择。未来对于TNM分期的更新可考虑可增加影像学评价的结果,比如,ⅠB期患者若通过影像学评估存在宫旁转移,其分期将被更改为ⅡB期[9]。

肿瘤的T、N、M分类要素

T1a类肿瘤为肉眼不可见的肿瘤。T1b为肉眼可见肿瘤,此时T(肿瘤大小)可根据影像学检查中的可见肿瘤最大径分类。T2a指肿瘤侵犯阴道上1/3,可通过MR成像观察到。宫颈基质若在T2加权像上中断,虽不改变肿瘤分期,但可能需改变治疗方式。若肿瘤已导致肾积水或侵犯盆壁,归为T3b。肿瘤侵及邻近器官为T4a。但是黏膜泡状水肿不属于膀胱侵犯。

区域性淋巴结转移被分类为N1,可通过CT或MR成像评估。诊断标准为短轴方向异常淋巴结增大>1cm。但PET/CT检查中若存在淋巴结高代谢,不论淋巴结大小均定义为淋巴结转移。

盆腔与腹主动脉旁淋巴结以外的区域淋巴结转移或骨转移均被定义为M1,PET/CT是评估远处转移最有效的影像学手段。若无PET/CT,可用增强CT替代。

推荐的影像学报告形式

a. 原发肿瘤
  - 大小

b. 局部侵犯
  - 宫颈内口侵犯
  - 阴道侵犯
  - 宫旁浸润
  - 膀胱/直肠侵犯

c. 区域、远处淋巴结转移,盆腔外疾病

病理学分期

对于手术治疗的病例,需基于切除组织的病理学检查结果详细描述肿瘤侵及范围。病理检查结果不得用以改变肿瘤的临床分期,但需予以详细记录并用于病理学分期。pTNM分期即基于以上原因所设计,包括T、N、M三个类别。极少数宫颈癌是子宫切除后被偶然发现的。这些病例没有术前临床分期也不被用于数据分析,故需单独归类。

对于pN,区域性淋巴结的病理检查需包括至少6枚或以上的淋巴结。对于TNM分期,若淋巴结取材数量小于6枚,需采用TNM病理分期方法根据被检查的淋巴结情况分类(如pN0或pN1)。淋巴结阳性数量和总切除数量均需明确标注;对于FIGO分期,若淋巴结总数少于6枚,分类为pNX。

预后因素

分期所需的预后因素

除用于界定T、N与M分类的因素外,分期分组无需其他预后因素。

其他重要临床预后因素

FIGO分期

肿瘤大小(≤4cm vs >4cm)是FIGO与AJCC分期中Ⅰ、Ⅱ期的重要影响因素。然而,基于临床和病理检查结果所发现的肿瘤的大小本身对预后即有显著影响,而不仅限于4cm的界限。此外,CT扫描、MR 成像或 PET 等影像检查所获得的肿瘤大小结果同样可用于判断预后[10~12]。与大小联系较为密切的是肿瘤体积,体积包括了肿瘤各维度的大小,而不仅仅局限于直径[13,14]。同时,与肿瘤直径、体积直接相关的是肿瘤对局部组织的侵犯,包括宫旁、阴道、宫体、膀胱、直肠,均可由 MR 成像评估得出。MR 成像评估和术中肉眼所见有较强的一致性,可用于术前评估。肿瘤体积及放射治疗过程中肿瘤的退缩,即使在治疗的第一周,均预示着较好的预后[8]。AJCC 证据级别: Ⅰ级。

盆腔淋巴结状态和评估方法

盆腔淋巴结转移,包括体积和数量均和预后呈明显相关性。若髂内、髂外淋巴结转移,髂总淋巴结转移的概率较高。若髂总淋巴结转移,腹主动脉旁淋巴结转移的概率较高。淋巴结胞膜外侵犯也同预后相关[5,6,15]。AJCC 证据级别: Ⅰ级。

腹主动脉旁淋巴结状态和评估/治疗方法

CT 和 PET 可发现腹主动脉旁淋巴结的亚临床转移灶,此时需行放化疗。腹主动脉旁淋巴结转移较其他部位的远处转移预后好。转移淋巴结的大小、数量与预后相关[16]。AJCC 证据级别: Ⅰ级。

远处(纵隔、锁骨上)淋巴结状态和治疗方法

系统性化疗联合局部放疗可能对锁骨上淋巴结转移疗效较佳。纵隔淋巴结转移也可采用系统性化疗联合局部放疗。AJCC 证据级别: Ⅰ级。

人乳头状瘤病毒(HPV)

研究显示,大于 90% 的宫颈癌中发现 HPV DNA。常见的类型为 HPV 16 与 HPV 18。AJCC 证据级别: Ⅰ级。

病理类型

除肿瘤侵犯范围、分期外,病理类型、肿瘤分化程度也是预后相关因素。小细胞癌、神经内分泌癌、透明细胞癌与未分化肿瘤预后较差。AJCC 证据级别: Ⅰ级。

HIV 状态

HIV 阳性的宫颈癌患者预后较差,且通常进展迅速。AJCC 证据级别: Ⅰ级。

风险评估模型

为支持各类预测模型在临床实践中的应用,AJCC 近期发布了用于评判各类统计学预测模型的评估指南[17]。然而,目前已发表的或已被用于临床的任何宫颈癌相关的预测模型,均尚未由"AJCC 精准医疗核心工作组"通过该指南予以评估。AJCC 未来将会对符合 AJCC 评估指南的宫颈癌风险预测模型予以认可。

AJCC TNM 定义

T 分类定义与 FIGO 分期定义相对应,两个分期系统均被纳入进行比较。

原发肿瘤(T)定义

T 分类	FIGO 分期	T 标准
TX		原发肿瘤无法评估
T0		无原发肿瘤证据
T1	Ⅰ	宫颈癌局限于子宫
T1a	ⅠA	仅镜下诊断为宫颈癌。间质浸润深度(从表皮基底层测量)≤5mm,宽度≤7mm
T1a1	ⅠA1	间质浸润深度≤3mm,宽度≤7mm
T1a2	ⅠA2	间质浸润深度>3mm 但≤5mm,宽度≤7mm
T1b	ⅠB	临床可见的病灶局限于宫颈或镜下病变超过 T1a/ⅠA
T1b1	ⅠB1	临床可见肿瘤最大径≤4cm
T1b2	ⅠB2	临床可见肿瘤最大径>4cm
T2	Ⅱ	宫颈癌侵犯超出子宫,但未累及盆壁或阴道下 1/3
T2a	ⅡA	无宫旁侵犯
T2a1	ⅡA1	临床可见肿瘤最大径≤4cm
T2a2	ⅡA2	临床可见肿瘤最大径>4cm
T2b	ⅡB	伴随宫旁侵犯
T3	Ⅲ	肿瘤侵及盆壁、累及阴道下 1/3 和/或导致肾积水或无功能肾
T3a	ⅢA	肿瘤累及阴道下 1/3 但未侵犯盆壁
T3b	ⅢB	盆壁累及、肾积水或无功能肾
T4	ⅣA	侵及膀胱、直肠黏膜和/或超出真骨盆(黏膜泡状水肿不属于 T4)

52

区域淋巴结(N)定义

N 分类	FIGO 分期	N 标准
NX		区域淋巴结无法评估
N0		无区域淋巴结转移
N0(i+)		伴区域性淋巴结存在孤立性肿瘤细胞,最大径≤0.2mm
N1		伴区域淋巴结转移

远处转移(M)定义

M 分类	FIGO 分期	M 标准
M0		无远处转移
M1	ⅣB	伴远处转移(包括腹膜转移、锁骨上淋巴结、纵隔或远处淋巴结、肺、肝脏或骨骼)

AJCC 预后分期分组

T	N	M	分期分组
T1	任何 N	M0	Ⅰ
T1a	任何 N	M0	ⅠA
T1a1	任何 N	M0	ⅠA2
T1a2	任何 N	M0	ⅠA2
T1b	任何 N	M0	ⅠB
T1b1	任何 N	M0	ⅠB1
T1b2	任何 N	M0	ⅠB2
T2	任何 N	M0	Ⅱ
T2a	任何 N	M0	ⅡA
T2a1	任何 N	M0	ⅡA1
T2a2	任何 N	M0	ⅡA2
T2b	任何 N	M0	ⅡB
T3	任何 N	M0	Ⅲ
T3a	任何 N	M0	ⅢA
T3b	任何 N	M0	ⅢB
T4	任何 N	M0	ⅣA
任何 T	任何 N	M1	ⅣB

肿瘤登记需收集的变量

1. FIGO 分期
2. 盆腔淋巴结状态,评估方法(显微镜、CT、PET、MR 成像)
3. 腹主动脉旁淋巴结状态及评估方法
4. 远处淋巴结状态及评估方法
5. P16 状态
6. HIV 状态

组织学分级(G)

G	G 定义
GX	分级无法评估
G1	高分化
G2	中分化
G3	低分化或未分化

组织病理学类型

若肿瘤原发于宫颈则被定义为宫颈癌,无论病理类型。建议注明肿瘤分化,但分化并不影响肿瘤分期。若手术为首选治疗方案,可获得病理分期并采用 pTNM 分期表示。宫颈癌的病理类型包括:

鳞癌
　浸润性
　角化型
　非角化型
　疣状
腺癌
内膜样腺癌
透明细胞癌
腺鳞癌
腺样囊性癌
腺样基底细胞癌
小细胞癌
神经内分泌癌
未分化癌

图示

T1a1

仅镜下诊断为宫颈癌

a

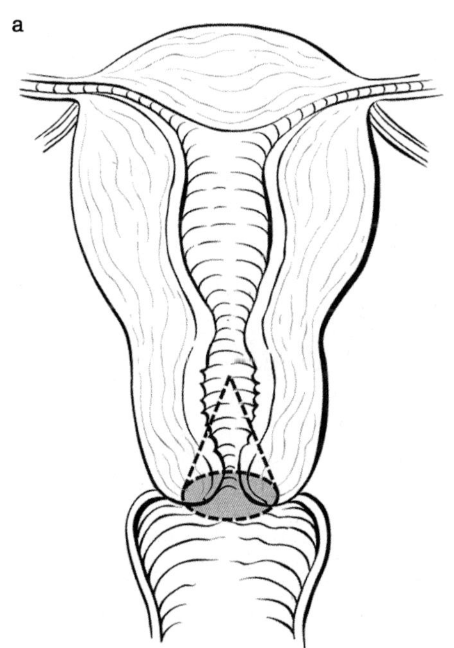

b

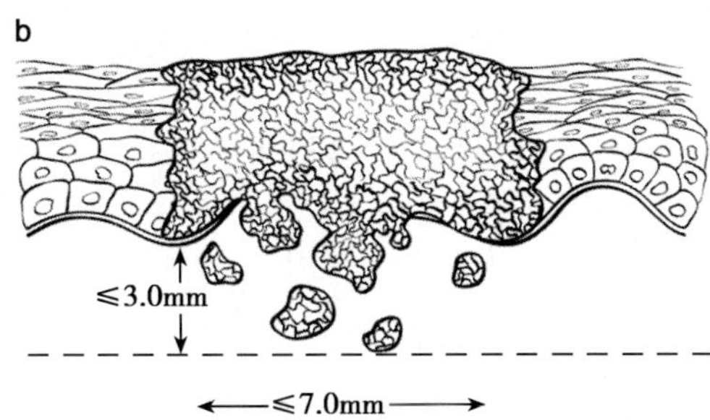

图 52.2　T1a1 指间质浸润深度≤3mm，宽度≤7mm

T1a2

仅镜下诊断为宫颈癌

a

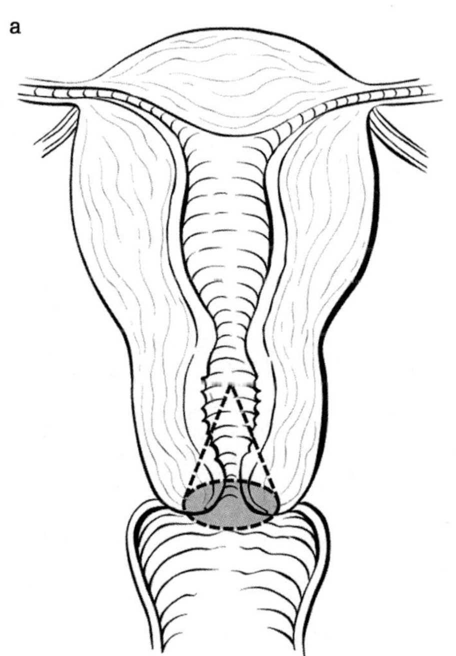

b

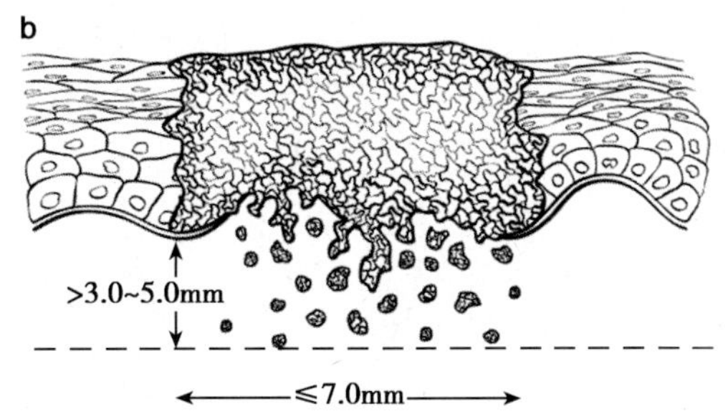

图 52.3　T1a2 指间质浸润深度>3mm 但≤5mm，宽度≤7mm

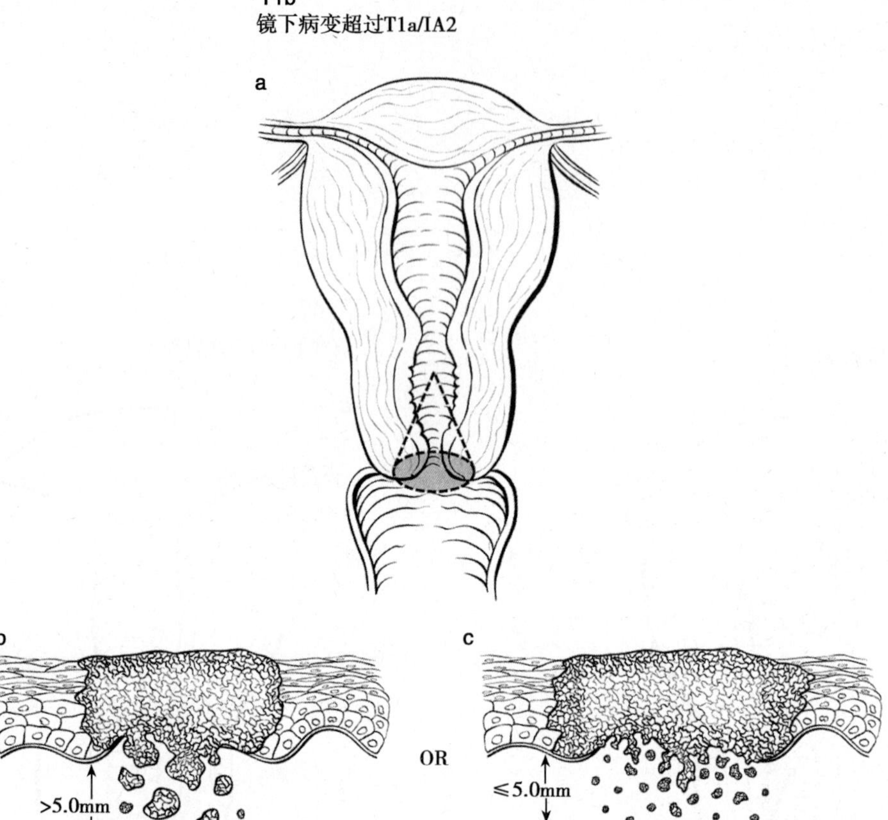

图 52.4 T1b 指临床可见的病灶局限于宫颈或镜下病变超过 T1a(B 和 C)

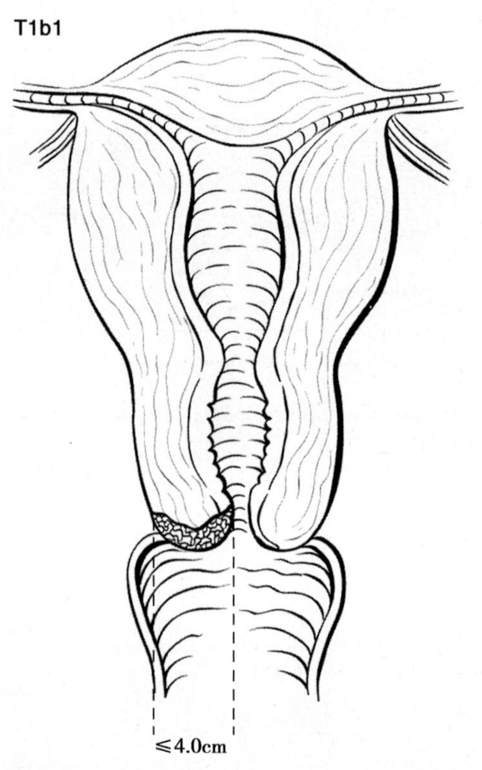

图 52.5 T1b1 指临床可见肿瘤最大径≤4cm

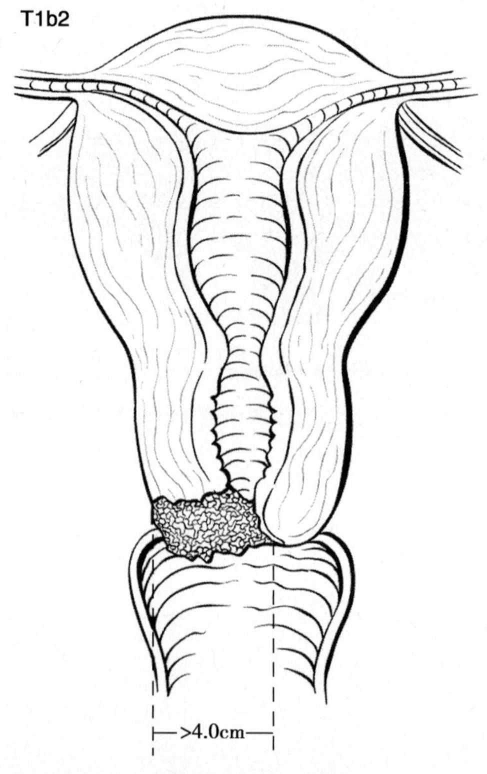

图 52.6 T1b2 指临床可见肿瘤最大径>4cm

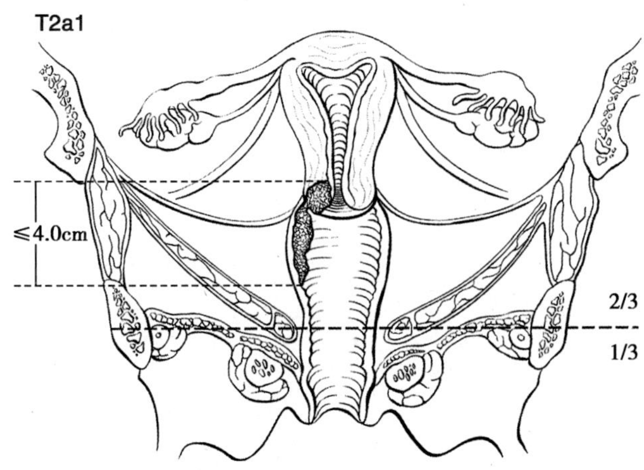

图 52.7　T2a 指肿瘤无宫旁侵犯，T2a1 指临床可见肿瘤最大径≤4cm

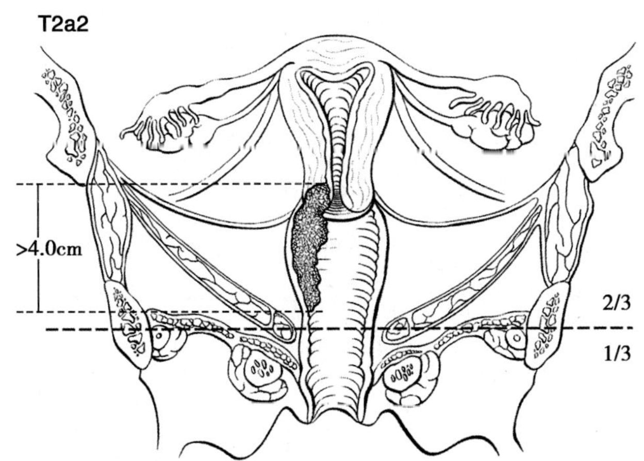

图 52.8　T2a 指肿瘤无宫旁侵犯，T2a2 指临床可见肿瘤最大径>4cm

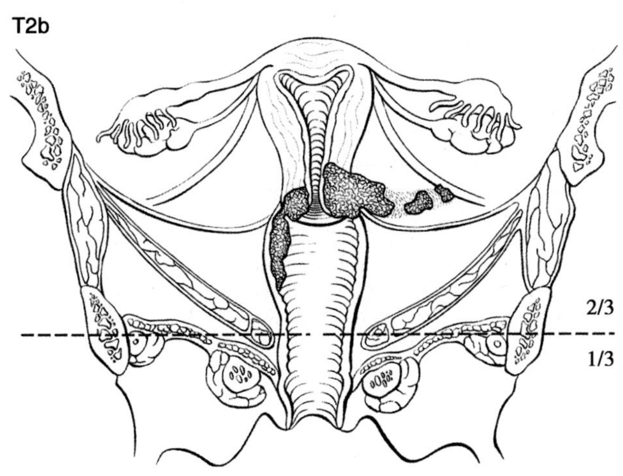

图 52.9　T2b 指肿瘤存在宫旁侵犯

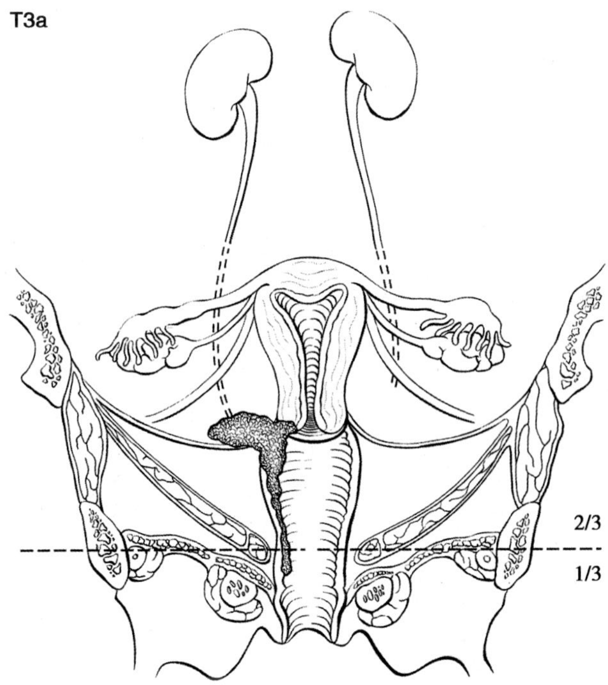

图 52.10　T3a 指肿瘤累及阴道下 1/3 但未侵犯盆壁

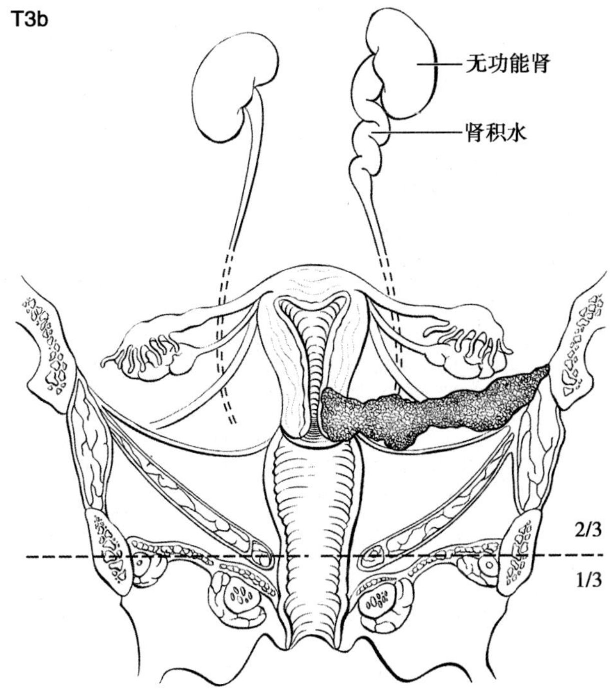

图 52.11　T3b 指盆壁累及，或肾积水，或无功能肾

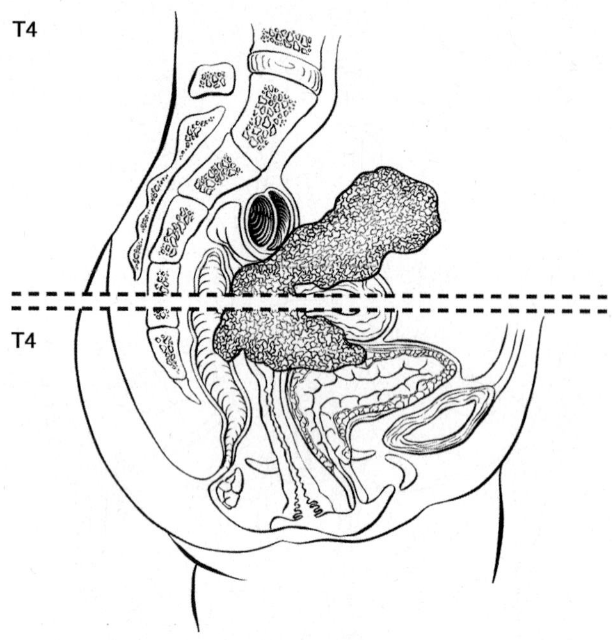

图 52.12 T4 指肿瘤侵犯膀胱或直肠黏膜，和/或超出真骨盆（泡状水肿并非 T4 分类的充分条件）

（译者 李晓琦 审校 吴小华）

参考文献

1. Ferlay J, Soerjomataram I, Dikshit R, et al. Cancer incidence and mortality worldwide: sources, methods and major patterns in GLOBOCAN 2012. *Int J Cancer*. Mar 1 2015;136(5):E359–386.
2. Cheng X, Cai S, Li Z, Tang M, Xue M, Zang R. The prognosis of women with stage IB1–IIB node-positive cervical carcinoma after radical surgery. *World journal of surgical oncology*. 2004;2:47.
3. Graflund M, Sorbe B, Karlsson M. Immunohistochemical expression of p53, bcl-2, and p21(WAF1/CIP1) in early cervical carcinoma: correlation with clinical outcome. *International journal of gynecological cancer : official journal of the International Gynecological Cancer Society*. May–Jun 2002;12(3):290–298.
4. Aoki Y, Sasaki M, Watanabe M, et al. High-risk group in node-positive patients with stage IB, IIA, and IIB cervical carcinoma after radical hysterectomy and postoperative pelvic irradiation. *Gynecologic oncology*. May 2000;77(2):305–309.
5. Sakuragi N, Satoh C, Takeda N, et al. Incidence and distribution pattern of pelvic and paraaortic lymph node metastasis in patients with Stages IB, IIA, and IIB cervical carcinoma treated with radical hysterectomy. *Cancer*. Apr 1 1999;85(7):1547–1554.
6. Benedetti-Panici P, Maneschi F, D'Andrea G, et al. Early cervical carcinoma: the natural history of lymph node involvement redefined on the basis of thorough parametrectomy and giant section study. *Cancer*. May 15 2000;88(10):2267–2274.
7. Hong JH, Tsai CS, Lai CH, et al. Risk stratification of patients with advanced squamous cell carcinoma of cervix treated by radiotherapy alone. *International journal of radiation oncology, biology, physics*. Oct 1 2005;63(2):492–499.
8. Mayr NA, Yuh WT, Jajoura D, et al. Ultra-early predictive assay for treatment failure using functional magnetic resonance imaging and clinical prognostic parameters in cervical cancer. *Cancer*. Feb 15 2010;116(4):903–912.
9. Bhosale P, Peungjesada S, Devine C, Balachandran A, Iyer R. Role of magnetic resonance imaging as an adjunct to clinical staging in cervical carcinoma. *Journal of computer assisted tomography*. Nov-Dec 2010;34(6):855–864.
10. Perez CA, Grigsby PW, Chao KS, Mutch DG, Lockett MA. Tumor size, irradiation dose, and long-term outcome of carcinoma of uterine cervix. *International journal of radiation oncology, biology, physics*. May 1 1998;41(2):307–317.
11. Perez CA, Grigsby PW, Nene SM, et al. Effect of tumor size on the prognosis of carcinoma of the uterine cervix treated with irradiation alone. *Cancer*. Jun 1 1992;69(11):2796–2806.
12. Eifel PJ, Morris M, Wharton JT, Oswald MJ. The influence of tumor size and morphology on the outcome of patients with FIGO stage IB squamous cell carcinoma of the uterine cervix. *International journal of radiation oncology, biology, physics*. Apr 30 1994;29(1):9–16.
13. Wagenaar HC, Trimbos JB, Postema S, et al. Tumor diameter and volume assessed by magnetic resonance imaging in the prediction of outcome for invasive cervical cancer. *Gynecologic oncology*. Sep 2001;82(3):474–482.
14. Mayr NA, Magnotta VA, Ehrhardt JC, et al. Usefulness of tumor volumetry by magnetic resonance imaging in assessing response to radiation therapy in carcinoma of the uterine cervix. *International journal of radiation oncology, biology, physics*. Jul 15 1996;35(5):915–924.
15. Horn LC, Hentschel B, Galle D, Bilek K. Extracapsular extension of pelvic lymph node metastases is of prognostic value in carcinoma of the cervix uteri. *Gynecologic oncology*. Jan 2008;108(1):63–67.
16. Petereit D, Hartenbach E, Thomas G. Para-aortic lymph node evaluation in cervical cancer: the impact of staging upon treatment decisions and outcome. *International Journal of Gynecological Cancer*. 1998;8:353–364.
17. Kattan MW, Hess KR, Amin MB, et al. American Joint Committee on Cancer acceptance criteria for inclusion of risk models for individualized prognosis in the practice of precision medicine. *CA: a cancer journal for clinicians*. Jan 19 2016.
18. Benedet JL, Odicino F, Maisonneuve P, et al. Carcinoma of the cervix uteri. *J Epidemiol Biostat*. 2001;6(1):7–43.
19. Bodurka-Bevers D, Morris M, Eifel PJ, et al. Posttherapy surveillance of women with cervical cancer: an outcomes analysis. *Gynecologic oncology*. Aug 2000;78(2):187–193.
20. Coucke PA, Maingon P, Ciernik IF, Phuoc DOH. A survey on staging and treatment in uterine cervical carcinoma in the Radiotherapy Cooperative Group of the European Organization for Research and Treatment of Cancer. *Radiotherapy and oncology : journal of the European Society for Therapeutic Radiology and Oncology*. Mar 2000;54(3):221–228.
21. Koh W-J, Panwala K, Greer B. Adjuvant therapy for high-risk, early stage cervical cancer. Paper presented at: Seminars in radiation oncology 2000.
22. Pecorelli S. Revised FIGO staging for carcinoma of the vulva, cervix, and endometrium. *International journal of gynaecology and obstetrics: the official organ of the International Federation of Gynaecology and Obstetrics*. May 2009;105(2):103–104.
23. Siegel CL, Andreotti RF, Cardenes HR, et al. ACR Appropriateness Criteria® pretreatment planning of invasive cancer of the cervix. *Journal of the American College of Radiology*. 2012;9(6):395–402.
24. Zaino RJ. Glandular lesions of the uterine cervix. *Modern pathology : an official journal of the United States and Canadian Academy of Pathology, Inc*. Mar 2000;13(3):261–274.

第 53 章　子宫体癌和癌肉瘤

本章摘要

适用本分期系统的肿瘤种类

子宫体癌和癌肉瘤。

不适用本分期系统的肿瘤种类

肿瘤类型	按何种类型分类	适用章节
肉瘤:平滑肌肉瘤,内膜间质肉瘤,腺肉瘤	子宫体肉瘤	54

更新要点

更新	更新细节	证据级别
组织病理学类型	子宫体肉瘤从本章去除并单独列入章节(见第 54 章)	无
原发肿瘤(T)定义	0 期和 Tis(原位癌/浸润前癌)被去除	无
原发肿瘤(T)定义	子宫内膜上皮内癌(EIC)被分为 T1 类肿瘤	Ⅱ
组织学分级(G)	去除了 4 级并归类为 3 级	Ⅰ
区域淋巴结(N)定义	微转移(直径<2mm)淋巴结记录为 N1mi 和 N2mi	Ⅰ

ICD-O-3 形态学编码

编码	描述
C54.0	宫颈峡部
C54.1	子宫内膜
C54.2	子宫肌层
C54.3	子宫底部
C54.8	子宫体交搭跨越病灶
C54.9	子宫体
C55.9	子宫,非特指

WHO 肿瘤分类

编码	描述
8380	内膜样癌
8570	内膜样癌,鳞状分化
8263	内膜样癌,绒毛腺型
8382	内膜样癌,分泌型
8480	黏液性癌
8441	浆液性癌
8310	透明细胞癌
8240	类癌
8041	小细胞神经内分泌癌
8013	大细胞神经内分泌癌
8323	混合细胞型腺癌
8020	未分化外
8980	癌肉瘤

Kurman RJ, Carcangiu ML, Herrington CS, Young RH, eds. World Health Organization Classification of Tumors of the Female Reproductive System. Lyon:IARC;2014。

概述

依据国际妇产科联合会(FIGO)子宫内膜腺癌和子宫肉瘤分期系统的改编对《AJCC 癌症分期指南》第 8 版的子宫肿瘤 TNM 分期进行更新。更新后子宫内膜腺癌和子宫肉瘤分别采用两个不同的分期系统。

解剖学

原发部位

位于宫颈内口上 2/3 的子宫部分称为子宫体。输卵管和圆韧带从上部两侧缘的子宫角进入梨形的子宫体。子宫连接输卵管子宫开口部分称为宫底。子宫下 1/3 称为宫颈和子宫下段(图 53.1)。

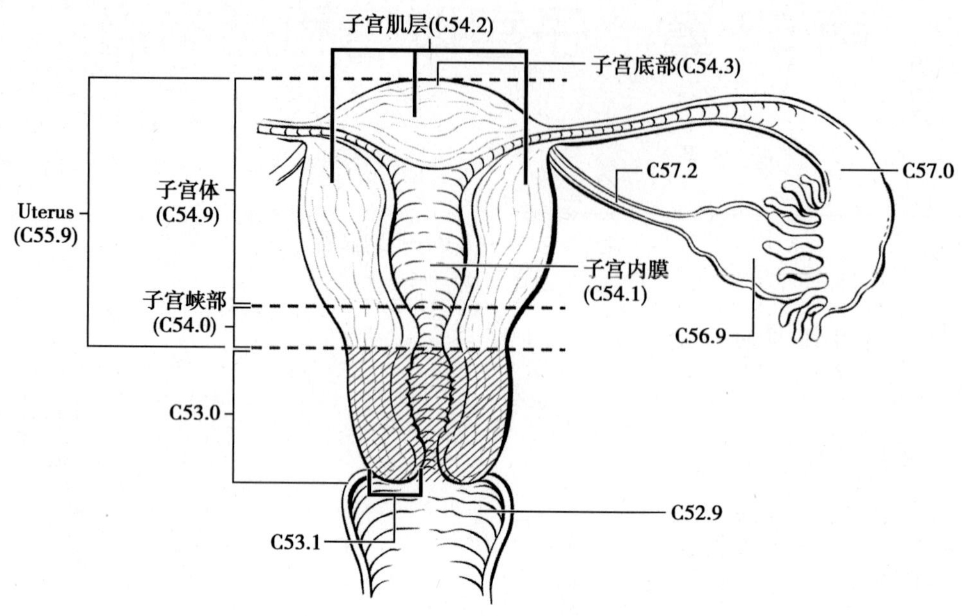

图 53.1 子宫体解剖结构

区域淋巴结

区域淋巴结成对分布(左右),需对双侧的淋巴结进行检查以确定疾病分期、判断预后并协助指导治疗的选择(图 53.2)。区域淋巴结包括:

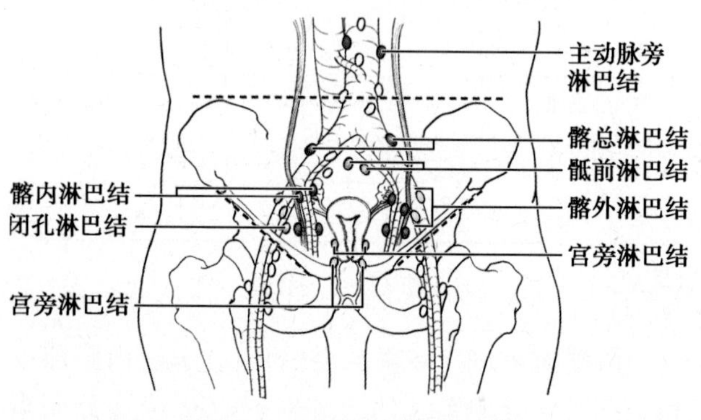

图 53.2 子宫体区域淋巴结

- 宫旁淋巴结
- 闭孔淋巴结
- 髂内淋巴结
- 髂外淋巴结
- 骶淋巴结
- 骶前淋巴结
- 髂总淋巴结
- 腹主动脉旁淋巴结

转移部位

远处转移好发于阴道和肺。腹腔内转移(腹盆腔腹膜表面、网膜转移)多见于浆液性癌和透明细胞癌。

分类原则

临床与手术/病理分期对比的显著差异见图 53.3。临床分期为Ⅰ期患者与手术分期为Ⅲ期患者的预后相似,而临床分期为Ⅲ期的患者与手术分期为Ⅳ期的患者预后相似。上述结果提示应严格区分患者是按照临床分期还是 AJCC 或 FIGO 推荐的手术病理分期。

临床分期

此分期仅用于癌和癌肉瘤(恶性混合性中胚层肿瘤)。需组织学确认诊断及肿瘤分级。

宫颈基质浸润对分期(T2)及预后具重要影响。新的分期系统不再纳入宫颈黏膜/腺体受累(既往分期为ⅡA),因为其不影响预后。病理专科医师详细记录肿瘤部位。肿瘤浸润肌层深度影响预后,亦需记录于病理报告。卵巢直接累及或转移,以及肿瘤突破子宫浆膜面均为重要预后因素,归类为 T3a。

约 10%局限于子宫的内膜癌在腹腔冲洗液中可见恶性肿瘤细胞,但其对预后是否存在影响尚存在争议。肌层浸润、肿瘤分化等级及子宫外病灶累及对预后作用更为重要。因此 2008 版的 FIGO 分期系统不再考虑腹腔冲洗液阳性的因素(既往分期为 T3a,FIGO ⅢA 期)。T3b 病变提示疾病局部转移,包括病灶突破子宫肌层进入宫旁或累及/转移至阴道。

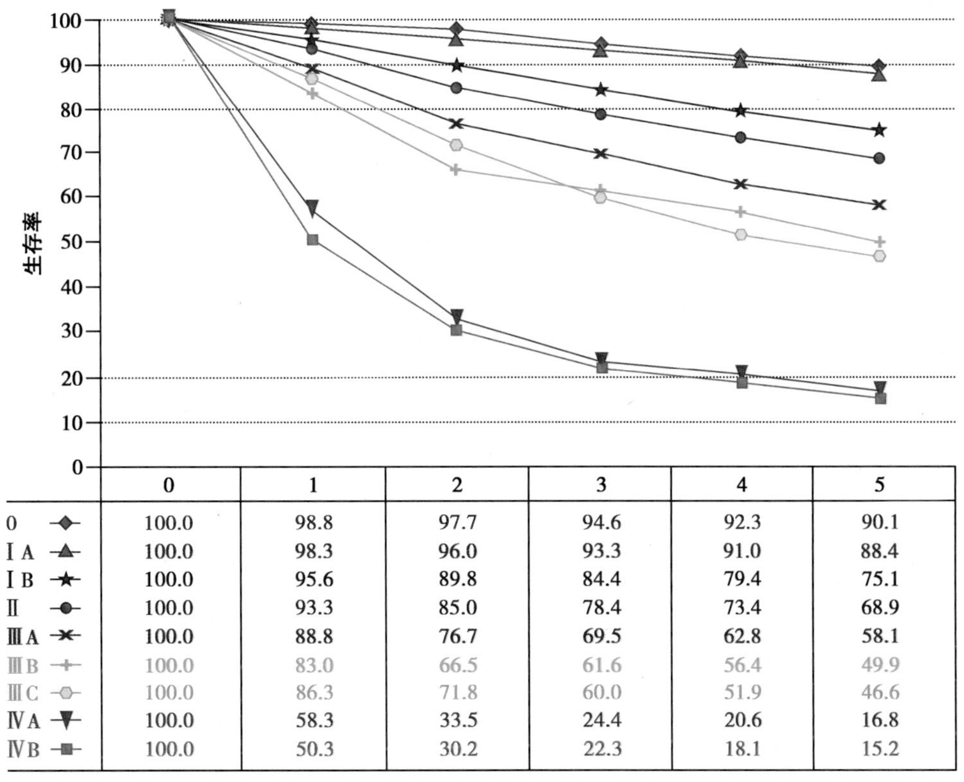

	0	1	2	3	4	5
0	100.0	98.8	97.7	94.6	92.3	90.1
Ⅰ A	100.0	98.3	96.0	93.3	91.0	88.4
Ⅰ B	100.0	95.6	89.8	84.4	79.4	75.1
Ⅱ	100.0	93.3	85.0	78.4	73.4	68.9
Ⅲ A	100.0	88.8	76.7	69.5	62.8	58.1
Ⅲ B	100.0	83.0	66.5	61.6	56.4	49.9
Ⅲ C	100.0	86.3	71.8	60.0	51.9	46.6
Ⅳ A	100.0	58.3	33.5	24.4	20.6	16.8
Ⅳ B	100.0	50.3	30.2	22.3	18.1	15.2

确诊后时间/年

图 53.3　21 904 例子宫体癌患者的生存率。数据源自 2000—2008 年美国国家癌症数据库（美国外科学会与美国临床肿瘤学会）。0 期 415 例患者，Ⅰ A 期 12 868 例，Ⅰ B 期 2 559 例，Ⅱ 期 2 098 例，Ⅲ A 期 929 例，Ⅲ B 期 91 例，Ⅲ C 期 1 353 例，Ⅳ A 期 229 例，Ⅳ B 期 1 362 例

远处转移（M1，FIGO ⅣB）包括转移至腹股沟淋巴结、腹腔内转移以及肺、肝脏和骨骼的转移。盆腔或腹主动脉旁淋巴结、阴道、子宫浆膜或附件转移不属于远处转移。

影像学检查

内膜癌推荐磁共振（MR）成像检查以评估局部分期。增强计算机断层（CT）扫描对于软组织成像的效果难以评价宫体肿瘤基层浸润深度。淋巴结转移的检出依据断层扫描中跟断面的大小，短径>1cm 的淋巴结视为异常。CT 和 MR 对淋巴结的检出效应一致。由于良性疾病也可造成淋巴结重大导致假阳性结果，正电子发射断层（PET）/CT 扫描对淋巴结转移的检查效果更加。PET/CT 上代谢增高的淋巴结无论大小均被视为转移。此外，目前认为 PET/CT 对盆腔外疾病和骨转移的检出率优于其他技术。

肿瘤的 T、N、M 分类要素

T1 分类的肿瘤局限于子宫。T1a 肿瘤浸润肌层不及 50%，T1b 浸润肌层超过 50%，并可采用 MR T1 加权成像评估。近期研究指出，DWI 序列亦可用于评估肌层浸润深度及内膜侵犯。T2 肿瘤侵犯宫颈，可采用 T1 加权增强对比序列评估。T3 肿瘤累及浆膜和附件，T3b 肿瘤累及阴道，可采用 T1 增强对比序列和 T2 加权序列 MR 成像显示。

区域淋巴结转移定义为 N1，可采用 CT 和 MR 评估，以短径>1cm 为标准。局限于盆腔的淋巴结转移为ⅢC1，超过肠系膜下动脉的淋巴结累及归类为ⅢC2。

肿瘤解剖分期的报告

分期报告应描述肿瘤大小和范围（是否累及内 1/2 或外 1/2 肌层）。此外，还需记录是否累及宫颈、阴道以及是否穿透子宫浆膜面或累及卵巢及邻近器官。

53

推荐影像报告形式

1. 肿瘤原发灶
   a. 大小
2. 局部
   a. 累及<50%或≥50%肌层
   b. 累及阴道和宫颈

c. 子宫浆膜外累及

d. 累及卵巢及邻近器官

3. 局部和远处淋巴结累及盆腔外转移

病理学分期

FIGO 的子宫体肿瘤分期采用手术/病理分期。病理分期依据手术后的组织病理学及临床资料。如初始治疗为放疗或化疗，需在治疗前事先完成临床分期。不应根据肿瘤复发或进展情况改变分期。若患者术前接受了诱导放疗和/或化疗，则应行新辅助后病理（yp）分期（见第 1 章）。肌层浸润深度（毫米）及肌层的厚度（以浸润百分比表述）均需注明。

肿瘤局部淋巴结转移具重大预后意义。大量研究表明，临床判断局部淋巴结转移并不准确。因此，FIGO 建议所有宫体癌患者均行手术/病理分期检验区域淋巴结转移。两项随机对照临床试验结果[2]并未提示淋巴结清扫的治疗意义，但常规性淋巴结切除有利于检测出肿瘤累及淋巴结。单中心研究结果显示，肿瘤较小，分级为 1~2 级且局限于内 1/2 肌层的内膜样腺癌患者的淋巴结转移概率极小[3]。上述子宫肿瘤特征越来越多地被应用于临床以筛选患者是否进行淋巴结清扫，但其适用性仍有待大样本前瞻性研究结果的证实。若外科专家认为系统性淋巴结清扫对患者的风险较大且风险-获益率较低，则可对相关淋巴结区域（闭孔、腹主动脉旁、髂内、髂总及髂外淋巴结）行临床评估，在手术记录中予以记载并标为 cN。单一的肿瘤细胞或一小簇细胞最大直径小于 0.2mm 称为孤立肿瘤细胞（ITC），可被常规组织学或免疫组化检测发现，并记录为 N0（i+）。

为了准确判断是否有区域淋巴结转移，手术记录和术后病理应详细记录双侧腹主动脉旁和盆腔淋巴结（包括髂外、髂内和闭孔淋巴结）情况。除因有明确宫颈基质累及的病灶行根治性子宫切除术，宫旁淋巴结不常规进行检测。

对于 pN，区域淋巴结切片要求包含 6 个或以上的淋巴结。TNM 分期中，如切除淋巴结小于 6 个，则按通用的 TNM 规则进行淋巴结分期（如 pN0，pN1）。切除淋巴结和阳性淋巴结数目均需记载（FIGO 将小于 6 个淋巴结且阴性这视为 pNx）。应用前哨淋巴结检测可提高微转移的检出率。第 8 版中新增了 N1mi 和 N2mi，分别代表盆腔和腹主动脉旁淋巴结小于 2mm 的微转移。

最近，前哨淋巴结成为重要的检测因素。若前哨淋巴结为阳性，但并未完成完整的区域淋巴结清扫，则 N 加入后缀 sn，如 pN1a（sn）。如进行了完整淋巴结清除，则无需加用后缀，如 pN1a。

分段（宫颈内）诊刮因其易出现假阳性，故并无法准确判断宫颈累及或进区分Ⅰ期和Ⅱ期，因此不推荐用于分期。分期应通过切除的子宫组织的病理学检查进行确认。

当手术标本可获得时，通过 pT、pN 和 c/pM 进行 TNM 分期。若无手术病理依据，则使用 cT、cN、c/pM 进行临床分期。

预后因素

分期所需的预后因素

除用于界定 T、N 与 M 分类的因素外，分期分组无需其他预后因素。

其他重要临床预后因素

FIGO 分期

FIGO 分期与 AJCC 分期相对应，亦反映患者预后并已在全球被广泛采用。AJCC 证据级别：Ⅰ级。

组织学分级

肿瘤侵袭性与腺体成分的分化程度相关。临床病理学和免疫组化研究表明癌肉瘤分类应归为高级别（G3）上皮源性的恶性肿瘤，而不是既往分期系统认为的肉瘤伴上皮间质分化。AJCC 证据级别：Ⅰ级。

肌层浸润深度

就组织学而言，肿瘤分级和肌层浸润深度均为重要的预后因素。对手术分期的患者采用多因素分析后结果显示，上述因素与淋巴结转移和治疗结局相关。术前内膜活检与最终肿瘤等级和肌层浸润深度并无明确相关性。肌层的浸润深度须详细记录。AJCC 证据级别：Ⅰ级。

淋巴脉管侵犯

大多数（并非全部）研究结果显示，淋巴脉管侵犯（lymphovascular invasion，LVI）为重要的预后因素。若存在 LVI，区域淋巴结累及可能性增高。淋巴脉管侵犯应记录为“存在”、“未发现”或“无法判断”。AJCC 证据级别：Ⅰ级。

腹腔细胞学检查

腹腔冲洗液中可见肿瘤细胞是否为预后不良因素目前尚存在争议，且需进一步研究。新的分期系统[4] 不再将腹腔冲洗液的细胞学阳性结果作为改变分期的指标，但 AJCC 依然建议收集该指标。AJCC 证据级别：Ⅰ级。

雌激素和孕激素受体状态

若可能，应记录雌激素和孕激素受体状态。AJCC 证据级别：Ⅱ级。

癌基因和抑癌基因表达

分子生物学信息的临床意义目前尚未明确。AJCC 证据级别：Ⅱ级。

盆腔淋巴结切除（阳性淋巴结/检出淋巴结）

盆腔淋巴结状态是预后的重要预测因素。阳性和检出淋巴结数目需被记录。AJCC 证据级别：Ⅰ级。

腹主动脉旁淋巴结切除（阳性淋巴结/检出淋巴结）

腹主动脉旁淋巴结状态是预后的重要预测因素。阳性和检出淋巴结数目需被记录。AJCC 证据级别：Ⅰ级。

混合性肿瘤中非内膜样腺癌比例

混合性肿瘤中非内膜样腺癌比例的临床意义尚未明朗，需收集上述信息以进一步研究其对分期影响。AJCC 证据级别：Ⅱ级。

淋巴结转移

是否伴有淋巴结转移是局限于子宫的肿瘤的最重要预后因素。AJCC 建议使用手术/病理分期。触诊淋巴结结果远不如病理检测准确。AJCC 证据级别：Ⅰ级。

组织病理类型

与内膜样腺癌相比，浆液性和透明细胞癌确诊时存在子宫外转移的概率较高。是否存在宫外病灶与肌层浸润深度无关，即使在无肌层浸润的情况下，亦可存在淋巴结或腹腔内转移。因此，浆液性和透明细胞癌被分类为组织学 3 级的肿瘤。因内膜的上皮内癌（EIC）可能出现转移，故被归为浸润性的 T1 肿瘤而非癌前病变。高达 2/3 的浆液性内膜上皮内癌存在宫外转移。AJCC 证据级别：Ⅰ级。

大网膜切除

高级别肿瘤需考虑接受大网膜切除。AJCC 证据级别：Ⅰ级。

粉碎术

应避免对潜在恶性肿瘤行腹腔内粉碎术。随着微创手术包括子宫粉碎和次全切除的广泛应用，切除标本的完整程度（如粉碎后、完全切除或者次全子宫切除）需予以记录。AJCC 证据级别：Ⅰ级。

风险评估模型

为支持各类预测模型在临床实践中的应用，AJCC 近期发布了用于评判各类统计学预测模型的评估指南[5]。然而，目前已发表的或已被用于临床的任何子宫体癌或癌肉瘤相关的预测模型，均尚未由“AJCC 精准医疗核心工作组”通过该指南予以评估。AJCC 未来将会对符合 AJCC 评估指南的本病种的风险预测模型予以认可。

AJCC TNM 定义

T 分类的定义与 FIGO 分期定义相对应，两个分期系统均被纳入进行比较。

原发肿瘤（T）定义

T 分类	FIGO 分期	T 标准
TX		原发肿瘤无法评估
T0		无原发肿瘤证据
T1	Ⅰ	肿瘤局限于子宫，包括宫颈内腺体累及
T1a	ⅠA	肿瘤局限于内膜或累及<1/2 肌层
T1b	ⅠB	肿瘤累及≥1/2 肌层
T2	Ⅱ	肿瘤累及宫颈基质组织但未侵及宫外。不含宫颈内腺体累及
T3	Ⅲ	肿瘤累及子宫浆膜面、附件、阴道或宫旁
T3a	ⅢA	肿瘤累及子宫浆膜面或附件（直接浸润或转移）
T3b	ⅢB	肿瘤累及阴道（直接浸润或转移）或宫旁
T4	ⅣA	肿瘤累及膀胱黏膜和/或直肠黏膜

53

区域淋巴结(N)定义

N 分类	FIGO 分期	N 标准
NX		区域淋巴结转移无法评估
N0		未见淋巴结转移
N0(i+)		≤0.2mm 的孤立性淋巴结转移
N1	ⅢC1	伴盆腔淋巴结转移
N1mi	ⅢC1	伴直径 0.2~2mm 的盆腔淋巴结转移
N1a	ⅢC1	伴直径>2mm 的盆腔淋巴结转移
N2	ⅢC2	伴腹主动脉旁淋巴结转移,伴或不伴盆腔淋巴结转移
N2mi	ⅢC2	伴直径 0.2~2mm 的腹主动脉旁淋巴结转移
N2a	ⅢC2	伴直径>2mm 的腹主动脉旁淋巴结转移

若转移仅在前哨淋巴结中发现,则加入后缀 sn

远处转移(M)定义

M 分类	FIGO 分期	M 标准
M0		无远处转移
M1	ⅣB	伴远处转移(包括腹股沟淋巴结、腹腔内、肺、肝以及骨转移)

AJCC 预后分期分组

T	N	M	分期分组
T1	N0	M0	Ⅰ
T1a	N0	M0	ⅠA
T1b	N0	M0	ⅠB
T2	N0	M0	Ⅱ
T3	N0	M0	Ⅲ
T3a	N0	M0	ⅢA
T3b	N0	M0	ⅢB
T1~3	N1/N1mi/N1a	M0	ⅢC1
T1~3	N2/N2mi/N2a	M0	ⅢC2
T4	任意 N	M0	ⅣA
任意 T	任意 N	M1	ⅣB

肿瘤登记需收集的变量

1. FIGO 分期
2. 肌层浸润深度
3. 淋巴脉管侵犯
4. 腹腔冲洗细胞学检查[是否收集?(是/否);阳性或阴性]
5. 雌激素、孕激素受体状态
6. 癌基因或抑癌基因(是/否)
7. 盆腔淋巴结(阳性数目/检测数目)
8. 腹主动脉旁淋巴结(阳性数目/检测数目)
9. 混合肿瘤中非内膜样腺癌比例
10. 大网膜切除(是/否)
11. 粉碎术(是/否)

组织学分级(G)

G	G 定义
GX	分级无法评估
G1	高分化
G2	中分化
G3	低分化或未分化

组织病理学:分化等级

宫体癌应根据内膜样腺癌的分级进行分组。

G	G 定义
G1	≤5%的非鳞状或非胚胎样生长模式
G2	6%~50%的非鳞状或非胚胎样生长模式
G3	>50%的非鳞状或非胚胎样生长模式。浆液乳头样癌、透明细胞癌和癌肉瘤归为高级别

病理学分级要点

1. 超过本分级的显著异型性形态者分级程度增加 1(如 1 级变为 2 级,2 级变为 3 级)。

2. 浆液性、透明细胞样癌和混合间质上皮肿瘤为高风险类型并归类为 3 级。

3. 腺癌鳞状化生根据腺体成分的核分裂象进行分级。

组织病理学类型

内膜样腺癌，非特指
内膜样腺癌，分化型（特殊标明）
黏液腺癌
浆液性癌
透明细胞癌
混合细胞肿瘤（标明种类和百分比）
鳞状细胞癌
移行细胞癌
小细胞癌
未分化癌
癌肉瘤

图示

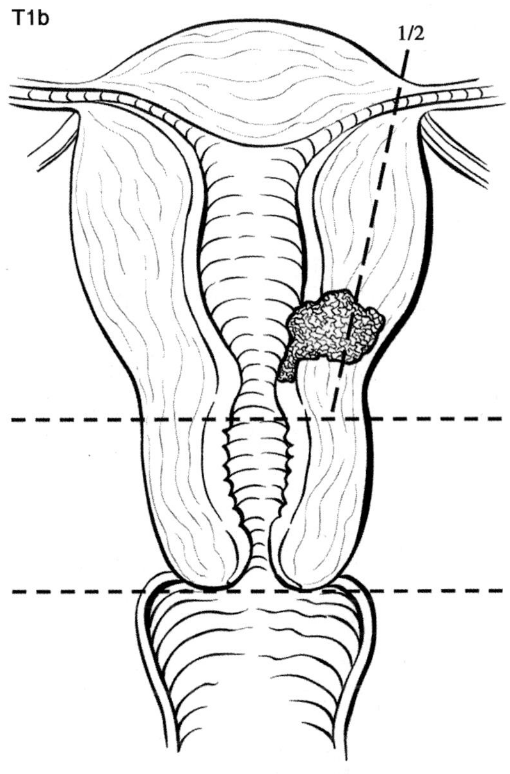

图 53.5　T1b 肿瘤，浸润超过 1/2 肌层

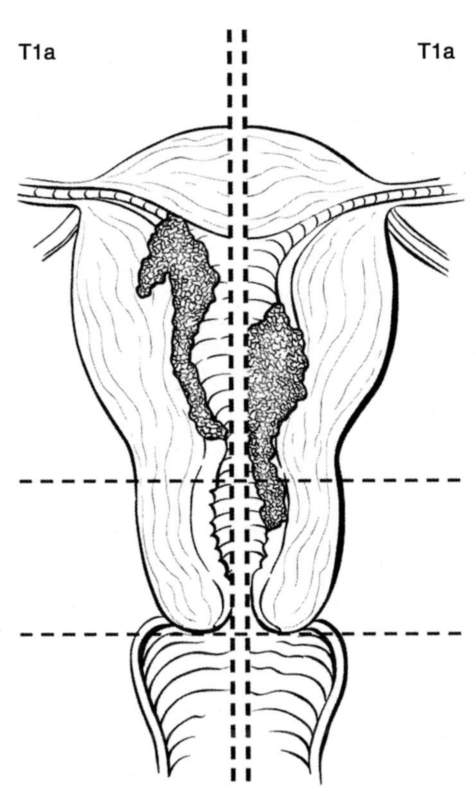

图 53.4　T1a 肿瘤，局限于内膜或浸润小于 1/2 肌层

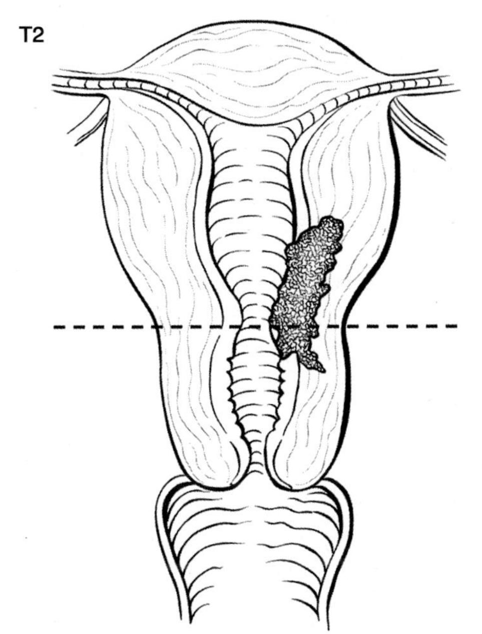

图 53.6　T2 肿瘤侵犯宫颈基质组织，未突破子宫。不包括宫颈内膜腺体累及

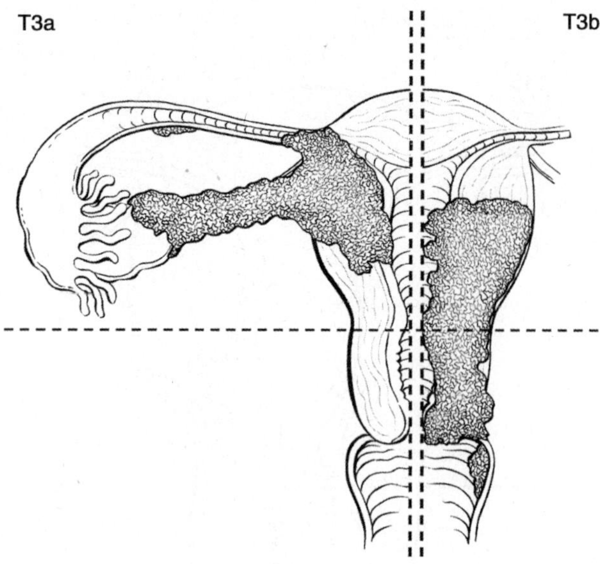

图 53.7 T3a 肿瘤累及子宫浆膜面和/或附件(直接侵犯或转移);T3b 肿瘤累及阴道(直接侵犯或转移)或宫旁

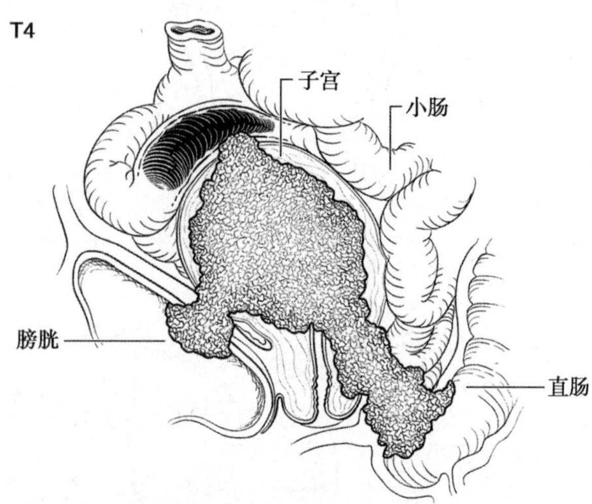

图 53.8 T4 肿瘤侵犯膀胱和/或宫颈黏膜(泡状水肿并非 T4 分类的充分条件)

(译者 冯征 审校 吴小华)

参考文献

1. Lalwani N, Dubinsky T, Javitt MC, et al. ACR Appropriateness Criteria(R) pretreatment evaluation and follow-up of endometrial cancer. *Ultrasound Q.* Mar 2014;30(1):21–28.
2. Kitchener H, Swart AM, Qian Q, Amos C, Parmar MK. Efficacy of systematic pelvic lymphadenectomy in endometrial cancer (MRC ASTEC trial): a randomised study. *Lancet.* Jan 10 2009; 373(9658):125–136.
3. Mariani A, Webb MJ, Keeney GL, Aletti G, Podratz KC. Assessment of prognostic factors in stage IIIA endometrial cancer. *Gynecologic oncology.* Jul 2002;86(1):38–44.
4. Pecorelli S. Revised FIGO staging for carcinoma of the vulva, cervix, and endometrium. *International journal of gynaecology and obstetrics: the official organ of the International Federation of Gynaecology and Obstetrics.* May 2009;105(2):103–104.
5. Kattan MW, Hess KR, Amin MB, et al. American Joint Committee on Cancer acceptance criteria for inclusion of risk models for individualized prognosis in the practice of precision medicine. *CA: a cancer journal for clinicians.* Jan 19 2016.
6. Guidelines for referral to a gynecologic oncologist: rationale and benefits. The Society of Gynecologic Oncologists. *Gynecologic oncology.* Sep 2000;78(3 Pt 2):S1–13.
7. Cirisano FD, Robboy SJ, Dodge RK, et al. The outcome of stage I–II clinically and surgically staged papillary serous and clear cell endometrial cancers when compared with endometrioid carcinoma. *Gynecologic oncology.* 2000;77(1):55–65.
8. Colombi R. Sarcomatoid carcinomas of the female genital tract (malignant mixed mullerian tumors). Paper presented at: Seminars in diagnostic pathology1993.
9. Creasman WT, Odicino F, Maisonneuve P, et al. Carcinoma of the corpus uteri. *J Epidemiol Biostat.* 2001;6(1):47–86.
10. Creasman WT, Morrow CP, Bundy BN, Homesley HD, Graham JE, Heller PB. Surgical pathologic spread patterns of endometrial cancer. A Gynecologic Oncology Group Study. *Cancer.* Oct 15 1987;60(8 Suppl):2035–2041.
11. Creutzberg CL, van Putten WL, Koper PC, et al. Surgery and postoperative radiotherapy versus surgery alone for patients with stage-1 endometrial carcinoma: multicentre randomised trial. PORTEC Study Group. Post Operative Radiation Therapy in Endometrial Carcinoma. *Lancet.* Apr 22 2000;355(9213):1404–1411.
12. Kim CH, Khoury-Collado F, Barber EL, et al. Sentinel lymph node mapping with pathologic ultrastaging: a valuable tool for assessing nodal metastasis in low-grade endometrial cancer with superficial myoinvasion. *Gynecologic oncology.* Dec 2013;131(3):714–719.
13. Marth C, Windbichler G, Petru E, et al. Parity as an independent prognostic factor in malignant mixed mesodermal tumors of the endometrium. *Gynecologic oncology.* 1997;64(1):121–125.
14. Panici PB, Basile S, Maneschi F, et al. Systematic pelvic lymphadenectomy vs no lymphadenectomy in early-stage endometrial carcinoma: randomized clinical trial. *Journal of the National Cancer Institute.* 2008;100(23):1707–1716.
15. Prat J. FIGO staging for uterine sarcomas. *International journal of gynaecology and obstetrics: the official organ of the International Federation of Gynaecology and Obstetrics.* Mar 2009;104(3): 177–178.
16. Wheeler DT, Bell KA, Kurman RJ, Sherman ME. Minimal uterine serous carcinoma: diagnosis and clinicopathologic correlation. *The American journal of surgical pathology.* Jun 2000;24(6):797–806.
17. Zaino RJ, Kurman RJ, Diana KL, Paul Morrow C. The utility of the revised International Federation of Gynecology and Obstetrics histologic grading of endometrial adenocarcinoma using a defined nuclear grading system. A Gynecologic Oncology Group study. *Cancer.* 1995;75(1):81–86.
18. Zerbe MJ, Bristow R, Grumbine FC, Montz FJ. Inability of preoperative computed tomography scans to accurately predict the extent of myometrial invasion and extracorporal spread in endometrial cancer. *Gynecologic oncology.* Jul 2000;78(1):67–70.
19. Zheng W, Xiang L, Fadare O, Kong B. A proposed model for endometrial serous carcinogenesis. *The American journal of surgical pathology.* Jan 2011;35(1):e1–e14.
20. Corrigendum to "FIGO staging for uterine sarcomas". *International Journal of Gynecology & Obstetrics.* 2009;106:277.

第54章　子宫体肉瘤

本章摘要

适用本分期系统的肿瘤种类

起源于子宫体的肉瘤。

不适用本分期系统的肿瘤种类

肿瘤类型	按何种类型分类	适用章节
癌肉瘤	子宫内膜——癌与癌肉瘤	53

更新要点

更新	更新细节	证据级别
新章节	子宫肉瘤是《AJCC 癌症分期指南》第8版新章节。先前的版本中，平滑肌肉瘤、子宫内膜肉瘤和腺肉瘤的分期均在子宫体章节中阐述	无
组织学分级(G)	平滑肌肉瘤不予分级，均属于高级别肿瘤	无

ICD-O-3形态学编码

编码	描述	编码	描述
C54.0	子宫峡部	C54.8	子宫体交搭跨越病灶
C54.1	子宫内膜	C54.9	子宫体
C54.2	子宫肌层	C55.9	子宫，非特指
C54.3	子宫底部		

WHO肿瘤分类

编码	描述
8714	血管周上皮样细胞肿瘤
8805	未分化子宫肉瘤
8890	平滑肌肉瘤
8891	上皮性平滑肌肉瘤
8896	黏液样平滑肌肉瘤
8930	高级别子宫内膜间质肉瘤
8931	低级别子宫内膜间质肉瘤
8933	腺肉瘤

Kurman RJ, Carcangiu ML, Herrington CS, Young RH, eds. World Health Organization Classification of Tumors of the Female Reproductive System. Lyon: IARC; 2014。

概述

子宫肉瘤是一种罕见的肿瘤，在所有子宫恶性肿瘤中占比不及10%。子宫肉瘤起源于子宫肌层或子宫内的结缔组织成分。原发性子宫肉瘤包括平滑肌肉瘤(LMS)、子宫内膜间质肉瘤(ESS)和腺肉瘤。对这些肿瘤生物学行为的认识，大多基于对子宫肉瘤中最常见的亚型LMS的了解。国际妇产科联合会(FIGO)对子宫肉瘤使用两种分期系统，一种用于LMS和ESS，而另一种用于腺肉瘤。这反映了肌层浸润是LMS和ESS非常明确的预后因素，但在腺肉瘤中并不典型。

根据FIGO分期的更新，第8版TNM分期系统中的子宫肿瘤分类也已被细分。

子宫内膜间质肿瘤占所有子宫肿瘤的2%并可分为四类：子宫内膜间质结节(ESN)、低级别子宫内膜间质肉瘤(LGESS)、高级别子宫内膜间质肉瘤(HGESS)和未分化子宫肉瘤(UUS)[1]。腺肉瘤占子宫肉瘤的6%[2]。

根据定义，LMS是一种高级别肿瘤，其特点是活跃的核分裂活动(10倍镜下有20个或更多的有丝分裂)，细胞学异型以及肿瘤细胞坏死的证据。这些肿瘤通常激素受体为阳性[3]，表现为p16[4]的弥漫性染色和肌成束蛋白(fascin)染色阳性[5]。肿瘤也表现为平滑肌标志物(如h-caldesmon，平滑肌肌动蛋白，histone deacetylase 8)染色，尤其是常规的而非上皮样或黏液样LMS亚型[6]。

ESS的特征是侵及子宫肌层和/或血管。ESS通常呈激素受体阳性，CD10染色阳性，但desmin或caldesmon不染色[7]。腺肉瘤的特点是10倍镜下间质有丝分裂数≥2，明显的间质细胞结构，和较明显的间质细胞的核异型性[8]。虽然腺肉瘤可能侵及子宫肌层，但并不常见；然而，子宫肌层的浸润预示着较差的预后[9]。腺肉瘤通常呈激素受体阳性，逾70%的病例CD10和Wilms肿瘤蛋白(WT1)染色[10]。

子宫肉瘤在分子分型上主要突破之一是对ESS染色体改变的鉴定，包括7号染色体短臂和17号染色体长臂的易位[t(7;17)]，导致两个锌指基因(JAZF1/JJAZ1)的结合，和一个融合蛋白的翻译[11]。

这已在60%的ESS中被识别，但并非ESS所特有，也可在ESN的良性变异中表现[12]。另外，重排还包括：导致PHF1/JAZF1融合基因的t(6;7)，其导致结果是EPC1/PHFI融合的t(6;10)；此外，最近在一个更高级别且更临床表现更倾向于USS的ESS亚型中被识别出来的t(10;17)[13]。

解剖学

原发部位

根据定义，宫颈内口上方的子宫上2/3部分被称为子宫体部。输卵管（输卵管）和圆韧带进入梨形的子宫的上外侧角。双侧输卵管连线以上的部分子宫称为子宫底。子宫的下1/3称为宫颈和子宫下段（图54.1）。

区域淋巴结

区域淋巴结是成对的，包括下列部位（图54.2）：

宫旁淋巴结
闭孔淋巴结
髂内淋巴结
髂外淋巴结
骶淋巴结
骶前淋巴结
髂总淋巴结
腹主动脉旁淋巴结

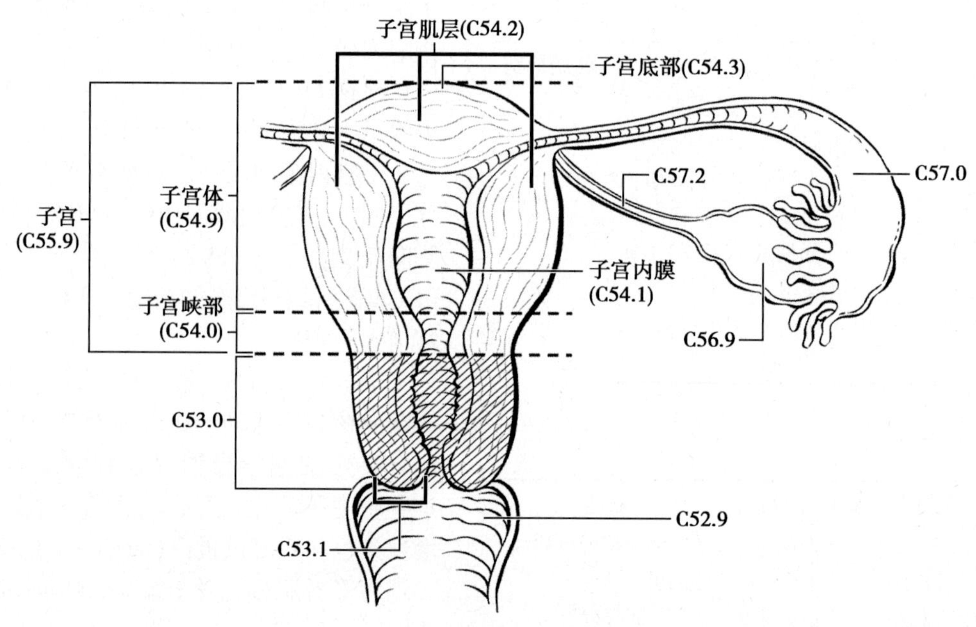

图54.1 子宫的解剖位点和子位点

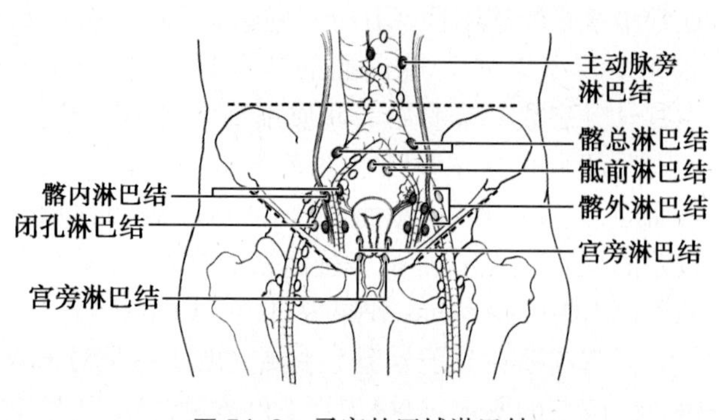

图54.2 子宫的区域淋巴结

转移部位

早先发表的文献未能就子宫肉瘤的转移方式提供足够的明确信息，因为这些报道所涉及的患者通常包括癌肉瘤患者[14,15]。目前所知的大部分子宫肉瘤的常见转移部位，源于对LMS转移模式的了解。在一项包含了100余位患者的研究中，最常见的远处部位包括肺、腹膜、骨骼和肝脏[16]。即使在记录为原位复发的患者中，绝大多数也会进展为远处转移。

分类原则

临床分期

子宫肉瘤不宜仅根据临床结果予以诊断。目前尚无临床检查或影像学特征可直接区分这些肿瘤与良性肿块(如平滑肌瘤)的区别。子宫肉瘤通常在子宫肌瘤切除术或子宫切除术后确诊,而很少从子宫内膜诊刮取样或通过宫颈脱的肿块活检后诊断。

肿瘤大小是子宫平滑肌肉瘤(LMS)患者的重要预后指标。在 AJCC 分期系统以 5cm 为界区分 T1a 和 T1b 的肿瘤。不同于子宫内膜癌,子宫肌层浸润是 LMS 和 ESS 的必要定义;然而,子宫肌层的浸润在子宫腺肉瘤中虽非常见但具预后意义。子宫外的肿瘤侵犯在所有子宫肉瘤中均相似。需注意,腹腔冲洗液在子宫肉瘤的分期中并非必须,但其结果应予以记录。

对肿瘤明显局限于子宫、且手术时未发现可扪及受累淋巴结的 ESS 患者,淋巴结转移的概率可高达 10%[17]。上述情况在 LMS 患者中较为少见[18]。因此,当确定淋巴结评价的作用时,应考虑到肉瘤的组织学类型(若术前已知)。

临床应评估应包括相关淋巴结组(闭孔、腹主动脉、髂内、髂总、髂外)的检查,尤其应在手术记录中明确标注,并记录为 cN。

单个肿瘤细胞或小簇细胞的最大直径不超过 0.2mm 时,可被归类为孤立的肿瘤细胞,并可通过常规组织学或免疫组化方法予以检测。它们被标注为 N0(i+)。

影像学检查

因具有较好的软组织分辨率,磁共振(MR)成像可用于子宫内膜肉瘤的局部分期。子宫腺肉瘤的分期与子宫内膜癌相似;而 LMS 和 ESS 的分期则不同[19,20]。

肿瘤的 TNM 分类

LMS 和 ESS 患者的 T1 肿瘤局限于子宫。磁共振(MR)成像,以其优良的软组织对比分辨率,可在 T2 加权和对比增强的 T1 加权图像上对肿瘤大小进行评估。肿瘤≤5cm 被定义为 T1a,而肿瘤>5cm 为 T1b。T2a 肿瘤已侵及子宫外;T2b 肿瘤已侵及附件。T3 肿瘤已侵及腹部脏器或组织。T4 肿瘤侵及膀胱或直肠,并较易在 T2 加权和对比增强的 T1 加权图像上予以识别。

用于评估淋巴结转移的影像学标准基于淋巴结的大小,在横断面扫描的短轴>1cm 为异常。计算机断层扫描(CT)和 MR 在评估淋巴结转移方面准确度相当。然而,由于可能存在因良性疾病导致假阳性的淋巴结肿大,正电子发射断层扫描(PET)/CT 在评估淋巴结转移方面更为有效。在 PET/CT 上任何大小的代谢活跃的淋巴结都被认为是转移性的。PET/CT 对于评估盆腔外转移的病灶也较为有效。

影像学报告

应描述肿瘤的大小和范围。在腺肉瘤中,肿瘤是否累及子宫 1/2 肌层以上也应予以记录。附件、膀胱、直肠和其他子宫外的盆腔组织以及腹部组织的形态也应予以记录。就子宫内膜间质肉瘤而言,因>5cm 是 T1a 升级到 T1b 的分界点故应报告肿瘤大小。

推荐的影像学报告形式

1. 原发肿瘤
   a. 大小
2. 局部侵犯情况
   a. (腺肉瘤中)是否侵犯超过 1/2 肌层
   b. 阴道及宫颈累及情况
   c. 浆膜外侵犯
   d. 附件及邻近器官累及情况
3. 局部或远处淋巴结累及情况及盆腔外病灶

病理学分期

与子宫内膜癌一样,FIGO 在子宫肉瘤上同时采用手术和病理分期。在手术治疗时应完成分期。当疾病进展或复发时,不应改变初始的肿瘤分期。

与子宫内膜癌类似,根据 TNM 分期的一般规则,TNM 病理分期中对切除少于 6 个淋巴结的病例应根据淋巴结的状态(如 pN0、pN1)分类。应该记录已切除的和阳性的淋巴结数量。需注意,在 FIGO 分期中,淋巴结切除数小于 6 个的情况分类为 pNX。

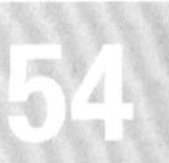

T、N 和 M 分类中相应的 pT、pN 和 c/pM 分类,适用于具足够病理标本可用于准确分期的病例。当术中探查证据或病理证据不足时,应在临床评估的基础上使用临床的 cT、cN 和 c/pM 分类。

预后因素

分期所需的预后因素

除用于界定 T、N 与 M 分类的因素外,分期分组无需其他预后因素。

其他重要临床预后因素

肉瘤的过度生长(仅腺肉瘤)

腺肉瘤的肉瘤过度生长预示着较差的预后。一项对100名患者的单中心研究显示,是否伴肉瘤过度生长与更差的PFS和OS相关。该现象在Ⅰ期的肿瘤患者中同样适用[21]。AJCC证据级别:Ⅰ级。

淋巴管血管侵犯

在绝大部分病例中,子宫肌层有无淋巴管血管侵犯是重要因素,但该现象不适用于所有病例。无淋巴管血管侵犯增加了局部淋巴结转移的可能性。在病理报告中应记录是否伴淋巴管血管侵犯。AJCC证据级别:Ⅰ级。

风险评估模型

为支持各类预测模型在临床实践中的应用,AJCC近期发布了用于评判各类统计学预测模型的评估指南[22]。然而,目前已发表的或已被用于临床的任何子宫体肉瘤相关的预测模型,均尚未由"AJCC精准医疗核心工作组"通过该指南予以评估。AJCC未来将会对符合AJCC评估指南的本病种的风险预测模型予以认可。

AJCC TNM定义

原发肿瘤(T)定义

平滑肌肉瘤和子宫内膜间质肉瘤

T分类	FIGO分期	T标准
TX		原发肿瘤无法评估
T0		无原发肿瘤证据
T1	Ⅰ	肿瘤局限于子宫
T1a	ⅠA	肿瘤最大径≤5cm
T1b	ⅠB	肿瘤>5cm
T2	Ⅱ	肿瘤超出子宫,但局限于盆腔
T2a	ⅡA	肿瘤侵犯附件
T2b	ⅡB	肿瘤侵犯盆腔其他组织
T3	Ⅲ	肿瘤累及腹部组织
T3a	ⅢA	单个转移灶
T3b	ⅢB	多个转移灶
T4	ⅣA	肿瘤侵犯膀胱或直肠

原发肿瘤(T)定义

腺肉瘤

T分类	FIGO分期	T标准
TX		原发肿瘤无法评估
T0		无原发肿瘤证据
T1	Ⅰ	肿瘤局限于子宫
T1a	ⅠA	肿瘤局限于子宫内膜或宫颈内膜
T1b	ⅠB	肿瘤侵犯少于1/2肌层
T1c	ⅠC	肿瘤侵犯多于1/2肌层
T2	Ⅱ	肿瘤超出子宫,但局限于盆腔
T2a	ⅡA	肿瘤侵犯附件
T2b	ⅡB	肿瘤侵犯盆腔其他组织
T3	Ⅲ	肿瘤累及腹部组织
T3a	ⅢA	单个转移灶
T3b	ⅢB	多个转移灶
T4	ⅣA	肿瘤侵犯膀胱或直肠

区域淋巴结(N)定义

N分类	FIGO分期	N标准
NX		局部淋巴结无法评估
N0		无局部淋巴结转移
N0(i+)		伴局部淋巴结孤立肿瘤细胞团≤0.2mm
N1	ⅢC	伴局部淋巴结转移

远处转移(M)定义

M分类	FIGO分期	M标准
M0		无远处转移
M1	ⅣB	伴远处转移(除外附件、盆腔和腹部组织)

AJCC预后分期分组

平滑肌肉瘤和子宫内膜间质肉瘤

T	N	M	分期分组
T1	N0	M0	Ⅰ
T1a	N0	M0	ⅠA

续表

T	N	M	分期分组
T1b	N0	M0	ⅠB
T1c	N0	M0	ⅠC
T2	N0	M0	Ⅱ
T3a	N0	M0	ⅢA
T3b	N0	M0	ⅢB
T1～3	N1	M0	ⅢC
T4	任何 N	M0	ⅣA
任何 T	任何 N	M1	ⅣB

腺肉瘤

T	N	M	分期分组
T1	N0	M0	Ⅰ
T1a	N0	M0	ⅠA
T1b	N0	M0	ⅠB
T2	N0	M0	Ⅱ
T3a	N0	M0	ⅢA
T3b	N0	M0	ⅢB
T1～3	N1	M0	ⅢC
T4	任何 N	M0	ⅣA
任何 T	任何 N	M1	ⅣB

肿瘤登记需收集的变量

1. 淋巴脉管侵犯
2. 盆腔淋巴结清扫，伴有淋巴结阳性及切除的数量
3. 腹主动脉淋巴结清扫，伴有淋巴结阳性及切除的数量
4. 大网膜切除
5. 腔镜下肿瘤粉碎术
6. 细胞遗传学分析（仅子宫内膜间质肉瘤）
7. 肉瘤的过度生长（仅腺肉瘤）
8. 腹腔冲洗液，若已记录

组织学分级（G）

G	G 定义
GX	分级无法评估
G1	高分化
G2	中分化
G3	差分化或未分化

组织病理学类型

平滑肌肉瘤
　上皮样平滑肌肉瘤
　黏液样平滑肌肉瘤
子宫内膜间质及相关肿瘤
　低级别子宫内膜间质肉瘤
　低级别子宫内膜间质肉瘤伴有：
　　平滑肌分化
　　性索成分
　　腺体成分
　高级别子宫内膜间质肉瘤
　未分化子宫/内膜肉瘤
腺肉瘤
腺肉瘤伴有：
　横纹肌肉瘤分化
　软骨分化
　骨分化
　其他非同源成分（需特指）
腺肉瘤伴有肉瘤的过度生长

生存数据

对 83 例 1988 年 FIGO 分期Ⅱ期的原发性子宫平滑肌肉瘤和子宫内膜间质肉瘤患者，利用目前 2008 年 FIGO 分期系统进行回顾性重新分期。应用 2008 年分期系统，Ⅱ期患者的数量从 0 增加到 12.5%（图 54.3）[23]。

54

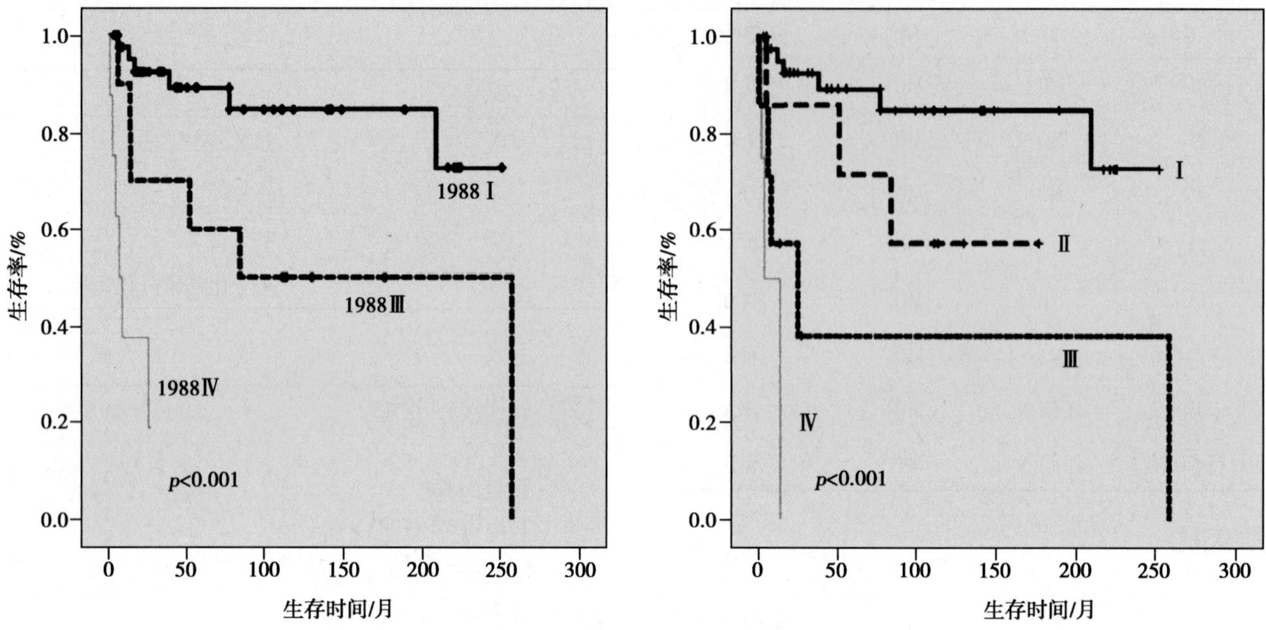

图 54.3 分期相关生存曲线(经 Yim 等[23] 授权使用)

图示

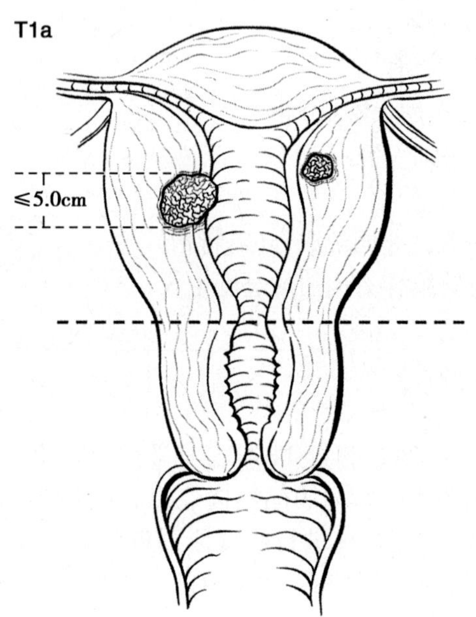

图 54.4 子宫平滑肌肉瘤和子宫内膜间质肉瘤 T1 为肿瘤局限于子宫。T1a 的最大径≤5cm

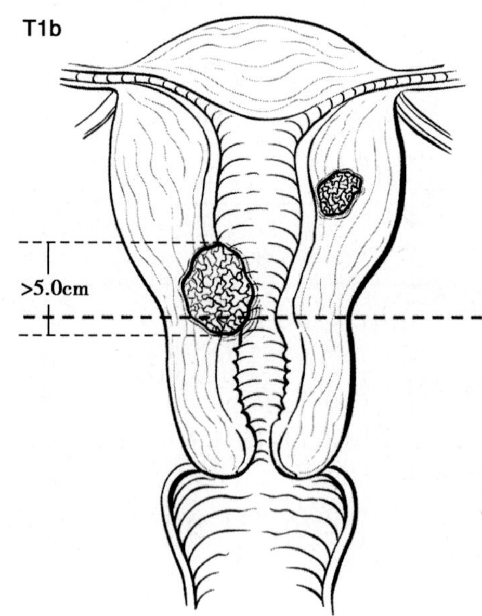

图 54.5 子宫平滑肌肉瘤和子宫内膜间质肉瘤 T1 为肿瘤局限于子宫。T1b 的最大径>5cm

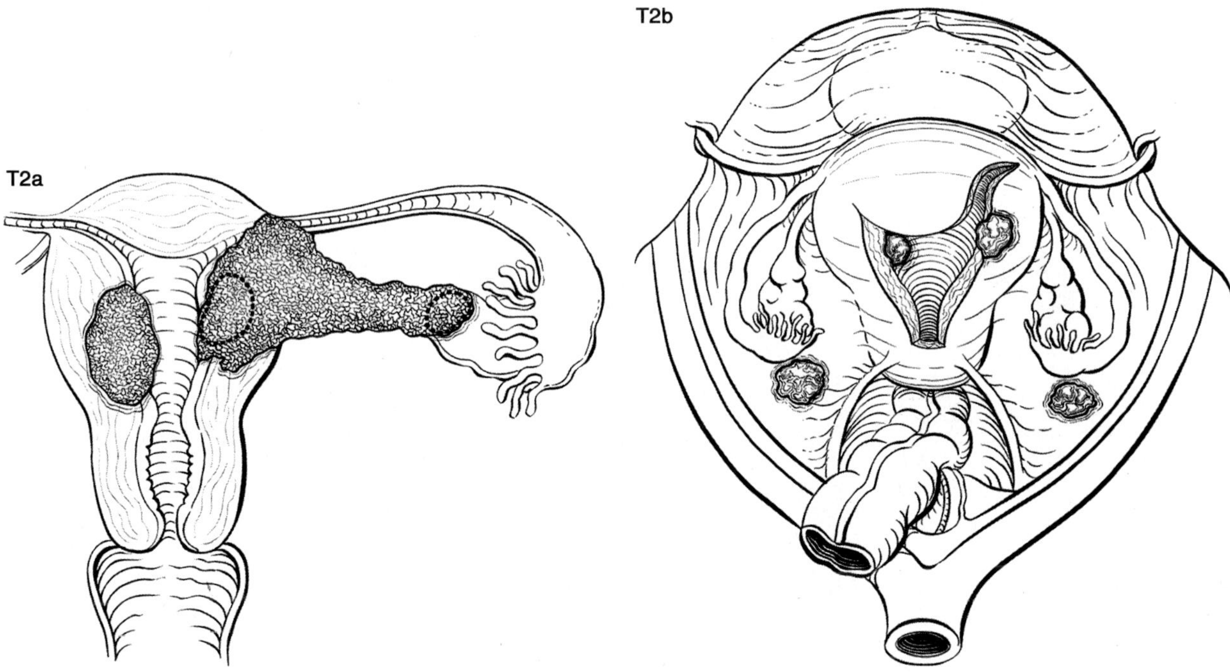

图 54.6　子宫平滑肌肉瘤和子宫内膜间质肉瘤 T2 为肿瘤扩展到子宫外、盆腔内。T2a 为肿瘤侵犯附件

图 54.7　子宫平滑肌肉瘤、子宫内膜间质肉瘤和腺肉瘤 T2b 为肿瘤侵犯其他盆腔组织

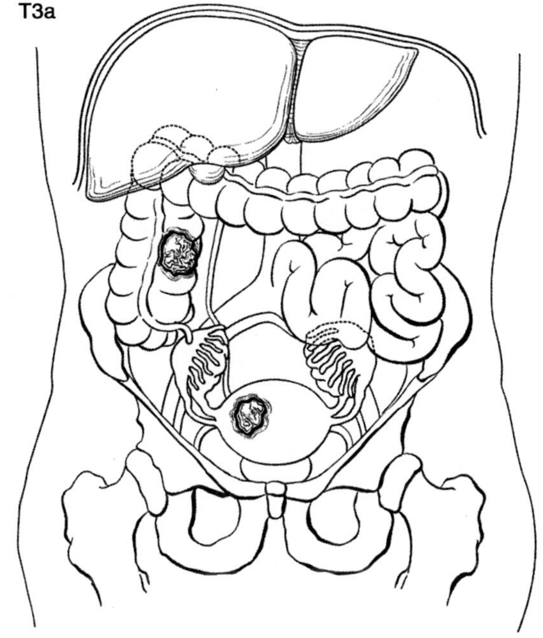

图 54.8　子宫平滑肌肉瘤、子宫内膜间质肉瘤和腺肉瘤 T3 为肿瘤浸润腹部组织。T3a 是肉瘤孤立转移

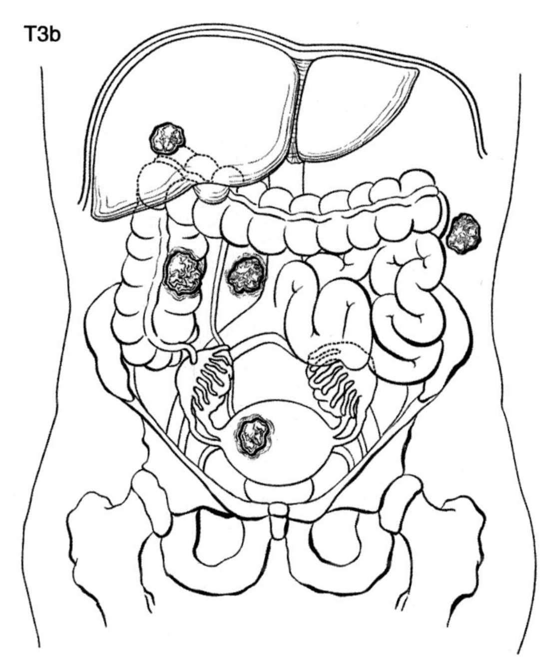

图 54.9　子宫平滑肌肉瘤、子宫内膜间质肉瘤和腺肉瘤 T3 为肿瘤浸润腹部组织。T3b 是肉瘤多发转移

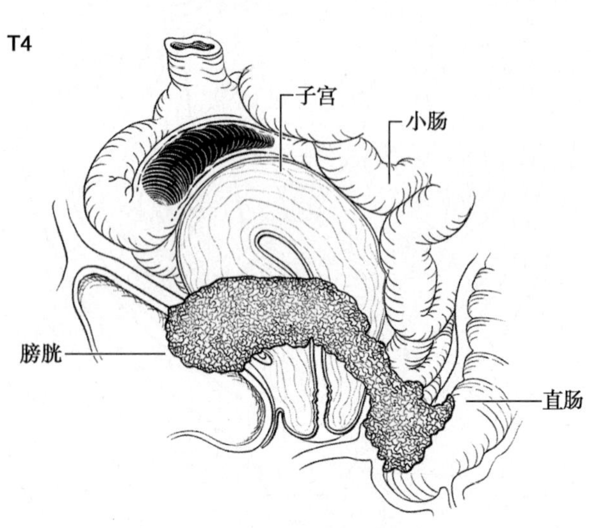

图 54.10 子宫平滑肌肉瘤、子宫内膜间质肉瘤和腺肉瘤 T4 为肿瘤侵犯膀胱或直肠

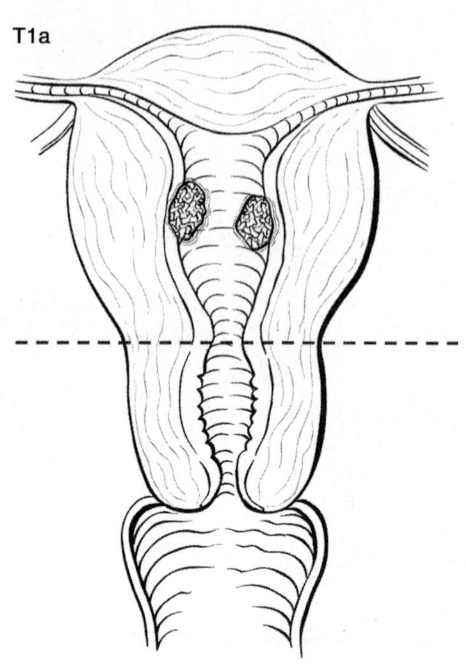

图 54.11 子宫腺肉瘤 T1 是肿瘤局限于子宫内膜。T1a 是肿瘤局限于子宫内膜/宫颈内膜

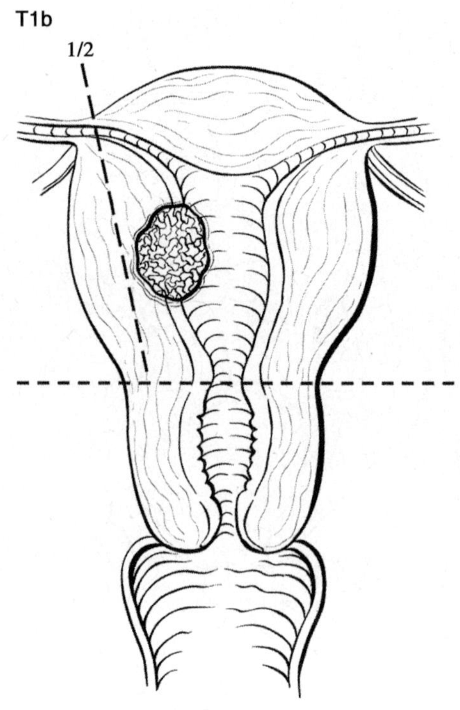

图 54.12 子宫腺肉瘤 T1 是肿瘤局限于子宫内膜。T1b 是肿瘤侵犯少于 1/2 肌层

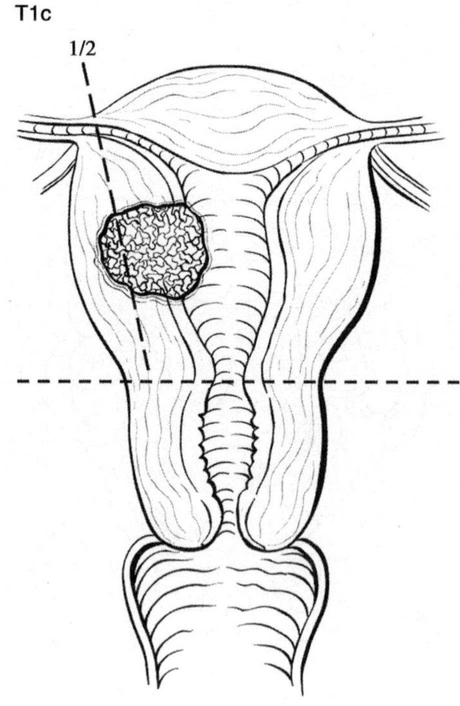

图 54.13 子宫腺肉瘤 T1 是肿瘤局限于子宫内膜。T1c 是肿瘤侵犯多于 1/2 肌层

（译者 韩啸天　审校 吴小华）

参考文献

1. Ali RH, Rouzbahman M. Endometrial stromal tumours revisited: an update based on the 2014 WHO classification. *Journal of clinical pathology*. May 2015;68(5):325–332.
2. Shi Y, Liu Z, Peng Z, Liu H, Yang K, Yao X. The diagnosis and treatment of Mullerian adenosarcoma of the uterus. *The Australian & New Zealand journal of obstetrics & gynaecology*. Dec 2008;48(6):596–600.
3. Bodner K, Laubichler P, Kimberger O, Czerwenka K, Zeillinger R, Bodner-Adler B. Oestrogen and progesterone receptor expression in patients with adenocarcinoma of the uterine cervix and correlation with various clinicopathological parameters. *Anticancer research*. 2010;30(4):1341–1345.
4. Lee CH, Turbin DA, Sung YC, et al. A panel of antibodies to determine site of origin and malignancy in smooth muscle tumors. *Modern pathology : an official journal of the United States and Canadian Academy of Pathology, Inc*. Dec 2009;22(12):1519–1531.
5. Kefeli M, Yildiz L, Kaya FC, Aydin O, Kandemir B. Fascin expression in uterine smooth muscle tumors. *Int J Gynecol Pathol*. Jul 2009;28(4):328–333.
6. Chiang S, Oliva E. Recent developments in uterine mesenchymal neoplasms. *Histopathology*. Jan 2013;62(1):124–137.
7. Rush DS, Tan J-y, Baergen RN, Soslow RA. h-Caldesmon, a novel smooth muscle-specific antibody, distinguishes between cellular leiomyoma and endometrial stromal sarcoma. *The American journal of surgical pathology*. 2001;25(2):253–258.
8. Manoharan M, Azmi MA, Soosay G, Mould T, Weekes AR. Mullerian adenosarcoma of uterine cervix: report of three cases and review of literature. *Gynecologic oncology*. Apr 2007;105(1): 256–260.
9. Taçkın S, Bozacı EA, Sönmezer M, Ekinci C, Ortaç F. Late recurrence of uterine Mullerian adenosarcoma as heterologous sarcoma: Three recurrences in 8 months increasing in number and grade of sarcomatous components. *Gynecologic oncology*. 2006;101(1):179–182.
10. Soslow RA, Ali A, Oliva E. Mullerian adenosarcomas: an immunophenotypic analysis of 35 cases. *The American journal of surgical pathology*. Jul 2008;32(7):1013–1021.
11. Koontz JI, Soreng AL, Nucci M, et al. Frequent fusion of the JAZF1 and JJAZ1 genes in endometrial stromal tumors. *Proc Natl Acad Sci U S A*. May 22 2001;98(11):6348–6353.
12. Chiang S, Ali R, Melnyk N, et al. Frequency of known gene rearrangements in endometrial stromal tumors. *The American journal of surgical pathology*. Sep 2011;35(9):1364–1372.
13. Lee CH, Marino-Enriquez A, Ou W, et al. The clinicopathologic features of YWHAE-FAM22 endometrial stromal sarcomas: a histologically high-grade and clinically aggressive tumor. *The American journal of surgical pathology*. May 2012;36(5): 641–653.
14. Rose PG, Piver MS, Tsukada Y, Lau T. Patterns of metastasis in uterine sarcoma. An autopsy study. *Cancer*. Mar 1 1989;63(5): 935–938.
15. Goff BA, Rice LW, Fleischhacker D, et al. Uterine leiomyosarcoma and endometrial stromal sarcoma: lymph node metastases and sites of recurrence. *Gynecologic oncology*. Jul 1993;50(1):105–109.
16. Tirumani SH, Deaver P, Shinagare AB, et al. Metastatic pattern of uterine leiomyosarcoma: retrospective analysis of the predictors and outcome in 113 patients. *J Gynecol Oncol*. Oct 2014;25(4):306–312.
17. Dos Santos LA, Garg K, Diaz JP, et al. Incidence of lymph node and adnexal metastasis in endometrial stromal sarcoma. *Gynecologic oncology*. May 1 2011;121(2):319–322.
18. Leitao MM, Sonoda Y, Brennan MF, Barakat RR, Chi DS. Incidence of lymph node and ovarian metastases in leiomyosarcoma of the uterus. *Gynecologic oncology*. Oct 2003;91(1):209–212.
19. Elshaikh MA, Yashar CM, Wolfson AH, et al. ACR Appropriateness Criteria® Advanced Stage Endometrial Cancer. *American journal of clinical oncology*. 2014;37(4):391–396.
20. Lalwani N, Dubinsky T, Javitt MC, et al. ACR Appropriateness Criteria® Pretreatment Evaluation and Follow-Up of Endometrial Cancer. *Ultrasound quarterly*. 2014;30(1):21–28.
21. Carroll A, Ramirez PT, Westin SN, et al. Uterine adenosarcoma: an analysis on management, outcomes, and risk factors for recurrence. *Gynecologic oncology*. Dec 2014;135(3):455–461.
22. Kattan MW, Hess KR, Amin MB, et al. American Joint Committee on Cancer acceptance criteria for inclusion of risk models for individualized prognosis in the practice of precision medicine. *CA: a cancer journal for clinicians*. Jan 19 2016.
23. Yim GW, Nam EJ, Kim SW, Kim YT. FIGO staging for uterine sarcomas: can the revised 2008 staging system predict survival outcome better? *Yonsei medical journal*. May 2014;55(3): 563–569.
24. Corrigendum to "FIGO staging for uterine sarcomas". *International Journal of Gynecology & Obstetrics*. 2009;106:277.
25. Gallardo A, Prat J. Mullerian adenosarcoma: a clinicopathologic and immunohistochemical study of 55 cases challenging the existence of adenofibroma. *The American journal of surgical pathology*. Feb 2009;33(2):278–288.
26. D'Angelo E, Prat J. Uterine sarcomas: a review. *Gynecologic oncology*. Jan 2010;116(1):131–139.

第55章　卵巢、输卵管及原发性腹膜癌

本章摘要

适用本分期系统的肿瘤种类

起源于卵巢、输卵管及腹膜的恶性肿瘤。

更新要点

更新	更新细节	证据级别
适用本分期系统的癌症种类	现在输卵管癌与卵巢癌及原发性腹膜癌采用相同的分期系统	无
AJCC预后分期分组	Ⅰ期：术中破裂（即“手术泄漏”；ⅠC1期）与术前包膜破裂（ⅠC2期）相区分。无论是否存在包膜破裂，腹水/腹腔冲洗液细胞学阳性被认定为ⅠC3期	Ⅱ
AJCC预后分期分组	Ⅱ期：局限于盆腔的肿瘤包括ⅡA期（直接浸润和/或种植到子宫和/或输卵管和/或卵巢）及ⅡB期（直接浸润到其他盆腔内组织）两个亚分期。之前的亚分期ⅡC期（即ⅡA期或ⅡB期伴有表面肿瘤生长，肿瘤包膜破裂或腹水/腹腔冲洗液阳性）被认为是非必要的并已删除	Ⅲ
AJCC预后分期分组	Ⅲ期：转移至腹膜后（盆腔和/或腹主动脉旁）淋巴结而不伴有盆腔外腹膜种植为ⅢA1期，而盆腔外（骨盆缘以上）镜下腹膜受累±腹膜后淋巴结转移为ⅢA2期。ⅢC期则存在肉眼可见最大径>2cm的盆腔外腹膜转移±腹膜后淋巴结转移。肿瘤侵犯或转移至肝脏和/或脾脏包膜，但无有实质受累仍为ⅢC期	Ⅰ
AJCC预后分期分组	Ⅲ期：ⅢA1期进一步分为ⅢA1（i）期-转移灶最大径不超过5mm以及ⅢA1（ii）期-转移灶最大径大于5mm	Ⅲ
AJCC预后分期分组	Ⅳ期：肿瘤直接侵犯或转移引起的肝脏或脾脏实质受累现在分为ⅣB期并且应当与单纯的脾脏或肝脏包膜受累相区别。本版新增了脾脏受累状态的定义。侵犯肠壁全层归为ⅣB期	Ⅰ

ICD-O-3形态学编码

编码	描述
C56.9	卵巢
C57.0	输卵管
C48.1	腹膜特指部位（限于女性）
C48.2	腹膜（限于女性）
C48.8	腹膜后及腹膜的交搭跨越病灶（限于女性）

WHO肿瘤分类

编码	描述
8020	未分化癌
8041	小细胞癌，肺型
8044	小细胞癌，高钙血症型
8070	鳞状细胞癌
8120	移形细胞癌
8140	腺癌
8240	类癌
8243	黏液性类癌
8260	成人型颗粒细胞瘤
8310	透明细胞癌
8313	透明细胞交界性肿瘤
8380	子宫内膜交界性肿瘤
8380	子宫内膜样癌
8410	皮脂腺癌
8441	浆液性输卵管上皮内癌
8442	浆液性交界性肿瘤
8460	低级别浆液性癌
8461	高级别浆液性癌
8472	黏液性交界性肿瘤
8474	浆黏液性交界性肿瘤
8474	浆黏液性癌
8480	黏液性癌
8542	实性假乳头状肿瘤
8590	性索-间质肿瘤，非特指
8594	混合性生殖细胞性索-间质肿瘤，未分类

续表

编码	描述
8622	幼年型颗粒细胞瘤
8623	环状小管性索瘤
8631	支持-间质细胞瘤，高分化型
8631	支持-间质细胞瘤，中分化型
8631	支持-间质细胞瘤，低分化型
8633	支持-间质细胞瘤，网状型
8634	支持-间质细胞瘤，中分化伴异源成分的变异型
8634	支持-间质细胞瘤，低分化伴异源成分的变异型
8640	支持细胞瘤
8670	类固醇细胞瘤，恶性
8806	促结缔组织增生小圆细胞肿瘤
8810	纤维肉瘤
8815	孤立性纤维瘤
8822	盆腔纤维瘤病
8825	炎性肌成纤维细胞瘤
8890	腹膜播散性平滑肌瘤病
8930	高级别子宫内膜间质肉瘤
8931	低级别子宫内膜间质肉瘤
8933	腺肉瘤
8960	副神经节瘤
8963	胃肠道外间质瘤
8980	癌肉瘤
9000	交界性勃勒纳瘤
9000	恶性勃勒纳瘤
9050	间皮瘤
9052	高分化乳头状间皮瘤
9060	无性细胞瘤
9070	胚胎性癌
9071	卵黄囊瘤
9073	两性母细胞瘤，伴恶性生殖细胞肿瘤的变异型
9080	未成熟畸胎瘤
9085	混合性生殖细胞肿瘤
9090	恶性卵巢甲状腺肿
9091	甲状腺肿类癌
9100	非妊娠绒毛膜癌
9110	卵巢网腺癌
9110	卵巢中肾管肿瘤

Kurman RJ, Carcangiu ML, Herrington CS, Young RH, eds. World Health Organization Classification of Tumours of the Female Reproductive System. Lyon：IARC；2014。

概述

卵巢癌是一组具有显著异质性的疾病。约90%的卵巢癌为上皮性癌（恶性上皮性肿瘤）。恶性生殖细胞肿瘤（3%）及具有恶性潜能的性索-间质肿瘤（1%～2%）则相对少见。上皮性卵巢癌最常见的类型是高级别浆液性癌（high-grade serous carcinoma，HGSC），少数情况下高级别浆液腺癌也见于输卵管癌或原发性腹膜癌。然而在临床上，这三种肿瘤采用相似的治疗手段及相同的 FIGO 分期系统。尽管一些高级别浆液性癌（主要是乳腺癌易感基因阳性［BRCA+］病例）似乎起源于输卵管伞端，其他病例则更可能起源于腹膜的胚胎祖细胞或卵巢表面上皮。高级别浆液性输卵管上皮内癌（serous tubal intraepithelial carcinoma，STIC）可以发生转移，因此不应被认作原位癌。《AJCC 癌症分期指南》第 8 版中卵巢、输卵管及原发性腹膜癌的分期能够与 FIGO 分期系统很好地对应起来：对于Ⅰ期肿瘤，术中破裂（"手术泄漏"）为ⅠC1 期，术前肿瘤包膜破裂或肿瘤位于卵巢/输卵管表面为ⅠC2 期，腹水细胞学阳性±肿瘤包膜破裂的病例为ⅠC3 期。新的分期保留了盆腔播散（Ⅱ期）及盆腔外播散（Ⅲ期）的区别，并且对Ⅲ期的分类进行了修改；ⅢA1 期的划分基于腹膜后淋巴结转移（盆腔和/或腹主动脉旁）而不伴有盆腔外腹膜播散（之前被分为ⅢC 期）。侵犯和/或转移至肝脏或脾脏实质符合ⅣB 期的标准，并且应当与脾脏或肝脏包膜受累相区分（ⅢC 期）。

在经济发达地区，卵巢癌位列女性常见肿瘤的第五位[1]。原发性腹膜癌及原发性输卵管癌则是少见肿瘤，与卵巢癌最常见的病理类型相一致，病理类型通常为 HGSC。这种类型的肿瘤，也是 BRCA1/2 胚系突变女性卵巢癌的原型。临床上，对这三种肿瘤采用相似的治疗方法[2]，并采用相同的 FIGO 分期系统[3]。

在过去的 30 年里，我们逐渐认识到卵巢癌并非单一类型的疾病，而是一组形态学及生物学行为各异的疾病。约 90%的卵巢恶性肿瘤为上皮性癌（恶性上皮性肿瘤），并且基于组织病理检查、免疫组化检查以及分子遗传学分析，至少可以分为五种主要的类型：HGSC（70%），子宫内膜样癌（10%），透明细胞癌（10%），黏液性癌（3%）以及低级别浆液性癌（low-grade serous carcinoma，LGSC）（<5%）。这五种主要的病理类型占上皮性卵巢癌的 98%。这

些病理类型是互不相同的一组疾病，在光学显微镜下具有不同的形态学特征，并且具有不同的流行病学及遗传风险因素、前体病变、播散方式、分子遗传学改变、化疗敏感性及预后[4~6]。绝大多数交界性肿瘤（之前称为“低度恶性肿瘤”）很少复发或发生转移；然而，仍有不到10%的患者最终复发。在复发时，一部分肿瘤会进展为癌，尤其是浆液性及黏液性肿瘤。恶性生殖细胞肿瘤［无性细胞瘤、卵黄囊瘤及未成熟畸胎瘤（占卵巢恶性肿瘤的3%）］及具有恶性潜能的性索-间质肿瘤（1%~2%，主要是颗粒细胞瘤）则相对少见。卵巢恶性肿瘤主要根据组织学类型进行区分。

对肿瘤组织病理类型诊断的可重复性是治疗成功的基础。不同的肿瘤组织学类型对于化疗的反应具有差异。虽然我们有理由对具有不同播散方式的不同类型肿瘤采用不同的分期系统，但过于复杂的分期方法在实践中并不可行。为简单起见，我们采用一种灵活的分期系统，这一系统充分考虑到不同类型肿瘤共有的、最为重要的预后因素。在分期时应当标明组织学类型（即HGSC，子宫内膜样癌，透明细胞癌，黏液性癌，LGSC及交界性肿瘤；其他类型或无法分类；恶性生殖细胞肿瘤及具有恶性潜能的性索-间质肿瘤）。

携带BRCA突变（乳腺癌-卵巢癌综合征）并接受预防性输卵管卵巢切除手术（risk-reducing salpingo-oophorectomy，RRSO）的患者中可以发现高级别STIC，尤以输卵管伞端最为常见[7]。STIC可以发生转移，因此无法被认作原位癌。在过去的10年间，已经积累了BRCA+的HGSC起源于输卵管的确凿证据[8~9]。晚期散发性卵巢HGSC患者中亦可发现高级别STIC，更为少见的情况是，在不伴有明显卵巢肿块的原发性输卵管或腹膜HGSC患者中，也可以发现高级别STIC。HGSC分别来源于卵巢及输卵管的相对比例尚不清楚，主要因为在晚期患者中，肿瘤生长掩盖了原发部位。即便是在BRCA+的患者中，HGSC起源于输卵管的证据仍不充足，并且这些肿瘤多中心起源的可能亦无法除外。

尽管在接受RRSO的无症状、BRCA+女性中，6%可以检出STIC，但有症状、快速进展的且BRCA+年轻晚期肿瘤患者则很少伴发STIC。这一悖论对单纯输卵管切除预防BRCA+女性HGSC的有效性提出了质疑[10]。

先前所述的现象提示输卵管仅与一部分HGSC有关，而剩余的病例起源于附近的腹膜/卵巢表面上皮。最近，有假说提出卵巢表面上皮（间皮）内陷形成的皮质包涵囊肿的CK-7+胚胎/干细胞可能具有向中肾旁管分化的潜能。因此，胚胎前体细胞能够产生免疫表型各异的子代肿瘤细胞[11]，这一假说支持旧的“中肾旁管化生”理论。

HGSC及LGSC是截然不同的肿瘤类型，因此应当被认为是两种不同的疾病。HGSC是最常见的卵巢癌，并且绝大多数患者（约80%）为晚期病例；确诊时，局限于卵巢的患者相当少见（<10%）。相反，LGSC则相对少见，通常含有浆液性交界性肿瘤成分，并携带有KRAS及BRAF突变[12,13]。HGSC与浆液性交界性肿瘤无关，并且通常携带有TP53突变及BRCA异常，这些异常会引起染色体不稳定性及广泛的DNA拷贝数改变。这种高度异常的染色体是HGSC的显著特征，并且可以进化为具有不同临床结局的分子分型。

输卵管或腹膜起源假设仅限于HGSC，并不适用于绝大多数子宫内膜样癌及透明细胞癌，后两者被认为起源于卵巢的子宫内膜异位症。因为很大一部分HGSC可能并不起源于卵巢，因此对于每一例患者而言，卵巢癌的命名从病理起源上来说可能并不准确。而事实上，对绝大多数病例而言，卵巢是继发受累。鉴于伴发输卵管肿物的HGSC较为少见，因此，并非所有的HGSC起源于输卵管。卵巢HGSC的命名应当保留，直至明确卵巢肿瘤的不同来源。不推荐采用诸如中肾旁管或盆腔浆液性癌的命名，因为这会给患者、医师及研究者带来困惑[14]。

解剖学

原发部位

卵巢是一对实性、扁椭圆形器官，直径2~4cm，外侧通过腹膜皱襞与阔韧带相连，并通过骨盆漏斗韧带与盆腔侧壁相连。内侧则通过卵巢固有韧带固定在子宫上（图55.1）。

输卵管从子宫底的上后侧发出并延伸至卵巢的前外侧，全长约10cm。内侧与子宫腔的宫角部相连，外侧（伞端）开口于腹膜腔。

腹膜是腹腔的浆膜，覆盖腹壁（壁腹膜）并包裹腹腔脏器（脏腹膜）。盆腔腹膜包裹膀胱底部及直肠前壁。在女性中，盆腔腹膜还会覆盖子宫的前后壁及阴道后壁上段。在子宫前后各有两个潜在的腔隙，分别为膀胱子宫陷凹及直肠子宫陷凹（道格

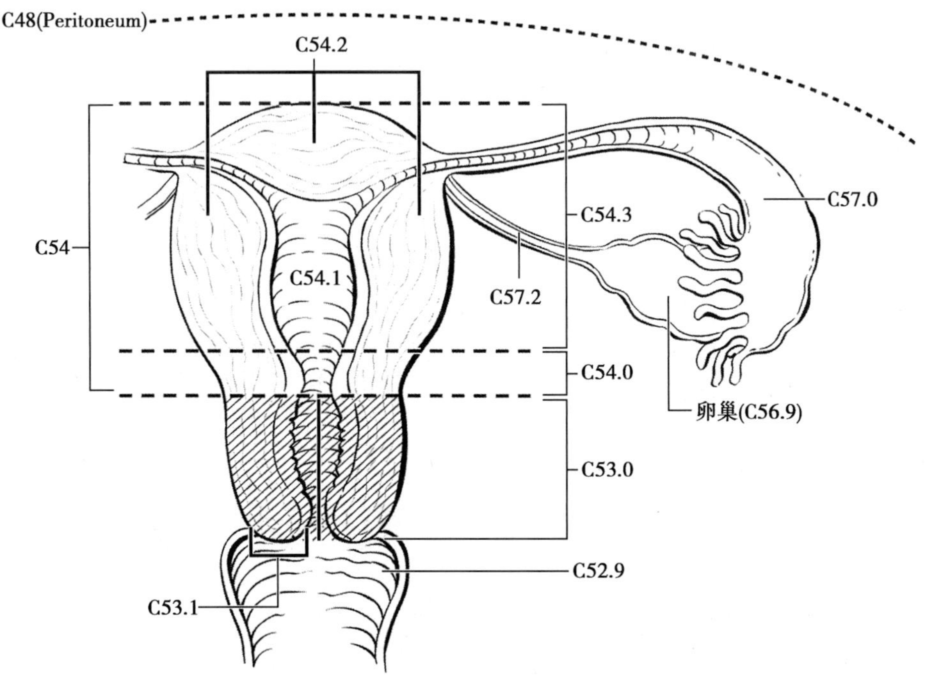

图 55.1　卵巢(C56.9)、输卵管(C57.0)及腹膜(C48)的解剖学位置

拉斯窝)。

在子宫的前后表面,腹膜形成返折,并向盆侧壁延伸形成所谓的阔韧带,输卵管被包裹在内。

区域淋巴结

淋巴回流沿骨盆漏斗韧带、圆韧带淋巴干以及髂外交通支进入以下区域淋巴结(图 55.2):

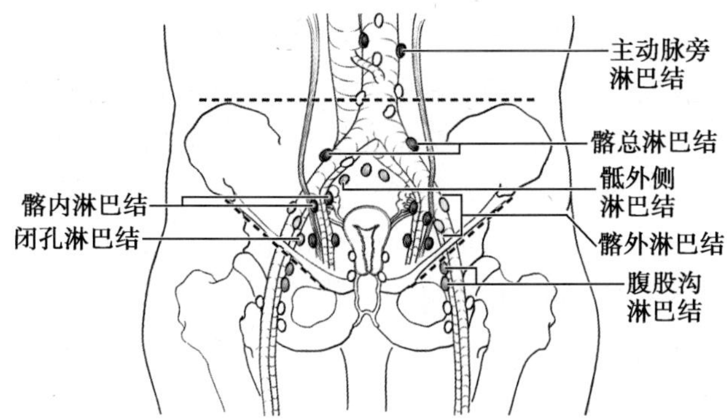

图 55.2　卵巢、输卵管及原发性腹膜癌的区域淋巴结

- 髂外淋巴结
- 髂内淋巴结
- 闭孔淋巴结
- 髂总淋巴结
- 腹主动脉旁淋巴结
- 盆腔淋巴结,非特指
- 腹膜后淋巴结,非特指

转移部位

腹膜(包括网膜以及盆腹腔脏层及壁腹膜)是播散种植的常见部位。膈面及肝脏表面受累也较常见。然而,为了与 FIGO 分期保持一致,腹腔内的种植播散(T3)并不被认为是远处转移。腹腔外的部位,包括肝实质、肺、脾脏实质及骨转移,以及腹股沟、锁骨上及腋窝淋巴结的转移均归为 M1。

分类原则

临床分期

卵巢、输卵管及原发性腹膜癌的分期是由手术及病理检查结果共同决定。卵巢、输卵管及原发性腹膜癌应当由组织学确诊。开腹或腹腔镜手术,切除卵巢肿物以及子宫构成了分期的基础。早期患者的全面分期要求对所有常见的转移部位进行活检,如大网膜、肠系膜、膈肌、腹膜表面、盆腔淋巴结及腹主动脉旁淋巴结。例如,为了准确地将患者分为ⅠA(T1N0M0)期,需要对上述所有部位进行活检以排除潜在的微转移病灶。分为ⅢA1 期则要求存在腹膜后淋巴结转移而无腹腔内播散,这类患者的预后要显著优于存在腹腔内播散的患者[3,15~19]。另一方面,对≥2cm 大网膜肿块的单纯活检病理证实为转移性癌,则足以将患者分为ⅢC 期,因此,从分期角度，无需进行其他额外的活检。在分期时，应当结合术后最终的组织及细胞病理检查结果。减瘤术前的手术探查结果所确定的分期，可以根据组织病理检查结果以及临床或影像学检查结果进行修改（如可触及的锁骨上淋巴结或胸片所见的肺转移）。

尽管可能进行了与其他部位原发肿瘤相似的临床评估，必须对盆腹腔进行手术-病理评估以确诊卵巢/输卵管/原发性腹膜癌并且排除具有相似临床表现的其他原发性肿瘤（如肠管、子宫及胰腺癌或偶见的淋巴瘤）。尽管开腹手术是最广为接受的手术-病理分期手段，偶尔也会采用腹腔镜手术进行分期。有时，晚期和/或存在手术禁忌证的患者也可能会依据见典型癌细胞的腹水或胸腔积液细胞学检查结果结合卵巢/输卵管增大和/或腹膜受累的影像学表现，被推测患有卵巢癌。此类患者通常被认定为原发肿瘤无法评估（TX），然而，胸腔积液或锁骨上淋巴结细胞学检查阳性可以将患者确定为M1或FIGO Ⅳ期。腹水的存在不影响分期，除非在腹水中找见肿瘤细胞。

接受根治性盆腹腔手术的患者通常还会接受影像学检查评估，胸片、骨扫描、计算机断层（CT）扫描或正电子发生断层（PET）扫描可能会发现肺、骨或脑转移病灶，这些需要在最终分期时进行考虑。应当对胸腔积液进行细胞学检查。未来，随着卵巢癌患者中新辅助化疗使用的增多，分期将会更依赖治疗前的影像学检查[20]。

与所有的妇科肿瘤一样，应当在初次治疗时确定最终分期。不应根据后续发现修正或改变分期。

诱导化疗后腹腔镜或开腹手术的发现不应改变患者最初确定的分期。

影像学检查

目前，CT检查是卵巢癌分期首选的影像学检查手段。磁共振（MR）成像可较好地鉴别附件肿块的性质。PET/CT有助于评价远处转移病灶，但对于确诊原发性卵巢癌帮助不大。

肿瘤TNM分期

临床分类T1中，病灶局限于卵巢；MRI或超声有助于诊断恶性附件包块。增强CT有助于评价腹腔内病灶播散。如果病灶局限于盆腔，则为临床T2。T3a/b包括腹膜后淋巴结转移的病例。PET/CT具有比增强CT或MRI更好的特异性，被提倡用于评估淋巴结转移。T3c包括肝脏及脾脏表面受累而无实质转移的病例，这些病变可用增强CT评价。如果可行，可单独采用PET/CT评价晚期患者的腹腔内病灶及肺实质转移。

评价淋巴结转移的影像学标准是基于淋巴结的大小，横断面短径>1cm则为异常。CT及MRI评价淋巴结转移的效能相似。然而，因为存在良性病变引起淋巴结肿大的假阳性可能，PET/CT对于淋巴结转移评价的可靠性更高。PET/CT上代谢活跃的任意大小淋巴结均被认为是转移。

推荐的影像报告形式

1. 原发肿瘤
   a. 单侧或双侧卵巢
2. 局部侵犯
   a. 腹水
   b. 提示病灶是否局限于盆腔或是否存在盆腔外病灶
   c. 腹膜后淋巴结肿大
   d. 肝脏或脾脏表面病灶或肺实质病灶
   e. 胸腔积液

病理学分期

对所有可疑受累部位的手术及活检构成了分期的基础，并且需要组织学及细胞学检查结果。这是卵巢癌分期的首选方式。为了确保分期的准确性，手术记录和/或病理报告应当描述原发肿瘤及转移病灶的所处部位及大小。另外，必须在手术记录中记录盆腔外病灶的大小。应选取最大的肿瘤种植灶记录转移病灶的大小，并且以厘米为单位进行记录，无论这一病灶是否在手术探查中进行切除。

输卵管癌几乎均为HGSC，可能伴发有STIC。肿瘤可以浸润输卵管管壁进而侵犯输卵管周围软组织或邻近器官，如子宫或卵巢，或穿透输卵管浆膜后向腹膜腔内进行播散。整个腹膜腔都可能发现肿瘤种植转移灶。肿瘤还可能堵塞输卵管腔，表现为输卵管积水/积血，并可以出现肿块破裂。有研究提示不伴有管壁浸润的输卵管伞端癌预后要差于存在输卵管管壁浸润的病例，因为此类肿瘤可以直接向腹腔播散[15]。

对 BRCA+患者预防性输卵管-卵巢切除标本的病理学检查提示这些最早期的癌发生于输卵管伞端，并且其中一些仍以 STIC 的形式局限在黏膜层[16,17]。为了检出这些早期肿瘤，应对输卵管伞端沿纵轴以 2~3mm 的间隔进行连续切片以便检视绝大多数黏膜皱襞表面。

伴 STIC 的晚期浸润性 HGSC 可能来源于卵巢或输卵管，但其具体起源不具有临床意义。对于伴 STIC 且肿瘤局限于一侧卵巢的病例，存在三种可能性：①STIC 累及一侧卵巢；②卵巢 HGSC 侵犯输卵管；③肿瘤同时或异时发生在卵巢及输卵管。从分期角度来说，除非有 STIC 直接侵犯卵巢的证据，这些情况下均应分为ⅠA 期卵巢癌伴 STIC。对于前者而言，这些肿瘤应分为ⅡA 期输卵管癌。

在一些病例中，腺癌原发于腹膜，卵巢没有受累或仅有少量表面种植。这些腹膜癌的临床表现、手术治疗、化疗及预后与卵巢 HGSC 相似。因卵巢癌家族史而接受预防性输卵管-卵巢切除手术的患者仍有 1%~2%的概率发生原发性腹膜癌，这些肿瘤的组织病理及临床表现与原发性卵巢癌类似。不存在Ⅰ期的原发性腹膜癌。

淋巴结内单个肿瘤细胞或最大径小于 0.2mm 的肿瘤细胞簇被称为孤立性肿瘤细胞，可被常规组织病理检查或免疫组化检查发现。孤立性肿瘤细胞定为 N0(i+)。

对于 pN0 类，要求盆腔及腹主动脉旁淋巴结的组织学检查均为阴性。

对于接受新辅助化疗的患者，记录治疗前的临床分期非常重要。新辅助化疗后的手术分期应当记录为“yp”。

预后因素

分期所需的预后因素

除用于界定 T、N 与 M 分类的因素外，分期分组无需其他预后因素。

其他重要临床预后因素

FIGO 分期

FIGO 分期[3] 是卵巢癌最强的预后因素。全面分期手术对于Ⅰ期及Ⅱ期患者的治疗已经足够，但晚期患者需要接受细胞减灭术。Ⅰ期卵巢癌局限于卵巢，仅有并且不到 5%的 HGSC 为Ⅰ期患者。肿瘤破裂、卵巢表面受累及腹腔冲洗液/腹水细胞学阳性的患者分为ⅠC 期。

不到 10%的 HGSC 确诊时为Ⅱ期，即侵犯或转移至卵巢外/输卵管外盆腔脏器或组织。Ⅱ期包括了直接侵犯输卵管/卵巢和盆腔侧壁的病例以及盆腔腹膜转移的病例。因此，既包括了侵犯至临近脏器但可切除及治愈的肿瘤，又包括存在盆腔腹膜播散、预后较差的肿瘤。

HGSC 多为Ⅲ期，且绝大多数为ⅢC 期。这些肿瘤通常沿盆腹腔腹膜表面播散，包括网膜、小肠及大肠浆膜面、肠系膜、结肠旁沟、膈肌及肝脏、脾脏的腹膜面。几乎所有的患者均存在腹水，许多接受淋巴结活检或淋巴结清扫的患者存在淋巴结转移，近 80%的晚期患者存在淋巴结转移。

新的 FIGO 分期系统包括了对Ⅲ期分类标准的修正。ⅢA1 期的分类基于腹膜后淋巴结转移而没有腹腔内的病灶播散，因为分析显示这些患者的生存显著优于具有腹腔内病灶播散的患者[17~20,22]。在没有腹膜转移的患者中，淋巴结转移相对少见(约 9%)[23]。而这些患者，绝大多数为腹主动脉旁淋巴结转移。AJCC 证据级别：Ⅰ级。

组织学及分化程度

组织学及分化程度均是重要的预后因素。交界性肿瘤患者的预后非常好，即便存在非浸润性的卵巢外病灶(非浸润性种植)。浸润性卵巢癌的患者中，分期相同的低级别肿瘤患者的预后要优于高级别肿瘤。组织学类型，包括肿瘤分级，同样非常重要。一些间质肿瘤(颗粒细胞及支持-间质细胞肿瘤)具有非常好的预后，而恶性上皮性肿瘤的预后通常较差。因此，上皮性肿瘤与性索-间质肿瘤及生殖细胞肿瘤需要分开报道。肿瘤细胞类型有助于指导化疗方案的选择。AJCC 证据级别：Ⅰ级。

残留病灶

晚期患者中，最重要的预后因素是初次术后的残留病灶。即便在晚期肿瘤患者中，减瘤术后无肉眼残留病灶患者的预后要显著优于具有微小残留或广泛残留病灶的患者。除去残留肿瘤的大小，残留病灶的数目似乎也比较重要(肿瘤体积)。AJCC

证据级别：Ⅰ级

术前 CA-125 水平

肿瘤标志物 CA-125 有助于监测在接受治疗前数值升高的卵巢癌患者对治疗的反应。化疗过程中的 CA125 递减速率可能具有预后价值。生殖细胞肿瘤患者也可能存在升高的肿瘤标志物，即甲胎蛋白或人绒毛膜促性腺素。其他肿瘤标志物，如生长因子及癌基因扩增，目前仍在接受评估。AJCC 证据级别：Ⅰ级

初次细胞减灭术后肉眼残留病灶

在一些大型研究中，初次细胞减灭术后肉眼残留病灶被证实是卵巢癌的预后因素。无论患者术前是否接受新辅助化疗，术后无肉眼残留病灶患者的预后最好。临床医生应当记录是否存在残留病灶；如果存在残留病灶，则需要记录最大可见病灶的大小。AJCC 证据级别：Ⅰ级

初次细胞减灭术后残留病灶大小

尽管在绝大多数研究中，残留病灶的大小是重要的预后因素，但其仅适用于ⅢC 期及Ⅳ期的患者。满意减瘤的定义是残留病灶小于 1cm。临床医生应当根据病灶残留情况，记录无肉眼残留、残留肿瘤≤1cm 或残留病灶>1cm。AJCC 证据级别：Ⅰ级

初次细胞减灭术后病灶残留位置

残留病灶位置应当记录于手术记录中。AJCC 证据级别：Ⅰ级

风险评估模型

为支持统计预测模型在临床实践中的应用，AJCC 发布了评价统计预测模型的指南[24]。虽然，指南的发布对于实现精准医学的目标具有里程碑式的意义，但该指南才于近期发布。因此，目前已发表的或已用于临床的卵巢癌相关的预测模型，均尚未通过 AJCC 精准医学核心工作组的评估。未来，AJCC 未来将会对符合 AJCC 评价标准的卵巢癌统计预测模型予以推荐。

AJCC TNM 定义

T 分类定义与 FIGO 分期定义相对应，两个分期系统均被纳入进行比较。

原发肿瘤(T)定义

T 分类	FIGO 分期	T 标准
TX		原发肿瘤无法评估
T0		无原发肿瘤证据
T1	Ⅰ	肿瘤局限于卵巢(单侧或双侧)或输卵管
T1a	ⅠA	肿瘤局限于一侧卵巢(包膜完整)或输卵管表面；腹水或腹腔冲洗液中无恶性细胞
T1b	ⅠB	肿瘤局限于一侧或双侧卵巢(包膜完整)；卵巢或输卵管表面无肿瘤；腹水或腹腔冲洗液中无恶性细胞
T1c	ⅠC	肿瘤局限于一侧或双侧卵巢，并有一下特征之一：
T1c1	ⅠC1	术中肿瘤包膜破裂
T1c2	ⅠC2	术前肿瘤包膜破裂或肿瘤位于卵巢或输卵管表面
T1c3	ⅠC3	腹水或腹腔冲洗液中有恶性细胞
T2	Ⅱ	肿瘤累及一侧或双侧卵巢并存在骨盆缘以下的盆腔侵犯或原发性腹膜癌
T2a	ⅡA	浸润和/或种植到子宫和/或输卵管和/或卵巢
T2b	ⅡB	浸润和/或种植到盆腔其他组织
T3	Ⅲ	肿瘤累及一侧或双侧卵巢或输卵管或原发性腹膜癌，伴镜下证实的盆腔外腹膜转移和/或转移至腹膜后淋巴结(盆腔和/或腹主动脉旁)
T3a	ⅢA2	镜下可见的盆腔外(骨盆缘以上)腹膜转移，伴或不伴腹膜后淋巴结转移
T3b	ⅢB	肉眼可见的盆腔外腹膜转移，最大径≤2cm，伴或不伴腹膜后淋巴结转移
T3c	ⅢC	盆腔外腹膜转移，最大径>2cm，伴或不伴腹膜后淋巴结转移(包括肿瘤侵犯肝脏及脾脏包膜而无实质受累)

区域淋巴结(N)定义

N 分类	FIGO 分期	N 标准
NX		区域淋巴结无法评估
N0		无区域淋巴结转移
N0(i+)		区域淋巴结中存在≤0.2mm 的孤立性肿瘤细胞
N1	ⅢA1	仅腹膜后淋巴结转移(组织学证实)
N1a	ⅢA1i	转移灶最大径≤10mm
N1b	ⅢA1ii	转移灶最大径>10mm

远处转移(M)定义

M 分类	FIGO 分期	M 标准
M0		无远处转移
M1	Ⅳ	远处转移,包括细胞学检查阳性的胸腔积液;肝脏或脾脏实质转移;腹腔外器官的转移(包括腹股沟淋巴结以及腹腔外的淋巴结);及肠管的全层侵犯
M1a	ⅣA	细胞学检查阳性的胸腔积液
M1b	ⅣB	肝或脾实质转移;腹腔外器官的转移(包括腹股沟淋巴结以及腹腔外的淋巴结);肠管的全层侵犯

AJCC 预后分期分组

T	N	M	分期分组
T1	N0	M0	Ⅰ
T1a	N0	M0	ⅠA
T1b	N0	M0	ⅠB
T1c	N0	M0	ⅠC
T2	N0	M0	Ⅱ
T2a	N0	M0	ⅡA
T2b	N0	M0	ⅡB
T1/T2	N1	M0	ⅢA1
T3a	N0/N1	M0	ⅢA2
T3b	N0/N1	M0	ⅢB
T3c	N0/N1	M0	ⅢC
任何 T	任何 N	M1	Ⅳ
任何 T	任何 N	M1a	ⅣA
任何 T	任何 N	M1b	ⅣB

肿瘤登记需收集的变量

1. FIGO 分期
2. 术前 CA-125 水平
3. 初次细胞减灭术后肉眼残留病灶
4. 初次细胞减灭术后残留病灶大小
5. 初次细胞减灭术后病灶残留位置

组织学分级(G)

G	G 定义
GX	分级无法评估
GB	交界性肿瘤
G1	高分化
G2	中分化
G3	低分化或未分化

组织病理学类型

AJCC 推荐采用 WHO 女性生殖系统分类对恶性卵巢肿瘤进行组织学分类[4]并且推荐所有的上皮性卵巢肿瘤根据这一分类的简化版本进一步分类。三种主要的组织学类型,恶性上皮性肿瘤、具有恶性潜能的性索-间质肿瘤以及原始生殖细胞肿瘤,几乎涵盖了所有的卵巢恶性肿瘤。非上皮性卵巢恶性肿瘤可以采用这一分期系统,但应单独报道。

上皮性肿瘤

a. 浆液性肿瘤
  - ⅰ. 良性浆液性囊腺瘤
  - ⅱ. 浆液性交界性肿瘤:浆液性囊腺瘤伴上皮增生及核异型,但不伴有破坏性的间质浸润
  - ⅲ. 低级别浆液性癌
  - ⅳ. 高级别浆液性癌

b. 黏液性肿瘤
  - ⅰ. 良性黏液性囊腺瘤
  - ⅱ. 黏液性交界性肿瘤:黏液性囊腺瘤伴上皮增生及核异型,但不伴有破坏性的间质浸润
  - ⅲ. 黏液性癌

c. 子宫内膜样肿瘤
  - ⅰ. 良性子宫内膜样囊腺癌
  - ⅱ. 子宫内膜样交界性肿瘤伴上皮增生及核异型,但不伴有破坏性的间质浸润
  - ⅲ. 子宫内膜样癌

d. 透明细胞肿瘤
  - ⅰ. 良性透明细胞肿瘤
  - ⅱ. 交界性透明细胞肿瘤伴上皮增生及核异

55

型,但不伴有破坏性的间质浸润

iii. 透明细胞癌

e. 勃勒纳瘤

i. 交界性勃勒纳瘤

ii. 恶性勃勒纳瘤

f. 浆黏液性肿瘤

i. 交界性浆黏液性肿瘤

ii. 浆黏液性癌

g. 未分化癌:分化程度太差的恶性肿瘤以至于无法被分为其他任何一类(绝大多数病例被认为是高级别浆液性癌)

h. 混合性上皮性肿瘤:肿瘤包含五种常见上皮性肿瘤中的两种或以上类型(每一种成分均≥10%)的肿瘤细胞(应标明具体类型)

晚期浸润性 HGSC 伴 STIC 可能来源于卵巢或输卵管,但具体起源不具有临床意义。对于局限于卵巢且伴发 STIC 的肿瘤而言,其组织起源具有三种可能性:①STIC 累及一侧卵巢;②卵巢 HGSC 侵犯输卵管;③肿瘤同时或异时发生在卵巢及输卵管。对于分期而言,除非有 STIC 直接侵犯卵巢的证据,这些肿瘤均为ⅠA 期卵巢癌伴 STIC。对于前者而言,这些肿瘤应分为ⅡA 期输卵管癌。

对于以腹腔内播散为主而卵巢看似继发受累而非原发部位的病例,应当记录为卵巢外原发性腹膜癌。这类肿瘤通常采用卵巢癌的分期系统。实际上,因为几乎整个腹膜腔内的腹膜都会受累,原发性腹膜癌几乎均为Ⅲ期(T3)或Ⅳ期(M1)。

图示

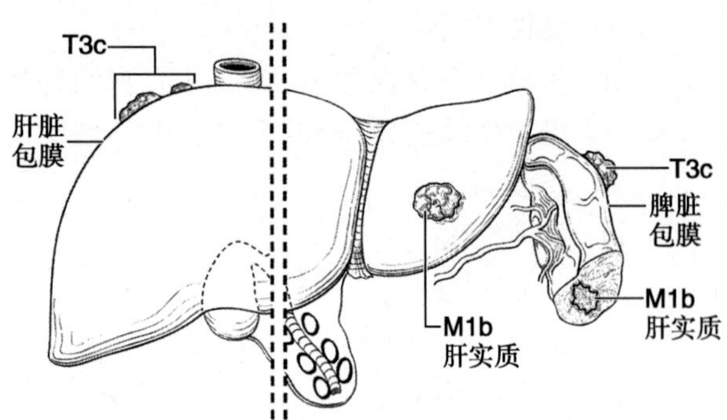

图 55.3 T3c 包括肿瘤侵犯至肝脏及脾脏包膜但不伴有该实质脏器受累。M1b 包括肝脏或脾脏实质的转移。

(译者 温灏 审校 吴小华)

参考文献

1. Ferlay J, Shin HR, Bray F, Forman D, Mathers C, Parkin DM. Estimates of worldwide burden of cancer in 2008: GLOBOCAN 2008.(*Int J Cancer.*)Dec 15 2010;127(12):2893-2917.
2. Ozols RF, Schwartz PE, Eifel PJ. Ovarian cancer, fallopian tube carcinoma, and peritoneal carcinoma.(*Cancer: Principles and Practice of Oncology, Sixth Edition. Philadelphia: Lippincott Williams & Wilkins.*)2001;2:1597-1632.
3. Prat J, FIGO Committee on Gynecologic Oncology. Staging classification for cancer of the ovary, fallopian tube, and peritoneum. (*International journal of gynaecology and obstetrics: the official organ of the International Federation of Gynaecology and Obstetrics.*)Jan 2014;124(1):1-5.
4. Kurman R, Carcangiu M, Herrington C, Young R.(*WHO classification of tumours of female reproductive organs.*) 4th ed. Lyon: International Agency for Research on Cancer; 2014.
5. Gilks CB, Prat J. Ovarian carcinoma pathology and genetics: recent advances.(*Human pathology.*)Sep 2009;40(9):1213-1223.
6. Prat J. Ovarian carcinomas: five distinct diseases with different origins, genetic alterations, and clinicopathological features.(*Virchows Arch.*)Mar 2012;460(3):237-249.
7. Piek JM, van Diest PJ, Zweemer RP, et al. Dysplastic changes in prophylactically removed Fallopian tubes of women predisposed to developing ovarian cancer.(*J Pathol.*)Nov 2001;195(4):451-456.
8. Callahan MJ, Crum CP, Medeiros F, et al. Primary fallopian tube malignancies in BRCA-positive women undergoing surgery for ovarian cancer risk reduction.(*J Clin Oncol.*)Sep 1 2007;25(25):3985-3990.
9. Kindelberger DW, Lee Y, Miron A, et al. Intraepithelial carcinoma of the fimbria and pelvic serous carcinoma: Evidence for a causal relationship.(*The American journal of surgical pathology.*)Feb 2007;31(2):161-169.
10. Howitt BE, Hanamornroongruang S, Lin DI, et al. Evidence for a dualistic model of high-grade serous carcinoma: BRCA mutation status, histology, and tubal intraepithelial carcinoma.(*The American journal of surgical pathology.*)Mar 2015;39(3):287-293.
11. Crum CP, Herfs M, Ning G, et al. Through the glass darkly: intraepithelial neoplasia, top?down differentiation, and the road to ovarian cancer.(*The Journal of pathology.*)2013;231(4):402-412.
12. Singer G, Oldt R, 3rd, Cohen Y, et al. Mutations in BRAF and KRAS characterize the development of low-grade ovarian serous carcinoma.(*Journal of the National Cancer Institute.*)Mar 19 2003;95(6):484-486.
13. Singer G, Stohr R, Cope L, et al. Patterns of p53 mutations separate ovarian serous borderline tumors and low- and high-grade carcinomas and provide support for a new model of ovarian carcinogenesis: a mutational analysis with immunohistochemical correlation.(*The American journal of surgical pathology.*)Feb 2005; 29(2):218-224.
14. Vaughan S, Coward JI, Bast RC, Jr., et al. Rethinking ovarian cancer: recommendations for improving outcomes.(*Nat Rev Cancer.*) Oct 2011;11(10):719-725.
15. Alvarado-Cabrero I, Young RH, Vamvakas EC, Scully RE. Carcinoma of the fallopian tube: a clinicopathological study of 105 cases with observations on staging and prognostic factors. (*Gynecologic oncology.*)Mar 1999;72(3):367-379.
16. Medeiros F, Muto MG, Lee Y, et al. The tubal fimbria is a preferred site for early adenocarcinoma in women with familial ovarian cancer syndrome.(*The American journal of surgical pathology.*)2006; 30(2):230-236.
17. Onda T, Yoshikawa H, Yasugi T, et al. Patients with ovarian carcinoma upstaged to stage III after systematic lymphadenctomy have similar survival to Stage I/II patients and superior survival to other Stage III patients.(*Cancer.*)1998;83(8):1555-1560.
18. Kanazawa K, Suzuki T, Tokashiki M. The validity and significance of substage IIIC by node involvement in epithelial ovarian cancer: impact of nodal metastasis on patient survival.(*Gynecologic oncology.*)May 1999;73(2):237-241.
19. Ferrandina G, Legge F, Petrillo M, Salutari V, Scambia G. Ovarian cancer patients with "node-positive-only" Stage IIIC disease have a more favorable outcome than Stage IIIA/B.(*Gynecologic oncology.*)2007;

107(1):154-156.

20. Baek S-J, Park J-Y, Kim D-Y, et al. Stage IIIC epithelial ovarian cancer classified solely by lymph node metastasis has a more favorable prognosis than other types of stage IIIC epithelial ovarian cancer.(*Journal of gynecologic oncology.*)2008;19(4):223-228.
21. Mitchell DG, Javitt MC, Glanc P, et al. ACR appropriateness criteria staging and follow-up of ovarian cancer.(*Journal of the American College of Radiology : JACR.*)Nov 2013;10(11):822-827.
22. Bakkar R, Gershenson D, Fox P, Vu K, Zenali M, Silva E. Stage IIIC ovarian/peritoneal serous carcinoma: a heterogeneous group of patients with different prognoses.(*Int J Gynecol Pathol.*)May 2014;33(3):302-308.
23. Cliby WA, Aletti GD, Wilson TO, Podratz KC. Is it justified to classify patients to Stage IIIC epithelial ovarian cancer based on nodal involvement only?(*Gynecologic oncology.*)2006;103(3):797-801.
24. Kattan MW, Hess KR, Amin MB, et al. American Joint Committee on Cancer acceptance criteria for inclusion of risk models for individualized prognosis in the practice of precision medicine.(*CA: a cancer journal for clinicians.*)Jan 19 2016.

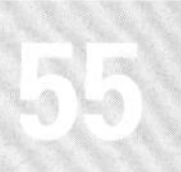

第 56 章　妊娠滋养细胞肿瘤

本章摘要

适用本分期系统的肿瘤种类

胎盘源性肿瘤。

更新要点

更新	更新细节	证据级别
WHO 肿瘤分类	完全性和不完全性葡萄胎瘤的相关内容已从本章节中剔除。此两类肿瘤被认为是良性肿瘤，因此不在肿瘤登记处跟踪信息	无

ICD-O-3 形态学编码

编码	描述
C58	胎盘

WHO 肿瘤分类

编码	描述
9100	侵袭性葡萄胎
9100	绒毛膜癌
9104	胎盘部位滋养细胞肿瘤
9105	上皮样滋养细胞肿瘤

Kurman RJ, Carcangiu ML, Herrington CS, Young RH, eds. World Health Organization Classification of Tumors of the Female Reproductive System. Lyon：IARC；2014。

概述

妊娠滋养细胞肿瘤（GTN）是一类起源于胎盘源性的肿瘤，其亚型——妊娠滋养细胞疾病（GTD）为一种良性病变，通常起源于卵泡发育时期母体染色体的偶然性丢失，父体染色体复制或双精受精，从而引发的肿瘤中出现了 46，XX 或 46，XY 染色体表型，此类肿瘤也称为完全性葡萄胎瘤。完全性葡萄胎瘤的特征主要表现为膨大的、无血管的、葡萄串样的泡状结构，其中并无胚胎成分。部分患者中，1 个卵子通过 2 个精子进行受精而出现了 69，XXX 或 69，XXY 染色体表型。这样的一种三染色体性胚胎可能逐渐生长为不完全性葡萄胎瘤，同时伴有滋养层组织的轻度扩散。完全性和不完全性葡萄胎瘤均具有良性肿瘤的典型特征。超声技术出现之前，葡萄胎瘤的临床表现主要包括阴道流血，同时伴有腹围明显大于对应的正常胎龄，通常需刮宫治疗。目前，葡萄胎妊娠主要经由超声诊断，确诊后行清宫术，对所取得的组织标本行病理学检查明确诊断。目前美国葡萄胎妊娠的年发病率约为 1/1 000。完全性葡萄胎中约 20%的肿瘤，不完全性葡萄胎中约 5%肿瘤病灶治疗后仍伴局部残余，或可出现转移，故被归为滋养细胞肿瘤。

绒毛膜癌是一种发病率较低的肿瘤（美国的年发病率约为/120 000）。绒毛膜癌是一种高度恶性且侵袭转移能力强的妊娠滋养细胞肿瘤。肿瘤的主要表现为退行性、血源性和侵袭性生长。显微镜下病理组织检查可明确绒毛膜癌的诊断。绒毛膜癌的临床表现主要包括阴道流血（与葡萄胎的临床症状类似）。然而，易出现转移是其主要特征。绒毛膜癌的患者后期可能出现包括不全流产或足月妊娠等与妊娠相关的临床事件。

构成此类肿瘤的滋养层组织通常会分泌一种血清学肿瘤标志物，β-人体绒膜促性腺素（hCG），对于妊娠滋养细胞肿瘤的诊断和监测均具一定的帮助。同时，妊娠滋养细胞肿瘤对化疗极其敏感，经化疗治愈率近 100%。

胎盘源性滋养细胞肿瘤（PSTT）与上皮样滋养细胞肿瘤在组织学类型上明显区别于其他滋养细胞肿瘤，且是一类更为罕见的肿瘤。hCG 在这两类高危组织学类型的肿瘤中意义较小。

解剖学

原发部位

根据定义，妊娠滋养细胞肿瘤起源于胎盘组织（图 56.1）。尽管大多数妊娠滋养细胞肿瘤为非侵

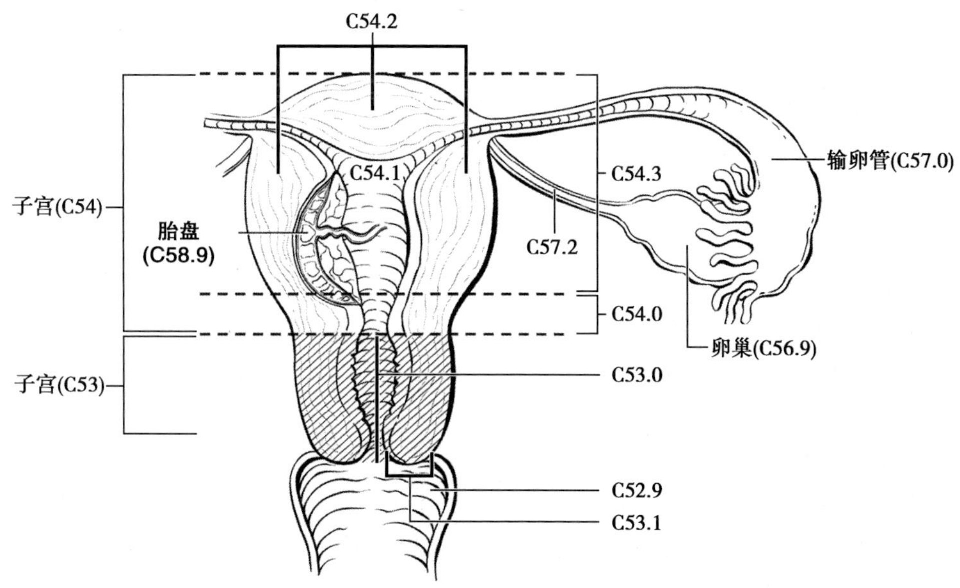

图 56. 1　妊娠滋养细胞肿瘤胎盘部位的解剖

袭性肿瘤且可以通过清宫术予以治疗，但仍有可能发生子宫肌层的局部侵犯。

区域淋巴结

妊娠滋养细胞肿瘤较少出现淋巴结转移（转移率仅 0. 5%），但有报道称胎盘源性滋养细胞肿瘤出现淋巴结转移的概率可达 6%～16%。

转移部位

妊娠滋养细胞肿瘤最易出现远处转移的器官包括肺、肝脏和脑。其他较少出现转移的器官包括肾脏、消化道和脾脏。

分类原则

临床分期

低危型妊娠滋养细胞肿瘤的治疗主要包括化疗或手术；而高危型肿瘤可能需接受更高强度的化疗方案以达到临床缓解。国际妇产科联合会（FIGO）于 1991 年在传统分期系统的基础上增加了非解剖学危险因素。通过修订对部分预后分类系统进行了进一步的完善。

不同于其他类型的妇科恶性肿瘤，妊娠滋养细胞肿瘤的治疗过程中若考虑更换化疗方案，须通过风险预后评估对肿瘤进行再分期。取决于再分期所获的病灶转移情况，制订具体的化疗方案（单药或多药）。

完全性和不完全性葡萄胎的患者均有发展为妊娠滋养细胞肿瘤的风险。患者在实行清宫术后须每周监测血 hCG 水平直至正常。若血 hCG 水平高于正常值可提示妊娠滋养细胞肿瘤的诊断，同时需进一步行相关检查以对肿瘤进行分期（累及范围）及分类（低危或高危）。对血 hCG 水平高于正常值的患者需要完善包括胸片及盆腔超声在内的影像学检查。盆腔计算机断层扫描（CT）或磁共振（MR）成像也可为进一步诊断提供依据。

对清宫术后持续发现的妊娠滋养细胞肿瘤，需考虑子宫残余病灶。除非经影像学检查证实远处转移，也可选择子宫切除标本进行病理以明确侵袭性葡萄胎的诊断，但该项操作并不推荐常规使用。

治疗的适应证

妊娠滋养细胞肿瘤的建议诊断标准：

- 血 β-hCG 测定至少 3 次持平（±10%），并持续 4 周或更长时间
- 血 β-hCG 测定 2 次升高（>10%），并持续 3 周或更长时间
- 葡萄胎行清宫术后 hCG 持续升高 6 个月
- 组织学病理确诊为绒癌

局限于子宫的妊娠滋养细胞肿瘤可以行子宫切除术，此类手术也适用于胎盘部位滋养细胞肿瘤与上皮样滋养层肿瘤，而此二类肿瘤对化疗相对不

56

敏感。

转移灶诊断

妊娠滋养细胞肿瘤肺转移病灶需行 X 线胸片明确诊断,并且通过胸片计数转移灶数量以进行危险评分。虽可使用胸部 CT 但其结果并不改变诊断。AJCC 证据级别:Ⅰ级。

对于腹腔内转移灶,尽管大多数单位仍使用超声波诊断肝转移病灶,但目前常规推荐 CT 扫描。另外,MR 成像和正电子发射断层扫描(PET)/CT 也可用于诊断。

对于脑转移病灶,头颅 MR 成像诊断优于 CT。

患者的风险预后评分可能会受到前期治疗发生改变。因此,再次进行 TMN 分期有助于患者行再次治疗。

影像学检查

超声检查是目前诊断与评估妊娠滋养细胞肿瘤的主要检查方式。MR 成像检查对绒癌患者局部转移的患者具诊断价值。

肿瘤 TMN 分期

对于局限于子宫体的 T1 类妊娠滋养细胞肿瘤,超声诊断为其首要诊断方式。MR 成像检查可用于评估病灶的肌层浸润情况及病灶是累及子宫外结构(T2)。子宫肌层、卵巢及阴道侵犯及子宫阔韧带受侵在 MR 成像图像上主要表现为矢状位 T2 加权,同时 T1 加权出现对比增强。

较大的肺部转移病灶可通过胸部 X 线诊断(M1a)。但大小为 1cm 的转移灶在胸片上较难呈现,因此,常规推荐使用胸部 CT 评估肺部转移病灶,但是否该检查的应用可改变临床治疗结果目前尚未明朗。增强 CT 可用于评估远处转移灶。对于脑转移灶,MRI 检查优于 CT 检查。PET/CT 的诊断价值目前尚未明朗。

推荐的影像报告形式

肿瘤侵犯的范围应在报告中所述及。是否侵犯邻近器官,包括附件、膀胱、直肠或其他盆腹腔组织等应当在报告中述及。

建议影像诊断报告格式

1. 建议影像报告格式:
    a. 病灶局限于子宫
2. 盆腔局部侵犯
    a. 卵巢及邻近器官受累
3. 盆腔外受累,肺转移及脑转移

病理学分期

不同于绝大多数妇科恶性肿瘤,妊娠滋养细胞肿瘤通常采用临床分期。通过清宫术后的标本明确首要诊断,同时结合肿瘤标志物(hCG 水平)与影像学检查评估肿瘤负荷与侵犯范围。

任何淋巴结受侵均归于转移病灶(M1b)。

PSTT 与上皮样滋养层肿瘤需手术治疗,晚期肿瘤考虑行化疗。

预后因素

肿瘤分期分组的预后因素

妊娠滋养细胞肿瘤对于化疗较敏感,且血 hCG 水平能用于反映疾病状态,因此大多数实体瘤所采用的传统的基于解剖学的分期方法相较于其他特定的预后因素在评估妊娠滋养细胞肿瘤的预后方面并无明显优势。除了清宫术(或子宫切除术)标本的病理诊断外,妊娠滋养细胞肿瘤临床上常规使用肿瘤标志物和影像学检查进行分期,包括超声检查、X 线检查、CT 与 MRI 检查等。肺转移病灶较为常见,但并不提示高危型肿瘤。AJCC 证据级别:Ⅰ级。

危险因素

- 年龄(岁):经确诊分期/重新分期时患者年龄,以 40 岁为界值
- 既往妊娠:既往妊娠分为葡萄胎妊娠,流产,或足月妊娠
- 妊娠终止至化疗开始的间隔(月):经确诊分期/重新分期,初次清宫术后的时间,具体:<4 个月,4~6 个月,7~12 个月,>12 个月
- hCG 水平(IU/ml):经确诊分期/重新分期,具体:<1 000IU/ml,1 000 至<10 000IU/ml,10 000~100 000IU/ml,>100 000IU/ml
- 肿瘤大小(cm):通过影像学检查,经确诊分期/重新分期,具体:<3cm,3~5cm,>5cm
- 转移病灶:通过影像学检查,经确诊分期/重新分期,包括肺、脾/肾,消化道,脑/肝
- 转移灶数量(个):通过影像学检查,经确诊分期/重新分期,具体:1~4 个,5~8 个,>8 个
- 既往化疗失败
- 根据用药情况,分为单药化疗,多药化疗

其他重要临床预后因素

FIGO 分期

国际妇产科联合会(FIGO)分期主要依据肿瘤的解剖位置,分为局限于子宫(Ⅰ/Ⅱ期),肺部转移(Ⅲ期),其他远处转移(Ⅳ期)。妊娠滋养细胞肿瘤的治疗通常基于疾病的风险预后评分状态。AJCC 证据级别:Ⅰ级。

风险评估模型

为支持各类预测模型在临床实践中的应用,AJCC 近期发布了用于评判各类统计学预测模型的评估指南[3]。然而,目前已发表的或已被用于临床的任何妊娠滋养细胞肿瘤相关的预测模型,均尚未由"AJCC 精准医疗核心工作组"通过该指南予以评估。AJCC 未来将会对符合 AJCC 评估指南的本病种的风险预测模型予以认可。

AJCC TNM 定义

T 分类定义与 FIGO 分期定义相对应,两个分期系统均被纳入进行比较。

原发肿瘤(T)定义

T 分类	FIGO 分期	T 标准
TX		原发肿瘤无法评估
T0		无原发肿瘤证据
T1	Ⅰ	肿瘤局限于子宫
T2	Ⅱ	直接浸润或转移至其他生殖结构(卵巢、输卵管、阴道、阔韧带)

远处转移(M)定义

M 分类	FIGO 分期	M 标准
M0		无远处转移
M1		伴远处转移
M1a	Ⅲ	肺转移
M1b	Ⅳ	伴其他部位远处转移

疾病风险评分

基于 FIGO 修改的 WHO 预后评分指数评分系统被用于对妊娠滋养细胞肿瘤患者进行分层评估(表 56.1)。风险评分是对肿瘤分期的补充。

表 56.1　妊娠滋养细胞肿瘤预后评分标准

预后因素	风险评分			
	0	1	2	4
年龄/岁	<40	≥40		
末次妊娠	葡萄胎	流产	足月产	
妊娠终止至化疗开始的间隔/月	<4	4~6	7~12	>12
治疗前 hCG/(IU/ml)	$<10^3$	10^3 至 $<10^4$	10^4 至 $<10^5$	$\geq 10^5$
肿瘤最大径,包括子宫/cm	<3	3~5	>5	
转移部位	肺	脾、肾	消化道	脑、肝
转移瘤数目		1~4	5~8	>8
既往化疗失败			单药化疗	多药化疗
总分				

AJCC 预后分期分组

FIGO 于 2000 年将其解剖学分期与改良的 WHO 风险因素评分系统进行整合。并于 2002 年将原本 WHO 风险因素评分的界值重新定义为总分<6 分者为低危,≥7 分者为高危,删除了原来评分系统中的中危评分。目前的 FIGO 评分包括了解剖学分期,分为Ⅰ、Ⅱ、Ⅲ和Ⅳ期,同时增加了以阿拉伯数字标志的风险评分(如Ⅱ期,4 分;Ⅳ期,9 分)。

T 分类	M 分类	具体分期+风险评分表示如下
T1	M0	Ⅰ(风险评分)
T2	M0	Ⅱ(风险评分)
任何 T	M1a	Ⅲ(风险评分)
任何 T	M1b	Ⅳ(风险评分)

肿瘤登记需收集的变量

1. 风险评分(表 56.1)
2. FIGO 分期

组织学分级(G)

组织学分级不适用于妊娠滋养细胞肿瘤。

组织病理学类型

侵袭性葡萄胎
绒毛膜癌
胎盘部位滋养细胞肿瘤
上皮样滋养层肿瘤

图示

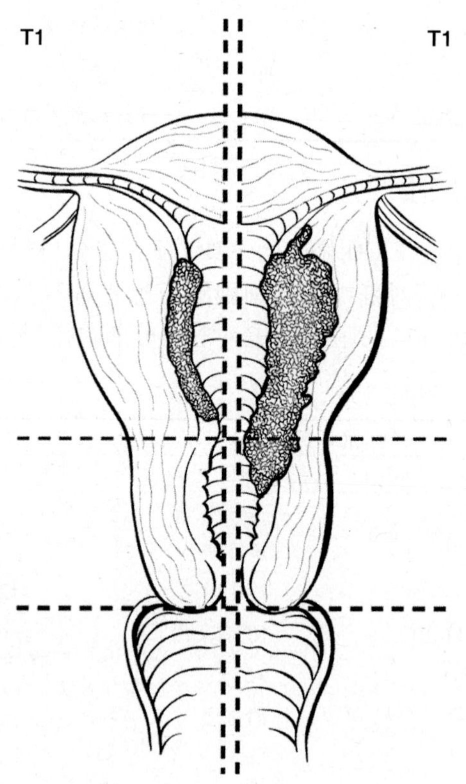

图 56.2　局限于子宫的 T1 期肿瘤

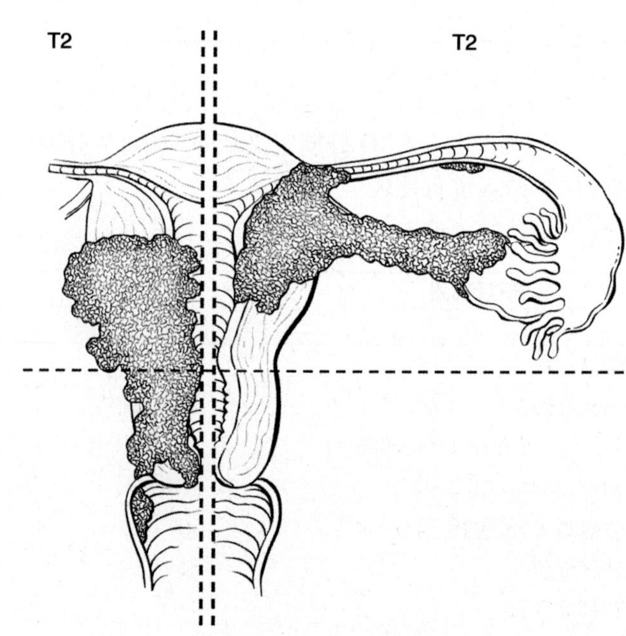

图 56.3　T2 期肿瘤直接侵犯或转移至其他生殖道器官(包括卵巢、输卵管、引导、阔韧带)

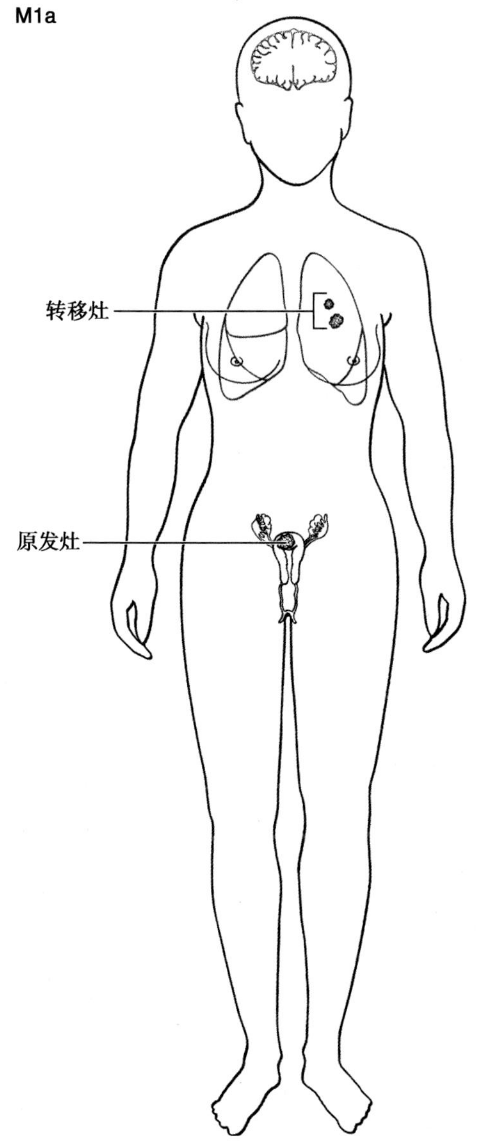

图 56. 4　肺转移为 M1a 肿瘤

M1b
转移灶(脑)
转移灶(淋巴结)
转移灶(淋巴结)
原发肿瘤
转移灶(淋巴结)
转移灶(骨)

图 56. 5　所有其他部位转移为 M1b 肿瘤

（译者 朱俊　审校 吴小华）

参考文献

1. Dhanda S, Ramani S, Thakur M. Gestational trophoblastic disease: a multimodality imaging approach with impact on diagnosis and management. *Radiology research and practice.* 2014;2014: 842751.
2. Mapelli P, Mangili G, Picchio M, et al. Role of 18F-FDG PET in the management of gestational trophoblastic neoplasia. *European journal of nuclear medicine and molecular imaging.* Apr 2013;40(4): 505-513.
3. Kattan MW, Hess KR, Amin MB, et al. American Joint Committee on Cancer acceptance criteria for inclusion of risk models for individualized prognosis in the practice of precision medicine. *CA: a cancer journal for clinicians.*
4. Darby S, Jolley I, Pennington S, Hancock BW. Does chest CT matter in the staging of GTN? *Gynecologic oncology.* 2009;112(1): 155-160.
5. Davis MR, Howitt BE, Quade BJ, et al. Epithelioid trophoblastic tumor: A single institution case series at the New England Trophoblastic Disease Center. *Gynecologic oncology.* Jun 2015; 137(3):456-461.
6. Lurain JR. Gestational trophoblastic disease I: epidemiology, pathology, clinical presentation and diagnosis of gestational trophoblastic disease, and management of hydatidiform mole. *Am J Obstet Gynecol.* Dec 2010;203(6):531-539.
7. Lurain JR. Gestational trophoblastic disease II: classification and management of gestational trophoblastic neoplasia. *Am J Obstet Gynecol.* Jan 2011;204(1):11-18.
8. Ngan HY, Odicino F, Maisonneuve P, et al. Gestational trophoblastic neoplasia. FIGO 26th Annual Report on the Results of Treatment in Gynecological Cancer. *International journal of gynaecology and obstetrics: the official organ of the International Federation of Gynaecology and Obstetrics.* Nov 2006;95 Suppl 1:5193-5203.

第十三篇
男性生殖系统

专家组成员

Members of the Male Genital Organs Expert Panel
Mahul B. Amin, MD, FCAP – Editorial Board Liaison
Daniel A. Barocas, MD, MPH
Fadi Brimo, MD, FRCP(C)
Robert K. Brookland, MD, FACR, FACRO
Mark K. Buyyounouski, MD, MS
Peter L. Choyke, MD, FACR
Samson W. Fine, MD
Susan Halabi, PhD – Precision Medicine Core Representative
Daniel A. Hamstra, MD, PhD
Peter A. Humphrey, MD, PhD
Michael W. Kattan, PhD
Daniel W. Lin, MD – Chair
Malcolm D. Mason, MD – UICC Representative
Jesse K. McKenney, MD
William K. Oh, MD, FACP
Curtis A. Pettaway, MD
Charles J. Ryan, MD
Howard M. Sandler, MD, MS, FASTRO – Vice Chair
Oliver Sartor, MD
Maria J. Schymura, PhD – Data Collection Core Representative
John R. Srigley, MD, FRCPC, FCAP, FRCPath – CAP Representative
Karim A. Touijer, MD
Michael J. Zelefsky, MD

第57章 阴　茎

本章摘要

适用本分期系统的肿瘤种类

阴茎鳞状细胞癌及相关组织学亚型。

不适用本分期系统的肿瘤种类

肿瘤类型	按何种类型分类	适用章节
尿道癌	尿道	63
肉瘤	胸腹腔器官软组织肉瘤	42
黑色素瘤	皮肤黑色素瘤	47

更新要点

更新	更新细节	证据级别
组织学分级(G)	按照世界卫生组织(WHO)/国际泌尿病理协会(ISUP)的三分类法进行分级。含有未分化细胞的肿瘤均被分为三级	Ⅲ
原发肿瘤(T)定义	Ta 定义扩大:包括非浸润局灶性阴茎鳞癌	Ⅱ
原发肿瘤(T)定义	根据有无神经侵犯这一预后因素,将 T1 期分成 T1a 和 T1b	Ⅲ
原发肿瘤(T)定义	T1a 和 T1b 期肿瘤应描述阴茎肿瘤发生的位置(特指阴茎头、阴茎包皮或阴茎体部),这三个部位还需描述解剖学分层	Ⅰ
原发肿瘤(T)定义	T2 期包括尿道海绵体侵犯	Ⅱ
原发肿瘤(T)定义	T3 期包括阴茎海绵体侵犯	Ⅱ
区域淋巴结(N)定义	pN1 定义:单侧腹股沟淋巴结转移≤2 个,无巴结侵犯	Ⅱ
区域淋巴结(N)定义	pN2 定义:单侧腹股沟淋巴结转移≥3 个,或双侧腹股沟淋巴结转移	Ⅱ

ICD-O-3 形态学编码

编码	描述
C60.0	阴茎包皮
C60.1	阴茎头
C60.2	阴茎体部
C60.8	阴茎交搭跨越病灶
C60.9	阴茎,非特指

WHO 肿瘤分类

编码	描述
	非 HPV 相关性鳞状细胞癌
8070	鳞状细胞癌
8052	乳头状,鳞状细胞癌
8051	疣状癌
8560	腺鳞癌
8074	肉瘤样鳞状细胞癌
8070	混合性鳞状细胞癌
8075	假腺癌
	HPV 相关性鳞状细胞癌
8083	基底细胞鳞状细胞癌
8054	疣状癌
8084	透明细胞鳞状细胞癌
8082	淋巴上皮样癌

Moch H, Humphrey PA, Ulbright TM, Reuter VE, eds. World Health Organization Classification of Tumours of the Urinary System and Male Genital Organs. Lyon: IARC; 2016。

概述

阴茎癌好发于 50 岁以上男性[1]。阴茎癌的发病率在全球不同地区有所不同,在美国每年新发病例少于 2 000 例,但在非洲、南美洲和其他发展中国家发病率较高[2,3]。人乳头状瘤病毒(HPV)感染会增加阴茎癌患病风险[4]。另外,硬化性苔藓病患者、接受紫外线疗法的银屑病患者以及吸烟者罹患阴茎癌的风险会增加[4~7]。新生儿进行包皮环切可保护其避免罹患侵袭性阴茎癌[8]。目前,HPV 疫苗注射可保护易感者免受致癌性 HPV 亚型感染,并有望降低罹患阴茎癌的风险[9]。

诊断阴茎癌时的分期对于选择合适的治疗方案和预测预后都十分重要[10]。根据 TNM 分期系统进行精准的分期需要体检所见、影像学检查结果和病理学发现相结合[11]。这一分期系统适用于鳞状细胞癌及相关亚型。虽然阴茎可以发生黑色素瘤和肉瘤,尿道癌也能在阴茎部发生,但这些肿瘤的分期均分别在尿道癌、黑色素瘤和胸腹腔器官软组织肉瘤章节进行阐述。该分期系统尚有些许不足,比如虽然新的影像学技术在临床上广泛应用,如磁共振成像(MR)、正电子发射断层显像(PET)和计算机断层扫描显像(CT),但临床评估淋巴结状况依然不够准确等。虽然有所不足,但美国癌症联合委员会(AJCC)的肿瘤分期分类系统在评估治疗结果、临床试验以及不同研究者/临床医生间交流信息等方面依然是一个非常强大的工具。

解剖学

原发部位

阴茎由三个圆柱状物构成,并可分为三个部分,分别称为阴茎根部、阴茎体部和阴茎头部(或龟头)[12,13]。

在组成阴茎的三个圆柱状物中,背侧的两个被称为阴茎海绵体,被覆坚韧的弹性纤维外膜(被称为白膜)。阴茎海绵体内部有粗大的海绵状静脉窦。第三个圆柱状物位于阴茎腹侧,被称为尿道海绵体(图 57.1)。尿道海绵体向远侧延伸形成一个球状膨大,称为龟头(又称为阴茎头部)。尿道海绵体是一个相对小的海绵状静脉窦,其完全包绕尿道,从尿生殖膈一直延伸到远端阴茎头部。背侧的阴茎海绵体在阴茎根部分离,通过紧密的纤维连接组织(阴茎脚)分别附着在同侧的坐骨上[13]。在阴茎海绵体分叉处的远端,阴茎体经由阴茎悬韧带连接在耻骨联合前部[13]。阴茎的动脉血供来源于阴部内动脉分支,包括海绵体动脉、尿道球部动脉和阴茎背动脉。阴茎的静脉回流则通过海绵体静脉、背浅静脉和背深静脉[12]。在海绵体的外面有一层深筋膜(被称为 Buck 筋膜)包绕阴茎海绵体和尿道海绵体,并将其合而为一。Buck 筋膜中有背深静脉、背深动脉和神经走行[12,13]。

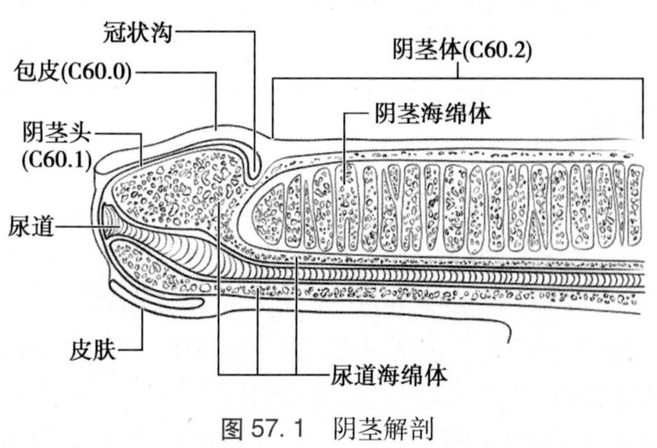

图 57.1　阴茎解剖

阴茎体的皮肤具有较高的弹性,而且除了阴茎头的近侧边缘(被称为冠状沟)外,没有毛发和腺体分布[12]。冠状沟部的皮肤可分泌包皮垢。在冠状沟远端,阴茎皮肤返折形成包皮(图 57.1)。尿道口的包皮腹侧连接被称为包皮系带[12,13]。

阴茎不同部分表面的组织层次结构有所不同[12~14]:

- 阴茎头部:从外向内分别为鳞状上皮、固有层、下方的尿道海绵体和阴茎海绵体
- 包绕龟头的包皮:从外向内分别为上皮质、真皮质、肉膜、固有层以及内层的未角化黏膜上皮
- 龟头近端的阴茎体:从外向内依次为表皮质、真皮质、肉膜、Buck 筋膜以及下方的海绵体

在《AJCC 癌症分期指南》第 7 版中,将皮肤与海绵体之间的组织层次定义为“上皮下结缔组织”。在《AJCC 癌症分期指南》第 8 版中,这一部分则根据其解剖学名称进行命名,运用合适的解剖学术语以反映未侵犯至海绵体的阴茎肿瘤所侵及的层次[12~14]。

原发灶淋巴管

阴茎皮肤淋巴管引流阴茎淋巴汇入腹股沟淋巴结,这些淋巴结可被股深筋膜(阔筋膜)分为浅组和深组。

阴茎淋巴管沿着阴茎背部一直延伸至阴茎根部。在淋巴回流过程中,阴茎左侧和右侧的淋巴管可自由交通。来自左右淋巴干的阴茎体皮肤淋巴管引流淋巴汇入腹股沟淋巴结浅群,首先汇入上内侧腹股沟淋巴结[15,16]。

来自龟头的淋巴管与尿道周围淋巴管及其分支在阴茎背部表面汇合成阴茎淋巴干。这些淋巴干在筋膜下走行与阴茎背深静脉伴行。在阴茎悬韧带的位置,阴茎淋巴干形成耻骨联合前淋巴丛,进而分成左右两个淋巴干汇入左右两侧腹股沟淋

巴结浅群上内侧组[15,16]。

阴茎海绵体淋巴干也与阴茎背深静脉伴行值耻骨联合前，分成左右两个淋巴干或汇入耻骨联合前淋巴丛后汇入左侧或右侧淋巴干[15,16]。阴茎海绵体的淋巴液也汇入腹股沟淋巴结浅群上内侧组。

区域淋巴结

区域淋巴结如下：

- 腹股沟淋巴结浅群和深群
- 盆腔淋巴结(特指)：
  - ○ 髂外淋巴结
  - ○ 髂内淋巴结(也称为下腹部淋巴结)
  - ○ 闭孔淋巴结
- 盆腔淋巴结(非特指)

腹股沟淋巴结浅群位于股深筋膜上方，可被交叉于大隐静脉与股静脉汇合处的水平线和垂线分为四个象限和一个中央区(图 57.2)[17]。

位于内侧象限和中央区的淋巴结首先接收来自阴茎淋巴管的淋巴液。阴茎淋巴液偶尔先汇入外上象限淋巴结，而首先汇入外下淋巴结非常罕见[15,16]。

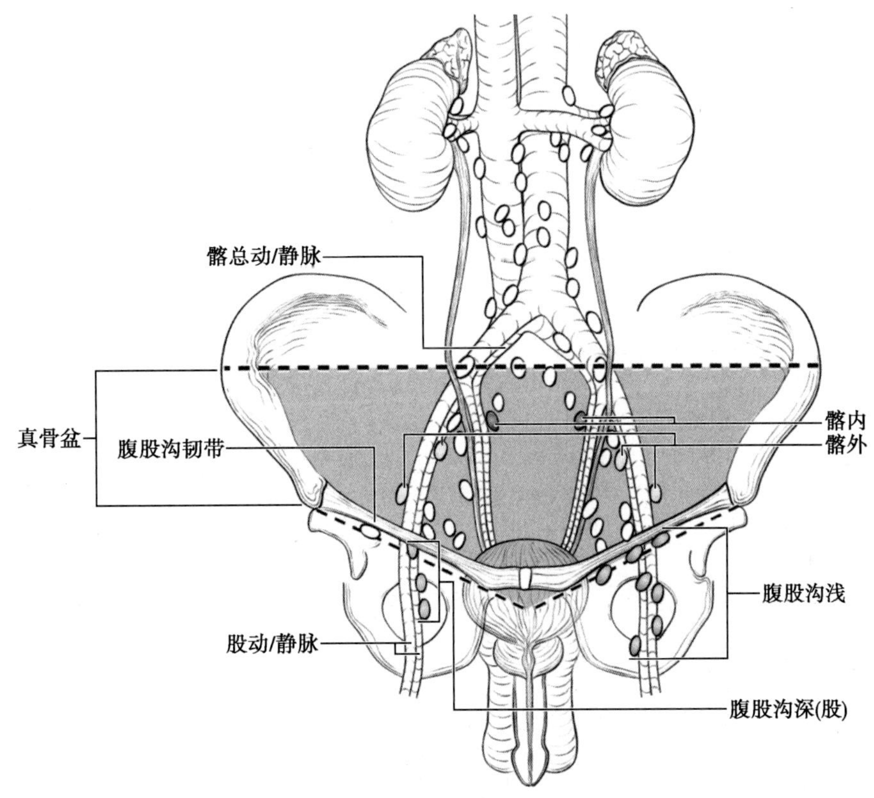

图 57.2　阴茎区域淋巴结

腹股沟淋巴结深群位于股深筋膜下方，在股管中与股血管伴行。腹股沟淋巴结深群接收腹股沟浅群淋巴结来源的淋巴液。

腹股沟淋巴结群通过股管内的 Cloquet 淋巴结与盆腔淋巴结相交通。盆腔淋巴结包括从腹主动脉分叉处至腹股沟韧带处的髂血管旁淋巴结，包括下腹部淋巴结及闭孔淋巴结群(图 57.2)[15]。

转移部位

初诊阴茎癌患者中伴远处转移者较少见。在具有局部晚期转移的患者中，远处转移部位时有提及。远处转移包括如下部位：

- 腹膜后淋巴结(如真骨盆外的淋巴结)
- 肺
- 肝脏
- 远离原发病灶的皮肤病灶
- 骨骼

分类原则

临床分期

临床分期用于确定治疗前对疾病程度进行诊断性评估。在阴茎癌中，临床分期包括原发部位、区域淋巴结和远处转移部位的评估。

原发肿瘤的评估依赖于对原发灶的触诊，来确定肿瘤所在的解剖学结构、肿瘤大小以及肿瘤的活动度(图 57.3~图 57.9)。对原发肿瘤进行足够深度的切取活检可以评估肿瘤侵犯的层次以及确定肿瘤的组织学类型。足够深度的活检也能发现某些与肿瘤分级相关的预后因素,以及肿瘤是否侵犯神经、血管或淋巴管。但鉴于肿瘤的异质性,活检并不能完全反映病损的组织学特性[19]。在某些情况下,影像学检查可以作为体格检查的辅助手段来帮助确定疾病进展程度(参见本章“影像学检查”部分)。

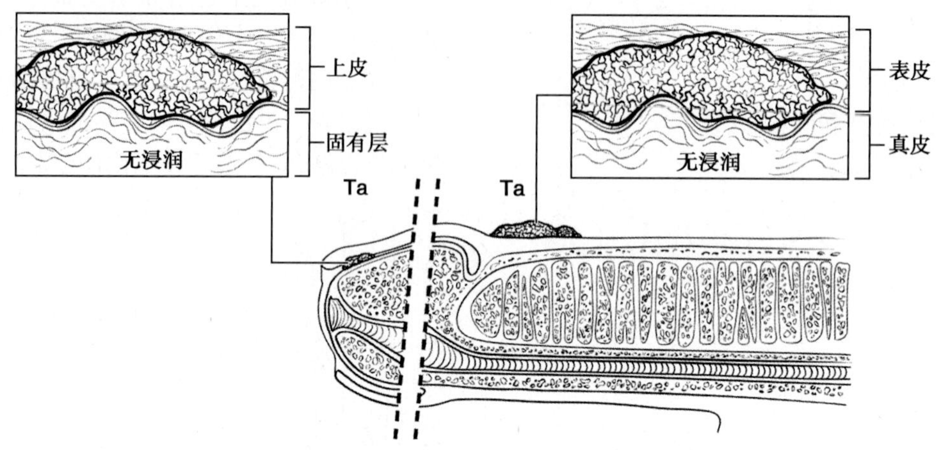

图 57.3 Ta 定义为非浸润性、局限性鳞状细胞癌

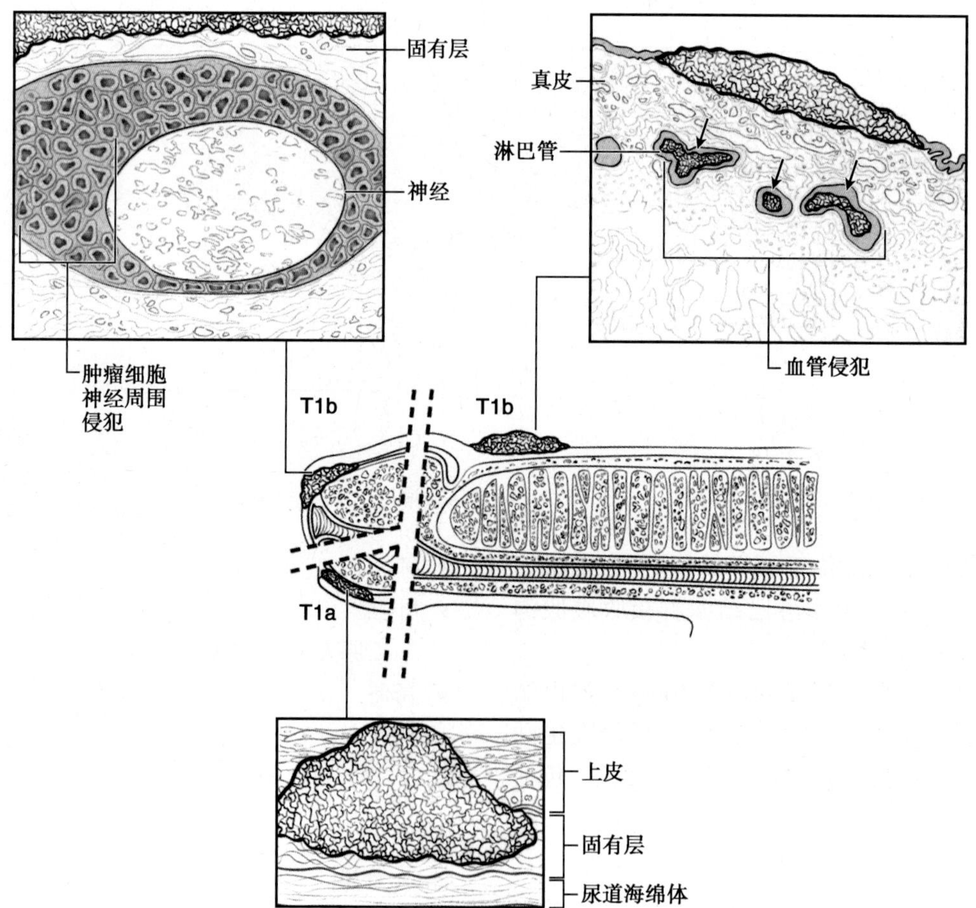

图 57.4 T1a 定义为肿瘤无淋巴管与血管侵犯或周围神经侵犯,也不是高级别(如 3 级或存在肉瘤样成分)。T1b 期的定义为肿瘤存在血管淋巴结侵犯或周围神经侵犯,或为高级别(如 3 级或存在肉瘤样成分)

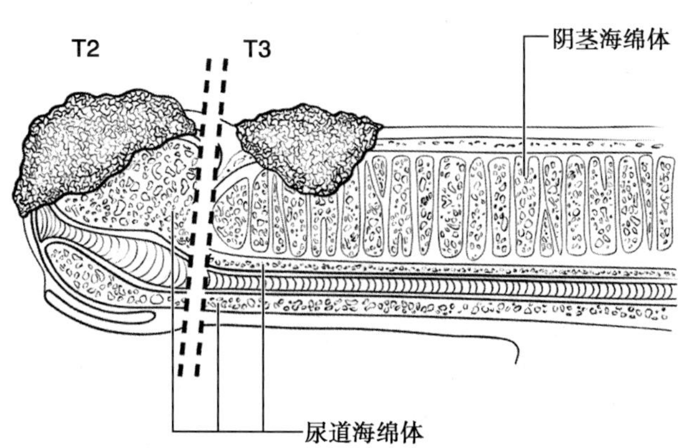

图 57.5　T2 定义为肿瘤侵犯尿道海绵体(不论是龟头或阴茎腹侧轴),不论是否侵犯尿道。T3 期的定义为:肿瘤侵犯阴茎海绵体(包括白膜),不论是否侵犯尿道

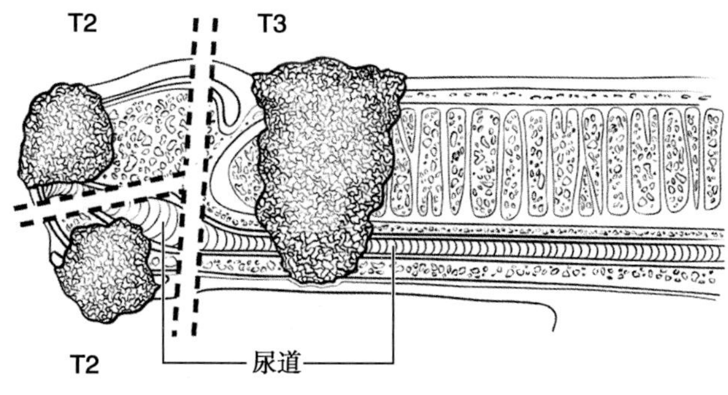

图 57.6　侵犯尿道的 T2 及 T3 期肿瘤

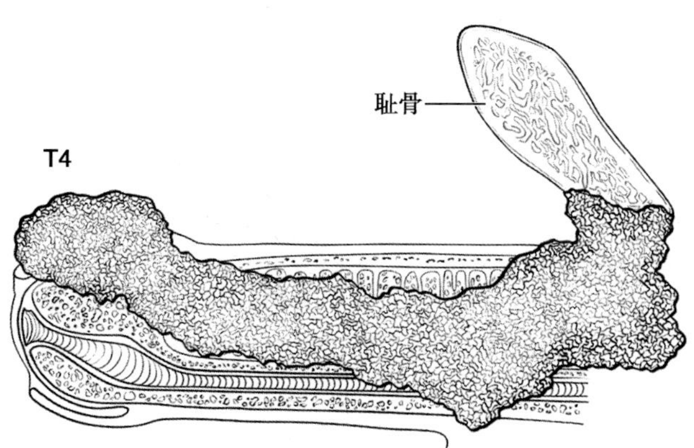

图 57.7　T4 定义为肿瘤侵犯临近结构,如阴囊、前列腺或耻骨

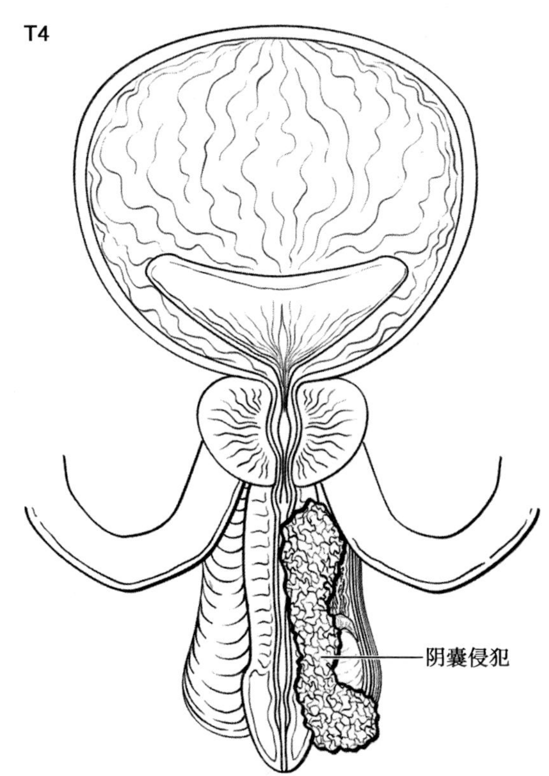

图 57.8　侵犯阴囊的 T4 肿瘤

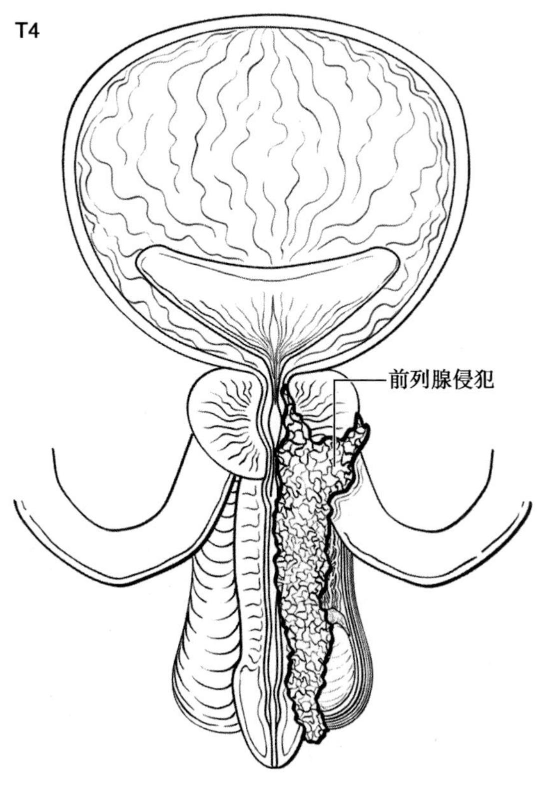

图 57.9　侵犯前列腺的 T4 肿瘤

57

区域淋巴结状态评估有赖于仔细的体格检查，来确定患者是否存在单侧或双侧淋巴结肿大、肿大淋巴结数目以及腹股沟淋巴结是否融合成团块状(图 57.2 和图 57.10～图 57.14)[10]。在触诊发现肿大淋巴结的患者中，≥3 个肿大淋巴结、淋巴结外侵犯以及盆腔淋巴结肿大的患者仅用手术治疗预后较差。《美国癌症综合网(NCCN)指南》指出：针对活检发现双侧腹股沟淋巴结转移、淋巴结融合或盆腔淋巴结肿大的患者，应积极应用新辅助化疗[21]。

有许多因素可以降低腹股沟淋巴结触诊的敏感性，如肥胖、既往腹股沟手术史等。对于这些病例，临床医生可以采用断层扫描影像学检查来确定患者是否存在腹股沟或盆腔的淋巴结肿大[10]。

当患者存在全身不适、体重下降或骨痛时，应警惕患者存在远处转移。另外，对于存在腹股沟淋巴结肿大的患者，建议行全身影像学检查以确定疾病进展程度。影像学检查发现可疑阳性病灶的患者评为 cM1。针对远处转移灶进行活检确定肿瘤转移的患者评为 pM1。

影像学检查

绝大多数浅表阴茎癌(如 Tis～T1 类)不需要进

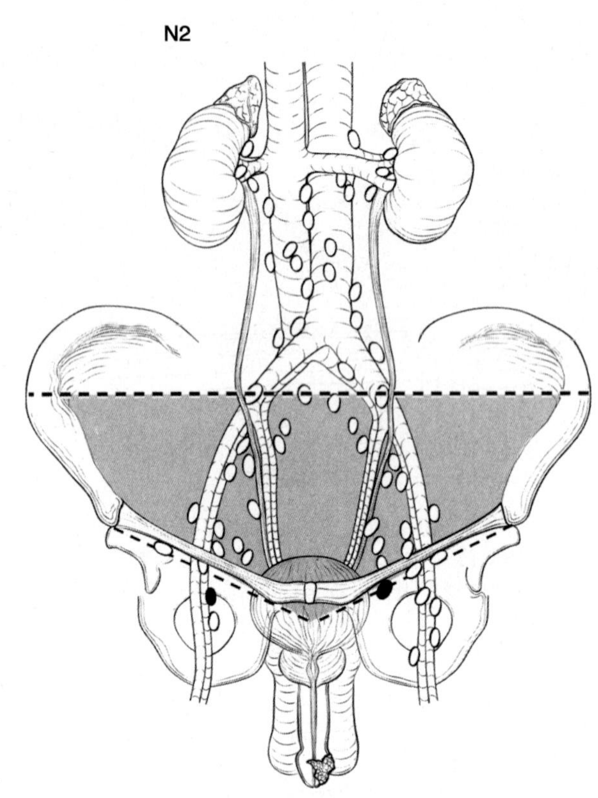

图 57.11 cN2 的定义为可触及活动的多个或双侧腹股沟淋巴结

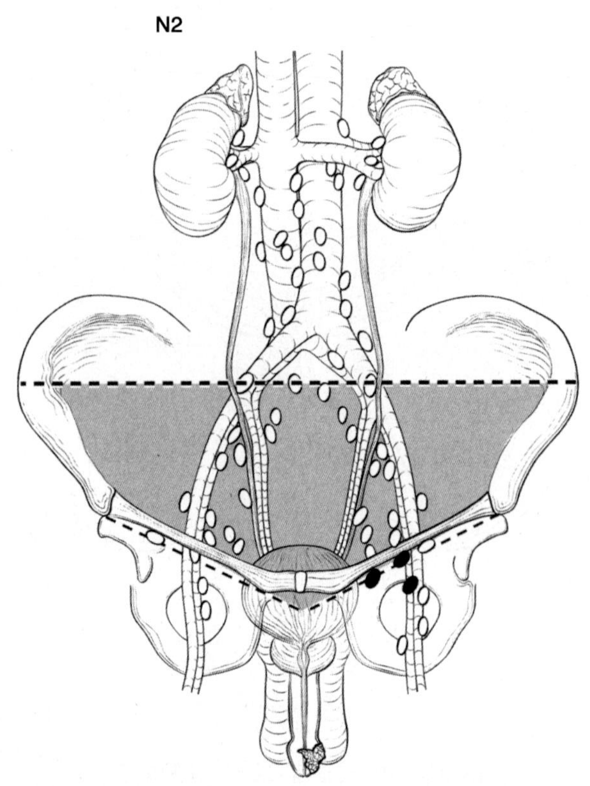

图 57.10 cN2 的定义为可触及活动的多个或双侧腹股沟淋巴结

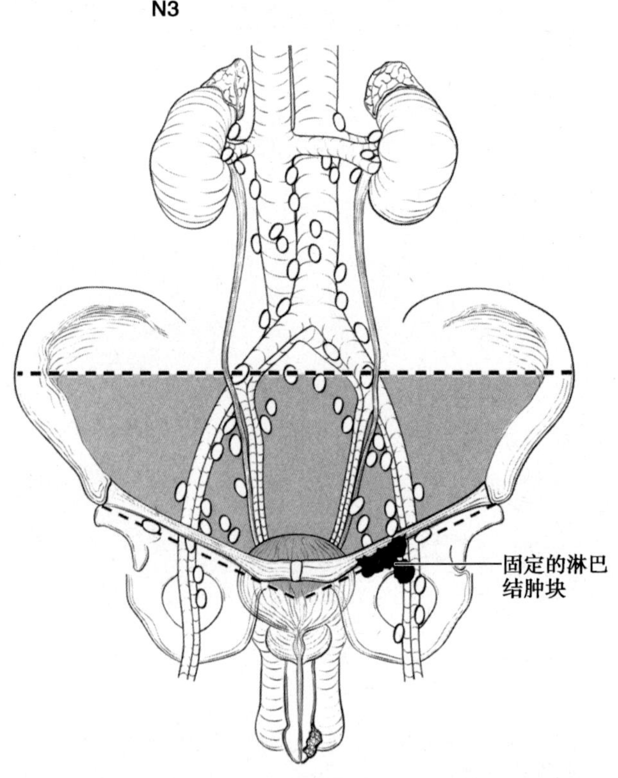

图 57.12 cN3 的定义为可触及固定的腹股沟淋巴结肿块或盆腔淋巴肿大，不论单侧或双侧

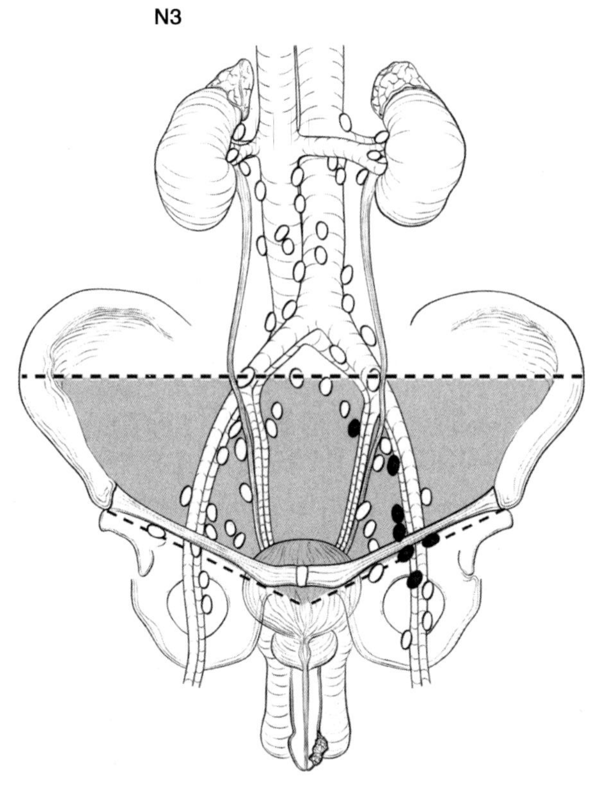

图 57.13 cN3 的定义为可触及固定的腹股沟淋巴结肿块或盆腔淋巴肿大，不论单侧或双侧

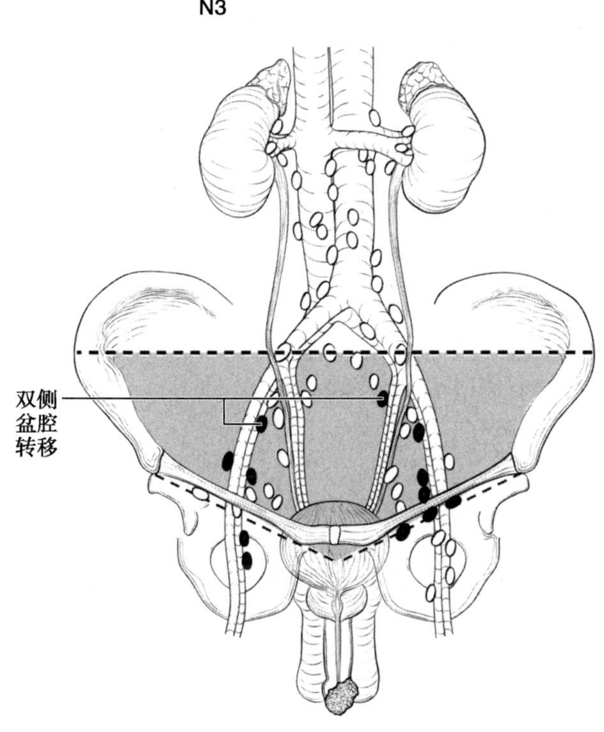

图 57.14 cN3 的定义为可触及固定的腹股沟淋巴结肿块或盆腔淋巴肿大，不论单侧或双侧

行影像学评估。当怀疑原发病损有更深层次的浸润时，应行阴茎磁共振成像来确定肿瘤侵犯到尿道海绵体还是阴茎海绵体（T2 类 vs T3 类）[22,23]。

除触诊外，阴茎 MR 或阴茎 CT 检查可用以辅助确认区域淋巴结分类（N1～3），特别是针对肥胖患者和触诊难以确定的患者。在触诊未发现腹股沟肿大淋巴结的患者中，腹股沟前哨淋巴结的显像（将 ^{99m}Tc 标记的纳米胶体注射入原发肿瘤部位）或动态前哨淋巴结活检（DSNB）可作为一种微侵入性检查来确定腹股沟淋巴结是否存在肿瘤转移[24]。在超声或 CT 引导下对肿大或反常的腹股沟或盆腔淋巴结进行细针穿刺活检有助于确定后续治疗方案。对于触诊发现腹股沟肿大淋巴结的患者，应常规行 CT 或 MR 检查来确定患者是否存在盆腔淋巴结转移或远处淋巴结转移。当 CT 或 MR 检查结果不明确时，可采用 PET/CT 检查进一步确定[25,26]。

在阴茎 MR 检查报告中，应区分 T1（浅表阴茎癌）、T2（肿瘤侵犯尿道海绵体）和 T3（肿瘤侵犯阴茎海绵体）。盆腔 MR 或 CT 检查报告中应明确肿大淋巴结的个数和位置，并且标注出盆腔肿大淋巴结（N1、N2、N3）。

放射性核素前哨淋巴结显像报告中应描述可见淋巴结的位置、大小以及数目。

常规 CT 或 MR 检查报告中应描述可疑 M1 病灶（如肺转移、骨病灶等）。PET/CT 报告应提供全身的可疑病损信息，以及所有可疑病灶的氟脱氧葡萄糖（FDG）代谢活性最高标准摄取值（SUV）。

近来，一项有潜力的新兴技术应用于前哨淋巴结成像。这一技术将荧光团结合于放射性核素标记的纳米胶体，可以对术中淋巴结清扫起到导航作用[27]。

病理学分期

原发肿瘤

在保证切缘阴性的情况下，完整地切除原发灶能够最大限度地保证各项组织学指标的准确性，如肿瘤分级及解剖结构的完整性。同时，这也能为随后基于显微评估的 AJCC 版 TNM 分期提供最有力的支持。

对于肿瘤的组织学亚型、浸润深度及侵犯结构的准确判断是至关重要的，例如原位癌（阴茎上皮内瘤变 Tis）和单纯疣状癌，尽管也需要对原发灶进行治疗,但它们很少出现转移[28]。同样,像基底细胞样与肉瘤样鳞状细胞癌这一类病变则表现出具有侵袭性的生物学表型。因此,明确术后病理对于指导后续治疗及预测预后具有十分重要的意义。

在《AJCC 癌症分期指南》第 7 版中,Ta 指"非浸润性疣状癌"。一些病理学家可能对这一诊断存在误解,他们认为这一诊断适用于所有类型的疣状癌。大多数的疣状癌具有破坏性,但是它们侵犯边界与正常组织分界不清,常难以评估浸润深度。在最新版本的分期中,对于 Ta 的适用范围进行的扩展,Ta 适用于非过度破坏浸润的单纯(良好或完整取材)疣状癌,以及非浸润性乳头状、湿疣样、基底样或混合细胞癌(图 57.3)。这些罕见的非浸润性表浅肿瘤,在某种程度上与非浸润性乳头状尿路上皮癌类似。

近期的研究已经对 AJCC 版 TNM 分期中 T1a 及 T1b 的原发肿瘤进行了验证,发现它们具有不同的腹股沟淋巴转移能力[29]。Sun 等[30] 的一项研究中纳入了两个队列,发现 pT1a 肿瘤的腹股沟转移率为 10.5%~18.1%,而 pT1b 肿瘤的腹股沟转移率为 33.3%~50%。除淋巴管与血管侵犯及高肿瘤级别外,神经周围侵犯也被证实与腹股沟淋巴结转移密切相关,并被纳入了 pT1b 的诊断标准之一(图 57.4)。根据欧洲泌尿外科学会(EAU)及 NCCN 指南,具有非浸润或表浅浸润病变(Tis-T1)的患者,可在放射治疗的基础上进行保留阴茎的手术[21,31]。

此外,近期研究也为将侵犯尿道海绵体的肿瘤(pT2)区别于侵犯阴茎海绵体的肿瘤(pT3)提供了依据(图 57.5~图 57.6)。在两个队列中,侵犯尿道海绵体的肿瘤与侵犯阴茎海绵体的肿瘤相比具有更高的疾病特异生存率(分别为 77.7%与 52.6%)与较低的腹股沟淋巴结转移率(分别为 33%~35%与 48.6%~52.5%)[29,32]。

侵及范围较大的肿瘤,如侵犯阴囊、前列腺(pT4;图 57.7~图 57.9),虽然不常见,但需要接受扩大手术或术前新辅助化疗,如肿瘤无法切除,则需要接受姑息性放疗[31]。

局部淋巴结

阴茎癌的淋巴结的转移及其范围能够提示阴茎癌的预后。腹股沟淋巴结切除能够为腹股沟淋巴结情况提供最准确的病理学评估。为了减少过度清扫带来的并发症,一些中心对 DSNB 重新进行了验证,证实其在判断腹股沟淋巴结转移方面具有高于 90%的敏感性[33,34]。

近期的研究表明,《AJCC 癌症分期指南》第 7 版的 TNM 分期中的淋巴结分期需要进一步的

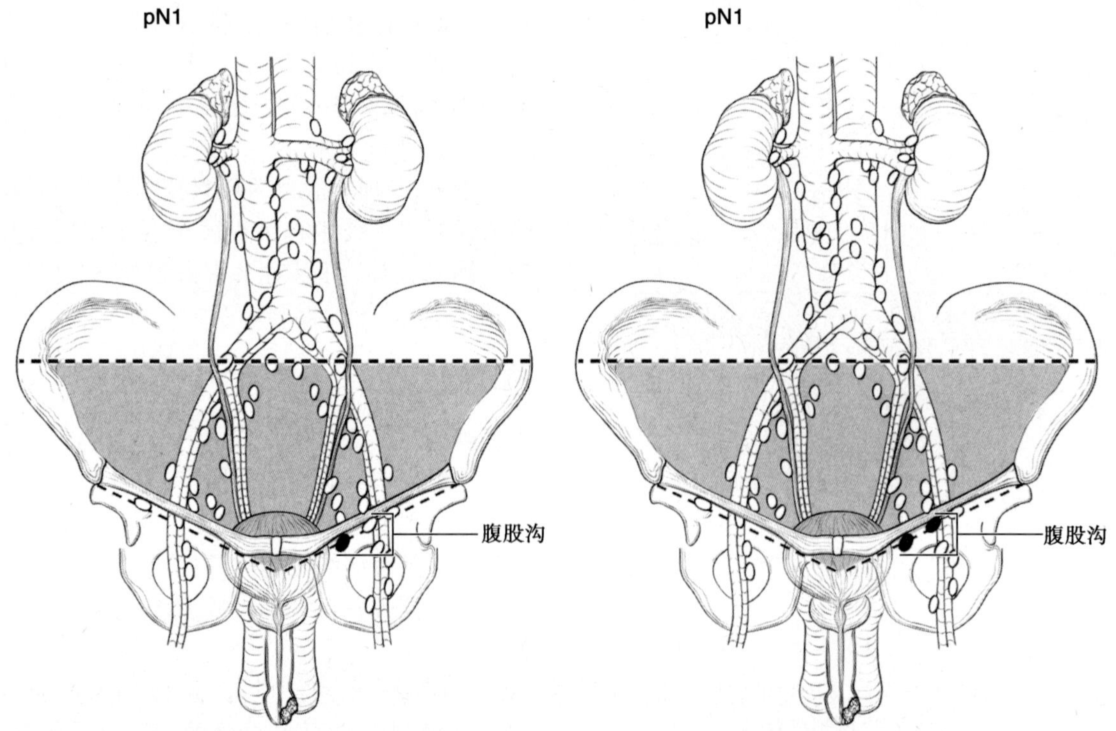

图 57.15 pN1 的定义为不超过 2 个单侧腹股沟淋巴结转移,无淋巴结包膜侵犯

完善，以更好地为腹股沟淋巴结转移的患者进行预后分层[29,35]。Li 等[35]的研究结果表明，具有一处或两处单侧腹股沟转移且无淋巴结包膜外侵犯的患者在 3 年疾病特异生存率方面，与具有相同特征的仅有单个淋巴结转移的患者并无差异（89%～90%，图 57.15）。目前，EAU 指南推荐 pN2 的患者进行辅助化疗，而现将具有 1 或 2 个淋巴结转移的患者归入 pN1 后，可让更多的患者被纳入低危组，这样可以避免这部分患者进行辅助化疗[31]。

具有 3 个或以上单侧腹股沟淋巴结转移或双侧淋巴结转移的患者（pN2，图 57.16～图 57.17）与 pN1 的患者相比具明显更低的 3 年疾病特异生存率（pN2 为 60%，而 pN1 接近 90%）[35]。

根据最新的两个队列研究结果，pN3（图 57.18～图 57.20）的分期标准仍为出现淋巴结薄膜外侵犯或出现盆腔淋巴结转移。该分期的患者具较差的 3 年肿瘤特异生存率或 3 年无复发生存率，最高约 32%～33%[35,36]。EAU 指南强烈推荐这部分患者接受辅助化疗[31]。

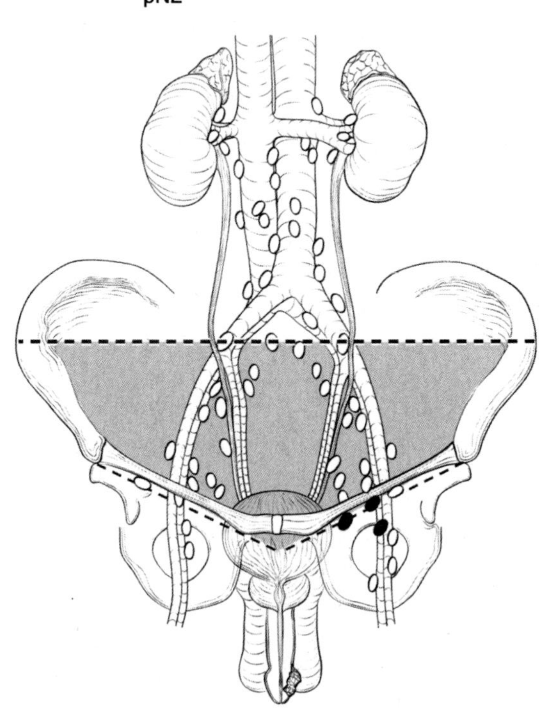

图 57.16　pN2 的定义为超过 3 个单侧腹股沟淋巴结转移或双侧转移

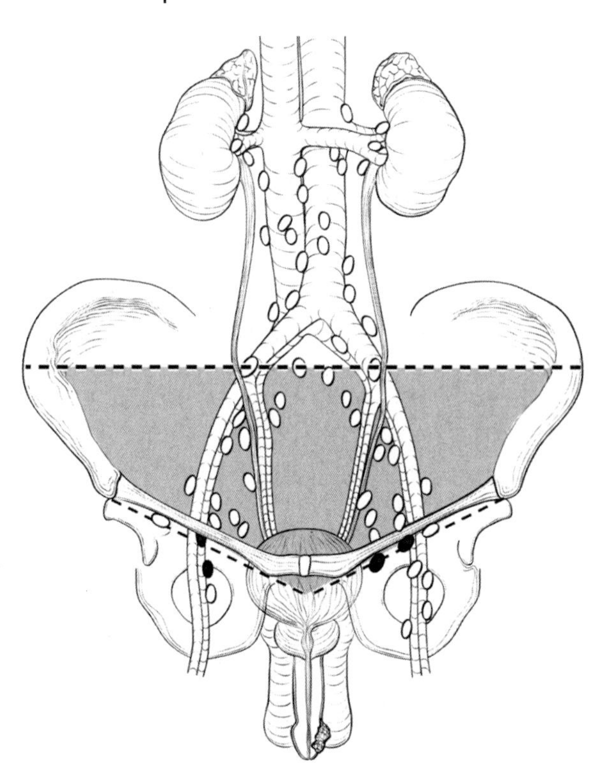

图 57.17　pN2 的定义为超过 3 个单侧腹股沟淋巴结转移或双侧转移

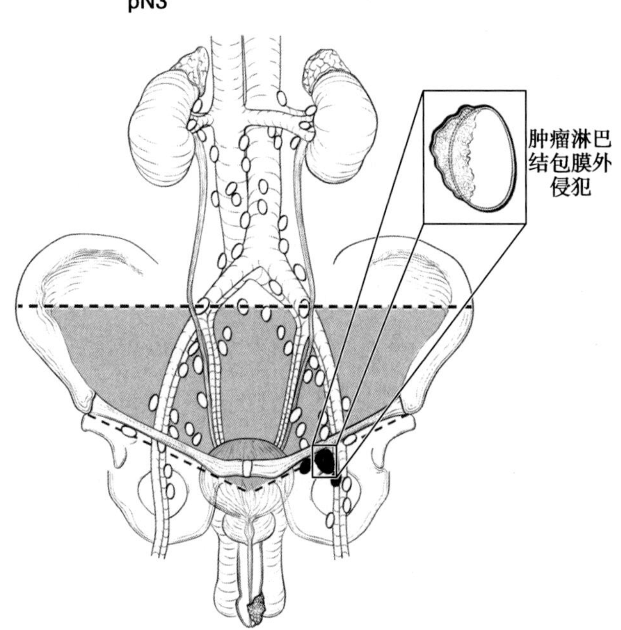

图 57.18　pN3 的定义为存在转移淋巴结包膜侵犯或盆腔淋巴结转移

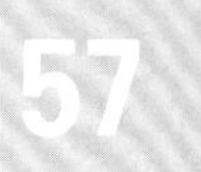

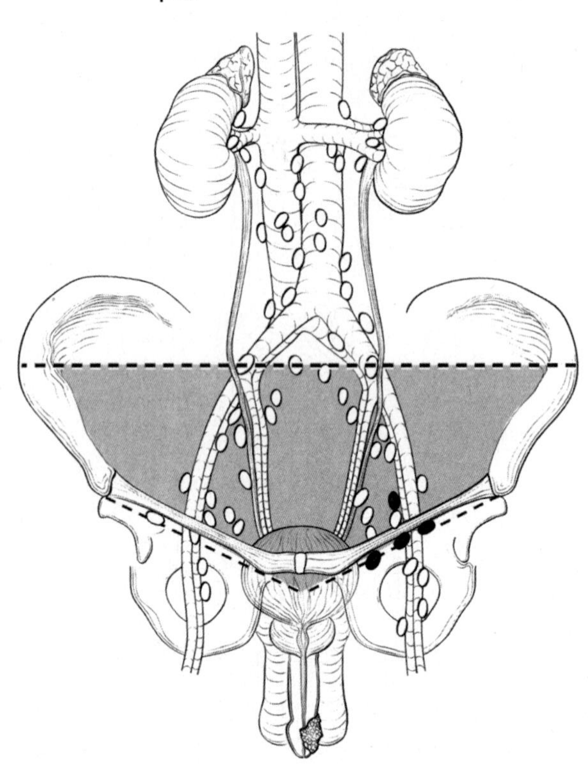

图 57.19　pN3 的定义为存在转移淋巴结包膜侵犯或盆腔淋巴结转移

pN3

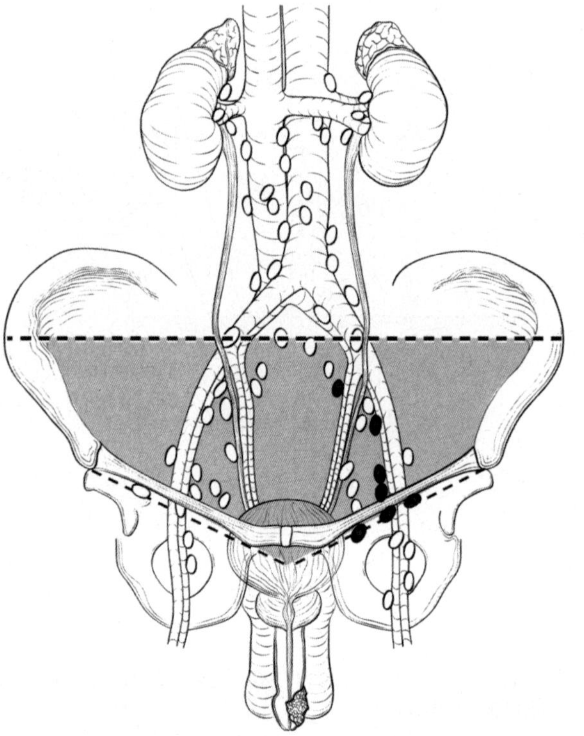

图 57.20　pN3 的定义为存在转移淋巴结包膜侵犯或盆腔淋巴结转移

预后因素

分期所需的预后因素

除用于界定 T、N 与 M 分类的因素外，分期分组无需其他预后因素。

其他重要临床预后因素

肿瘤分级

对于肿瘤分级的判定过去是基于改良版 Broder 分级系统，由 3 级或 4 级分级系统组成，其中 1 级为分化良好，2 级为中等分化，3 级与 4 级分别为分化差与未分化[10,11,37,38]。WHO 近期采用了 WHO/ISUP 的 3 级分类系统[38]。一旦出现任意比例的未分化细胞，都足以将肿瘤分级定为 3 级。许多研究都已证实肿瘤分级能够预测淋巴结转移与患者的预后，并且将其加入肿瘤分期系统中后，可提高对患者预后的预测效力[10,29,39]。肿瘤分级 3 级或出现肉瘤样成分对于区分 T1b 与 T1a 十分重要。AJCC 证据级别：Ⅰ级。

淋巴管与血管侵犯(LVI)

几项研究均表明淋巴管与血管侵犯是淋巴结转移强有力的预测因素。它的特征是：在原发肿瘤的内皮细胞间隙中至少一个高倍镜视野出现癌栓[10,40~42]。是否存在淋巴管与血管侵犯是区分 T1a 与 T1b 十分重要的依据(图 57.4)AJCC 证据级别：Ⅰ级。

神经周围侵犯(PNI)

神经周围侵犯的特点是：在肿瘤病灶中，肿瘤细胞浸润神经分支。在以下研究中，神经周围侵犯与淋巴结转移显著相关[30]。是否存在神经周围侵犯是区分 T1a 与 T1b 十分重要的依据(图 57.4)。AJCC 证据级别：Ⅲ级。

最大转移淋巴结大小

转移淋巴结的大小应该以淋巴结中肿瘤转移灶的最长径(以毫米为单位)进行记录。一个淋巴结肿块应计为一个转移淋巴结，并记录器最长径。腹股沟转移淋巴结的大小已证实与盆腔淋巴结转移有关[43]。AJCC 证据级别：Ⅲ级。

清扫淋巴结总数

清扫淋巴结可以反映阴茎癌手术的质量。Johnson 等[44] 的一项基于人群的研究表明，与清扫少于 8 个淋巴结的阴茎癌患者相比，清扫 8 个以上的患者有更高的 5 年生存率[44]。此外，这一变量也有助于计算淋巴结密度（如阳性腹股沟淋巴结数/总淋巴结数），这也在几项单中心研究中被证实为有力的预后因素[44,45]。AJCC 证据级别：Ⅱ级。

风险评估模型

为支持各类预测模型在临床实践中的应用，AJCC 近期发布了用于评判各类统计学预测模型的评估指南[46]。然而，目前已发表的或已被用于临床的男性生殖器官肿瘤相关的预测模型，均尚未由“AJCC 精准医疗核心工作组”通过该指南予以评估。AJCC 未来将会对符合 AJCC 评估指南的本病种的风险预测模型予以认可。

AJCC TNM 定义

原发肿瘤（T）定义

T 分类	T 标准
TX	原发肿瘤无法评估
T0	无原发肿瘤证据
Tis	原位癌（阴茎上皮内新生物[PeIN]）
Ta	非浸润性、局限性鳞状细胞癌
T1	龟头：肿瘤侵犯固有层 包皮：肿瘤侵犯真皮质、固有层或肉膜 阴茎体：肿瘤侵犯任意部位表皮与体部间结缔组织 所有部位不论是否存在淋巴管与血管侵犯或神经周围侵犯，也不论是否为高级别
T1a	肿瘤无淋巴管与血管侵犯或周围神经侵犯，非高级别（如 3 级或存在肉瘤样成分）
T1b	肿瘤存在淋巴管侵犯或周围神经侵犯，或为高级别（如 3 级或存在肉瘤样成分）
T2	肿瘤侵犯尿道海绵体（不论是龟头或阴茎腹侧轴），不论是否侵犯尿道
T3	肿瘤侵犯阴茎海绵体（包括白膜），不论是否侵犯尿道
T4	肿瘤侵犯临近结构（如阴囊、前列腺或耻骨）

区域淋巴结（N）定义

临床 N（cN）

N 分类	N 标准
cNX	区域淋巴结无法评估
cN0	无可见或可触及的增大腹股沟淋巴结
cN1	伴可触及活动的单侧腹股沟淋巴结
cN2	伴可触及活动的多个（≥2 个）或双侧腹股沟淋巴结
cN3	伴可触及固定的腹股沟淋巴结肿块或盆腔淋巴肿大，不论单侧或双侧

病理 N（pN）

N 分类	N 标准
pNX	区域淋巴结无法评估
pN0	无淋巴结转移
pN1	伴不超过 2 个单侧腹股沟淋巴结转移，无淋巴结包膜侵犯
pN2	伴超过 3 个单侧腹股沟淋巴结转移或双侧转移
pN3	存在转移淋巴结包膜侵犯或盆腔淋巴结转移

远处转移（M）定义

M 分类	M 标准
M0	无远处转移
M1	伴远处转移

AJCC 预后分期分组

T	N	M	分期组
Tis	N0	M0	0is
Ta	N0	M0	0a
T1a	N0	M0	Ⅰ
T1b	N0	M0	ⅡA
T2	N0	M0	ⅡA
T3	N0	M0	ⅡB
T1～3	N1	M0	ⅢA
T1～3	N2	M0	ⅢB
T4	任何 N	M0	Ⅳ
任何 T	N3	M0	Ⅳ
任何 T	任何 N	M1	Ⅳ

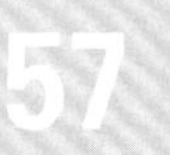

肿瘤登记需收集的变量

1. 组织学亚型
2. 最大转移淋巴结大小
3. 清扫淋巴结总数
4. 高危 HPV 表达
5. p16 免疫组化表达
6. 尿道黏膜侵犯

组织学分级(G)

G	G 定义
GX	分化无法评估
G1	高分化
G2	中分化
G3	低分化/高级别

组织病理学类型

非 HPV 相关的鳞状细胞癌

鳞状细胞癌常见类型

假腺样癌

疣状癌

隧道型癌

乳头状癌,非特指

假性增生癌

腺鳞癌

肉瘤样癌

混合癌

HPV 相关的鳞状细胞癌

基底样癌

乳头状基底样癌

疣状癌

疣状基底样癌

透明细胞癌

其他罕见类型鳞状细胞癌

(译者 吴俊龙 王备合 陆骁霖

审校 叶定伟)

参考文献

1. Hernandez BY, Barnholtz-Sloan J, German RR, et al. Burden of invasive squamous cell carcinoma of the penis in the United States, 1998-2003. *Cancer.* Nov 15 2008;113(10 Suppl):2883–2891.
2. Siegel R, Ma J, Zou Z, Jemal A. Cancer statistics, 2014. *CA: a cancer journal for clinicians.* Jan-Feb 2014;64(1):9–29.
3. Derakhshani P, Neubauer S, Braun M, Bargmann H, Heidenreich A, Engelmann U. Results and 10-year follow-up in patients with squamous cell carcinoma of the penis. *Urol Int.* 1999;62(4):238–244.
4. Heidegger I, Borena W, Pichler R. The role of human papilloma virus in urological malignancies. *Anticancer research.* May 2015; 35(5):2513–2519.
5. Barbagli G, Palminteri E, Mirri F, Guazzoni G, Turini D, Lazzeri M. Penile carcinoma in patients with genital lichen sclerosus: a multicenter survey. *J Urol.* Apr 2006;175(4):1359–1363.
6. Archier E, Devaux S, Castela E, et al. Carcinogenic risks of psoralen UV-A therapy and narrowband UV-B therapy in chronic plaque psoriasis: a systematic literature review. *J Eur Acad Dermatol Venereol.* May 2012;26 Suppl 3:22–31.
7. Guimaraes GC, Rocha RM, Zequi SC, Cunha IW, Soares FA. Penile cancer: epidemiology and treatment. *Curr Oncol Rep.* Jun 2011; 13(3):231–239.
8. Schoen EJ, Oehrli M, Colby C, Machin G. The highly protective effect of newborn circumcision against invasive penile cancer. *Pediatrics.* Mar 2000;105(3):E36.
9. Giuliano AR, Palefsky JM, Goldstone S, et al. Efficacy of quadrivalent HPV vaccine against HPV Infection and disease in males. *N Engl J Med.* Feb 3 2011;364(5):401–411.
10. Pettaway C, Lance R, Davis J. Tumors of the Penis. In: Wein A, Kavoussi L, Novick A, Partin A, Peters C, eds. *Campbell-Walsh Urology.* 10th ed2012:901–933.
11. Edge S, Byrd D, Compton C. Penis. *AJCC Cancer Staging Manual.* 7th ed2010.
12. Chung B, Sommer G, Brooks J. Anatomy of the Lower Urinary Tract and Male Genitalia. In: Wein A, Kavoussi L, Novick A, Partin A, Peters C, eds. *Campbell-Walsh Urology 10th edition.* 10th ed: Elsevier-Saunders; 2012:64–66.
13. Clemente CD. *Anatomy, a regional atlas of the human body.* Urban & Schwarzenberg; 1987.
14. Fernández MJ, Sánchez DF, Cubilla AL. Pathology, Risk Factors, and HPV in Penile Squamous Cell Carcinoma. *Management of Penile Cancer*: Springer; 2014:21–46.
15. Corral DA PC. Atlas of Surgical Oncology. In: Contemporary Principles and Practice, Cancer of Penis and Urethra. 2001:791–812.
16. Rouviere H. Anatomy of the Human Lymphatic System: A Compendium Translated From the Original 'Anatomie des Lymphatiques de l'Homme'and Rearranged for the Use of Students and Practitioners by MJ Tobias. *Ann Arbor, Michigan, Edward Brothers.* 1938:218–226.
17. Daseler EH, Anson BJ, Reimann AF. Radical excision of the inguinal and iliac lymph glands; a study based upon 450 anatomical dissections and upon supportive clinical observations. *Surg Gynecol Obstet.* Dec 1948;87(6):679–694.
18. Pettaway CA, Pagliaro L, Theodore C, Haas G. Treatment of visceral, unresectable, or bulky/unresectable regional metastases of penile cancer. *Urology.* Aug 2010;76(2 Suppl 1):S58–65.
19. Velazquez EF, Barreto JE, Rodriguez I, Piris A, Cubilla AL. Limitations in the interpretation of biopsies in patients with penile squamous cell carcinoma. *Int J Surg Pathol.* Apr 2004;12(2): 139–146.
20. Graafland NM, van Boven HH, van Werkhoven E, Moonen LM, Horenblas S. Prognostic significance of extranodal extension in patients with pathological node positive penile carcinoma. *J Urol.* Oct 2010;184(4):1347–1353.
21. NCCN Clinical Practice Guidelines in Oncology: Penile Cancer V3.2015. 2015;http://www.nccn.org/professionals/physician_gls/pdf/penile.pdf.
22. Kirkham A. MRI of the penis. *Br J Radiol.* Nov 2012;85 Spec No 1:S86–93.
23. Suh CH, Baheti AD, Tirumani SH, et al. Multimodality imaging of

penile cancer: what radiologists need to know. *Abdom Imaging*. Feb 2015;40(2):424–435.
24. Sadeghi R, Gholami H, Zakavi SR, Kakhki VR, Tabasi KT, Horenblas S. Accuracy of sentinel lymph node biopsy for inguinal lymph node staging of penile squamous cell carcinoma: systematic review and meta-analysis of the literature. *J Urol.* Jan 2012; 187(1):25–31.
25. Graafland NM, Teertstra HJ, Besnard AP, van Boven HH, Horenblas S. Identification of high risk pathological node positive penile carcinoma: value of preoperative computerized tomography imaging. *J Urol.* Mar 2011;185(3):881–887.
26. Graafland NM, Leijte JA, Valdes Olmos RA, Hoefnagel CA, Teertstra HJ, Horenblas S. Scanning with 18F-FDG-PET/CT for detection of pelvic nodal involvement in inguinal node-positive penile carcinoma. *Eur Urol.* Aug 2009;56(2):339–345.
27. Brouwer OR vdBN, Mathéron HM, van der Poel HG, van Rhijn BW, BexA, van Tinteren H, Valdés Olmos RA, van Leeuwen FW, Horenblas S. A hybrid radioactive and fluorescent tracer for sentinel node biopsy in penile carcinoma as a potential replacement for blue dye. *Eur Urol.* 2014;65(3):600–609.
28. Sanchez DF, Soares F, Alvarado-Cabrero I, et al. Pathological factors, behavior, and histological prognostic risk groups in subtypes of penile squamous cell carcinomas (SCC). *Seminars in diagnostic pathology.* May 2015;32(3):222–231.
29. Sun M, Djajadiningrat RS, Alnajjar HM, et al. Development and external validation of a prognostic tool for prediction of cancer-specific mortality after complete loco-regional pathological staging for squamous cell carcinoma of the penis. *BJU Int.* Nov 2015; 116(5):734–743.
30. Velazquez EF, Ayala G, Liu H, et al. Histologic grade and perineural invasion are more important than tumor thickness as predictor of nodal metastasis in penile squamous cell carcinoma invading 5 to 10 mm. *The American journal of surgical pathology.* Jul 2008;32(7):974–979.
31. Hakenberg OW, Comperat EM, Minhas S, et al. EAU guidelines on penile cancer: 2014 update. *Eur Urol.* Jan 2015;67(1):142–150.
32. Leijte JA, Gallee M, Antonini N, Horenblas S. Evaluation of current TNM classification of penile carcinoma. *J Urol.* Sep 2008; 180(3):933–938; discussion 938.
33. Kirrander P, Andrén O, Windahl T. Dynamic sentinel node biopsy in penile cancer: initial experiences at a Swedish referral centre. *BJU international.* 2013;111(3b):E48-E53.
34. Leijte JA, Hughes B, Graafland NM, et al. Two-center evaluation of dynamic sentinel node biopsy for squamous cell carcinoma of the penis. *J Clin Oncol.* Jul 10 2009;27(20):3325–3329.
35. Li ZS, Yao K, Chen P, et al. Modification of N staging systems for penile cancer: a more precise prediction of prognosis. *Br J Cancer.* May 26 2015;112(11):1766–1771.
36. Zhu Y, Ye DW, Yao XD, Zhang SL, Dai B, Zhang HL. New N staging system of penile cancer provides a better reflection of prognosis. *J Urol.* Aug 2011;186(2):518–523.
37. Broders A. Squamous cell epithelioma of the skin. *Annals of surgery.* 1921(73):141–143.
38. Cubilla AL AM, Ayala A, Ayala G, Chaux A, Corbishley C, Dillner J, Moch H, Sanchez DF, Soares FA, Tamboli P, Young RH. Moch H, Reuter V, Humphrey P, Ulbright T. Malignant epithelial tumours. In: WHO Classification of Tumours of the Urinary System and Male Genital Organs. *International Agency for Research on Cancer, Lyon, 2016* 2016:262–276.
39. Thuret R, Sun M, Abdollah F, et al. Tumor grade improves the prognostic ability of American Joint Committee on Cancer stage in patients with penile carcinoma. *J Urol.* Feb 2011;185(2):501–507.
40. Lopes A, Hidalgo GS, Kowalski LP, Torloni H, Rossi BM, Fonseca FP. Prognostic factors in carcinoma of the penis: multivariate analysis of 145 patients treated with amputation and lymphadenectomy. *J Urol.* Nov 1996;156(5):1637–1642.
41. Ornellas AA, Nobrega BL, Wei Kin Chin E, Wisnescky A, da Silva PC, de Santos Schwindt AB. Prognostic factors in invasive squamous cell carcinoma of the penis: analysis of 196 patients treated at the Brazilian National Cancer Institute. *J Urol.* Oct 2008;180(4): 1354–1359.
42. Slaton JW, Morgenstern N, Levy DA, et al. Tumor stage, vascular invasion and the percentage of poorly differentiated cancer: independent prognosticators for inguinal lymph node metastasis in penile squamous cancer. *J Urol.* Apr 2001;165(4):1138–1142.
43. Lughezzani G, Catanzaro M, Torelli T, et al. The relationship between characteristics of inguinal lymph nodes and pelvic lymph node involvement in penile squamous cell carcinoma: a single institution experience. *The Journal of urology.* 2014;191(4): 977–982.
44. Johnson TV, Hsiao W, Delman KA, Jani AB, Brawley OW, Master VA. Extensive inguinal lymphadenectomy improves overall 5-year survival in penile cancer patients. *Cancer.* 2010;116(12): 2960–2966.
45. Svatek RS, Munsell M, Kincaid JM, et al. Association between lymph node density and disease specific survival in patients with penile cancer. *The Journal of urology.* 2009;182(6):2721–2727.
46. Kattan MW, Hess KR, Amin MB, et al. American Joint Committee on Cancer acceptance criteria for inclusion of risk models for individualized prognosis in the practice of precision medicine. *CA: a cancer journal for clinicians.* Jan 19 2016.

第58章 前 列 腺

本章摘要

适用本分期系统的肿瘤种类

前列腺腺癌和鳞状细胞癌。

不适用本分期系统的肿瘤种类

肿瘤类型	按何种类型分类	适用章节
肉瘤	腹部及胸腔脏器官的软组织肉瘤	42
尿路上皮癌	尿道(前列腺尿道部)	63
累及前列腺的膀胱尿路上皮癌	膀胱	62

更新要点

更新	更新细节	证据级别
原发肿瘤(T)定义	病理学上器官局限性疾病被认定为 pT2,不再根据其累及程度或者偏侧性(laterality)进行亚分类	Ⅲ[1]
组织学分级(G)	应该同时报告 Gleason 评分(2014 标准)与分级分组	Ⅱ[2]
AJCC 预后分期分组	Ⅲ期包括由 PSA 和 Gleason/分级分组状态确定的特定的器官局限性疾病	Ⅱ

ICD-O-3 形态学编码

编码	描述
C61.9	前列腺

WHO 肿瘤分类

编码	描述
8140	腺泡腺癌
8480	黏液(胶质)腺癌
8490	印戒细胞样腺癌
8572	肉瘤样腺癌
8148	前列腺上皮内瘤变,高级别
8500	导管内癌
8500	导管腺癌
8201	筛状导管腺癌
8260	乳头状导管腺癌
8230	实体导管腺癌
8120	尿路上皮癌
8560	腺鳞癌
8070	鳞状细胞癌
8147	基底细胞癌
8574	腺癌伴神经内分泌分化
8240	分化好的神经内分泌肿瘤
8041	小细胞神经内分泌癌
8013	大细胞神经内分泌癌

Moch H. Humphrey PA. Ulbright TM. Reuter VE, eds. World Health Organization Classification of Tumours of the Urinary System and Male Genital Organs. Lyon: IARC: 2016。

概述

前列腺癌是男性最常见的非上皮来源的恶性肿瘤。前列腺癌可通过血液筛查前列腺特异性抗原(PSA)被早期发现,其诊断通常依靠经直肠超声引导下的活检。前列腺癌具有发生骨转移的倾向。

临床和隐匿性前列腺癌的发病率都随着年龄的增长而增加。但是在临床上很少有男性在 40 岁以下被诊断为前列腺癌。直肠指检是目前确定局部分期的最常用的方式,但直肠指检(DRE)与经直肠超声检查在精确确定肿瘤的大小和局部侵犯程度中均有其缺陷。直肠指检和影像学检查在量化 T1c 期肿瘤时同样有缺陷，而通过引入其他的预后因素，如组织学分级、PSA 和细针穿刺时肿瘤累及范围等可更好地描述 T1c 的肿瘤。临床上的疑似病变区域可通过细针穿刺上予以病理确诊。少数情况下，在缓解排尿梗阻症状而进行经尿道前列腺电切术（TURP）时在切除下来的组织中也能发现并诊断前列腺癌。

TNM 分期是被公认的前列腺癌临床分期的“金标准”，也是指导治疗决策的基础[3]。例如，T3 类肿瘤为非器官局限性疾病，具术后辅助放射治疗或辅助放射治疗联合内分泌治疗的指征。无论是临床或病理诊断的 N1 前列腺患者，放射治疗的临床意义越来越明确[4~6]。相反，针对无症状的 M1 类患者的原发灶的局部治疗，目前尚无临床证据的支持。

《AJCC 癌症分期指南》第 7 版通过首次引入了 PSA 和肿瘤分级（如 Gleason 评分）而提高了前列腺癌分期的准确性。在第 8 版的修订中，还力求 PSA 和肿瘤分级的使用与临床经验及实践更为一致[3,7~9]。基于此，同时也考虑到约 95%的前列腺癌在确诊时为临床局限期，故前列腺癌分期分类的方法同肝脏、骨以及胃肠道间质瘤（GIST）的分期类似，在Ⅲ期前列腺癌中包括了器官局限性疾病。即对于 Gleason 评分为 4+5，5+4 或 5+5（即 Gleason 总分 9~10 分，分级 5 级）和/或 PSA 大于 20ng/ml 的前列腺癌，即使原发灶局限于前列腺仍归为Ⅲ期。前列腺癌的这一分期分类标准，参考了其他肿瘤的分级（如胃肠道间质瘤的有丝分裂率）对肿瘤位置与多灶性（如多发的器官局限性肝细胞肝癌和不连续的器官局限性的骨肿瘤）的作用。

《AJCC 癌症分期指南》第 8 版前列腺癌的分期系统还包括了其他一些重要的更新和修改。在第 7 版中，pT2 肿瘤根据累及范围和偏侧性进行 3 级亚分类（也就是 pT2a、pT2b 和 pT2c）。但近期发表的研究结果并未发现，当肿瘤局限于前列腺性时，其病理累及范围与偏侧性具预后价值[1]。因此，目前所有的器官局限性前列腺癌均分类为 pT2。然而，前列腺癌的临床分期中仍然保留了 3 层等级系统。

第 7 版根据肿瘤的 TNM 分期、治疗前血清 PSA 值和组织学分级对前列腺癌进行预后分期分组，新版对预后分组做了修订。为提高其预判预后价值，第 8 版不仅增加了最近由国际泌尿病理学会（ISUP）批准的分级分组系统，同时也和美国癌症综合网（NCCN）以及美国泌尿外科学会（AUA）的治疗指南更为一致。

解剖学

原发部位

前列腺腺癌最常发生于前列腺的外周带，可通过直肠指检扪及（图 58.1）。第二易发部位是前列腺的前内侧移行带，该部位远离直肠表面，同时也是良性结节性增生的好发部位。构成前列腺结构大部的中央带却鲜为前列腺癌的来源，但经常被大肿块肿瘤侵及。介于 80%~85%的前列腺癌起源于外周带，10%~15%源自移行带，5%~10%源自中央带。前列腺癌在病理上常呈现多灶性。前列腺的前叶更常发生前列腺癌，较容易通过穿刺活检或磁共振（MR）成像检测。

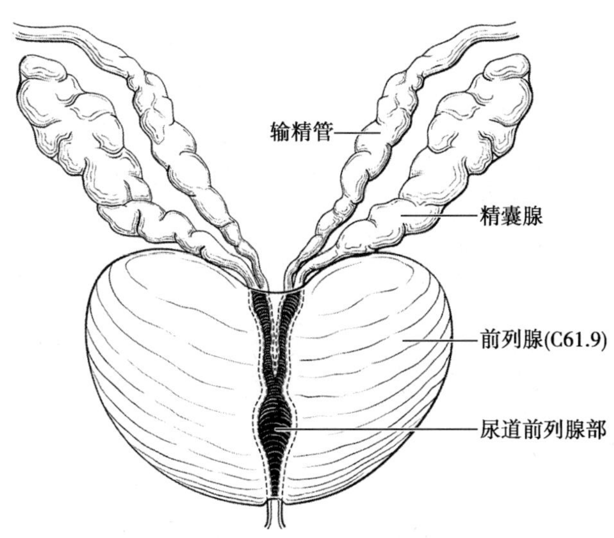

图 58.1　前列腺的解剖结构

区域淋巴结

区域淋巴结包括真骨盆的淋巴结，即髂总动脉分叉以下的淋巴结。区域淋巴结包括以下几组：

- 盆腔，非特指
- 下腹部
- 闭孔
- 髂（髂内、髂外或非特指）
- 骶［骶外侧、骶前、骶岬（Gerota 筋膜）或非特指］

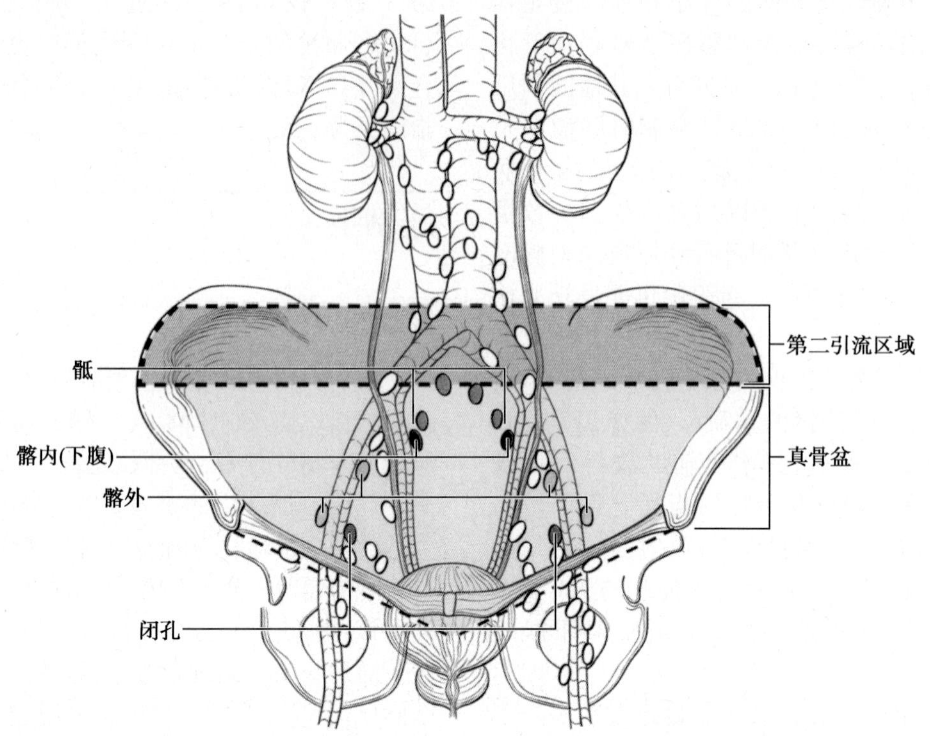

图 58.2　前列腺的淋巴结引流区。阴影区代表区域淋巴结范围。非阴影区表示淋巴结位于区域外

转移部位

远处淋巴结位于真骨盆区域外。远处淋巴结包括以下几组:

- 主动脉(主动脉旁腰部)
- 髂总
- 腹股沟深部
- 腹股沟浅部(股骨)
- 锁骨上
- 颈部
- 斜角肌
- 腹膜后,非特指

成骨性转移是最常见的前列腺癌的非淋巴结骨转移方式。肺、肝转移通常出现在疾病晚期。

分类原则

临床分期

对于由直肠指检异常或因 PSA 升高被怀疑罹患前列腺癌的健康男性,通常通过超声引导下经直肠前列腺穿刺活检进行组织学或细胞学上的诊断。此外,在为解除尿路梗阻所行的 TURP 中切除的前列腺组织中也可意外发现前列腺癌。上述情况下,若前列腺癌被偶然发现于不及 5% 的切除组织中时,T 分类定为 T1a;同时,T1a 应当是分级为 1 级(≤3+3)的肿瘤。当癌组织被发现存在多于 5% 的切除组织中且分级为 1 级,或任何 2~5 级不论肿瘤所占百分比,T 分类定为 T1b(图 58.3)。

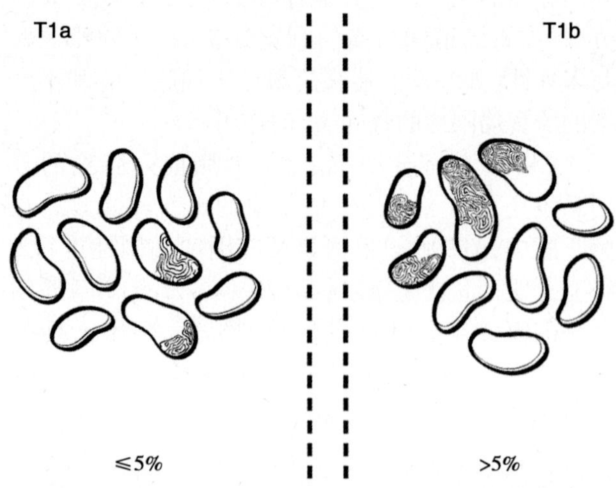

图 58.3　临床 T1a 期(左)定义为组织学检查中偶然发现的肿瘤并存在于少于 5% 的切除组织中。临床 T1b 期(右)定义为组织学检查中偶然发现的肿瘤且存在于大于 5% 的切除组织中

临床肿瘤原发灶的评估应包含直肠指检的结果。临床 T 分类应当仅由直肠指检的发现决定。影像学检查与前列腺活检所获得的肿瘤的偏侧性结果不可用于临床分期。即当穿刺活检发现肿瘤位于前列腺一侧或双侧,但无法触诊或影像学不可见时,分期应定为 T1c。前列腺穿刺的病理报告需提供阳性穿刺针数,阳性活检组织肿瘤累及比例,以及 Gleason 评分和分级分组。

淋巴结可以通过超声、计算机断层(CT)扫描、磁共振(MR)成像或淋巴血管成像进行影像学评估。尽管增大的淋巴结偶尔可通过影像学观察,但仅少数患者于病发初始时即出现具临床表现的转移。在低危患者中,影像学检测已被证实无实际临床意义。作为影像评估的替代,风险评估表通常被用以评估患者接受治疗前淋巴侵犯的风险。区域淋巴结累及的偏侧性并不影响 N 分类。远处淋巴结累及被定义为 M1a。

前列腺癌的组织学分级对预后极为重要。基于建立的数千例经手术和放射治疗的前列腺癌数据库,世界卫生组织(WHO)和 ISUP 正式更新了 Gleason 评分同与预后密切相关的分级分组:1 级为 Gleason 评分≤6(3+3);2 级,为 7(3+4);3 级为 7(4+3);4 级的 Gleason 总分为 8;5 级的 Gleason 总分为 9 或 10[1,2,10]。鉴于《AJCC 癌症分期指南》第 8 版同时采用了 Gleason 评分和分级分组,故建议两者一同报告。

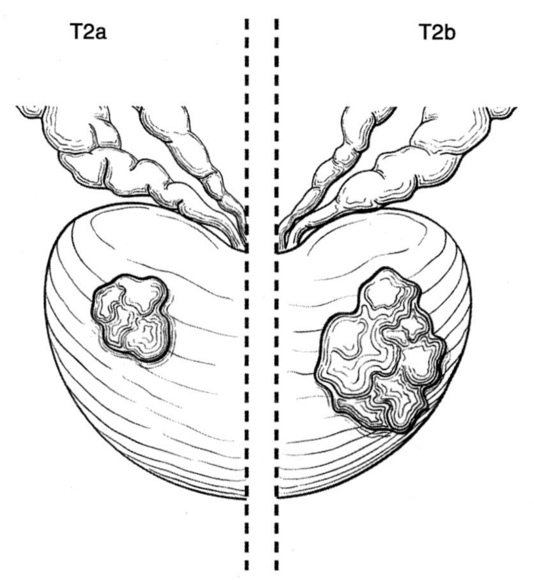

图 58.4　临床 T2 定义为可扪及且局限于前列腺内肿瘤。临床 T2a(左)定义为肿瘤侵犯一侧但少于 1/2;临床 T2b(右)定义为肿瘤侵犯并超过一侧 1/2,但尚未侵犯双侧

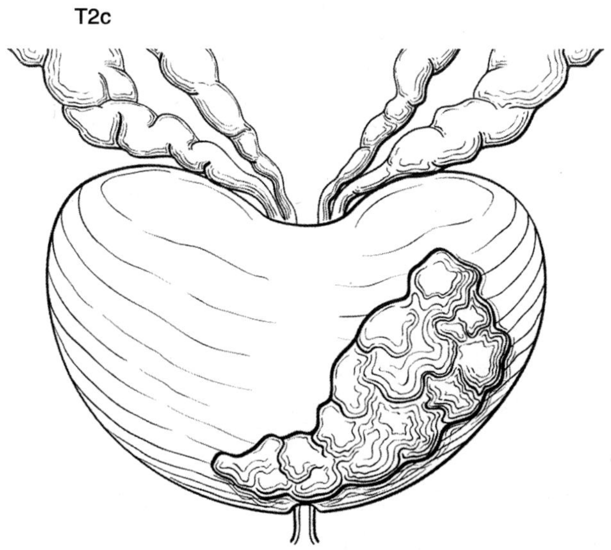

图 58.5　临床 T2c 期定义为肿瘤侵犯双侧前列腺

影像学检查

尽管影像学检查将来可能可提高临床分期的准确性,但因放射诊断专家之间读片结果的可重复性、患者选择的偏差及研究结果互相矛盾等问题,限制了影像学在临床分期中的应用;因此,目前影像学检查还无法取代直肠指检在临床分期中的标准地位。对于评估局部 T 分类,影像学检查也未被明确要求。

TRUS 尚未被证实可有效检测包膜外/前列腺外侵犯。彩色多普勒和能量多普勒可更好的检测到肿瘤血供,但无法提高分期的准确性。同样,尚无充分的证据表明,增强和 3D 超声能够改善对肿瘤和前列腺包膜的检测。

前列腺癌分期主要采用三种 MR 成像技术,包括 T2 加权 MR 成像,MR 波谱成像(MRSI)与动态对比增强 MR 成像(DCE-MRI)。上述方法均未被证实可支持原发肿瘤的精确分期。

前列腺 MR 成像对包膜外侵犯的预测价值相对较低,对精囊侵犯的检测效果相对较好。尽管直肠内线圈 MR 成像提供了更高的空间分辨度,对于是否需要直肠内线圈,特别是其依赖的磁场强度尚存争议。因此,直肠内线圈 MR 不作为常规推荐。对于大多数患者的 N 分类,因传统 MR 成像和 CT 的诊断依赖于淋巴结的大小,易产生假阴性和假阳性结果,因此对检测淋巴结转移不具敏感性。然而,在高危患者中,淋巴结增大提示淋巴结转移。通过 MR 成像或 CT 检测出的淋巴结增大可通过活检或采用选择性切除。对于 M 分类,Tc-99m 骨扫描可用以检测高危患者(通常定义为 PSA 升高>10ng/ml)。

前列腺 MR 的影像报告需确定原发肿瘤的部位,描述前列腺外侵和/或精囊腺侵犯。腹-盆腔的 CT 或 MR 成像报告需描述增大淋巴结的数量,大小(二维)和位置。骨扫描需要报告是否存在转移病灶及病灶数量和位置(若存在)。如患者也接受了相应的 CT 或 MR 影像检查,骨扫描报告中需说明断层影像与骨扫描发现是否具相关性。

几种新兴的影像学方法可为前列腺癌分期提供参考。氟化钠(NaF)正电子发射断层成像(PET)/CT 扫描较传统骨扫描具更高的敏感性,可能有助于初步骨转移分期。一系列针对前列腺特异膜抗原(PSMA)的 PET 化合物对淋巴和骨转移病灶具高度敏感性,将来可能成为有效的分期工具。其他的 PET 成像物质,如^{11}C-胆碱、^{18}F-胆碱及^{18}F-FACBC 也具应用前景,但现阶段尚无法推荐其用于常规诊疗。氧化铁 MR 成像在淋巴结分期研究中同样显示了有效的结果。然而,上述技术目前仍处于研究阶段,尚无法被广泛应用。

病理学分期

病理 T(pT)分类的评估基于前列腺根治性切除术的标本。先版的 AJCC 分期系统中,器官局限的肿瘤(pT2)与临床的分期相一致。然而,因缺乏临床相关性,第 8 版未采纳旧版的亚分期。pT2 是局限于前列腺内的肿瘤,pT3 是超过前列腺边界的肿瘤。前列腺的基本界限是一层致密的纤维肌层,称之为“包膜”。包膜在腺体的后侧和后外侧最容易被区分,但在前列腺尖部、前部或膀胱颈区域则不易分辨。即便是在较易明确包膜的区域,肿瘤或活检造成的纤维化改变对评估前列腺外侵也会造成困难。

记录和报告根治性前列腺切除术标本的病理分期是提供理想治疗方案的关键。美国病理学会为标本处理提供了明确的指南。

完整的病理分期通常需包括前列腺切除,区域淋巴结的清扫以及全面的组织学评估。然而,在特定情况下,病理 T 分类可通过其他途径获得。例如:①直肠活检阳性或经尿道膀胱电切标本阳性,表明前列腺癌侵犯膀胱并可确定为 pT4;②活检发现癌浸润前列腺外软组织或明确的精囊腺平滑肌组织,可诊断为 pT3。前列腺癌的病理分期中不存在 pT1 分类。

前列腺切除术标本评估需含 Gleason 评分,分级分组及切缘状况。

pT2

《AJCC 癌症分期指南》第 7 版 TNM 分期系统根据肿瘤侵及一侧腺体少于 1/2,侵及一侧腺体大于 1/2,以及侵及双侧腺体将 pT2 疾病分为 pT2a、pT2b 和 pT2c 三类。该系统已经被广泛用于描述肿瘤负荷。然而,大量回顾性研究结果质疑这种分类方法的应用价值。有充分的临床研究结果证明,将 pT2a、pT2b 和 pT2c 划分成一类更为合理[1]。目前尚无数据显示 pT2 的亚分期与局限性前列腺癌的生存相关,该现象因前列腺癌疾病临床病程进展缓慢所导致。

pT3

《AJCC 癌症分期指南》第 8 版 TNM 分期系统仍将 pT3 分为 pT3a(图 58.6 和图 58.7)和 pT3b(图 58.8)两类。pT3a 定义为任何位置的包膜外侵犯,pT3b 定义为精囊侵犯伴或不伴包膜外侵犯。

包膜外侵犯最易于辨认的标志是肿瘤混合于前列腺周围脂肪组织中。对前列腺后部及后外侧部,在疏松结缔组织,肿瘤淋巴血管束的周围神经间隙或突出前列腺轮廓外的增生间质中发现肿瘤均认定为 pT3a。因前列腺尖部、前部和膀胱颈区域没无明确界限,导致这些部位肿瘤分期评估的不准确。在尖部/远侧缘发现的肿瘤诊断为器官局限性(pT2)。在前列腺前部,混合有骨骼肌,血管以及在

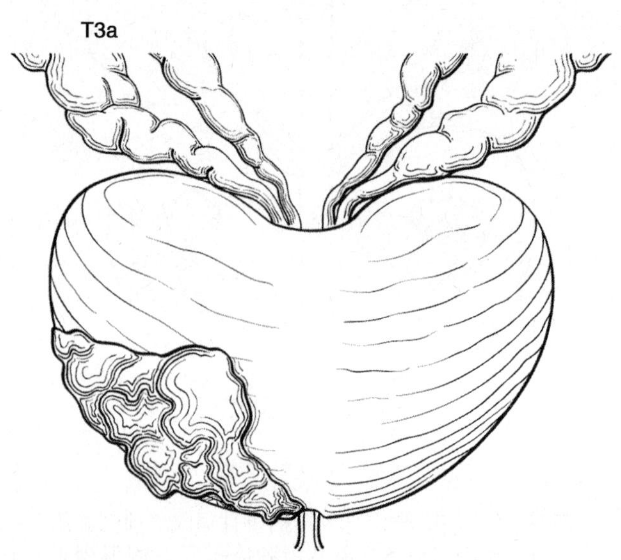

图 58.6 临床和病理 T3a 定义为肿瘤伴单侧的前列腺外侵犯

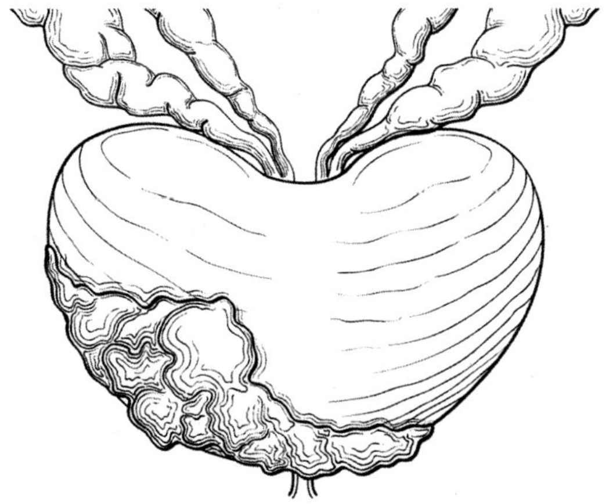

T3a

图 58.7　临床和病理 T3a 定义为肿瘤伴双侧的前列腺外侵犯

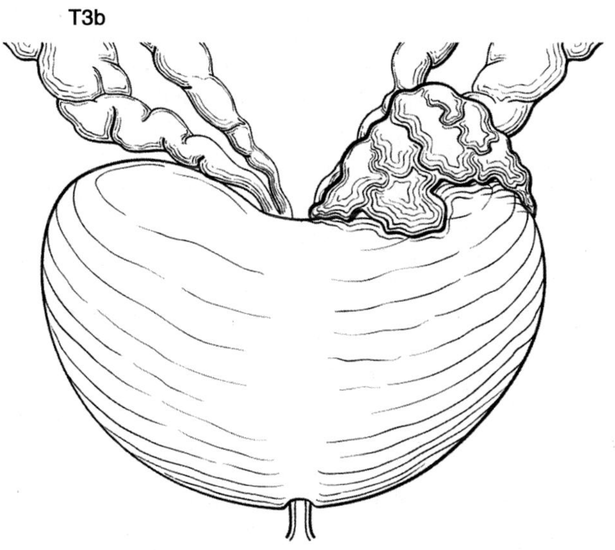

图 58.8　临床和病理 T3b 定义为肿瘤侵犯精囊

前列腺前部和前列腺前部外间隙间中等大小平滑肌束,该区域肿瘤侵犯至脂肪组织是包膜外侵犯(pT3a)最可靠的标志。其他经常被采用的报告前列腺外侵的定量方法中,最为常用的分别为“局灶型”(少量恶性腺体刚好侵犯前列腺外或两张切片中前列腺外侵肿瘤量少于一个高倍视野)及“明确型”(数量多于局灶型)。在第 7 版中,镜下膀胱颈侵犯(如肿瘤在膀胱颈/近端切缘)被重新区分为 pT3a,而不是与大体膀胱侵犯归到一起(pT4)。第 8 版沿用了第 7 版的定义。精囊腺侵犯(pT3b)表明肿瘤浸润精囊肌壁,其发现需同精囊周围脉管和软组织侵犯相区分,后者仍被定义为 pT3a(前列腺外侵犯)。盆腔淋巴结清扫是淋巴转移病理判断(pN)的标准方法。总淋巴结个数和被肿瘤侵犯的淋巴结个数需要常规报告。

pT4

《AJCC 癌症分期指南》第 8 版 TNM 分期系统沿用了 pT4 分类,定义为肿瘤固定或侵及精囊外其他邻近组织结构,包括外括约肌、直肠、膀胱、肛提肌和/或盆壁(图 58.9 和图 58.10)

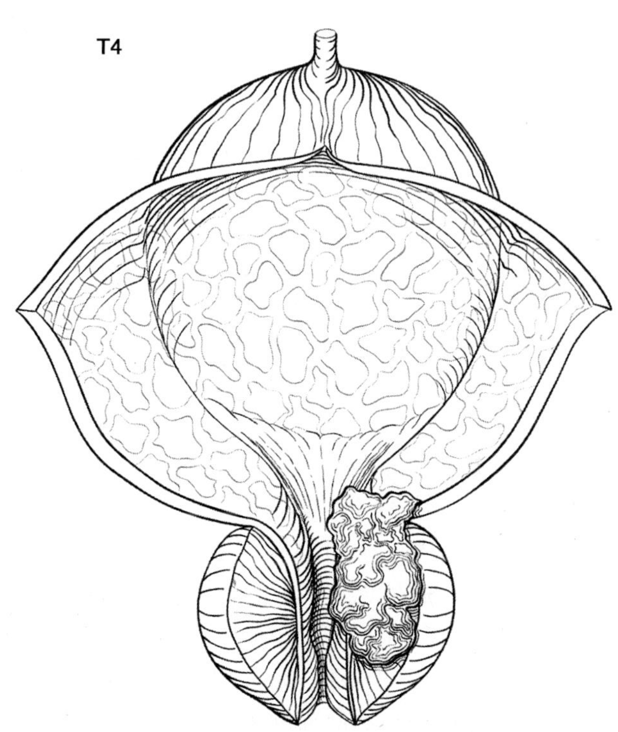

图 58.9　临床和病理 T4 定义为肿瘤侵犯或固定于精囊外的临近结构,如膀胱、外括约肌、直肠、肛提肌和/或盆壁

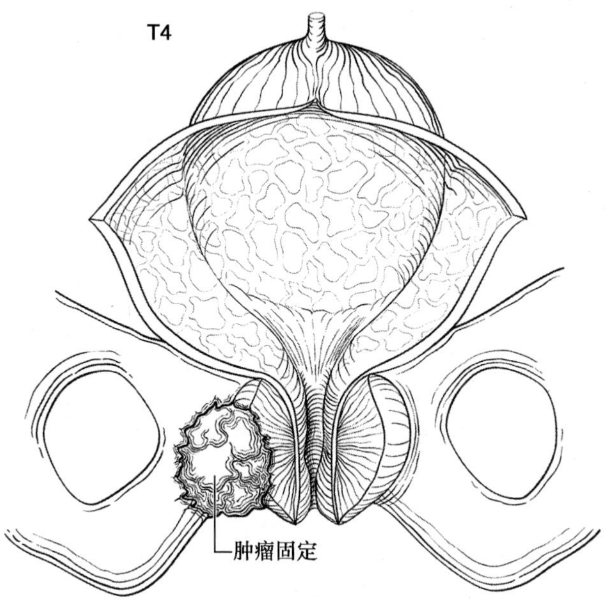

图 58.10　临床和病理 T4 定义包括肿瘤固定于周围结构上

手术切缘状态

前列腺根治手术的切缘状态在病理分期和危险分层中备受争议，严格来说手术的切缘状态并未被包括在 AJCC TNM 分期中。在切缘阳性的前列腺标本中需报告哪些与切缘相关的“参数或元素”尚存在争议。尽管大多数学者认为不论切缘状况如何，均需记录于 pT 分类中。然而，目前对哪一方面的手术切缘累及需要报道的尚无明确共识。

预后因素

分期所需的预后因素

前列腺特异抗原(PSA)

PSA 是由前列腺细胞产生的蛋白质。PSA 水平指血测获得的 PSA 值，结果通常以每毫升血中含多少纳克 PSA(ng/ml)的形式报告。某位男性的 PSA 水平越高，被诊断和死于前列腺癌的风险也越高[11~15]。通常 PSA 低于 10ng/ml 被认为低水平的，10~20ng/ml 为中间水平，超过 20ng/ml 则是高水平[7]。PSA 超过 100ng/ml 而临床上尚未发现远处转移者，生存时间同样较短[16]。AJCC 证据级别：Ⅰ级。

分级分组/Gleason 评分

Gleason 评分根据肿瘤细胞在 HE 染色切片上排列的组织学类型确定，包括 5 种基本的组织学类型，分别对应 Gleason 评分的 1~5 分。分级分组是将组织学分级的 Gleason 评分按预后进行分组，分别为：分级分组 1 级(Gleason 评分≤6)，分级分组 2 级(Gleason 评分 3+4=7)，分级分组 3 级(Gleason 评分 4+3=7)，分级分组 4 级(Gleason 评分 8)，分级分组 5 级(Gleason 评分 9~10)[2,10,17~19]。分级分组可以预测 PSA 复发和前列腺癌死亡率[18]。AJCC 证据级别：Ⅰ级。

其他重要临床预后因素

手术切缘状态

尽管手术切缘的状态本质上并非预后影响因素，但对术后的进一步的治疗具潜在影响，故应该如实报告。在报告前列腺切除标本的病理结果时，pT 分类应同切缘状态一同报告，若具阳性手术切缘，应描述为 R1(表示残余微小病变)。AJCC 证据级别：Ⅱ级。

组织学类型

绝大多数前列腺癌在组织学上可进一步描述为腺泡样、微小腺泡样或普通型。组织学变异，包括前列腺导管腺癌、印戒细胞样腺癌、黏液腺癌、腺鳞癌、小细胞神经内分泌癌及肉瘤样肿瘤也应予以描述。组织学变异类型肿瘤相比腺泡腺癌或者普通型腺癌有较差的预后。因组织学变异的发生率低，目前尚无腺泡腺癌和分期的配对研究。AJCC 证据级别：Ⅲ级。

风险评估模型

基于以下原因，预后模型在本世纪的临床医学中仍将继续发挥重要作用[20]。首先，通过确定可预测预后的因素，临床医生可深入了解疾病的生物学行为和自然发展史。第二，可根据患者的个体预后情况优化治疗策略。第三，因大多数肿瘤存在异质性，预后模型将在肿瘤临床试验的设计、实施和结果分析中发挥关键作用[20]。如果进行恰当的推导和验证，预测模型或将成为患者常规护理、临床试验设计及决策实施的一部分。

AJCC 精准医疗核心工作组(PMC)制订并发布了预后工具质量的评估标准[21]，在第 4 章中进行了介绍和讨论。尽管 AJCC 质量评估标准由 PMC 独立制订，但完全符合近期制订的 Cochrane CHARMS 工具，用于对预测模型研究进行系统评价及批判性评估[22]。

本节将介绍现有的符合 AJCC 准入/排除标准并且得到 AJCC 认可的前列腺癌预后模型。评估模型的完整列表及其对质量标准的遵守情况可从 www.cancerstaging.org 获取。

PMC 对在 2011 年 1 月至 2015 年 12 月间发表的前列腺癌预测模型/工具的相关文献进行了系统搜索。搜索策略在第四章中提供。PMC 将“预测模型”定义为多因素模型，其中的因素可预测将来会发生的临床结果。每一工具确定之后均会和由 PMC 为 AJCC 制订的用于评估预后模型的质量标准进行比较(见第 4 章)。

目前已被搜集了 15 个前列腺癌预后工具[23~37]：7 个针对局限性前列腺癌[23~30]，1 个针对转移性但未接受去势治疗的前列腺癌[31]，另 6 个针对转移性且去势抵抗的前列腺癌[32~37]。

根据排除标准，上述 15 个模型中的 13 个模型不符标准[23~31,33,34,36~38]。大多数模型均未说明在验证时丢失数据的患者比例[23~29,31,34,38]，3 个模型未报告患者的随访状态[26,34,37]。

有 1 个针对局限性疾病患者的模型符合 14 项标准中的 11 项，但该模型的终点是前列腺癌特异性生存而非总生存[23]。这一模型的计算公式是不易获得，且未明确事件的数量[23]。多种针对局限性疾病患者的模型未采用总生存作为终点事件[23~30]，未予以验证（内部或外部验证）或未提供校准曲线。因此，PMC 决定不采用这些模型[23~30]。未去势的转移性患者的模型缺少关于事件数量及校准的足够细节，且细节既未验证也无法获得[31]。

在针对转移性疾病的 6 个模型中，2 个符合所有的准入标准[35,39]，并且标准在网上可获取（表 58.1）。其中 1 个针对未接受化疗的者[39]，另一个针对了一线化疗失败者[35]。其他针对转移性疾病的模型均符合部分准入标准，但未校准曲线，或无法获得[33,36~38]。第 6 个模型虽在学术会议上发布，虽在撰写本章时尚未公开发表[36]，但一个独立报告发表了该模型的验证结果[34]。

表 58.1　符合所有 AJCC 质量控制标准的前列腺癌预后工具

批准的预后工具	网络地址	模型包括的预后因素
转移性去势抵抗性前列腺癌	https://www.cancer.duke.edu/Nomogram/firstlinechemotherapy.html	ECOG 评分，转移部位，PSA，血红蛋白，白蛋白，ALP，LDH>1ULN，使用阿片类止痛药
二线化疗治疗的转移性去势抵抗性前列腺癌	https://www.cancer.duke.edu/Nomogram/secondlinechemotherapy.html	ECOG 评分，内脏转移，多西他赛治疗失败，内分泌治疗时长，可测量的病灶，疼痛，PSA，血红蛋白，ALP

虽然目前已被确认了 15 个前列腺癌的预后模型，但仅 2 个针对转移性疾病的模型符合预先定义的 AJCC 的准入和排除标准而被 AJCC 认可[35,39]。这两个模型均基于大型Ⅲ期临床试验数据，且通过了外部验证[35,39]。针对局限性前列腺癌的模型并未采用总生存作为结局时间[23~30]。尽管其他的终点也可能适合这类患者，但当前的 AJCC 的指南[21] 的感兴趣的结局时间聚焦于总生存。预计指南将随着时间的推移，针对局限性疾病患者将发展出总生存之外的其他终点。

近期已发表了建立和验证预后模型的最新的指南[40,41]。必须强调的是，验证是预后模型建立的常规基本步骤[42]。尽管外部验证是更为理想，但模型的建立者可能无法获取用于外部验证的数据[20]。其他的验证途径，如自助抽样法，也可被接受[42,43]。在 AJCC 纳入分析的大多数模型中都缺失的两个关键标准，即校准曲线和协助临床应用的工具，则较易解决。这些指导原则有助于研究者对未来预后工具更为严格的建立与验证，及预后工具总体质量的提高，从而获得更多经 AJCC 认可的预后工具。

AJCC TNM 定义

原发肿瘤（T）定义

临床 T（cT）

T 分类	T 标准
TX	原发肿瘤无法评估
T0	无原发肿瘤证据
T1	无法被扪及的临床隐匿肿瘤
T1a	偶然发现的肿瘤，体积<切除组织体积的 5%
T1b	偶然发现的肿瘤，体积>切除组织体积的 5%
T1c	穿刺活检发现，在前列腺一侧或两侧但无法被扪及
T2	肿瘤可被扪及，但局限于前列腺内
T2a	肿瘤限于单叶的 1/2（≤1/2）
T2b	肿瘤超过单叶的 1/2 但限于该单叶
T2c	肿瘤侵犯两叶
T3	肿瘤伴前列腺外侵犯但未固定，也未侵犯临近结构
T3a	肿瘤侵犯前列腺包膜外（单侧或者双侧）
T3b	肿瘤侵犯精囊腺
T4	肿瘤固定或已侵及除精囊腺之外的其他临近结构，如尿道外括约肌、直肠、膀胱、肛提肌和/或盆壁

病理 T(pT)

T 分类	T 标准
T2	局限于前列腺内
T3	前列腺外侵犯
T3a	前列腺外侵犯(单侧或双侧)或显微镜下侵及膀胱颈
T3b	侵犯精囊
T4	肿瘤固定或已侵及除精囊之外的其他临近结构,如尿道外括约肌、直肠、膀胱、肛提肌和/或盆壁

注:病理学上无 T1 分类。
注:阳性的手术切缘应该使用 R1 以表示残余微小病变。

区域淋巴结(N)定义

N 分类	N 标准
NX	区域淋巴结无法评估
N0	无区域淋巴结转移
N1	伴区域淋巴结转移

远处转移(M)定义

M 分类	M 标准
M0	无远处转移
M1	伴远处转移
M1a	伴区域淋巴结以外的淋巴结转移
M1b	伴骨转移
M1c	伴其他部位的转移(伴或不伴骨转移)

注:当出现一个以上部位转移时,应采用 M1c 期。

前列腺特异性抗原(PSA)定义

PSA 值被用于该分类。

PSA 值
<10
≥10 并且<20
<20
≥20
任何值

组织学等级分组(G)定义

Gleason 系统已经归入分级分组[44]。

等级分组	Gleason 评分	Gleason 模式
1	≤6	≤3+3
2	7	3+4
3	7	4+3
4	8	4+4
5	9 或 10	4+5,5+4,或 5+5

AJCC 预后分期分组

T	N	M	PSA	分级组	分期分组
cT1a~c,cT2a	N0	M0	<10	1	Ⅰ
pT2	N0	M0	<10	1	Ⅰ
cT1a~c,cT2a	N0	M0	≥10<20	1	ⅡA
cT2b/c	N0	M0	<20	1	ⅡA
T1~2	N0	M0	<20	2	ⅡB
T1~2	N0	M0	<20	3	ⅡC
T1~2	N0	M0	<20	4	ⅡC
T1~2	N0	M0	≥20	1~4	ⅢA
T3~4	N0	M0	任何值	1~4	ⅢB
任何 T	N0	M0	任何值	5	ⅢC
任何 T	N1	M0	任何值	任何	ⅣA
任何 T	N0	M1	任何值	任何	ⅣB

注:当 PSA 或者等级分组不可用时,分组应该由 T 分类和/或可用的 PSA 或等级分组来确定。

肿瘤登记需收集的变量

1. 治疗前血清 PSA 值(保留一位小数,最高值 XXX. X,确诊前的最后一次数值)
2. 临床分期的分级分组
3. 临床分期的 Gleason 评分

4. 临床分期的 Gleason 模式
5. 病理分期的分级分组
6. 病理分期的 Gleason 评分
7. 病理分期的 Gleason 模式
8. 前列腺切除术后的第 3 位的 Gleason 模式
9. 穿刺检查的针数
10. 穿刺阳性的针数
11. 细针穿刺活检在一侧、两侧及超出前列腺的阳性针数
12. 转移部位

组织病理学类型

本分期适用于前列腺腺癌和鳞癌，不适用于移行细胞（尿路上皮）癌。曾用于描述前列腺腺癌的组织学的变异包括黏液性癌、印戒细胞癌、导管腺癌和神经内分泌分化肿瘤，包括小细胞癌。上述疾病须获组织学证实。

图示

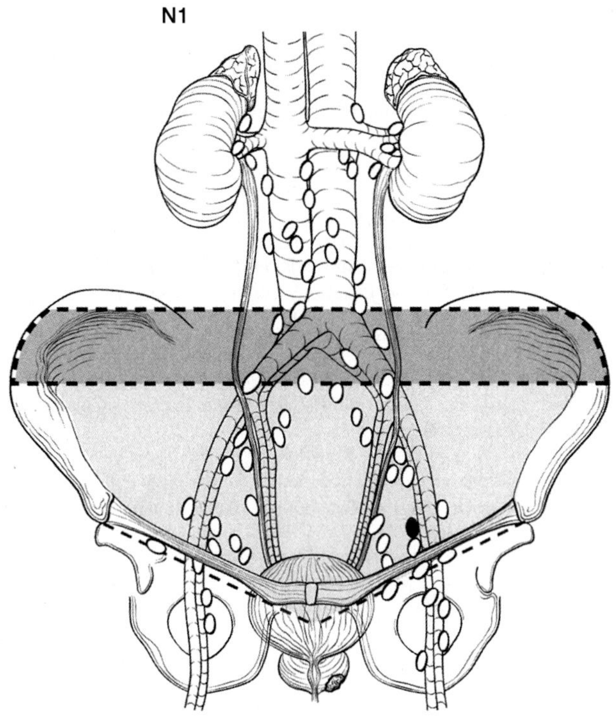

图 58.11　N1 指区域淋巴结伴转移，本图仅显示单侧

（译者 杨云杰　张峻瑜　陆骁霖
审校 叶定伟）

参考文献

1. van der Kwast TH, Amin MB, Billis A, et al. International Society of Urological Pathology (ISUP) Consensus Conference on Handling and Staging of Radical Prostatectomy Specimens. Working group 2: T2 substaging and prostate cancer volume. Modern pathology : an official journal of the United States and Canadian Academy of Pathology, Inc. Jan 2011;24(1):16–25.
2. Epstein JI, Zelefsky MJ, Sjoberg DD, et al. A Contemporary Prostate Cancer Grading System: A Validated Alternative to the Gleason Score. Eur Urol. Mar 2016;69(3):428–435
3. Zaorsky NG, Li T, Devarajan K, Horwitz EM, Buyyounouski MK. Assessment of the American Joint Committee on Cancer staging (sixth and seventh editions) for clinically localized prostate cancer treated with external beam radiotherapy and comparison with the National Comprehensive Cancer Network risk-stratification method. Cancer. Nov 15 2012;118(22):5535–5543.
4. Abdollah F, Karnes RJ, Suardi N, et al. Impact of adjuvant radiotherapy on survival of patients with node-positive prostate cancer. J Clin Oncol. Dec 10 2014;32(35):3939–3947.
5. Briganti A, Karnes JR, Da Pozzo LF, et al. Two positive nodes represent a significant cut-off value for cancer specific survival in patients with node positive prostate cancer. A new proposal based on a two-institution experience on 703 consecutive N+ patients treated with radical prostatectomy, extended pelvic lymph node dissection and adjuvant therapy. Eur Urol. Feb 2009, 55(2):261–270.
6. Rusthoven CG, Carlson JA, Waxweiler TV, et al. The impact of definitive local therapy for lymph node-positive prostate cancer: a population-based study. International journal of radiation oncology, biology, physics. Apr 1 2014;88(5):1064–1073.
7. D'Amico AV, Whittington R, Malkowicz SB, et al. Biochemical outcome after radical prostatectomy, external beam radiation therapy, or interstitial radiation therapy for clinically localized prostate cancer. JAMA. Sep 16 1998;280(11):969–974.
8. Mohler JL, Kantoff PW, Armstrong AJ, et al. Prostate cancer, version 2.2014. Journal of the National Comprehensive Cancer Network : JNCCN. May 2014;12(5):686–718.
9. Partin AW, Kattan MW, Subong EN, et al. Combination of prostate-specific antigen, clinical stage, and Gleason score to predict pathological stage of localized prostate cancer. A multi-institutional update. JAMA. May 14 1997;277(18):1445–1451.
10. Moch H, Cubilla AL, Humphrey PA, Reuter VE, Ulbright TM. The 2016 WHO Classification of Tumours of the Urinary System and Male Genital Organs-Part A: Renal, Penile, and Testicular Tumours. Eur Urol. Feb 27 2016.
11. Roach M, 3rd, Weinberg V, McLaughlin PW, Grossfeld G, Sandler HM. Serum prostate-specific antigen and survival after external beam radiotherapy for carcinoma of the prostate. Urology. Apr 2003;61(4):730–735.
12. D'Amico AV, Chen MH, Roehl KA, Catalona WJ. Preoperative PSA velocity and the risk of death from prostate cancer after radical prostatectomy. N Engl J Med. Jul 8 2004;351(2):125–135.
13. D'Amico AV, Cote K, Loffredo M, Renshaw AA, Chen MH. Pretreatment predictors of time to cancer specific death after prostate specific antigen failure. J Urol. Apr 2003;169(4):1320–1324.
14. Williams SG, Duchesne GM, Millar JL, Pratt GR. Both pretreatment prostate-specific antigen level and posttreatment biochemical failure are independent predictors of overall survival after radiotherapy for prostate cancer. International journal of radiation oncology, biology, physics. Nov 15 2004;60(4):1082–1087.
15. Kwan W, Pickles T, Duncan G, et al. PSA failure and the risk of death in prostate cancer patients treated with radiotherapy. International journal of radiation oncology, biology, physics. Nov 15 2004;60(4):1040–1046.
16. Ang M, Rajcic B, Foreman D, Moretti K, O'Callaghan ME. Men presenting with prostate-specific antigen (PSA) values of over 100 ng/mL. BJU Int. Feb 18 2016.
17. Berney D, Beltran L, Fisher G. Validation of contemporary prostate cancer grading system with long term outcome. British journal of

cancer. (in press).
18. Berney D, Beltran L, Fisher G. Validation of contemporary prostate cancer grading system with long term outcome. British journal of cancer. (in press).
19. Kryvenko ON, Epstein JI. Changes in prostate cancer grading: Including a new patient-centric grading system. The Prostate. Apr 2016;76(5):427–433.
20. Halabi S, Owzar K. The importance of identifying and validating prognostic factors in oncology. Paper presented at: Seminars in oncology 2010.
21. Kattan MW, Hess KR, Amin MB, et al. American Joint Committee on Cancer acceptance criteria for inclusion of risk models for individualized prognosis in the practice of precision medicine. CA: a cancer journal for clinicians. Jan 19 2016.
22. Moons KG, de Groot JA, Bouwmeester W, et al. Critical appraisal and data extraction for systematic reviews of prediction modelling studies: the CHARMS checklist. PLoS medicine. Oct 2014;11(10): e1001744.
23. Eggener SE, Scardino PT, Walsh PC, et al. Predicting 15-year prostate cancer specific mortality after radical prostatectomy. J Urol. Mar 2011;185(3):869–875.
24. Brockman JA, Alanee S, Vickers AJ, et al. Nomogram Predicting Prostate Cancer-specific Mortality for Men with Biochemical Recurrence After Radical Prostatectomy. European urology. 2015;67(6):1160–1167.
25. Rajab R, Fisher G, Kattan MW, et al. An improved prognostic model for stage T1a and T1b prostate cancer by assessments of cancer extent. Modern pathology : an official journal of the United States and Canadian Academy of Pathology, Inc. Jan 2011;24(1):58–63.
26. Abdollah F, Boorjian S, Cozzarini C, et al. Survival following biochemical recurrence after radical prostatectomy and adjuvant radiotherapy in patients with prostate cancer: the impact of competing causes of mortality and patient stratification. European urology. 2013;64(4):557–564.
27. Giovacchini G, Incerti E, Mapelli P, et al. [11C] Choline PET/CT predicts survival in hormone-naive prostate cancer patients with biochemical failure after radical prostatectomy. European journal of nuclear medicine and molecular imaging. 2015;42(6): 877–884.
28. Tollefson MK, Karnes RJ, Kwon ED, et al. Prostate cancer Ki-67 (MIB-1) expression, perineural invasion, and gleason score as biopsy-based predictors of prostate cancer mortality: the Mayo model. Paper presented at: Mayo Clinic Proceedings 2014.
29. Joniau S, Briganti A, Gontero P, et al. Stratification of high-risk prostate cancer into prognostic categories: a European multi-institutional study. Eur Urol. Jan 2015;67(1):157–164.
30. Abdollah F, Karnes RJ, Suardi N, et al. Predicting survival of patients with node-positive prostate cancer following multimodal treatment. European urology. 2014;65(3):554–562.
31. Gravis G, Boher JM, Fizazi K, et al. Prognostic Factors for Survival in Noncastrate Metastatic Prostate Cancer: Validation of the Glass Model and Development of a Novel Simplified Prognostic Model. Eur Urol. Sep 29 2014.
32. Halabi S, Lin C-Y, Kelly WK, et al. Updated prognostic model for predicting overall survival in first-line chemotherapy for patients with metastatic castration-resistant prostate cancer. Journal of Clinical Oncology. 2014;32(7):671–677.
33. Templeton AJ, Pezaro C, Omlin A, et al. Simple prognostic score for metastatic castration-resistant prostate cancer with incorporation of neutrophil-to-lymphocyte ratio. Cancer. Nov 1 2014;120(21):3346–3352.
34. Ravi P, Mateo J, Lorente D, et al. External validation of a prognostic model predicting overall survival in metastatic castrate-resistant prostate cancer patients treated with abiraterone. Eur Urol. Jul 2014;66(1):8–11.
35. Halabi S, Lin CY, Small EJ, et al. Prognostic model predicting metastatic castration-resistant prostate cancer survival in men treated with second-line chemotherapy. Journal of the National Cancer Institute. Nov 20 2013;105(22):1729–1737.
36. Chi KN, Kheoh TS, Ryan CJ, et al. A prognostic model for predicting overall survival (OS) in patients (pts) with metastatic castration-resistant prostate cancer (mCRPC) treated with abiraterone acetate (AA) after docetaxel. Paper presented at: ASCO Annual Meeting Proceedings 2013.
37. Fizazi K, Massard C, Smith M, et al. Bone-related parameters are the main prognostic factors for overall survival in men with bone metastases from castration-resistant prostate cancer. European urology. 2015;68(1):42–50.
38. Miyoshi Y, Noguchi K, Yanagisawa M, et al. Nomogram for overall survival of Japanese patients with bone-metastatic prostate cancer. BMC cancer. 2015;15(1):1.
39. Halabi S, Lin CY, Kelly WK, et al. Updated prognostic model for predicting overall survival in first-line chemotherapy for patients with metastatic castration-resistant prostate cancer. J Clin Oncol. Mar 1 2014;32(7):671–677.
40. Moons KG, Altman DG, Reitsma JB, et al. Transparent Reporting of a multivariable prediction model for Individual Prognosis or Diagnosis (TRIPOD): explanation and elaboration. Annals of internal medicine. Jan 6 2015;162(1):W1-73.
41. Collins GS, Reitsma JB, Altman DG, Moons KG. Transparent Reporting of a multivariable prediction model for Individual Prognosis or Diagnosis (TRIPOD): the TRIPOD statement. Annals of internal medicine. Jan 6 2015;162(1):55–63.
42. Harrell F. Regression modeling strategies: with applications to linear models, logistic and ordinal regression, and survival analysis. Springer; 2015.
43. Steyerberg EW, Moons KG, van der Windt DA, et al. Prognosis Research Strategy (PROGRESS) 3: prognostic model research. PLoS medicine. 2013;10(2):e1001381.
44. Epstein JI, Egevad L, Amin MB, et al. The 2014 International Society of Urological Pathology (ISUP) Consensus Conference on Gleason Grading of Prostatic Carcinoma: Definition of Grading Patterns and Proposal for a New Grading System. The American journal of surgical pathology. Feb 2016;40(2):244–252.

第59章 睾 丸

本章摘要

适用本分期系统的肿瘤种类

青春期后睾丸生殖细胞肿瘤和睾丸恶性性索间质细胞肿瘤。

不适用本分期系统的肿瘤种类

肿瘤类型	按何种类型分类	适用章节
精母细胞肿瘤	无 AJCC 分期系统	无
非恶性性索/性腺间质肿瘤	无 AJCC 分期系统	无
青春期前生殖细胞肿瘤	无 AJCC 分期系统	无
淋巴与造血系统肿瘤	淋巴与造血系统肿瘤	79~82
睾丸旁肿瘤	无 AJCC 分期系统	无

更新要点

更新	更新细节	证据级别
原发肿瘤(T)定义	在纯精原细胞瘤中，肿瘤大小以 3cm 为界，将 T1 进一步分为 T1a 和 T1b	Ⅰ
原发肿瘤(T)定义	侵犯附睾被认定为是 T2 而非 T1	Ⅱ
原发肿瘤(T)定义	睾丸门软组织侵犯被认定为 T2	Ⅱ
远处转移(M)定义	由血管-淋巴管侵犯引起的非连续性精索受累定义为 M1	Ⅲ

ICD-O-3 形态学编码

编码	描述
C62.0	隐睾
C62.1	已降睾丸
C62.9	睾丸，非特指

WHO 肿瘤分类

编码	描述
9064	原位生殖细胞肿瘤
9061	精原细胞瘤
9070	胚胎性癌
9071	卵黄囊瘤，青春期后型
9080	畸胎瘤，青春期后型
9084	畸胎瘤伴有恶性成分
9100	绒毛膜癌
9104	胎盘部位滋养细胞肿瘤
9105	上皮样滋养细胞肿瘤
9085	混合型生殖细胞肿瘤
8650	恶性间质细胞瘤
8640	恶性支持细胞瘤
8591	未分类的性索间质瘤

Moch H, Humphrey PA, Ulbright TM, Reuter VE, eds. World Health Organization Classification of the Urinary System and Male Genital Organs. Lyon: IARC; 2016。

概述

睾丸癌几乎均源于生殖细胞，好发于年轻男性。虽然仅占所有男性恶性肿瘤不及 1%，但睾丸癌的发病率自 20 世纪以来已上升了一倍有余。隐睾是睾丸癌发病的危险因素，原位生殖细胞肿瘤是其癌前病变。青春期后型睾丸生殖细胞肿瘤分为以下两种组织细胞类型：精原细胞瘤与非精原细胞瘤。后者包括胚胎性癌、畸胎瘤、绒毛膜癌与卵黄囊瘤，各病理类型可含单独的组织细胞成分也可为数种组织细胞类型的混合。精原细胞瘤的成分也可包含于混合性生殖细胞肿瘤间。生殖细胞恶性肿瘤往往伴有甲胎蛋白（AFP）、人绒毛膜促性腺素（hCG）和/或乳酸脱氢酶（LDH）等肿瘤标志物的升高。睾丸癌的分期及预后判断基于肿瘤的侵犯程度及肿瘤标志物的水平。与其他恶性肿瘤不同的是，男性生殖细胞肿瘤 TNM 分期系统中还需包括血清肿瘤标志物，并作为单独的 S 分类。即使是已发生了远处转移的晚期睾丸癌的治愈率也相当高。因此睾丸肿瘤最高的临床和病理分期为ⅢC 期而不含Ⅳ期。

《AJCC 癌症分期指南》第 8 版，就第 7 版尚存在的临床和病理方面的缺陷或问题分为三方面阐释。首先，在第 7 版中 pT 分类并未考虑肿瘤的大小，而目前对需要新辅助放疗或者新辅助卡铂化疗的精原细胞瘤患者，临床肿瘤学专家会常规评估肿瘤的大小[1~8]。另外，在先前的版本中并未提及睾丸门软组织侵犯的概念，而该特征与非精原生殖细胞肿瘤更晚的分期具相关性，对病理科医生而言，也会同精索侵犯相混淆而导致 pT1、pT2 或 pT3 不同的分期出现[9~10]。最后，对 pT1 和 pT2 的界定，先前也未基于局部肿瘤侵犯的途径，从组织解剖学上予以考虑。

《AJCC 癌症分期指南》第 8 版中对睾丸肿瘤的分期包含了大量的澄清与更新。对 T 分类增加了多项近期报道的与预后相关的病理学决定因素。需注意的是，因睾丸生殖细胞肿瘤患者预后良好，几乎无法开展病理特征与肿瘤特异生存的相关性大规模研究，故大样本研究通常以肿瘤复发作为终点。精原细胞瘤与非精原细胞瘤的病理预后影响因素各异，这些差异也反映于本版分期系统中。

解剖学

原发部位

睾丸由盘曲的生精小管与具有内分泌功能的间质细胞组成，均包裹于一层致密的结构即白膜内，并延伸出众多纤维结缔组织小膈，将睾丸实质分割成许多小叶。生精小管汇聚于睾丸门（睾丸纵隔），形成睾丸网与输出小管并形成一单独管道盘曲于睾丸外侧的上下两端而形成附睾，继而延续形成输精管。输精管是一条肌性管道，与精索内的血管和淋巴管伴行。肿瘤进展与浸润的主要途径，是从中央穿过睾丸门（睾丸纵隔），该区域是睾丸实质的直接延续且无白膜包裹。睾丸门软组织由纤维脂肪组织、淋巴管与中等大小的血管构成。肿瘤可沿此径进一步侵犯附睾与精索（图 59.1）。肿瘤未经睾丸门而直接穿透白膜间皮覆盖的情况非常罕见（<5%的病例）。

区域淋巴结

区域淋巴结包括：

- 主动脉下腔静脉间淋巴结
- 主动脉旁淋巴结（主动脉周淋巴结）
- 腔静脉旁淋巴结

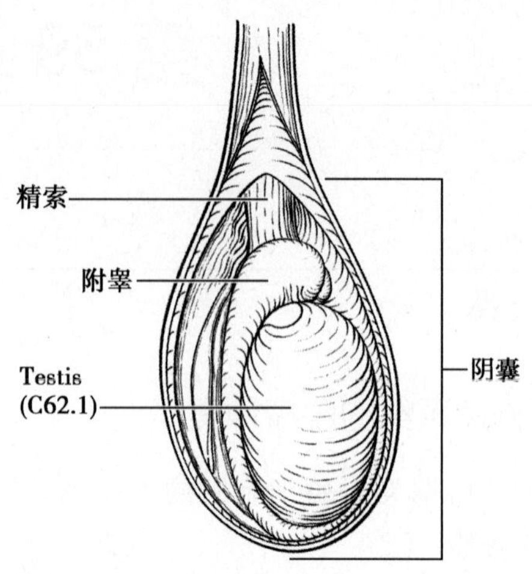

图 59.1 睾丸解剖

- 主动脉前淋巴结
- 腔静脉前淋巴结
- 主动脉后淋巴结
- 腔静脉后淋巴结

左右两侧睾丸淋巴结引流的方式可预测且不相同，分别体现了两侧静脉血管引流的差异。左侧睾丸淋巴引流首先汇入主动脉旁淋巴结，而右侧则首先汇入主动脉下腔静脉间淋巴结（图 59.2 和图 59.3）。上诉两个区域被称为睾丸肿

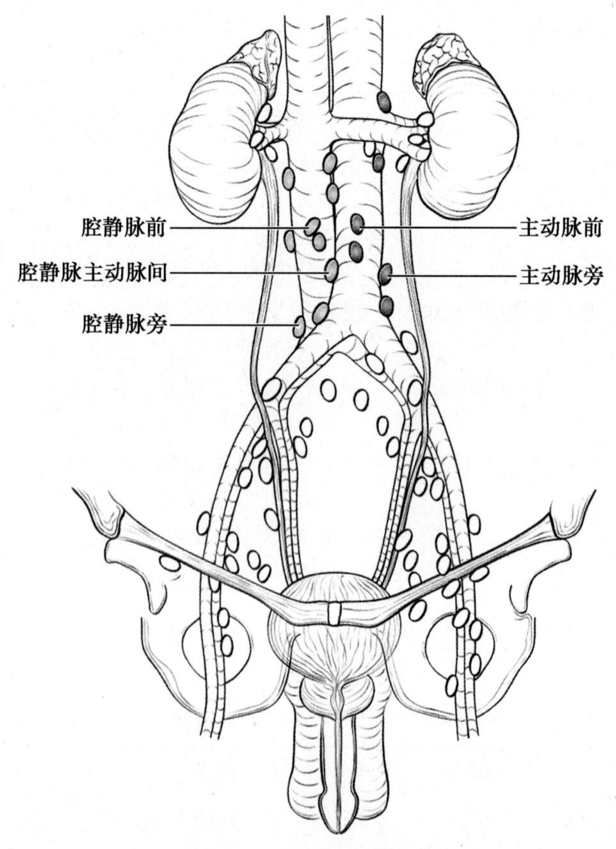

图 59.2 睾丸区域淋巴结

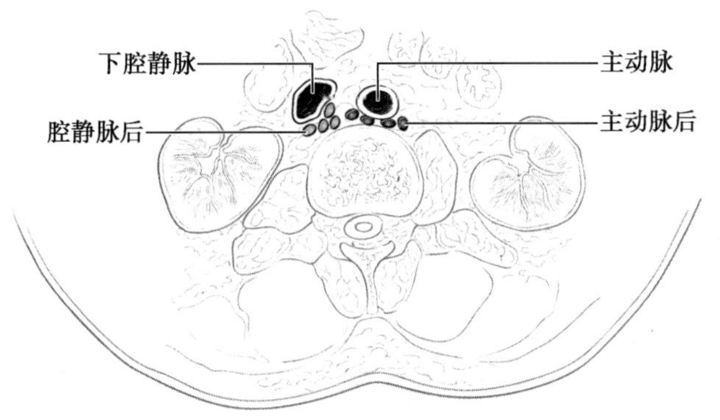

图 59.3　睾丸区域淋巴结

瘤的"登陆点"。精索静脉周围的淋巴结同样定义为区域淋巴结。仅在发现睾丸肿瘤前曾接受阴囊或腹股沟手术的患者中，盆腔内、髂外及腹股沟淋巴结才被认定为区域淋巴结。区域淋巴结以外的淋巴结均被定义为远处淋巴结。需注意，横膈以上的腹膜后淋巴结并非区域淋巴结，其受累需定义为 M1a。

转移部位

远处转移最常见于淋巴结，其次为肺、肝脏、骨骼及其他实体脏器。

分类原则

临床分期

睾丸癌的分期需确定 T、N、M 与 S 四个分类。临床分期需要临床检查结合组织学评估。胸、腹和盆腔的影像学是确定肿瘤 N 与 M 分类的必要评估手段。在进行睾丸切除术前，还需检测血清肿瘤标志物 AFP、hCG 与 LDH 以评估临床分期中的 S 分期。但在确定病理学 S 分类时，应采用睾丸切除后血清肿瘤标志物水平，而治疗前的肿瘤标志物水平仅用于同术后水平的比较。

影像学检查

虽然睾丸癌的诊断通常使用阴囊超声检查，但超声检查不可用于 T 分期。对于淋巴结转移的评估，影像检查推荐使用腹部计算机断层扫描（CT）与磁共振（MR）成像。分期还需胸部 CT 或胸部 X 线检查排除远处转移[11,12]。

转移的淋巴结通常位于中部后腹膜。评估淋巴结转移的 CT 或 MR 成像报告中需特别指出腹部淋巴结的大小（两个轴）及部位。用于评估远处转移的影像学报告，需特别指出可疑的转移部位。对无法确定的影像学中具代表性的可疑病灶，可采用影像引导下的活检确诊[11,12]。

与睾丸癌特别相关的区域淋巴结主要位于睾丸静脉的末端。右侧睾丸静脉汇入下腔静脉，而左侧睾丸静脉汇入左肾静脉[11,12]。通过影像扫描进行临床分期时，需尤其关注上述区域。

病理学分期

pT 分类须检验根治性睾丸切除术的标本后方可确定。检验应记录大体肿瘤组织的大小。对含有散发的多结节肿瘤，pT 分类应基于最大一枚肿瘤。需仔细检查大体组织以区分睾丸内或睾丸外的肿瘤。此外，还需确定肿瘤是否已穿透白膜，以及是否已侵犯附睾和/或睾丸门软组织和/或精索。组织学检查需对上述内容常规记录。同时，睾丸门部位组织也需常规送检。肿瘤组织取样需充分，应包括大体上可见的各区域（无论出血性、黏液、实体或囊性区域等。此外，还需在肿瘤与非肿瘤组织交界处，以及至少一处远离肿瘤的组织部位取样，以确定是否存在原位生殖细胞肿瘤（GCNIS）。上述切片也可用于评估脉管侵犯。如可能，切片尽量包括白膜组织。体积较小的肿瘤（直径≤2cm）需完整取材并送检。对较大体积肿瘤应尽可能取样。通常需对肿瘤最大径上每 1cm 取材 1~2 块组织。若切片中仅发现瘢痕组织，则可能因生殖细胞肿瘤退缩所造成。发现这一情况需对病灶进行完整检查，并对正常睾丸组织进行多个切片送检以排除侵袭性肿瘤细胞或 GCNIS。

在定义病理学 S 分类时，需同睾丸切除前肿瘤标志物进行比较，但病理学 S 分类则仅使用睾丸切除后血清肿瘤标志物水平。血清肿瘤标志物应于睾丸切除术后立刻检测，若高于正常，应在睾丸切除术后连续检测以评判是肿瘤标志物延迟衰减或已确实达到最低水平。AFP 和 hCG 的生理半衰期分别为 5~7 天与 24~48 小时。半衰期的延长提示睾丸切除术后仍有肿瘤组织残留。需注意，某些情况可能会导致肿瘤标志物的释放（如化疗的反应或术中对肿瘤组织的操作）并能造成一过性或假性循环肿瘤标志物的升高。伴远处转移的睾丸癌患者血清 LDH 水平可用于判断预后，故也包含于分期中。然而，LDH 并非生殖细胞肿瘤的特异肿瘤标志物。分期系统中 IS 期，需在睾丸切除术后给予充分的时间的情况下，肿瘤标志物仍未能降至正常水平方可的确诊。

pT1 的亚分类

部分精原细胞瘤的大型研究结果显示，肿瘤的大小是肿瘤复发的独立预后因素。因此，同 2014 年国际泌尿病理学会共识会上的推荐一致，肿瘤大小被用于确定局限于睾丸内的纯精原细胞瘤的亚分期[1,2,5,7]。然而，不同文献中对肿瘤大小的界定不尽相同。目前采用较为保守的相对较小的 3cm 为界。需注意，肿瘤的大小和亚分期并不影响总分期，且亚分期只适用于纯精原细胞瘤，非精原细胞瘤或混合型生殖细胞肿瘤不适用。此外，精母细胞性精原细胞瘤与通常意义上的青春期后型生殖细胞肿瘤无相关性。因其极佳的预后，精母细胞性精原细胞瘤被重新命名为精母细胞性肿瘤，且不应使用 TNM 分期。

睾丸网侵犯

虽然部分研究显示纯精原细胞瘤睾丸网实质受累（睾丸网侵犯并且远离湿疹样受累部位）与更高的分期具相关性，但该病理特征迄今尚未经大样本队列研究的验证，故未包括于当前分期系统中[2,13]。睾丸网属于睾丸的一部分，睾丸网侵犯并不归于 pT2 分类（图 59.4）。

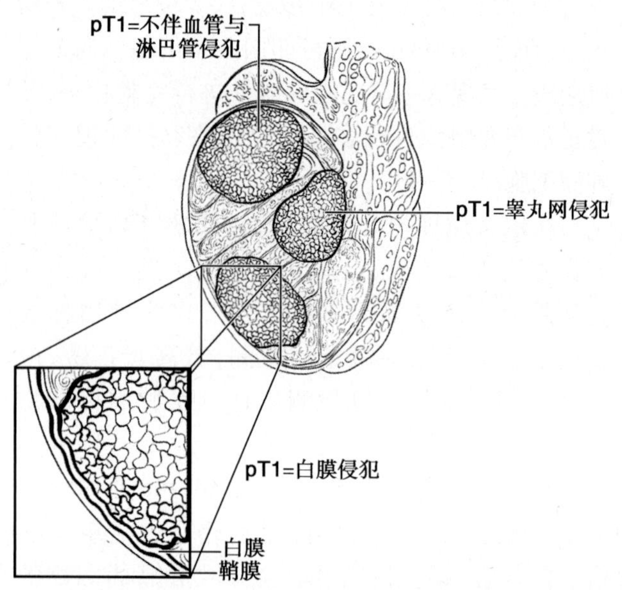

图 59.4　T1 定义为肿瘤局限于睾丸内（含睾丸网侵犯）且不伴有淋巴管侵犯。肿瘤可侵犯白膜但不累及鞘膜

睾丸门软组织与精索侵犯

睾丸门软组织侵犯被归为 pT2（图 59.5），其定义为肿瘤侵及睾丸门区域超过睾丸网边界的脂肪和疏松纤维结缔组织，且与睾丸实质存在于同一切面。精索形态和睾丸门软组织可能有所重叠，故明确区分两者在肿瘤分期上尤为重要。大体组织上，若肿瘤范围超过附睾与精索的成角（切迹）认为是 pT3（图 59.7）。若镜下已发现肿瘤包绕或累及输精管，则认为精索侵犯（pT3）。因有时精索可能被肿瘤完全占据，故明确相关的受累及区域的来源尤为重要。需注意，精索侵犯实指原发肿瘤直接延续至精索软组织，而通过脉管瘤栓的方式使精索软组织非连续性受累应认定为远处转移（pM1）。肿瘤仅存在于精索脉管内而未产生实质侵犯应认定为 pT2。

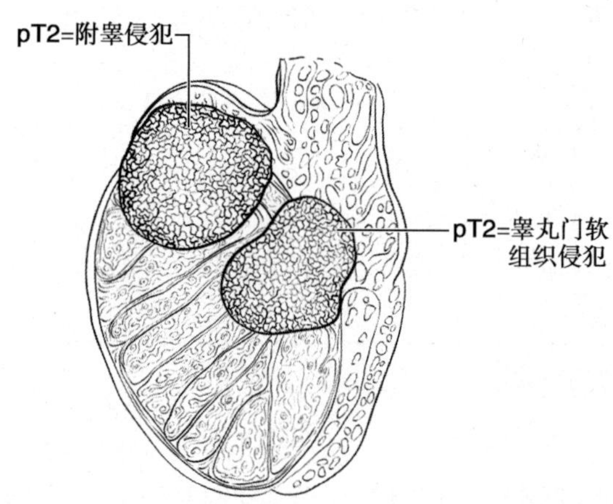

图 59.5　肿瘤局限于睾丸内（含睾丸网侵犯）并伴有淋巴管侵犯；或肿瘤侵犯睾丸门软组织（图）或附睾（图）或穿破覆盖于白膜外侧表面的鞘膜脏层，伴或不伴淋巴管侵犯

附睾侵犯

附睾侵犯归为 pT2；通常继发于睾丸门侵犯，偶尔源于白膜侵犯。

淋巴管侵犯

淋巴管侵犯的存在（图 59.6）会改变睾丸内肿瘤的病理 T 分期。因假性的肿瘤细胞位移（尤其是精原细胞瘤）及常见的收缩效应可导致假阳性，故评估淋巴管侵犯时需采用严格的标准。虽然评估淋巴管侵犯的最佳部位是肿瘤周围组织，但偶尔也可在肿瘤组织内发现明确的淋巴管侵犯。

分级

分级并不适用于睾丸生殖细胞或性索间质肿瘤。

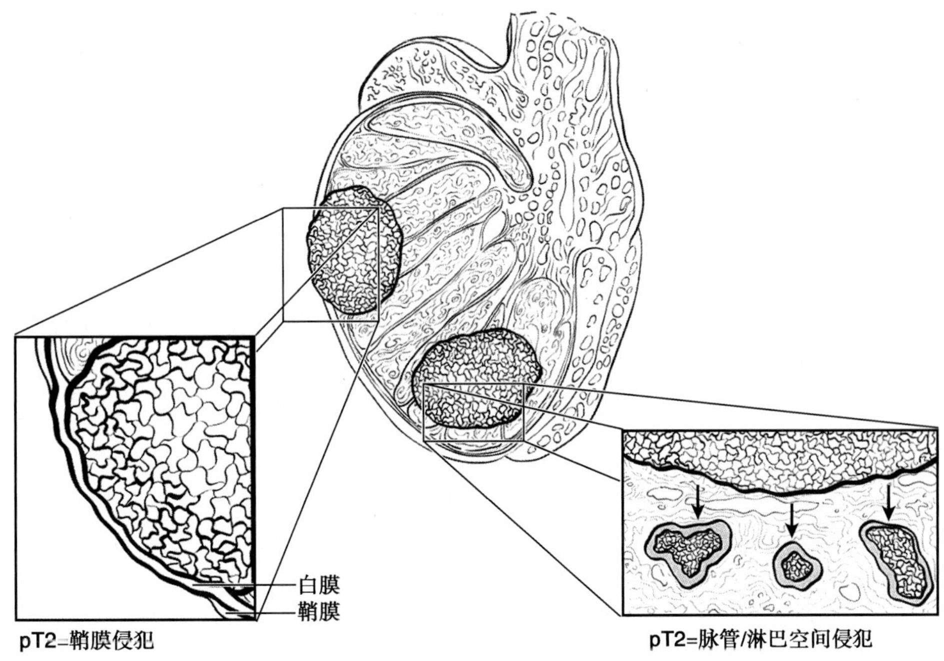

图 59.6　肿瘤局限于睾丸内(含睾丸网侵犯)并伴有淋巴管侵犯;或肿瘤侵犯睾丸门软组织(图)或附睾(图)或穿破覆盖在白膜外侧表面的鞘膜脏层伴或不伴淋巴管侵犯

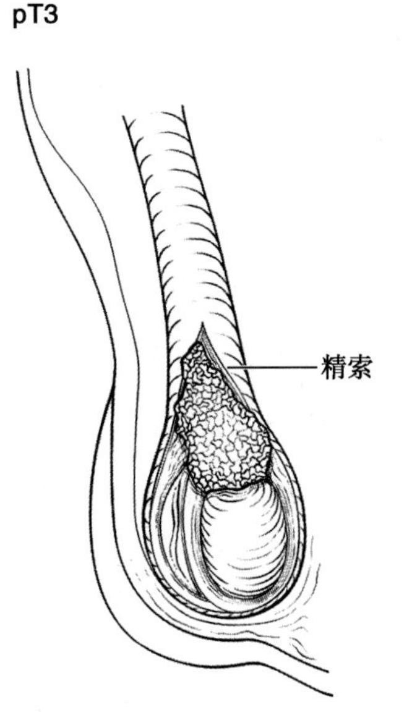

图 59.7　pT3 肿瘤侵犯精索

淋巴结

N 分类中大小的界限值是指影像学或组织学检查中相关淋巴结的大小,而非远处转病灶的大小。pN 分类的评估须采用明确的含有淋巴结区域的标本(如腹膜后淋巴结清扫术后的标本)。所有淋巴结均应切片,并记录最大淋巴结的直径及伴肿瘤转移的淋巴结数量。同时也应注意是否存在结外软组织的肿瘤侵犯。广泛取样和标本的仔细检查(包括囊性、纤维化、出血、坏死及实质区域)以确定生殖细胞肿瘤成分或评判是否已进展为非生殖细胞体细胞恶性肿瘤尤为重要。转移淋巴结是否位于肿瘤的同侧或对侧并不影响 N 分期。在化疗后取样的标本中可能难以区分单个淋巴结。

预后因素

分期所需的预后因素

血清肿瘤标志物(S)

睾丸癌是少数采用血清肿瘤标志物指导诊断及治疗的恶性肿瘤之一。需通过检测诊断时及完成睾丸切除术后的肿瘤标志物水平以确定缓解程度,并在随访时检测以排除肿瘤复发。早期(即Ⅰ~ⅡB 期)非精原细胞型生殖细胞肿瘤(NSGCT)中 50%~70%的患者在初诊时伴 AFP 水平升高,进展期(ⅡB~ⅢC 期)NSGCT 患者中的比例为 60%~80%。需注意,纯精原细胞瘤患者不会出现 AFP 水平的升高,故病理检查显示为纯精原细胞瘤者若伴血清 AFP 的升高应被诊断为 NSGCT。AFP 的半衰期为 5~7 天。早期 NSGCT 患者中 20%~40%伴 hCG 水平升高,晚期患者中该比例为 40%~60%。纯精原细胞瘤患者中约 15%伴 hCG 水平升高。hCG 的半衰期为 24~36 小时。约 20%早期和近 50%的晚期生殖细胞肿瘤患者中伴 LDH 水平升高。LDH 水平直接与肿瘤负荷相关,但 LDH 是睾丸癌的非特异肿瘤标志物。疑似生殖细胞肿瘤患者应在接受睾丸切除术前接受肿瘤标志物检测,并在术后连续观察肿瘤标志物的下降趋势。在接受系统治疗或放射治疗的晚期患者中,也同样应连续检测肿瘤标志物以观察治疗反应。AJCC 证据级别:I 级。

其他重要临床预后因素

国际生殖细胞肿瘤协作组

临床上被广为接受的国际生殖细胞肿瘤协作组(IGCCCG)预后分级系统根据患者血清肿瘤标志物水平,是否出现实质脏器转移及肿瘤是否原发于纵隔部位将患者的危险等级分为三级[14]。该系统可以指导治疗,尤其是化疗周期的选择上。AJCC 证据级别:I 级。

淋巴管侵犯

淋巴管侵犯的存在(图 59.6)会改变睾丸内肿瘤的病理 T 分类。因假性的肿瘤细胞位移(尤其是精原细胞瘤)及常见的收缩效应可导致假阳性,故评估淋巴管侵犯时需采用严格的标准。虽然评估淋巴管侵犯的最佳部位是肿瘤周围组织,但偶尔也可在肿瘤组织内发现明确的淋巴管侵犯。AJCC 证据级别:I 级。

表 59.1 国际生殖细胞肿瘤协作组预后分级系统(经授权引自 Wilkinson 等人的研究)

预后(危险度)	实质脏器转移或纵隔原发	血清标志物*			5 年无进展生存率	5 年总生存率
		AFP	hCG	LDH		
好	无	<1 000	<5 000	<1.5×N**	89%	92%
中	无	1 000~10 000	5 000~50 000	1.5~10×N**	75%	80%
差	有	>10 000	>50 000	>10×N**	41%	48%

* 血清标志物为睾丸切除术后水平。

** N 为正常值的上限。

风险评估模型

为支持各类预测模型在临床实践中的应用,AJCC 近期发布了用于评判各类统计学预测模型的评估指南[15]。然而,目前已发表的或已被用于临床的任何睾丸癌相关的预测模型,均尚未由"AJCC 精准医疗核心工作组"通过该指南予以评估。AJCC 未来将会对符合 AJCC 评估指南的本病种的风险预测模型予以认可。

AJCC TNM 定义

原发肿瘤(T)定义

临床 T(cT)

cT 分类	T 标准
cTX	原发肿瘤无法评估
cT0	无原发肿瘤证据
cTis	生殖细胞原位癌
cT4	肿瘤侵犯阴囊,伴或不伴血管/淋巴侵犯

注意:除了由活检确诊的 Tis 和 T4 以外,原发肿瘤的侵犯程度需经根治性睾丸切除术后方可确定。临床分期中其他原发肿瘤的 T 分类可以使用 TX。

病理 T(pT)

pT 分类	T 标准
pTX	原发肿瘤无法评估
pT0	无原发肿瘤证据
pTis	生殖细胞原位癌
pT1	肿瘤局限于睾丸内(含睾丸网侵犯)且不伴淋巴管侵犯
pT1a*	肿瘤<3cm
pT1b*	肿瘤≥3cm
pT2	肿瘤局限于睾丸内(含睾丸网侵犯)伴有淋巴管侵犯 或 肿瘤侵犯睾丸门软组织或附睾或穿破覆盖在白膜外侧表面的鞘膜脏层伴或不伴淋巴管侵犯
pT3	肿瘤侵犯精索,伴或不伴淋巴管侵犯
pT4	肿瘤侵犯阴囊,伴或不伴淋巴管侵犯

pT1 的亚分类仅适用于纯精原细胞瘤。

区域淋巴结(N)定义

临床 N(cN)

N 分类	N 标准
NX	区域淋巴结无法评估
N0	无区域淋巴结转移
N1	转移淋巴结最长径≤2cm 或 多个淋巴结,最长径≤2cm
N2	转移淋巴结最长径>2cm 但≤5cm 或 多个淋巴结,最长径>2cm 但≤5cm
cN3	转移淋巴结最长径>5cm

病理 N(pN)

N 分类	N 标准
NX	区域淋巴结无法评估
N0	无区域淋巴结转移
N1	转移淋巴结最长径≤2cm,并且≤5 个淋巴结阳性,没有一个最大径>2cm
N2	单个转移淋巴结最长径>2cm 但≤5cm;或>5 个淋巴结阳性,没有一个>5cm;或伴结外肿瘤侵犯证据
N3	单个转移淋巴结最长径>5cm

远处转移(M)定义

M 分类	M 标准
M0	无远处转移
M1	伴远处转移
M1a	伴非腹膜后淋巴结或肺转移
M1b	伴非肺实质脏器转移

血清标志物(S)定义

S 分类	S 标准
SX	无标志物结果或未作检测
S0	标志物水平在正常范围
S1	LDH<1.5×N* 并且 hCG(mIU/ml)<5 000 且 AFP(ng/ml)<1 000
S2	LDH1.5～10×N* 或 hCG(mIU/ml)5 000～50 000 或 AFP(ng/ml)1 000～10 000
S3	LDH>10×N* 或 hCG(mIU/ml)>50 000 或 AFP(ng/ml)>10 000

*N 表示 LDH 最高正常上限。

AJCC 预后分期分组

T	N	M	S	分期分组
pTis	N0	M0	S0	0
pT1～T4	N0	M0	SX	Ⅰ
pT1	N0	M0	S0	ⅠA
pT2	N0	M0	S0	ⅠB
pT3	N0	M0	S0	ⅠB
pT4	N0	M0	S0	ⅠB
任何 pT/TX	N0	M0	S1～3	ⅠS
任何 pT/TX	N1～3	M0	SX	Ⅱ
任何 pT/TX	N1	M0	S0	ⅡA
任何 pT/TX	N1	M0	S1	ⅡA
任何 pT/TX	N2	M0	S0	ⅡB
任何 pT/TX	N2	M0	S1	ⅡB
任何 pT/TX	N3	M0	S0	ⅡC
任何 pT/TX	N3	M0	S1	ⅡC
任何 pT/TX	任何 N	M1	SX	Ⅲ
任何 pT/TX	任何 N	M1a	S0	ⅢA
任何 pT/TX	任何 N	M1a	S1	ⅢA
任何 pT/TX	N1～3	M0	S2	ⅢB
任何 pT/TX	任何 N	M1a	S2	ⅢB
任何 pT/TX	N1～3	M0	S3	ⅢC
任何 pT/TX	任何 N	M1a	S3	ⅢC
任何 pT/TX	任何 N	M1b	任何 S	ⅢC

肿瘤登记需收集的变量

1. 临床和病理分期中血清肿瘤标志物(S)
2. 临床和病理分期中甲胎蛋白(AFP)水平(xx,xxx ng/ml)
3. 临床和病理分期中人绒毛膜促性腺素(hCG)水平(xx,xxx mIU/ml)
4. 临床和病理分期中乳酸脱氢酶(LDH)水平(xx,xxx U/L)

组织学分级(G)

生殖细胞肿瘤无组织学分级。

组织病理学类型

生殖细胞肿瘤可分为精原细胞瘤和非精原细胞瘤。在最新的世界卫生组织(WHO)肿瘤分类中，精母细胞性精原细胞瘤被重新命名为精母细胞性肿瘤。间变性和经典精原细胞瘤已不再使用。精原细胞瘤和精原细胞瘤伴合体滋养层细胞是目前已确认的两个类型。非精原细胞瘤包括胚胎性癌、卵黄囊瘤、畸胎瘤和绒毛膜癌。混合性生殖细胞肿瘤指包含一种以上组织学成分的肿瘤，可含多种非精原细胞瘤成分，也可同时含精原细胞瘤与非精原细胞瘤成分。混合型生殖细胞肿瘤不同的组织学成分(包括精原细胞瘤)均需从含量最高至最低的成分予以记录。性腺间质肿瘤同样应按 WHO 分类进行分类。TNM 分期仅适用于恶性睾丸间质、支持细胞与其他性索间质细胞肿瘤。良性和交界性肿瘤则不应使用该分期。

图示

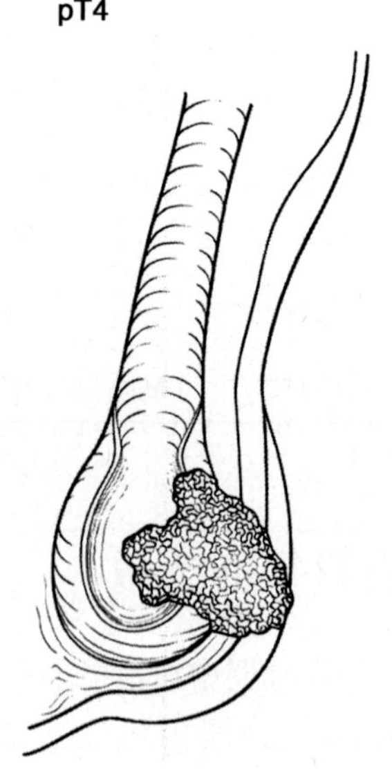

图 59.8 pT4 肿瘤侵犯阴囊

(译者 陆骁霖 审校 叶定伟)

参考文献

1. Aparicio J, Maroto P, Garcia del Muro X, et al. Prognostic factors for relapse in stage I seminoma: a new nomogram derived from three consecutive, risk-adapted studies from the Spanish Germ Cell Cancer Group (SGCCG). *Ann Oncol.* Nov 2014;25(11):2173-2178.
2. Chung P, Daugaard G, Tyldesley S, et al. Evaluation of a prognostic model for risk of relapse in stage I seminoma surveillance. *Cancer medicine.* Jan 2015;4(1):155-160.
3. Cohn-Cedermark G, Stahl O, Tandstad T, Swenoteca. Surveillance vs. adjuvant therapy of clinical stage I testicular tumors - a review and the SWENOTECA experience. *Andrology.* Jan 2015;3(1):102-110.
4. Daugaard G, Gundgaard MG, Mortensen MS, et al. Surveillance for stage I nonseminoma testicular cancer: outcomes and long-term follow-up in a population-based cohort. *J Clin Oncol.* Dec 1 2014;32(34):3817-3823.
5. Kamba T, Kamoto T, Okubo K, et al. Outcome of different post-orchiectomy management for stage I seminoma: Japanese multi-institutional study including 425 patients. *International journal of urology : official journal of the Japanese Urological Association.* Dec 2010;17(12):980-987.
6. Krege S, Beyer J, Souchon R, et al. European consensus conference on diagnosis and treatment of germ cell cancer: a report of the second meeting of the European Germ Cell Cancer Consensus group (EGCCCG): part I. *Eur Urol.* Mar 2008;53(3):478-496.
7. Warde P, Specht L, Horwich A, et al. Prognostic factors for relapse in stage I seminoma managed by surveillance: a pooled analysis. *J Clin Oncol.* Nov 15 2002;20(22):4448-4452.
8. Zores T, Mouracade P, Duclos B, Saussine C, Lang H, Jacqmin D. Surveillance of stage I testicular seminoma: 20 years oncological results. *Prog Urol.* Apr 2015;25(5):282-287.
9. Berney DM, Algaba F, Amin M, et al. Handling and reporting of orchidectomy specimens with testicular cancer: areas of consensus and variation among 25 experts and 225 European pathologists. *Histopathology.* Sep 2015;67(3):313-324.
10. Yilmaz A, Cheng T, Zhang J, Trpkov K. Testicular hilum and vascular invasion predict advanced clinical stage in nonseminomatous germ cell tumors. *Modern pathology : an official journal of the United States and Canadian Academy of Pathology, Inc.* Apr 2013;26(4):579-586.
11. Coursey Moreno C, Small WC, Camacho JC, et al. Testicular Tumors: What Radiologists Need to Know-Differential Diagnosis, Staging, and Management. *Radiographics : a review publication of the Radiological Society of North America, Inc.* 2015;35(2):400-415.
12. Hedgire SS, Pargaonkar VK, Elmi A, Harisinghani AM, Harisinghani MG. Pelvic nodal imaging. *Radiol Clin North Am.* Nov 2012;50(6):1111-1125.
13. Vogt AP, Chen Z, Osunkoya AO. Rete testis invasion by malignant germ cell tumor and/or intratubular germ cell neoplasia: what is the significance of this finding? *Human pathology.* Sep 2010;41(9):1339-1344.
14. Wilkinson PM, Read G. International Germ Cell Consensus Classification: a prognostic factor-based staging system for metastatic germ cell cancers. International Germ Cell Cancer Collaborative Group. *Journal of Clinical Oncology.* 1997;15(2):594-603.
15. Kattan MW, Hess KR, Amin MB, et al. American Joint Committee on Cancer acceptance criteria for inclusion of risk models for individualized prognosis in the practice of precision medicine. *CA: a cancer journal for clinicians.* Jan 19 2016.

第十四篇
泌尿系统

专家组成员

Members of the Urinary Tract Expert Panel
Mahul B. Amin, MD, FCAP – Editorial Board Liaison
Bernard H. Bochner, MD, FACS
Sam S. Chang, MD, FACS
Toni K. Choueiri, MD
Jason A. Efstathiou, MD, DPhil
Mary Gospodarowicz, MD, FRCPC, FRCR(Hon) – UICC Representative
Donna E. Hansel, MD, PhD
Patrick A. Kenney, MD
Badrinath R. Konety, MD
Jaime Landman, MD
Cheryl T. Lee, MD
Bradley C. Leibovich, MD, FACS
James M. McKiernan, MD – Vice Chair
Elizabeth R. Plimack, MD
Victor E. Reuter, MD
Brian I. Rini, MD, FACP
Srikala Sridhar, MD, MSc, FRCPC
Walter M. Stadler, MD, FACP – Chair
Satish K. Tickoo, MD
Raghunandan Vikram, MD
Ming Zhou, MD, PhD – CAP Representative

第60章 肾

本章摘要

适用本分期系统的肿瘤种类

肾原发性癌。

不适用本分期系统的肿瘤种类

肿瘤类型	按何种类型分类	适用章节
尿路上皮癌	肾盂和输尿管癌	61
淋巴瘤	霍奇金和非霍奇金淋巴瘤	79
肉瘤	腹部及胸腔脏器官的软组织肉瘤	42
肾母细胞瘤	无 AJCC 分期系统	无

更新要点

更新	更新细节	证据级别
原发肿瘤（T）定义	T3a 期："严重"一词不再用于描述肾静脉侵犯，"侵犯肌层"修改为"节段性静脉"	Ⅱ
原发肿瘤（T）定义	T3a 期：增加了肾盂肾盏系统侵犯	Ⅱ

ICD-O-3 形态学编码

编码	描述
C64.9	肾癌，非特指

WHO 肿瘤分类

编码	描述
8310	肾透明细胞癌
8316	低度恶性潜能多房囊性肾肿瘤
8260	乳头状肾细胞癌
8311	遗传性平滑肌瘤病肾细胞癌综合征（HLRCC）相关性肾细胞癌
8323	透明细胞乳头状肾细胞癌
8317	肾嫌色细胞癌
8319	肾集合管癌
8510	肾髓样癌
8311	MiT 家族易位性肾细胞癌
8311	琥珀酸脱氢酶（SDH）缺陷型肾细胞癌
8480	黏液性小管状及梭形肾细胞癌
8316	管状囊性肾细胞癌
8316	获得性囊性肾病相关性肾细胞癌
8312	未分类肾细胞癌

Moch H, Humphrey PA, Ulbright TM, Reuter VE, eds. World Health Organization Classification of Tumours of the Urinary System and Male Genital Organs. Lyon: IARC; 2016。

概述

肾癌占全身恶性肿瘤的 3%。几乎所有的肾恶性肿瘤均起源于肾小管上皮。源自肾盂的肿瘤、肉瘤、淋巴瘤和儿童肿瘤（如肾母细胞瘤）将在其他章节详述。肾脏肿瘤在男性中更为常见，男女发病比例约 3∶2。大部分肾癌为散发病例，约 2%～3% 具遗传性。肾癌的潜在临床表现包括疼痛和血尿，约 3%～5% 表现为血管内瘤栓。大多数肾脏肿瘤患者系偶然发现而无系统性症状。肾癌的分期取决于原发肿瘤的大小、邻近器官的侵犯、血管浸润及区域淋巴结和远处转移。

最新数据表明，伴有多种不良因素的肾癌预后更差，整合所有相关参数的新型预测模型即将发表。肾癌的不良因素包括肾周脂肪浸润、瘤体大小（连续变量）、最大的转移性淋巴结大小及结外侵犯。不同病理类型对肾脏肿瘤预后的作用也愈发清晰。最后，肾脏肿瘤具有一系列潜在的分子预后因素，包括遗传变量、增殖标记、血管生成参数、生长因子及受体及黏附因子。迄今大多数分子预后因素尚未获正式的临床验证，故仍处试验阶段。理想的情况下，未来的分期系统可综合考虑以上各类因素以评判个体化的预后，并促进该领域研究的进展。需检测的特殊因素包括浸润程度、静脉受侵及程度、肾上腺侵犯及类型、使用的分级系统类型与确切分级、有无肉瘤样癌特点、有无脉管侵犯、有无坏死及原发肿瘤的分子特征。

解剖学

原发部位

肾脏由皮质（肾小球、肾曲小管）和髓质（亨勒袢、集合管和肾小管汇集而成的椎体）构成，外部由肾周纤维囊和脂肪组织包绕。每个肾乳头开口于肾小盏，后者汇集成肾大盏，肾大盏引流至肾盂。肾门部有肾盂、输尿管和肾动、静脉。Gerota 筋膜覆盖腰大肌和腰方肌。肾脏肿瘤可起源于肾单位的任意部位。肾脏的解剖学结构如图 60.1 所示。肾细胞癌（RCC）的一个独特特点是肾脏原发肿瘤可侵入肾静脉，有时会侵入下腔静脉甚至转移至右心房水平。

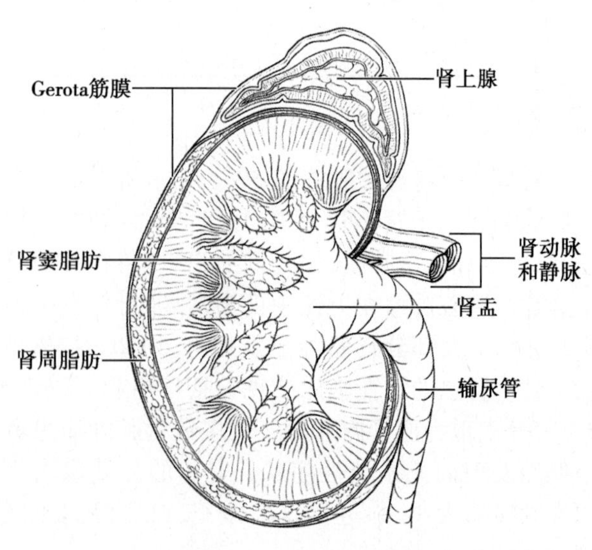

图 60.1 肾脏解剖结构

区域淋巴结

肾脏区域淋巴结（图 60.2 和图 60.3）包括：

- 肾门淋巴结
- 腔静脉组（腔静脉前，主动脉腔静脉间、腔静脉旁、腔静脉后）
- 主动脉组（主动脉前、主动脉旁、主动脉后）

右侧肾脏肿瘤的第一站淋巴结转移部位是主动脉腔静脉间淋巴结，左侧肾脏肿瘤则是主动脉组淋巴结。左右两侧肾细胞癌的后续淋巴结转移区域分别与左右侧睾丸癌淋巴结转移区域类似，但后续淋巴结转移模式不易预测。区域淋巴结外的淋巴结转移应认定为远处转移。

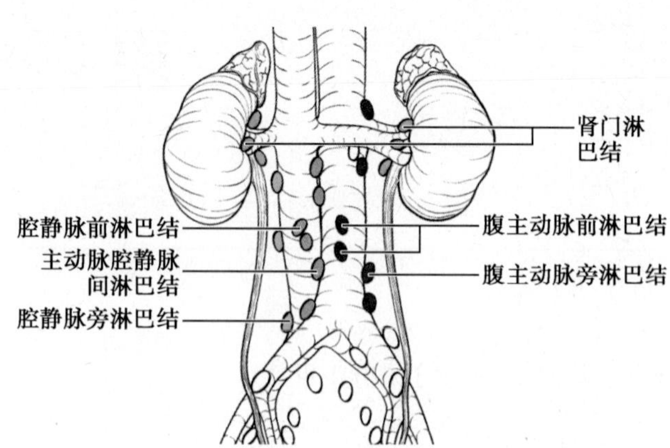

图 60.2 肾脏区域淋巴结分布

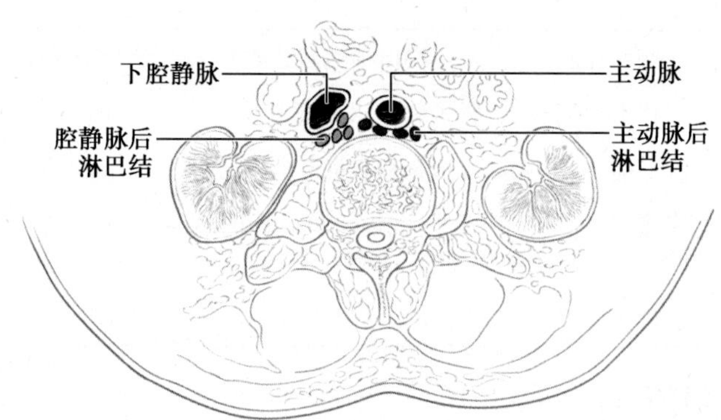

图 60.3 肾脏区域淋巴结分布

转移部位

远处转移最常见于骨骼、肝脏、肺、脑、同侧或对侧肾上腺及远处淋巴结。肾细胞癌还可转移至鼻窦、阴茎、皮肤甚至出现全身广泛转移。

分类原则

临床分期

体格检查、腹盆部计算机断层（CT）扫描与其他相关的影像学检查手段如原发肿瘤的磁共振（MR）成像检查，对肿瘤及其范围包括局部和远处转移的评估来说是必需的。若治疗计划进行手术切除，则经皮穿刺活检即无必要，但若肿瘤怀疑为非肾细胞癌（如淋巴瘤），或患者计划仅接受消融治疗而非根治性手术时，经皮穿刺活检则为必须，且经皮活检相对较为安全。过多的实验室检查并非必须，但实验室检查应包括全血细胞计数、基本的生化检查以评估肝肾功能、血钙和 LDH 水平。上述检查或对预后具重要意义,至少对转移性肾癌。

影像学检查

CT和MR成像对于肾细胞癌局部分期同样有效,可作为一线检查。然而,相较于MR成像,CT可显示钙化,可更好的观察身体其他部位(如胸部)故有助于分期。肾癌通常为强化的实性包块或含有实体成分的囊性包块。大部分强化的肾脏包块为恶性,恶性的比例随肿块体积增大而增加。利用MR成像的多维成像或CT多维重建可以精确测量肾脏肿瘤的体积。然而,影像学测量的肿瘤和切除术后测量的肿瘤的大小经常存在些微差异,但这种差异可能并无临床意义[1,2]。高分辨CT薄层扫描有助于发现肾周侵犯,尽管其假阳性较高[3,4]。

MR成像中发现的假包膜有助于区分T1或T2与T3a类肾细胞癌[5]。术前影像学检查不易发现肾窦脂肪侵犯。尽管CT和MR成像具很高的阴性预测价值,但不易发现肾窦脂肪侵犯,其阳性预测价值相对较低[6]。

增强CT和MR成像显像的静脉期或延时相中可发现肾静脉或下腔静脉内瘤栓。提示肾静脉或腔静脉瘤栓的征象包括充盈缺损、血管扩张和边缘强化。肾静脉分支内的癌栓较肾静脉主干和下腔静脉内的癌栓更不易发现[7]。CT和MR成像对于区分邻近器官(如肾上腺、肝脏、膈肌、腰大肌、胰腺与大肠)侵犯和毗邻的阳性预测价值均较低。CT和MR成像在发现同侧肾上腺直接侵犯方面高度敏感,其阴性预测价值接近100%[8,9]。

尽管10%的转移性淋巴结短径小于1cm,对短径大于1cm或影像学提示结构紊乱的淋巴结需考虑转移的可能性。反应性增生较为常见,58%的肿大淋巴结中为反应性增生[10]。

肾癌远处转移的风险取决于肿瘤的大小和其他因素,比如病理亚型和肉瘤样分化[11~14]。常见的转移部位包括肺、骨骼、肝脏、同侧或对侧肾上腺及脑。胸部CT对发现肺转移最为敏感,但对低危患者而言,完善胸部X线平片已足够排除肺内转移[12,15]。晚期患者若伴有骨转移症状,或实验室检查结果异常(如碱性磷酸酶升高),应完善骨扫描以排除骨转移[16]。有神经定位体征的患者应接受颅脑MR成像或增强CT以排除脑转移。尽管尚无证据支持常规颅脑MR成像检查,但颅脑MR成像有助于在晚期肾细胞癌中发现无症状隐匿性脑转移患者[17]。^{18}F-FDG-PET/CT在肾癌初始分期中尚无确定的应用,部分原因在于肾脏对FDG的高摄取及高排泄导致肾细胞癌病灶对FDG的亲和性较低[18]。尽管对发现远处转移的敏感性较低,PET/CT仍具较高的特异性,并对于传统影像学检查无法明确的病例可作为补充检查手段[19,20]。

60

病理学分期

病理分期需行手术切除。开放性或微创手术均可用于肾癌的治疗。建议在切除原发肿瘤的同时切除Gerota筋膜及肾周脂肪。局限期肿瘤可采用部分肾切除,且为临床T1类肿瘤和需保留肾功能时的优选手术方式[12,21]。规范化的腹膜后淋巴结清扫有助于提高淋巴结分期的准确性,但淋巴结清扫对肿瘤结局的影响尚未确定[22~24]。肾上腺侵犯通常被认定为M1,如为肾癌对同侧肾上腺的直接浸润,则归为T4。建议对影像学证实或术中发现的同侧肾上腺转移进行肾上腺完整切除,但若肾上腺观察为正常则不需切除[25~27]。

病理报告中必须包括肿瘤大小以用于分期。对于较大的肿瘤,尤其是直径大于7cm以及发生于肾窦区的肿瘤而言,需检查手术标本以判断有无肾窦侵犯。对于肾外侵犯的肿瘤,应测量包括肾外侵犯范围在内的肿瘤最大径。对于有血管内侵犯的肿瘤,肿瘤大小的测算不应包含瘤栓大小。若手术标本包括多个肿瘤结节,应至多测量五个结节的大小。若肿瘤结节肉眼观察大体相似,则将最大的结节用于T分类并用(m)表示伴多个肿瘤结节。若肿瘤结节肉眼上的差异明显,则需额外测量该结节的大小。不同组织类型的结节需分别分期。

肾静脉侵犯较为常见,尤其是在肿瘤标本大体检测未识别出肾静脉分支时。该情况在部分肾切除标本中更为常见。显微镜检查常可发现这种被大体检测遗漏的问题。因此,当前的T3a分类中已排除使用“大体上”这一词汇。另外,窦静脉的直径、窦静脉肌层的数量、有无窦静脉肌层等因素并无法提示其为静脉段或其与肾静脉主干的关系,故无需在静脉中分辨肌层从而将其归类于“肾静脉分支”并将肿瘤归为pT3a[28]。肾窦脂肪局限性肿瘤结节很可能预示着血管侵犯[28]。血管侵犯需在显微镜下确认。

肾周或肾窦脂肪侵犯应该在显微镜下进行确认。肿瘤细胞侵犯脂肪伴或不伴纤维结缔组织增生以及肾周/肾窦软组织血管侵犯均提示肾周/肾窦侵犯,对此需报告“有”或“无”。

标本处理

病理标本需按标准程序处理以满足所有的病理评估条件。国际泌尿病例协会(ISUP)和美国病理学会(www.cap.org)已出版了标本处理的实践指南[29]。

预后因素

分期所需的预后因素

除用于界定T、N与M分类的因素外,分期分组无需其他预后因素。

其他重要临床预后因素

组织学亚型

组织学类型是预后的重要预测因素,是临床治疗中日趋重要的影响因素,尤其在转移性疾病中。组织学亚型应向下文讨论的方法分类。例如,1型乳头状肾细胞癌预后通常较为良好,髓质癌和肾集合管癌一般预后较差[30]。AJCC证据级别:Ⅰ级

WHO/ISUP核仁分级

核仁分级是一个重要的预后因素,尤其对肾透明细胞癌而言。分级的描述将在“组织学分级(G)”部分讨论。AJCC证据级别:Ⅱ级。

肉瘤样或横纹肌样特点

肾细胞癌的肉瘤样分化由片状或束状恶性梭形细胞构成,可存在于任何组织学亚型中。有时肉瘤样成分类似于肉瘤的特定类型,如骨肉瘤、软骨肉瘤、横纹肌肉瘤等。肉瘤样分化可见于肾细胞癌的任何亚型并提示预后较差。

对极少量的肉瘤样成分无需作出诊断,部分学者要求在低倍镜下或在明确的区域内可见肉瘤样成分才做出诊断。肉瘤样成分的百分比与肿瘤特异性死亡率相关,故应提供该百分比的大概数值[31]。AJCC证据级别:Ⅱ级。

横纹肌样分化表现为细胞富含嗜酸性胞质,内有一个偏心颗粒嗜酸性包涵体和一个巨大的偏心分布的细胞核以及明显的嗜酸性核仁。同肉瘤样分化类似,横纹肌样分化是去分化的表现,常见于各种亚型的肾细胞癌。肉瘤样分化和横纹肌样分化可同时存在于同一肿瘤。横纹肌样分化的存在提示预后较差,是独立的预后因素,与组织学亚型、组织学分级和临床分期无关[32]。病理报告中应明示是否存在横纹肌样分化[30]。AJCC证据级别:Ⅱ级。

肿瘤组织学坏死

凝固性坏死同预后相关,在镜下表现为呈簇状和片状均匀分布的退行和坏死细胞,或粉色颗粒状凝固中散在细胞核和胞质碎片。临床上需辨别诸如出血、透明样变和瘢痕形成等退化表现和缺血性坏死与凝固性坏死。任何数量的凝固性坏死均应报告[33]。AJCC证据级别:Ⅱ级。

镜下脉管侵犯

在病变肾脏的小血管内发现肿瘤被称为镜下脉管侵犯(LVI)。不同的检测手段(免疫组化、标准苏木精和伊红染色)对LVI的检出率影响较大。大多已出版的研究结果显示,LVI还与其他的预后因素,包括肿瘤大小、组织学分级、病理T分期、淋巴结转移和远处转移相关。LVI还同无病生存期、肿瘤特异性生存期显著相关。建议对苏木精和伊红染色确认的LVI进行病理报告[30]。AJCC证据级别:Ⅱ级。

风险评估模型

为支持各类预测模型在临床实践中的应用,AJCC近期发布了用于评判各类统计学预测模型的评估指南[34]。然而,目前已发表的或已被用于临床的任何肾癌相关的预测模型,均尚未由“AJCC精准医疗核心工作组”通过该指南予以评估。AJCC未来将会对符合AJCC评估指南的本病种的风险预测模型予以认可。

AJCC TNM定义

原发肿瘤(T)定义

T分期	T标准
TX	原发肿瘤无法评估
T0	无原发肿瘤证据
T1	肿瘤局限于肾脏内,最大径≤7cm
T1a	肿瘤局限于肾脏内,最大径≤4cm
T1b	肿瘤局限于肾脏内,最大径>4cm,但≤7cm
T2	肿瘤局限于肾脏内,最大径>7cm

续表

T 分期	T 标准
T2a	肿瘤局限于肾脏内，最大径>7cm，但≤10cm
T2b	肿瘤局限于肾脏内，最大径>10cm
T3	肿瘤侵入大静脉或肾周组织，但未侵入同侧肾上腺，未超过 Gerota 筋膜
T3a	肿瘤侵及肾静脉或其分支，或侵及肾盂肾盏系统，或侵及肾周和/或肾窦脂肪但未超过 Gerota 筋膜
T3b	肿瘤侵及横膈下的腔静脉
T3c	肿瘤侵及横膈上的腔静脉或侵犯腔静脉的管壁
T4	肿瘤侵犯超过 Gerota 筋膜（包括持续侵及同侧肾上腺）

区域淋巴结（N）定义

N 分期	N 标准
NX	区域淋巴结无法评估
N0	无区域淋巴结转移
N1	伴区域淋巴结转移

远处转移（M）定义

M 分期	M 标准
M0	无远处转移
M1	伴远处转移

AJCC 预后分期分组

T	N	M	分期分组
T1	N0	M0	Ⅰ
T1	N1	M0	Ⅲ
T2	N0	M0	Ⅱ
T2	N1	M0	Ⅲ
T3	N0	M0	Ⅲ
T3	N1	M0	Ⅲ
T4	任何 N	M0	Ⅳ
任何 T	任何 N	M1	Ⅳ

肿瘤登记需收集的变量

1. 组织学亚型
2. WHO/ISUP 分级
3. 肿瘤大小
4. 肿瘤侵及肾周脂肪或肾窦组织
5. 静脉侵犯尤其是肾内脉管侵犯，肾窦内肾静脉分支侵犯，肾静脉侵犯，或下腔静脉侵犯
6. 脉管侵犯（LVI）
7. 肾上腺直接侵犯（T4）或肾上腺内独立结节（M1）
8. 肉瘤样特点；有或无及百分比
9. 横纹肌样分化；有或无
10. 肿瘤组织学坏死

组织学分级（G）

1982 年发表的 Fuhrman 组织学分级系统根据细胞核的大小、形态、核仁是否明显分为 4 个层级。尽管该分级系统被广泛应用，但在其执行力、可重复性和结果预测方面均存在严重问题。因此，目前提出的改良分级即 WHO/ISUP 分级系统根据核仁明显程度将肾细胞癌分为 1～3 级，而 4 级则被定义为存在明显的细胞核多型性，包括瘤巨细胞、肉瘤样和/或横纹肌样分化。该分级系统适用于透明细胞癌和乳头状肾细胞癌，但不适用于嫌色细胞癌及其他肾细胞癌组织学亚型[30]。

G	定义
GX	分级无法评估
G1	核仁不存在或不明显，400 倍镜下呈嗜碱性
G2	核仁明显，400 倍镜下呈嗜酸性，100 倍镜下可见核仁但不明显
G3	核仁明显，100 倍镜下呈嗜酸性
G4	明显的细胞核多型性和/或多核巨细胞和/或横纹肌样分化和/或肉瘤样分化

组织病理学类型

透明细胞肾细胞癌

低度恶性潜能多房囊性肾肿瘤

乳头状肾细胞癌

遗传性平滑肌瘤病肾细胞癌综合征（HLRCC）相关性肾细胞癌

透明细胞乳头状肾细胞癌

肾嫌色细胞癌

肾集合管癌

肾髓样癌

MiT 家族易位性肾细胞癌

琥珀酸脱氢酶缺陷型肾细胞癌

黏液性小管状及梭行细胞肾细胞癌
管状囊性肾细胞癌
获得性囊性肾病相关性肾细胞癌
未分类肾细胞癌

图示

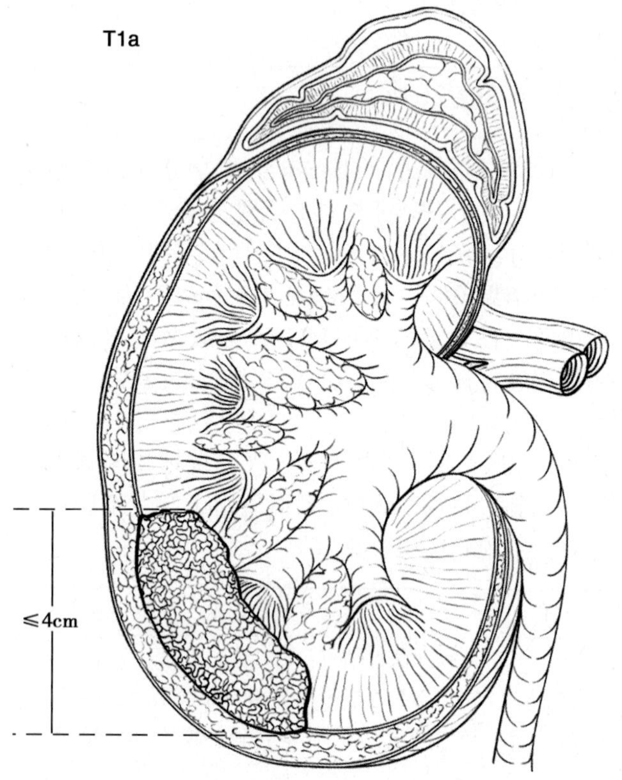

图 60.4　T1a:肿瘤最长径≤4cm,局限于肾脏

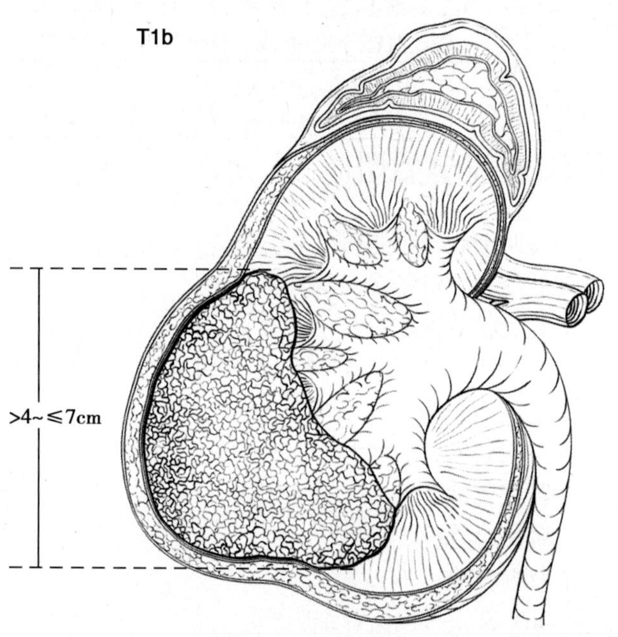

图 60.5　T1b:肿瘤最长径>4cm 但≤7cm,局限于肾脏

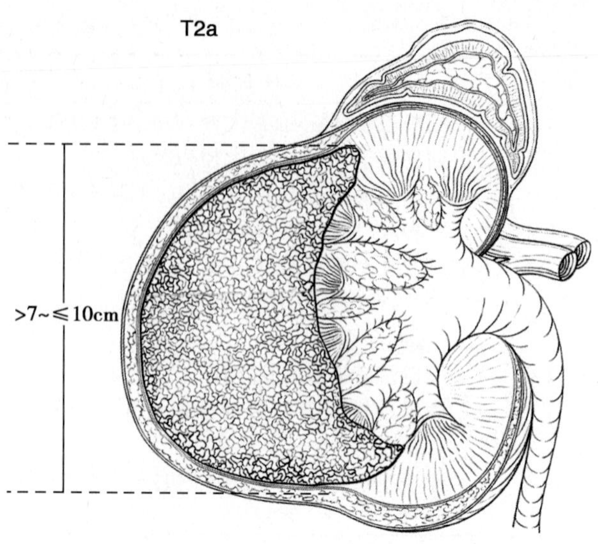

图 60.6　T2a:肿瘤最长径>7cm 但≤10cm,局限于肾脏

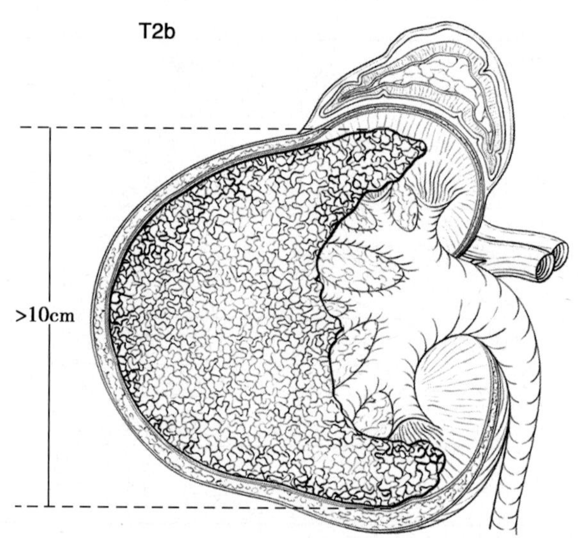

图 60.7　T2b:肿瘤最长径>10cm

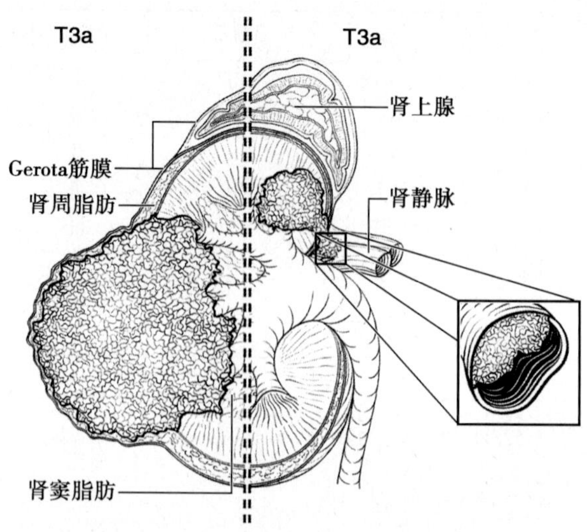

图 60.8　(左)T3a:肿瘤侵及肾周和/或肾窦脂肪,但未超过 Gerota 筋膜。(右)T3a:除侵及肾周和/或肾窦脂肪外,肿瘤侵及肾静脉或肾窦内肾静脉分支

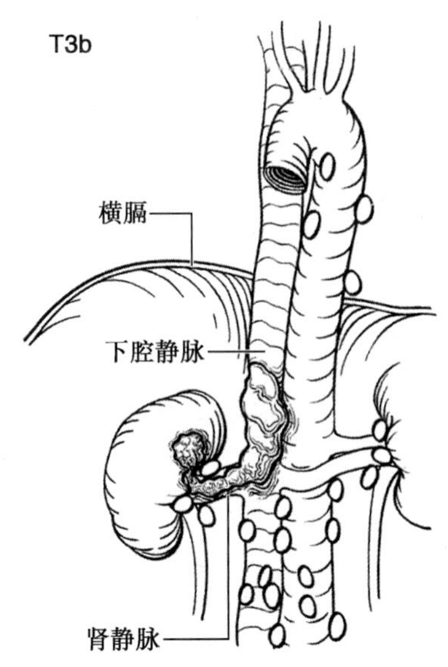

图 60.9　T3b:肿瘤侵及膈下腔静脉

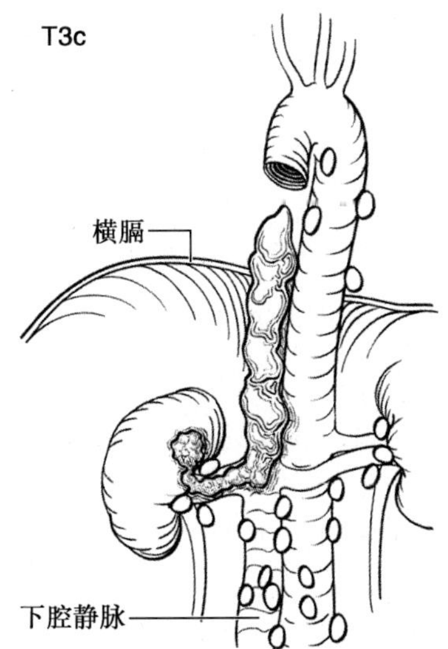

图 60.10　T3c:肿瘤侵及膈上腔静脉或侵犯腔静脉壁

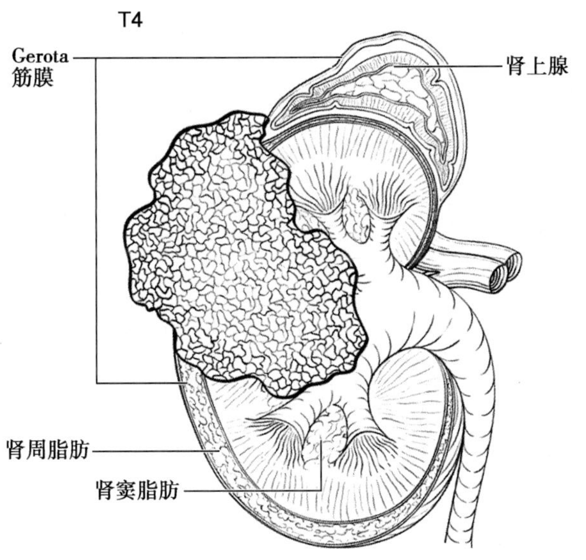

图 60.11　T4:肿瘤侵犯超过 Gerota 筋膜

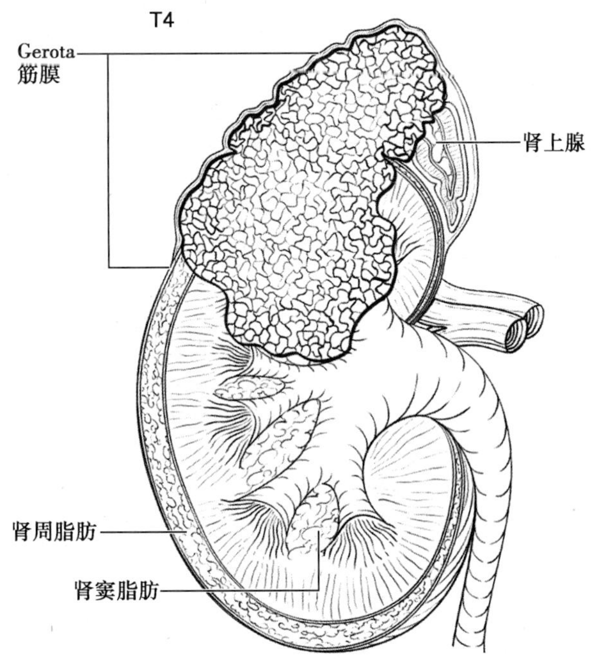

图 60.12　T4:肿瘤侵及同侧肾上腺

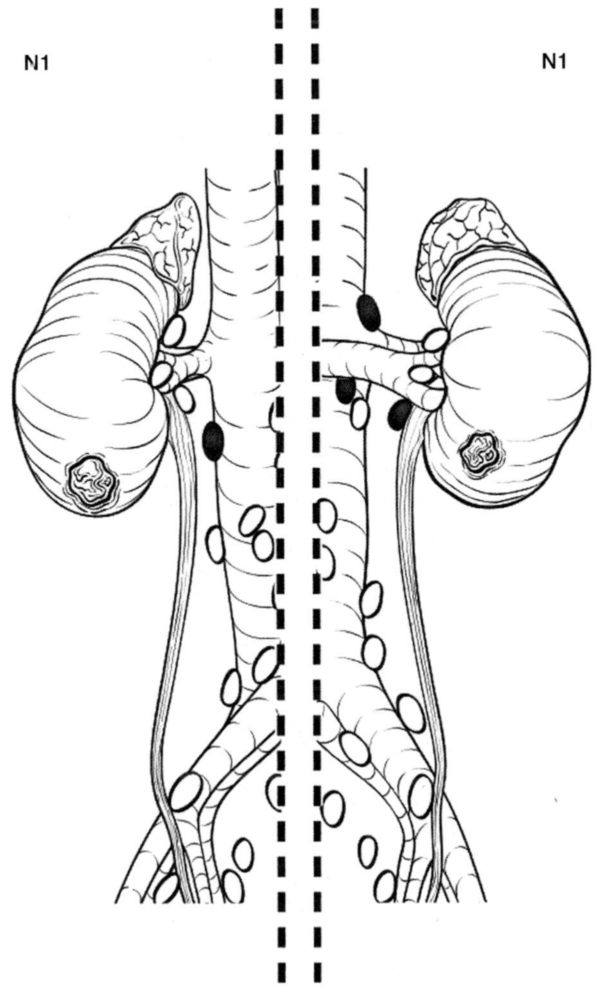

图 60.13　N1 指单个或多个区域淋巴结受侵

（译者 魏晓婷　李思明　审校 盛锡楠）

参考文献

1. Jeffery NN, Douek N, Guo DY, Patel MI. Discrepancy between radiological and pathological size of renal masses. *BMC urology.* 2011;11(1):2.
2. Roberts WW, Bhayani SB, Allaf ME, Chan TY, Kavoussi LR, Jarrett TW. Pathological stage does not alter the prognosis for renal lesions determined to be stage T1 by computerized tomography. *The Journal of urology.* 2005;173(3):713–715.
3. Catalano C, Fraioli F, Laghi A, et al. High-resolution multidetector CT in the preoperative evaluation of patients with renal cell carcinoma. *AJR. American journal of roentgenology.* May 2003;180(5): 1271–1277.
4. Hallscheidt PJ, Bock M, Riedasch G, et al. Diagnostic accuracy of staging renal cell carcinomas using multidetector-row computed tomography and magnetic resonance imaging: a prospective study with histopathologic correlation. *Journal of computer assisted tomography.* May-Jun 2004;28(3):333–339.
5. Roy C, Sr., El Ghali S, Buy X, et al. Significance of the pseudocapsule on MRI of renal neoplasms and its potential application for local staging: a retrospective study. *AJR. American journal of roentgenology.* Jan 2005;184(1):113–120.
6. Kim C, Choi HJ, Cho KS. Diagnostic value of multidetector computed tomography for renal sinus fat invasion in renal cell carcinoma patients. *Eur J Radiol.* Jun 2014;83(6):914–918.
7. Hallscheidt P, Wagener N, Gholipour F, et al. Multislice computed tomography in planning nephron-sparing surgery in a prospective study with 76 patients: comparison of radiological and histopathological findings in the infiltration of renal structures. *Journal of computer assisted tomography.* Nov-Dec 2006;30(6):869–874.
8. Tsui KH, Shvarts O, Smith RB, Figlin RA, deKernion JB, Belldegrun A. Prognostic indicators for renal cell carcinoma: a multivariate analysis of 643 patients using the revised 1997 TNM staging criteria. *J Urol.* Apr 2000;163(4):1090-1095; quiz 1295.
9. Sawai Y, Kinouchi T, Mano M, et al. Ipsilateral adrenal involvement from renal cell carcinoma: retrospective study of the predictive value of computed tomography. *Urology.* Jan 2002;59(1):28–31.
10. Studer UE, Scherz S, Scheidegger J, et al. Enlargement of regional lymph nodes in renal cell carcinoma is often not due to metastases. *J Urol.* Aug 1990;144(2 Pt 1):243–245.
11. Lee H, Lee JK, Kim K, et al. Risk of metastasis for T1a renal cell carcinoma. *World journal of urology.* Apr 2016;34(4):553–559.
12. Ljungberg B, Bensalah K, Canfield S, et al. EAU guidelines on renal cell carcinoma: 2014 update. *Eur Urol.* May 2015;67(5): 913–924.
13. Thompson RH, Hill JR, Babayev Y, et al. Metastatic renal cell carcinoma risk according to tumor size. *J Urol.* Jul 2009;182(1): 41–45.
14. Wunderlich H, Reichelt O, Schumann S, et al. Nephron sparing surgery for renal cell carcinoma 4 cm. or less in diameter: indicated or under treated? *J Urol.* May 1998;159(5):1465–1469.
15. Lim DJ, Carter MF. Computerized tomography in the preoperative staging for pulmonary metastases in patients with renal cell carcinoma. *J Urol.* Oct 1993;150(4):1112–1114.
16. Santini D, Procopio G, Porta C, et al. Natural history of malignant bone disease in renal cancer: final results of an Italian bone metastasis survey. *PloS one.* 2013;8(12):e83026.
17. Shuch B, La Rochelle JC, Klatte T, et al. Brain metastasis from renal cell carcinoma: presentation, recurrence, and survival. *Cancer.* Oct 1 2008;113(7):1641–1648.
18. Ozulker T, Ozulker F, Ozbek E, Ozpacaci T. A prospective diagnostic accuracy study of F-18 fluorodeoxyglucose-positron emission tomography/computed tomography in the evaluation of indeterminate renal masses. *Nuclear medicine communications.* Apr 2011;32(4):265–272.
19. Kang DE, White RL, Zuger JH, Sasser HC, Teigland CM. Clinical use of fluorodeoxyglucose F 18 positron emission tomography for detection of renal cell carcinoma. *The Journal of urology.* 2004;171(5):1806–1809.
20. Majhail NS, Urbain JL, Albani JM, et al. F-18 fluorodeoxyglucose positron emission tomography in the evaluation of distant metastases from renal cell carcinoma. *J Clin Oncol.* Nov 1 2003; 21(21):3995–4000.
21. Campbell SC, Novick AC, Belldegrun A, et al. Guideline for management of the clinical T1 renal mass. *J Urol.* Oct 2009;182(4): 1271–1279.
22. Blom JH, van Poppel H, Maréchal JM, et al. Radical nephrectomy with and without lymph-node dissection: final results of European Organization for Research and Treatment of Cancer (EORTC) randomized phase 3 trial 30881. *European urology.* 2009;55(1): 28–34.
23. Terrone C, Guercio S, De Luca S, et al. The number of lymph nodes examined and staging accuracy in renal cell carcinoma. *BJU Int.* Jan 2003;91(1):37–40.
24. Whitson JM, Harris CR, Reese AC, Meng MV. Lymphadenectomy improves survival of patients with renal cell carcinoma and nodal metastases. *J Urol.* May 2011;185(5):1615–1620.
25. Kutikov A, Piotrowski ZJ, Canter DJ, et al. Routine adrenalectomy is unnecessary during surgery for large and/or upper pole renal tumors when the adrenal gland is radiographically normal. *The Journal of urology.* 2011;185(4):1198–1203.
26. TSUI K-H, SHVARTS O, BARBARIC Z, FIGLIN R, de KERNION JB, BELLDEGRUN A. Is adrenalectomy a necessary component of radical nephrectomy? UCLA experience with 511 radical nephrectomies. *The Journal of urology.* 2000;163(2):437–441.
27. Weight CJ, Kim SP, Lohse CM, et al. Routine adrenalectomy in patients with locally advanced renal cell cancer does not offer oncologic benefit and places a significant portion of patients at risk for an asynchronous metastasis in a solitary adrenal gland. *European urology.* 2011;60(3):458–464.
28. Bonsib SM. Renal veins and venous extension in clear cell renal cell carcinoma. *Modern pathology : an official journal of the United States and Canadian Academy of Pathology, Inc.* Jan 2007;20(1): 44–53.
29. Trpkov K, Grignon DJ, Bonsib SM, et al. Handling and staging of renal cell carcinoma: the International Society of Urological Pathology Consensus (ISUP) conference recommendations. *The American journal of surgical pathology.* Oct 2013;37(10):1505–1517.
30. Delahunt B, Cheville JC, Martignoni G, et al. The International Society of Urological Pathology (ISUP) grading system for renal cell carcinoma and other prognostic parameters. *The American journal of surgical pathology.* Oct 2013;37(10):1490–1504.
31. Zhang BY, Thompson RH, Lohse CM, et al. A novel prognostic model for patients with sarcomatoid renal cell carcinoma. *BJU Int.* Mar 2015;115(3):405–411.
32. Przybycin CG, McKenney JK, Reynolds JP, et al. Rhabdoid differentiation is associated with aggressive behavior in renal cell carcinoma: a clinicopathologic analysis of 76 cases with clinical follow-up. *The American journal of surgical pathology.* Sep 2014;38(9):1260–1265.
33. Leibovich BC, Blute ML, Cheville JC, et al. Prediction of progression after radical nephrectomy for patients with clear cell renal cell carcinoma: a stratification tool for prospective clinical trials. *Cancer.* Apr 1 2003;97(7):1663–1671.
34. Kattan MW, Hess KR, Amin MB, et al. American Joint Committee on Cancer acceptance criteria for inclusion of risk models for individualized prognosis in the practice of precision medicine. *CA: a cancer journal for clinicians.* Jan 19 2016.

第 61 章　肾盂及输尿管

本章摘要

适用本分期系统的肿瘤种类

尿路上皮(移行细胞)癌,包含组织学变异的微乳头及巢状亚型。

不适用本分期系统的肿瘤种类

肿瘤类型	按何种类型分类	适用章节
肾细胞癌	肾	60
肾髓质癌	肾	60
集合管癌	肾	60
淋巴瘤	霍奇金和非霍奇金淋巴瘤	79
间叶组织肿瘤	腹部及胸腔脏器官的软组织肉瘤	42

更新要点

更新	更新细节	证据级别
区域淋巴结定义	单个淋巴结最大直径超过 5cm 的 N3 类转移瘤归为 N2 类	Ⅲ

ICD-O-3 形态学编码

编码	描述
C65.9	肾盂
C65.9	输尿管

WHO 肿瘤分类

编码	描述
8120	尿路上皮癌
8131	微乳头状尿路上皮癌
8082	淋巴上皮瘤样癌
8122	肉瘤样尿路上皮癌
8031	巨细胞尿路上皮癌
8020	低分化尿路上皮癌(含破骨细胞样巨细胞的肿瘤)
8130	乳头状尿路上皮癌
8140	腺癌
8070	鳞状细胞癌
8041	小细胞神经内分泌癌

Moch H, Humphrey PA, Ulbright TM, Reuter VE, eds. World Health Organization Classification of Tumors of the Urinary System and Male Genital Organs. Lyon: IARC; 2016。

概述

起源于尿路上皮的肾盂癌及输尿管癌,均可按本系统进行分期。该类恶性肿瘤与膀胱癌具有相似的生物学行为及组织学分布,读者可参考膀胱癌章节的概述和具体内容。

尿路上皮癌可发生在肾盏至输尿管膀胱连接处之间的任意部位。上尿路尿路上皮癌多发于成年人,但在 40 岁以下的患者中罕见。男性发病率是女性的 2~3 倍。肿瘤多见于伴膀胱癌病史者。尿路上皮癌可单发或多发。除吸烟外,使用镇痛药(如非那西汀)也同疾病发生相关。病发于上尿路的尿路上皮癌中 DNA 修复基因发生错配突变较膀胱癌更为常见。肿瘤的局部分期取决于肿瘤在肾盂或输尿管典型部位的浸润深度。除 T3 期在肾盂肾盏和输尿管区分定义外,其余分期均不考虑肿瘤在上尿路的位置。当输尿管和肾盂同时发生肿瘤时,两者应分别进行分期。而肾小盏、肾大盏和肾盂部位的肿瘤则一律纳入肾盂肿瘤分期。

解剖学

原发部位

肾盂和输尿管作为独立的解剖结构,包含了大小肾盏并与肾锥体的集合管相通。肾盂输尿管连接处的位置具多样性,是分割肾盂和输尿管的解剖标志。输尿管向尾部延伸并穿过膀胱壁,输尿管壁内段开口于膀胱三角区的输尿管口。肾盂内含有尿路上皮下的结缔组织和肌层,外层根据位置不同,可由肾周脂肪或肾实质包裹。肾盂的肾内部分由肾实质所包裹,而肾外部分由肾门周围脂肪所包裹,其中含有肾门淋巴结。肾盂内的肌层和肾周脂肪的厚度不尽相同。输尿管在组织学分型上由内向外依次为上皮质(尿路上皮质)、上皮下结缔组织层、肌层和结缔组织外膜层。输尿管靠近壁腹膜穿过腹膜后腔,依靠腹膜后肌层的前缘下行,跨过髂血管,进入骨盆深处。在输尿管跨过髂血管穿过膀胱壁之前由盆腔脂肪所包裹。

区域淋巴结

因缺乏明确的形态学证据，肾盂及输尿管尿路上皮癌的区域淋巴结目前尚无法准确定义，因此难以确定淋巴清扫的手术范围和部位。肾盂周围的区域淋巴结如图 61.1 所示：

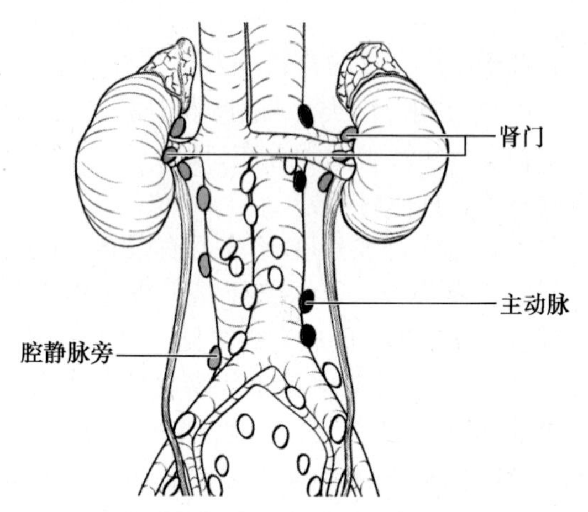

图 61.1 肾盂周围淋巴结区域

- 肾门
- 腔静脉旁
- 主动脉
- 腹膜后，非特指

输尿管周围的区域淋巴结如图 61.2 所示：

- 肾门
- 腔静脉旁

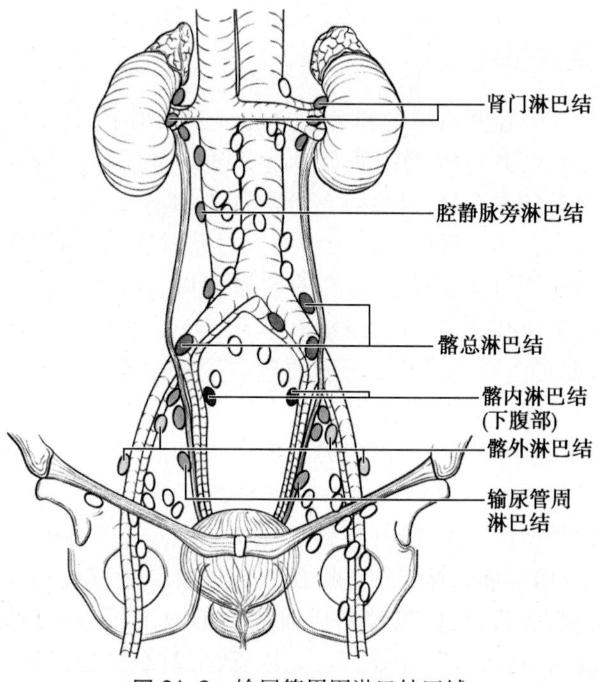

图 61.2 输尿管周围淋巴结区域

- 髂血管（髂总，髂内（下腹部），髂外）
- 输尿管周围
- 骨盆的，非特指

转移部位

常见的远处转移部位包括肺、淋巴结、骨骼和肝脏。

分类原则

临床分期

原发肿瘤的临床分期基于影像学检查及输尿管镜的结果。虽然通过输尿管镜下的活检可获取的组织有限，可能无法在较大肿块内获取高级别或高侵袭部分，但目前仍推荐行输尿管镜检查并活检。当无法获取组织时，尿细胞学检查可帮助确定肿瘤组织分期。上尿路的上皮癌患者伴膀胱癌发生率相对较高，因此需同时检测及评估上述部位，但肾盂及输尿管肿瘤临床分期不受并发膀胱肿瘤的影响；若同时存在上、下尿路肿瘤，则可能无法确定转移瘤的实际原发病灶。上述情况下，临床分期应基于最高级别的肿瘤或最可能导致淋巴结或远处转移的肿瘤。区域淋巴结转移是预后不良因素之一，出现区域淋巴结转移的上尿路尿路上皮癌患者的 5 年无瘤生存率仅为 33%，与伴区域淋巴结转移的膀胱癌患者类似。但上尿路尿路上皮癌患者手术中行淋巴结清扫的效果尚待进一步确认。

影像学检查

目前用于上尿路尿路上皮癌临床分期的影像学方法较少且缺乏标准指南。可根据肿瘤组织学和临床症状选择影像学手段检测区域淋巴结和远处转移。CT 扫描、磁共振（MR）成像和放射性核素骨扫描均可用于淋巴结和远处转移的分期。肾盂和输尿管原发肿瘤常具多灶性，故有必要建议全尿路显像。在检测上尿路病灶中，CT 尿路造影（CTU）及磁共振尿路造影（MRU）在多方面均优于静脉尿路造影（IVU），故 CTU）和 MRU 可完全取代 IVU，成为检测上尿路病灶的首选影像学方法。肾实质、腹部及骨盆成像可用于淋巴结分期的辅助检查并检测腹部远处转移[1,2]。IVU 检测上尿路尿路上皮癌的敏感性达到 50%～75%。相比之下，CTU 检测的敏感度可达 96%，特异性达 99%[1,3]。MRU 适用于无法注射碘造影剂无法行 CTU 的患者。MRU 具有卓越的组织对比分辨率，可以借助 T2 加权像下的上尿路中的尿液来加强上尿路的对比成像效果。增强 MRU 更可显著提高 MRU 成像的准确性[4,5]。尿路上皮癌在增强 CT 及 MRU 常表现为小肿块或者轻度增强肿块，而在排泄期则表现为上尿路充盈缺损或肾盂肾盏及输尿管环形增厚[2,6,7]。先采用 CTU 造影后采用 MRU 是检测上尿路病变的推荐顺序，而肾实质成像可以提高检测尿路上皮癌的敏感度[5]。CT 和 MR 成像因无法确定肿瘤浸润深度，故难以准确区分 Ta～T2 类肿瘤[2,8~11]；但因 CT 和 MR 成像可有效显示肿瘤对肾盂及输尿管周围的侵犯故可较准确地判断进展期肿瘤（图 61.3）。肿瘤侵及输尿管周围脂肪和肾窦脂肪或临近肾实质显像非正常增强均提示 T3 类（图 61.4）。输尿管肿瘤患者出现肾盂积水提示进展期肿瘤[10]。输尿管周围水肿合并感染炎症改变可混淆检查结果并导致分期错误。CT 和 MR 成像通常基于淋巴结的大小来判断是否存在淋巴结转移。然而，基于淋巴结大小的评判结果往往并不准确，因为体积较小的淋巴结中也可能已受到累及。远处转移常发生于肺和骨骼。存在转移风险的患者应接受横断面影像学检查。根据具体情况可选择胸 X 线片或胸部 CT 排除肺部转移。虽然 CT 更为敏感，但其收费较为昂贵且电离辐射较高。对伴有症状且怀疑伴骨转移的患者推荐使用放射性核素骨扫描。正电子发生断层扫描（PET）在评估移行细胞癌远处转移时显著优于传统的 MR 成像和 CT[12,13]。采用包括靶向特异性肿瘤抗原在内的新型放射性示踪剂在 PET 成像领域具有良好的发展前景，在将来可能有助于进一步改进分期。

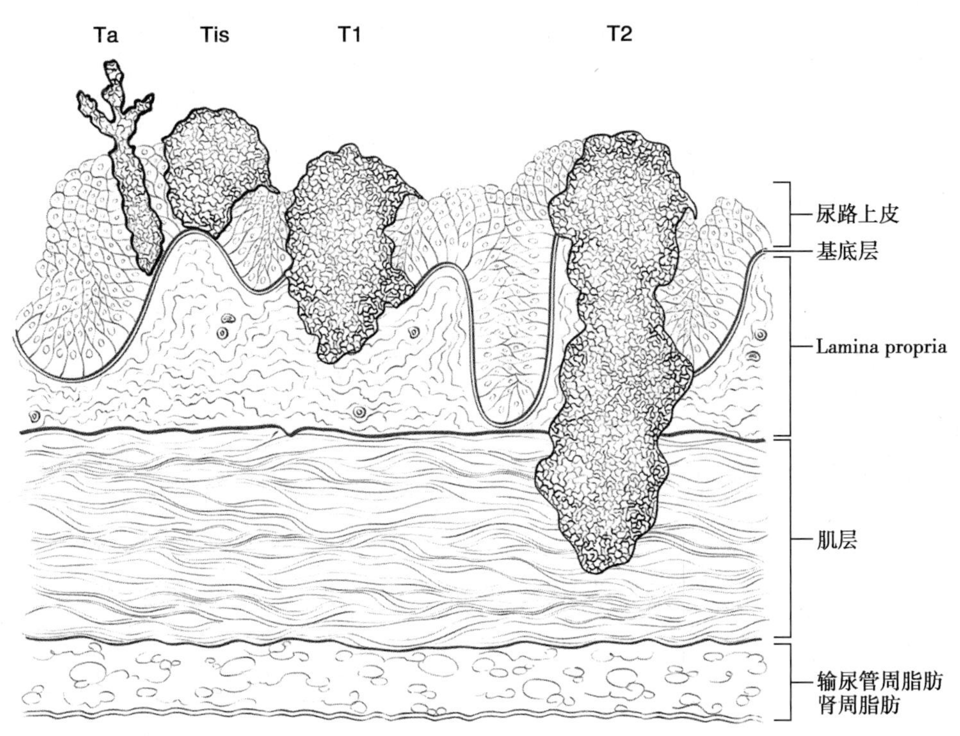

图 61.3　Ta-T2 肿瘤浸润深度

病理学分期

病理学分期基于非侵袭性肿瘤、原位癌或侵袭性肿瘤扩散部位的组织学检查结果。尿路各部位的非侵袭性乳头状癌和尿路上皮癌均可侵犯临近部位。肾盂内非侵袭病灶可扩散至集合管中进而导致肾小管扩张，称之为“小管内散播”（累及肾集合管而不累及肾实质）。因未出现明确的间质侵袭，上述肿瘤被认定为非侵袭性。肾盂不同部位的上皮下结缔组织和肌层的厚度并不相同，但不影响肿瘤分期的组织学标准。组织学和肿瘤相关特征的差异导致肾盂癌的分期较为困难，往往无法确定肿瘤是在肾内还是肾外，在本章不作详述[14]。治疗方法一般选择肾、输尿管全切术加膀胱输尿管开口袖套切除术。切缘包括膀胱袖套黏膜及软组织边缘，也包括切除的软组织及血管末端。术中可进行淋巴结取样。若肾功能异常或伴输尿管远端肿瘤时，可采用更为保守的手术切除方式。越来越多的

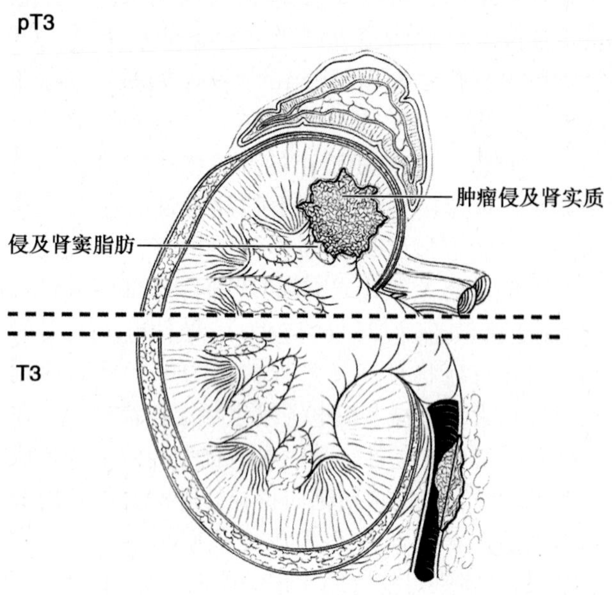

图 61.4 T3(仅针对肾盂,图表上部):肿瘤侵犯超过肌层至肾盂周围脂肪或肾实质。T3(仅针对输尿管,图表下部):肿瘤浸润超过肌层达输尿管周围脂肪

证据表明区域淋巴结清扫术不仅可完善分期还可改善患者的预后。因无证据表明淋巴结分期需分为三类,因此为和已有证据保持一致,N3 被归入 N2。

某些情况下可采用经皮或输尿管镜行肿瘤切除术,但可获的病变组织较少可能导致于无法进行准确有效的组织学检查及病理分期。对表现为低分级或低分期的肿瘤,可建议激光或电凝消融肿瘤组织,但术后无法进行组织学检查。

预后因素

分期所需的预后因素

除用于界定 T、N 与 M 分类的因素外,分期分组无需其他预后因素。

其他重要临床预后因素

部分膀胱尿路上皮癌相关的常规预后因素同样影响上尿路的尿路上皮癌患者的预后。除乳头状肿瘤并发原位癌以外,这些因素还包括肿瘤大小、组织学亚型、手术切缘是否阳性和肿瘤单发 vs 多发。此外,输尿管癌较肾盂癌的预后更差[15]。AJCC 证据级别:Ⅱ级。

pTa 的病理分级

非浸润性乳头状癌可分为低级别和高级别,高级别更易于转为浸润性。分级基于显微镜下细胞组织和细胞核型的评估结果。高级别肿瘤即便未出现浸润证据,仍需进行组织学检查以排除浸润可能。低度恶性的乳头状瘤和乳头状移行细胞瘤(PUNLMP)不属于此范畴。AJCC 证据级别:Ⅱ级。

淋巴管浸润

淋巴管浸润是否作为 T2 及 T3 类患者的独立不良预后因素目前尚存争议,但当肿瘤浸润淋巴管时,预后往往不佳。无论浸润性肿瘤发展到何分期,均可通过显微镜判断淋巴管浸润程度,不推荐使用免疫组化来辨别血管或淋巴管间隙。AJCC 证据级别:Ⅱ级。

伴发尿路上皮原位癌

多发性上尿路尿路上皮癌伴发尿路上皮原位癌时,肿瘤的潜在侵袭性增加。应尤其重视高级别乳头状尿路上皮癌伴发尿路上皮原位癌,因其往往预示不良预后。上述情况应注意辨别在尿路上皮癌的病灶中是否存在高级别乳头状癌的浸润。AJCC 证据级别:Ⅱ级。

风险评估模型

为支持各类预测模型在临床实践中的应用,AJCC 近期发布了用于评判各类统计学预测模型的评估指南。然而,目前已发表的或已被用于临床的任何肾盂及输尿管癌相关的预测模型,均尚未由“AJCC 精准医疗核心工作组”通过该指南予以评估。AJCC 未来将会对符合 AJCC 评估指南的本病种的风险预测模型予以认可。

AJCC TNM 定义

原发肿瘤(T)定义

T 分类	T 标准
TX	原发肿瘤无法评估
T0	无原发肿瘤证据
Ta	非浸润性乳头状癌

续表

T 分类	T 标准
Tis	原位癌
T1	肿瘤侵及上皮下结缔组织
T2	肿瘤侵及肌层
T3	肾盂癌：肿瘤侵犯超过肌层至肾周脂肪或侵及肾实质
	输尿管癌：肿瘤侵犯超过肌层至输尿管周围脂肪组织
T4	肿瘤侵及邻近器官或经肾侵及肾周脂肪组织

区域淋巴结（N）定义

N 分类	N 定义
NX	区域淋巴结无法评估
N0	无区域淋巴结转移
N1	伴单个淋巴结转移，最大直径≤2cm
N2	伴单个淋巴结转移，最大直径>2cm；或伴多个淋巴结转移

远处转移（M）

M 分类	M 定义
M0	无远处转移
M1	伴远处转移

AJCC 预后分期分组

T	N	M	分期组
Ta	N0	M 0	0a
Tis	N0	M 0	0is
T1	N0	M 0	Ⅰ
T2	N0	M 0	Ⅱ
T3	N0	M 0	Ⅲ
T4	N0	M 0	Ⅳ
任何 T	N1	M 0	Ⅳ
任何 T	N2	M 0	Ⅳ
任何 T	任何 N	M 1	Ⅳ

肿瘤登记需收集的变量

1. 有无淋巴结外侵袭
2. 转移淋巴结的最大径
3. 清扫淋巴结的总数
4. 原位癌（Tis）伴发其他类型肿瘤
5. 非浸润性乳头状癌（Ta）伴发其他类型肿瘤
6. 浸润淋巴管
7. 世界卫生组织/国际泌尿病理学会（WHO/ISUP）分级
8. 1~3 级的鳞癌和腺癌
9. 尿路上皮原位癌的小管内散播（侵犯肾集合管但不侵犯肾实质）

组织学分级（G）

对于鳞状细胞癌和腺癌，推荐以下分级方法：

G	G 定义
GX	分级无法评估
G1	高分化
G2	中分化
G3	低分化

组织病理学类型

非侵袭性肿瘤：

- 低级别乳头状尿路上皮癌
- 高级别乳头状尿路上皮癌
- 尿路上皮原位癌

侵袭性肿瘤：

- 传统的尿路上皮（移行细胞）癌
- 尿路上皮癌的变异型
  - 趋异分化（鳞状、腺状和/或滋养层的）的尿路上皮癌
  - 巢状尿路上皮癌（包括大巢状癌）
  - 微囊样尿路上皮癌
  - 微乳头尿路上皮癌
  - 淋巴上皮瘤样尿路上皮癌
  - 浆细胞样尿路上皮癌
  - 巨细胞尿路上皮癌
  - 富脂质尿路上皮癌
  - 透明细胞（富含糖原）尿路上皮癌
  - 肉瘤样尿路上皮癌

61

  ○ 低分化尿路上皮癌(包括有破骨细胞样巨细胞的肿瘤)
- 鳞癌
- 腺癌
- 小细胞癌

(译者 薛蔚 审校 陆嘉德)

参考文献

1. Jinzaki M, Matsumoto K, Kikuchi E, et al. Comparison of CT urography and excretory urography in the detection and localization of urothelial carcinoma of the upper urinary tract. *AJR. American journal of roentgenology*. May 2011;196(5):1102–1109
2. Vikram R, Sandler CM, Ng CS. Imaging and staging of transitional cell carcinoma: part 2, upper urinary tract. *AJR. American journal of roentgenology*. Jun 2009;192(6):1488–1493
3. Chlapoutakis K, Theocharopoulos N, Yarmenitis S, Damilakis J. Performance of computed tomographic urography in diagnosis of upper urinary tract urothelial carcinoma, in patients presenting with hematuria: Systematic review and meta-analysis. *Eur J Radiol*. Feb 2010;73(2):334–338
4. Takahashi N, Glockner JF, Hartman RP, et al. Gadolinium enhanced magnetic resonance urography for upper urinary tract malignancy. *J Urol*. Apr 2010;183(4):1330–1365
5. Takahashi N, Kawashima A, Glockner JF, et al. Small (<2-cm) upper-tract urothelial carcinoma: evaluation with gadolinium-enhanced three-dimensional spoiled gradient-recalled echo MR urography. *Radiology*. May 2008;247(2):451–457
6. Caoili EM, Cohan RH, Inampudi P, et al. MDCT urography of upper tract urothelial neoplasms. AJR. American journal of roentgenology. Jun 2005;184(6):1873–1881
7. Xu AD, Ng CS, Kamat A, Grossman HB, Dinney C, Sandler CM. Significance of upper urinary tract urothelial thickening and filling defect seen on MDCT urography in patients with a history of urothelial neoplasms. *AJR. American journal of roentgenology*. Oct 2010;195(4):959–965
8. Buckley JA, Urban BA, Soyer P, Scherrer A, Fishman EK. Transitional cell carcinoma of the renal pelvis: a retrospective look at CT staging with pathologic correlation. *Radiology*. Oct 1996;201(1):194–198
9. Hilton S, Jones LP. Recent advances in imaging cancer of the kidney and urinary tract. *Surg Oncol Clin N Am*. Oct 2014;23(4):863–910
10. Ng CK, Shariat SF, Lucas SM, et al. Does the presence of hydronephrosis on preoperative axial CT imaging predict worse outcomes for patients undergoing nephroureterectomy for upper-tract urothelial carcinoma? Paper presented at: Urologic Oncology: Seminars and Original Investigations 2011
11. Scolieri MJ, Paik ML, Brown SL, Resnick MI. Limitations of computed tomography in the preoperative staging of upper tract urothelial carcinoma. *Urology*. Dec 20 2000;56(6):930–934
12. Goodfellow H, Viney Z, Hughes P, et al. Role of fluorodeoxyglucose positron emission tomography (FDG PET)-computed tomography (CT) in the staging of bladder cancer. *BJU Int*. Sep 2014; 114(3):389–395
13. Kibel AS, Dehdashti F, Katz MD, et al. Prospective study of [18F] fluorodeoxyglucose positron emission tomography/computed tomography for staging of muscle-invasive bladder carcinoma. *J Clin Oncol*. Sep 10 2009;27(26):4314–4320
14. Gupta R, Paner GP, Amin MB. Neoplasms of the upper urinary tract: a review with focus on urothelial carcinoma of the pelvicalyceal system and aspects related to its diagnosis and reporting. *Adv Anat Pathol*. May 2008;15(3):127–139
15. Yafi FA, Novara G, Shariat SF, et al. Impact of tumour location versus multifocality in patients with upper tract urothelial carcinoma treated with nephroureterectomy and bladder cuff excision: a homogeneous series without perioperative chemotherapy. *BJU Int*. Jul 2012;110(2 Pt 2):E7–13
16. Kattan MW, Hess KR, Amin MB, et al. American Joint Committee on Cancer acceptance criteria for inclusion of risk models for individualized prognosis in the practice of precision medicine. *CA: a cancer journal for clinicians*. Jan 19 2016.

第 62 章 膀 胱

本章摘要

适用本分期系统的肿瘤种类

典型的膀胱上皮肿瘤为尿路上皮癌，过去也被称为移行细胞癌。本类肿瘤中可能包括其他组织学类型，例如，腺癌、鳞状细胞癌、小细胞癌和神经内分泌癌。除非肿瘤组织完全属于其他组织学类型，不然都应该归类到尿路上皮癌中。

不适用本分期系统的肿瘤种类

肿瘤类型	按何种类型分类	适用章节
前列腺尿路上皮癌	尿道	63
淋巴瘤	霍奇金和非霍奇金淋巴瘤	79
肉瘤	腹部及胸腔脏器官的软组织肉瘤	42

更新要点

更新	更新细节	证据级别
区域淋巴结(N)定义	侵犯膀胱周围淋巴结归为 N1 期	Ⅱ
远处转移(M)定义	M1 期分为 M1a 期和 M1b 期 M1a 指伴区域外淋巴结转移 M1b 指伴非淋巴结的远处转移	Ⅱ
AJCC 预后分期分组	Ⅲ期分为ⅢA 期和ⅢB 期 Ⅳ期分为ⅣA 期和ⅣB 期	Ⅱ

ICD-O-3 形态学编码

编码	描述
C67.0	膀胱三角区
C67.1	膀胱顶壁
C67.2	膀胱侧壁
C67.3	膀胱前壁
C67.4	膀胱后壁
C67.5	膀胱颈
C67.6	输尿管口
C67.7	脐尿管
C67.8	膀胱交搭跨越病灶
C67.9	膀胱，非特指

WHO 肿瘤分类

编码	描述
8120	浸润性尿路上皮癌
8131	微乳头尿路上皮癌
8082	淋巴上皮瘤样尿路上皮癌
8031	巨细胞尿路上皮癌
8020	低分化尿路上皮癌(包括含破骨细胞样巨细胞的肿瘤)
8122	肉瘤样尿路上皮癌
8130	乳头状尿路上皮癌
8140	腺癌
8070	鳞癌
8041	小细胞神经内分泌癌

Moch H, Humphrey PA, Ulbright TM, Reuter VE, eds. World Health Organization Classification of Tumors of the Urinary System and Male Genital Organs. Lyon: IARC; 2016。

概述

尿路上皮直接接触含致癌物质的尿液被认为是诱发尿路上皮癌的原因之一，尤其是与吸烟相关的致癌物质。长期广泛地接触致癌物质可导致区域性病变(field change)，因此肿瘤可能病发于泌尿系统的任何部位，包括肾盂、输尿管、膀胱和近端尿道。因膀胱的主要功能为贮存尿液，故接触尿液中的致癌物质的时间相对更长，以致膀胱癌的发病率超过尿路其余部位发生尿路上皮癌 10 倍。其他部位的尿路上皮癌的总体分期方法和治疗手段均类似，分期详见第 61 章和第 63 章。

尿路上皮癌可有不同表现：低级别或高级别的乳头状尿路上皮癌，浸润黏膜的尿路上皮原位癌，可穿透膀胱壁并转移至区域淋巴结的侵袭性肿瘤。尽管非侵袭性乳头状癌转化为浸润性癌的风险较低，但该风险的高低同病灶的病理分级（高级别与低级别）相关。高级别乳头状癌及尿路上皮原位癌可能进展浸润膀胱壁，进而发生局部或远处转移。侵袭性肿瘤的膀胱壁浸润程度同膀胱癌的远处转移密切相关。

本章描述膀胱肿瘤的分期系统。所有源于膀胱上皮细胞的组织学类型均应遵循本分期系统。男性患者因膀胱肿瘤直接侵犯前列腺和/或前列腺部尿道因采用膀胱癌的肿瘤（即 T）分类法。然而，前列腺或前列腺部尿道的原发尿路上皮肿瘤，应根据已有的男性尿道肿瘤分期系统进行分期，具体请参考第 63 章。

膀胱肿瘤遵循临床分期和病理学分期。肿瘤的临床分期依据体格检查、影像学检查和包括经尿道活检所获标本的病理检查结果。肿瘤的病理学分期基于膀胱全部或部分切除所获标本的病理学检查结果。区域淋巴结和远处转移的临床分期主要依据影像学评估，并可通过病理活检确定。区域淋巴结的病理分期取决于淋巴结切除术标本的组织学检查。

解剖学

原发部位

膀胱包括三层结构：膀胱上皮质，固有层（上皮下结缔组织层）和肌层（膀胱逼尿肌）。膀胱由周围脂肪包绕，沿膀胱顶向下至膀胱上部被腹膜覆盖。膀胱周围脂肪侵犯是穿透膀胱壁肿瘤的分期依据之一。男性膀胱毗邻直肠和精囊（后方），前列腺（下方）及腹膜和耻骨（前方）。女性膀胱后方为阴道，上方是子宫。膀胱是腹膜外器官。肿瘤可穿透膀胱表层到达膀胱壁深肌层，进展期肿瘤可侵及邻近器官。

区域淋巴结

引流膀胱的区域淋巴结包括一级和二级淋巴结群。一级淋巴结群包括膀胱周围淋巴结、髂内淋巴结、髂外淋巴结及闭孔淋巴结。虽然骶淋巴结归为一级淋巴结群，但研究发现该区域并非好发转移的最初区域。一级淋巴结群的淋巴引流至髂总淋巴结，该淋巴结属二级淋巴结群。因此，鉴别肿瘤侵犯的是髂、内外淋巴结还是髂总淋巴结至关重要。

区域淋巴结包括：

- 一级淋巴结群
  - 膀胱周围淋巴结，非特指
  - 髂、内外淋巴结
  - 骶淋巴结（侧方，骶岬）
  - 闭孔淋巴结
- 二级淋巴结群
  - 髂总淋巴结

转移部位

远处转移最常见于腹膜后淋巴结、肺、骨骼和肝脏。髂总淋巴结（如腔静脉旁或腔静脉主动脉间）的转移归为远处转移（M1a）。

分类原则

临床分期

原发肿瘤的评估包括膀胱镜检查、内镜手术前后检查（活检或经尿道切除术）、双合诊、影像学评估及组织学验证。上述指标在确认临床分期过程中均至关重要。然而，即使采用了最佳的临床评估手段，所获得的临床分期仍可能不十分正确。

原发肿瘤分类（T 分类）定义见图 62.1 和图 62.2。膀胱镜评估指标应包括肿瘤大小、位置、数量及生长特点。后缀“m”表示多发肿瘤。膀胱镜活检和尿液细胞学检查对分期尤为关键。内镜手术前后双合诊可辅助判断临床分期。发现膀胱壁增厚和可移动的肿块提示肿瘤已进展至 T3，肿块固定则提示肿瘤已进展至 T4。内镜下切除肉眼可见肿物后，触诊仍发现明显的移动性肿块，表明肿瘤处于 cT3。原发肿瘤可以是浸润性的或者非浸润性的，可通过全部切除或部分切除肿瘤基底面上足够的组织后，进一步评估肿瘤浸润深度。应确保活检时获取足够的膀胱肌层样本，以避免无法确定肌层是否受到侵犯而重复取样。早期肿瘤（T1）多次切除可为准确分期提供依据，对于其他可疑区域可采用多点活检的方法。

鉴于肿瘤复发对治疗后长期生存者的负面影响，区域淋巴结分期在肿瘤预后中具十分重要的意

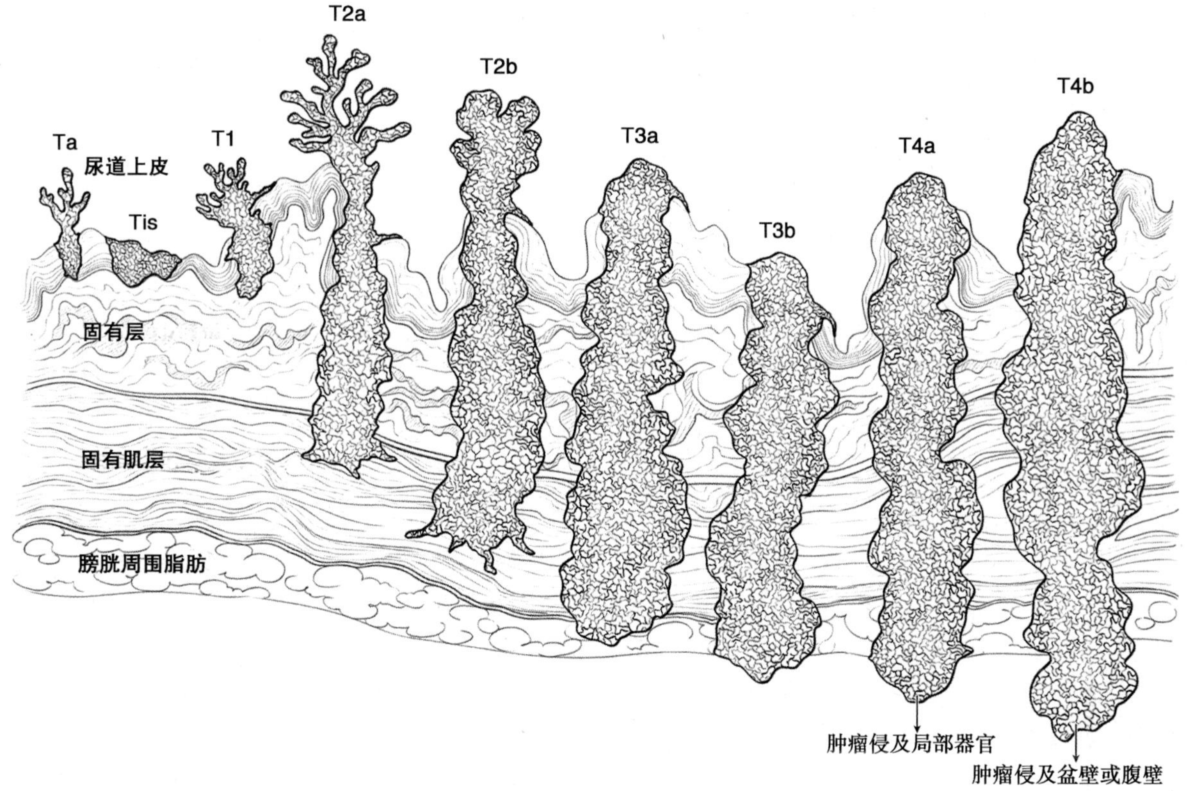

图 62.1　原发肿瘤浸润

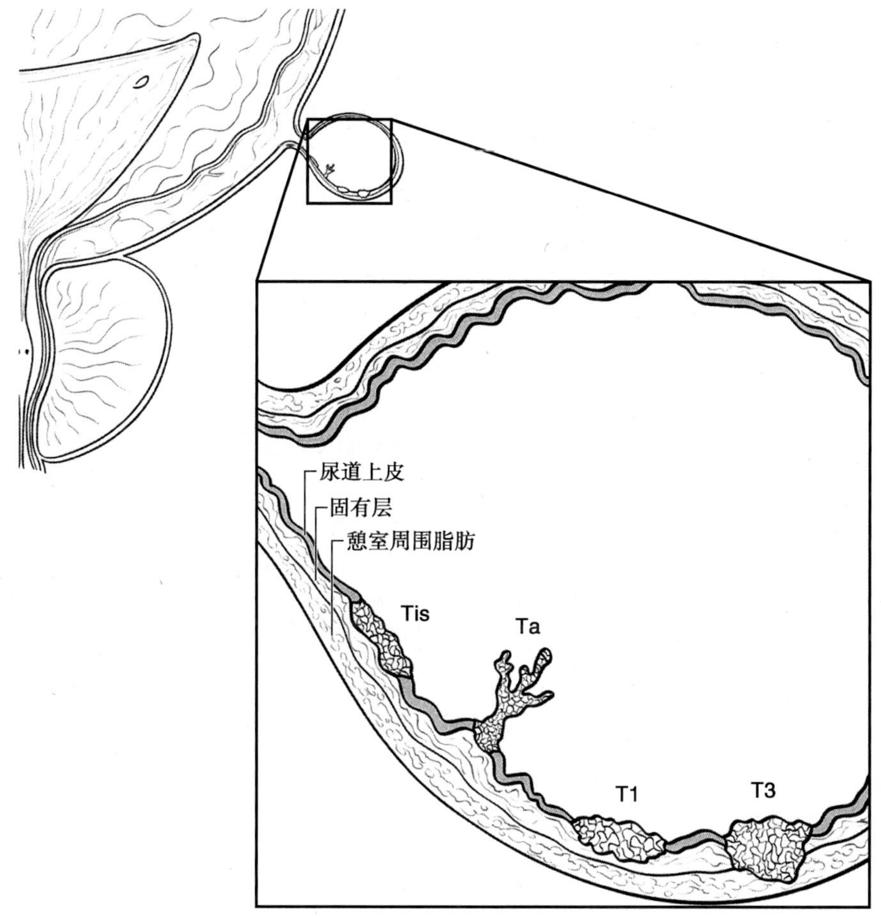

图 62.2　Tis,Ta,T1 和 T3 肿瘤浸润

义。影像学检查所获的区域淋巴结分期经常不准确，且不一定可提供淋巴结内侵袭病灶的信息（参见影像学和病理分类）。

研究表明仅限于淋巴结转移的膀胱癌患者的预后优于已发生远处脏器或骨转移者[1~3]。对仅伴淋巴结转移的患者通常给予全身化疗，且10%的患者经化疗后可达完全缓解，部分患者无论是否接受其他治疗可生存较长时间。髂总淋巴结转移归为M1a，而其他远处转移均归为M1b。AJCC证据级别：Ⅱ级[4,5]。

影像学检查

初诊膀胱肿瘤患者的分期均需接受影像学检查。已发表的指南推荐对所有高危膀胱肿瘤患者进行上尿路及骨盆影像学检查[6,7]。因血尿是大多数膀胱肿瘤患者的常见临床表现之一，故推荐对上尿路进行计算机断层（CT）扫描或磁共振（MR成像）检查[8]。若存在CT或MR成像检查的禁忌证，则推荐使用经静脉肾盂造影（IVP）、肾脏超声或逆行性肾盂造影检查。当肿瘤出现肌层侵犯时，需推荐胸部X线或CT扫描。肌层侵犯也预示淋巴结转移的倾向。放射性核素骨扫描或脑部磁共振检查的选用需根据具体症状决定。^{18}F-FDG-PET/CT在排除和诊断膀胱癌远处转移时，较传统的MR成像和CT更具优势[9~10]。

膀胱肿瘤分期中，影像学检查是病理活检的辅助手段。尽管多层螺旋CT通常用于检测肿瘤的局部和远处转移，但在判断原发肿瘤分期方面不及MR成像。高分辨率MR成像用于膀胱癌分期时可呈现膀胱壁的不同层次。MR成像由前后对比的T1加权成像和多维T2加权成像组成，也可包括弥散加权成像。活检和手术前的影像学检查资料至关重要，因治疗可导致感染和瘢痕形成，从而使图像判读出现错误。

膀胱逼尿肌在T2加权成像上表现为低信号，在肌层浸润肿瘤中出现中断。T2加权成像分期的总体准确度介于40%~67%间，通常会出现分期过高的错误[11~14]。肿瘤组织和肌层在T1加权的不同时相上表现出的增强上的差异可用以辨别肌层肿瘤的浸润。肿瘤出现增强较早，肌层出现增强较晚且在肌层浸润的肿瘤中可观察到肌层折断线。动态对比增强MR的总体分期准确度介于52%~85%间[11,15,16]。弥散加权成像在鉴别膀胱周围的肿瘤浸润组织和炎症或反应性增厚上有一定作用[14]。尽管在T分类中MR成像相对CT可能更具优势，但其相对的临床价值有待确定。

MR成像和CT在检测肿瘤的淋巴结转移上敏感度相同。然而，因转移淋巴结的直径经常小于1cm，目前的转移淋巴结的诊断标准（即>1cm）经常会导致误判。当T2加权成像与微小超顺磁性氧化铁颗粒结合使用时，可提高淋巴结分期的准确性，但该技术尚未普及且临床价值尚未明确[17]。转移性淋巴结在PET/CT上表现为代谢信号增强，但可能会因空间分辨率较低呈现假阴性结果。此外，邻近膀胱的淋巴结可能因经膀胱排泄的放射性示踪剂而无法辨别[18]。

病理学分期

病理学分期根据膀胱全部切除或部分切除标本的大体及微观评估决定。美国病理学会（CAP）发布了膀胱全部或部分切除术的标本所必须和建议的要素的纲领性报告（www. cap. org）。评估大体标本时确定肉眼可见的肿瘤膀胱外浸润至关重要，这不仅影响pT3的具体分类，同时也可确保对切除膀胱的所有区域彻底采样。为获得准确的病理学分期，应在显微镜下仔细检查所有可能出现膀胱外浸润的样本区域。在膀胱-前列腺切除术的样本中，也需确定大体标本中肿瘤有无直接侵及前列腺或精囊。此外，也需对前列腺部尿道的标本予以大体检查以鉴别尿道黏膜中是否存在独立的原发病灶。

考虑到膀胱和尿道上皮原发肿瘤分期标准各异，病理学分期需微观区分肿瘤是否具侵袭性，以及侵袭性肿瘤的浸润深度。显微镜下评估也用于判断手术切缘是否存在肿瘤浸润，包括膀胱全部切除术后的尿道、输尿管及软组织切缘，和部分切除术后的黏膜切缘。病理分期仅依据于膀胱切除术后标本，而无需考虑用于临床分期的临床检查结果或活检结果。

目前尚无足够数据来制订同时涉及膀胱和前列腺部尿道的尿路上皮癌分期的方法学。直接受膀胱肿瘤侵犯的前列腺或前列腺部尿道是原发膀胱肿瘤的一部分。pT4类膀胱癌即指肿瘤体积较大，已穿透膀胱壁且已进一步侵及前列腺实质（图62. 3）。然而，当膀胱和前列腺部尿道在不同部位发现尿路上皮癌时，两者应采用膀胱癌和尿道癌分期系统各自分期（见第63章）。

不论受检淋巴结数量和被切除淋巴结位处身体哪一侧，均应对淋巴结的病理（即pN）分类予以

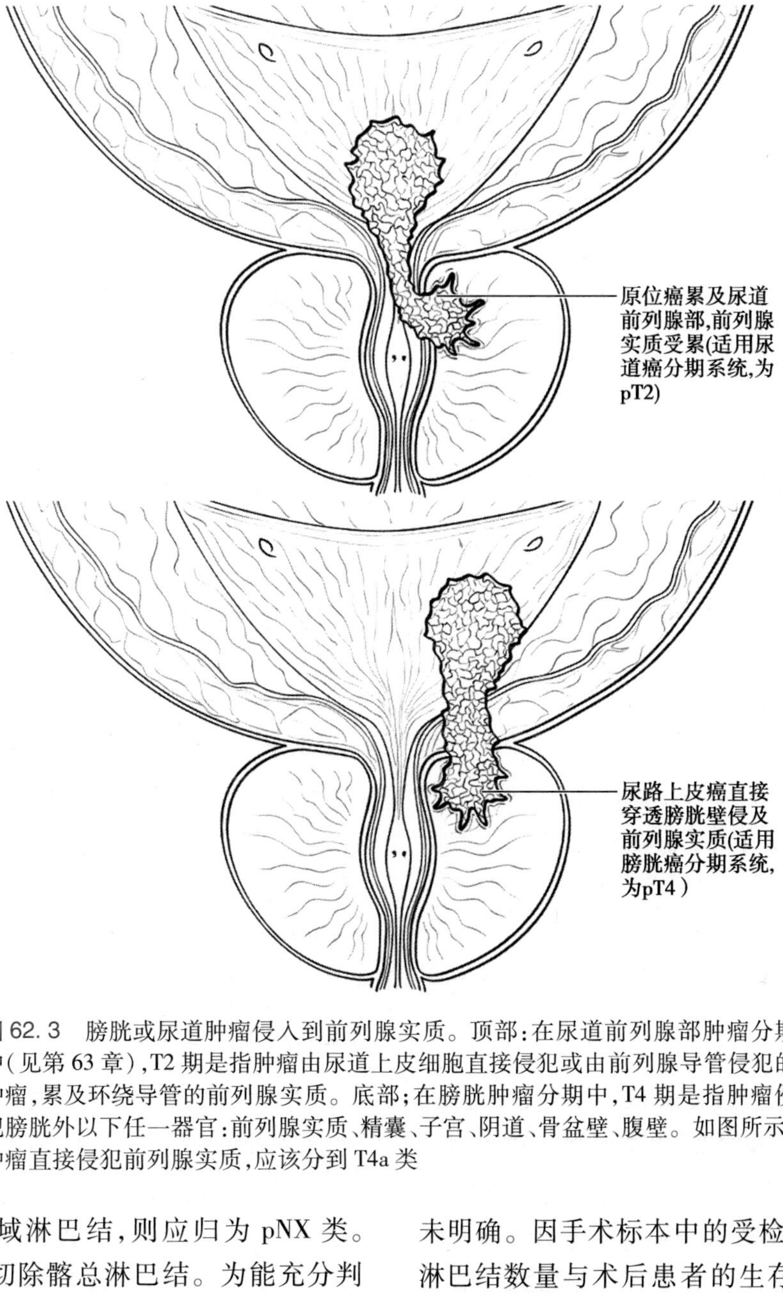

图 62.3　膀胱或尿道肿瘤侵入到前列腺实质。顶部:在尿道前列腺部肿瘤分期中(见第 63 章),T2 期是指肿瘤由尿道上皮细胞直接侵犯或由前列腺导管侵犯的肿瘤,累及环绕导管的前列腺实质。底部;在膀胱肿瘤分期中,T4 期是指肿瘤侵犯膀胱外以下任一器官:前列腺实质、精囊、子宫、阴道、骨盆壁、腹壁。如图所示,肿瘤直接侵犯前列腺实质,应该分到 T4a 类

评估。若未检查区域淋巴结,则应归为 pNX 类。确定 pN3 类转移需切除髂总淋巴结。为能充分判断区域淋巴结转移受累(阳性或阴性)的情况,至少需切除包括膀胱周围、双侧髂外、双侧髂内和闭孔淋巴结在内的一级淋巴结。虽然肿瘤直接跳跃转移至二级淋巴结群(髂总淋巴结)也可能发生,但不常见[19]。当下形态学研究已采用标准技术评估病理学标本,一级淋巴结清扫后应可评估到至少 12 个被切除的淋巴结[3,19,20],这也应是病理分期须检查的淋巴结推荐数目。然而,受检淋巴结数目可能受制于患者之前接受的治疗和病理学检测水平(淋巴结大小及色泽等影响)。有证据显示,增加淋巴结切除的数目可有效改善患者预后,但诊断和治疗中所需的最佳淋巴结切除数量至今尚未明确。因手术标本中的受检淋巴结数量和阳性淋巴结数量与术后患者的生存率有关,因此对上述两项指标需作记录。

预后因素

分期所需的预后因素

除用于界定 T、N 与 M 分类的因素外,分期分组无需其他预后因素。

其他重要临床预后因素

并发尿路上皮原位癌

尿路上皮原位癌的发生与尿路多发肿瘤密切

相关,并增加了转化为侵袭性疾病的风险。高级别的乳头状尿路上皮癌与尿路上皮原位癌并存是不良的预后因素,应明确报告。上述情况中,应注意辨别在尿路上皮原位癌的病灶中是否伴有高级别乳头状癌的横向侵袭[21~23]。AJCC 证据级别:Ⅱ级。

pT1 分类

一些专家建议对 pT1 肿瘤进一步分类,并提供了不同的分类法。尽管在本版分期系统中尚未被认可,但 pT1 的进一步细分具一定的临床预后价值,比如仅侵犯固有层早期 pT1 肿瘤比晚期 pT1 肿瘤的预后更佳。pT1 分类法尚未完善,不同协作组对微浸润的定义包括标本中浸润的癌组织面积小于一个高倍镜视野,浸润癌的最大直径小于 1mm,或者黏膜肌层上的肿瘤组织浸润深度小于 2mm。pT1 肿瘤的分类方法建议使用上述方法之一[24~26]。AJCC 证据级别:Ⅱ级。

淋巴结外(包膜外)侵犯

淋巴结包膜外侵犯指淋巴结内浸润的肿瘤细胞扩散至淋巴结囊外并且侵犯周围脂肪组织;应注意区分,脂肪中存在癌细胞但未转移至淋巴结的情况则不属于淋巴结包膜外侵犯。有些研究的多因素分析显示淋巴结外侵犯同降低肿瘤相关生存率和无复发生存率相关,但其他研究则未得出类似的相关性[27~29]。AJCC 证据级别:Ⅲ级。

淋巴结总数

膀胱肿瘤全切术中淋巴结清扫的数目与较好的预后呈正相关,被切除的淋巴结中伴转移的淋巴结总数与疾病的不良预后相关,但两者均不足以作为评判预后的独立因素。然而,本指南仍推荐同时上报淋巴结切除总数和切除的受累淋巴结总数[19,30]。AJCC 证据级别:Ⅱ级。

淋巴血管侵犯

虽然淋巴血管侵犯是否可作为评估膀胱癌预后的独立因素尚存在争议,但侵袭性肿瘤的淋巴血管侵犯仍是临床预后不良的表现。任何分期的膀胱癌均可通过光镜下的检查结果来判断淋巴血管侵袭的程度。目前不推荐使用免疫组化来辨别血管或淋巴管间隙。AJCC 证据级别:Ⅲ级。

组织病理学分型

确定膀胱肿瘤的组织病理学亚型(见组织病理学分型)是诊断流程的一个环节,并且已被收录到 CAP 有关膀胱肿瘤的纲领文件中。尽管某些组织病理学亚型与疾病预后的相关性尚需进一步评估确定,但一些特定的组织学亚型,如小细胞癌、浆细胞样癌和肉瘤样尿路上皮癌,已被确认为降低生存率的预后因素[31]。AJCC 证据级别:Ⅱ级。

手术切缘情况

输尿管、尿道、软组织和阴道穹窿的手术切缘若发现肿瘤浸润,预示着在上尿路、下尿路或者周围软组织等部位肿瘤复发的风险增高。需在前盆腔脏器切除术的标本中留取足够的切缘样本并作记录[32,33]。AJCC 证据级别:Ⅱ级。

风险评估模型

为支持各类预测模型在临床实践中的应用,AJCC 近期发布了用于评判各类统计学预测模型的评估指南[34]。然而,目前已发表的或已被用于临床的任何膀胱癌相关的预测模型,均尚未由"AJCC 精准医疗核心工作组"通过该指南予以评估。AJCC 未来将会对符合 AJCC 评估指南的本病种的风险预测模型予以认可。

AJCC TNM 定义

原发肿瘤(T)定义

T 分类	T 标准
TX	原发肿瘤无法评估
T0	无原发肿瘤证据
Ta	非侵袭性乳头状瘤
Tis	尿路上皮原位癌:"扁平瘤"
T1	肿瘤侵犯固有层(上皮下结缔组织)
T2	肿瘤侵犯肌层
pT2a	肿瘤侵犯浅肌层(深度<1/2)
pT2b	肿瘤侵犯深肌层(深度>1/2)
T3	肿瘤侵犯膀胱周围软组织
pT3a	镜下侵犯
pT3b	肉眼侵犯(膀胱外肿块)
T4	肿瘤侵犯膀胱外,累及以下任一部位:前列腺实质、精囊、尿道、阴道、骨盆壁、腹壁
T4a	肿瘤侵犯膀胱外,累及前列腺实质、尿道、阴道
T4b	肿瘤侵犯膀胱外,累及骨盆壁、腹壁

区域淋巴结(N)定义

N 分类	N 标准
NX	淋巴结无法评估
N0	无淋巴结转移
N1	真骨盆内单个区域淋巴结转移(膀胱周围、闭孔、髂内外、骶淋巴结)
N2	真骨盆内多区域淋巴结转移(膀胱周围、闭孔、髂内外、骶淋巴结)
N3	转移到髂总淋巴结

远处转移(M)定义

M 分类	M 标准
M0	无远处转移
M1	远处转移
M1a	超出髂总淋巴结群的淋巴结转移
M1b	非淋巴结远处转移

AJCC 预后分期分组

T	N	M	分期分组
Ta	N0	M0	0a
Tis	N0	M0	0is
T1	N0	M0	Ⅰ
T2a	N0	M0	Ⅱ
T2b	N0	M0	Ⅱ
T3a、T3b、T4a	N0	M0	ⅢA
T1～T4a	N1	M0	ⅢA
T1～T4a	N2,N3	M0	ⅢB
T4b	N0	M0	ⅣA
任何 T	任何 N	M1a	ⅣA
任何 T	任何 N	M1b	ⅣB

肿瘤登记需收集的变量

1. 有无淋巴结外侵袭
2. 送病检淋巴结总数和阳性淋巴结数
3. 淋巴结内最大肿瘤的体积
4. 世界卫生组织/国际泌尿病理学会(WHO/ISUP)分级
5. 存在淋巴血管侵犯
6. 非侵袭性乳头状瘤(Ta)并发原位癌(Tis)
7. 非侵袭乳头状(Ta)瘤或原位癌(Tis)并发侵袭性肿瘤

组织学分级

尿路上皮组织学

在尿路上皮组织学中,推荐使用低级别和高级别与当下 WHO/ISUP 推荐的分期系统匹配

G	G 定义
LG	低级别
HG	高级别

鳞状细胞癌和腺癌

对于鳞状细胞癌和腺癌,推荐以下分级方法

G	G 定义
GX	分级无法评估
G1	高分化
G2	中分化
G3	低分化

组织病理学类型

主要的组织学类型是尿路上皮(移行上皮)癌。组织学分类如下:

非侵袭性癌:

- 低级别乳头状尿路上皮癌
- 高级别乳头状尿路上皮癌
- 尿路上皮原位癌

侵袭性癌:

- 传统的尿路上皮(移行细胞)癌
- 尿路上皮癌的变异型
  - 趋异分化(鳞状、腺状和/或其他)的尿路上皮癌
  - 巢状尿路上皮癌(包括大巢状癌)
  - 微囊样尿路上皮癌
  - 微乳头尿路上皮癌
  - 淋巴上皮瘤样尿路上皮癌
  - 浆细胞样尿路上皮癌
  - 巨细胞尿路上皮癌
  - 富脂质尿路上皮癌

- ○ 透明细胞（富含糖原）尿路上皮癌
- ○ 肉瘤样尿路上皮癌
- ○ 低分化尿路上皮癌（包括有破骨细胞样巨细胞的肿瘤）
- 鳞癌
- 腺癌
- 小细胞神经内分泌癌

（译者 薛蔚 审校 陆嘉德）

参考文献

1. Ghoneim MA, Abdel-Latif M, el-Mekresh M., Radical cystectomy for carcinoma of the bladder: 2,720 consecutive cases 5 years later. J Urol. Jul 2008;180(1):121–127.
2. Stein JP, Lieskovsky G, Cote R., Radical cystectomy in the treatment of invasive bladder cancer: long-term results in 1,054 patients. J Clin Oncol. Feb 1 2001;19(3):666–675.
3. Tarin TV, Power NE, Ehdaie B., Lymph node-positive bladder cancer treated with radical cystectomy and lymphadenectomy: effect of the level of node positivity. Eur Urol. May 2012;61(5):1025–1030.
4. Bajorin DF, Dodd PM, Mazumdar M., Long-term survival in metastatic transitional-cell carcinoma and prognostic factors predicting outcome of therapy. J Clin Oncol. Oct 1999;17(10):3173–3181.
5. von der Maase H, Sengelov L, Roberts JT., Long-term survival results of a randomized trial comparing gemcitabine plus cisplatin, with methotrexate, vinblastine, doxorubicin, plus cisplatin in patients with bladder cancer. J Clin Oncol. Jul 20 2005;23(21):4602–4608.
6. Hall MC, Chang SS, Dalbagni G., Guideline for the management of nonmuscle invasive bladder cancer (stages Ta, T1, and Tis): 2007 update. J Urol. Dec 2007;178(6):2314–2330.
7. Babjuk M, Oosterlinck W, Sylvester R., EAU guidelines on non-muscle-invasive urothelial carcinoma of the bladder. Eur Urol. Aug 2008;54(2):303–314.
8. Davis R, Jones JS, Barocas DA., Diagnosis, evaluation and follow-up of asymptomatic microhematuria (AMH) in adults: AUA guideline. J Urol. Dec 2012;188(6 Suppl):2473–2481.
9. Goodfellow H, Viney Z, Hughes P., Role of fluorodeoxyglucose positron emission tomography (FDG PET)-computed tomography (CT) in the staging of bladder cancer. BJU Int. Sep 2014;114(3):389–395.
10. Kibel AS, Dehdashti F, Katz MD., Prospective study of [18F]fluorodeoxyglucose positron emission tomography/computed tomography for staging of muscle-invasive bladder carcinoma. J Clin Oncol. Sep 10 2009;27(26):4314–4320.
11. Tekes A, Kamel I, Imam K., Dynamic MRI of bladder cancer: evaluation of staging accuracy. AJR. American journal of roentgenology. Jan 2005;184(1):121–127.
12. El-Assmy A, Abou-El-Ghar ME, Mosbah A., Bladder tumour staging: comparison of diffusion- and T2-weighted MR imaging. European radiology. Jul 2009;19(7):1575–1581.
13. Saito W, Amanuma M, Tanaka J, Heshiki A. Histopathological analysis of a bladder cancer stalk observed on MRI. Magn Reson Imaging. May 2000;18(4):411–415.
14. Takeuchi M, Sasaki S, Naiki T., MR imaging of urinary bladder cancer for T-staging: a review and a pictorial essay of diffusion-weighted imaging. Journal of magnetic resonance imaging : JMRI. Dec 2013;38(6):1299–1309.
15. Takeuchi M, Sasaki S, Ito M., Urinary bladder cancer: diffusion-weighted MR imaging--accuracy for diagnosing T stage and estimating histologic grade. Radiology. Apr 2009;251(1):112–121.
16. Kim B, Semelka RC, Ascher SM, Chalpin DB, Carroll PR, Hricak H. Bladder tumor staging: comparison of contrast-enhanced CT, T1- and T2-weighted MR imaging, dynamic gadolinium-enhanced imaging, and late gadolinium-enhanced imaging. Radiology. Oct 1994;193(1):239–245.
17. Deserno WM, Harisinghani MG, Taupitz M., Urinary bladder cancer: preoperative nodal staging with ferumoxtran-10-enhanced MR imaging. Radiology. Nov 2004;233(2):449–456.
18. Jensen TK, Holt P, Gerke O., Preoperative lymph-node staging of invasive urothelial bladder cancer with 18F-fluorodeoxyglucose positron emission tomography/computed axial tomography and magnetic resonance imaging: correlation with histopathology. Scandinavian journal of urology and nephrology. Mar 2011;45(2):122–128.
19. Leissner J, Ghoneim MA, Abol-Enein H., Extended radical lymphadenectomy in patients with urothelial bladder cancer: results of a prospective multicenter study. J Urol. Jan 2004;171(1):139–144.
20. Vazina A, Dugi D, Shariat SF, Evans J, Link R, Lerner SP. Stage specific lymph node metastasis mapping in radical cystectomy specimens. J Urol. May 2004;171(5):1830–1834.
21. Gontero P, Sylvester R, Pisano F., Prognostic factors and risk groups in T1G3 non-muscle-invasive bladder cancer patients initially treated with Bacillus Calmette-Guerin: results of a retrospective multicenter study of 2451 patients. Eur Urol. Jan 2015;67(1):74–82.
22. Shariat SF, Palapattu GS, Karakiewicz PI., Concomitant carcinoma *in situ* is a feature of aggressive disease in patients with organ-confined TCC at radical cystectomy. Eur Urol. Jan 2007;51(1):152–160.
23. van Rhijn BW, Burger M, Lotan Y., Recurrence and progression of disease in non-muscle-invasive bladder cancer: from epidemiology to treatment strategy. Eur Urol. Sep 2009;56(3):430–442.
24. Brimo F, Wu C, Zeizafoun N., Prognostic factors in T1 bladder urothelial carcinoma: the value of recording millimetric depth of invasion, diameter of invasive carcinoma, and muscularis mucosa invasion. Human pathology. Jan 2013;44(1):95–102.
25. Hu Z, Mudaliar K, Quek ML, Paner GP, Barkan GA. Measuring the dimension of invasive component in pT1 urothelial carcinoma in transurethral resection specimens can predict time to recurrence. Annals of diagnostic pathology. Apr 2014;18(2):49–52.
26. van Rhijn BW, van der Kwast TH, Alkhateeb SS., A new and highly prognostic system to discern T1 bladder cancer substage. Eur Urol. Feb 2012;61(2):378–384.
27. Fleischmann A, Thalmann GN, Markwalder R, Studer UE. Extracapsular extension of pelvic lymph node metastases from urothelial carcinoma of the bladder is an independent prognostic factor. J Clin Oncol. Apr 1 2005;23(10):2358–2365.
28. Jensen JB, Ulhoi BP, Jensen KM. Evaluation of different lymph node (LN) variables as prognostic markers in patients undergoing radical cystectomy and extended LN dissection to the level of the inferior mesenteric artery. BJU Int. Feb 2012;109(3):388–393.
29. Stephenson AJ, Gong MC, Campbell SC, Fergany AF, Hansel DE. Aggregate lymph node metastasis diameter and survival after radical cystectomy for invasive bladder cancer. Urology. Feb 2010;75(2):382–386.
30. Bochner BH, Cho D, Herr HW, Donat M, Kattan MW, Dalbagni G. Prospectively packaged lymph node dissections with radical cystectomy: evaluation of node count variability and node mapping. J Urol. Oct 2004;172(4 Pt 1):1286–1290.
31. Amin MB, McKenney JK, Paner GP., ICUD-EAU International Consultation on Bladder Cancer 2012: Pathology. Eur Urol. Jan 2013;63(1):16–35.
32. Tollefson MK, Blute ML, Farmer SA, Frank I. Significance of distal ureteral margin at radical cystectomy for urothelial carcinoma. J Urol. Jan 2010;183(1):81–86.
33. Cho KS, Seo JW, Park SJ., The risk factor for urethral recurrence after radical cystectomy in patients with transitional cell carcinoma of the bladder. Urol Int. 2009;82(3):306–311.
34. Kattan MW, Hess KR, Amin MB., American Joint Committee on Cancer acceptance criteria for inclusion of risk models for individualized prognosis in the practice of precision medicine. CA: a cancer journal for clinicians. Jan 19 2016.

第63章 尿　　道

本章摘要

适用本分期系统的肿瘤种类

尿道的尿路上皮(移形细胞)癌,鳞状细胞癌和腺癌以及前列腺与前列腺部尿道的尿路上皮(移形细胞)癌。

不适用本分期系统的肿瘤种类

肿瘤类型	按何种类型分类	适用章节
阴茎包皮鳞状细胞癌	阴茎	57
原发性膀胱尿路上皮癌累及前列腺	尿路膀胱	62
前列腺腺癌	前列腺	58
淋巴瘤	霍奇金与非霍奇金淋巴瘤	79
尿道黏膜黑色素瘤	无 AJCC 分期系统	无
肉瘤	腹部及胸腔脏器官的软组织肉瘤	42

更新要点

更新	更新细节	证据级别
原发肿瘤(T)定义	在前列腺的尿路上皮癌中累及前列腺部尿道的原位癌与累及前列腺腺泡与导管原位癌将合并为统一的名称 Tis:累及前列腺部尿道,尿道旁或前列腺腺泡与导管但无间质侵犯的原位癌	Ⅲ
原发肿瘤(T)定义	澄清:对于前列腺尿路上皮癌,T1 分期被定义为侵入前列腺部尿道上皮结缔组织的肿瘤	无
原发肿瘤(T)定义	澄清:尿道癌扩展到膀胱壁被认定为 T4 期以保持与膀胱癌分期的一致性,其中对前列腺的直接浸润也被认定为 T4。这适用于女性和尿道癌和在男性前列腺部尿道或前列腺导管中出现的尿道癌	无
区域淋巴结(N)定义	N1:腹股沟区域或真骨盆中(髂外、闭孔、髂内)或骶前淋巴结的单个区域淋巴结转移	Ⅲ
区域淋巴结(N)定义	N2:腹股沟区域或真骨盆(髂外、闭孔、髂内)中或骶前淋巴结的多个区域淋巴结转移	Ⅲ

ICD-O-3 形态学编码

编码	描述
C68.0	尿道

WHO 肿瘤分类

编码	描述
8120	浸润性尿路上皮癌
8131	微乳头状尿路上皮癌
8082	淋巴上皮瘤样尿路上皮癌
8031	巨细胞尿路上皮癌
8020	差分化尿路上皮癌(包括破骨细胞样巨细胞)
8122	肉瘤样尿路上皮癌
8130	乳头状尿路上皮癌
8140	腺癌
8070	鳞状细胞癌
8041	小细胞神经内分泌癌

Moch H, Humphrey PA, Ulbright TM, Reuter VE, eds. World Health Organization Classification of Tumours of the Urinary System and Male Genital Organs. Lyon: IARC; 2016。

概述

本章介绍男性和女性尿道癌症分期系统。原发于尿道的尿路上皮癌与膀胱肿瘤具相似的生物学特征,读者可参考膀胱章节的概述及细节。非尿路上皮癌具其独特的生物学特征。本章主要介绍包括男性前列腺部尿道、膜部、球部和阴茎部的癌症。本章所述的分期系统也适用于女性远端与近端尿道的癌症。

尿道癌包括病发于男性前列腺与阴茎部尿道及女性尿道的尿路上皮源性癌及其他起源于尿道旁腺的癌症。尿道癌是可发病于两性患者的罕见肿瘤,但在上述三个好发地点的尿道癌都更常见于男性。尿道癌可能与男性尿路慢性狭窄疾病与女性尿道憩室相关。鳞状上皮起源的远端尿道原位或侵袭性癌可同时或先后与阴茎鳞状细胞癌一并发生。特别是累及龟头的阴茎鳞状细胞癌可能继发性累及远端尿路,而当肿瘤较大时则难以鉴别肿瘤属于阴茎或远端尿路起源。

虽然阴茎部尿道也可发生腺癌,但起源于前列腺和阴茎部尿道的癌症通常分别由尿路上皮癌或鳞状细胞癌组成。多项研究报道了女性尿道癌症的常见亚型,包括尿路上皮癌,鳞状细胞癌和腺癌。每个尿道部位的特定组织类型癌症的发生率反映了相关的组织构成和独特的生物学性状。在经常表现为多灶性的尿路上皮癌中,男性或女性尿道的累及可能是尿路上皮癌发生的初始部位,或者继发于膀胱尿路上皮癌或上尿路的尿路上皮癌。尿路上皮癌也是涉及前列腺部尿道的最常见的癌症,可呈现为原位癌或者侵袭性癌;原发性的累及前列腺部尿道的肿瘤将根据尿道癌指南进行分期,不同于局部晚期大肿块膀胱癌的穿透膀胱壁累及前列腺的情况(见第 62 章)。阴茎尿道更常发生鳞状细胞癌,但也需排除源自龟头阴茎鳞状细胞癌的扩散(见第 57 章)。最后,尿道旁腺可能发生腺癌,是阴茎和女性尿道癌的主要亚型。

解剖学

原发部位

男性阴茎尿道包含上皮组织、皮下结缔组织和周围海绵体。尿道口以及尿道口周围尿道表面为非角化鳞状上皮,海绵体部和球膜部尿道的表面为假复层或复层状柱状上皮。散状分布的分层的鳞状上皮和 Litte 腺体分布于尿道膜部远端的尿道,与 Cowper 腺体的存在相关。相反,前列腺部尿道由尿路上皮组成。

女性尿道远端的 2/3 的上皮由非角化鳞状上皮组成,近端 1/3 则由尿路上皮组成。上皮下结缔组织位于上皮下层,含 Skene 尿道旁腺并集中于尿道口附近,但沿着整个尿道延伸。尿道旁腺由假复层和复层柱状上皮组成。尿道由与膀胱相连续的纵向平滑肌包围。

区域淋巴结

区域淋巴结包括(图 63.1):

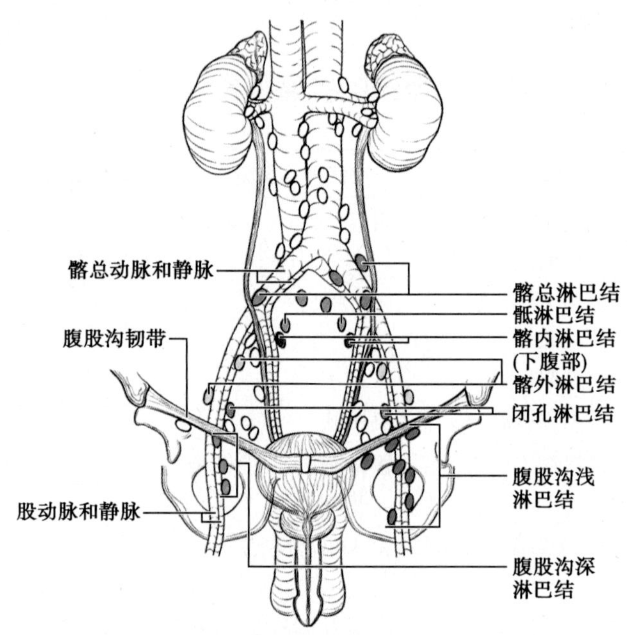

图 63.1 尿道的区域淋巴结分布

- 腹股沟(浅或深)
- 真骨盆(膀胱旁、闭孔或髂内和髂外)
- 骶前
- 骶骨,非特指
- 骨盆,非特指

转移部位

常见的远处转移部位包括腹膜后淋巴结、肺、肝脏或骨骼。

分类原则

临床分期

确定治疗策略前需通过影像学检查,膀胱镜检查,触诊和组织活检或细胞学检查确定诊断和分期。需确认肿瘤的原发部位以排除转移性肿瘤或浸润自邻近部位的肿瘤。

目前可用于针对同时累及膀胱和前列腺部尿道的尿路上皮癌分期方法的数据较为有限。对已侵犯膀胱壁全层从而继发累及前列腺间质的大肿块膀胱癌,应归为 pT4。在其他情况下,若两个部位均可见尿路上皮癌,应分别采用膀胱癌和前列腺部尿道癌的分期。

尿道癌的区域淋巴结转移的分期,需考虑受累及淋巴结的数量和大小,而非偏侧性(单侧或双侧)。女性的远端尿道和尿道口,男性尿道中的膜部和阴茎海绵体部主要引流至腹股沟淋巴结。女性的近端尿道和男性尿道中的前列腺部主要引流至闭孔淋巴结、髂淋巴结和骶前淋巴结。

影像学检查

因尿道癌较为罕见,目前尚缺乏其临床分期应采用的最佳成像手段的数据。可根据肿瘤组织学和患者的症状选择诊断淋巴结和远处转移的影像学手段及成像范围。计算机断层扫描(CT),磁共振(MR)成像和骨扫描可用于排除淋巴结转移和远处转移,它们可用于监测尿路上皮癌患者的上尿路情况。

因其对软组织的高对比度,高分辨率 MR 成像是男性和女性尿道癌肿瘤原发病灶分期优先选择的影像学手段。MR 成像对累及男性海绵体与女性阴道前壁的病灶的显像效果明确[1-3]。其他骨盆结构(如直肠和前列腺)的侵犯也可通过高分辨率 MR 成像予以准确检测[4,5]。然而,MR 成像缺乏标准化流程,并且少有研究其分期准确性的大型试验。典型的序列应采用 T1,T2 象或者钆造影剂并利用表面线圈进行多平面正交视图显像[6]。在男性 T1 和 T2 加权像上,肿瘤相对于周围正常的海绵体组织趋向于显示低信号强度[4]。在女性患者中,尿道的特征性目标结构通常已受破坏。恶性病变通常采用钆造影剂进行增强[3]。前列腺部尿道的原发性尿道癌的影像学成像可因良性前列腺增生引起的尿道旁中央腺体的均值信号干扰,造成图像变形,故难以确定。数项小型研究的结果显示 MR 成像在尿道肿瘤局部分期中具较高的准确性。炎性改变可造成局部分期的不确定性,高估肿瘤的进展程度[5~7]。癌症有可能发生于尿道憩室,MR 成像则是评估尿道憩室的有效手段[8]。憩室内的肿瘤显像为增强的软组织块。

腹股沟和盆腔淋巴结是局部淋巴结转移的常见部位。淋巴结大小 CT 和 MR 成像评判淋巴结转移的主要标准。异质性的信号和肿瘤坏死也是评价是否转移的有效指标。CT 和 MR 成像诊断尿道癌淋巴结转移的准确性尚未确定。超声引导下的细针穿刺活检学检测腹腔淋巴结转移的敏感性和特异性分别为 93% 和 100%,然而该技术在深部的盆腔淋巴结中的应用有限[6,9]。

高达 30% 的尿道癌患者在确诊时已出现远处转移。远处转移常见于非区域淋巴结、肺,肝脏和骨骼。伴转移风险的患者可通过影像学手段予以评估。根据风险的程度,可采用胸片或胸部 CT 排除肺转移。虽然 CT 较胸片在排除肺转移时更为敏感,但相对较为昂贵且具更高的电离辐射。在伴有骨转移症状的患者中,应采用放射性核素骨扫描[6,10]。

病理学分期

尿道癌分期系统适用于起源于前列腺部尿道,阴茎海绵体部尿道及女性尿道的尿路上皮(移形细胞)癌,鳞状细胞癌和腺癌。分期基于根治性前列腺切除术或膀胱前列腺切除术标本(前列腺部尿道癌)和尿道切除术后标本(阴茎尿道或女性尿道)确定。膀胱癌患者接受根治性膀胱前列腺切除术后的标本,可能同时诊断出独立的原发性前列腺部尿道癌并用于其分期的确定。美国病理学会为尿道癌提供的一个纲领性的报告,规范了所有病理报告必须和建议采用的报告元素(http://www.cap.org)。

尿道肿瘤的分期界定基于肿瘤入侵区域的不同,包括阴茎尿道和女性尿道中的侵入深度及前列腺部尿道中的特定间质成分(图 63.2 和图 63.3)。如在膀胱癌分期中,肿瘤侵及其他器官(包括膀胱壁的前列腺外侵袭)应认定为 T4。大体标本的评估对确定肿瘤的宏观浸润程度至关重要,尤其在区分前列腺部尿道的大肿块肿瘤(排除原发性膀胱癌直接浸润)和阴茎尿道和女性尿道标本进行分类时,不易镜下辨别标本的方向。显微镜评估对评价肿瘤的组织学亚型和受侵程度极为重要。同时需通过显微镜检测以评估外科手术切缘处的原位或侵袭性疾病,包括近端和远端尿道边缘,前列腺周围软组织切缘以及尿道周围软组织切缘。前列腺切除术后,膀胱前列腺切除术后或尿道切除术后的尿道癌病理分期需分门别类,同时也应分开考虑发病于上述不同部位肿瘤的临床分期和活检的信息。

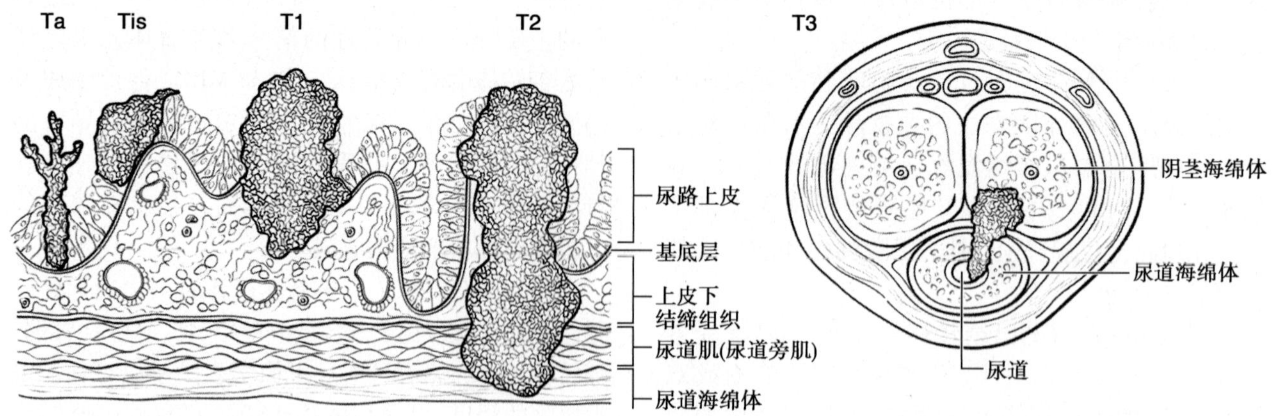

图 63.2　阴茎部尿道结构。Ta、Tis、T1、T2 和 T3 的原发肿瘤(T)定义,其侵袭深度范围从上皮到尿生殖膈

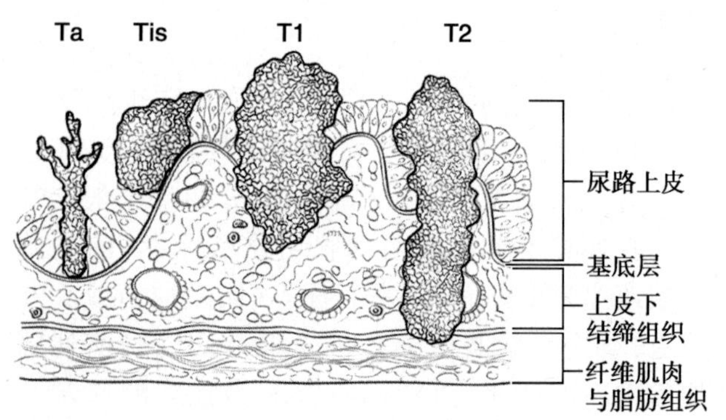

图 63.3　女性尿道结构。Ta、Tis、T1、T2 和 T3 的原发肿瘤(T)定义,其侵袭深度范围从上皮到尿生殖膈

pN 状态的评估不考虑所检查的淋巴结数量与偏侧性(laterality)。为确保与膀胱癌分期的一致性,尿道癌 pN 分类仅考虑淋巴结的位置而非大小。若未评估淋巴结,应归为 pNX。

预后因素

分期所需的预后因素

除用于界定 T、N 与 M 分类的因素外,分期分组无需其他预后因素。

其他重要临床预后因素

详见第 62 章膀胱。尿道尿路上皮癌的许多预后因素同膀胱上皮癌的相似,但尚未经独立研究或验证,并可能与非上皮性尿道癌无关。对尿道癌特异性的预后因素包括组织学亚型、腺体特征的存在、透明细胞组织学类型、憩室的存在、种族和女性[11]。

WHO/ISUP 病理分级

非侵袭性尿道乳头状癌可细分为低级别和高级别,后者具更高的侵袭风险。低度恶性的乳头状瘤和乳头状尿路上皮肿瘤(PUNLMP)不包括于此类别中。分级是基于细胞分化和核特征的微观评估。AJCC 证据级别:Ⅰ级。

风险评估模型

为支持各类预测模型在临床实践中的应用,AJCC 近期发布了用于评判各类统计学预测模型的评估指南[12]。然而,目前已发表的或已被用于临床的任何尿道癌相关的预测模型,均尚未由“AJCC 精准医疗核心工作组”通过该指南予以评估。AJCC 未来将会对符合 AJCC 评估指南的本病种的风险预测模型予以认可。

AJCC TNM 定义

原发肿瘤(T)定义

男性阴茎尿道与女性尿道

T 分类	T 标准
TX	原发肿瘤无法评估
T0	无原发肿瘤的证据
Ta	非侵袭性乳头状癌
Tis	原位癌

续表

T 分类	T 标准
T1	肿瘤侵及黏膜上皮下结缔组织
T2	肿瘤侵及下列任一结构：尿道海绵体、尿道周围肌肉
T3	肿瘤侵及以下任一结构：阴茎海绵体、阴道前壁
T4	肿瘤侵及其他邻近器官（如侵袭膀胱壁）

前列腺部尿道

T 分类	T 标准
Tis	原位癌累及前列腺部尿道或者尿道旁或者前列腺导管，并且无间质侵犯
T1	肿瘤侵及直接位于尿路上皮下的尿道上皮下结缔组织
T2	肿瘤通过直接从尿路上皮表面延伸或通过侵及前列腺导管侵犯前列腺导管旁间质
T3	肿瘤侵及前列腺周围脂肪
T4	肿瘤侵及其他邻近器官（如膀胱壁，直肠壁的前列腺侵犯）

区域淋巴结（N）定义

N 分类	N 标准
NX	区域淋巴结无法评估
N0	无区域淋巴结转移
N1	伴腹股沟区域或真骨盆中（髂外、闭孔、髂内）或骶前淋巴结的单个区域淋巴结转移
N2	伴腹股沟区域或真骨盆（髂外、闭孔、髂内）中或骶前淋巴结的多个区域淋巴结转移

远处转移（M）定义

M 分类	M 标准
M0	无远处转移
M1	伴远处转移

AJCC 预后分期分组

T	N	M	分期分组
Tis	N0	M0	0is
Ta	N0	M0	0a
T1	N0	M0	Ⅰ
T1	N1	M0	Ⅲ
T2	N0	M0	Ⅱ
T2	N1	M0	Ⅲ
T3	N0	M0	Ⅲ
T3	N1	M0	Ⅲ
T4	N0	M0	Ⅳ
T4	N1	M0	Ⅳ
任意 T	N2	M0	Ⅳ
任意 T	任意 N	M1	Ⅳ

肿瘤登记需收集的变量

1. WHO/ISUP 肿瘤分级
2. 鳞状细胞癌与腺癌的组织学分级（1~3 级）

组织学分级（G）

尿路上皮癌

肿瘤分级报告为不同的分级值。尿路上皮的组织学分级根据目前 WHO/ISUP 推荐的分级系统，采用低级别与高级别分级。

G	G 定义
低级别（LG）	低级别肿瘤
高级别（HG）	高级别肿瘤

尿路上皮癌

针对鳞状细胞癌和腺癌，建议采用下述分级方案：

G	G 定义
GX	分化无法评估
G1	高分化
G2	中分化
G3	低分化

组织病理学类型

本分期指南适用于尿道的尿路上皮，鳞状细胞和腺癌以及前列腺和前列腺部尿道的尿路上皮癌。疾病应该有组织学或细胞学的证据。

非侵袭性癌

- 低级别乳头状尿路上皮癌
- 高级别乳头状尿路上皮癌
- 原位尿路上皮癌

侵袭性癌

- 传统尿路上皮癌
- 变异尿路上皮癌
  - 伴有不同分化（鳞状，腺样和/或滋养细胞）的尿路上皮癌
  - 巢状尿路上皮癌（nested urothelial carcinoma）［包括巨大巢状癌（large nested carcinoma）］
  - 微囊性尿路上皮癌
  - 微乳头状尿路上皮癌
  - 淋巴上皮瘤样尿路上皮癌
  - 浆细胞样膀胱尿路上皮癌
  - 巨细胞尿路上皮癌
  - 富脂质的尿路上皮癌
  - 透明细胞（富含糖原）尿路上皮癌
  - 肉瘤样尿路上皮癌
  - 差分化的尿路上皮癌（包括破骨细胞样巨细胞）
- 鳞状细胞癌
- 腺癌（包括尿道旁腺）
- 小细胞癌

图示

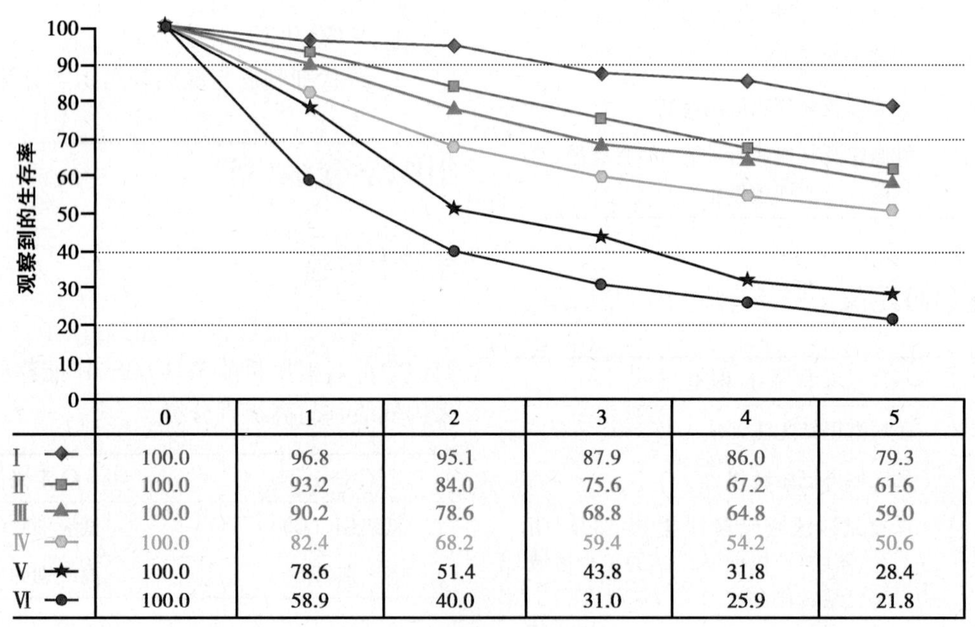

	0	1	2	3	4	5
Ⅰ ◆	100.0	96.8	95.1	87.9	86.0	79.3
Ⅱ ■	100.0	93.2	84.0	75.6	67.2	61.6
Ⅲ ▲	100.0	90.2	78.6	68.8	64.8	59.0
Ⅳ ●	100.0	82.4	68.2	59.4	54.2	50.6
Ⅴ ★	100.0	78.6	51.4	43.8	31.8	28.4
Ⅵ ●	100.0	58.9	40.0	31.0	25.9	21.8

图 63.4 根据目前 AJCC 分期分类对 1 278 例尿道癌患者观察的总生存率。数据引自美国国家癌症数据库（美国外科学会肿瘤委员会和美国临床肿瘤学会）。1998—2002 年。0a 期包括 129 例患者；0is 期，170 例；Ⅰ期，243 例；Ⅱ期，193 例；Ⅲ期，250 例；Ⅳ期，293 例

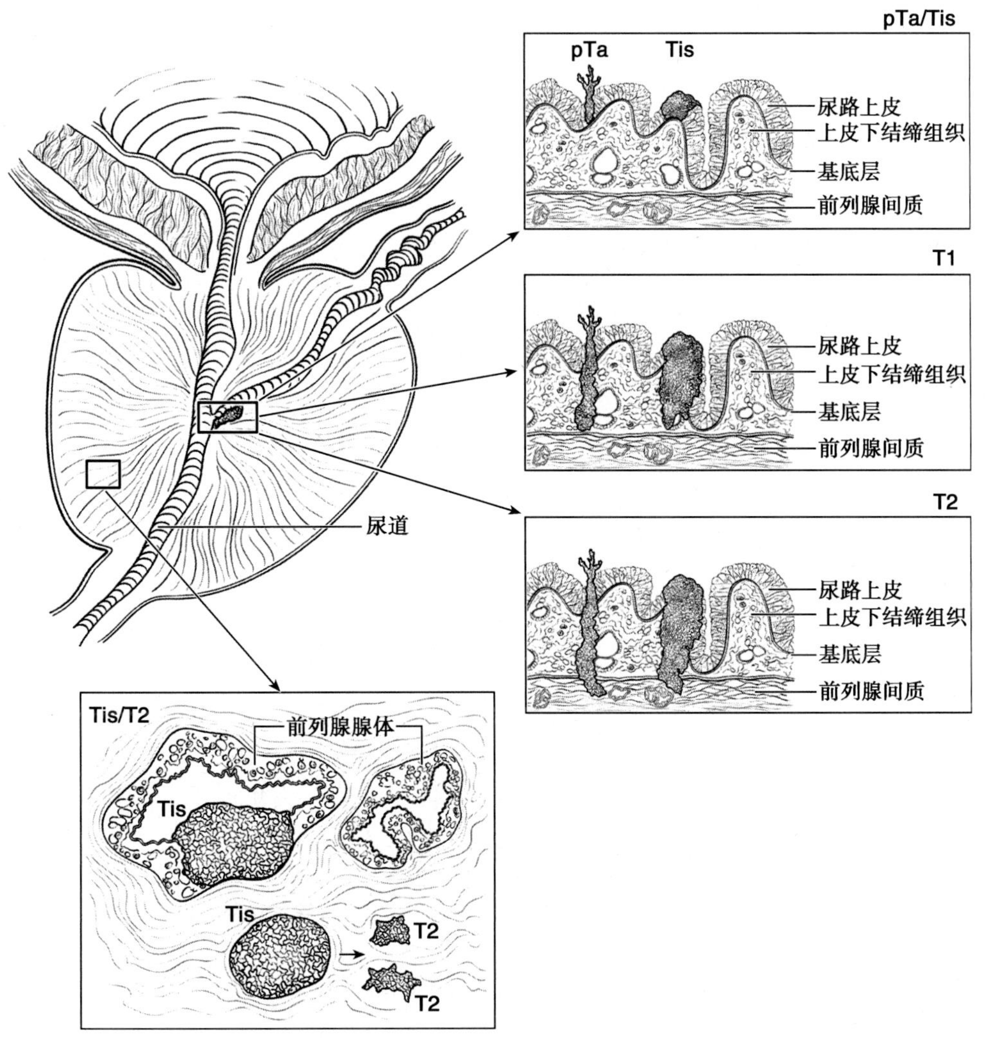

图 63.5　前列腺尿路上皮癌的原发肿瘤(T)定义

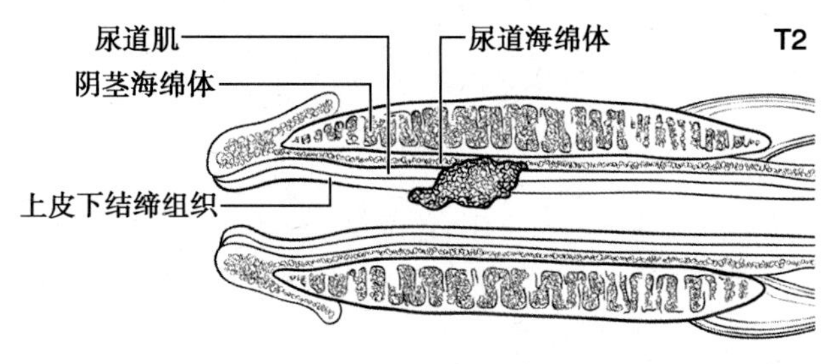

图 63.6　在男性中，T2 定义为肿瘤侵及尿道海绵体

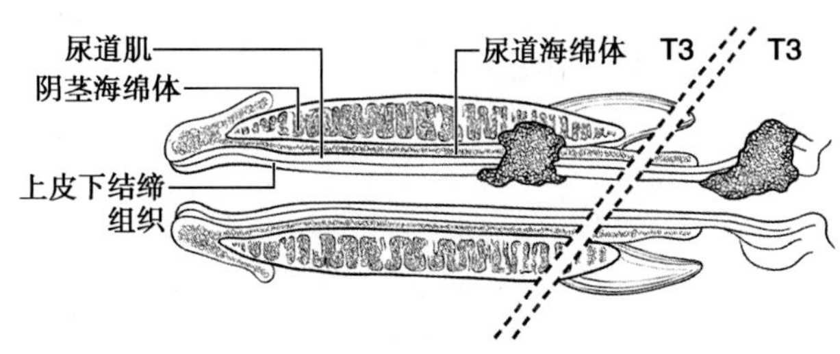

图 63.7　在男性中，T3 定义为肿瘤侵及阴茎海绵体(左)或者前列腺包膜(右)

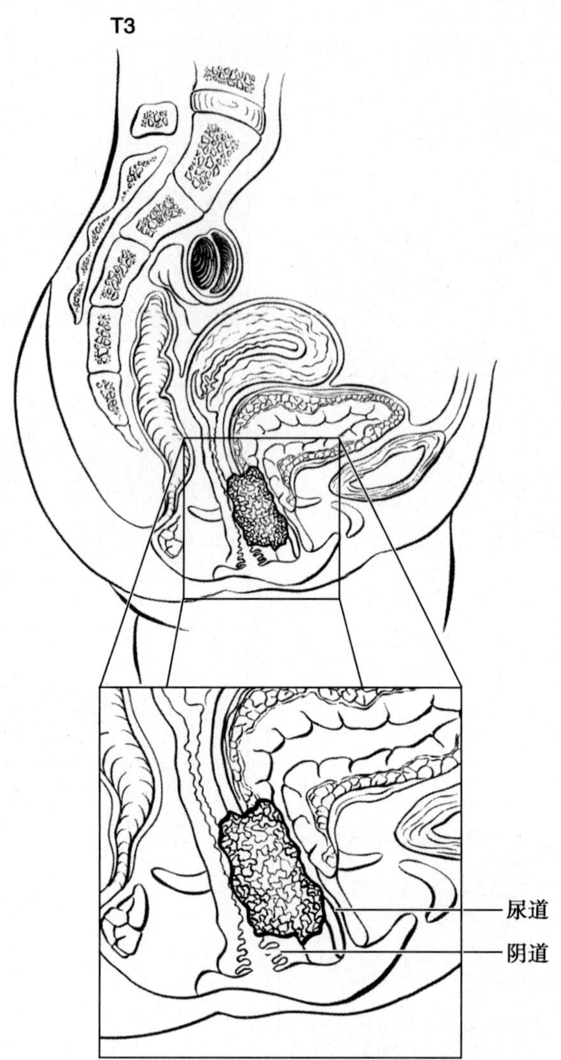

图 63.8 在女性中,T3 定义为肿瘤侵及阴道前壁

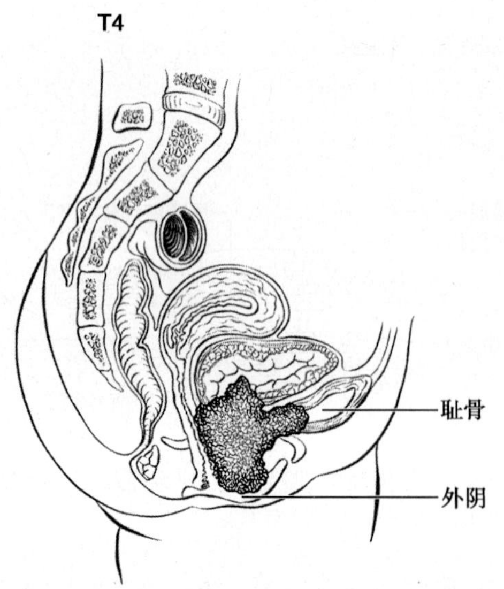

图 63.9 在女性中,T4 定义为肿瘤侵及其他邻近器官(图中显示为侵犯耻骨与外阴)

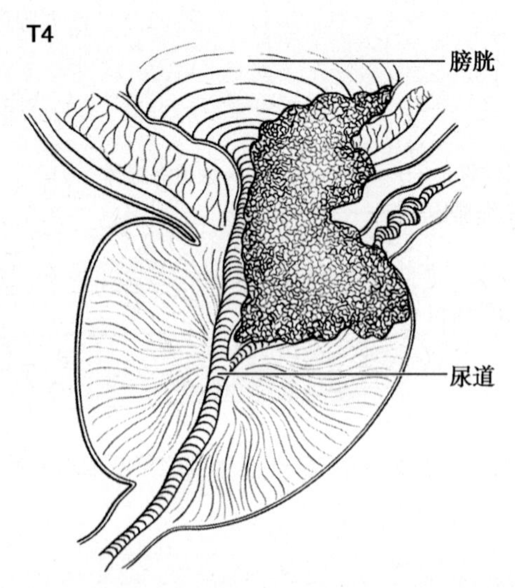

图 63.10 T4 定义为肿瘤侵及其他邻近器官(图中显示为肿瘤侵犯膀胱)

(译者 傅航成 陆骁霖 审校 叶定伟)

参考文献

1. Chaudhari VV, Patel MK, Douek M, Raman SS. MR imaging and US of female urethral and periurethral disease. *Radiographics : a review publication of the Radiological Society of North America, Inc.* Nov 2010;30(7):1857–1874.
2. Gakis G, Witjes JA, Comperat E, et al. EAU guidelines on primary urethral carcinoma. *Eur Urol.* Nov 2013;64(5):823–830.
3. Ryu J, Kim B. MR imaging of the male and female urethra. *Radiographics : a review publication of the Radiological Society of North America, Inc.* Sep-Oct 2001;21(5):1169–1185.
4. Kim B, Kawashima A, LeRoy AJ. Imaging of the male urethra. *Seminars in ultrasound, CT, and MR.* Aug 2007;28(4):258–273.
5. Gourtsoyianni S, Hudolin T, Sala E, Goldman D, Bochner B, Hricak H. MRI at the completion of chemoradiotherapy can accurately evaluate the extent of disease in women with advanced urethral carcinoma undergoing anterior pelvic exenteration. *Clinical radiology.* 2011;66(11):1072–1078.
6. Stewart SB, Leder RA, Inman BA. Imaging tumors of the penis and urethra. *Urol Clin North Am.* Aug 2010;37(3):353–367.
7. Hricak H, Secaf E, Buckley DW, Brown JJ, Tanagho EA, McAninch JW. Female urethra: MR imaging. *Radiology.* Feb 1991;178(2): 527–535.
8. Dwarkasing RS, Dinkelaar W, Hop WC, Steensma AB, Dohle GR, Krestin GP. MRI evaluation of urethral diverticula and differential diagnosis in symptomatic women. *AJR. American journal of roentgenology.* Sep 2011;197(3):676–682.
9. Hall TB, Barton DP, Trott PA, et al. The role of ultrasound-guided cytology of groin lymph nodes in the management of squamous cell carcinoma of the vulva: 5-year experience in 44 patients. *Clin Radiol.* May 2003;58(5):367–371.
10. Leijte JA, Graafland NM, Valdes Olmos RA, van Boven HH, Hoefnagel CA, Horenblas S. Prospective evaluation of hybrid 18F-fluorodeoxyglucose positron emission tomography/computed tomography in staging clinically node-negative patients with penile carcinoma. *BJU Int.* Sep 2009;104(5):640–644.
11. Champ CE, Hegarty SE, Shen X, et al. Prognostic factors and outcomes after definitive treatment of female urethral cancer: a population-based analysis. *Urology.* Aug 2012;80(2): 374–381.
12. Kattan MW, Hess KR, Amin MB, et al. American Joint Committee on Cancer acceptance criteria for inclusion of risk models for individualized prognosis in the practice of precision medicine. *CA: a cancer journal for clinicians.* Jan 19 2016.

第十五篇
眼部

专家组成员

Members of the Ophthalmic Sites Expert Panel

Daniel M. Albert, MD, MS
Anush G. Amiryan, MD
Claudia Auw-Hädrich, MD
Diane Baker, CTR – Data Collection Core Representative
Raymond Barnhill, MD, MSc
José M. Caminal, MD, PhD
William L. Carroll, MD
Nathalie Cassoux, MD, PhD
Jaume Català-Mora, MD
Guillermo Chantada, MD
Patricia Chévez-Barrios, MD
R. Max Conway, MD, PhD, FRANZCO
Sarah E. Coupland, MBBS, PhD, FRCPath – Vice Chair
Bertil E. Damato, MD, PhD
Hakan Demirci, MD
Laurence G. Desjardins, MD
François Doz, MD, MSc
Jonathan J. Dutton, MD, PhD, FACS
Bita Esmaeli, MD, FACS
Paul T. Finger, MD, FACS – Chair
Brenda L. Gallie, MD, FACSC
Gerardo F. Graue, MD
Hans E. Grossniklaus, MD – CAP Representative
Steffen Heegaard, MD
Leonard M. Holbach, MD
Santosh G. Honavar, MD, FACS
Martine J. Jager, MD, PhD
Tero Kivelä, MD, FEBO
Emma Kujala, MD
Livia Lumbroso-Le Rouic, MD
Ashwin C. Mallipatna, MBBS, MS, DNB
Giulio M. Modorati, MD
Francis L. Munier, MD
Timothy G. Murray, MD, MBA, FACS
Anna C. Pavlick, MS, DO
Jacob Pe'er, MD
David E. Pelayes, MD, PhD
Gaelle Pierron
Victor G. Prieto, MD, PhD
Manuel Jorge Rodrigues, MD
Svetlana Saakyan, MD
Wolfgang A.G. Sauerwein, MD, PhD
Ekaterina Semenova, MD
Stefan Seregard, MD
Carol Shields, MD
E. Rand Simpson, MD, FRCS(C)
Arun D. Singh, MD
Shigenobu Suzuki, MD, PhD
Mary Kay Washington, MD, PhD – Editorial Board Liaison
Valerie A. White, MD, MHSc, FRCPC
Michelle Williams, MD
Matthew W. Wilson, MD, FACS
Christian W. Wittekind, MD – UICC Representative
Vivian Yin, MD, MPH, FRCSC

第64章 眼睑癌

本章摘要

适用本分期系统的肿瘤种类

所有眼睑癌,包括基底细胞癌、鳞状细胞癌、皮脂腺癌,以及其他罕见肿瘤,如各类汗腺癌(如小汗腺癌)。

不适用本分期系统的肿瘤种类

侵犯眼睑的原发于头颈部其他解剖区域(非眼睑或眼眶区域)的癌应归类于头颈部皮肤癌。眼睑部转移癌不适用于本分期系统。

来源于结膜(后睑板)或眼睑皮肤(前睑板)的眼睑黑色素瘤不适用于本系统,请查阅结膜及皮肤恶性黑色素瘤相关章节。

眼睑梅克尔细胞癌采用梅克尔细胞癌分期系统(见第46章)。针对这部分患者,建议与注册人员合作,按照梅克尔细胞癌章节中“肿瘤登记需收集的变量”所列的项目收集信息,提供局部控制率、治疗相关不良反应以及转移性疾病的潜在生物标志物的相关信息。

肿瘤类型	按何种类型分类	适用章节
直接侵犯眼睑的头颈部癌	头颈部皮肤鳞状细胞癌	15
眼睑梅克尔细胞癌	梅克尔细胞癌	46
眼睑黑色素瘤	皮肤黑色素瘤	47

更新要点

更新	更新细节	证据级别
原发肿瘤(T)定义	基于原发肿瘤侵犯范围修改了T1、T2、T3和T4的定义,其定义不再基于主观描述,如“是否可手术切除”、“是否需行眼球摘除术”等	Ⅲ
区域淋巴结(N)定义	基于阳性淋巴结的大小及部位,原本的N1被细分为N1和N2	Ⅲ
预后分期分组	分期分组整合了新的T和N分类并行相应修改:Ⅲ期伴有淋巴结阳性,Ⅳ期伴有远处转移	Ⅲ

ICD-O-3形态学编码

编码	描述
C44.1	眼睑

WHO肿瘤分类

编码	描述
8090	基底细胞癌
8070	鳞状细胞癌
8390	皮肤附属器癌
8480	黏液腺癌
8940	多形性腺瘤
8940	多形性腺瘤,非特指
8940	多形性腺瘤,涎腺型,非特指
8940	软骨样汗管瘤
8940	恶性多形性腺瘤,非特指
8940	恶性多形性腺瘤,涎腺型
8940	恶性软骨样汗管瘤
8940	多形性腺瘤恶变
8980	癌肉瘤,非特指
8410	皮脂腺癌
8413	小汗腺腺癌
8401	顶泌汗腺腺癌
8200	腺样囊性癌

International Agency for Research on Cancer, World Health Organization. International Classification of Diseases for Oncology. ICD-O-3-Online. http://codes.iarc.fr/home. Amlessed May 15, 2016。

概述

眼睑癌为眼睑部位最常见恶性肿瘤。一系列不同类型的癌均可累及眼睑皮肤、睑板、睑结膜。

因眼睑解剖结构的特殊性，在眼睑癌中用于定义T分类的临界肿瘤大小与在其他肿瘤中理应不同。在本版的分期系统中，我们进一步改进眼睑癌的T分类和N分类。手术为眼睑癌最常用的治疗手段，在部分患者中可审慎考虑辅助放疗及局部应用化疗药物。此外，在局部晚期患者中，新靶向药物的应用可免除患者接受眼球摘除术，从而保留眼球及其功能。出于对眼睑及眼周区域解剖与功能的考虑，在美国癌症联合委员会（AJCC）分期预后评判标准、治疗结果报告、临床试验患者选择标准以及合适治疗手段的选择上，眼睑癌均有其特殊性。

眼睑癌的TNM分期同时反映了相关病症与死亡的发生风险，从而为治疗提供指导[1~5]。这与肿瘤的局部控制及生存有关。原发眼睑癌的生物学行为涵盖广泛，包括从惰性的低级别肿瘤，如基底细胞癌，到高度侵袭性的皮脂腺癌及梅克尔细胞癌。

原发眼睑癌主要包括罕见转移的基底细胞癌（90%）与转移潜能相对较高的其他癌，如鳞状细胞癌，皮脂腺癌，梅克尔细胞癌与其他较少见的组织病理类型[6~16]。

黑色素瘤侵犯眼睑的情况将在其他章节进行阐述（见第47章和第66章）。

解剖学

原发部位

眼睑由前后板层构成，在睑缘的皮肤黏膜交界处分离。自前向后，眼睑包含了皮肤、眼轮匝肌、睑板和结膜。上睑提肌腱膜及Müller肌附着于睑板上部，而下睑也有类似的收缩肌。在眼睑、泪阜及眶周组织中富含皮脂腺、大小汗腺，而副泪腺及神经内分泌腺体在其内散在分布。皮脂腺集中分布于睑板、睫毛缘，以及眼睑和泪阜中的毛囊皮脂腺单位内。副泪腺位于上睑板上缘（Wolfring副泪腺）及穹窿部（Krause副泪腺）。腺体及皮肤为眼睑癌的前体细胞类型。

区域淋巴结

眼睑区的淋巴引流至耳前、腮腺内、颌下及其他淋巴结群（图64.1）。近期研究显示眼睑所有区域的淋巴液均可引流至腮腺淋巴结，而眼睑内侧区域尚可引流至颌下淋巴结[12]。

转移部位

转移倾向与肿瘤的组织病理类型及组织学分级紧密相关。眼睑癌可导致淋巴道及血行转移，其中血行转移相对较少见。远处转移部分包括肺、肝及其他的内脏和脑。

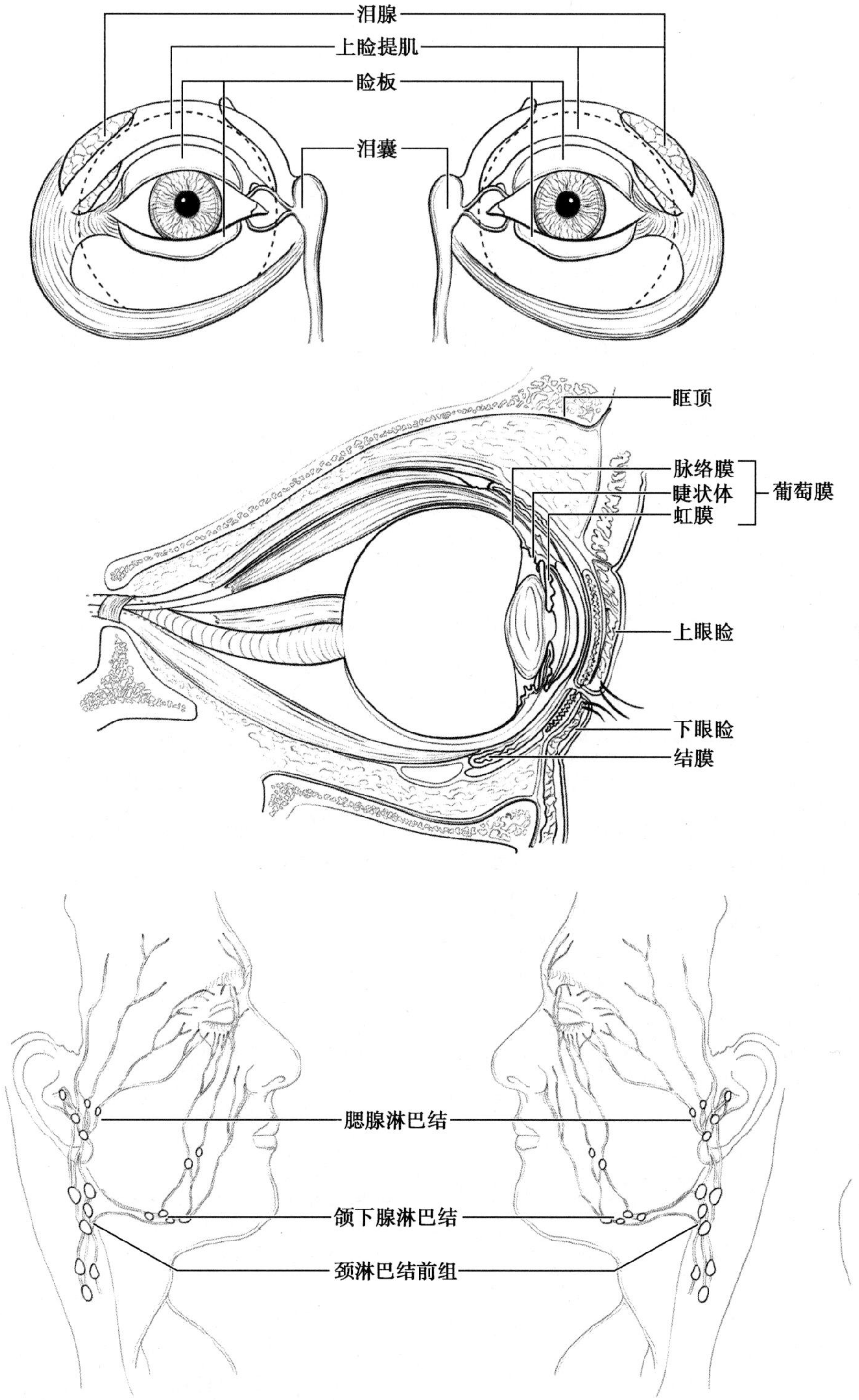

图 64.1　眼部解剖结构和区域淋巴结

分类原则

临床分期

在对眼睑癌分期之前需行全面的眼科检查以及眼眶、眶周检查。应包含裂隙灯或相当的生物显微镜评估，神经眼科检查（以明确有无周围神经侵犯），以及头颈部淋巴结评估。建议在术前对病灶范围进行拍照。

结膜癌可通过直接侵犯、沿周围神经、血管及黏膜播散的方式累及邻近组织结构。可发生局部受侵的结构包括泪道引流系统、眶骨与软组织、眼球、睑部、鼻腔鼻窦、眶尖、颅底及中枢神经系统。

除基底细胞癌罕见区域淋巴结转移外，其他眼睑癌均有淋巴结转移倾向。淋巴结转移对于头颈部鳞癌是一个重要的独立预后因素[13,17]。

临床上考虑阳性的淋巴结需行活检，若证实为转移性淋巴结，需进一步行手术和/或放射治疗以达到区域控制[13]。

依据眼睑癌的大小、组织病理类型和分级，应考虑行仔细、频繁的淋巴结评估和/或活检。近15年来，对于前哨淋巴结（SLN）活检在眼睑癌分期中的价值有了新的认知，特别是对于梅克尔细胞癌和皮脂腺癌[18~24]，这与在眼附属器黑色素瘤中的经验类似。

在将近25%的头颈部鳞癌与32%的头颈部梅克尔细胞癌中，常规的临床及影像学评估无法检测到转移性区域淋巴结。因严重的并发症、手术风险以及相对较低的阳性淋巴结转移率，研究不建议所有患者均接受淋巴结清扫术。而SLN活检，尤其是针对首站淋巴结，可能有助于淋巴结分期[22]。若SLN活检结果为阳性，则可为分期提供重要的信息，从而挑选可能从进一步治疗中获益的患者[18,21~23]。

在眼睑癌患者中，应用锝-99m淋巴闪烁成像后的SLN活检需要些许的调整和适应[25,26]。因眼睑组织相对较薄且小，放射性核素所需的量也可相应降低。逐层连续切片及免疫组化染色提高了这种标本采集方法的敏感性[26,27]。自《AJCC癌症分期指南》第7版发布以来，有若干项研究尝试评估在不同组织病理类型的眼睑癌中，淋巴结转移风险与AJCC T分类之间的相关性。近期的研究显示，对于眼睑皮脂腺癌，鳞癌和梅克尔细胞癌，T2b或以上的T分类（基于《AJCC癌症分期指南》第7版）与淋巴结转移风险增加有关[6,8,14,16,27]。

远处转移多见于瘤体巨大（T3及以上）以及侵袭性较高的眼睑癌中，如梅克尔细胞癌，皮脂腺癌与微囊性附属器癌[14,28,29]。

影像学检查

根据眼睑癌的组织病理学类型及临床评估的病变侵犯范围，需采用相应的影像学检查手段，包括计算机断层扫描（CT），磁共振（MR）成像及超声。

对于局部晚期的眼睑癌，初始检查应当包含眼眶增强CT，以评估病灶是否侵犯眼眶软组织及眶周结构，如鼻腔鼻窦，以及病灶是否从上方及后方侵犯颅底。增强CT需包含轴位及冠状位，并且同时有软组织窗和骨窗。

对于具有淋巴结转移潜能的高侵袭性眼睑癌，如皮脂腺癌，T2b及以上的鳞癌，基线检查需包括头颈部的影像学检查。该检查可以是轴位及冠状位的CT，范围需包括区域淋巴结。超声影像也适用于检测异常的区域淋巴结，并可进一步行细针穿刺活检学检查。SLN活检仅考虑用于临床检查及影像学检查（如CT和超声影像）阴性的患者[25,26,29]。

对于曾接受过治疗或复发的局部晚期眼睑癌的患者，如果临床怀疑有与之相关的大神经侵犯，则可考虑行采用钆造影剂增强的MR检查。对于肿瘤体积较大的眼睑梅克尔细胞癌，如怀疑有远处转移，可考虑行正电子发射断层扫描（PET）/CT检查，PET/CT有助于评估全身转移情况及治疗疗效。

病理学分期

对于肉眼观察的精准描述至关重要：应记录获得切除标本的手术类型（如切除活检、局部广泛切除，包括摘除术在内的根治性切除）及肿瘤大小。用于病理诊断的切取活检可考虑作为临床分期的一部分。标本应仔细定位并染墨以评估切缘。病理分期应基于具体肿瘤类型，分化级别，以及肿瘤切除完整性。必须记录肿瘤最大径并评估手术标本切缘。

预后因素

分期所需的预后因素

除用于界定T、N与M分类的因素外，分期分组无需其他预后因素。

其他重要临床预后因素

Muir-Torre综合征

诊断皮脂腺癌后应行检查排除Muir-Torre综合征（遗传性非息肉性结直肠癌/Lynch综合征的一种亚型）。Muir-Torre综合征的皮肤表现包括皮脂腺瘤（包括腺瘤，上皮瘤和癌）以及角化性棘皮瘤，其表现还包括内脏恶性肿瘤，尤其是结直肠癌和子宫内膜癌。该综合征与*MLH1*和*MSH2*突变有关[30~33]。AJCC证据级别：Ⅲ级。

错配修复的检测：微卫星不稳定性的检测或免疫组化检测

错配修复缺陷为诊断Lynch综合征的重要组成部分，也是Muir-Torre综合征相关肿瘤的一个特征[30~32]。通过聚合酶链反应技术检测肿瘤 DNA 的微卫星不稳定性，该方法通过一组微卫星标志物（至少包含 5 个）来评估微卫星位点的长度变化。此外，可行免疫组化以平行评估甲醛溶液固定的石蜡包埋组织中错配修复蛋白（MLH1、MSH2、MSH6、PMS2）的保留表达。此 4 种蛋白质的完整表达虽可表明错配修复酶的完整性，但无法完全排除 Lynch 综合征，因错义突变可产生保留了免疫原性的非功能性蛋白质。AJCC 证据级别：Ⅲ级。

风险评估模型

为了支持各类预测模型在临床实践中的应用，AJCC 的"精准医疗核心工作组"近期发布了用于评判各类统计学预测模型的评估指南[34]。然而，目前已发表的或已被用于临床的眼睑癌相关的任何预测模型，均尚未通过该指南的评估。AJCC 未来将会对符合 AJCC 评估指南的眼睑癌风险预测模型予以认可。

AJCC TNM 定义

原发肿瘤（T）定义

T 分类	T 标准
TX	原发肿瘤无法评估
T0	无原发肿瘤证据
Tis	原位癌
T1	肿瘤最大径≤10mm
T1a	肿瘤未侵及睑板或睑缘
T1b	肿瘤侵及睑板或睑缘
T1c	肿瘤侵及眼睑全层
T2	肿瘤最大径>10mm 但≤20mm
T2a	肿瘤未侵及睑板或睑缘
T2b	肿瘤侵及睑板或睑缘
T2c	肿瘤侵及眼睑全层
T3	肿瘤最大径>20mm 但≤30mm
T3a	肿瘤未侵及睑板或睑缘
T3b	肿瘤侵及睑板或睑缘
T3c	肿瘤侵及眼睑全层
T4	肿瘤侵及邻近眼球、眼眶或面部结构
T4a	肿瘤侵及眼球或眶内结构
T4b	肿瘤侵及（或穿透）眼眶骨壁，或累及鼻窦、泪囊/鼻泪管、脑组织

区域淋巴结（N）定义

N 分类	N 标准
NX	区域淋巴结无法评估
N0	无区域淋巴结转移
N1	单个同侧区域淋巴结转移，且最大径≤3cm
N1a	经临床评估或影像学检查诊断的单个同侧淋巴结转移
N1b	经淋巴结活检诊断的单个同侧淋巴结转移
N2	单个最大径>3cm 的同侧淋巴结转移，或双侧或对侧淋巴结转移
N2a	经临床评估或影像学检查诊断的淋巴结转移
N2b	经淋巴结活检后病理镜检诊断的淋巴结转移

远处转移（M）定义

M 分类	M 标准
M0	无远处转移
M1	伴远处转移

AJCC 预后分期分组

T	N	M	分期分组
Tis	N0	M0	0
T1	N0	M0	ⅠA
T2a	N0	M0	ⅠB
T2b~d，T3	N0	M0	ⅡA
T4	N0	M0	ⅡB
任何 T	N1	M0	ⅢA
任何 T	N2	M0	ⅢB
任何 T	任何 N	M1	Ⅳ

肿瘤登记需收集的变量

1. 肿瘤最大径（以毫米为单位）
2. 解剖学部位（如上眼睑、下眼睑、上下睑、内眦、外眦）
3. 肿瘤厚度（浸润深度）
4. 有无周围神经受累
5. 有无血管淋巴管受累

6. 每平方毫米内的有丝分裂象
7. 微卫星不稳定性标志物(对于皮脂腺癌)
8. 前哨淋巴结活检状态及前哨淋巴结枚数(若适用)
9. HIV 感染史
10. 实体器官移植史
11. Muir-Torre 综合征史
12. 着色性干皮病史

组织学分级(G)

组织学分级系统主要用于鳞状细胞癌与皮脂腺癌。不适用于梅克尔细胞癌或基底细胞癌。

G	G 定义
GX	分化无法评估
G1	高分化
G2	中分化
G3	低分化
G4	未分化

组织病理学类型

鳞状细胞癌
基底细胞癌
皮脂腺癌
黏液表皮样癌
原发性小汗腺腺癌
微囊性附属器癌
原发性顶泌汗腺腺癌
腺样囊性癌

(译者 胡集祎 审校 孔琳)

参考文献

1. Ainbinder DJ, Esmaeli B, Groo SC, Finger PT, Brooks JP. Introduction of the 7th edition eyelid carcinoma classification system from the American Joint Committee on Cancer-International Union Against Cancer staging manual. *Arch Pathol Lab Med.* Aug 2009;133(8):1256–1261.
2. Breuninger H. Seventh edition American Joint Committee on Cancer staging of cutaneous non-melanoma skin cancer. *American journal of clinical dermatology.* Jun 1 2011;12(3):155.
3. Crawford C, Fernelius C, Young P, Groo S, Ainbinder D. Application of the AJCC 7th edition carcinoma of the eyelid staging system: a medical center pathology based, 15-year review. *Clinical ophthalmology.* 2011;5:1645–1648.
4. Droll L, Seigler D, Esmaeli B. Prospective collection of data using the 7th edition of the AJCC Cancer Staging Manual for cancers of the eyelid, orbit, and conjunctiva. *Ophthalmic plastic and reconstructive surgery.* Mar-Apr 2011;27(2):142.
5. Shinder R, Ivan D, Seigler D, Dogan S, Esmaeli B. Feasibility of using American Joint Committee on Cancer Classification criteria for staging eyelid carcinomas. *Orbit.* Oct 2011;30(5):202–207.
6. Choi YJ, Jin HC, Lee MJ, Kim N, Choung HK, Khwarg SI. Prognostic value of clinical and pathologic T stages defined by the American Joint Committee on Cancer for eyelid sebaceous carcinoma in Korea. *Japanese journal of ophthalmology.* Jul 2014;58(4):327–333.
7. Conway RM, Themel S, Holbach LM. Surgery for primary basal cell carcinoma including the eyelid margins with intraoperative frozen section control: comparative interventional study with a minimum clinical follow up of 5 years. *The British journal of ophthalmology.* Feb 2004;88(2):236–238.
8. Esmaeli B, Nasser QJ, Cruz H, Fellman M, Warneke CL, Ivan D. American Joint Committee on Cancer T category for eyelid sebaceous carcinoma correlates with nodal metastasis and survival. *Ophthalmology.* May 2012;119(5):1078–1082.
9. Faustina M, Diba R, Ahmadi MA, Esmaeli B. Patterns of regional and distant metastasis in patients with eyelid and periocular squamous cell carcinoma. *Ophthalmology.* Oct 2004;111(10):1930–1932.
10. Herbert HM, Sun MT, Selva D, et al. Merkel cell carcinoma of the eyelid: management and prognosis. *JAMA ophthalmology.* Feb 2014;132(2):197–204.
11. Nasser QJ, Roth KG, Warneke CL, Yin VT, El Sawy T, Esmaeli B. Impact of AJCC 'T' designation on risk of regional lymph node metastasis in patients with squamous carcinoma of the eyelid. *The British journal of ophthalmology.* Apr 2014;98(4):498–501.
12. Nijhawan N, Marriott C, Harvey JT. Lymphatic drainage patterns of the human eyelid: assessed by lymphoscintigraphy. *Ophthalmic plastic and reconstructive surgery.* Jul-Aug 2010;26(4):281–285.
13. Ross GL, Shoaib T, Soutar DS, et al. The First International Conference on Sentinel Node Biopsy in Mucosal Head and Neck Cancer and adoption of a multicenter trial protocol. *Annals of surgical oncology.* May 2002;9(4):406–410.
14. Sniegowski MC, Warneke CL, Morrison WH, et al. Correlation of American Joint Committee on Cancer T category for eyelid carcinoma with outcomes in patients with periocular Merkel cell carcinoma. *Ophthalmic plastic and reconstructive surgery.* Nov-Dec 2014;30(6):480–485.
15. Sun MT, Andrew NH, O'Donnell B, McNab A, Huilgol SC, Selva D. Periocular Squamous Cell Carcinoma: TNM Staging and Recurrence. *Ophthalmology.* Jul 2015;122(7):1512–1516.
16. Watanabe A, Sun MT, Pirbhai A, Ueda K, Katori N, Selva D. Sebaceous carcinoma in Japanese patients: clinical presentation, staging and outcomes. *The British journal of ophthalmology.* Nov 2013;97(11):1459–1463.
17. LeBlanc KG, Jr., Monheit GD. Understanding and use of the American Joint Committee on Cancer seventh edition guidelines for cutaneous squamous cell carcinoma: a survey of dermatologic surgeons. *Dermatologic surgery : official publication for American Society for Dermatologic Surgery [et al.].* May 2014;40(5):505–510.
18. Esmaeli B, Naderi A, Hidaji L, Blumenschein G, Prieto VG. Merkel cell carcinoma of the eyelid with a positive sentinel node. *Archives of ophthalmology.* May 2002;120(5):646–648.
19. Ho VH, Ross MI, Prieto VG, Khaleeq A, Kim S, Esmaeli B. Sentinel lymph node biopsy for sebaceous cell carcinoma and melanoma of the ocular adnexa. *Archives of otolaryngology--head & neck surgery.* Aug 2007;133(8):820–826.
20. Maalouf TJ, George J-L. Reply re:"Sentinel Lymph Node Biopsy in Patients With Conjunctival and Eyelid Cancers: Experience in 17 Patients". *Ophthalmic Plastic & Reconstructive Surgery.* 2012;28(6):471–472.
21. Nijhawan N, Ross MI, Diba R, Gutstein BF, Ahmadi MA, Esmaeli B. Experience with sentinel lymph node biopsy for eyelid and conjunctival malignancies at a cancer center. *Ophthalmic Plastic & Reconstructive Surgery.* 2004;20(4):291–295.
22. Pfeiffer ML, Savar A, Esmaeli B. Sentinel lymph node biopsy for eyelid and conjunctival tumors: what have we learned in the past

decade? *Ophthalmic Plastic & Reconstructive Surgery*. 2013; 29(1):57–62.

23. Savar A, Oellers P, Myers J, et al. Positive sentinel node in sebaceous carcinoma of the eyelid. *Ophthalmic plastic and reconstructive surgery*. Jan-Feb 2011;27(1):e4–6.
24. Schwartz JL, Griffith KA, Lowe L, et al. Features predicting sentinel lymph node positivity in Merkel cell carcinoma. *Journal of Clinical Oncology*. Mar 10 2011;29(8):1036–1041.
25. Amato M, Esmaeli B, Ahmadi MA, et al. Feasibility of preoperative lymphoscintigraphy for identification of sentinel lymph nodes in patients with conjunctival and periocular skin malignancies. *Ophthalmic plastic and reconstructive surgery*. Mar 2003;19(2):102–106.
26. Esmaeli B. Sentinel node biopsy as a tool for accurate staging of eyelid and conjunctival malignancies. *Current opinion in ophthalmology*. 2002;13(5):317–323.
27. Allen PJ, Busam K, Hill AD, Stojadinovic A, Coit DG. Immunohistochemical analysis of sentinel lymph nodes from patients with Merkel cell carcinoma. *Cancer*. Sep 15 2001;92(6): 1650–1655.
28. Gupta SG, Wang LC, Penas PF, Gellenthin M, Lee SJ, Nghiem P. Sentinel lymph node biopsy for evaluation and treatment of patients with Merkel cell carcinoma: The Dana-Farber experience and meta-analysis of the literature. *Archives of Dermatology*. Jun 2006; 142(6):685–690.
29. Warner RE, Quinn MJ, Hruby G, Scolyer RA, Uren RF, Thompson JF. Management of merkel cell carcinoma: the roles of lymphoscintigraphy, sentinel lymph node biopsy and adjuvant radiotherapy. *Annals of surgical oncology*. Sep 2008;15(9):2509–2518.
30. Gaskin BJ, Fernando BS, Sullivan CA, Whitehead K, Sullivan TJ. The significance of DNA mismatch repair genes in the diagnosis and management of periocular sebaceous cell carcinoma and Muir-Torre syndrome. *The British journal of ophthalmology*. Dec 2011;95(12):1686–1690.
31. Goldberg M, Rummelt C, Foja S, Holbach LM, Ballhausen WG. Different genetic pathways in the development of periocular sebaceous gland carcinomas in presumptive Muir-Torre syndrome patients. *Hum Mutat*. Feb 2006;27(2):155–162.
32. Holbach LM, von Moller A, Decker C, Junemann AG, Rummelt-Hofmann C, Ballhausen WG. Loss of fragile histidine triad (FHIT) expression and microsatellite instability in periocular sebaceous gland carcinoma in patients with Muir-Torre syndrome. *American journal of ophthalmology*. Jul 2002;134(1):147–148.
33. John AM, Schwartz RA. Muir-Torre syndrome (MTS): An update and approach to diagnosis and management. *Journal of the American Academy of Dermatology*. Mar 2016;74(3):558–566.
34. Kattan MW, Hess KR, Amin MB, et al. American Joint Committee on Cancer acceptance criteria for inclusion of risk models for individualized prognosis in the practice of precision medicine. *CA: a cancer journal for clinicians*. Jan 19 2016.

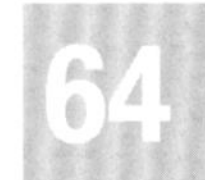

第65章 结 膜 癌

本章摘要

适用本分期系统的肿瘤种类

结膜癌。

不适用本分期系统的肿瘤种类

其他的结膜肿瘤，包括结膜的继发性肿瘤（如眼内肿瘤或眼眶肿瘤侵犯至结膜，前者如葡萄膜恶性黑色素瘤或葡萄膜非霍奇金淋巴瘤，后者如横纹肌肉瘤），不适用于本系统。

肿瘤类型	按何种类型分类	适用章节
结膜淋巴瘤	眼附属器淋巴瘤	71
结膜恶性黑色素瘤	结膜恶性黑色素瘤	66

更新要点

更新	更新细节	证据级别
原发肿瘤(T)定义	修改了T1和T2的定义，当前T1、T2包含了结膜基底膜受侵犯	Ⅱ
预后影响因素	扩充影响因素列表收录	Ⅱ和Ⅲ

ICD-O-3形态学编码

编码	描述
C69.0	结膜

WHO肿瘤分类

编码	描述
8010	原位癌，非特指，上皮内癌
8010	癌，非特指，上皮肿瘤，恶性
8070	原位鳞状细胞癌，非特指
8070	鳞状细胞癌，非特指
8072	大细胞非角化性鳞状细胞癌
8073	小细胞非角化性鳞状细胞癌
8074	梭形细胞鳞状细胞癌
8075	腺样鳞状细胞癌
8076	可疑间质浸润原位鳞状细胞癌
8076	微小浸润性鳞状细胞癌
8090	基底细胞癌，非特指
8410	皮脂腺癌
8430	黏液表皮样癌
8560	腺鳞癌

International Agency for Research on Cancer, World Health Organization. International Classification of Diseases for Oncology. ICD-O-3-Online. http://codes. iarc. fr/home. Amlessed May 15, 2016。

概述

结膜癌的《AJCC癌症分期指南》第8版基本上与第7版一致，但对早期的病灶侵犯（T1和T2）做了更精准的定义。该变动对于患者的治疗有所影响，越来越多的研究支持应对部分患者行辅助治疗。

学术界广泛认为多中心肿瘤注册、前瞻性随机对照研究与前瞻性数据挖掘可统一以及扩展有意义的预后因素并整合生物标志物，对完善TNM分期系统具重要意义。

类似的，大型中心的数据可为当前使用的上皮内病变的细分提供意义（如结膜的Ⅰ~Ⅲ级鳞状上皮内瘤变）。然而，目前尚无此类数据。

因与HIV相关的结膜鳞状细胞癌的发病率越来越高，尤其是在HIV高发的发展中国家的青年中。这类肿瘤往往更具侵袭性。因此结膜癌的AJCC分期变得愈发重要。

本章明确定义了“眼表面鳞状细胞瘤”，并解释了为何其TNM分期需要组织病理学诊断。

本分期系统可用于各种组织学类型的结膜癌，包括占绝大多数的鳞状细胞癌和角膜鳞状上皮内瘤变，以及其他的组织学类型（参见 ICD-O-3 组织学代码）。结膜的非上皮性肿瘤不适用本分期系统。分期需活检信息。

本病的危险因素包括暴露于阳光和紫外线 B 以及浅色皮肤。其他的危险因素还包括了辐射暴露、吸烟、人乳头瘤病毒（HPV）感染、化学物品暴露、免疫抑制和一些特定的综合征（如着色性干皮病）。在发达国家，本病更常见于男性，在 70 岁左右达到发病高峰。本病在诊断时通常位于角膜边缘。结膜癌与 HIV 感染相关，这种相关性在发展中国家（尤其是年轻患者中）尤其普遍，与 HIV 感染相关的结膜癌在这些国家是艾滋病界定疾病的一种[1~10]。

“眼表面鳞状细胞瘤”是指从轻度上皮异型增生到鳞状细胞癌的一系列病变。这一术语包含了部分重叠的组织病理学级别和病变，因而其定义并不精确，不应被用于组织病理学报告。精确的形态学变化应采用标准的病理学术语进行记录[11,12]。

在临床和病理学确诊后，应采用手术切除，随后通常同期采用双循环冷冻-复温治疗对结膜边缘及巩膜基底部进行冷冻治疗[13]。其他的辅助和/或替代治疗包括局部化疗（丝裂霉素 C、氟尿嘧啶或 α_{2b}-干扰素）。当病灶无法完整切除时可采用放射治疗（远距离或近距离放射治疗），放射治疗也可作为挽救性治疗以避免眶内容物摘除术[14~20]。

解剖学

原发部位

结膜是由包含分泌黏液的杯状细胞的复层上皮构成的，这些细胞集中分布于穹窿部结膜。眼睑结膜分衬于眼睑内面，而球结膜覆盖于眼球前部。结膜上皮在角膜边缘与角膜连接[2]。结膜鳞状细胞癌最常发生于球结膜-角膜连接部。

结膜鳞状上皮内瘤变包含各种形式的上皮内异型增生，包括原位鳞状细胞癌。肿瘤的播散通常先向毗邻的结膜和角膜局部浸润，最终向深面侵犯结膜间质、眼球筋膜及巩膜。病变早期即可有周围神经侵犯进而导致眼眶受侵，特别是在侵袭性较强的组织学亚型中（如黏液表皮样癌）。较大的病灶可侵犯淋巴管从而引起区域淋巴结转移。肿瘤通过巩膜可向眼内播散，特别是当术后巩膜变得薄弱时[2,4,5,21~28]。

晚期肿瘤可直接侵犯眼睑、眼球、鼻泪系统、眼眶、邻近的鼻窦以及脑组织[26,28,29]。

区域淋巴结

区域淋巴结包括耳前淋巴结（腮腺淋巴结）、颌下淋巴结和颈部淋巴结（图 65.1）。

转移部位

除了区域淋巴结转移外，结膜肿瘤还可通过血行转移至其他脏器，但较罕见。远处转移的常见脏器包括腮腺、颌下腺、肺和骨骼[29]。

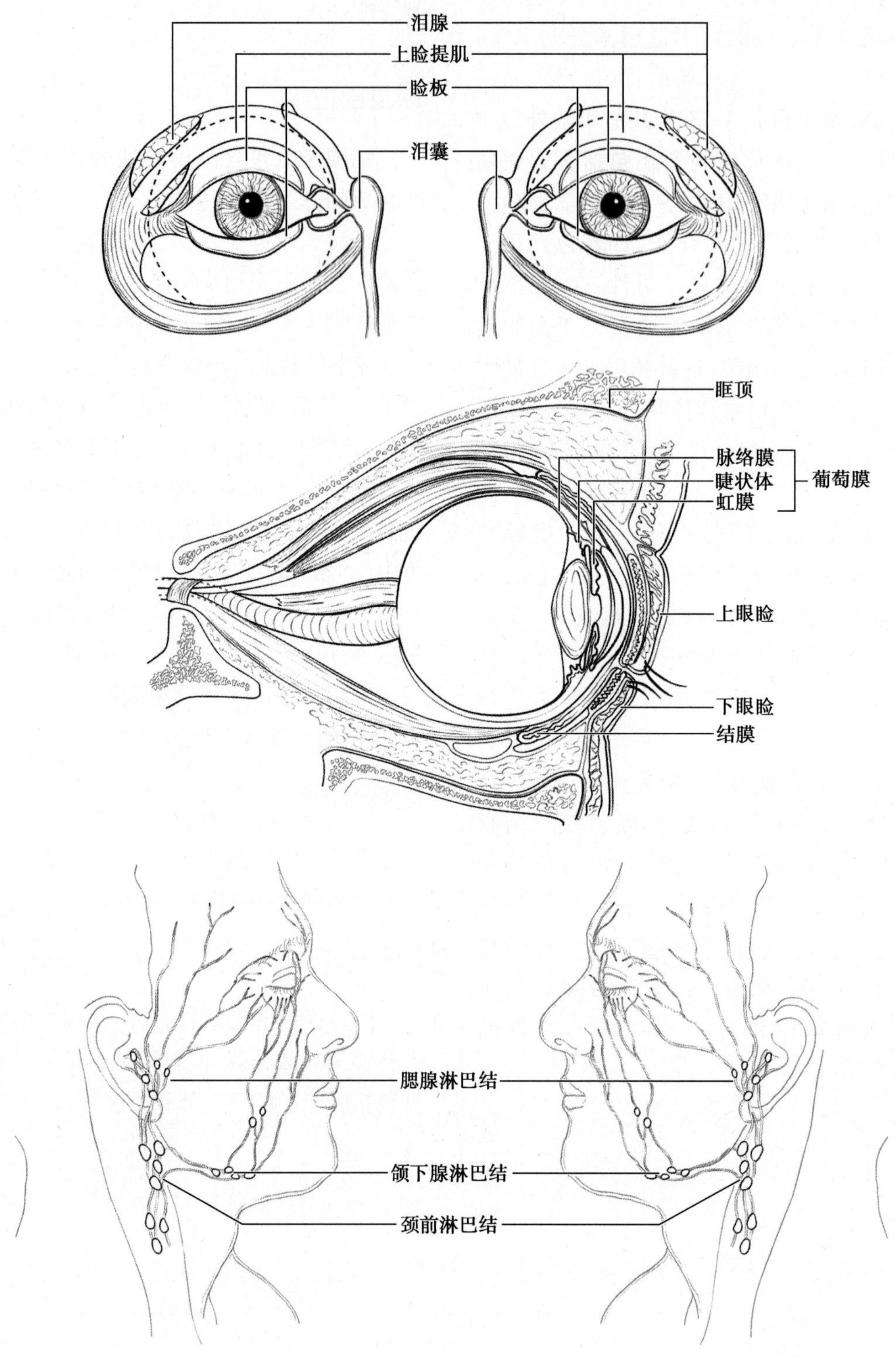

图 65.1 眼部解剖结构和区域淋巴结

分类原则

临床分期

首诊及随后的结膜癌的临床评估应包括视诊、裂隙灯检查及区域淋巴结触诊。结膜表面均需检查、测量、记录并拍照(上眼睑需翻转)(图 65.2)。拍摄肿瘤时需特别注意病变的边缘、有无佩吉特样(pagetoid)播散、角膜上皮及泪点有无受侵。需行前房角镜检查,尤其当眼内侵犯无法排除时。应考虑行同侧鼻窦检查(尤其当泪点受侵时)。

结膜鳞状细胞癌通常需要通过切除活检予以

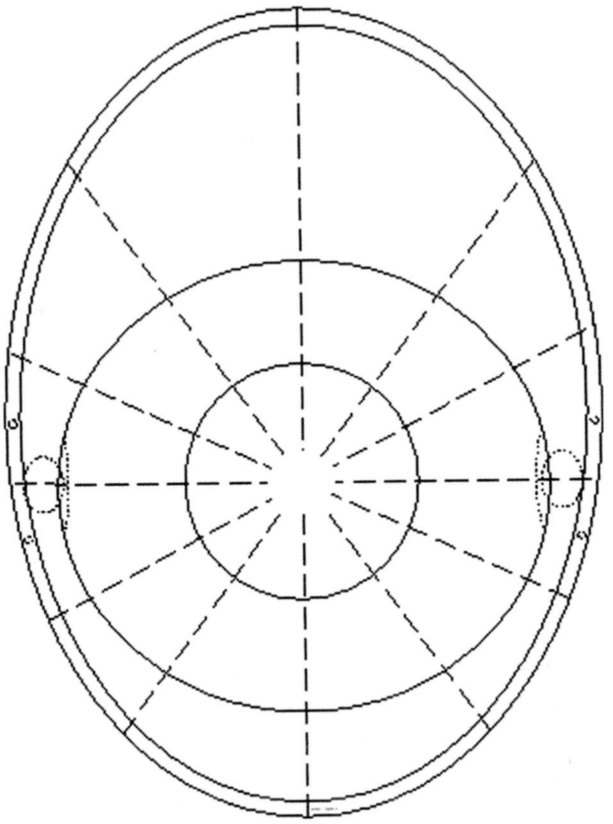

图 65.2　结膜癌的临床测绘系统。该图展示了结膜的扁平化表面。角膜的中点位于该图的中点，其他的结构（角膜缘、球结膜、穹窿部结膜、睑结膜以及眼睑）以同中心的形式分布于该图，且各结构依次逐渐远离中心点。辐射线方向代表了时钟图各时间点方向

诊断，组织病理学检查可测量肿瘤垂直侵犯的深度，用于 TNM 分期。相对的，细胞学检查可协助判断细胞非典型性。细胞学检查在辅助临床诊断及疾病复发的评估上颇具价值[11]。

影像学检查

眼前节超声及光学相干断层扫描可用于测量肿瘤的厚度及评估周围结构受侵犯情况（如巩膜、葡萄膜及眼眶前部）。超声生物显微镜（ultrasound biomicroscopy，UBM）所发现的可疑眼内侵犯征象包括房角钝化及葡萄膜增厚[30]。低频后节超声也可被用于评估脉络膜和眼眶受侵[31]。

局部侵犯和淋巴结转移的分期可能需要基于包括计算机断层扫描（CT）、磁共振（MR）成像和正电子发射成像（PET）/CT 的影像学检查。远处转移的排查主要包括体检、血液学筛查及头胸腹的影像学检查。

病理学分期

若可能，完整切除原发病灶以行病理分期。

为获取最佳的组织病理学信息，结膜标本应当送至病理实验室，均匀涂布于带有位置标志的滤纸上。这些措施可防止样本卷曲并便于测量肿瘤的侵犯深度。应行基于组织病理学的周围切缘及深部切缘评估。绘图活检样本应当分别放置并标明解剖部位。前哨淋巴结活检尚属研究性质[32]。

同前所述，“眼表面鳞状细胞瘤”这一术语并不精确，甚至可包含良性增殖性疾病，故不应被应用于术后病理报告中[12]。

对于 pN，区域性淋巴组织的组织学检查将会包含 1 个或多个区域淋巴结[28,32]。

预后因素

分期所需的预后因素

除用于界定 T、N 与 M 分类的因素外，分期分组无需其他预后因素。

其他重要临床预后因素

- 在组织病理学检查中是否有发现上皮下侵犯（AJCC 证据级别：Ⅱ级）
- 通过临床测量、时钟图及超声生物显微镜所测得的肿瘤大小（AJCC 证据级别：Ⅱ级）
- 通过前房角镜检查、超声及影像学检查评估所得的局部侵犯情况（AJCC 证据级别：Ⅱ级）

风险评估模型

为了支持各类预测模型在临床实践中的应用，AJCC 的“精准医疗核心工作组”近期发布了用于评判各类统计学预测模型的评估指南[33]。然而，目前已发表的或已被用于临床的结膜癌相关的任何预测模型，均尚未通过该指南的评估。AJCC 未来将会对符合 AJCC 评估指南的结膜癌风险预测模型予以认可。

AJCC TNM 定义

邻近结构包括角膜（3、6、9、12 点方向）、眼内腔和上、下穹窿部结膜、睑结膜、球结膜、泪点、泪小管、半月皱襞、泪阜、前后睑板及睑缘（图 65.2）。

原发肿瘤(T)定义

T 分类	T 标准
TX	原发肿瘤无法评估
T0	无原发肿瘤证据
Tis	原位癌
T1	肿瘤(最大径≤5mm)穿透结膜基底膜,但未侵及邻近结构
T2	肿瘤(最大径>5mm)穿透结膜基底膜,但未侵及邻近结构
T3	肿瘤侵及邻近结构(眼眶除外)
T4	肿瘤侵及眼眶,伴或不伴更远处结构侵犯
T4a	肿瘤侵及眼眶软组织,未侵及骨质
T4b	肿瘤侵及骨质
T4c	肿瘤侵及邻近鼻窦
T4d	肿瘤侵及脑组织

区域淋巴结(N)定义

N 分类	N 标准
NX	区域淋巴结无法评估
N0	无区域淋巴结转移
N1	伴区域淋巴结转移

远处转移(M)定义

M 分类	M 标准
M0	无远处转移
M1	伴远处转移

AJCC 预后分期分组

目前尚无关于结膜癌的预后分期分组。

肿瘤登记需收集的变量

Ki-67 增殖指数(免疫组化中染色阳性的肿瘤细胞百分比)。

组织学分级(G)

G	G 定义
GX	分化无法评估
G1	高分化
G2	中分化
G3	低分化
G4	未分化

组织病理学类型

结膜上皮内瘤变,包括原位鳞状细胞癌、鳞状细胞癌、黏液表皮样癌、梭形细胞癌、皮脂腺癌(包含结膜的佩吉特样播散)和基底细胞癌。

(译者 胡集祎 审校 孔琳)

参考文献

1. Mehta M, Fay A. Squamous cell carcinoma of the eyelid and conjunctiva. *International ophthalmology clinics*. 2009;49(1):111–121.
2. Eagle RC. *Eye pathology: an atlas and text*. Lippincott Williams & Wilkins; 2012.
3. Ramberg I, Heegaard S, Prause JU, Sjo NC, Toft PB. Squamous cell dysplasia and carcinoma of the conjunctiva. A nationwide, retrospective, epidemiological study of Danish patients. *Acta ophthalmologica*. Nov 2015;93(7):663–666.
4. McKelvie PA, Daniell M, McNab A, Loughnan M, Santamaria JD. Squamous cell carcinoma of the conjunctiva: a series of 26 cases. *The British journal of ophthalmology*. Feb 2002;86(2):168–173.
5. Seitz B, Fischer M, Holbach LM, Naumann GO. [Differential diagnosis and prognosis of 112 excised epibulbar epithelial tumors]. *Klinische Monatsblätter für Augenheilkunde*. Oct 1995;207(4):239–246.
6. Lee GA, Hirst LW. Ocular surface squamous neoplasia. *Survey of ophthalmology*. May-Jun 1995;39(6):429–450.
7. Kenawy N, Garrick A, Heimann H, Coupland SE, Damato BE. Conjunctival squamous cell neoplasia: the Liverpool Ocular Oncology Centre experience. *Graefe's archive for clinical and experimental ophthalmology = Albrecht von Graefes Archiv fur klinische und experimentelle Ophthalmologie*. Jan 2015;253(1):143–150.
8. Kamal S, Kaliki S, Mishra DK, Batra J, Naik MN. Ocular Surface Squamous Neoplasia in 200 Patients: A Case-Control Study of Immunosuppression Resulting from Human Immunodeficiency Virus versus Immunocompetency. *Ophthalmology*. Aug 2015;122(8):1688–1694.
9. Rogena EA, Simbiri KO, De Falco G, Leoncini L, Ayers L, Nyagol J. A review of the pattern of AIDS defining, HIV associated neoplasms and premalignant lesions diagnosed from 2000–2011 at Kenyatta National Hospital, Kenya. *Infectious agents and cancer*. 2015;10(1):1–7.
10. Yin VT, Merritt HA, Sniegowski M, Esmaeli B. Eyelid and ocular surface carcinoma: diagnosis and management. *Clin Dermatol*. Mar-Apr 2015;33(2):159–169.
11. Semenova EA, Milman T, Finger PT, et al. The diagnostic value of exfoliative cytology vs histopathology for ocular surface squamous neoplasia. *American journal of ophthalmology*. Nov 2009;148(5):772–778 e771.
12. Margo C, White A. Ocular surface squamous neoplasia: terminology that is conceptually friendly but clinically perilous. *Eye*. 2014;28(5):507.
13. Finger PT. "Finger-tip" cryotherapy probes: treatment of squamous

and melanocytic conjunctival neoplasia. *The British journal of ophthalmology*. Aug 2005;89(8):942–945.
14. Buuns DR, David TT, Folberg R. Microscopically controlled excision of conjunctival squamous cell carcinoma. *American journal of ophthalmology*. 1994;117(1):97–102.
15. Li AS, Shih CY, Rosen L, Steiner A, Milman T, Udell IJ. Recurrence of Ocular Surface Squamous Neoplasia Treated With Excisional Biopsy and Cryotherapy. *American journal of ophthalmology*. Aug 2015;160(2):213–219 e211.
16. Wilson MW, Czechonska G, Finger PT, Rausen A, Hooper ME, Haik BG. Chemotherapy for eye cancer. *Survey of ophthalmology*. Mar-Apr 2001;45(5):416–444.
17. Arepalli S, Kaliki S, Shields CL, Emrich J, Komarnicky L, Shields JA. Plaque radiotherapy in the management of scleral-invasive conjunctival squamous cell carcinoma: an analysis of 15 eyes. *JAMA ophthalmology*. Jun 2014;132(6):691–696.
18. Graue GF, Tena LB, Finger PT. Electron beam radiation for conjunctival squamous carcinoma. *Ophthalmic plastic and reconstructive surgery*. Jul-Aug 2011;27(4):277–281.
19. Pe'er J. Ocular surface squamous neoplasia: evidence for topical chemotherapy. *International ophthalmology clinics*. Winter 2015; 55(1):9–21.
20. Walsh-Conway N, Conway RM. Plaque brachytherapy for the management of ocular surface malignancies with corneoscleral invasion. *Clinical & experimental ophthalmology*. Aug 2009;37(6):577–583.
21. Brownstein S. Mucoepidermoid carcinoma of the conjunctiva with intraocular invasion. *Ophthalmology*. Dec 1981;88(12):1226–1230.
22. Cohen BH, Green WR, Iliff NT, Taxy JB, Schwab LT, de la Cruz Z. Spindle cell carcinoma of the conjunctiva. *Archives of ophthalmology*. Oct 1980;98(10):1809–1813.
23. Grossniklaus HE, Green WR, Luckenbach M, Chan CC. Conjunctival lesions in adults. A clinical and histopathologic review. *Cornea*. 1987;6(2):78–116.
24. Grossniklaus HE, Martin DF, Solomon AR. Invasive conjunctival tumor with keratoacanthoma features. *American journal of ophthalmology*. Jun 15 1990;109(6):736–738.
25. Husain SE, Patrinely JR, Zimmerman LE, Font RL. Primary basal cell carcinoma of the limbal conjunctiva. *Ophthalmology*. Nov 1993;100(11):1720–1722.
26. Rao NA, Font RL. Mucoepidermoid carcinoma of the conjunctiva: a clinicopathologic study of five cases. *Cancer*. Oct 1976;38(4):1699–1709.
27. Shields JA, Demirci H, Marr BP, Eagle RC, Jr., Stefanyszyn M, Shields CL. Conjunctival epithelial involvement by eyelid sebaceous carcinoma. The 2003 J. Howard Stokes lecture. *Ophthalmic plastic and reconstructive surgery*. Mar 2005;21(2): 92–96.
28. Johnson TE, Tabbara KF, Weatherhead RG, Kersten RC, Rice C, Nasr AM. Secondary squamous cell carcinoma of the orbit. *Archives of ophthalmology*. Jan 1997;115(1):75–78.
29. Tabbara KF, Kersten R, Daouk N, Blodi FC. Metastatic squamous cell carcinoma of the conjunctiva. *Ophthalmology*. Mar 1988;95(3):318–321.
30. Garcia JP, Jr., Spielberg L, Finger PT. High-frequency ultrasound measurements of the normal ciliary body and iris. *Ophthalmic Surg Lasers Imaging*. 2011;42(4):321–327.
31. Conway RM, Chew T, Golchet P, Desai K, Lin S, O'Brien J. Ultrasound biomicroscopy: role in diagnosis and management in 130 consecutive patients evaluated for anterior segment tumours. *The British journal of ophthalmology*. Aug 2005;89(8):950–955.
32. Mendoza PR, Grossniklaus HE. Sentinel Lymph Node Biopsy for Eyelid and Conjunctival Tumors: What is the Evidence? *International ophthalmology clinics*. 2015;55(1):123–136.
33. Kattan MW, Hess KR, Amin MB, et al. American Joint Committee on Cancer acceptance criteria for inclusion of risk models for individualized prognosis in the practice of precision medicine. *CA: a cancer journal for clinicians*. Jan 19 2016.
34. Damato B, Coupland SE. Clinical mapping of conjunctival melanomas. *The British journal of ophthalmology*. Nov 2008; 92(11):1545–1549.

第 66 章　结膜黑色素瘤

本章摘要

适用本分期系统的肿瘤种类

起源于球结膜、睑结膜以及泪阜的恶性黑色素瘤。

不适用本分期系统的肿瘤种类

肿瘤类型	按何种类型分类	适用章节
原发眼睑黑色素瘤	皮肤黑色素瘤	47
葡萄膜黑色素瘤 球外累及结膜	葡萄膜黑色素瘤	67

更新要点

更新	更新细节	证据级别
原发肿瘤(T)定义	T 分类的标准更改为描述圆周范围	Ⅲ
区域淋巴结(N)定义	N 分类的标准更改为是否行活检	Ⅲ
组织学分级(G)	删除了组织学分级	Ⅱ

M. B. Amin et al, eds.《AJCC 癌症分期指南》. 第 8 版.
DOI. 10077978-3-319-40618-3_67。

ICD-O-3 形态学编码

编码	描述
C69.0	结膜

WHO 肿瘤分类

编码	描述
8720	原位黑色素瘤
8721	恶性黑色素瘤,未特指
8723	恶性黑色素瘤,退行性
8730	无色素性黑色素瘤
8740	来源于痣恶变的黑色素瘤
8741	非典型色素细胞增生性黑色素瘤
8743	黑色素瘤伴邻近上皮内瘤变
8745	结缔组织增生性黑素瘤
8770	侵袭性黑色素瘤

国际癌症研究机构,世界卫生组织。国际肿瘤学分类。
ICD-O-3-Online. http://codes. iarc. fr/home. Amlessed May 15, 2016。

概述

本章介绍侵袭性结膜黑色素瘤及其相应的癌前病变。结膜黑色素瘤占眼球原发肿瘤的 2%,眼球恶性黑色素瘤的 5%[1~4],是继鳞状细胞癌后第二常见的结膜恶性肿瘤。在高加索人中发病率 2~8/10 万,在其他人种中极为少见[5]。发病高峰为 60 岁,40 岁以前发病罕见。多数研究认为男性与女性的发病率无显著差异,但也有研究认为男性的发病率略高[6,7]。

结膜黑色素瘤可以原发或继发于良性痣,或由结膜原位黑色素瘤发展而来。约 5%为原发,25%继发于良性痣,其余来源于原位黑色素瘤[8~11]。但起源部位与预后的相关性尚不明确。

相较于葡萄膜黑色素瘤,约 40%的结膜黑色素瘤具 BARF 突变[12~15],因此可采用 BRAF 抑制剂治疗具 BRAF 突变的转移性结膜黑色素瘤患者[16]。其他的突变位点与皮肤黑色素瘤类似,包括 NRAS、c-kit、TERT 启动子[14,17,18]。其中,TERT 启动子突变支持紫外线诱导肿瘤发生的理论[3,19]。

结膜黑色素瘤与其他不典型上皮内瘤变的诊断均基于临床和组织病理学特征。病理诊断来源于肿瘤的切除活检,或肿瘤周围组织的定位活检。切除后未行辅助治疗的患者复发风险很高[9,20~23]。因此,术后常采用冷冻、敷贴照射、质子束放射和/或局部化疗的方案(如丝裂霉素 c 或干扰素)[9,20~23]。20%~30%的患者会出现转移且预后不佳[4,22,24~27]。

临床上对结膜黑色素瘤这一少见肿瘤尚缺乏足够的认识,治疗方法也呈多样化。由于需要进行病理报告的标准化,了解组织病理学危险因素,并对治疗进行评价,因此 TNM 分期对结膜黑色素瘤至关重要。囿于临床证据不足,AJCC 还将继续积累更多的临床证据,更加完善基于循证医学的分期标准。

解剖学

原发部位

结膜为一层薄且透明的黏膜，其中的杯状细胞分泌黏液，构成泪液的一部分，并形成解剖和细胞屏障以病原体侵入。结膜可进一步分为三个部分：球结膜、睑结膜和穹窿结膜。睑结膜起源于眼睑内侧，并与后睑板相连。穹窿结膜为睑结膜和球结膜间松弛、褶皱的部分。球结膜覆盖前巩膜，并移行为角膜上皮。

尽管结膜大体上为连续的黏膜，但以上三部分的组织学特点各不相同。结膜基质含有小血管、淋巴管和疏松结缔组织，附属的 Krause 和 Wolfring 泪腺位于结膜基质中，并引流至穹窿。眼睑边缘被覆非角化复层鳞状上皮，而睑结膜和穹窿结膜被覆复层立方上皮。上皮内的杯状细胞在不同区域分布密度不同，睑缘和角膜缘分布很少。

黑色素细胞只分布于正常结膜上皮的基底层中，沿着基底膜单独、广泛分布，树突走行于结膜角化上皮细胞和杯状细胞之间。如其他细胞一样，黑色素细胞也可以发生退化，或向良性或恶性肿瘤转化。

结膜黑色素细胞可以出现良性结膜色素痣、良性“获得性黑色素沉着”、不典型上皮内黑素细胞增生/增殖/瘤变、结膜原位黑色素瘤、侵袭性结膜黑色素瘤。

对于结膜上皮内黑色素瘤病变的定义尚有争议[28~31]。结膜良性“获得性黑变病”定义为原发获得性黑色素沉着（primary acquired melanosis，PAM）。组织学上，PAM 分为两类——伴或不伴异型。伴有异型的 PAM 进一步分为轻、中、重度。

在组织病理学检查中，不伴异型的 PAM 特征为：①正常黑色素细胞胞质内大量的黑色素颗粒沉积，和/或②上皮基底层内的典型结膜黑色素细胞不伴有细胞异型。与之相反，伴有异型的 PAM 定义为增生的黑色素细胞不仅限于结膜上皮基底层，并侵犯基底上层，且伴有细胞异型。同时也可以看到异型黑色素细胞的变形性骨炎样扩散和上皮样变[8,30~32]。伴有异型细胞的重度 PAM 和原位癌的区别尚不明了。《AJCC 癌症分期指南》第 7 版首次提出结膜黑色素瘤原位癌的概念，伴有异型的 PAM 或限于上皮内的黑色素瘤被定义为结膜黑色素瘤原位癌，或 pTis。本章建议“原发获得性黑色素沉着”只作为临床描述，病理报告中应该准确描述病变的表现——黑色素颗粒过度产生和黑色素细胞增殖情况及程度。

侵袭性结膜黑色素瘤常起源于外侧球结膜，少数起源于睑结膜。临床上，可以通过颜色（有色素沉着或无色素沉着）、形状（结节、弥漫、混合）、位置（球结膜、睑结膜、皱襞、泪阜）、大小（最大基底半径和深度）和病灶数量）（单发、多发）来区分。

结膜黑色素瘤血运丰富，可以由球后滋养血管供给，或黏附于巩膜、角膜等血流丰富的部位。对于黏附于眼球壁生长的肿瘤，高频超声检查和前房角镜检查可以评估巩膜及球内侵犯情况。结膜黑色素瘤可能侵犯眼球、眼睑、鼻泪管、眼眶、上颌窦，甚至中枢神经系统[33]。

如条件许可，应尽量在有诊疗经验的医学中心行切除活检。组织学上，侵袭性结膜黑色素瘤可以见到不典型黑色素瘤细胞破坏结膜上皮基底膜，并浸润固有层，以上这些表现常见于癌巢，且常伴有核分裂的上皮样细胞。

预后不良因素包括：肿瘤厚度>2mm、溃疡、核分裂率>1/mm^2、上皮样细胞形态、伴血管外基质表现、淋巴管侵犯、微血管密度高、微卫星灶、淋巴细胞或巨噬细胞浸润[24,34~37]。原发灶周围或远处的结膜原位黑色素瘤也与肿瘤复发和不良预后相关[24,25,36~38]。

区域淋巴结

区域淋巴结包括：耳前（腮腺）、耳后、下颌下及颈部淋巴结（图 66.1）。腮腺淋巴结包括三组：浅组、腮腺内组和深组。结膜和眼睑引流至浅组，也可引流至腮腺内组[39~44]。

转移部位

结膜黑色素瘤可通过淋巴或血行转移（图 66.1），进而累及身体任何部位，但是常见的转移部位包括肺、肝脏、脑和骨骼[39,45,46]。

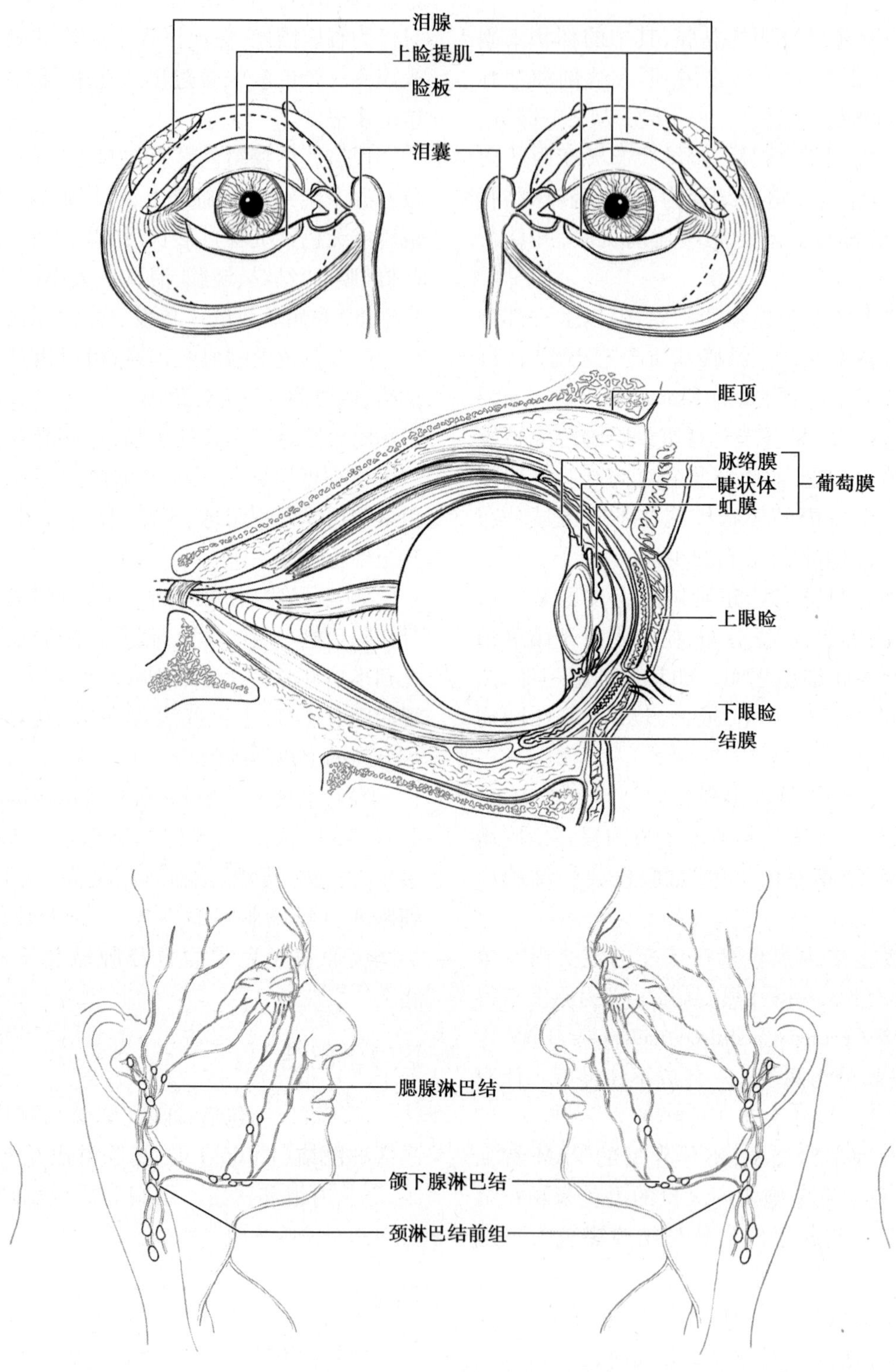

图 66.1　眼部解剖结构和区域淋巴结

分类原则

临床分期

临床分型在裂隙灯检查后进行，通常要检查眼睑、色斑及全部结膜表面（图 66.2）。淋巴结触诊和组织学评估将分开描述。

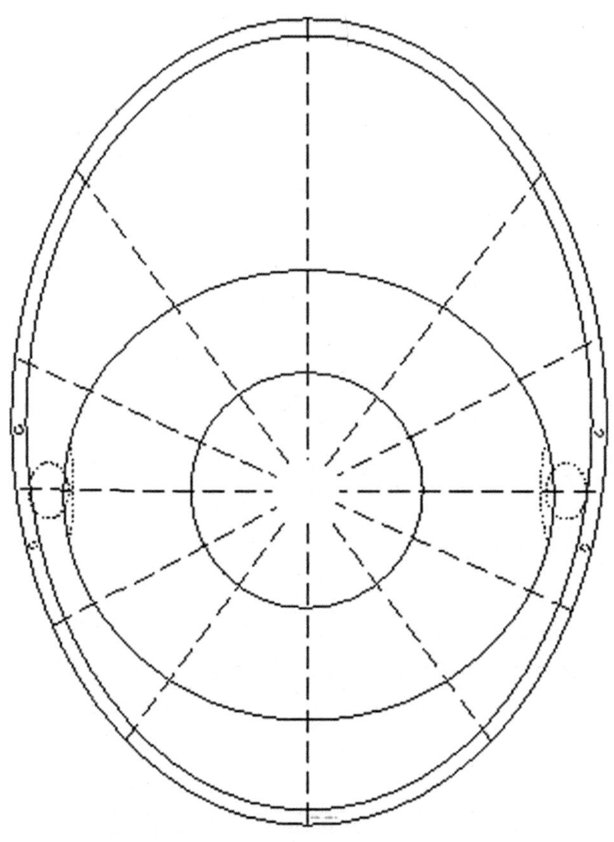

图 66.2　结膜黑色素瘤的临床标测系统，图形显示整个结膜作为一个平面，中心点位于角膜中央和同心区域，如角膜缘，球结膜，穹窿，睑结膜。辐射线代表时钟时数（改编自 Damato 与 Coupland[47]）

结节状或外形规则的结膜黑色素瘤通过其前、后边缘的位置（如角膜、角膜缘、球结膜、穹窿、睑结膜、皱襞、泪阜或眼睑皮肤）和覆盖面积（通过划分时钟面积表示）进行分类（图 66.2）。应观察并拍照记录肿瘤整体。在检查睑结膜时，应在穹窿区域明确睑板结膜和非睑板结膜，因为这两个区域的预后不同。牵拉褶皱部位，暴露肿瘤的全貌，记录准确的肿瘤范围以及结节大小，是否侵犯角膜上皮及血供情况。拍照时应拍下肿瘤全貌，包括肿瘤边缘及任何明显的上皮内病变或泪点、皱襞或泪阜累及。

检查还需评估巩膜及球内侵犯情况。通过眼睑触诊或棉签可以明确肿瘤黏附情况。眼前节累及可以通过前房角镜看到，前节超声检查可以明确巩膜侵犯、房角变钝和葡萄膜厚度。深部侵犯（如眼球、眼眶或鼻窦）应行后节超声和/或影像学检查。计算机断层（CT）扫描或磁共振（MR）成像可明确眼眶及鼻窦累及情况。分期检查包括头、胸、腹和/或骨的影像学检查。

不同眼科中心常依据习惯采取不同的治疗手段，但均需根据肿瘤大小、局部侵犯范围及相关上皮内病变情况选择治疗方案[15,20~22,24,36]。结节状肿瘤常规手术切除，建议使用“不接触”的技术防止手术器械造成的肿瘤播散[11,22,30]。应避免切口或针刺活检，以防止可能出现的肿瘤种植或复发。另外，无论是上皮内病变或侵袭性病变都不建议行结膜印迹细胞学检查。

然而，对于弥漫分布的上皮内病变，应行定位活检明确结膜侵犯程度，尤其是无色素沉积的病变。内侧结膜的黑色素瘤应考虑检查鼻腔和泪囊，以排除肿瘤沿鼻泪管播散。外用化疗（如丝裂霉素 C 和干扰素 a）、冷冻、敷贴照射、质子束放射可以作为辅助治疗的方法。

所有的切除或定位活检标本都应置于独立的标本板上，避免卷曲，并浸泡于甲醛溶液液中送病理检查，每个标本单独送检[47]。在标本上再压一层标本板可以进一步防止标本卷曲。大的标本应在标本板上注明方向（如鼻侧、颞侧、上、下），同时注意标本的完整性。

影像学检查

结膜的影像学检查手段包括彩色照片、前节超声、光学相干断层扫描，深部侵犯可以通过后节超声、MR 和/或正电子发射成像（PET）/CT 扫描明确[48~51]。

病理学分期

在结膜黑色素瘤的患者中，常可见到以下四种标本：切除活检、切开活检、多个定位活检标本以及眼球摘除标本。眼球摘除可分为部分摘除或完整摘除，完整摘除包括眼睑、眼球、视神经、眼外肌、眶周脂肪和骨膜[52]。

病理检查应该准确描述病变（如黑色素沉积或黑色素细胞增多、结膜上皮内瘤变/肿瘤、原位癌、浸润性癌）、周围结构侵犯情况和手术边缘。

对于浸润性结膜黑色素瘤，以下组织形态学特征应在病理报告中具体描述：

- 肿瘤厚度：由结膜表皮至固有层的浸润深度（mm）

- 细胞形态:有/无上皮样细胞
- 有丝分裂率:每 mm^2 的有丝分裂计数
- 表面溃疡(有/无)
- 逆行生长(有/无)
- 血管或淋巴管侵犯(有/无)
- 神经周围侵犯(有/无)
- 切缘是否干净
- 周围有/无结膜原位黑色素瘤,包括手术切缘内的情况
- 共存的痣(有/无)

微卫星灶(有/无):原发灶周围 1~2mm 范围内的微结节,大小至少 0.05mm,与原发灶至少被 0.3mm 未侵犯的结缔组织分隔(无瘢痕、修复或明显的炎症),常位于固有层

过去几年中,临床上广泛应用了前哨淋巴结活检继以病理形态学和免疫组化检查[39~44,53]。几项前瞻性和回顾性研究结果证实,在浸润性结膜黑色素瘤的患者中,可通过前哨淋巴结活检发现在传统影像学检查(如 MR、CT、超声)或体格检查中未能发现的淋巴结转移。在肿瘤厚度大于 2mm 或伴有溃疡的患者中,建议行此项检查。

预后因素

分期所需的预后因素

除用于界定 T、N 与 M 分类的因素外,分期分组无需其他预后因素。

其他重要临床预后因素

BRAF

伴 BRAF 突变的患者易发生转移,且可采用 BRAF 抑制剂予以治疗。可通过分子手段或免疫组化手段明确突变情况[16]。AJCC 证据级别:Ⅲ级。

风险评估模型

为支持各类预测模型在临床实践中的应用,AJCC 的“精准医疗核心工作组”近期发布了用于评判各类统计学预测模型的评估指南[54]。然而,目前已发表的或已被用于临床的结膜黑色素瘤相关的任何预测模型,均尚未通过该指南的评估。AJCC 未来将会对符合 AJCC 评估指南的结膜黑色素瘤风险预测模型予以认可。

AJCC TNM 定义

原发肿瘤(T)定义

临床 T(cT)

cT 分类	cT 标准
TX	原发肿瘤无法评估
T0	无原发肿瘤证据
T1	球结膜肿瘤
T1a	<1/4
T1b	≥1/4,<1/2
T1c	≥1/2,<3/4
T1d	≥3/4
T2	非球结膜肿瘤(穹窿结膜、睑结膜、睑板),累及泪阜
T2a	不累及泪阜,非球结膜累及≤1/4
T2b	不累及泪阜,非球结膜累及>1/4
T2c	累及泪阜,非球结膜累及≤1/4
T2d	累及泪阜,非球结膜累及>1/4
T3	伴随局部侵犯,不论肿瘤大小
T3a	侵及眼球
T3b	侵及眼睑
T3c	侵及眼眶
T3d	侵及鼻泪管和/或泪囊和/或鼻窦
T4	肿瘤侵及中枢神经系统,不论肿瘤大小

病理 T(pT)

pT 分类	pT 标准
TX	原发肿瘤无法评估
T0	无原发肿瘤证据
Tis	肿瘤局限于结膜上皮
T1	球结膜肿瘤
T1a	球结膜肿瘤侵犯结膜固有层,厚度不超过 2.0mm
T1b	球结膜肿瘤侵犯结膜固有层,厚度超过 2.0mm
T2	非球结膜肿瘤(穹窿结膜、睑结膜、睑板),累及泪阜
T2a	非球结膜肿瘤,侵犯固有层,但厚度不超过 2.0mm
T2b	非球结膜肿瘤,侵犯固有层,但厚度超过 2.0mm
T3	伴随局部侵犯,不论肿瘤大小
T3a	侵及眼球
T3b	侵及眼睑
T3c	侵及眼眶
T3d	侵及鼻泪管和/或泪囊和/或鼻窦
T4	肿瘤侵犯鼻窦和/或中枢神经系统,不论肿瘤大小

区域淋巴结(N)定义

N 分类	N 标准
NX	区域淋巴结无法评估
N0	无区域淋巴结转移
N1	伴区域淋巴结转移

远处转移(M)定义

M 分类	M 标准
M0	无远处转移
M1	伴远处转移

AJCC 预后分期分组

结膜黑色素瘤暂无预后分期分组。

肿瘤登记需收集的变量

浸润性结膜黑色素瘤

1. 肿瘤厚度:由结膜表皮至固有层的浸润深度(mm)
2. 细胞形态:上皮样细胞(有/无)
3. 核分裂率:每 mm^2 的有丝分裂计数
4. 表面溃疡(有/无)
5. 逆行生长(有/无)
6. 血管或淋巴管侵犯(有/无)
7. 神经周围侵犯(有/无)
8. 切缘是否干净
9. 周围有/无结膜原位黑色素瘤,包括手术切缘内的情况
10. 共存的痣(有/无)
11. 微卫星灶(有/无):原发灶周围 1~2mm 范围内的微结节,大小至少 0.05mm,与原发灶至少被 0.3mm 未侵犯的结缔组织分隔(无瘢痕、修复或明显的炎症),常位于固有层

淋巴结转移

有/无微卫星灶、卫星移行转移,将进一步被纳入 pN 分期。

卫星移行转移:通过未受侵犯的结缔组织与原发灶相隔至少 1~2mm,且在原发灶周围,<1mm 至数毫米不等的皮下微结节或结节[55,56]。均通过血管转移,可为单发,但常为多发[57]。

组织学分级(G)

无。

组织病理学类型

该组织病理学分类仅适用于结膜黑色素瘤
梭形黑色素瘤
上皮样黑色素瘤
未分化黑色素瘤

(译者 斯璐　梁宪彬　审校 郭军)

66

参考文献

1. Seregard S. Conjunctival melanoma. *Survey of ophthalmology.* Jan-Feb 1998;42(4):321–350.
2. Brownstein S. Malignant melanoma of the conjunctiva. *Cancer control: journal of the Moffitt Cancer Center.* Sep-Oct 2004;11(5):310–316.
3. Jovanovic P, Mihajlovic M, Djordjevic-Jocic J, Vlajkovic S, Cekic S, Stefanovic V. Ocular melanoma: an overview of the current status. *Int J Clin Exp Pathol.* 2013;6(7):1230–1244.
4. Missotten GS, Keijser S, De Keizer RJ, De Wolff-Rouendaal D. Conjunctival melanoma in the Netherlands: a nationwide study. *Investigative Ophthalmology and Visual Science* Jan 2005;46(1):75–82.
5. Grossniklaus HE, Green WR, Luckenbach M, Chan CC. Conjunctival lesions in adults. A clinical and histopathologic review. *Cornea.* 1987;6(2):78–116.
6. McLaughlin CC, Wu XC, Jemal A, Martin HJ, Roche LM, Chen VW. Incidence of noncutaneous melanomas in the US. *Cancer.* 2005;103(5):1000–1007.
7. Yu G-P, Hu D-N, McCormick S, Finger PT. Conjunctival melanoma: is it increasing in the United States? *American journal of ophthalmology.* 2003;135(6):800–806.
8. Folberg R, McLean IW, Zimmerman LE. Conjunctival melanosis and melanoma. *Ophthalmology.* Jun 1984;91(6):673–678.
9. Shildkrot Y, Wilson MW. Conjunctival melanoma: pitfalls and dilemmas in management. *Current Opinion in Ophthalmology* Sep 2010;21(5):380–386.
10. Shields CL, Markowitz JS, Belinsky I, et al. Conjunctival melanoma: outcomes based on tumor origin in 382 consecutive cases. *Ophthalmology.* Feb 2011;118(2):389–395 e381–382.
11. Shields CL, Kaliki S, Al-Dahmash SA, Lally SE, Shields JA. American Joint Committee on Cancer (AJCC) clinical classification predicts conjunctival melanoma outcomes. *Ophthalmic plastic and reconstructive surgery.* Sep-Oct 2012;28(5):313–323.
12. Gear H, Williams H, Kemp EG, Roberts F. BRAF mutations in conjunctival melanoma. *Investigative Ophthalmology and Visual Science* Aug 2004;45(8):2484–2488.
13. Lake SL, Jmor F, Dopierala J, Taktak AF, Coupland SE, Damato BE. Multiplex ligation-dependent probe amplification of conjunctival melanoma reveals common BRAF V600E gene mutation and

gene copy number changes. *Investigative Ophthalmology and Visual Science* Jul 2011;52(8):5598–5604.

14. Griewank KG, Westekemper H, Murali R, et al. Conjunctival melanomas harbor BRAF and NRAS mutations and copy number changes similar to cutaneous and mucosal melanomas. *Clin Cancer Res.* Jun 15 2013;19(12):3143–3152.
15. Larsen AC, Dahmcke CM, Dahl C, et al. A Retrospective Review of Conjunctival Melanoma Presentation, Treatment, and Outcome and an Investigation of Features Associated With BRAF Mutations. *JAMA ophthalmology.* Nov 2015;133(11):1295–1303.
16. Chapman PB, Hauschild A, Robert C, et al. Improved survival with vemurafenib in melanoma with BRAF V600E mutation. *New England Journal of Medicine* Jun 30 2011;364(26):2507–2516.
17. El-Shabrawi Y, Radner H, Muellner K, Langmann G, Hoefler G. The role of UV-radiation in the development of conjunctival malignant melanoma. *Acta Ophthalmol Scand.* Feb 1999;77(1): 31–32.
18. Beadling C, Jacobson-Dunlop E, Hodi FS, et al. KIT gene mutations and copy number in melanoma subtypes. *Clin Cancer Res.* Nov 1 2008;14(21):6821–6828.
19. Griewank K, Murali R, Schilling B, et al. TERT promoter mutations in ocular melanoma distinguish between conjunctival and uveal tumours. *British journal of cancer.* 2013;109(2):497–501.
20. Finger PT. "Finger-tip" cryotherapy probes: treatment of squamous and melanocytic conjunctival neoplasia. *The British journal of ophthalmology.* Aug 2005;89(8):942–945.
21. Finger PT. Topical mitomycin chemotherapy for malignant conjunctival and corneal neoplasia. *The British journal of ophthalmology.* Jul 2006;90(7):807–809.
22. Damato B, Coupland SE. An audit of conjunctival melanoma treatment in Liverpool. *Eye.* Apr 2009;23(4):801–809.
23. Wong JR, Nanji AA, Galor A, Karp CL. Management of conjunctival malignant melanoma: a review and update. *Expert Review in Ophthalmology* Jun 2014;9(3):185–204.
24. Damato B, Coupland SE. Management of conjunctival melanoma. *Expert review of anticancer therapy.* Sep 2009;9(9):1227–1239.
25. Anastassiou G, Heiligenhaus A, Bechrakis N, Bader E, Bornfeld N, Steuhl KP. Prognostic value of clinical and histopathological parameters in conjunctival melanomas: a retrospective study. *The British journal of ophthalmology.* Feb 2002;86(2):163–167.
26. Tuomaala S, Eskelin S, Tarkkanen A, Kivela T. Population-based assessment of clinical characteristics predicting outcome of conjunctival melanoma in whites. *Investigative Ophthalmology and Visual Science* Nov 2002;43(11):3399–3408.
27. Shields CL, Shields JA, Gündüz K, et al. Conjunctival melanoma: risk factors for recurrence, exenteration, metastasis, and death in 150 consecutive patients. *Archives of ophthalmology.* 2000;118(11): 1497–1507.
28. Ackerman A, Sood R, Koenig M. Primary acquired melanosis of the conjunctiva is melanoma in situ. *Modern pathology: an official journal of the United States and Canadian Academy of Pathology, Inc.* 1991;4(2):253–263.
29. Folberg R, Jakobiec F, McLean I, Zimmerman L. Is primary acquired melanosis of the conjunctiva equivalent to melanoma in situ? *Modern pathology: an official journal of the United States and Canadian Academy of Pathology, Inc.* 1992;5(1):2.
30. Damato B, Coupland SE. Conjunctival melanoma and melanosis: a reappraisal of terminology, classification and staging. *Clinical & experimental ophthalmology.* Nov 2008;36(8):786–795.
31. Chowers I, Livni N, Solomon A, et al. MIB-1 and PC-10 immunostaining for the assessment of proliferative activity in primary acquired melanosis without and with atypia. *British journal of ophthalmology.* 1998;82(11):1316–1319.
32. Shields JA, Shields CL, De Potter P. Surgical management of conjunctival tumors. The 1994 Lynn B. McMahan Lecture. *Archives of ophthalmology.* Jun 1997;115(6):808–815.
33. Shields JA, Shields CL, Gunduz K, Cater J. Clinical features predictive of orbital exenteration for conjunctival melanoma. *Ophthalmic plastic and reconstructive surgery.* May 2000;16(3):173–178.
34. Werschnik C, Lommatzsch PK. Long-term follow-up of patients with conjunctival melanoma. *American journal of clinical oncology.* Jun 2002;25(3):248–255.
35. Heindl LM, Hofmann-Rummelt C, Adler W, et al. Prognostic significance of tumor-associated lymphangiogenesis in malignant melanomas of the conjunctiva. *Ophthalmology.* Dec 2011;118(12): 2351–2360.
36. Lim LA, Madigan MC, Conway RM. Conjunctival melanoma: a review of conceptual and treatment advances. *Clinical ophthalmology.* 2013;6:521–531.
37. Sheng X, Li S, Chi Z, et al. Prognostic factors for conjunctival melanoma: a study in ethnic Chinese patients. *The British journal of ophthalmology.* Jul 2015;99(7):990–996.
38. Yousef YA, Finger PT. Predictive value of the seventh edition American Joint Committee on Cancer staging system for conjunctival melanoma. *Archives of ophthalmology.* May 2012;130(5):599–606.
39. Tuomaala S, Kivela T. Metastatic pattern and survival in disseminated conjunctival melanoma: implications for sentinel lymph node biopsy. *Ophthalmology.* Apr 2004;111(4):816–821.
40. Tuomaala S, Kivela T. Sentinel lymph node biopsy guidelines for conjunctival melanoma. *Melanoma research.* Jun 2008;18(3):235.
41. Nijhawan N, Marriott C, Harvey JT. Lymphatic drainage patterns of the human eyelid: assessed by lymphoscintigraphy. *Ophthalmic plastic and reconstructive surgery.* Jul-Aug 2010;26(4):281–285.
42. Cohen VM, Tsimpida M, Hungerford JL, Jan H, Cerio R, Moir G. Prospective study of sentinel lymph node biopsy for conjunctival melanoma. *The British journal of ophthalmology.* Dec 2013;97(12): 1525–1529.
43. Pfeiffer ML, Savar A, Esmaeli B. Sentinel lymph node biopsy for eyelid and conjunctival tumors: what have we learned in the past decade? *Ophthalmic Plastic & Reconstructive Surgery.* 2013;29(1):57–62.
44. Mendoza PR, Grossniklaus HE. Sentinel Lymph Node Biopsy for Eyelid and Conjunctival Tumors: What is the Evidence? *International ophthalmology clinics.* 2015;55(1):123–136.
45. Esmaeli B, Wang X, Youssef A, Gershenwald JE. Patterns of regional and distant metastasis in patients with conjunctival melanoma: experience at a cancer center over four decades. *Ophthalmology.* 2001;108(11):2101–2105.
46. Esmaeli B, Roberts D, Ross M, et al. Histologic features of conjunctival melanoma predictive of metastasis and death (an American Ophthalmological thesis). *Transactions of the American Ophthalmological Society* Dec 2012;110:64–73.
47. Damato B, Coupland SE. Clinical mapping of conjunctival melanomas. *The British journal of ophthalmology.* Nov 2008;92(11): 1545–1549.
48. Finger PT, Tran HV, Turbin RE, et al. High-frequency ultrasonographic evaluation of conjunctival intraepithelial neoplasia and squamous cell carcinoma. *Archives of ophthalmology.* Feb 2003; 121(2):168–172.
49. Ho VH, Prager TC, Diwan H, Prieto V, Esmaeli B. Ultrasound biomicroscopy for estimation of tumor thickness for conjunctival melanoma. *Journal of clinical ultrasound : JCU.* Nov-Dec 2007;35(9): 533–537.
50. Kurli M, Chin K, Finger PT. Whole-body 18 FDG PET/CT imaging for lymph node and metastatic staging of conjunctival melanoma. *The British journal of ophthalmology.* Apr 2008;92(4):479–482.
51. Nanji AA, Sayyad FE, Galor A, Dubovy S, Karp CL. High-Resolution Optical Coherence Tomography as an Adjunctive Tool in the Diagnosis of Corneal and Conjunctival Pathology. *The Ocular Surface.* 2015.
52. Paridaens AD, McCartney AC, Minassian DC, Hungerford JL. Orbital exenteration in 95 cases of primary conjunctival malignant melanoma. *The British journal of ophthalmology.* Jul 1994;78(7): 520–528.
53. Savar A, Esmaeli B, Ho H, Liu S, Prieto VG. Conjunctival melanoma: local-regional control rates, and impact of high-risk histopathologic features. *J Cutan Pathol.* Jan 2011;38(1):18–24.
54. Kattan MW, Hess KR, Amin MB, et al. American Joint Committee on Cancer acceptance criteria for inclusion of risk models for individualized prognosis in the practice of precision medicine. *CA: a cancer journal for clinicians.* Jan 19 2016.
55. Zbytek B, Carlson JA, Granese J, Ross J, Mihm MC, Jr., Slominski A. Current concepts of metastasis in melanoma. *Expert review of dermatology.* Oct 2008;3(5):569–585.

56. Barnhill RL LS, Lévy-Gabriel C, Rodrigues M, Desjardins L, Dendale R, Vincent-Salomon A, Roman-Roman S, Lugassy C, Cassoux N. . Satellite in Transit Metastases in Rapidly Fatal Conjunctival Melanoma: Implications for Angiotropism and Extravascular Migratory Metastasis (Description of a Murine Model for Conjunctival Melanoma). *Pathology Case Reviews*. 2015.

57. Lugassy C, Zadran S, Bentolila LA, et al. Angiotropism, pericytic mimicry and extravascular migratory metastasis in melanoma: an alternative to intravascular cancer dissemination. *Cancer Microenviron*. Dec 2014;7(3):139–152.

第 67 章　葡萄膜黑色素瘤

本章摘要

适用本分期系统的肿瘤种类

起源于虹膜、睫状体以及脉络膜的恶性黑色素瘤。

不适用本分期系统的肿瘤种类

肿瘤类型	按何种类型分类	适用章节
皮肤黑色素瘤转移至虹膜、睫状体以及脉络膜	皮肤黑色素瘤	47
结膜黑色素瘤眼球内侵犯至葡萄膜	结膜黑色素瘤	66

更新要点

更新	更新细节	证据级别
原发肿瘤(T)定义	T2a/b:虹膜黑色素瘤不伴继发青光眼被划入 T2a 和 T2b,以区别合并青光眼的情况	Ⅲ
原发肿瘤(T)定义	虹膜黑色素瘤的新 T2a 分类:肿瘤侵及或侵犯睫状体但未侵及脉络膜,不伴继发青光眼	Ⅲ
原发肿瘤(T)定义	虹膜黑色素瘤的新 T2b 分类:肿瘤侵及或侵犯睫状体和脉络膜,不伴继发青光眼	Ⅲ
原发肿瘤(T)定义	新的 T2c 分类:肿瘤侵及或侵犯睫状体、脉络膜或两者,伴继发青光眼	Ⅲ
原发肿瘤(T)定义	删除了虹膜黑色素瘤的 T3a 分类:因 T3 分类的虹膜黑色素瘤数量很少,故将 T3a 分期(伴继发青光眼)删除	Ⅲ
区域淋巴结(N)定义	脉络膜和睫状体黑色素瘤添加新的 N1b 分类 不包括区域淋巴结,但包括不与原发肿瘤相连的眼眶肿瘤 《AJCC 癌症分期指南》第 7 版没有明确区分与眼球相连的巩膜外生长,和不与原发肿瘤相连的眼眶肿瘤	Ⅳ

M. B. Amin et al.《AJCC 癌症分期指南》. 第 8 版. DOI. 10077978-3-319-40618-3_67。

ICD-O-3 形态学编码

编码	描述
C69.3	脉络膜
C69.4	睫状体和虹膜

WHO 肿瘤分类

编码	描述
8720	黑色素瘤
8770	上皮和梭形细胞混合型黑色素瘤
8771	上皮细胞样黑色素瘤
8772	梭形细胞黑色素瘤
8773	梭形细胞黑色素瘤,A 型
8774	梭形细胞黑色素瘤,B 型

国际癌症研究机构,世界卫生组织。国际肿瘤学分类。

ICD-O-3-Online. http://codes. iarc. fr/home. Amlessed May 15,2016。

概述

葡萄膜黑色素瘤是最常见的成人眼球内肿瘤,在高加索和拉丁裔人群中发病率明显高于亚洲及非洲人群,且易于血行转移至肝脏。由于在解剖部位和预后上存在很大差异,葡萄膜黑色素瘤有两个分期系统,分别适用于眼球前部的虹膜黑色素瘤和后部的睫状体、脉络膜黑色素瘤,两个分期系统均以肿瘤侵犯范围为主要依据。基于大量循证医学证据,睫状体和脉络膜黑色素瘤分期在 AJCC 的第 7 版指南中做了很大修改,并被广泛应用于临床,而在第 8 版中仅做了微调。多数葡萄膜黑色素瘤采用保守治疗方法,通常使用放射治疗,部分肿瘤体积较大者仍可采用眼球摘除术[1]。在接受保守治疗的患者中,越来越多的患者同意接受活检,明确肿瘤的组织学类型、基因表达和分子遗传特征等信息以帮助判断预后,尽管目前仍缺乏足够证据证明以上信息与生存率和肿瘤解剖侵犯范围之间的关系。

葡萄膜黑色素瘤可发生在虹膜、睫状体或脉络膜，以脉络膜黑色素瘤最为常见，每年约有 8 000 个新发病例。在《AJCC 癌症分期指南》第 2 版至第 5 版中，葡萄膜黑色素瘤的分期主要建立在流行病学调查基础上[2]。2003 年，为了与当时广泛使用的肿瘤大小分期相适应，《AJCC 癌症分期指南》第 6 版采用了美国多中心协作眼黑色素瘤研究（COMS）的分期方案[2]。因之前的版本均非建立于临床证据之上，故无准确的分期标准。

在《AJCC 癌症分期指南》第 7 版中，葡萄膜黑色素瘤的分期建立在 7 369 个病例的临床证据之上[3]。新的 T 分类建立在 3mm×3mm 大小的单位上（图 67.1），取代了以往建立在肿瘤厚度和半径上的分期方法。此外，还纳入了其他影响预后的独立因素，包括睫状体和巩膜外生长。因此，该版指南突破性的同时将肿瘤侵犯范围和预后因素共同分期。然而，目前尚无足够的临床数据来修订虹膜黑色素瘤分期。

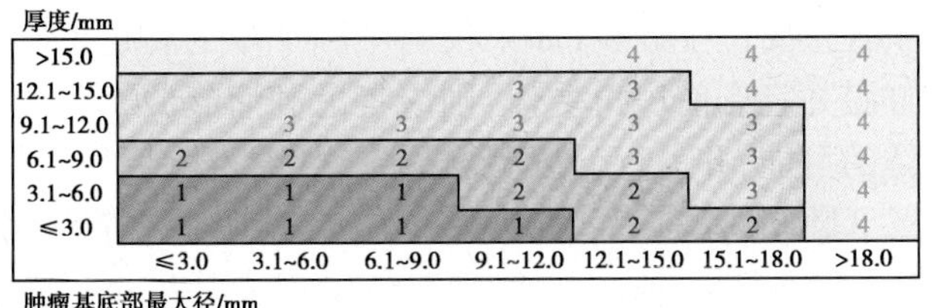

图 67.1　基于厚度和最大径的原发脉络膜及睫状体黑色素瘤分期

《AJCC 癌症分期指南》第 7 版中脉络膜和睫状体黑色素瘤分期标准在过去 5 年中完成的多个独立的研究中得以验证。对比最初用于勾勒分期标准的 5 403 个原始欧洲病例[3]，和之后确认可信度的 3 217 个国际病例[4]，7 个分期（Ⅰ，ⅡA、B，ⅢA～C，Ⅳ）的 5 年和 10 年生存率间存在显著差异，且在两组中相互印证（表 67.1）。在确认分期信度的研究中，后续的结果较少，尤其分期越高时病例数越少，可能也印证了两组在 10 年生存率中的差异。然而，可信区间同时也有所重叠。另外几个单中心研究和特定的患者群体研究（如儿童和青年）也证实了基于解剖学侵犯程度的分期信度[5~7]。

葡萄膜黑色素瘤中细胞遗传学和分子遗传学的应用在过去的十年得到了巨大发展。同时存在染色体 3 号染色体单体和额外 8 号染色体长臂（8q）[8~9] 的葡萄膜黑色素瘤转移风险最高[10~11]。该发现目前已获学术界的广泛认可。肿瘤为 3 号染色体单体或存在额外 8q 的患者转移风险中等，而仅 3 单体的患者转移风险最低[10]。目前还发现了其他的染色体异常，异常的种类和数量同肿瘤的预后相关[12]。葡萄膜黑色素瘤的转移风险可以用基因表达（gene expression profiling，GEP）来预测，它将肿瘤分入不同的组别，如低危组ⅠA，中危组ⅠB，高危组 2[13,14]。最近，3 号染色体的 BAP1 基因突变被证实与肿瘤的高转移性有关。相反，EIFIAX 和 SF3B1 基因突变代表低危风险，而野生型为中危转移风险[15~18]，这两个基因与 BAP1 基因相互排斥[15~17]。

表 67.1　无远处转移原发脉络膜和睫状体黑色素瘤原始研究和验证研究的 5 年和 10 年生存率

	5 年生存率		10 年生存率	
	原始研究/%	验证研究/%	原始研究/%	验证研究/%
Ⅰ	96（94～97）	97（95～98）	88（84～91）	94（91～96）
ⅡA	89（87～91）	89（86～91）	80（76～83）	84（80～88）
ⅡB	81（78～84）	79（75～83）	67（62～71）	70（62～76）
ⅢA	66（62～70）	67（59～73）	45（39～51）	60（51～68）
ⅢB	45（39～52）	50（33～65）	27（19～36）	50（33～65）
ⅢC	26（13～40）	25（4～53）	N/A	N/A

N/A：因生存患者极少故不适用；括号中的数据指 95%可信区间。

尽管希望将细胞遗传学、GEP 和分子基因预测因素融入分期系统，但目前的研究结果尚未提供足够的证据支持。特别是目前特定患者的随访时间尚不足 5 年，且样本量仍不足。初步结果显示，多数 3 号染色体单体和 GEP 低危组ⅠA 的患者转移风险很低，对应于 AJCC 分期中的Ⅰ期，甚至更优[6]。相反，AJCC 分期ⅡA 至ⅢC，或 GEP 高危组 2，有越来越大的比例存在 3 号染色体单体和 8 号染色体改变[6]。这些患者不符合 AJCC 指南按照解剖侵犯程度分期ⅡA 至ⅢC 时的生存率预期。所以,基因遗传特征中的中危组如何与目前的分期方法相对应仍然有待进一步研究。相信最终的 AJCC 指南会添加基因遗传的部分。第 7 版和第 8 版的指南修订均基于已有的临床证据。未来 AJCC 的分期指南中还可能会纳入更加可信且高性价比的基因标志物。最后需强调,在细胞遗传学对预后判断和临床应用尚未推广之前,AJCC 基于解剖的分期标准仍然具有很高的地位。

解剖学

原发部位

葡萄膜为眼底的中间层,位于外层的巩膜和内层的视网膜神经上皮质之间。葡萄膜可以进一步分为三个部分:虹膜、睫状体、脉络膜。葡萄膜黑色素瘤最常起源于脉络膜,其次是睫状体,最少见于虹膜[4]。

葡萄膜有十分丰富的血液供应,由大量血管和其间的间质组织组成。间质中存在大量起源于神经嵴的黑色素细胞,也就是葡萄膜黑色素瘤的来源。与皮肤不同,葡萄膜与血管间无基底层,故脉络膜黑色素瘤与血管直接接触[19]。此外,因眼球与眼眶并没有典型的淋巴回流,葡萄膜黑色素瘤常为血行转移。但由于葡萄膜黑色素瘤生长缓慢,所以临床转移的发生也十分缓慢[20,21],常在原发肿瘤治疗后的数十年后才出现[22,23]。

脉络膜黑色素瘤常通过脉络膜与视网膜间的 Bruch 膜侵犯至视网膜下间隙,少数情况下还可突破视网膜侵犯玻璃体。脉络膜黑色素瘤也可通过巩膜侵犯眼眶,沿巩膜内血管、神经生长或直接侵犯巩膜,虹膜和睫状体黑色素瘤可侵犯结膜、沿导水管生长或直接侵犯导水管[24]。脉络膜黑色素瘤少数情况下可直接侵犯视神经[25],罕见的视网膜黑色素瘤[26] 可沿视网膜播散或通过玻璃体侵犯视神经。

区域淋巴结

葡萄膜黑色素瘤很少发生区域淋巴结转移,多继发于肿瘤球外播散、结膜侵犯或眼球附属器受累的情况下,一般仅发生于向前部巩膜外生长的病例中[27]。

相关的区域淋巴结包括:

- 耳前淋巴结(腮腺淋巴结)
- 颌下淋巴结
- 颈部淋巴结

转移部位

大约一半的葡萄膜黑色素瘤会通过血行转移至内脏器官,有些甚至在原发病灶出现的 30 年之后发生[22]。对特定患者而言,转移的风险与肿瘤的临床特征、组织形态学特征和基因特点有关。超过 90%的患者会出现肝脏的首发转移,并且常常是整个病程中唯一的转移器官[28~30]。此外,葡萄膜黑色素瘤还可发生肺、皮下组织、骨和脑的转移[31~34]。

分类原则

临床分期

虹膜黑色素瘤

虹膜黑色素瘤通常可透过角膜看到,它们起源于且主要位于虹膜,如果仅有不到一半的肿瘤位于虹膜并且有前房角受侵,则应考虑肿瘤起源于睫状体的可能,并另行分型。

睫状体的侵犯可以由裂隙灯、检眼镜、前房角镜、眼球透照、前段光学相干断层扫描等检查进行评估和测量。另外,测径器和球前超声摄像可提供更加准确的测量数据。巩膜外生长可以在术前或术中肉眼评估,或在术前利用超声、计算机断层(CT)扫描或磁共振(MR)成像进行评估。

有色素的虹膜肿瘤内部有血管供血,肿瘤具有以下特点的提示为虹膜黑色素瘤而非良性黑色素细胞增生:大于视野 1/4、厚度大于 1mm、与前哨血管分界不清、部分白内障、黑色素细胞播散分布、继发性青光眼和存在巩膜外生长[35]。

在虹膜黑色素瘤中,T1 分类的疾病占 56%,T2 占 34%,T3 2%,T4 占 1%。采用 Kaplan-Meier 法预测 T1、T2 和更高分期的 5 年生存率,结果分别为 100%,80%,50%[35]。

脉络膜和睫状体黑色素瘤

脉络膜和睫状体黑色素瘤的诊断、测量和评估建立在临床检查基础之上,包括裂隙灯、直接或间接检眼镜和超声。其他的方法,例如眼前段超声显像、光学相干断层扫描、眼底自发荧光、标准和宽场眼底照相、荧光素和吲哚青绿血管造影、CT、正电子发射断层(PET)/CT 扫描、MR 成像等检查可以增加评估的准确性,尤其是那些不典型的病例。

大型随机前瞻性 COMS 证实,在中、大体积的脉络膜黑色素瘤中临床诊断的准确性达到 99.6%,体积较小的黑色素瘤因为缺乏典型的临床特点而难以诊断[36~38]。很多临床发现被用于预测小体积脉络膜黑色素细胞肿瘤的生长风险,橙色变、视网膜下积液、厚度大于 2mm 的脉络膜黑色素细胞肿瘤应进一步评估。超声检查时,内部低回声提示葡萄膜黑色素瘤的可能性大。目前,小体积葡萄膜黑色素细胞肿瘤可以随访、活检或直接按照葡萄膜黑色素瘤治疗。当进行穿刺活检或玻璃体切开活检时,因存在取样误差、操作误差和肿瘤异型性的可能,非恶性结果也并不能排除恶性黑色素瘤的可能性[39,40]。

T 分类描述了脉络膜和睫状体黑色素瘤的解剖侵犯范围,具体表现为肿瘤大小、累及睫状体和巩膜外组织的情况[3]。划定的阈值界限将相同的预后放入同组,除表中描述外,T4 还包括了更大的巩膜外生长(图 67.1)。生存期不仅随着 T 分类增高而缩短[7],还与每个 T 分类中的亚分期有关[3]。指南已将这部分内容考虑在内,在判断生存率时也应考虑这一点。Ⅰ至ⅢC 期葡萄膜黑色素瘤系通过临床、影像学或实验室评估,不伴区域或远处转移的黑色素瘤。Ⅳ期定义为出现转移或不连续的眶内侵犯。但这个分期不适用于虹膜黑色素瘤。

对于虹膜、睫状体和脉络膜黑色素瘤,21%~32%为Ⅰ期,32%~34%为ⅡA 期,22%~23%为ⅡB 期,9%~16%为ⅢA 期,3%~7%为ⅢB 期,1%为ⅢC 期,2%~3%为Ⅳ期[3~4]。Kaplan-meier 对 5 年和 10 年生存率的评估详见表 67.1,15 年生存率见图 67.2。

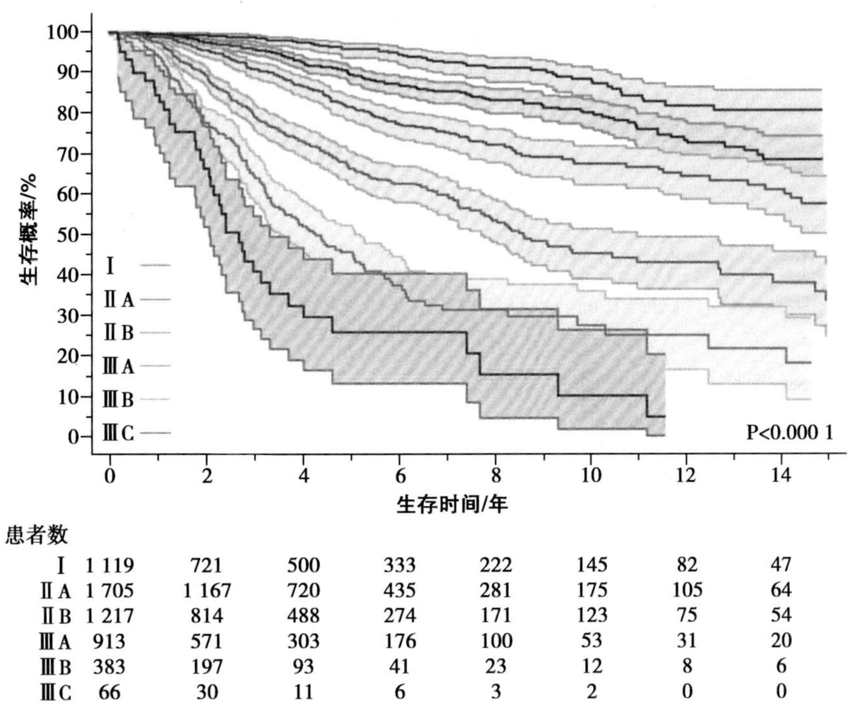

图 67.2　无远处转移的原发脉络膜和睫状体黑色素瘤 Kaplan-meier 生存曲线

转移

当球内肿瘤诊断确立时,仅小于 1%的患者伴淋巴结转移,2%~3%的患者伴远处转移[41]。目前建议行肝脏影像学和胸片检查以排除肝转移和转移至葡萄膜的非眼球原发肿瘤[31,41]。局部肿瘤复发会增加转移风险[42]。目前不建议行前哨淋巴结活检。

目前,对于治疗后如何随访和早期发现转移,国际学术界尚未达成共识。尽管存在国际性指南[43],仍尚无客观证据显示任何监测手段能够改善预后[44]。尽管肝功能可以用于排除广泛肝转移,但包括 COMS 在内现有证据尚未发现体格检查和肝功能检查能做到改善预后[45]。因转移通常首先发生于肝脏,故建议每年行 1~2 次腹部影像学检查(如超声、MRI、CT)以排除肝转移[46]。部分眼科肿瘤中心推荐高转移风险的患者用 PET/CT 作为原始分期及后续监测手段，因为全身扫描不仅可以发现除肝脏以外的转移灶（如皮肤、骨），还可以发现其他的非眼球原发肿瘤[41]。

在既往的分期原则中，M1 根据转移灶的最大径被进一步分为三个亚分类。欧洲的一项包括了 249 个转移性葡萄膜黑色素瘤患者的多中心研究证实，该分期法与诊断转移后的患者生存率高度相关。M1a 至 M1c 分别包括了 47%、45%和 8%的患者，相应的中位生存时间依次为 17.5 个月、9.6 个月、5.0 个月（图 67.3）。《AJCC 癌症分期指南》第 8 版沿用了这部分内容。

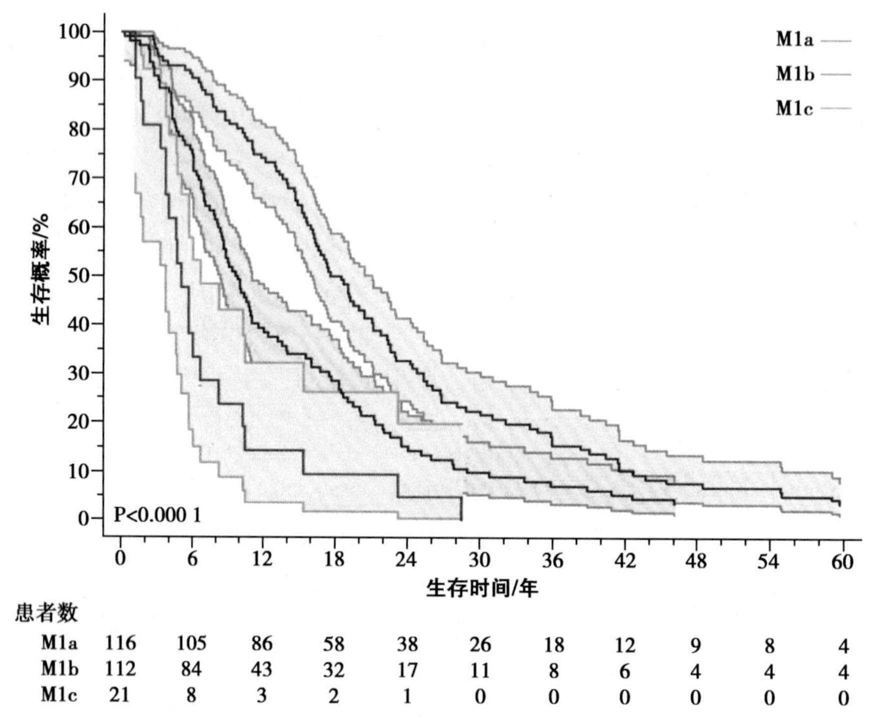

图 67.3 有远处转移的原发脉络膜和睫状体黑色素瘤 Kaplan-meier 生存曲线

Ⅳ期葡萄膜黑色素瘤指的是有明确临床或影像学证据提示区域（N1a/b）或远处（M1a～c）转移，或具有活检结果证实的区域淋巴结或远处转移。若怀疑眶内侵犯、区域淋巴结受累或远处转移，可行针刺活检或切除以明确诊断。转移性黑色素瘤的分期是多因素决定的，除了转移灶的最大径以外，还需考虑其他因素，如肝脏转氨酶水平和患者一般状况[28,47]，目前不推荐进一步细分。

病理学分期

完整的病理分期需要通过虹膜切除术、虹膜睫状体切除术、局部切除或眼球摘除术等方式切除原发肿瘤，进而评估肿瘤侵犯范围、基底维度、肿瘤厚度和切缘情况等。临床上，因体积较小的脉络膜黑色素可被非手术方法如近距离放射治疗或质子放射治疗等有效控制，故很少采取外科手术切除。

在临床和病理上，基于解剖侵犯程度的 T 分类基本相同。当标本固定后进行组织病理学评估时，肿瘤的直径和厚度可能因组织收缩而被低估。另一方面，若切除标本能够进行组织病理学评估，则可更加准确的评估睫状体侵犯和巩膜外生长情况。

通过针刺活检或切除可明确眼眶侵犯、区域淋巴结转移和远处转移情况。

葡萄膜黑色素瘤的组织异型性非常明显，可表现为细长的梭形细胞、饱满的梭形细胞或上皮样细胞，多数肿瘤含有以上各种细胞。若可对肿瘤组织进行基于 DNA 或 RNA 基础上的基因分析和 GEP，并与肿瘤大小、肿瘤组织病理学特点结合起来，相比于仅有临床和组织病理学信息，将能够大大提高判断预后的准确性，我们推荐组织病理学检查应包括此项内容。区域淋巴结清扫通常应包括 6 个或更多淋巴结，但由于淋巴结转移十分少见，并不推荐常规行前哨淋巴结活检。

预后因素

分期所需的预后因素

除用于界定 T、N 与 M 分类的因素外，分期分组无需其他预后因素。

其他重要临床预后因素

大小

葡萄膜黑色素瘤的大小与转移风险高度相关（AJCC 证据级别：Ⅰ级）[3,4,48,49]。目前一般认为最大基底肿瘤直径是影响预后的主要临床指标，尽管睫状体侵犯和巩膜外受累也很重要[3]，但肿瘤厚度仍然是一个独立的预后指标。肿瘤的最大基底直径可由视盘直径估测（disc diameters，DD；平均 1DD = 1.5mm），肿瘤厚度可由屈光度估测（平均 2.5 屈光度 = 1mm）。使用超声和检眼镜测出的数据更为准确。

位置

球内葡萄膜黑色素瘤和睫状体的相对位置是影响转移风险的独立因素（AJCC 证据级别：Ⅰ级）[3,50]。睫状体的受累程度可以通过裂隙灯、检眼镜、房角镜、透视和前节 OCT 进行评估，而前节超声可以提供更加准确的信息。局限于虹膜的肿瘤预后最佳，局限于脉络膜的肿瘤次之，而累及睫状体的肿瘤预后最差。

球外生长

肿瘤出现球外生长是提示转移高风险的独立因素（AJCC 证据级别：Ⅱ级）[3,51]。突破巩膜的球前生长可以通过视诊、测量或拍照记录，而球后生长可以通过超声、CT 或 MRI 进行评估。

细胞类型

细胞类型是与转移风险相关的独立危险因素（AJCC 证据级别：Ⅰ级）[49,52]。梭形细胞倾向于紧密排列生长，核为卵圆形。上皮样细胞体积大，轮廓不规则，多形，有大量典型的嗜酸胞质，核、核仁都相对更大，且排列不如梭形细胞紧密。在划分混合型和上皮细胞型葡萄膜黑色素瘤时，梭形细胞和上皮样细胞比例的具体数值目前还没有达成一致。有些眼病理学家只记录上皮样细胞的存在与否，而并不把有上皮样细胞存在的葡萄膜黑色素瘤进一步划分为混合型或上皮样细胞型。梭形细胞黑色素瘤有最长的生存时间，而上皮样细胞黑色素瘤的生存时间最短。

染色体分析

3 号染色体单体，常常同时合并额外的 8 号染色体长臂，如果两者同时存在，则是高转移风险的独立危险因素（AJCC 证据级别：Ⅱ级）[10,11,18,51,53~56]。其他常见的染色体异常对预后的影响没有如此强烈。3 号和 8 号染色体的异常可以通过染色体核型分析或 FISH 来诊断，但这些检查方法不能发现 3 号染色体单亲源二倍体。阵列比较基因组杂交、DNA 多形性分析（单核苷酸多形性和微卫星）、多重连接探针扩增可以提供更加可靠的信息。小标本可以用液滴 PCR 的方法评估拷贝数。3 号染色体双倍体提示生存期最佳，3 号染色体单体或额外的 8 号染色体长臂提示居中的生存率，而同时合并 3 号染色体单体和额外的 8 号染色体长臂则预示着生存期最差。需要说明的是，前期放疗可能会影响染色体结果[57]。

基因表达情况

GEP2 组（高级别）或相应分组是高转移可能的独立危险因素（AJCC 证据级别：Ⅱ级）[13,14]。通过从肿瘤中分离 RNA 和基因芯片来明确基因的表达情况，1A 组预示着生存率最佳，1B 组居中，2 组的生存率最差。

核分裂象计数

核分裂象计数是转移风险的独立危险因素（AJCC 证据级别：Ⅱ级）[55]。在 40 倍光镜下（HPF；40×），约 0.15~0.19mm^2 范围内计数核分裂象，美国病理学会（www.cap.org）对葡萄膜黑色素瘤标本的处理常规中建议规定 0.152mm^2 为标准单位面积用于计数。计数越高生存期越短。核分裂细胞也可通过免疫组化的方法进行确认[58]。

血管外基质襻

特定的血管外基质成分与转移风险相关，并是其独立危险因素（AJCC 证据级别：Ⅱ级）[52,59,60]。分别记录单个独立襻和襻网络（至少 3 个襻），在不复染的 PAS 染色后，使用深绿色滤光片的光镜可以观察到。如果没有襻出现则生存率最佳，襻网络的出现预示着生存时间最短。

微血管密度

微血管密度是转移风险的独立危险因素（AJCC 证据级别：Ⅱ级）[61]。用血管内皮细胞的特异性标志物（如 CD34，CD31，Ⅷ因子相关抗原）来标记血管，从而计数血管化密度最高的区域数量（标准单位面积：0.31mm^2）。血管化的区域越多，生存期越短。

67

肿瘤浸润的巨噬细胞

肿瘤浸润的巨噬细胞数量是转移风险的独立危险因素（AJCC 证据级别：Ⅱ级）[54,62,63]，目前常用巨噬细胞特异性标志物（如 CD68，CD163）标记之，而非过往采用的图片标准[62]，并将结果半量化为少、中、大量，计数越高，生存期越短。

风险评估模型

为支持各类预测模型在临床实践中的应用，AJCC 的“精准医疗核心工作组”近期发布了用于评判各类统计学预测模型的评估指南[64]。然而，目前已发表的或已被用于临床的葡萄膜黑色素瘤相关的任何预测模型，均尚未通过该指南的评估。AJCC 未来将会对符合 AJCC 评估指南的葡萄膜黑色素瘤风险预测模型予以认可。

AJCC TNM 定义

原发肿瘤(T)定义

虹膜黑色素瘤

T 分类	T 标准
T1	肿瘤局限于虹膜
T1a	肿瘤局限于虹膜，≤视野 1/4
T1b	肿瘤局限于虹膜，>视野 1/4
T1c	肿瘤局限于虹膜伴继发青光眼
T2	肿瘤侵及或侵入睫状体、脉络膜或此两者
T2a	肿瘤侵及或侵入睫状体，不合并继发青光眼
T2b	肿瘤侵及或侵入睫状体和脉络膜，不合并继发青光眼
T2c	肿瘤侵及或侵入睫状体、脉络膜或两者，伴继发青光眼
T3	肿瘤侵及或侵入睫状体、脉络膜或两者，伴巩膜内生长
T4	肿瘤伴巩膜外生长
T4a	肿瘤巩膜外生长最大径≤5mm
T4b	肿瘤巩膜外生长最大径>5mm

注：虹膜黑色素瘤常常起源于且主要位于虹膜，如果虹膜部分的肿瘤负荷小于全部肿瘤的 1/2，则应考虑肿瘤起源于睫状体的可能性，并对应睫状体黑色素瘤的分期标准。

脉络膜和睫状体黑色素瘤

T 分类	T 标准
T1	肿瘤大小 1 级
T1a	肿瘤大小 1 级，不伴睫状体累及，无球外生长
T1b	肿瘤大小 1 级，伴睫状体累及
T1c	肿瘤大小 1 级，不伴睫状体累及，伴球外生长，且最大径≤5mm
T1d	肿瘤大小 1 级，伴睫状体累及，且球外生长最大径≤5mm
T2	肿瘤大小 2 级
T2a	肿瘤大小 2 级，不伴睫状体累及，无球外生长
T2b	肿瘤大小 2 级，伴睫状体累及
T2c	肿瘤大小 2 级，不伴睫状体累及，伴球外生长，且最大径≤5mm
T2d	肿瘤大小 2 级，伴睫状体累及，且球外生长最大径≤5mm
T3	肿瘤大小 3 级
T3a	肿瘤大小 3 级，不伴睫状体累及，无球外生长
T3b	肿瘤大小 3 级，伴睫状体累及
T3c	肿瘤大小 3 级，不伴睫状体累及，伴球外生长，且最大径≤5mm
T3d	肿瘤大小 3 级，伴睫状体累及，且球外生长最大径≤5mm
T4	肿瘤大小 4 级
T4a	肿瘤大小 4 级，不伴睫状体累及，无球外生长
T4b	肿瘤大小 4 级，伴睫状体累及
T4c	肿瘤大小 4 级，不伴睫状体累及，伴球外生长，且最大径≤5mm
T4d	肿瘤大小 4 级，伴睫状体累及，且球外生长最大径≤5mm
T4e	任何肿瘤大小，伴有球外生长，最大径>5mm

注：1. 原发睫状体和脉络膜黑色素瘤的肿瘤大小分级请参照图 67.1。

2. 在临床工作中，肿瘤的最大基底半径可由视盘半径估测（disc diameters，DD；平均 1DD＝1.5mm），肿瘤厚度可由屈光度估测（平均 2.5diopters＝1mm）。使用超声和检眼镜测量结果更加准确。

3. 在病理组织固定后测量肿瘤半径和厚度时，可因组织收缩而低估肿瘤大小。

区域淋巴结(N)定义

N 分类	N 标准
N1	区域淋巴结转移或存在眼眶肿瘤
N1a	伴一个或一个以上区域淋巴结转移
N1b	无区域淋巴结转移,但伴与眼球不连续的独立肿瘤侵犯眼眶

远处转移(M)定义

M 分类	M 标准
M0	临床分期无远处转移
M1	伴远处转移
M1a	最大转移灶的最大径≤3.0cm
M1b	最大转移灶的最大径 3.1~8.0cm
M1c	最大转移灶的最大径≥8.1cm

AJCC 预后分期分组

T	N	M	分期组
T1a	N0	M0	Ⅰ
T1b~d	N0	M0	ⅡA
T2a	N0	M0	ⅡA
T2b	N0	M0	ⅡB
T3a	N0	M0	ⅡB
T2c/d	N0	M0	ⅢA
T3b/c	N0	M0	ⅢA
T4a	N0	M0	ⅢA
T3d	N0	M0	ⅢB
T4b/c	N0	M0	ⅢB
T4d/e	N0	M0	ⅢC
任何 T	N1	M0	Ⅳ
任何 T	任何 N	M1a~c	Ⅳ

肿瘤登记需收集的变量

1. 肿瘤位置:睫状体或虹膜(缺乏相应 ICD 编码)
2. 肿瘤最大基底直径和最大厚度
3. 睫状体侵犯
4. 眼球外生长
5. 组织学类型行为状态
6. 3 号和 8 号染色体的缺失与获得
7. 基因表达谱
8. 核分裂数(40 倍光镜下,计数约 $0.152mm^2$ 范围内核分裂数)
9. 血管外基质襻(细胞外闭环网络,定义为至少三环闭合回路,与疾病转移和死亡相关)
10. 微血管密度

组织学分级(G)

G	G 定义
GX	分级无法评估
G1	梭状黑色素瘤细胞(>90%梭状细胞)
G2	混合黑色素瘤细胞(>10%上皮样细胞,<90%梭状细胞)
G3	上皮样黑色素瘤细胞(>90%上皮样细胞)

注:目前缺乏明确的上皮样细胞比例作为标准,用以区分混合和上皮样黑色素瘤,有些眼病理学家目前将 G2 和 G3 分类合并(非梭状细胞,如见上皮样细胞),而区别于 G1(梭状细胞,如未见上皮样细胞)。

组织病理学类型

上皮和梭形细胞混合型黑色素瘤
上皮细胞样黑色素瘤
梭形细胞黑色素瘤
梭形细胞黑色素瘤,A 型
梭形细胞黑色素瘤,B 型

图示

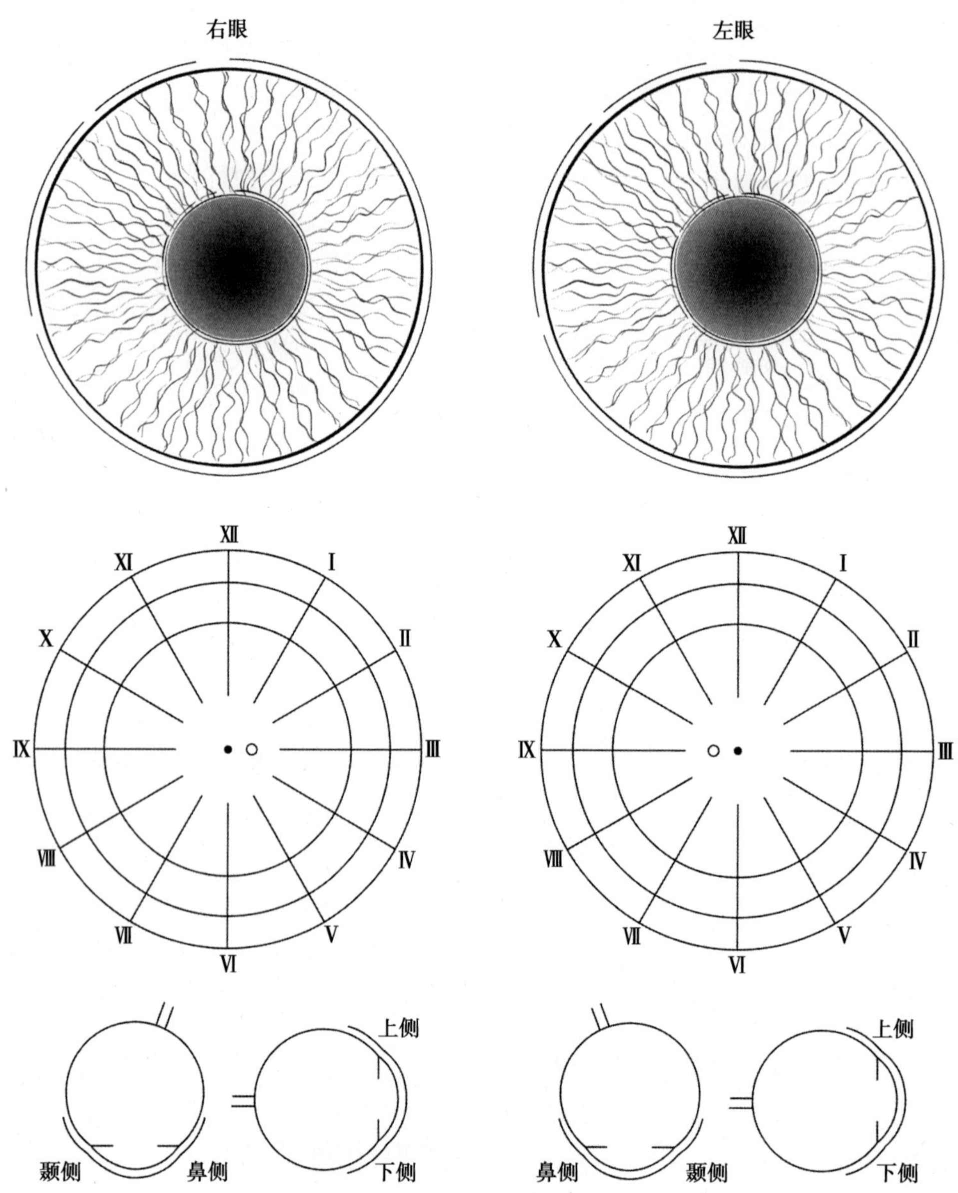

图 67.4 葡萄膜黑色素瘤分期图解

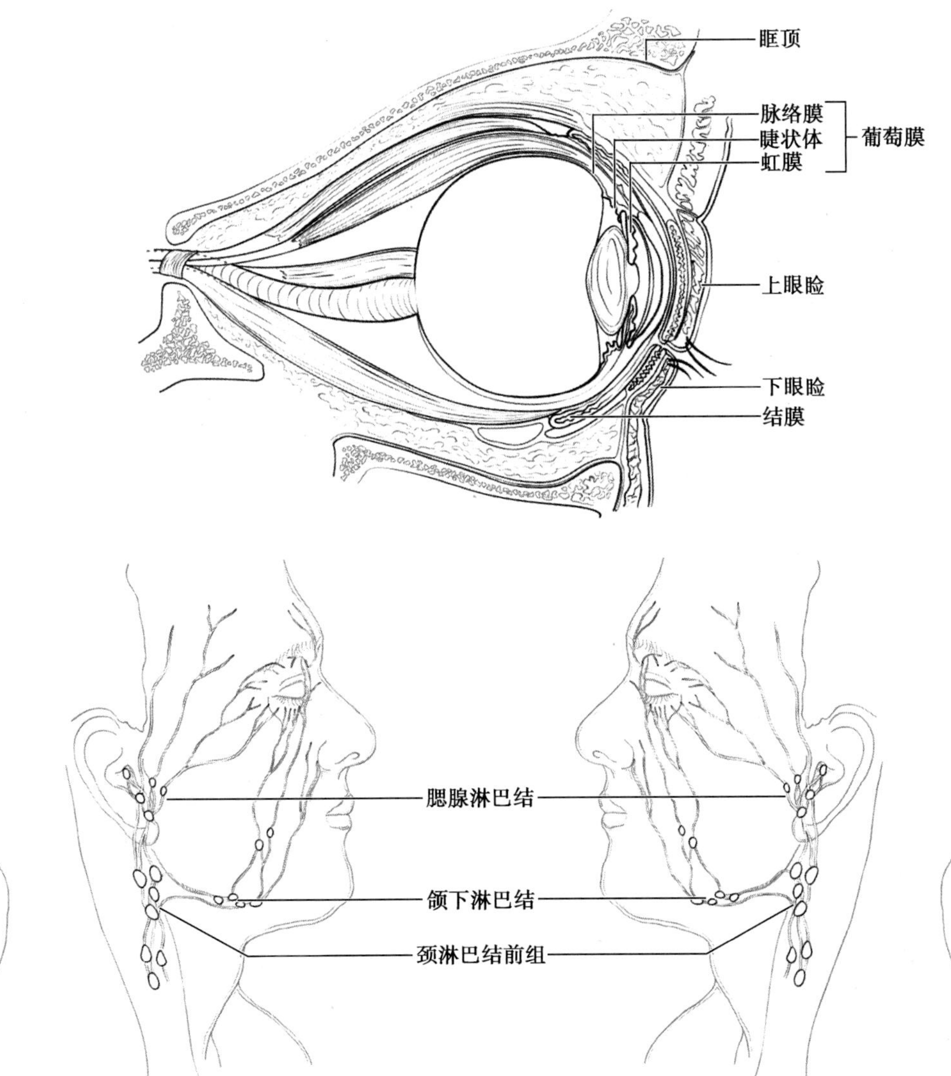

图 67.5　眼部解剖及相关引流淋巴结

（译者 梁宪斌　斯璐　审校 郭军）

参考文献

1. American Brachytherapy Society – Ophthalmic Oncology Task Force. The American Brachytherapy Society consensus guidelines for plaque brachytherapy of uveal melanoma and retinoblastoma. *Brachytherapy.* Jan-Feb 2014;13(1):1–14.
2. Kujala E, Kivelä T. Tumor, node, metastasis classification of malignant ciliary body and choroidal melanoma evaluation of the 6th edition and future directions. *Ophthalmology.* Jun 2005;112(6):1135–1144.
3. Kujala E, Damato B, Coupland SE, et al. Staging of ciliary body and choroidal melanomas based on anatomic extent. *J Clin Oncol.* Aug 1 2013;31(22):2825–2831.
4. AJCC Ophthalmic Oncology Task Force. International validation of the American Joint Committee on Cancer's 7th Edition classification of uveal melanoma. *JAMA Ophthalmology.* Apr 2015;133(4):376–383.
5. Al-Jamal RT, Cassoux N, Desjardins L, et al. The Pediatric Choroidal and Ciliary Body Melanoma Study: A survey by the European Ophthalmic Oncology Group. *Ophthalmology.* Apr 2016;123(4):898–907.
6. Bagger M, Andersen MT, Andersen KK, Heegaard S, Andersen MK, Kiilgaard JF. The prognostic effect of American Joint Committee on Cancer staging and genetic status in patients with choroidal and ciliary body melanoma. *Invest Ophthalmol Vis Sci.* Jan 2015;56(1):438–444.
7. Shields CL, Kaliki S, Furuta M, Fulco E, Alarcon C, Shields JA. American Joint Committee on Cancer classification of uveal melanoma (anatomic stage) predicts prognosis in 7,731 patients: The 2013 Zimmerman Lecture. *Ophthalmology.* Jun 2015;122(6):1180–1186.
8. Hammond DW, Al-Shammari NS, Danson S, Jacques R, Rennie IG, Sisley K. High-resolution array CGH analysis identifies regional deletions and amplifications of chromosome 8 in uveal melanoma. *Invest Ophthalmol Vis Sci.* Jun 2015;56(6):3460–3466.
9. Sisley K, Rennie IG, Parsons MA, et al. Abnormalities of chromosomes 3 and 8 in posterior uveal melanoma correlate with prognosis. *Genes Chromosomes Cancer.* May 1997;19(1):22–28.
10. Caines R, Eleuteri A, Kalirai H, et al. Cluster analysis of multiplex ligation-dependent probe amplification data in choroidal melanoma. *Mol Vis.* 2015;21:1–11.
11. Cassoux N, Rodrigues MJ, Plancher C, et al. Genome-wide profiling is a clinically relevant and affordable prognostic test in posterior uveal melanoma. *Br J Ophthalmol.* Jun 2014;98(6):769–774.

67

12. van Engen-van Grunsven AC, Baar MP, Pfundt R, et al. Whole-genome copy-number analysis identifies new leads for chromosomal aberrations involved in the oncogenesis and metastastic behavior of uveal melanomas. *Melanoma Res.* Jun 2015;25(3):200–209.
13. Onken MD, Worley LA, Char DH, et al. Collaborative Ocular Oncology Group report number 1: prospective validation of a multi-gene prognostic assay in uveal melanoma. *Ophthalmology.* Aug 2012;119(8):1596–1603.
14. Onken MD, Worley LA, Ehlers JP, Harbour JW. Gene expression profiling in uveal melanoma reveals two molecular classes and predicts metastatic death. *Cancer Res.* Oct 2004;64(20):7205–7209.
15. Harbour JW, Onken MD, Roberson ED, et al. Frequent mutation of BAP1 in metastasizing uveal melanomas. *Science.* Dec 2010;330(6009):1410–1413.
16. Martin M, Masshofer L, Temming P, et al. Exome sequencing identifies recurrent somatic mutations in EIF1AX and SF3B1 in uveal melanoma with disomy 3. *Nat Genet.* Aug 2013;45(8):933–936.
17. Harbour JW, Roberson ED, Anbunathan H, Onken MD, Worley LA, Bowcock AM. Recurrent mutations at codon 625 of the splicing factor SF3B1 in uveal melanoma. *Nat Genet.* Feb 2013;45(2):133–135.
18. Ewens KG, Kanetsky PA, Richards-Yutz J, et al. Chromosome 3 status combined with BAP1 and EIF1AX mutation profiles are associated with metastasis in uveal melanoma. *Invest Ophthalmol Vis Sci.* Aug 2014;55(8):5160–5167.
19. Folberg R. Tumor progression in ocular melanomas. *J Invest Dermatol.* Mar 1993;100(3):326S–331S.
20. Char DH, Kroll S, Phillips TL. Uveal melanoma. Growth rate and prognosis. *Arch Ophthalmol.* Aug 1997;115(8):1014–1018.
21. Augsburger JJ, Gonder JR, Amsel J, Shields JA, Donoso LA. Growth rates and doubling times of posterior uveal melanomas. *Ophthalmology.* Dec 1984;91(12):1709–1715.
22. Kujala E, Mäkitie T, Kivelä T. Very long-term prognosis of patients with malignant uveal melanoma. *Invest Ophthalmol Vis Sci.* Nov 2003;44(11):4651–4659.
23. Eskelin S, Pyrhönen S, Summanen P, Hahka-Kemppinen M, Kivelä T. Tumor doubling times in metastatic malignant melanoma of the uvea: tumor progression before and after treatment. *Ophthalmology.* Aug 2000;107(8):1443–1449.
24. Coupland SE, Campbell I, Damato B. Routes of extraocular extension of uveal melanoma: risk factors and influence on survival probability. *Ophthalmology.* Oct 2008;115(10):1778–1785.
25. Lindegaard J, Isager P, Prause JU, Heegaard S. Optic nerve invasion of uveal melanoma. *APMIS.* Jan 2007;115(1):1–16.
26. Kivelä T, Summanen P. Retinoinvasive malignant melanoma of the uvea. *Br J Ophthalmol.* Aug 1997;81(8):691–697.
27. Tojo D, Wenig BL, Resnick KI. Incidence of cervical metastasis from uveal melanoma: implications for treatment. *Head Neck.* Mar-Apr 1995;17(2):137–139.
28. Eskelin S, Pyrhönen S, Hahka-Kemppinen M, Tuomaala S, Kivelä T. A prognostic model and staging for metastatic uveal melanoma. *Cancer.* Jan 2003;97(2):465–475.
29. Collaborative Ocular Melanoma Study Group. Assessment of metastatic disease status at death in 435 patients with large choroidal melanoma in the Collaborative Ocular Melanoma Study (COMS): COMS report no. 15. *Archives of ophthalmology.* May 2001;119(5):670–676.
30. Rietschel P, Panageas KS, Hanlon C, Patel A, Abramson DH, Chapman PB. Variates of survival in metastatic uveal melanoma. *J Clin Oncol.* Nov 2005;23(31):8076–8080.
31. Eskelin S, Summanen P, Pyrhönen S, Tarkkanen A, Kivelä T. Screening for metastatic uveal melanoma revisited. *Cancer.* Mar 1999;85:1151–1159.
32. Diener-West M, Reynolds SM, Agugliaro DJ, et al. Development of metastatic disease after enrollment in the COMS trials for treatment of choroidal melanoma: Collaborative Ocular Melanoma Study Group Report No. 26. *Arch Ophthalmol.* Dec 2005;123(12):1639–1643.
33. Lorigan JG, Wallace S, Mavligit GM. The prevalence and location of metastases from ocular melanoma: imaging study in 110 patients. *AJR Am J Roentgenol.* Dec 1991;157(6):1279–1281.
34. Cerbone L, van Ginderdeuren R, van den Oord J, et al. Clinical presentation, pathological features and natural course of metastatic uveal melanoma, an orphan and commonly fatal disease. *Oncology.* 2014;86(3):185–189.
35. Khan S, Finger PT, Yu GP, et al. Clinical and pathologic characteristics of biopsy-proven iris melanoma: a multicenter international study. *Arch Ophthalmol.* Jan 2012;130(1):57–64.
36. Finger PT. Ocular Malignancies: Choroidal Melanoma, Retinoblastoma, Ocular Adnexal Lymphoma and Eyelid Cancer In: O'Sullivan B, Brierley J, D'Cruz AK, et al., eds. *UICC Manual of Clinical Oncology* 9th ed. Oxford, United Kingdom: Wiley Blackwell; 2015:726–744.
37. Finger PT. Intraocular Melanoma. In: DeVita JVT, Lawrence TS, Rosenberg SA, eds. *Cancer: Principles and Practice of Oncology.* 10th ed. Philadelphia, PA: Wolters Kluwer, Lippincott, Williams and Wilkins; 2014:1770–1779.
38. Kivelä T. Diagnosis of uveal melanoma. *Developments in ophthalmology.* 2012;49:1–15.
39. Shields JA, Shields CL, Ehya H, Eagle RC, Jr., De Potter P. Fine-needle aspiration biopsy of suspected intraocular tumors. The 1992 Urwick Lecture. *Ophthalmology.* Nov 1993;100(11):1677–1684.
40. Bagger M, Andersen MT, Heegaard S, Andersen MK, Kiilgaard JF. Transvitreal retinochoroidal biopsy provides a representative sample from choroidal melanoma for detection of chromosome 3 aberrations. *Invest Ophthalmol Vis Sci.* Sep 2015;56(10):5917–5924.
41. Freton A, Chin KJ, Raut R, Tena LB, Kivelä T, Finger PT. Initial PET/CT staging for choroidal melanoma: AJCC correlation and second nonocular primaries in 333 patients. *European journal of ophthalmology.* Mar-Apr 2012;22(2):236–243.
42. The Ophthalmic Oncology Task Force. Local recurrence significantly increases the risk of metastatic uveal melanoma. *Ophthalmology.* Jan 2016;123(1):86–91.
43. Nathan P, Cohen V, Coupland S, et al. Uveal Melanoma UK National Guidelines. *Eur J Cancer.* Nov 2015;51(16):2404–2412.
44. Augsburger JJ, Correa ZM, Trichopoulos N. Surveillance testing for metastasis from primary uveal melanoma and effect on patient survival. *Am J Ophthalmol.* Jul 2011; 152(1):5–9 e1.
45. Diener-West M, Reynolds SM, Agugliaro DJ, et al. Screening for metastasis from choroidal melanoma: the Collaborative Ocular Melanoma Study Group Report 23. *J Clin Oncol.* Jun 2004;22(12):2438–2444.
46. Gomez D, Wetherill C, Cheong J, et al. The Liverpool uveal melanoma liver metastases pathway: outcome following liver resection. *J Surg Oncol.* May 2014;109(6):542–547.
47. Valpione S, Moser JC, Parrozzani R, et al. Development and external validation of a prognostic nomogram for metastatic uveal melanoma. *PloS one.* 2015;10(3):e0120181.
48. Shields CL, Furuta M, Thangappan A, et al. Metastasis of uveal melanoma millimeter-by-millimeter in 8033 consecutive eyes. *Arch Ophthalmol.* Aug 2009;127(8):989–998.
49. Damato B, Coupland SE. A reappraisal of the significance of largest basal diameter of posterior uveal melanoma. *Eye.* Dec 2009;23(12):2152–2160.
50. Li W, Gragoudas ES, Egan KM. Metastatic melanoma death rates by anatomic site after proton beam irradiation for uveal melanoma. *Arch Ophthalmol.* Aug 2000;118(8):1066–1070.
51. van Beek JG, Koopmans AE, Vaarwater J, et al. The prognostic value of extraocular extension in relation to monosomy 3 and gain of chromosome 8q in uveal melanoma. *Invest Ophthalmol Vis Sci.* Mar 2014;55(3):1284–1291.
52. Mäkitie T, Summanen P, Tarkkanen A, Kivelä T. Microvascular loops and networks as prognostic indicators in choroidal and ciliary body melanomas. *J Natl Cancer Inst.* Feb 1999;91(4):359–367.
53. Shields CL, Ganguly A, Bianciotto CG, Turaka K, Tavallali A, Shields JA. Prognosis of uveal melanoma in 500 cases using genetic testing of fine-needle aspiration biopsy specimens. *Ophthalmology.* Feb 2011;118(2):396–401.
54. Maat W, Ly LV, Jordanova ES, de Wolff-Rouendaal D, Schalij-Delfos NE, Jager MJ. Monosomy of chromosome 3 and an inflammatory phenotype occur together in uveal melanoma. *Invest Ophthalmol Vis Sci.* Feb 2008;49(2):505–510.
55. Damato B, Dopierala JA, Coupland SE. Genotypic profiling of 452 choroidal melanomas with multiplex ligation-dependent probe amplification. *Clin Cancer Res.* Dec 2010;16(24):6083–6092.

56. Versluis M, de Lange MJ, van Pelt SI, et al. Digital PCR validates 8q dosage as prognostic tool in uveal melanoma. *PloS one.* 2015;10(3):e0116371.
57. Dogrusoz M, Kroes WG, van Duinen SG, et al. Radiation treatment affects chromosome testing in uveal melanoma. *Invest Ophthalmol Vis Sci.* Sep 2015;56(10):5956–5964.
58. Angi M, Damato B, Kalirai H, Dodson A, Taktak A, Coupland SE. Immunohistochemical assessment of mitotic count in uveal melanoma. *Acta Ophthalmol.* Mar 2011;89(2):e155–160.
59. Mäkitie T, Summanen P, Tarkkanen A, Kivelä T. Microvascular density in predicting survival of patients with choroidal and ciliary body melanoma. *Invest Ophthalmol Vis Sci.* Oct 1999;40(11): 2471–2480.
60. Foss AJ, Alexander RA, Jefferies LW, Hungerford JL, Harris AL, Lightman S. Microvessel count predicts survival in uveal melanoma. *Cancer Res.* Jul 1996;56(13):2900–2903.
61. Chen X, Maniotis AJ, Majumdar D, Pe'er J, Folberg R. Uveal melanoma cell staining for CD34 and assessment of tumor vascularity. *Invest Ophthalmol Vis Sci.* Aug 2002;43(8):2533–2539.
62. Mäkitie T, Summanen P, Tarkkanen A, Kivelä T. Tumor-infiltrating macrophages (CD68(+) cells) and prognosis in malignant uveal melanoma. *Invest Ophthalmol Vis Sci.* Jun 2001;42(7): 1414–1421.
63. Bronkhorst IH, Ly LV, Jordanova ES, et al. Detection of M2-macrophages in uveal melanoma and relation with survival. *Invest Ophthalmol Vis Sci.* Feb 2011;52(2):643–650.
64. Kattan MW, Hess KR, Amin MB, et al. American Joint Committee on Cancer acceptance criteria for inclusion of risk models for individualized prognosis in the practice of precision medicine. *CA Cancer J Clin.* Jan 19 2016.

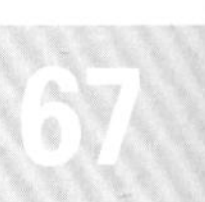

第 68 章　视网膜母细胞瘤

本章摘要

适用本分期系统的肿瘤种类

视网膜母细胞瘤。

不适用本分期系统的肿瘤种类

肿瘤类型	按何种类型分类	适用章节
中枢神经系统的三侧性视网膜母细胞瘤	脑和脊髓	72
视网膜细胞瘤	无 AJCC 分期	无
髓上皮瘤	无 AJCC 分期	无

更新要点

更新	更新细节	证据级别
原发肿瘤(T)定义	更新为 cT1～cT4 的定义	Ⅱ
原发肿瘤(T)定义	更新为 pT1～pT4 的定义	Ⅰ
区域淋巴结(N)定义	更新为 N1 的定义	Ⅱ
远处转移(M)定义	更新为 M1 的定义	Ⅱ
遗传性状(H)定义	引入 H1 的定义以表示遗传性状	Ⅰ
预后分期分组	在 cT1～cT4、pT1～pT4 分类的基础上引入临床和病理分期	Ⅱ

ICD-O-3 形态学编码

编码	描述
C69.2	视网膜

WHO 肿瘤分类

编码	描述
9510	视网膜母细胞瘤，非特指
9511	视网膜母细胞瘤，分化型
9512	视网膜母细胞瘤，未分化型
9513	视网膜母细胞瘤，弥漫型

国际肿瘤研究组织，世界卫生组织，国际肿瘤分级。ICD-O-3-Onlinehttp://codes. iarc. fr/home. 2016. 5. 15 收录。

概述

视网膜母细胞瘤是一种来源于尚在发育的视网膜的儿童肿瘤。*RB1* 基因的两个等位基因同时缺陷可导致该疾病的发生。视网膜母细胞瘤的治疗手段由放疗转变为化疗联合局部治疗，其分类也随之变化。此外，视网膜母细胞瘤的治疗方案更新较快，包括局部化疗的使用及治疗眼外疾病的新方法。然而，大多数新型治疗方法有待多中心临床试验的验证。

开展多中心临床试验需采用一个通用的国际分类系统以规范对结果的分析。目前使用的分类法主要基于临床专家的经验或者小范围的共识，但并未获论证或被广泛接受。

《AJCC 癌症分期指南》第 8 版中视网膜母细胞瘤章节以先前视网膜母细胞瘤分类系统为基础，参考最新文献，经 AJCC 视网膜母细胞瘤委员会审议达成共识而制订。眼肿瘤合作组（Ophthalmic Oncology Task Force，OOTF）通过分析至 2011 年底的 1 728 例视网膜母细胞瘤病例（图 68.1），为第 8 版视网膜母细胞瘤分期提供了补充依据。

有充分的理由相信，依托充分证据和国际化共识的《AJCC 癌症分期指南》第 8 版对该疾病诊断时的侵犯范围、预测眼球保留、转移风险、患者生存等标准化的定义将被广泛接受。该分期系统将为视网膜母细胞瘤的研究和前瞻性多中心研究提供基础。

视网膜母细胞瘤是一种独特而少见的肿瘤，发生于发育未成熟的视网膜，是儿童中最常见的眼部恶性肿瘤。印度和中国因人口增长比率较高故每年新发病例最多[1]。视网膜母细胞瘤的发生因 *RB1* 两个等位基因同时失活所致；该基因位于染色体 13q14.2[2]，是一种抑癌基因。肿瘤细胞内 *RB1* 的两个等位基因均被破坏；而在具肿瘤胚系倾向患者的血液中，*RB1* 的一个等位基因是突变的。

视网膜母细胞瘤患儿经积极治疗后有望全部存活。该疾病的诊断越早，预后越好。肿瘤最早发生于眼部，最常见的症状是肿瘤通过眼睛瞳孔反射的白光，称之为白瞳症。但诸多社会和文化因素可能延误该病的诊断进而影响患儿的生存，在临床分期系统中处理这些因素较为复杂[3]。若诊断及时且治疗得当，患儿的眼睛及生命可望保全[1]。因此，视

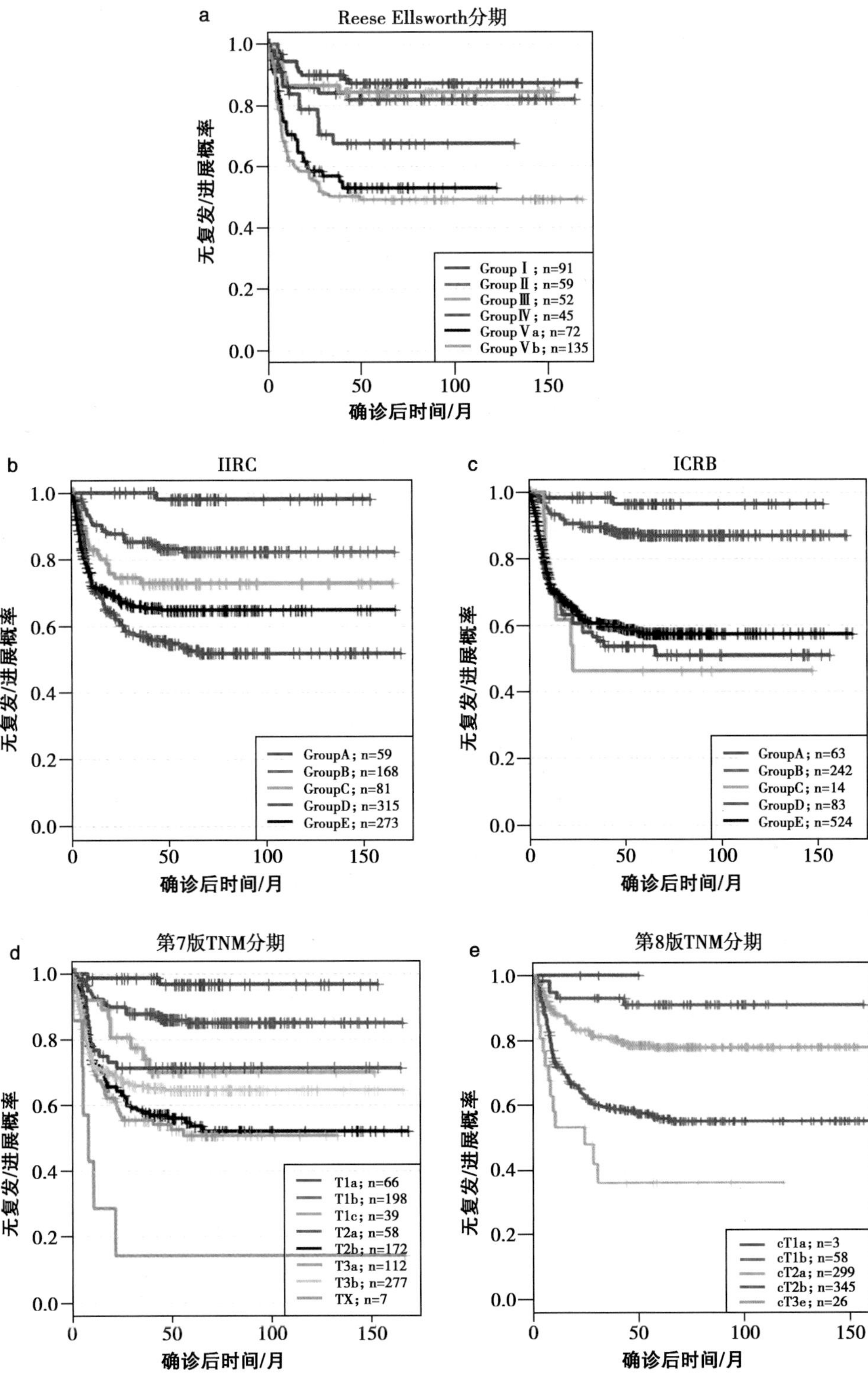

图 68.1　眼肿瘤合作组(OOTF)的国际多中心数据收集需使用 5 种不同方案对视网膜母细胞瘤进行分期。已被该研究的主导者大学健康网络(University Health Network)和各个参与中心的研究伦理委员会通过,已收集 2001—2011 年间 1 728 例诊断为视神经母细胞瘤的眼睛特征。对未进行外照射的眼睛保留比例进行 K-M 生存曲线分析,以 6 种不同的眼分期系统进行分析:(a) Reese-Ellsworth 分期[4];(b) IIRC 分期[5];(c) ICRB 分期[6];(d) 第 7 版 TNM 分期[8];(e) 第 8 版 TNM 分期(2016)。2016 版的 cT3a-d 的特征与调查数据不符,故未纳入统计

网膜母细胞瘤的分期必须包括定义肿瘤范围的相关特征，以预测眼球的保留及眼外侵犯的风险，即T分类。视网膜母细胞瘤分期还需对淋巴结（N）及远处转移（M）分类。视网膜母细胞瘤患者的每侧眼睛可能有不同的侵犯范围，可单独评分，但总体的分期则依据TNM分期中最差的T分类而定。

视网膜母细胞瘤的基础和临床研究落后于其他儿童肿瘤，一部分原因是由于国际上使用的分期系统呈多样化。例如，首个提出的分期系统可成功预测经肿瘤外放射治疗后保留眼球的可能性[4]，但原发视网膜母细胞瘤的治疗已不再使用外放射治疗。2005年引入国际眼内视网膜母细胞瘤分期（IIRC）以预测保留眼球及高风险疾病的可能性（国际视网膜母细胞瘤分期工作组的总结结果详见本章的国际视网膜母细胞瘤分期，ICRB）[5]，修订版于2006年出版[6]。这些系统中具有重要意义的不同点是转变了预测风险的能力。2006年提出了球外视网膜母细胞瘤分期系统的建议[7]，并在第7版的《AJCC癌症分期指南》中添加了球外视网膜母细胞瘤的相关内容[8]。

已发表文献中的相关证据性数据及OOTF的回顾性研究结果支持了本版的改编内容。本版本分期包括了完整的眼内外分期系统，大范围使用该版本有望解决目前所使用分期系统的困惑，并有助于更高质量多中心研究的实施。

本章节还纳入遗传性状作为新的分类，并以大写字母H表示。Knudsond[9]的二次打击学说认为患有双侧等位基因疾病的儿童更易出现两侧眼睛均患肿瘤。该假说促进了第一个肿瘤抑癌基因，*RB1*基因的发现[2]。*RB1*基因突变的个体有很高的可能性患视网膜母细胞瘤（超过95%的概率）和其他影响生存的肿瘤，这将影响这个家族的健康。胚系倾向对于患儿预后有重要的影响，包括肿瘤发病率及死亡率。与之类似的还包括其他抑癌基因，如乳腺癌和卵巢癌中的*BRCA1*和*BRCA2*基因，Li-Fraumeni综合征中的*TP53*基因，胃癌中的*CDH1*基因，大肠癌中的*APC*基因及胰腺癌中的*MSH2*基因，此外还有其他抑癌基因正快速地加入以扩大这个基因谱。而根据易感可遗传的胚系突变（如遗传性状）对其他肿瘤进行分类也指日可待。

解剖学

原发部位

视网膜由神经元和神经胶质细胞组成。神经元前体是视网膜母细胞瘤的起源细胞，而神经胶质细胞是星形细胞瘤的起源细胞。在内部，内界膜将视网膜从玻璃体中分离出来；在外部，视网膜色素上皮和Bruch膜将视网膜与脉络膜分开，Bruch膜是视网膜瘤延伸至脉络膜的天然屏障。因视网膜与视神经的连续性，视网膜母细胞瘤可直接侵犯视神经，甚至蛛网膜下腔。由于视网膜无淋巴引流系统，所以视网膜肿瘤的进展表现为直接侵犯周围相邻结构（玻璃体、葡萄膜、巩膜、视神经、前房、眼眶及大脑），或通过血液途径转移到远处部位。肿瘤局部进展可致眼球突出和/或面部软组织受累，肿瘤向后进展可侵犯眼眶和/或通过神经转移至大脑。

区域淋巴结

因目前未发现眼内存在淋巴引流组织，该分类仅适用于侵及眼外有淋巴引流的眼部附属器组织的肿瘤。视网膜母细胞瘤眼外可能累及的区域淋巴结包括耳前、颌下及颈部淋巴结（图68.3）。

转移部位

视网膜神经母细胞瘤的眼球外侵犯预示较差的生存期。视网膜母细胞瘤可通过血液循环途径转移至不同部位，最常见的转移部位是骨骼和骨髓。肿瘤可通过视神经或蛛网膜下腔侵犯颅内（图68.3）。伴中枢神经系统受侵患者的预后比伴骨髓受侵者更差，其原因可能是血脑屏障阻断化疗药物进入颅内。

分类原则

临床分期

视网膜母细胞瘤最常见的症状是白瞳和斜视[10]。较小的肿瘤表现为视网膜乳白色病变。国际视网膜母细胞瘤分期工作小组的数据分析表明，肿瘤大于3mm（约2个视盘直径）和肿瘤距视网膜中央凹或视盘边缘小于1.5mm（约1个视盘直径）提示预后较差。一些在临床和眼底照相无法发现的小肿瘤可通过光学相干断层扫描（optical coherence tomography，OCT）行视网膜成像得以发现，这种情况在具有视网膜母细胞瘤家族史的易罹患该肿瘤的儿童较为多见[10]。钙化是视网膜母细胞瘤的特征，超声检查或影像学发现钙化有助于该疾病的诊断。此外，肿瘤可能与渗出性视网膜脱离有关。

肿瘤可能浸润至视网膜下导致渗出性视网膜

脱离（称为“视网膜下种植”），或可能到达视网膜内界膜进入玻璃体（称为“玻璃体种植”）。玻璃体中种植灶形态被描述为尘埃、云朵或珠状附着物[11,12]。玻璃体种植灶的形态类型可以预测治疗持续时间。伴有眼内组织坏死的广泛肿瘤坏死可能引起眼部炎症、无菌性眼窝蜂窝织炎或全眼萎缩[13]。危险性晚期疾病的征兆包括眼眶蜂窝织炎、青光眼、眼球突出、眼内出血及前房受累。临床检查不能检出所有的眼眶和中枢神经系统浸润，因此对临床分期为T3的儿童而言，治疗前的大脑和眼眶影像检查尤其重要。

第8版视网膜母细胞TNM分期系统的一特别之处在于其包括了肿瘤胚系易感性。肿瘤胚系易感性是视网膜母细胞瘤诊断后新发肿瘤和第二原发肿瘤（如骨肉瘤及皮肤黑色素瘤）发生的高危因素，因此可影响患者的总生存[14]。通过对胚系倾向的预判可以避免不必要的诊断或治疗性辐射（包括X线或CT扫描）。本章引入H分期以说明 *RB1* 基因的胚系状态（H1），临床上通过下列因素推断，包括双侧视网膜母细胞瘤（同时或异时发生）、伴或不伴有颅内中枢神经系统中线胚胎性肿瘤（如常见的松果体母细胞瘤、三侧性视网膜母细胞瘤）、视网膜母细胞瘤家族史，或高质量的 *RB1* 组成性突变的分子依据。单侧眼受累的多发肿瘤并非支持 *RB1* 胚系突变的充分依据，原因是无法从临床上区分这类肿瘤和种植于视网膜下间隙或玻璃体区的肿瘤[15]。若OCT检查明确支持视网膜内存在多发小体积肿瘤，或肿瘤侵及视网膜的内层而非视网膜前或视网膜下种植，则将有这类表现的患儿分为H1[16]。

若遗传性状的临床证据不明，则需有分子生物学证据支持患者的H1分类。*RB1* 检测的灵敏性与可靠性非常重要。H1的真阳性结果（突变）须有力的证据支持，意义不明的突变应归为HX。若假阴性低于1%或处于人群风险（0.007%）且实验室检测的敏感性高于97%，则可归类为H0。单侧肿瘤可发生于一些无 *RB1* 基因的突变但有 *MYCN* 癌基因的显著扩增、年龄为4~5个月的儿童[17]。这些单侧“$RB1^{+/+}MYCN^{A}$”视网膜母细胞瘤具有独特的组织学特征。这种独特的肿瘤类型的遗传性并未被知晓，因此，可将伴 *RB1* 基因正常但 *MYCN* 扩增高表达的肿瘤分为H0。

为确定肿瘤完整的临床范围，所有疑似患视网膜母细胞瘤的儿童均需在麻醉下行全面的临床检查。在确定每侧眼睛的眼压并进行眼球前段检查（使用可提供的手持式裂隙灯或显微镜）后，行巩膜凹入术用间接检眼镜详细检查眼底。完整的检查要求使用药物以充分扩瞳。眼底检查结果以详细的眼底图和广角眼底影像记录，眼底荧光素血管造影可用于检测微小的虹膜新生血管[18]。在病灶大小未达可被眼底或影像学检查发现之前，OCT检查可以发现视网膜内层边缘的较小肿瘤。这种情况与伴 *RB1* 胚系突变易患视网膜母细胞瘤的儿童密切相关，对这类患者可能需要治疗这些“不可见”肿瘤[16]。OCT还有助于评估肿瘤是否侵犯邻近的视神经边缘，以鉴别侵犯视神经的肿瘤[19]。这些研究的作者们认为，尽管广角眼底影像、荧光素血管造影、超声生物显微镜和OCT可能有助于临床评估，并可能改善临床决策和患者生存，但它们并非肿瘤分期的必要条件。

影像学检查

视网膜母细胞瘤的诊断有赖于完善的临床检查。在鉴别视网膜母细胞瘤与其他疾病（如高斯氏病）中，超声可以显示视网膜母细胞瘤的特征性钙化。影像检查特别适用于诊断具非典型临床表现的视网膜母细胞瘤，如患者出现眼球震颤，前房积血或眼眶蜂窝织炎。这些检查也是确定视网膜母细胞瘤全部累及范围所必须，包括肿瘤侵犯视神经、眼眶和颅内。影像检查还有助于早期发现中枢神经系统中线胚胎性肿瘤，这类肿瘤常发生在松果体（松果体母细胞瘤）或鞍旁区域[20]。CT扫描不再作为视网膜母细胞瘤临床诊断或分期的首选[14,20]。

眼超声成像

由视网膜来源的混杂性强回声性眼内团块伴提示钙化的明显声影，是视网膜母细胞瘤的特征性表现[21]。超声检查可以确定较大肿瘤的范围和大小及其与视神经乳头的关系。眼球后视神经的成像需要合适的设备和训练有素的检查者，通常磁共振（MR）成像的分辨率更好。高频前段超声检查（如超声生物显微镜，UBM）可以确定肿瘤与睫状体、前玻璃体表面及虹膜后表面的相对位置和范围[22,23]。虽然UBM检查无法普及，但可以确定肿瘤是否侵犯葡萄膜基质。平坦部和睫状体的受累（肿瘤累及睫状体）被归入cT3b，肿瘤或种植细胞累及覆盖睫状体扁平部的玻璃膜表面（如睫状上皮累及）则不被归入cT3b。UBM也有利于确定青光眼的机制，区分新生血管性青光眼（通常无法完整保留眼球）和闭角型青光眼（大肿瘤对化疗有效）[24]。

MRI/CT

放射成像可明确肿瘤侵犯视神经、眼眶及中枢神经系统的程度。高分辨率MR成像被认为是目前视网膜母细胞瘤治疗前分期的最准确和最有价值工具[25~29]。高分辨率图像（定义为像素分辨率≤0.5mm×0.5mm 和层厚≤2mm）可以通过使用 1.5T（Tesla）体表线圈或 3T 多通道头线圈获取。CT 扫描对转移性危险因素的诊断价值有限[26~30]。辐射是更需要关心的问题，因其可能增加儿童发生第二原发性肿瘤的风险[14]。我们仍然建议当 MR 成像不可用时，进行造影增强 CT。CT 扫描可能有助于诊断（临床前）视神经增粗以及巩膜和巩膜外肿瘤浸润[26]。

视网膜母细胞瘤在 T1 加权 MR 图像上表现为眼内高信号，T2 加权像为低信号（与玻璃体相比），并表现出强化信号。肿瘤也可有钙化的信号[31,32]。视神经与眼内连续性的强化信号[28,33,34]和球后视神经的增粗[26,34]提示球后视神经的肿瘤侵犯。区分肿瘤侵犯和眼眶炎症很重要也极具挑战。炎性改变在 T2 加权像上表现位软组织（眼眶脂肪，肌肉，眼睑）边界欠清的高信号影，在 T1 增强像表现位无明显"团块"的弥漫性强化灶。肿瘤侵犯则限于视神经或者累及眼眶脂肪，表现为跨越巩膜且与原发肿瘤相同信号强度（与 T2 上的脂肪相比低的信号强度）的界清"团块"影。脉络膜线性强化的中断和局灶性增厚可能是脉络膜受侵的信号。一项最近的研究显示，肿瘤大小是视神经后侵犯和脉络膜大范围浸润的预测指标[35]。只有在肿瘤体积大于 1.4cm^3 或在 MR 轴位最大直径上超过 16.5mm 时，才伴有视神经侵犯和脉络膜大范围浸润。需要强调的是，尽管有先进的 MR 成像技术，通过影像学来确定肿瘤是否侵犯视神经和脉络膜并非万无一失的，特别是在肿瘤的早期阶段[25,33]。

若存在可触及的耳前淋巴结，我们建议对颌下和颈部淋巴结区域进行成像以检测淋巴结受累程度。需常规行脑影像检查（优选 MR）以排除是否并发中枢神经系统的中线胚胎性肿瘤（如侵犯松果体或鞍旁/鞍上区域的肿瘤）[20]。

病理学分期

病理分期需行眼球摘除术，对整个眼睛进行组织病理检查。大体检查和取样的指南可参见美国病理学会网站（www.cap.org）[46]和皇家病理学家学会网站（www.rcpath.org）。在甲醛溶液固定前需从摘除的眼球中获取新鲜的肿瘤组织进行临床基因检测（和研究）。对经甲醛溶液固定的肿瘤组织鉴定 *RB1* 基因突变和其他遗传学测试则较为困难。

视网膜母细胞瘤的组织病理学特征是小圆蓝细胞（HE 染色）。对视神网膜母细胞瘤特异性的 Flexner-Wintersteiner 菊形团以及对神经内分泌肿瘤特异的 Homer Wright 菊形团均可能出现。具有较多 Flexner-Wintersteiner 菊形团的肿瘤为中分化肿瘤。有些具有感光器样的分化（花环状）或既不分裂也不凋亡的神经元样分化的肿瘤是潜在的癌前病变[36,37]。无花环状改变的肿瘤分化差。分化差的肿瘤细胞核可能出现细胞间变性[38]。罕见的单侧视网膜母细胞瘤展可见大细胞圆核和显著的多核，提示 *MYCN* 基因扩增和正常 *RB1* 等位基因[39]。视网膜母细胞瘤有特异病征的营养不良性钙化。小肿瘤最初局限于视网膜边界（布鲁赫膜和内层限制膜），随着肿瘤增大，肿瘤延伸至邻近的玻璃体、视网膜下间隙、脉络膜、视神经或眼前节（虹膜、小梁网或巩膜静脉窦）。

侵袭性的肿瘤突破玻璃膜（布鲁赫膜），进入脉络丛，促进血行转移的发生[40,41]。进展至眼外的肿瘤（巩膜外层，视神经末段或结膜下组织）常发生远处转移且预后最差[22]。这些特征最常见于较晚诊断的患者。包括儿童肿瘤学协作组（COG）的前瞻性研究（ARET0332）在内的一些研究证实脉络膜内的肿瘤负荷是非常重要的预后因素。脉络膜局部侵袭（<3mm）但未侵及巩膜的视网膜母细胞瘤即使在伴有视神经板前部受累的情况下，在单独眼球摘除后也只有 0%～1%的转移复发风险[41,42]。脉络膜处肿瘤最大径>3mm（或脉络膜多处肿瘤直径之和>3mm）的肿瘤即使没有侵犯视神经板前部，其转移复发风险约 3%，若伴有视神经板前部受侵犯，则转移复发风险增加 5%～8%[41~43]。

此外，肿瘤可以通过筛状板侵犯视神经或蛛网膜下间隙，侵犯脑脊液和中枢神经系统。脉络膜广泛受累后，肿瘤可直接侵犯巩膜或通过一些通道间接侵犯巩膜[44]。巩膜受累后，肿瘤可侵入眼眶，导致耳前或区域淋巴结转移。

虽然病理检查可从组织学证实视网膜母细胞瘤的诊断，但仅凭临床诊断确诊后也可开始治疗。临床医生和病理医生需要注意在眼球摘除前的化疗会影响病理检查的结果，可能显著降低该疾病的分期[45]。为了进行区分，使用前缀 y 表示新辅助化疗。

对可触及肿大的淋巴结需要进行细针穿刺活检或开放式活检以明确是否存在恶性肿瘤细胞；为了病理学评估是否有远处转移，需要进行脑脊液和骨髓检查。

若病理评估摘除的眼球组织为高风险（pT3、pT4）时，需进一步行病理检查是否有远处转移。如果要尝试保留眼球的话，需要在化疗前检测脑脊液和骨髓是否有转移，因为化疗会降低期别[45]。当视神经受累或临床检查无法观察视盘时需要进行腰穿对脑脊液离心后行细胞分析。对伴所有进展期眼内（cT3）或眼外（cT4）疾病的患儿均建议进行骨髓活检。

预后因素

分期所需的预后因素

RB1 基因胚系突变状态

本章的独特之处在于认识到肿瘤遗传特征对预测肿瘤患者整体生存率的重要性，新增的 H 分类获 I 级循证证据支持。支持肿瘤具有遗传性特征的临床表现包括双侧性疾病、视网膜母细胞瘤家族史、并发中枢神经系统中线区域胚胎性肿瘤（常见于松果体区域，如松果体母细胞瘤）。具有上述任何临床表现的儿童，即便无分子检测结果也应被归入 H1 状态。若肿瘤遗传性的临床证据不充分，则需有高质量的分子生物学证据支持将患儿归入 H1。*RB1* 检测的灵敏性与可靠性是非常重要。意义不明的突变应归类为 HX。若假阴性风险低于 1%或处于人群风险（0.007%）且实验室检测的敏感性高于 97%，则归类为 H0。

其他重要临床预后因素

- 诊断时的年龄和治疗起始时间。
- 诊断时的视力和视觉诱发电位。

风险评估模型

为支持临床应用，AJCC 最近建立了相关指南用于评估已发表的数据预测模型[47]。虽然这是迈向精准医学目标的里程碑式的一步，但因其最近才出版，已经发表的现存模型或即将应用于临床的模型均尚未被 AJCC 精准医疗核心团队评估应用于视网膜母细胞瘤。AJCC 未来将会对符合 AJCC 评估指南的本病种的风险预测模型予以认可。

AJCC TNM 定义

临床分期（cTNM）

原发肿瘤（cT）定义

每一个患眼都需行 cT 分类，患者的 cT 分类标准基于最严重的患侧眼而评定。

cT 分类	cT 标准
cTX	原发肿瘤证据不明确
cT0	无原发肿瘤证据
cT1	视网膜下积液外缘距离肿瘤≤5mm 的视网膜内肿瘤
cT1a	肿瘤≤3mm，肿瘤与视盘、距视网膜中央凹>1.5mm
cT1b	肿瘤>3mm，或肿瘤与视盘、距视网膜中央凹≤1.5mm
cT2	视网膜脱落、玻璃体或视网膜种植的眼内肿瘤
cT2a	肿瘤距视网膜下积液外缘>5mm
cT2b	玻璃体种植和/或视网膜种植
cT3	晚期眼内肿瘤
cT3a	眼球痨或眼球痨前期
cT3b	肿瘤侵犯脉络膜、睫状体平坦部、睫状体、晶体、晶状体悬韧带、虹膜或眼前房
cT3c	新生血管形成和/或青光眼引起眼压升高
cT3d	眼前房积血和/或玻璃体大量出血
cT3e	无菌性眼眶蜂窝织炎
cT4	眼球外肿瘤侵犯眼眶，包括视神经
cT4a	眼球后视神经受侵犯或视神经增粗或眼眶组织受侵犯的影像学表现
cT4b	眼球外肿瘤以眼球突出和/或眼眶肿物为临床表现

区域淋巴结（cN）定义

cN 分类	cN 标准
cNX	区域淋巴结无法评估
cN0	无区域淋巴结转移
cN1	伴耳前、下颌下和颈部淋巴结转移

远处转移（M）定义

cM 分类	cM 标准
cM0	无颅内或远处转移的症状或体征
cM1	未经显微镜证实的远处转移
cM1a	伴临床或影像学可检查到的远处转移（如骨髓、肝）
cM1b	伴影像学可检查到的中枢神经系统转移（不包括三侧性视网膜母细胞瘤）
pM1	显微镜证实的远处转移
pM1a	病理证实的远处转移（如骨髓、肝脏或其他）
pM1b	病理证实的脑脊液或中枢神经系统实质中存在肿瘤

68

遗传性状(H)定义

H 分类	H 标准
HX	原发性 *RB1* 基因突变不详或无充分证据
H0	经高灵敏度检测血液中存在正常 *RB1* 等位基因
H1	伴双侧视网膜母细胞瘤,伴发颅内原始神经外胚层肿瘤的视网膜母细胞瘤,有视网膜母细胞瘤家族史的患者,或分子证实存在原发性 *RB1* 基因突变

病理分期(pTNM)

原发肿瘤(pT)定义

pT 分类	pT 标准
pTX	眼内肿瘤不确定
pT0	无眼内肿瘤证据
pT1	无局部侵犯、局灶性脉络膜侵犯、视乳头板前或板内侵犯的眼内肿瘤
pT2	眼内肿瘤局部侵犯
pT2a	视乳头板前或板内侵犯
pT2b	肿瘤侵及虹膜基质,和/或小梁网、巩膜静脉窦
pT3	眼内肿瘤明显局部侵犯
pT3a	大部分脉络膜浸润(最大径>3mm,或脉络膜局部侵犯呈多发灶,最大径总和>3mm,或任何脉络膜全层侵犯)
pT3b	筛板后视乳头侵犯,未侵及视神经断端
pT3c	任何巩膜内 2/3 的部分层侵犯
pT3d	巩膜外 1/3 的全层侵犯和/或经特殊途径周围侵犯
pT4	眼外肿瘤证据:视神经断端存在肿瘤,肿瘤存在于视神经周围的脑膜间隙,受侵犯的表层巩膜全层,相邻的脂肪组织,眼外肌、骨、眼结膜或眼睑

区域淋巴结(pN)定义

pN 分类	pN 标准
pNX	区域淋巴结无法评估
pN0	无区域淋巴结转移
pN1	伴区域淋巴结转移

远处转移(M)定义

M 分类	M 标准
cM0	无颅内或远处转移的症状或体征
cM1	未经显微镜证实的远处转移
cM1a	伴临床或影像学可检查到的远处转移(如骨髓、肝)
cM1b	伴影像学可检查到的中枢神经系统转移(不包括三侧性视网膜母细胞瘤)
pM1	组织病理学证实的远处转移
pM1a	经组织病理学确认的肿瘤远处转移(如骨髓、肝、其他)
pM1b	经组织病理确诊的脑脊液或中枢神经系统实质中存在肿瘤

AJCC 预后分期分组

临床分期(cTNM)

cT	cN	M	H	分期分组
cT1,cT2,cT3	cN0	cM0	任何 H	Ⅰ
cT4a	cN0	cM0	任何 H	Ⅱ
cT4b	cN0	cM0	任何 H	Ⅲ
任何 T	cN1	cM0	任何 H	Ⅲ
任何 T	任何 N	cM1 或 pM1	任何 H	Ⅳ

病理分期(pTNM)

pT	pN	M	H	分期分组
pT1,pT2,pT3	pN0	cM0	任何 H	Ⅰ
pT4	pN0	cM0	任何 H	Ⅱ
任何 T	pN1	cM0	任何 H	Ⅲ
任何 T	任何 N	cM1 或 pM1	任何 H	Ⅳ

肿瘤登记需收集的变量

无。

组织学分期(G)

G	G 定义
GX	分级无法评估
G1	部分分化的视网膜母细胞瘤(Fleurettes 或神经分化)
G2	肿瘤具有较多的 Flexner-Wintersteiner 或 Homer Wright 菊形团
G3	肿瘤具有散发的 Flexner-Wintersteiner 或 Homer Wright 菊形团
G4	无菊形团的低分化肿瘤和/或有大面积(超过一半)间变的肿瘤

组织病理学类型

本分类仅应用于视网膜母细胞瘤。对于“三侧性视网膜母细胞瘤”,除了这个分期外还需要使用针对脑和脊髓肿瘤的章节分析其中枢神经系统组成(见第 72 章)。

图示

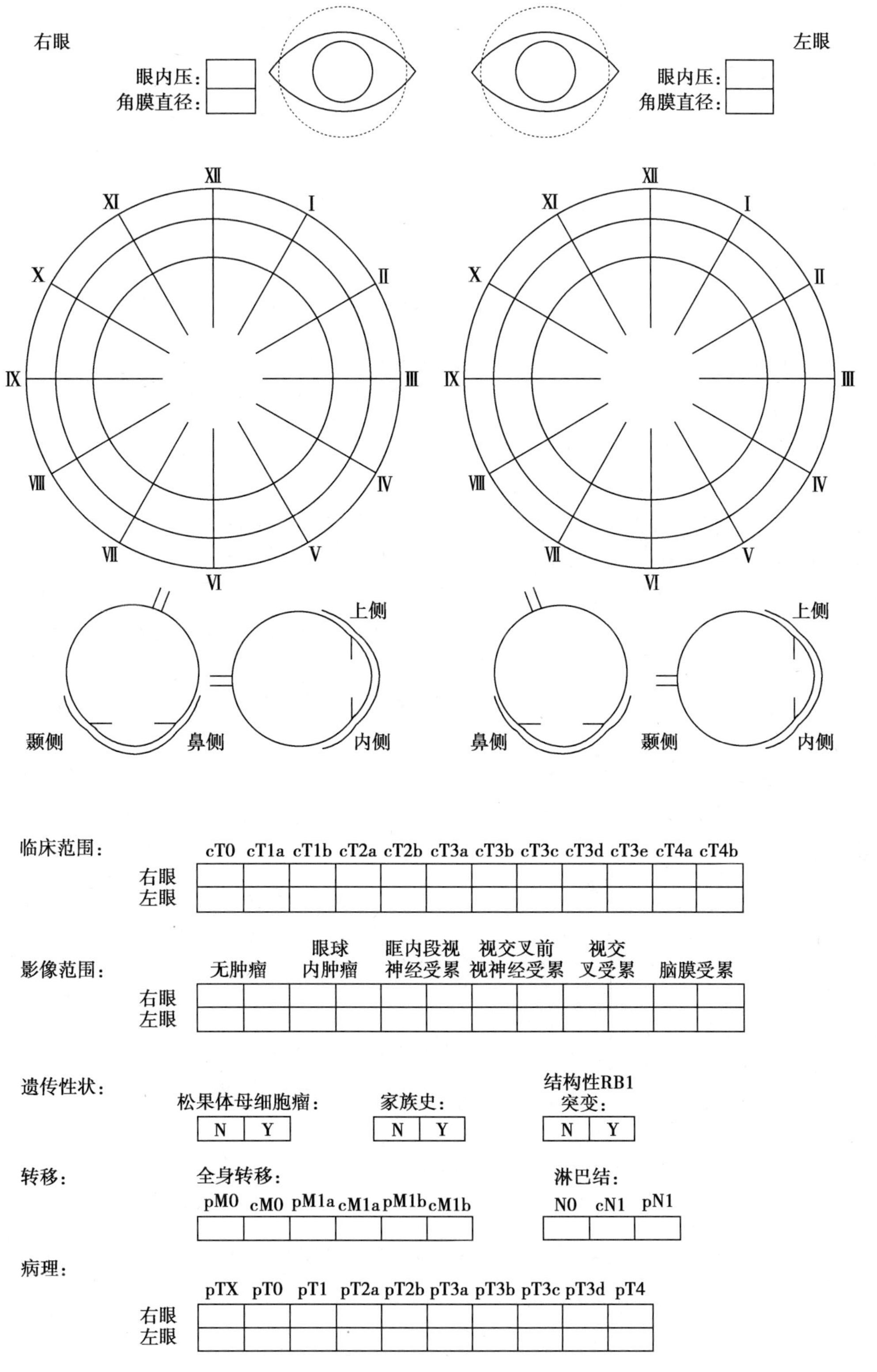

图 68.2　视网膜母细胞瘤临床分期图表

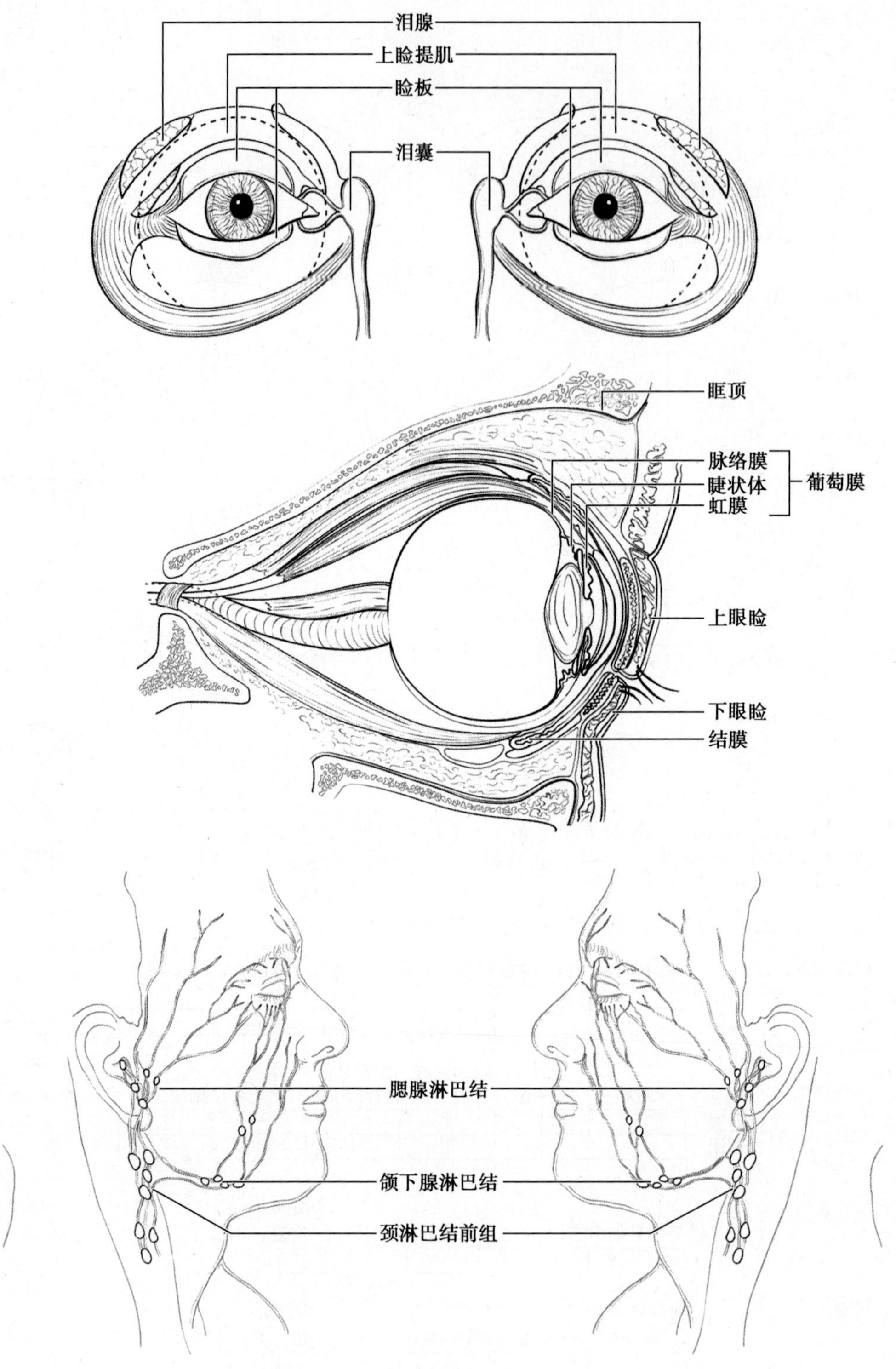

图 68.3 眼部解剖位置和区域淋巴结

（译者 蒋马伟 审校 陆嘉德）

参考文献

1. Dimaras H. Retinoblastoma genetics in India: From research to implementation. *Indian J Ophthalmol.* Mar 2015;63(3):219–226.
2. Friend SH, Bernards R, Rogelj S, et al. A human DNA segment with properties of the gene that predisposes to retinoblastoma and osteosarcoma. *Nature.* 1986;323(6089):643–646.
3. Finger PT, Harbour JW, Karcioglu ZA. Risk factors for metastasis in retinoblastoma. *Survey of ophthalmology.* Jan-Feb 2002;47(1):1–16.
4. Reese AB, Ellsworth RM. The evaluation and current concept of retinoblastoma therapy. *Transactions – American Academy of Ophthalmology and Otolaryngology. American Academy of Ophthalmology and Otolaryngology.* Mar-Apr 1963;67:164–172.
5. Murphree A. Intraocular retinoblastoma: the case for a new group classification. *Ophthalmology clinics of North America.* 2005;18(1):41–53.
6. Shields CL, Shields JA. Basic understanding of current classification and management of retinoblastoma. *Curr Opin Ophthalmol.* Jun 2006;17(3):228–234.
7. Chantada G, Doz F, Antoneli CB, et al. A proposal for an international retinoblastoma staging system. *Pediatric blood & cancer.* Nov 2006;47(6):801–805.
8. The AJCC Ophthalmic Oncology Task Force. Retinoblastoma. In: Edge S, Byrd D, Compton C, eds. *AJCC Cancer Staging Manual.* 7th ed. New York, NY: Springer-Verlag; 2010:561–568.
9. Knudson AG, Jr. Mutation and cancer: statistical study of retinoblastoma. *Proc Natl Acad Sci U S A.* Apr 1971;68(4):820–823.
10. Zhao J, Li S, Shi J, Wang N. Clinical presentation and group classification of newly diagnosed intraocular retinoblastoma in China. *Br J Ophthalmol.* 2011;95(10):1372–1375.
11. Francis JH, Abramson DH, Gaillard MC, Marr BP, Beck-Popovic M, Munier FL. The classification of vitreous seeds in retinoblastoma and response to intravitreal melphalan. *Ophthalmology.* Jun 2015;122(6):1173–1179.
12. Munier FL. Classification and Management of Seeds in RetinoblastomaEllsworth Lecture Ghent August 24th 2013. *Ophthalmic genetics.* 2014;35(4):193–207.
13. Chong E-M, Coffee RE, Chintagumpala M, Hurwitz RL. Extensively necrotic retinoblastoma is associated with high-risk prognostic factors. *Archives of pathology & laboratory medicine.* 2006;130(11):1669.
14. MacCarthy A, Bayne AM, Brownbill PA, et al. Second and subsequent tumours among 1927 retinoblastoma patients diagnosed in Britain 1951–2004. *Br J Cancer.* Jun 25 2013;108(12):2455–2463.
15. Lohmann D, Gallie BL. Retinoblastoma. In: Pagon RA, Adam MP, Ardinger HH, Wallace SE, Amemiya A, Bean LGH, Bird TD, Fong C-T, Mefford HC, Smith RJH, and Stephens K., editor. GeneReviews™ [Internet] Seattle (WA): University of Washington, Seattle; 1993-2015 Available at http://wwwncbinlmnihgov/books/NBK1452/2015. Accessed Jul 31, 2016.
16. Rootman DB, Gonzalez E, Mallipatna A, et al. Hand-held high-resolution spectral domain optical coherence tomography in retinoblastoma: clinical and morphologic considerations. *The British journal of ophthalmology.* Jan 2013;97(1):59–65.
17. Rushlow DE, Mol BM, Kennett JY, et al. Characterisation of retinoblastomas without RB1 mutations: genomic, gene expression, and clinical studies. *The lancet oncology.* Apr 2013;14(4):327–334.
18. Kim JW, Ngai LK, Sadda S, Murakami Y, Lee DK, Murphree AL. Retcam fluorescein angiography findings in eyes with advanced retinoblastoma. *The British journal of ophthalmology.* Dec 2014;98(12):1666–1671.
19. Mallipatna A, Vinekar A, Jayadev C, et al. The use of handheld spectral domain optical coherence tomography in pediatric ophthalmology practice: Our experience of 975 infants and children. *Indian journal of ophthalmology.* 2015;63(7):586.
20. de Jong MC, Kors WA, de Graaf P, Castelijns JA, Kivela T, Moll AC. Trilateral retinoblastoma: a systematic review and meta-analysis. *The lancet oncology.* Sep 2014;15(10):1157–1167.
21. Marr BP, Singh AD. Retinoblastoma: Evaluation and Diagnosis. *Clinical Ophthalmic Oncology*: Springer; 2015:1–11.
22. Finger PT, Meskin SW, Wisnicki HJ, Albekioni Z, Schneider S. High-frequency ultrasound of anterior segment retinoblastoma. *American journal of ophthalmology.* May 2004;137(5):944–946.
23. Moulin AP, Gaillard MC, Balmer A, Munier FL. Ultrasound biomicroscopy evaluation of anterior extension in retinoblastoma: a clinicopathological study. *The British journal of ophthalmology.* Mar 2012;96(3):337–340.
24. Vasquez LM, Giuliari GP, Halliday W, Pavlin CJ, Gallie BL, Heon E. Ultrasound biomicroscopy in the management of retinoblastoma. *Eye.* Feb 2011;25(2):141–147.
25. de Jong MC, de Graaf P, Brisse HJ, et al. The potential of 3T high-resolution magnetic resonance imaging for diagnosis, staging, and follow-up of retinoblastoma. *Survey of ophthalmology.* Jul-Aug 2015;60(4):346–355.
26. de Jong MC, de Graaf P, Noij DP, et al. Diagnostic performance of magnetic resonance imaging and computed tomography for advanced retinoblastoma: a systematic review and meta-analysis. *Ophthalmology.* May 2014;121(5):1109–1118.
27. Brisse HJ, de Graaf P, Galluzzi P, et al. Assessment of early-stage optic nerve invasion in retinoblastoma using high-resolution 1.5 Tesla MRI with surface coils: a multicentre, prospective accuracy study with histopathological correlation. *European radiology.* 2014;25(5):1443–1452.
28. Sirin S, Schlamann M, Metz KA, et al. High-resolution MRI using orbit surface coils for the evaluation of metastatic risk factors in 143 children with retinoblastoma: Part 1: MRI vs. histopathology. *Neuroradiology.* Aug 2015;57(8):805–814.
29. Sirin S, Schlamann M, Metz KA, et al. High-resolution MRI using orbit surface coils for the evaluation of metastatic risk factors in 143 children with retinoblastoma: Part 2: new vs. old imaging concept. *Neuroradiology.* Aug 2015;57(8):815–824.
30. Brisse HJ, Guesmi M, Aerts I, et al. Relevance of CT and MRI in retinoblastoma for the diagnosis of postlaminar invasion with normal-size optic nerve: a retrospective study of 150 patients with histological comparison. *Pediatric radiology.* Jul 2007;37(7):649–656.
31. Galluzzi P, Hadjistilianou T, Cerase A, De Francesco S, Toti P, Venturi C. Is CT still useful in the study protocol of retinoblastoma? *American Journal of Neuroradiology.* 2009;30(9):1760–1765.
32. Rodjan F, de Graaf P, van der Valk P, et al. Detection of calcifications in retinoblastoma using gradient-echo MR imaging sequences: comparative study between in vivo MR imaging and ex vivo high-resolution CT. *American Journal of Neuroradiology.* 2015;36(2):355–360.
33. Brisse HJ, de Graaf P, Galluzzi P, et al. Assessment of early-stage optic nerve invasion in retinoblastoma using high-resolution 1.5 Tesla MRI with surface coils: a multicentre, prospective accuracy study with histopathological correlation. *European radiology.* May 2015;25(5):1443–1452.
34. de Graaf P, Barkhof F, Moll AC, et al. Retinoblastoma: MR imaging parameters in detection of tumor extent. *Radiology.* Apr 2005;235(1):197–207.
35. de Jong M, al. E. The diagnostic accuracy of intraocular tumor size measured by magnetic resonance imaging to predict postlaminar optic nerve invasion and massive choroidal invasion of retinoblastoma. *Radiology.* 2015.
36. Gallie BL, Ellsworth RM, Abramson DH, Phillips RA. Retinoma: spontaneous regression of retinoblastoma or benign manifestation of the mutation? *Br J Cancer.* Apr 1982;45(4):513–521.
37. Dimaras H, Khetan V, Halliday W, et al. Loss of RB1 induces non proliferative retinoma: increasing genomic instability correlates with progression to retinoblastoma. *Hum Mol Genet.* May 15 2008;17(10):1363–1372.
38. Mendoza PR, Specht CS, Hubbard GB, et al. Histopathologic grading of anaplasia in retinoblastoma. *American journal of ophthalmology.* Apr 2015;159(4):764–776.
39. Rushlow DE, Mol BM, Kennett JY, et al. Characterisation of retinoblastomas without RB1 mutations: genomic, gene expression, and clinical studies. *The lancet oncology.* 2013;14(4):327–334.
40. Chantada GL, Dunkel IJ, de Davila MT, Abramson DH. Retinoblastoma patients with high risk ocular pathological features: who needs adjuvant therapy? *The British journal of ophthalmology.*

Aug 2004;88(8):1069–1073.

41. Aerts I, Sastre-Garau X, Savignoni A, et al. Results of a multicenter prospective study on the postoperative treatment of unilateral retinoblastoma after primary enucleation. *J Clin Oncol.* Apr 10 2013;31(11):1458–1463.
42. Bosaleh A, Sampor C, Solernou V, et al. Outcome of children with retinoblastoma and isolated choroidal invasion. *Archives of ophthalmology.* Jun 2012;130(6):724–729.
43. Sastre X, Chantada GL, Doz F, et al. Proceedings of the consensus meetings from the International Retinoblastoma Staging Working Group on the pathology guidelines for the examination of enucleated eyes and evaluation of prognostic risk factors in retinoblastoma. *Archives of Pathology and Laboratory Medicine* Aug 2009;133(8):1199–1202.
44. Chantada G, Luna-Fineman S, Sitorus RS, et al. SIOP-PODC recommendations for graduated-intensity treatment of retinoblastoma in developing countries. *Pediatric blood & cancer.* May 2013; 60(5):719–727.
45. Zhao J, Dimaras H, Massey C, et al. Pre-enucleation chemotherapy for eyes severely affected by retinoblastoma masks risk of tumor extension and increases death from metastasis. *J Clin Oncol.* Mar 1 2011;29(7):845–851.
46. Grossniklaus HE, Finger PT, Harbour JW, Kivela T. Protocol for the examination of specimens from patients with retinoblastoma. *CAP Cancer Protocol Templates* 2016; http://www.cap.org/ShowProperty?nodePath=/UCMCon/Contribution%20Folders/WebContent/pdf/cp-retinoblast-16protocol-3200.pdf. Accessed March 14, 2016, 2016.
47. Kattan MW, Hess KR, Amin MB, et al. American Joint Committee on Cancer acceptance criteria for inclusion of risk models for individualized prognosis in the practice of precision medicine. *CA: a cancer journal for clinicians.* Jan 19 2016.

第69章 泪 腺 癌

本章摘要

适用本分期系统的肿瘤种类

泪腺癌。

不适用本分期系统的肿瘤种类

肿瘤类型	按何种类型分类	适用章节
鼻泪管癌	无适用的 AJCC 分期系统	N/A
淋巴瘤	眼附属器淋巴瘤	71

更新要点

更新	更新细节	证据级别
原发肿瘤(T)定义	现根据肿瘤大小定义 T1~T3 分类,且每一分类均包含以下 3 种情况: a. 未侵及骨膜或骨 b. 仅侵及骨膜 c. 侵及骨膜及骨	Ⅲ
原发肿瘤(T)定义	T4 分类(肿瘤侵出眼眶)现根据肿瘤大小进行细分: a. ≤2cm b. >2cm 且≤4cm c. >4cm	Ⅲ

ICD-O-3 形态学编码

编码	描述
C69.5	泪腺(除外泪囊)

WHO 肿瘤分类

编码	描述
8941	多形性腺瘤癌变
8525	多形性低度恶性癌
8430	黏液表皮样癌
8562	上皮-肌上皮癌
8440	囊腺癌与乳头状囊腺癌
8550	腺泡细胞癌
8147	基底细胞腺癌
8480	黏液腺癌
8200	腺样囊性癌
8140	腺癌,非特指
8500	导管腺癌
8070	鳞状细胞癌
8410	皮脂腺癌
8982	肌上皮癌
8082	淋巴上皮癌
8980	癌肉瘤

International Agency for Research on Cancer, World Health Organization. International Classification of Diseases for Oncology. ICD-O-3-Online. http://codes.iarc.fr/home. Amlessed May 15, 2016。

概述

本章描述更新后的原发泪腺癌 TNM 分期系统,该版本较《AJCC 癌症分期指南》第 7 版改动较大。《AJCC 癌症分期指南》第 8 版的泪腺癌分期系统旨在判断决定预后最重要的因素(肿瘤大小或骨膜受侵或骨受侵)。本分期系统不适用于发生于泪腺的间质肿瘤、血液系统肿瘤或黑色素细胞瘤,也不适用于泪囊癌、鼻泪管癌。

美国武装部队病理研究所(Armed Forces Institute of Pathology，AFIP）对265例泪腺上皮肿瘤的回顾性分析，提升了对泪腺上皮肿瘤的组织学分型和临床表现的认知[1]。Forrest（1954）[2]与Zimmerman（1962）[3]的研究减轻了对于涎腺肿瘤组织病理学分型应用于泪腺上皮肿瘤中的疑虑。此中采用的组织学分型为改良的世界卫生组织（WHO）涎腺肿瘤分型[4]，与最新的AFIP病理图谱眼及眼附属器肿瘤分册（2006）中的分型一致[5]。近期发表的关于泪腺上皮肿瘤的大宗病例系列报道对该分型系统予以确证[6,7]。

TNM分期系统在泪腺肿瘤中的应用仍在起步阶段，迄今仅有两项较重大的研究[8,9]。《AJCC癌症分期指南》第7版对骨膜及骨受侵进行合并，使许多患者分期上调[10,11]。而后续研究并未发现该改变与患者生存的相关性，故在《AJCC癌症分期指南》第8版中重新将两者区分。在制订《AJCC癌症分期指南》第8版期间，笔者发现在美国国家癌症数据库（NCDB）中，仅约50%的泪腺肿瘤具备分期信息而可被用于预后分析。显然，该数据库对泪腺癌的价值有限，但也提醒在记录此类数据时应更为勤勉，以便注册人员提取相关信息。

近期关于泪腺腺样囊性癌的分子研究揭示它们拥有与涎腺肿瘤相似的基因异常。包括*MYB-NFIB*融合基因的转录，MYB蛋白和MYB目标蛋白的高表达，以及*MYB*基因的重排。虽然这些异常与预后无关，但可作为将来治疗的潜在靶点[12]。

泪腺恶性肿瘤的治疗策略具多样性，但无一被广泛接受，此外，当前各治疗手段并未被证明可预防远处转移[13~15]。其中最为广泛采用的泪腺恶性肿瘤治疗方法为包括眶内容物摘除术在内的多学科、根治性外科治疗。术中为获得足够切缘，无法避免移除或严重损伤眼球或重要的眶内容物，如眼外肌及神经，故历史上治疗泪腺癌最常用的术式为眶内容物摘除术。Tse等[16]于2006年报道了泪腺腺样囊性癌综合治疗方案的初步结果，令人鼓舞。该方案采用新辅助动脉内肿瘤细胞减灭化疗联合眶内容物摘除术，并在术后应用辅助放疗与静脉内化疗。同一研究小组于2013年报道了采用该方案治疗的19名患者的长期随访结果，显示在约半数患者中可观察到潜在的局部控制率上的获益和延长的无疾病生存[17]。然而，关于该治疗方案仍存争议，而更为保守的眼球保留手术则被提出。其他学者提议的眶内容物保留术联合术后辅助放疗，可避免摘除术相关的眼球及视力缺失[13,18]。在约50%的腺样囊性癌患者中存在致癌突变，从而为将来的基因靶向治疗提供可能[19]。

解剖学

原发部位

泪腺位于颞上眶缘前下方。若无肿大或脱垂至上睑，临床上泪腺无法触及。上睑提肌腱膜侧角将泪腺分为两叶。眶叶（orbital lobe）位于眶隔膜后方、骨性泪腺窝内的肌锥外间隙；约20mm长，12mm宽，5mm厚。较小的睑叶（palpebrel lobe）则更为表浅、靠下，位于提肌腱膜后方，在睑结膜后突至上眼睑外侧部。泪腺无真性包膜，部分被与眶骨膜相接的结缔组织层所覆盖。该结缔组织层在手术中很独特，且在泪腺肿瘤的治疗中十分重要。泪腺的动脉血供来自眼动脉的泪腺分支，而静脉引流则通过泪腺静脉进入眼上静脉，随后进入海绵窦。

肿瘤起初在局部增大并可向后进入眼眶，仅当肿瘤十分巨大时方有明显的临床症状。肿瘤通常可引起突眼且可压迫眼球。肿瘤可侵及骨膜及骨。许多泪腺肿瘤倾向于沿周围神经局部浸润，使得肿瘤边缘不明确并导致局部控制差。

区域淋巴结

近期发表的研究发现泪腺有丰富的淋巴引流。淋巴引流至眼睑淋巴池，随后至区域淋巴结。区域淋巴结包括：

耳前淋巴结（腮腺）
浅表淋巴结
腮腺内淋巴结
颌下淋巴结
颈前淋巴结

转移部位

泪腺癌最常见的远处转移脏器为肺，随后为骨骼及肝脏[20]。

分类原则

临床分期

临床分期前需采集全面的病史(关注症状的持续时间、疼痛及感觉异常)、行体格检查(包括眼球移位、扭曲,触诊以及感觉和运动神经检查),并按照“影像学检查”章节中所描述的进行眼眶的影像学检查(测量肿瘤最大径),以获取诊断和分期信息。

眼眶影像学检查需评估肿瘤大小、形态及有无邻近结构受侵,包括骨膜、骨、颅底及眶周。泪腺腺样囊性癌通常侵及眼眶侧壁及顶壁,故当影像学或临床(术中)提示这些侧壁受侵时,可考虑将其完整切除[14,15]。分期需评估颈部淋巴结、肺及骨骼(图 69.1)。

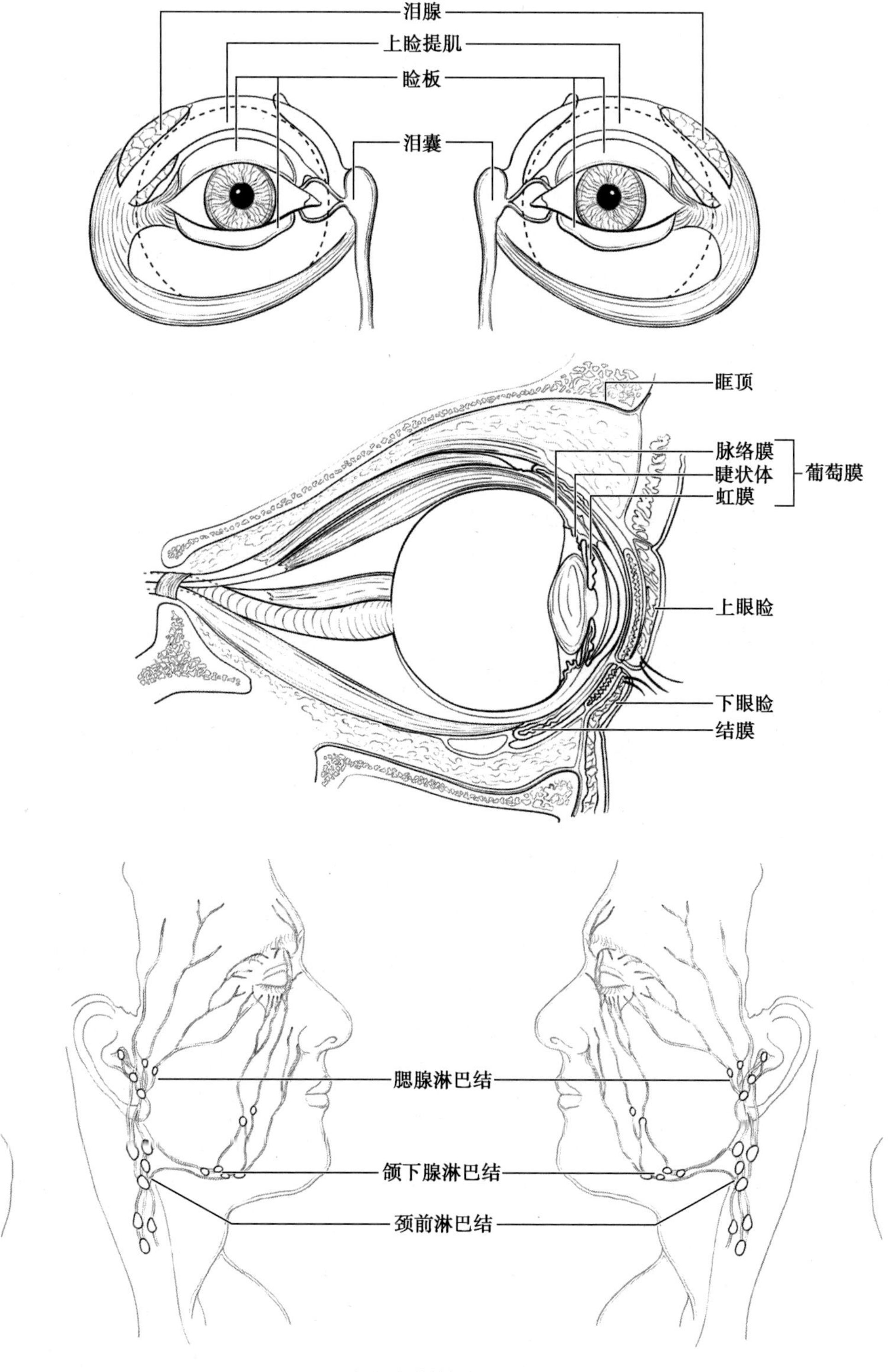

图 69.1 眼部的解剖结构及区域淋巴结分布

细针穿刺或切取活检通常用于肿瘤分级及指导治疗计划。

影像学检查

首先至少需行薄层眼眶CT(包括颅底)以评估必要的肿瘤特征用于初始分期,CT需包含轴位与冠状位,以及软组织窗与骨窗。需要时可行钆剂增强磁共振(MR)检查进一步明确肿瘤特征[21,22]。怀疑有远处转移者,可在治疗前和治疗过程中行PET/CT检查[23,24]。

从影像学检查中提取的TNM信息应包括肿瘤最大径、眶内部位、眶壁有无受累,以及眶周结构是否受侵,包括颅腔、鼻窦、颞下窝及颞窝。

新兴的影像学检查可提供额外的信息[25]。初步研究提示弥散加权平面回波MR成像(echo-planar diffusion-weighted MR imaging)可分辨良恶性眼眶肿瘤,其准确率高达93%,且在高低分化恶性肿瘤之间有显著差异[26]。

病理学分期

应完整切除泪腺癌。手术标本完整取样以评估肿瘤大小、组织学类型及分级、原先有无多形性腺瘤及手术切缘(包括骨膜)。若癌起源于多形性腺瘤,则需记录多形性腺瘤包膜外浸润的范围。对于腺样囊性癌,应记录病理检查中基底样特征的近似百分比。此外,腺样囊性癌最具特征的沿周围神经播散可导致临床上对肿瘤实际侵犯范围的低估。所有手术切除的骨组织均需行彻底的病理学检查以排除肿瘤侵犯。

预后因素

分期所需的预后因素

除用于界定T、N与M分类的因素外,分期分组无需其他预后因素。

其他重要临床预后因素

尚无其他重要临床预后因素。

风险评估模型

为了支持各类预测模型在临床实践中的应用,AJCC的"精准医疗核心工作组"近期发布了用于评判各类统计学预测模型的评估指南[27]。然而,目前已发表的或已被用于临床的泪腺癌相关的任何预测模型,均尚未通过该指南的评估。AJCC未来将会对符合AJCC评估指南的泪腺癌风险预测模型予以认可。

AJCC TNM定义

原发肿瘤(T)定义

T分类	T标准
TX	原发肿瘤无法评估
T0	无原发肿瘤证据
T1	肿瘤最大径≤2cm,伴或不伴腺体外眼眶软组织侵犯
T1a	未侵及骨膜或骨
T1b	仅侵及骨膜
T1c	侵及骨膜及骨
T2	肿瘤最大径>2cm但≤4cm
T2a	未侵及骨膜或骨
T2b	仅侵及骨膜
T2c	侵及骨膜及骨
T3	肿瘤最大径>4cm
T3a	未侵及骨膜或骨
T3b	仅侵及骨膜
T3c	侵及骨膜及骨
T4	肿瘤侵犯邻近结构,包括鼻窦、颞窝、翼窝、眶上裂、海绵窦或脑组织
T4a	肿瘤最大径≤2cm
T4b	肿瘤最大径>2cm但≤4cm
T4c	肿瘤最大径>4cm

区域淋巴结(N)定义

N分类	N标准
NX	区域淋巴结无法评估
N0	无区域淋巴结转移
N1	伴区域淋巴结转移

远处转移(M)定义

M 分类	M 标准
M0	无远处转移
M1	伴远处转移

AJCC 预后分期分组

目前尚无关于泪腺癌的预后分期分组。

肿瘤登记需收集的变量

病理学相关

1. 肿瘤部位(泪腺或泪囊-ICI 编码缺乏特异性)
2. 肿瘤最大径
3. 组织病理学类型
4. 病理检查有无发现周围神经浸润
5. Ki-67 增殖指数(免疫组化中 Ki-67 染色阳性的肿瘤细胞百分比)
6. 对于多形性腺瘤癌变,需记录多形性腺瘤包膜外浸润范围
7. 对于腺样囊性癌,需记录病理检查中基底样特征的近似百分比
8. 肿瘤分级
9. 任意肿瘤若有高级别转化,均需记录
10. 任意方法检测到的区域淋巴结受侵
11. 出现远处转移
12. 仅侵及骨膜,或侵及骨膜及骨

治疗相关

1. 接受保留眼球手术
2. 接受眶内容物摘除术
3. 眶骨移除
4. 术后放射治疗
5. 术前化疗(经动脉化疗 vs 全身化疗)
6. 术后化疗
7. 同步放化疗

组织学分级(G)

组织学分级系统主要由组织病理学类型定义用于鳞状细胞癌与皮脂腺癌。不适用于梅克尔细胞癌或基底细胞癌。

G	G 定义
GX	分化无法评估
G1	高分化
G2	中分化:包括无基底样特征的腺样囊性癌
G3	低分化:包括伴基底样特征的腺样囊性癌
G4	未分化

组织病理学类型

低级别

多形性腺瘤癌变[WHO 分类定义的非浸润性癌或微小浸润性癌(包膜外浸润≤1.5mm)]

多形性低级别癌

黏液表皮样癌(组织学分级为 1 级或 2 级)

上皮-肌上皮癌

囊腺癌与乳头状囊腺癌

腺泡细胞癌

基底细胞腺癌

黏液腺癌

高级别

多形性腺瘤癌变(恶性多形性腺瘤),包括来源自多形性腺瘤的腺癌与腺样囊性癌[WHO 分类定义的浸润性癌(包膜外浸润>1.5mm)]

腺样囊性癌,非特指

腺癌,非特指

黏液表皮样癌(组织学分级为 3 级)

导管腺癌

鳞状细胞癌

皮质腺癌

肌上皮癌

淋巴上皮癌

癌肉瘤

其他罕见及无法分类的癌

(译者 胡集祎　审校 孔琳)

参考文献

1. Font R, Gamel J. Epithelial tumors of the lacrimal gland: an analysis of 265 cases. *Ocular and adnexal tumors*: Aesculapius Birmingham; 1978:787–805.

2. Forrest A. Epithelial lacrimal gland tumors: pathology as a guide to prognosis. *Transactions-American Academy of Ophthalmology and Otolaryngology. American Academy of Ophthalmology and Otolaryngology.* 1953;58(6):848–866.
3. Zimmerman LE, Sanders TE, Ackerman LV. Epithelial tumors of the lacrimal gland: prognostic and therapeutic significance of histologic types. *International ophthalmology clinics.* 1962;2(2):337–367.
4. Barnes L, Eveson JW, Reichart P, Sidransky D, eds. *World Health Organization Classification of Tumours Pathology and Genetics of Head and Neck Tumours.* 3rd ed. Lyon: IARC Press; 2005.
5. Schoenfield L. AFIP Atlas of Tumor Pathology: Tumors of the Eye and Ocular Adnexa. LWW; 2008.
6. von Holstein SL, Coupland SE, Briscoe D, Le Tourneau C, Heegaard S. Epithelial tumours of the lacrimal gland: a clinical, histopathological, surgical and oncological survey. *Acta ophthalmologica.* May 2013;91(3):195–206.
7. Weis E, Rootman J, Joly TJ, et al. Epithelial lacrimal gland tumors: pathologic classification and current understanding. *Archives of ophthalmology.* Aug 2009;127(8):1016–1028.
8. Ahmad SM, Esmaeli B, Williams M, et al. American Joint Committee on Cancer classification predicts outcome of patients with lacrimal gland adenoid cystic carcinoma. *Ophthalmology.* Jun 2009;116(6):1210–1215.
9. Skinner HD, Garden AS, Rosenthal DI, et al. Outcomes of malignant tumors of the lacrimal apparatus: the University of Texas MD Anderson Cancer Center experience. *Cancer.* Jun 15 2011; 117(12):2801–2810.
10. El-Sawy T, Savar A, Williams MD, De Monte F, Esmaeli B. Prognostic accuracy of the seventh edition vs sixth edition of the American Joint Committee on Cancer tumor classification for adenoid cystic carcinoma of the lacrimal gland. *Archives of ophthalmology.* May 2012;130(5):664–666.
11. Rootman J, White VA. Changes in the 7th edition of the AJCC TNM classification and recommendations for pathologic analysis of lacrimal gland tumors. *Arch Pathol Lab Med.* Aug 2009; 133(8):1268–1271.
12. von Holstein SL, Fehr A, Persson M, et al. Adenoid cystic carcinoma of the lacrimal gland: MYB gene activation, genomic imbalances, and clinical characteristics. *Ophthalmology.* Oct 2013; 120(10):2130–2138.
13. Finger PT. Radiation therapy for orbital tumors: concepts, current use, and ophthalmic radiation side effects. *Survey of ophthalmology.* 2009;54(5):545–568.
14. Schwarcz RM, Coupland SE, Finger PT. Cancer of the orbit and adnexa. *American journal of clinical oncology.* Apr 2013;36(2): 197–205.
15. Woo KI, Yeom A, Esmaeli B. Management of Lacrimal Gland Carcinoma: Lessons From the Literature in the Past 40 Years. *Ophthalmic plastic and reconstructive surgery.* Jan-Feb 2016; 32(1):1–10.
16. Tse DT, Benedetto P, Dubovy S, Schiffman JC, Feuer WJ. Clinical analysis of the effect of intraarterial cytoreductive chemotherapy in the treatment of lacrimal gland adenoid cystic carcinoma. *American journal of ophthalmology.* 2006;141(1):44–53. e41.
17. Tse DT, Kossler AL, Feuer WJ, Benedetto PW. Long-term outcomes of neoadjuvant intra-arterial cytoreductive chemotherapy for lacrimal gland adenoid cystic carcinoma. *Ophthalmology.* 2013; 120(7):1313–1323.
18. Holliday EB, Esmaeli B, Pinckard J, et al. A Multidisciplinary Orbit-Sparing Treatment Approach That Includes Proton Therapy for Epithelial Tumors of the Orbit and Ocular Adnexa. *International journal of radiation oncology, biology, physics.* 2016;95(1): 344–352.
19. Bell D, Sniegowski MC, Wani K, Prieto V, Esmaeli B. Mutational landscape of lacrimal gland carcinomas and implications for treatment. *Head & neck.* 2016;38(Suppl 1):E724–729.
20. Esmaeli B, Ahmadi MA, Youssef A, et al. Outcomes in patients with adenoid cystic carcinoma of the lacrimal gland. *Ophthalmic plastic and reconstructive surgery.* Jan 2004;20(1):22–26.
21. Heran F, Berges O, Blustajn J, et al. Tumor pathology of the orbit. *Diagn Interv Imaging.* Oct 2014;95(10):933–944.
22. Tailor TD, Gupta D, Dalley RW, Keene CD, Anzai Y. Orbital neoplasms in adults: clinical, radiologic, and pathologic review. *Radiographics : a review publication of the Radiological Society of North America, Inc.* Oct 2013;33(6):1739–1758.
23. Bhagat N, Zuckier LS, Hameed M, Cathcart C, Baredes S, Ghesani NV. Detection of recurrent adenoid cystic carcinoma with PET-CT. *Clinical nuclear medicine.* Jul 2007;32(7):574–577.
24. Choi M, Koo JS, Yoon JS. Recurred Adenoid Cystic Carcinoma of Lacrimal Gland with Aggressive Local Invasion to the Maxillary Bone Marrow without Increased Uptake in PET-CT. *Korean Journal of Ophthalmology.* 2015;29(1):68–70.
25. Hricak H. Oncologic imaging: a guiding hand of personalized cancer care. *Radiology.* Jun 2011;259(3):633–640.
26. Razek AAKA, Elkhamary S, Mousa A. Differentiation between benign and malignant orbital tumors at 3-T diffusion MR-imaging. *Neuroradiology.* 2011;53(7):517–522.
27. Kattan MW, Hess KR, Amin MB, et al. American Joint Committee on Cancer acceptance criteria for inclusion of risk models for individualized prognosis in the practice of precision medicine. *CA Cancer J Clin.* 2016 Jan 19. doi: 10.3322/caac.21339 [Epub ahead of print].

第70章 眼眶肉瘤

本章摘要

适用本分期系统的肿瘤种类

肉瘤。

不适用本分期系统的肿瘤种类

肿瘤类型	按何种类型分类	适用章节
来源于骨的骨组织和软骨组织的肿瘤	骨	38
原发于眼眶周围组织伴侵及眼眶的继发性肿瘤	原发部位	无
泪腺癌	泪腺癌	69
泪腺肉瘤	头颈部软组织肉瘤	40

更新要点

更新	更新细节	证据级别
T1 和 T2 的分类	T1 和 T2 的分界点从 15mm 更新为 20mm	Ⅳ

ICD-O-3 形态学编码

编码	描述
C69.0	结膜
C69.1	角膜，非特指
C69.2	视网膜
C69.3	脉络膜
C69.4	睫状体
C69.5	泪腺
C69.6	眼眶，非特指
C69.8	眼和附属器交搭跨越病灶
C69.9	眼，非特指
C72.3	视神经

WHO 肿瘤分类

编码	描述
8804	上皮样肉瘤
8806	促结缔组织增生性小圆细胞肿瘤
8810	纤维肉瘤
8811	黏液炎性成纤维细胞肉瘤/非典型黏液炎性成纤维细胞肿瘤
8811	黏液纤维肉瘤
8814	婴儿型纤维肉瘤
8815	孤立性纤维瘤，恶性
8821	外胚层间叶瘤
8825	炎性肌成纤维细胞肿瘤
8825	低级别肌成纤维细胞肉瘤
8832	隆突性皮肤纤维肉瘤
8840	低级别现为黏液肉瘤
8840	硬化性上皮样纤维肉瘤
8850	脂肪肉瘤，非特指
8852	黏液脂肪肉瘤
8854	多形性脂肪肉瘤
8858	去分化型脂肪肉瘤
8890	平滑肌肉瘤
8901	多形性横纹肌肉瘤
8902	腺泡型横纹肌肉瘤
8910	胚胎型横纹肌肉瘤
8912	梭形细胞/硬化型横纹肌肉瘤
8963	肾外横纹肌样肿瘤
9040	滑膜肉瘤
9120	血管肉瘤
9133	上皮样血管内皮瘤
9240	骨外间叶软骨肉瘤
9264	骨外尤因肉瘤
9540	恶性外周神经鞘瘤
9580	恶性颗粒细胞瘤
9581	腺泡状软组织肉瘤

Fletcher CDM, Bridge JA, Hogendoorn P, Mertens F, eds. World Health Organization Classification of Tumours of Soft Tissue and Bone. Fourth Edition. Lyon: IARC; 2013。

概述

本章涵盖了原发于眼眶的软组织肉瘤。这些肿瘤可源自各类型眼的眶间叶组织或前体组织，包括骨和平滑肌、脂肪、成纤维组织、血管和神经鞘膜组织。有些未特定分化的肿瘤也包含于本章节，如滑膜肉瘤、腺泡状软组织肉瘤等。

肉瘤是少见的肿瘤类型，约占成人所有实体瘤的1%，而眼眶肉瘤仅占其中的0.4%，包含了向结缔组织（软组织）成分分化的各类肿瘤。除横纹肌肉瘤外，其他大多类型在文献中的报道均少于40~50例，缺乏足够的循证医学数据。因此这类疾病的治疗目前主要依据全身其他部位肉瘤的治疗经验。不同组织学类型对化疗和放疗的反应各异[1~3]。考虑到眼眶这一部位的局限性和患者对视力、眼球运动功能、外观容貌等保护的期望，目前对大部分患者的推荐治疗方式为切缘阴性的手术结合适当的辅助和/或新辅助治疗[4]。

本分期系统适用于30余种不同类型的肉瘤[5,6]，但不含骨和软骨肿瘤，如骨源性肉瘤和软骨肉瘤。此外，本分期系统也不适用于累及眼眶的继发性肿瘤，包括起源于眼球、结膜、鼻腔鼻窦黏膜、硬脑膜或脑部的肿瘤。转移性肿瘤均在其原发疾病的章节讨论。然而，因肿瘤的眼眶外侵及影响预后，分期时需详细说明眼眶周围区域的侵及范围。

和全身其他部位的肉瘤相一致，组织学类型和分级是准确分期的重要因素。组织学分级包括的内容有亚型、分化程度、坏死及核分裂象。

解剖学

原发部位

眼眶是一个由七块骨围绕而成的体积约30ml的圆锥形洞腔（图70.1）。眼球占其中的7ml并位于眼眶空间的前中部。许多解剖系统提示眼球和眼眶周围组织填满了眼眶或者贯穿眼眶包裹眼球[7]。这些周围组织包括视神经及其脑膜、泪腺、眼外肌、筋膜结缔组织、眼眶脂肪、脑神经及自主神经、血管。这些组织的中的任意一种均可成为各种不同肉瘤的起源部位。而继发于其他临近结构如鼻窦、结膜、眼球的肿瘤和转移性肿瘤均可在眼眶部位出现。此外，因距离相近，原发的眼眶肿瘤可侵及中枢神经系统、鼻腔和鼻窦。

眼眶有两个组织病理学特征可影响肿瘤区域外播散：缺少淋巴引流和缺少静脉瓣。尽管人眼眶在很长一段时间内被错误地认为无淋巴引流，但目前已确定淋巴管道位于眶隔膜后，稀疏地分布于泪腺、视神经硬脑膜、眼外肌，并集中于眶尖[8]。类似的，眼眶静脉曾被认为不存在静脉瓣，但近来有研究提示眼上静脉及其主面部分支有静脉瓣，可阻止海绵窦的血液反流[9]。

原发的眼眶软组织肉瘤可显示各类分化，如脂肪（脂肪肉瘤）、横纹肌（横纹肌肉瘤）、平滑肌（平滑肌肉瘤）、纤维结缔组织（纤维肉瘤）、血管组织（血管肉瘤、血管外皮瘤）以及外周神经（外周神经鞘瘤），依据一些不确定分化方向的类型。

区域淋巴结

眼眶的淋巴管道少量散在分布于眶隔膜，在眼眶肿瘤播散中的作用仍未明确（图70.1）。侵及泪腺或眼睑、结膜的肿瘤其淋巴引流至腮腺（耳前）、颌下腺、颈部淋巴结。近来有研究显示眼睑所有区域的淋巴引流均至腮腺淋巴结，且内侧眼睑还引流至颌下腺淋巴结[10]。腮腺淋巴结分为三组：浅表组、腮腺内组和深组。自眼睑引流的淋巴主要进入浅表组但也可涉及腮腺内组（图70.1）。最近一项研究提示腺体内淋巴结占腮腺深叶的30%[11]。其他重要的眼睑淋巴引流方式包括可绕开原本引流的淋巴结到达颈深淋巴结。对于侵及泪腺、结膜或眼睑的眼眶肿瘤，可直接经面部淋巴系统扩散。眼眶的区域淋巴结包括：

- 耳前（腮腺）区域
  - 浅表组
  - 腮腺内组
- 颌下腺区域
- 颈部

转移部位

肿瘤主要通过血行转移，但侵及眼睑、结膜、泪腺时也可通过眼眶周围淋巴管。几乎全身所有部位均可发生转移，但主要见于肺。

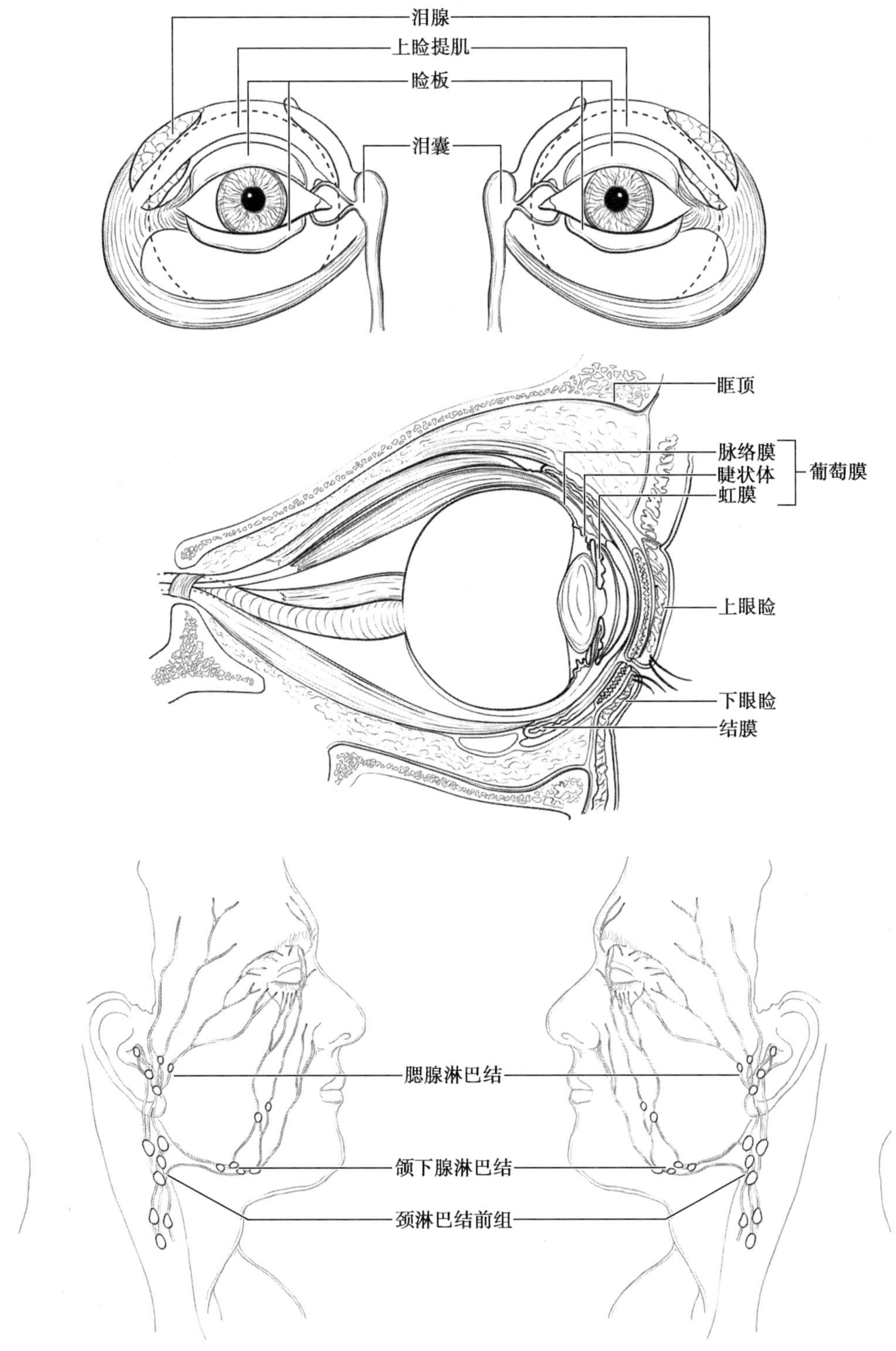

图 70.1　眼部解剖结构和区域淋巴结

分类原则

临床分期

临床分期需基于病史、体格检查、诊断性切取活检以及影像学。临床症状涉及失明或视野缺损、不同程度的眼球移位、眼外肌运动受限或固定、可触及的肿块、不同程度的视神经受压的病变、眼睑水肿或下垂，需同区域淋巴结评估一同详细记录。眼球移位的方向需提示肿瘤部位的线索故须包括外科探查或活检的结果。诊断性检查包括视野测量、对视神经功能和眼球运动的评估、常规临床影

70

像和必要时的血管造影等特殊检查。活检(细针穿刺或完整切除)的组织病理结果需详细记录。

肿瘤大小和眼眶侵及情况(如是否累及眼外肌、泪腺、眼球、眶骨等)需评估并用于临床分期和TNM分期。原发于眼眶的恶性病变可直接侵及结膜、眼睑、鼻窦、颞下窝和颞窝、颅内腔隙等邻近的眼眶周围组织(T4)。这些也需详细记录。

影像学检查

初始分期至少需包含轴位和冠状位的可显示软组织窗和骨窗的计算机断层扫描(CT)。钆剂增强的磁共振(MR)成像可进一步显示软组织特征[12,13]。对于眼眶前部的病变,B型超声有时可助评价肿瘤大小、成分和血流情况。A型超声可帮助判断大体的组织学结构。怀疑远处转移时正电子发射断层扫描(PET)/CT有助于基线评价和评估后续治疗的情况[14]。

从影像学检查中所获得的TNM信息应包括肿瘤的最大径、所处的眼眶部位、侵及眶壁的情况以及侵及邻近眶周组织如颅内腔隙、鼻窦、眼睑的范围。

新型的检查手段可能提供更多有用的信息[15]。在一项初期的研究中,回波平面弥散加权MR成像可鉴别眼眶的良恶性肿瘤,准确率达93%,且在显示恶性肿瘤分化高低程度上具显著差异[16]。

病理学分期

病理学分期基于具体肿瘤的组织病理类型及其亚型、分化程度(分级)及切除程度(评估切缘情况)。所有切取标本的手术切缘均必须进行评估。对肿瘤大小需在外科或病理评估中进行至少两个维度的测量。对于无法直接测量的肿瘤,需进行放射诊断的评估。组织学分级需由病理学专家评估。

用于评估淋巴结侵及(pN)的淋巴结活检或区域淋巴结切除的标本需常规包括一个或以上的淋巴结。

预后因素

分期所需的预后因素

除用于界定T、N与M分类的因素外,分期分组无需其他预后因素。

其他重要临床预后因素

- 肿瘤组织学类型
- 肿瘤分级
- 肿瘤最大直径
- 侵及眼眶结构如眼球、泪腺、眼外肌、眶骨壁
- 侵及邻近眶周结构如眼睑、结膜、鼻窦、脑
- 区域淋巴结转移
- 远处转移
- 肿瘤复发
- 核分裂计数,需使用40倍的物镜连续观察10HPF(1HPF相当于放大400倍,即等于0.173 4mm^2)

风险评估模型

为支持各类预测模型在临床实践中的应用,AJCC的"精准医疗核心工作组"近期发布了用于评判各类统计学预测模型的评估指南[17]。然而,目前已发表的或已被用于临床的眼眶肉瘤相关的任何预测模型,均尚未通过该指南的评估。AJCC未来将会对符合AJCC评估指南的眼眶肉瘤风险预测模型予以认可。

AJCC TNM定义

原发肿瘤(T)定义

T分类	T标准
TX	原发肿瘤无法评估
T0	无原发肿瘤的证据
T1	肿瘤最大径≤2cm
T2	肿瘤最大径>2cm且无眶骨壁侵犯或眼球侵犯
T3	任何大小的肿瘤侵及眶骨壁
T4	任何大小的肿瘤侵及眼球或邻近眶周结构,包括眼睑、结膜、颞窝、鼻腔鼻窦、中枢神经系统

区域淋巴结(N)定义

N分类	N标准
NX	区域淋巴结无法评估
N0	无区域淋巴结转移
N1	伴区域淋巴结转移

远处转移(M)定义

M 分类	M 标准
M0	无远处转移
M1	伴远处转移

AJCC 预后分期分组

目前尚无提议建立解剖学分期及预后分组。

肿瘤登记需收集的变量

无。

组织病理学类型

目前,推荐用于肉瘤分级的系统是由法国癌症中心联合会肉瘤协作组(FNCLCC)提出的分级系统[18]。FNCLCC 分级由三个独立预后因素决定:肿瘤分化、核分裂象及坏死程度。每项参数评分如下:分化(1~3),核分裂象(1~3)及肿瘤坏死率(0~2)。三项参数间独立评分,最终相加得出分级。总分 2 或 3 分为 1 级,4 或 5 分为 2 级,6~8 分为 3 级。为了提升该系统的可重复性,各参数应尽可能详细描述。分级的主要价值在于预测远处转移和总生存而非预测局部复发,后者更多地取决于是否有足够的手术切缘。

核分裂象计数

在核分裂最活跃的区域,采用 40 倍的物镜连续观察 10HPF(1HPF 相当于放大 400 倍,即等于 0.173 4mm²)计数评估。

坏死程度评分	定义
1	0~9 个核分裂象/10HPF
2	10~19 个核分裂象/10HPF
3	≥20 个核分裂象/10HPF

肿瘤坏死

在组织学切面进行总体评估和确认。与既往手术或溃疡相关的坏死不计在内,出血或透明样变亦不计在内。

坏死程度评分	定义
0	无坏死
1	伴<50%肿瘤坏死
2	伴≥50%肿瘤坏死

肿瘤分化程度

肿瘤分化程度具组织学特异性,综合了组织学类型及其亚型和/或真实的分化程度。

分化评分	定义
1	与正常成人间叶组织极为相似的肉瘤(如低级别恶性平滑肌肉瘤)
2	组织学分型确定的肉瘤(如黏液/圆细胞脂肪肉瘤)
3	胚胎型或未分化肉瘤,类型不确定的肉瘤、滑膜肉瘤、软组织骨肉瘤、软组织尤因肉瘤/原始神经外胚叶肿瘤(PNET)

FNCLCC 组织学分级(G)

G	G 定义
GX	分级无法评估
G1	总体分化程度程度,核分裂象和坏死程度评分为 2 分或 3 分
G2	总体分化程度,核分裂象和坏死程度评分为 4 分或 5 分
G3	总体分化程度,核分裂象和坏死程度评分为 6 分、7 分或 8 分

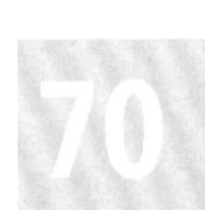

组织病理学类型

眼眶的原发恶性肿瘤包括了多种类型的恶性软组织肿瘤[19]:

- 骨骼肌肉肿瘤
  - 横纹肌肉瘤[20,21]
    - 胚胎型
    - 腺泡型
    - 梭形细胞/硬化型
    - 多形型
- 脂肪细胞类
  - 黏液脂肪肉瘤[22]

  - 多形性脂肪肉瘤[23]
  - 去分化脂肪肉瘤[24]
  - 脂肪肉瘤，NOS [25]
- 成纤维细胞类
  - 恶性
    - 成人纤维肉瘤[26]
    - 黏液纤维肉瘤[27]
    - 低级别纤维黏液肉瘤[28]
    - 硬化型上皮样纤维肉瘤[29]
  - 交界性（极少转移）
    - 隆突性皮肤纤维肉瘤[30]
    - 孤立性纤维肿瘤，恶性/血管外皮细胞瘤[31]
    - 炎性肌成纤维细胞瘤[32]
    - 低级别肌成纤维细胞肉瘤[33]
    - 黏液炎性成纤维细胞肉瘤/非典型黏液炎性成纤维细胞肿瘤[34]
    - 婴儿纤维肉瘤[35]
- 血管类
  - 上皮样血管内皮瘤[36]
  - 软组织血管肉瘤[37]
- 神经鞘肿瘤
  - 恶性周围神经鞘瘤[38]
  - 外胚层间叶瘤[39]
  - 恶性颗粒细胞瘤[40]
- 平滑肌肿瘤
  - 平滑肌肉瘤[41]
- 骨外间叶软骨肉瘤[42]
- 不确定分化的肿瘤
  - 滑膜肉瘤[43]
  - 上皮样肉瘤[44]
  - 腺泡状软组织肉瘤[45]
  - 骨外尤因肉瘤[46]
  - 肾外横纹肌样肿瘤[47]
  - 促结缔组织增生性小圆细胞肿瘤[48]
- 未分化/无法分类的肉瘤

（译者 杨婧 审校 陆嘉德）

参考文献

1. Finger PT. Radiation therapy for orbital tumors: concepts, current use, and ophthalmic radiation side effects. *Survey of ophthalmology*. 2009;54(5):545–568.
2. Schoffski P, Cornillie J, Wozniak A, Li H, Hompes D. Soft tissue sarcoma: an update on systemic treatment options for patients with advanced disease. *Oncol Res Treat*. 2014;37(6):355–362.
3. Potter BO, Sturgis EM. Sarcomas of the head and neck. *Surg Oncol Clin N Am*. Apr 2003;12(2):379–417.
4. Savar A, Trent J, Al-Zubidi N, et al. Efficacy of adjuvant and neoadjuvant therapies for adult orbital sarcomas. *Ophthalmic plastic and reconstructive surgery*. May-Jun 2010;26(3):185–189.
5. Doyle LA. Sarcoma classification: an update based on the 2013 World Health Organization Classification of Tumors of Soft Tissue and Bone. *Cancer*. Jun 15 2014;120(12):1763–1774.
6. Fletcher CD. The evolving classification of soft tissue tumours–an update based on the new 2013 WHO classification. *Histopathology*. 2014;64(1):2–11.
7. Dutton JJ. Atlas of Clinical and Surgical Orbital Anatomy, 2nd edition. 2011.
8. Dickinson A, Gausas R. Orbital lymphatics: do they exist? *Eye (London, England)*. 2006;20(10):1145–1148.
9. Zhang J, Stringer MD. Ophthalmic and facial veins are not valveless. *Clinical & experimental ophthalmology*. 2010;38(5):502–510.
10. Nijhawan N, Marriott C, Harvey JT. Lymphatic drainage patterns of the human eyelid: assessed by lymphoscintigraphy. *Ophthalmic plastic and reconstructive surgery*. Jul-Aug 2010;26(4):281–285.
11. Ergün SS, Gayretli Ö, Büyükpınarbaşılı N, et al. Determining the number of intraparotid lymph nodes: Postmortem examination. *Journal of Cranio-Maxillofacial Surgery*. 2014;42(5):657–660.
12. Heran F, Berges O, Blustajn J, et al. Tumor pathology of the orbit. *Diagn Interv Imaging*. Oct 2014;95(10):933–944.
13. Tailor TD, Gupta D, Dalley RW, Keene CD, Anzai Y. Orbital neoplasms in adults: clinical, radiologic, and pathologic review. *Radiographics : a review publication of the Radiological Society of North America, Inc*. Oct 2013;33(6):1739–1758.
14. Hui KH, Pfeiffer ML, Esmaeli B. Value of positron emission tomography/computed tomography in diagnosis and staging of primary ocular and orbital tumors. *Saudi journal of ophthalmology : official journal of the Saudi Ophthalmological Society*. Oct 2012;26(4):365–371.
15. Hricak H. Oncologic imaging: a guiding hand of personalized cancer care. *Radiology*. Jun 2011;259(3):633–640.
16. Razek AAKA, Elkhamary S, Mousa A. Differentiation between benign and malignant orbital tumors at 3-T diffusion MR-imaging. *Neuroradiology*. 2011;53(7):517–522.
17. Kattan MW, Hess KR, Amin MB, et al. American Joint Committee on Cancer acceptance criteria for inclusion of risk models for individualized prognosis in the practice of precision medicine. *CA: a cancer journal for clinicians*. Jan 19 2016.
18. Neuville A, Chibon F, Coindre JM. Grading of soft tissue sarcomas: from histological to molecular assessment. *Pathology*. Feb 2014;46(2):113–120.
19. Fletcher CDM, Bridge JA, Hogendoorn P, Mertens F, eds. *World Health Organization Classification of Tumours of Soft Tissue and Bone*. 4th ed. Lyon: IARC; 2013.
20. Karcioglu ZA, Hadjistilianou D, Rozans M, DeFrancesco S. Orbital rhabdomyosarcoma. *Cancer control : journal of the Moffitt Cancer Center*. Sep-Oct 2004;11(5):328–333.
21. Shields JA, Shields CL. Rhabdomyosarcoma: Review for the Ophthalmologist. *Survey of ophthalmology*. 2003;48(1):39–57.
22. Gire J, Weinbreck N, Labrousse F, Denis D, Adenis JP, Robert PY. Myxofibrosarcoma of the orbit: case report and review of literature. *Ophthalmic plastic and reconstructive surgery*. Jan-Feb 2012;28(1):e9–e11.
23. Wang L, Ren W, Zhou X, Sheng W, Wang J. Pleomorphic liposarcoma: a clinicopathological, immunohistochemical and molecular cytogenetic study of 32 additional cases. *Pathol Int*. Nov 2013;63(11):523–531.
24. Saeed MU, Chang BY, Atherley C, Khandwala M, Merchant DW, Liddington M. A rare diagnosis of dedifferentiated liposarcoma of the orbit. *Orbit*. Mar 2007;26(1):43–45.
25. Madge SN, Tumuluri K, Strianese D, et al. Primary orbital liposarcoma. *Ophthalmology*. Mar 2010;117(3):606–614.
26. Scruggs BA, Ho ST, Valenzuela AA. Diagnostic challenges in primary orbital fibrosarcoma: a case report. *Clinical ophthalmology*. 2014;8:2319–2323.
27. Wang M, Khurana RN, Parikh JG, Hidayat AA, Rao NA. Myxofibrosarcoma of the orbit: an underrecognized entity? Case report and review of the literature. *Ophthalmology*. Jul 2008;115(7):1237–1240 e1232.
28. Papadimitriou JC, Ord RA, Drachenberg CB. Head and neck fibro-

myxoid sarcoma: clinicopathological correlation with emphasis on peculiar ultrastructural features related to collagen processing. *Ultrastruct Pathol*. Jan-Feb 1997;21(1):81–87.

29. Hasan Z, Clark JR, Fowler A. A facial dismasking approach for resection of an infratemporal fossa sclerosing epithelioid fibrosarcoma. *ANZ journal of surgery*. Dec 2011;81(12):947–948.
30. Rahman T, Bhattacharjee K, Sarma JD, Dey D, Kuri G. Primary dermatofibrosarcoma protuberans of orbit--a rare entity. *Orbit*. Apr 2013;32(2):127–129.
31. Tenekeci G, Sari A, Vayisoglu Y, Serin O. Giant Solitary Fibrous Tumor of Orbit. *J Craniofac Surg*. Jul 2015;26(5):e390–392.
32. Cramer SK, Skalet A, Mansoor A, Wilson DJ, Ng JD. Inflammatory myofibroblastic tumor of the orbit: a case report. *Ophthalmic plastic and reconstructive surgery*. Jan-Feb 2015; 31(1):e22–23.
33. Takahama A, Jr., Nascimento AG, Brum MC, Vargas PA, Lopes MA. Low-grade myofibroblastic sarcoma of the parapharyngeal space. *International journal of oral and maxillofacial surgery*. Oct 2006;35(10):965–968.
34. Kato M, Tanaka T, Ohno T. Myxoinflammatory Fibroblastic Sarcoma: A Radiographical, Pathological, and Immunohistochemical Report of Rare Malignancy. *Case Rep Orthop*. 2015;2015:620923.
35. Weiner JM, Hidayat AA. Juvenile fibrosarcoma of the orbit and eyelid. A study of five cases. *Archives of ophthalmology*. Feb 1983;101(2):253–259.
36. Kiratli H, Tarlan B, Ruacan S. Epitheloid hemangioendothelioma of the palpebral lobe of the lacrimal gland. *Orbit*. Apr 2013;32(2):120–123.
37. Siddens JD, Fishman JR, Jackson IT, Nesi FA, Tsao K. Primary orbital angiosarcoma: a case report. *Ophthalmic plastic and reconstructive surgery*. Nov 1999;15(6):454–459.
38. Miller NR. Primary tumours of the optic nerve and its sheath. *Eye*. Nov 2004;18(11):1026–1037.
39. Paikos P, Papathanassiou M, Stefanaki K, Fotopoulou M, Grigorios S, Tzortzatou F. Malignant ectomesenchymoma of the orbit in a child: Case report and review of the literature. *Survey of ophthalmology*. Jul-Aug 2002;47(4):368–374.
40. Morgenstern C, Lipman H, Gruntzig J. [Granular cell tumor of the orbits. Diagnosis and therapy]. *Laryngol Rhinol Otol (Stuttg)*. Dec 1986;65(12):691–692.
41. Meekins BB, Dutton JJ, Proia AD. Primary orbital leiomyosarcoma. A case report and review of the literature. *Archives of ophthalmology*. Jan 1988;106(1):82–86.
42. Kaur A, Kishore P, Agrawal A, Gupta A. Mesenchymal chondrosarcoma of the orbit: a report of two cases and review of the literature. *Orbit*. 2008;27(1):63–67.
43. Liu K, Duan X, Yang L, Yu Y, Liu B. Primary synovial sarcoma in the orbit. *J AAPOS*. Dec 2012;16(6):582–584.
44. Jurdy LL, Blank LE, Bras J, Saeed P. Orbital Epithelioid Sarcoma: A Case Report. *Ophthalmic plastic and reconstructive surgery*. Mar-Apr 2016;32(2):e47–48.
45. Kim HJ, Wojno T, Grossniklaus HE, Shehata BM. Alveolar soft-part sarcoma of the orbit: report of 2 cases with review of the literature. *Ophthalmic plastic and reconstructive surgery*. Nov-Dec 2013;29(6):e138–142.
46. Pang NK, Bartley GB, Giannini C. Primary Ewing sarcoma of the orbit in an adult. *Ophthalmic plastic and reconstructive surgery*. Mar-Apr 2007;23(2):153–154.
47. Mulay K, Honavar SG. Primary, orbital, malignant extra-renal, non-cerebral rhabdoid tumour. *Orbit*. Aug 2014;33(4):292–294.
48. Yoon M, Desai K, Fulton R, et al. Desmoplastic small round cell tumor: a potentially lethal neoplasm manifesting in the orbit with associated visual symptoms. *Archives of ophthalmology*. Apr 2005;123(4):565–567.

第 71 章　眼附属器淋巴瘤

本章摘要

适用本分期系统的肿瘤种类

原发于眼附属器的淋巴瘤，如结膜、眼睑、泪腺、泪道系统及眼球周围其他眼眶组织。

不适用本分期系统的肿瘤种类

肿瘤类型	按何种类型分类	适用章节
继发眼附属器淋巴瘤	霍奇金和非霍奇金淋巴瘤	79
眼内淋巴瘤	霍奇金和非霍奇金淋巴瘤	79

更新要点

更新	更新细节	证据级别
原发肿瘤（T）定义	根据肿瘤所侵犯解剖学范围进行 T 分类，而非肿瘤大小。取消 T_1、T_2、T_3 和 T_4 亚分类	Ⅱ
区域淋巴结（N）定义	根据淋巴结累及部位进行 N 分类	Ⅲ

ICD-O-3 形态学编码

编码	描述
C44.1	眼睑
C69.0	结膜
C69.5	泪腺
C69.6	眼眶，非特指

WHO 肿瘤分类

编码	描述
9590	恶性淋巴瘤，非特指
9590	淋巴瘤，非特指
9591	恶性淋巴瘤，弥漫性，非特指
9591	恶性淋巴瘤，无核裂细胞性，非特指
9591	B 细胞淋巴瘤，非特指
9591	恶性淋巴瘤，非霍奇金，非特指
9591	非霍奇金淋巴瘤，非特指
9591	恶性淋巴瘤，小细胞性，无核裂细胞性，弥漫性
9591	恶性淋巴瘤，未分化型，非特指
9591	恶性淋巴瘤，未分化型，非 Burkitt 淋巴瘤
9591	恶性淋巴瘤，淋巴细胞性，中分化，结节性
9591	恶性淋巴瘤，小核裂细胞性，弥漫性
9591	恶性淋巴瘤，淋巴细胞性，差分化，弥漫性
9591	恶性淋巴瘤，小核裂细胞性，非特指
9591	恶性淋巴瘤，核裂细胞性，非特指
9591	变异型毛细胞白血病
9596	霍奇金和非霍奇金混合型
9596	B 细胞淋巴瘤，不能分类，介于弥漫大 B 细胞淋巴瘤与经典霍奇金淋巴瘤之间
9597	原发性皮肤滤泡中心细胞性淋巴瘤
9702	成熟 T 细胞淋巴瘤，非特指
9702	外周 T 细胞淋巴瘤，非特指
9702	T 细胞淋巴瘤，非特指
9702	周围 T 淋巴瘤，多形性小细胞性
9702	周围 T 淋巴瘤，多形性中等/大细胞性
9702	周围 T 淋巴瘤，大细胞性
9702	T-区淋巴瘤
9702	淋巴上皮样淋巴瘤
9702	Lennert 淋巴瘤
9702	间变性大细胞性淋巴瘤，ALK（间变性淋巴瘤激酶）
9705	血管免疫母细胞性 T 细胞淋巴瘤
9705	周围 T 细胞淋巴瘤，伴异常蛋白血症血管免疫母细胞性淋巴结病
9705	血管免疫母细胞性淋巴瘤

Swerdlow SH. Campo E. Harris NL, Jaffe ES. Pileri SA. Stein H. Thiele J. Vardiman J. eds. World Health Organization Classification of Tumours of Haematopoietic and Lymphoid Tissues. Lyon：1ARC：2008。

概述

眼附属器淋巴瘤（OAL）起源于结膜、眼睑、泪腺、泪道系统及眼球周围其他眼眶组织。解剖学部位与淋巴瘤组织学类型均发挥重要作用。Ann Arbor 分期系统广泛使用于淋巴结型淋巴瘤临床分期，但并不适用于 OAL 等结外疾病。正在出版的多项关于 OAL 的大型国际性研究纳入逾 1 000 例患者，为本版《AJCC 癌症分期指南》及循证医学结论提供了理论基础[1,2]。此次修订的 TNM 分类系统弥补了以往的不足。

根据世界卫生组织（WHO）造血和淋巴组织肿瘤分类[3~7]，几乎所有的 OAL 均为结外非霍奇金淋巴瘤，最常见的是黏膜相关（MALT）淋巴结外边缘区 B 细胞淋巴瘤（EMZL）及其他类型如小 B 细胞淋巴瘤。虽然罕见，NK/T 细胞淋巴瘤也会发生于眼附属器中[8,9]。

WHO 的淋巴瘤组织学分型与解剖部位同样重要[10]。Ann Arbor 分期系统广泛应用于淋巴结型淋巴瘤的临床分期，但对于结外疾病并不适用[11,12]。例如，虽然结膜淋巴瘤与眼睑淋巴瘤均归类为Ⅰ期，但眼睑淋巴瘤的预后较差[7,13,14]。修订后的 TNM 分类系统解决了上述不足。需注意，本分期系统不适用于继发性眼附属器淋巴瘤或眼内淋巴瘤[15]。

解剖学

原发部位

眼睑

眼睑由八层结构组成：皮肤、皮下结缔组织、眼轮匝肌、眶隔、提肌、睑板、Muller 肌和结膜（图 71.1）。眼睑附属结构包括半月皱襞和眼阜。OAL 的定义为与眼睑相关的眶隔前组织，如前眼睑皮肤的真皮质或眼轮匝肌[16]。

结膜

结膜覆盖于眼睑内侧面和眼睛的前表面，这两个区域的结膜交汇于穹窿部。其表面覆盖有黏膜，含有少量的淋巴细胞。

眼眶

眼眶是包含眼球、泪腺、泪囊、鼻泪管、眼外肌、脂肪、动脉、静脉和神经的无淋巴管骨性腔。两眼眶中间为筛窦，额窦和颅腔位于其上方及后方，上颌窦位于其下方，颞窝位于其侧方。

泪腺

泪腺紧贴于外上方眶缘，为外分泌腺体，可分泌含 IgA 及其他保护剂的眼泪。Krause 腺和 Wolfring 腺为副泪腺，位于结膜穹窿部。泪道系统包括上泪小管、下泪小管、泪囊及鼻泪管。

泪腺的动脉血供源自颈内动脉和颈外动脉的分支。睑板前组织通过内眦静脉及颞浅静脉形成静脉回流。睑板后组织引流入眼眶静脉和面前静脉及翼丛深支。内侧结膜及内侧眼睑的淋巴引流至颌下淋巴结，侧方部位的结膜和眼睑淋巴引流至耳前淋巴结，后进入颈深淋巴结。

区域淋巴结

眼附属器的区域淋巴结包括颌下、耳前及颈部淋巴结（图 71.1）。远处淋巴结包括位于躯干的“中央”淋巴结（如纵隔淋巴结和主动脉旁淋巴结），及位于其他远处而不属于眼附属器引流区域内的“外周”淋巴结。

远处转移

OAL 最常见的转移部位是与眼附属器非连续性的结外组织。包括唾液腺、胃肠道、肺及肝脏等器官。骨髓浸润可为结节型、弥漫间质型或小梁旁型。

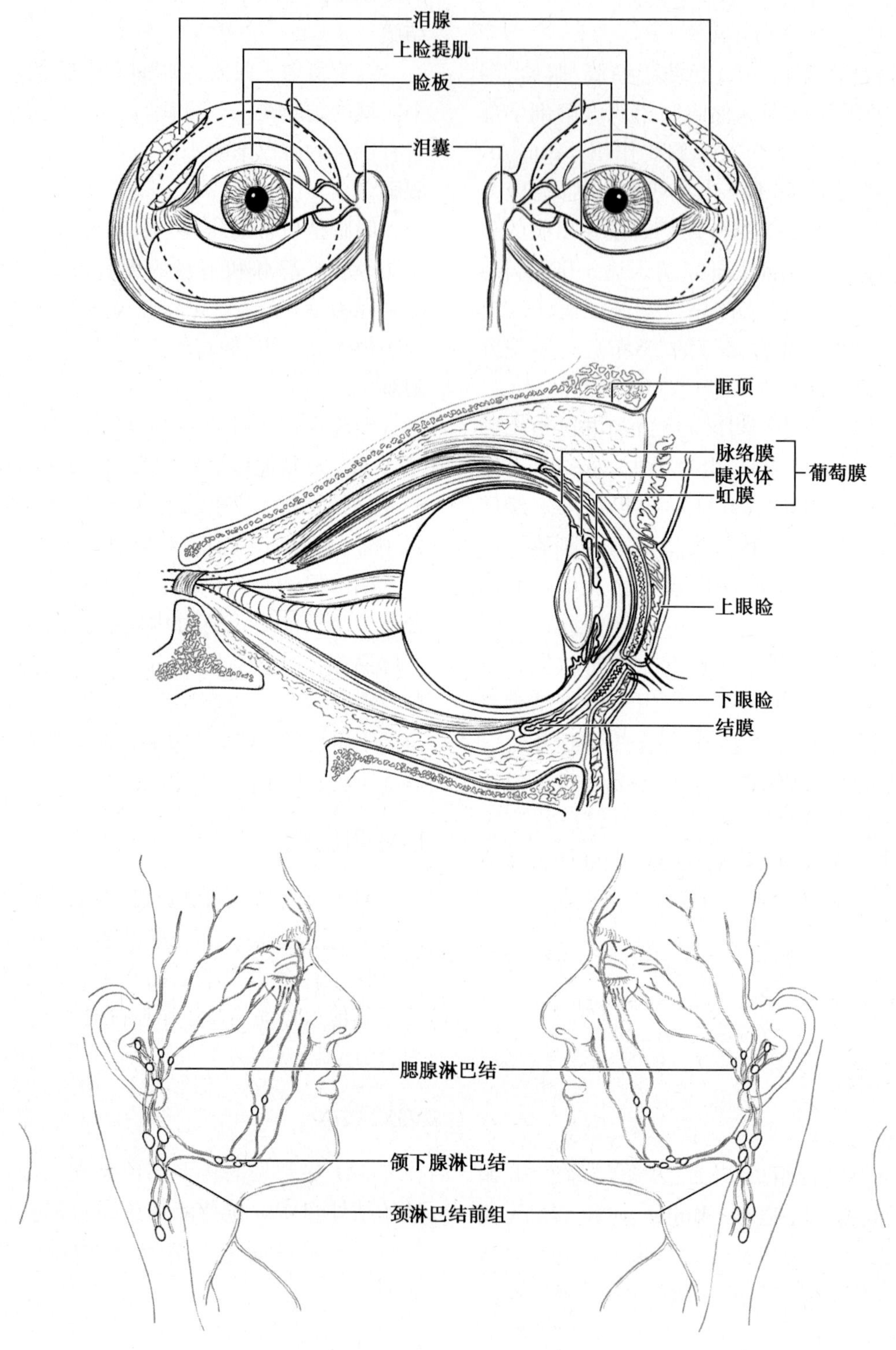

图 71.1　眼部解剖结构和区域淋巴结

分类原则

临床分期

临床分期包括完整的病史和眼科检查，包括但不限于眼球突出测量、色觉测试、对于眼睑及眼眶的视诊及触诊。评估眼球运动和检查全部结膜（翻开上眼睑检查）。眼压测量和检眼镜检查可提示是否存在压迫性眼病。

影像学检查

超声检查可用于眼眶的临床评估。应进行全身体检，以及眼眶、鼻窦、胸部、腹部和盆腔的影像学检查。可使用计算机断层(CT)扫描和/或磁共振(MR)成像。当需要了解骨性结构时 CT 扫描为首选。与眼眶脂肪组织相比,OAL 具有均匀的高密度信号。病灶边界通常呈羽毛状,但也可表现为锐利边界。部分中心也使用全身正电子发射断层扫描(PET)/CT 评估 OAL 患者的分期[17,18]。

病理学分期

根据美国癌症联合委员会(AJCC)和国际抗癌联盟(UICC)的定义[19,20],单个眼附属结构多发肿瘤以“m”作为后缀,复发肿瘤以“r”作为前缀,“a”后缀表示病灶仅在尸检时被发现,如 T1a(m)表示单只眼球结膜(结膜)多发肿瘤。

预后因素

分期所需的预后因素

除用于界定 T、N 与 M 分类的因素外,分期分组无需其他预后因素。

其他重要临床预后因素

血清 LDH

本次修订的 TNM 分类结合了文献所报道的预后因素,更详细的依照疾病所累及的解剖学范围进行分期[21~24]。国际预后指数(IPI)[25] 评分系统根据预后指标将原发眼附属器弥漫性大 B 细胞淋巴瘤(DLBCL)患者分成不同亚群,便于进行个体化治疗。滤泡性淋巴瘤国际预后指数(FLIPI)[26] 评分系统适用于原发性眼附属器滤泡性淋巴瘤(见第 79 章,霍奇金和非霍奇金淋巴瘤),该评分系统依照年龄、Ann Arbor 分期、累及淋巴结区的数量、血清乳酸脱氢酶(LDH)水平和血红蛋白水平,将患者分为三组。套细胞淋巴瘤国际预后指数(MIPI)适用于套细胞淋巴瘤[27]。AJCC 证据级别:Ⅱ级。

肿瘤细胞生长分数(Ki-67、MIB-1)

肿瘤细胞生长分数评估.在 40 倍物镜下选取 5 个计数区域,计数 Ki-67 阳性肿瘤细胞数占细胞总数的百分比,如 Ki-67 肿瘤细胞生长分数为 15%。计数过程中尽可能排除反应性细胞,如 MALT 淋巴瘤的生发中心不应包括在评估区域中。AJCC 证据级别:Ⅲ级。

血清 LDH

诊断时应评估血清 LDH 水平。AJCC 证据级别:Ⅲ级。

风险评估模型

为支持各类预测模型在临床实践中的应用,AJCC 近期发布了用于评价各类统计学预测模型的评估指南[28]。尽管这是迈向精准医学的一个巨大进步,但这项工作成果近期才得以发表。对于眼附属器淋巴瘤,目前已发布的或用于临床实践的模型均尚未经过 AJCC 的“精准医疗核心工作组”评估。AJCC 未来将会对符合 AJCC 评估指南的眼附属器淋巴瘤风险预测模型予以认可。

AJCC TNM 定义

原发肿瘤(T)定义

T 分类	T 标准
TX	淋巴瘤范围无法评估
T0	无淋巴瘤证据
T1	淋巴瘤仅累及结膜,无眼睑或眼眶受累
T2	淋巴瘤侵及眼眶,伴或不伴结膜累及
T3	淋巴瘤累及眶隔前眼睑,伴或不伴眼眶和结膜累及
T4	眼附属器淋巴瘤和眶外淋巴瘤侵及眶外邻近结构,如骨、颌面鼻窦和脑

区域淋巴结(N)定义

N 分类	N 标准
NX	区域淋巴结无法评估
N0	无区域淋巴结转移证据
N1	伴区域淋巴结转移,眼附属器引流区淋巴结转移,未累及上纵隔(耳前,腮腺,颌下和颈部淋巴结)
N1a	伴单个区域淋巴结转移,未累及上纵隔
N1b	伴两个及以上区域淋巴结转移,未累及上纵隔
N2	累及纵隔淋巴结
N3	外周及中央淋巴结区广泛受累

远处转移(M)定义

M 分类	M 标准
M0	无淋巴结外部位转移证据
M1a	伴眼附属器无关的非连续性组织或器官受累(如腮腺、颌下腺、肺、肝、脾、肾、乳房)
M1b	淋巴瘤累及骨髓
M1c	同时合并 M1a 和 M1b

AJCC 预后分期分组

眼附属器淋巴瘤暂无预后分期分组。

肿瘤登记需收集的变量

1. 类风湿关节炎病史
2. Sjögren 综合征病史
3. 结缔组织疾病病史
4. 复发性干眼症(Sicca 综合征)病史
5. IgG4 眼附属器疾病病史
6. 既往或目前存在 HBV、HCV 或 HIV 感染
7. 幽门螺杆菌感染
8. 鹦鹉热衣原体感染
9. 有或无 A20 缺失
10. IGH 位点基因易位或体细胞突变(EMZL)
11. 骨髓一致性/非一致性受累(DLBCL)
12. 中心母细胞性/免疫母细胞性(DLBCL)

组织学分级(G)

2008 年 WHO 关于恶性淋巴瘤有如下分类[10,18]，该分级仅用于滤泡性淋巴瘤。现将 WHO 分类中 3a 级别归于 G3，WHO 分类中 3b 级别归于 G4。

组织学分级(G)

G	G 定义
GX	分化无法评估
G1	每 10 个高倍视野下，1~5 个中心母细胞
G2	每 10 个高倍视野下，5~15 个中心母细胞
G3	每 10 个高倍视野下，多于 15 个中心母细胞，但同时存在中心性细胞
G4	每 10 个高倍视野下，多于 15 个中心母细胞，且不存在中心性细胞

组织病理学类型

原发 OAL 的主要亚型如下：

结外边缘区 B 细胞淋巴瘤(MALT 淋巴瘤)

弥漫性大 B 细胞淋巴瘤

滤泡性淋巴瘤

(译者 胡微煦 审校 陆嘉德)

参考文献

1. Munch-Petersen HD, Rasmussen PK, Coupland SE, et al. Ocular adnexal diffuse large B-cell lymphoma: a multicenter international study. *JAMA ophthalmology*. Feb 2015;133(2):165–173.
2. Rasmussen PK, Coupland SE, Finger PT, et al. Ocular adnexal follicular lymphoma: a multicenter international study. *JAMA ophthalmology*. Jul 2014;132(7):851–858.
3. Coupland SE, Krause L, Delecluse HJ, et al. Lymphoproliferative lesions of the ocular adnexa. Analysis of 112 cases. *Ophthalmology*. Aug 1998;105(8):1430–1441.
4. Jenkins C, Rose GE, Bunce C, et al. Histological features of ocular adnexal lymphoma (REAL classification) and their association with patient morbidity and survival. *British journal of ophthalmology*. 2000;84(8):907–913.
5. Decaudin D, de Cremoux P, Vincent-Salomon A, Dendale R, Rouic LL. Ocular adnexal lymphoma: a review of clinicopathologic features and treatment options. *Blood*. Sep 1 2006;108(5):1451–1460.
6. Ferry JA, Fung CY, Zukerberg L, et al. Lymphoma of the ocular adnexa: A study of 353 cases. *The American journal of surgical pathology*. Feb 2007;31(2):170–184.
7. Jakobiec FA. Ocular adnexal lymphoid tumors: progress in need of clarification. *American journal of ophthalmology*. Jun 2008;145(6):941–950.
8. Coupland SE, Foss HD, Assaf C, et al. T-cell and T/natural killer-cell lymphomas involving ocular and ocular adnexal tissues: a clinicopathologic, immunohistochemical, and molecular study of seven cases. *Ophthalmology*. Nov 1999;106(11):2109–2120.
9. Woog JJ, Kim YD, Yeatts RP, et al. Natural killer/T-cell lymphoma with ocular and adnexal involvement. *Ophthalmology*. Jan 2006;113(1):140–147.
10. Vardiman J, Bennett J, Bain B, Baumann I, Thiele J, Orazi A. WHO classification of tumours of haematopoietic and lymphoid tissues. *International Angency for Research on Cancer (IARC), Lyon*. 2008:32–37.
11. Ruskone-Fourmestraux A, Dragosics B, Morgner A, Wotherspoon A, De Jong D. Paris staging system for primary gastrointestinal lymphomas. *Gut*. Jun 2003;52(6):912–913.
12. Kim YH, Willemze R, Pimpinelli N, et al. TNM classification system for primary cutaneous lymphomas other than mycosis fungoides and Sezary syndrome: a proposal of the International Society for Cutaneous Lymphomas (ISCL) and the Cutaneous Lymphoma Task Force of the European Organization of Research and Treatment of Cancer (EORTC). *Blood*. 2007;110(2):479–484.
13. Auw-Haedrich C, Coupland SE, Kapp A, Schmitt-Graff A, Buchen R, Witschel H. Long term outcome of ocular adnexal lymphoma subtyped according to the REAL classification. Revised European and American Lymphoma. *The British journal of ophthalmology*. Jan 2001;85(1):63–69.
14. Johnson TE, Tse DT, Byrne GE, Jr., et al. Ocular-adnexal lymphoid tumors: a clinicopathologic and molecular genetic study of 77 patients. *Ophthalmic plastic and reconstructive surgery*. May 1999;15(3):171–179.
15. Coupland SE, Damato B. Understanding intraocular lymphomas. *Clinical & experimental ophthalmology*. Aug 2008;36(6):564–578.
16. Knowles DM. *Neoplastic hematopathology*. Lippincott Williams & Wilkins; 2001.
17. Rasmussen PK, Ralfkiaer E, Prause JU, et al. Diffuse large B-cell lymphoma of the ocular adnexal region: a nation-based study. *Acta ophthalmologica*. Mar 2013;91(2):163–169.
18. Rasmussen PK, Ralfkiaer E, Prause JU, et al. Follicular lymphoma of the ocular adnexal region: a nation-based study. *Acta ophthalmologica*. Mar 2015;93(2):184–191.
19. Finger PT. Eye: choroidal melanoma, retinoblastoma, ocular adnexal lymphoma and eyelid cancers. *UICC Manual of Clinical Oncology, 9*. 2015:726–744.
20. Greene FL. *AJCC cancer staging manual*. Vol 1: Springer Science & Business Media; 2002.
21. Sniegowski MC, Roberts D, Bakhoum M, et al. Ocular adnexal lymphoma: validation of American Joint Committee on Cancer seventh edition staging guidelines. *The British journal of ophthal-*

mology. Sep 2014;98(9):1255–1260.

22. Rath S, Connors JM, Dolman PJ, Rootman J, Rootman DB, White VA. Comparison of American Joint Committee on Cancer TNM-based staging system (7th edition) and Ann Arbor classification for predicting outcome in ocular adnexal lymphoma. *Orbit*. Feb 2014; 33(1):23–28.
23. Graue GF, Finger PT, Maher E, et al. Ocular adnexal lymphoma staging and treatment: American Joint Committee on Cancer versus Ann Arbor. *European journal of ophthalmology*. 2012;23(3):344–355.
24. Coupland SE, White VA, Rootman J, Damato B, Finger PT. A TNM-based clinical staging system of ocular adnexal lymphomas. *Arch Pathol Lab Med*. Aug 2009;133(8):1262–1267.
25. Shipp M. A predictive model for aggressive non-Hodgkin's lymphoma. *N Engl J Med*. 1993;329:987–994.
26. Solal-Celigny P, Roy P, Colombat P, et al. Follicular lymphoma international prognostic index. *Blood*. Sep 1 2004;104(5):1258–1265.
27. Hoster E, Dreyling M, Klapper W, et al. A new prognostic index (MIPI) for patients with advanced-stage mantle cell lymphoma. *Blood*. Jan 15 2008;111(2):558–565.
28. Kattan MW, Hess KR, Amin MB, et al. American Joint Committee on Cancer acceptance criteria for inclusion of risk models for individualized prognosis in the practice of precision medicine. *CA: a cancer journal for clinicians*. Jan 19 2016.

第十六篇
中枢神经系统

专家组成员

Members of the Central Nervous System Expert Panel

Melissa L. Bondy, PhD
Daniel J. Brat, MD, PhD – CAP Representative
Henry Brem, MD
Susan M. Chang, MD
Rivka R. Colen, MD
Walter J. Curran Jr., MD – Vice Chair
Laurie E. Gaspar, MD, FASTRO, FACR, MBA – Editorial Board Liaison
Edward R. Laws Jr., MD, FACS – Chair
M. Beatriz Lopes, MD, PhD
David N. Louis, MD
Malcolm D. Mason, MD – UICC Representative
Michael D. Prados, MD
David Schiff, MD
Theresa M. Vallerand, BGS, CTR – Data Collection Core Representative
Patrick Y. Wen, MD
Maria Werner-Wasik, MD

第72章 脑与脊髓

本章摘要

适用本分期系统的肿瘤种类

所有中枢神经系统肿瘤。

更新要点

更新	更新细节	证据级别
WHO 肿瘤分期	世界卫生组织(2016)完全重新修订	Ⅰ
预后因素	增加了整合组织学表现与分子生物学表现的“综合诊断”	Ⅱ
生物标志物	正在研究中的新的基因和分子标志物	Ⅱ
关于临床试验分层的推荐	新的考察指标及受试者入选标准:放疗/放射外科治疗、化疗、免疫治疗、抗血管生成治疗和生物治疗	Ⅱ

ICD-O-3 形态学编码

编码	描述	编码	描述
C70.0	脑膜	C71.9	脑,非特指
C70.1	脊(髓)膜	C72.0	脊髓
C70.9	脑脊膜,非特指	C72.1	马尾
C71.0	大脑	C72.2	嗅神经
C71.1	额叶	C72.3	视神经
C71.2	颞叶	C72.4	听神经
C71.3	顶叶	C72.5	脑神经,非特指
C71.4	枕叶	C72.8	脑与中枢神经系统交搭跨越病灶
C71.5	脑室,非特指	C72.9	中枢神经系统,非特指
C71.6	小脑,非特指	C75.1	垂体
C71.7	脑干	C75.2	颅咽管
C71.8	脑交搭跨越病灶	C75.3	松果体

WHO 肿瘤分类

编码	描述	编码	描述
	弥漫星形和少突胶质细胞肿瘤	9401	间变性星形细胞瘤,IDH 突变型
9400	弥漫星形细胞瘤,IDH 突变型	9401	间变性星形细胞瘤,IDH 野生型
9411	大圆细胞型星形细胞瘤,IDH 突变型	9401	间变性星形细胞瘤,非特指
9400	弥漫星形细胞瘤,IDH 野生型	9440	胶质母细胞瘤,IDH 野生型
9400	弥漫星形细胞瘤,非特指	9441	巨细胞型胶质母细胞瘤

续表

编码	描述
9442	神经胶质肉瘤
9440	上皮样胶质母细胞瘤
9445	胶质母细胞瘤,IDH 突变型
9440	胶质母细胞瘤,非特指
9385	弥漫性中线胶质瘤,H3K27M 突变型
9450	少突胶质细胞瘤,IDH 突变型且 1p/19q 联合缺失
9450	少突胶质细胞瘤,非特指
9451	间变性少突胶质细胞瘤,IDH 突变型且 1p/19q 联合缺失
9451	间变性少突胶质细胞瘤,非特指
9382	少突星形细胞瘤,非特指
9382	间变性少突星形细胞瘤,非特指
	其他星形细胞肿瘤
9425	毛细胞黏液型星形细胞瘤
9424	多形性黄色星形细胞瘤
9424	间变性多形性黄色星形细胞瘤
	室管膜肿瘤
9391	室管膜瘤
9393	乳头状室管膜瘤
9391	透明细胞型室管膜瘤
9391	伸长细胞型室管膜瘤
9396	室管膜瘤,RELA 融合阳性
9392	间变性室管膜瘤
	其他胶质瘤
9430	星形母细胞瘤
	脉络丛肿瘤
9390	脉络丛癌
	神经元和混合性神经元-胶质肿瘤
9505	间变性节细胞胶质瘤
	松果体区肿瘤
9362	中间分化型松果体实质细胞肿瘤
9362	松果体母细胞瘤
9395	松果体区乳头状瘤
	胚胎性肿瘤
9475	髓母细胞瘤,WNT 激活型
9476	髓母细胞瘤,SHH 激活合并 *TP53* 突变型
9471	髓母细胞瘤,SHH 激活合并 *TP53* 野生型
9477	髓母细胞瘤,非 WNT/非 SHH 型
9470	髓母细胞瘤,经典型
9471	髓母细胞瘤,促纤维增生/结节型
9471	伴广泛结节的髓母细胞瘤
9474	大细胞髓母细胞瘤
9470	髓母细胞瘤,非特指
9478	胚胎性肿瘤伴多层菊形团,C19MC 变异
9478	胚胎性肿瘤伴多层菊形团,非特指
9501	髓上皮瘤
9500	中枢神经系统神经母细胞瘤
9490	中枢神经系统神经节成神经母细胞瘤
9473	中枢神经系统原始神经外胚瘤,非特指
9508	非典型畸胎样/横纹肌样肿瘤
9508	中枢神经系统胚胎性肿瘤伴横纹肌样特征
	脑神经和椎旁神经肿瘤
9540	恶性周围神经鞘膜瘤(MPNST)
9540	上皮样 MPNST
9540	MPNST 伴神经束膜分化
	脑膜肿瘤
9538	乳头状脑(脊)膜瘤
9538	横纹肌样脑膜瘤
9530	间变性(恶性)脑膜瘤
	间质、非脑膜上皮肿瘤
8815	孤立性纤维瘤/血管外皮瘤,3 级
9133	上皮样血管内皮瘤
9120	血管肉瘤
9140	卡波西肉瘤
9360	尤因肉瘤/周围性原始神经外胚层肿瘤
8850	脂肪肉瘤
8810	纤维肉瘤
8802	未分化多形性肉瘤(UPS)/恶性纤维组织细胞瘤(MFH)
8890	平滑肌肉瘤
8900	横纹肌肉瘤
9220	软骨肉瘤
9180	骨肉瘤
	黑色素细胞病变
8720	脑膜黑色素瘤
8728	脑膜黑色素细胞瘤
	淋巴瘤
9680	中枢神经系统弥漫性大 B 细胞淋巴瘤(DLBCL)
9714	间变性大细胞淋巴瘤,ALK 阳性
9702	间变性大细胞淋巴瘤,ALK 阴性
9712	血管内大 B 细胞淋巴瘤
9699	硬膜边缘区 B 细胞淋巴瘤
	组织细胞肿瘤
9571	朗格汉斯细胞组织细胞增生症

续表

编码	描述	编码	描述
9750	Erdheim-Chester 病	9071	卵黄囊瘤
9755	组织细胞肉瘤	9100	绒毛膜癌
	生殖细胞肿瘤	9080	未成熟畸胎瘤
9064	生殖细胞瘤	9084	畸胎瘤伴有恶性转变
9070	胚胎性癌	9085	混合性生殖细胞肿瘤

Louis DN, Ohgaki H, Wiestler OD, Cavenee WK, Ellison DW, Figarella-Branger D, Perry A, Reifenberger G, von Deimling A. World Health Organization Classification of Tumors of the Central Nervous System, Revised 4th Edition. Lyon: IARC; 2016。

概述

TNM 分类与分期系统对中枢神经系统（CNS）肿瘤而言既不实用也不准确。对罹患原发性中枢神经系统肿瘤的患者，无论在临床实践还是临床试验中，以下原因导致了先前版本的 TNM 分期系统不仅依从性差且无法有效评估患者的预后：

1. 肿瘤的组织学特征和肿瘤部位同预后的相关性明显高于肿瘤的体积；肿瘤自身生物学特性的重要性高于肿瘤大小即 T 分类。

2. 因脑和脊髓中无淋巴系统，因没有可辨认或计数的淋巴结，故淋巴结（N）分类并不适用。

3. 因大多数中枢神经系统肿瘤自身的生物学特性倾向于原位复发和局部播散，故远处转移（M）分类通常无意义。

中枢神经系统肿瘤专家委员会仍不推荐建立基于 TNM 的分期系统。委员会将继续采纳 2016 年最新修订的世界卫生组织（WHO）CNS 肿瘤命名与分类法对肿瘤进行分类并采用 ICD 形态学分类系统对病变的部位进行定义。

本章将对已知和推荐的中 CNS 肿瘤的预后因素和生物标志物进行重点阐述。本章还会对 CNS 原发性肿瘤（尤其是恶性胶质瘤）当前和将来可能采用的诊断和治疗策略进行回顾[1]。

流行病学

要点：中枢神经系统肿瘤的发病率（图 72.1）

- 2008—2012 年所有原发性脑与中枢神经系统肿瘤的总平均年度经年龄调整后的发病率为每 10 万人口 21.97 人。每 10 万 0~19 岁儿童及青少

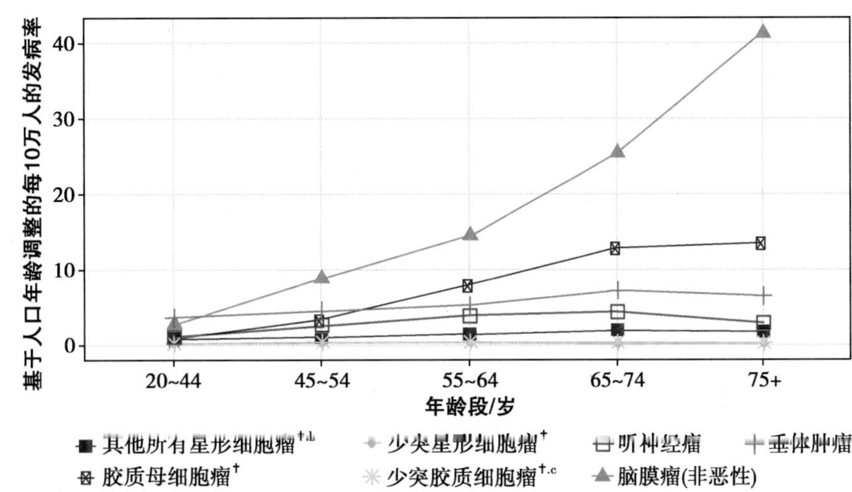

图 72.1　脑肿瘤的相对年龄调整发病率（经授权许可引用自 Ostrom 等[2]）。† 部分或所有该组织学类型被涵盖在美国脑肿瘤登记中心（Central Brain Tumor Registry of the United States, CBRTRUS）对胶质瘤的定义，包括 ICD-O-3 组织学编码 9380~9384、9391~9460（表 2a）。a. 基于 2000 年美国标准人口年龄调整的每 100 000 人的发病率。b. ICD-O-3 组织学编码：9381、9384、9424、9400、9401、9410、9420。c. ICD-O-3 组织学编码：9450、9451、9460。d. ICD-O-3 组织学编码：9560。e. ICD-O-3 组织学编码：9530/0、9530/1、9531/0、9532/0、9533/0、9534/0、9537/0、9538/1、9539/1

年的总发病率为5.57人，每10万0~14岁儿童的总发病率为5.37人，每10万≥20岁成年人的总发病率为28.57人[2]。

- 脑和中枢神经系统肿瘤是0~19岁年龄段的患者中最常见的肿瘤，平均年度经年龄调整发病率为每10万人口5.57人[3]。
- 总体而言，2008—2012年间所有肿瘤诊断的患者中男性占42.1%（150 271例肿瘤）、女性占57.9%（206 565例肿瘤）；恶性肿瘤中男性占55%（65 056例肿瘤）、女性占45%（51 967例肿瘤）。非恶性肿瘤中男性约占36%（85 616例肿瘤）、女性约占64%（154 219例肿瘤）。
- 各类胶质瘤在所有CNS肿瘤中的占比约为27%，在恶性肿瘤中约占80%。所有脑与CNS肿瘤中最常见的组织学类型为脑膜瘤（36.4%），其次为垂体肿瘤（15.5%）和胶质母细胞瘤（GBM，15.1%）。

中枢神经系统肿瘤的危险因素

目前，脑肿瘤仅有的已被确定的环境危险因素为电离辐射暴露和家族史。一些研究曾试图分析化学暴露（杀虫剂、重金属及亚硝基复合物）、物理因素（包括移动电话在内的电磁场和颅脑损伤）、感染因素（病毒）和免疫环境（过敏、哮喘、湿疹、自身免疫疾病以及糖尿病）在肿瘤发生中的作用，但均未明确上述因素与胶质瘤发生风险之间的关联。然而，针对过敏史或特应性疾病史与罹患脑肿瘤风险关系的研究却一致发现，具有相关病史的人群的发病风险较低。遗传因素对胶质瘤的发病具有决定作用的直接证据，包括以下罕见的遗传性癌症综合征，如Turcot与Li-Fraumeni综合征及神经纤维瘤病。但是，罹患这些疾病的患者总数仅占具一级亲属胶质瘤家族史患者中的很少一部分，这类有一级亲属胶质瘤家族史人群的胶质瘤发病风险是无家族史的人群的两倍。全基因组关联分析（GWAS）研究的结果支持胶质瘤具有多基因易感性，这些研究发现在8个等位基因位点的单核苷酸多态性（SNP）能够影响胶质瘤的发病风险——3q26.2（近*TERC*）、5p15.33（近*TERT*）、7p11.2（近*EGFR*）、8q24.21（近*CCDC26*）、9p21.3（近CDKN2A/CDKN2B）、11q23.3（近*PHLDB1*）、17p13.1（*TP53*）以及20q13.33（近*RTEL1*）。或许不难理解，这些遗传因素通过不同的组织学作用对胶质瘤的发生产生影响，位点5p15.33、20q13.33和7p11.2与GBM的发生相关，而位点11q23.3和8q24则与非GBM的胶质瘤的发生相关。近期进一步发现了5个新的风险等位基因，位于12q23.33的基因与GBM相关，位于10q25.2、11q23.2、12q21.2和15q14的基因则与非GBM胶质瘤的发病相关[4]。随着越来越多的研究结果的公布，对基因以及其他危险因素在胶质瘤发病中的作用的认识也将不断完善。

脑膜瘤的危险因素

虽然脑膜瘤是通常具有包膜的良性肿瘤且仅极少数伴基因异常，但因病发于颅内，常导致严重的甚至威胁生命的后果。目前已知脑膜瘤的最主要的环境危险因素为电离辐射，暴露者的脑膜瘤患病风险是普通人群的6~10倍。以往某些牙科X线的射线剂量较大，与颅内脑膜瘤的发病风险增高相关。源自原子弹爆炸幸存者的数据显示，高剂量电离辐射增加脑膜瘤的患病风险。部分脑膜瘤存在家族史，此外，DNA修复基因中部分候选基因的研究也提示脑膜瘤具遗传易感性。患神经纤维瘤病基因（*NF2*）相关突变的人群的脑膜瘤发病风险有所增高。因女性脑膜瘤的发病率是男性的2倍，且已发现脑膜瘤细胞上具有激素受体，因此有观点认为脑膜瘤的病因中激素（包括内源性和外源性）可能起到了一定作用。在一项包括了12项研究的大型荟萃分析中，Niedermaier等[5]发现，相比于正常人群，超重人群的脑膜瘤发病风险中度呈升高，而肥胖人群的发病风险则显著升高。此外，运动量大的人群相较于运动量小的人群脑膜瘤的发病风险呈中度下降。上述诸多可逆危险因素可使患者获益。

影像学检查

包括头、脊髓及其周围神经在内的CNS肿瘤最主要影像学检查手段是磁共振（MR）成像。1.5T至3.0T场强范围内的磁共振可清晰显示解剖结构及肿瘤相关生理变化所导致的影像学改变。在MR成像普遍使用以前的主要影像学检查手段为计算机体层扫描（CT），但目前主要用于钙化明显的肿瘤（如少突胶质细胞瘤、颅咽管瘤及某些脑膜瘤）的检查。因CT可以精确显示骨质细节，故常被用于侵犯颅骨或脊柱的肿瘤的检查。此外，对于某些类型的计算机影像导航，CT的效果可能优于磁共振影像。血管造影通常为评估 CNS 肿瘤及制订手术策略的重要手段之一。除了传统的血管造影，磁共振血管造影和 CT 血管造影等新型方法的作用也十分显著。

在 MR 和 CT 成像过程中使用造影剂可获得更多重要影像学数据。总体而言，造影剂最常见的作用是描绘血脑屏障（BBB）相对破坏的区域，这是偏恶性肿瘤［如恶性脑胶质瘤（GBM）］最常见的特征。除了增强影像的上述特征，新型有效的磁共振成像序列也不断涌现。通过对 T1 和 T2 序列影像的对比，可以明确水肿及范围，确定囊变的位置与程度，以及确定 CNS 中和肿瘤中出血的范围。诸如 T2 液体衰减反转恢复序列（FLAIR）的成像序列可清晰地展示肿瘤导致的继发性改变的细节变化，甚至可作为追溯肿瘤在脑组织中浸润的工具。其他序列可用于分析脑组织及脑肿瘤中的血流灌注情况。脑组织的解剖特征肿瘤导致的组织移位可以通过磁共振锥体束成像来显示，而弥散加权或弥散张量成像以及快速平衡稳态进动序列（fast imaging employing steady-state acquisition，FIESTA）成像可分辨出受 CNS 肿瘤影响的脑组织中多种不同的继发性改变。功能 MR（fMR）成像可定位所谓的脑功能区，包括语言、运动和感觉功能区。这类针对 CNS 定位的功能分析在保护脑与脊髓正常和重要功能方面的作用至关重要。

目前已开发了多种术中 MR（iMR）成像设备，其成像的标准需 3.0T 的磁体，可在术中显示颅脑影像从而提供切除程度的相关信息，在存在指征时即刻再次手术。术后 24 小时内进行增强 MR 检查已成为目前评估 GBM 和其他脑原发性恶性肿瘤手术切除程度的标准。

MR 成像可明确脑或脊髓肿瘤是否为多灶性。MR 增强成像可帮助在颅脑的重要区域进行立体定向活检从而尽最大可能明确诊断。磁共振弹力图（MRe）是一种新型的 MR 成像序列，其在术前确定肿瘤纤维化方面的作用目前正在评估中[6]。术后患者进行 MR 检查可为确定辅助治疗措施及评估辅助治疗疗效提供信息。术后磁共振检查中很重要的一点是鉴别肿瘤残留或复发与放疗或化疗引起的坏死性改变。此外，鉴别肿瘤进展引起的变化与治疗导致的“假性进展”同样至关重要，是临床试验治疗结果的一项评判标准。这些变化通过归类分级，形成了神经肿瘤疗效评估（RANO）标准[7]。

代谢性核医学成像在 CNS 肿瘤的评估中同样至关重要。使用 2-脱氧葡萄糖的正电子发射体层扫描（PET）能够发现肿瘤并明确高代谢率的肿瘤范围。这可以有效地为立体定向活检提供导航、提高肿瘤病理和分子诊断以及分级的准确性。使用其他同位素的 PET 扫描还可鉴别活跃肿瘤中的坏死、肿瘤细菌感染以及肿瘤细胞中蛋白质合成与转化的程度。

这些 CNS 肿瘤的成像手段仍在持续改进中，并向更为精确、提供更多信息的方向发展。显然，这些检查手段是改善患者预后，提高手术和辅助治疗安全性、有效性和准确性的有效工具。

神经肿瘤的治疗原则

手术治疗

总体而言，手术是脑肿瘤尤其是原发性恶性胶质瘤（GBM）的一线治疗手段。手术治疗可缓解颅高压及进行性加重的神经功能障碍。手术可获组织标本进行病理确诊及分类，并进行肿瘤相应的生物标志物检测。这些检测包括基因分析、肿瘤标志物及其他有可能鉴别肿瘤成因和指导患者术后治疗的分子分析。手术的基本目标是在选择性保护脑功能区域的情况下减少肿瘤的负荷（减瘤）。对以癫痫为临床表现之一的患者，手术可控制部分患者的癫痫症状。切除病灶可延长肿瘤无进展生存期并改善生活质量。

对最大限度肿瘤切除的激进手术方案能否导致真正的生存获益，多年来始终存在争议。尽管越来越多的研究结果支持增加切除范围同生存获益相关，但这些研究中存在的选择偏倚及肿瘤分类与分期方面的不足，导致了对上述结论存的质疑。在过去 5~10 年中，得益于手术及神经导航技术的进步，大量研究明确证实切除范围是高级别和低级别胶质瘤的主要预后因素[1]。参考这一结果及新的分子生物学和基因研究信息，现已确定了对于原发性脑肿瘤应尽最大努力在安全范围下进行最大限度切除的定论。

更精确且能提供更多信息的影像诊断工具对中枢神经系统肿瘤的手术治疗极为重要。计算机辅助影像导航是确定肿瘤位置和边界的常规方法。目前许多胶质瘤的手术在清醒麻醉下完成，以便术中可对患者反复进行功能区测试定位。这是保护语言、高级皮质功能、视觉、运动功能和感觉功能相对较为保险的方法。术前 fMR 影像分析及术中电生理监测也是这种方法的一部分,可在不损伤脑的重要功能的前提下取得最大限度的切除[8]。诸如荧光肿瘤检测以及磁共振波谱分析这些更新的技术可进一步帮助发现并切除病灶。肿瘤的切除范围已成为术后预后分级的一个重要参考指标。

肿瘤放疗

放射治疗(RT)是大多数 CNS 肿瘤治疗的重要手段,可显著延长原发性高级别中枢神经系统肿瘤患者的生存期[9]。

胶质瘤和室管膜瘤放疗的总体原则是根据活检或切除术后 2~3 天内的颅脑磁共振(MR)成像所确认的大体肿瘤(或术腔)向外扩大 1~2.5cm 的范围进行局部脑组织治疗,以囊括镜下肿瘤播散的区域[10]。通常采用 6~10MV 能量的光子外照射(X 线)。目前也正在开展带电粒子射线(如质子)放疗的研究。现代放疗技术采用三维(3D)适形放疗或调强放疗(IMRT)技术。3D 放疗中的多射野能够将高剂量的放射区域集中于肿瘤内部,而正常脑组织仅接受低剂量照射。IMRT 通过调节照射线的能量(或强度)可极大程度降低重要器官(如视交叉、视神经、眼球和脑干等)的照射剂量。

高级别胶质瘤常规的放疗方案使用“缩野”技术,即未强化的 T2 高信号区域采用 44~45Gy 的剂量,而肿瘤强化区域/术腔照射剂量增至 59.4~60Gy。GBM 患者通常需接受替莫唑胺同步化疗[11]。对于老年或一般状况较差的患者,短期快速的放疗(2~4 周)同标准的 6 周放疗效果可能类似。

总体而言,低级别胶质瘤接受的放射总剂量为 45~55Gy[12,13]。类似剂量同样用于垂体腺瘤和脊髓肿瘤的放疗。

常见的中枢神经系统良性肿瘤,如Ⅰ级的脑膜瘤,若无法获手术全切或患者拒绝手术,又或术后肿瘤复发,均可采用放射治疗。高级别脑膜瘤(WHO Ⅲ级)局部复发的可能性高,需在术后立刻进行放疗[14,15]。全切或未全切的 WHO Ⅱ级脑膜瘤及未全切的Ⅰ级肿瘤需考虑放疗。根据影像学表现诊断的脑膜瘤可接受单次放射外科治疗或分割放疗,治疗技术的选择可依据肿瘤部位和大小[16]。

目前对原发性 CNS 淋巴瘤采用的全脑放疗剂量,较之前的以甲氨蝶呤为基础的全身化疗后给予总剂量 45Gy(分割剂量 1.8Gy)的标准方案有了很大改变。改变的原因是考虑到了原方案可能导致认知障碍。目前推荐的放疗方案,对所有患者建议总剂量为 36Gy、每日 2 次、分割剂量为 1.2Gy 的照射,或对化疗能够取得完全缓解的患者进行总剂量 23.4Gy 的照射,而对化疗后获部分缓解的者采取总剂量为 45Gy 的加量照射[17,18]。

对在 CNS 播散风险较高的肿瘤,如髓母细胞瘤和原始神经外胚层肿瘤(PNET),需采用全脑全脊髓照射(CSI),并在肿瘤原发部位进一步行加量照射。在大多情况下还需进行全身同步和/或序贯化疗[19]。

化疗及其他形式的全身治疗

脑肿瘤的化疗面临诸多挑战,其中一些情况是 CNS 所特有的。首先是存在血脑屏障;脑毛细血管内皮细胞间存在紧密连接,无孔隙且缺乏胞饮小泡。因此,药物通过血脑屏障的主要机制为弥散(diffusion);此外,星形细胞的足突覆盖内皮细胞基底膜进一步减少了内皮细胞的表面积。仅低分子量的脂质药物能够自由通过血脑屏障。一些小型的水溶性复合物通过载体介导及受体介导转运可通过血脑屏障。另外,许多脑肿瘤内皮细胞(在某些病例中为肿瘤细胞本身)表达膜转运蛋白,如 P-糖蛋白和乳腺癌抵抗蛋白(BCRP),会进一步阻止化疗药物到达肿瘤细胞。肿瘤内部的高组织间隙压会限制药物的释放。肿瘤细胞内部通过 DNA 损伤修复蛋白形成对化疗药物的抵抗是另一棘手的问题,表达甲基-鸟嘌呤甲基转移酶(基因 *MGMT* 的产物)的 GBM 对脂溶性烷化剂替莫唑胺的抵抗为典型的例子[20]。获得性药物抵抗是另一个困难,如接受替莫唑胺治疗的 GBM 或其他胶质瘤出现“超突变子表型”。

虽然存在着上述挑战,细胞毒化疗对某些中枢神经系统恶性肿瘤具显著疗效,对其他肿瘤也有一定的疗效。例如,原发性中枢神经系统淋巴瘤对以甲氨蝶呤为基础的化疗高度敏感,虽然临床上必须使用高剂量甲氨蝶呤方可奏效。髓母细胞瘤全脑全脊髓放疗后的辅助化疗可提高治愈率;类似地,CNS 的生殖细胞瘤通常对铂类药物为基础的化疗十分敏感。这些例子突显在中枢神经系统肿瘤中血脑屏障往往并不完整,这与许多肿瘤在静脉注射碘或钆造影剂后在 CT 或磁共振影像上显示“强化”的表现一致。化疗对胶质瘤中具一定作用,最有效的细胞毒药物是脂溶性烷化剂,如替莫唑胺、卡莫司汀和洛莫司汀。

复发肿瘤采用抗血管表皮生长因子(VEGF)单克隆抗体贝伐单抗后所观察到的强化灶及血管源性水肿明显改善,引起了学术界就针对血管增生这一 GBM 重要特性的靶向治疗的关注。贝伐单抗在 2009 年获得了美国食品药品管理局(FDA)的上市许可,可用于复发 GBM 的治疗。然而,后续研究在新诊断 GBM 患者的标准辅助治疗(放疗联合替莫唑胺治疗)中加入贝伐单抗,结果显示联合治疗并未延长患者的总生存期。目前正在开展针对 VEGF 及其受体治疗的研究,但结论尚未报道。

目前正在开展大量旨在改善恶性脑肿瘤(尤其是 GBM 这一最常见、恶性程度最高的 CNS 原发性肿瘤)疗效的研究。以下不完全列举了这些研究中的治疗方法,如:采用表皮生长因子(EGFR)受体、PI3K/Akt/mTOR 通路及在胶质瘤癌症基因组图谱(TCGA)分析中得出的 MAPK 激酶通路等关键靶点的小分子抑制剂的单药或联合用药的研究;免疫治疗——包括针对在 30%GBM 患者中发现的 EGFRv 突变Ⅲ片段进行治疗及针对常规 GBM 相关抗原的树突细胞治疗和非树突细胞治疗;其他免疫治疗方法还包括最近增加了 GBM 临床试验的免疫检查点抑制剂治疗;病毒治疗——利用病毒传递具有治疗作用的转基因片段,可在局部将前体药物转化为化疗药物,而有自我复制能力的肿瘤特异性病毒也已研发成功,可引起肿瘤消融和/或触发抗肿瘤免疫反应;通过带电池的头皮电极装置(Optune 装置,Novocure,Portsmouth,NH)产生的极低场强电流场照射肿瘤进行治疗。Optune 装置已经获得了 FDA 批准用于治疗复发 GBM,对新确诊的 GBM 的疗效的研究也正在进行中。

预后因素

分期所需的预后因素

中枢神经系统肿瘤不采用 TNM 分期;因此没有肿瘤分期相关的预后因素。

其他重要临床预后因素

组织学

1. WHO 病理分级(必要)以及诊断的准确性
2. 核分裂象、细胞核多形性、坏死、内皮增殖、少突胶质成分以及肥胖细胞是否出现及出现程度
3. 增殖指数(Ki-67,MIB1;必要)

患者年龄

年轻人预后较好,>65 岁者预后较差。

肿瘤部位

1. 单灶性或多灶性
2. 功能区或非功能区

神经功能状态

卡氏(Karnofsky)评分,生活质量。

发病表现以及确诊周期

癫痫及症状出现时间较长者预后较好。

肿瘤

原发或复发。

切除程度

活检、次全切除、根治性切除、完全切除(总体切除)。

分子表型

1. 胶质瘤临床治疗需了解 IDH 突变状态:Ⅰ级推荐
2. 胶质瘤临床治疗需了解 1p、19q 缺失情况:Ⅰ级推荐
3. 胶质瘤临床治疗需了解 MGMT 甲基化状态:Ⅰ级推荐

根据 WHO 分类系统对 CNS 肿瘤进行分类与分级。2016 版 WHO 中枢神经系统肿瘤分类(2016CNS WHO)指出了与预后相关的两个方面:分类与分级,相比其他器官系统的大多数肿瘤,中枢神经系统肿瘤的分级与肿瘤分类的关系更为紧密。

肿瘤分类与“整合”诊断

脑与脊髓肿瘤最有意义的临床预后因素之一是组织学表现、免疫组化表型以及分子生物学信息确定的肿瘤原始分类。2016 版 WHO 中枢神经系统肿瘤分类打破了之前 WHO 对中枢神经系统肿瘤的分类传统(使用单纯组织学诊断及“整合”诊断),即在做出诊断时整合组织学和分子生物学的参数[21]。该综合诊断的范例如下:胶质母细胞瘤,*IDH* 突变型和胶质母细胞瘤,*IDH* 野生型——尽管肿瘤的组织学表现类似,但生物学行为及临床表现完全不同。需注意的是,这些基因参数中的大部分可通过已普及的技术手段进行检测,如免疫组化或免疫荧光原位杂交。一些医疗中心可能不具备分子生物学分析的能力,另外,一些分子检测结果无法形成明确结论。因此在 2016 新版分类中在某些特定情况下引入了“非特指”(NOS)这一新的诊断名称,代表无充分信息做出更为精确的诊断。这种情况包括肿瘤未经过基因分型以及进行了分型但结果并非具有诊断意义的表型。

72

分级

WHO 中枢神经系统肿瘤分类中使用“恶性程度分级表”可应用于各种肿瘤，并非严格的组织学分级系统，但在不同肿瘤中划定的级别是等效的。级别分为Ⅰ至Ⅳ级，以罗马数字代表。Ⅰ级病变通常边界清楚、增殖潜力低，通过手术切除有治愈可能。Ⅱ级肿瘤通常具侵袭性，复发的风险相对较高，某些Ⅱ级病变有向恶性进展的倾向。Ⅲ级肿瘤在组织学上有恶性证据且通常表现为恶性病程。Ⅳ级病变在组织学上为恶性表现且临床病程进展迅速，包括在一些病例中易于脑和脑与脊髓间隙中播散。在这一分级系统中，级别根据肿瘤自然病程的研究结论做出，而非治疗后预期的临床病程。以髓母细胞瘤为例，将其划分为Ⅳ级代表在无治疗的情况下该病预期的快速进展病程，并非在目前的常规治疗手段下能够获得的最理想的病情发展过程。

WHO 中枢神经系统肿瘤分类中，几乎每一疾病均有一特定的 WHO 分级。例如，毛细胞星形细胞瘤属Ⅰ级，而 GBM 属Ⅳ级。该方式使 WHO 中枢神经系统肿瘤的分级较其他系统肿瘤分级而言缺乏灵活性。值得注意的是，根据最新分类，这些肿瘤的自然病程需通过组织学-分子生物学联合途径进行确定，但对于这种新的自然病程，现有的分级系统可能尚无法准确定义。举例来说，IDH 突变型弥漫星形细胞瘤的预后优于过去传统组织学定义的弥漫星形细胞瘤，但目前对这些肿瘤自然病程的认识和针对这些肿瘤的最佳风险分层方法尚存在不足。（因某些特定的基因改变可能会显著影响预后，其作用强度甚至超过自身组织学分级对预后的判断，因此根据自然病程对肿瘤进行分级的这一基本分级原则很可能在不久的将来予以修订。）

胶质瘤的预后因素

MGMT

MGMT（O^6-甲基鸟嘌呤-DNA 甲基转移酶）是高级别胶质瘤的预后及预测标志物。目前 GBM 的标准治疗方案包括放疗和替莫唑胺化疗。替莫唑胺通过对多个位点进行甲基化使 DNA 发生交联反应，其中包括鸟嘌呤的 O^6 位点[11]。因鸟嘌呤 O^6 位点的 DNA 交联会被 MGMT 逆转，*MGMT* 低表达的肿瘤对烷化剂的治疗反应较为明显。MGMT 的状态通常通过基因启动子的甲基化程度来评估。由 MGMT 启动子甲基化导致的“表观沉默”在 GBM 中占 40%～50%，可用针对甲基化的聚合酶链反应 DNA 基因检测进行评估。大部分研究显示 MGMT 表观基因沉默是独立于其他临床或治疗因素外的同生存期延长相关的独立预后因素[22]。*MGMT* 启动子甲基化水平同样被证实与接受化疗和放疗的 GBM 患者的无进展生存期和总生存期相关[20]。

异构橼酸脱氢酶 1 和 2（IDH1 和 2）

异构橼酸（IDH）是胶质瘤的诊断及预后标志物。70%～80%的 WHOⅡ级和Ⅲ级的星形细胞瘤和一小部分（5%～10%）GBM（WHOⅣ级）中 *IDH1* 突变的比例较高[23]。*IDH2* 突变则明显较少。少突胶质细胞瘤是染色体 1p 和 19q 联合缺失的 *IDH* 突变的胶质瘤。IDH 正常情况下催化异构橼酸向 α-酮戊二酸转化，而突变基因翻译的 IDH1 和 IDH2 会产生肿瘤代谢产物 2-羟戊二酸，该物质会抑制大量 α-酮戊二酸依赖酶的功能，导致 DNA 高度甲基化，该情况被成为 GpC 岛甲基化表型（G-CIMP）[24,25]。同一级别中，*IDH* 突变型胶质瘤相比 *IDH* 野生型胶质瘤生长更慢、预后较好。胶质瘤中逾 90%的 *IDH1* 突变发生于一特定部位，即密码子 132 中发生了鸟嘌呤向维生素 B_4 的碱基互换，导致在氨基酸水平发生了由精氨酸向组氨酸的转变（R132H）。目前针对突变蛋白已开发出可用于石蜡包埋标本的单克隆抗体（mIDH1R132H）[26]。少量的突变细胞也可被该抗体检测出，因而其敏感性优于针对胶质瘤 *R132H* 突变基因的测序检测。然而，IDH2 突变和其他部位的 IDH1 突变无法通过这种抗体的免疫组化方法进行检测。

1p/19q 联合缺失

染色体 1p/19q 联合缺失是胶质瘤的一项诊断、预后和预测标志物，其最为人熟知的是它与少突胶质细胞瘤表型的密切关系[27]。*IDH* 突变合并 1p/19q 缺失被认为是少突胶质细胞瘤的分子生物学特征[28,29]。1p/19q 联合缺失的胶质瘤对放化疗更为敏感。1p/19q 联合缺失是仅保留一根染色体 1 短臂和一根染色体 19 长臂的不平衡转位，产生 der（1;19）（q10;p10）突变。侵袭性胶质瘤中偶尔也会发现孤立的或局部的 1p 或 19q 缺失，但其与少突胶质细胞瘤这一病理类型无强相关性，也无法预测肿瘤对治疗的反应性及患者生存期。*IDH* 突变合并 1p/19q 联合缺失的Ⅱ级和Ⅲ级少突胶质细胞瘤同时存在较高频率的 *TERT* 启动子突变、剩余染色体 1p 等位基因上 *FUBP1* 突变以及剩余 19q 等位基因上 *CIC* 突变[30]。

Ki-67

Ki-67 是Ⅱ级和Ⅲ级弥漫性胶质瘤的一项预后

标志物，同时也是一项广泛应用于其他中枢神经系统肿瘤预测其生物活性的标志物。Ki-67 是处于细胞周期内的活跃细胞表达的一种细胞核抗原，处于静止期 G0 的细胞不表达该抗原[31]。其检测结果以肿瘤细胞核阳性染色比例的形式来表达（Ki-67 标记指数）。大量研究结果证实 Ki-67 指数与弥漫性胶质瘤的组织学分级呈正相关[32]。在Ⅱ级和Ⅲ级的弥漫性胶质瘤中，Ki-67 指数具预后价值，多因素分析显示其与患者生存时间呈明显负相关。相比之下，在 WHOⅣ级的 GBM 患者中，目前尚未证实 Ki-67 增殖情况对患者预后具预测价值[33]。Ki-67 作为预后标志物的一个潜在的不足，是各实验室在组织标本处理过程、免疫组化染色以及定量分析中存在巨大的差异性，因而很难将增殖指数进行标准化的划定[34]。同样，即使在同一肿瘤标本中，增殖指数也会有较大变异。尽管如此，若在同一实验室中检验水平可保持稳定，Ki-67 增殖指数仍具预后价值。同时 Ki-67 增殖指数有助于诊断组织学分级介于两个级别之间的交界性肿瘤，比如介于Ⅱ～Ⅲ的肿瘤和介于Ⅲ～Ⅳ级的肿瘤。标记指数较高的肿瘤提示侵袭性更强。

其他胶质瘤诊断标志物

TP53

TP53 突变是一项胶质瘤的诊断标志物。几乎所有未发生 1p/19q 联合缺失的 *IDH* 突变型胶质瘤均存在 *TP53* 突变，据此，*TP53* 突变是 *IDH* 突变型星形细胞瘤的标志物，在侵袭性星形细胞瘤（WHOⅡ级），间变性星形细胞瘤（WHOⅢ级）及 GBM（WHOⅣ级）中均有表达[23]。*TP53* 突变在 *IDH* 突变合并 1p/19q 联合缺失的少突胶质细胞瘤中非常罕见。因肿瘤细胞核中突变的 p53 蛋白降解速度较正常蛋白慢，细胞核 p53 蛋白的免疫组化反应通常被用来鉴别胶质瘤中星形细胞的成分。但是正常形式和突变形式的 p53 蛋白均能发生免疫组化反应而染色，因此并非完全特异性针对 *TP53* 突变。免疫组化显示 IDH 突变且 ATRX 缺失的肿瘤通常存在较为强烈的细胞核 p53 免疫反应，有>10%的肿瘤细胞呈阳性反应。

ATRX

ATRX（X 连锁-α-珠蛋白生成障碍性贫血/精神发育迟滞综合征）是胶质瘤的诊断标志物之一。ATRX 基因编码一种与染色体重构有关的蛋白，其沉默改变与 *IDH1* 突变合并 *TP53* 突变的侵袭性胶质瘤密切相关[35]。因此，在 *IDH* 突变的胶质瘤中，*ATRX* 突变或缺失是肿瘤分属星形细胞瘤系列的标志物，1p/19q 联合缺失的胶质瘤基本无此改变。几乎所有 *IDH* 联合 *ATRX* 突变的胶质瘤均合并 *TP53* 突变，与端粒（ALT）长度延长表型相关[36]。ATRX 的免疫组化检测证实基因沉默突变的肿瘤细胞中 ATRX 蛋白表达缺失，但在标本中的非肿瘤细胞中 ATRX 仍有表达（如内皮细胞）。

H3K27M

H3K27M 是胶质瘤的一项诊断标志物。*H3F3A* 编码 H3.3 蛋白，该蛋白是一种正常情况下通过 ATRX-DAXX 异二聚体向 DNA 募集的组蛋白。该基因突变在儿童高级别胶质瘤中最为常见，在成年人中偶有出现[37~39]。约 40%的儿童 GBM 存在 *H3F3A* 突变，其中大部分同时合并 *ATRX* 突变。突变导致 H3 组蛋白甲基化水平下降，主要影响 K27 和 G34 位点的氨基酸替换。高级别胶质瘤中 *H3F3A* 突变的位置与患者的年龄和肿瘤部位有关。K27 位点发生突变的肿瘤好发于低龄儿童及中线部位，主要位于脑桥和丘脑，但也会影响其他脑干位置、下丘脑以及脊髓。G34 位点发生突变的肿瘤好发于青少年和年轻成人，大多起源自大脑半球。针对 H3.3K27M 突变型蛋白的抗体可鉴别出具有这种突变的肿瘤，该类肿瘤在 2016 版 WHO 中枢神经系统肿瘤分类中被定义为弥漫中线胶质瘤，H3K27M 突变型。因该类胶质瘤大多位于深部的中线结构，通常仅可接受活检或部分切除，因此组织学分级并无法反映其侵袭性生物特性。免疫组化检测中 H3K27M 蛋白呈突变型的胶质瘤在生物学上属于侵袭性胶质瘤。

胚胎性肿瘤的诊断和预后标志物

髓母细胞瘤是小脑原发性胚胎性肿瘤，主要发生于儿童，其分子基因改变目前研究较为透彻。除了组织学的亚组分型（表 72.1）[40]。2016 版 WHO 中枢神经系统肿瘤分类采纳了这种分类，将髓母细胞瘤分为 WNT 亚型、SHH 亚型和非 WNT/非 SHH 亚型（3 亚型和 4 亚型）。各生物标志物及其与预后的关系如下：

WNT 亚型髓母细胞瘤表现为染色体 6 单体，且大部分存在细胞核 WNT 通路蛋白之一 β-连环蛋白（β-catenin）蓄积，因此可作为筛查此亚型肿瘤的免疫组化方法。细胞核 β-连环蛋白阳性染色>50%的髓母细胞瘤表现为 WNT 通路激活、*CTNNB1* 突变以及染色体 6 单体，但仅有局灶性核染色的肿瘤无此表现。WNT 通路亚型的髓母细胞瘤患者的总生存期要明显长于其他亚型的髓母细胞瘤，故该类型肿瘤的临床治疗方案正在改变。

表 72.1　原发性脑肿瘤的放疗剂量

肿瘤类型	分级	放疗剂量/Gy	每日分割剂量/Gy	肿瘤类型	分级/对化疗反应	放疗剂量/Gy	分割剂量/Gy
胶质瘤	2	45~54	1.8~2	脑膜瘤	1	54	1.8~2
胶质瘤	3	59.4	1.8	脑膜瘤	2	54~60	1.8~2
胶质瘤	4(GBM)	60	2	脑膜瘤	3	59.4~60	1.8~2
室管膜瘤(局灶性)	2	54~59.4	2	原发性 CNS 淋巴瘤	完全缓解	23.4	1.8
垂体腺瘤		46~50.4	1.8~2	原发性 CNS 淋巴瘤	部分缓解	36 45(加量)	1.2 每日 2 次 1.8
垂体腺瘤				髓母细胞瘤/PNET	所有患者	全脑全脊髓 30.6~36 加量 55.8	1.8

SHH 亚型髓母细胞瘤通常在组织学上呈结节样/促结缔组织增生样，低龄儿童及婴儿患者的预后较好。染色体 9q 缺失是 SHH 亚型髓母细胞瘤的特征。GAB1 在几乎所有的 SHH 亚型髓母细胞瘤的胞质中表达，但在其他亚型的髓母细胞瘤中无表达；这种蛋白可以通过免疫组化的方法进行检测，故成为 SHH 型髓母细胞瘤的一项有效生物标志物。伴 *TP53* 突变的 SHH 型髓母细胞瘤较未突变的肿瘤预后差；据此，WHO 肿瘤分类中髓母细胞瘤不同的亚型包括：髓母细胞瘤，SHH 激活合并 *TP53* 突变型以及髓母细胞瘤，SHH 激活合并 *TP53* 野生型髓母细胞瘤。尽管 *MYCN* 扩增在此亚型髓母细胞瘤中并不常见，但与预后不良密切相关。SHH 亚型髓母细胞瘤目前已有靶向治疗方案[41]。非 WNT/非 SHH 亚型髓母细胞瘤包括了总体预后最差的转录组 3 及同样预后较差但个体间差异较大的转录组 4。临床上根据缺乏 WNT 和 SHH 标志物来定义此亚型。组 3 包括大量 *MYC* 扩增的肿瘤，组 4 的肿瘤(以及一小部分 SHH 亚型肿瘤)含有 *MYCN* 扩增。*MYC* 和 *MYCN* 扩增虽然仅存在于一小部分肿瘤中，却是与临床肿瘤侵袭性行为密切相关的重要预后因素。

风险评估模型

为支持各类预测模型在临床实践中的应用，AJCC 近期发布了用于评判各类统计学预测模型的评估指南[42]。然而，目前已发表的或已被用于 CNS 肿瘤相关的任何预测模型，均尚未由“AJCC 精准医疗核心工作组”通过该指南予以评估。AJCC 未来将会对符合 AJCC 评估指南的相关风险预测模型予以认可。

肿瘤登记需收集的变量

胶质瘤

1. IDH 突变
2. WHO 分级
3. Ki-67/MIB1 标记指数(LI)：脑
4. 神经功能状态——例如卡氏功能量表(KPS)
5. MGMT 甲基化
6. 染色体 1p：杂合性缺失(LOH)
7. 染色体 19q：杂合性缺失
8. 手术切除程度
9. 单灶性和多灶性肿瘤的对比

组织学分级(G)

WHO CNS 分级采用组织学分级方法。该分级法可使中枢神经系统肿瘤的分类具一致性。(表 72.2)

分级	分级的定义
Ⅰ	低增殖潜力的界限清楚的肿瘤，切除后有治愈的可能
Ⅱ	低增殖潜力的侵袭性肿瘤，复发风险增加
Ⅲ	肿瘤在组织学上呈恶性表现，包括核异型以及核分裂活跃，临床病程呈侵袭进展性
Ⅳ	肿瘤细胞呈恶性表现，核分裂活跃，临床病程快速进展，有播散可能

表 72.2　WHO 中枢神经系统肿瘤分级系统[43]

肿瘤分组	肿瘤类型	Ⅰ级	Ⅱ级	Ⅲ级	Ⅳ级
星形细胞肿瘤	弥漫性星形细胞瘤		X		
	间变性星形细胞瘤			X	
	胶质母细胞瘤				X
	毛细胞星形细胞瘤	X			
	毛细胞黏液型星形细胞瘤		X		
	室管膜下巨细胞星形细胞瘤	X			
	多形性黄色星形细胞瘤		X		
	间变性多形性黄色星形细胞瘤			X	
少突胶质细胞瘤	少突胶质细胞瘤		X		
	间变性少突胶质细胞瘤			X	
室管膜肿瘤	室管膜瘤		X		
	间变性室管膜瘤			X	
	室管膜下瘤	X			
	黏液乳头状室管膜瘤	X			
脉络丛肿瘤	脉络丛乳头状瘤	X			
	不典型脉络丛乳头状瘤		X		
	脉络丛乳头状癌			X	
其他胶质瘤	血管中心性胶质瘤	X			
	三脑室脉络膜胶质瘤		X		
神经元-胶质肿瘤	节细胞瘤	X			
	幼稚型促纤维增生性节细胞胶质瘤/星形细胞瘤（DIG/DIA）	X			
	胚胎发育不良性神经上皮肿瘤（DNET）	X			
	节细胞胶质瘤	X			
	间变性节细胞胶质瘤			X	
	中央神经细胞瘤		X		
	脑室外神经细胞瘤		X		
	小脑脂肪神经细胞瘤		X		
	乳头状胶质神经元肿瘤（PGNT）	X			
	四脑室菊形团形成样胶质神经元肿瘤（RGNT）	X			
	副神经节瘤	X			
松果体实质细胞肿瘤	松果体细胞瘤	X			
	中间分化型松果体实质细胞肿瘤		X	X	
	松果体母细胞瘤				X
	松果体区乳头状肿瘤		X	X	
胚胎性肿瘤	髓母细胞瘤				X
	胚胎性肿瘤伴多层菊形团				X
	髓上皮瘤				X
	中枢神经系统神经母细胞瘤				X

续表

肿瘤分组	肿瘤类型	Ⅰ级	Ⅱ级	Ⅲ级	Ⅳ级
	中枢神经系统神经节母细胞瘤				X
	中枢神经系统胚胎性肿瘤				X
	非典型畸胎样/横纹肌样肿瘤				X
脑神经及周围神经肿瘤	神经鞘瘤	X			
	神经纤维瘤	X			
	神经束膜瘤	X	X	X	
	恶性周围神经鞘膜瘤(MPNST)		X	X	X
脑膜肿瘤	脑膜瘤	X			
	不典型脑膜瘤		X		
	透明细胞型脑膜瘤		X		
	脊索瘤样脑膜瘤		X		
	间变性脑膜瘤			X	
	乳头型脑膜瘤			X	
	横纹肌样脑膜瘤			X	
间质性肿瘤	(以所在软组织命名的肿瘤)	X	X	X	X
	孤立性纤维瘤/血管外皮瘤	X	X	X	
	血管母细胞瘤	X			
鞍区肿瘤	颅咽管瘤	X			
	垂体细胞瘤	X			
	颗粒细胞肿瘤	X			
	梭形细胞嗜酸细胞瘤	X			
	垂体腺瘤	X			

（译者 毛颖 审校 毛颖）

参考文献

1. Weller M, Wick W, Brada M, et al. Glioma. *Nature Reviews Disease Primers.* 2015;1:1–18.
2. Ostrom QT, Gittleman H, Fulop J, et al. CBTRUS Statistical Report: Primary Brain and Central Nervous System Tumors Diagnosed in the United States in 2008-2012. *Neuro-oncology.* Oct 2015;17 Suppl 4(suppl 4):iv1–iv62.
3. Bondy ML, Scheurer ME, Malmer B, et al. Brain tumor epidemiology: consensus from the Brain Tumor Epidemiology Consortium. *Cancer.* Oct 1 2008;113(7 Suppl):1953–1968.
4. Kinnersley B, Labussiere M, Holroyd A, et al. Genome-wide association study identifies multiple susceptibility loci for glioma. *Nat Commun.* 2015;6:8559.
5. Niedermaier T, Behrens G, Schmid D, Schlecht I, Fischer B, Leitzmann MF. Body mass index, physical activity, and risk of adult meningioma and glioma: A meta-analysis. *Neurology.* Oct 13 2015;85(15):1342–1350.
6. Murphy MC, Huston J, 3rd, Jack CR, Jr., et al. Measuring the characteristic topography of brain stiffness with magnetic resonance elastography. *PloS one.* 2013;8(12):e81668.
7. Huang RY, Rahman R, Ballman KV, et al. The Impact of T2/FLAIR Evaluation per RANO Criteria on Response Assessment of Recurrent Glioblastoma Patients Treated with Bevacizumab. *Clin Cancer Res.* Feb 1 2016;22(3):575–581.
8. Hervey-Jumper SL, Li J, Lau D, et al. Awake craniotomy to maximize glioma resection: methods and technical nuances over a 27-year period. *J Neurosurg.* Aug 2015;123(2):325–339.
9. Walker MD, Green SB, Byar DP, et al. Randomized comparisons of radiotherapy and nitrosoureas for the treatment of malignant glioma after surgery. *N Engl J Med.* Dec 4 1980;303(23):1323–1329.
10. Kelly PJ, Daumas-Duport C, Kispert DB, Kall BA, Scheithauer BW, Illig JJ. Imaging-based stereotaxic serial biopsies in untreated intracranial glial neoplasms. *J Neurosurg.* Jun 1987;66(6):865–874.
11. Stupp R, Mason WP, van den Bent MJ, et al. Radiotherapy plus concomitant and adjuvant temozolomide for glioblastoma. *N Engl J Med.* Mar 10 2005;352(10):987–996.
12. Karim AB, Maat B, Hatlevoll R, et al. A randomized trial on dose-response in radiation therapy of low-grade cerebral glioma: European Organization for Research and Treatment of Cancer (EORTC) Study 22844. *International journal of radiation oncology, biology, physics.* Oct 1 1996;36(3):549–556.
13. Shaw E, Arusell R, Scheithauer B, et al. Prospective randomized trial of low- versus high-dose radiation therapy in adults with supratentorial low-grade glioma: initial report of a North Central Cancer Treatment Group/Radiation Therapy Oncology Group/Eastern Cooperative Oncology Group study. *J Clin Oncol.* May 1 2002;20(9):2267–2276.
14. Aghi MK, Carter BS, Cosgrove GR, et al. Long?Term Recurrence Rates of Atypical Meningiomas After Gross Total Resection With or Without Postoperative Adjuvant Radiation. *Neurosurgery.* 2009;64(1):56–60.

15. Hug EB, Devries A, Thornton AF, et al. Management of atypical and malignant meningiomas: role of high-dose, 3D-conformal radiation therapy. *Journal of neuro-oncology*. Jun 2000;48(2):151–160.
16. Kondziolka D, Mathieu D, Lunsford LD, et al. Radiosurgery as definitive management of intracranial meningiomas. *Neurosurgery*. 2008;62(1):53–60.
17. DeAngelis LM, Seiferheld W, Schold SC, Fisher B, Schultz CJ, Radiation Therapy Oncology Group S. Combination chemotherapy and radiotherapy for primary central nervous system lymphoma: Radiation Therapy Oncology Group Study 93-10. *J Clin Oncol*. Dec 15 2002;20(24):4643–4648.
18. Shah GD, Yahalom J, Correa DD, et al. Combined immunochemotherapy with reduced whole-brain radiotherapy for newly diagnosed primary CNS lymphoma. *J Clin Oncol*. Oct 20 2007;25(30):4730–4735.
19. Padovani L, Sunyach MP, Perol D, et al. Common strategy for adult and pediatric medulloblastoma: a multicenter series of 253 adults. *International journal of radiation oncology, biology, physics*. Jun 1 2007;68(2):433–440.
20. Rivera AL, Pelloski CE, Gilbert MR, et al. MGMT promoter methylation is predictive of response to radiotherapy and prognostic in the absence of adjuvant alkylating chemotherapy for glioblastoma. *Neuro-oncology*. 2010;12(2):116–121.
21. Louis DN, Perry A, Burger P, et al. International Society of Neuropathology-Haarlem consensus guidelines for nervous system tumor classification and grading. *Brain pathology*. 2014;24(5):429–435.
22. Hegi ME, Diserens AC, Gorlia T, et al. MGMT gene silencing and benefit from temozolomide in glioblastoma. *N Engl J Med*. Mar 10 2005;352(10):997–1003.
23. Yan H, Parsons DW, Jin G, et al. IDH1 and IDH2 mutations in gliomas. *N Engl J Med*. Feb 19 2009;360(8):765–773.
24. Noushmehr H, Weisenberger DJ, Diefes K, et al. Identification of a CpG island methylator phenotype that defines a distinct subgroup of glioma. *Cancer cell*. 2010;17(5):510–522.
25. Turcan S, Rohle D, Goenka A, et al. IDH1 mutation is sufficient to establish the glioma hypermethylator phenotype. *Nature*. 2012;483(7390):479–483.
26. Capper D, Weissert S, Balss J, et al. Characterization of R132H mutation-specific IDH1 antibody binding in brain tumors. *Brain Pathol*. Jan 2010;20(1):245–254.
27. Cairncross JG, Ueki K, Zlatescu MC, et al. Specific genetic predictors of chemotherapeutic response and survival in patients with anaplastic oligodendrogliomas. *Journal of the National Cancer Institute*. Oct 7 1998;90(19):1473–1479.
28. Cancer Genome Atlas Research Network, Brat DJ, Verhaak RG, et al. Comprehensive, Integrative Genomic Analysis of Diffuse Lower-Grade Gliomas. *N Engl J Med*. Jun 25 2015; 372(26):2481–2498.
29. Eckel-Passow JE, Lachance DH, Molinaro AM, et al. Glioma Groups Based on 1p/19q, IDH, and TERT Promoter Mutations in Tumors. *N Engl J Med*. Jun 25 2015;372(26):2499–2508.
30. Killela PJ, Reitman ZJ, Jiao Y, et al. TERT promoter mutations occur frequently in gliomas and a subset of tumors derived from cells with low rates of self-renewal. *Proc Natl Acad Sci U S A*. Apr 9 2013;110(15):6021–6026.
31. Brat DJ, Prayson RA, Ryken TC, Olson JJ. Diagnosis of malignant glioma: role of neuropathology. *Journal of neuro-oncology*. Sep 2008;89(3):287–311.
32. Giannini C, Scheithauer BW, Burger PC, et al. Cellular proliferation in pilocytic and diffuse astrocytomas. *Journal of neuropathology and experimental neurology*. Jan 1999;58(1):46–53.
33. Moskowitz SI, Jin T, Prayson RA. Role of MIB1 in predicting survival in patients with glioblastomas. *Journal of neuro-oncology*. Jan 2006;76(2):193–200.
34. Grzybicki DM, Liu Y, Moore SA, et al. Interobserver variability associated with the MIB-1 labeling index: high levels suggest limited prognostic usefulness for patients with primary brain tumors. *Cancer*. Nov 15 2001;92(10):2720–2726.
35. Wiestler B, Capper D, Holland-Letz T, et al. ATRX loss refines the classification of anaplastic gliomas and identifies a subgroup of IDH mutant astrocytic tumors with better prognosis. *Acta Neuropathol*. Sep 2013;126(3):443–451.
36. Nguyen DN, Heaphy CM, de Wilde RF, et al. Molecular and morphologic correlates of the alternative lengthening of telomeres phenotype in high-grade astrocytomas. *Brain Pathol*. May 2013;23(3):237–243.
37. Gajjar A, Pfister SM, Taylor MD, Gilbertson RJ. Molecular insights into pediatric brain tumors have the potential to transform therapy. *Clinical Cancer Research*. 2014;20(22):5630–5640.
38. Reuss DE, Sahm F, Schrimpf D, et al. ATRX and IDH1-R132H immunohistochemistry with subsequent copy number analysis and IDH sequencing as a basis for an "integrated" diagnostic approach for adult astrocytoma, oligodendroglioma and glioblastoma. *Acta neuropathologica*. 2015;129(1):133–146.
39. Sturm D, Bender S, Jones DT, et al. Paediatric and adult glioblastoma: multiform (epi)genomic culprits emerge. *Nat Rev Cancer*. Feb 2014;14(2):92–107.
40. MacDonald TJ, Aguilera D, Castellino RC. The rationale for targeted therapies in medulloblastoma. *Neuro-oncology*. Jan 2014;16(1):9–20.
41. Rudin CM, Hann CL, Laterra J, et al. Treatment of medulloblastoma with hedgehog pathway inhibitor GDC-0449. *N Engl J Med*. Sep 17 2009;361(12):1173–1178.
42. Kattan MW, Hess KR, Amin MB, et al. American Joint Committee on Cancer acceptance criteria for inclusion of risk models for individualized prognosis in the practice of precision medicine. *CA: a cancer journal for clinicians*. Jan 19 2016.
43. Louis DN, Ohgaki H, Wiestler OD, et al. World Health Organization Classification of Tumours of the Central Nervous System, Revised 4th Edition. Lyon: IARC; 2016.

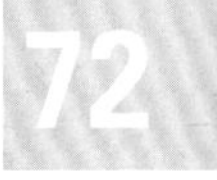

第十七篇
内分泌系统

专家组成员

Members of the Endocrine System Expert Panel

Elliot A. Asare, MD
James D. Brierley, BSc, MB, FRCP, FRCR, FRCP(C) – UICC Representative
David R. Byrd, MD, FACS
Herbert Chen, MD, FACS – Vice Chair
Kimberly DeWolfe, MS, CTR – Data Collection Core Representative
Frederick L. Greene, MD, FACS – Editorial Board Liaison
Raymon H. Grogan, MD
Robert Haddad, MD
Bryan R. Haugen, MD
Jennifer L. Hunt, MD, MEd
Camilo Jimenez, MD
Christine S. Landry, MD
Steven K. Libutti, MD, FACS
Ricardo V. Lloyd, MD, PhD
Rana R. McKay, MD
Lilah F. Morris, MD
Nancy D. Perrier, MD, FACS – Chair
Alexandria T. Phan, MD, FACP
John A. Ridge, MD, PhD, FACS
Eric Rohren, MD, PhD
Jennifer E. Rosen, MD, FACS
Raja R. Seethala, MD – CAP Representative
Jatin P. Shah, MD, PhD(Hon), FACS, FRCS(Hon)
Julie A. Sosa, MD
Rathan M. Subramaniam, MD, PhD, MPH
R. Michael Tuttle, MD
Tracy S. Wang, MD, MPH, FACS
Lori J. Wirth, MD

第 73 章　甲状腺-分化及未分化癌

本章摘要

适用本分期系统的肿瘤种类

甲状腺乳头状癌、甲状腺滤泡状癌、甲状腺许特尔细胞癌(Hurthle cell thyroid carcinoma)、低分化甲状腺癌、甲状腺未分化癌。

不适用本分期系统的肿瘤种类

肿瘤类型	按何种类型分类	适用章节
甲状腺髓样癌	甲状腺-髓样	74
甲状腺淋巴瘤	霍奇金和非霍奇金淋巴瘤	79~80
甲状舌管囊肿来源的甲状腺癌	无 AJCC 分期系统	无
卵巢甲状腺癌	无 AJCC 分期系统	无

更新要点

更新	更新细节	证据级别
分期组合所需预后因素	确诊年龄的分界值从 45 岁提高至 55 岁	Ⅰ
原发肿瘤(T)定义	微小腺外侵犯自 T3 类的定义中移除。因此,微小腺外侵犯不再影响 T 分类或总体分期	Ⅰ
原发肿瘤(T)定义	T3a 为一个新的分类,特指最大径>4cm 且局限于甲状腺之内的肿瘤	Ⅰ
原发肿瘤(T)定义	T3b 为一个新的分类,被定义为任意大小的侵犯带状肌(胸骨舌骨肌、胸骨甲状肌、甲状舌骨肌或肩胛舌骨肌)的肿瘤	Ⅰ
区域淋巴结(N)定义	中央区淋巴结(N1a)定义得到扩展,既包括Ⅵ区也包括Ⅶ(上纵隔)区淋巴结 在之前的版本的定义中,Ⅶ区淋巴结属于侧颈淋巴结(N1b)	Ⅱ
区域淋巴结(N)定义	在一个或多个淋巴结通过细胞或组织学检查证实为良性的情况下才可诊断为 pN0	Ⅱ
预后分期组	对于 55 岁以上的患者,Ⅰ、Ⅱ、Ⅲ、Ⅳ期的定义有所变化	Ⅰ
预后分期组	对于 55 岁以上的患者,Ⅰ期现在包括了 T1N0 或 NXM0 及 T2N0 或 NXM0 的患者	Ⅰ
预后分期组	对于 55 岁以上者,Ⅱ期现在包括了 T1/T2N1M0 及 T3a/T3b 任意 NM0 的患者	Ⅰ
预后分期组	对于 55 岁以上者,Ⅲ期现在仅包括了 T4a 任意 NM0 的患者	Ⅰ
预后分期组	对于 55 岁以上者,Ⅳ期现在包括了 T4b 任意 N 任意 M 或任意 T 任意 NM1 的患者	Ⅰ
原发肿瘤(T)定义	与之前的版本将所有未分化癌定义为 T4 不同,第 8 版甲状腺未分化癌 T 分类与分化型甲状腺癌相同	Ⅱ
预后分期组	对于未分化甲状腺癌,局限于甲状腺之内为ⅣA 期;肉眼可见的腺外侵犯或颈部淋巴结转移为ⅣB 期;远处转移为ⅣC 期	Ⅱ
组织学分级(G)	删除了 GX~G4 的分级系统	Ⅱ

ICD-O-3 形态学编码

编码	描述
C73.9	甲状腺

WHO 肿瘤分类

编码	描述
8050	乳头状癌
8341	乳头状微小癌
8340	滤泡性变异乳头状癌
8230	实体癌
8290	许特尔细胞变异性乳头状癌
8330	滤泡癌
8331	非浸润性包裹性滤泡癌
8335	微浸润性滤泡癌
8350	广泛浸润性腺癌
8290	许特尔细胞癌
8337	低分化癌（特指低分化癌的亚型：岛状癌）
8021	未分化癌

DeLellis RA. Lloyd RV, Heitz PU, Eng C, eds. World Health Organization Classification of Tumours Pathology and Genetics of Tumours of Endocrine Organs. Lyon: IARC; 2004。

概述

本章提供了滤泡细胞来源的甲状腺癌分期相关的预后信息和建议。分期建议针对甲状腺乳头状癌（PTC）、甲状腺滤泡状癌（FTC）、间变性甲状腺癌、低分化甲状腺癌及其各类亚型。此外，本章也提供了残余甲状舌管以及卵巢甲状腺肿来源的甲状腺癌的预后信息，但并未提供特定的分期建议。甲状腺髓样癌和甲状腺淋巴瘤的分期和预后信息分别参见第74章和第79~80章。

"甲状腺癌"这个名词包括了甲状腺滤泡细胞或滤泡旁C细胞来源的几种不同的组织学类型。甲状腺乳头状癌和滤泡状癌（及其亚型）归类为滤泡细胞来源的分化型甲状腺癌，总体而言预后很好，10年生存率达90%~95%。甲状腺乳头状癌是甲状腺癌最常见的类型，占所有甲状腺癌的90%以上。

低分化甲状腺癌可能起源于PTC或FTC，预后较差，10年生存率约为50%。反之，甲状腺未分化癌是一种来源于甲状腺滤泡细胞，侵袭性强的去分化肿瘤，并且在大多数研究中，其5年生存率均低于10%。

过去20年间美国的甲状腺癌的发病率显著上升，已成为发病率上升最快的癌症之一[1]。甲状腺癌快速增长的发病率很大程度上是由于相对较小（<2cm）的PTC诊断率的提高，相比之下，较大的肿瘤发病率的增长则要缓慢得多[2]。

目前，临床上已有许多用于预测分化型甲状腺癌疾病特异性死亡的分期系统[3]，每种分期系统均基于首次治疗时的小部分临床病理学特征而制订的，其中包括诊断年龄、组织学类型、肿瘤大小、腺外侵犯和远处转移。并非所有分期系统中区域淋巴结转移被认为与预后显著相关[3]。尽管头颈其他部位的癌症分期完全基于疾病的解剖学范围，但对于独特的来源于甲状腺的恶性肿瘤而言并不适用。甲状腺癌组织学类型和患者年龄对肿瘤的生物学行为和预后具有十分重要的意义，因此这些因素也被纳入分期系统中。

尽管目前尚无某一分期系统被证实明显优于其他分期系统，但AJCC的TNM分期具最高的方差比例（一种评估分期系统预测目标结局效能的统计学方法），是美国甲状腺协会（ATA）和美国癌症综合网（NCCN）指南推荐的分期系统[3~5]。除AJCC TNM分类进行初步分期外，ATA同时推荐了：①预测临床结局而非疾病特异死亡率的其他分期系统（如复发风险、疾病迁延风险）和②一种根据治疗效果和肿瘤生物学行为以校正风险预估的方法[3,4]。

传统的风险分层被认为是一种针对首次风险分层的静态评估，但现在的评估策略强调对首次治疗后的初始风险评估进行个体化修正[4]。一些因素比如初次术后第4~6周血清甲状腺球蛋白水平、甲状腺球蛋白倍增时间、转移部位的放射性碘（RAI）、氟脱氧葡萄糖（FDG）的活性，对于在随访期间鉴别新发/进展性甲状腺癌可能具重要的预后价值[3,4,6]。

甲状腺外来源的分化型甲状腺癌

此部分甲状腺癌不依据本分期系统进行分期，仅用于提供信息，故被纳入本章。

甲状舌管囊肿来源的甲状腺癌

甲状舌管囊肿在成人中的发病率可高达7%，

通常内含鳞状上皮、假复层、纤毛柱状上皮细胞和异位甲状腺细胞[7~10]。逾 90%~95%的甲状舌管囊肿来源的甲状腺乳头状癌局限于囊肿之内，并无局灶侵犯或转移，且通常在术前诊断为良性甲状舌骨囊肿，术后才得到确诊[11,12]。

此种来源的 PTC 肿瘤全切术后(通常是伴或不伴甲状腺切除的 Sistrunk 手术)预后良好，复发率非常低，10 年生存率超过 95%[12]。鳞状细胞癌预后明显较差[11]。因文献曾报道的残余甲状舌管的癌症病例尚不及 300 例，因此准确地鉴别其预后特征十分困难。Plaza 等[13] 建议将局限于残余甲状舌管的肿瘤定义为低危肿瘤，仅需 Sistrunk 手术处理即可。尽管残余甲状舌管来源的 PTC 和原发于甲状腺的 PTC 预后十分相似，但其淋巴引流可能并不相同，残余甲状舌管来源 PTC 的Ⅰ区淋巴结转移比原发甲状腺 PTC 更为常见[14]。尽管未被最后证实，但那些囊肿外肿瘤侵犯。局部或远处转移，或者具有侵袭性更强的组织学类型(如鳞状细胞癌)的患者似乎预后更差。

恶性卵巢甲状腺肿来源的甲状腺癌

卵巢甲状腺肿是一种单胚层类型的卵巢成熟畸胎瘤，其全部或主要由甲状腺组织构成[15]。由于更有可能是高分化 PTC 或 FTC，卵巢甲状腺肿来源的甲状腺癌诊断非常困难[16,17]。在文献报道中该病例不及 200 例[18~20]。尽管原发肿瘤大小可能为 1~200mm 不等，但 80%的肿瘤在确诊时仍局限于卵巢内[21]。转移虽然少见，但可能出现腹腔内、肺或骨转移[16]。

本病首次治疗后的 10 年生存率为 89%~94%，20 年生存率为 84%~85%[21,22]。监测、流行病学与最终结果(SEER)数据库的一项纳入 68 位患者的研究中，中位随访时间 8 年后仅一位患者死于该疾病[21]。尽管目前尚无被广为接受的恶性卵巢甲状腺肿的分期系统，Yassa 等[23] 建议将局限于卵巢的未见恶性组织学特征且小于 2cm 的卵巢甲状腺癌患者应考虑为低危患者，而较大的、发生卵巢外侵犯、转移播散及组织学类型较差的肿瘤则应被归为高危组。

解剖学

原发部位

甲状腺通常由左右两个腺叶组成，靠近气管上部前侧和食管(图 73.1)。两侧腺叶由峡部连接，部分人群中可能自峡部向头侧伸出一个锥状叶至甲状软骨。

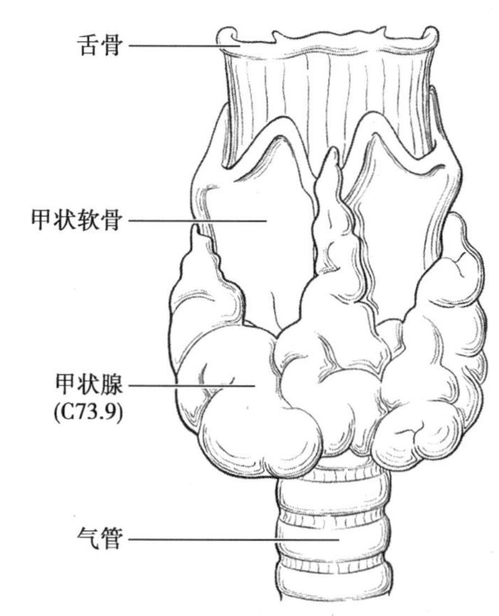

图 73.1　甲状腺的解剖结构

很少数情况下，甲状腺癌症会起源于位于甲状腺腺叶以外的甲状腺滤泡细胞，如残余甲状舌管、位于颈部或上纵隔的甲状腺组织(甲状腺胸腺延伸叶)以及卵巢(恶性卵巢甲状腺肿)。

区域淋巴结

淋巴结区域的边界通常采用七区法来划定(图 73.2)[24,25]。中央区淋巴结通常指Ⅵ区、Ⅶ区淋巴结，而侧方颈区淋巴结通常指Ⅰ、Ⅱ、Ⅲ、Ⅳ、Ⅴ区淋

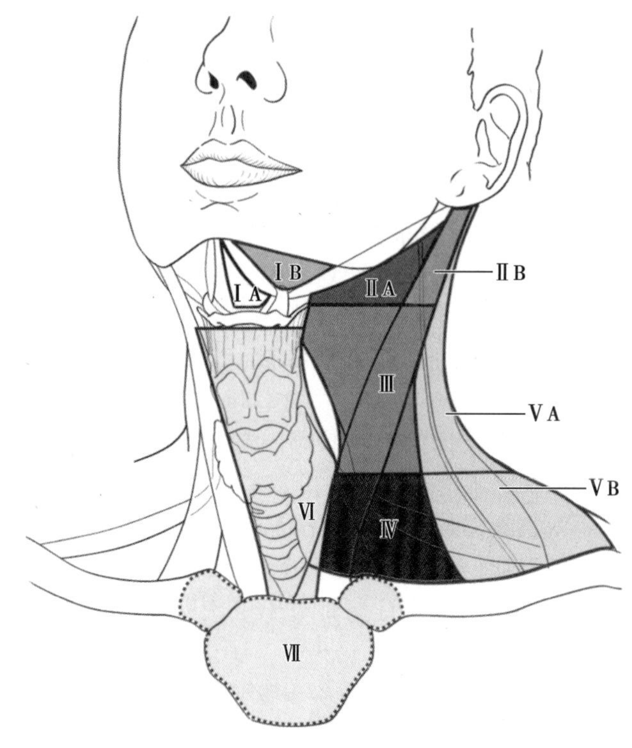

图 73.2　颈部淋巴结分区位置

73

巴结。淋巴结转移的第一站通常包括毗邻甲状腺的喉旁、气管旁和喉前(Delphian)淋巴结。

淋巴结转移也会发生于颈上组(ⅡA区),中组(Ⅲ区),下组(Ⅳ区)淋巴结,锁骨上淋巴结(Ⅴ区),以及较少见的上颈深部和脊副淋巴结(ⅡB区)。而颌下和颏下淋巴结(Ⅰ区)转移很少见。上纵隔淋巴结(Ⅶ区)转移较常见,包括前部和后部。咽后淋巴结转移通常出现在颈部淋巴结广泛转移的情况下。双侧转移较常见。

转移部位

约2%~5%的分化型甲状腺癌可能出现远处转移[26,27]。远处转移最常见的部位包括肺实质(80%~85%),其次是骨骼(5%~10%)和脑(1%)。转移至肝脏、肾、肾上腺、垂体及皮肤较为少见。

分类原则

临床分期

大多数甲状腺癌患者在常规甲状腺检查时表现为无症状的甲状腺结节。声音嘶哑、吞咽困难或上呼吸道等症状提示局部疾病更具侵犯性。高危患者远处转移通常表现为无症状的肺结节,但也可能表现为疼痛性骨转移或引起局部神经或血管损害的肿块。

NCCN和ATA指南中提供了详细的术前评估和管理指导意见[4,5]。甲状腺癌的术前分期通常需要颈部超声检查以评估甲状腺和中央区、侧颈部淋巴结转移情况。对于可疑的甲状腺结节,或出现异常的淋巴结,术前应采取细针穿刺,以获得明确的诊断并制订合适的手术计划。除了临床上怀疑明显的甲状腺外侵犯或颈部/纵隔淋巴结肿大,不建议使用FDG正电子发射断层扫描(PET)扫描或颈部计算机断层扫描(CT)/磁共振(MR)成像检查。

大多数分化型甲状腺癌患者的治疗日期应是甲状腺切除术的日期。极少数情况下,一些术前或非手术患者需接受放疗、化疗、转移瘤切除或其他新辅助治疗;在上述情况下,治疗日期为这些治疗的开始日期。诊断日期对应于甲状腺癌的细胞学或组织学确诊的日期。

原发肿瘤大小(T分类)基于甲状腺内最大病灶的大小计算,即手术切除送病理检查时确定。在未手术病例,可通过将横断面成像研究与组织活检报告(细胞学或组织学)相结合来推断原发病灶大小;这种做法可能会更常见,2015年ATA指南,允许对细胞学证实为PTC或超声高度可疑PTC的≤1cm甲状腺结节,采取积极监测(观察而非立即手术)[4]。即使超声检查提示甲状腺癌可能性高于70%~90%[28~30],仍需细胞学或组织学确诊。

甲状腺外侵犯是指原发灶侵犯周围软组织。影像学检查或术中探查可以发现甲状腺癌外侵情况,并可分为T3b类(仅累及带状肌)、T4a类(累及皮下软组织、喉、气管、食管、肌肉或喉返神经)和T4b类(累及椎前筋膜或包绕颈动脉或纵隔血管)。四组舌骨下肌群通常被称为带状肌(包括胸骨舌骨肌、胸骨甲状腺、甲状舌骨肌和肩胛舌骨肌)。当肿瘤累及甲状腺周围脂肪组织、带状肌、神经或小血管结构,通过显微镜可发现临床不可见的微小的肿瘤腺外侵犯。因甲状腺纤维囊通常不完整,故难以确定甲状腺癌和纤维脂肪组织之间的边界是否存在外侵,抑或是该区域内没有明确边界的甲状腺纤维囊。鉴于此以及镜下腺外侵犯对预后影响不大,因而显微镜下发现的腺外侵犯不属于T3b。

临床N1(cN1)包括了临床发现明显的淋巴结转移(体检或影像学检查),和细胞学证实转移性淋巴结。M1可通过细胞学/组织学检查、转移病灶放射性碘(RAI)摄取活性或其他影像学检查(如血清甲状腺球蛋白异常升高,ATA高危患者)等评估证实。

影像学检查

治疗前影像学检查

通常建议患者行颈部超声评估甲状腺病灶、颈中央区和外侧区淋巴结转移。颈部或远隔部位的CT或MR通常适用于晚期患者,例如出现局部侵犯的原发肿瘤、多发或显著的淋巴结转移、远处转移或未分化癌等。不常规推荐患者行PET/CT,但在有可能发生远处转移患者,例如分化不良甲状腺癌、许特尔细胞癌和未分化癌等,FDG-PET可作为辅助检查[4,5]。

因甲状腺未分化癌的局部和远处转移的可能性很高,初始分期的检查通常包括颈部超声,头、颈、胸、腹部和骨盆的CT或MR及FDG-PET。PET/CT可替代远隔部位CT检查。

上述影像学检查是术前临床分期的主要依据。临床T分类是基于原发肿瘤的大小和影像学提示肿瘤是否侵犯带状肌、皮下软组织、喉、气管、食管、喉返神经或椎前筋膜或绕颈动脉或纵隔血管。淋巴结转移区域用于确定临床 N 分类(颈中央区与侧颈区)。大多数患者是临床 MX,因为除了局部晚期或甲状腺未分化癌患者,通常不常规使用功能性(RAI)成像。

临床分期的难点之一是,尽管通常在常规超声检查中发现非特异性颈部淋巴结,但无法以此可靠地分类为 cN0 或 cN1。临床上超声检查中最小径>8mm 的淋巴结常行细针穿刺,并决定初始治疗方式[4]。同样,非特异性肺结节在一般人群中也相当普遍,因此这些检查无法成为甲状腺癌术前的良、恶性证据。

治疗后影像学检查

很多患者在术后数周开始接受放射性碘扫描,并在后续随访中接受放射性碘扫描。放射性碘扫描利用了大多数甲状腺癌或正常细胞具有摄碘能力。甲状腺外碘摄取增高通常表明存在持续性或复发性甲状腺癌,但也会出现假阳性,因此需要结合血清甲状腺球蛋白浓度和其他高危复发因素分析。

超声检查是大多数患者的首要影像学检查,检查频率参考初治的风险分层和治疗有效或缓解情况。具有区域性或远处转移高危因素患者,可通过 CT 或 FDG-PET 评估,结合患者血清甲状腺球蛋白水平和治疗效果[4]。

因甲状腺未分化癌的复发和远处转移风险高,故影像学检查的频率更高。通常治疗后第一年每 1~3 个月行一次头颅、颈部、胸部、腹部和骨盆影像学检查,第二年为每 4~6 个月一次,PET/CT 也在初始治疗后 3~6 个月进行,以判断残余肿瘤或复发[31]。

放射性碘成像通常使用^{123}I 或^{131}I,通常在 RAI 后 24~48 小时进行。^{124}I 的半衰期为 4.18 天,会导致延迟成像。PET/CT 检测较小的病灶具有高灵敏度,且 CT 可以协助解剖定位。PET/CT 的定量性质还考虑到^{131}I 进行放射性碘治疗的剂量测定治疗计划,使肿瘤部位剂量最高,同时限制对骨骼和其他器官的毒性。这种成像技术尚未获得广泛接受,但正在不同地方进行实验测试。

病理学分期

病理分期需使用临床分期的所有信息及手术切除标本的组织学结果。外科医师对手术标本中的肉眼可见的甲状腺外侵犯的描述也应考虑在内。

仅在组织学检查中发现而临床上不明显的微小甲状腺外侵犯,在本版分期中不被纳入分期的危险因素。有或无微小的甲状腺外侵犯的肿瘤分期之间没有区别。然而,若存在可被影像学检查或在术中发现肉眼可见的腺外侵犯,则应归为 T3b(腺外侵犯仅累及带状肌),T4a(腺外侵犯累及皮下软组织、喉、气管、食管、肌肉或喉返神经)或 T4b(腺外侵犯累及椎前筋膜或包裹颈动脉或纵隔血管)。此外,因存在腺外侵犯者的预后较差,故年龄大于 55 岁的 T3b 患者被归为Ⅱ期,T4a 患者被归为Ⅲ期,T4b 患者被归为Ⅳ期。

"任何 N"表示淋巴结转移状态包括 pN0、pN1、pNX、cN0 或 cN1,分类时无需获知淋巴结转移病理学检查结果。pNX 的患者若属于 cN0,则在分期表中归为"cN0/pNX"。如前所述,亚临床(cN0)病灶虽然存在 pN1,但对预后意义不大,且与 pN0 患者预后并无明显差异。因为对淋巴结最少取样数量没有要求,病理上一个或更多的淋巴结证实为良性即为 pN0。

通常患者术后 1~3 个月才进行 RAI 扫描,因此术后无法立即获知 N/M 状态;应在术前 4 个月内对转移病灶进行鉴别,以此确证 N 和 M 分类。

与 AJCC 分期一致,即使癌症存在进展或者复发,在随访的前四个月内确定的分期也不随着时间而改变。然而在初次分期以后,随着随访的进行,不断获取新的数据,则可能会对患者进行"重新分期",小写字母 r 代表重新分期。在分化型甲状腺癌中,临床医师观察到疾病结构性复发或进展(疾病结构或功能上的证据)和疾病生化性复发或进展(甲状腺球蛋白异常但没有结构或功能上的疾病证据)。与初期分期方法一致,再分期仅基于结构或功能上可以识别的疾病,而并非基于疾病的异常生物标志(血清甲状腺球蛋白或甲状腺球蛋白抗体)。

预后因素

分期所需的预后因素

确诊时的年龄

不同于大多数恶性肿瘤,在过去的分期系统中,患者确诊时的年龄一直被认定为甲状腺癌疾病特异性生存(DSS)的独立预后因素。早在 1979 年就有研究报道,45 岁以上确诊的分化型甲状腺癌患者预后相对较差[33]。自 1983 年《AJCC 癌症分期指南》第 2 版发布以来,AJCC TNM 分类系统就将 45 岁这个年龄分界点作为 DSS 的主要预后因素,而其他大多数临床病理学分期系统也都采用了位于 40~

73

50 岁范围之内的年龄分界点[3]。作为一个术后预后分层模型，MACIS 系统也在 40 岁以上的患者中将年龄作为一个连续性变量来使用[34]。

多项研究结构已证实，PTC 的死亡率从约 35 岁起随年龄增加而增长[35~43]。然而，目前尚无一个单一的年龄分界点可很理想地将患者分成两个单独的危险分层。很多学者推荐使用列线图[37,44]、数学模型[34,45]或者多个年龄分层[37,46]以便更好地反映年龄与疾病特异性死亡的连续性关系。一些学者则推荐在预后模型中使用 55 岁作为最佳的单一分界点[47~51]。

最近的一项国际多中心回顾性研究表明，将年龄分界点从 45 岁增加至 55 岁后，17%的总体患者被下调至更低的预后风险组别[37,52]。总体而言，当年龄分界为 55 岁时，10%的患者将从 45 岁作为分界年龄时的Ⅲ/Ⅳ期下调至Ⅰ/Ⅱ期，并且这种改变并不会影响低风险组的整体生存曲线。此外，采用 55 岁作为分界年龄还能使不同风险组别之间的生存曲线区分更明显，如Ⅰ期生存率 99.6%，而Ⅳ期为 70%。相比之下，使用 45 岁作为分界所对应的两个生存率则为 99.6%和 79%。同样地，Ito 等[49]证实，相比于国际抗癌联盟（UICC）TNM 分类系统，一种术中分期系统（iStage）可更有效地将甲状腺癌的预后区分开来。所以，尽管年龄分界增至 55 岁可能并不会显著影响 TNM 分类系统的预后效能，但却可以避免将本应属于低危（Ⅰ/Ⅱ期）的 45~55 岁之间患者的 TNM 分类被过度提高。

组织学类型

肿瘤的组织学类型应在病理报告中注明。组织学类型没有相关的分界值。AJCC 证据级别：Ⅰ级。

其他重要临床预后因素

腺外侵犯

腺外侵犯根据累及范围的不同，可分为累及重要结构的明显腺外侵犯（T3b、T4a、T4b）和虽然越过包膜，但仅通过组织学检查才能确定微小腺外侵犯。

明显腺外侵犯可注明在手术记录中，而微小腺外侵犯只能在病理报告中记为原发肿瘤越过甲状腺包膜侵犯周围组织。

明显腺外侵犯（参见 T3b、T4a 和 T4b 类的定义）可于术前或术中发现，并且可以作为确定分期的重要依据，而仅通过组织学检查才能发现肿瘤越过包膜的微小侵犯则无法用作分期的依据。AJCC 证据级别：Ⅰ级。

在分化型甲状腺癌中，明显腺外侵犯不仅能增加疾病复发率，而且会降低生存率[53~55]。大多数分化型甲状腺癌的分期系统（AMES、MACIS、AJCC、UICC）都将明显腺外侵犯作为复发和/或死亡的重要预测因素[3]。

《AJCC 癌症分期指南》第 6 版首次将最小限度的腺外侵犯和明显腺外侵犯区分开来。学者们将最小限度的腺外侵犯（如侵犯至胸骨甲状肌或甲状腺周围软组织）降低至 T3。自从这个描述在 2002 年被提出以来，甲状腺癌的临床和病理学相关研究一直在尝试明确微小的腺外侵犯与分期的相关性。

从病理学角度而言，甲状腺的包膜是不完整的。正常情况下，甲状腺本身就可能含有脂肪组织及骨骼肌成分。根据美国病理学会的观点，定义最小限度的腺外侵犯可能缺乏准确性与客观性。Ghossein 等[57,58]指出，在某些情况下甲状腺的脂肪组织和骨骼肌成分不应被误认为是甲状腺癌腺外侵犯[56,57]。

过去十年的临床研究结果已确认，微小腺外侵犯和明显腺外侵犯的临床意义存在着细微差别。最近的一些研究表明，显微镜下的腺外侵犯并非甲状腺癌迁延或复发的独立预后因素：即仅有镜下腺外侵犯的患者与肿瘤全部局限于甲状腺内的患者无病生存率相等[58~62]。一项关于 T1/T2 高分化甲状腺癌的研究显示，仅有镜下腺外侵犯的患者的 10 年疾病特异生存率或无复发生存率与肿瘤局限于腺内的患者并无明显差别[63]，而前者在过去的分期系统中仅因存在腺外侵犯就会将 T 分类上调。在较小的分化型甲状腺癌中，微小/镜下腺外侵犯与局限于腺内的肿瘤预后相同似乎已达成共识。

然而，一些回顾性研究认为微小腺外侵犯与肿瘤淋巴结转移以及淋巴结包膜外侵犯之间具有相关性[59,61,64~65]，并进一步推论认为微小腺外侵犯能反映出甲状腺乳头状癌的生物学特性。但是，这些研究中没有一项认为微小腺外侵犯是甲状腺癌迁延、复发或生存的独立预后因素。最近一项大型临床病理学研究认为，甲状腺乳头状癌的腺外侵犯与淋巴结包膜外侵犯无关，但却与淋巴结转移数量密切相关[66]。

在分化型甲状腺癌中，切缘阳性与腺外侵犯的临床意义可能是类似的。R0 切除（镜下切缘阴性）患者的预后似乎与 R1 切除（镜下切缘阳性）并没有明显差别[60,67]。然而，肉眼可见阳性切缘（R2，或不完整切除）的患者复发或疾病特异性死亡的风险则明显升高。

淋巴结转移

临床分期所需的信息可以在术前影像学检查或其他临床检查的报告中获得,而病理分期所需的信息是在病理报告中获得的,但无分界值。AJCC 证据级别:Ⅰ级。

经过高分辨率的影像学检查,广泛的颈清扫以及仔细的组织学检查后,高达 80%的 PTC 患者可被证实存在区域淋巴结转移[68]。在很多时候,淋巴结转移灶非常小(<1cm),但高达 35%的患者可能存在更大的淋巴结转移[68,69]。区域淋巴结转移在甲状腺髓样癌和未分化癌中也很常见,但在滤泡状癌和许特尔细胞癌中则相对少见。

大多数研究[59,70~77](虽然并非所有[34,78,79])都认为分化型甲状腺癌的淋巴结转移具显著的预后意义。在老年患者中,淋巴结转移对预后的影响最为显著[59,72~74,76,77]。基于以上的研究,之前的 AJCC 分期系统使用 N1 来描述淋巴结转移,并且用其来影响 45 岁以上患者的分期。

在年轻患者中,淋巴结转移对预后的影响则更有争议。然而,最近基于 SEER 数据库和美国国家癌症数据库(NCDB)的一些研究用强有力的证据证明,对于 45 岁以下的患者,淋巴结转移对于总体生存的影响在统计学上具有显著差异[70,76]。然而对于确诊年龄在 45 岁以下的患者,这种显著的统计学差异实际上表现为没有淋巴结转移的患者 20 年校正生存率为 97%,而有淋巴结转移的患者则为 96%[70]。

淋巴结因素与甲状腺癌生存之间的关系目前并没有像其与复发之间关系的研究那样相对比较完善。一些研究表明,侧方颈淋巴结转移会导致不良预后[74~76,80],这个结论是我们依据淋巴结转移部位(中央区 vs 侧方颈淋巴结)来区分预后风险的基础。然而,由于预防性颈清扫的范围很少会包括侧方颈淋巴结,所以上结论都会受到一个混杂因素的影响,那就是侧方颈区转移淋巴结通常要比中央区转移淋巴结(偶然切除或预防性颈清扫切除)大的多。所以,我们很难从这些回顾性研究中去区分淋巴结对于预后的影响到底是由于转移淋巴结部位(侧方颈 vs 中央区)还是由于其大小或数量造成的。一些研究[70](但并非所有[71,75])认为转移淋巴结的数量可能与生存相关。Adam 等[70]使用 SEER 和 NCDB 两个数据库对 45 岁以下的患者进行了一项分析,在校正了一些重要混杂因素后得出,转移淋巴结的数量与生存之间在统计学上具有显著相关性。在其研究中,在淋巴结转移数量为 6 个或 6 个以下时,肿瘤死亡率随淋巴结转移数量的增加而递增。而淋巴结转移数量继续增加时,死亡率则不再继续增长。

多个研究都证实了淋巴结包膜外侵犯与甲状腺癌迁延或复发之间的关系[68,80~82]。也有研究表明,淋巴结包膜外侵犯在小于 1cm 的淋巴结转移灶中并不常见[83]。一些研究[64](但并非所有[66])显示淋巴结包膜外侵犯和原发肿瘤腺外侵犯之间存在相关性。尽管有几篇文献[48,80,82,84,85]表明淋巴结包膜外侵犯与 DSS 在统计学上具有明显相关性,但其中每项都是规模很小的单中心研究,并且均缺乏长期随访。此外,淋巴结包膜外侵犯对生存的影响似乎要结合具体的临床情况,对于 BRAF 突变[82]或者有侧方颈淋巴结转移[48]的肿瘤似乎影响要更显著一些。所以,尽管数据明确显示在分化型甲状腺癌中,淋巴结包膜外侵犯与 DSS 可能有很强的相关性,但现有证据级别还不足以将其列为一个独立的预后因素。

一些学者也探究了淋巴结转移率(转移淋巴结占检出淋巴结的比率)对预后的影响。0.42 以上的淋巴结转移率与不良预后相关,但当侧方颈部淋巴结转移的患者被排除时,这种相关性则没有了显著的统计学意义[75]。同样,另一项研究表明,对于淋巴结转移的患者,无论年轻还是年老,甚至仅限定 6 个或 6 个以上淋巴结转移的患者进行分析,淋巴结转移率都不是一个显著影响生存的预后因素[71]。

目前为止,还没有研究充分探究过转移淋巴结大小对生存的影响。有些病理科医师报告的是整个转移淋巴结的大小,而有些病理医师则只报告淋巴结内转移灶的大小,这无疑就使相关的研究更为复杂。然而,一些临床观察研究发现,小容量淋巴结转移对总体生存可能几乎没有影响。广泛的颈清扫可以在高达 80%的患者中发现颈部淋巴结转移[68]。尽管 DSS 高达 99%以上,预防性颈清扫仍能在 40%~50%的甲状腺微小癌患者中发现中央区淋巴结转移以及在 45%的甲状腺微小癌患者中发现侧方颈区淋巴结转移[86~89]。通常情况下,预防性颈清扫发现的淋巴结转移都比较小(95%的转移灶<1cm,平均 2~3 个淋巴结转移)[87,88]。由于作为患者分期依据的组织学检查通常仅检验 3 个或更少的淋巴结[71,75],有时甚至没有淋巴结检出[70,77],因此被归类为 N0 的患者如果接受了广泛的颈清扫,实际很多都应被归为有小容量转移的 pN1 类。所以,被归类为 cN0,pN0 和仅有小容量淋巴结转移的 pN1 患

者的复发风险和死亡率都是非常相近的。当我们将这些结果与小容量淋巴结转移(≤5 个小于 1cm 的淋巴结转移)的低复发风险结合在一起的时候[68]，显而易见，小体积淋巴结转移在分化型甲状腺癌中几乎没有预后意义。

总之，颈部淋巴结转移似乎在大多数分化型甲状腺癌中都有着很强的预后意义。这种预后意义对于成年患者整体而言具有统计显著性，而且 N1 的临床意义在老年患者中是最明显的，但若 N1 患者不同时伴有 T4a、T4b 或 M1 类疾病，其对总体生存的影响可能就会明显下降。就淋巴结转移的具体特征而言，侧方颈淋巴结转移往往要比中央区淋巴结转移的预后更差，尽管目前还不清楚这种相对较差的预后是否与转移淋巴结的大小或数量相关。而淋巴结转移数量似乎也与预后相关，但还需更多研究，特别是在老年人群中进一步证实。小容量淋巴结转移对复发和 DSS 的影响则微乎其微。

年龄、腺外侵犯和颈部淋巴结转移预后分期分组

在区分Ⅰ期和Ⅱ期患者肿瘤特异性死亡风险方面，之前几版的 AJCC 分期系统并未达到最佳预测。此外根据过往的分期系统，仅不及 20%的Ⅲ期和Ⅳ期患者最后因甲状腺癌而死亡。在多数研究中，Ⅰ期及Ⅱ期患者的 5 年或 10 年生存率(总体生存率或相对生存率)约为 97%~100%，而Ⅲ期患者中则为 88%~95%。Ⅳ期患者的 10 年生存率则一致保持在 50%~75%范围内[52,90~92]。然而在《AJCC 癌症分期指南》第 7 版的Ⅳ期患者中，Ⅳc 期患者的预后要显著差于Ⅳa/b 期患者，两组患者的 10 年生存率分别约为 50%和 70%[76,92]。

在《AJCC 癌症分期指南》第 7 版中，如果原发肿瘤为 T1~T3，则存在颈中央区淋巴结转移的患者分期提升至Ⅲ期，而如果原发肿瘤为 T1~T4a，存在侧方颈区淋巴结(N1b)转移的患者分期提升为Ⅳa 期。这种分层是基于先前的研究，数据表明年龄较大的 N1 分类患者生存率较低，以及 N1b 比 N1a 预后更差[59,70~77,79]。在这些研究中，所有的 N0 患者总体生存率为 80%~85%，而 N1 患者则为 75%~80%[72~77]。相较于老年患者，在年轻患者中，N0 和 N1 患者总体生存率的差异要小得多(<1%~2% vs 5%~10%)[52,70,77,90~93]。

此外，年龄较大的患者中，N1 类疾病相关的死亡风险很大程度上可以归因为在具有显著临床意义的 N1b 类淋巴结转移的基础上，患者还常常伴发有远处转移(M1 类)和/或 T4a/b 类肿瘤。比如在老年患者中，N0 患者(仅有 1.5%同时为 M1 类)的 DSS 可高达 99%，而转移至Ⅱ~ⅤA 区淋巴结(5%为 M1 类)和转移至Ⅴb/Ⅶ区淋巴结(10%为 M1)的 N1 类患者的 DSS 分别为 92%和 85%[93]。之前也有研究分析了淋巴结转移对非 M1/T4b 类患者的预后影响，结果表明 T1~3N1bM0 和 T4aN1M0 期患者的死亡风险非常低[39,52,74,94~97]。例如，N1bM0 期的 15 年相对生存率为 85%[92]，有报道提示 T1~3N1M0 期的 DSS 为 96%~97%，而 T4a 任意 NM0 的患者(DSS 为 82%)和 T4aN1b 期患者(DSS 为 70%)的预后则明显更差[52,74,89,94]。

尽管大多数研究认为淋巴结转移会显著增加老年患者的肿瘤特异性死亡风险，而年轻患者死亡风险增加的程度可能稍低，但该风险增加的量级无论和 T4a/b 还是 M1 疾病相比均小很多。因此在《AJCC 癌症分期指南》第 8 版中，N1 疾病在确诊年龄 55 岁以下的患者中被归为Ⅰ期，而 N1 类疾病在 55 岁及以上的患者中则被重新归类为Ⅱ期。因这些 55 岁及以上的 N1 患者若不同时伴有 T4a 或 M1 类疾病，生存率应接近 85%~95%，因此相应的分期改动应定义出一组预后比Ⅰ期疾病预后更差的患者队列。

就《AJCC 癌症分期指南》第 7 版的Ⅳ期分组情况而言，显而易见其可被细分为两个单独的亚组：一组为伴远处转移的患者(ⅣC 期)，而另一组是无论淋巴结情况如何，但有明显腺外侵犯的患者(T4a/b 类)。因老年患者中所有 N1 类都被归为了Ⅱ期疾病(在年轻患者中仍为Ⅰ期)，原有的Ⅲ期只包括了 T3N0，但该部分患者的死亡率应不会很高。因此，在《AJCC 癌症分期指南》第 8 版的Ⅲ期中纳入了 T4a+任意 N+M0 的老年患者，并且这部分患者的生存曲线应当和《AJCC 癌症分期指南》第 7 版中ⅣA 期非常接近。最终，T4b+任意 N+M0 以及所有 M1 类(任意 T、N)将被定义为《AJCC 癌症分期指南》第 8 版中的Ⅳ期。

为了验证《AJCC 癌症分期指南》第 8 版，纽约纪念医院(斯隆-凯特琳)癌症中心头颈外科的 Ian Ganly 和 Jatin Shah[52] 使用其已经发表的数据库对上述改动部分进行了重新分析。

淋巴结转移部位(N1a vs. N1b)

淋巴结转移部位指的是中央区(N1a)或者侧颈部(N1b)淋巴结转移。淋巴结转移部位记录于手术记录或病理报告。此变量没有分界值。AJCC 证据级别：Ⅱ级。

淋巴结转移数量

淋巴结转移数量是依据组织学检查发现的甲

状腺癌转移灶而确定的。淋巴结转移数量应在病理报告中加以描述。此变量没有分界值。AJCC 证据级别：Ⅱ级。

淋巴结采样数量

组织学检查的淋巴结数量既包括了良性淋巴结，也包括了转移淋巴结，应在病理报告中予以记录。此变量没有分界值。AJCC 证据级别：Ⅱ级。

转移淋巴结最大径

最大的转移淋巴结的最大直径应精确到毫米，并且应该在病理报告中记录。此变量无分界值。AJCC 证据级别：Ⅱ级。

转移淋巴结内转移灶的大小

受累淋巴结内转移灶的最大直径应精确到毫米，并且应该在病理报告中予以记录。此变量无分界值。AJCC 证据级别：Ⅱ级。

淋巴结包膜外侵犯

淋巴结包膜外侵犯是指显微镜下或肉眼可见的透过淋巴结包膜的淋巴结转移。淋巴结包膜外侵犯应在病理报告中记录。此变量无分界值。AJCC 证据级别：Ⅱ级。

血管侵犯

血管侵犯定义为甲状腺癌侵犯血管结构。血管侵犯应在病理报告中加以记录。此变量无分界值。AJCC 证据级别：Ⅱ级。

术后血清甲状腺球蛋白

甲状腺球蛋白是具有甲状腺组织特异性的血清肿瘤标志物，通常在临床实验室中采用多种方法定量测量，使用单位 ng/ml 记录。此变量无分界值。AJCC 证据级别：Ⅱ级。

切除的完整性

切除完整性是指外科医师是否将肉眼可见的肿瘤全部切除。切除完整性通常在手术记录中记录，并且使用残余肿瘤（R）来分类。此变量无分界值。AJCC 证据级别：Ⅱ级。

组织学特性

除去 WHO 肿瘤分类表格中列出的一些特异的组织学亚型之外，一些其他的组织学特性也有着重要的预后意义，其中包括神经周围侵犯、肿瘤多灶性以及高核分裂指数[4]。这些组织学特性应在病理报告中记录。此变量无分界值。AJCC 证据级别：Ⅱ级。

滤泡细胞来源的甲状腺癌的生物学行为差异很大，既可以没有明显的临床表现（老年患者的甲状腺微癌），也可能高度致命（甲状腺未分化癌）。当分期被匹配对比后，PTC 和 FTC 的预后非常相近。一些侵袭性更强的变异亚型预后可能会稍差一些，比如低分化甲状腺癌，高细胞变异、鞋钉状变异以及柱状细胞变异的甲状腺乳头状癌。反之，非浸润性包裹性 FTC 以及非浸润性包裹性滤泡性变异的 PTC 预后相对较好[98,99]。在 WHO 肿瘤分类中，许特尔细胞癌被归类为一种变异的滤泡癌，然而最新的研究表明许特尔细胞癌与滤泡癌的生物学行为与基因变异方面存在差异，因此其可能更应该被归类为一个独特的组织学类型，而非滤泡癌的一个亚型[100]。尽管甲状腺未分化癌患者的 1 年总生存率不及 10%～20%，但偶然发现的较小未分化癌若科完整切除，预后相对更佳[31,101]。

风险评估模型

为支持各类预测模型在临床实践中的应用，AJCC 近期发布了用于评判各类统计学预测模型的评估指南[102]。然而，目前已发表的或已被用于临床的任何甲状腺癌相关的预测模型，均尚未由“AJCC 精准医疗核心工作组”通过该指南予以评估。AJCC 未来将会对符合 AJCC 评估指南的本病种的风险预测模型予以认可。

AJCC TNM 定义

原发肿瘤（T）定义

甲状腺乳头状癌、滤泡癌、低分化癌、许特尔细胞癌及未分化癌

T 分类	T 标准
TX	原发肿瘤无法评估
T0	无原发肿瘤证据
T1	肿瘤局限于甲状腺内，最大径≤2cm
T1a	肿瘤局限于甲状腺内，最大径≤1cm
T1b	肿瘤局限于甲状腺内，最大径>1cm，但≤2cm
T2	肿瘤局限于甲状腺内，最大径>2cm，但≤4cm
T3	肿瘤局限于甲状腺内，最大径>4cm，或任何肿瘤伴有累及带状肌的明显腺外侵犯
T3a	肿瘤局限于甲状腺内，最大径>4cm
T3b	任何肿瘤伴有累及带状肌的明显腺外侵犯（包括胸骨舌骨肌、胸骨甲状肌、甲状舌骨肌、肩胛舌骨肌）
T4	超越带状肌的明显腺外侵犯
T4a	任何肿瘤侵及皮下软组织、喉、气管、食管、喉返神经
T4b	任何肿瘤侵及椎前筋膜、包绕颈动脉或纵隔血管

73

区域淋巴结(N)定义

N 分类	N 标准
NX	区域淋巴结无法评估
N0	无区域淋巴结转移
N0a	伴≥1 个淋巴结经细胞学或病理检验为良性
N0b	无影像学或临床证据表明存在区域淋巴结转移
N1	伴区域淋巴结转移
N1a	伴Ⅵ区(气管前、气管旁、喉前/Delphian 淋巴结)或Ⅶ区(上纵隔淋巴结)转移,包括单侧和双侧转移
N1b	伴侧颈(Ⅰ、Ⅱ、Ⅲ、Ⅳ或Ⅴ区)淋巴结或咽后淋巴结转移,包括单侧、双侧及对侧转移

远处转移(M)定义

M 分类	M 标准
M0	无远处转移
M1	伴远处转移

AJCC 预后分期分组

分化型甲状腺癌

确诊年龄	T	N	M	分期分组
<55 岁	任何 T	任何 N	M0	Ⅰ
<55 岁	任何 T	任何 N	M1	Ⅱ
≥55 岁	T1	N0/NX	M0	Ⅰ
≥55 岁	T1	N1	M0	Ⅱ
≥55 岁	T2	N0/NX	M0	Ⅰ
≥55 岁	T2	N1	M0	Ⅱ
≥55 岁	T3a/T3b	任何 N	M0	Ⅱ
≥55 岁	T4a	任何 N	M0	Ⅲ
≥55 岁	T4b	任何 N	M0	ⅣA
≥55 岁	任何 T	任何 N	M1	ⅣB

甲状腺未分化癌

T	N	M	分期分组
T1～T3a	N0/NX	M0	ⅣA
T1～T3a	N1	M0	ⅣB
T3b	任何 N	M0	ⅣB
T4	任何 N	M0	ⅣB
任何 T	任何 N	M1	ⅣC

肿瘤登记需收集的变量

1. 组织学类型
2. 确诊时的年龄
3. 淋巴结转移数量
4. 转移淋巴结的最大直径
5. 转移淋巴结内转移灶的最大直径

组织学分级(G)

目前尚无正式的甲状腺癌组织学分级系统。

组织病理学类型

乳头状癌
乳头状微小癌
滤泡性变异的乳头状癌
实体变异的乳头状癌
许特尔细胞变异的乳头状癌
滤泡癌
非浸润性包裹性滤泡癌
微小浸润性滤泡癌
广泛浸润性滤泡癌
许特尔细胞癌
低分化甲状腺癌(特指低分化癌的亚型:岛状癌)
未分化癌

生存数据

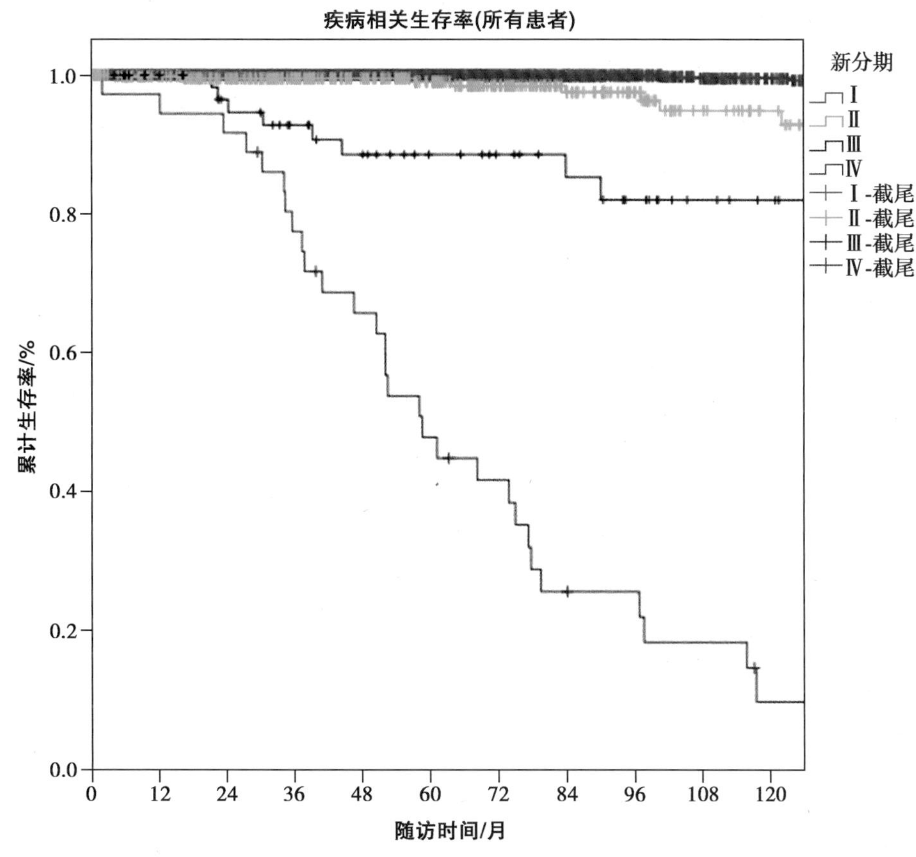

图 73.3 所有患者的疾病特异性生存情况根据《AJCC 癌症分期指南》第 8 版(使用纽约纪念医院斯隆凯特琳癌症中心数据)

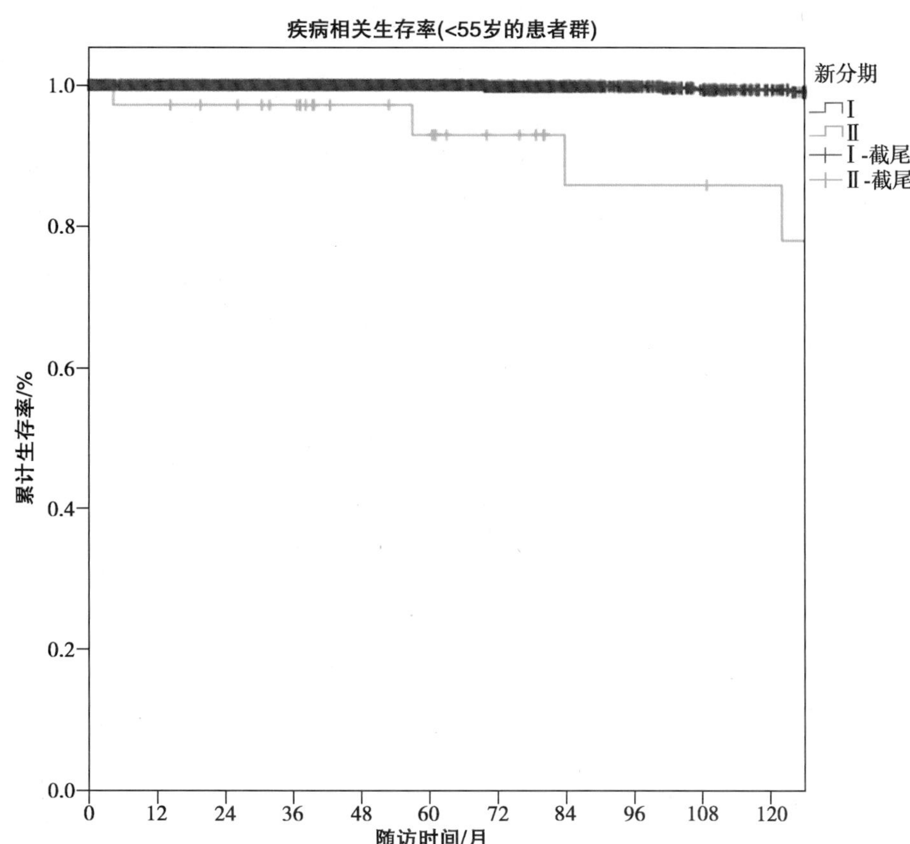

图 73.4 <55 岁患者的疾病特异性生存情况根据《AJCC 癌症分期指南》第 8 版(使用纽约纪念医院斯隆凯特琳癌症中心数据)

73

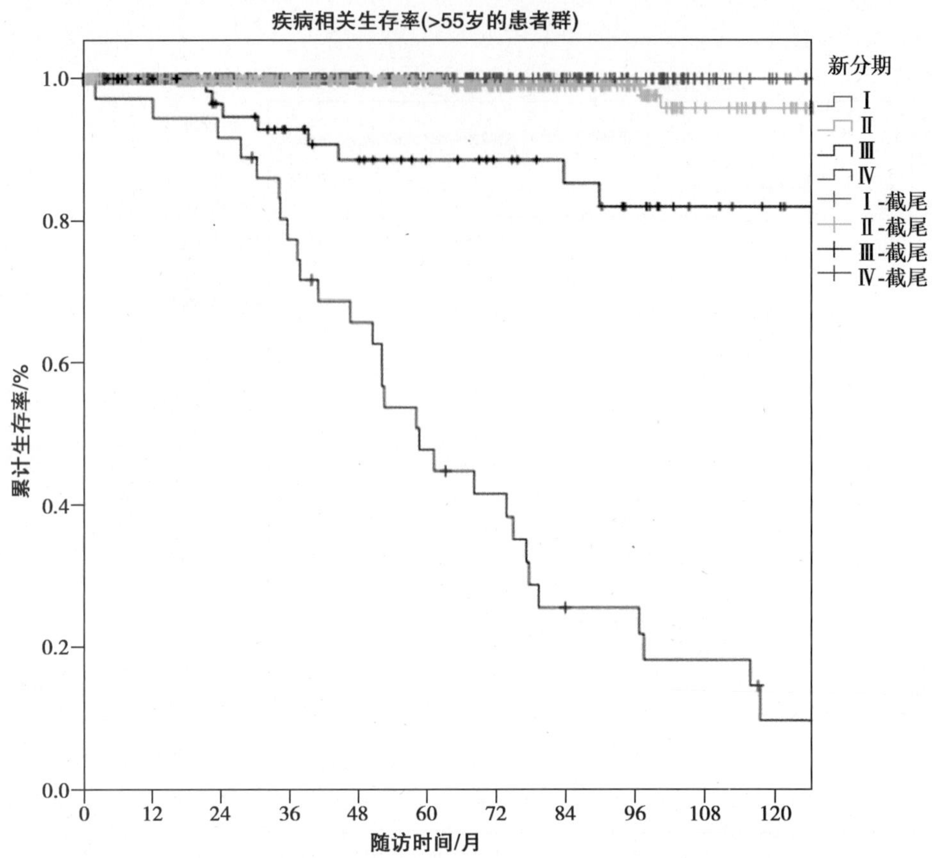

图 73.5 >55 岁患者的疾病特异性生存情况根据《AJCC 癌症分期指南》第 8 版(使用纽约纪念医院斯隆凯特琳癌症中心数据)

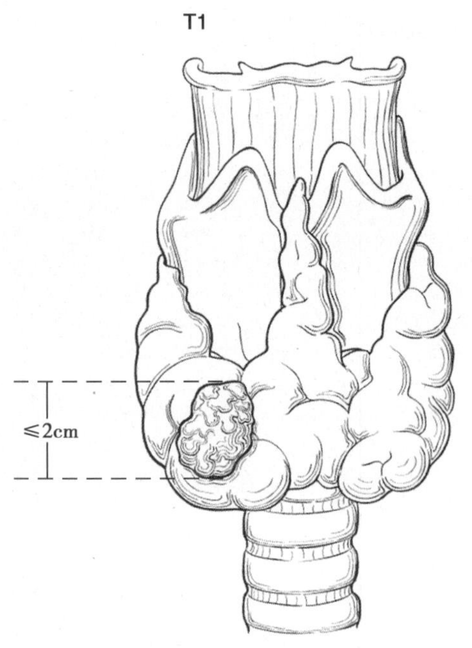

图 73.6 T1 定义为局限于甲状腺内且最大径≤2cm 的肿瘤。T1a:局限于甲状腺内≤1cm 的肿瘤。T1b:局限于甲状腺内,最大径>1cm,但≤2cm 的肿瘤

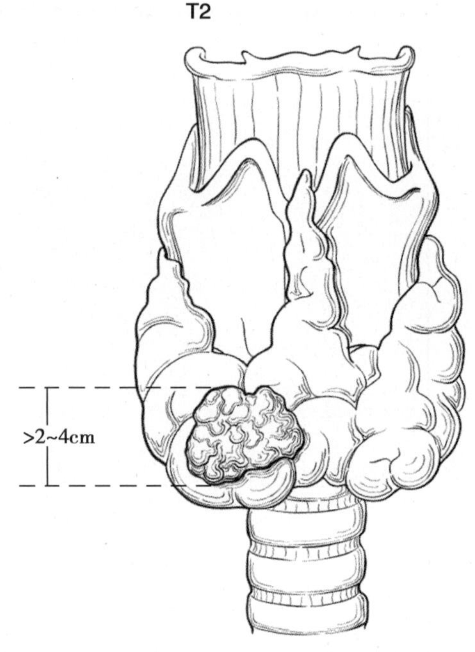

图 73.7 T2 定义为局限于甲状腺内且最大径>2cm,但≤4cm 的肿瘤

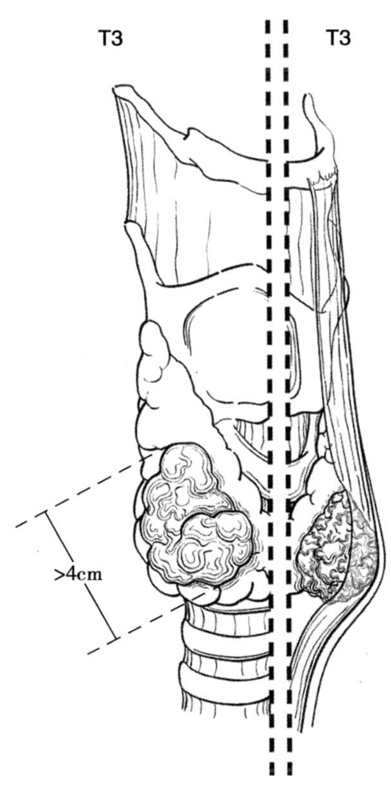

图 73.8　T3 的两种类型。左图：局限于甲状腺内且最大径>4cm 的肿瘤（定义为 T3a）；右图：任意大小的肿瘤伴有明显的累及带状肌的腺外侵犯（胸骨舌骨肌、胸骨甲状肌、甲状舌骨肌、肩胛舌骨肌）（定义为 T3b）

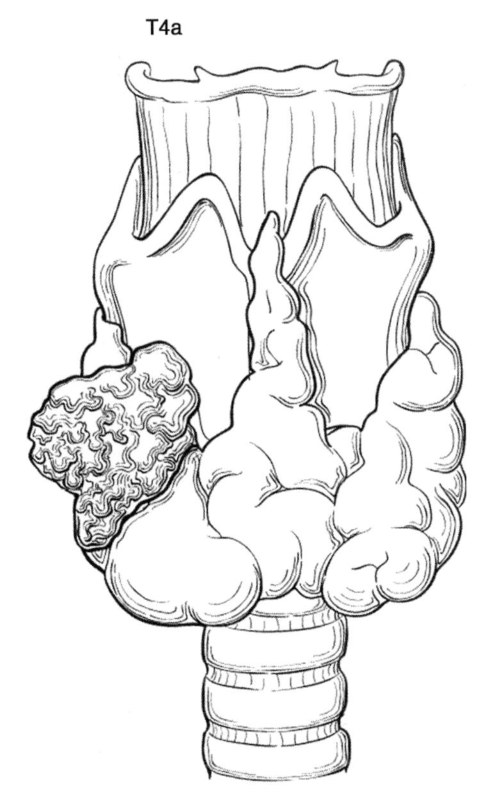

图 73.9　T4a 定义为任意大小的肿瘤伴有明显的累及皮下软组织、喉、气管、食管、喉返神经的腺外侵犯

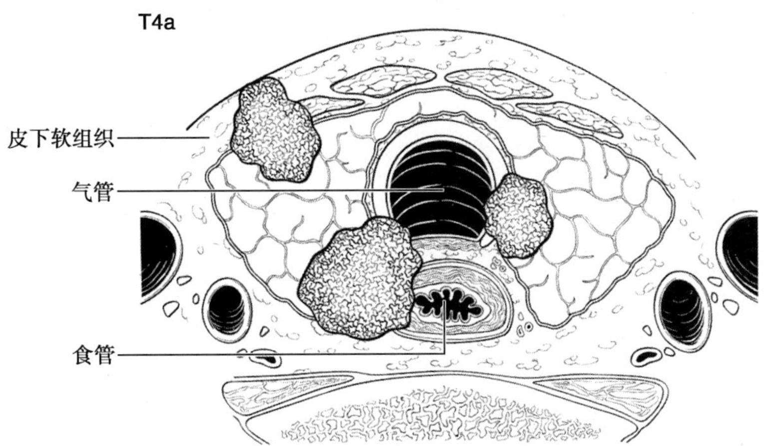

图 73.10　T4a 三种类型的横断层面图解：肿瘤侵犯皮下软组织；肿瘤侵犯气管；肿瘤侵犯食管

73

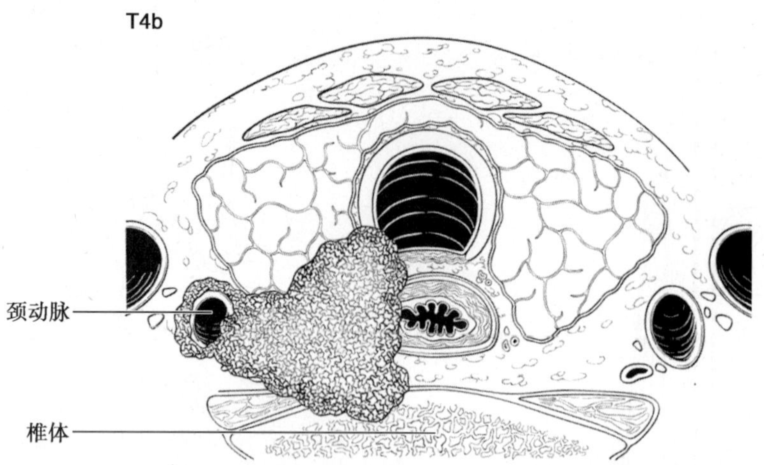

图 73.11 T4b 定义为任意大小的肿瘤伴有明显的累及椎前筋膜或包绕颈动脉或纵隔血管的腺外侵犯。T4b 两种类型的横断层面图解：肿瘤包绕颈动脉；肿瘤侵犯椎体

（译者 马奔 于鹏程 审校 王宇 王玉龙）

参考文献

1. Davies L, Welch HG. Current thyroid cancer trends in the United States. *JAMA otolaryngology--head & neck surgery*. Apr 2014;140(4):317–322.
2. Davies L, Welch HG. Increasing incidence of thyroid cancer in the United States, 1973–2002. *JAMA*. May 10 2006;295(18):2164–2167.
3. Momesso DP, Tuttle RM. Update on differentiated thyroid cancer staging. *Endocrinology and metabolism clinics of North America*. Jun 2014;43(2):401–421.
4. Haugen BR, Alexander EK, Bible KC, et al. 2015 American Thyroid Association Management Guidelines for Adult Patients with Thyroid Nodules and Differentiated Thyroid Cancer: The American Thyroid Association Guidelines Task Force on Thyroid Nodules and Differentiated Thyroid Cancer. *Thyroid : official journal of the American Thyroid Association*. Jan 2016;26(1): 1–133.
5. Tuttle R, Ball D, Byrd D, Dickson P, Duh Q, Farrar W. NCCN Clinical Practice Guidelines in Oncology: Thyroid Carcinoma. Version 1.2015. *NCCN Guidelines*. 2015.
6. Miyauchi A, Kudo T, Miya A, et al. Prognostic impact of serum thyroglobulin doubling-time under thyrotropin suppression in patients with papillary thyroid carcinoma who underwent total thyroidectomy. *Thyroid : official journal of the American Thyroid Association*. Jul 2011;21(7):707–716.
7. Choi YM, Kim TY, Song DE, et al. Papillary thyroid carcinoma arising from a thyroglossal duct cyst: a single institution experience. *Endocrine journal*. 2013;60(5):665–670.
8. Wei S, LiVolsi VA, Baloch ZW. Pathology of thyroglossal duct: an institutional experience. *Endocrine pathology*. Mar 2015;26(1):75–79.
9. Gordini L, Podda F, Medas F, et al. Tall cell carcinoma arising in a thyroglossal duct cyst: A case report. *Annals of medicine and surgery*. Jun 2015;4(2):129–132.
10. Warner E, Ofo E, Connor S, Odell E, Jeannon JP. Mucoepidermoid carcinoma in a thyroglossal duct remnant. *Int J Surg Case Rep*. 2015;13:43–47.
11. Carter Y, Yeutter N, Mazeh H. Thyroglossal duct remnant carcinoma: beyond the Sistrunk procedure. *Surgical oncology*. Sep 2014;23(3):161–166.
12. Patel SG, Escrig M, Shaha AR, Singh B, Shah JP. Management of well-differentiated thyroid carcinoma presenting within a thyroglossal duct cyst. *Journal of surgical oncology*. Mar 2002;79(3):134–139; discussion 140–131.
13. Plaza CP, Lopez ME, Carrasco CE, Meseguer LM, Perucho Ade L. Management of well-differentiated thyroglossal remnant thyroid carcinoma: time to close the debate? Report of five new cases and proposal of a definitive algorithm for treatment. *Annals of surgical oncology*. May 2006;13(5):745–752.
14. Dzodic R, Markovic I, Stanojevic B, et al. Surgical management of primary thyroid carcinoma arising in thyroglossal duct cyst: an experience of a single institution in Serbia. *Endocrine journal*. 2012;59(6):517–522.
15. Kurman R, Carcangiu M, Herrington C, Young R. *WHO classification of tumours of female reproductive organs*. 4th ed. Lyon: International Agency for Research on Cancer; 2014.
16. Garg K, Soslow RA, Rivera M, Tuttle MR, Ghossein RA. Histologically bland "extremely well differentiated" thyroid carcinomas arising in struma ovarii can recur and metastasize. *International Journal of Gynecologic Pathology*. 2009;28(3):222–230.
17. Park MJ, Kim MA, Shin MK, Min HS. Follicular proliferative lesion arising in struma ovarii. *Journal of pathology and translational medicine*. May 2015;49(3):262–266.
18. Leite I, Cunha TM, Figueiredo JP, Felix A. Papillary carcinoma arising in struma ovarii versus ovarian metastasis from primary thyroid carcinoma: a case report and review of the literature. *J Radiol Case Rep*. Oct 2013;7(10):24–33.
19. Marcy PY, Thariat J, Benisvy D, Azuar P. Lethal, malignant, metastatic struma ovarii. *Thyroid : official journal of the American Thyroid Association*. Sep 2010;20(9):1037–1040.
20. Salman WD, Singh M, Twaij Z. A case of papillary thyroid carcinoma in struma ovarii and review of the literature. *Patholog Res Int*. 2010;2010:352476.
21. Goffredo P, Sawka AM, Pura J, Adam MA, Roman SA, Sosa JA. Malignant struma ovarii: a population-level analysis of a large series of 68 patients. *Thyroid : official journal of the American Thyroid Association*. Feb 2015;25(2):211–215.
22. Robboy SJ, Shaco-Levy R, Peng RY, et al. Malignant struma ovarii: an analysis of 88 cases, including 27 with extraovarian spread. *Int J Gynecol Pathol*. Sep 2009;28(5):405–422.
23. Yassa L, Sadow P, Marqusee E. Malignant struma ovarii. *Nature clinical practice. Endocrinology & metabolism*. Aug 2008;4(8):469–472.
24. American Thyroid Association Surgery Working G, American Association of Endocrine S, American Academy of O-H, et al. Consensus statement on the terminology and classification of central neck dissection for thyroid cancer. *Thyroid : official journal of the American Thyroid Association*. Nov 2009;19(11):1153–1158.
25. Stack BC, Jr., Ferris RL, Goldenberg D, et al. American Thyroid Association consensus review and statement regarding the anatomy, terminology, and rationale for lateral neck dissection in differentiated thyroid cancer. *Thyroid : official journal of the*

American Thyroid Association. May 2012;22(5):501–508.

26. Hay ID. Papillary thyroid carcinoma. *Endocrinology and metabolism clinics of North America*. Sep 1990;19(3):545–576.
27. Mazzaferri EL, Kloos RT. Clinical review 128: Current approaches to primary therapy for papillary and follicular thyroid cancer. *The Journal of clinical endocrinology and metabolism*. Apr 2001;86(4):1447–1463.
28. Horvath E, Majlis S, Rossi R, et al. An ultrasonogram reporting system for thyroid nodules stratifying cancer risk for clinical management. *The Journal of clinical endocrinology and metabolism*. May 2009;94(5):1748–1751.
29. Ito Y, Amino N, Yokozawa T, et al. Ultrasonographic evaluation of thyroid nodules in 900 patients: comparison among ultrasonographic, cytological, and histological findings. *Thyroid : official journal of the American Thyroid Association*. Dec 2007;17(12):1269–1276.
30. Tae HJ, Lim DJ, Baek KH, et al. Diagnostic value of ultrasonography to distinguish between benign and malignant lesions in the management of thyroid nodules. *Thyroid : official journal of the American Thyroid Association*. May 2007;17(5):461–466.
31. Smallridge RC, Ain KB, Asa SL, et al. American Thyroid Association guidelines for management of patients with anaplastic thyroid cancer. *Thyroid : official journal of the American Thyroid Association*. Nov 2012;22(11):1104–1139.
32. Grewal RK, Ho A, Schoder H. Novel Approaches to Thyroid Cancer Treatment and Response Assessment. *Semin Nucl Med*. Mar 2016;46(2):109–118.
33. Byar DP, Green SB, Dor P, et al. A prognostic index for thyroid carcinoma. A study of the E.O.R.T.C. Thyroid Cancer Cooperative Group. *European journal of cancer*. Aug 1979;15(8):1033–1041.
34. Hay ID, Bergstralh EJ, Goellner JR, Ebersold JR, Grant CS. Predicting outcome in papillary thyroid carcinoma: development of a reliable prognostic scoring system in a cohort of 1779 patients surgically treated at one institution during 1940 through 1989. *Surgery*. Dec 1993;114(6):1050–1057; discussion 1057–1058.
35. Banerjee M, Muenz DG, Chang JT, Papaleontiou M, Haymart MR. Tree-based model for thyroid cancer prognostication. *The Journal of clinical endocrinology and metabolism*. Oct 2014;99(10):3737–3745.
36. Bischoff L, Curry J, Ahmed I, Pribitkin E, Miller J. Is above age 45 appropriate for upstaging well-differentiated papillary thyroid cancer? *Endocrine Practice*. 2013;19(6):995–997.
37. Ganly I, Nixon IJ, Wang LY, et al. Survival from Differentiated Thyroid Cancer: What Has Age Got to Do with It? *Thyroid : official journal of the American Thyroid Association*. Oct 2015;25(10):1106–1114.
38. Krook KA, Fedewa SA, Chen AY. Prognostic indicators in well-differentiated thyroid carcinoma when controlling for stage and treatment. *The Laryngoscope*. Apr 2015;125(4):1021–1027.
39. Lang BH, Chow SM, Lo CY, Law SC, Lam KY. Staging systems for papillary thyroid carcinoma: a study of 2 tertiary referral centers. *Annals of surgery*. Jul 2007;246(1):114–121.
40. Orosco RK, Hussain T, Brumund KT, Oh DK, Chang DC, Bouvet M. Analysis of age and disease status as predictors of thyroid cancer-specific mortality using the surveillance, epidemiology, and end results database. *Thyroid : official journal of the American Thyroid Association*. 2015;25(1):125–132.
41. Oyer SL, Fritsch VA, Lentsch EJ. Comparison of survival rates between papillary and follicular thyroid carcinomas among 36,725 patients. *Annals of Otology, Rhinology & Laryngology*. 2014;123(2):94–100.
42. Oyer SL, Smith VA, Lentsch EJ. Reevaluating the prognostic significance of age in differentiated thyroid cancer. *Otolaryngology--head and neck surgery : official journal of American Academy of Otolaryngology-Head and Neck Surgery*. Aug 2012;147(2):221–226.
43. Yang L, Shen W, Sakamoto N. Population-based study evaluating and predicting the probability of death resulting from thyroid cancer and other causes among patients with thyroid cancer. *J Clin Oncol*. Feb 1 2013;31(4):468–474.
44. Pathak KA, Mazurat A, Lambert P, Klonisch T, Nason RW. Prognostic nomograms to predict oncological outcome of thyroid cancers. *The Journal of clinical endocrinology and metabolism*. Dec 2013;98(12):4768–4775.
45. Gimm O, Ukkat J, Dralle H. Determinative factors of biochemical cure after primary and reoperative surgery for sporadic medullary thyroid carcinoma. *World journal of surgery*. Jun 1998;22(6):562–567; discussion 567–568.
46. Jonklaas J, Nogueras-Gonzalez G, Munsell M, et al. The impact of age and gender on papillary thyroid cancer survival. *The Journal of clinical endocrinology and metabolism*. Jun 2012;97(6):E878–887.
47. Hendrickson-Rebizant J, Sigvaldason H, Nason R, Pathak K. Identifying the most appropriate age threshold for TNM stage grouping of well-differentiated thyroid cancer. *European Journal of Surgical Oncology (EJSO)*. 2015.
48. Ito Y, Fukushima M, Tomoda C, et al. Prognosis of patients with papillary thyroid carcinoma having clinically apparent metastasis to the lateral compartment. *Endocrine journal*. 2009;56(6):759–766.
49. Ito Y, Ichihara K, Masuoka H, et al. Establishment of an intraoperative staging system (iStage) by improving UICC TNM classification system for papillary thyroid carcinoma. *World journal of surgery*. Nov 2010;34(11):2570–2580.
50. Kim SJ, Myong JP, Suh H, Lee KE, Youn YK. Optimal Cutoff Age for Predicting Mortality Associated with Differentiated Thyroid Cancer. *PloS one*. 2015;10(6):e0130848.
51. Mazurat A, Torroni A, Hendrickson-Rebizant J, Benning H, Nason RW, Pathak KA. The age factor in survival of a population cohort of well-differentiated thyroid cancer. *Endocrine connections*. 2013;2(3):154–160.
52. Nixon IJ, Kuk D, Wreesmann V, et al. Defining a Valid Age Cutoff in Staging of Well-Differentiated Thyroid Cancer. *Annals of surgical oncology*. Feb 2016;23(2):410–415.
53. Andersen PE, Kinsella J, Loree TR, Shaha AR, Shah JP. Differentiated carcinoma of the thyroid with extrathyroidal extension. *American journal of surgery*. Nov 1995;170(5):467–470.
54. Bellantone R, Lombardi CP, Boscherini M, et al. Prognostic factors in differentiated thyroid carcinoma: a multivariate analysis of 234 consecutive patients. *Journal of surgical oncology*. Aug 1998;68(4):237–241.
55. Ito Y, Tomoda C, Uruno T, et al. Prognostic significance of extrathyroid extension of papillary thyroid carcinoma: massive but not minimal extension affects the relapse-free survival. *World journal of surgery*. 2006;30(5):780–786.
56. Ghossein R. Problems and controversies in the histopathology of thyroid carcinomas of follicular cell origin. *Arch Pathol Lab Med*. May 2009;133(5):683–691.
57. Mete O, Asa SL. Pathological definition and clinical significance of vascular invasion in thyroid carcinomas of follicular epithelial derivation. *Modern pathology : an official journal of the United States and Canadian Academy of Pathology, Inc*. Dec 2011;24(12):1545–1552.
58. Arora N, Turbendian HK, Scognamiglio T, et al. Extrathyroidal extension is not all equal: implications of macroscopic versus microscopic extent in papillary thyroid carcinoma. *Surgery*. 2008;144(6):942–948.
59. Leboulleux S, Rubino C, Baudin E, et al. Prognostic factors for persistent or recurrent disease of papillary thyroid carcinoma with neck lymph node metastases and/or tumor extension beyond the thyroid capsule at initial diagnosis. *The Journal of clinical endocrinology and metabolism*. Oct 2005;90(10):5723–5729.
60. Radowsky JS, Howard RS, Burch HB, Stojadinovic A. Impact of degree of extrathyroidal extension of disease on papillary thyroid cancer outcome. *Thyroid : official journal of the American Thyroid Association*. Feb 2014;24(2):241–244.
61. Shin JH, Ha TK, Park HK, et al. Implication of minimal extrathyroidal extension as a prognostic factor in papillary thyroid carcinoma. *International journal of surgery*. 2013;11(9):944–947.
62. Woo CG, Sung CO, Choi YM, et al. Clinicopathological Significance of Minimal Extrathyroid Extension in Solitary Papillary Thyroid Carcinomas. *Annals of surgical oncology*. Dec 2015;22 Suppl 3:728–733.
63. Nixon IJ, Ganly I, Patel S, et al. The impact of microscopic extra-

thyroid extension on outcome in patients with clinical T1 and T2 well-differentiated thyroid cancer. *Surgery*. Dec 2011;150(6): 1242–1249.

64. Clain JB, Scherl S, Dos Reis L, et al. Extrathyroidal extension predicts extranodal extension in patients with positive lymph nodes: an important association that may affect clinical management. *Thyroid : official journal of the American Thyroid Association*. Jun 2014;24(6):951–957.
65. Moon HJ, Kim EK, Chung WY, Yoon JH, Kwak JY. Minimal extrathyroidal extension in patients with papillary thyroid microcarcinoma: is it a real prognostic factor? *Annals of surgical oncology*. Jul 2011;18(7):1916–1923.
66. Machens A, Dralle H. Breach of the thyroid capsule and lymph node capsule in node-positive papillary and medullary thyroid cancer: Different biology. *European journal of surgical oncology : the journal of the European Society of Surgical Oncology and the British Association of Surgical Oncology*. Jun 2015;41(6): 766–772.
67. Wang LY, Ghossein R, Palmer FL, et al. Microscopic Positive Margins in Differentiated Thyroid Cancer Is Not an Independent Predictor of Local Failure. *Thyroid : official journal of the American Thyroid Association*. Sep 2015;25(9):993–998.
68. Randolph GW, Duh QY, Heller KS, et al. The prognostic significance of nodal metastases from papillary thyroid carcinoma can be stratified based on the size and number of metastatic lymph nodes, as well as the presence of extranodal extension. *Thyroid : official journal of the American Thyroid Association*. Nov 2012;22(11):1144–1152.
69. Tufano RP, Clayman G, Heller KS, et al. Management of recurrent/persistent nodal disease in patients with differentiated thyroid cancer: a critical review of the risks and benefits of surgical intervention versus active surveillance. *Thyroid : official journal of the American Thyroid Association*. Jan 2015;25(1):15–27.
70. Adam MA, Pura J, Goffredo P, et al. Presence and Number of Lymph Node Metastases Are Associated With Compromised Survival for Patients Younger Than Age 45 Years With Papillary Thyroid Cancer. *J Clin Oncol*. Jul 20 2015;33(21):2370–2375.
71. Beal SH, Chen SL, Schneider PD, Martinez SR. An evaluation of lymph node yield and lymph node ratio in well-differentiated thyroid carcinoma. *The American surgeon*. Jan 2010;76(1):28–32.
72. Hughes CJ, Shaha AR, Shah JP, Loree TR. Impact of lymph node metastasis in differentiated carcinoma of the thyroid: a matched-pair analysis. *Head & neck*. Mar-Apr 1996;18(2):127–132.
73. McHenry CR, Rosen IB, Walfish PG. Prospective management of nodal metastases in differentiated thyroid cancer. *American journal of surgery*. Oct 1991;162(4):353–356.
74. Nixon IJ, Wang LY, Palmer FL, et al. The impact of nodal status on outcome in older patients with papillary thyroid cancer. *Surgery*. Jul 2014;156(1):137–146.
75. Schneider DF, Chen H, Sippel RS. Impact of lymph node ratio on survival in papillary thyroid cancer. *Annals of surgical oncology*. Jun 2013;20(6):1906–1911.
76. Tran Cao HS, Johnston LE, Chang DC, Bouvet M. A critical analysis of the American Joint Committee on Cancer (AJCC) staging system for differentiated thyroid carcinoma in young patients on the basis of the Surveillance, Epidemiology, and End Results (SEER) registry. *Surgery*. Aug 2012;152(2):145–151.
77. Zaydfudim V, Feurer ID, Griffin MR, Phay JE. The impact of lymph node involvement on survival in patients with papillary and follicular thyroid carcinoma. *Surgery*. Dec 2008;144(6):1070–1077; discussion 1077–1078.
78. Bhattacharyya N. A population-based analysis of survival factors in differentiated and medullary thyroid carcinoma. *Otolaryngology--head and neck surgery : official journal of American Academy of Otolaryngology-Head and Neck Surgery*. Jan 2003;128(1):115–123.
79. Podnos YD, Smith D, Wagman LD, Ellenhorn JD. The implication of lymph node metastasis on survival in patients with well-differentiated thyroid cancer. *The American surgeon*. Sep 2005;71(9):731–734.
80. Wu MH, Shen WT, Gosnell J, Duh QY. Prognostic significance of extranodal extension of regional lymph node metastasis in papillary thyroid cancer. *Head & neck*. Sep 2015;37(9):1336–1343.
81. Lango M, Flieder D, Arrangoiz R, et al. Extranodal extension of metastatic papillary thyroid carcinoma: correlation with biochemical endpoints, nodal persistence, and systemic disease progression. *Thyroid : official journal of the American Thyroid Association*. Sep 2013;23(9):1099–1105.
82. Ricarte-Filho J, Ganly I, Rivera M, et al. Papillary thyroid carcinomas with cervical lymph node metastases can be stratified into clinically relevant prognostic categories using oncogenic BRAF, the number of nodal metastases, and extra-nodal extension. *Thyroid : official journal of the American Thyroid Association*. Jun 2012;22(6):575–584.
83. Alpert EH, Wenig BM, Dewey EH, Su HK, Dos Reis L, Urken ML. Size distribution of metastatic lymph nodes with extranodal extension in patients with papillary thyroid cancer: a pilot study. *Thyroid : official journal of the American Thyroid Association*. Feb 2015;25(2):238–241.
84. Yamashita H, Noguchi S, Murakami N, Kawamoto H, Watanabe S. Extracapsular invasion of lymph node metastasis is an indicator of distant metastasis and poor prognosis in patients with thyroid papillary carcinoma. *Cancer*. Dec 15 1997;80(12):2268–2272.
85. Yamashita H, Noguchi S, Murakami N, et al. Extracapsular invasion of lymph node metastasis. A good indicator of disease recurrence and poor prognosis in patients with thyroid microcarcinoma. *Cancer*. Sep 1 1999;86(5):842–849.
86. Ito Y, Tomoda C, Uruno T, et al. Ultrasonographically and anatomopathologically detectable node metastases in the lateral compartment as indicators of worse relapse-free survival in patients with papillary thyroid carcinoma. *World journal of surgery*. Jul 2005;29(7):917–920.
87. Roh JL, Kim JM, Park CI. Central cervical nodal metastasis from papillary thyroid microcarcinoma: pattern and factors predictive of nodal metastasis. *Annals of surgical oncology*. Sep 2008;15(9):2482–2486.
88. Vergez S, Sarini J, Percodani J, Serrano E, Caron P. Lymph node management in clinically node-negative patients with papillary thyroid carcinoma. *European journal of surgical oncology : the journal of the European Society of Surgical Oncology and the British Association of Surgical Oncology*. Aug 2010;36(8):777–782.
89. Wada N, Duh QY, Sugino K, et al. Lymph node metastasis from 259 papillary thyroid microcarcinomas: frequency, pattern of occurrence and recurrence, and optimal strategy for neck dissection. *Annals of surgery*. Mar 2003;237(3):399–407.
90. Hundahl SA, Fleming ID, Fremgen AM, Menck HR. A National Cancer Data Base report on 53,856 cases of thyroid carcinoma treated in the U.S., 1985–1995 [see commetns]. *Cancer*. Dec 15 1998;83(12):2638–2648.
91. Mankarios D, Baade P, Youl P, et al. Validation of the QTNM staging system for cancer-specific survival in patients with differentiated thyroid cancer. *Endocrine*. Jun 2014;46(2):300–308.
92. Verburg FA, Mader U, Tanase K, et al. Life expectancy is reduced in differentiated thyroid cancer patients >/= 45 years old with extensive local tumor invasion, lateral lymph node, or distant metastases at diagnosis and normal in all other DTC patients. *The Journal of clinical endocrinology and metabolism*. Jan 2013;98(1):172–180.
93. Smith VA, Sessions RB, Lentsch EJ. Cervical lymph node metastasis and papillary thyroid carcinoma: does the compartment involved affect survival? Experience from the SEER database. *Journal of surgical oncology*. Sep 15 2012;106(4):357–362.
94. Wada N, Masudo K, Nakayama H, et al. Clinical outcomes in older or younger patients with papillary thyroid carcinoma: impact of lymphadenopathy and patient age. *European journal of surgical oncology : the journal of the European Society of Surgical Oncology and the British Association of Surgical Oncology*. Feb 2008;34(2):202–207.
95. Fukushima M, Ito Y, Hirokawa M, Miya A, Shimizu K, Miyauchi A. Prognostic impact of extrathyroid extension and clinical lymph node metastasis in papillary thyroid carcinoma depend on carcinoma size. *World journal of surgery*. Dec 2010;34(12):3007–3014.
96. Ito Y, Higashiyama T, Takamura Y, et al. Risk factors for recurrence to the lymph node in papillary thyroid carcinoma patients without preoperatively detectable lateral node metastasis: validity

of prophylactic modified radical neck dissection. *World journal of surgery*. Nov 2007;31(11):2085–2091.

97. Wada N, Nakayama H, Suganuma N, et al. Prognostic value of the sixth edition AJCC/UICC TNM classification for differentiated thyroid carcinoma with extrathyroid extension. *The Journal of clinical endocrinology and metabolism*. Jan 2007;92(1):215–218.
98. Ghossein R. Encapsulated malignant follicular cell-derived thyroid tumors. *Endocrine pathology*. Dec 2010;21(4):212–218.
99. Xu B, Ghossein R. Encapsulated Thyroid Carcinoma of Follicular Cell Origin. *Endocrine pathology*. Sep 2015;26(3):191–199.
100. Ganly I, Ricarte Filho J, Eng S, et al. Genomic dissection of Hurthle cell carcinoma reveals a unique class of thyroid malignancy. *The Journal of clinical endocrinology and metabolism*. May 2013;98(5):E962–972.
101. Kebebew E, Greenspan FS, Clark OH, Woeber KA, McMillan A. Anaplastic thyroid carcinoma. Treatment outcome and prognostic factors. *Cancer*. Apr 1 2005;103(7):1330–1335.
102. Kattan MW, Hess KR, Amin MB, et al. American Joint Committee on Cancer acceptance criteria for inclusion of risk models for individualized prognosis in the practice of precision medicine. *CA: a cancer journal for clinicians*. Jan 19 2016.

73

第74章　甲状腺-髓样癌

本章摘要

适用本分期系统的肿瘤种类

甲状腺髓样癌。

不适用本分期系统的肿瘤种类

肿瘤类型	按何种类型分类	适用章节
分化型和未分化甲状腺癌	甲状腺-分化和未分化癌	73

更新要点

更新	更新细节	证据级别
新的章节	甲状腺髓样癌现为一个独立的章节	N/A
预后因素	肿瘤基因突变成为一个新增分类	Ⅰ
预后因素	降钙素及癌胚抗原(CEA)水平被新增为预后因素	Ⅱ
区域淋巴结(N)定义	N1a分期现在包括了Ⅶ区(上纵隔)淋巴结	Ⅱ

ICD-O-3 形态学编码

编码	描述
C73.9	甲状腺

WHO 肿瘤分类

编码	描述
8345	甲状腺髓样癌

DeLellis RA. Lloyd RV, Heitz PU, Eng C, eds. World Health Organization Classification of Tumours Pathology and Genetics of Tumours of Endocrine Organs. Lyon: IARC: 2004。

概述

本章为甲状腺滤泡旁细胞来源的甲状腺癌提供了基于分期的预后信息和建议。本分期针对甲状腺髓样癌。此外,本章也提供了部分尚未纳入分期建议的肿瘤预后信息。

甲状腺髓样癌(MTC)占美国所有甲状腺癌的1%~2%[1]。与其他类型的甲状腺癌不同,髓样癌起源于神经嵴来源的甲状腺滤泡旁C细胞[2~4]。过去十年间,MTC的相对发生率有所降低,但该现象可能源于甲状腺乳头状癌的发病率明显上升所致。MTC可为散发性,也可为遗传性。遗传性MTC患者可为家族内首例(先证者),也可因MTC患者亲属在筛查时被确诊。最常见的遗传性MTC表现形式是作为多发性内分泌腺瘤2型(multiple endocrine neoplasia, MEN2)综合征的组成部分,包括MEN2A、MEN2B和家族MTC(FMTC)。位于10q11染色体的RET原癌基因,在几乎所有MEN2A, MEN2B和FMTC的患者中均有胚系突变,并且在约50%的散发型MTC患者中可见体细胞突变[5~9]。在不同的外显子中可以见到多种类型的RET突变。已有多种用于预测MTC患者疾病特异性死亡的分期系统,其中多数基于一些常见的临床病理学变量,包括肿瘤大小、腺外侵犯、区域淋巴结转移、远处转移等。在存在基因突变的情况下,MTC患者的预后可能与基因突变相关。此外,C细胞分泌的降钙素、癌胚抗原(CEA)等已被证实为具有潜在价值的肿瘤标记物[10,11]。然而,目前仍未有关于收集时间和分期应用的共识[12~17]。目前仅极少已发表的研究将基因突变或循环分泌产物纳入当前的AJCC TNM分期指南,用以评估对预后的影响。目前将基因突变和循环肿瘤标记物纳入MTC的分期系统时机尚未成熟。因此,这些指标应该系统性地登记在肿瘤登记数据库中,以便未来将其纳入AJCC分期中。

解剖学

原发部位

甲状腺通常由左右两个腺叶组成,靠近气管上部前侧和食管(图74.1)。两侧腺叶由峡部连接,部分人群会由峡部向头侧伸出一个锥状叶至甲状软骨。

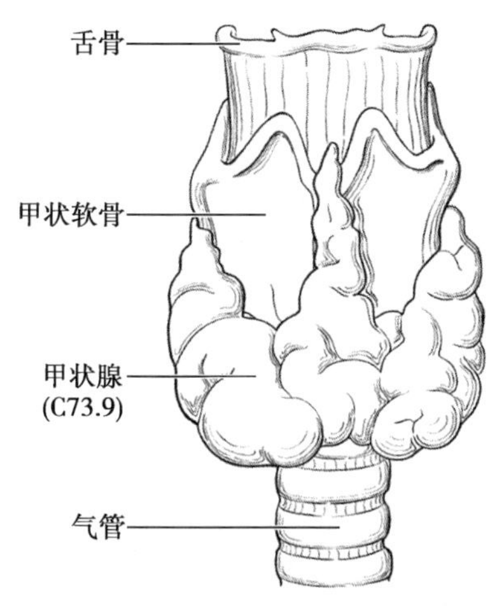

图 74.1　甲状腺的解剖结构

很少数情况下,甲状腺癌症会起源于位于甲状腺腺叶以外的甲状腺滤泡细胞,如残余甲状舌管、位于颈部或上纵隔的甲状腺组织(甲状腺胸腺延伸叶)以及卵巢(恶性卵巢甲状腺肿)。

区域淋巴结

颈部淋巴结区域的通常划定为七个区域(图 74.2)[24,25]。"中央颈部"淋巴结通常指Ⅵ区、Ⅶ区淋巴结,而侧颈区淋巴结通常指Ⅰ、Ⅱ、Ⅲ、Ⅳ、Ⅴ区淋巴结。

区域淋巴结包括中央、侧颈及上纵隔区淋巴结(Ⅰ、Ⅱ、Ⅲ、Ⅳ、Ⅴ、Ⅵ与Ⅶ区)。

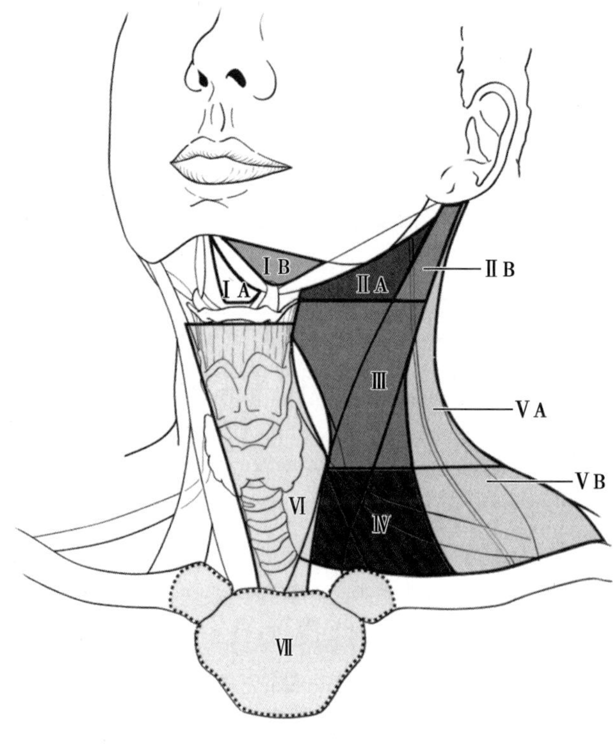

图 74.2　颈部淋巴结分区位置

淋巴结转移最常见于中央区(Ⅵ区),其次是中(Ⅲ区)和下(Ⅳ区)颈内静脉区,较少见于上(ⅡA区)颈内静脉区和锁骨上(Ⅴ区)淋巴结。上部深颈静脉和脊柱附属淋巴结(ⅡB区)较少转移。颌下和刻下淋巴结(Ⅱ区)极少转移。患者可能发生上纵隔(Ⅶ区)淋巴结转移,但一般伴随着Ⅵ区淋巴结转移。

转移部位

约 1%~5% 的 MTC 患者于确诊时伴远处转移[18]。常见的转移部位包括肝脏[19]及肺/纵隔[20]。骨骼[21~25]、脑[26~28]及皮肤[29]转移较为少见。

分类原则

临床分期

患者可能表现为甲状腺结节或触及的淋巴结转移、降钙素或 CEA 水平升高、胸部或颈部影像检查时偶然发现,或在携带胚系突变的家系筛查时发现。声音嘶哑、吞咽困难以及上呼吸道阻塞性症状常提示局部病变已达晚期。最初的远处转移部位是肝脏或肺[19,20]。降钙素水平升高的患者可能出现腹泻的症状。若患者的肿瘤产生促肾上腺皮质激素(ACTH),则可能出现库欣综合征的症状和体征,包括腹泻[30]。

FMTC 或 MEN 疾病的情况下出现甲状腺结节和/或降钙素水平升高,和/或 CEA 水平升高的患者,应排除 MTC 的诊断。

合理术前评估和管理的详细指导可参考美国癌症综合网(NCCN)[31]和美国甲状腺协会(ATA)[32]的指南。可疑甲状腺结节的术前评估通常包括超声引导的细针穿刺、细胞学检查、降钙素测定、嗜铬粒蛋白和 CEA 的测定,以及相对缺乏甲状腺球蛋白染色以确诊 MTC。对于术前诊断为 MTC 的患者,分期除了行双侧颈部超声或颈部计算机断层扫描(CT)以评估颈部淋巴结情况,还须测定 CEA 和降钙素。还应对可疑的淋巴结行细胞学检查,以确定手术中是否需要更广泛的淋巴结清扫。

诊断的日期应该是组织学确诊的日期,即 MTC 细胞学或组织学确认的日期。大多数患者治疗的第一部为甲状腺切除术,治疗日期应为接受甲状腺切除术的日期;需接受新辅助治疗(包括放疗、化疗或术前术后接受其他治疗)的患者,治疗日期则为首次其他治疗的日期。

原发肿瘤的 T 分类基于手术切除病灶病理检查中的最大径判断。横断面成像适用于未行手术切除的患者。

甲状腺外侵犯或局部严重晚期是指从甲状腺原发灶直接侵犯到甲状腺周围软组织中。部分腺外侵犯术前影像检查或术中探查可以发现。

临床 N1 类应包括临床可见的淋巴结转移,包括体格检查和影像检查高度提示恶性的淋巴结。细胞学的确诊可确认患者为临床 N1 类。

淋巴结转移最常见于中央区(Ⅵ区),其次是中(Ⅲ区)和下(Ⅳ区)颈内静脉区,较少见于上(ⅡA 区)颈内静脉区和锁骨上(Ⅴ区)淋巴结。上部深颈静脉和脊柱附属淋巴结(ⅡB 区)较少转移。颌下和刻下淋巴结(Ⅱ区)极少转移。患者可能发生上纵隔(Ⅶ区)淋巴结转移,但一般伴随着Ⅵ区淋巴结转移。

新发现甲状腺结节及组织学证实为 MTC 的患者应进行体格检查和基础血清降钙素和 CEA 水平的检测。MTC 极易出现颈淋巴结转移[33,34]。最常见的颈部淋巴结区域分为七个区。"中央颈部"通常指的是Ⅵ区和Ⅶ区,而"侧颈部"包括Ⅱ、Ⅲ、Ⅳ和Ⅴ区。应采用颈部超声检查评估中央和外侧颈淋巴结是否存在转移。甲状腺伴有可触及结节者的淋巴结转移率较高,但转移灶可能无法于术前影像检查或术中探查。绝大多数 MTC 患者伴有淋巴结转移[33~35]。大多侧颈转移的患者会同时存在中央区淋巴结转移。中央区淋巴结转移的患者也可能伴有侧颈淋巴结转移[36,37]。

对于降钙素和 CEA 等肿瘤标志物升高的患者,远处转移可以通过细胞学/组织学评估或通过影像检查来证实。

影像学检查

治疗前影像学检查

肿瘤原发灶

若临床上怀疑 MTC,超声是评估甲状腺结节性质的首选检查。MTC 的原发灶在超声上通常表现为低回声。恶性肿瘤的特征包括微钙化、血流增多和边缘不清。但是这些特征无法区分 MTC 与分化型甲状腺癌。

仅存在局部侵袭的临床证据时,才会进行 CT 或磁共振(MR)成像的横断面成像。

颈淋巴结转移

影像检查有助于发现颈部淋巴结转移,尤其是临床可疑或降钙素升高的患者。超声可用于检查中央区或侧颈区域淋巴结。转移性淋巴结的特征包括异常地圆形、淋巴门消失、包膜模糊、微钙化和血流增多。超声检查的局限性包括对于操作者依赖及对上纵隔淋巴结或咽后淋巴结的评估价值有限。

CT 或 MR 成像可用于检查上纵隔和咽后淋巴结。此外,若临床怀疑颈部淋巴结转移,可行 CT 或 MR 检查,以决策是否需要颈淋巴结清扫。

远处转移

检查包括胸部与腹部 CT 检查(用以排除肝转移),骨扫描(用以排除骨转移),头颅 MR(用以排除脑转移)或若对伴远处转移或降钙素水平 >150pg/ml 者采用全身正电子发射断层扫描(PET)/CT。若降钙素水平>1 000pg/ml,PET/CT 检查对全身分期的敏感性高于 70%[38]。

治疗后影像学检查

仅在临床怀疑转移或复发,或降钙素/CEA 水平持续升高的患者,需行影像学检查,特别当降钙素水平>150pg/ml 时[32,39]。影像检查方式取决于可疑复发部位:颈部淋巴结选择超声,肺转移时使用胸部 CT,骨转移用放射性核素骨扫描,肝转移行腹部 CT 或肝脏 MR 成像。PET/CT 可用于系统评估,但其敏感性较低,特别是对于降钙素水平<500pg/ml 的患者。

MTC 的术后评估也可以使用铟-111 二亚乙基三胺五乙酸(^{111}In-DTPA)奥曲肽、锝-99m 二巯基琥珀酸(^{99m}Tc-DMSA)或^{131}I 巯基苄基胍(^{131}I-MIBG)扫描进行。MIBG 还为肿瘤患者提供靶向治疗的可能。

病理学分期

病理分期需临床分期的所有信息及手术切除标本的组织学结果。外科医师对手术标本中的肉眼可见的甲状腺外侵犯的描述也应考虑在内。

MTC 通常发生于甲状腺上部 2/3 处,即 C 细胞分布最为密集的部位。MTC 穿刺活检学样本可表现为无黏着或轻微黏着、纺锤形、浆细胞样或上皮细胞样。病理学可见到分散的三角形或多边形细胞,具有嗜天青颗粒的细胞质,以及具有粗大染色质颗粒和淀粉样蛋白的偏心细胞核[41]。肿瘤通常由上皮样细胞和梭形细胞组成[42]。肿瘤基质通常含有内分泌蛋白样蛋白(降钙素原),但是约 25%MTC,尤其是非常小的病灶,可能不含有淀粉样蛋白。MTC 可表现为孤立的单侧病灶或多中心、双侧病灶。散发 MTC 多为单发病灶,遗传性 MTC 则倾向为于多发病灶。MTC 有几种组织学变异，包括小细胞型、巨细胞型、乳头状型、嗜酸细胞型、鳞状细胞型以及透明细胞型，因此，与要用降钙素和一般神经内分泌标志物（如嗜铬粒蛋白 A 和突触素）进行免疫组织化学（IHC）染色以明确诊断。其他的生物学标记物还有 CEA、血管活性肠肽、神经细胞黏附分子和生长抑素。约 40%的 MTC 含有黏蛋白，大多数位于细胞外，但在一小部分病例中也可见于胞内。

淋巴结转移的风险与术前基础降钙素水平的升高相关。甲状腺 C 细胞分泌几种激素，包括 ACTH、降钙素、CEA、嗜铬粒蛋白、组胺酶、神经降压素、生长抑素和 B-促黑素细胞激素[43~48]。降钙素和 CEA 是 MTC 最相关的肿瘤标志物，因为其血清浓度与 C 细胞数量直接相关。在一项对 300 例 MTC 患者进行全甲状腺切除术和区域淋巴结清扫术的研究中，当降钙素水平低于 20pg/ml 时，几乎没有淋巴结转移的风险[49]。基线血清降钙素水平低于 500pg/ml 时，检查不到远处转移病灶。降钙素对远处转移的预测值并不完全一致，可能与其他因素有关[49,50]。基础血清降钙素水平正常（<10pg/ml）的患者在接受完全淋巴结清扫后 10 年存活率为 98%；只有 3%的人在 7.5 年内会出现生化复发。术前 CEA 升高也与颈淋巴结转移有关，但因基线值不同，故无临床价值[51]。

淋巴结最常转移到中央区（Ⅵ区），其次是中（Ⅲ区）部和下（Ⅳ区）部颈部淋巴结，较少见于上（ⅡA 区）部和锁骨上（Ⅴ区）淋巴结。上颈深部和副脊柱淋巴结（ⅡB 区）受影响较少，颌下、刻下及咽后淋巴结转移（Ⅰ区）很少见。上纵隔淋巴结（Ⅶ区）可见累及，一般均伴有中央区淋巴结转移。

切除后的淋巴结进行组织学检查以明确病理学 N1 分类。在接受淋巴结切除的患者中，分期或许可以在术前或者术中明确，但是这些患者必须进行组织学的确认，来最终确认 N1 分类。

淋巴结转移的定义包括微小转移和大的淋巴结受累。淋巴结取样的数量、淋巴结受累的数量、受累淋巴结大小及结外侵犯的情况均应予记录，作为预后和分期的因素，但对于淋巴结转移的定义对淋巴结取样的数量并无明确要求。

术后血清降钙素水平>150pg/ml 与可辨识的转移部位相关[52]。术前降钙素水平>500pg/ml 的患者需要在进行切除术前对远隔病灶进行影像学评估[49]。

IHC 染色应包括细胞角蛋白、甲状腺转录因子 1 和嗜铬粒蛋白 A 及降钙素和 CEA[53]。在遗传型 MTC 患者中，C 细胞增生可能被识别为异常或非典型 C 细胞增生伴有促纤维性间质增生反应。

完整的 N 和 M 分类可能需到术后才能完整评估，因此，术后 12~16 周内，应进行转移性疾病鉴别，以确定 N 和 M 分类。与 AJCC 分期规则一致，在随访的前 4 个月内明确的正式分期不应随着时间的推移而改变（即使癌症进展或复发）。然而，在随访期间通过使用与初始分期相同的方法和定义获取的新的随访数据，则可以用来对病变进行“重新分期”，并以小写字母 r 标注。在 MTC 中，临床医师认识到存在着结构性疾病复发/进展（疾病的结构或功能上的证据）和生化疾病复发/进展（CEA 或降钙素异常，没有疾病的结构或功能上的证据）。与初始分期的方法一致，重新分期仅应基于结构上或功能上可识别的疾病的鉴定，而不是基于异常的疾病生物标志物。

最重要的病理学预后因素包括肿瘤形态、淀粉样蛋白含量、坏死和有丝分裂活性[54]。包膜完整、淀粉样蛋白丰富和具有均一的细胞学表现的肿瘤通常具有更好的预后。然而在多因素分析中，任何一个或多个上述因素的预后意义尚不确定；因此，尚未将它们纳入分期标准主体[55]。

预后因素

分期所需的预后因素

除用于界定 T、N 与 M 分类的因素外，分期分组无需其他预后因素。

其他重要临床预后因素

转移淋巴结的数量、大小以及转移灶的大小

MTC 患者中区域淋巴结转移较为常见。目前证明淋巴结转移在 MTC 中具有显著预后意义的研究正在逐渐增多。一些研究表明，淋巴结转移的数量，以及转移淋巴结内癌灶的浸润范围与 MTC 生存密切相关。淋巴结应在三个维度上加以测量-长度、宽度及厚度，以及是否存在转移灶。需记录转移灶的浸润范围，侵犯了部分还是整个淋巴结，是否存在淋巴结包膜外侵犯，但无分界值。AJCC 证据级别：Ⅱ级。

切除完整性

切除完整性是指外科医师在手术记录中记录是否将肉眼可见的肿瘤全部切除。若外科医师通过活检来判断切缘情况，切除完整性的信息有时候

会在病理报告中呈现，并附有切缘阳性或阴性的说明。此变量无分界值。AJCC 证据级别：Ⅱ级。

生物化学参数

生化参数是指对术前或术后 MTC 的代谢产物进行分析，其中包括降钙素（单位为 pg/ml，正常值为 0.0~5.0pg/ml）；癌胚抗原（CEA，单位为 ng/ml，正常值为 0.0~3.0ng/ml）；促肾上腺皮质激素（ACTH，单位为 pg/ml，正常值<46pg/ml）。

甲状腺 C 细胞分泌几种激素或生物胺。特别是降钙素和 CEA，是 MTC 患者的肿瘤标志物，其水平在术前和术后均应进行测定来指导患者的手术治疗和术后管理。尤其需要注意的是，降钙素水平升高可见于其他多种疾病，可能造成假阳性结果。降钙素水平的测定值和参考值在不同性别的患者中存在差异，同样使用不同的检测方法、患者年轻或年老、是否使用激发试验、血清降钙素水平标准化所需时间不同也会造成其差异[56~58]。相比之下，CEA 并非 MTC 特异的肿瘤标志物，其在疾病进展的评估和术后监测方面可能有一定作用。术后测量降钙素和 CEA 水平有助于判断手术是否达到治愈效果[59]。通过测量血清降钙素和 CEA 的水平并计算其倍增时间，可以评估多个时间点的 MTC 肿瘤生长率[18,60,61]。AJCC 证据级别：Ⅱ级。

基因突变分析

RET 基因是在神经嵴，鳃弓以及泌尿生殖系统来源的细胞中表达的一种原癌基因[62,63]。该基因位于染色体 10q11 上并编码一个酪氨酸激酶家族的跨膜受体蛋白。几乎所有 MEN2A、MEN2B 及 FMTC 的患者都有 RET 基因的胚系突变；而大约一半的散发 MTC 病例中有体细胞 RET 基因突变[6,9,64,65]。另外部分散发 MTC 的患者携带体细胞 HRAS，KRAS 突变，少部分患者还伴有 NRAS 突变[66~68]。RET 基因 918 位密码子突变（M918T）[69,70]，往往与侵袭性的临床病程相关并提示预后不良。一项纳入了 160 例散发 MTC 患者的研究结果表明，不同大小的肿瘤中 RET 基因突变率不同，从 53 个肿瘤<1cm 的患者中的 11.3%，到 17 个肿瘤>3cm 的患者中的 58.8%不等[71]。北美神经内分泌肿瘤协会、NCCN 及 ATA 发布的 MTC 诊治指南均包含了对特定 RET 基因突变的推荐诊治方案，以及当家族中一个先证者被确认时，对于其家系成员的推荐筛查方案[72~75]。其中最高危组为 RET 基因 918 位密码子突变（M918T）的 MEN2B 患者，高危组包括了 RET 基因 634 位密码子突变（C634）及 883 位密码子突变（A883F）的患者；中危组则包括了具有所有上述未列出突变的患者。此变量无分界值。AJCC 证据级别：Ⅱ级。

散发性 MTC

相比于遗传性 MTC，散发性 MTC 的临床表现和预后往往更难预测。家族性 MEN2A 患者均应进行分子基因检测，在数据收集时应包含 918 位密码子，883 位密码子或 RET 全基因测序中所获得的突变信息。散发性 MTC 患者可能有高达 25%伴有遗传性疾病，因此这些患者通常被建议做遗传咨询或直接行 DNA 测序分析。此变量无分界值。AJCC 证据级别：Ⅱ级。

风险评估模型

为支持各类预测模型在临床实践中的应用，AJCC 近期发布了用于评判各类统计学预测模型的评估指南[76]。然而，目前已发表的或已被用于临床的任何甲状腺癌相关的预测模型，均尚未由“AJCC 精准医疗核心工作组”通过该指南予以评估。AJCC 未来将会对符合 AJCC 评估指南的本病种的风险预测模型予以认可。

AJCC TNM 定义

原发肿瘤（T）定义

T 分类	T 标准
TX	原发肿瘤无法评估
T0	无原发肿瘤证据
T1	肿瘤局限于甲状腺内，最大径≤2cm
T1a	肿瘤局限于甲状腺内，最大径≤1cm
T1b	肿瘤局限于甲状腺内，最大径>1cm，但≤2cm
T2	肿瘤局限于甲状腺内，最大径>2cm，但≤4cm
T3	肿瘤局限于甲状腺内，最大径≥4cm，或任何肿瘤伴有累及带状肌的明显腺外侵犯
T3a	肿瘤局限于甲状腺内，最大径≥4cm
T3b	伴有累及带状肌的明显腺外侵犯（包括胸骨舌骨肌、胸骨甲状肌、甲状舌骨肌、肩胛舌骨肌）的任何大小的肿瘤
T4	晚期肿瘤
T4a	中度晚期肿瘤；侵及皮下软组织、喉、气管、食管、喉返神经的任何大小的肿瘤
T4b	极晚期肿瘤；侵及椎前筋膜、包绕颈动脉或纵隔血管的任何大小的肿瘤

区域淋巴结(N)定义

N 分类	N 标准
NX	区域淋巴结无法评估
N0	无区域淋巴结转移
N0a	伴≥1 个淋巴结经细胞学或病理检验为良性
N0b	无影像学或临床证据表明存在区域淋巴结转移
N1	伴区域淋巴结转移
N1a	Ⅵ区(气管前、气管旁、喉前/Delphian 淋巴结)或Ⅶ区(上纵隔淋巴结)转移,包括单侧和双侧转移
N1b	伴单侧、双侧及对侧颈(Ⅰ、Ⅱ、Ⅲ、Ⅳ或Ⅴ区)淋巴结或咽后淋巴结转移

远处转移(M)定义

M 分类	M 标准
M0	无远处转移
M1	伴远处转移

AJCC 预后分期分组

T	N	M	分期分组
T1	N0	M0	Ⅰ
T2	N0	M0	Ⅱ
T3	N0	M0	Ⅱ
T1~3	N1	M0	Ⅲ
T4a	任何 N	M0	ⅣA
T1~3	N1b	M0	ⅣA
T4b	任何 N	M0	ⅣB
任何 T	任何 N	M1	ⅣC

肿瘤登记需收集的变量

1. 确诊时的年龄
2. 性别
3. 种族
4. 组织学类型
5. 原发肿瘤大小
6. 淋巴结转移数量
7. 是/否存在淋巴结包膜外侵犯
8. 转移淋巴结的大小
9. 转移淋巴结内转移灶的大小
10. 切除完整性
11. 术前降钙素水平
12. 术前 CEA 水平
13. 基因突变,如果可以的话,应记录 RET 原癌基因的特定位点突变以及测定方法。除此之外还应记录 RAS 基因家族(HRAS,KRAS 或 NRAS)的突变情况
14. 若知晓,记录 MTC 患者是散发性还是遗传性

组织学分级(G)

目前 MTC 不使用组织学分级。

组织病理学类型

甲状腺髓样癌。

图示

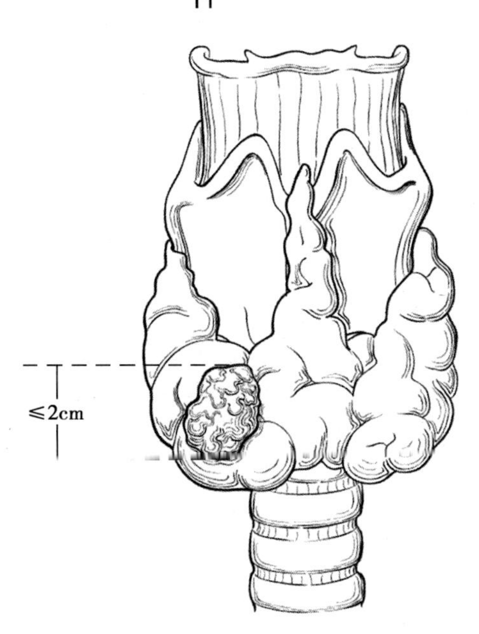

图 74.3　T1 期定义为局限于甲状腺内且最大径≤2cm 的肿瘤。T1a:局限于甲状腺内≤1cm 的肿瘤。T1b:局限于甲状腺内,最大径>1cm,但≤2cm 的肿瘤

74

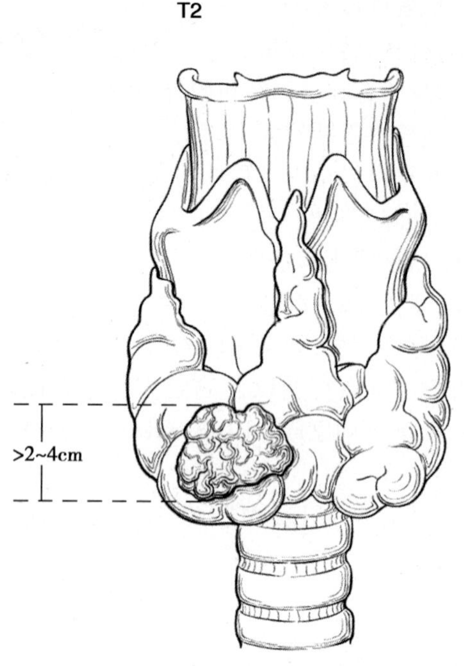

图 74.4 T2 期定义为局限于甲状腺内且最大径>2cm,但≤4cm 的肿瘤

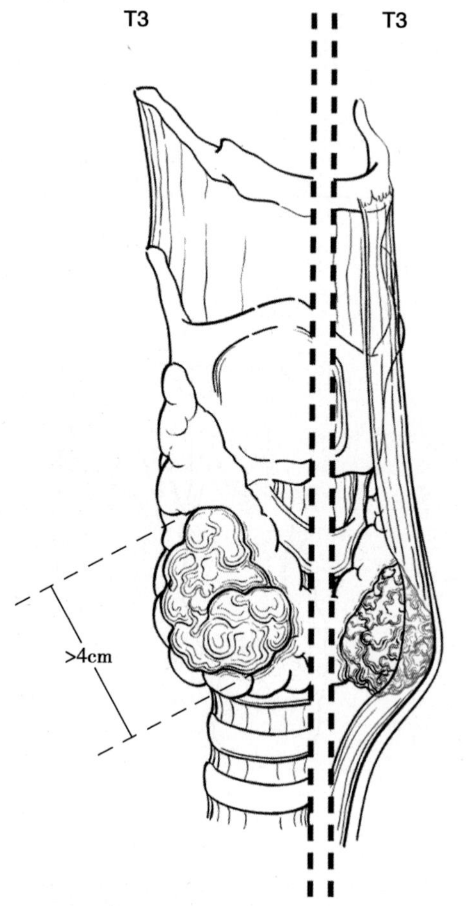

图 74.5 T3 肿瘤的两种类型。左图:局限于甲状腺内且最大径>4cm 的肿瘤(定义为 T3a);右图:任意大小的肿瘤伴有明显的累及带状肌的腺外侵犯(胸骨舌骨肌、胸骨甲状肌、甲状舌骨肌、肩胛舌骨肌)(定义为 T3b)

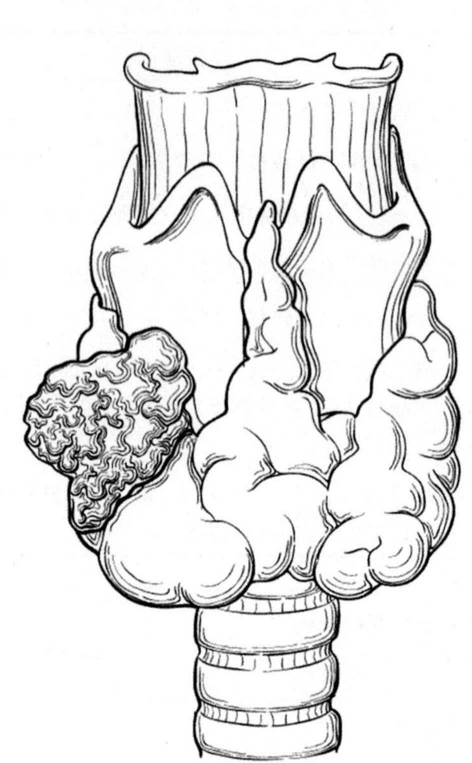

图 74.6 T4a 定义为中度晚期肿瘤;伴有肉眼可见的累及皮下软组织、喉、气管、食管、喉返神经的腺外侵犯的任意大小的肿瘤

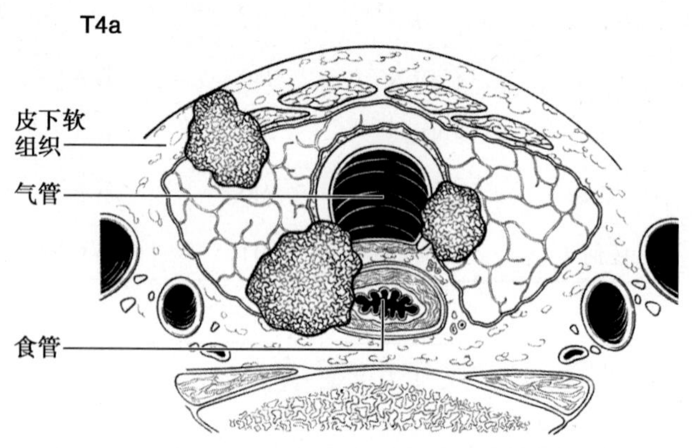

图 74.7 T4a 的三种类型的横断层面图解:肿瘤侵犯皮下软组织;肿瘤侵犯气管;肿瘤侵犯食管

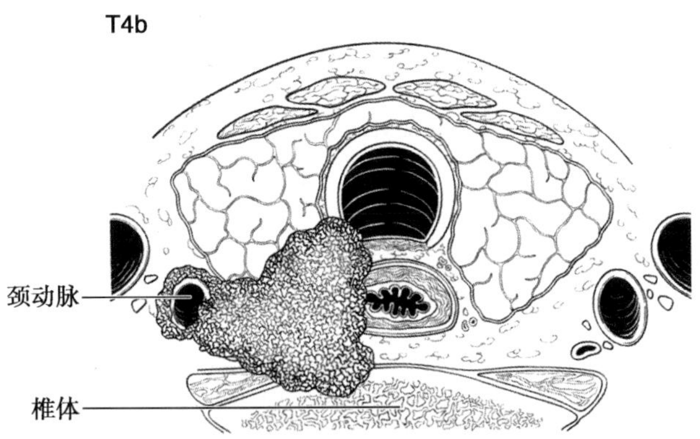

图 74.8　T4b 定义为极晚期肿瘤；伴有累及椎前筋膜或包绕颈动脉或纵隔血管的腺外侵犯的任意大小的肿瘤。T4b 两种类型的横断层面图解：肿瘤包绕颈动脉；肿瘤侵犯椎体

（译者　史潇　徐伟博　审校　王宇　王玉龙）

参考文献

1. Davies L, Morris LG, Haymart M, et al. American Association of Clinical Endocrinologists and American College of Endocrinology Disease State Clinical Review: The Increasing Incidence of Thyroid Cancer. *Endocr Pract.* Jun 2015;21(6):686–696.
2. J J. Virchows Arch Pathol Anat Physiol. 1906.
3. Hazard JB, Hawk WA, Crile G, Jr. Medullary (solid) carcinoma of the thyroid; a clinicopathologic entity. *The Journal of clinical endocrinology and metabolism.* Jan 1959;19(1):152–161.
4. Williams ED. Histogenesis of medullary carcinoma of the thyroid. *Journal of clinical pathology.* Mar 1966;19(2):114–118.
5. Takahashi M, Ritz J, Cooper GM. Activation of a novel human transforming gene, ret, by DNA rearrangement. *Cell.* Sep 1985; 42(2):581–588.
6. Donis-Keller H, Dou S, Chi D, et al. Mutations in the RET proto-oncogene are associated with MEN 2A and FMTC. *Hum Mol Genet.* Jul 1993;2(7):851–856.
7. Mulligan LM, Kwok JB, Healey CS, et al. Germ-line mutations of the RET proto-oncogene in multiple endocrine neoplasia type 2A. *Nature.* Jun 3 1993;363(6428):458–460.
8. Carlson KM, Dou S, Chi D, et al. Single missense mutation in the tyrosine kinase catalytic domain of the RET protooncogene is associated with multiple endocrine neoplasia type 2B. *Proc Natl Acad Sci U S A.* Feb 15 1994;91(4):1579–1583.
9. Hofstra RM, Landsvater RM, Ceccherini I, et al. A mutation in the RET proto-oncogene associated with multiple endocrine neoplasia type 2B and sporadic medullary thyroid carcinoma. *Nature.* Jan 27 1994;367(6461):375–376.
10. Tashjian AH, Jr., Melvin EW. Medullary carcinoma of the thyroid gland. Studies of thyrocalcitonin in plasma and tumor extracts. *N Engl J Med.* Aug 8 1968;279(6):279–283.
11. Wells SA, Jr., Baylin SB, Linehan WM, Farrell RE, Cox EB, Cooper CW. Provocative agents and the diagnosis of medullary carcinoma of the thyroid gland. *Annals of surgery.* Aug 1978;188(2):139–141.
12. Preissner CM, Dodge LA, O'Kane DJ, Singh RJ, Grebe SK. Prevalence of heterophilic antibody interference in eight automated tumor marker immunoassays. *Clin Chem.* Jan 2005;51(1):208–210.
13. Toledo SP, Lourenco DM, Jr., Santos MA, Tavares MR, Toledo RA, Correia-Deur JE. Hypercalcitoninemia is not pathognomonic of medullary thyroid carcinoma. *Clinics (Sao Paulo).* 2009;64(7): 699–706.
14. Leboeuf R, Langlois MF, Martin M, Ahnadi CE, Fink GD. "Hook effect" in calcitonin immunoradiometric assay in patients with metastatic medullary thyroid carcinoma: case report and review of the literature. *The Journal of clinical endocrinology and metabolism.* Feb 2006;91(2):361–364.
15. Basuyau JP, Mallet E, Leroy M, Brunelle P. Reference intervals for serum calcitonin in men, women, and children. *Clin Chem.* Oct 2004;50(10):1828–1830.
16. Wells SA, Jr., Haagensen DE, Jr., Linehan WM, Farrell RE, Dilley WG. The detection of elevated plasma levels of carcinoembryonic antigen in patients with suspected or established medullary thyroid carcinoma. *Cancer.* Sep 1978;42(3 Suppl):1498–1503.
17. Frank-Raue K, Machens A, Leidig-Bruckner G, et al. Prevalence and clinical spectrum of nonsecretory medullary thyroid carcinoma in a series of 839 patients with sporadic medullary thyroid carcinoma. *Thyroid : official journal of the American Thyroid Association.* Mar 2013;23(3):294–300.
18. Laure Giraudet A, Al Ghulzan A, Auperin A, et al. Progression of medullary thyroid carcinoma: assessment with calcitonin and carcinoembryonic antigen doubling times. *European journal of endocrinology / European Federation of Endocrine Societies.* Feb 2008;158(2):239–246.
19. Tung WS, Vesely TM, Moley JF. Laparoscopic detection of hepatic metastases in patients with residual or recurrent medullary thyroid cancer. *Surgery.* Dec 1995;118(6):1024–1029; discussion 1029–1030.
20. Tsutsui H, Kubota M, Yamada M, et al. Airway stenting for the treatment of laryngotracheal stenosis secondary to thyroid cancer. *Respirology.* 2008;13(5):632–638.
21. Wexler JA. Approach to the thyroid cancer patient with bone metastases. *The Journal of clinical endocrinology and metabolism.* Aug 2011;96(8):2296–2307.
22. Quan GM, Pointillart V, Palussiere J, Bonichon F. Multidisciplinary treatment and survival of patients with vertebral metastases from thyroid carcinoma. *Thyroid : official journal of the American Thyroid Association.* Feb 2012;22(2):125–130.
23. Frassica DA. General principles of external beam radiation therapy for skeletal metastases. *Clinical orthopaedics and related research.* Oct 2003(415 Suppl):S158–164.
24. Vitale G, Fonderico F, Martignetti A, et al. Pamidronate improves the quality of life and induces clinical remission of bone metastases in patients with thyroid cancer. *Br J Cancer.* Jun 15 2001;84(12): 1586–1590.
25. Abrahamsen B, Eiken P, Eastell R. Subtrochanteric and diaphyseal femur fractures in patients treated with alendronate: a register-based national cohort study. *J Bone Miner Res.* Jun 2009;24(6): 1095–1102.
26. Borcek P, Asa SL, Gentili F, Ezzat S, Kiehl TR. Brain metastasis from medullary thyroid carcinoma. *BMJ Case Rep.* 2010;2010.
27. Kim IY, Kondziolka D, Niranjan A, Flickinger JC, Lunsford LD. Gamma knife radiosurgery for metastatic brain tumors from thyroid cancer. *Journal of neuro-oncology.* Jul 2009;93(3):355–359.
28. McWilliams RR, Giannini C, Hay ID, Atkinson JL, Stafford SL, Buckner JC. Management of brain metastases from thyroid carcinoma: a study of 16 pathologically confirmed cases over 25 years. *Cancer.* Jul 15 2003;98(2):356–362.
29. Santarpia L, El-Naggar AK, Sherman SI, et al. Four patients with cutaneous metastases from medullary thyroid cancer. *Thyroid : official journal of the American Thyroid Association.* Aug 2008;18(8): 901–905.
30. Bhansali A, Walia R, Rana SS, et al. Ectopic Cushing's syndrome: experience from a tertiary care centre. *The Indian journal of medical research.* Jan 2009;129(1):33–41.
31. Haddad RI. New developments in thyroid cancer. *Journal of the National Comprehensive Cancer Network : JNCCN.* May 2013; 11(5 Suppl):705–707.
32. Wells SA, Jr., Asa SL, Dralle H, et al. Revised American Thyroid Association guidelines for the management of medullary thyroid carcinoma. *Thyroid : official journal of the American Thyroid Association.* Jun 2015;25(6):567–610.
33. Moley JF, DeBenedetti MK. Patterns of nodal metastases in palpable medullary thyroid carcinoma: recommendations for extent of node dissection. *Annals of surgery.* Jun 1999;229(6):880–887; discussion 887–888.
34. Weber T, Schilling T, Frank-Raue K, et al. Impact of modified radi-

cal neck dissection on biochemical cure in medullary thyroid carcinomas. *Surgery.* Dec 2001;130(6):1044–1049.
35. Kazaure HS, Roman SA, Sosa JA. Medullary thyroid microcarcinoma: a population–level analysis of 310 patients. *Cancer.* Feb 1 2012;118(3):620–627.
36. Machens A, Holzhausen HJ, Dralle H. Contralateral cervical and mediastinal lymph node metastasis in medullary thyroid cancer: systemic disease? *Surgery.* Jan 2006;139(1):28–32.
37. Machens A, Hauptmann S, Dralle H. Prediction of lateral lymph node metastases in medullary thyroid cancer. *The British journal of surgery.* May 2008;95(5):586–591.
38. Ong SC, Schoder H, Patel SG, et al. Diagnostic accuracy of 18F-FDG PET in restaging patients with medullary thyroid carcinoma and elevated calcitonin levels. *Journal of nuclear medicine : official publication, Society of Nuclear Medicine.* Apr 2007;48(4):501–507.
39. Giraudet AL, Vanel D, Leboulleux S, et al. Imaging medullary thyroid carcinoma with persistent elevated calcitonin levels. *The Journal of clinical endocrinology and metabolism.* Nov 2007; 92(11):4185–4190.
40. Gao Z, Biersack HJ, Ezziddin S, Logvinski T, An R. The role of combined imaging in metastatic medullary thyroid carcinoma: 111In-DTPA-octreotide and 131I/123I-MIBG as predictors for radionuclide therapy. *Journal of cancer research and clinical oncology.* 2004;130(11):649–656.
41. Papaparaskeva K, Nagel H, Droese M. Cytologic diagnosis of medullary carcinoma of the thyroid gland. *Diagn Cytopathol.* Jun 2000;22(6):351–358.
42. DeLellis RA. *Pathology and genetics of tumours of endocrine organs.* Vol 8: IARC; 2004.
43. Abe K, Adachi I, Miyakawa S, et al. Production of calcitonin, adrenocorticotropic hormone, and beta-melanocyte-stimulating hormone in tumors derived from amine precursor uptake and decarboxylation cells. *Cancer Res.* Nov 1977;37(11):4190–4194.
44. Baylin SB, Beaven MA, Engelman K, Sjoerdsma A. Elevated histaminase activity in medullary carcinoma of the thyroid gland. *N Engl J Med.* Dec 3 1970;283(23):1239–1244.
45. Ishikawa N, Hamada S. Association of medullary carcinoma of the thyroid with carcinoembryonic antigen. *Br J Cancer.* Aug 1976; 34(2):111–115.
46. Zeytinoglu FN, Gagel RF, Tashjian AH, Jr., Hammer RA, Leeman SE. Characterization of neurotensin production by a line of rat medullary thyroid carcinoma cells. *Proc Natl Acad Sci U S A.* Jun 1980;77(6):3741–3745.
47. Mato E, Matias-Guiu X, Chico A, et al. Somatostatin and somatostatin receptor subtype gene expression in medullary thyroid carcinoma. *The Journal of clinical endocrinology and metabolism.* Jul 1998;83(7):2417–2420.
48. Costante G, Durante C, Francis Z, Schlumberger M, Filetti S. Determination of calcitonin levels in C-cell disease: clinical interest and potential pitfalls. *Nature clinical practice. Endocrinology & metabolism.* Jan 2009;5(1):35–44.
49. Machens A, Dralle H. Biomarker-based risk stratification for previously untreated medullary thyroid cancer. *The Journal of clinical endocrinology and metabolism.* Jun 2010;95(6):2655–2663.
50. Dralle H, Machens A. Surgical management of the lateral neck compartment for metastatic thyroid cancer. *Current opinion in oncology.* Jan 2013;25(1):20–26.
51. Machens A, Ukkat J, Hauptmann S, Dralle H. Abnormal carcinoembryonic antigen levels and medullary thyroid cancer progression: a multivariate analysis. *Archives of surgery.* Mar 2007;142(3):289–293; discussion 294.
52. Brierley JD, Tsang RW. External beam radiation therapy for thyroid cancer. *Endocrinology and metabolism clinics of North America.* Jun 2008;37(2):497–509, xi.
53. Trimboli P, Cremonini N, Ceriani L, et al. Calcitonin measurement in aspiration needle washout fluids has higher sensitivity than cytology in detecting medullary thyroid cancer: a retrospective multicentre study. *Clin Endocrinol (Oxf).* Jan 2014;80(1):135–140.
54. Schroder S, Bocker W, Baisch H, et al. Prognostic factors in medullary thyroid carcinomas. Survival in relation to age, sex, stage, histology, immunocytochemistry, and DNA content. *Cancer.* Feb 15 1988;61(4):806–816.
55. Dottorini ME, Assi A, Sironi M, Sangalli G, Spreafico G, Colombo L. Multivariate analysis of patients with medullary thyroid carcinoma. Prognostic significance and impact on treatment of clinical and pathologic variables. *Cancer.* Apr 15 1996;77(8): 1556–1565.
56. Franc S, Niccoli-Sire P, Cohen R, et al. Complete surgical lymph node resection does not prevent authentic recurrences of medullary thyroid carcinoma. *Clin Endocrinol (Oxf).* Sep 2001;55(3):403–409.
57. Ismailov SI, Piulatova NR. Postoperative calcitonin study in medullary thyroid carcinoma. *Endocrine-related cancer.* Jun 2004;11(2): 357–363.
58. Elisei R, Pinchera A. Advances in the follow-up of differentiated or medullary thyroid cancer. *Nature reviews. Endocrinology.* Aug 2012;8(8):466–475.
59. Engelbach M, Gorges R, Forst T, et al. Improved diagnostic methods in the follow-up of medullary thyroid carcinoma by highly specific calcitonin measurements. *The Journal of clinical endocrinology and metabolism.* May 2000;85(5):1890–1894.
60. Barbet J, Campion L, Kraeber-Bodere F, Chatal JF, Group GTES. Prognostic impact of serum calcitonin and carcinoembryonic antigen doubling-times in patients with medullary thyroid carcinoma. *The Journal of clinical endocrinology and metabolism.* Nov 2005;90(11):6077–6084.
61. Miyauchi A, Onishi T, Morimoto S, et al. Relation of doubling time of plasma calcitonin levels to prognosis and recurrence of medullary thyroid carcinoma. *Annals of surgery.* Apr 1984;199(4):461–466.
62. Pachnis V, Mankoo B, Costantini F. Expression of the c-ret proto-oncogene during mouse embryogenesis. *Development.* Dec 1993;119(4):1005–1017.
63. Zordan P, Tavella S, Brizzolara A, et al. The immediate upstream sequence of the mouse Ret gene controls tissue-specific expression in transgenic mice. *Int J Mol Med.* Oct 2006;18(4): 601–608.
64. Eng C, Smith DP, Mulligan LM, et al. Point mutation within the tyrosine kinase domain of the RET proto-oncogene in multiple endocrine neoplasia type 2B and related sporadic tumours. *Hum Mol Genet.* Feb 1994;3(2):237–241.
65. Marsh DJ, Learoyd DL, Andrew SD, et al. Somatic mutations in the RET proto-oncogene in sporadic medullary thyroid carcinoma. *Clin Endocrinol (Oxf).* Mar 1996;44(3):249–257.
66. Moura MM, Cavaco BM, Pinto AE, Leite V. High prevalence of RAS mutations in RET-negative sporadic medullary thyroid carcinomas. *The Journal of clinical endocrinology and metabolism.* May 2011;96(5):E863–868.
67. Boichard A, Croux L, Al Ghuzlan A, et al. Somatic RAS mutations occur in a large proportion of sporadic RET-negative medullary thyroid carcinomas and extend to a previously unidentified exon. *The Journal of clinical endocrinology and metabolism.* Oct 2012;97(10):E2031–2035.
68. Ciampi R, Mian C, Fugazzola L, et al. Evidence of a low prevalence of RAS mutations in a large medullary thyroid cancer series. *Thyroid : official journal of the American Thyroid Association.* Jan 2013;23(1):50–57.
69. Schilling T, Burck J, Sinn HP, et al. Prognostic value of codon 918 (ATG→ACG) RET proto-oncogene mutations in sporadic medullary thyroid carcinoma. *Int J Cancer.* Jan 20 2001;95(1): 62–66.
70. Elisei R, Cosci B, Romei C, et al. Prognostic significance of somatic RET oncogene mutations in sporadic medullary thyroid cancer: a 10-year follow-up study. *The Journal of clinical endocrinology and metabolism.* Mar 2008;93(3):682–687.
71. Raue F, Frank-Raue K. Genotype-phenotype correlation in multiple endocrine neoplasia type 2. *Clinics (Sao Paulo).* 2012;67 Suppl 1:69–75.
72. Brandi ML, Gagel RF, Angeli A, et al. Guidelines for diagnosis and therapy of MEN type 1 and type 2. *The Journal of clinical endocrinology and metabolism.* Dec 2001;86(12):5658–5671.
73. Tuttle RM, Ball DW, Byrd D, et al. Medullary carcinoma. *Journal of the National Comprehensive Cancer Network : JNCCN.* May 2010;8(5):512–530.
74. Chen H, Sippel RS, O'Dorisio MS, et al. The North American Neuroendocrine Tumor Society consensus guideline for the diagnosis and management of neuroendocrine tumors: pheochromocy-

toma, paraganglioma, and medullary thyroid cancer. *Pancreas.* Aug 2010;39(6):775–783.

75. American Thyroid Association Guidelines Task F, Kloos RT, Eng C, et al. Medullary thyroid cancer: management guidelines of the American Thyroid Association. *Thyroid : official journal of the American Thyroid Association.* Jun 2009;19(6):565–612.
76. Kattan MW, Hess KR, Amin MB, et al. American Joint Committee on Cancer acceptance criteria for inclusion of risk models for individualized prognosis in the practice of precision medicine. *CA: a cancer journal for clinicians.* Jan 19 2016.

第 75 章　甲状旁腺癌

本章摘要

适用本分期系统的肿瘤种类

甲状旁腺癌。

更新要点

本章是美国癌症联合委员会（AJCC）分期手册的全新章节。

ICD-O-3 形态学编码

编码	描述
C75.0	甲状旁腺

WHO 肿瘤分类

编码	描述
8000	肿瘤，恶性
8001	肿瘤细胞，恶性
8005	恶性肿瘤，透明细胞型
8010	癌，未特指的
8140	腺癌，未特指的
8290	嗜酸性腺癌
8310	透明细胞腺癌
8322	水样透明细胞腺癌

DeLellis RA. Lloyd RV, Heitz PU, Eng C, eds. World Health Organization Classification of Tumours Pathology and Genetics of Tumours of Endocrine Organs. Lyon: IARC: 2004。

概述

甲状旁腺癌仅占原发性甲状旁腺功能亢进病例的不足 1%，病例数据十分有限。目前仅有少量关于甲状旁腺的研究发表，且多为单机构或基于监测、流行病学与最终结果（SEER）、美国国家癌症数据库（NCDB）等大数据库的回顾性研究。对于甲状旁腺癌，目前尚无被广为接受的分期系统。此外，因现有的研究结果彼此差异很大，故确定肿瘤预后相关因素也较困难。因此，专家小组认为现在提出甲状旁腺癌分期系统时机尚未成熟。本章推荐在肿瘤登记数据库中需收集的一些特定变量，以便于将来 AJCC 分期手册制订正式分期系统时使用。

解剖学

原发部位

甲状旁腺主要由主细胞、嗜酸细胞和透明细胞构成，位于颈部且毗邻甲状腺。由于甲状旁腺在胚胎发育过程中下降，因此每个腺体的位置会有所不同。上甲状旁腺来源于第四鳃裂，与甲状腺一同下降，通常位于甲状腺上 1/3 的背面[1]。下甲状旁腺起源于第三鳃裂，与胸腺一同下降，且可能位于甲状腺上级到前纵隔的任意位置[1,2]。甲状旁腺也有可能位于甲状腺腺体内[3]。不同个体之间甲状旁腺的数量可能有所不同，但多数人都有两个上甲状旁腺和两个下甲状旁腺（图 75.1）。

每个甲状旁腺的平均重量约为 30～50mg[1,2]。腺体通常包裹在较薄的结缔组织囊内[1]，若结缔组织被膜缺如，则通常存在一个由甲状旁腺异位上皮和腺体旁脂肪组织组成的甲状旁腺巢[1]。

甲状旁腺癌在甲状旁腺腺体内发展，癌灶的位置取决于胚胎时期下降的程度和受累腺体的位置。

区域淋巴结

甲状旁腺癌已被证实可发生区域淋巴结转移。通常情况下，甲状旁腺癌多转移至中央区淋巴结（Ⅵ区或Ⅶ区）[4]。少数情况下可转移至侧方颈区淋巴结（Ⅱ、Ⅲ、Ⅳ、Ⅴ区）（图 75.2）。

转移部位

颈部范围以外的病变应考虑为远处转移。多数情况下甲状旁腺癌转移至肺部[5~7]。在出现远处转移者中，约 15%存在骨转移[7~9]。其他远处转移部位包括脑、皮肤、肝脏、纵隔、肾上腺和胰腺[2,5,7]。

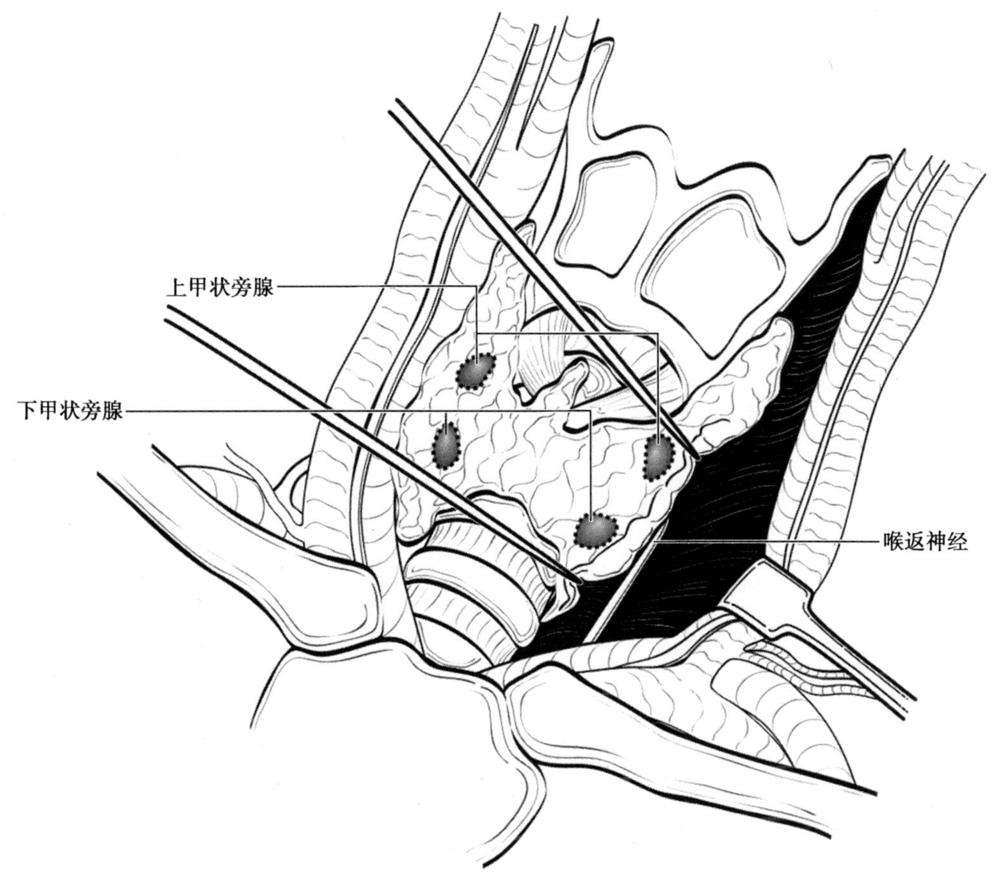

图 75.1　甲状旁腺的解剖结构

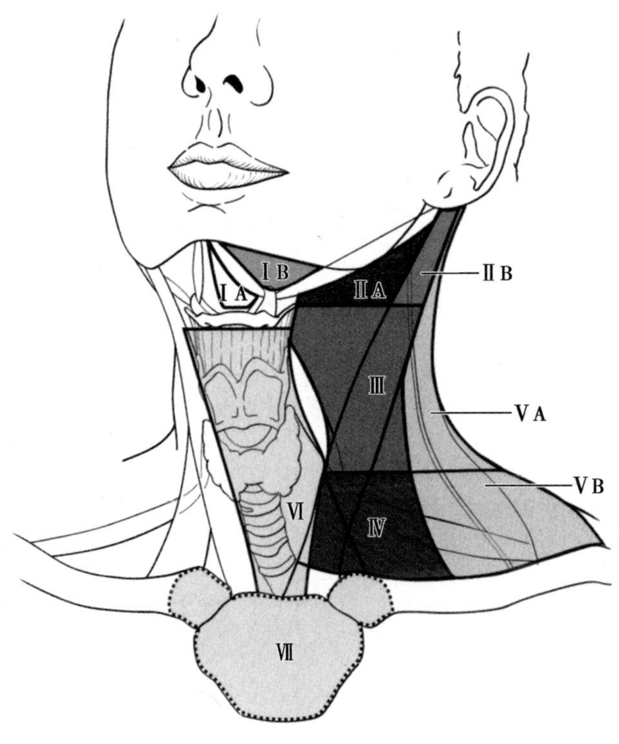

图 75.2　颈部淋巴结分区位置

分类原则

临床分期

颈部出现可触及的肿块，血清钙水平高于 14mg/dl，或甲状旁腺激素（PTH）水平明显升高的患者，应怀疑甲状旁腺癌。上述症状类似于严重原发性甲状旁腺功能亢进患者的症状，包括疲劳、认知缺陷（睡眠困难、注意力不集中、记忆力减退、多任务处理困难或抑郁症）、骨/关节疼痛、易骨折、骨质疏松症、胰腺炎及肾结石[5,6,8,10]。一些甲状旁腺癌患者可出现体重减轻和血栓栓塞性疾病[2]。较少情况下，患者可出现颈部疼痛[5]。有些甲状旁腺癌不会过度分泌 PTH，此类患者可能无症状，血钙水平正常[11]。

75

任何血钙和 PTH 明显升高者都应考虑甲状旁腺癌的可能。因术前活检可能导致甲状旁腺癌局部播散，故对疑似甲状旁腺癌患者不予推荐。因甲状旁腺癌患者通常表现出与良性、散发性原发性甲状旁腺功能亢进患者类似的症状，故通常于术中确诊[10]。与甲状旁腺瘤不同，甲状旁腺癌表现为坚硬的白灰色肿块，通常与周围组织粘连。

为完整切除肿瘤，应考虑行甲状旁腺和同侧甲状腺叶切除和/或局部淋巴结清扫。

对于首次手术时未考虑甲状旁腺癌诊断的患者，再次手术时瘢痕组织可增加识别甲状旁腺癌的难度；同时应考虑到病灶持续存在（定义为首次术后 6 个月血钙的异常增高）和肿瘤复发可能。

原发肿瘤镜下和肉眼的分类尚未标准化。肿瘤大小或侵犯程度是否影响总体生存仍存在争议。目前专家组建议根据肿瘤大小与侵袭程度对原发肿瘤进行分类。

区域淋巴结转移的预后意义尚未明朗，研究结果也互有差异[7,8,11~15]。目前专家组建议收集淋巴结清扫的类型、淋巴结清扫和伴转移的数量。

甲状旁腺癌通常呈散发性，可能与原发性、继发性或三级甲状旁腺功能亢进相关。伴有颈部放疗史或某些遗传性综合征的患者发生甲状旁腺癌的风险可能增加。例如，甲状旁腺功能亢进-颌骨肿瘤综合征（HPT-JT）是由位于染色体 1q25~2 的 *CDC73*（*HRPT2*）基因突变引起的罕见的常染色体显性疾病[16]。HPT-JT 患者具有颌骨骨化纤维瘤和肾的各种肿瘤/囊肿，以及女性的镰刀菌肿瘤。约 90%的患者会发生原发性甲状旁腺功能亢进，且高达 15%的患者可发展为甲状旁腺癌[2]。

家族性孤立性原发性甲状旁腺功能亢进是一种罕见的常染色体显性疾病，被认为是Ⅰ型多发性内分泌肿瘤的变异。这种疾病也与发生甲状旁腺癌的风险增加有关[17]。

影像学检查

甲状旁腺癌的影像检查特征常与甲状旁腺腺瘤相似。然而，对伴有大肿块、复杂囊性病变、内部隔膜、中央坏死和/或邻近组织压迫的患者术前应高度怀疑甲状旁腺癌[10]。

术前影像检查研究可在原发性甲状旁腺功能亢进患者中进行，以便行微创甲状旁腺切除术。这种方法是切除异常甲状旁腺联合术中 PTH 监测[18,19]。若临床上怀疑甲状旁腺癌，术中应对邻近组织（即甲状腺）和/或邻近淋巴结进行整块切除。术前影像学检查对于接受再次甲状旁腺切除术者也非常重要[20~24]。

最常用的影像检查包括超声（可同时检查甲状腺），锝-99 扫描和四维 CT（使用具有多平面重建功能的薄切片动态扫描技术）[25~29]。此外，^{18}F-PET 可能有助于诊断甲状旁腺癌及其复发性远处转移癌。然而，目前缺乏这种成像模型数据。虽然临床上已提出了几种术前影像学检查方法；最佳的方法需由医疗机构的水平、资源、能力及报告的敏感性和操作的结果所决定[30]。

病理学分期

甲状旁腺癌的诊断基于临床发现以及手术切除甲状旁腺的组织学结果。诊断甲状旁腺最可靠的标准是肿瘤伴有周围血管或神经侵犯、周围软组织侵犯、和/或区域和远处转移[1,2,31]。虽然广泛的纤维带、坏死、有丝分裂象及小梁状增生是恶性肿瘤的支持性证据，但缺乏前述的病理特征尚不足以作为患癌的诊断[1,2]。同样，尽管甲状旁腺癌中 Ki-67 增殖指数（PI）常常升高（>5%），但因其可能在良性疾病中升高故无法用于确诊[1]。

预后因素

分期所需的预后因素

除用于界定 T、N 与 M 分类的因素外，分期分组无需其他预后因素。

其他重要临床预后因素

年龄

定义为初次确诊时的年龄。在九项回顾性研究[5~8,11~14,32]中，三项结果显示较大的年龄是总体生存降低的危险因素，而多数研究因为样本量较小，年龄对于生存的预测作用并无统计显著性。AJCC 证据级别：Ⅲ级。

性别

定义为男性或女性。多数关于性别作为预后因素的研究都显示其对甲状旁腺癌的生存并无预测作用[6,8,11,12,14]。然而，这些研究中的大多数都受限于其较小的样本量。基于大型数据库的研究或荟萃分析则表明，男性的预后较女性更差[7,13,32]。AJCC 证据级别：Ⅲ级。

原发肿瘤大小

定义为原发肿瘤的最长轴，以毫米表示。关于原发肿瘤大小作为预后因素的一些研究结论并不一致[5,7,8,12~14,32]。同样,目前尚无研究能确定是否存在甲状旁腺癌预后的显著分界点。AJCC 证据级别:Ⅲ级。

原发肿瘤浸润范围

目前仅有少数关于原发肿瘤浸润范围是否影响甲状旁腺癌总体预后的研究,并且其结论是不一致[7,8]。由于在本指南发表之前,不同研究中原发肿瘤浸润范围的定义并未标准化,因此对它们进行比较较为困难。AJCC 证据级别:Ⅲ级。

原发肿瘤位置

原发肿瘤位置定义为左/右,上极/下极。

淋巴结转移

部分研究认为淋巴结转移对预后具预测作用,但一些基于大型数据库的研究却并未发现淋巴结转移是甲状旁腺癌的预后因素[7,8,11~14,32]。这些不一致的结论可能与生存分析的方法相关(如结局为疾病特异性生存还是总体生存,是否将多个原发肿瘤的患者排除)。AJCC 证据级别:Ⅲ级。

远处转移

定义为超出了中央区和侧颈区范围的肿瘤转移。几项已发表的研究都表明远处转移预后不良[8,11~13]。远处转移是已发表文献中唯一一致的影响总体生存的预后因素。AJCC 证据级别:Ⅰ级。

确诊后术前钙水平

定义为确诊后至初次手术前血清钙的最高水平。探究术前血清钙水平是否为甲状旁腺癌预后因素的研究非常少,且结果并不一致[5,7,8,11]。同样,这些研究也受限于小样本量。AJCC 证据级别:Ⅲ级。

术前甲状旁腺激素(PTH)水平

定义为确诊后至初次手术前 PTH 的最高水平。过往两项研究认为术前 PTH 水平并无法预测甲状旁腺癌的生存,但这两项研究都受限于其小样本量[7,8]。术前 PTH 水平记录时应包含该检测方法的正常参考值范围。AJCC 证据级别:Ⅲ级。

淋巴血管侵犯

定义为肿瘤累及淋巴组织或血管。探究淋巴血管侵犯是否为甲状旁腺癌预后因素的研究非常少,且结果并不一致[7,8]。AJCC 证据级别:Ⅲ级。

核分裂率

定义为每高倍视野下肿瘤细胞核分裂象的数量。探究肿瘤核分裂象的数量是否为甲状旁腺癌预后因素的相关研究较少,且较小的样本量及评估方法缺乏统一性也使研究结论受限[7,8,33]。AJCC 证据级别:Ⅲ级。

原发肿瘤重量

定义为原发肿瘤的重量,以毫克为单位。AJCC 证据级别:Ⅳ级。

细胞核分级

定义为低级别或高级别。仅有很少数研究曾尝试定义甲状旁腺癌的细胞核分级[33,34]。目前探究核分级是否为甲状旁腺癌预后因素的研究不足[14]。AJCC 证据级别:Ⅲ级。

复发时间

定义为初次手术到初次复发的时间间隔,以月为单位。目前尚无足够的证据证明复发时间是预后的预测因素[11]。AJCC 证据级别:Ⅲ级。

风险评估模型

为支持各类预测模型在临床实践中的应用,AJCC 近期发布了用于评判各类统计学预测模型的评估指南[35]。然而,目前已发表的或已被用于临床的任何甲状旁腺癌相关的预测模型,均尚未由"AJCC 精准医疗核心工作组"通过该指南予以评估。AJCC 未来将会对符合 AJCC 评估指南的本病种的风险预测模型予以认可。

AJCC TNM 定义

原发肿瘤(T)定义

T 分类	T 标准
TX	原发肿瘤无法评估
T0	无原发肿瘤证据
Tis	甲状旁腺不典型增生(恶性潜能不确定的新生物)*
T1	肿瘤位于甲状旁腺且浸润范围局限于软组织
T2	肿瘤直接浸润甲状腺
T3	肿瘤直接浸润喉返神经、食管、气管、骨骼肌、周围淋巴结或胸腺
T4	肿瘤直接浸润大血管或脊柱

* 甲状旁腺不典型增生定义为组织学或临床怀疑但尚未满足更加肯定的癌症诊断标准(如浸润、转移),通常包含两种或两种以上值得注意的特征,比如纤维带、核分裂象、坏死、小梁状生长,或术中发现与周围组织粘连[31,36]。甲状旁腺不典型增生长度、重量和体积通常较小,发生凝固性坏死的可能性比甲状旁腺癌要低[10]。

区域淋巴结(N)定义

N 分类	N 标准
NX	区域淋巴结无法评估
N0	无区域淋巴结转移
N1	伴区域淋巴结转移
N1a	伴Ⅵ区(气管前、气管旁、喉前/Delphian 淋巴结)或Ⅶ区(上纵隔淋巴结)转移,包括单侧和双侧转移
N1b	伴侧颈(Ⅰ、Ⅱ、Ⅲ、Ⅳ或Ⅴ区)淋巴结或咽后淋巴结转移,包括单侧、双侧及对侧转移

远处转移(M)定义

M 分类	M 标准
M0	无远处转移
M1	伴远处转移

AJCC 预后分期分组

目前掌握的数据尚不足以建立甲状旁腺癌的解剖学分期和预后分组。

肿瘤登记需收集的变量

1. 确诊时的年龄
2. 性别
3. 种族
4. 原发肿瘤大小(毫米)
5. 原发肿瘤位置(左/右,上极/下极)
6. 浸润周围组织(有/无)
7. 远处转移
8. 切除淋巴结的数量(按分区)
9. 阳性淋巴结的数量(按分区)
10. 术前最高钙水平[mg/dl,保留一位小数,(如 11.5mg/dl)]
11. 术前最高 PTH 水平[pg/ml,保留整数,(如 350pg/ml)]
12. 淋巴血管侵犯(有/无)
13. 分级(高级别/低级别)
14. 原发肿瘤重量(mg)
15. 核分裂率
16. 复发时间/月

组织学分级(G)

细胞核分级定义为高级别或低级别。低级别肿瘤由圆形细胞核组成,细胞核大小仅有轻到中度变化,核仁模糊,染色质特征接近于正常甲状旁腺组织或甲状旁腺腺瘤。高级别肿瘤更具多形性,核大小变异超过 4∶1,核膜明显不规则,染色质变异显著增加,其中包括染色质染色过度、染色质贴边以及核仁明显。与甚至在正常甲状旁腺组织都可随机见到“内分泌异型性”不同,高级别肿瘤中可见数个具有细胞核变化的不连续融合区。

G 分类	G 定义
低级别(LG)	低级别肿瘤由圆形细胞核组成,细胞核大小仅有轻到中度变化,核仁模糊,染色质特征接近于正常甲状旁腺组织或甲状旁腺腺瘤
高级别(HG)	高级别肿瘤更具多形性,核大小变异超过 4∶1,核膜明显不规则,染色质变异显著增加,其中包括染色质染色过度、染色质贴边以及核仁明显。与甚至在正常甲状旁腺组织都可随机见到“内分泌异型性”不同,高级别肿瘤中可见数个具有细胞核变化的不连续融合区

组织病理学类型

肿瘤细胞可呈小梁状、片状或花环状排列。在团块状结构中偶尔还会见到伴有坏死的中央钙化灶。细胞核多形性可表现为染色质聚集或核仁增大。证明肿瘤有血管或周围气管侵犯是诊断为甲状旁腺癌的关键标志。可能会使用的诊断术语包括浸润性甲状旁腺肿瘤、恶性意义不明的肿瘤、伴有局部浸润或不典型特征的甲状旁腺肿瘤、浸润结缔组织的甲状旁腺肿瘤。

生存数据

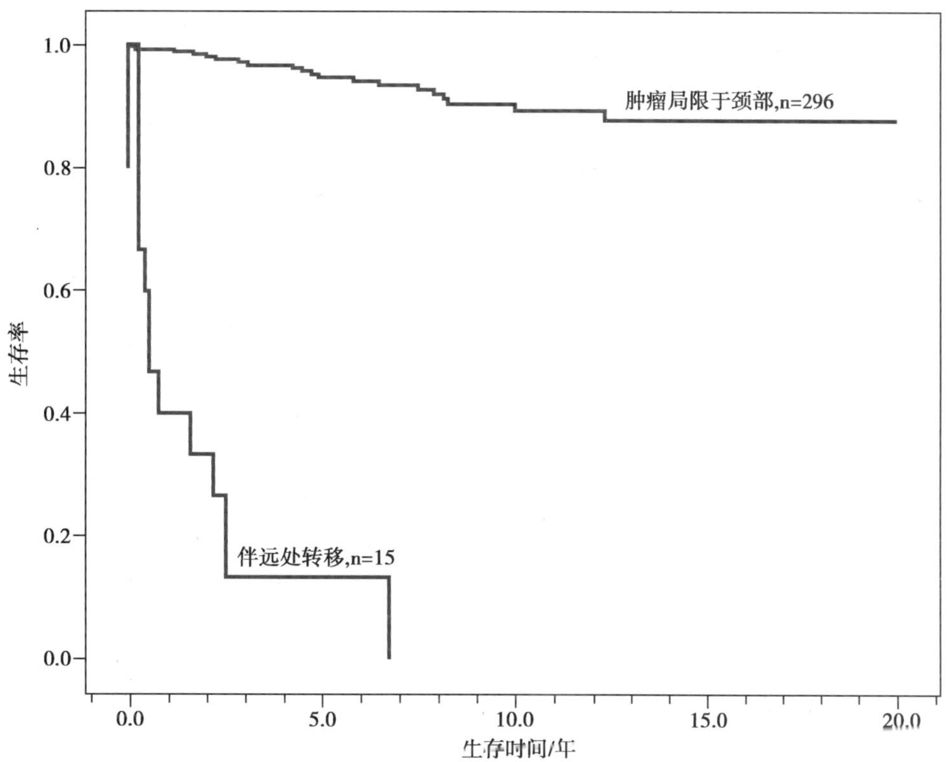

图 75.3 病变位于颈部与存在远处转移的患者肿瘤特异生存率的比较。数据来源于 SEER 数据库中 1973—2012 年确诊的患者(有多种原发肿瘤的患者已被排除)

(译者 史潇 雷博文 审校 王宇 王玉龙)

参考文献

1. Lloyd RV. *Endocrine Pathology:: Differential Diagnosis and Molecular Advances*. Springer Science & Business Media; 2010.
2. V-SR HM. Atlas of Endocrine Neoplasia. Houston: The University of Texas M.D. Anderson Cancer Center. 2006.
3. Mazeh H, Kouniavsky G, Schneider DF, et al. Intrathyroidal parathyroid glands: small, but mighty (a Napoleon phenomenon). *Surgery.* Dec 2012;152(6):1193–1200.
4. Schulte KM, Talat N, Miell J, Moniz C, Sinha P, Diaz-Cano S. Lymph node involvement and surgical approach in parathyroid cancer. *World journal of surgery.* Nov 2010;34(11):2611–2620.
5. Busaidy NL, Jimenez C, Habra MA, et al. Parathyroid carcinoma: a 22-year experience. *Head & neck.* Aug 2004;26(8):716–726.
6. Iihara M, Okamoto T, Suzuki R, et al. Functional parathyroid carcinoma: Long-term treatment outcome and risk factor analysis. *Surgery.* Dec 2007;142(6):936–943; discussion 943 e931.
7. Talat N, Schulte KM. Clinical presentation, staging and long-term evolution of parathyroid cancer. *Annals of surgical oncology.* Aug 2010;17(8):2156–2174.
8. Villar-del-Moral J, Jimenez-Garcia A, Salvador-Egea P, et al. Prognostic factors and staging systems in parathyroid cancer: a multicenter cohort study. *Surgery.* Nov 2014;156(5):1132–1144.
9. Li M, Lu H, Gao Y. FDG-anorectic parathyroid carcinoma with FDG-avid bone metastasis on PET/CT images. *Clinical nuclear medicine.* Nov 2013;38(11):916–918.
10. Quinn CE, Healy J, Lebastchi AH, et al. Modern experience with aggressive parathyroid tumors in a high-volume New England referral center. *Journal of the American College of Surgeons.* Jun 2015;220(6):1054–1062.
11. Harari A, Waring A, Fernandez-Ranvier G, et al. Parathyroid carcinoma: a 43-year outcome and survival analysis. *The Journal of clinical endocrinology and metabolism.* Dec 2011;96(12):3679–3686.
12. Hsu K-T, Sippel RS, Chen H, Schneider DF. Is central lymph node dissection necessary for parathyroid carcinoma? *Surgery.* 2014;156(6):1336–1341.
13. Lee PK, Jarosek SL, Virnig BA, Evasovich M, Tuttle TM. Trends in the incidence and treatment of parathyroid cancer in the United States. *Cancer.* May 1 2007;109(9):1736–1741.
14. Sadler C, Gow KW, Beierle EA, et al. Parathyroid carcinoma in more than 1,000 patients: A population-level analysis. *Surgery.* Dec 2014;156(6):1622–1629; discussion 1629–1630.
15. Hundahl SA, Fleming ID, Fremgen AM, Menck HR. Two hundred eighty-six cases of parathyroid carcinoma treated in the U.S. between 1985-1995: a National Cancer Data Base Report. The American College of Surgeons Commission on Cancer and the American Cancer Society. *Cancer.* Aug 1 1999;86(3):538–544.
16. Carpten JD, Robbins CM, Villablanca A, et al. HRPT2, encoding parafibromin, is mutated in hyperparathyroidism-jaw tumor syndrome. *Nature genetics.* Dec 2002;32(4):676–680.
17. Udelsman R, Akerstrom G, Biagini C, et al. The surgical management of asymptomatic primary hyperparathyroidism: proceedings of the Fourth International Workshop. *The Journal of clinical endocrinology and metabolism.* Oct 2014;99(10):3595–3606.
18. Siperstein A, Berber E, Barbosa GF, et al. Predicting the success of limited exploration for primary hyperparathyroidism using ultrasound, sestamibi, and intraoperative parathyroid hormone: analysis of 1158 cases. *Annals of surgery.* Sep 2008;248(3):420–428.
19. Udelsman R, Lin Z, Donovan P. The superiority of minimally invasive parathyroidectomy based on 1650 consecutive patients with primary hyperparathyroidism. *Annals of surgery.* Mar

2011;253(3):585–591.
20. Chen H, Wang TS, Yen TW, et al. Operative failures after parathyroidectomy for hyperparathyroidism: the influence of surgical volume. *Annals of surgery.* Oct 2010;252(4):691–695.
21. Hessman O, Stalberg P, Sundin A, et al. High success rate of parathyroid reoperation may be achieved with improved localization diagnosis. *World journal of surgery.* May 2008;32(5):774–781; discussion 782–773.
22. Mortenson MM, Evans DB, Lee JE, et al. Parathyroid exploration in the reoperative neck: improved preoperative localization with 4D-computed tomography. *Journal of the American College of Surgeons.* May 2008;206(5):888–895; discussion 895–886.
23. Udelsman R, Donovan PI. Remedial parathyroid surgery: changing trends in 130 consecutive cases. *Annals of surgery.* Sep 2006;244(3): 471–479.
24. Yen TW, Wang TS, Doffek KM, Krzywda EA, Wilson SD. Reoperative parathyroidectomy: an algorithm for imaging and monitoring of intraoperative parathyroid hormone levels that results in a successful focused approach. *Surgery.* Oct 2008;144(4): 611–619; discussion 619–621.
25. Harari A, Allendorf J, Shifrin A, DiGorgi M, Inabnet WB. Negative preoperative localization leads to greater resource use in the era of minimally invasive parathyroidectomy. *American journal of surgery.* Jun 2009;197(6):769–773.
26. Lubitz CC, Hunter GJ, Hamberg LM, et al. Accuracy of 4-dimensional computed tomography in poorly localized patients with primary hyperparathyroidism. *Surgery.* Dec 2010;148(6): 1129–1137; discussion 1137–1128.
27. Rodgers SE, Hunter GJ, Hamberg LM, et al. Improved preoperative planning for directed parathyroidectomy with 4-dimensional computed tomography. *Surgery.* Dec 2006;140(6):932–940; discussion 940–931.
28. Solorzano CC, Carneiro-Pla DM, Irvin GL, 3rd. Surgeon-performed ultrasonography as the initial and only localizing study in sporadic primary hyperparathyroidism. *Journal of the American College of Surgeons.* Jan 2006;202(1):18–24.
29. Starker LF, Mahajan A, Björklund P, Sze G, Udelsman R, Carling T. 4D parathyroid CT as the initial localization study for patients with de novo primary hyperparathyroidism. *Annals of surgical oncology.* 2011;18(6):1723–1728.
30. Wang TS, Cheung K, Farrokhyar F, Roman SA, Sosa JA. Would scan, but which scan? A cost-utility analysis to optimize preoperative imaging for primary hyperparathyroidism. *Surgery.* Dec 2011;150(6):1286–1294.
31. Seethala RR OJ, Virji M. Pathology of the Parathyroid Glands. In: Barnes EL, ed. Surgical Pathology of the Head and Neck. New York. *Informa healthcare.* 2008:1429–1473.
32. Asare EA, Sturgeon C, Winchester DJ, et al. Parathyroid Carcinoma: An Update on Treatment Outcomes and Prognostic Factors from the National Cancer Data Base (NCDB). *Annals of surgical oncology.* Nov 2015;22(12):3990–3995.
33. Bondeson L, Sandelin K, Grimelius L. Histopathological variables and DNA cytometry in parathyroid carcinoma. *The American journal of surgical pathology.* Aug 1993;17(8):820–829.
34. Yip L, Seethala RR, Nikiforova MN, et al. Loss of heterozygosity of selected tumor suppressor genes in parathyroid carcinoma. *Surgery.* Dec 2008;144(6):949–955; discussion 954–945.
35. Kattan MW, Hess KR, Amin MB, et al. American Joint Committee on Cancer acceptance criteria for inclusion of risk models for individualized prognosis in the practice of precision medicine. *CA: a cancer journal for clinicians.* Jan 19 2016.
36. McCoy KL, Seethala RR, Armstrong MJ, et al. The clinical importance of parathyroid atypia: is long-term surveillance necessary? *Surgery.* Oct 2015;158(4):929–935; discussion 935–926.

第 76 章　肾上腺皮质癌

本章摘要

适用本分期系统的肿瘤种类

肾上腺皮质癌。

不适用本分期系统的肿瘤种类

肿瘤类型	按何种类型分类	适用章节
发生于肾上腺髓质的肿瘤，如嗜铬细胞瘤	肾上腺神经内分泌肿瘤	77
肾上腺神经母细胞瘤	无适用 AJCC 分期系统	无

更新要点

更新	更新细节	证据级别
原发肿瘤（T）定义	为与欧洲肾上腺肿瘤研究网络（ENSAT）保持一致，T4 被定义为任意大小的肿瘤侵及邻近器官或大血管（肾静脉或腔静脉）	Ⅰ
AJCC 预后分期分组	为与欧洲肾上腺肿瘤研究网络（ENSAT）保持一致，Ⅲ期现包括 T3N0～1M0 与 T4N0～1M0，以及 T1～2N0～1M0。无论淋巴结转移与否，T3～4 现被归入Ⅲ期	Ⅰ
AJCC 预后分期分组	为与欧洲肾上腺肿瘤研究网络（ENSAT）保持一致，仅远处转移患者被归入Ⅳ期	Ⅰ

ICD-O-3 形态学编码

编码	描述
C74.0	肾上腺皮质

WHO 肿瘤分类

编码	描述
8370	肾上腺皮质腺癌
8370	肾上腺皮质癌
8370	肾上腺皮质肿瘤，恶性
8290	嗜酸细胞癌

DeLellis RA, Lloyd RV, Heitz PU, Eng C, eds. World Health Organization Classification of Tumours Pathology and Genetics of Tumours of Endocrine Organs. Lyon: IARC; 2004。

概述

国际抗癌联盟（UICC）于 2004 年提出了肾上腺皮质癌（ACC）的 TNM 分期系统。该分期系统在提出后未行重大修改，随后被 AJCC 采纳，收录于《AJCC 癌症分期指南》第 7 版中。自《AJCC 癌症分期指南》第 7 版发布后，至少有两项关于该分期系统的大型验证性研究。研究结果表明 AJCC 分期系统未能完全区分Ⅱ期和Ⅲ期的肿瘤。具体而言，研究发现《AJCC 癌症分期指南》第 7 版未考虑肿瘤侵及大血管的情况，此外，Ⅳ期病变包含了远处转移以外的情况。为解决这些缺陷，本版分期系统做了相应的修改。现 T4 被定义为任意大小的肿瘤侵及周围器官或大血管（肾静脉或腔静脉）。Ⅳ期现仅包含远处转移病变；因而，Ⅲ期包括了 T3 与 T4 病变，无论有无淋巴结转移。

肾上腺可被认为由两个在胚胎学上及功能上不同的器官构成：其中肾上腺皮质分泌类固醇激素，如醛固酮、皮质醇及睾酮，而肾上腺髓质则分泌儿茶酚胺。因肾上腺肿瘤相对少见，故其治疗上的进展受多重因素限制。缺乏统一的预后评判相关的专业术语是开展有意义的临床研究或制订可被广泛接受的治疗指南的最大阻碍之一。在《AJCC 癌症分期指南》第 7 版中首次引入了 ACC。然而，《AJCC 癌症分期指南》第 7 版仅包含 ACC。而第 8 版的分期系统还包括了发生于肾上腺髓质的肿瘤（其他章节），如嗜铬细胞瘤。其他的罕见肿瘤，如肾上腺神经母细胞瘤(属于儿科肿瘤),未包含其中。肾上腺皮质肿瘤的分期系统主要基于成年患者的信息及数据。

过往提出的分期系统基于已知的解剖学预后特征,如原发肿瘤大小,局部侵犯程度以及有无邻近器官受侵。《AJCC 癌症分期指南》第 8 版根据有无大血管(肾静脉或腔静脉)受侵进一步区分Ⅱ期与Ⅲ期病变,且只将远处转移归类于Ⅳ期病变。《AJCC 癌症分期指南》第 7 版发布后,研究者开展了两项针对 AJCC/UICC 分期系统的大型验证性研究,为分期系统的更新提供了依据。第一项验证性研究由欧洲肾上腺肿瘤研究网络(ENSAT)于 2009 年开展,共纳入 492 名来自德国 ACC 注册库的患者,研究提出了初步的更新意见。随后,于 2010 年,来自 Montreal 大学的一个团队开展了一项研究来验证 ENSAT 的发现,该研究基于美国国立癌症研究所监测、流行病学和结果(SEER)数据库,共纳入 573 名患者。结果显示采用 ENSAT 提出的变更后,可在这组患者中区分出Ⅱ期和Ⅲ期病变。因这两项研究所包含的Ⅰ期患者数量均较小,故《AJCC 癌症分期指南》第 8 版中无法进一步定义Ⅰ期和Ⅱ期病变。为解决这一问题,研究者开展了一项基于美国国家癌症数据库(NCDB)的研究,在其中加入了一个年龄阈值,用于区分Ⅰ期和Ⅱ期病变。因该组患者中位年龄为 55 岁,故将其作为阈值。结果显示采用该年龄阈值可更好的区分Ⅰ期与Ⅱ期患者。此发现尚未经后续研究验证。学者们早就认为年龄是 ACC 的一个预后因素,然而目前尚不清楚如何最好的将其应用于分期系统中,需要将来进一步的验证。

自 20 世纪 80 年代 Weiss 标准被首次提出以来,肿瘤组织学分级一直被认为是 ACC 诊断与预后的一个重要组成部分。然而,Weiss 标准虽有助于诊断,但却不是预后的可靠评估工具。在 Weiss 变量中,核分裂计数似乎是最有效的预后评估指标。在纳入核分裂计数后,研究者们提出了修改后的 TNM 分期系统,但尚无大型研究对核分裂计数在 ACC 分期中的价值进行验证。学者们对肿瘤功能的状态、大小与 Ki-67 等其他特征作为预后因素的价值也做了研究。然而,与年龄类似,这些其他因素在当前的 TNM 分期系统中尚无法发挥作用。

总之,当前《AJCC 癌症分期指南》第 8 版的更新内容与 2008 版 ENSAT 分期系统一致,使 ACC 的分期能更广泛地被接受。TNM 分期系统对于当前 ACC 患者的管理仍十分重要。因 ACC 发病率低,故需要全球范围的合作,以增进认知、开展相关临床研究以及增加可供选择的治疗手段。因此,一个被广泛认可的 TNM 分期系统是国际合作的基础。随着对 ACC 基础科学知识的增长及对已开展的大型验证性研究的成果的预期,未来 TNM 分期将包含更多经验证的、稳健的临床与分子层面的预后因素。此外,在先进的影像学技术帮助下,可发现更小的肾上腺皮质肿瘤(通常在偶然情况下)。因更多关于这些偶然发现的肿瘤的信息可被提供,故分期系统可能需进行相应调整。鼓励验证与发表多机构合作研究结果以及患者人群数据注册。

解剖学

原发部位

肾上腺为腹膜外位器官,位于肾脏上极,被结缔组织及一层脂肪组织所包绕(图 76.1)。肾上腺与肾脏关系密切,被包裹在肾(Gerota)筋膜内。肾上腺外层为富含脂质的皮质,肉眼观呈亮黄色,包裹其中的为肾上腺髓质,肉眼观呈灰白色,由嗜铬细胞构成。肾上腺接收源自主动脉、膈下动脉与肾动脉的丰富血供。引流静脉则汇聚于肾上腺门。较短的右侧中央静脉引流至下腔静脉,而左侧的中央静脉则引流至肾静脉。

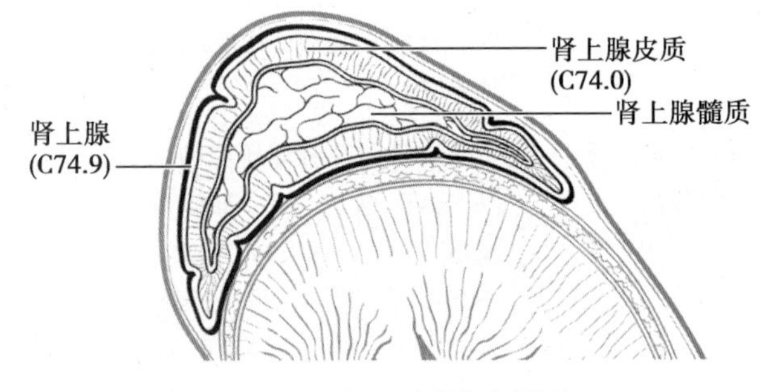

图 76.1 肾上腺的解剖结构

区域淋巴结

肾上腺皮质肿瘤区域淋巴结包括主动脉旁淋巴结池及腹膜后淋巴结池。横膈以上淋巴结转移少见,被认为是远处转移。

转移部位

常见的远处转移部位包括肝脏、肺、骨骼及腹膜[1]。脑与皮肤转移较为少见。脑转移在成人 ACC 患者中极少报道，更常见于儿童患者[2,3]。

分类原则

临床分期

分期仅适用于 ACC，而不适用于腺瘤、嗜铬细胞瘤以及神经母细胞瘤。与之前版本一样，本版分期系统的建立基于成人 ACC 患者的研究数据。与成人 ACC 患者相比，病理类型一致的儿童患者总体预后更好。针对儿童 ACC 患者的分期系统基于相同的(成人)数据，且在这群患者中，疾病分期是最相关的预后因素。

需通过临床及影像学检查来评估原发肿瘤的大小、局部侵犯范围以及有无远处转移。肿瘤的功能状态通过生化检测来进行评估。虽然 ACC 的功能状态在临床分期以及疾病与症状的管理上很重要，但目前尚无充分证据支持可将疾病功能状态纳入 TNM 分期系统。

肿瘤是否侵及邻近的器官或血管与肿瘤大小有关。在大肿瘤中可见邻近的相接器官(如肝脏或肾脏)的受累，这种情况归类于 T4。典型的血管受累或侵及肾静脉及腔静脉现亦归类于 T4，而在《AJCC 癌症分期指南》第 7 版中则归类于 M1。

影像学检查

当影像学检查发现的肾上腺肿块具备以下特征时应怀疑 ACC[1,4~6]：肿瘤>4cm、边缘不规则、中心坏死或出血、异质性强化、邻近结构受侵、静脉受累(肾静脉或下腔静脉)以及钙化。

ACC 在计算机断层扫描(computer tomography，CT)上的典型表现为位于肾脏上极的边界较清的异质性大肿块，当肿块较大时可引起邻近器官移位[7]。当肾上腺病变出现以下特征时应怀疑恶性(原发或继发)：在平扫 CT 上衰减值>10 亨氏单位(Hounsfield unit，HU)或在增强 CT 上造影剂廓清率<40%(10~15 分钟延迟期图像的相对造影剂廓清率)[8]。与腺瘤一样，ACC 起源于肾上腺皮质，故可含有细胞内脂质(虽多呈斑片状异质性分布)，从而在非增强扫描中被误认为腺瘤。部分转移性病变，包括透明细胞癌与肝细胞肝癌的肾上腺转移，也可含有细胞内脂质，从而模仿腺瘤的表现。CT 在评估 ACC 的局部侵犯及远处转移上具备重要价值[9]。肿瘤周围脂肪层完整提示无局部外侵。多数转移性病变在疾病诊断时即被发现；常见的转移部位包括区域淋巴结与主动脉旁淋巴结、肺、肝脏及骨骼[4,10,11]。肝脏转移灶通常为富血供，可在静脉造影剂注射后的动脉期成像上进行识别，为其最佳的鉴定方式。

因其内部可有出血坏死，ACC 在磁共振(MR)成像的 T1 加权像及 T2 加权像上通常表现为异质性的肿块[12]。钆剂注射后增强明显，且廓清较慢。肿瘤内出血的产物，主要是高铁血红蛋白，可在 T1 加权上引起病变内高信号区域；坏死区域则在 T2 加权上呈现高信号[13]。因 ACC 细胞含有胞质内脂质，可在反相位成像中引起信号强度丢失，从而模仿腺瘤的表现[12,14]。较大的肾上腺癌可侵及肾上腺静脉与下腔静脉。MR 成像已被证实在鉴定下腔静脉受累及其程度上优于 CT[15,16]。

2-脱氧-2-[氟-18]脱氧葡萄糖(^{18}F-FDG)正电子发射断层扫描(PET)/CT 在 ACC 的评估上有一定价值。研究者开展了一项采用肾上腺肿瘤与肝脏比值来区分良、恶性肾上腺病变的大型研究，研究共纳入 81 例患者[17]。结果提示该比值的应用存在一些问题；部分良性病变可呈现中到高的^{18}F-FDG 摄取(包括 5%的腺瘤)，而大多数的良性或恶性嗜铬细胞瘤也可呈现中到高的^{18}F-FDG 摄取。PET 最大的价值在于识别远处转移，这一点特别重要，因 1/3 的 ACC 患者在诊断时即可出现远处转移[18~20]。

患者通常在手术前接受胸部 CT 以及腹部的 CT 或 MR，以排除转移。

标准的 ACC 的 TNM 分期基于肿瘤大小(大于或小于 5cm)、局部侵犯和/或邻近器官受累，并进一步根据有无区域转移性淋巴结进行分期。有无转移有助于进一步分期。

CT 与 MR 在评估肿瘤的局部侵犯、淋巴结转移及远处播散中有重要价值。同前所述，MR 在评估下腔静脉受累时优于 CT。而^{18}F-FDG-PET 有助于判断淋巴结转移及远处转移。北美放射协会(RSNA)提倡在描述肾上腺肿块时采用结构化的影像学报告模版。针对原发肿瘤，RSNA 建议报告肿瘤的部位及大小、非增强影像上的表现、非增强衰减、实质相衰减及延迟相衰减。且需记录绝对廓清率。

关于 MR 波谱的早期研究结果令人振奋。在一项纳入 60 名肾上腺肿瘤的研究中，Faria 等采用 MR 波谱将肿瘤区分为腺瘤、嗜铬细胞瘤、ACC 或转移性肿瘤[21]。为了解 MR 波谱的价值，有必要进一步开展相关研究。

肾上腺影像学检查中另一新兴技术为碳-11 美

托咪酯 PET。因美托咪酯可与肾上腺素 11β-羟化酶相结合，故可有效区分肾上腺皮质来源病变与其他病变[22~27]。该技术尤其有助于判断 ACC 患者的转移性病灶，然而目前在临床实践中尚未广泛应用。

病理学分期

病理学分期应基于临床分期所需的信息及手术切除标本的组织学检查结果。手术医生对肿瘤侵犯范围的肉眼描叙也应包含其中。ACC 通常较大，质量可超过 750g[1]。然而，部分即使明确伴转移的肿瘤的原发灶质量可低于 50g。肿瘤大小跨度较大，覆盖 3~40cm[1,5,6]。肿瘤肉眼观可有不同程度的结节，根据脂质含量的不同，颜色可能从黄褐色到粉红色不等。取决于肿瘤大小，肉眼可观察到局灶性的坏死、出血与钙化。在较大的肿瘤中可见相邻器官如肾脏与肝脏的受侵，为分期的重要依据。具体而言，任意大小的肿瘤伴有邻近器官（肾脏，横膈，胰腺，脾脏或肝脏）或大血管（肾静脉或腔静脉）受累现均归类于 T4 病变。

肿瘤的显微镜下特征不一，从实性到空泡状与小梁状，而在大肿瘤中更常见的是几种特征的混合。可出现假腺样梭形细胞与假乳头状生长模式。部分肿瘤可表现出黏液样特征，近期研究表明，黏液样肾上腺皮质肿瘤通常为恶性[7]。核分裂活动通常较显著，为肿瘤分级的一个有价值的特征。嗜酸性 ACC 较少见，其相关标准与普通 ACC 有所不同[9]。儿童 ACC 患者的诊断标准与成人有所不同[11,12]。相比成人，儿童患者的恶性组织学特征及临床表现与肾上腺皮质肿瘤的相关性较差，故部分学者建议在儿童患者中引入低危、中危与高危的概念[12]。

预后因素

分期所需的预后因素

除用于界定 T、N 与 M 分类的因素外，分期分组无需其他预后因素。

其他重要临床预后因素

ACC 的无疾病生存率及总生存率似乎与 TNM 分期分组密切相关。证实分期预后价值的主要是两项大型验证性研究：纳入 492 名患者的德国 ACC 注册库研究与 Montreal 大学开展的纳入 573 例患者的 SEER 数据库研究。

许多医生认为一些其他的因素可作为分期的重要修正因素并在治疗决策中可作为参考；然而因缺乏决定性证据，这些因素并非 TNM 分期的一部分。这些因素包括：

- 诊断时的年龄（>50 岁或<50 岁），针对 Ⅰ 期或 Ⅱ 期的成人 ACC 患者；AJCC 证据级别：Ⅱ级。
- 肿瘤分级（基于每 50HPF 内的核分裂计数）；AJCC 证据级别：Ⅱ级。
- 功能状态；AJCC 证据级别：Ⅱ级。
- 原发肿瘤大小（毫米）；AJCC 证据级别：Ⅱ级。

额外的这些因素虽尚无法成为决定治疗决策的标准，但已有足够的证据证明它们可在医生制订治疗计划时提供参考。

风险评估模型

为支持各类预测模型在临床实践中的应用，AJCC 近期发布了用于评判各类统计学预测模型的评估指南。然而，目前已发表的或已被用于临床的任何肾上腺皮质癌预测模型，均尚未由“AJCC 精准医疗核心工作组”通过该指南予以评估。AJCC 未来将会对符合 AJCC 评估指南的肾上腺皮质癌的风险预测模型予以认可。

AJCC TNM 定义

原发肿瘤（T）定义

T 分类	T 标准
TX	原发肿瘤无法评估
T0	无原发肿瘤证据
T1	肿瘤最大径≤5cm，无肾上腺外受累
T2	肿瘤最大径>5mm，无肾上腺外受累
T3	任意大小肿瘤伴肾上腺外受累，但未侵及邻近器官
T4	任意大小肿瘤侵及邻近器官（肾脏、横膈、胰腺、脾脏或肝脏）或大血管（肾静脉或腔静脉）

区域淋巴结（N）定义

N 分类	N 标准
NX	区域淋巴结无法评估
N0	无区域淋巴结转移
N1	伴区域淋巴结转移

远处转移(M)定义

M 分类	M 标准
M0	无远处转移
M1	伴远处转移

AJCC 预后分期分组

T	N	M	分期分组
T1	N0	M0	Ⅰ
T2	N0	M0	Ⅱ
T1	N1	M0	Ⅲ
T2	N1	M0	Ⅲ
T3	任何 N	M0	Ⅲ
T4	任何 N	M0	Ⅲ
任何 T	任何 N	M1	Ⅳ

肿瘤登记需收集的变量

1. 肿瘤重量(g)
2. 血管受侵
3. 核分裂计数
4. Ki-67 增殖指数
5. Weiss 评分

组织学分级(G)

G	G 定义
LG	低级别(核分裂象≤20/50HPF)
HG	高级别(核分裂象>20/50HPF);*TP53* 或 *CTNNB* 突变

组织病理类型

ACC 最常见的组织病理学亚型称为嗜酸细胞性肾上腺皮质癌,因该亚型中主要的细胞类型为嗜酸性细胞。嗜酸性细胞的特征为胞质内富含由线粒体与内质网积聚而成的颗粒物。另一重要的 ACC 亚型为黏液样肾上腺皮质癌,可产生大量的细胞外黏液样物质。余下最常见的类型为肉瘤样肾上腺皮质癌(癌肉瘤)。肉瘤样变较罕见,但通常预示着肿瘤侵袭性较强。混合类型的肿瘤往往侵袭性更强。

图示

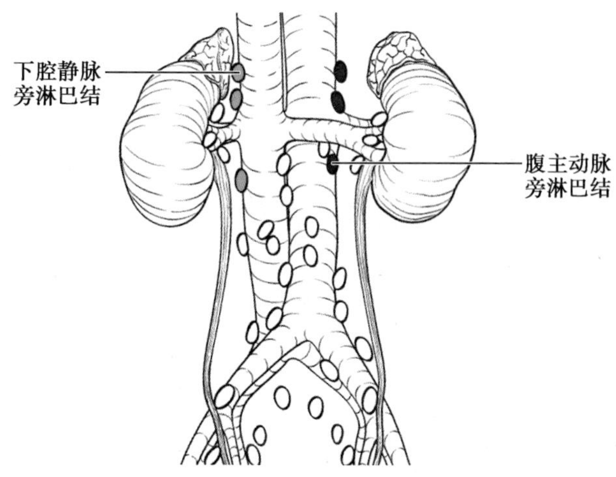

图 76.2　肾上腺的区域淋巴结分布

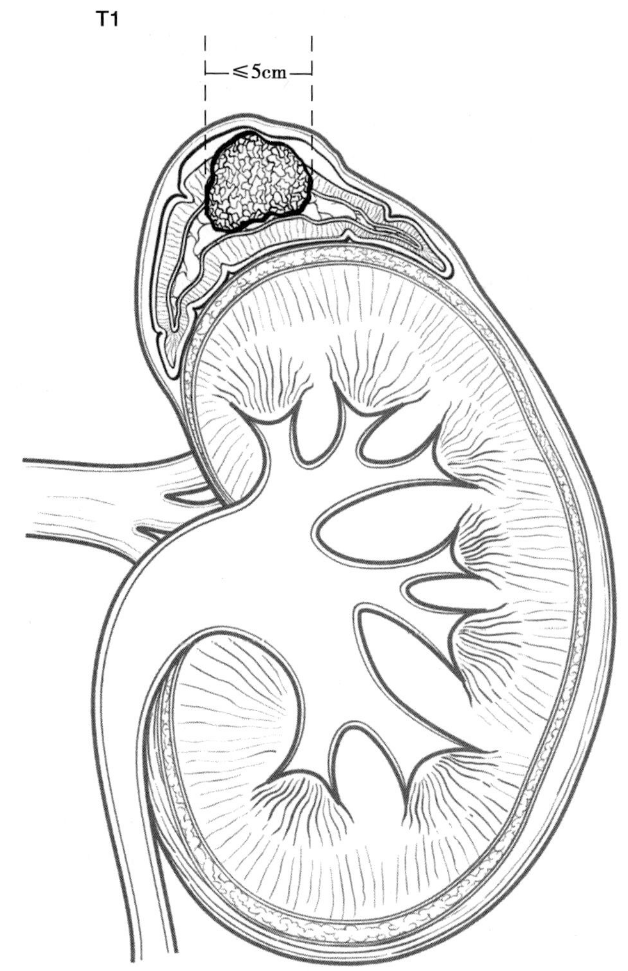

图 76.3　T1 定义为肿瘤最大径≤5cm,且无肾上腺外受累

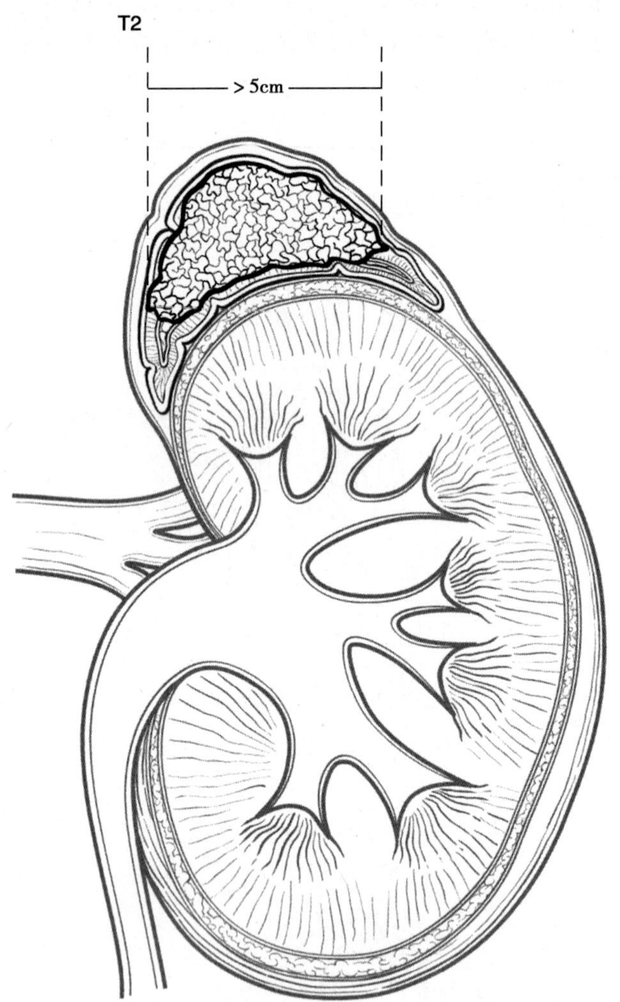

图 76.4　T2 定义为肿瘤最大径>5cm，但无肾上腺外受累

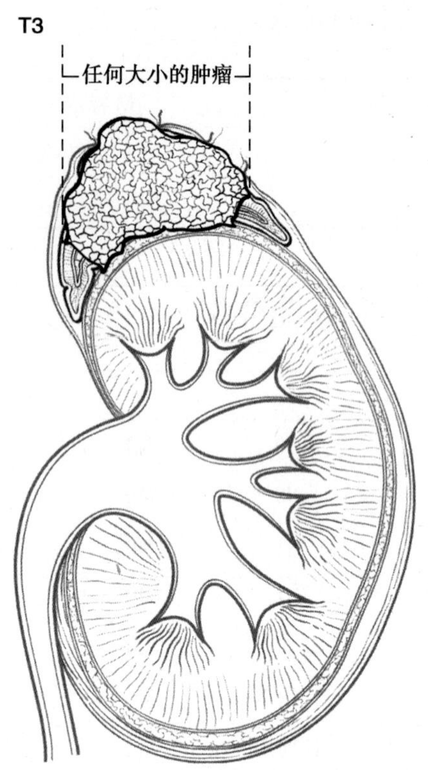

图 76.5　T3 定义为任意大小肿瘤伴肾上腺外受累，但未侵及邻近器官

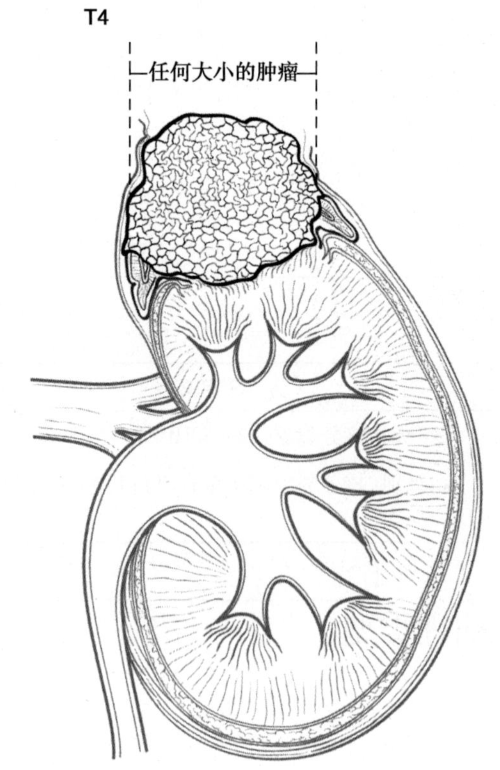

图 76.6　T4 定义为任意大小肿瘤侵及邻近器官（肾脏、横膈、胰腺、脾脏或肝脏）或大血管（肾静脉或腔静脉）

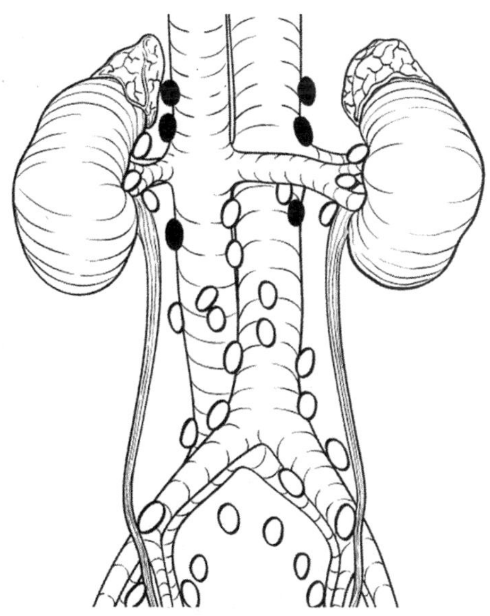

图 76.7　N1 定义为伴有区域淋巴结转移

（译者 胡集祎　审校 陆嘉德）

参考文献

1. Hussain S, Belldegrun A, Seltzer SE, Richie JP, Gittes RF, Abrams HL. Differentiation of malignant from benign adrenal masses: predictive indices on computed tomography. *AJR. American journal of roentgenology.* Jan 1985;144(1):61–65.
2. Gulack BC, Rialon KL, Englum BR, et al. Factors associated with survival in pediatric adrenocortical carcinoma: An analysis of the National Cancer Data Base (NCDB). *Journal of pediatric surgery.* Jan 2016;51(1):172–177.
3. McAteer JP, Huaco JA, Gow KW. Predictors of survival in pediatric adrenocortical carcinoma: a Surveillance, Epidemiology, and End Results (SEER) program study. *Journal of pediatric surgery.* May 2013;48(5):1025–1031.
4. Reznek RH, Narayanan P. Primary adrenal malignancy. *Husband & Reznek's Imaging in Oncology*. 3 ed. London, UK: Informa Healthcare; 2010:280–298.
5. Ilias I, Sahdev A, Reznek RH, Grossman AB, Pacak K. The optimal imaging of adrenal tumours: a comparison of different methods. *Endocrine-related cancer.* Sep 2007;14(3):587–599.
6. Rockall AG, Babar SA, Sohaib SA, et al. CT and MR imaging of the adrenal glands in ACTH-independent cushing syndrome. *Radiographics : a review publication of the Radiological Society of North America, Inc.* Mar-Apr 2004;24(2):435–452.
7. Fishman EK, Deutch BM, Hartman DS, Goldman SM, Zerhouni EA, Siegelman SS. Primary adrenocortical carcinoma: CT evaluation with clinical correlation. *AJR. American journal of roentgenology.* Mar 1987;148(3):531–535.
8. Lee MJ, Hahn PF, Papanicolaou N, et al. Benign and malignant adrenal masses: CT distinction with attenuation coefficients, size, and observer analysis. *Radiology.* May 1991;179(2):415–418.
9. Bharwani N, Rockall AG, Sahdev A, et al. Adrenocortical carcinoma: the range of appearances on CT and MRI. *AJR. American journal of roentgenology.* Jun 2011;196(6):W706–714.
10. Nagase LL, Semelka RC, Armao D. Adrenal glands. In: Semelka RC, ed. *Abdominal-pelvic MRI.* New York, NY: Wiley-Liss; 2002: 695–740.
11. Ng L, Libertino JM. Adrenocortical carcinoma: diagnosis, evaluation and treatment. *J Urol.* Jan 2003;169(1):5–11.
12. Schlund JF, Kenney PJ, Brown ED, Ascher SM, Brown JJ, Semelka RC. Adrenocortical carcinoma: MR imaging appearance with current techniques. *Journal of magnetic resonance imaging : JMRI.* Mar-Apr 1995;5(2):171–174.
13. Elsayes KM, Mukundan G, Narra VR, et al. Adrenal masses: mr imaging features with pathologic correlation. *Radiographics : a review publication of the Radiological Society of North America, Inc.* Oct 2004;24 Suppl 1:S73–86.
14. Mackay B, el-Naggar A, Ordonez NG. Ultrastructure of adrenal cortical carcinoma. *Ultrastruct Pathol.* Jan-Apr 1994;18(1–2): 181–190.
15. Hricak H, Amparo E, Fisher MR, Crooks L, Higgins CB. Abdominal venous system: assessment using MR. *Radiology.* Aug 1985; 156(2):415–422.
16. Soler R, Rodriguez E, Lopez MF, Marini M. MR imaging in inferior vena cava thrombosis. *Eur J Radiol.* Jan 1995;19(2):101–107.
17. Caoili EM, Korobkin M, Brown RK, Mackie G, Shulkin BL. Differentiating adrenal adenomas from nonadenomas using (18)F-FDG PET/CT: quantitative and qualitative evaluation. *Academic radiology.* Apr 2007;14(4):468–475.
18. Nader S, Hickey RC, Sellin RV, Samaan NA. Adrenal cortical carcinoma. A study of 77 cases. *Cancer.* Aug 15 1983;52(4):707–711.
19. Luton JP, Cerdas S, Billaud L, et al. Clinical features of adrenocortical carcinoma, prognostic factors, and the effect of mitotane therapy. *N Engl J Med.* Apr 26 1990;322(17):1195–1201.
20. Fassnacht M, Kenn W, Allolio B. Adrenal tumors: how to establish malignancy? *Journal of endocrinological investigation.* 2004;27(4): 387–399.
21. Faria JF, Goldman SM, Szejnfeld J, et al. Adrenal masses: characterization with in vivo proton MR spectroscopy—initial experience. *Radiology.* Dec 2007;245(3):788–797.
22. Allolio B, Fassnacht M. Clinical review: Adrenocortical carcinoma: clinical update. *The Journal of clinical endocrinology and metabolism.* Jun 2006;91(6):2027–2037.
23. Bergstrom M, Juhlin C, Bonasera TA, et al. PET imaging of adrenal cortical tumors with the 11beta-hydroxylase tracer 11C-metomidate. *Journal of nuclear medicine:official publication, Society of Nuclear Medicine.* Feb 2000;41(2):275–282.
24. Eriksson B, Bergstrom M, Sundin A, et al. The role of PET in localization of neuroendocrine and adrenocortical tumors. *Ann N Y Acad Sci.* Sep 2002;970:159–169.
25. Khan TS, Sundin A, Juhlin C, Langstrom B, Bergstrom M, Eriksson B. 11C-metomidate PET imaging of adrenocortical cancer. *European journal of nuclear medicine and molecular imaging.* Mar 2003;30(3):403–410.
26. Minn H, Salonen A, Friberg J, et al. Imaging of adrenal incidentalomas with PET using (11)C-metomidate and (18)F-FDG. *Journal of nuclear medicine:official publication, Society of Nuclear Medicine.* Jun 2004;45(6):972–979.
27. Zettinig G, Mitterhauser M, Wadsak W, et al. Positron emission tomography imaging of adrenal masses: (18)F-fluorodeoxyglucose and the 11beta-hydroxylase tracer (11)C-metomidate. *European journal of nuclear medicine and molecular imaging.* Sep 2004; 31(9):1224–1230.

第77章 肾上腺神经内分泌肿瘤

本章摘要

适用本分期系统的肿瘤种类

嗜铬细胞瘤与副神经节瘤。

不适用本分期系统的肿瘤种类

肿瘤类型	按何种类型分类	适用章节
胰腺神经内分泌肿瘤	胰腺神经内分泌肿瘤	34
颈动脉体瘤	无适用 AJCC 分期系统	无

更新要点

本章节为本版 AJCC 分期系统的新增章节。

ICD-O-3 形态学编码

编码	描述
C74.1	肾上腺髓质
C75.5	主动脉体及其他副神经节

WHO 肿瘤分类

编码	描述
8680	副神经节瘤，恶性
8693	肾上腺外副神经节瘤，恶性
8693	非嗜铬性副神经节瘤，恶性
8700	嗜铬细胞瘤，恶性
8700	肾上腺髓质副神经节瘤，恶性

DeLellis RA, Lloyd RV, Heitz PU, Eng C, eds. World Health Organization Classification of Tumours Pathology and Genetics of Tumours of Endocrine Organs. Lyon: IARC; 2004。

概述

嗜铬细胞瘤（PH）和副神经节瘤（PG）为发生于副神经节的罕见神经内分泌肿瘤。副神经节为一组神经内分泌细胞，在胚胎期迁移分化为自主神经系统的不同组分。PH 发生于肾上腺髓质，为交感神经肿瘤。PG 可发生于副交感或交感自主神经系统神经节。

交感神经 PG（SPG）与 PH 通常分泌儿茶酚胺，如去甲肾上腺素和/或肾上腺素，故患者易患心血管疾病、胃肠道并发症与其他内分泌病症。与 SPG 不同，许多 PH 分泌肾上腺素。约 30%的 PH/PG 具有遗传倾向性。在 20 世纪末，若干表型相对明显的遗传性疾病被确定为 PH/PG 的易感性疾病，包括 von Hippel-Lindau（VHL）综合征、多发性内分泌腺瘤病 2 型（MEN2A 与 MEN2B）与神经纤维瘤病 1 型（NF1）[1]。在 21 世纪初，在编码线粒体酶复合物 2 或琥珀酸脱氢酶不同亚基的基因中鉴定出新的生殖细胞系突变。具有这些突变的人群易患 PH/PG、肾癌与胃肠道间质瘤。这些综合征被称为副神经节瘤综合征 1~4 型。最近的研究发现延胡索酸酶、苹果酸脱氢酶、*MAX* 与 *TMEM127* 基因的突变也与罕见遗传性 PH/PG 的发生发展有关[2~4]。

恶性 PH/PG 占所有 PH/PG 的 14%~17%[5]。恶性 PH/PG 的发生率低于 1/100 万人每年，不到所有内分泌肿瘤的 1%。与多数其他肿瘤不同，无分子或组织学标志物可用于判定 PH/PG 的良恶性。血管受侵、有核分裂活动、细胞不典型性以及不伴软组织或淋巴结受累的局部复发，均不可用于明确判定与区分肿瘤是否具备转移潜能[6]。

因目前尚无法从组织学上区分肿瘤的良恶性，且尚无可用于精确预测远处转移风险的分子、生化及基因标志物，当前的 TNM 分期手段用于 PH/PG 患者的分期有一定的挑战。尽管如此，TNM 分期仍有助于 PH/PG 患者的随访与治疗；因此，分期系统的建立应基于转移性疾病临床预测因素的识别与伴转移的患者的生存。

解剖学

原发部位

肾上腺为腹膜外位器官，位于肾脏上极，被结缔组织及脂肪组织所包绕。肾上腺被包裹在肾（Gerotas)筋膜内。肾上腺外层为富含脂质的皮质,包裹其中的为肾上腺髓质,由嗜铬细胞构成。肾上腺接收源自主动脉、肾动脉与膈下动脉的丰富血供。引流静脉则汇聚于肾上腺门。较短的右侧中央静脉引流至下腔静脉,而左侧的中央静脉则引流至肾静脉。

嗜铬细胞瘤指发生于肾上腺髓质的肿瘤。副神经节瘤指发生于自主神经系统神经节(肾上腺髓质外的副神经节)的肿瘤。PG 可发生于头颈部、胸部、腹部及盆腔。

头颈部 PG 属于副交感神经 PG(PPG),而胸部及腹盆腔 PG 通常为 SPG。PPG 几乎从不分泌儿茶酚胺。这部分肿瘤可表现为局部浸润性生长,但罕见远处转移。SPG 通常分泌儿茶酚胺,如多巴胺和/或去甲肾上腺素,从而导致以心血管、胃肠道及全身症状为特征的激素综合征。SPG 不分泌肾上腺激素。这些肿瘤偶尔可不分泌儿茶酚胺,此时临床表现与肿瘤部位及负荷有关。目前,恶性肿瘤的唯一评判标准为是否伴有远处转移。

区域淋巴结

PH/PG 可有区域淋巴结转移。腹盆腔 PG 的区域淋巴结包含主动脉旁淋巴结及腹膜后淋巴结。胸部 PG 的区域淋巴结通常位于后纵隔。

转移部位

最常见的转移部位为淋巴结(80%),骨骼(72%),肝脏(50%)以及肺(50%)[7]。肝脏、胰腺及肾脏因位置邻近可被通过局部侵犯的形式累及[8]。患者偶尔可有皮肤及乳腺的转移。肿瘤的恶性潜能可能与其基因型相关。恶性肿瘤在伴有 MEN2 与副神经节瘤综合征(PGL)3 型的患者中罕见,而在伴有 *TMEM127* 突变与 PGL2 的患者中尚无恶性肿瘤的报道[9~11]。约 5%与 VHL 综合征或 NF1 相关的 PH/PG 伴有转移[1]。约 3%伴有 PGL1 的 PH/PG 患者可有转移[12]。相反,高达 50%的伴有 PGL4 的 PH/PG 患者可能出现转移[13]。

分类原则

临床分期

对于肿块大于 5cm 的 PH 患者、SPG 患者以及伴有琥珀酸脱氢酶亚基 B 基因(SDHB)突变的患者,应怀疑恶性 PH/PG[5]。从临床角度来看,良、恶性肿瘤导致的激素分泌相关的症状相似(如高血压、头部悸痛、心慌与出汗)。便秘在恶性肿瘤患者中更为常见[14]。部分伴有儿茶酚胺分泌过量的恶性 PH/PG 患者可无或仅有轻微的与激素分泌过多相关的症状。

因有发生儿茶酚胺危象、肿瘤破裂及种植的风险,故不建议疑似 PH/PG 的患者术前接受活检[15]。

生化功能评估对临床疑似患者十分重要。事实上,术前血浆或尿液分馏甲氧基肾上腺素浓度为正常上限 3 倍及以上者可提示罹患该肿瘤可能[16]。一般在原发肿瘤切除后方给出最终诊断。

区域淋巴结转移对预后的影响尚不明确。目前尚无研究来解答该疑问。在更深入了解区域淋巴结转移对预后的影响之前,淋巴结清扫范围、切除淋巴结个数以及阳性的淋巴结个数均应进行记录。恶性肿瘤可不伴有区域淋巴结转移[7]。

影像学检查

计算机断层扫描(CT)与磁共振(MR)成像均可用于评估 PH/PG,两者均可作为首选影像学检查。MR 的 T2 加权影像可在不使用碘造影剂的条件下,提供肾上腺及肾上腺外肿块的影像学信息。对于大于 1cm 或以上的肾上腺肿块,腹部 CT 的准确度为 85%~95%,但对于 1cm 以下的小病灶,准确率较差。仅通过 CT 较难区分腺瘤与 PH。虽然绝大多数 PH 的 CT 值大于 10 亨氏单位(HU),但在十分罕见的情况下,肿瘤内可有足够的脂肪导致 CT 值小于 10[17]。虽然静脉造影剂注射被认为可诱导 PH 患者发生高血压危象,然而一项关于低渗造影剂 CT 增强扫描的前瞻性对照研究[18] 与一项关于非离子型造影剂的综述[19] 证实了静脉造影剂注射在这些患者(包括未接受 α-肾上腺素受体或 β-肾上腺素受体拮抗剂治疗的患者)中的安全性。造影剂注射后早期,PH 通常较腺瘤血管更丰富。约 1/3 的患者在延迟期显示腺瘤样的造影剂廓清。

在儿童与孕期或哺乳期女性中,建议采用 MR 成像来检测 PH。据报道,非增强的 MR 成像检测肾上腺 PH 的敏感性高达 100%。MR 在检测 PG 上也优于 CT。因含水量较高,约 70%的 PH 患者在 T2 加权影像上显示为高信号[20]。未发生变性肿瘤在增强后提示血管丰富,与 CT 表现类似。即使在发生变性的肿瘤中,周边未发生变性的部分通常仍有强化。

碘-123(^{123}I)标记的间碘苄基胍(MIBG)成像仅用于生化确诊但在 CT 或 MR 上未见肿瘤的 PH。MIBG 为去甲肾上腺素转运体的底物,在肾上腺或肾上腺外 PH 中浓聚。MIBG 扫描常用于家族性 PH 综合征、复发 PH 或恶性 PH 患者中。不同研究中报道的^{123}I-MIBG 的敏感性和特异性差异较大；敏感性为 53%~94%，特异性为 82%~92%[21~23]。

^{18}F-2 脱氧葡萄糖（^{18}F-FDG）正电子发射计算机断层扫描（PET）被证实可用于检测隐匿性 PH。因许多肿瘤伴有代谢异常，故^{18}F-FDG 可选择性浓聚于肿瘤中[24]。在 FDG-PET 检查中 PH 通常表现为高摄取。

通常情况下，CT 或 MR 为首选的影像学检查手段。若怀疑远处转移/多发病灶或 PH/PG 诊断不明确时，可考虑 MIBG 成像。怀疑血管侵犯时可行 MR 血管造影/MR 静脉造影。

北美放射学会（RSNA）提倡采用结构化的影像学报告模版来描述肾上腺肿块（http://www. radreport. org）。针对原发肿瘤，建议报告肿瘤的部位及大小、非增强影像上的表现、非增强衰减、实质相衰减及延迟相衰减。且需要记录绝对廓清率。

CT 与 MR 有助于评估肿瘤局部侵犯范围、淋巴结及远处转移情况。同前所述，MR 成像在评估肾上腺外 PH 时优于 CT。专门的肾上腺 CT 非常适合用于评估肾上腺髓质肿瘤；MIBG 成像可能也有助于此类肿瘤的评估。^{18}F-FDG-PET 有助于评估淋巴结及远处转移。

目前有若干颇具前景的新兴影像学技术可供选择。关于闪烁造影，在 6-^{18}F-氟多巴胺（FDOPA）PET 扫描中观察到了令人印象深刻的结果[22]。研究表明采用这种放射性核素进行的扫描在 PH 的检测与定位中十分有用。有关此造影剂的进一步研究结果颇受关注。

近期研究表明，对于疑似 PH 的患者，采用^{68}镓-1,4,7,10-四氮杂环十二烷-1,4,7,10-四乙酸-1-萘丙氨酸-奥曲肽（^{68}Ga-DOTANOC）PET/CT 可获得较高的诊断准确性[26,27]。在一项共纳入 62 名患者的研究中发现，^{68}Ga-DOTANOC 优于^{131}I-MIBG。在 MEN2 相关 PH 或恶性 PH 患者中，^{68}Ga-DOTANOC 的表现最佳[26]。

初步研究提示 MR 波谱可用于鉴别 PH 与其他肾上腺肿块[28,29]。具体而言，位于 6. 8ppm 的波峰似乎为 PH 特有波峰；显然，该特征性波峰代表 PH 中的儿茶酚胺和儿茶酚胺代谢物[29]。

病理学分期

PH 与肾上腺外 PG 的病理学分期需建立在肿瘤完整切除的基础上。肿瘤颜色从灰白色到棕粉色不一，内可有充血灶。大肿瘤可伴有纤维化或局灶性的囊性变。家族性 PH 通常累及双侧肾上腺且病灶可为多中心性，邻近肿瘤的髓质可有增生表现。肿瘤由中到大型的多边形细胞构成，可表现为各种小梁状或实质性排列。肿瘤细胞核通常为圆形或卵圆形。大肿瘤可有出血与坏死，间质可有黏液样变。部分病例中，间质内可有淀粉样蛋白。部分病例可有包膜与血管侵犯，但这些特征与肿瘤的恶性行为无关。

嗜铬粒蛋白 A 与突触素的免疫组化染色通常为阳性。在支持细胞中 S-100 蛋白的染色通常为阳性，然而在恶性肿瘤中该类细胞数量减少或缺失。当伴有转移时，可确诊恶性 PH 或 PG。近期研究采用形态学及生化特征来辅助诊断[31,32]。包括肾上腺嗜铬细胞瘤量化评分（PASS）[31] 与日本提出的肾上腺嗜铬细胞瘤及副神经节瘤评分系统（GAPP 系统）[32]，采用 GAPP 系统进行诊断时需考虑 Ki-67 标记指数、肾上腺素与去甲肾上腺素的分泌。然而，这些评分系统较难被其他病理学家所重复，即便研究的是同一肿瘤样本，因此，它们无法用于恶性肿瘤的确诊。

预后因素

分期所需的预后因素

除用于界定 T、N 与 M 分类的因素外，分期分组无需其他预后因素。

其他重要临床预后因素

肿瘤良恶性及总生存的临床预测因素

在许多恶性 PH/SPG 患者中，肿瘤可明显表现为良性特征（在诊断时无转移证据）；然而，其中部分患者之后可出现转移（异时性转移）[5]。从病史上看，多数患者随访不足，导致诊断时疾病多已范围较广、无法切除。因此，可预测远处转移的临床因素显得尤为重要，可有助于识别需长期随访的患者，从而可早期发现转移并行治疗，防治疾病的进一步扩散并引起并发症。年龄、性别以及组织学或生化特征无法预测 PH/PG 患者发生转移的风险[5]。目前仅有 3 种公认的转移的预测因素：①原发肿瘤大小；②原发肿瘤部位（肾上腺 vs 肾上腺外），以及 3）*SDHB* 的生殖细胞系突变[5,13]。

原发肿瘤大小

原发肿瘤的大小定义为以毫米为单位的原发肿瘤最大径。数项回顾性研究评估了原发肿瘤大小作为预后因素的价值。肿瘤大于 5.0cm 的 PH 伴有转移风险升高、总生存(OS)降低。在肿瘤小于 5.0cm 的 PH 中,虽仍有发生转移的可能,但较少见(<5%)[5,33]。AJCC 证据级别:Ⅱ级。

原发肿瘤部位

位于腹腔(如 Zuckerkandl 器,主动脉旁,肾周)、盆腔(膀胱)以及胸腔的 PG 通常为恶性,在约 40%~70%的患者中可观察到疾病转移。虽然大多数转移性 SPG 患者的原发灶大于 5cm,但约 20%的患者肿瘤可小于 5cm,据报道,原发灶小至 1cm 的肿瘤也可伴有远处转移。肿瘤位于肾上腺外时与疾病相关的死亡风险为肿瘤直径大于 5cm 的死亡风险的 2 倍。因此,肿瘤部位预测侵袭性、转移风险及生存的能力强于肿瘤大小。然而,PH 患者与 SPG 患者的 OS 相似,提示它们的肿瘤发病机制可有重叠[5](图 77.1A 与 77.1B)。AJCC 证据级别:Ⅱ级。

SDHB 突变

在 50%伴有 *SDHB* 突变的 PH/SPG 患者中可观察到转移性疾病与 OS 降低[13]。虽然绝大多数伴有 *SDHB* 的肿瘤为 SPG,部分转移性 SPG 可不伴有 *SDHB* 突变。因此,遗传背景与肿瘤部位间的相关性并非 SPG 中恶性患者比例较高的唯一原因[8]。AJCC 证据级别:Ⅲ级。

一项病例数有限的回顾性研究比较了伴有 *SDHB* 突变的转移性 PH/PG 患者与散发的转移性患者之间 OS 的区别。研究提示 *SDHB* 突变携带者的 OS 较差[34](图 77.2)。AJCC 证据级别:Ⅲ级。

确诊转移时的预后因素

迄今转移性 PH/SPG 的自然病程尚未见诸报道。对于多数高分化的神经内分泌肿瘤来说,转移性肿瘤的预后不一。需要记录儿茶酚胺分泌过量导致的血压升高、心血管功能、器官生理学特点(如

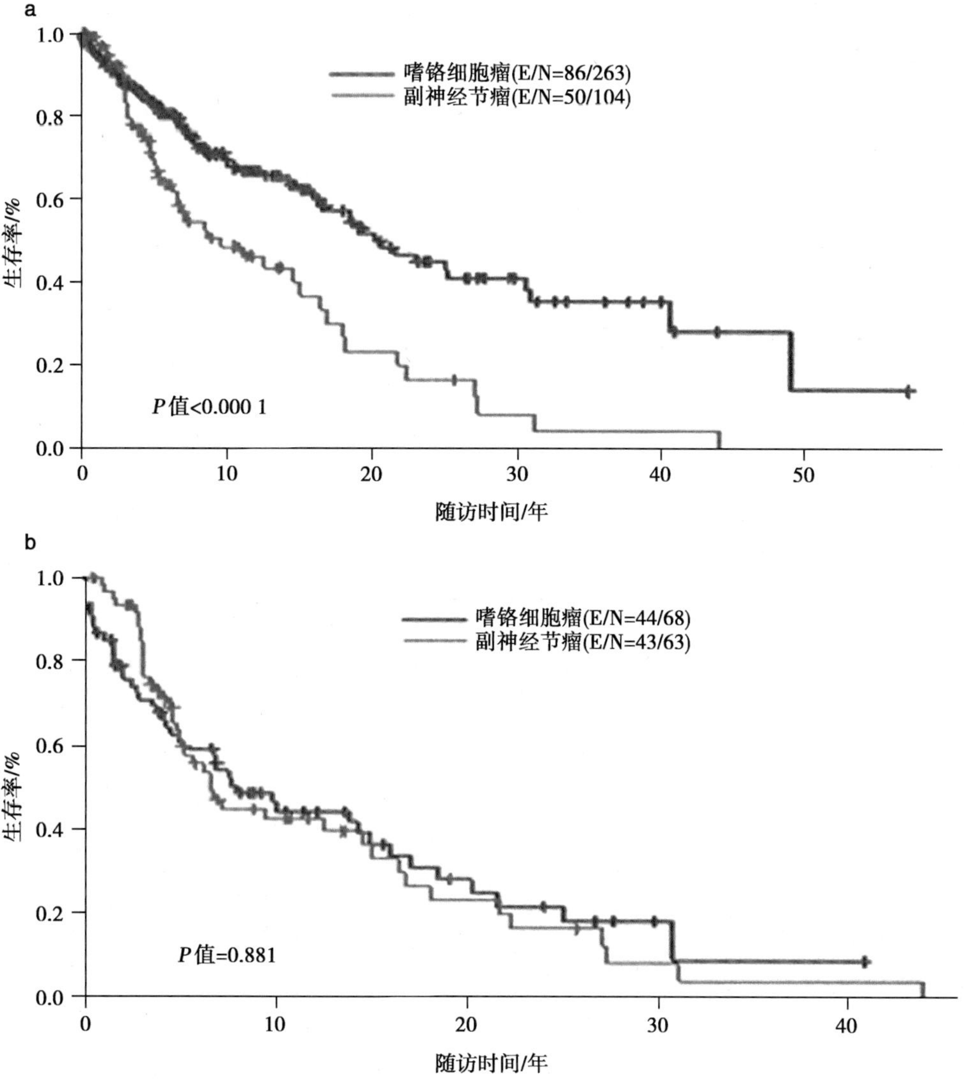

图 77.1 A,PH/SPG 患者的总生存。B,转移性 PH/SPG 患者的总生存。E/N,事件数/患者总数。引自 Ayala-Ramirez 等 2011 年发表的研究,经授权使用

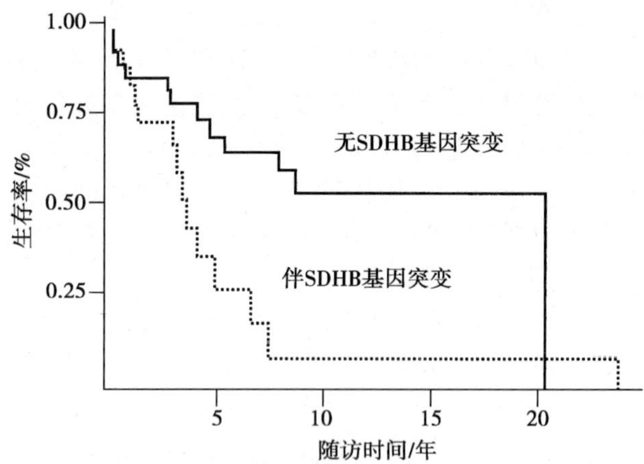

图 77.2　不同突变状态的生存概率。引自 Amar 等 2007 年发表的研究，经授权使用

胃肠道）以及肿瘤侵犯范围这些要素。据报道，这些患者的死因包括高血压危象、心功能不全、肠梗阻和/或肿瘤负荷与肿瘤进展。旨在探讨转移性疾病预后因素的研究仅有四项。

肿瘤负荷及儿茶酚胺分泌

Timmers 等[35] 评估了儿茶酚胺分泌过量与肿瘤范围对 PH/SPG 患者临床疗效的影响。结果显示，虽然儿茶酚胺分泌过量与许多病症密切相关，生存的主要决定因素仍是肿瘤负荷。然而，该研究未明确定义肿瘤负荷。AJCC 证据级别：Ⅲ级。

原发肿瘤侵犯范围

尚无相关研究明确原发肿瘤侵犯范围会否影响总生存。AJCC 证据级别：Ⅳ级。

淋巴结转移

尚无相关研究明确淋巴结转移是否可预测疗效。AJCC 证据级别：Ⅳ级。

远处转移

远处转移的定义为无嗜铬细胞存在的器官（包括肝脏、肺、骨骼）出现病灶。若干研究证实远处转移与生存降低相关。事实上，仅 60%伴有远处转移的患者在确诊 5 年后仍存活[8]。AJCC 证据级别：Ⅰ级。

出现转移的时间点：同时性转移与异时性转移

Ayala-Ramirez 等[5] 发现约 50%的恶性 PH/SPG 患者于诊断和/或原发肿瘤切除 6 个月之后出现转移（异时性转移）。出现转移的时间点是决定预后的一个重要因素，异时性转移患者的 OS 优于同时性转移患者（在确诊原发肿瘤后 6 个月内出现转移）。AJCC 证据级别：Ⅰ级。

远处转移部位

Ayala-Ramirez 等研究者[7] 开展的另一项研究显示仅有骨转移的恶性肿瘤患者，其 OS 显著优于发生其他部位转移（如肝脏和肺）伴或不伴骨转移的患者（三者中位 OS 分别为 12 年、5 年与 7 年，log-rank 检验 *P* 值为 0.005；图 77.3）。AJCC 证据级别：Ⅱ级。

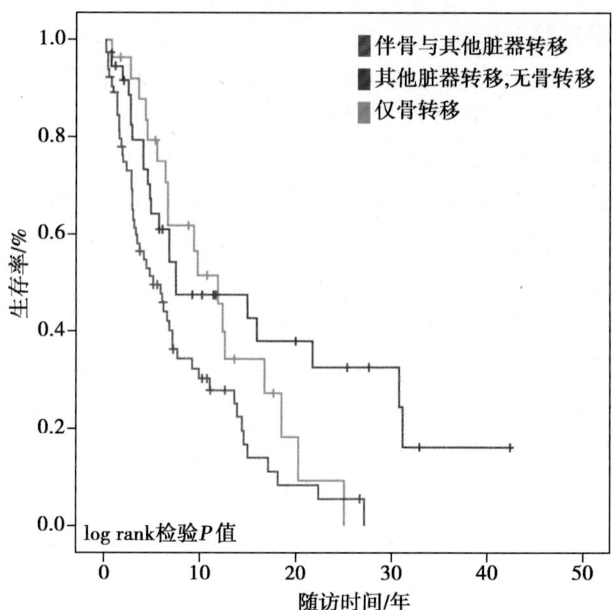

图 77.3　伴骨骼与其他部位转移患者、无骨转移患者以及仅骨转移患者的中位 OS。引自 Ayala-Ramirez 等 2013 年发表的研究，经授权使用

风险评估模型

为支持各类预测模型在临床实践中的应用，AJCC 的“精准医疗核心工作组”近期发布了用于评判各类统计学预测模型的评估指南[36]。然而，目前已发表的或已被用于临床的与肾上腺神经内分泌肿瘤相关的任何预测模型，均尚未通过该指南的评估。AJCC 未来将会对符合 AJCC 评估指南的肾上腺神经内分泌肿瘤风险预测模型予以认可。

AJCC TNM 定义

原发肿瘤（T）定义

T 分类	T 标准
TX	原发肿瘤无法评估
T1	PH 肿瘤最大径<5cm，无肾上腺外受侵
T2	PH 肿瘤最大径≥5cm 或任意大小的 PG，无肾上腺外受侵
T3	任何大小的肿瘤侵及周围组织（如肝脏、胰腺、脾脏与肾脏）

PH：肾上腺内。
交感神经性 PG：功能性。
副交感性神经性 PG：非功能性，通常发生于头颈部。
备注：因副交感神经副神经节瘤绝大多数为良性，故不行分期。

区域淋巴结(N)定义

N 分类	N 标准
NX	区域淋巴结无法评估
N0	无区域淋巴结转移
N1	伴区域淋巴结转移

远处转移(M)定义

M 分类	M 标准
M0	无远处转移
M1	伴远处转移
M1a	仅骨转移
M1b	仅非区域淋巴结/肝脏或肺转移
M1c	骨转移伴其他部位多发转移

AJCC 预后分期分组

T	N	M	分期分组
T1	N0	M0	Ⅰ
T2	N0	M0	Ⅱ
T1	N1	M0	Ⅲ
T2	N1	M0	Ⅲ
T3	任何 N	M0	Ⅲ
任何 T	任何 N	M1	Ⅳ

肿瘤登记需收集的变量

1. 原发肿瘤大小(cm)
2. 原发肿瘤部位:PH,PG(特殊部位:如主动脉分叉、纵隔)
3. 区域淋巴结转移

远处转移部位

1. 激素功能:24 小时尿分馏甲氧基肾上腺素/血浆甲氧基肾上腺素
2. 嗜铬粒蛋白 A
3. 核分裂计数
4. 生殖细胞系突变
5. 血浆甲氧基酪胺

组织学分级(G)

目前尚无建议的组织学分级系统。

(译者 胡集祎　审校 陆嘉德)

参考文献

1. Jiménez C, Cote G, Arnold A, Gagel RF. Should patients with apparently sporadic pheochromocytomas or paragangliomas be screened for hereditary syndromes? *The Journal of Clinical Endocrinology & Metabolism.* 2006;91(8):2851–2858.
2. Dahia PL. Pheochromocytoma and paraganglioma pathogenesis: learning from genetic heterogeneity. *Nat Rev Cancer.* Feb 2014;14(2):108–119.
3. Cascón A, Comino-Méndez I, Currás-Freixes M, et al. Whole-Exome Sequencing Identifies MDH2 as a New Familial Paraganglioma Gene. *Journal of the National Cancer Institute.* 2015;107(5):djv053.
4. Favier J, Amar L, Gimenez-Roqueplo AP. Paraganglioma and phaeochromocytoma: from genetics to personalized medicine. *Nature reviews. Endocrinology.* Feb 2015;11(2):101–111.
5. Ayala-Ramirez M, Feng L, Johnson MM, et al. Clinical risk factors for malignancy and overall survival in patients with pheochromocytomas and sympathetic paragangliomas: primary tumor size and primary tumor location as prognostic indicators. *The Journal of clinical endocrinology and metabolism.* Mar 2011;96(3):717–725.
6. Wu D, Tischler AS, Lloyd RV, et al. Observer variation in the application of the Pheochromocytoma of the Adrenal Gland Scaled Score. *The American journal of surgical pathology.* Apr 2009;33(4):599–608.
7. Ayala-Ramirez M, Palmer JL, Hofmann MC, et al. Bone metastases and skeletal-related events in patients with malignant pheochromocytoma and sympathetic paraganglioma. *The Journal of clinical endocrinology and metabolism.* Apr 2013;98(4):1492–1497.
8. Jimenez C, Rohren E, Habra MA, et al. Current and future treatments for malignant pheochromocytoma and sympathetic paraganglioma. *Curr Oncol Rep.* Aug 2013;15(4):356–371.
9. Thosani S, Ayala-Ramirez M, Palmer L, et al. The characterization of pheochromocytoma and its impact on overall survival in multiple endocrine neoplasia type 2. *The Journal of Clinical Endocrinology & Metabolism.* 2013;98(11):E1813–E1819.
10. Rich T, Jackson M, Roman-Gonzalez A, Shah K, Cote GJ, Jimenez C. Metastatic sympathetic paraganglioma in a patient with loss of the SDHC gene. *Fam Cancer.* Dec 2015;14(4):615–619.
11. Toledo SP, Lourenco DM, Jr., Sekiya T, et al. Penetrance and clinical features of pheochromocytoma in a six-generation family carrying a germline TMEM127 mutation. *The Journal of clinical endocrinology and metabolism.* Feb 2015;100(2):E308–318.
12. Timmers HJ, Pacak K, Bertherat J, et al. Mutations associated with succinate dehydrogenase D-related malignant paragangliomas. *Clin Endocrinol (Oxf).* Apr 2008;68(4):561–566.
13. Amar L, Bertherat J, Baudin E, et al. Genetic testing in pheochromocytoma or functional paraganglioma. *J Clin Oncol.* Dec 1 2005;23(34):8812–8818.
14. Thosani S, Ayala-Ramirez M, Roman-Gonzalez A, et al. Constipation: an overlooked, unmanaged symptom of patients with pheochromocytoma and sympathetic paraganglioma. *European journal of endocrinology / European Federation of Endocrine Societies.* Sep 2015;173(3):377–387.
15. Rafat C, Zinzindohoue F, Hernigou A, et al. Peritoneal implantation of pheochromocytoma following tumor capsule rupture during surgery. *The Journal of clinical endocrinology and metabolism.* Dec 2014;99(12):E2681–2685.
16. Lenders JW, Eisenhofer G, Mannelli M, Pacak

K. Phaeochromocytoma. *Lancet.* Aug 20-26 2005;366(9486):665–675.

17. Szolar DH, Korobkin M, Reittner P, et al. Adrenocortical carcinomas and adrenal pheochromocytomas: mass and enhancement loss evaluation at delayed contrast-enhanced CT. *Radiology.* Feb 2005;234(2):479–485.
18. Baid SK, Lai EW, Wesley RA, et al. Brief communication: radiographic contrast infusion and catecholamine release in patients with pheochromocytoma. *Annals of internal medicine.* Jan 6 2009;150(1):27–32.
19. Bessell-Browne R, O'Malley ME. CT of pheochromocytoma and paraganglioma: risk of adverse events with i.v. administration of nonionic contrast material. *AJR. American journal of roentgenology.* Apr 2007;188(4):970–974.
20. Blake MA, Kalra MK, Maher MM, et al. Pheochromocytoma: an imaging chameleon. *Radiographics:a review publication of the Radiological Society of North America, Inc.* Oct 2004;24 Suppl 1:S87–99.
21. Wiseman GA, Pacak K, O'Dorisio MS, et al. Usefulness of 123I-MIBG scintigraphy in the evaluation of patients with known or suspected primary or metastatic pheochromocytoma or paraganglioma: results from a prospective multicenter trial. *Journal of nuclear medicine:official publication, Society of Nuclear Medicine.* Sep 2009;50(9):1448–1454.
22. Fottner C, Helisch A, Anlauf M, et al. 6-18F-fluoro-L-dihydroxyphenylalanine positron emission tomography is superior to 123I-metaiodobenzyl-guanidine scintigraphy in the detection of extraadrenal and hereditary pheochromocytomas and paragangliomas: correlation with vesicular monoamine transporter expression. *The Journal of clinical endocrinology and metabolism.* Jun 2010; 95(6):2800–2810.
23. Jacobson AF, Deng H, Lombard J, Lessig HJ, Black RR. 123I-metaiodobenzylguanidine scintigraphy for the detection of neuroblastoma and pheochromocytoma: results of a meta-analysis. *The Journal of clinical endocrinology and metabolism.* Jun 2010;95(6):2596–2606.
24. Taieb D, Sebag F, Barlier A, et al. 18F-FDG avidity of pheochromocytomas and paragangliomas: a new molecular imaging signature? *Journal of nuclear medicine : official publication, Society of Nuclear Medicine.* May 2009;50(5):711–717.
25. Yamamoto S, Hellman P, Wassberg C, Sundin A. 11C-hydroxyephedrine positron emission tomography imaging of pheochromocytoma: a single center experience over 11 years. *The Journal of clinical endocrinology and metabolism.* Jul 2012; 97(7):2423–2432.
26. Sharma P, Dhull VS, Arora S, et al. Diagnostic accuracy of (68) Ga-DOTANOC PET/CT imaging in pheochromocytoma. *European journal of nuclear medicine and molecular imaging.* Mar 2014; 41(3):494–504.
27. Naswa N, Sharma P, Nazar AH, et al. Prospective evaluation of (6)(8)Ga-DOTA-NOC PET-CT in phaeochromocytoma and paraganglioma: preliminary results from a single centre study. *European radiology.* Mar 2012;22(3):710–719.
28. Faria JF, Goldman SM, Szejnfeld J, et al. Adrenal masses: characterization with in vivo proton MR spectroscopy--initial experience. *Radiology.* Dec 2007;245(3):788–797.
29. Kim S, Salibi N, Hardie AD, et al. Characterization of adrenal pheochromocytoma using respiratory-triggered proton MR spectroscopy: initial experience. *AJR. American journal of roentgenology.* Feb 2009;192(2):450–454.
30. DeLellis RA. *Pathology and genetics of tumours of endocrine organs.* Vol 8: IARC; 2004.
31. Thompson LD. Pheochromocytoma of the Adrenal gland Scaled Score (PASS) to separate benign from malignant neoplasms: a clinicopathologic and immunophenotypic study of 100 cases. *The American journal of surgical pathology.* May 2002;26(5): 551–566.
32. Kimura N, Takayanagi R, Takizawa N, et al. Pathological grading for predicting metastasis in phaeochromocytoma and paraganglioma. *Endocrine-related cancer.* Jun 2014;21(3):405–414.
33. Plouin PF, Fitzgerald P, Rich T, et al. Metastatic pheochromocytoma and paraganglioma: focus on therapeutics. *Hormone and metabolic research = Hormon- und Stoffwechselforschung = Hormones et metabolisme.* May 2012;44(5):390–399.
34. Amar L, Baudin E, Burnichon N, et al. Succinate dehydrogenase B gene mutations predict survival in patients with malignant pheochromocytomas or paragangliomas. *The Journal of clinical endocrinology and metabolism.* Oct 2007;92(10):3822–3828.
35. Timmers H, Brouwers F, Hermus A, et al. Metastases but not cardiovascular mortality reduces life expectancy following surgical resection of apparently benign pheochromocytoma. *Endocrine-related cancer.* 2008;15(4):1127–1133.
36. Kattan MW, Hess KR, Amin MB, et al. American Joint Committee on Cancer acceptance criteria for inclusion of risk models for individualized prognosis in the practice of precision medicine. *CA: a cancer journal for clinicians.* Jan 19 2016.

第十八篇
血液系统

专家组成员

Members of the Hematologic Malignancies Expert Panel

Ranjana H. Advani, MD
Serhan Alkan, MD
Daniel A. Arber, MD
P. Leif Bergsagel, MD
William L. Carroll, MD
Elihu H. Estey, MD
Mary Gospodarowicz, MD, FRCPC, FRCR(Hon) – UICC Representative
Michael M. Graham, MD, PhD
Nathan C. Hall, MD, PhD
Nancy Lee Harris, MD
Richard T. Hoppe, MD
Elaine S. Jaffe, MD – Vice Chair
Joseph Khoury, MD – CAP Representative
Ola Landgren, MD, PhD
John P. Leonard, MD – Chair
Michael P. Link, MD
Soheil Meshinchi, MD
Attilio Orazi, MD
Pat Pekatos – Data Collection Core Representative
LoAnn C. Peterson, MD
Jerald P. Radich, MD
Vincent Rajkumar, MD
Steven T. Rosen, MD
Richard L. Schilsky, MD, FACP, FASCO – Editorial Board Liaison
Andrew D. Zelenetz, MD, PhD

第 78 章　血液系统恶性肿瘤概述

概述

血液系统恶性肿瘤是多种血液细胞来源的恶性疾病的统称。这类恶性疾病起源于 B 细胞、T 细胞及 NK 细胞，但其临床表现、疾病进程及对治疗的反应等却大相径庭。血液系统恶性肿瘤发病率较高并呈逐年上升趋势。非霍奇金淋巴瘤每年新发病例数逾 71 000 例，且发病率在过去几十年中持续升高。在美国，霍奇金淋巴瘤每年约有 9 000 名新发病例，其发病率相对稳定。美国每年约有 27 000 名多发骨髓瘤和逾 20 000 名淋巴细胞白血病的新发病例[1]。

病理

血液系统恶性肿瘤包括霍奇金淋巴瘤（霍奇金病）、非霍奇金淋巴瘤、浆细胞骨髓瘤（旧称多发性骨髓瘤）及白血病。由于许多淋巴系统恶性肿瘤可伴循环肿瘤细胞，因此白血病和淋巴瘤之间的区分通常是人为规定的。然而，因成熟淋巴细胞来源的淋巴系统肿瘤与前体淋巴细胞来源的肿瘤存在着显著的差异，常被认为是淋巴瘤。而前体淋巴细胞来源的恶性肿瘤通常是白血病性的并被认为是急性白血病。浆细胞恶性肿瘤，包括浆细胞骨髓瘤及浆细胞瘤，来源于终分化 B 细胞，因此将其纳入淋巴系统恶性肿瘤范畴。

表 78.1　世界卫生组织造血和淋巴组织肿瘤新分类（2016）[2,3]

骨髓增殖性肿瘤	慢性粒-单核细胞白血病 0
慢性髓细胞性白血病，BCR-ABL1 阳性	慢性粒-单核细胞白血病 1
慢性中性粒细胞白血病	慢性粒-单核细胞白血病 2
真性红细胞增多症	不典型慢性髓细胞性白血病，BCR-ABL1 阴性
原发性骨髓纤维化	幼年型粒单核细胞白血病
原发性血小板增多症	骨髓增生异常/骨髓增殖性肿瘤伴环状铁粒幼细胞及血小板增多
慢性嗜酸性粒细胞白血病，非特指	骨髓增生异常/骨髓增殖性肿瘤，不能分类
骨髓增殖性肿瘤，不能分类	**骨髓增生异常综合征/肿瘤**
肥大细胞增多症	骨髓增生异常综合征伴单系发育异常
皮肤肥大细胞增多症	骨髓增生异常综合征伴环形铁粒幼细胞
系统性肥大细胞增多症	骨髓增生异常综合征伴环形铁粒幼细胞及单系发育异常
肥大细胞肉瘤	骨髓增生异常综合征伴环形铁粒幼细胞及多系发育异常
髓系/淋系恶性肿瘤，伴有嗜酸性粒细胞增多及 PDGFRA，PDGFRB 或 FGFR1 重排，或伴有 PCM1-JAK2	骨髓增生异常综合征伴多系发育异常
髓系/淋系恶性肿瘤，伴有 PDGFRA 重排	骨髓增生异常综合征伴原始细胞增多 1
髓系/淋系恶性肿瘤，伴有 PDGFRB 重排	骨髓增生异常综合征伴原始细胞增多 2
髓系/淋系恶性肿瘤，伴有 FGFR1 重排	骨髓增生异常综合征伴孤立 del(5q)
髓系/淋系恶性肿瘤，伴有 PCM1-JAK2	骨髓增生异常综合征，不能分类
骨髓增生异常/骨髓增殖性肿瘤	儿童骨髓增生异常综合征
慢性粒-单核细胞白血病	儿童难治性血细胞减少

续表

家族性骨髓增生异常综合征/急性髓细胞性白血病及相关易感综合征

急性髓细胞性白血病及相关前体肿瘤

急性髓细胞性白血病伴重现性遗传学异常

急性髓细胞性白血病伴 t(8;21)(q22;q22.1);RUNX1-RUNX1T1

急性髓细胞性白血病伴 inv(16)(p13.1q22)或 t(16;16)(p13.1;q22);CBFB-MYH11

急性早幼粒细胞白血病伴 PML-RARA

急性髓细胞性白血病伴 t(9;11)(p21.3;q23.3);KMT2A/MLL-MLLT3

急性髓细胞性白血病伴 t(6;9)(p23;q34.1);DEK-NUP214

急性髓细胞性白血病伴 inv(3)(q21.3q26.2)或(3;3)(q21.3;q26.2);GATA2,MECOM(EⅥ1)

急性髓细胞性白血病(原始巨核细胞)伴 t(1;22)(p13.3;q13.1);RBMI5-MKL1

急性髓细胞性白血病伴 BCR-ABL1

急性髓细胞性白血病伴基因突变

急性髓细胞性白血病伴 NPM1 突变

急性髓细胞性白血病伴 CEBPA 双等位基因突变

急性髓细胞性白血病伴 RUNX1 突变

急性髓细胞性白血病伴骨髓增生异常相关改变

治疗相关髓性肿瘤

急性髓细胞性白血病,非特指

急性髓细胞性白血病微分化型

急性髓细胞性白血病未分化型

急性髓细胞性白血病部分分化型

急性粒单核细胞白血病

急性原始单核及单核细胞白血病

急性红白血病

急性原始巨核细胞白血病

急性嗜碱性粒细胞白血病

急性全髓增殖症伴骨髓纤维化

髓系肉瘤

唐氏综合征相关髓系增殖

唐氏综合征相关一过性髓系异常增生

唐氏综合征相关髓系白血病

母细胞性浆细胞样树突细胞肿瘤

系列未明的急性白血病

急性未分化型白血病

混合表型急性白血病伴 t(9;22)(q34.1;q11.2);BCR-ABL1

混合表型急性白血病伴 t(v;11q23.3);KMT2A 重排

混合表型急性白血病,B/髓系,非特指

混合表型急性白血病,T/髓系,非特指

混合表型急性白血病,非特指:罕见类型

系列未明的急性白血病,非特指

前体淋巴系肿瘤

B 淋巴母细胞白血病/淋巴瘤,非特指

B 淋巴母细胞白血病/淋巴瘤伴再现性遗传学异常

B 淋巴母细胞白血病/淋巴瘤伴 t(9;22)(q34.1;q11.2);BCR-ABL1

B 淋巴母细胞白血病/淋巴瘤伴 t(v;11q23.3);KMT2A 重排

B 淋巴母细胞白血病/淋巴瘤伴 t(12;21)(p13.2;q22.1);ETV6-RUNX

B 淋巴母细胞白血病/淋巴瘤伴超二倍体

B 淋巴母细胞白血病/淋巴瘤伴亚二倍体(亚二倍体急性淋巴细胞白血病)

B 淋巴母细胞白血病/淋巴瘤伴 t(5;14)(q31.1;q32.1);IGH/IL3

B 淋巴母细胞白血病/淋巴瘤伴 t(1;19)(q23;p13.3);TCF3-PBX

B 淋巴母细胞白血病/淋巴瘤,BCR-ABL1 样

B 淋巴母细胞白血病/淋巴瘤伴 iAMP21

T 淋巴母细胞白血病/淋巴瘤

早期前体 T 细胞急性淋巴细胞白血病

自然杀伤细胞淋巴母细胞白血病/淋巴瘤

成熟 B 细胞肿瘤

慢性淋巴细胞白血病/小淋巴细胞淋巴瘤

单克隆 B 淋巴细胞增多症

B 细胞幼淋巴细胞白血病

脾边缘区淋巴瘤

毛细胞白血病

脾 B 细胞淋巴瘤/白血病,不能分类

脾弥漫红髓小 B 细胞淋巴瘤

毛细胞白血病-变异型

淋巴浆细胞淋巴瘤

华氏巨球蛋白血症

意义未明的单克隆丙种球蛋白症(MGUS),IgM

μ 重链病

γ 重链病

α 重链病

意义未明的单克隆丙种球蛋白症(MGUS),IgG/A

浆细胞骨髓瘤

骨孤立性浆细胞瘤

续表

髓外浆细胞瘤	儿童系统性 EB 病毒阳性 T 细胞淋巴瘤
单克隆免疫球蛋白沉积病	种痘样水疱样淋巴增殖性疾病
黏膜相关淋巴组织结外边缘区淋巴瘤（MATL 淋巴瘤）	成人 T 细胞白血病/淋巴瘤
结内边缘区淋巴瘤	结外 NK/T 细胞淋巴瘤，鼻型
儿童结内边缘区淋巴瘤	肠病相关 T 细胞淋巴瘤
滤泡淋巴瘤	单形性嗜上皮性肠道 T 细胞淋巴瘤
原位滤泡肿瘤	胃肠道惰性 T 细胞淋巴增殖性疾病
十二指肠型滤泡淋巴瘤	肝脾 T 细胞淋巴瘤
儿童型滤泡淋巴瘤	皮下脂膜炎样 T 细胞淋巴瘤
大 B 细胞淋巴瘤伴 IRF4 重排	蕈样肉芽肿
原发皮肤滤泡中心淋巴瘤	塞扎里综合征（Sézary syndrome）
套细胞淋巴瘤	原发皮肤 CD30 阳性 T 细胞淋巴组织增殖性疾病
原位套细胞淋巴瘤	淋巴瘤样丘疹病
弥漫大 B 细胞淋巴瘤，非特指型	原发皮肤间变性大细胞淋巴瘤
生发中心 B 细胞型	原发皮肤 γ-δ T 细胞淋巴瘤
活化 B 细胞型	原发皮肤 CD8 阳性侵袭性亲表皮性细胞毒 T 细胞淋巴瘤
富于 T 细胞/组织细胞的大 B 细胞淋巴瘤	原发皮肤肢端 CD8 阳性 T 细胞淋巴瘤
原发中枢神经系统弥漫大 B 细胞淋巴瘤	原发皮肤 CD4 阳性小/中 T 细胞淋巴组织增殖性疾病
原发皮肤弥漫大 B 细胞淋巴瘤，腿型	外周 T 细胞淋巴瘤，非特指
EB 病毒阳性弥漫大 B 细胞淋巴瘤，非特指	血管免疫母细胞性 T 细胞淋巴瘤
EB 病毒阳性黏膜皮肤溃疡	滤泡 T 细胞淋巴瘤
慢性炎症相关弥漫大 B 细胞淋巴瘤	结内外周 T 细胞淋巴瘤伴滤泡辅助 T（TFH）表型
淋巴瘤样肉芽肿	间变性大细胞淋巴瘤，ALK 阳性
原发纵隔（胸腺）大 B 细胞淋巴瘤	间变性大细胞淋巴瘤，ALK 阴性
血管内大 B 细胞淋巴瘤	乳房植入假体相关间变性大细胞淋巴瘤
ALK 阳性大 B 细胞淋巴瘤	**霍奇金淋巴瘤**
浆母细胞淋巴瘤	结节性淋巴细胞为主型霍奇金淋巴瘤
原发渗出性淋巴瘤	经典霍奇金淋巴瘤
HHV8 阳性弥漫大 B 细胞淋巴瘤，非特指	结节硬化型霍奇金淋巴瘤
Burkitt 淋巴瘤	富于淋巴细胞型霍奇金淋巴瘤
Burkitt 样淋巴瘤伴 11q 异常	混合细胞型霍奇金淋巴瘤
高级别 B 细胞淋巴瘤，伴 MYC 及 BCL2 和/或 BCL6 重排	淋巴细胞消减型经典霍奇金淋巴瘤
高级别 B 细胞淋巴瘤，非特指	**移植后淋巴增殖性疾病**
B 细胞淋巴瘤，不能分类，特征介于弥漫大 B 细胞淋巴瘤和经典霍奇金淋巴瘤之间	浆细胞增生型移植后淋巴增殖性疾病
成熟 T 及 NK 细胞肿瘤	传染性单核细胞增多型移植后淋巴增殖性疾病
T 幼淋细胞白血病	旺炽型滤泡增生型移植后淋巴增殖性疾病
T 大颗粒淋巴细胞白血病	多形型移植后淋巴增殖性疾病
慢性 NK 细胞增殖性疾病	单一型移植后淋巴增殖性疾病
侵袭性 NK 细胞白血病	经典霍奇金淋巴瘤移植后淋巴增殖性疾病

续表

组织细胞及树突状细胞肿瘤	指状树突细胞肉瘤
组织细胞肉瘤	滤泡树突细胞肉瘤
朗格汉斯细胞组织细胞增生症	成纤维网状细胞肿瘤
朗格汉斯细胞肉瘤	播散性幼年黄色肉芽肿
不确定的树突细胞肿瘤	Erdheim-Chester 病

注：暂时性条目以斜体下划线注明。

（译者 胡微煦　审校 陆嘉德）

参考文献

1. Siegel RL, Miller KD, Jemal A. Cancer statistics, 2015. *CA: a cancer journal for clinicians.* 2015;65(1):5–29.
2. Swerdlow SH, Campo E, Pileri SA, et al. The 2016 revision of the World Health Organization (WHO) classification of lymphoid neoplasms. *Blood.* Mar 15 2016.
3. Arber DA, Orazi A, Hasserjian RP. The 2016 revision to the World Health Organization (WHO) classification of myeloid neoplasms and acute leukemia. *Blood.* 2016.

第 79 章　霍奇金和非霍奇金淋巴瘤

本章摘要

适用本分期系统的肿瘤种类

成人霍奇金及非霍奇金淋巴瘤。

不适用本分期系统的肿瘤种类

肿瘤类型	按何种类型分类	适用章节
眼附属器淋巴瘤	眼附属器淋巴瘤	71
儿童淋巴瘤	儿童淋巴瘤	80
原发性皮肤淋巴瘤	原发性皮肤淋巴瘤	81
多发性骨髓瘤	浆细胞性骨髓瘤	82

更新要点

更新	更新细节	证据级别
Ann Arbor 分期系统	Ann Arbor[2,3]-Costwold[1] 改良分期系统已更新为 Lugano 分期系统[4]	Ⅰ
Ann Arbor 分期系统	非霍奇金淋巴瘤中取消了 B 组症状（在霍奇金淋巴瘤中仍保留）	Ⅰ
X 下标	取消表示纵隔巨大肿块的 X 下标。需注明最大肿块的直径	Ⅰ
Ⅲ期	Ⅲ期疾病取消了淋巴结外部位受侵（E 病灶）。任何结外侵犯伴横膈上方及下方淋巴结病变均为Ⅳ期	Ⅰ
ⅢS 期	脾脏累及与否不再用于分期	Ⅰ
Ⅱ期	尽管保留了四期临床分期，但 Lugano 分期系统将患者分为局限期及进展期。伴巨大肿块的Ⅱ期可根据病理类型和预后因素分为局限期或进展期	Ⅰ
影像学检查	不再要求以胸部后前正位 X 线片界定霍奇金和非霍奇金淋巴瘤中的纵隔巨大肿块	Ⅰ

ICD-O-3 形态学编码

编码	描述
C00～C14	唇，口腔，咽
C15～C26	消化系统
C30～C39	呼吸系统和胸腔器官
C40～C41	骨，关节及关节软骨
C42.0	血液
C42.1	骨髓
C42.2	脾脏
C42.3	网状内皮系统，非特指
C42.4	造血系统，非特指
C44	皮肤，不包括眼睑（C44.1）
C47	周围神经，自主神经系统
C48	腹膜后，腹腔
C49	结缔组织，皮下组织及其他软组织
C50	乳房
C51～C58	女性生殖器官
C60～C63	男性生殖器官
C64～C68	尿道
C69.1	角膜，非特指
C69.2	视网膜
C69.3	脉络膜
C69.4	睫状体
C73～C74	甲状腺，肾上腺
C76	其他不明确的部位
C77.0	头，面和颈部淋巴结
C77.1	胸腔淋巴结
C77.2	腹腔淋巴结
C77.3	腋窝和上肢淋巴结
C77.4	腹股沟和腿部淋巴结
C77.5	盆腔淋巴结
C77.8	多部位淋巴结
C77.9	淋巴结，非特指
C80.9	未知原发灶

WHO 肿瘤分类

编码	描述
9590	恶性淋巴瘤,非特指
9591	恶性淋巴瘤,非霍奇金,非特指
9596	复合的霍奇金与非霍奇金淋巴瘤
9597	原发皮肤滤泡中心淋巴瘤
9650	霍奇金淋巴瘤,非特指
9651	霍奇金淋巴瘤,富于淋巴细胞型
9652	霍奇金淋巴瘤,混合细胞型,非特指
9653	霍奇金淋巴瘤,淋巴细胞削减型,非特指
9654	霍奇金淋巴瘤,淋巴细胞削减型,弥漫纤维化
9655	霍奇金淋巴瘤,淋巴细胞削减型,网状
9659	霍奇金淋巴瘤,结节性淋巴细胞为主型
9661	霍奇金肉芽肿(旧称)
9662	霍奇金肉瘤(旧称)
9663	霍奇金淋巴瘤,结节硬化型,非特指
9664	霍奇金淋巴瘤,结节硬化型,细胞期
9665	霍奇金淋巴瘤,结节硬化型,1 级
9667	霍奇金淋巴瘤,结节硬化型,2 级
9670	恶性淋巴瘤,小 B 淋巴细胞,非特指(另见 M-9823)
9671	恶性淋巴瘤,淋巴浆细胞(另见 M-9761)
9673	套细胞淋巴瘤(包括所有亚型:母细胞型,多形性,小细胞型)
9675	恶性淋巴瘤,大小细胞混合,弥漫(另见 M-9690)(旧称)
9678	原发渗出性淋巴瘤
9679	纵隔(胸腺)大 B 细胞淋巴瘤
9680	恶性淋巴瘤,大细胞,弥漫,非特指
9684	恶性淋巴瘤,大细胞,弥漫,免疫母细胞,非特指
9687	Burkitt 淋巴瘤,非特指(包括所有亚型,另见 M-9826)
9688	富于 T 细胞大 B 细胞淋巴瘤
9689	脾边缘区淋巴瘤
9690	滤泡淋巴瘤,非特指(另见 M-9675)
9691	滤泡淋巴瘤,2 级
9695	滤泡淋巴瘤,1 级
9698	滤泡淋巴瘤,3 级
9699	边缘区 B 细胞淋巴瘤,非特指
9702	成熟 T 细胞淋巴瘤,非特指
9705	血管免疫母细胞性 T 细胞淋巴瘤
9708	皮下脂膜炎样 T 细胞淋巴瘤
9709	皮肤 T 细胞淋巴瘤,非特指
9712	血管内大 B 细胞淋巴瘤
9714	间变性大细胞淋巴瘤,T 细胞和裸细胞型
9716	肝脾 T 细胞淋巴瘤
9717	肠道 T 细胞淋巴瘤
9718	原发性皮肤 CD30+T 细胞淋巴增殖性疾病
9719	NK/T 细胞淋巴瘤,鼻和鼻型
9720	前体淋巴母细胞淋巴瘤
9724	儿童系统性 EB 病毒阳性 T 细胞淋巴增殖性疾病
9725	种痘水疱病样淋巴瘤
9726	原发皮肤 γ/δT 细胞淋巴瘤
9727	前体淋巴母细胞淋巴瘤,非特指(另见 M-9835)
9728	前体 B 细胞淋巴母细胞淋巴瘤(另见 M-9836)
9729	前体 T 细胞淋巴母细胞淋巴瘤(另见 M-9837/3)
9735	浆母细胞淋巴瘤
9737	ALK 阳性大 B 细胞淋巴瘤
9738	来源于 HHV8 病毒相关多中心 Castleman 病的大 B 细胞淋巴瘤
9761	华氏巨球蛋白血症
9823	B 淋巴细胞白血病/小淋巴细胞淋巴瘤(另见 M-9670)
9826	Burkitt 细胞白血病(另见 M-9687)
9827	成人 T 细胞白血病/淋巴瘤[人类嗜 T 淋巴细胞病毒 1 型(HTLV-1)阳性](包括所有亚型)
9835	前体淋巴母细胞白血病,非特指(另见 M-9727)
9836	前体 B 细胞淋巴母细胞白血病(另见 M-9728)
9837	前体 T 细胞淋巴母细胞白血病(另见 M-9729/3)

Swerdlow SH, Carmpo E, Harris NL, Jaffe ES, Pileri SA, Stein H, Thiele J, Vardiman J, eds. World Health Organization Classification of Tumours of Haematopoietic and Lymphoid Tissues. Lyon:IARC;2008。

概述

任何被新确诊的恶性淋巴瘤患者在治疗开始前都须进行临床分期,明确记录累及范围。尽管对复发疾病通常不予再次临床分期,但便于进行高剂量化疗和自体干细胞移植,霍奇金淋巴瘤和弥漫大B细胞淋巴瘤等疾病的二线治疗预后模型中包含了分期[5~8]。因此在任何情况下,都建议详细记录复发时的病灶累及范围。

Ann Arbor 分期系统的 Lugano 修订分期系统

长期以来,淋巴瘤依照 Ann Arbor 分期系统进行解剖学分期。该分期系统是 30 余年前基于霍奇金淋巴瘤的规律性播散模式为霍奇金淋巴瘤(HL)制订的,有助于筛选出适于进行放射治疗的患者[2]。Cotswold 分期系统对 Ann Arbor 分期系统进行过修订,解决了 Ann Arbor 分期系统中的一些问题,并引入了诸如计算器断层扫描(CT)等新诊断技术[1]。尽管非霍奇金淋巴瘤(NHL)播散途径的规律性不如霍奇金淋巴瘤明显,但该分期系统仍被扩大用于 NHL。Ann Arbor 分期系统被公认为描述解剖学病变范围的最佳手段,并成为多种不同淋巴瘤的共同分期标准。因此 AJCC 和国际抗癌联盟(UICC)均采用 Ann Arbor 分期系统作为描述 HL 及 NHL 的解剖学病变范围的正式分期系统,但皮肤淋巴瘤,如蕈样肉芽肿等,不采用此分期系统,其具体内容将会在后续章节中详细介绍。诊断和治疗方面的进展推动了对淋巴瘤的评估及分期的更新与发展。在第十一及十二届国际恶性淋巴瘤会议研讨会中明确了更新的必要性,并对提出的修订建议进行评审。出版的 Lugano 分期系统继而成为解剖学分期及治疗前后评估病情的基础[4]。AJCC 也采纳了此分期系统。

为进行编码和分期,淋巴结、韦氏环、胸腺及脾脏被认为是淋巴结或淋巴结区。结外或非淋巴结区包含肾上腺、血液、骨、骨髓、中枢神经系统(软脑膜及脑实质病灶)、胃肠道(GI)、性腺、肾脏、肝脏、肺、皮肤、眼附属器(结膜、泪腺及眼眶软组织)、子宫及其他部位。霍奇金淋巴瘤极少仅累及单个结外部位,而约25%的非霍奇金淋巴瘤发生在结外部位。尽管不同类型淋巴瘤结外侵犯的比例相差甚远,但一些淋巴瘤[如蕈样肉芽肿、黏膜相关淋巴组织(MALT)]淋巴瘤除了进展期以外几乎均出现结外侵犯。而一些淋巴瘤,如滤泡淋巴瘤除骨髓侵犯外,很少发生结外侵犯。

无论局限性结外侵犯(ⅠE 期)还是淋巴结区病变伴结外扩散(ⅡE 期),在 Lugano 分期系统中,当淋巴瘤发生结外侵犯时分期均以后缀"E"表示。例如,胸腺淋巴瘤伴颈部淋巴结侵犯为ⅡE 期。而在 Cotswold-Ann Arbor 改良分期系统中,E 分期不适用于Ⅲ期患者,横膈两侧任何淋巴结区病灶伴邻近结外侵犯则为Ⅳ期(以前为ⅢE 期)。通常,广泛淋巴结受累与结外侵犯相关,并可直接浸润邻近器官。若病灶仅限于横膈一侧,则应使用 E 后缀。例如,纵隔淋巴结伴邻近肺侵犯为ⅡE 期。纵隔巨大肿块伴前胸壁及心包侵犯(两处结外侵犯)不伴横膈下方淋巴结累及;髂骨侵犯伴相邻髂淋巴结累及,不伴横膈上方淋巴结侵犯;腰椎椎体侵犯伴邻近主动脉旁淋巴结累及,不伴横膈上方淋巴结侵犯;或内乳淋巴结病灶直接侵犯胸膜或胸壁,而胸腔积液或心包积液经细胞学检测为阴性(或不明)不应为 E 症状。肝脏受累是例外,任何形式的肝脏受累,无论直接或非直接侵犯均为Ⅳ期。

巨大肿块的定义根据不同类型淋巴瘤而异。根据 Lugano 分期系统,在 HL 中,纵隔肿块的大小是依照 CT 影像中纵隔肿块最大直径与胸廓最大直径的比例确定的。在 HL 中,其他部位大于 10cm 肿块定义为巨大肿块。最近的研究显示对于早期疾病,任何部位大于 7cm 的肿块可联合放射治疗以达到最佳预后。而对 NHL 而言,巨大肿块的定义根据其亚型而不同。在滤泡淋巴瘤中,根据第 2 版国际滤泡淋巴瘤预后指数(FLIPI-2)及对其结果的进一步验证,将大于 6cm 定义为巨大肿块[9~10]。在 DLBCL 中,虽然从 5cm 至 10cm 的阈值都被使用过,但建议使用 10cm 作为阈值[11]。

淋巴结区

淋巴瘤分期系统使用了"淋巴结区"这一术语称谓。淋巴结区的定义最初于 1965 年的 Rye 专题讨论会上制订的,后用于 Ann Arbor 分期系统。淋巴结区的定义在 Lugano 分期系统中没有改变(图 79.1)。淋巴结区的划分并不是基于任何生理学原则,而是由习惯形成的共识。以下是目前在分期中使用的主要淋巴结区:

- 右侧颈部淋巴结(包括颈部、锁骨上、枕部及耳前淋巴结)
- 左侧颈部淋巴结
- 右侧腋窝淋巴结
- 左侧腋窝淋巴结
- 右侧锁骨下淋巴结
- 左侧锁骨下淋巴结
- 纵隔淋巴结
- 右侧肺门淋巴结
- 左侧肺门淋巴结
- 主动脉旁淋巴结
- 肠系膜淋巴结
- 右侧盆腔淋巴结
- 左侧盆腔淋巴结
- 右侧腹股沟淋巴结
- 左侧腹股沟淋巴结

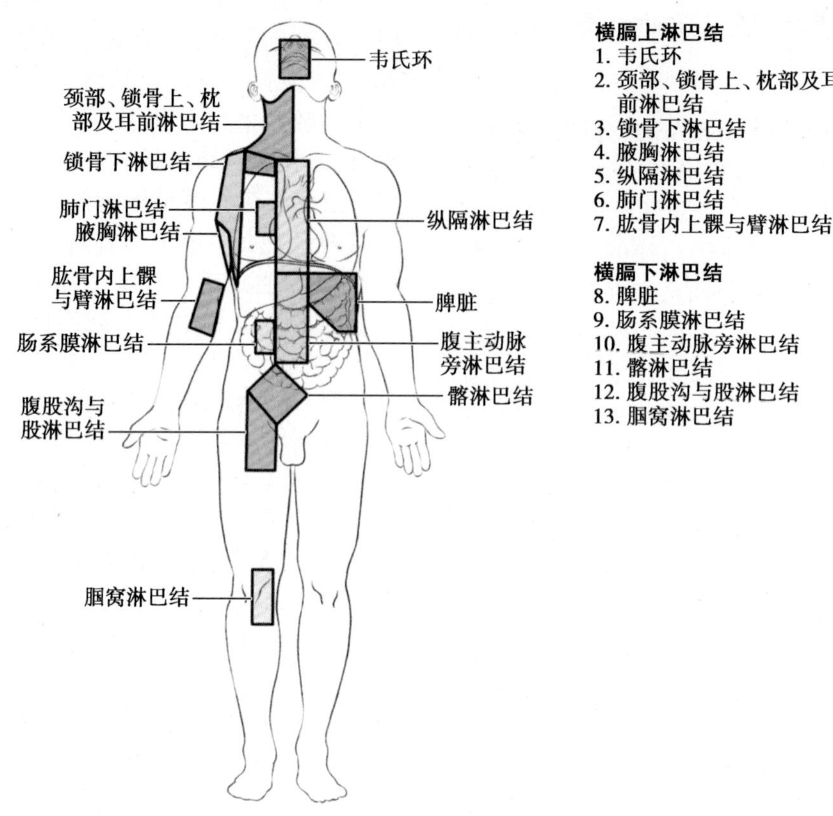

图 79.1　横膈上下两侧淋巴结(Ann Arbor/Lugano 分期系统)

除这些主要淋巴结区外,HL 和 NHL 也可侵犯肱骨内上髁、腘窝、内乳(传统上属于纵隔淋巴结)、枕部、颏下、耳前(全归属颈部淋巴结区,图 79.1)淋巴结及其他许多小淋巴结区。不同类型淋巴瘤的临床预后模型对淋巴结区的定义可能不同。例如在滤泡性淋巴瘤中,FLIPI-2 对淋巴结区的定义是不同的(见滤泡性淋巴瘤的预后因素)。与此类似,德国霍奇金淋巴瘤研究组(GHSG)与欧洲癌症治疗研究组织(EORTC)也使用了不同的淋巴结分区方案来区分预后良好或不良的早期 HL(见 HL 的预后因素)。

A 和 B 组(症状)

霍奇金淋巴瘤(HL)各期均需根据是否存在全身症状进一步分为 A 组或 B 组。尽管修订后的 NHL 分期方案中不再包括是否存在 A 或 B 组症状[4],但鼓励临床医生在病史中记录。B 组症状如下:

1. 发热:无明确原因发热超过 38℃
2. 夜间盗汗:大汗淋漓(需要更换床单)
3. 体重减轻:在确诊前 6 个月内无明确原因的体重减轻超过平时体重的 10%

其他症状诸如畏寒、瘙痒、酒后疼痛及疲乏不用于确定 A 或 B 组症状,但这些症状需要在病史中记录。再次出现这些症状可能预示淋巴瘤复发。

器官受累标准

淋巴结受累

淋巴结受累的表现为临床体检或影像学检查发现淋巴结肿大,并排除其他病因。影像学诊断标准包括氟代脱氧葡萄糖-正电子发射断层扫描(FDG-PET)中淋巴结 FDG 代谢增高,或 CT 发现不明原因的淋巴结肿大。对于有可能影响治疗决策的可疑淋巴结需要活检确认(最好行切除活检)。由于针吸细胞学检查无法辨别淋巴结结构,可能造成假阳性或假阴性,因此不建议使用。组织芯针活检可能提供足够诊断所需组织,特别是对于继发病灶。

脾脏受累

如体检明确扪及脾脏肿大,并经影响学检查证实(FDG-PET 或 CT)则怀疑脾脏受累。FDG-PET 检查的阳性表现包括:弥漫性代谢增高、孤立肿块、粟粒性病灶或结节。CT 检查的阳性表现包括直径大于 13cm 的非囊性、非血管性的肿块或结节。

肝脏受累

肝脏受累在 FDG-PET 检查中的表现为弥漫性代谢增高或代谢增高的肿块性病变，及 CT 检查中出现的非囊性非血管性结节。临床上单纯的肝脏肿大，无论是否存在肝功能异常都不足以诊断肝脏受累。当存在肝功能异常或影像学可疑病灶等可能影响治疗决策的检查结果时，可以考虑肝脏活检以明确诊断。

肺受累

肺受累表现为 FDG-PET 检查中高 FDG 摄取的肺结节，及 CT 检查所见肺实质病变，并排除其他病因（特别是感染）。可疑病例可考虑行肺活检证实。

骨受累

骨受累表现为 FDG-PET 检查中出现高 FDG 摄取病灶。FDG-PET 通常会比 CT 发现更多病灶。如需更精确的诊断以制订治疗策略，可以考虑受累部位的骨活检。

中枢神经系统（CNS）受累

CNS 受累通常会出现提示性的症状。可以依靠（a）脊髓硬膜内沉淀物或脊髓或脑（脊）膜受累证实。其诊断可基于临床病史、X 线平片、流式细胞术对脑脊液（CSF）的检查、CT、和/或磁共振（MR）成像诊断。脊髓硬膜外沉淀物的评估需谨慎，因其可能是软组织疾病伴骨转移或伴播散性病变的表现。（b）CT 或 MRI 检查中显示的脑实质病灶。可能需要活检确诊。

骨髓受累

骨髓受累需要通过骨髓穿刺及活检诊断。在 HL 中，如果无 FDG-PET 代谢增强的骨病灶，则几乎不发生骨髓累及（若骨骼无高 FDG 摄取灶，则骨髓受累的概率极低）。因此，如 HL 分期检查中已有 FDG-PET，无需常规行骨髓活检。在 DLBCL 中若发现高 FDG 摄取的骨病灶，则无需再进行骨髓穿刺和活检。但小细胞淋巴瘤中 FDG-PET 结果可能与活检结果不一致，因此即使骨骼未检出 FDG 摄取增高，仍需要再进行骨髓穿刺和活检。对于惰性 B 细胞淋巴瘤，骨髓穿刺和活检仍被列为常规检查。对于选择观察的患者，可暂不行骨髓穿刺及活检。免疫组织化学（IHC）和/或流式细胞术检查可能是组织学检查的有效辅助手段，可辅助鉴别是否有恶性淋巴瘤细胞浸润。

分类原则

临床分期

临床分期应包括详细病史与体格检查，胸部、腹部及盆腔影像检查，血生化、全血细胞计数、血沉（ESR，HL 需此项检查），及骨髓活检（必要时）（表 79.1）。

表 79.1 推荐用于淋巴瘤的诊断检查

A. 必要检查
1. 活检（切除活检最佳），由合格的病理学家诊断。组织芯针穿刺活检诊断需多穿刺点活检样本。需进行相应的 IHC 及辅助检查以明确诊断[12]
2. 病史。需特别注意有无发热、盗汗症状及其持续时间，过去 6 个月内无原因的体重减轻超过 10%。（B 组症状需在病史注明；在 HL 中 B 组症状是分期的一部分）
3. 体格检查
4. 实验室检查
   a. 全血细胞计数、血小板计数及分化状态、血涂片检查
   b. 血沉（HL 患者）
   c. 血生化检查（电解质、血尿素氮（BUN），肌酐，钙，天冬氨酸氨基转移酶［AST，血清谷氨酸草酰乙酸转氨酶（SGOT）］，丙氨酸氨基转移酶［ALT，血清谷丙转氨酶（SGPT）］，胆红素，总蛋白量，白蛋白，碱性磷酸酶
   d. 乳酸脱氢酶（LDH）、磷、尿酸
   e. HIV 检测
   f. 乙型肝炎核心抗体及表面抗原检测（对考虑接受 CD20 抗体治疗的患者尤为重要）
5. 影像学检查
   a. 颈部、胸部、腹部及盆腔增强 CT（无禁忌证时）
   b. FDG-PET 功能性（代谢性）显像
6. 选择性进行骨髓穿刺及活检

B. 补充项目
1. 若功能性显像提示存在骨病灶，则需骨 X 线片和/或 MRI 评估是否伴骨折
2. 若有胃肠道症状，需进行上消化道内镜、肠镜和/或上消化道造影检查
3. 若怀疑软脑膜病变，则需脊髓 MRI 检查
4. 若有脑神经麻痹、可疑软脑膜病变或脑实质病变，则需脑 MRI 检查
5. 以下患者需要 CSF 细胞学检查
   a. DLBCL
      ⅰ. CNS 风险评分[13]* 4~6
      ⅱ. CNS 风险评分 2~3 和联合表达（IHC 检测见 *BCL2* 与 *MYC* 联合表达）[13]
      ⅲ. HIV 感染
      ⅳ. 睾丸受累[14]
      ⅴ. 乳房受累[15]
      ⅵ. 儿童
   b. Burkitt 淋巴瘤

* CNS 风险评分：以下危险因子每项 1 分：年龄>60 岁；体力状态（PS）≤2；LDH 高于正常值上限；两个或两个以上结外区受累；Ⅲ/Ⅳ期；肾脏或肾上腺受累。

NL 和 NHL 基本分期检查包括体格检查、全血细胞计数、乳酸脱氢酶(LDH)检测、肝功能检查、FDG-PET(FDG 摄取的淋巴瘤)、颈部、胸部、腹部及盆腔增强 CT,选择性的进行骨髓活检。在 Lugano 分期系统中,FDG-PET 及增强诊断 CT 均推荐使用。临床上,FDG-PET(FDG 摄取的淋巴瘤)可满足诊断与疗效评估的需求。但在治疗结束时,增强 CT 有助于影像学随访。对于存在结外病灶的患者,需进行病变区域 CT 或 MR 成像检查评估局部侵犯程度。对于 CNS 受累的高危患者则需进行 CSF 细胞学检测,优先选择流式细胞术检测。当活检结果可能影响疾病分期时,则需在首次分期前对可疑病灶进行活检。对于骨骼无高 FDG 摄取的惰性淋巴瘤及侵袭性 NHL 患者,需进行骨髓穿刺及活检。在 HL 中无需常规进行骨髓穿刺及活检。对于肝功能正常的局限期患者,在首次分期时无需进行肝脏活检。治疗结束后要重新进行临床分期以进行疗效评价。

此外,由于 HIV 状态可能影响治疗策略,因此所有病例的基线评估均应包含 HIV 状态检测。如考虑使用 CD20 抗体进行治疗,则需进行乙型肝炎病毒血清学检测。由于单纯化疗可能诱发隐匿性乙型肝炎病毒再激活,因此建议所有病例均行乙型肝炎病毒血清学检测。在接受 CD20 抗体治疗的患者及小淋巴细胞淋巴瘤(SLL)/慢性淋巴细胞白血病(CLL)的患者中,基线评估时对免疫球蛋白进行定量检测有助于评估是否存在低丙种球蛋白血症。

病理学分期

“病理分期”专为接受了分期性剖腹探查术的患者使用,目的是明确是否存在腹腔病灶,或明确腹腔微小病灶侵犯范围。随着影像诊断技术的进步,分期性剖腹探查术与病理分期已不再使用。

预后因素

分期仅是临床预后评估的一部分。临床预后模型已成为患者风险分组的基础,并在某些情况下用于指导治疗。对于不同类型的淋巴瘤有不同的预后模型。目前对于淋巴组织肿瘤的生物学特性已有较深入的了解,这也对临床结果及治疗产生了深远的影响。这些重要的临床危险因素将按病种进行讨论。

弥漫性大 B 细胞淋巴瘤(DLBCL)

分期所需的预后因素

Lugano 分期系统无需其他预后因素辅助分期。

其他重要临床预后因素

已证实对 DLBCL 患者预后产生影响的参考因素(表 79.2)。

表 79.2 推荐用于临床治疗 DLBCL 的参考因素

参考因素	定义	临床意义	证据级别
国际预后指数(IPI)/年龄校正的国际预后指数(aaIPI)[16]	根据 5 个危险因素,将患者分为 4 组[低危组(0~1);低中危组(2);高中危组(3);高危组(4~5)]。危险因素:年龄(>60 岁)、PS(≤2),LDH(>正常上限)、结外侵犯区域(≥2)及临床分期(Ⅲ/Ⅳ期)为不良预后因素 aaIPI 不包括年龄;分为 3 组:0~1、2、3。有 4 个危险因素	该预后指数在利妥昔单抗时代仍然有效	Ⅱ
校正 IPI 指数(R-IPI)[17]	根据危险因素将患者分为 3 组:低危组:0 个危险因素;中危组:1~2 个危险因素;高危组:3~5 个危险因素	该预后指数在利妥昔单抗时代优于 IPI(尽管 IPI 仍有效)	Ⅲ
NCCN-IPI[18]	IPI 危险因素:年龄(41~60 岁,1 分;61~75 岁,2 分;>75 岁,3 分);临床分期(Ⅲ/Ⅳ期,1 分);PS(2~4,1 分);结外病灶(骨髓、CNS、肝、脾、肺、消化道受累,1 分);LDH(>1~3 倍正常值上限,1 分;>3 倍正常值上限,2 分)。共 8 分:低危组:0~1 分;低中危组:2~3 分;高中危组,4~5 分;高危组:≥6 分	该预后指数在利妥昔单抗时代对低危和高危患者的区分优于 IPI	Ⅰ

续表

参考因素	定义	临床意义	证据级别
分期校正的 IPI 指数[36]	分期校正后 IPI 危险因素：年龄>60 岁、LDH>正常、PS(2~4)、Ⅱ期 预后不良风险：≥1 个危险因素	适用于早期 DLBCL(Ⅰ~Ⅱ期)患者的危险因素	Ⅱ
细胞来源[22~25]	通过最佳方法确定细胞来源*(CD10、BCL6、IRF4/MUM1 至少需免疫组化检测)	多项回顾性研究发现常规治疗与靶向治疗效果不同(如依鲁替尼和来那度胺)[37~41]	Ⅱ
双重打击(*MYC/BCL2* 或 *MYC/BCL6*)/三重打击(*MYC/BCL2/BCL6*)淋巴瘤[4,27~31]	仅限 GC-DLBCL 表型：FISH 检测证实 *MYC* 与 BCL2 和/或 *BCL6* 基因易位	常规化疗对双重打击/三重打击淋巴瘤效果非常不理想	Ⅰ
双表达淋巴瘤[32~35]	IHC 检测证实 *MYC* 与 *BCL2* 同时表达	与双重打击淋巴瘤不同，该类型淋巴瘤同时表达 *MYC* 和 *BCL2*，预后较差	Ⅱ

* 细胞来源的确定方式在逐步发展。目前有几种方式优于 IHC，如 Lymph2CX 基因表达检测法(NanoString Technologies，Seattle，WA)[25]，液相分析法(South San Francisco，CA)[26]。

国际预后指数(IPI)及相关指数　国际非霍奇金淋巴瘤预后因素项目基于一个由数千名接受阿霉素为主的联合化疗方案治疗的侵袭性非霍奇金淋巴瘤患者组成的样本，建立了通过治疗前预后因素来预测侵袭性非霍奇金淋巴瘤预后的模型[16]。根据以上数据进行多因素分析，确定了五个具有统计学意义的独立预后因素：年龄(≤60 岁 vs>60 岁)；Ⅰ或Ⅱ期(局限期)vs Ⅲ或Ⅳ期(进展期)；结外受累区域数量(0~1 vs≥2)；体力状况评分(美国东部肿瘤协作组[ECOG]0 或 1 vs≥2)；以及血清 LDH 水平(正常 vs 不正常)。治疗前根据这五种危险因素存在的数目，将患者分为四组：低危组(0 或 1)，低中危组(2)，高中危组(3)及高危组(4 或 5)。使用预后因素对患者进行分析，会发现他们在完全缓解(CR)，部分缓解(PR)，和总生存(OS)方面的临床结果有着非常大的差异。结果显示，低危组的 5 年完全缓解率及生存率分别为 87%及 73%，而高危组的 5 年完全缓解率及生存率仅为 44%及 26%。类似生存率随不良预后因素增加而降低的规律也可在年轻患者(年龄校正的 IPI)或局限期(Ⅰ~Ⅱ期)患者(分期校正的 IPI)中观察到。

尽管 IPI 在利妥昔单抗时代仍有效。但为了更好地区分不同危险程度的患者，继而对 IPI 进行了校正。校正 IPI R-IPI 指数使用同样的五个临床危险因素[17]，重新分为三个风险组：低危组，无不良因素；中危组，1~2 不良因素；高危组，3~5 不良因素。该预后指数系统对于利妥昔单抗时代的患者适用度很好，但尚未普遍采用。

美国癌症综合网 IPI 指数(NCCN-IPI)[18] 采用相同的五个临床危险因素。其关键的区别在于将年龄与 LDH 调整为连续性变量，并认识到简单的二分类法是不恰当的。将年龄分为三组：41~60 岁，1 分；61~75 岁，2 分；>75 岁，3 分。LDH 水平也分为三组：正常值范围内，0 分；1~3 倍正常值上限，1 分；高于正常值上限 3 倍，2 分。骨髓、CNS、肝脏、肺、和/或胃肠道等任何结外部位受累也为 1 分。NCCN-IPI 共 8 分。分组如下：低危组：0~1 分；低中危组：2~3 分；中高危组：4~5 分；高危组：≥6 分。NCCN-IPI 对低危与高危组在 5 年生存率方面的区分明显优于 IPI：NCCN-IPI 低危组 96%，高危组 33%；IPI 低危组 90%，高危组 54%。并有研究证实，增加白蛋白及 β_2-微球蛋白检测可能进一步提高预测预后的准确性[19]。

细胞起源(COO)　自引入 REAL 分类及其后的世界卫生组织(WHO)分类以来，淋巴瘤形态学的异质性就备受重视[20,21]。基因表达分析验证了淋巴瘤的异质性。非特殊型 DLBCL 大体可分为来源于生发中心的 B 细胞(GC-DLBCL)或活化 B 细胞(ABC-DLBCL)[22]。在利妥昔单抗时代，回顾性研究发现细胞来源与预后直接相关。GC-DLBCL 的预后优于 ABC-DLBCL [23]。而且，一些新兴治疗手段也因细胞来源不同出现不同疗效，比如依鲁替尼(ibrutinib)及来那度胺(lenalidomide)都对 ABC-DLBCL 疗效更佳。

WHO 分类第 4 版已经采用根据细胞来源对 DLBCL 进行区分的方法，但临床上并不强制性使用[12]。在即将出版的修订版中建议用最可靠的检测方法确定细胞来源。Hans 方法[24]是通过免疫组织化学(IHC)法对 CD10、BCL6 和 MUM1/IRF4 的检测来鉴定细胞来源,尽管该方法是目前被广泛使用的一种手段,但其局限性也被大量报道。金标准是通过高密度基因芯片来对肿瘤 RNA 进行测序分析。目前这项技术还处于研究阶段,暂不适用于临床。最近,一些新技术可以通过从石蜡切片中提取 RNA 来分析细胞来源。其结果与金标准相符。但这些检测尚未被美国实验室改进修正案(CLIA)批准[25,26]。至撰写本文时,IHC 仍是最普及的技术,其检测结果需在病理报告中注明。

双重打击和双重表达弥漫性大 B 细胞淋巴瘤 据报道,双重/三重打击淋巴瘤(*BCL2* 或 *BCL6* 与 *MYC* 基因易位同时存在,或 *BCL2/BCL6* 和 *MYC* 基因易位)的预后较差。但相比于没有双重基因易位的类型,GC-DLBCL 预后较差[4,27~31]。对所有 GC-DLBCL 患者都进行荧光原位杂交(FISH)检测是不切实际的,但可以通过 IHC 筛选有必要进行 FISH 检测的病例,而 IHC 对 *BLC2* 或 *BCL6* 的检测并不能预测基因易位的情况。

鉴于双重打击(*BCL2/MYC* 或 *BCL6/MYC*)或三重打击(*BCL2/BCL6/MYC*)淋巴瘤的预后较差,因此所有 DLBCL 病例都需要用 IHC 对 *BCL2*(70%的恶性肿瘤细胞阳性表达),*BCL6*(50%的恶性肿瘤细胞阳性表达),和 *MYC*(40%的恶性肿瘤细胞阳性表达)进行检测[32~35]。相比于双重/三重打击淋巴瘤,双表达(无基因异位)淋巴瘤的预后中等。与双重/三重打击淋巴瘤不同,双表达不仅出现在 GC-DLBCL 中,并且不伴基因易位的双表达在 ABC-DLBCL[34] 中较为常见。

可能影响治疗策略的特殊临床注意事项 一些可能影响治疗策略的相对常见病种,比如,原发纵隔大 B 细胞淋巴瘤(PMBL)、睾丸淋巴瘤、HIV 相关弥漫大 B 细胞淋巴瘤。PMBL 为临床病理诊断,该疾病需要病理及临床相结合作出诊断。该诊断可能影响治疗策略。对于睾丸淋巴瘤,对侧睾丸受累的风险较高,放射治疗范围需要包括阴囊。此外,首次治疗时进行预防性 CNS 治疗可降低后续脑实质转移的概率。伴 HIV 感染的 DLBCL 治疗时需考虑进行抗病毒治疗。

套细胞淋巴瘤(MCL)

分期所需的预后因素

Lugano 分期系统无需其他预后因素辅助分期。

其他重要临床预后因素

现今逐步认识到 MCL 的临床表现多样。一些病例可以考虑观察等待[42],而某些病例可能进展迅速。已证实有助于进行临床行为分类的预后因素(表 79.3)。

表 79.3 推荐用于临床治疗 MCL 的参考因素

参考因素	定义	临床意义	证据级别
增殖指数(PI)[44~47]	免疫组织化学(IHC)检测 MIB1/Ki-67 在肿瘤细胞中的表达率(精确到十分位)	PI 是决定疾病预后的关键因素之一	Ⅰ
MCL 国际预后指数(MIPI)[48]	危险因素(年龄、ECOG 评分、LDH、WBC 计数)计算公式:[0.035 35×年龄(年)]+0.697 8(当 ECOG>1 时)+[1.367×$\log_{10}$(LDH/ULN)]=[0.939 3×log Emphasis$_{10}$(白细胞数/μl)] (计算器网址:http://bloodref. com/Lymphoid/Lymphoma/mipi) 低危组:<5.7;中危组:5.7~6.2;高危组:≥6.2	预测预后,未普遍使用	Ⅱ
国际预后指数($MIPI_b$)[48]	若有增殖指数:危险因素(年龄、ECOG 评分、LDH、WBC 计数、PI)计算公式: [0.035 35×年龄(年)]+0.697 8(当 ECOG>1 时)+[1.367×$\log_{10}$(LDH/ULN)]+[0.939 3×$\log_{10}$(白细胞数)]+[0.021 42×Ki-67(%)] (计算器网址:http://bloodref. com/Lymphoid/Lymphoma/mipib) 低危组:<5.7;中危组:5.7~6.5;高危组:≥6.5	预测预后,未普遍使用	Ⅱ

注:ULN:正常值上限。

增殖指数(PI) MCL 的基因分析发现了一个与细胞增殖相关的基因标记,其与临床预后密切相关[43]。但是测定该增殖标记的方法还未经临床验证。研究显示通过 MKI67 在肿瘤细胞中的阳性率来估算增殖指数,如通过检测 Ki-67 或 MIB1,此为反映增殖相关基因标记表达情况的良好指标,并可预测预后[44~47]。虽然建议使用的阈值不同,但常使用"大于 30%"作为强侵袭性的指标。一些研究发现 PI<10%的患者疾病进展较为缓慢。增殖指数(Ki-67 或 MIB1 单抗的阳性率)需要明确记录。

MCL 国际预后指数 虽然 IPI 可用于预测 MCL 的预后。但危险组分布不均,限制了其在临床预测预后方面与临床试验中的应用。为此德国低度恶性淋巴瘤研究组(GLSG)综合了多个 GLSG 及欧洲 MCL 网络的随机临床试验数据,建立了一个预后模型[48]。此模型即为 MIPI,它包含了与几个与预后相关的临床危险因素:年龄、ECOG 评分、LDH 及 WBC 计数。另一个模型($MIPI_b$)还包括了增殖指数。此模型的计算方法如下:[0.035 35×年龄(年)]+0.697 8(当 ECOG>1 时)+[1.367×$\log_{10}$(LDH/ULN)]+[0.939 3×$\log_{10}$(白细胞计数/μl)]

$MIPI_b$ 的计算公式还包括了[0.021 42×Ki-67(%)]。由于计算复杂,网站上有相关计算器(表 79.3 中的网址)。MIPI 的预后分为 3 组:低危组:<5.7(5 年生存率,60%);中危组:5.7~6.2(中位生存时间:51 个月);高危组:≥6.2(中位生存时间:21 个月)。$MIPI_b$ 的预后也分为 3 组:低危组:<5.7(5 年生存率,72%);中危组:5.7~6.5(中位生存时间:50 个月);高危组:≥6.5(中位生存时间:36 个月)。MIPI 已被在多种情况下评估(已有几个中心对 MIPI 进行了评估),但该模型没能有效预测在 MD Anderson 癌症中心接受 R-HyperCVAD/R-MA 治疗的患者预后,并且对于在纽约纪念医院斯隆·凯特林癌症中心接受高剂量化疗联合干细胞挽救性治疗的患者也没能展现出有效的预测能力[47,49]。但在一项荷兰的基于人群的队列研究以及欧洲套细胞淋巴瘤协作组的一项对接受免疫化学治疗和高剂量化疗联合干细胞挽救性治疗的患者回顾性研究验证了 MIPI 的有效性[50,51]。MIPI 临床验证结果的不一致性限制了其在美国的应用。

滤泡淋巴瘤

分期所需的预后因素

Lugano 分期系统无需其他预后因素辅助分期。

其他重要临床预后因素

滤泡淋巴瘤的病灶范围和相关症状可依照法国滤泡淋巴瘤协作组(GELF)标准评估。滤泡淋巴瘤预后指数是可能影响治疗方案与预后的临床因素(表 79.4)。

表 79.4 推荐用于临床治疗滤泡淋巴瘤 FL 的参考因素

参考因素	定义	临床意义	证据级别
GELF 标准[52]	GELF 标准包括:三个或三个以上淋巴结瘤病灶>3cm、单个病灶>7cm、脾肿大、脏器压迫、腹水或胸水、疾病相关症状、血细胞减少、白血病期疾病	肿瘤负荷低且无症状的患者可予观察等待,对生存率没有不良影响[52~55]	Ⅰ
FLIPI-1 和 FLIPI-2[10,56]	FLIPI-1 的危险因素:受累淋巴结区数量(≥3)、LDH(超过正常值上限)、年龄(>60 岁)、Ⅲ/Ⅳ期疾病、血红蛋白水平<12g/dl FLIPI-2 的危险因素:单个病灶最大直径(>6cm)、$β_2$-微球蛋白水平高于正常值上限、骨髓受累、年龄>60 岁、血红蛋白水平<12g/dl	临床病程,包括疗效,都与 FLIPI 相关。高危患者转化为侵袭性 DLBCL 的风险较高。尽管 FLIPI-2 是通过前瞻性研究建立的,但 FLIPI-1 的使用更广泛	Ⅰ

GELF 标准 根据 GELF 协作组定义,患者如符合以下任何一条则为高肿瘤负荷:疾病相关症状、血细胞减少、白血病期、脏器压迫、三个或三个以上>3cm 的淋巴瘤病灶、单个病灶>7cm[52]。不伴上述表现的患者病程进展缓慢,可予观察。在许多临床试验中,达到上述标准的任意一项或多项时表明需要治疗。根据 GELF 标准判定肿瘤负荷程度(高[达到一项及以上的标准],或低[未达标准])需要记录。

滤泡淋巴瘤预后指数(FLIPI) 国际预后指数(IPI)对滤泡淋巴瘤的参考价值较小,所以提出了滤泡淋巴瘤预后指数(FLIPI)。该指数包括的危险因素有:受累淋巴结区数量(≤4 vs>4),血清 LDH(正常 vs 不正常),年龄(≤60 岁 vs>60 岁),分期(Ⅰ~Ⅱ期 vs

Ⅲ～Ⅳ期)，血红蛋白浓度(≥12 vs<12g/dl)。三个风险组分别为:低危组:0～1 个危险因素;中危组:2 个危险因素，高危组:≥3 个危险因素。低危组 10 年生存率为 71%，中危组为 51%，高危组仅为 36%。虽然 FLIPI-2 是通过前瞻性研究建立，但 FLIP1(现称为 FLIPI-1)应用更为广泛并推荐用于临床。FLIPI(FLIPI-1 或 FLIPI-2)评分需要记录在案。

边缘区淋巴瘤

分期所需的预后因素

Lugano 分期系统无需其他预后因素辅助分期。

其他重要临床预后因素

边缘区淋巴瘤有三种亚型:结外边缘区淋巴瘤(ENMZL)，脾边缘区淋巴瘤(SMZL)，和淋巴结边缘区淋巴瘤(表 79.5)。ENMZL 可以累及不同部位，但以胃最常见。抗生素类药物通常对幽门螺杆菌相关胃边缘区淋巴瘤有效。然而，若存在 t(11;18)(q21;q22)基因易位将导致 API2/MALT1 融合基因产生，该类型幽门螺杆菌相关胃边缘区淋巴瘤对抗生素耐药[57~60]。对于幽门螺杆菌相关胃边缘区淋巴瘤病例，需要进行 FISH 或反转录聚合酶链反应(RT-PCR)检测以明确是否存在基因易位情况。

表 79.5 推荐用于临床治疗边缘区淋巴瘤(MZL)的参考因素

参考因素	定义	临床意义	证据级别
t(11;18)(q21;q22)[57~60]	通过 FISH 或 RT-PCR 检测 MALT1 与 API2 基因易位	在胃边缘区淋巴瘤中，此基因易位的存在表明抗生素治疗耐药	Ⅰ
HCV[61]	HCV 病毒载量	抗 HCV 病毒治疗可能对 HCV 相关 SMZL 有效	Ⅱ
胃边缘区淋巴瘤中幽门螺杆菌感染状况	所有胃边缘区淋巴瘤病例均应采用最有效的检测手段明确幽门螺杆菌感染状况	检测结果可以指导初始治疗	Ⅰ

丙型肝炎病毒(HCV)感染与部分 SMZL 发病相关。在 HCV 相关 SMZL 患者中常可检测到冷球蛋白。一些小样本病例系列研究发现干扰素治疗对 HCV 相关 SMZL 有效[61]。虽然研究数据较少，干扰素治疗仍被广泛使用，因此所有 SMZL 病例均应检测 HCV。

慢性淋巴细胞白血病/小淋巴细胞淋巴瘤

临床分类

CLL 和 SLL 是同一疾病的不同表现。他们的特征是小 B 细胞的克隆性增殖，累及骨髓、外周血，以及淋巴结。这些肿瘤细胞细胞表面表达 CD5、CD19、CD20、CD23 和少量免疫球蛋白。CLL 的诊断标准为:外周血单克隆 B 淋巴细胞计数>5 000/μl，伴或不伴淋巴结肿大。若有淋巴结肿大，但外周血中单克隆 B 淋巴细胞数<5 000/μl，则诊断为 SLL。若外周血中单克隆 B 淋巴细胞数<5 000/μl，且无淋巴结肿大，则诊断为单克隆 B 淋巴细胞增多症(MBL)。CLL/SLL 临床表现多样，一些无症状的疾病，可以观察数年无需治疗;而另一些疾病进展迅速，需要及时和反复治疗。

CLL 常无任何症状，通常在常规体检时发现血常规异常而被诊断。可仅出现轻度淋巴细胞增高，除非淋巴细胞非常高，否则往往被忽视。首次评估需包括临床病史与体格检查，详细检查淋巴结与脏器肿大的情况。CLL/SLL 的诊断需要通过外周血样本流式细胞术检测和/或淋巴结活检的结果确诊。该疾病诊断无需骨髓细胞学检查。

单克隆 B 淋巴细胞增多症

MBL 定义为外周血中单克隆 B 淋巴细胞数<5×10^9/L，通常具有 CLL 的表型，但没有 SLL 的特征。该疾病在高达 12%的健康个体中发现，一些患者仅有极少量单克隆 B 细胞，而另一部分患者可能有明显的淋巴细胞增多。MBL 几乎是所有 CLL/SLL 的前期病变。MBL 分为“低计数”与“高计数”MBL。“低计数”定义为外周血单克隆 B 淋巴细胞数<0.5×10^9/L。低计数 MBL 出现进展的概率较小，不需要常规临床随访。“高计数”MBL 定义为外周血单克隆 B 淋巴细胞数>0.5×10^9/L，尽管 *IGHV* 突变在 MBL 中更常见，但其免疫表型和遗传/分子特征与 Rai 分期中的 0 期 CLL 非常相似。“高计数”MBL 需要每年定期随访。最近有报道淋巴结 MBL，以不同的概率进展为 CLL/SLL,其进展概率与淋巴结大小及是否存在生发中心相关。某些非 CLL 型 MBL 与 SMZL 密切相关。尽管较少见,但该类型近来已被认识到。

分期所需的预后因素

尽管 CLL 和 SLL 是同一疾病的不同临床表现,但传统上它们使用不同的分期系统(表 79.6)。SLL 一般遵循 Ann Arbor 分期系统,现在的 Lugano 分期系统进行分期。CLL 常用 Rai 分期系统(表 79.7)和 Binet 分期系统(表 79.8),两者都基于体格检查和血常规检测,而无需 CT 检查。不过,临床中 CT 检查十分常用。大多数情况下,虽然 CT 结果不用于分期,但可能比体检更准确地显示疾病侵犯程度,从而影响治疗决策。CT 还可用于体格检查有困难的肥胖患者进行脾脏及外周淋巴结受累程度的评估。而 CT 检查发现腹膜后或肠系膜淋巴结肿大并不改变分期。改良 Rai 分期系统在北美广泛使用,其他国家主要使用 Binet 分期系统。这些分期系统能提供预后信息,并有助于指导治疗。

表 79.6　SLL 分期所需的预后因素

预后因素	定义	临床意义	证据级别
淋巴细胞计数(ALC)	ALC>5 000/μl	伴 ALC>5 000/μl 的 SLL 即为 CLL,需按 CLL 进行分期(表 79.10,表 79.11)	Ⅰ
淋巴结肿大	体检中发现淋巴结>1.5cm	分期决定因素	Ⅰ
脏器肿大	体检中发现肝大和/或脾肿大	分期决定因素	Ⅰ
贫血	血红蛋白<11.0g/dl	分期决定因素	Ⅰ
血小板减少	血小板<100 000/μl	分期决定因素	Ⅰ

表 79.7　改良 Rai 分期系统

分期	分险组	表现	生存期/月
0	低危	仅有淋巴细胞增生	>120
Ⅰ	中危	淋巴细胞增生+淋巴结肿大	95
Ⅱ	中危	淋巴细胞增生+肝脏和/或脾脏肿大	72
Ⅲ	高危	淋巴细胞增生+血红蛋白<11.0g/dl	30
Ⅳ	高危	淋巴细胞增生+血小板计数<100 000/μl	30

表 79.8　Binet 分期系统

分期	表现	生存期/月
A	淋巴细胞增生	>120
B	淋巴细胞增生+淋巴结肿大	95
C	淋巴细胞增生+肝脏和/或脾脏肿大	72

其他重要临床预后因素

现代 SLL/CLL 的预后标志主要基于以下两个发现:FISH 检测发现再现性遗传学异常,以及 *IGHV* 突变与预后的相关性。由于 SLL/CLL 细胞有丝分裂率低,仅有 40%~50%的样本处于细胞分裂中期,所以经典的染色体核型分析与预后相关性有限。一个具有里程碑意义的研究通过 FISH 探针发现 SLL/CLL 中的 4 种再现性遗传学异常:del(11q)、del(13q)、12 号染色体三体和 del(17p)[62]。其中最常见的遗传学异常是 del(13q)(18%~54%),相应的预后良好(中位生存期:11~15 年)。存在 12 号染色体三体患者(14%~19%)的中位生存情况与 FISH 检测无异常的患者相似(中位生存期:10 年)。存在 del(13q)的患者(11%~20%)的中位生存期是 6~9 年。而 del(17p)的患者(6%~16%)预后最差,中位生存期约 2~4 年。除 del(17p)外,*TP53* 突变也与 CLL 的预后相关。类似的,在 del(11q)中几乎均发生 ATM 缺失性突变,同样与 CLL 预后相关。无论 12 三体还是 del(13q)都不足以独立影响治疗决策,所以未列在表 79.9 中。

***IGHV* 突变状态**　在 SLL/CLL 中,*IGHV* 突变状态作用非常明确[63,64]。这反映了一部分表达胚系 *IGHV* 的 CLL 是直接由初始 B 细胞衍生而来,而另一部分 CLL 则起源于生发中心 B 淋巴细胞(*IGHV* 突变型)。IHGV 突变检测已经商业化,但应用流式细胞术对 ZAP70 表达的检测也可作为 *IGHV* 检测的替代指标,然而 ZAP70 的流式细胞术检测结果会随实验室不同而变化。*IGHV* 突变率>2%即可作出诊断。*IGHV* 突变患者的生存期(中位生存期>20 年)高于表达胚系 *IGHV* 的 CLL 患者(中位生存期:7~10 年)。*IGHV* 的突变状态不会发生改变,因此只需进行一次检测。*IGHV* 是首次治疗时间的重要预测指标[65]。值得注意的是,无论胚系还是突变型 *IGHV*,伴 VH3~21 重排的 CLL 更具有侵袭性[66]。

表 79.9 其他推荐用于临床治疗小淋巴细胞淋巴瘤(SLL)的参考因素

参考因素	定义	临床意义	证据级别
IGHV 突变状态[63,64]	通过 DNA 测序判断是否为胚系 *IGHV*(预后不良)或突变型 *IGHV*(预后良好)	具有 *IGHV* 突变的肿瘤是源自后生发中心,且预后良好	I
del(17p)[62,71,72,76]	通过 FISH 检测 del(17p)	长期疗效在 del(17p)患者远期疗效较差。但它不足以作为选择治疗方案的唯一参考依据。与基因毒性治疗抵抗相关	I
TP53 突变[71~73]	通过 DNA 测序检测 *TP53* 突变状态	*TP53* 突变患者远期疗效较差。但它不足以作为选择治疗方案的唯一参考依据	I
del(11q)[71,76]	通过 FISH 检测 del(11q)(ATM 缺失)	与预后不良相关。联合烷化剂可改善疗效	I
CIRS 评分	一般状况良好(≤6)或一般状况不佳(>6)	有助于治疗方案选择	I

***del(17p)/TP53* 突变** 如前所述,经 FISH 检测发现 *del(17p)* 的 CLL 患者生存期较短。此外,这些突变还与诊断至初始治疗间隔时间短、疾病无进展生存期(PFS)较短,及对化疗耐药相关[67~69]。在复发/难治性 CLL 患者中 *del(17p)* 与 *TP53* 突变的发生率更高,因此在给予治疗前应重新进行评估。*TP53* 突变是 CLL 预后不良的独立预测因子。其存在与诊断至初始治疗间隔时间短,疾病无进展生存期(PFS)较短,及对化疗耐药[70~73]。idelalisib 及依鲁替尼(ibrutinib)均为新近获批用于治疗 SLL/CLL 的 B 细胞通路抑制剂,且已证实对 *del(17p)* 及 *TP53* 突变型 SLL/CLL 均有效[74,75]。其他药物(如 venetoclax)也对 *del(17p)* 和/或 *TP53* 突变型 SLL/CLL 患者有效。因此明确 *del(17p)/TP53* 突变状态对治疗决策至关重要。

***del(11q)/ATM* 突变** 存在 del(11q)的 SLL/CLL 患者常伴有广泛的外周、腹腔,或纵隔淋巴结肿大,其预后较差[76]。del(11q)与胚系 *IGHV* 相关。del(11q)几乎都伴有 ATM 基因缺失,且 ATM 缺失突变与不良预后相关[77]。del(11q)SLL/CLL 对氟达拉滨(fludarabine)较为耐药[68]。英国淋巴瘤研究基金(LRF)的 CLL4 临床研究显示,相比于单药氟达拉滨,环磷酰胺联合氟达拉滨可显著提高生存率(2 年生存率:18.5% vs 47%)[78]。此外,CLL8 临床研究发现利妥昔单抗与环磷酰胺及氟达拉滨联合使用时,del(11q)患者的反应率、无进展生存及总生存均显著提高[71]。del(11q)在复发/难治性 SLL/CLL 患者中发生率较高,因此必须在治疗前对其进行评估。

疾病累计评分表(CIRS) CLL/SLL 的疗效受患者身体健康状况的影响。CLL/SLL 采用 CIRS 评分量表评定患者健康水平[79]。多项研究中使用 CIRS >6 分作为不能耐受积极化学免疫治疗的指标。此评分表用于选择治疗方案。

外周 T 细胞淋巴瘤

分期所需的预后因素

Lugano 分期系统无需其他预后因素辅助分期。

其他重要临床预后因素

成熟 T 细胞及 NK 细胞淋巴瘤(包括外周 T 细胞淋巴瘤)构成了以临床表现多样、侵袭性病程及对常规化疗不敏感为特征的一组异质性肿瘤群体[80]。

PTCL 的临床预后因素尚在研究中(表 79.10)。IPI 及其他指数能够为侵袭性 B 细胞 NHL 提供准确的临床预后模型,然而 PTCL 却不同,由于 PTCL 各亚型之间存在临床和生物异质性,IPI 在 PTCL 中作用有限。为此建立了较 IPI 更准确的针对不同 T 细胞淋巴瘤亚型的预后模型,包括:非特指性外周 T 细胞 NHL [PTCL NOS(PIT)模型预后指数]、血管免疫母细胞性 T 细胞淋巴瘤(AITL)、鼻型 NK/T 细胞淋巴瘤(ENKL)、肠病相关 T 细胞淋巴瘤(EATL)[81~84]。2000—2010 年的一项纳入 8 802 例 PTCL 的回顾性研究[85]中多因素分析显示,肝脾 T 细胞淋巴瘤、肠病型 T 细胞淋巴瘤及结外 NK/T 细胞淋巴瘤;年龄>55 岁;黑色人种;进展期疾病均与预后显著相关($P<0.0001$)。基于以上结果构建了预后模型,并在独立的队列研究中得到验证。该模型发现生存期在 9 个月(最高危组)至 120 个月(最低危组)之间。

表 79.10　其他推荐用于临床治疗 T 细胞淋巴瘤的参考因素

参考因素	定义	临床意义	证据级别
ALCL 中 ALK 表达状态	IHC 检测阳性	ALK 阳性预后良好 可使用 ALK 抑制剂治疗	Ⅰ
EBV 病毒载量(结外 NK/T 细胞淋巴瘤)	血浆检测	病毒载量与预后相关	Ⅰ
EBV 病毒载量:治疗中,治疗结束时,随访时	血浆检测	病毒载量与预后相关	Ⅰ
CD30 表达	IHC 检测阳性	有助于选择靶向治疗;而阈值不明确	Ⅱ

临床风险评估　在 PTCL 中,ALK 阳性间变性 T 细胞淋巴瘤(ALCL)主要参考 IPI。同时存在 0/1、2、3 或 4/5 个 IPI 不良因素的患者 FFS(无失败生存率)分别为 80%,60%,40%,和 25%。说明对于高危患者,以蒽环类单药为主的标准化疗并不足以控制疾病[86]。此外,年龄>40 岁是 ALCL 中最显著的预后因素之一[87]。年龄<40 岁,ALK 阴性的 ALCL 患者预后与该年龄组 ALK 阳性患者相仿。所以,年龄<40 或 IPI 评分较高的 ALK 阳性 ALCL 患者可能需要包括自体干细胞移植在内的较为积极的治疗[88]。

非特指性外周 T 细胞淋巴瘤(PTCL NOS)　目前大约 50%的 PTCL 未进行进一步分类,因而被称为"非特指性外周 T 细胞淋巴瘤(PTCL NOS)",是临床表现及形态学表现多样的一组异质性疾病。根据定义,该类型包括无法归类于其他任何亚型的 T 细胞淋巴瘤,其预后通常较差[89]。

为在非特指性外周 T 细胞淋巴瘤这一大类中进一步区分不同的预后组,意大利淋巴瘤协作组(IIL)提出了名为 PIT 的新预后模型用以评估 PTCL NOS 预后[81]。该模型包含四个独立预后因素(年龄>60 岁,EOCG PS≥2,LDH>ULN,骨髓受累)。根据预后因素分为四个能够预测 5 年及 10 年生存率的风险组:1 组,无危险因素(5 年 OS:62.3%;10 年 OS:54.9%);2 组,1 个危险因素(5 年 OS:52.9%;10 年 OS:32.8%);3 组,2 个危险因素(5 年 OS:32.9%;10 年 OS:18.0%);4 组,3~4 个危险因素(5 年 OS:18.3%,10 年 OS:12.6%)。此模型符合循证医学Ⅲ级证据。

血管免疫母细胞性 T 细胞淋巴瘤(AITL)　血管免疫母细胞性 T 细胞淋巴瘤(AITL)是第二常见的 PTCL 亚型。它具有以免疫紊乱为特征的临床表现[80]。可能由于 T 细胞功能失调,AITL 是一种常见潜在 EB 病毒阳性 B 细胞(>80%)的 PTCL 亚型。这可能导致克隆性 B 细胞增殖,并发展成 B 细胞淋巴瘤。ATIL 具有侵袭性病程,且目前治疗效果较差。AITL 预后指数(PIAI)包含以下危险因素:年龄>60 岁、EOCG PS≥2、一个以上结外区域受累、B 组症状、血小板计数<150×10⁹/L。简化 PIAI 分组中的低危组为 0~1 个危险因素,其 5 年生存率为 44%,高危组为 2~5 个危险因素,其 5 年生存率为 24%(P=0.006 5)[90]。

肠病相关 T 细胞淋巴瘤(EATL)　肠病相关 T 细胞淋巴瘤(EATL)是一种罕见的肠道 NHL,虽然预后不尽相同,但均较差。新的 EATL 预后指数(EPI)包含三个风险组:存在 B 组症状为高危组(中位生存期:2 个月);中危组:无 B 组症状,IPI 评分≥2(中位生存期:7 个月);低危组:无 B 组症状,IPI 评分<2(中位生存期:34 个月)。经统计学验证该预后指数对预后的预测稳定有效。相比于 IPI 及 PIT,EPI 根据临床表现对各风险组的患者分类更准确[84]。此模型符合循证医学Ⅲ级证据。

结外 NK 细胞淋巴瘤(ENKL)　结外 NK 细胞淋巴瘤是一类主要累及结外区域的淋巴瘤,主要发生于鼻/鼻旁区、皮肤/软组织或胃肠道。其临床病程侵袭性强,预后较差。Ki-67 表达水平可预测Ⅰ/Ⅱ期鼻型 ENKL 患者预后。高 Ki-67 表达(≥65%)与较短生存期(OS)及无病生存期(DFS)相关[91]。在多因素分析中,Ki-67 表达水平及原发灶侵犯是 OS 及 DFS 的独立预后因素。

韩国研究组根据存在 B 组症状、Ⅲ/Ⅳ期、LDH>ULN 及区域淋巴结状况,建立了结外 NK/T 细胞淋巴瘤的预后模型[韩国预后指数(KPI)][82]。该预后模型根据以上危险因素分为四个风险组:1 组,无危险因素;2 组,1 个危险因素;3 组,2 个危险因素;4 组 3~4 个危险因素。KPI 各组患者分布均衡:1 组,占 27%的患者,5 年 OS 为 81%;2 组,占 31%的患者,5 年 OS 为 64%;3 组,占 20%的患者,5 年 OS 为 34%;4 组,占 22%的患者,5 年 OS 为 7%。KPI 风险分组优于 IPI。根据 CD30 表达与否进一步将 KPI 评分 0~1 的 ENKL 患者分为两个亚组,其 OS 和 PFS 均有显著差异[92]。CD30 阳性患者的 5 年 OS 及 PFS 都显著低于 CD30 阴性的患者(5 年 OS:34.1% vs 64.4%,P=0.002;5 年 PFS:26.0% vs 66.7%,P<0.001)。中国的一项研究评估了治疗前血红蛋白

水平在Ⅰ/Ⅱ期 ENKTL 患者中的预后价值显示，治疗前血红蛋白水平<120g/L 患者的 FPS 及 OS 显著低于治疗前血红蛋白水平>120g/L 的患者。根据多因素 Cox 回归模型的评估，IPI 危险因素及治疗前血红蛋白水平<120g/L 都是 PFS 及 OS 的独立预后因素（$P<0.05$）。修订国际预后指数（mIPI）模型根据上述 5 个危险因素分为三个风险组（0、1～2 或>3 个危险因素），其 PFS 和 OS 在训练组与验证组中都显示出显著性差异（$P<0.0001$）[93]。最近，根据临床分期、年龄、PS、LDH 和原发肿瘤侵犯建立了鼻型结外 NK/T 细胞淋巴瘤（ENKTCL）的预后列线图。在主要队列和验证队列，预测 OS 的列线图 C 指数为 0.72，优于临床分期、IPI 及 KPI 的预测能力（范围：0.56～0.64）。此列线图符合循证医学的Ⅰ级证据。

EBV 感染是 ENKL 标志性特征，可通过原位杂交（ISH）或 Southern 印迹法检测。由于 EBV 对淋巴细胞具有转化作用，因此被认为在淋巴瘤的发生中发挥重要作用。几乎所有 ENKL 患者的淋巴细胞中均可发现 EBV 感染，因此认为 EBV 与 ENKL 的发病机制密切相关。如果 EBV 编码 RNA 原位杂交检测结果阴性，则需要进行血液病理学检查以鉴别诊断患者外周血中可能检测到由肿瘤细胞释放的 EBV DNA 片段，其可作为反映淋巴瘤负荷的替代性生物标志物[95]。在诊断时、治疗期间、和随访中，EBV 的 DNA 拷贝数均与淋巴瘤负荷相关，可用以预测 ENKL 的预后[96]。由于此淋巴瘤多发生在 EBV 血清阳性率最高的地区，如果使用全血进行 EBV DNA 定量，长寿命循环记忆 B 细胞中的 EBV 可对检测结果产生无法预估的误差，而对无细胞血浆 EBV DNA 的定量可弥补该缺陷[95]。包括以左旋门冬酰胺酶为基础的治疗等多项研究均证实循环 EBV DNA 具有预后价值[94,97]。

间变性大细胞淋巴瘤（ALCL）　ALK 阳性 ALCL 是目前唯一通过再现性染色体重排来诊断的 PTCL。位于染色体 2p23 的 ALK 基因常与位于染色体 5p35 的核仁磷酸蛋白基因（NPM）发生易位，55%～85%的病例可出现基因易位产生的 t(2;5)(p23;q35)。其余病例则可见 ALK 基因与其他基因发生易位。t(2;5)(p23;q35)染色体易位可导致能够组成性激活 ALK 激酶的 NPM-ALK 融合蛋白产生，从而改变细胞信号、代谢、和促存活通路。通过 IHC 评估 ALK 表达水平对治疗选择至关重要。表达 ALK 的患者进行常规化疗预后较好，而缺乏 ALK 表达的患者需要高剂量化疗和干细胞移植（HDT/ASCR）。

霍奇金淋巴瘤

分期所需的预后因素

Lugano 分期（包括 B 组症状）仅在霍奇金淋巴瘤分期中使用。存在 B 组症状（B）或无 B 组症状（A）必须记录以用以分期（表 79.11）

表 79.11　HL 分期所需的预后因素

预后因素	定义	临床意义	证据级别
B 组症状[2]	发热（>38℃，通常 Pel-Ebstein 热型[98]） 夜间盗汗 体重减轻：诊断前 6 个月内体重减轻超过平时体重的 10%	是否存在 B 组症状对明确分期至关重要	Ⅰ

其他重要临床预后因素

当前 HL 的治疗方法基于疾病局限期及进展期。局限期 HL 可进一步分为局限期预后良好型及局限期预后不良型霍奇金淋巴瘤。尽管此概念已被普遍接受，但预后分组随不同协作组或指南而不同（表 79.13）。适用于局限期（预后良好或预后不良）或进展期的临床预后因素在表 79.12 中讨论。

局限期疾病

多个危险因素对局限期 HL 的预后评估至关重要，包括：B 组症状、巨大肿块，受累淋巴结区数目、是否存在结外区域受累及年龄。有三种常用的风险模型用以区分预后良好型及预后不良型早期霍奇金淋巴瘤，分别为：GHSG、EORTC 及 NCCN（表 79.13）。每种模型中，只要存在任何一个危险因素就足以判定其为预后不良型局限期霍奇金淋巴瘤。预后良好型局限期患者不存在任何上述危险因素。虽然十分类相似，但不同模型仍存在一些差异，如巨大肿块的定义、ESR 值及受累淋巴结区的数量及定义有所不同。在诠释及应用临床试验数据时，必须明确应使用哪种风险模型进行评估，如在早期 HL 种应用 GHSG 临床试验结果需使用 GHSG 风险模型。

表 79.12　其他推荐用于临床治疗 HL 的参考因素

参考因素	定义	临床意义	证据级别
巨大肿块	后前正位 X 线胸片显示纵隔肿块最大宽度与胸廓最大直径之比>0.33;或 CT 显示纵隔肿块直径>10cm	局限期疾病的预后因素	Ⅰ
ESR	血清检测 不良预后:≥50mm/h(A 组);≥30mm/h(B 组)	局限期疾病的预后因素	Ⅰ
受累淋巴结区域数目	受累淋巴结区(根据不同的风险模型有所不同:GHSG、EORTC 或 NCCN,见表 79.13)	局限期疾病的预后因素	Ⅰ
IPS[106]	预后评分包含 7 个因素:Ⅳ期,年龄>45 岁、男性、白细胞计数>15、白蛋白<4、淋巴细胞减少(ALC<0.4)	预测化疗疗效,每增加一个危险因素,相应增加治疗失败风险	Ⅰ
PET-2[100~103]	两个周期化疗后进行 PET 检查,根据 5 分制评估[104,105]	残留病灶 FDG 代谢增高(根据治疗情况,在 5 分制中>2 或>3),与预后不良相关。通过改变治疗可能改善预后*	Ⅰ

*治疗期间 PET-2(两个周期化疗后)不作为临床分期检查,但影响治疗决策。如可能,治疗期间 PET-2 检查结果需记录。

表 79.13　局限期 HL 的危险因素(如存在一个或多个危险因素,则为局限期预后不良型霍奇金淋巴瘤)

预后因素	协作组		
	GHSG	EORTC	NCCN
CT 显示纵隔巨大肿块(肿块/胸径比例)	≥1/3	≥0.35	≥1/3
CT 显示的肿块最大径			≥10cm
ESR(A 组)	≥50	≥50	≥50
(B 组)	≥30	≥30	≥50
淋巴结区	≥3(11 个 GHSG 淋巴结区)	≥4(5 个横膈上 EORTC 淋巴结区)	≥4(17 个 AA 淋巴结区)
其他	≥1 淋巴结外病灶	年龄>50	B 组症状

巨大肿块　在 Lugano 分期系统中,巨大肿块使用 CT 测量,而不再使用后前正位(PA)胸部 X 线片(CXR)。表 79.12 中列出的定义基于胸部 X 线片。由于 CT 与 X 线片高度一致,因此支持使用相同定义。

淋巴结区　预后良好型与预后不良型局限期疾病的区分也取决于影像学检查发现的受累淋巴结区数量。上述三个预后模型有不同的淋巴结分区,因此对用以定义预后不良型局限期疾病所需的受累淋巴结区域数量也不同。根据 GHSG 模型,三个或三个以上淋巴结区受累即为预后不良危险因素。GHSG 的淋巴结分区见图 79.2。EORTC 模型使用四个或四个以上淋巴结区受累作为预后不良型危险因素。淋巴结分区见图 79.3。需要注意 EORTC 模型只适用于横膈以上疾病。NCCN 模型不良预后组也认为四个或四个以上淋巴结区受累为预后不良型危险因素,其使用 Ann Arbor 淋巴结分区(图 79.1)。

其他因素　每个模型有其独特的危险因素。GHSG 模型中,存在结外区域受累为预后不良危险因素。在 EORTC 模型中,年龄>50 岁是预后不良因素。最后,存在 B 组症状是 NCCN 模型中的预后不良因素。

进展期疾病　进展期 HL 包括Ⅲ(A/B)期和Ⅳ(A/B)期疾病。而 GHSG 研究将伴有巨大肿块或结外受累的ⅡB 期定义为进展期疾病(表 79.14)。另一些研究则将任何ⅡB 期归为进展期疾病。当使用临床试验数据并将其应用于临床实践时,务必明确特定临床试验中用以判断进展期疾病的标准。

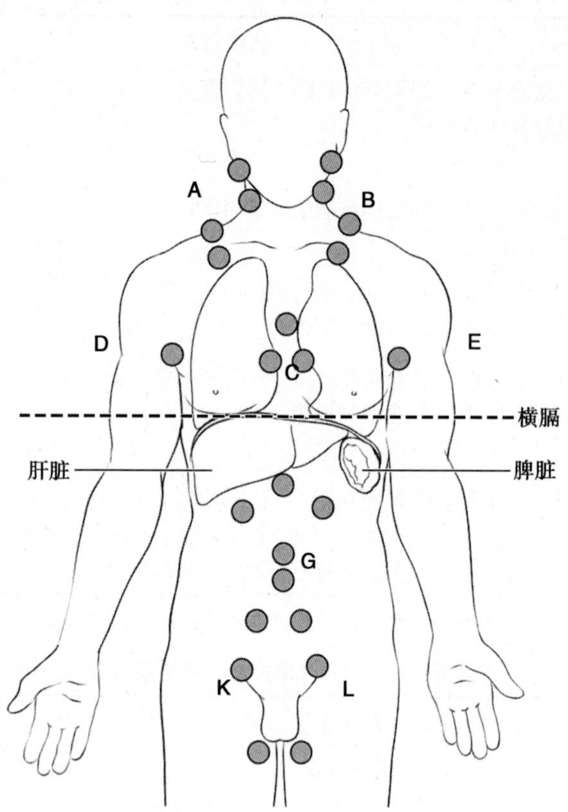

图 79.2　GHSG 淋巴结分区图谱。GHSG 有自 A 至 L 共计 11 个淋巴结区。

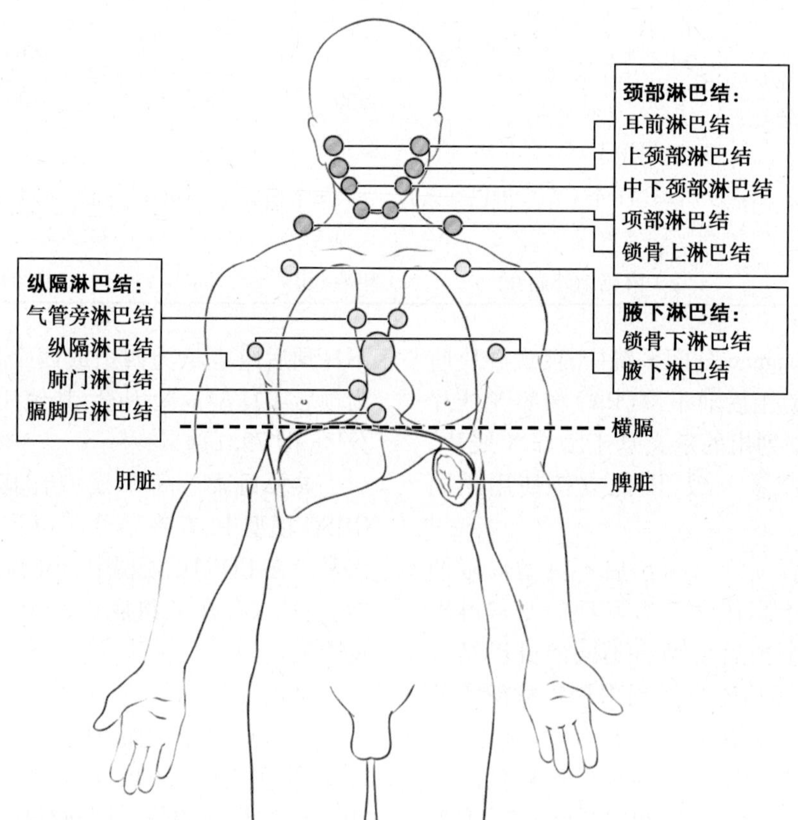

图 79.3　EORTC 淋巴结分区图谱。EORTC 包含横膈上方 5 个淋巴结区。颈部淋巴结区分为左/右两个区域，腋窝淋巴结区同样也分为左/右两个区域。

表 79.14　根据临床分期划分风险组

危险因素	ⅠA、ⅠB、ⅡA	ⅡB	ⅢA、ⅢB	ⅣA、ⅣB
无	局限期预后良好型		进展期	
>3 个淋巴结区(GHSG)	局限期预后不良型	?		
ESR A>50 B>30				
纵隔肿块: >1/3 胸廓直径				
存在结外受累病灶				

注:橙色区为根据 GHSG 风险模型评估的早期预后不良型。而一些临床试验中,将临床分期ⅡB 期亦归类为晚期疾病。存在疑义的区域以“?”表示。

国际预后评分(IPS)　国际预后评分(IPS)是基于逾 5 000 名接受联合化疗的晚期 HL 患者(依照 GHSG 对晚期的定义)的临床汇总数据建立的。该模型包含 7 个预后因素:血清白蛋白<4g/dl、血红蛋白浓度<10.5g/dl、男性、年龄≥45 岁,临床Ⅳ期,WBC 计数≥15 000/mm^3 及淋巴细胞减少<600/mm^3 或<8%。6 个风险组的疾病无进展概率分别是:0 个危险因素:84%;1 个危险因素:77%;2 个危险因素:67%;3 个危险因素:60%;4 个危险因素:51%;≥5 个危险因素:42%。与 HL 预后相关的其他危险因素还包括病灶数量和 ESR。一些临床试验根据 IPS 评分来选择预后不良型患者接受强化治疗。2012 年温哥华的研究组重新评估了 IPS,发现 19% 的患者存在 4 个或以上危险因素[99]。且存在 4 个或以上危险因素患者的 FFTF(无治疗失败生存率)和 OS(总生存率)均显著低于其他接受 ABVD 化疗的患者。所以,IPS 仍有预后价值。目前基于 IPS 风险分组选择 HL 的初始治疗已成为 NCCN 指南中治疗选项之一,然而循证学依据还在积累中。

治疗期间 PET 检查　两个周期化疗后 PET 检查(PET-2)对于局限期及进展期 HL 均有预后意义[100~103]。最初的报道显示 2 年无失败生存率差异显著:PET-2 阴性患者为 96%;而 PET-2 阳性患者仅为 6%。虽然这种差异在随后的研究中得到证实,但差异程度小于最初报道。在后续一项前瞻性临床试验中,PET-2 阴性患者的 3 年 PFS 为 95%,而 PET-2 阳性患者仅 28%。从文献中得到的重要教训是 PET 结果评定必须依照统一标准[104]。若按不同标准评定 PET 结果,阳性率可能从国际统一标准(IHP)的 29% 改变为按 Deauville 5 分制标准的 12%。由于标准不同,PET 阳性可能与 PFS(IHP)无相关性,或与 PFS 密切相关(Deauville 5 分制)。Lugano 分期系统建议使用 Deauville 5 分制评定 PET 结果[105]。Deauville 5 分制对于阳性结果的阈值可能不一致。当疗程缩短时,3~5 分均为阳性。而若为足疗程治疗,则 4~5 分为阳性。早期患者的 PET 阳性率可在 25%(3~5 分为阳性)至 9%(4~5 分为阳性)之间变化。根据大多数晚期疾病的报道,当以 4~5 分作为阳性标准时,PET-2 的阳性率大约为 15%~20%。最近的临床试验将 PET-2 的结果作为风险适应治疗。两项已公布数据但尚未发表的研究发现对于 PET-2 阳性患者,如果将 ABVD 方案改为强化 BEACOPP 方案,其预后得到改善(第 12 届国际恶性淋巴瘤会议上发表的国际 RATHL 研究和 SWOG 协作组试验)。治疗期间 PET-2 并不作为临床分期检查,但对治疗策略有重要价值。因此治疗期间 PET-2 的结果需予记录。

风险评估模型

风险评估模型与预测预后工具通过整合不同数据,降低了预后评估结果的差异性,在恶性肿瘤治疗中发挥重要用作用。风险评估模型有助于:①识别及描述重要预后因素;②提高对个体预后预测的准确性;③设计、开展、分析临床试验[107]。最常用的预后预测工具是预后计算器,其基于个体临床表现、所患肿瘤特征及人口统计学信息提供时间相关的预后信息(如 5 年生存情况)。例如由 Yang 等研究者建立的预后列线图就是一种预后计算器。另一类预后预测工具为预后分类工具,它可直接依据个体化概率，或基于个体化概率估算出的阈值，将患者置于各级预后风险组。本章内提及到的诸如IPI、MIPI、FLIPI及CLL-IPI等工具均为预后分类工具。AJCC精准医疗核心工作组(PMC)建立并发表了预后计算器的评估标准[108]并在第四章展开讨论。Yang等研究者[94]建立的预后列线图除缺少缺失数据的处理方法外，满足AJCC PMC所有标准。

AJCC预后分期分组

霍奇金和非霍奇金淋巴瘤的Lugano分期[4]

分期	分期标准
局限期	
Ⅰ	单一淋巴结区或单一结外器官/部位受累(如单个淋巴结区、韦氏环、胸腺或脾脏)
ⅠE	单一结外部位受累，而未出现淋巴结受累(霍奇金淋巴瘤中少见)
Ⅱ	横膈同侧两个或两个以上淋巴结区受累
ⅡE	单一淋巴结区连续性结外侵犯，伴或不伴横膈同侧其他淋巴结区受累
Ⅱ巨大肿块*	Ⅱ期伴巨大肿块病变**
进展期	
Ⅲ	横膈两侧的淋巴结区受累。可为横膈上淋巴结病变伴脾脏受累
Ⅳ	弥漫性或播散性地单一或多个淋巴结外器官受累，伴或不伴相关淋巴结受累 或Ⅱ期淋巴结病变，伴非连续性结外器官受累 或Ⅲ期淋巴结病变，伴任何结外器官受累 任何CSF、骨髓、肝脏或肺部受累(ⅡE期病灶直接侵犯除外)

* 根据病理和预后因素的不同(见霍奇金淋巴瘤预后因素讨论部分)，Ⅱ期巨大肿块可归类于早期或晚期疾病。

** 巨大肿块的定义根据淋巴瘤病理类型而异。依据Lugano分期系统[4]，霍奇金淋巴瘤巨大肿块定义为胸部CT检查示肿块最大径上大于胸廓直径的1/3，或肿块直径大于10cm。NHL对巨大肿块的定义根据淋巴瘤病理类型而异。在滤泡淋巴瘤中，根据FLIPI-2及其验证版本建议使用6cm作为阈值[9,10]。在DLBCL中，虽然5~10cm阈值均被使用过，但建议使用10cm作为阈值[11]。

附注：霍奇金淋巴瘤分期中还继续使用A或B字母表示是否存在B组症状。A/B分组已不在非霍奇金淋巴瘤中使用。

慢性淋巴细胞白血病/小淋巴细胞淋巴瘤

改良Rai分期系统(主要用于北美)

分期	分险组	表现	生存率/月
0	低危	淋巴细胞增生	>120
Ⅰ	中危	淋巴细胞增生+淋巴结肿大	95
Ⅱ	中危	淋巴细胞增生+肝脏和/或脾肿大	72
Ⅲ	高危	淋巴细胞增生+血红蛋白<11.0g/dl	30
Ⅳ	高危	淋巴细胞增生+血小板计数<100 000/μl	30

Binet分期系统

分期	表现	生存率/月
A	淋巴细胞增生	>120
B	淋巴细胞增生+淋巴结肿大	95
C	淋巴细胞增生+肝脏和/或脾脏肿大	72

肿瘤登记需收集的变量

1. 所有类型淋巴瘤：各期肿块最大直径(cm)，对于临床Ⅰ期和Ⅱ期尤其重要
2. DLBCL
   a. NCCN IPI评分(08)
   b. IHC检测的COO结果
3. 套细胞淋巴瘤：增殖指数(以"%"表示，通过Ki-67或MIB1单克隆抗体检测)
4. 滤泡淋巴瘤
   a. 肿瘤负荷[高(≥1个危险因素)或低(0个危险因素)]：根据GELF标准
   b. FLIPI评分(FLIPI-1或FLIPI-2)
5. CLL/SLL：(所有专家组均建议归类为淋巴瘤)
   a. ALC>5 000/μl
   b. 淋巴结肿大：体检发现淋巴结>1.5cm
   c. 脏器肿大：体检发现肝脏肿大和/或脾脏肿大
   d. 贫血：血红蛋白含量<11g/dl
   e. 血小板减少：血小板计数<100 000/μl
6. HL

a. 分期必须包含 A 或 B 组症状

b. IPS

（译者 胡微煦　审校 陆嘉德）

参考文献

1. Lister TA, Crowther D, Sutcliffe SB, et al. Report of a committee convened to discuss the evaluation and staging of patients with Hodgkin's disease: Cotswolds meeting. *J Clin Oncol*. Nov 1989; 7(11):1630–1636.
2. Carbone PP, Kaplan HS, Musshoff K, Smithers DW, Tubiana M. Report of the Committee on Hodgkin's Disease Staging Classification. *Cancer Res*. Nov 1971;31(11):1860–1861.
3. Rosenberg SA. Validity of the Ann Arbor staging classification for the non-Hodgkin's lymphomas. *Cancer Treat Rep*. Sep 1977;61(6): 1023–1027.
4. Cheson BD, Fisher RI, Barrington SF, et al. Recommendations for initial evaluation, staging, and response assessment of Hodgkin and non-Hodgkin lymphoma: the Lugano classification. *J Clin Oncol*. Sep 20 2014;32(27):3059–3068.
5. Hamlin PA, Zelenetz AD, Kewalramani T, et al. Age-adjusted International Prognostic Index predicts autologous stem cell transplantation outcome for patients with relapsed or primary refractory diffuse large B-cell lymphoma. *Blood*. Sep 15 2003;102(6): 1989–1996.
6. Moskowitz CH, Kewalramani T, Nimer SD, Gonzalez M, Zelenetz AD, Yahalom J. Effectiveness of high dose chemoradiotherapy and autologous stem cell transplantation for patients with biopsy-proven primary refractory Hodgkin's disease. *British journal of haematology*. Mar 2004;124(5):645–652.
7. Moskowitz CH, Matasar MJ, Zelenetz AD, et al. Normalization of pre-ASCT, FDG-PET imaging with second-line, non-cross-resistant, chemotherapy programs improves event-free survival in patients with Hodgkin lymphoma. *Blood*. Feb 16 2012;119(7): 1665–1670.
8. Perales MA, Jenq R, Goldberg JD, et al. Second-line age-adjusted International Prognostic Index in patients with advanced non-Hodgkin lymphoma after T-cell depleted allogeneic hematopoietic SCT. *Bone Marrow Transplant*. Sep 2010;45(9):1408–1416.
9. Arcaini L, Rattotti S, Gotti M, Luminari S. Prognostic assessment in patients with indolent B-cell lymphomas. *ScientificWorldJournal*. 2012;2012:107892.
10. Federico M, Bellei M, Marcheselli L, et al. Follicular lymphoma international prognostic index 2: a new prognostic index for follicular lymphoma developed by the international follicular lymphoma prognostic factor project. *J Clin Oncol*. Sep 20 2009;27(27):4555–4562.
11. Pfreundschuh M, Ho AD, Cavallin-Stahl E, et al. Prognostic significance of maximum tumour (bulk) diameter in young patients with good-prognosis diffuse large-B-cell lymphoma treated with CHOP-like chemotherapy with or without rituximab: an exploratory analysis of the MabThera International Trial Group (MInT) study. *The lancet oncology*. May 2008;9(5):435–444.
12. Swerdlow SH, International Agency for Research on Cancer., World Health Organization. *WHO classification of tumours of haematopoietic and lymphoid tissues*. Lyon, France: International Agency for Research on Cancer; 2008.
13. Savage KJ, Zeynalova S, Kansara RR, et al. Validation of a Prognostic Model to Assess the Risk of CNS Disease in Patients with Aggressive B-Cell Lymphoma. *Blood*. 2014;124(21):Abract 394.
14. Vitolo U, Chiappella A, Ferreri AJ, et al. First-line treatment for primary testicular diffuse large B-cell lymphoma with rituximab-CHOP, CNS prophylaxis, and contralateral testis irradiation: final results of an international phase II trial. *J Clin Oncol*. Jul 10 2011;29(20):2766–2772.
15. Hosein PJ, Maragulia JC, Salzberg MP, et al. A multicentre study of primary breast diffuse large B-cell lymphoma in the rituximab era. *British journal of haematology*. May 2014;165(3):358–363.
16. Shipp M, Harrington D, Anderson J, et al. A predictive model for aggressive non-Hodgkin's lymphoma. *New England Journal of Medicine*. 1993;329(14):987–994.
17. Sehn LH, Berry B, Chhanabhai M, et al. The revised International Prognostic Index (R-IPI) is a better predictor of outcome than the standard IPI for patients with diffuse large B-cell lymphoma treated with R-CHOP. *Blood*. Mar 1 2007;109(5):1857–1861.
18. Zhou Z, Sehn LH, Rademaker AW, et al. An enhanced International Prognostic Index (NCCN-IPI) for patients with diffuse large B-cell lymphoma treated in the rituximab era. *Blood*. Feb 6 2014;123(6):837–842.
19. Melchardt T, Troppan K, Weiss L, et al. A modified scoring of the NCCN-IPI is more accurate in the elderly and is improved by albumin and beta2 -microglobulin. *British journal of haematology*. Jan 2015;168(2):239–245.
20. Harris NL, Jaffe ES, Stein H, et al. A revised European-American classification of lymphoid neoplasms: a proposal from the International Lymphoma Study Group. *Blood*. Sep 1 1994;84(5): 1361–1392.
21. Jaffe ES, World Health Organization. *Pathology and genetics of tumours of haematopoietic and lymphoid tissues*. Lyon Oxford: IARC Press ; Oxford University Press (distributor); 2001.
22. Alizadeh AA, Eisen MB, Davis RE, et al. Distinct types of diffuse large B-cell lymphoma identified by gene expression profiling. *Nature*. Feb 3 2000;403(6769):503–511.
23. Lenz G, Wright GW, Emre NC, et al. Molecular subtypes of diffuse large B-cell lymphoma arise by distinct genetic pathways. *Proc Natl Acad Sci U S A*. Sep 9 2008;105(36):13520–13525.
24. Hans CP, Weisenburger DD, Greiner TC, et al. Confirmation of the molecular classification of diffuse large B-cell lymphoma by immunohistochemistry using a tissue microarray. *Blood*. Jan 1 2004;103(1):275–282.
25. Scott DW, Mottok A, Ennishi D, et al. Prognostic Significance of Diffuse Large B-Cell Lymphoma Cell of Origin Determined by Digital Gene Expression in Formalin-Fixed Paraffin-Embedded Tissue Biopsies. *J Clin Oncol*. Sep 10 2015;33(26):2848–2856.
26. Xue X, Zeng N, Gao Z, Du MQ. Diffuse large B-cell lymphoma: sub-classification by massive parallel quantitative RT-PCR. *Lab Invest*. Jan 2015;95(1):113–120.
27. Kanungo A, Medeiros LJ, Abruzzo LV, Lin P. Lymphoid neoplasms associated with concurrent t(14;18) and 8q24/c-MYC translocation generally have a poor prognosis. *Modern pathology : an official journal of the United States and Canadian Academy of Pathology, Inc*. Jan 2006;19(1):25–33.
28. Kramer MH, Hermans J, Wijburg E, et al. Clinical relevance of BCL2, BCL6, and MYC rearrangements in diffuse large B-cell lymphoma. *Blood*. Nov 1 1998;92(9):3152–3162.
29. Le Gouill S, Talmant P, Touzeau C, et al. The clinical presentation and prognosis of diffuse large B-cell lymphoma with t(14;18) and 8q24/c-MYC rearrangement. *Haematologica*. Oct 2007;92(10): 1335–1342.
30. Cheah CY, Oki Y, Westin JR, Turturro F. A clinician's guide to double hit lymphomas. *British journal of haematology*. Mar 2015; 168(6):784–795.
31. Petrich AM, Gandhi M, Jovanovic B, et al. Impact of induction regimen and stem cell transplantation on outcomes in double-hit lymphoma: a multicenter retrospective analysis. *Blood*. Oct 9 2014;124(15):2354–2361.
32. Green TM, Young KH, Visco C, et al. Immunohistochemical double-hit score is a strong predictor of outcome in patients with diffuse large B-cell lymphoma treated with rituximab plus cyclophosphamide, doxorubicin, vincristine, and prednisone. *J Clin Oncol*. Oct 1 2012;30(28):3460–3467.
33. Horn H, Ziepert M, Becher C, et al. MYC status in concert with BCL2 and BCL6 expression predicts outcome in diffuse large B-cell lymphoma. *Blood*. Mar 21 2013;121(12):2253–2263.
34. Hu S, Xu-Monette ZY, Tzankov A, et al. MYC/BCL2 protein coexpression contributes to the inferior survival of activated B-cell subtype of diffuse large B-cell lymphoma and demonstrates high-risk gene expression signatures: a report from The International DLBCL Rituximab-CHOP Consortium Program. *Blood*. May 16 2013;121(20):4021–4031; quiz 4250.
35. Johnson NA, Slack GW, Savage KJ, et al. Concurrent expression of MYC and BCL2 in diffuse large B-cell lymphoma treated with rituximab plus cyclophosphamide, doxorubicin, vincristine, and

prednisone. *J Clin Oncol*. Oct 1 2012;30(28):3452–3459.
36. Miller TP. The limits of limited stage lymphoma. *J Clin Oncol*. Aug 1 2004;22(15):2982–2984.
37. Hernandez-Ilizaliturri FJ, Deeb G, Zinzani PL, et al. Higher response to lenalidomide in relapsed/refractory diffuse large B-cell lymphoma in nongerminal center B-cell-like than in germinal center B-cell-like phenotype. *Cancer*. Nov 15 2011;117(22): 5058–5066.
38. Nowakowski GS, LaPlant B, Macon WR, et al. Lenalidomide combined with R-CHOP overcomes negative prognostic impact of non-germinal center B-cell phenotype in newly diagnosed diffuse large B-Cell lymphoma: a phase II study. *J Clin Oncol*. Jan 20 2015;33(3):251–257.
39. Vitolo U, Chiappella A, Franceschetti S, et al. Lenalidomide plus R-CHOP21 in elderly patients with untreated diffuse large B-cell lymphoma: results of the REAL07 open-label, multicentre, phase 2 trial. *The lancet oncology*. Jun 2014;15(7):730–737.
40. Wilson WH, Young RM, Schmitz R, et al. Targeting B cell receptor signaling with ibrutinib in diffuse large B cell lymphoma. *Nature medicine*. Aug 2015;21(8):922–926.
41. Younes A, Thieblemont C, Morschhauser F, et al. Combination of ibrutinib with rituximab, cyclophosphamide, doxorubicin, vincristine, and prednisone (R-CHOP) for treatment-naive patients with CD20-positive B-cell non-Hodgkin lymphoma: a non-randomised, phase 1b study. *The lancet oncology*. Aug 2014;15(9):1019–1026.
42. Martin P, Chadburn A, Christos P, et al. Outcome of deferred initial therapy in mantle-cell lymphoma. *J Clin Oncol*. Mar 10 2009;27(8):1209–1213.
43. Rosenwald A, Wright G, Wiestner A, et al. The proliferation gene expression signature is a quantitative integrator of oncogenic events that predicts survival in mantle cell lymphoma. *Cancer Cell*. Feb 2003;3(2):185–197.
44. Determann O, Hoster E, Ott G, et al. Ki-67 predicts outcome in advanced-stage mantle cell lymphoma patients treated with anti-CD20 immunochemotherapy: results from randomized trials of the European MCL Network and the German Low Grade Lymphoma Study Group. *Blood*. Feb 15 2008;111(4):2385–2387.
45. Geisler CH, Kolstad A, Laurell A, et al. Long-term progression-free survival of mantle cell lymphoma after intensive front-line immunochemotherapy with in vivo-purged stem cell rescue: a non-randomized phase 2 multicenter study by the Nordic Lymphoma Group. *Blood*. Oct 1 2008;112(7):2687–2693.
46. Klapper W, Hoster E, Determann O, et al. Ki-67 as a prognostic marker in mantle cell lymphoma-consensus guidelines of the pathology panel of the European MCL Network. *J Hematop*. Jul 2009;2(2):103–111.
47. Schaffel R, Hedvat CV, Teruya-Feldstein J, et al. Prognostic impact of proliferative index determined by quantitative image analysis and the International Prognostic Index in patients with mantle cell lymphoma. *Ann Oncol*. Jan 2010;21(1):133–139.
48. Hoster E, Dreyling M, Klapper W, et al. A new prognostic index (MIPI) for patients with advanced-stage mantle cell lymphoma. *Blood*. Jan 15 2008;111(2):558–565.
49. Shah JJ, Fayad L, Romaguera J. Mantle Cell International Prognostic Index (MIPI) not prognostic after R-hyper-CVAD. *Blood*. Sep 15 2008;112(6):2583; author reply 2583–2584.
50. van de Schans SA, Janssen-Heijnen ML, Nijziel MR, Steyerberg EW, van Spronsen DJ. Validation, revision and extension of the Mantle Cell Lymphoma International Prognostic Index in a population-based setting. *Haematologica*. Sep 2010;95(9):1503–1509.
51. Hoster E, Klapper W, Hermine O, et al. Confirmation of the mantle-cell lymphoma International Prognostic Index in randomized trials of the European Mantle-Cell Lymphoma Network. *J Clin Oncol*. May 1 2014;32(13):1338–1346.
52. Brice P, Bastion Y, Lepage E, et al. Comparison in low-tumor-burden follicular lymphomas between an initial no-treatment policy, prednimustine, or interferon alfa: a randomized study from the Groupe d'Etude des Lymphomes Folliculaires. Groupe d'Etude des Lymphomes de l'Adulte. *J Clin Oncol*. Mar 1997;15(3): 1110–1117.
53. Ardeshna KM, Qian W, Smith P, et al. Rituximab versus a watch-and-wait approach in patients with advanced-stage, asymptomatic, non-bulky follicular lymphoma: an open-label randomised phase 3 trial. *The lancet oncology*. Apr 2014;15(4):424–435.
54. Ardeshna KM, Smith P, Norton A, et al. Long-term effect of a watch and wait policy versus immediate systemic treatment for asymptomatic advanced-stage non-Hodgkin lymphoma: a randomised controlled trial. *Lancet*. Aug 16 2003;362(9383): 516–522.
55. Young RC, Longo DL, Glatstein E, Ihde DC, Jaffe ES, DeVita VT, Jr. The treatment of indolent lymphomas: watchful waiting v aggressive combined modality treatment. *Seminars in hematology*. Apr 1988;25(2 Suppl 2):11–16.
56. Solal-Celigny P, Roy P, Colombat P, et al. Follicular lymphoma international prognostic index. *Blood*. Sep 1 2004;104(5): 1258–1265.
57. Auer IA, Gascoyne RD, Connors JM, et al. t(11;18)(q21;q21) is the most common translocation in MALT lymphomas. *Ann Oncol*. Oct 1997;8(10):979–985.
58. Leroux D, Seite P, Hillion J, et al. t(11;18)(q21;q21) may delineate a spectrum of diffuse small B-cell lymphoma with extranodal involvement. *Genes Chromosomes Cancer*. May 1993;7(1):54–56.
59. Liu H, Ruskon-Fourmestraux A, Lavergne-Slove A, et al. Resistance of t(11;18) positive gastric mucosa-associated lymphoid tissue lymphoma to Helicobacter pylori eradication therapy. *Lancet*. Jan 6 2001;357(9249):39–40.
60. Zhang W, Garces J, Dong HY. Detection of the t(11;18) API2/MALT1 translocation associated with gastric MALT lymphoma in routine formalin-fixed, paraffin-embedded small endoscopic biopsy specimens by robust real-time RT-PCR. *Am J Clin Pathol*. Dec 2006;126(6):931–940.
61. Hermine O, Lefrere F, Bronowicki JP, et al. Regression of splenic lymphoma with villous lymphocytes after treatment of hepatitis C virus infection. *N Engl J Med*. Jul 11 2002;347(2):89–94.
62. Dohner H, Stilgenbauer S, Benner A, et al. Genomic aberrations and survival in chronic lymphocytic leukemia. *N Engl J Med*. Dec 28 2000;343(26):1910–1916.
63. Damle RN, Wasil T, Fais F, et al. Ig V gene mutation status and CD38 expression as novel prognostic indicators in chronic lymphocytic leukemia. *Blood*. Sep 15 1999;94(6):1840–1847.
64. Hamblin TJ, Davis Z, Gardiner A, Oscier DG, Stevenson FK. Unmutated Ig V(H) genes are associated with a more aggressive form of chronic lymphocytic leukemia. *Blood*. Sep 15 1999; 94(6):1848–1854.
65. Wierda WG, O'Brien S, Wang X, et al. Multivariable model for time to first treatment in patients with chronic lymphocytic leukemia. *J Clin Oncol*. Nov 1 2011;29(31):4088–4095.
66. Thorselius M, Krober A, Murray F, et al. Strikingly homologous immunoglobulin gene rearrangements and poor outcome in VH3–21-using chronic lymphocytic leukemia patients independent of geographic origin and mutational status. *Blood*. Apr 1 2006;107(7):2889–2894.
67. Dohner H, Fischer K, Bentz M, et al. p53 gene deletion predicts for poor survival and non-response to therapy with purine analogs in chronic B-cell leukemias. *Blood*. Mar 15 1995;85(6):1580–1589.
68. Byrd JC, Gribben JG, Peterson BL, et al. Select high-risk genetic features predict earlier progression following chemoimmunotherapy with fludarabine and rituximab in chronic lymphocytic leukemia: justification for risk-adapted therapy. *J Clin Oncol*. Jan 20 2006;24(3):437–443.
69. Wattel E, Preudhomme C, Hecquet B, et al. p53 mutations are associated with resistance to chemotherapy and short survival in hematologic malignancies. *Blood*. Nov 1 1994;84(9):3148–3157.
70. Dicker F, Herholz H, Schnittger S, et al. The detection of TP53 mutations in chronic lymphocytic leukemia independently predicts rapid disease progression and is highly correlated with a complex aberrant karyotype. *Leukemia*. Jan 2009;23(1):117–124.
71. Hallek M, Fischer K, Fingerle-Rowson G, et al. Addition of rituximab to fludarabine and cyclophosphamide in patients with chronic lymphocytic leukaemia: a randomised, open-label, phase 3 trial. *Lancet*. Oct 2 2010;376(9747):1164–1174.
72. Seiffert M, Dietrich S, Jethwa A, Glimm H, Lichter P, Zenz T. Exploiting biological diversity and genomic aberrations in chronic lymphocytic leukemia. *Leuk Lymphoma*. Jun 2012; 53(6):1023–1031.
73. Zenz T, Vollmer D, Trbusek M, et al. TP53 mutation profile in chronic lymphocytic leukemia: evidence for a disease specific profile from a comprehensive analysis of 268 mutations. *Leukemia*.

Dec 2010;24(12):2072–2079.
74. Furman RR, Sharman JP, Coutre SE, et al. Idelalisib and rituximab in relapsed chronic lymphocytic leukemia. *N Engl J Med*. Mar 13 2014;370(11):997–1007.
75. O'Brien S, Jones JA, Coutre S, et al. Efficacy and safety of ibrutinib in patients with relapsed or refractory chronic lymphocytic leukemia or small lymphocytic leukemia with 17p deletion: Results from the phase II RESONATE™-17 trial. *Blood*. 2014;124(21):327–327.
76. Dohner H, Stilgenbauer S, James MR, et al. 11q deletions identify a new subset of B-cell chronic lymphocytic leukemia characterized by extensive nodal involvement and inferior prognosis. *Blood*. Apr 1 1997;89(7):2516–2522.
77. Rossi D, Gaidano G. ATM and chronic lymphocytic leukemia: mutations, and not only deletions, matter. *Haematologica*. Jan 2012; 97(1):5–8.
78. Oscier D, Wade R, Davis Z, et al. Prognostic factors identified three risk groups in the LRF CLL4 trial, independent of treatment allocation. *Haematologica*. Oct 2010;95(10):1705–1712.
79. Linn BS, Linn MW, Gurel L. Cumulative illness rating scale. *Journal of the American Geriatrics Society*. May 1968;16(5):622–626.
80. Vose J, Armitage J, Weisenburger D, International TCLP. International peripheral T-cell and natural killer/T-cell lymphoma study: pathology findings and clinical outcomes. *J Clin Oncol*. Sep 1 2008;26(25):4124–4130.
81. Gallamini A, Stelitano C, Calvi R, et al. Peripheral T-cell lymphoma unspecified (PTCL-U): a new prognostic model from a retrospective multicentric clinical study. *Blood*. Apr 1 2004;103(7): 2474–2479.
82. Lee J, Suh C, Park YH, et al. Extranodal natural killer T-cell lymphoma, nasal-type: a prognostic model from a retrospective multicenter study. *J Clin Oncol*. Feb 1 2006;24(4):612–618.
83. Tokunaga T, Shimada K, Yamamoto K, et al. Retrospective analysis of prognostic factors for angioimmunoblastic T-cell lymphoma: a multicenter cooperative study in Japan. *Blood*. Mar 22 2012;119(12):2837–2843.
84. de Baaij LR, Berkhof J, van de Water JM, et al. A New and Validated Clinical Prognostic Model (EPI) for Enteropathy-Associated T-cell Lymphoma. *Clin Cancer Res*. Jul 1 2015;21(13):3013–3019.
85. Petrich AM, Helenowski IB, Bryan LJ, Rozell SA, Galamaga R, Nabhan C. Factors predicting survival in peripheral T-cell lymphoma in the USA: a population-based analysis of 8802 patients in the modern era. *British journal of haematology*. Mar 2015;168(5):708–718.
86. Savage KJ, Harris NL, Vose JM, et al. ALK- anaplastic large-cell lymphoma is clinically and immunophenotypically different from both ALK+ ALCL and peripheral T-cell lymphoma, not otherwise specified: report from the International Peripheral T-Cell Lymphoma Project. *Blood*. Jun 15 2008;111(12):5496–5504.
87. Sibon D, Fournier M, Briere J, et al. Long-term outcome of adults with systemic anaplastic large-cell lymphoma treated within the Groupe d'Etude des Lymphomes de l'Adulte trials. *J Clin Oncol*. Nov 10 2012;30(32):3939–3946.
88. Moskowitz AJ, Lunning MA, Horwitz SM. How I treat the peripheral T-cell lymphomas. *Blood*. Apr 24 2014;123(17):2636–2644.
89. Weisenburger DD, Savage KJ, Harris NL, et al. Peripheral T-cell lymphoma, not otherwise specified: a report of 340 cases from the International Peripheral T-cell Lymphoma Project. *Blood*. Mar 24 2011;117(12):3402–3408.
90. Federico M, Rudiger T, Bellei M, et al. Clinicopathologic characteristics of angioimmunoblastic T-cell lymphoma: analysis of the international peripheral T-cell lymphoma project. *J Clin Oncol*. Jan 10 2013;31(2):240–246.
91. Kim SJ, Kim BS, Choi CW, et al. Ki-67 expression is predictive of prognosis in patients with stage I/II extranodal NK/T-cell lymphoma, nasal type. *Ann Oncol*. Aug 2007;18(8):1382–1387.
92. Li P, Jiang L, Zhang X, Liu J, Wang H. CD30 expression is a novel prognostic indicator in extranodal natural killer/T-cell lymphoma, nasal type. *BMC cancer*. 2014;14:890.
93. Wang L, Xia ZJ, Lu Y, et al. A modified international prognostic index including pretreatment hemoglobin level for early stage extranodal natural killer/T cell lymphoma. *Leuk Lymphoma*. Nov 2015;56(11):3038–3044.
94. Yang Y, Zhang YJ, Zhu Y, et al. Prognostic nomogram for overall survival in previously untreated patients with extranodal NK/T--cell lymphoma, nasal-type: a multicenter study. *Leukemia*. Jul 2015;29(7):1571–1577.
95. Tse E, Kwong YL. Management of advanced NK/T-cell lymphoma. *Current hematologic malignancy reports*. Sep 2014;9(3): 233–242.
96. Kwong YL, Anderson BO, Advani R, et al. Management of T-cell and natural-killer-cell neoplasms in Asia: consensus statement from the Asian Oncology Summit 2009. *The lancet oncology*. Nov 2009;10(11):1093–1101.
97. Kwong YL, Pang AW, Leung AY, Chim CS, Tse E. Quantification of circulating Epstein-Barr virus DNA in NK/T-cell lymphoma treated with the SMILE protocol: diagnostic and prognostic significance. *Leukemia*. Apr 2014;28(4):865–870.
98. Reimann HA. Periodic (Pel-Ebstein) fever of lymphomas. *Annals of clinical and laboratory science*. Jan-Feb 1977;7(1):1–5.
99. Moccia AA, Donaldson J, Chhanabhai M, et al. International Prognostic Score in advanced-stage Hodgkin's lymphoma: altered utility in the modern era. *J Clin Oncol*. Sep 20 2012;30(27): 3383–3388.
100. Gallamini A, Barrington SF, Biggi A, et al. The predictive role of interim positron emission tomography for Hodgkin lymphoma treatment outcome is confirmed using the interpretation criteria of the Deauville five-point scale. *Haematologica*. Jun 2014;99(6): 1107–1113.
101. Gallamini A, Rigacci L, Merli F, et al. The predictive value of positron emission tomography scanning performed after two courses of standard therapy on treatment outcome in advanced stage Hodgkin's disease. *Haematologica*. Apr 2006;91(4): 475–481.
102. Hutchings M, Loft A, Hansen M, et al. FDG-PET after two cycles of chemotherapy predicts treatment failure and progression-free survival in Hodgkin lymphoma. *Blood*. Jan 1 2006;107(1):52–59.
103. Zinzani PL, Tani M, Fanti S, et al. Early positron emission tomography (PET) restaging: a predictive final response in Hodgkin's disease patients. *Ann Oncol*. Aug 2006;17(8):1296–1300.
104. Le Roux PY, Gastinne T, Le Gouill S, et al. Prognostic value of interim FDG PET/CT in Hodgkin's lymphoma patients treated with interim response-adapted strategy: comparison of International Harmonization Project (IHP), Gallamini and London criteria. *European journal of nuclear medicine and molecular imaging*. Jun 2011;38(6):1064–1071.
105. Meignan M, Gallamini A, Meignan M, Gallamini A, Haioun C. Report on the First International Workshop on Interim-PET-Scan in Lymphoma. *Leuk Lymphoma*. Aug 2009;50(8): 1257–1260.
106. Hasenclever D, Diehl V. A prognostic score for advanced Hodgkin's disease. International Prognostic Factors Project on Advanced Hodgkin's Disease. *N Engl J Med*. Nov 19 1998;339(21): 1506–1514.
107. Halabi S, Owzar K. The importance of identifying and validating prognostic factors in oncology. Paper presented at: Seminars in oncology2010.
108. Kattan MW, Hess KR, Amin MB, et al. American Joint Committee on Cancer acceptance criteria for inclusion of risk models for individualized prognosis in the practice of precision medicine. *CA: a cancer journal for clinicians*. Jan 19 2016.
109. Kumar A, Burger IA, Zhang Z, et al. Definition of bulky disease in early stage Hodgkin lymphoma in computed tomography era: prognostic significance of measurements in the coronal and transverse planes. *Haematologica*. 2016.

第 80 章　儿童霍奇金和非霍奇金淋巴瘤

本章摘要

适用本分期系统的肿瘤种类

儿童霍奇金和非霍奇金淋巴瘤。需注意，儿童霍奇金淋巴瘤与非霍奇金淋巴瘤使用不同的分期系统。本章节将分别予以介绍。

不适用本分期系统的肿瘤种类

肿瘤类型	按何种类型分类	适用章节
儿童淋巴细胞白血病，包括急性淋巴细胞白血病	白血病	83

更新要点

更新	更新细节	证据级别
预后分期分组	Ann Arbor 分期方案不适用于儿童非霍奇金淋巴瘤（NHL）。St. Jude 分期系统[1]已被广泛应用 30 余年，目前仍为推荐用于非霍奇金淋巴瘤的分期系统 儿童霍奇金淋巴瘤的分期系统与成人一致。第 79 章中总结了对 Ann Arbor 分期系统进行修订的 Lugano 修订分期系统[2~5]	Ⅰ
临床治疗的新因素	最近，多学科专家组针对 St. Jude 分期系统的一些缺陷提出了修订版国际儿童非霍奇金淋巴瘤分期系统（INHLSS）[6]。随着该分期系统日益广泛的使用，未来 AJCC 将采纳此修订分期系统以便规范儿童非霍奇金淋巴瘤的治疗，并有助于对各研究结果的比较	Ⅱ

ICD-O-3 形态学编码

编码	描述
C00～C14	唇，口腔，咽
C15～C26	消化系统
C30～C39	呼吸系统和胸腔器官
C40～C41	骨、关节和关节软骨
C42.0	血液
C42.1	骨髓
C42.2	脾脏
C42.3	网状内皮系统，非特指
C42.4	造血系统，非特指
C44	皮肤，不包括眼睑（C44.1）
C47	周围神经，自主神经系统
C48	腹膜后，腹腔
C49	结缔组织、皮下组织和其他软组织
C50	乳房
C51～C58	女性生殖器官
C60～C63	男性生殖器官
C64～C68	尿道
C69.1	角膜，非特指
C69.2	视网膜
C69.3	脉络膜
C69.4	睫状体
C73～C74	甲状腺，肾上腺
C76	其他不明确的部位
C77.0	头、面和颈部淋巴结
C77.1	胸腔淋巴结
C77.2	腹腔淋巴结
C77.3	腋窝和上肢淋巴结
C77.4	腹股沟和腿部淋巴结
C77.5	盆腔淋巴结
C77.8	多部位淋巴结
C77.9	淋巴结，非特指
C80.9	未知原发灶

WHO 肿瘤分类

编码	描述
9679	纵隔(胸腺)大 B 细胞淋巴瘤
9680	恶性淋巴瘤,大细胞,弥漫,非特指
9687	Burkitt 淋巴瘤,非特指
9714	间变性大细胞淋巴瘤,T 细胞和裸细胞型
9728	前体 B 细胞淋巴母细胞淋巴瘤
9729	前体 T 细胞淋巴母细胞淋巴瘤
9650	霍奇金淋巴瘤,非特指
9651	霍奇金淋巴瘤,富于淋巴细胞型
9652	霍奇金淋巴瘤,混合细胞型,非特指
9653	霍奇金淋巴瘤,淋巴细胞削减型,非特指
9654	霍奇金淋巴瘤,淋巴细胞削减型,弥漫纤维化
9655	霍奇金淋巴瘤,淋巴细胞削减型,网状
9659	霍奇金淋巴瘤,结节性淋巴细胞为主型

Swerdlow SH, Carmpo E, Harris NL, Jaffe ES, Pileri SA, Stein H, Thiele J, Vardiman J, eds. World Health Organization Classification of Tumours of Haematopoietic and Lymphoid Tissues. Lyon:IARC;2008。

概述

儿童淋巴组织肿瘤占儿童和青少年期恶性肿瘤的 1/3~1/2,其中,急性淋巴细胞白血病(ALLs)约占儿童期恶性肿瘤的 30%。恶性淋巴瘤(霍奇金淋巴瘤及非霍奇金淋巴瘤(NHL))占 15 岁以下儿童恶性肿瘤的 10%,占 20 岁以下儿童及青少年恶性肿瘤的 15%[7]。其治疗的进展是现代医学成功范例之一。百分之九十的 ALL 患儿,超过 80% 的儿童 NHL 及常见 NHL 亚型患者均可通过现代治疗方案治愈。由于恶性肿瘤患儿痊愈后生存期长,发生远期毒副反应可能性更高。因此晚期并发症为关键问题之一。由此尽管多种淋巴组织肿瘤同样发生于成年人,但对于儿童(尤其当治疗对生长发育期个体有重大影响时)的治疗重点与成年人不尽相同。儿童治疗的目标是在维持出色治愈率的同时尽可能减少因治疗诱发的晚期不良反应。虽然成年人淋巴瘤分期系统同样适用于儿童,但儿童的治疗策略常与同分期的成人患者不同[8~10](如降低放射治疗剂量、缩小放射治疗范围,以及尽量避免烷化剂及蒽环类药物使用)。

霍奇金淋巴瘤

几乎没有证据表明儿童霍奇金淋巴瘤的临床表现与成人存在明显不同。结节性淋巴细胞为主型霍奇金淋巴瘤更常见于小儿,且常为早期[11]。混合细胞型[常伴 EB 病毒(Epstein-Barr virus)感染]多见于 10 岁以下的小儿,且以男性居多[11]。此外,儿童霍奇金淋巴瘤病程进展与成人相同,因此推荐用于分期的检查也一致(见第 79 章)。与成人一样,明确疾病程度与临床分期对治疗方案的选择至关重要。一般而言,分期检查可将患者分为局限期低危组和进展期高危组。局限期低危组患者可能达到治愈,因此治疗侧重点为降低急性及晚期并发症,而进展期高位组患者则需要提高治疗强度以达到治愈目的。儿童霍奇金淋巴瘤患者的 Ann Arbor 分期系统及修订版风险分组的使用方法以及治疗方案的选择均与成人患者相同(表 80.3)。鉴于国际预后指数(IPI)[12] 中"年龄"因素的重要性,IPI 不完全适用于儿童患者,但其他预后因素可用于儿童患者的风险分组。目前尚无被广泛接受的其他预后评分系统[9]。目前儿科肿瘤专家使用的多种风险分组系统需要进一步统一,以便对儿童及青少年霍奇金淋巴瘤的研究进行比较。一般而言,儿童霍奇金淋巴瘤的首次分期情况能够准确反映预后,其他检查的价值有限。病情快速缓解[治疗早期正电子发射断层扫描(PET)所显示的高代谢灶消退,伴或不伴计算机断层扫描(CT)或磁共振(MR)成像显示病灶退缩]为最可靠的预后指标,并用于指导治疗方案的调整(根据治疗早期缓解程度决定治疗强度,以及是否需辅以放射治疗)[8]。

A 和 B 分组(症状)

霍奇金淋巴瘤各分期分组均需根据是否存在全身症状进一步分为 A 组或 B 组。修订后的非霍奇金淋巴瘤分期方案中不再包括是否存在 A 或 B 组症状[5],但鼓励临床医生在病史中记录。B 组症状如下:

1. 发热:无明确原因发热超过 38℃。
2. 夜间盗汗:大汗淋漓(需更换床单)。
3. 体重减轻:在确诊前 6 个月内无明确原因的体重减轻超过平时体重的 10%。

其他症状诸如畏寒、瘙痒、酒后疼痛及疲乏不用于确定 A 或 B 组症状,但这些症状需要在病史中记录。再次出现这些症状可能预示疾病复发。

80

非霍奇金淋巴瘤

大多数成人的非霍奇金淋巴瘤亚型并不常见于儿童。对于少见亚型，儿童肿瘤学家需参照成人此类淋巴瘤的分期及治疗指南。滤泡淋巴瘤少见于儿童。通常表现为不表达 bcl2，且临床进展缓慢的局部病灶[13,14]。青少年滤泡淋巴瘤与成人同期淋巴瘤的表现相似。

约 40%～50%的儿童 NHL 起源于 B 细胞，形态学上表现为 Burkitt 淋巴瘤或弥漫性大 B 细胞淋巴瘤（后者主要为生发中心型）[15]。原发纵隔（胸腺）大 B 细胞淋巴瘤在儿童成熟 B 细胞淋巴瘤中所占比例不及 5%，但该类型淋巴瘤对治疗成熟 B 细胞淋巴瘤的其他有效治疗方案不敏感[16]。全身性间变性大细胞淋巴瘤（ALCL）具有特征性 CD30 和 ALK 表达，占儿童 NHL 的 10%～15%。其他儿童 NHL 为淋巴母细胞淋巴瘤，大部分来源于表达未成熟胸腺细胞免疫表型的未成熟 T 细胞，并与 T 细胞 ALL 密切相关。少部分淋巴母细胞淋巴瘤来源于前体 B 细胞，与前体 B 细胞 ALL 相关。但根据定义，淋巴母细胞淋巴瘤主要表现为外周部位受累而非原发性骨髓受累[17]。

快速进展型儿童 NHL 及与之相关的肿块可导致危及生命的严重并发症。因此，一旦被确诊，NHL 患者需尽快进行分期检查以明确侵袭范围，并进行具有预后价值的相关实验室检查及临床评估。然而所有患儿均可能存在隐匿性播散，过度繁琐的分期检查并非必要。任何导致治疗延误的检查均应避免。

推荐进行的分期检查（表 80.1）包括对可扪及病灶的区域进行详细体检，全血细胞计数及分化状态。血清乳酸脱氢酶（LDH）水平与肿瘤负荷及部分儿童 NHL 亚型预后密切相关，且为评估复发风险及治疗方案的重要因素（与分期协同）[18~21]。伴巨大肿块的患儿常伴有血生化异常，而肿瘤治疗（如肿瘤溶解综合征）可使其恶化从而诱发危及可治愈患儿生命的并发症。因此，肾功能、血电解质水平、钙、磷、尿酸水平检测至关重要。PET/CT 和 PET/MR 成像已取代其他影像学检查成为评估疾病累及程度的最佳选择。放射性核素骨扫描可用于检测可疑骨病灶。骨髓受累的程度基于骨髓中淋巴瘤细胞计数，因此需行骨髓穿刺活检。当前的分期方法认为儿童 ALL 和 NHL 处于同一疾病谱的两端。对多数患者而言，骨髓受累可能仅为淋巴瘤进展的表现。根据骨髓受累病例中骨髓幼稚细胞所占比例区分 ALL 及 NHL 较为主观。如骨髓活检常规形态学评估中幼稚细胞占 5%～25%即诊断为 NHL 伴骨髓侵犯（Ⅳ期）。然而，若幼稚细胞超过 25%则诊断为 ALL。儿童 NHL 的治疗策略已进展至明确 NHL 与 ALL 之间存在密切相关性，但其区别仍不明确的。几乎没有证据支持同一组织学或免疫分型的 NHL 与 ALL 患者需要不同的治疗。目前临床实践的趋势反映了上述观点。多数具有相似形态学及免疫表型的 NHL 和 ALL（如 T 淋巴母细胞淋巴瘤及 T 细胞急性淋巴细胞白血病）的治疗是相仿的。中枢神经系统受累在儿童 NHL 中常见，其也为疾病复发的常见部位。诊断时伴中枢神经系统受累对预后有重要影响。中枢神经系统受累常表现为脑神经损伤及占位性病变。腰椎穿刺行脑脊液（CSF）细胞学检查对于准确分期十分重要。

表 80.1 推荐用于诊断儿童 NHL 的检查

A. 必要检查
1. 活检（切除活检最佳），并由合格的病理学家诊断。组织芯针活检诊断需多穿刺点活检样本，需进行相应的 IHC 及辅助检查以明确诊断[17]
2. 体格检查
3. 实验室检查
    a. 全血细胞计数、血小板计数及分化状态、血涂片检查
    b. 血生化检查（电解质、血尿素氮（BUN）、肌酐、钙、磷、尿酸、天冬氨酸氨基转移酶（AST；血清谷氨酸草酰乙酸转氨酶[SGOT]）、丙氨酸氨基转移酶（ALT，血清谷丙转氨酶[SGPT]）、胆红素、总蛋白量、白蛋白、碱性磷酸酶
    c. 乳酸脱氢酶（LDH）
    d. HIV 检测
    e. 乙型肝炎核心抗体及表面抗原检测（对考虑接受 CD20 抗体治疗的患者尤为重要）
4. 影像学检查
    a. 颈部，胸腹部及盆腔增强 CT（无禁忌证时）
    b. 氟[^{18}F]脱氧葡糖 PET（FDG-PET）功能性（代谢）显像
    c. 建议 FDG-PET 与 CT 或 MRI 相结合
    d. 如存在 CNS 受累症状时需行颅脑 CT 或 MRI，或脊髓 MRI 检查
5. 双侧骨髓活检
6. 脑脊液（CSF）检测

尖端技术（流式细胞术及分子技术）的应用极大地提高了骨髓（及外周血）肿瘤细胞检测的敏感性与特异性。在儿童 NHL 形态学外观正常骨髓标本中可检测出仅占 0.01%～0.001%的恶性肿瘤细

胞(称为最低可检出疾病[MDD])[22~27]。常见儿童NHL如诊断时发现存在最小可检出疾病(MDD)提示其预后明显差于无MDD患者。同样,分子或免疫学技术也被证实对检出CSF隐匿性受累敏感性更高。

分期检查的目的是了解病变范围,判断预后,评估治疗失败风险,从而选择最佳治疗方案。Ann Arbor分期系统及其修订版已被广泛接受并用于霍奇金淋巴瘤的治疗,但该分期对儿童NHL并不适用[1]。儿童NHL的病程进展并不遵循有序可预测模式,如表现为局限性病灶的纵隔儿童T淋巴母细胞淋巴瘤可迅速扩散至骨髓及脑膜。且即使初始受累部位局限,若不采用强化治疗其预后不良。儿童NHL结外转移多见,令严格遵循Ann Arbor分期系统十分困难。

因St Jude儿童研究医院在35余年前提出的临床分期系统(表80.4)[1]更适用于儿童NHL而被广泛采用。进行临床分期时原发灶部位及其累及范围均需评估。由于其预后不佳。纵隔肿瘤(无论是否存在其他部位受累)及不可切除的腹腔巨大肿瘤均为进展期疾病(Ⅲ期),此类临床表现预示不良预后。而局限期NHL(包含可完全切除的胃肠道原发肿瘤)则为良好预后组。骨髓(形态学诊断)或中枢神经系统受累则为Ⅳ期。

最近,多学科专家组提出了校正国际儿童非霍奇金淋巴瘤分期系统(INHLSS)以解决St. Jude分期方案的部分不足[6]。需注意,St Jude分期系统是针对儿童Burkitt淋巴瘤或淋巴母细胞淋巴瘤设计的,器官受累规律不同的儿童NHL新亚型并未包含于该分期系统内。此外,用于检测骨髓及中枢神经系统受累的新技术在St Jude分期系统被提出后的三十余年中出现。INHLSS规定了疾病原发部位(淋巴结,结外皮肤,结外骨骼),且与St Jude分期系统不同的是,多脏器受累(无论是否为横膈同侧)归类为Ⅲ期,且需明确注明受累脏器。由于CNS受累的预后较骨髓受累更差,故Ⅳ期疾病需注明为骨髓受累还是CNS受累。骨髓或中枢神经系统受累的检测方法也为INHLSS的一部分。St Jude分期系统的关键要素仍被保留,尤其是Ⅳ期疾病诊断仍依据常规形态学标准,而非通过敏感性更高的新技术检出的微小骨髓或CNS受累。INHLSS的广泛使用将有助于对目前用于儿童NHL的各治疗方案进行比较。

其他预后因素(表 80.2)

表 80.2　推荐用于临床治疗儿童非霍奇金淋巴瘤的参考因素

参考因素	定义	临床意义	证据级别
血清 LDH	与实验室正常值相比较	LDH水平超过2倍及以上正常值上限为B细胞淋巴瘤有效预后指标。为B细胞淋巴瘤治疗方案选择所必需	Ⅰ
骨髓和/或外周血中最小可检出疾病(MDD)	以分子生物学和/或免疫表型分析手段检出微量恶性细胞浸润(非常规形态学检测)	在形态学外观正常的骨髓及外周血标本中检出MDD,提示预后较差(所有常见组织学类型儿童NHL均适用)	Ⅰ

如上所述,血清LDH与肿瘤负荷相关,并有预后价值。现在已用于儿童B细胞NHL的风险分组与治疗选择。任何常见儿童NHL中,如骨髓或外周血中检出最小可检出疾病(MDD),其预后较差[23,26,28]。与儿童ALL类似,淋巴母细胞淋巴瘤的最小可检出疾病(MDD)可通过流式细胞术检测多种幼稚细胞标志物,或通过聚合酶链反应(PCR)等分子生物学手段对特定异常基因、T细胞受体克隆或免疫球蛋白基因重组进行检测。类似的分子生物学技术也可用于儿童Burkitt淋巴瘤中MDD检测,如骨髓中检出MDD,则预后较差。最后,在间变性大细胞淋巴瘤中(ALCL),可通过分子生物学检测NPM-ALK重排或免疫组织化学(IHC)检测ALK蛋白过表达情况进行MDD诊断。

对于恶性幼稚细胞的细胞遗传学与分子学研究显示ALL具有异质性,不同的基因突变促使白血病分化为不同亚型,且预后及疗效不尽相同[29,30]。现代治疗方案以肿瘤细胞遗传学与分子生物学为基础,根据治疗失败风险将ALL分为不同预后组,并区别治疗。淋巴母细胞淋巴瘤与淋巴细胞白血病的密切联系表明淋巴瘤中恶性细胞的分子学特征也应能提供重要的预后信息。初步研究也证实了上述观点。在Burkitt淋巴瘤中,特定的染色体重排显示对预后产生不良影响[31,32]。ALL中,早期前体T细胞亚型患儿对其他T-ALL有效的化疗方案反应不佳[33]。因此T细胞淋巴母细胞淋巴瘤患儿若存在表达早期前体T细胞亚型的幼稚细胞,其预后较差。儿童NHL患者的活检组织量一般较少,从而限制了对恶性细胞特征的全面分析研究。但是,淋巴瘤中恶性幼稚细胞的详细研究将对风险分组与治疗方案选择产生重大影响,应予提倡。

预后因素

霍奇金淋巴瘤的预后因素详见第79章。

分期所需的预后因素

分期分组无需其他预后因素。

其他重要临床预后因素

无。

AJCC预后分期分组

儿童霍奇金淋巴瘤

表80.3 儿童霍奇金淋巴瘤Lugano分期

分期	分期标准
局限期	
Ⅰ	单一淋巴结区或单一结外器官/部位受累(如单个淋巴结区、韦氏环、胸腺或脾脏)
ⅠE	单一结外部位受累,而未出现淋巴结受累(霍奇金淋巴瘤中少见)
Ⅱ	横膈同侧两个或两个以上淋巴结区受累
ⅡE	单一淋巴结区连续性结外侵犯,伴或不伴横膈同侧其他淋巴结区受累
Ⅱ巨大肿块*	Ⅱ期伴巨大肿块病变**
进展期	
Ⅲ	横膈两侧的淋巴结区受累。可为横膈上淋巴结病变伴脾脏受累
Ⅳ	弥漫性或播散性地单一或多个淋巴结外器官受累,伴或不伴相关淋巴结受累 或Ⅱ期淋巴结病变,伴非连续性结外器官受累 或Ⅲ期淋巴结病变,伴任何结外器官受累 任何骨髓、肝脏或肺部受累(ⅡE期病灶直接侵犯除外)

* 根据病理和预后因素的不同(见霍奇金淋巴瘤预后因素讨论部分),Ⅱ期巨大肿块可归类于早期或晚期疾病。

** 巨大肿块的定义根据淋巴瘤病理类型而异。依据Lugano分期系统5,霍奇金淋巴瘤巨大肿块定义为胸部CT检查示肿块最大径上大于胸廓直径的1/3,或肿块直径大于10cm。

注:霍奇金淋巴瘤分期中仍使用A或B分组。

儿童非霍奇金淋巴瘤

表80.4 St Jude儿童研究医院非霍奇金淋巴瘤分期系统

分期	分期标准
Ⅰ	单个病灶(结外)或单一解剖学区域(淋巴结)受累,除外纵隔或腹部病灶
Ⅱ	单个病灶(结外)伴区域淋巴结受累 横膈同侧两个或以上淋巴结区受累 横膈同侧两个孤立性(结外)病灶,伴或不伴区域淋巴结受累 原发性胃肠道肿瘤,常见于回盲部,伴或不伴相关肠系膜淋巴结受累*
Ⅲ	横膈两侧两个孤立性(结外)病灶 横膈两侧两个或以上淋巴结区受累 所有原发性胸腔病变(纵隔,胸膜,胸腺) 所有弥漫性腹腔原发病变* 所有脊髓旁或硬膜外病变,无论是否存在其他部位受累
Ⅳ	任何病灶伴CNS和/或骨髓受累**

* 由于治疗后生存率不同,局限性胃肠道淋巴瘤与弥漫性腹腔淋巴瘤归类为不同分期组。Ⅱ期淋巴瘤一般仅限于部分胃肠道,伴或不伴有相关肠系膜淋巴结受累,且其原发病灶可被完全切除。Ⅲ期淋巴瘤典型性侵犯腹主动脉旁及腹膜后区域,在肠系膜或腹膜上种植或形成斑块,亦可直接侵犯原发灶周围组织。如出现腹水,肿瘤即为不可完全切除。

** 若初次诊断时存在骨髓受累,其他方面正常的骨髓中异常细胞须≤25%,且外周血检测无异常。

根据Murphy SB修订[1]。

(译者 胡微煦 审校 陆嘉德)

参考文献

1. Murphy SB. Classification, staging and end results of treatment of childhood non-Hodgkin's lymphomas: dissimilarities from lymphomas in adults. *Semin Oncol.* Sep 1980;7(3):332–339.
2. Carbone PP, Kaplan HS, Musshoff K, Smithers DW, Tubiana M. Report of the Committee on Hodgkin's Disease Staging Classification. *Cancer Res.* Nov 1971;31(11):1860–1861.
3. Rosenberg SA. Validity of the Ann Arbor staging classification for the non-Hodgkin's lymphomas. *Cancer Treat Rep.* Sep 1977;61(6): 1023–1027.
4. Lister TA, Crowther D, Sutcliffe SB, et al. Report of a committee convened to discuss the evaluation and staging of patients with Hodgkin's disease: Cotswolds meeting. *J Clin Oncol.* Nov 1989; 7(11):1630–1636.
5. Cheson BD, Fisher RI, Barrington SF, et al. Recommendations for initial evaluation, staging, and response assessment of Hodgkin and non-Hodgkin lymphoma: the Lugano classification. *J Clin Oncol.* Sep 20 2014;32(27):3059–3068.
6. Rosolen A, Perkins SL, Pinkerton CR, et al. Revised International Pediatric Non-Hodgkin Lymphoma Staging System. *J Clin Oncol.* Jun 20 2015;33(18):2112–2118.
7. Percy CL, Smith MA, Linet M, Gloeckler Ries LA, Friedman DL.

Lymphomas and Reticuloendothelial Neoplasms. In: Ries LAG, Smith MA, Gurney JG, et al., eds. *Cancer Incidence and Survival among Children and Adolescents: United States SEER Program 1975–1995*. Bethesda, MD: National Cancer Institute, SEER Program. NIH Pub. No. 99-4649; 1999:35–49.

8. Kelly KM. Hodgkin lymphoma in children and adolescents: improving the therapeutic index. *Blood.* Nov 26 2015;126(22): 2452–2458.
9. Mauz-Korholz C, Metzger ML, Kelly KM, et al. Pediatric Hodgkin Lymphoma. *J Clin Oncol.* Sep 20 2015;33(27):2975-2985.
10. Weinstein HJ, Hudson MM, Link MP. *Pediatric lymphomas.* Berlin; New York: Springer; 2007.
11. Cleary SF, Link MP, Donaldson SS. Hodgkin's disease in the very young. *International journal of radiation oncology, biology, physics.* Jan 1 1994;28(1):77–83.
12. Shipp M, Harrington D, Anderson J, et al. A predictive model for aggressive non-Hodgkin's lymphoma. *New England Journal of Medicine.* 1993;329(14):987–994.
13. Lorsbach RB, Shay-Seymore D, Moore J, et al. Clinicopathologic analysis of follicular lymphoma occurring in children. *Blood.* Mar 15 2002;99(6):1959–1964.
14. Louissaint A, Jr., Ackerman AM, Dias-Santagata D, et al. Pediatric-type nodal follicular lymphoma: an indolent clonal proliferation in children and adults with high proliferation index and no BCL2 rearrangement. *Blood.* Sep 20 2012;120(12):2395–2404.
15. Deffenbacher KE, Iqbal J, Sanger W, et al. Molecular distinctions between pediatric and adult mature B-cell non-Hodgkin lymphomas identified through genomic profiling. *Blood.* Apr 19 2012; 119(16):3757–3766.
16. Gerrard M, Waxman IM, Sposto R, et al. Outcome and pathologic classification of children and adolescents with mediastinal large B-cell lymphoma treated with FAB/LMB96 mature B-NHL therapy. *Blood.* Jan 10 2013;121(2):278–285.
17. Swerdlow SH, International Agency for Research on Cancer., World Health Organization. *WHO classification of tumours of haematopoietic and lymphoid tissues.* Lyon, France: International Agency for Research on Cancer; 2008.
18. Cairo MS, Sposto R, Gerrard M, et al. Advanced stage, increased lactate dehydrogenase, and primary site, but not adolescent age (>/= 15 years), are associated with an increased risk of treatment failure in children and adolescents with mature B-cell non-Hodgkin's lymphoma: results of the FAB LMB 96 study. *J Clin Oncol.* Feb 1 2012;30(4):387–393.
19. Murphy SB, Fairclough DL, Hutchison RE, Berard CW. Non-Hodgkin's lymphomas of childhood: an analysis of the histology, staging, and response to treatment of 338 cases at a single institution. *J Clin Oncol.* Feb 1989;7(2):186–193.
20. Patte C, Auperin A, Michon J, et al. The Societe Francaise d'Oncologie Pediatrique LMB89 protocol: highly effective multiagent chemotherapy tailored to the tumor burden and initial response in 561 unselected children with B-cell lymphomas and L3 leukemia. *Blood.* Jun 1 2001;97(11):3370–3379.
21. Reiter A, Schrappe M, Tiemann M, et al. Improved treatment results in childhood B-cell neoplasms with tailored intensification of therapy: A report of the Berlin-Frankfurt-Munster Group Trial NHL-BFM 90. *Blood.* Nov 15 1999;94(10):3294–3306.
22. Coustan-Smith E, Sandlund JT, Perkins SL, et al. Minimal disseminated disease in childhood T-Cell lymphoblastic lymphoma: a report from the children's oncology group. *J Clin Oncol.* Jul 20 2009;27(21):3533–3539.
23. Damm-Welk C, Busch K, Burkhardt B, et al. Prognostic significance of circulating tumor cells in bone marrow or peripheral blood as detected by qualitative and quantitative PCR in pediatric NPM-ALK-positive anaplastic large-cell lymphoma. *Blood.* Jul 15 2007; 110(2):670–677.
24. Damm-Welk C, Schieferstein J, Schwalm S, Reiter A, Woessmann W. Flow cytometric detection of circulating tumour cells in nucleophosmin/anaplastic lymphoma kinase-positive anaplastic large cell lymphoma: comparison with quantitative polymerase chain reaction. *British journal of haematology.* Aug 2007;138(4):459–466.
25. Mussolin L, Pillon M, Conter V, et al. Prognostic role of minimal residual disease in mature B-cell acute lymphoblastic leukemia of childhood. *J Clin Oncol.* Nov 20 2007;25(33):5254–5261.
26. Mussolin L, Pillon M, d'Amore ES, et al. Prevalence and clinical implications of bone marrow involvement in pediatric anaplastic large cell lymphoma. *Leukemia.* Sep 2005;19(9):1643–1647.
27. Shiramizu B, Goldman S, Kusao I, et al. Minimal disease assessment in the treatment of children and adolescents with intermediate-risk (Stage III/IV) B-cell non-Hodgkin lymphoma: a children's oncology group report. *British journal of haematology.* Jun 2011; 153(6):758–763.
28. Mussolin L, Pillon M, d'Amore ES, et al. Minimal disseminated disease in high-risk Burkitt's lymphoma identifies patients with different prognosis. *J Clin Oncol.* May 1 2011;29(13):1779–1784.
29. Pui CH, Relling MV, Downing JR. Acute lymphoblastic leukemia. *N Engl J Med.* Apr 8 2004;350(15):1535–1548.
30. Hunger SP, Mullighan CG. Acute Lymphoblastic Leukemia in Children. *N Engl J Med.* Oct 15 2015;373(16):1541–1552.
31. Nelson M, Perkins SL, Dave BJ, et al. An increased frequency of 13q deletions detected by fluorescence in situ hybridization and its impact on survival in children and adolescents with Burkitt lymphoma: results from the Children's Oncology Group study CCG-5961. *British journal of haematology.* Feb 2010;148(4):600–610.
32. Poirel HA, Cairo MS, Heerema NA, et al. Specific cytogenetic abnormalities are associated with a significantly inferior outcome in children and adolescents with mature B-cell non-Hodgkin's lymphoma: results of the FAB/LMB 96 international study. *Leukemia.* Feb 2009;23(2):323–331.
33. Coustan-Smith E, Mullighan CG, Onciu M, et al. Early T-Cell precursor leukaemia: a subtype of very high-risk acute lymphoblastic leukaemia. *The lancet oncology.* Feb 2009;10(2):147–156.
34. Arcaini L, Rattotti S, Gotti M, Luminari S. Prognostic assessment in patients with indolent B-cell lymphomas. *ScientificWorldJournal.* 2012;2012:107892.
35. Federico M, Bellei M, Marcheselli L, et al. Follicular lymphoma international prognostic index 2: a new prognostic index for follicular lymphoma developed by the international follicular lymphoma prognostic factor project. *J Clin Oncol.* Sep 20 2009;27(27):4555–4562.

80

第 81 章　原发皮肤淋巴瘤

本章摘要

适用本分期系统的肿瘤种类

皮肤淋巴瘤，蕈样肉芽肿，塞扎里综合征(Sézary syndrome)。

不适用本分期系统的肿瘤种类

肿瘤类型	按何种类型分类	适用章节
眼睑皮肤	眼附属器淋巴瘤	71

更新要点

更新	更新细节	证据级别
预后因素	增加预后表格	Ⅰ
预后分组	非蕈样肉芽肿/塞扎里综合征的 TNM 分期	Ⅱ

ICD-O-3 形态学编码

编码	描述
C44.0	唇皮，非特指
C44.2	外耳
C44.3	其他或未指明的脸部皮肤
C44.4	头皮与头颈皮肤
C44.5	躯干皮肤
C44.6	上肢与肩部皮肤
C44.7	下肢与髋部皮肤
C44.8	皮肤交搭跨越病灶
C44.9	皮肤，非特指
C51.0	大阴唇
C51.1	小阴唇
C51.2	阴蒂
C51.8	外阴交搭跨越病灶
C51.9	外阴，非特指
C60.0	包皮
C60.1	阴茎头
C60.2	阴茎体
C60.8	阴茎交搭跨越病灶
C60.9	阴茎，非特指
C63.2	阴囊，非特指

WHO 肿瘤分类

编码	描述
9597	原发性皮肤滤泡中心淋巴瘤
9680	原发性皮肤弥漫性大 B 细胞淋巴瘤，腿型
9700	蕈样肉芽肿
9701	塞扎里综合征
9708	皮下脂膜炎样 T 细胞淋巴瘤
9709	皮肤淋巴瘤，非特指
9709	原发性皮肤侵袭性亲表皮 CD8+细胞毒性 T 细胞淋巴瘤
9709	原发性皮肤 CD4+多行性小中 T 细胞淋巴瘤
9712	血管内大 B 细胞淋巴瘤
9718	原发性皮肤 CD30+T 细胞淋巴细胞增殖性疾病(C44._)
9718	淋巴瘤样丘疹病(C44._)
9718	原发性皮肤间变性大细胞淋巴瘤(C44._)
9718	原发性皮肤 CD30+大细胞淋巴瘤(C44._)
9719	结外 NK/T 细胞淋巴瘤，鼻型
9726	原发性皮肤 γ/δT 细胞淋巴瘤
9727	前体造血细胞肿瘤：CD4+/CD56+造血皮肤肿瘤，原始 NK 细胞淋巴瘤

Swerdlow SH, Carmpo E, Harris NL, Jaffe ES, Pileri SA, Stein H, Thiele J, Vardiman J, eds. World Health Organization Classification of Tumours of Haematopoietic and Lymphoid Tissues. Lyon: IARC; 2008。

概述

蕈样肉芽肿(mycosis fungoides, MF)及其变异型是最常见的皮肤 T 细胞淋巴瘤(cutaneous T-cell lymphoma, CTCL)。MF 肿瘤细胞起源于表达典型 CD4+辅助/记忆 T 细胞抗原的胸腺后 T 细胞，MF 的特征性表现为可进一步发展为斑块或肿瘤的红斑

（通常在遮光区域）。初步病情评估需包括下列检查：通过照片划定累及的皮肤区域；皮肤活检［病理、免疫表型和 T 细胞受体（T-cell receptor，TCR）基因分析］；血常规；外周血 Sézary 细胞记数；包含乳酸脱氢酶的生化检测，在特定情况下，还需通过流式细胞仪检测外周血 T 细胞亚型（CD4/CD8 比例）；外周血 TCR 基因分析；淋巴结活检和骨髓活检（病理、免疫表型、TCR 基因分析）；PET/CT；血清学 HTLV1、HIV 检测。根据 MF 患者的分期和症状来选择皮肤治疗或系统治疗。MF 患者的预后与分期直接相关。

塞扎里综合征

塞扎里综合征（Sézary syndrome，SS）是一类具侵袭性的白血病样和红皮病型 CTCL，其特征性表现为外周血中有非典型、恶性脑回型细胞核的 T 细胞（Sézary 细胞）及淋巴结肿大。Sézary 细胞有成熟的记忆性 T 细胞的表型（CD3+、CD4+），并伴有 CD7 和 CD26 表达缺失。

原发性皮肤 CD30+T 细胞淋巴细胞增殖性疾病

原发性皮肤 CD30+T 细胞淋巴细胞增殖性疾病是第二常见的 CTCL。这类疾病包括淋巴瘤样丘疹病、间变性大细胞淋巴瘤及非典型病例。区分这些病种往往有难度，且需结合临床表现判断。淋巴瘤样丘疹病表现为良性、慢性、反复的可自行消退的丘疹结节样，或丘疹坏死样的 CD4+、CD30+皮疹。原发性皮肤间变性大细胞淋巴瘤通常表现为单一或局限性结节，ALK（间变性淋巴瘤激酶）表达阴性。

原发性皮肤 T 细胞淋巴瘤（其他非 MF/SS）

这类肿瘤包括多种原发皮肤 T 细胞淋巴瘤、NK/T 细胞淋巴瘤、脂膜炎样 T 细胞淋巴瘤、非特指 T 细胞淋巴瘤和 γ/δ-T 细胞淋巴瘤，他们的临床表现和病理皆不相同。

滤泡中心细胞性淋巴瘤

滤泡中心细胞性淋巴瘤是最常见的皮肤 B 细胞淋巴瘤（cutaneous B-cell lymphoma，CBCL）。红色结节或斑块由增殖的中心细胞（小和大裂细胞）和中心母细胞（具有明显核仁的大圆细胞）组成。即使肿瘤浸润部分中大细胞占绝大多数，其临床进展通常也相当缓慢。

边缘区淋巴瘤

边缘区淋巴瘤是一类临床进展缓慢的 CBCL，其病理类似黏膜相关淋巴组织（MALT）淋巴瘤，通常表现为由小淋巴细胞、淋巴浆细胞样细胞、浆细胞、核内包涵体（Dutcher 小体）组成的不均匀结节样或广泛皮肤浸润，肿瘤细胞也可能浸润也可能反应性生发中心。边缘区淋巴瘤多为局限性病灶，且临床进展缓慢。

腿部大 B 细胞淋巴瘤

腿部大 B 细胞淋巴瘤是一种常见于老年人的侵袭性淋巴瘤，于女性中更为常见。肿瘤的临床表现可为溃疡，病理表现为以带分叶状细胞核的中心母细胞为主的广泛皮肤浸润。免疫化学疗法是腿部大 B 细胞淋巴瘤的标准治疗，受累部位或区域的放射治疗可适情使用。

预后因素

蕈样肉芽肿和塞扎里综合征

分期所需的预后因素

因素	定义	临床意义	证据级别
血液	累及程度 B1：>5% B2：>1 000/μl（流式细胞检测）	总生存期	Ⅰ

其他重要临床预后因素

因素	定义	临床意义	证据级别
皮肤	斑片、斑块、肿瘤、红皮症、受累程度（如<10%）	治疗选择 总生存期	Ⅰ
淋巴结	累及程度（病理）	总生存期	Ⅰ
脏器	部位（病理）	总生存期	Ⅰ
亲毛囊性蕈样肉芽肿	病理	治疗选择，总生存期	Ⅰ
大细胞转化	病理	总生存期，治疗选择（表达 CD30 的亚型对本妥昔单抗有反应）	Ⅰ

原发皮肤B细胞/T细胞淋巴瘤(非MF/SS)

分期所需的预后因素

除用于界定T、N与M分类的因素外,分期分组无需其他预后因素[2]。

其他重要临床预后因素

Lugano分类未包括决定分期的预后因素。非MT/SS淋巴瘤采用独立的TNM分期标准。

因素	定义	临床意义	证据级别
皮肤	累及程度:单一,区域,广泛(临床)	治疗选择 总生存期	I
淋巴结	累及引流淋巴结,非引流淋巴结,中心淋巴结(病理)	总生存期	I
转移	器官(病理)	总生存期	I
病理	组织学类型,免疫分型(病理)	治疗选择,总生存期	I

AJCC TNM定义

蕈样肉芽肿和塞扎里综合征

原发肿瘤(T)定义

ISCL/EORTC对蕈样肉芽肿和塞扎里综合征分类的修订

皮肤

T分类	T标准
T1	局限性斑片*,丘疹,和/或斑块**,占体表皮肤面积<10%
T1a	仅有斑片
T1b	斑块±斑片
T2	斑片,丘疹,或斑块,占体表皮肤面积≥10%
T2a	仅有斑片
T2b	斑块±斑片
T3	一个或多个肿瘤***(直径≥1cm)
T4	融合成红皮症,占体表皮肤面积≥80%

* 皮肤斑片指任何大小、无明显增厚或突起的皮肤病灶。需注明是否有色素减退,色素沉着,鳞屑,结痂,或皮肤异色。

** 皮肤斑块指任何大小、增厚或突起的皮肤病灶。需注明是否有色素减退,色素沉着,鳞屑,结痂,或皮肤异色。也需注明重要的病理特征,如亲毛囊性、大细胞转化(大细胞>25%)、CD30阳性及重要临床特征,如溃疡。

*** 皮肤肿瘤指任何≥1cm、向深部或垂直生长的实性或结节性病变。需注明病灶数量,大小,最大病灶,以及所处的身体部位。也需注明是否有大细胞转化,并建议行CD30表型检测。

区域淋巴结(N)定义

淋巴结

N分类	N标准
NX	临床上浅表淋巴结有异常,但病理未明确
N0	临床上浅表淋巴结无异常*,不需活检
N1	临床上浅表淋巴结有异常;病理Dutch 1级,或美国国立癌症研究所(National Cancer Institute,NCI)LN0~2级
N1a	T细胞克隆阴性**
N1b	T细胞克隆阳性**
N2	临床上浅表淋巴结有异常;病理Dutch 2级,或NCI LN3级
N2a	T细胞克隆阴性**
N2b	T细胞克隆阳性**
N3	临床上浅表淋巴结有异常;病理Dutch 3~4级,或NCI LN4级;T细胞克隆阴性或阳性

* 临床浅表淋巴结异常指体检中可触及质硬、不规则、呈族状、固定或直径≥1.5cm的淋巴结。需检查的淋巴结区包括颈部、锁骨上、滑车上、腋下及腹股沟。中央淋巴结一般无法行病理检测,故目前的淋巴结分期暂不考虑,除非已用于N3定级。

** T细胞克隆通过TCR基因的聚合酶链反应(polymerase chain reaction,PCR)或DNA印迹法检测。

远处转移(M)定义

内脏

M分类	M标准
M0	未累及内脏
M1	累及内脏(必须经病理确诊*,需详细说明所累及的器官)

* 脾脏和肝脏累及可通过影像检查诊断

外周血累及程度(B)

B分类	B标准
B0	未见明显外周血累及:外周血中非典型淋巴细胞(Sézary细胞)中≤5%
B0a	T细胞克隆阴性**
B0b	T细胞克隆阳性**
B1	轻度外周血累及:外周血中Sézary细胞>5%,但未达到B2标准
B1a	T细胞克隆阴性**
B1b	T细胞克隆阳性**
B2	重度外周血累及:T细胞克隆阳性的Sézary细胞*≥1 000/μl

* Sézary细胞指具高度卷屈脑回型细胞核的淋巴细胞。如果不能用Sézary细胞数来确定B2级,可以根据ISCL修订标准之一以及T细胞克隆阳性评定:①CD4+或CD3+细胞扩增,CD4/CD8比例≥10,或②CD4+细胞扩增并有包括CD7和CD26缺失的异常免疫表型。

** T细胞克隆通过TCR基因的PCR或DNA印迹法确认。

引自Olsen等,获得美国血液病学会允许[1]。

表 81.1 蕈样肉芽肿和塞扎里综合征淋巴结病理分期

EORTC 分类	Dutch 系统	NCI-VA 分类
N1	1 级:皮病性淋巴结(DL)	LN0:无异形淋巴细胞 LN1:偶见或孤立异形淋巴细胞(不呈簇状) LN2:很多异形淋巴细胞,3~6 个细胞呈簇样分布
N2	2 级:DL;MF 早期累及(有脑回形细胞核,<7.5μm)	LN3:异形淋巴细胞聚集;淋巴结结构保留
N3	3 级:部分淋巴结结构部分破坏;大量异形脑回型单核细胞 4 级:异形淋巴细胞完全占据淋巴结	LN4:淋巴结结构部分或完全被异形淋巴细胞破坏,或肿瘤细胞明显

引自 Olsen 等,获得美国血液病学会允许[1]。

AJCC 预后分期分组

蕈样肉芽肿和塞扎里综合征

ISCL/EORTC 对蕈样肉芽肿和塞扎里综合征分类的修订

T	N	M	B(外周血)	分期分组
T1	N0	M0	B0~1	ⅠA
T2	N0	M0	B0~1	ⅠB
T1~2	N1~2	M0	B0~1	ⅡA
T3	N0~2	M0	B0~1	ⅡB
T4	N0~2	M0	B0~1	Ⅲ
T4	N0~2	M0	B0	ⅢA
T4	N0~2	M0	B1	ⅢB
T1~4	N0~2	M0	B2	ⅣA1
T1~4	N3	M0	B0~2	ⅣA2
T1~4	N0~3	M1	B0~2	ⅣB

引自 Olsen 等,获得美国血液病学会允许[1]。

肿瘤登记需收集的变量

蕈样肉芽肿和塞扎里综合征

1. 外周血累及程度

AJCC TNM 定义

原发皮肤 B 细胞/T 细胞淋巴瘤(非 MF/SS)

原发肿瘤(T)定义

T 分类	T 标准
T1	单个皮肤病灶
T1a	单个病灶<5cm
T1b	单个病灶≥5cm
T2	局部皮肤受累;仅限于单一身体部位或两个相邻的身体部位的多个病灶
T2a	所有病灶在<15cm 的圆圈范围内
T2b	所有病灶在≥15cm 但<30cm 的圆圈范围内
T2c	所有病灶在≥30cm 的圆圈范围内
T3	广泛皮肤累及

区域淋巴结(N)定义

N 分类	N 标准
NX	区域淋巴结无法评估
N0	无临床或病理淋巴结转移
N1	伴单个淋巴结转移,在当前或既往皮肤病灶引流区
N2	伴多个淋巴结转移,或非当前或既往皮肤病灶引流区淋巴结转移
N3	伴中央淋巴结转移

远处转移(M)定义

M 分类	M 标准
M0	无除皮肤或淋巴结外的病灶
M1	伴有除皮肤或淋巴结外的病灶

AJCC 预后分期分组

原发皮肤 B 细胞/T 细胞淋巴瘤(非 MF/SS)

目前没有针对包括皮肤 T 细胞、B 细胞、NK 细胞和原发皮肤 B 细胞/T 细胞淋巴瘤在内的其他原发性淋巴瘤的预后分组。

81

图示

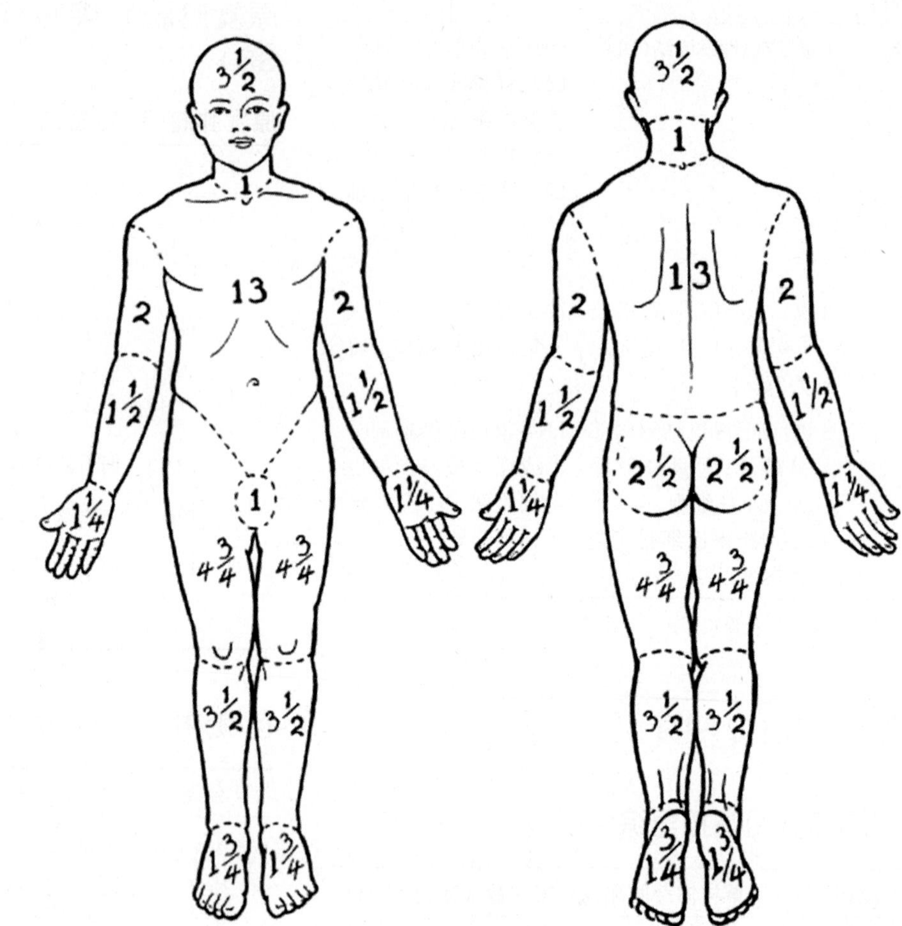

图 81.1 成人体表面积比例(引自 Olsen 等[1],经授权使用)

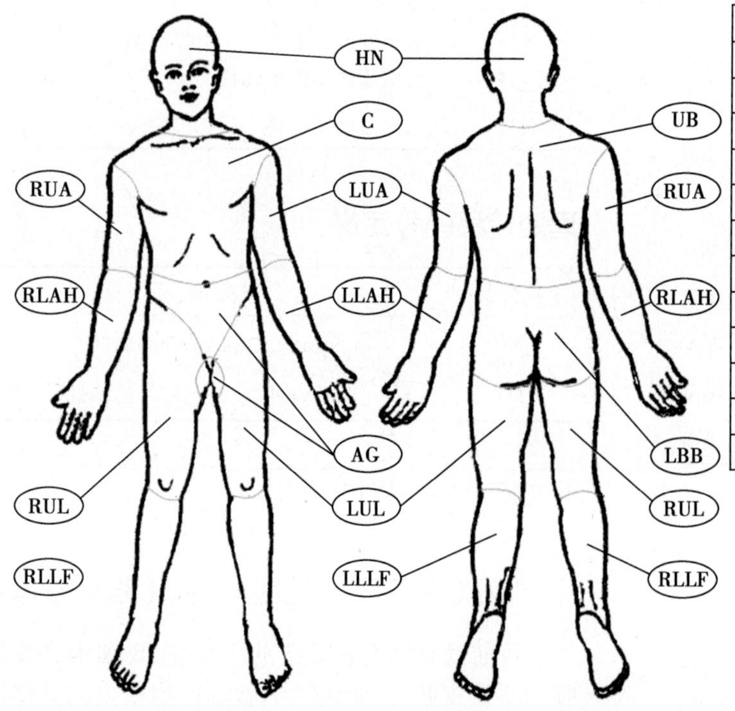

HN	头颈部
C	胸部
LUA	左上臂
LLAH	左前臂和手
AG	腹部和生殖器
LUL	左大腿
LLLF	左小腿和脚
RUA	右上臂
RLAH	右前臂和手
RUL	右大腿
RLLF	右小腿和脚
UB	上背部
LBB	下背部和臀部

图 81.2 用于确定 TNM 系统中 T(皮肤受累程度)分级的体表区域。左右肢需单独评估。体表区域划分建立在局部淋巴引流模式基础上(引自 Kim 等[2],经授权使用)

(译者 施文寅 审校 陆嘉德)

参考文献

1. Olsen E, Vonderheid E, Pimpinelli N, et al. Revisions to the staging and classification of mycosis fungoides and Sezary syndrome: a proposal of the International Society for Cutaneous Lymphomas (ISCL) and the cutaneous lymphoma task force of the European Organization of Research and Treatment of Cancer (EORTC). *Blood.* Sep 15 2007;110(6):1713–1722.
2. Kim YH, Willemze R, Pimpinelli N, et al. TNM classification system for primary cutaneous lymphomas other than mycosis fungoides and Sezary syndrome: a proposal of the International Society for Cutaneous Lymphomas (ISCL) and the Cutaneous Lymphoma Task Force of the European Organization of Research and Treatment of Cancer (EORTC). *Blood.* Jul 15 2007;110(2):479–484.

第 82 章　浆细胞骨髓瘤与浆细胞疾病

本章摘要

适用本分期系统的肿瘤种类

浆细胞骨髓瘤。

不适用本分期系统的肿瘤种类

肿瘤类型	按何种类型分类	适用章节
冒烟型多发性骨髓瘤	无 AJCC 分期系统	无
意义未明的单克隆丙球蛋白血症	无 AJCC 分期系统	无
Waldenström 巨球蛋白血症	无 AJCC 分期系统	无

更新要点

更新	更新细节	证据级别
浆细胞骨髓瘤即多发性骨髓瘤(MM)新的分类:超高危冒烟型 MM(SMM)现作为 MM 分类	增加了 3 个骨髓瘤相关事件生物标志物,预测 80%在 2 年内可能发生终末器官损害	I
更新了 SMM 定义	因 MM 定义改变而变化	I
更新了意义未明的单克隆丙球蛋白血症分类	进展事件不同使分类很重要	I
更新了孤立性浆细胞瘤定义	将原本异质性整体划分成两类具不同进展风险的临床分组	I
更新了 MM 分期系统	纳入侵袭性疾病生物学标志物	I

ICD-O-3 形态学编码

编码	描述
C42.1	骨髓
C31	鼻窦:上颌窦,筛窦,额窦,蝶窦。鼻窦,非特指
C40~C41	骨,关节和关节软骨
C44	皮肤

WHO 肿瘤分类

编码	描述
9732	浆细胞骨髓瘤
9731	骨孤立性浆细胞瘤
9734	骨外浆细胞瘤

Swerdlow SH. Campo E, Harris NL. Jaffe ES, Pileri SA, Stein H, Thiele J, Vardiman J. eds. World Health Organization Classification of Tumours of Haematopoietic and Lymphoid Tissues. Lyon:IARC:2008。

概述

浆细胞骨髓瘤,又称多发性骨髓瘤(MM),是一种起源于 B 细胞的单克隆浆细胞增殖而引起的肿瘤性疾病。这种浆细胞克隆株在骨髓内生长,并经常侵犯邻近的骨组织,引起骨破坏导致骨痛及骨折。临床上常合并有贫血、高钙血症和肾功能不全等,也可有反复细菌感染及出血,高黏滞血症则较为罕见。单克隆浆细胞株分泌 IgG 或 IgA(少量 IgD,IgE 或 IgM)型单克隆蛋白(M 蛋白)或单克隆游离轻链[κ 或 λ;本周蛋白(Bence-Jones protein)]。

分类原则

临床分期

浆细胞骨髓瘤及相关浆细胞恶性增殖性疾病的诊断标准见表 82.1。骨髓中克隆性浆细胞≥10%或活检确诊的浆细胞瘤合并任意一项及以上的骨髓瘤相关事件(myeloma-defining events, MDE)并排除转移瘤、淋巴瘤、白血病以及结缔组织疾病,可诊断该疾病,同时还需和意义未明单克隆丙球蛋白血症(MGUS)、冒烟型多发性骨髓瘤(SMM)以及孤立性浆细胞瘤相鉴别。

意义未明的单克隆丙球蛋白血症

意义未明的单克隆丙球蛋白血症(MGUS)包括轻链 MGUS 在 50 岁及以上人群中的发病率为 4%,80 岁以上人群发病率为 9%;男性患者多于女性患者。非裔美国人发病率较白种人高 2 倍[2]。疾病年进展率约为 0.5%～1%。单克隆蛋白水平、亚型（IgA 和 IgM 更高危）以及血清游离轻链（FLC）水平是重要的预后因素。由于疾病有持续进展的风险，患者需要终身随访[3,4]。

表 82.1　浆细胞骨髓瘤及相关浆细胞疾病的诊断标准

疾病	疾病定义
浆细胞骨髓瘤	同时符合以下两项标准： • 骨髓克隆性浆细胞≥10%或活检证实的骨或髓外浆细胞瘤 • 发生一项或以上的骨髓瘤相关事件： 　○ 有以下浆细胞增生疾病导致终末器官损害的证据，尤其是： 　　• 高钙血症：血清钙高于正常上限超过 0.25mmol/L（>1mg/dl）或>2.75mmol/L（>11mg/dl） 　　• 肾功能不全：肌酐清除率<40ml/min，或血清肌酐>177umol/L（>2mg/dl） 　　• 贫血：血红蛋白低于正常下限超过 2g/dl 或血红蛋白<10g/dl 　　• 骨骼损害：CT 可见 1 个或以上至少 5mm 大小的溶骨性损害 　○ 骨髓克隆性浆细胞比例≥60% 　○ 关联：非关联血清游离轻链（FLC）比例≥100（关联 FLC 必须≥100mg/L） 　○ 磁共振（MRI）或 PET/CT 上有至少 2 个局灶性病灶（至少 5mm）
非 IgM MGUS	同时符合以下三条标准： • 血清单克隆蛋白（非 IgM 型）<3g/dl • 骨髓单克隆浆细胞<10%* • 无浆细胞增殖疾病导致的终末器官损害，如高钙血症，肾功能不全，贫血，骨骼病灶（CRAB）且无骨髓瘤相关事件
IgM MGUS	同时符合以下三条标准： • 血清 IgM 型单克隆蛋白<3mg/dl • 骨髓淋巴浆细胞浸润<10% • 无浆细胞增殖疾病导致的贫血，全身症状，高黏血症，淋巴结肿大，脾肿大且无骨髓瘤相关事件
轻链 MGUS	同时符合以下标准： • 异常 FLC 比例（<0.26 或>1.65） • 相关轻链水平升高（比例>1.65 的患者 κ FLC 增加，比例<0.26 的患者 lamda FLC 增加） • 免疫固定中无重链免疫球蛋白表达 • 无浆细胞增殖疾病导致的终末器官损害且无骨髓瘤相关事件 • 骨髓克隆性浆细胞<10% • 尿液单克隆蛋白<500mg/24 小时
SMM	同时符合以下两项标准： • 血清单克隆蛋白（IgG 或 IgA）≥3g/dl 或尿液单克隆蛋白≥500mg/24 小时和/或骨髓克隆性浆细胞 10%～60% • 未出现骨髓瘤相关事件或淀粉样变性
孤立性浆细胞瘤	同时符合以下四项标准： • 活检证实孤立性骨或软组织病灶为克隆性浆细胞 • 骨髓正常无克隆性浆细胞 • 脊柱和骨盆 MRI（或 CT）或全身 PET/CT 正常（除了原发孤立病灶） • 无终末器官损害，如浆细胞增殖疾病可能导致的 CRAB 且无骨髓瘤相关事件
伴微小骨髓浸润的孤立性浆细胞瘤**	同时符合以下四项标准： • 活检证实孤立性骨或软组织病灶为克隆性浆细胞 • 骨髓克隆性浆细胞<10% • 脊柱和骨盆 MRI（或 CT）或全身 PET/CT 正常（除了原发孤立病灶） • 无终末器官损害，如浆细胞增殖疾病可能导致的 CRAB 且无骨髓瘤相关事件

引用自 Rajkumar et al[1]。

* 低危 MGUS（IgG 型，M 蛋白<15g/L，正常 FLC 比例）患者的骨髓活检可能因未出现骨髓瘤相关临床症状而延迟进行。

** 伴≥10%克隆性浆细胞的孤立性浆细胞瘤考虑为浆细胞骨髓瘤。

冒烟型多发性骨髓瘤

骨髓 M 蛋白≥3g/dl 和/或伴 10%~60%克隆性浆细胞而无骨髓瘤相关事件是 SMM 的特征。基于回顾性数据,在疾病发生前 5 年,约每年 10%的病例进展为浆细胞骨髓瘤或 AL 型淀粉样变性,之后 5 年为 3%,接下来 10 年为 1%。

Waldenström 巨球蛋白血症

Waldenström 巨球蛋白血症(WM)是一种和 IgM 单克隆蛋白分泌相关的克隆性淋巴浆细胞肿瘤。诊断标准包括任意大小的 IgM 蛋白峰,骨髓≥10%浆细胞样的或浆细胞分化的小淋巴细胞浸润(通常为小梁间),以及特定的免疫表型(表面 IgM+、CD5+/-、CD10-、CD19+、CD20+、CD23-)以完全排除另外的淋巴瘤增生性疾病,如慢性淋巴细胞白血病和套细胞淋巴瘤。患者符合 WM 诊断标准但无贫血,全身症状,高黏血症,淋巴结肿大或肝脾肿大这些可由潜在淋巴增生性疾病导致的症状为冒烟型 WM。和浆细胞骨髓瘤相反,本病中并未发现免疫球蛋白重链异位。大部分患者频发体细胞 *MYD88* 基因 L265P 突变。本病中位生存期约 6 年。(性别,年龄,血红蛋白、中性粒细胞以及血小板水平,血清白蛋白,β_2 微球蛋白都是预后因素。)

骨孤立性浆细胞瘤(孤立性骨髓瘤)

诊断骨孤立性浆细胞瘤取决于骨孤立性浆细胞肿瘤的组织学证据(表 82.1)。骨孤立性浆细胞瘤(骨髓正常)3 年进展率约 10%。相反,伴微小骨髓累及(克隆性骨髓细胞<10%)的骨孤立性骨髓瘤 3 年进展率约 60%。诊断后 1~2 年内持续血清单克隆蛋白≥0.5g/dl 以及诊断时 FLC 比率异常是疾病进展的高危因素。

髓外孤立性浆细胞瘤

髓外孤立性浆细胞瘤是一种发生于骨髓之外的浆细胞肿瘤。约 80%累及上呼吸道。同骨孤立性浆细胞瘤一样,疾病进展风险取决于骨髓是否累及。髓外孤立性浆细胞瘤(骨髓正常)3 年进展率约 10%。而相反,伴微小骨髓累及(克隆性骨髓细胞<10%)的髓外孤立性骨髓瘤 3 年进展率约 20%。

影像学检查

诊断和评估浆细胞骨髓瘤治疗反应的影像学检查可根据医院具体情况选择磁共振(MR)成像或低剂量全身计算机断层扫描(CT)或 PET/CT。过去采用平面 X 线检查骨骼以评估溶骨性病变的方法已不被常规采用,目前仅在新型影像手段无法使用时才使用。

磁共振成像是评价骨髓病变最有效的方法[5],CT 检查无需静脉碘剂造影。CT 所见的影像学表现为溶骨性病变。CT 较平面 X 线更敏感,但不如 MRI。如已完成 PET/CT 检查则无需再行 CT 扫描。

MRI 和 CT 成像应包括颅骨、脊柱、椎弓根、锁骨、肩部、肱骨近端、骨盆和股骨近端。PET/CT 是利用 ^{18}F 代脱氧葡萄糖(FDG)进行从头顶至大腿中部的成像。活动性浆细胞性骨髓瘤的 PET/CT 表现是骨髓或软组织肿块中 FDG 的摄取增加(热点区域)。弥漫性骨髓累及的情况下,热点区域可能难以检测。PET/CT 对于骨髓浸润的评估不如 MRI 准确,因为正常骨髓摄取可能是异质性的,并且在粒细胞集落刺激因子治疗的患者中可显著升高[5]。

预后因素

浆细胞骨髓瘤患者的中位生存期差异很大,受宿主因素的影响,如年龄、并发症、体能状况和肾功能。同时肿瘤负荷和疾病生物学也对预后有影响。经典肿瘤负荷由 Durie-Salmon 分期系统(DSS)或国际分期系统(ISS)评估(表 82.2)。疾病生物学最好通过细胞遗传学异常、乳酸脱氢酶(LDH)水平和循环浆细胞等因素来评估。最近,国际骨髓瘤工作组采用了修订的国际分期系统(RISS),它将肿瘤负荷和疾病生物学因素结合为一个强有力的预后工具(表 82.3)。荧光原位杂交(FISH)检测出的 t(4;14)、t(14;16)或 del17p 是预后不良的指标。LDH 升高和外周血中大量循环浆细胞的存在也与疾病侵袭性相关。蛋白酶体抑制剂硼替佐米有望部分克服常规和高剂量治疗中的这些不良预后因素。

分期所需的预后因素

表 82.2 国际分期系统(ISS)

因素	分期	患者,%	5 年总生存率,%	证据级别
血清 β_2 微球蛋白<3.5mg/L 以及血清白蛋白≥3.5g/dl	ISS 1	38	77	Ⅱ
非 ISS1 或 ISS3	ISS 2	38	62	Ⅱ
血清 β_2 微球蛋白≥5.5mg/L	ISS 3	23	47	Ⅱ

改编自 Palumbo 等[6]。

表 82.3　修订后国际分期系统（RISS）

因素	分期	患者/%	5 年总生存率/%	证据级别
ISS1，无高危细胞遗传学因素*，且正常 LDH	Ⅰ	28	82	Ⅲ
非 1 期或 3 期	Ⅱ	62	62	Ⅲ
ISS3 合并高危细胞遗传学因素*或升高的 LDH	Ⅲ	10	40	Ⅲ

*高危细胞遗传学因素包含以下一项或以上：del17p，t(4;14)，或 t(14;16)。

注意：根据 RISS，诊断浆细胞骨髓瘤时需收集以下信息：血清 β_2 微球蛋白，血清白蛋白，血清 LDH，骨髓样本 FISH 的 t(4;14)，t(14;16) 和 del17p 结果。

改编自 Palumbo 等[6]。

其他重要临床预后因素

因素	描述	临床意义	证据级别
血清钙	高于正常	不利预后因素	Ⅰ
血清肌酐	高于正常	不利预后因素	Ⅰ

风险评估模型

为支持各类预测模型在临床实践中的应用，AJCC 近期发布了用于评判各类统计学预测模型的评估指南[7]。然而，目前已发表的或已被用于临床的浆细胞骨髓瘤和疾病相关的预测模型，均尚未由“AJCC 精准医疗核心工作组”通过该指南予以评估。AJCC 未来将会对符合 AJCC 评估指南的本病种的风险预测模型予以认可。

AJCC 预后分期分组

RISS 分期	因素
Ⅰ期	血清 β_2 微球蛋白<3.5mg/L，且血清白蛋白≥3.5mg/dl，且无高危分子遗传学因素*，且正常 LDH
Ⅱ期	非Ⅰ或Ⅲ期
Ⅲ期	血清 β_2 微球蛋白≥5.5mg/L，且高危分子遗传学因素和/或 LDH 升高

*高危分子遗传学因素包含以下一项及以上：del17p，t(4;14) 或 t(14;16)。

注意：根据 RISS 分期，诊断浆细胞骨髓瘤时需收集以下信息：血清 β_2 微球蛋白，血清白蛋白，血清 LDH，骨髓样本 FISH 的 t(4;14)，t(14;16) 和 del17p 结果。

改编自 Palumbo 等[6]。

肿瘤登记需收集的变量

1. RISS 分期（表 83.3）
2. ISS 分期（表 83.2）
3. 影像学：骨病影像学表现，平片（骨骼检查），CT，MRI，PET/CT
4. 影像学可见骨病灶：无，一个，一个以上
5. 血红蛋白：应在治疗前检测
6. 血 β2 微球蛋白（xx.x mg/L）：应在治疗前检测
7. 血清白蛋白（x.x g/dl）：应在治疗前检测
8. 血钙（xx.x mg/dl）：应在治疗前检测
9. 血清肌酐（x.x mg/dl）：应在治疗前检测
10. LDH，升高或正常（xx，xxx U/L）：应在治疗前检测
11. IgG（xx，xxx mg/dl）：应在治疗前检测
12. IgA（xx，xxx mg/dl）：应在治疗前检测
13. IgM（xx，xxx mg/dl）：应在治疗前检测
14. 血清和尿 M 蛋白（M spike，血清 xx.x g/dl，24 小时尿 xx.x g）：应在治疗前检测
15. 血清游离 κ 轻链（xx，xxx g/L）：应在治疗前检测
16. 血清游离 λ 轻链（xx，xxx g/L）：应在治疗前检测
17. 细胞遗传学：t(4;14)，t(14;16)，t(14;20)，t(11;14)，t(6;14)，lq+，1p-，17p-，3 三体，5 三体，7 三体，9 三体，11 三体，15 三体，19 三体，21 三体

（译者 赵维莅　审校 赵维莅）

参考文献

1. Rajkumar SV, Dimopoulos MA, Palumbo A, et al. International Myeloma Working Group updated criteria for the diagnosis of multiple myeloma. *The lancet oncology*. 2014;15(12):e538–548.
2. Landgren O, Graubard BI, Katzmann JA, et al. Racial disparities in the prevalence of monoclonal gammopathies: a population-based study of 12,482 persons from the National Health and Nutritional Examination Survey. *Leukemia*. 2014;28(7):1537–1542.
3. Sigurdardottir EE, Turesson I, Lund SH, et al. The Role of Diagnosis and Clinical Follow-up of Monoclonal Gammopathy of Undetermined Significance on Survival in Multiple Myeloma. *JAMA oncology*. 2015;1(2):168–174.
4. Turesson I, Kovalchik SA, Pfeiffer RM, et al. Monoclonal gammopathy of undetermined significance and risk of lymphoid and myeloid malignancies: 728 cases followed up to 30 years in Sweden. *Blood*. 2014;123(3):338–345.
5. Mihailovic J, Goldsmith SJ. Multiple myeloma: 18F-FDG-PET/CT and diagnostic imaging. *Semin Nucl Med*. 2015;45(1):16–31.
6. Palumbo A, Avet-Loiseau H, Oliva S, et al. Revised International Staging System for Multiple Myeloma: A Report From International Myeloma Working Group. *J Clin Oncol*. 2015;33(26):2863–2869.
7. Kattan MW, Hess KR, Amin MB, et al. American Joint Committee on Cancer acceptance criteria for inclusion of risk models for individualized prognosis in the practice of precision medicine. CA: *a cancer journal for clinicians*. 2016.

第83章 白 血 病

本章摘要

适用本分期系统的肿瘤种类

髓系和淋系白血病。

不适用本分期系统的肿瘤种类

肿瘤类型	按何种类型分类	适用章节
多发性骨髓瘤	多发性骨髓瘤	82
骨髓增生异常综合征	无 AJCC 分期系统	无
骨髓增殖性肿瘤	无 AJCC 分期系统	无

更新要点

白血病是 AJCC 癌症分期系统的一种新的恶性肿瘤。

ICD-O-3 形态学编码

编码	描述
C42.1	骨髓

WHO 肿瘤分类

编码	描述
9875	慢性髓细胞性白血病,BCR-ABL 1 阳性
9945	慢性粒-单核细胞白血病
9876	不典型慢性髓细胞性白血病,BCR-ABL 1 阴性
9896	急性髓系白血病(AML)伴 t(8;21)(q22;q22);RUNX1-RUNX1T1
9871	AML 伴 inv(16)(p13.1 q22)或 t(16;16)(p13.1 q22);CBFB-MYH11
9866	急性早幼粒细胞白血病伴 t(15;17)(q22;q12);PML-RARA
9897	AML 伴 t(9;11)(p22;q23);MLLT3-MLL
9865	AML 伴 t(6;9)(p23;q34);DEK-NUP214
9869	AML 伴 inv(3)(q21 q26.2)或 t(3;3)(q21;q26.2);RPN1-EVI1
9911	AML(原始巨核细胞性)伴 t(1;22)(p13;q13);RBM15-MKL1

续表

编码	描述
9861	AML 伴 NPM1 突变
9861	AML 伴 CEBPA 突变
9895	AML 伴骨髓增生异常相关改变
9920	治疗相关髓系肿瘤
9861	急性髓系白血病,非特指型
9872	AML,微分化型
9873	AML,非成熟型
9874	AML,伴成熟型
9867	急性粒-单核细胞白血病
9891	急性原始单核细胞和单核细胞白血病
9840	急性红白血病
9910	急性原始巨核细胞白血病
9870	急性嗜碱性粒细胞白血病
9931	急性全髓增殖伴骨髓纤维化
9930	髓系肉瘤
9898	与唐氏综合征相关的骨髓增殖
9727	原始(母细胞性)浆细胞样树突细胞肿瘤
	急性未定系列白血病
9801	急性未分化白血病
9806	混合表型急性白血病伴 t(9;22)(q34;q11.2);BCR-ABL 1
9807	混合表型急性白血病伴 t(v;11q23);MLL 重排
9808	混合表型急性白血病,B/髓系,非特指型
9809	混合表型急性白血病,T/髓系,非特指型
	前驱淋巴细胞肿瘤
9811	B 淋巴母细胞白血病/淋巴瘤,非特指型
9812	B 淋巴母细胞白血病/淋巴瘤,伴 t(9;22)(q34;q11.2);BCR-ABL 1
9813	B 淋巴母细胞白血病/淋巴瘤,伴 t(v;11q23);MLL 重排
9814	B 淋巴母细胞白血病/淋巴瘤,伴 t(12;21)(p13;q22);TEL-AML1(ETV6-RUNX1)
9815	B 淋巴母细胞白血病/淋巴瘤,伴超二倍体
9816	B 淋巴母细胞白血病/淋巴瘤,伴低二倍体(伴低二倍体 ALL)
9817	B 淋巴母细胞白血病/淋巴瘤,伴 t(5;14)(q 31;q32);IL3-IGH
9818	B 淋巴母细胞白血病/淋巴瘤,伴 t(1;19)(q 23;p13.3);E2A-PBX1(TCF3-PBX1)
9837	T 淋巴母细胞白血病/淋巴瘤

续表

编码	描述
	成熟 B 细胞肿瘤
9823	慢性淋巴细胞白血病/小淋巴细胞性淋巴瘤
9833	B 细胞前淋巴细胞白血病
9940	毛细胞白血病
9591	脾 B 细胞淋巴瘤/白血病，无法分类
9591	毛细跑白血病变异型
	成熟 T 细胞和 NK 细胞肿瘤
9834	T 细胞前淋巴细胞白血病
9831	T 细胞大颗粒淋巴细胞白血病
9831	慢性 NK 细胞淋巴增殖性疾病
9948	侵袭性 NK 细胞白血病
9724	儿童系统性 EB 病毒阳性 T 细胞淋巴增殖性疾病
9827	成人 T 细胞白血病/淋巴瘤

Swerdlow SH, Campo E, Harris NL, Jaffe ES, Pileri SA, Stein H。Thiele J, Vardiman J, eds. World Health Organization Classification of Tumours of Haematopoietic and Lymphoid Tissues. Lyon: IARC; 2008。

概述

白血病是一种造血系统的恶性肿瘤。可根据疾病的发展速度(急性与慢性)以及受累的主要谱系(髓系与淋巴系)对白血病进一步分类。一般而言，急性白血病的特点是细胞分化受阻，导致未成熟细胞(母细胞)的增殖。慢性白血病的异常细胞在诊断时分化表现相对正常，但其数目通常在骨髓和外周血中非常高。白血病的致命性通常是由于正常的造血功能被抑制，导致血小板减少及中性粒细胞减少，最终导致患者死于出血或感染。

对每种白血病的进一步亚分类取决于特定的异常基因[例如急性淋巴细胞白血病(acute lymphoblastic leukemia, ALL)中的 t(9;22)"费城(Philadelphia, Ph)染色体"]或细胞表型(如 B-和 T-细胞 ALL)。此外，由于急性白血病相对于慢性白血病(在年轻人中很少见)涉及更大的年龄范围，学者们也尝试将这些白血病按年龄细分为儿童性、成人性和老年性。但数年来，这类年龄的界限时有改变，并无固定的分界值。

由于白血病的非实体瘤特性，不宜采用 TNM 分期系统。而对于不同类型的白血病，具有临床意义的分期方式也各不相同。

急性髓系白血病

分类原则

临床分期

急性髓系白血病(acute myeloid leukemia, AML)是一种造血系统的恶性肿瘤，伴造血干细胞/祖细胞(hematopoietic stem/progenitor cells, HSPC)具有遗传学和表观遗传学的典型改变，这些改变引起关键信号转导通路失调，导致未分化的髓系细胞扩增[1]。AML 可大致分为两大类，原发 AML 和继发 AML。原发 AML 无明显的前驱疾病。继发 AML 是指在接受细胞毒性药物治疗后(t-AML)或前驱血液系统疾病(antecedent hematologic disorder, AHD；例如骨髓增生异常综合征)发展为 AML。这些前驱血液系统疾病涉及明显的核型和分子改变，包括暴露于拓扑异构酶抑制剂后的 MLL 易位或使用烷化剂后的复杂核型[2]。然而，一些看似原发 AML 患者也存在见于继发性 AML 的基因组改变，这些患者的临床表现通常也与继发性 AML 相似[3]。

AML 中存在很多明确的体细胞核型和分子改变，尽管其中的许多改变与独特的临床表型相关，但大多数并无预后价值，用于治疗干预的特定靶点或具体通路亦未明确[1]。儿童性 AML 缺乏治疗靶点的情况尤甚，其部分原因可能是：年龄相关分子改变演进的研究显示年幼的儿童 AML 相较于年长的儿童 AML 和青少年 AML 有显著的差异。此外，儿童 AML 基因变异若图谱亦与成人 AML 显著不同[4,5]。

AML 可发生于幼童，占儿童白血病的 25%；然而，该病在成年人中更为普遍，一般认为是老年性疾病，中位诊断年龄接近 70 岁。对最新监测、流行病学和结果(Surveillance, Epidemiology, and End Results, SEER)数据库的评估有助于更好地了解 AML 的发病率(http://seer. cancer. gov/statfacts/html/amyl. html)。这些数据表明 AML 在儿童和年轻人的发病率低，在老年人中显著增加[6]。然而，进一步研究发现，年轻 AML 患者(<40 岁)发病的高峰为婴儿期，发病率为 1.6/10 万，与 40 岁成人的发病率类似。自婴儿期往后，1~10 岁儿童 AML 的发病率随年龄增长每年下降约 0.12/10 万，至 10 岁时发病率降为 0.4/10 万。在之后的 30 年，AML 的发病率以每年增加 0.02/10 万的速度逐年上升，至 45 岁时达到 1.3/10 万，与婴儿期发病率相当。在 40~50 岁之间，AML 发病率大幅上升大约增至之前的 10 倍，65 岁达 6.2/10 万。之后 AML 的发病率再次大幅增加，发病率是年轻人群(10~40 岁)的 30 余倍。60 岁至 65 岁以上人群 AML 发病率自发上升，通常具有复杂的细胞遗传学改变，这些变化与 MDS 或因其他疾病化疗引起的 AML 非常类似[7]。这一过程揭示"自发性"AML 存在潜在的 MDS 演进和/或长期毒素暴露的累积效应。少数(5%~10%)因其他疾病接受化疗发展为 AML 的患者

具有解毒致癌物相关基因特定多态性[8~10]。

衰老伴随的异常基因在 AML 中同样日益显著，诸如 *DNMT3a* 和 *ASXL*[11]。这一发现提示，AML 的发生和其他癌症一样，是一个逐年累积的多步骤过程。AML 的基因图谱诚然复杂，报道显示原发性 AML 平均存在 13 个编码基因突变，其中 5 个发生于重现突变的基因，并在 AML 的发病机制中起重要作用[1]。大多数基因突变似乎是正常 HSPC 的随机事件，并且这些突变会在 HSPC 获得少量的“驱动”突变后依然保留。然而除上述“驱动”突变外，不可忽略的是，在 AML 演化过程中，大量新获得的关键突变也会成为疾病进展的驱动因素[12]。这些新增突变可能发生于初始突变下游，或者发生于初始突变水平的细胞通路，而 AML 化疗可能加速这一进程。如此一来，基础克隆可产生各种潜在耐药的亚克隆，并可能在疾病复发时占主导地位。因此 AML 至少在分子水平是一种“进展性”疾病。

实验室检查

与实体肿瘤不同，AML 往往在诊断时即伴有广泛播散，因此，TNM 分期系统实用价值不大。多年来，AML 几乎完全依照形态学进行分类，并以法美英系统（French-American-British，FAB）占主导地位[13]。仅在骨髓或外周血中检测到>30%的髓系原始细胞时才可诊断 AML，这些原始细胞主要通过粒细胞（过氧化物酶）或单核细胞系（酯酶）的特征性组织化学染色来识别。FAB 系统可识别中 M0 到 M7 的不同亚型。FAB 系统的一个问题是除 M3 急性早幼粒细胞白血病（acute promyelocytic leukemia，APL）之外，其他亚型的临床相关性十分有限。与其他类型 AML 不同，无论是否联合伊达比星等蒽环类药物，APL 可通过全反式维 A 酸联合三氧化二砷即得以治愈。此外，随着对细胞遗传学和分子异常对于预后影响认识的逐渐加深，任何分类系统都需要包含上述信息。世界卫生组织（World Health Organization，WHO）系统应运而生，是目前最广为接受的 AML 分类系统[14]。

值得注意的是，与 FAB 系统不同，WHO 系统对 AML 的诊断标准是>20%的原始细胞。这一变化是基于考虑了包括细胞遗传学以及原发或继发（不利的）AML 在内的各种预后因素的情况下，存在 21%~30%原始细胞的患者在接受相同的治疗后，与存在>30%原始细胞的患者具有相同的转归[15]。然而，一些专家认为以最小原始细胞数目来确定的标准（许多合作组使用 10%）均过于简单，容易忽视 AML 治疗中的复杂诊疗策略。如今，髓系原始细胞的识别不再依靠组织化学染色，而是凭借细胞表面抗原识别（表 83.1）。

表 83.1 诊断 AML 和混合表型急性白血病（mixed phenotype acute leukemia，MPAL）的细胞表面和细胞质标记物的表达

AML 诊断 *	
前体阶段	CD34，CD38，CD117，CD133，HLA-DR
粒细胞标记物	CD13，CD15，CD16，CD33，CD65，细胞质髓过氧化物酶
单核细胞标记物	非特异性酯酶（NSE），CD11c，CD14，CD64，溶菌酶，CD4，CD11b，CD36，NG2 类似物**
巨核细胞标记物	CD41（糖蛋白Ⅱb/Ⅲa），CD61（糖蛋白Ⅲa），CD42（糖蛋白Ⅰb）
红细胞标记物	CD235a（糖蛋白 A）
MPAL 诊断 ***	
髓系	MPO 或粒系分化的证据（至少以下两个：NSE，CD11c，CD14，CD64，溶菌酶）
B 系	CD19（强表达）及至少以下一项阳性：CD79a，cCD22，CD10 或 CD19（弱表达）及至少以下两项阳性：CD79a，cCD22，CD10
T 系	CCD3 或膜表面 CD3

* 该表提供了 AML 诊断可选分子标志，而非必须分子标志。

** 大多数存在 11q23 异常的患者表达可与单克隆抗体 7.1 反应的 NG2 同源物（由 CSPG4 编码）。

*** 世界卫生组织分类要求为某群异常细胞找到一个以上骨髓谱系[30]。值得注意的是，在 MPAL 中骨髓谱系的要求比建立 AML 诊断要求更严格。另外，独立的淋系和髓系亚群亦可诊断 MPAL。

WHO 系统的四大类可囊括绝大多数 AML 患者：AML 伴重现性细胞遗传学异常，AML 伴骨髓增生异常相关改变，治疗相关性 AML 和 AML 非特指型（表 83.2）。

表 83.2 AML 和相关前驱肿瘤，以及急性未定系列白血病

伴有重现性基因突变的 AML
AML 伴 t(8;21)(q22;q22.1)；RUNX1-RUNX1T1
AML 伴 inv(16)(p13.1q22)或 t(16;16)(p13.1;q22)；CBFB-MYH11
APL 伴 PML-RARA *
AML 伴 t(9;11)(p22.3;q23.3)；MLLT3-KMT2A **
AML 伴 t(6;9)(p23;q34.1)；DEK-NUP214
AML 伴 inv(3)(q21.3q26.2) or t(3;3)(q21.3;q26.2)
AML（原始巨核细胞）伴 t(1;22)(p13.3;q13.1)；RBM15-MKL1
AML 伴 NPM1 突变
AML 伴双等位基因 CEBPA 突变
临时分类：AML 伴 BCR-ABL1
临时分类：AML 伴 RUNX1 突变
AML 伴 MDS 相关改变 ***
治疗相关的髓系肿瘤 ****

续表

AML 非特指型
AML 微分化型
AML 非成熟型
AML 伴成熟型
急性粒-单核细胞白血病
急性原始单核细胞和单核细胞白血病
急性红白血病
急性原始巨核细胞白血病
急性嗜碱性粒细胞白血病
急性全髓增殖伴骨髓纤维化(急性骨髓纤维化;急性骨髓硬化)
髓样肉瘤(髓外髓样肿瘤;粒细胞肉瘤)
与唐氏综合征相关的骨髓增殖(暂时性骨髓增生性疾病)
短暂性异常骨髓增生(暂时性骨髓增生性疾病)
与唐氏综合征相关的髓系白血病
原始浆细胞样树突状细胞肿瘤
急性未定系列白血病
急性未分化型白血病
混合表型急性白血病伴 t(9;22)(q34;q11.2);BCR-ABL1 *****
混合表型急性白血病,t(v;11q23);KMT2A 重排
混合表型急性白血病,B/髓系,非特指型
混合表型急性白血病,T/髓系,非特指型
临时分类:自然杀伤(NK)细胞淋巴母细胞白血病/淋巴瘤

改编自 Lindsley 等[3]。诊断 AML 的必要条件是骨髓异常细胞数量≥20%,除了伴有遗传异常的 t(15;17),t(8;21),inv(16)或 t(16;16)和一些红白血病。

* 其他涉及 RARA 的其他重现性易位应如下报告:例如,AML 伴 t(11;17)(q23;q12)/ZBTB16-RARA 易位:AML 伴 t(11;17)(q13;q12)易位;NUMA1-RARA;AML 伴 t(5;17)(q35;q12)易位;NPM1-RARA;或 AML 伴 STAT5B-RARA 易位(后者在常规细胞遗传学分析中有正常的 17 号染色体)。

** 其他涉及 KMT2A(MLL)的其他重现性易位应如下报告:例如,AML 伴 t(6;11)(q27;q23)易位;MLLT4-混合谱系白血病;AML 伴 t(11;19)(q23;p13.3)易位;MLL-MLLT1;AML 伴 t(11;19)(q23;p13.1)易位;MLL-ELL;AML 伴 t(10;11)(p12;q23);MLLT10-混合谱系白血病。

*** 超过 20%的血液或骨髓原始细胞和以下任何一种:既往 MDS 或骨髓增生异常/骨髓增殖性肿瘤(MDS/MPN)的病史,骨髓增生异常相关的细胞遗传学异常(见下表):至少两个细胞系多谱系发育不良的细胞≥50%并且无相关疾病,未接收细胞毒性治疗,无上述重现性遗传异常。足以诊断伴有骨髓增生异常相关的 AML 的细胞遗传学异常包括:

- 复杂核型(定义为三种或更多种染色体异常)
- 不平衡变化:-7 或 del(7q);del(5q)或不平衡 t(5q);i(17q)或 t(17p);-13 或 del(13q);del(11q);del(12p)或 t(12p);idic(X)(q13)
- 平衡变化:t(11;16)(q23.3;p13.3);t(3;21)(q26.2;q22.1);t(1;3)(p36.3;q21.2);t(2;11)(p21;q23.3);t(5;12)(q32;p13.2);t(5;7)(q32;q11.2);t(5;17)(q32;p13.2);t(5;10)(q32;q21);t(3;5)(q25.3;q35.1)

**** 治疗相关的血液肿瘤细胞毒性药物:烷化剂,电离辐射疗法,拓扑异构酶Ⅱ抑制剂。

***** BCR-ABL1 阳性白血病可以 MPAL 形式存在,但应作为 BCR-ABL1 阳性 ALL 治疗。

AML 伴重现性基因突变

以 inv(16)、t(16;16)以及 t(8;21)为特征的细胞遗传学突变统称为“核心结合因子(core-binding factor,CBF)复合物组”。CBF 是一种含一个 β 亚基和三个 α 亚基的转录调节因子,RUNX1 和 RUNX1T1 t(8;21)易位影响其中一个 α 亚基,CBFB-MYH11 易位则影响 β 亚基。基于研究人群年龄的调查显示,5%~15%的患者为 CBF-AML,这类患者对阿糖胞苷敏感,因而可从高剂量的阿糖胞苷中获益且预后相对较好[16]。虽然 t(8;21)及 inv(16)经常被归为同一类,但两者临床表现迥然,后者常可达到多次缓解进而延长生存期[17]。

如前所述,t(15;17)突变是 FAB 分型中 M3 的特征。大约 5%的 APL 患者细胞遗传学为正常,因此评估与 t(15;17)相关的 PML-RARα 突变至关重要[18]。PML 和 RARa 基因的易位突变导致早幼粒细胞分化受损,这是 APL 的重要标志。PML 的异常定位引起细胞核免疫荧光的改变,这是诊断 APL 最快速的方法[19]。

83

混合谱系白血病(Mixed lineage leukemia,MLL)的基因突变与第 11 号染色体(11q)长臂的缺失或易位相关。不同 MLL 的临床特征差异较大,例如,MLLT3 易位引起 t(9;11)突变的 MLL 的预后优于其他基因突变类型的 MLL[20]。因而将某种类型的 AML 归类为“MLL AML”实则将该类疾病的一致性过分简化。进一步认识 MLL 的基因突变尤为重要,因为针对 MLL 靶向药 DOT1L 抑制剂在临床试验中已获疗效(通常疗效轻微)[21]。

t(6;9)(使 *DEK* 和 *NUP214* 基因易位)通常与嗜碱性粒细胞增多有关,80%的病例具有 *FLT3* 基因的内部重复序列(internal tandem duplication,ITD);AML 亚型中 t(6;9)常与 *FLT3 ITD* 相关[22]。2008 版 WHO 系统未将 *FLT3 ITD* 归于重现性基因突变类别中(表 83.2),因为在约 30%的病例中,出现 *FLT3 ITD* 的患者在复发时为 *FLT3 ITD* 阴性,反之亦然[23]。因此 *FLT3 ITD* 可能不是基础的基因突变。相比之下,*NPM1* 或 *CEBPA* 突变状态在诊断和复发之间的变化不大,因此 WHO 分类标准中囊括了这些基因突变[24]。尽管如此,*FLT3 ITD*、*NPM1* 突变和 *CEBPA* 双等位突变均对判断预后具有重要意义。NPM1 突变和 CEBPA 双等位突变的患者具有相对较好的预后,而伴 *FLT3 ITD* 的患者相反;FLT3 酪氨酸激酶结构域(tyrosine kinase domain,TKD)的突变与预后相关性较低。上述突变的重要性取决于发生背景。例如,与低等位基因负荷较低的患者相比,<50%等

位基因有 *FLT3 ITD* 的患者的预后较差，而伴 *NPM1* 突变及 *FLT3 ITD* 患者的预后较只有 *NPMI* 突变的患者更差[26]。

值得注意的是，WHO 认为患者一旦存在 RUNX1-RUNX1TI［即 t(8;21)］或 CBFB-MYH11［即 inv16 或 t(16;16)］异常均可诊断为 AML，而不论外周血原始细胞的计数[14]。临床实践中已得到证实，这些患者对 AML 治疗的反应与<20%原始细胞患者的治疗反应相似[15]。因此在 *NPM1* 和/或 *CEBPA* 双等位突变患者中，原始细胞计数对 AML 的诊断并非必要。

AML 伴骨髓增生异常相关改变

如果骨髓中原始细胞>20%或骨髓象表现为骨髓增生异常(myelodysplasia，MDS)，既往有 MDS 史或骨髓增殖性肿瘤(myeloproliferative neoplasm，MPN)史，或存在 MDS 相关的细胞遗传学异常但不伴 AML 特有的特异性遗传异常时，则判断患者属于 AML 伴 MDS 相关改变，如表 83.2 所示。MDS 相关的细胞遗传学异常包含复杂的核型(至少三个不同的克隆异常)、单体或缺失的 5 和/或 7 号染色体(-5，del 5q，-7，del 7q)、t(3;5)(q25;q34)以及非 MLL 的染色体 11q 的变化。

上述定义存在一些问题。例如，病理学家对增生异常判断的一致性并不理想，增生异常与预后的相关性仍存在疑问[27]。最后，如前所述，从基因组学鉴别原发性和继发性 AML(如在 MDS 或 MPN 背景下出现)可能比临床特征更有优势[3]。

治疗相关的 AML(t-AML)

治疗相关的 AML 通常分为烷化剂(如环磷酰胺或美法仑)相关性 AML 及拓扑异构酶Ⅱ反应性药物(如蒽环霉素或依托泊苷)相关性 AML[2]。经烷化剂治疗的患者多存在 5~10 年的潜伏期和复杂的细胞遗传学。经拓扑异构酶Ⅱ反应性药物治疗的患者常出现染色体 11q 的异常或平衡易位，例如 t(15;17)或 t(8;21)。此类病例通常被视为"具有重现性基因异常的 AML"[14]，这种看法从预后的角度看具有一定的合理性，具有 t(15;17)，t(8;21)或 inv(16)的 t-AML 患者的预后的与本身携带这种遗传学异常的患者预后基本相同[28]。

判断一名患者是否为 t-AML 类别并不简单，例如经烷化剂治疗后潜伏期<10 年的患者。因此在这里再次说明，基于基因模式诊断继发性 AML 较依据临床特征可能是更好的选择。

非特指型 AML

非特指型 AML 指不属于表 83.2 中说明的其他类型 AML，约占所有病例的 25%。非特指型 AML 基本可以采用 FAB 命名法进行分类。随着 WHO 采纳更多的 AML 遗传亚型，上述类型患者可能会越来越少。

基于西南肿瘤学组(SWOG)、安德森癌症中心、英国医学研究委员会/美国国立癌症研究所(MRC/NCRI)、荷兰-比利时血液学合作试验组中心及瑞士临床癌症研究小组(HOVON/SAKK)的 5 848 例非特指型 AML 患者的数据，Walter 等[29] 研究了非特指型 AML 的不同亚型对预后的影响，如微分化型 AML(M0)，不成熟型 AML(M1)和成熟型 AML(M2)。经多因素调整后，与 M1、M2、M4、M5、M6 相比，FAB M0 是低完全缓解率、易复发、总生存短等不良结局的独立预后因素，M7 的预后价值尚未明确。然而，仅对已知 NPM1 阴性患者而言，FAB M0 并不与较差预后相关，因此需进一步认识到 NPM1 阴性/CEPBA 阴性的患者(即排除"NPM1 突变的 AML"和"CEBPA 突变的 AML"；表 83.2)不影响上述结果。因此，若存在关于 NPM1 和 CEBPA 突变的信息，非特指型 AML 的 FAB 分类不再提示预后信息。

预后因素

临床治疗所需的预后因素

本节中的预后因素是诊断急性髓细胞性白血病所必需的。

因素	定义	临床意义	证据级别
年龄	按年月排序	高龄与治疗相关死亡率(treatment related mortality，TRM)和治疗抵抗性相关	Ⅰ
Zubrod PS 评分	0 或 1=症状最轻；4=卧床；3=在床上时间 50%~100%，2=1 和 3 之间	PS 3~4 是 TRM 的独立相关因素	Ⅰ
造血细胞移植并发症指数(Hematopoietic cell transplantation comorbidity index，HCT-CI)	参考 Hunger 等[31]	HCT 后 TRM 风险的决定因素	Ⅰ

续表

因素	定义	临床意义	证据级别
细胞遗传学	根据 Dohner 等[25] 分类为“有利”，“中间”或“不利”	治疗耐药性的重要预测因子；具“不利”及“中间”细胞遗传学的患者可采用 HCT 和/或新药治疗	Ⅰ
NPM1、*FLT3* 及 *CEBPA* 基因状态	①缺乏 FLT3 内部重复序列的 NPM1 突变 ②双等位基因 CEBPA 突变 ③FLT3 内部重复序列	①极低复发风险，无需 HCT ②同① ③高复发的风险足以证实 HCT 的；患者可接受化疗联合“FLT3”抑制剂，特别是多靶点药物如米哚妥林	Ⅰ

临床治疗推荐的其他因素

因素	定义	临床意义	证据级别
完成诱导化疗或缓解化疗后的可测量残留灶（measurable residual disease，MRD）	多参数流式细胞检测，和/或特定基因突变的分子检测，如 NPM1、CBFB-MYH11、RUNX1-RUNX1T1、PML-RARA	MRD 与高复发风险相关，这一点或许较前述分期因素更为重要。	Ⅰ
ASXL、*TET2* 和 *TP53* 基因	突变检测	与 HCT 后高复发风险有关	Ⅰ[26]

83

儿童急性淋巴细胞白血病

概述

急性淋巴细胞白血病（acute lymphoblastic leukemia，ALL）是儿童最常见的恶性肿瘤，占所有恶性肿瘤的近 30%。幸运的是，近四五十年来，儿童 ALL 的治愈率明显提高，从 20 世纪 60 年代的 15%～20%升至如今的 80%～90%[31]。如此显著的改善得益于联合化疗的应用，高度严谨、团队协作的临床试验所取得的进展，症状前或预防性中枢神经系统治疗，常用药物的强化以及基于重要的临床或实验室预后因素的危险分层治疗。儿童 ALL 的治疗目标在于最大限度提高治愈率，并使生长期儿童的短期和长期副作用最小化。

虽然有研究显示，青少年和年轻成年患者接受儿童 ALL 治疗方案的效果更好，但儿童白血病的临床和生物学特征不同于成人。

分类原则

临床分期

ALL 的常见症状包括疲劳、发热、瘀青/瘀点和骨/关节疼痛，无法解释的跛行也可提醒临床医生诊断白血病的可能性。约 1/3～1/2 的儿童有淋巴结肿大和/或肝脾肿大，上述症状在 T-ALL 较 B-ALL 更常见。儿童 ALL 常伴有 ALL 相关性贫血（50%患儿出现血红蛋白<8g/dl）、中性粒细胞减少，和/或血小板减少（75%～80%患儿出现血小板计数 $\leqslant 100\times10^9/L$），但当原始细胞完全替代骨髓细胞时，外周血计数可能正常[32]。类似地，原始细胞可在外周血涂片中被检出，但仅从形态学并不能给出明确诊断。而在大多数情况下，行骨髓穿刺及活检方可明确诊断。ALL 和淋巴母细胞淋巴瘤（lymphoblastic lymphoma，LLy；B 或 T）之间的区分并不严格，治疗也相似，但 LLy 的治疗期通常较短。ALL 和 LLy 的定义通常基于墨菲分期系统：骨髓原始细胞浸润<25%的患儿为Ⅳ期 LLy，骨髓原始细胞浸润≥25%的患儿为 ALL[33]。

约 5%儿童表现为明显的中枢神经系统（central nervous system，CNS）白血病，无论脑脊液中是否检出原始细胞，这些患者可有脑神经累及[32]。CNS3 疾病（见细胞学定义的预后因素）与不良的结局相关[34]。这些患者需要额外剂量的鞘内化疗和头颅放射治疗。同样，极少数（<1%）男性可伴睾丸累及，但不影响预后[35]。尽管如此，这些患者仍需额外强化治疗，尤其在诱导化疗效果较差的情况下。

尽管一些临床指标已用于 ALL 危险分层，年龄似乎才是最重要的预后因素，最初的危险分层治疗也是基于年龄和白细胞计数（WBC）。以上两个因素是连续性变量，而国际共识则定义了标准风险

(standard risk,*SR*;年龄 1~10 岁,初始 WBC 计数<50 000μl;5 年生存率<90%)和高风险(high risk,*HR*;年龄≥10 岁和/或白细胞计数≥50 000μl;5 年生存率<80%)[36]。婴儿形成独特的生物学亚组,因为大多数婴儿患者存在 MLL 基因重排,通常为 t(4;11)(q21;q23)*MLL-AF4*[37]。伴 CNS3 疾病的患者也属于非常高危组。性别也是预后因素之一,女性患儿较男性患儿预后好,尽管不影响风险分层,但某些方案里女性患儿的治疗时间较短。

实验室检查

一些实验室指标会影响预后,以白细胞计数最为显著。从定义上,骨髓中白细胞必须≥25%才构成 ALL 的诊断。法国-美国-英国(FAB)工作组制订了统一的形态学分类[13]。L1 为最常见的亚型,占患者总数的 85%~90%(细胞大小一致,胞质少,核仁不明显)。L2 占患者总数的 10%~15%,其细胞大小不同,胞质更丰富,核仁更突出,如果仅基于形态学,可能会与原始粒细胞混淆。L3 变异体(占 ALL 患者总数的 1%)的特征在于具有嗜碱性细胞质和液泡的大细胞,与 Burkitt 淋巴瘤细胞相同,这种亚型几乎都携带 *MYC* 易位。L1 和 L2 亚型之间没有明显预后差异,*MYC* 重排的 L3 变异体应按照 Burkitt 淋巴瘤的方案治疗。

在急性淋巴细胞白血病中,约 15%被分类为 T-ALL(细胞质[c]CD3,TdT,或表达以下中的 2 个或以上:CD5、CD7、CD8、CD4、CD2、CD1a);85%被分类为 B-ALL(CD19、cCD22、CCD79a、CD10 和 TdT)。T-ALL 通常具有高危临床特征,例如年龄较大和白细胞计数较高。[注:基于年龄和白细胞计数,2/3 的 B-ALL 病例被归为美国国立癌症研究所(National Cancer Institute,NCI)SR,但仅 1/3 的 T-ALL 病例被归为 NCI SR。]T 细胞免疫表型也具有独立的预后意义,通常这类患者需接受与 B-ALL 截然不同的高强度治疗方案。T-ALL 的预后已得到很大改善[38]。早期 T 细胞前体(early T-cell precursor,ETP)ALL 是近期被发现的一个亚型,具有特征性免疫表型[CD1a-、CD8-、CD5^{dim} 及 1 个或以上干细胞或髓系抗原(CD13、CD33、CD34、CD117 或 HLA-DR)][38,39]。尽管既往 ETP ALL 与不良预后相关,最新证据显示,若基于包含微小残留病灶(minimal residual disease,MRD)检测的危险分层进行治疗,这些患者与非 ETP ALL 患者的预后无明显差异[40]。混合表型的急性白血病(mixed phenotype acute leukemia,MPAL)罕见,其诊断基于前文提到的成人 ALL 分类标准。一般来说,MPAL 患者接受 ALL 的治疗方案而非 AML 的方案,能够有更好的转归。

除免疫表型外,病理分类还包括遗传学亚组。尽管儿童 ALL 的治疗主要依据免疫表型(T 或 B)和 NCI 危险度(SR 或 HR),但细胞遗传学亚组在改善危险分层治疗中仍起到重要作用。小儿 ALL 的细胞遗传学病变谱与成人明显不同,这也部分解释了为什么儿童患者的预后总体上比成年患者更好。对预后有利的超二倍体亚组和 t(21;21)(p13;q22)EVT6/RUNX1 亚组在 B-ALL 中超过 50%,而在成人中少于 10%;t(9;22)(q34;q11.2)BCR-ABL1 仅占儿童 ALL 的 2%,而成人中占≥20%[41,42]。

预后因素

将预后因素积分纳入治疗决策已成为现代儿童 ALL 治疗的标志。具有代表性的预后因素包括:诊断时的年龄和白细胞计数(NCI 风险组)、CNS 状态、原始细胞的细胞遗传学和分子遗传学特征及通过特定时间点 MRD 对早期治疗反应的评估,以上因素构成了低危组、标危组、高危组和非常高危组的分层基础;根据所用方法的具体情况,以上四组预计无事件生存率分别为>95%,90%~95%,85%~90%和<80%[43]。

初次治疗通常基于年龄和白细胞计数分组。共识会议制订了 SR ALL(年龄 1~10 岁和白细胞计数<50 000/μl)和 HR ALL 的定义(年龄≥10 岁或白细胞计数≥50 000μl)[36]。根据所使用的诱导方案,高危患者可接受强化治疗。总体而言,尽管强化治疗已极大改善 T-ALL 患者的预后,但 T-ALL 患者的预后仍比 B-ALL 患者差[31]。

髓外病变也影响疾病的转归。CNS 状态是根据治疗开始时脑脊液中原始细胞的情况而定义的:CNS3(WBC>5/μl 或脑神经浸润)、CNS2[WBC<5/μl 但细胞离心出现原始细胞(Thermo Scientific. Waltham. MA)]和 CNS1(WBC<5/μl 且没有原始细胞)。真正的 CNS 累及可与腰穿所致损伤相鉴别,但也有研究显示腰穿操作与无复发生存时间短相关。CNS3 状态与较差预后关系密切,且许多患者需要颅脑放疗,尽管最新指南指出,强化全身治疗可允许完全放弃颅脑放疗而不减少无事件生存(event-free survival,EFS)[34,44,45]。大多数研究显示 CNS2 状态也与较差的 EFS 相关,且许多指南要求对这些患者进行额外的鞘内治疗。基于现行的方案,睾丸病变似乎不影响治疗结果,

但如果临床症状不能够通过诱导治疗缓解，患者可能需要额外治疗，例如放疗[35,46]。

原始细胞的细胞遗传学特征在儿童 ALL 风险分层中发挥重要作用，在多因素分析中，它们仍具有预后意义。自 20 世纪 80 年代以来，观察发现染色体在 50～67 条之间的超二倍体 ALL 患儿，其预后特别好[47]。关于干系染色体数（modal chromosome number）还是某些三体型影响生存，目前仍在争论中。例如，儿科肿瘤学组和儿童癌症组的研究显示了 4、10、17 三体的重要作用，而医学研究委员会的临床试验显示 18 三体是最重要的预后预测指标[48,49]。其余研究显示干系染色体数是最为重要的预后因素[50]。类似地，许多研究表明，t（12；21）EVT6/RUNX1（TEL/AML1）融合与较好的预后有关[51,52]。这一融合基因通常由隐匿易位所致，该易位可通过荧光原位杂交（FISH）或反转录聚合酶连锁反应（RT-PCR）检测出来。

相反，三种细胞遗传学亚组与不良预后相关，现已被常规纳入危险分层。亚二倍体（<44 条染色体）与极差的预后相关。低倍体核型（30～39 条染色体）和近单倍体（25～29 条染色体）预后尤其差，且可携带 p53 突变。MLL 基因（11q23）重排在儿童 ALL 患者的发生率为 2%～5%，并且在 1 岁以下的婴儿常见[37]。MLL 重排有许多不同的融合伴侣（fusion partner），但最常见的易位是 t（4；11）（q21；q23）（MLL-AFF1［AF9］）、t（9；11）（p22；q23）（MLL-MLLT3［AF9］）和 t（11；19）（q23；p13.3）（MLL-MLLT1）[53]。MLL 重排对 1 岁以上儿童预后的影响不甚明确；有些协作组将所有此类患者纳入强化治疗组，有些协作组则仅将携带某些特定的 MLL 伴侣基因［如 t（4；11）］的患者纳入强化治疗组，还有些协作组未将此因素纳入临床决策[48,54]。需注意的是，11q23 删失通常不会影响 MLL 基因，因此不作为治疗分层的依据，MLL 重排的 T-ALL［t（11；19）］患者预后较好。iAMP21 是指 RUNX1 基因的三个额外拷贝数，一般在应用 FISH 检测 EVT6/RUNX1 时被发现。一直以来，此类患者预后极差，但强化治疗方案可改善其预后。

BCR-ABL1 融合基因（Ph+）是 t（9；22）（q34；q11）易位的产物，可见于 3%～5% 的 ALL 患儿，而在成人 ALL 患者中可达 25%。Ph+ALL 患者的预后较差，7 年 EFS 率仅为 31%[57]。尽管这些患者可从大剂量化疗联合造血干细胞移植（hematopoietic stem cell transplantation，HSCT）中获益，但大多数患者仍会复发。然而，结合酪氨酸激酶抑制剂（TKIs）治疗对 Ph+ALL 患者的预后具有重要影响，接受化疗联合伊马替尼而不行 HSCT 的患者的 7 年 EFS 率可达 71%[58,59]。

与 B-ALL 相反，细胞遗传学变异通常不纳入 T-ALL 危险分层，因为大多数研究发现一旦考虑早期反应，细胞遗传学变异均不是独立预后因素。大多数 T-ALL 具有 NOTCH 通路的激活，伴 NOTCH 基因本身突变（50%）或 FBXW7 突变（20%），后者编码一种降解 NOTCH 的蛋白[60]。罕见情况下，t（7；9）（q34；q34.3）易位可激活 NOTCH。关于 NOTCH 激活对预后影响的重要性的报道迥异，但目前并不常规将其作为危险分层的因素[61]。

近来，研究者发现了一种“Ph 样”ALL 亚型，该亚型与 Ph+ALL 具有类似的基因表达特征，但缺乏 BCL-ABL 融合基因[62,63]。Ph 样 ALL 约占青少年患者的 15%，年轻成人 ALL 的 25%。大多数研究表明这类患者预后较差，甚至在早期缓解的患者中，Ph 样 ALL 也是独立的不良预后因素。Ph 样 ALL 被定义为伴有可导致类似 BCR/ABL1 融合基因的染色体易位或基因组重排，如 ABL1（非 BCR）、ABL2、CSF1R 以及血小板生长因子受体 β（PDGFRB）的融合，部分该类患者可使用美国食品药品管理局认证的酪氨酸激酶抑制剂（TKI）进行治疗。还有部分 Ph 样 ALL 的基因突变或重排激活了 JAK 信号通路，对 JAK2 抑制剂如卢索替尼治疗有效[64]。目前一些旨在评价在化疗基础上添加靶向治疗疗效的临床研究正在进行。

许多研究表明，细胞因子受体 *CRLF2* 的表达失控与不良预后相关[65,66]。*CRLF2* 过表达与位于 X 或 Y 染色体伪常染色体区域（PAR1）的 *CRLF2* 与 IgH 位点发生易位有关，或是由 PAR1 的中间缺失将 *P2RY8* 启动子并置到 *CRLF2* 基因而引起（在唐氏综合征患者中常见）。然而，大量 *CRLF2* 过表达的病例中并不存在这种基因组病变[67]。如前所述，由于 *CRLF2* 过表达和许多其他基因异常相关，如通过突变或重排激活 JAK 通路（见于 Ph 样 ALL）和 *IKZF1* 缺失，因此 *CRLF2* 过表达是否具有独立预后意义尚有争议[67]。*CRLF2* 过表达不常规用于患者分层，但可能对选择适合 JAK 抑制剂靶向治疗的患者时有重要意义。

多种重现性的亚显微扩增和缺失是 ALL 的特点之一[68]。B 细胞发育相关基因 *IKZF1* 缺失或突变在 ALL 中的发生率约为 15%，与高复发风险有关[62]。

83

然而，其他的研究中并未显示它们是独立的预后因素，这可能与和其他基因异常的协同效应有关。

决定预后的最重要因素是治疗反应，因此其对危险分层有重要作用。早期研究表明，诱导期第一周外周血的形态学反应（如原始细胞退化）和第7~14天骨髓的反应具有较高的预后价值[69,70]。敏感性更高的MRD检测方法已被研发用于疾病评估。尽管有98%的ALL患者在标准形态学基础评判为达到缓解，仍有30%的患者可通过更敏感的手段在骨髓中检出残留病灶。MRD的检测有两种基本方法：利用PCR扩增检测克隆性抗原抗体重组或融合转录，利用流式细胞术检测异常白血病相关免疫表型。PCR的灵敏度为10^{-5}，流式细胞术的灵敏度为10^{-4}。因此，PCR灵敏度更高，但技术更复杂，检测周期更长。流式细胞术可在24小时内完成，有利于快速制订临床决策。

多因素分析发现，对于儿童ALL患者而言，诱导缓解后MRD是最重要的预后因素。根据流式MRD结果，MRD<0.01%的患者5年EFS率为88%，MRD 0.01%~0.1%的患者5年EFS率为59%，MRD 0.1%~1.0%的患者5年EFS率为49%，MRD>1.0%的患者5年EFS率为30%[71]。应用较晚的时间点（time point，TP）或有助于获得更准确的诱导缓解后MRD阳性患者的预后结果。诱导缓解后和巩固化疗后MRD均阳性的患者的5年EFS率为25%~56%。采用PCR法检测MRD的研究也显示类似的趋势。诱导缓解后和巩固化疗后MRD均阴性的B-ALL患者的5年EFS率为92%，而诱导末期MRD阳性、巩固末期MRD阴性（<0.01%）的患者的5年EFS率为77.6%。诱导末期和巩固末期MRD均阳性的患者的5年EFS率为50.1%[72]。

由于大多数T-ALL患者在诱导治疗末期的MRD为阳性，巩固治疗末期MRD状态对T-ALL尤其重要。在迄今为止一项最大的临床研究中，研究人员分别在TP1（第33天，MRD阴性定义为<10^{-4}）和TP2（第78天，MRD阴性定义为<10^{-3}）检测MRD，3组患者（TP1和TP2MRD均阴性、TP1阳性/TP2阴性、TP1和TP2均阳性）MRD阳性率分别为91.1%、80.6%和49.8%[73]。

二代测序检测抗原受体重排具有相当高的可靠性和敏感性（灵敏度10^{-6}~10^{-5}）[74]。它还可以检测到PCR和流式细胞术不能发现的残留病灶，但该技术增加的成本能否值得它的诊断优势还有待进一步确定。

表83.3　儿童ALL中的重现性细胞遗传学异常及预后意义

细胞遗传学异常	预计发生率	预后意义
B-ALL		
超二倍体	30	好
t(12;21)EVT6/RUNX1	25	好
t(1;19)TCF3(E2A)/PBX1	6	中性
亚二倍体(<44)	1	差
t(9;22)(q34;q11)BCR/ABL1	2	差*
MLL(11q23)重排	6	差
iAMP21	1	差
T-ALL		
TAL1重排t(1;14)(p32;q11)和del1(p32)	3~10	不明
间质SCL-TAL1		
TLX1(HOX11)融合t(7;10)(q34;q24):t(10;14)(q24;q11)	7	不明
t(5;14)(q35;q32)TLX3(HOX11L2)融合	20	模糊

*伊马替尼前的时期。

临床治疗所需的预后因素

本节的预后因素是诊断儿童急性淋巴细胞白血病所必需的。

因素	定义	临床意义	证据级别
年龄	1~9岁 ≥10岁	婴儿因独特的生物学特性（如MLL重排）而预后较差；老年患者预后差	I
诊断时白细胞计数	<50 000μl ≥50 000μl	白细胞低的患者预后较好	I
T免疫表型	CD5、CD7、CD8、CD4、CD2或CD1a	预后较差	I

续表

因素	定义	临床意义	证据级别
CNS 浸润	离心发现大量白血病细胞	预后较差	Ⅰ
超二倍体染色体	>50~67 条染色体或特定的三体型(如第 4 和第 10 号染色体)	预后较好	Ⅰ
t(12;21)(p13;q22) *ETV6/RUNX1*	FISH 或 RT-PCR 法检测到易位	预后较好	Ⅰ
亚二倍体染色体	<44 条染色体	预后较差	Ⅰ
MLL 重排	染色体核型分析或 FISH(>100 个融合)	预后较差	Ⅰ(婴儿) Ⅱ(年龄>1 岁)
iAMP21	21 号染色体上 3 个或更多的 *RUNX1* 基因额外拷贝数	预后较差	Ⅰ
t(9;22)(q24;q11)Ph+	FISH 或染色体核型分析	TKI 靶向治疗	Ⅰ
MRD	流式细胞术或抗原抗体/融合基因 PCR	诱导期结束或巩固期结束后可检测到 MRD 与预后不良相关	Ⅰ

临床治疗推荐的其他因素

因素	定义	临床意义	证据级别
ETP	CD1a-,CD8-,CD5^{dim},伴有髓系/干细胞抗原表达	预后较差	Ⅲ
睾丸浸润	睾丸肿块或活检	可能需进一步治疗	Ⅱ
Ph 样 ALL	基因表达	预后较差;可考虑靶向治疗	Ⅱ
CRLF2 表达	RT-PCR 检测到过表达	预后较差	Ⅱ
IKZF1 缺失或突变	单核苷酸多态性阵列、比较基因组杂交、多丛配体依赖性探针扩增、测序	预后较差	Ⅱ

ETP,早期 T 细胞前体(early T precursor)。

预后评价模型

很多分类模型均用于儿童 ALL 的危险分层。尽管不同协作组采用的模型具体细节可能会有所不同,几乎所有预后评价模型均包括年龄、白细胞计数、免疫表型、诊断时的 CNS 状态、细胞遗传学和分子遗传学及治疗的早期反应等因素,可以较好地对患者预后进行预测。未来的临床研究可能将聚焦于降低治疗负担、区分出极高危人群及决定哪些患者应接受造血干细胞移植或新型治疗手段。随着总体预后的改善,不难猜测,针对特定的生物学亚型如 Ph 样 ALL 的靶向治疗不断发展的同时,一些预后因素可能随之失去预后价值。

成人急性淋巴细胞白血病

分类原则

临床分期

急性淋巴细胞白血病也称为急性淋巴白血病和急性淋巴细胞白血病,缩写均为 ALL。ALL 是一种淋巴组织前体的高级别恶性肿瘤。据统计,美国每年有大约 6 000 人被诊断为 ALL,发病率约为 AML 的 1/3[75]。ALL 在儿童中更为常见,诊断时的中位年龄为 14 岁。然而,ALL 可发生在各个年龄段,在 20~80 岁的人群中,每 100 000 人中有 1~2 人被诊断为 ALL。诊断时的年龄通常用于对成人 ALL 进行分组,40 岁以下为年轻患者,40 岁以上为中老年患者,60 岁以上患者常被称为“老年患者”。尽管这中年龄分组的方法略显武断,但仍被各临床研究采用,不同年龄分组的患者的治疗模式不同。

骨髓和外周血浸润是 ALL 的常规表现,具有更典型特点的成熟淋巴细胞肿瘤病变(如淋巴结病变、肝脾肿大)也不少见。ALL 易侵犯中枢神经系统(CNS)。男性患者还应考虑是否有睾丸累及。中枢神经系统和睾丸浸润是肿瘤潜在的“庇护所”,因为两者受到血脑屏障或睾丸屏障的保护。事实上,人体几乎所有器官或组织均有可能受累,其诊断依靠发现异常克隆淋巴母细胞。

一般认为 ALL 是一种广播播散的疾病。因此,基于解剖学的分期系统对 ALL 不适用。一些患者可能有更集中或孤立的淋巴结或髓外部位浸润，应诊断为淋巴母细胞淋巴瘤（lymphoblastic，LBL），可采用淋巴瘤的 Ann Arbor 分期系统[76]。Murphy 分期系统主要应用于儿童，其分期标准不仅包括受累部位的分布，也涉及特定的解剖部位（如纵隔）[33]。然而，目前尚不明确这些分期系统是否可以应用于成人，以指导治疗决策和预后分层。有 CNS 受累的患者，无论是孤立病灶或与全身疾病并发，由于治疗常须在一定程度上进行调整以确保足够的药物通过血脑屏障，通常被认为是一个独特的实体。睾丸病灶也可能不易对全身治疗做出反应，应考虑加用局部治疗如放疗等以达到根治的目的。然而，诊断时出现 CNS 或睾丸侵犯对预后的影响并不一致。

实验室检查

以前认为，ALL 和 LBL 的区别取决于骨髓侵犯的程度，骨髓中原始细胞≥25%为 ALL[14]。然而这个定义有些武断，最新的 WHO 造血和淋巴组织肿瘤分类将其定义为淋巴母细胞白血病/淋巴瘤[77]，这提示 ALL 和 LBL 两者之间存在大量的重叠（表 83.4）。目前对于成人 ALL 和 LBL 的治疗手段类似，然而基因组学研究表明两者之间存在一些不同的特点。

表 83.4 WHO 关于前体淋巴肿瘤的分类[14,30]

B 淋巴母细胞白血病/淋巴瘤
B 淋巴母细胞白血病/淋巴瘤，非特指
伴重现性基因异常的 B 淋巴母细胞白血病/淋巴瘤
B 淋巴母细胞白血病/淋巴瘤伴 t(9;22)(q34;q11.2)；*BCR-ABL1*
B 淋巴母细胞白血病/淋巴瘤伴 t(v;11q23)；*KMT2A*(*MLL*)重排
B 淋巴母细胞白血病/淋巴瘤伴 t(12;21)(p13;q22)；*TEL-AML1*(*ETV6-RUNX1*)
B 淋巴母细胞白血病/淋巴瘤伴超二倍体染色体
B 淋巴母细胞白血病/淋巴瘤伴亚二倍体染色体
B 淋巴母细胞白血病/淋巴瘤伴 t(5;14)(q31;132)；*IL3-IGH*
B 淋巴母细胞白血病/淋巴瘤伴 t(1;19)(q23;p13.3)；*TCF3-PBX1*
暂定类：*B* 淋巴母细胞白血病/淋巴瘤伴涉及受体酪氨酸激酶或细胞因子受体异位(*BCR-ABL1* 样 *ALL*)
暂定类：*B* 淋巴母细胞白血病/淋巴瘤伴 *21* 号染色体内部过度扩增(*iAMP21*)
T 淋巴母细胞白血病/淋巴瘤

将 ALL 和 LBL 作为一种疾病来考虑，最常见的病理亚型分类是按照异常原始细胞的免疫表型，如 T 细胞或 B 细胞（表 83.4）。B 细胞的典型免疫表型为 CD19 强阳性、CD10 阳性、CD79a 阳性、胞质 CD22 阳性；T 细胞为 CD3 阳性。ALL 中 B 细胞免疫表型较为常见，而 LBL 中 T 细胞免疫表型更多见。有些原始细胞可同时有淋巴样和髓样的特点，甚至同时具有 B 细胞和 T 细胞的免疫表型，这种情况非常罕见，诊断为混合型急性白血病（MPAL）。目前对这种罕见亚型最佳的分类和管理经验很少。

ALL 的另一个病理分型系统是基于细胞遗传学异常，可通过分裂中期的遗传学检查或原位荧光免疫杂交技术进行检测。ALL 有一些重现性细胞遗传学变异，其中一部分更适用于成人（表 83.4 和表 83.5）。到目前为止，成人 ALL 中最重要的细胞遗传学变异是费城（Ph）染色体，它指的是 22 号染色体长臂（22q11）的 *BCR* 基因和 9 号染色体长臂（9q34）的 *ABL1* 基因发生异位，Ph 染色体也见于慢性髓细胞性白血病。Ph 染色体的发生率随年龄增长上升，少于 5%的儿童患者为 Ph 染色体阳性，在成人中约有 20%或更多，老年患者中的比例则更大[79,80]。

表 83.5 成人复发急性淋巴细胞白细胞中遗传学异常对预后评估的重要性[79,80,82~85]

细胞遗传学异常	评估证据	预后重要性
t(9;22)	15~28	差
KMT2A(MLL)/11q23 重排	4~9	差
+8	3~8	差
复合体*	5~7	差
-7	2~6	差
低二倍体/近三倍体**	3~4	差
9 号染色体短臂缺失	1~12	可疑的
t(1;19)	1~3	可疑的
t(10;14)	2	可疑的
t(5;14)	<2	可疑的
超二倍体核型***	7~10	有利的
t(12;21)	<2	有利的

* 复杂核型被定义为在缺乏已确定的细胞学分组中有五个或更多的基因异常。

** 低二倍体被定义为 30~39 个染色体，而近似三倍体被定义为 60~78 个染色体。这两种分型用以代表相同生物学的临床表现，伴随着从低二倍体中复制出近似三倍体。

*** 超二倍体核型被定义为 51~65 个染色体。

FAB 分型曾用于 ALL 的细胞形态学分型，但是现在已不作为常规方法。

预后因素

成人 ALL 的预后因素是热点的研究内容。儿童 ALL 的预后因素不能用于成人 ALL 初始化疗方案的选择，但通常可用于造血干细胞移植（HCT）的决策，HCT 常作为初次获得完全缓解但仍有较高复发风险的成人 ALL 的治疗方案。

传统的成人 ALL 危险分层包括 3 个因素：确诊时的年龄、白细胞计数和细胞遗传学。一般认为满足其中任何 1 条即为预后不良：年龄超过 35 岁为高危因素；白细胞计数的临界值在不同细胞系的成人 ALL 中不同，在 B 细胞性 ALL 中为超过 30 000/μl，在 T 细胞性 ALL 中为超过 100 000/μl；细胞遗传学的危险分级详见表 83.5 中描述。Ph 染色体阳性提示预后不良，但也可预测对 ALB 激酶抑制剂的治疗反应，ALB 激酶抑制剂可明显改善预后。这类药物对 Ph+ALL 的作用机制尚未完全明确，但 Ph+ALL 已不像人们曾经认为的那样预后不佳。尽管如此，更多研究者仍认为 Ph+是不良预后因素。在儿童 ALL 中，21 号染色体内部过度扩增（iAMP21）是明确的高危细胞遗传学变异[81]，发生率约为 2%，其被定义为 3 个或更多的 *RUNX1* 基因额外拷贝数，例如 FISH 方法检测到每个细胞有 5 个或更多的 *RUNX1* 基因额外拷贝数。然而，iAMP21 在成人 ALL 中的意义尚不明确。

目前基于分子基因组学对疾病的分期已取得一定进展。在 B 细胞急性淋巴细胞白血病中，染色体 7p12.2 的 IKZF1 基因位点（编码淋巴细胞转录因子 IKAROS）是首个认为影响儿童 ALL 的重要预后因素[62]，后续文献报道了其在成人 ALL 中的重要作用[86]。从生物学上分析，IKZF1 基因功能的缺失是患病的危险因素，其可能通过调节单等位基因缺失，产生显性抑制基因产物或大量不稳定基因，从而下调等位基因。IKZF1 功能缺失与预后差的 B 细胞 ALL 亚型相关：Ph 样或 BCR-ABL1 样 ALL。上述值得关注的白血病亚型拥有类似于经典 BCR-ABL1 的基因易位。这一类似的生物学表现通过交替基因重排 ABL1，JAK2，PDGFRB 以及其他等位基因调节[64]，在 25%的年轻 B 细胞 ALL 患者中相关基因序列被证实存在，而相关信号通路逃逸提示了不良预后。而在中老年患者中，相关信号通路逃逸并不常见，因此在 B 细胞 ALL 中，年龄对预后的影响有待被证实[87]。除了年龄外，研究人员还在研究如何将相关信号通路的改变运用于临床治疗中。

在 T 细胞 ALL 中，基因损伤也与预后相关。法国成人急性淋巴细胞白血病研究小组（Group for Research in Adult Acute Lymphoblastic Leukemia，GRAALL）提出了关于 T 细胞 ALL 的基因危险分期系统[88]。总体上，大约 50%的研究群体带有 NOTCH 或者 FBXW7 通路突变，但不具有 KRAS、NRAS、PTEN 突变，这类患者拥有更好的预后。上述信号通路经包含已明确的其他危险因素（如年龄、诊断时的白细胞技术）的多因素模型调整后仍具有预后意义。但目前临床上对上述突变的检测还不能广泛开展，所以将其纳入常规的临床诊疗实践仍有难度。

83

早期前体 T 细胞（early T-cell precursor，ETP）免疫表型的识别对诊断 T 细胞 ALL 也十分重要，相关报道最初见于儿童患者。ETP 免疫表型定义为 CD1a、CD8 缺失（阳性原始淋巴细胞<5%），伴 CD5 弱表达（阳性原始淋巴细胞<75%）及一种或以上的干细胞抗原或髓系抗原（如 CD34，CD117）的表达（阳性原始淋巴细胞>25%）[39]。对两个大型前瞻性临床试验中的诊断为 T 细胞 ALL 患儿的回顾性分析显示，有 13%为 ETP ALL，且这类患儿的预后较差。类似的，较小的关于成人 T 细胞 ALL 的临床试验也显示这类亚型患者的预后较差[89]。因这类亚型可通过常规多参数流式细胞技术（MFC）识别，因此应将其作为常规临床评估运用于临床中。但这类亚型与前文提及的高危细胞遗传学或基因组学因素的相关性还未被阐明。

虽然上述治疗前因素可为疾病的高危分期提供重要信息，但患者的治疗反应并不受上述的许多因素所限制。大约 90%的 ALL 成人患者通过标准诱导治疗能取得形态学上的完全缓解（CR：骨髓活检可见<5%的原始细胞计数），但余下初治患者的残余病灶的传统治疗效果较差[90]。因为大部分患者均能达到形态学 CR，治疗后危险分层主要基于微小残留病灶（minimal residual disease，MRD）的检测。数项关于成人 ALL 的研究显示 MRD 在初治化疗及造血干细胞移植方面的预后及预测价值[91]。指南已就 MRD 的分类达成共识，即显排除其他因素外，可将 MRD 的状态分为 3 类：MRD 完全根除，MRD 残留，MRD 再现或复发[92]，关于 MRD 的评估同样也是时间依赖的。经治疗达到 MRD 完全根除状态的时间越早提示化疗预后越好[93,94]。

MRD可通过两种主要技术进行检测及评估。使用最广泛的技术是聚合酶链反应(PCR),PCR能够检测以及量化白血病特定融合转录本(如BCR-ABL1)或特定克隆免疫球蛋白(Ig)或T细胞受体(TCR)基因的水平。另一种检测技术是多色流式细胞术(MFC)。一般而言,PCR较MFC灵敏度更高,且更易标准化。但PCR检测需有基线样品以检测扩增产物,在检测克隆进化时也可能产生假阴性的结果(如Ig和TCR依赖的PCR技术)。另一方面,尽管从前体淋巴细胞中识别白血病细胞是诊断中的挑战,但MFC能够更快得到结果。近期出现的第三种可以检测MRD的方法是使用第二代测序技术(NGS)检测特殊克隆免疫球蛋白及TCR序列。早前的回顾性研究认为这个方法比标准PCR以及MFC在危险分层中有更好效果[95~98]。然而关于相关技术的前瞻性比较还未被报道,所以在临床实践中采用NGS为基础的检测方法有多大优势还不明了。

临床治疗所需的预后因素

本节所列的预后因素是诊断成人ALL的必需。

因素	定义	临床特征	证据级别
中枢神经系统累及	脑脊液中含有原始细胞	需要鞘注治疗:对于预后的影响不明确	Ⅰ
睾丸累及	睾丸肿物或大肿块,活检可见幼稚细胞	系统性治疗后反应不完全需要额外的局部治疗(放疗),对于预后的影响不明确	Ⅱ

临床治疗推荐的其他因素

因素	定义	临床表现	证据级别
诊断时年龄	>35岁	预后不良	Ⅰ
诊断时白细胞计数	>30 000/ul(B细胞) >100 000/ul(T细胞)	预后不良	Ⅰ
细胞遗传学	参见表83.2	参见表83.2	Ⅰ
MRD完全根除v(通过MFC或PCR)	MRD阴性≥2个独立样本	预后良好	Ⅰ
MRD顽固存在(MFC或PCR)	可量化MRD阳性≥2倍点	不良预后	Ⅰ
MRD再现/复发(MFC或PCR)	MRD转变,MRD阴性向阳性转变	不良预后	Ⅰ
IKZF1缺失	焦点单等位基因缺失,双等位基因中断	不良预后	Ⅱ
Ph样/BCR-ABL1样标志	在特定实验室的基因表达谱	不良预后	Ⅱ
ETP免疫表型	缺少CD1a和CD8,较少CD5,伴随干细胞及骨髓抗原	不良预后	Ⅱ

危险因素评估模型

虽然解剖学分布对于疾病诊断没有明确的预后相关意义,但是基础特征比如年龄、白细胞数、细胞遗传学及其他分子基因因素会对患者预后进行危险分层评估。在治疗后,对治疗的反应程度(根据MRD评估定义)提供了附加但重要的预后评估信息。目前来看,缺乏相关可以用来评估初治患者是否会在第一个化疗疗程后复发的因素,以及患者能否在初次缓解后从HCT中获益。然而,在治疗前后d整合这些因素进行多因素的分析是十分有必要的。

慢性髓细胞性白血病

分类原则

临床分期

慢性髓细胞性白血病(CML)是一类造血系统的恶性疾病,其主要起源于原始造血干细胞的克隆扩增。在疾病初期,这种恶性造血干细胞保持了分化能力,导致骨髓明显增生以及外周血中粒细胞与血小板进行性增长。未治疗的自然病程开始为相对良性增长的慢性期(CP),平均3年左右,随后为持续数月的加速期(AP),最终进入快速致命的急变期(BC)。CML是首个发现与持续的特定细胞遗传学变异(费城/Ph染色体)相关的恶性肿瘤,也是首个明确可以通过骨髓移植治愈的疾病之一。酪氨酸激酶抑制剂[伊马替尼(imatinib)、达沙替尼(dasatinib)、尼洛替尼(nilotinib)、伯舒替尼(bosutinib)及帕纳替尼(ponatinib)]的同世改变了CML的治疗模式,且替代了骨髓移植的一线治疗地位,将其移至挽救治疗选择。

患者通常在常规体格检查发现白细胞数升高进而被诊断患有CML。诊断时常触及脾脏肿大。

当疾病向 AP 和 BC 进展，可发现脾脏进行性肿大伴发热。而基于骨髓形态学及细胞遗传学变异的疾病分期，对于判断患者预后和选择治疗方案是十分重要的。

CML 患者的初次评估需包含病史和体格检查，包括脾脏触诊、全血细胞分类计数、生化检查、骨髓穿刺及活检。在初次检查时患者应常规行骨髓细胞遗传学检查，以确诊是否为 Ph 阳性 CML。如骨髓采集不可行，还可通过外周血样本的双探针（*BCR* 和 *ABL1* 基因）荧光原位杂交（FISH）诊断该疾病。

CML 的危险分层可使用多个预后评分体系，最常用的是 Sokal[99] 和 Hasford[100] 体系。这两个分层体系将患者分为三个危险等级（低危、中危、高危），且该方法已被评估酪氨酸激酶抑制剂的临床试验所采用。Sokal 评分是基于患者的年龄、脾脏大小、血小板计数及外周血原始细胞百分比进行分层[99]。除与 Sokal 模型相同的临床变量外，Hasford 模型还纳入外周血嗜酸性粒细胞及嗜碱性粒细胞两个变量[100]。

实验室检查

CML 的特征之一是存在 9 号和 22 号染色体相互易位 t(9;22) 形成的 Ph 染色体。t(9;22) 易位导致 22 号染色体 q11 的 *BCR* 基因与 9 号染色体 q34 的 *ABL1* 基因头尾相接融合[101]。*BCR-ABL* 融合基因产物（p210）为具有异常酪氨酸激酶活性的融合蛋白，其在 CML 的发病机制中起重要作用。另一个融合基因产物（p190），则导致 Ph 阳性 ALL，但 p190 仅存在于 1% 的 CML 患者[102]。

对于 AP 和 BC 期 CML 有不同的定义[77,103~107]。关于酪氨酸激酶抑制剂的临床试验主要遵循了改进的 MD Anderson Cancer Center AP 标准：外周血或骨髓中原始细胞占 15%~29%，外周血原始细胞和早幼粒细胞≥30%，外周血或骨髓嗜碱性粒细胞≥20%，与治疗无关的血小板计数≤$100×10^9$/L）以及克隆演变（出现 Ph 染色体或新增细胞遗传学异常）[106]。这些标准与 WHO 的标准形成对照，其定义 AP 为出现以下任意一种特征：外周血或骨髓中原始细胞占 10%~19%，外周血嗜碱性粒细胞≥20%，治疗无关的持续性血小板减少（>$100×10^9$）或者治疗无效的持续性血小板增多（>$1\,000×10^9$），脾脏进行性增大，进行性白细胞增多且治疗无效[77]。

大约 50% 急变期的 CML 为髓样亚型，25% 为淋样亚型，其余无法区分。根据国际骨髓移植登记处（IBMTR）定义，BC 是指外周血或骨髓或两者均存在≥30% 原始细胞，或出现髓外累及[108]。在 WHO 的标准中，BC 定义为外周血或骨髓的原始细胞≥20%，或出现髓外原始细胞增殖，或骨髓活检示原始细胞大量聚集或成簇[77]。

预后因素

临床治疗所需的预后因素

因素	定义	临床意义	证据级别
骨髓	原始细胞计数	定义分期	Ⅰ
细胞遗传学	Ph 染色体	定义疾病	Ⅰ
细胞遗传学	额外的克隆改变	定义疾病及分期	Ⅰ

临床治疗推荐的其他因素

因素	定义	临床意义	证据级别
FISH（PB 或 BM）	BCR-ABL	在骨髓细胞遗传学无法完成时可诊断疾病	Ⅰ
BCR-ABL RT-PCR（PB）	BCR-ABL 转录水平	治疗时疗效水平检测标准	Ⅰ
ABL 突变	ABL 结合域的点突变	在 AP 和 BC 阶段，定义潜在耐药突变，可以用来选择正确的 TKI	Ⅱ

风险评估模型

所有的治疗（酪氨酸激酶抑制剂，移植）在疾病慢性期 CP 均比在 AP 和 BC 期更加有效。因此，通过原始细胞数目及形态学对 CML 进行分期是最主要的危险分层方法。其他的临床评分体系（Sokal, Hasford, Euro）有助于疾病的评估及酪氨酸激酶抑制剂的选择（如一个 CP 期的患者如果危险分级较高，给予更为有效的二代酪氨酸激酶抑制剂可能会更好）

慢性淋巴细胞白血病

慢性淋巴细胞白血病（CLL）的分期详见在第 79 章霍奇金及非霍奇金淋巴瘤中。

（译者 赵维莅　审校 赵维莅）

参考文献

1. Cancer Genome Atlas Research Network. Genomic and epigenomic landscapes of adult de novo acute myeloid leukemia. *N Engl J Med.* May 30 2013;368(22):2059–2074.
2. Churpek JE, Larson RA. The evolving challenge of therapy-related myeloid neoplasms. *Best practice & research. Clinical haematology.* Dec 2013;26(4):309–317.
3. Lindsley RC, Mar BG, Mazzola E, et al. Acute myeloid leukemia ontogeny is defined by distinct somatic mutations. *Blood.* Feb 26 2015;125(9):1367–1376.
4. Kolb EA, Meshinchi S. Acute myeloid leukemia in children and adolescents: identification of new molecular targets brings promise of new therapies. *Education Program of the American Society of Hematology. American Society of Hematology. Education Program.* Dec 5 2015;2015(1):507–513.
5. Tarlock K, Meshinchi S. Pediatric acute myeloid leukemia: biology and therapeutic implications of genomic variants. *Pediatr Clin North Am.* Feb 2015;62(1):75–93.
6. Altekruse S, Kosary C, Krapcho M, et al. SEER Cancer Statistics Review, 1975–2007, National Cancer Institute. Bethesda, MD. *From* http://seer.cancer.gov/csr/1975_2007/, *based on November 2009 SEER data submission, posted to the SEER website, 2010.* 2010.
7. Kayser S, Dohner K, Krauter J, et al. The impact of therapy-related acute myeloid leukemia (AML) on outcome in 2853 adult patients with newly diagnosed AML. *Blood.* Feb 17 2011;117(7):2137–2145.
8. Churpek JE, Marquez R, Neistadt B, et al. Inherited mutations in cancer susceptibility genes are common among survivors of breast cancer who develop therapy-related leukemia. *Cancer.* Jan 15 2016;122(2):304–311.
9. Knight JA, Skol AD, Shinde A, et al. Genome-wide association study to identify novel loci associated with therapy-related myeloid leukemia susceptibility. *Blood.* May 28 2009;113(22):5575–5582.
10. Larson RA, Wang Y, Banerjee M, et al. Prevalence of the inactivating 609C→T polymorphism in the NAD(P)H:quinone oxidoreductase (NQO1) gene in patients with primary and therapy-related myeloid leukemia. *Blood.* Jul 15 1999;94(2):803–807.
11. Abkowitz JL. Clone wars–the emergence of neoplastic blood-cell clones with aging. *N Engl J Med.* Dec 25 2014;371(26):2523–2525.
12. Welch JS, Ley TJ, Link DC, et al. The origin and evolution of mutations in acute myeloid leukemia. *Cell.* Jul 20 2012;150(2):264–278.
13. Bennett JM, Catovsky D, Daniel MT, et al. Proposals for the classification of the acute leukaemias. French-American-British (FAB) co-operative group. *British journal of haematology.* Aug 1976;33(4):451–458.
14. Vardiman JW, Thiele J, Arber DA, et al. The 2008 revision of the World Health Organization (WHO) classification of myeloid neoplasms and acute leukemia: rationale and important changes. *Blood.* Jul 30 2009;114(5):937–951.
15. Estey E, Thall P, Beran M, Kantarjian H, Pierce S, Keating M. Effect of diagnosis (refractory anemia with excess blasts, refractory anemia with excess blasts in transformation, or acute myeloid leukemia [AML]) on outcome of AML-type chemotherapy. *Blood.* Oct 15 1997;90(8):2969–2977.
16. Sinha C, Cunningham LC, Liu PP. Core Binding Factor Acute Myeloid Leukemia: New Prognostic Categories and Therapeutic Opportunities. *Seminars in hematology.* Jul 2015;52(3):215–222.
17. Marcucci G, Mrozek K, Ruppert AS, et al. Prognostic factors and outcome of core binding factor acute myeloid leukemia patients with t(8;21) differ from those of patients with inv(16): a Cancer and Leukemia Group B study. *J Clin Oncol.* Aug 20 2005;23(24):5705–5717.
18. Sanz MA, Grimwade D, Tallman MS, et al. Management of acute promyelocytic leukemia: recommendations from an expert panel on behalf of the European LeukemiaNet. *Blood.* Feb 26 2009;113(9):1875–1891.
19. Dyck JA, Warrell RP, Jr., Evans RM, Miller WH, Jr. Rapid diagnosis of acute promyelocytic leukemia by immunohistochemical localization of PML/RAR-alpha protein. *Blood.* Aug 1 1995;86(3):862–867.
20. Bernt KM, Armstrong SA. Targeting epigenetic programs in MLL-rearranged leukemias. *Hematology / the Education Program of the American Society of Hematology. American Society of Hematology. Education Program.* 2011;2011:354–360.
21. Chen CW, Armstrong SA. Targeting DOT1L and HOX gene expression in MLL-rearranged leukemia and beyond. *Exp Hematol.* Aug 2015;43(8):673–684.
22. Tarlock K, Alonzo TA, Moraleda PP, et al. Acute myeloid leukaemia (AML) with t(6;9)(p23;q34) is associated with poor outcome in childhood AML regardless of FLT3-ITD status: a report from the Children's Oncology Group. *British journal of haematology.* Jul 2014;166(2):254–259.
23. Ottone T, Zaza S, Divona M, et al. Identification of emerging FLT3 ITD-positive clones during clinical remission and kinetics of disease relapse in acute myeloid leukaemia with mutated nucleophosmin. *British journal of haematology.* May 2013;161(4):533–540.
24. Palmisano M, Grafone T, Ottaviani E, Testoni N, Baccarani M, Martinelli G. NPM1 mutations are more stable than FLT3 mutations during the course of disease in patients with acute myeloid leukemia. *Haematologica.* Sep 2007;92(9):1268–1269.
25. Dohner H, Estey EH, Amadori S, et al. Diagnosis and management of acute myeloid leukemia in adults: recommendations from an international expert panel, on behalf of the European LeukemiaNet. *Blood.* Jan 21 2010;115(3):453–474.
26. Patel JP, Gonen M, Figueroa ME, et al. Prognostic relevance of integrated genetic profiling in acute myeloid leukemia. *N Engl J Med.* Mar 22 2012;366(12):1079–1089.
27. Miesner M, Haferlach C, Bacher U, et al. Multilineage dysplasia (MLD) in acute myeloid leukemia (AML) correlates with MDS-related cytogenetic abnormalities and a prior history of MDS or MDS/MPN but has no independent prognostic relevance: a comparison of 408 cases classified as "AML not otherwise specified" (AML-NOS) or "AML with myelodysplasia-related changes" (AML-MRC). *Blood.* Oct 14 2010;116(15):2742–2751.
28. Quesnel B, Kantarjian H, Bjergaard JP, et al. Therapy-related acute myeloid leukemia with t(8;21), inv(16), and t(8;16): a report on 25 cases and review of the literature. *J Clin Oncol.* Dec 1993;11(12):2370–2379.
29. Walter RB, Othus M, Burnett AK, et al. Significance of FAB subclassification of "acute myeloid leukemia, NOS" in the 2008 WHO classification: analysis of 5848 newly diagnosed patients. *Blood.* Mar 28 2013;121(13):2424–2431.
30. Arber DA, Orazi A, Hasserjian RP. The 2016 revision to the World Health Organization (WHO) classification of myeloid neoplasms and acute leukemia. *Blood.* 2016.
31. Hunger SP, Lu X, Devidas M, et al. Improved survival for children and adolescents with acute lymphoblastic leukemia between 1990 and 2005: a report from the children's oncology group. *J Clin Oncol.* May 10 2012;30(14):1663–1669.
32. Moricke A, Zimmermann M, Reiter A, et al. Prognostic impact of age in children and adolescents with acute lymphoblastic leukemia: data from the trials ALL-BFM 86, 90, and 95. *Klin Padiatr.* Nov-Dec 2005;217(6):310–320.
33. Murphy SB. Classification, staging and end results of treatment of childhood non-Hodgkin's lymphomas: dissimilarities from lymphomas in adults. *Semin Oncol.* Sep 1980;7(3):332–339.
34. Pui CH, Howard SC. Current management and challenges of malignant disease in the CNS in paediatric leukaemia. *The lancet oncology.* Mar 2008;9(3):257–268.
35. Hijiya N, Liu W, Sandlund JT, et al. Overt testicular disease at diagnosis of childhood acute lymphoblastic leukemia: lack of therapeutic role of local irradiation. *Leukemia.* Aug 2005;19(8):1399–1403.
36. Smith M, Arthur D, Camitta B, et al. Uniform approach to risk classification and treatment assignment for children with acute lymphoblastic leukemia. *J Clin Oncol.* Jan 1996;14(1):18–24.
37. Pieters R. Infant acute lymphoblastic leukemia: Lessons learned and future directions. *Current hematologic malignancy reports.* Jul 2009;4(3):167–174.

38. Wood B, Winter SS, Dunsmore KP, et al. T-lymphoblastic leukemia (T-ALL) shows excellent outcome, lack of significance of early thymic precursor (ETP) immunophenotype, and validation of end-induction minimal residual disease (MRD) in Children's Oncology Group (COG) study AALL0434. *Blood.* Dec. 2014; 124(21):1.
39. Coustan-Smith E, Mullighan CG, Onciu M, et al. Early T-cell precursor leukaemia: a subtype of very high-risk acute lymphoblastic leukaemia. *The lancet oncology.* Feb 2009;10(2): 147–156.
40. Patrick P, Wade R, Goulden N, et al. Characteristics and Outcome of children and Young Adults with Early T-Precursor (ETP) ALL Treated On UKALL 2003. *Blood.* Nov 2013;122(21):58.
41. Pui CH, Carroll WL, Meshinchi S, Arceci RJ. Biology, risk stratification, and therapy of pediatric acute leukemias: an update. *J Clin Oncol.* Feb 10 2011;29(5):551–565.
42. Graux C, Cools J, Michaux L, Vandenberghe P, Hagemeijer A. Cytogenetics and molecular genetics of T-cell acute lymphoblastic leukemia: from thymocyte to lymphoblast. *Leukemia.* Sep 2006;20(9):1496–1510.
43. Teachey DT, Hunger SP. Predicting relapse risk in childhood acute lymphoblastic leukaemia. *British journal of haematology.* Sep 2013;162(5):606–620.
44. Pui CH, Campana D, Pei D, et al. Treating childhood acute lymphoblastic leukemia without cranial irradiation. *N Engl J Med.* Jun 25 2009;360(26):2730–2741.
45. Burger B, Zimmermann M, Mann G, et al. Diagnostic cerebrospinal fluid examination in children with acute lymphoblastic leukemia: significance of low leukocyte counts with blasts or traumatic lumbar puncture. *J Clin Oncol.* Jan 15 2003;21(2): 184–188.
46. Sirvent N, Suciu S, Bertrand Y, Uyttebroeck A, Lescoeur B, Otten J. Overt testicular disease (OTD) at diagnosis is not associated with a poor prognosis in childhood acute lymphoblastic leukemia: results of the EORTC CLG Study 58881. *Pediatric blood & cancer.* Sep 2007;49(3):344–348.
47. Paulsson K, Johansson B. High hyperdiploid childhood acute lymphoblastic leukemia. *Genes Chromosomes Cancer.* Aug 2009;48(8):637–660.
48. Moorman AV, Ensor HM, Richards SM, et al. Prognostic effect of chromosomal abnormalities in childhood B-cell precursor acute lymphoblastic leukaemia: results from the UK Medical Research Council ALL97/99 randomised trial. *The lancet oncology.* May 2010;11(5):429–438.
49. Sutcliffe MJ, Shuster JJ, Sather HN, et al. High concordance from independent studies by the Children's Cancer Group (CCG) and Pediatric Oncology Group (POG) associating favorable prognosis with combined trisomies 4, 10, and 17 in children with NCI Standard-Risk B-precursor Acute Lymphoblastic Leukemia: a Children's Oncology Group (COG) initiative. *Leukemia.* May 2005;19(5):734–740.
50. Dastugue N, Suciu S, Plat G, et al. Hyperdiploidy with 58-66 chromosomes in childhood B-acute lymphoblastic leukemia is highly curable: 58951 CLG-EORTC results. *Blood.* Mar 28 2013;121(13):2415–2423.
51. Schultz KR, Pullen DJ, Sather HN, et al. Risk- and response-based classification of childhood B-precursor acute lymphoblastic leukemia: a combined analysis of prognostic markers from the Pediatric Oncology Group (POG) and Children's Cancer Group (CCG). *Blood.* Feb 1 2007;109(3):926–935.
52. Harrison CJ, Haas O, Harbott J, et al. Detection of prognostically relevant genetic abnormalities in childhood B-cell precursor acute lymphoblastic leukaemia: recommendations from the Biology and Diagnosis Committee of the International Berlin-Frankfurt-Munster study group. *British journal of haematology.* Oct 2010; 151(2):132–142.
53. Krivtsov AV, Armstrong SA. MLL translocations, histone modifications and leukaemia stem-cell development. *Nat Rev Cancer.* Nov 2007;7(11):823–833.
54. Moorman AV. The clinical relevance of chromosomal and genomic abnormalities in B-cell precursor acute lymphoblastic leukaemia. *Blood Rev.* May 2012;26(3):123–135.
55. Harrison CJ, Moorman AV, Schwab C, et al. An international study of intrachromosomal amplification of chromosome 21 (iAMP21): cytogenetic characterization and outcome. *Leukemia.* May 2014;28(5):1015–1021.
56. Heerema NA, Carroll AJ, Devidas M, et al. Intrachromosomal amplification of chromosome 21 is associated with inferior outcomes in children with acute lymphoblastic leukemia treated in contemporary standard-risk children's oncology group studies: a report from the children's oncology group. *J Clin Oncol.* Sep 20 2013;31(27):3397–3402.
57. Arico M, Schrappe M, Hunger SP, et al. Clinical outcome of children with newly diagnosed Philadelphia chromosome-positive acute lymphoblastic leukemia treated between 1995 and 2005. *J Clin Oncol.* Nov 1 2010;28(31):4755–4761.
58. Schultz KR, Bowman WP, Aledo A, et al. Improved early event-free survival with imatinib in Philadelphia chromosome-positive acute lymphoblastic leukemia: a children's oncology group study. *J Clin Oncol.* Nov 1 2009;27(31):5175–5181.
59. Schultz KR, Carroll A, Heerema NA, et al. Long-term follow-up of imatinib in pediatric Philadelphia chromosome-positive acute lymphoblastic leukemia: Children's Oncology Group study AALL0031. *Leukemia.* Jul 2014;28(7):1467–1471.
60. Aifantis I, Raetz E, Buonamici S. Molecular pathogenesis of T-cell leukaemia and lymphoma. *Nature reviews. Immunology.* May 2008;8(5):380–390.
61. Zuurbier L, Homminga I, Calvert V, et al. NOTCH1 and/or FBXW7 mutations predict for initial good prednisone response but not for improved outcome in pediatric T-cell acute lymphoblastic leukemia patients treated on DCOG or COALL protocols. *Leukemia.* Dec 2010;24(12):2014–2022.
62. Mullighan CG, Su X, Zhang J, et al. Deletion of IKZF1 and prognosis in acute lymphoblastic leukemia. *N Engl J Med.* Jan 29 2009;360(5):470–480.
63. Den Boer ML, van Slegtenhorst M, De Menezes RX, et al. A subtype of childhood acute lymphoblastic leukaemia with poor treatment outcome: a genome-wide classification study. *The lancet oncology.* Feb 2009;10(2):125–134.
64. Roberts KG, Li Y, Payne-Turner D, et al. Targetable kinase-activating lesions in Ph-like acute lymphoblastic leukemia. *N Engl J Med.* Sep 11 2014;371(11):1005–1015.
65. Russell LJ, Capasso M, Vater I, et al. Deregulated expression of cytokine receptor gene, CRLF2, is involved in lymphoid transformation in B-cell precursor acute lymphoblastic leukemia. *Blood.* Sep 24 2009;114(13):2688–2698.
66. Harvey RC, Mullighan CG, Chen IM, et al. Rearrangement of CRLF2 is associated with mutation of JAK kinases, alteration of IKZF1, Hispanic/Latino ethnicity, and a poor outcome in pediatric B-progenitor acute lymphoblastic leukemia. *Blood.* Jul 1 2010; 115(26):5312–5321.
67. Chen IM, Harvey RC, Mullighan CG, et al. Outcome modeling with CRLF2, IKZF1, JAK, and minimal residual disease in pediatric acute lymphoblastic leukemia: a Children's Oncology Group study. *Blood.* Apr 12 2012;119(15):3512–3522.
68. Mullighan CG, Goorha S, Radtke I, et al. Genome-wide analysis of genetic alterations in acute lymphoblastic leukaemia. *Nature.* Apr 12 2007;446(7137):758–764.
69. Schrappe M, Reiter A, Zimmermann M, et al. Long-term results of four consecutive trials in childhood ALL performed by the ALL-BFM study group from 1981 to 1995. Berlin-Frankfurt-Munster. *Leukemia.* Dec 2000;14(12):2205–2222.
70. Nachman JB, Sather HN, Sensel MG, et al. Augmented post-induction therapy for children with high-risk acute lymphoblastic leukemia and a slow response to initial therapy. *N Engl J Med.* Jun 4 1998;338(23):1663–1671.
71. Borowitz MJ, Devidas M, Hunger SP, et al. Clinical significance of minimal residual disease in childhood acute lymphoblastic leukemia and its relationship to other prognostic factors: a Children's Oncology Group study. *Blood.* Jun 15 2008;111(12):5477–5485.
72. Conter V, Bartram CR, Valsecchi MG, et al. Molecular response to treatment redefines all prognostic factors in children and adolescents with B-cell precursor acute lymphoblastic leukemia: results in 3184 patients of the AIEOP-BFM ALL 2000 study. *Blood.* Apr

22 2010;115(16):3206–3214.
73. Schrappe M, Valsecchi MG, Bartram CR, et al. Late MRD response determines relapse risk overall and in subsets of childhood T-cell ALL: results of the AIEOP-BFM-ALL 2000 study. *Blood.* Aug 25 2011;118(8):2077–2084.
74. Faham M, Zheng J, Moorhead M, et al. Deep-sequencing approach for minimal residual disease detection in acute lymphoblastic leukemia. *Blood.* Dec 20 2012;120(26):5173–5180.
75. Howlader N, Noone AM, Krapcho M, et al. SEER Cancer Statistics Review, 1975-2012 National Cancer Institute. Bethesda, MD. http://seer.cancer.gov/csr/1975_2012/. based on November 2014 SEER data submission, posted to the SEER web site, April 2015. Accessed 2/19/16.
76. Lister TA, Crowther D, Sutcliffe SB, et al. Report of a committee convened to discuss the evaluation and staging of patients with Hodgkin's disease: Cotswolds meeting. *J Clin Oncol.* Nov 1989;7(11):1630–1636.
77. Swerdlow SH, Campo E, Harris NL, et al. *WHO classification of tumours of haematopoietic and lymphoid tissues.* 4 ed. Lyon, France: IARC; 2008.
78. Raetz EA, Perkins SL, Bhojwani D, et al. Gene expression profiling reveals intrinsic differences between T-cell acute lymphoblastic leukemia and T-cell lymphoblastic lymphoma. *Pediatric blood & cancer.* Aug 2006;47(2):130–140.
79. Moorman AV, Harrison CJ, Buck GA, et al. Karyotype is an independent prognostic factor in adult acute lymphoblastic leukemia (ALL): analysis of cytogenetic data from patients treated on the Medical Research Council (MRC) UKALLXII/Eastern Cooperative Oncology Group (ECOG) 2993 trial. *Blood.* Apr 15 2007;109(8):3189–3197.
80. Wetzler M, Dodge RK, Mrozek K, et al. Prospective karyotype analysis in adult acute lymphoblastic leukemia: the cancer and leukemia Group B experience. *Blood.* Jun 1 1999;93(11):3983–3993.
81. Moorman AV, Robinson H, Schwab C, et al. Risk-directed treatment intensification significantly reduces the risk of relapse among children and adolescents with acute lymphoblastic leukemia and intrachromosomal amplification of chromosome 21: a comparison of the MRC ALL97/99 and UKALL2003 trials. *J Clin Oncol.* Sep 20 2013;31(27):3389–3396.
82. Charrin C, Thomas X, Ffrench M, et al. A report from the LALA-94 and LALA-SA groups on hypodiploidy with 30 to 39 chromosomes and near-triploidy: 2 possible expressions of a sole entity conferring poor prognosis in adult acute lymphoblastic leukemia (ALL). *Blood.* Oct 15 2004;104(8):2444–2451.
83. Mancini M, Scappaticci D, Cimino G, et al. A comprehensive genetic classification of adult acute lymphoblastic leukemia (ALL): analysis of the GIMEMA 0496 protocol. *Blood.* May 1 2005;105(9):3434–3441.
84. Moorman AV, Richards SM, Martineau M, et al. Outcome heterogeneity in childhood high-hyperdiploid acute lymphoblastic leukemia. *Blood.* Oct 15 2003;102(8):2756–2762.
85. Moorman AV, Chilton L, Wilkinson J, Ensor HM, Bown N, Proctor SJ. A population-based cytogenetic study of adults with acute lymphoblastic leukemia. *Blood.* Jan 14 2010;115(2):206–214.
86. Beldjord K, Chevret S, Asnafi V, et al. Oncogenetics and minimal residual disease are independent outcome predictors in adult patients with acute lymphoblastic leukemia. *Blood.* Jun 12 2014;123(24):3739–3749.
87. Herold T, Baldus CD, Gokbuget N. Ph-like acute lymphoblastic leukemia in older adults. *N Engl J Med.* Dec 4 2014;371(23):2235.
88. Trinquand A, Tanguy-Schmidt A, Ben Abdelali R, et al. Toward a NOTCH1/FBXW7/RAS/PTEN-based oncogenetic risk classification of adult T-cell acute lymphoblastic leukemia: a Group for Research in Adult Acute Lymphoblastic Leukemia study. *J Clin Oncol.* Dec 1 2013;31(34):4333–4342.
89. Jain P, Kantarjian H, Ravandi F, et al. The combination of hyper-CVAD plus nelarabine as frontline therapy in adult T-cell acute lymphoblastic leukemia and T-lymphoblastic lymphoma: MD Anderson Cancer Center experience. *Leukemia.* Apr 2014;28(4):973–975.
90. Rowe JM, Buck G, Burnett AK, et al. Induction therapy for adults with acute lymphoblastic leukemia: results of more than 1500 patients from the international ALL trial: MRC UKALL XII/ECOG E2993. *Blood.* Dec 1 2005;106(12):3760–3767.
91. Bruggemann M, Raff T, Kneba M. Has MRD monitoring superseded other prognostic factors in adult ALL? *Blood.* Nov 29 2012;120(23):4470–4481.
92. Bruggemann M, Schrauder A, Raff T, et al. Standardized MRD quantification in European ALL trials: proceedings of the Second International Symposium on MRD assessment in Kiel, Germany, 18–20 September 2008. *Leukemia.* Mar 2010;24(3):521–535.
93. Bassan R, Spinelli O, Oldani E, et al. Improved risk classification for risk-specific therapy based on the molecular study of minimal residual disease (MRD) in adult acute lymphoblastic leukemia (ALL). *Blood.* Apr 30 2009;113(18):4153–4162.
94. Bruggemann M, Raff T, Flohr T, et al. Clinical significance of minimal residual disease quantification in adult patients with standard-risk acute lymphoblastic leukemia. *Blood.* Feb 1 2006;107(3):1116–1123.
95. Logan AC, Vashi N, Faham M, et al. Immunoglobulin and T cell receptor gene high-throughput sequencing quantifies minimal residual disease in acute lymphoblastic leukemia and predicts post-transplantation relapse and survival. *Biology of blood and marrow transplantation : journal of the American Society for Blood and Marrow Transplantation.* Sep 2014;20(9):1307–1313.
96. Sala Torra O, Othus M, Williamson DW, et al. Minimal Residual Disease Detection By Next Generation Sequencing in Adult B-Cell Acute Lymphoblastic Leukemia (ALL) Patients Treated on SWOG Trial S0333. Paper presented at: Blood2014.
97. Wu D, Emerson RO, Sherwood A, et al. Detection of minimal residual disease in B lymphoblastic leukemia by high-throughput sequencing of IGH. *Clin Cancer Res.* Sep 1 2014;20(17):4540–4548.
98. Wu D, Sherwood A, Fromm JR, et al. High-throughput sequencing detects minimal residual disease in acute T lymphoblastic leukemia. *Sci Transl Med.* May 16 2012;4(134):134ra163.
99. Sokal JE, Cox EB, Baccarani M, et al. Prognostic discrimination in "good-risk" chronic granulocytic leukemia. *Blood.* Apr 1984;63(4):789–799.
100. Hasford J, Pfirrmann M, Hehlmann R, et al. A new prognostic score for survival of patients with chronic myeloid leukemia treated with interferon alfa. Writing Committee for the Collaborative CML Prognostic Factors Project Group. *Journal of the National Cancer Institute.* Jun 3 1998;90(11):850–858.
101. Faderl S, Talpaz M, Estrov Z, O'Brien S, Kurzrock R, Kantarjian HM. The biology of chronic myeloid leukemia. *N Engl J Med.* Jul 15 1999;341(3):164–172.
102. Verma D, Kantarjian HM, Jones D, et al. Chronic myeloid leukemia (CML) with P190 BCR-ABL: analysis of characteristics, outcomes, and prognostic significance. *Blood.* Sep 10 2009;114(11):2232–2235.
103. Kantarjian HM, Deisseroth A, Kurzrock R, Estrov Z, Talpaz M. Chronic myelogenous leukemia: a concise update. *Blood.* Aug 1 1993;82(3):691–703.
104. Savage DG, Szydlo RM, Chase A, Apperley JF, Goldman JM. Bone marrow transplantation for chronic myeloid leukaemia: the effects of differing criteria for defining chronic phase on probabilities of survival and relapse. *British journal of haematology.* Oct 1997;99(1):30–35.
105. Sokal JE, Baccarani M, Russo D, Tura S. Staging and prognosis in chronic myelogenous leukemia. *Seminars in hematology.* Jan 1988;25(1):49–61.
106. Talpaz M, Silver RT, Druker BJ, et al. Imatinib induces durable hematologic and cytogenetic responses in patients with accelerated phase chronic myeloid leukemia: results of a phase 2 study. *Blood.* Mar 15 2002;99(6):1928–1937.
107. Cortes JE, Talpaz M, O'Brien S, et al. Staging of chronic myeloid leukemia in the imatinib era: an evaluation of the World Health Organization proposal. *Cancer.* Mar 15 2006;106(6):1306–1315.
108. Druker BJ. Chronic Myelogenous Leukemia In: DeVita VT, Lawrence TS, Rosenburg SA, eds. *DeVita, Hellman, and Rosenberg's Cancer: Principles & Practice of Oncology.* Vol 2. 8 ed: Lippincott, Williams and Wilkins; 2007:2267–2304.